"十二五"普通高等教育本科国家级规划教材

"十三五"全国高等医学院校本科规划教材

住院医师规范化培训辅导教材

供基础、临床、护理、预防、口腔、中医、药学、医学技术类等专业用

外科学
Surgery
（第 4 版）

主　　编　刘玉村

副 主 编　潘义生　姜保国　周利群

　　　　　康　骅　康德智　陈　忠

编写秘书　王鹏远

北京大学医学出版社

WAIKEXUE

图书在版编目（CIP）数据

外科学 / 刘玉村主编 . —4 版 . —北京：北京大学医学出版社，2019.12
ISBN 978-7-5659-2125-4

Ⅰ. ①外… Ⅱ. ①刘… Ⅲ. ①外科学 – 高等学校 – 教材 Ⅳ. ① R6

中国版本图书馆 CIP 数据核字（2019）第 264322 号

外科学（第 4 版）

主　　编：刘玉村
出版发行：北京大学医学出版社
地　　址：（100191）北京市海淀区学院路 38 号　北京大学医学部院内
电　　话：发行部 010-82802230；图书邮购 010-82802495
网　　址：http://www.pumpress.com.cn
E - m a i l：booksale@bjmu.edu.cn
印　　刷：北京瑞达方舟印务有限公司
经　　销：新华书店
责任编辑：杨　杰　　责任校对：靳新强　　责任印制：李　啸
开　　本：850 mm×1168 mm　1/16　　印张：67.5　　字数：1944 千字
版　　次：2019 年 12 月第 4 版　2019 年 12 月第 1 次印刷
书　　号：ISBN 978-7-5659-2125-4
定　　价：100.00 元

编　委 （按姓名汉语拼音排序）

徐　涛（北京大学人民医院）

徐文东（复旦大学附属华山医院）

徐　勇（天津医科大学第二医院）

徐　智（北京大学第三医院）

闫长祥（首都医科大学三博脑科医院）

杨　华（贵州医科大学附属医院）

杨伟林（兰州大学第一医院）

杨　勇（北京大学肿瘤医院）

俞光荣（同济大学附属同济医院）

禹宝庆（复旦大学附属浦东医院）

张国安（北京积水潭医院）

张海波（首都医科大学附属北京安贞医院）

张宏家（首都医科大学附属北京安贞医院）

张建宁（天津医科大学总医院）

张　军（首都医科大学附属北京友谊医院）

张培训（北京大学人民医院）

张希全（山东大学齐鲁医院）

张　旭（中国人民解放军总医院）

张　争（北京大学第一医院）

赵海东（大连医科大学附属第二医院）

赵世光（哈尔滨医科大学附属第一医院）

周利群（北京大学第一医院）

朱继业（北京大学人民医院）

朱　曦（北京大学第三医院）

修订说明

国务院办公厅颁布《关于深化医教协同进一步推进医学教育改革与发展的意见》、以"5+3"为主体的临床医学人才培养体系改革、教育部本科临床医学专业认证等一系列重要举措，对新时期高等医学教育人才培养提出了新的要求，也为教材建设指明了方向。

北京大学医学出版社出版的临床医学专业本科教材，从2001年开始，历经3轮修订、17年的锤炼，各轮次教材都高比例入选了教育部"十五""十一五""十二五"国家级规划教材。为了顺应医教协同和医学教育改革与发展的要求，北京大学医学出版社在教育部、国家卫生健康委员会和中国高等教育学会医学教育专业委员会指导下，经过前期的广泛调研、综合论证，启动了第4轮教材的修订再版。

本轮教材基于学科制课程体系，在院校申报和作者遴选、编写指导思想、临床能力培养、教材体系架构、知识内容更新、数字资源建设等方面做了优化和创新。共启动46种教材，其中包含新增的《基础医学概论》《临床医学概论》《诊断学》《医患沟通艺术》4种。《基础医学概论》和《临床医学概论》虽然主要用于非临床医学类专业学生的学习，但须依托于临床医学的优秀师资才能高质量完成，故一并纳入本轮教材中。《诊断学》与《物理诊断学》和《实验诊断学》教材并存，以满足不同院校课程设置差异。第4轮教材修订的主要特点如下：

1. 为更好地服务于全国高等院校的医学教育改革，对参与院校和作者的遴选精益求精。教材建设的骨干院校结合了研究型与教学型院校，并注重不同地区的院校代表性；由各学科的委员会主任委员或理事长和知名专家等担纲主编，由教学经验丰富的专家教授担任编委，为教材内容的权威性、院校普适性奠定了坚实基础。

2. 以"符合人才培养需求、体现教育改革成果、教材形式新颖创新"为指导思想，以深化岗位胜任力培养为导向，坚持"三基、五性、三特定"原则，密切结合国家执业医师资格考试、全国硕士研究生入学考试大纲。

3.部分教材加入了联系临床的基础科学案例、临床实践应用案例，使教材更贴近基于案例的学习、以问题为导向的学习等启发式和研讨式教学模式，着力提升医学生的临床思维能力和解决临床实际问题的能力；适当加入知识拓展，引导学生自学。

4.为体现教育信息化对医学教育的促进作用，将纸质教材与二维码技术、网络教学平台相结合，教材与微课、案例、习题、知识拓展、图片、临床影像资料等融为一体，实现了以纸质教材为核心、配套数字教学资源的融媒体教材建设。

在本轮教材修订编写时，各院校对教材建设提出了很好的修订建议，为第4轮教材建设的顶层设计和编写理念提供了翔实可信的数据储备。第3轮教材的部分主编由于年事已高，此次不再担任主编，但他们对改版工作提出了很多宝贵的意见。前3轮教材的作者为本轮教材的日臻完善打下了坚实的基础。对他们的贡献，我们一并表示衷心的感谢。

尽管本轮教材的编委都是多年工作在教学一线的教师，但囿于现有水平，书中难免有不当之处。欢迎广大师生多提宝贵意见，反馈使用信息，以臻完善教材的内容，提高教材的质量。

"十三五"全国高等医学院校
本科规划教材评审委员会

序

　　国务院办公厅《关于深化医教协同进一步推进医学教育改革与发展的意见》（以下简称《意见》）指出，医教协同推进医学教育改革与发展，加强医学人才培养，是提高医疗卫生服务水平的基础工程，是深化医药卫生体制改革的重要任务，是推进健康中国建设的重要保障。《意见》明确要求加快构建标准化、规范化医学人才培养体系，全面提升人才培养质量。要求夯实 5 年制临床医学教育的基础地位，推动基础与临床融合、临床与预防融合，提升医学生解决临床实际问题的能力，推进信息技术与医学教育融合。从国家高度就推动医学教育改革发展作出了部署、明确了方向。

　　高质量的医学教材是满足医学教育改革、培养优秀医学人才的核心要素，与医学教育改革相辅相成。北京大学医学出版社出版的临床医学专业本科教材，立足于岗位胜任力的培养，促进自主学习能力建设，成为临床医学专业本科教学的精品教材，为全国高等医学院校教育教学与人才培养工作发挥了重要作用。

　　在医教协同的大背景下，北京大学医学出版社启动了第 4 轮教材的修订再版工作。全国医学院校一大批活跃在教学一线的专家教授，以无私奉献的敬业精神和严谨治学的科学态度，积极参与到本轮教材的修订和建设工作当中。相信在全国高等医学院校的大力支持下，有广大专家教授的热情奉献，新一轮教材的出版将为我国高等医学院校人才培养质量的提高和医学教育改革的发展发挥积极的推动作用。

前　言

　　北京大学医学出版社就临床医学专业本科第 4 轮教材的编写在北京召开了主编人会议。根据国家《关于医教协同深化临床医学人才培养改革的意见》，主编人会议确定了第 4 轮教材建设以"符合人才培养需求、体现教育改革成果、教材形式新颖创新"的指导思想。教材编写围绕几个导向，即：以深化岗位胜任力培养为导向，加强医学人文、职业素质和临床能力培养，推进基础与临床融合；以问题为导向，引导启发式、研讨式教学；突出应用导向，着力提升医学生临床思维能力和解决临床实际问题的能力。同时，积极适应教育信息化转型，将传统出版与数字技术有机结合、实现以纸质教材为核心、配套数字教学资源的立体化教材建设。

　　按照主编人会议确立的总体原则，第 4 版《外科学》编委会经过反复研讨，确定了本版的编写思路是："三基"（基本理论、基本知识、基本技能）、"五性"（思想性、科学性、先进性、启发性、适用性）、"三结合"（与临床医学专业本科人才培养目标紧密结合、与国家执业医师资格考试大纲紧密结合、与全国硕士研究生入学考试大纲紧密结合）。在第 3 版的基础上，更新部分内容，保留核心理论要点，引入数字化资源。

　　第 4 版《外科学》特点：

　　1. 紧扣教学需求。目标读者是 5 年制医学本科生。把教材内容严格限定在教学大纲范围。强调"三基"，主要篇幅放在经典理论，经典知识，经典技术，一定程度地纳入各学科领域先进性知识、理论、技术，但把"先进性"严格限定为各专业领域已经形成共识的成熟内容。进展性、存在争议的创新内容不予纳入。

　　2. 引入数字化内容，形成层次清晰的内容布局。教材正文部分是必知、必会的理论知识。考虑到部分能力强学生的需求，也提供部分拔高性质的延伸阅读内容，放到配套的数字资源中。

　　3. 紧扣"三结合"要求，将国家执业医师资格考试相关的一些外科操作，制作成标准视频，方便师生借鉴。

　　4. 部分重点疾病配套提供典型病例，通过生动的病例诊疗过程展示，有助于对理论知识的理解。

　　5. 对部分关键性图片重新创作，质量较第 3 版明显提升。

　　全书共 71 章。对部分内容的设置作了调整。全书在第 3 版教材结构基础上，修订了 30% 的内容。

　　为保证教材的编写质量和地域代表性，参与本版编写的编委近 90 位，来自全国 40 所不同的医学院校。编写人员均为年富力强、临床经验丰富、有教学能力并热爱教学工作的专家学者。编委们通力合作，群策群力，但是疏漏、错误在所难免，恳请全国广大医学教育工作者和医学生批评、指正。

刘玉村

二维码资源索引

目　录

外科学的发展

第一节　原始外科及其范畴

外科学的发展历经几千年，几乎与人类存在的历史相伴，是人类长期同疾病作斗争的经验总结。原始外科或被称为古代外科，经考古学家证明，早在石器时代，人类就已利用石块、骨片、兽齿、海贝等天然材料作为工具进行简单的外科治疗，如切开脓肿等。继而随着人类加工及制造能力的加强，出现了石刀、石针和石锯等工具，并在同时期出土的人类颅骨上发现了类似环钻手术的痕迹，说明人类已尝试进行了更加复杂的外科操作，历史学家称这是古代外科的萌芽时期。医学的演进与社会、文化、科学和哲学的发展密切相关。古埃及、古巴比伦、古印度和中国是人类古代文化的中心，古代医学和外科就是在这几个国家发展起源的。

公元前 3000—公元前 1500 年，古埃及的文字就记载了 48 种外伤，并在帝墓内发现有关四肢手术的画图，文字记载证明当时可做截肢及眼球摘除手术。公元前 1776 年，《汉谟拉比法典》条文中记录，当时已可医治白内障、骨折和肿瘤，并在发掘中发现了青铜制的外科器械。据记载，古希腊的伟大医学家 Hippocrates（公元前 460—公元前 370 年）对骨折、脱位和创伤的治疗经验丰富，并提出许多新方法，如对蜂窝织炎、脓毒症和破伤风的鉴别，他被称为西方古代外科学的最初奠基人。古罗马著名医学家 A.C.Celsus（公元 1 世纪）提出的有关炎症"红、肿、热、痛"四大症状的基本概念，一直沿用至今。当时还有另外一名医学家 C.Galen（公元 130—200 年），他被称为古罗马最著名的医学家，他的学说在整个中世纪的医学中占统治地位。他的贡献除其实践工作外，主要是系统地研究了解剖学和生理学，对动物进行了活体解剖，积累了大量资料，为以后数百年进行外科研究提供了重要依据。他首先区分了动脉与静脉，并研究了血流方向与路径，提出了结扎动脉和（或）静脉对脉搏的影响，提出了扭绞法控制出血以及采用丝线或棉线缝合伤口的方法。Avicenna（公元 980—1037 年）是公元 10—11 世纪在中亚地区最具代表性的医师，他的著作《医典》的内容涵盖了医学理论与临床实践各方面的问题，详细论述了牵引法、骨折的石膏固定法和创伤、挫伤、烧伤、溃烂以及神经外科恶性肿瘤治疗的相关问题，记述了气管切开术、肾和膀胱结石切除术，并用葡萄酒处理伤口。

我国现存的甲骨文字说明，3000 余年前在中国就已有了外科疾病"疗"和"疮"的记载。在公元前 1066—公元前 249 年，外科已成为专科，外科医师被称为"疡医"。秦汉时代的医学名著《内经》（公元前 3—公元前 2 世纪）中已有"痈疽篇"外科专章，治疗的方法有针砭、按摩、熨贴、醪药等以及用截肢治疗"脱疽"。东汉末年出现著名的外科学家华佗，据记载，他用"麻沸散"进行全身麻醉和腹部手术等，这些方法当时已流传到中东阿拉伯国家。从南北朝时期龚庆宣编写的《刘涓子鬼遗方》（公元 499 年）至金元时代范亦林编写的《医得秘方》，多部外科专著描述了大量的医疗方法及用具，如灸板、消息子、炼刀、竹刀、小钩、吻刀等外科治疗用具，特别是在创伤外科方面记录用夹板、铁钳、凿、剪刀、麻线、桑白线等器材进行各种手术，促进了创伤外科的发展。齐德之编写的《外科精义》一书即代表了 14 世纪我国外科学发展的概况与水平。清末高文晋著的《外科图说》一书（公元 1834 年）是一本以图解说的中医外科学。以上简述足以说明古代中国外科学具有悠久的历史和丰富的实践经验。

外科学的进展促进了整个医学的发展，科学新成果也不断为医学（包括外科学）水平的提高提供新的条件和知识。现今对人体和疾病的认识已深入到亚细胞和分子水平，生物医学工程学和医用材料学也正在迅速发展。这样就使外科学的领域得以不断扩大，进而分成许多专业；甚至还有新的专业不断形成。外科医生在防治疾病、提高人民健康水平和实现健康中国重大使命等方面都承担着重大的责任。所以，外科医生更应该概括地了解外科学的发展历史，从前辈外科学家的贡献中受到教育和启发，努力在实际工作中打好基础，充分发挥自己的积极性和创造性，继续前进。

第二节　外科学的发展

现代外科学奠基于 19 世纪 40 年代，先后解决了疼痛、感染、出血和输血等问题，从而加快了发展速度，提高了治疗效果，上述问题的解决被人们称为外科学发展中的三个里程碑。

一、麻醉

到 19 世纪初叶，外科学虽然已经有了比较坚实的基础，但手术死亡率仍很高，多达 40% ～ 60%，因此医院里很少做手术。这虽然减少了术后死亡的人数，但伤病员的病死率却高得惊人。外科实际上还没有成为名副其实的专业。当时的主要问题是没有解决疼痛、出血和化脓。患者最终因休克、严重感染而死亡。

其实对镇痛问题很早就有各种探索，而且也找到一些药物，但却不能为手术提供无痛条件。当时对手术要求速度，完全是为了减少手术所引起的疼痛。在 18 世纪的英国就曾有 53 秒钟取出膀胱结石的记录。

麻醉的出现解决了医生因患者难以忍受疼痛而碍于动手的局面。1846 年美国牙科医师 W.T.G.Morton（1819—1868 年）首先把乙醚作为全身麻醉药，同年他协助 Warren 医师采用乙醚进行全身麻醉实施大手术获得成功。1847 年苏格兰爱丁堡产科医生 J.Y.Simpson 介绍了氯仿的用法，并将其应用于维多利亚女皇的分娩 。从此，由于解决了手术时的疼痛问题，也就为现代麻醉学的发展奠定了基础，同时起到了推动外科发展的关键作用，这是外科学发展中的第一个突破性进展，即第一个里程碑。1892 年德国人 Schleich 首先倡导用可卡因进行局部浸润麻醉，不久普鲁卡因即替代可卡因，至今仍为安全、有效的局部麻醉药。从此，手术成为一种实际可行的治疗方法，外科医生在手术台上可以充分发挥自己的才能，速度不再是决定性因素了。在此后的数十年中，麻醉的生理学和药理学都有了显著的发展，到 20 世纪 40 年代，麻醉学已发展成为一个独立的学科。

二、抗菌与无菌术

早在 19 世纪中叶，外科医生就已经观察到常见的化脓、丹毒、脓血症、败血症等与手术环境的关系，并称之为"医院病"。必须注意，这种认识产生在法国化学家 L.Pasteur（1822—1895 年）提出疾病的细菌学理论之前。前面提到用氯仿进行麻醉的 Simpson 医生，他曾强调在厨房桌上动手术发生感染的机会就可减少。而抗菌与无菌术概念的提出与消毒方法的形成，基本解决了手术时所面临的难以控制或致死性的感染，推动了外科学的快速进展，可称为外科发展中的第二个里程碑。1867 年，英国人约瑟夫·李斯特（Joseph Lister）采用苯酚（phenol）溶液冲洗手术器械、用苯酚溶液浸湿的纱布覆盖伤口，结果使截肢患者死亡率由 46% 降至 15%，从而奠定了抗菌术的基本原则，人们尊称其为外科抗菌术的创始人。1877 年，德国人拜哥曼（Begmmann）在实践中发现伤口不一定都会感染，如有不少穿透伤经清洁、消毒、包扎后也可获得痊愈。因此，他认为不让这类伤口再被沾染更为重要。在此基础上，他采用了蒸汽灭菌，从而为外科学建立了无菌术。1889 年德国人弗布林格（Furbringer）提出手臂消毒法，1890 年美国人哈尔斯泰德（Halsted）开创使用橡胶手套，使无菌术日臻完善。1892年，匈牙利医师赛莫尔威斯（Semmelweis）首先提出在给产妇检查前用漂白粉溶液洗手，结果使产妇死亡率由 10% 降至 1%，这就是外科抗菌术（antisepsis）的开始。

三、血型和输血术

创伤或手术出血也曾是重要的死亡原因之一，严重地影响了外科学的发展。英国人 Wells 于 1872 年发明了止血钳，1873 年德国人 Esmarch 倡导使用止血带，他们是解决手术出血的创始人。1901 年美国人 Landsteiner 发现了血型，1907 年 Jan.Jansky 研究输血术成功，1915 年德国人 Lewosohn 首先在血液中加入抗凝剂枸橼酸钠溶液使血液不凝，以后又有血库的建立，使输血简便、易行。输血术在推动外科治疗范围及提高手术效果方面做出了卓越的贡献，起到了不可替代的作用，被称为第三个里程碑。

四、药物的开发

抗生素在预防和治疗感染方面，对外科学发展起到了巨大的推动作用。感染曾是阻碍外科学发展的重大障碍，在实施无菌术之后，感染仍然是影响外科学发展的一个重要原因。直至 1929 年英国细菌学家 A.Fleming（1881—1955 年）及其同事发现了青霉素，1935 年德国医生及病理学家 G.J.P.Domagk（1895—1964 年）发现并使用磺胺类药百浪多息，二者的临床应用为外科学的发展开辟了一个新纪元。过去由于惧怕感染而不敢采用手术治疗创伤和疾病，在手术后采用抗感染治疗获得广泛成功。

再以麻醉用药为例，新的吸入性全身麻醉药、多种镇静药、强效吗啡类药物、新的肌肉松弛药等，不但为手术创造了更好的条件，而且也提高了安全性。

其他如心血管、胃肠系统药物也起了极大作用。抗排斥反应药物，如有效、低毒的抗排斥反应药物环孢素 A 的出现与应用，使人体的多种器官移植（如心脏移植、心肺联合移植、双 / 单肺移植、肾移植、肝移植等）得到了飞速发展。

五、蓬勃发展的当代外科学

20 世纪中叶以来，新的技术革命在全球兴起，自然科学的进展和新技术、新材料的出现推动各学科发展，并形成了许多新兴科技领域。如以高分子材料为原料的新型合成敷料（模型、泡沫型、喷雾型、复合型）、人造胶原生物敷料的问世，利用纳米技术开发的注射型纳米骨浆、人造肌肉纤维等，均表明当代外科学已进入了一个蓬勃发展的新阶段，这是医学整体发展的组成部分，同时又有外科学自身的发展特点。医学本身也已从生物医学模式转向生物—心理—社会医学模式。

（一）诊断技术的提高使许多过去无法或难以确诊的病变已能在早期查出，而且不给患者带来过多的痛苦和精神心理负担。一是以病变的生物学变化（包括 DNA、酶学、免疫学等变化）为基础的检查方法，往往可以通过血液检查得出诊断；二是影像学诊断，如超声造影、三维超声检查、放射性核素检查、X 线断层成像（computed tomog-raphy，CT）、磁共振成像（magnetic resonance imaging，MRI）、血管造影等，在确定病变性质和范围方面可达到相当准确的程度；三是一些新仪器、新物质的应用有效防止了以前难以避免的严重并发症的发生。如术中应用神经电生理术中监护仪，可检测组织中有无喉返神经，从而可避免损伤喉返神经。利用淋巴示踪剂纳米炭混悬注射液，使甲状腺腺叶和其周围淋巴结黑染，而甲状旁腺，甲状腺上、中、下极血管和喉返神经均未黑染，对彻底清扫淋巴组织时避免误伤甲状旁腺起到了不可替代的保护作用。

（二）内镜、腔镜手术等微创技术已经成为外科领域的一项重要诊治手段，其应用范围远远超出了过去仅用于膀胱、尿道病变的范围。许多胸腹部开放性手术已由内镜、腔镜手术所代替。如双镜联合或三镜联合胆道手术、单孔腹腔镜手术、经自然腔道腹腔镜手术等已在全国逐渐开展起来。关节镜亦已成为骨科的诊治工具，其应用范围正在继续扩大中。

（三）宙斯（Zeus）和达·芬奇（Da Venci）等机器人手术系统是一种高级机器人平台（简称），其设计理念是通过使用微创方法，实施复杂的外科手术。手术系统由三部分组成：外科医生控制台、床旁机械臂系统和成像系统。截止到 2007 年，国内外就已成功地实施了机器人手术 6000 余次。虽然以达·芬奇为代表的机器人辅助腹腔镜系统是手术技术的一个飞跃，但该系统还有尚待完善之处及进一步发展的空间。

（四）介入医学（interventional medicine）是一门新兴的临床诊断和治疗学科，其核心技术是在影像设备的引导下，利用穿刺针、导丝等器械，将特殊的导管引入人体，对某一部位或病灶进行特殊的检查或治疗。因为大多数介入操作是在 X 线导引下进行操作的，故有些医生称之为介入放射学（interventional radiology）。如今，介入医学与传统的药物、手术并列成为临床三大诊疗技术之一，但因其更具外科的特性，故俗称为不开刀的手术。根据介入的途径不同，分为血管内介入与血管外介入。血管内介入治疗根据目标病变不同与要达到的多种效果，可基本概括为"通、堵、注、取"四类操作；血管外介入治疗则主要包括胆道引流或支架置入及球囊扩张，肿瘤的冷冻及射频消融或电化学治疗，还有一般性的体腔内积液引流等。

（五）低温技术与体外循环的出现为开展心脏大血管外科提供了有效手段。没有低温术与体外循环装置，就没有现代心血管外科的发展。50 年来，低温和体外循环设备日臻完善，已被广泛使用。在此条件下，心脏外科取得了飞速发展。对于几乎所有的先天性心脏病，均可进行心内纠正。冠状动脉粥样硬化性心脏病（简称冠心病）的冠状动脉 – 主动脉旁路移植术（coronary artery bypass grafting，CABG）已在全球开展，并取得良好效果，成绩斐然，应该说这主要归功于低温和体外循环技术。

（六）由于高科技的发展，创造出了许多可用于人体的材料，并设计制成许多人工脏器与人工材料（包括复合生物医用材料、组织工程材料、血液净化材料、纳米生物材料、口腔材料、生物体植入集成电路等），如人工关节、人工韧带、人工血管、人工心脏瓣膜以及用以修补各种组织缺损的补片，还有人工心脏及心脏辅助装置。这些人工脏器与人工材料的出现为外科学的发展提供了新条件，救治了许多以前无法治疗或治愈的患者。

（七）器官移植在治疗上也为外科领域开辟了新的途径。随着移植免疫学的进展、移植技术的提高及免疫抑制药的不断更新，器官移植已经成为临床上实际可用的全新治疗方法。从肾移植开始，肝移植、心脏移植都已有广泛的实际应用。不仅如此，单器官移植也已发展到多器官移植。从供者体内取出部分肝做活体肝移植，使供者、受者都有足够的肝组织维持生理功能，该尝试已获得成功，这对增加供源是重要的探索。

（八）三维立体（3D）打印属于一种快速成型（rapid prototyping）技术，是一种由计算机辅助设计数据通过成型设备以材料累加的方式制成实物模型的技术。目前，3D 打印技术已经得到了广泛的应用，而且在医学领域也出现了许多创举，如打印人造组织、血管、骨骼以及制作生物模型等。2011 年 6 月，比利时哈瑟尔特大学成功地为一名 83 岁的老妇人植入了 3D 打印下颌骨。

（九）在外科治疗中，基于更重视全局性的安排，以便对复杂、危重患者进行有轻重缓急的、有整体计划的救治，近年来出现了外科监护病房及快速康复外科（fast track surgery，FTS）等概念。监护病房由有经验的医护人员组成，有专门负责的医生，具备先进的仪器设备，并可随时进行相关的实验室检查。这样，对危重或接受复杂手术治疗的患者可持续观察和监测，及时发现变化，采取必要的护理、治疗、抢救、复苏等措施。快速康复外科则是将麻醉学、疼痛控制及外科手术方式等方面的新技术与传统术后护理方法的改进相结合，从而达到降低手术后应激反应、降低术后并发症发生率及死亡率、缩短术后住院时间和减少住院费用的目的，与微创外科技术的理念一致。

上述多维度现代外科学技术和理念的进步，在外科学的发展中起到了突破性的推动作用。也可以说，外科学的发展是多学科结合与高科技应用共同作用的产物，只有通过集体团队的密切合作，外科学才有可能发展到新的高度。

第三节　现代外科学的范畴

外科学是医学科学的一个重要组成部分，其范畴随历史发展也在不断变化更新。今天的外科学已远非 18 世纪以前的外科学，治疗的病种日益扩大，已涵盖许多内部疾病，包括人体的各个系统与器官，亦从器质性疾病发展到功能性疾病的治疗。由于科学技术的发展，微波、激光、纤维内镜和其他新的诊断方法及手术器械已在临床被广泛应用。分子生物学也已介入外科疾病的诊治，如检测肿瘤的基因表型，进行遗传性基因的定位诊断，以及研究基因治疗的可行性等。因此，今天的外科学是涉及基础医学及与其相关的其他学科的"现代外科学"。学习、理解和发展现代外科学需要注意和明确以下几个问题。

一、外科学与内科学的关系

外科学与内科学是医学领域的两大学科，是治疗疾病的两个既有分工又有统一，而且不断融合的学科。应该说，外科学与内科学的范畴是对立、统一的。由于学科的发展和新技术的不断出现，原来属于内科范畴的疾病可变为外科治疗的疾病。如门静脉高压症，其最常见的病因是肝硬化，一般说来先由内科治疗，改善肝功能后再由外科治疗，而在术后往往又需要内科继续治疗肝硬化，内、外科互补，才能取得良好效果。又如化脓性感染，早期需药物治疗，而当形成脓肿时则需外科切开引流。再有十二指肠溃疡（duodenal ulcer），以前多需外科手术治疗，但随着新药的不断研制、开发，现多以药物治疗为主。可见，随着医学科学的发展和诊疗技术的改进、提高，内科学、外科学的范畴也在不断更新。因此，内、外科医生的分工和合作至关重要。

二、外科学与解剖学的关系

外科手术是外科治疗的重要内容，但绝不是全部内容。作为外科医师，必须充分了解人体解剖学。现代外科手术涉及人体的各种脏器，只有熟悉这些脏器及相关部位的解剖，才有可能正确地施行手术，避免或降低不应出现的并发症，改进手术切口、入路和方法，以推动外科学的发展。

三、外科与其他学科的关系

外科学的发展与生理学、病理学和病理生理学、生物医学工程和诊断学、分子生物学以及实验外科学的发展息息相关。现代外科要求外科医师掌握生理学、病理学和病理生理学知识，并关心其发展，以便选择和创造更符合人体生理的手术方法，在手术过程中辨别正常组织与病理组织，了解病变发展的过程，以利于正确选择手术方法和手术范围，提高疗效，推动学科的发展。由于生物医学工程的快速发展，出现了许多新的诊断技术，在影像诊断方面尤为突出，如各种超声诊断装置、造影技术、CT、CTA、MRI、MRA 以及 SPECT、PET 等对于精确诊断

视频：编者寄语

帮助很大。外科医生必须认识与了解并注意其学科发展，使其为设计和选择最佳手术方式提供助力。在现代外科的新领域也会越来越多地采用分子生物学的新方法研究外科学存在的问题，临床外科医师应密切注意与此有关的新情况，以推动外科学的发展。外科学的发展离不开实验外科学，外科学的发展史如此，在今后推动外科学的进一步发展也是如此。临床外科医师必须掌握实验外科学，关心实验外科学的发展及其结果，开启思路，以推动外科学的发展。

（刘玉村）

无菌术

在人体和环境中，普遍存在着各种微生物。在手术、穿刺、插管、注射及换药等过程中，皮肤、鼻咽腔、上呼吸道和胃肠道存在的微生物以及空气、地面、墙壁和物品上携带的微生物有可能通过接触、空气或飞沫进入切口或组织，如果未能采取一系列严格的预防措施，就可能引起感染。无菌术（asepsis）的目的就是防止上述各种途径导致的致病微生物污染。1846年匈牙利产科医生 Ignaz Semmelweis 在其科室推行接生前用漂白粉溶液洗手显著降低了产褥热发生率，这被认为是无菌术的起源。1867年英国外科学家 Lister 首次应用苯酚对手术人员、手术环境和用品进行消毒，成功地降低了手术切口感染率和手术死亡率，奠定了抗菌技术的基本原则，他被公认为抗菌外科创始人。Ernst von Bergmann 首次使用高温灭菌手术器械，被认为是无菌外科的先驱。无菌术的形成和建立是现代外科学发展的重要里程碑之一，可以说，没有无菌术就没有现代外科学。医学生形成和树立无菌观念，正确掌握、熟练执行无菌技术是十分有必要的。但是，无菌观念不是一朝一夕的看书学习能够形成的，需要一段时间正规、严格的训练和反复的操作练习。

第一节　无菌术的概念及内涵

无菌术是针对外科感染、特别是外科手术后感染的相关因素（感染来源及感染途径）而采取的一系列预防措施，其内容主要包括灭菌（sterilization）、消毒（disinfection），各种操作规则及管理规章制度。无菌术，其最初的基本内容主要是对实施外科手术的环境、用具及人员进行的抗菌和灭菌措施。自无菌技术产生和广泛应用以来，对于显著降低手术切口感染率发挥了关键性作用。无菌技术发展至今，其内涵除了不断发展和创新的各种灭菌法和消毒法外，还拓展至各种操作规范和管理制度。其应用范围已经从外科手术扩展至临床医学各专业学科领域中的诊断性和治疗性操作（包括内镜检查和治疗、穿刺、插管、换药等），从而成为外科学甚至临床医学范畴内的基本原则与核心规范之一。培养和强化医护人员的无菌观念、建立和贯彻严格的操作规则、设计和实施科学的管理制度等，在无菌术中具有与灭菌和消毒同等重要的地位，是无菌术内涵中不可或缺的组成部分。无菌术的内容也从最初的灭菌和消毒措施发展成为一个比较完整的体系，包括感染预防的基础理论、临床医疗的工作程序、无菌操作的基本规范、工作人员的无菌观念以及医院管理的相关规章制度。

从理论上讲，灭菌是指杀灭一切活的微生物，包括细菌芽孢（spores）。消毒则是指杀灭病原微生物和其他有害微生物，但并不要求清除或杀灭所有微生物（如芽孢等）。从临床角度来看，既要掌握灭菌和消毒在概念上的区别，又要关注其目的和效果。灭菌和消毒都必须能杀灭所有病原微生物和其他有害微生物，达到无菌术的要求。灭菌法大多为物理方法，预先用高温等物理方法能把手术器械和物品上所附带的微生物彻底消灭掉。有些化学品（如甲醛、环氧乙烷及戊二醛等）也可消灭一切微生物，达到灭菌的目的。消毒法常为化学方法，可用于某些特殊手术器械的消毒、手术人员手臂的消毒、患者的皮肤消毒以及手术室的空气消毒等。无菌术中的操作规则和管理制度则是为了保障已经灭菌和消毒的物品、已经完成无菌准备的手术人员或手术区域不再被污染所采取的措施。任何人都应严格遵守这些规定，否则无菌术的目的就不能达到。

灭菌采用的物理方法有高温、紫外线和电离辐射等，其中在医院内以高温的应用最为普遍。手术应用物品（如手术衣、手术巾、纱布、金属容器）以及各种常用手术器械等都可用高温来灭菌。电离辐射主要用于药物（如抗生素、激素、维生素等）的制备过程，以及一次性医用物品（包括敷料、手术衣、手术巾、容器、注射器及缝线等）的灭菌。紫外线可以杀灭悬浮在空气中和附于物体表面的细菌、真菌、支原体和病毒等，常用于室内空气的灭菌。大多数用于消毒的药物虽能杀灭细菌、真菌等一切能引起感染的微生物，但对人体正常组织常有较大损害，只有几种毒性很小的消毒药物才适用于手术人员及患者皮肤的消毒。

第二节　手术器械及其所用物品的灭菌和消毒

手术使用的各种器械和物品的制作材料不同、精密程度存在差别，可依据其质地和结构特点，选择物理方法或化学方法进行灭菌或消毒，以达到无菌术的要求。对各种致病微生物的杀灭不仅要达到物体表面，而且要达到内部管腔和缝隙，同时应该保证器械和物品的材质不受侵蚀、结构不被破坏、保持良好的功能。

一、物理灭菌法

常用的物理灭菌法包括高压蒸汽法、煮沸法和灼烧法三种，以高压蒸汽灭菌法应用最为普及，效果肯定，是所有能耐热物品的重要灭菌手段。

（一）高压蒸汽法

高压蒸汽灭菌法用于能耐高温的物品，如金属器械、玻璃、搪瓷、敷料等，各种物品的灭菌所需时间略有不同。高压蒸汽灭菌器可分为下排气式和预真空式两类。国内目前应用最多的是下排气式高压蒸汽灭菌器，其样式很多，有手提式、卧式及立式等，但其基本结构和作用原理相似，由一个具有两层壁的耐高压的锅炉构成。蒸汽进入消毒室内积聚而使压力增高，消毒室内的温度也随之升高。当蒸汽压力达到 104.0～137.3 kPa（15～20 磅力／平方英寸）时，温度可达 121～126 ℃，在此状态下维持 30 分钟，即能杀灭包括具有顽强抵抗力的细菌芽孢在内的一切微生物，达到灭菌要求。

下排气式高压蒸汽灭菌器的使用方法：把需要灭菌的物品放入消毒室内，紧闭灭菌器门。蒸汽先进入夹层，待达到所需的控制压力之后，把冷凝水泄出器前面的冷凝排放阀旋开少许，然后将总阀开放，让蒸汽进入消毒室。开放冷凝排放阀可使冷凝水和空气从消毒室内排出，以保证消毒室内所需的温度。待消毒室内的蒸汽压力及温度达到预定值时，即可开始计算灭菌时间。完成灭菌时间之后，排放消毒室内的蒸汽（或让其自然冷却）。待消毒室压力表下降至"0"后 1～2 分钟，再将灭菌器门打开。让已灭菌的物品在消毒室内再留置 10～15 分钟，利用室内的热和蒸发作用，可使包裹干燥。物品经高压灭菌后，可保持包内无菌 2 周。

预真空式高压蒸汽灭菌器的结构及使用方法有所不同。其特点是先抽吸灭菌器内的空气使其呈真空状态，然后由中心供气室经管道将蒸汽直接输入消毒室，这样可以保证消毒室内的蒸汽分布均匀，整个灭菌所需的时间也可缩短，对灭菌物品的损害亦更轻微。灭菌条件为蒸汽压力 170 kPa，消毒室内温度 133 ℃，4～6 分钟可达灭菌效果，整个过程需 20～30 分钟。该灭菌器价格虽较贵，但因其效果更佳，已逐渐被推广应用。

使用高压蒸汽灭菌器的注意事项：①需灭菌的各种包裹不宜过大，下排气式高压蒸汽灭菌器灭菌包体积不宜超过 30 cm×30 cm×20 cm，预真空式高压蒸汽灭菌器灭菌包体积不宜超过 50 cm×30 cm×30 cm，包扎亦不宜过紧。②灭菌器内的包裹不宜排放得过密，以免妨碍蒸汽透入，影响灭菌效果。③预置专用的包内及包外灭菌指示纸带，在压力及温度达到灭菌标准条件并维持 15 分钟时，指示纸带即出现黑色条纹（包内色带为一根黑色条纹，包外色带为三根黑色条纹），表示已达到灭菌的要求。④易燃和易爆物品（如碘仿、苯类等），禁用高压蒸汽灭菌法。⑤瓶装液体灭菌时，只能用纱布包扎瓶口，如果要用橡皮塞，应插入针头以排气。⑥已灭菌的物品应注明有效日期或灭菌的日期，一般保质期为 2 周，并需与未灭菌的物品分开放置。⑦高压蒸汽灭菌器应由专人负责，每次使用前应检查各阀门性能是否良好，使用中也应观察运行是否正常，及时发现问题以免发生意外。

（二）煮沸法

此法有专用的煮沸灭菌器，但一般的铝锅或不锈钢锅洗去油脂后，也常用于煮沸灭菌。此法适用于金属器械、玻璃制品及橡胶类等物品。在水中煮沸至 100 ℃并持续 15～20 分钟，一般细菌即可被杀灭，但带芽孢的细菌至少需煮沸 1 小时才能被杀灭。高原地区气压低，水的沸点亦低，煮沸灭菌的时间需相应延长。海拔高度每增高 300 m，灭菌时间应延长 2 分钟。为节省时间和保证灭菌质量，高原地区可应用压力锅进行煮沸灭菌。压力锅的蒸汽压力一般为 127.5 kPa，锅内最高温度可达 124 ℃左右，10 分钟即可灭菌。

注意事项：①为达到灭菌目的，物品必须完全浸没在沸水中。②缝线和橡胶类的灭菌应于水煮沸后放入，持续煮沸 10 分钟即可取出，煮沸过久会影响物品质量。③玻璃类物品需分别用纱布包裹，放入冷水中逐渐煮沸，以免煮沸时互相碰撞而破损；玻璃注射器应将内芯拔出以免骤热而炸裂。④煮沸器的锅盖应妥善盖好，以保持沸水温度。⑤灭菌时间应从水煮沸后算起，若中途放入其他物品，则灭菌时间应重新计算。

（三）火烧法

金属器械的灭菌可用此法。将器械置于搪瓷或金属盆中，倒入 95% 乙醇少许，点火直接燃烧，也可达到灭菌目的。但此法常使锐利器械变钝，又会使器械失去原有的光泽，因此仅用于紧急使用的特殊情况。

二、化学方法灭菌与消毒

过去常用的方法包括消毒液浸泡法和甲醛蒸气熏蒸法。消毒液浸泡法适用于能够耐受潮湿但不能耐受高温的手术器械和物品。传统的甲醛蒸气熏蒸法临床已不再使用。目前常用的低温化学灭菌法均采用特制的灭菌器进行灭菌，适用于经高温灭菌后会导致变形的材料（如硅胶、塑料等制品）或对使用有影响的器械和设备（如刀、剪等锐利器械，内镜，腔镜等），或不耐热、不耐湿的器械和物品的灭菌。低温化学灭菌器包括：①环氧乙烷（epoxyethane，EO）低温灭菌器，可用纯环氧乙烷或环氧乙烷加二氧化碳混合气体，灭菌所需时间较长。②过氧化氢低温等离子体灭菌器，适用于需快速灭菌的医疗器械。③低温蒸汽甲醛灭菌器。

常用的浸泡器械的化学消毒剂有下列几种：

1. 2% 中性稀戊二醛溶液（glutaraldehyde solution） 浸泡时间为 30 分钟，常用于刀片、剪刀、缝针及显微器械的消毒。药液宜每周更换一次。

2. 10% 甲醛溶液（formaldehyde solution） 浸泡时间为 20～30 分钟，适用于输尿管导管等树脂类、塑料类以及有机玻璃制品的消毒。

3. 70% 乙醇（alcohol） 浸泡时间为 30 分钟，用途与戊二醛溶液相同。目前较多用于已消毒过的物品的浸泡，以维持消毒状态。乙醇应每周过滤，并核准其浓度一次。

4. 0.1% 苯扎溴铵（benzalkonium bromide）溶液 又称新洁尔灭，浸泡时间为 30 分钟。虽亦可用于刀片、剪刀及缝针的消毒，但因其消毒效果不及戊二醛溶液，故目前常用于已消毒的持物钳的浸泡。

5. 0.1% 氯己定（chlorhexidine）溶液　又称洗必泰，浸泡时间为30分钟。抗菌作用较苯扎溴铵强。

注意事项：①浸泡前，器械应予去污、擦净油脂。②拟予消毒的物品应全部浸入溶液内。③剪刀等有轴节的器械，消毒时应把轴节张开；管、瓶类物品的内面亦应浸泡在消毒液中。④因该类药液对机体组织均有损害作用，使用前需用灭菌生理盐水将消毒药液冲洗干净。

三、手术器械和用品的清洁、保管及处理

一切器械、敷料和用具在使用后，都必须经过一定的处理，才能重新进行消毒，供下次手术使用。其处理方法因物品种类、污染性质和程度而不同。凡金属器械、玻璃、搪瓷等物品，在使用后都需用清水洗净，特别需注意沟、槽、轴节等处的去污；各种导管均需注意冲洗内腔。凡属铜绿假单胞菌（绿脓杆菌）感染、破伤风或气性坏疽伤口，或乙型肝炎抗原阳性患者所用的布类、敷料、注射器及导管，应尽量选用一次性物品，用后即焚烧处理，以免交叉感染。金属物品冲洗干净后置于聚维酮碘（碘伏）内浸泡1小时。

第三节　手术人员和手术患者在手术区域的准备

一、手术人员的术前准备

一般准备参加手术的人员应尽可能避免因自身因素导致的致病微生物污染，患有上呼吸道感染疾病，手臂部皮肤有破损或有化脓性感染者不能参加手术。手术当日应先参加手术，然后为感染伤口换药；应先施行清洁手术，然后施行污染或感染手术。

（一）刷手前准备

手术人员进手术室后，先要换穿手术室准备的清洁刷手衣（scrub suit）和鞋，戴好帽子和外科口罩。刷手衣的上衣应扎到下衣的里面；帽子要盖住全部头发；外科口罩要盖住鼻、口及下颌，口罩下方带子系于颈后，上方带子系于头顶中部。必要时戴护目镜（goggles）。剪短指甲、去除甲缘下的积垢。摘掉戒指、耳环及项链等首饰。调试好洗手水的温度，防止过热烫伤皮肤。

（二）手术刷手法

最经典的肥皂水刷手法沿用和演变至今，虽然临床上新型手术刷手的具体方法很多，但都是万变不离其宗，都与肥皂水刷手法有相同的基本原则。手术刷手法（surgical scrub）包括两个最基本的原则步骤：①机械性的皮肤刷洗（mechanical washing），用肥皂水、皂液或洗手液刷洗手和手臂；②化学性的皮肤消毒（chemical antisepsis），采用70%乙醇或0.1%苯扎溴铵浸泡手臂，或用免清洗消毒剂（氯己定和乙醇的混合液）涂擦手臂。应用多种新型免清洗消毒剂，刷手法操作时间缩短，消毒效果好，且其消毒作用能保持较长时间。

1. 肥皂水刷手法

（1）先用清水冲洗双手、前臂和上臂至肘上10 cm处，再用无菌毛刷蘸肥皂水刷洗手和手臂。刷手顺序采用三段法：先刷双手、再刷双前臂，最后刷双上臂，顺序不可逆转。从指尖开始两手交替刷洗，特别要注意甲缘、甲沟、指蹼等处的刷洗。第一遍刷到肘上10 cm处，刷完后，手指朝上、肘部朝下，用清水冲去手臂上的肥皂水，刷一遍3分钟；更换无菌毛刷，蘸肥皂水同法刷洗第二遍至肘上8 cm处，清水冲去手臂上的肥皂水；不更换毛刷，蘸肥皂水刷洗第三遍至肘上6 cm处，清水冲去手臂上的肥皂水；刷三遍共约10分钟。

（2）用无菌小毛巾顺序擦干手、前臂和上臂；先擦干一侧，再换另一块无菌小毛巾顺序擦干另一侧。

（3）将手、前臂和肘至肘上 6 cm 处上臂浸泡在 70% 乙醇内，浸泡 5 分钟。亦可用 0.1% 苯扎溴铵（新洁尔灭）代替 70% 乙醇泡手，则刷手时间可减为 5 分钟。浸泡前务必将手臂上的肥皂水彻底冲净，以免残留在手臂上的肥皂水带入桶内影响苯扎溴铵的杀菌效力。配制的苯扎溴铵溶液在使用 40 次之后，不再继续使用。

（4）手臂浸泡结束后，保持拱手姿势，待其自然晾干。

2. 免清洗消毒剂刷手法

（1）清洁剂（皂液）刷洗：

方法一：先用清水冲洗双手、前臂和上臂至肘上 10 cm 处；用无菌毛刷接取适量清洁剂（皂液）采用三段法刷洗手和手臂：先刷双手（顺序指尖、指缝、手掌、手背），再刷双前臂，最后刷双上臂至肘上 10 cm 处；刷完后，手指朝上、肘部朝下，用清水冲去手臂上的皂液；共 3 分钟。

方法二：先用清水冲洗双手、前臂和上臂至肘上 10 cm 处；用手接取适量清洁剂（皂液），按六步洗手法揉搓双手至腕部；再取适量清洁剂（皂液）从腕部开始螺旋用力向上揉搓前臂至肘部，两侧交换进行；再从肘部开始揉搓上臂至肘上 10 cm 处，两侧交换进行；手指朝上、肘部朝下，用清水冲去手臂上的皂液；共 3 分钟。

（2）用无菌小毛巾顺序擦干手、前臂和上臂；先擦干一侧，再换另一块无菌小毛巾顺序擦干另一侧。

（3）免清洗消毒剂消毒：一只手取适量免清洗消毒剂于掌心，另一只手的五指指尖将掌心中的消毒剂摊开，用手将消毒剂均匀涂擦于另一侧前臂和上臂至肘上 6 cm 处；同法用另一只手取适量免清洗消毒剂于掌心，对侧手的五指指尖将掌心中的消毒剂摊开，均匀涂擦于对侧前臂和上臂至肘上 6 cm 处。最后，双手再取适量免清洗消毒剂，按六步洗手法将免清洗消毒剂均匀揉搓涂擦于双手至手腕。保持拱手姿势，待自然晾干后穿手术衣和戴无菌手套。

视频：外科刷手法

3. 碘伏刷手法

（1）肥皂水刷洗双手、前臂和上臂至肘上 10 cm，刷洗 2 遍共 5 分钟（第 2 遍至肘上 8 cm）。

（2）用无菌小毛巾顺序擦干手、前臂和上臂；先擦干一侧，再换另一块无菌小毛巾顺序擦干另一侧。

（3）用浸透碘伏的纱布涂擦手、前臂和上臂至肘上 6 cm 处 2 遍，保持拱手姿势，待自然晾干后穿手术衣和戴无菌手套。

清洁手术完毕，计划连续施行另一手术时，如果手套未破，可不用重新刷手，仅需用乙醇或苯扎溴铵溶液浸泡 5 分钟，也可用碘伏或免清洗消毒剂涂擦手、前臂和上臂至肘上 6 cm 处，再穿无菌手术衣和戴手套。但需注意采用下列更衣方法：先由他人解开衣带，将手术衣自背部向前反折脱去，脱衣袖时，使手套的腕部随之翻转于手上，戴手套的右手伸入左手套反折部（不能接触皮肤）脱下左手套；未戴手套的左手拿捏右手套的贴皮肤面（不能接触手套的外面），脱下右手套。这个步骤可使脱手套时手套的外面不接触到皮肤。若前一次手术为污染手术，则接连施行手术前应重新刷手。

（三）穿无菌手术衣和戴无菌手套

手臂上的细菌分暂存菌和常存菌两大类，暂存菌是暂时附着在皮肤表面的细菌，常存菌则是长期附着在皮肤深层（如毛囊、皮脂腺等处）的细菌。刷手法仅能清除皮肤表面的暂存菌，但深处的常存菌不易清除消灭，在手术过程中，这些深藏的细菌可逐渐移到皮肤表面。所以在手臂消毒后，还要穿无菌手术衣和戴上无菌橡胶手套，以防止这些细菌污染手术切口。

1. 穿无菌手术衣（gowning）

（1）后开襟无菌手术衣穿法：将手术衣轻轻抖开，提起衣领两角，将手术衣内面对向自己轻轻抖开，注意勿碰触周围物品和地面。将手术衣轻轻向上抛起，两手同时向前插入衣袖内，两臂前伸，巡回护士在身后牵拉协助穿衣者将双手向前伸出衣袖。上身前倾使腰带悬垂于手术衣前面，双臂交叉提起腰带向后递，由护士在身后将腰带系紧。

（2）包背式无菌手术衣穿法：提起衣领两角，将手术衣内面对向自己轻轻抖开，将手术衣轻轻向上抛起，两手同时向前插入衣袖内，两臂前伸，巡回护士在身后牵拉协助穿衣者将双手向前伸出衣袖，护士在身后将后面的衣带系好。带好无菌手套，解开系在前面的无菌腰带，由巡回护士用无菌持物钳或戴好无菌手套的器械护士用手夹住右侧的腰带，将腰带由右侧经身后绕到左侧身前，穿衣者将腰带系于腰部前面，使穿衣者背侧也被无菌手术衣遮盖。

2. 戴无菌手套　用左手自手套夹内拿捏手套套口翻折部，将手套取出。先用右手插入右手手套内，注意勿触及手套外面；再用已戴好手套的右手四指（示指、中指、无名指和小指）插入左手手套的翻折部内侧，帮助左手插入手套内。已戴手套的右手不可触碰左手的皮肤。将手套翻折部翻回手术衣袖口外。用无菌生理盐水冲净手套外面的滑石粉。

视频：穿手术衣、戴无菌手套

二、患者手术区的准备

目的是消灭拟做切口处及其周围皮肤上的细菌，防止发生术后切口感染和降低术后切口感染率。

（一）备皮

手术区皮肤的术前准备简称"备皮"（skin preparation），包括手术区的剃毛（hair removal）和皮肤清洁，相当于手术人员刷手时的机械性的皮肤刷洗环节。手术前嘱患者洗澡或由护士帮助患者床上擦澡，用肥皂水或清洗剂擦洗患者手术区的皮肤，如皮肤上有较多胶布粘贴的残迹，可首先用汽油或松节油拭去。由医护人员将患者手术区域的毛发剃净，更换清洁衣裤。由于剃毛过程会或多或少地损伤手术切口周围的皮肤，因此尽量避免不必要的剃毛，确需剃毛时要求操作距离手术的时间越短越好，最好在患者进入手术室后皮肤消毒之前进行剃毛操作。

（二）手术区皮肤消毒

患者手术区皮肤消毒（antiseptic skin cleansing）相当于手术人员刷手时的第二个环节，即化学性的皮肤消毒。临床常用的皮肤消毒剂有下列几种：

1. 2% 碘酊　经典的皮肤消毒剂，消毒时先用 2% 碘酊涂擦手术区皮肤，待碘酊干后，以 70% 乙醇涂擦 2 遍，将碘酊擦净（脱碘）。

2. 70% 乙醇　一般用在 2% 碘酊消毒皮肤后的脱碘。在植皮时，供皮区的消毒一般用 70% 乙醇涂擦 2～3 遍。

3. 聚维酮碘　以水为溶剂制成的络合碘，使用时不需要用乙醇脱碘，作用较持久，对皮肤、黏膜、伤口没有刺激性，可用于婴儿、面部皮肤、口腔、肛门、外生殖器等部位的消毒。

4. 安尔碘　新型复合碘溶液，皮肤消毒时一般用安尔碘溶液涂擦 3 遍，后一遍的消毒范围不应超出（略小于）前一遍的范围。

注意事项：①涂擦消毒药液时，应由手术区中心部向四周涂擦。如为感染切口，或为肛门区手术，则应自手术区外周涂向感染切口或会阴、肛门处。已经接触污染部位的药液纱布，不应再返擦清洁处。②手术区皮肤消毒范围至少要包括手术切口周围 15 cm 的区域。如手术中有延长切口的可能，则应事先相应扩大皮肤消毒范围。

（三）手术铺巾

手术区皮肤消毒后，开始铺无菌巾单，即手术铺巾（surgical draping）。其目的是除显露手术切口所必需的皮肤区以外，其他部位均予以遮盖，以避免和尽量减少手术中的污染。在手术区的皮肤粘贴无菌塑料薄膜的方法也很常用，皮肤切开后薄膜仍黏附在切口边缘，可防止皮肤上尚存的微生物在术中进入切口。小手术仅盖一块洞巾（separate sheet）即可。对较大手术，需铺盖无菌手术巾（towels）和其他必要的布单。原则是除术野外，至少要有两层无菌单遮盖。一般用四块无菌手术巾，每块的一边双折少许，在切口每侧铺盖一块无菌巾，盖住手术切口周围。铺巾的顺序遵循两个原则，首先是有利于减少操作过程中的污染机会，二是先铺相对不洁侧。以腹部手术为例，穿刷手衣铺巾时，通常先铺操作者的对侧，然后铺相对不洁区（如下腹部、会阴部），再铺头侧，最后铺靠近操作者的一侧；穿无菌手术衣铺巾时，则应先铺操作者的本侧，然后铺相对不洁区（如下腹部、会阴部），再铺头侧，最后铺操作者的对侧；无菌巾铺下后，不可随便移动，如果位置不准确，只能由手术区向外移，而不能够向内移动；铺巾后用 4 把巾钳分别在两块无菌巾的交角处夹住，以防止移动；然后，再加铺中单及大孔单（fenestrated sheet），大孔单的头端应盖过麻醉架，两侧和足端部应垂下超过手术台边 30 cm。上、下肢手术，在皮肤消毒后应先在肢体下铺双层无菌中单布。肢体近端手术常用双层无菌巾将手（足）部包裹。手（足）部手术需在其肢体近端用无菌巾包绕。

视频：腹部消毒、铺巾

第四节　手术进行中的无菌观念与无菌原则

对于手术器械和物品所做的灭菌或消毒处理、对于手术人员和患者手术区的相关准备工作均为手术提供了一个较好的无菌环境。但在手术进行过程中，如果手术人员缺乏无菌观念或没有按严格的规章来保持这种无菌环境，则已经灭菌和消毒的物品或手术无菌区域仍有受到污染以致引起切口感染的可能，有时甚至可以因此而导致手术失败，进而威胁患者的生命。这种所有参与手术的人员必须认真遵守和执行的规章，即称为无菌操作规则（principles of sterile technique）。若发现有人违反，必须予以立即纠正。

无菌操作规则包括：

1. 手术人员穿无菌手术衣和戴无菌手套之后，手不能接触背部、腰部以下和肩部以上部位，这些区域属于有菌地带；同样，也不要接触手术台边缘以下的布单。

2. 不可以在手术人员的背后传递手术器械及用品；不慎受到污染或坠落到无菌巾、手术台边缘以外的器械物品，不准拾回再用。

3. 手术中如手套出现破损或接触到有菌区域，应更换无菌手套；如前臂或肘部触碰到有菌区域或被湿透，应更换无菌手术衣或加套无菌袖套；如无菌巾、布单等已被湿透，其无菌隔离作用不再完整时，应加盖干的无菌布单。

4. 在手术过程中，同侧的手术人员如需调换位置，应在协商后一人先退后一步，背对背的转身到达另一位置，以防触及对方背部不洁区；若为对侧人员更换，则应从患者足侧移动并注意避免污染。

5. 手术开始前要清点器械、敷料，手术结束前应仔细检查胸、腹等体腔，再次清点核对器械、敷料，待清点数量无误后，才能关闭切口，以免异物遗留体腔内，产生严重后果。

6. 切口边缘应以无菌大纱布垫或手术巾遮盖，并用巾钳或缝线固定，仅显露手术切口，术前手术区粘贴无菌塑料薄膜可达到相同目的。

7. 切开皮肤以及缝合切口之前，需用 70% 乙醇再涂擦消毒皮肤一次。

8. 打开胸腔、腹腔或盆腔前，应当使用无菌纱垫预先保护切口，并使用无菌钳夹持或缝线缝合将腹膜、胸膜或盆壁腹膜与纱垫进行固定，以保护切口各层不被污染；切开空腔脏器（特别是消化道空腔）前，要先用纱布垫保护周围组织，避免被空腔脏器内容物污染；缝合消化道空腔脏器后要将所用的器械弃去，并换用清洁的器械和敷料继续手术。

9. 参观手术的人员不可太靠近手术人员或站得太高，也不可经常在室内走动，以减少污染的机会。

10. 手术进行时不应开窗通风或使用电扇，室内空调机风口也不能吹向手术台，以免扬起尘埃，污染手术室内空气。

第五节　手术室工作中的无菌观念与管理

　　手术室是实施各类手术的主要场所，需要牢固树立工作中的无菌观念和制订严格的管理制度，以保证手术室的洁净环境。手术室从设计上要满足严格的无菌管理需求，手术室人员行动路线应保障工作人员与患者各自独立，物资运输路线应保障无菌，或未使用物品的进入路线与污染或使用后物品送出路线严格分开。手术安排上应按照各学科专业的不同特点，尽量将不同类型的手术安排在不同的手术间内进行。当一个手术室连续安排数个手术时，应先做清洁手术，后做污染或感染手术。患有急性感染性疾病，尤其是上呼吸道感染者，不得进入手术室。凡进入手术室的人员，必须换上手术室的清洁鞋帽、衣裤和口罩。每个手术间参观手术的人员不宜超过 2 人。应当结合具体手术类别、切口污染情况准备手术器械与各类用品，对于清洁手术或轻度污染手术可采用能够重复灭菌与消毒的物品，但对合并气性坏疽、铜绿假单胞菌、肝炎、破伤风等严重感染的患者则应尽可能使用一次性物品。手术室必须对灭菌消毒物品实施严格管理，应分别设置清洁与污染物品集散处，灭菌与消毒后的物品应严格标明灭菌或消毒日期、失效日期并与手术使用后的物品分开。每次手术完毕后和每天工作结束时，都应彻底擦拭地面，清除污液、敷料和杂物等。每周应彻底大扫除一次。

　　手术室内应定期进行空气净化（air cleaning）。目前大多数手术室设计为洁净手术室（clean operating room），是指采取一定空气洁净技术，使空气菌落数和尘埃粒子数等指标达到相应洁净度等级标准的手术室。洁净手术室一般采用安装空气净化消毒装置的集中空调通风系统进行空气净化；一般手术室亦可采用循环风紫外线空气消毒器或静电吸附式空气消毒器进行空气净化；单纯用紫外线灯照射消毒的方法多用在治疗室，在手术室中已较少使用。

（马　榕）

外科患者的营养代谢、体液与电解质失调

第一节 正常人体营养代谢与体液、离子平衡概述

体液（fluid）是人体各种细胞生命活动的场所，维持正常的渗透压、体液容量以及电解质含量，对于机体物质代谢和各器官功能正常进行具有重要的临床意义。体液的主要成分是水和电解质（electrolyte）。按在人体分布区域的不同，可将体液分为细胞内液和细胞外液两部分。细胞内液与细胞外液有着明显的差异，各种电解质的浓度截然不同，但两者之间都维持着相应的平衡，保持相对稳定的渗透压，这在生理上具有非常重要的意义。

正常成人的总体液量与多种因素相关，如性别、年龄及胖瘦。肌肉组织含水量较多，为75%～80%；而脂肪组织则不含水；男性体脂较女性少而肌肉组织较为丰富，其体液总量可达体重的60%，女性约占体重的55%，两者均有±15%的变化幅度。小儿体脂较少，其体液量所占比重较高，新生儿体液总量可占体重的80%。随着年龄的增大，体脂的增多，其体液所占比重逐步下降，14岁之后则与成人相仿。

绝大部分细胞内液存在于骨骼肌之中，其中男性细胞内液约占体重的40%，女性的肌肉不如男性发达，故女性的细胞内液约占体重的35%。男性和女性细胞外液占比相差不大，约占体重的20%。细胞外液又分为血浆和组织间液两部分，血浆约占体重的5%，组织间液约占体重的15%。组织间液当中绝大部分能迅速地与血管或细胞内液进行交换，在维持机体水、电解质平衡方面发挥重要作用，称为功能性细胞外液；而另一部分具有特定功能，在维持机体体液平衡方面作用甚小，被称为无功能性细胞外液，主要包括脑脊液、关节腔液和消化液等，约占组织间液的10%，占体重的1%～2%。但在某些病理状态下（如烧伤、肠梗阻等），无功能性细胞外液在体内异常转移，可导致机体水、电解质、酸碱平衡显著变化。患者体重不减轻甚至增加，但有明显的体液减少的表现，当休克或胃肠道梗阻改善或解除后，这些异常转移的体液可被重吸收，致血容量增加，易导致体液超载。

细胞内液和细胞外液的电解质分布有较大的差异。细胞外液中主要阳离子是Na^+，主要阴离子是Cl^-、HCO_3^-和蛋白质；细胞内液中的主要阳离子是K^+和Mg^{2+}，主要阴离子是HPO_4^{2-}和蛋白质。细胞内、外液的渗透压相等，正常血浆渗透压为290～310 mmol/L。保持渗透压的稳定，是维持细胞内、外液平衡的基础。

水是各种生命活动的物质基础。机体的水来源于食物所含水和饮水，此外还来源于体内物质氧化代谢产生的"内生水"，每日200～400 ml。成人每日基本需水量为2000～2500 ml。摄入的水分在肠道被吸收，绝大部分经肾排出。消化道每天分泌的消化液在成人约为8200 ml，98%在回肠和结肠近段被吸收。皮肤和气道蒸发的水称为"不显性失水"，每日约500 ml。出汗可使水分大量丧失，呼吸加快，气道丧失水分也会增多，体温每升高1℃，每天从皮肤蒸发的水分约增加100 ml。

体液量及渗透压的平衡是由神经-内分泌系统调节的。正常的渗透压通过下丘脑-垂体后叶-抗利尿激素系统来恢复和维持。血容量的恢复和维持通过肾素-醛固酮系统来实现。

两系统共同作用于肾，调节水及电解质的吸收与排泄，维持体液平衡，保持内环境稳定。血容量与渗透压相比，前者对机体更为重要，当血容量显著减少同时伴有渗透压下降时，前者对抗利尿激素分泌的促进作用远强于低渗透压对其分泌的抑制作用。其目的是优先保持恢复血容量，保证重要器官组织血液灌注和氧的供给。

酸碱度适宜的体液环境是机体进行正常生理活动和代谢过程的需要。通常，人的体液保持着一定的 H^+ 浓度，亦即是保持着一定的 pH（动脉血浆 pH 为 7.40 ± 0.05）。人体对酸碱的调节是通过体液的缓冲系统、肺的呼吸和肾的排泄而完成的。

血液中的缓冲系统以 HCO_3^-/H_2CO_3 最为重要。HCO_3^- 的正常值平均为 24 mmol/L，H_2CO_3 平均为 1.2 mmol/L（HCO_3^-/H_2CO_3 比值 = 24/1.2 = 20/1）。只要 HCO_3^-/H_2CO_3 的比值保持为 20/1，即使 HCO_3^- 及 H_2CO_3 的绝对值有高低，血浆的 pH 也能保持在 7.40。从调节酸碱平衡的角度，肺的呼吸对酸碱平衡的调节作用主要是经肺将 CO_2 排出，使血中的 $PaCO_2$ 下降，即调节了血中的 H_2CO_3。如果机体的呼吸功能失常，本身就可引起酸碱平衡紊乱，也会影响其对酸碱平衡紊乱的代偿能力。肾的作用是通过改变排出固定酸及保留碱性物质的量，来维持正常的血浆 HCO_3^- 浓度，使血浆 pH 不变。如果肾功能有异常，会影响其对酸碱平衡的正常调节，而且本身也会引起酸碱平衡紊乱。肾调节酸碱平衡的机制为：Na^+-H^+ 交换，排 H^+；HCO_3^- 重吸收；产生 NH_3 并与 H^+ 结合成 NH_4^+ 排出；通过尿的酸化，排 H^+。

第二节　外科患者营养和手术创伤后的代谢变化及营养支持

一、营养支持

外科医师是临床营养的先行者。在"静脉高营养"开始的临床营养治疗 40 余年发展过程中，外科与临床营养一直密不可分。近年来外科技术迅速发展，尤其是外科重症监护治疗的进步、微创外科技术的广泛应用和快速康复外科理念的实施，极大地改善了患者的预后。在当前外科发展形势下，现代外科营养的概念和原则也有了很大改变。

营养支持疗法是指在饮食摄入不足或不能摄入的情况下，通过肠内或肠外途径补充或提供维持人体必需的营养素。外科患者常因疾病、创伤或大手术，机体处于严重分解代谢状态，影响了一个或多个器官功能，并使神经、内分泌系统紊乱，以致发生营养障碍。而营养障碍反过来又加重了原发疾病，使病死率升高。不少外科危重患者最终的死因不是疾病本身，而是营养衰竭。因此，应根据外科患者不同病情存在的不同营养状况，进行必要的营养补充。其目的是：①可以明显改善手术前患者的营养状况，提高手术耐受力和效果；②减少患者术后并发症的发生；③提高外科危重患者的救治成功率。

二、手术创伤对机体代谢的影响

手术创伤后机体处于应激状态，交感神经系统兴奋。受神经－内分泌系统调控，体内分解代谢激素（包括儿茶酚胺、糖皮质激素、胰高血糖素）增高，而胰岛素的分泌减少，致糖原分解和糖异生均增加，导致血糖增高。由于诸多因素的影响，如血液中儿茶酚胺高水平可抑制胰岛 B 细胞分泌，增加肾对胰岛素的清除，导致体内葡萄糖的摄取、利用效率降低，出现胰岛素抵抗（insulin resistance）现象，这与饥饿时发生的营养障碍不同。应激状态时，体内促分解代谢激素增加，机体蛋白质分解释放出氨基酸，其中支链氨基酸（branched chain amino acid，BCAA）在肝外氧化供能，被大量消耗，致血中 BCAA 减少，分解代谢产生的尿素氮经肾排出，出现负氮平衡。由于这种分解代谢难以通过外源性营养补充纠正，故称之为自身相食现象。交感神经兴奋所致的高代谢状态，使机体的静息能量消耗（rest energy expenditure，REE）增加，增加的程度因创伤和感染的严重程度而异，一般增加 20%～30%，当有大面积烧伤时，REE 增加 50%～100%。择期手术患者 REE 仅增加约 10%。此外，受手术创伤等应激因素影响，在蛋白质分解的同时，机体脂肪氧化增加，脂肪廓清率加快，患者常出现体重减轻。

三、营养物质的需要量

健康人根据身高、体重、年龄、性别等数据可推算出基础能量消耗（basal energy expenditure，BEE）。较为常用的有 Harris.Benedict 公式：

BEE（男性）=（kcal/d）= 66+13.8W+5.0H−6.8A

BEE（女性）=（kcal/d）= 655+9.6W+1.85H−4.7A

W= 体重（kg），H= 身高（cm），A= 年龄（岁）。单位是 kcal，1 kcal=4.184 kJ。

若上述公式用于手术后患者基础能量消耗测定，其计算结果与实测结果有很大差异，主要因手术创伤后应激的影响，致患者的病理生理变化和能量消耗改变。故计算患者的能量需要量应加上临床校正系数（表 3-2-1），可使计算出的能量需要量接近用间接能量仪测定的能量需要量，所计算能量的 15%～20% 为供氮量，每克氮相当于 6.25 g 蛋白质，每克蛋白质产生 4.3 kcal 能量。

表3-2-1　临床校正系数因素增加量

因素	体温升高（> 37℃，每 1℃）	严重感染 / 脓毒症	大范围手术（新近）	烧伤	呼吸窘迫综合征
临床校正系数因素增加量	+12%	+10%～30%	+10%～30%	+50%～150%	+20%

成人每天需要的热量与氮量亦可按体重粗略估算，正常成人所需要的热量为 105～125 kJ/kg（25～30 kcal/kg），蛋白质 1～1.5 g/kg，热氮比为 522～627 kJ（125～150 kcal）：1 g。但是对严重应激状态下的危重患者供给过多的热量，特别是使用大量高渗葡萄糖作为热源，可导致高血糖并增加氧耗，致 CO_2 的生成增加，进而加重肺通气负担。随着对机体在应激状态下病理生理变化的认识加深及其与饥饿性营养障碍的区别，1987 年提出代谢支持（metabolic support）的概念，目的是保护和支持器官的功能与结构，调控各种代谢通路，减少因不当的营养供给而加重机体器官和功能的损害。其应用原则是：①营养支持的底物由糖类、脂肪和氨基酸混合组成；②减少葡萄糖负荷，40% 的非蛋白热量由脂肪乳剂供给；③每日蛋白质的供给增至 2～3 g/kg；④每日提供的非蛋白热量与氮量之比为 100～150：1。

四、营养支持的方法

营养支持的方法可分为肠外营养（parenteral nutrition，PN）与肠内营养（enteral nutrition，EN）两大类。

（一）肠外营养

1. 肠外营养的适应证　①机体高代谢状态，常见于大面积烧伤、多发性骨折等；②胃肠道功能障碍，如胃肠道梗阻、瘘，以及短肠综合征患者；③恶性肿瘤患者行大剂量化疗或大面积放疗时；④轻度肝、肾功能障碍患者，可试用肠外营养以改善蛋白质合成低下状态，但对于休克，重度脓毒症，重度肝、肾及肺功能衰竭者应慎用。

2. 肠外营养支持的途径　主要有中心静脉营养和外周静脉营养，对于血液透析患者或不能经中心静脉置管患者，可经动静脉瘘行营养支持。高渗营养液易引起血栓性静脉炎，因此，肠外营养＞7天者常选择中心静脉营养。

3. 肠外营养物质的选择

（1）氮源的选择：氨基酸溶液是提供生理性氮源的制剂，以营养支持为目的的氨基酸制剂应含有血液中的必需和非必需氨基酸，且相互比例适当，保持氨基酸之间的平衡，称为平衡型氨基酸溶液。缺少某种氨基酸或其量不足，可导致蛋白质合成障碍。必须强调，氨基酸的营养价值在于提供机体合成蛋白质及其他生物活性物质的氮源，而不是作为机体主要的供能物质。在选择氨基酸制剂时，不仅要考虑氨基酸溶液所提供的总氮量需满足患者的需要，而且要保持各种氨基酸之间的比例平衡。混合液中必须含有8种必需氨基酸和2种非必需氨基酸（精氨酸、组氨酸），同时，经临床验证，在制剂中添加多种非必需氨基酸具有较高的生物值，输入机体后很少干扰正常血浆氨基酸谱，在尿中丢失量小。直接输注完整的蛋白质作为氮源来供给患者肠外营养不可取，因为全血及血浆白蛋白在机体的半衰期一般较长，需分解成氨基酸后才能被机体利用，还可能引起免疫抑制、传染疾病等问题，因此仅能作为补偿疗法。

（2）能源的选择：葡萄糖是肠外营养主要的能量来源，但是葡萄糖的代谢必须依赖胰岛素。对糖尿病和手术创伤所致胰岛素不足状态下的患者予以肠外营养支持时必须补充外源性胰岛素。虽然补充葡萄糖是肠外营养供能的主要方式，但是对严重应激状况下的患者，特别是合并有多器官功能障碍或衰竭者，大量使用高渗葡萄糖作为单一能量来源会导致呼吸衰竭、胆汁淤积、肝功能损害、非酮症高渗高糖性昏迷等并发症。因此，对高代谢器官衰竭者，葡萄糖的输注速度不应超过240 mg/（kg·h），可用脂肪乳剂替代部分葡萄糖供能，预防器官衰竭患者发生非酮症高渗高糖性昏迷。

脂肪乳剂被认为是一种提供能量、生物合成碳原子及必需脂肪酸的较理想的静脉制剂。其作用特点有：①热量密度高，在输入较少水分的情况下可供给较多的热量，尤其适用于对液体供给量受限的患者；②可提供机体必需脂肪酸和三酰甘油；③脂肪乳剂的渗透分子浓度与血液相似，对静脉壁无刺激，可经周围静脉输入，极少发生高渗综合征和血栓性静脉炎等不良反应；④脂肪乳作为脂溶性维生素的载体，有利于脂溶性维生素的吸收利用，减少脂溶性维生素的氧化；⑤脂肪乳剂无利尿作用，亦不随尿液和粪便丢失。由于脂肪乳剂具有许多其他非蛋白能源所不及的优点，它已在肠外营养中广为应用。脂肪乳剂与葡萄糖同时用在供能上有协同作用，可提供更多的能量并改善氮平衡，全部依靠脂肪乳剂供能并不能达到节氮的目的。中枢神经细胞和红细胞等必须依靠葡萄糖提供能量，脂肪酸最后进入三羧酸循环彻底氧化时需要有一定量的草酰乙酸，后者由糖类有氧氧化产生，故脂肪乳剂需要与葡萄糖合用。脂肪所供给的能量占非蛋白供能的20%～40%为合适。我国成人脂肪乳剂的常用量为1～2 g/（kg·d），高代谢状态下及衰弱患者可适当增加。

（3）肠外营养需补充电解质（钾、钠、钙、氯、镁及磷）、维生素（水溶性、脂溶性）和微量元素（锌、铜、锰、铁、铬、碘等）。

4. 肠外营养的并发症　充分认识肠外营养的各种并发症，采取积极的预防措施，是实施肠外营养的重要环节。肠外营养的主要并发症可分为技术性、代谢性及感染性三类。

（1）技术性并发症：与中心静脉导管的放置或留置有关，包括穿刺致气胸、血管损伤、神经或胸导管损伤等。空气栓塞是最严重的并发症，一旦发生，后果严重，甚至导致死亡。

（2）代谢性并发症：主要有补充不足、糖代谢异常、肠外营养本身所致并发症三方面。

补充不足所致的并发症主要有：①电解质紊乱；②微量元素缺乏；③必需脂肪酸缺乏。糖代谢异常所致的并发症包括：①低血糖及高血糖；②肝功能损害。肠外营养本身引起的并发症有：①胆囊内胆泥和结石形成；②胆汁淤积及肝酶谱升高；③肠屏障功能减退。

（3）感染性并发症：肠外营养的感染性并发症主要是导管性脓毒症。临床表现为突发寒战、高热，重者可致感染性休克。在找不到其他感染灶可解释其寒战、高热时，应考虑导管性脓毒症已经存在。

（二）肠内营养

肠内营养的营养物质经肠道和门静脉被吸收，故能更好地被机体所利用。肠内营养还可以改善和维持肠黏膜细胞结构和功能的完整性，维护肠黏膜屏障，减少肠道细菌移位，维持肠道固有菌群的正常生长，有助于肠道细胞正常分泌 IgA，刺激胃肠道激素和消化液的分泌，增加内脏血流。创伤、感染等应激患者易合并代谢受损，完全肠外营养（total parenteral nutrition，TPN）易使机体代谢偏离生理过程，代谢并发症增加，此时肠内营养显得尤为重要。

1. 肠内营养的适应证　胃肠道功能正常或部分正常，各种原因导致进食困难，无法满足营养需要的患者。常选择的部位为有吸收功能的胃肠道。当有下列情况时，不宜应用或慎用肠内营养：①严重麻痹性肠梗阻、消化道出血、顽固性呕吐以及急性腹泻等；②严重吸收不良综合征或严重营养不良者。对于小于 3 个月的婴儿，或先天性不能耐受高张肠内营养液者，不用一般的肠内营养液，宜选用专用制剂。

2. 肠内营养输入的方式　口服、咽造口、鼻胃插管、经皮内镜下胃造口术、经皮内镜空肠造口术、外科手术胃造口术或空肠穿刺造口术。临床上应用最多的是鼻胃插管和空肠造口两种途径。

鼻胃插管喂养途径适用于短期的肠内营养支持（一般少于 4 周），其优点在于胃的容量大，对营养液的渗透浓度不敏感，适宜于各种肠内营养液的输入，但缺点是有反流及误吸的危险，对容易产生这种情况的患者，宜用鼻肠管喂养。

空肠造口喂养途径的优点有：①较少发生液体饮食反流而引起的呕吐和误吸；②肠内营养输入可与胃十二指肠减压同时进行，对胃十二指肠外瘘及胰腺疾病患者尤为适宜；③喂养管可长期放置，适用于需长期营养支持的患者；④患者能同时经口摄食；⑤患者无明显不适，机体和心理负担小，活动方便。

3. 肠内营养物质的选择　肠内营养物质的选择应考虑以下因素：①评定患者的营养状况，确定营养需要量，对于高代谢状态的患者应选择高能量密度的配方。②根据患者消化、吸收能力确定配方中营养物质的形式，消化功能受损或吸收功能障碍的患者，可能需要简单、易吸收的配方，如消化功能完好，则可选择含完整蛋白质、多聚糖或较多脂肪的肠内营养配方。③应考虑肠内营养途径，直接输入小肠的营养液应尽可能选用等渗的配方。④应考虑患者是否有某些特殊的饮食限制，以及对某些营养物质过敏或不能耐受，若患者有入量限制或伴有糖尿病等，可选用专病配方。若患者出现恶心、呕吐、肠痉挛、腹胀等，又不能停止营养补充，可考虑改用肠外营养。

4. 肠内营养的常见并发症　①误吸，由于患者年老体弱，昏迷或存在胃潴留，当通过鼻胃管输入营养液时，可因呃逆后误吸而导致吸入性肺炎，这是较严重的并发症。②腹胀、腹泻及倾倒综合征等，与输入速度、溶液浓度及渗透压有关。

五、营养不良与营养风险

营养不良（malnutrition）是指能量、蛋白质及其他营养素缺乏或过度，对机体功能甚至临床结局（outcome）产生不良影响。其中包括营养过剩（超重和肥胖）及营养不足两方面。营养不足通常指蛋白质 – 能量营养不良，即能量和（或）蛋白质摄入不足或吸收障碍者，造成特异性的营养缺乏症状。

多年来，尽管"营养风险"这个概念经常在文献中提及，但直到 2002 年，欧洲肠外肠内营养学会（European Society of Parenteral and Enteral Nutrition，ESPEN）以 Kondrup 为首的专家组在 128 个随机对照临床研究（randomized controlled clinical trials，RCT）的基础上，才明确提出"营养风险"的定义为：现存的或潜在的与营养因素相关的导致患者出现不利临床结局的风险。

需要强调的是，营养风险（nutritional risk）并不是指"发生营养不良的风险（the risk of malnutrition）"。营养风险概念的一个重要特征是"营养风险与临床结局（outcome）密切相关"。只有改善临床结局才能使患者真正受益，即改善临床结局是临床营养支持的终点（endpoint）。

六、营养风险筛查

营养风险筛查（nutrition risk screening，NRS）是由临床医护人员、营养师等实施的快速、简便的筛查方法，用以决定是否需要制订和实施肠外或肠内营养支持计划。

目前，在临床工作中应用的营养评定工具有10余种之多，包括使用单一指标和复合指标两类。单一指标如体质指数、血清白蛋白、前白蛋白、血红蛋白等，但都有一定的局限性。近年来主要研究集中在探讨复合指标的筛查工具，以提高筛查的敏感性和特异性。目前有多个筛选工具，如营养不良通用筛选工具（MUST）、简易营养评估（MNA）、营养风险指数（NRI）以及营养风险筛查2002（NRS2002，表3-2-2、表3-2-3）等。

2002年，欧洲肠外肠内营养学会以Kondrup为首的专家组在128个随机对照临床研究的基础上，发展了一个有客观依据的营养风险筛查工具NRS2002。它是国际上第一个有循证医学基础的营养风险筛查工具，信度和效度在欧洲已得到验证。NRS2002评分由三个部分构成：营养状况评分、疾病严重程度评分和年龄调整评分（若患者 ≥ 70岁，加1分），三部分评分之和为总评分。总评分为0～7分。若NRS2002的评分 ≥ 3分，可确定患者存在营养不良风险。NRS2002突出的优点在于能预测营养不良，并能前瞻性地动态判断患者营养状况变化，便于及时反馈患者的营养状况，为调整营养支持方案提供证据。这是其他方法所缺乏的。而且NRS2002简便、易行，能进行医患沟通，通过问诊的简便测量，即可在3 min内迅速完成。因无创、无医疗耗费，故患者易于接受。

根据对128个关于营养支持与临床结局的随机对照试验的分析发现，在NRS2002评分 ≥ 3分的情况下，大部分研究显示营养支持有效（能够改善临床结局），而在NRS2002评分 < 3分的情况下，大部分研究显示营养支持无效。因此，将是否具有营养风险评分切割点定为3分，即NRS2002评分 ≥ 3分为具有营养风险，需要根据患者的临床情况，制订基于个体化的营养计划，给予营养干预。而NRS2002评分 < 3分者虽然没有营养风险，但应在其住院期间每周筛查1次。

表3-2-2　营养风险筛查（NRS2002）初步筛查表

1. BMI 是否小于 18.5（注：18.5采用中国 BMI 标准）?	是	否
2. 在最近3个月内患者体重是否减轻?	是	否
3. 在最近1周内患者饮食摄入量是否减少?	是	否
4. 患者是否病情严重?	是	否

注：如果任何一个问题的答案为"是"，则继续用常规筛查表进行常规检查。如果所有问题答案都是"否"，则1周后再次对患者进行筛查，如果患者将进行大手术，则需要考虑预防性的营养干预计划以避免相关的危险状态

表3-2-3　营养风险筛查（NRS2002）常规筛查表

营养状况的削弱程度		疾病的严重程度（应激代谢）	
未受损 评分（0）	正常营养状况	无 评分（0）	正常营养需求
轻度 评分（1）	3个月内体重减轻 > 5% 或前1周的进食量为正常需求的50%～75%	轻度 评分（1）	如髋部骨折、慢性疾病（如肝硬化）出现新的并发症、COPD、长期血液透析的患者、糖尿病、肿瘤

续表

营养状况的削弱程度		疾病的严重程度（应激代谢）	
中度评分（2）	2个月内体重减轻＞5%或体重指数（BMI）18.5～20.5且全身情况受损或前1周的进食为正常需求的25%～50%	中度评分（2）	如大的腹部外科手术、脑卒中、重度肺炎、恶性血液病
重度评分（3）	1个月内体重减轻＞5%（≈3个月内体重减轻＞15%）或BMI＜18.5且全身情况受损或前1周的进食为正常需求的0～25%	重度评分（3）	如严重的头部损伤、骨髓移植、APACHE＞10的危重症患者

知识拓展：其他营养筛查与评定工具的介绍

病例 3-1

病例 3-1 解析

计算总分的步骤：

1. 根据营养状况的削弱程度（选择最差的数值作为评分的基础）和疾病的严重程度（应激代谢会增加营养需求）进行评分

2. 将 2 项的评分相加（总分）

3. 如果患者年龄≥ 70 岁，应在总分的基础上再加 1 分作为校正

4. 如果年龄校正后的分值≥ 3 分，应给予营养支持

注：评分标准中疾病的严重程度（1分）：慢性病患者由于并发症的发生而住院，虽然身体很虚弱，但还是可以规律地下床活动。许多患者的蛋白质需求增加量可以通过日常饮食或其他方式补充。评分标准中疾病的严重程度（2分）：患者由于疾病而卧床，这些患者的蛋白质需求增加，如较大的腹部外科手术、严重感染。尽管许多患者需要人工喂养辅助，但是仍然可以满足要求。评分标准中疾病的严重程度（3分）：需要辅助呼吸、正性肌力药物的危重症患者的蛋白质需求大量增加，这些患者大部分无法通过人工喂养满足，蛋白质分解和氮损失显著增加。

第三节　外科患者体液代谢的失调及处理

一、水和钠代谢的紊乱及处理

在细胞外液中，水和钠的关系十分密切，故一旦发生代谢紊乱，缺水和失钠常同时存在。不同原因引起的水和钠的代谢紊乱，在缺水和失钠的程度上会有所不同，既水和钠可按比例丧失，也可缺水少于缺钠，或缺水多余缺钠。水、钠代谢紊乱可分为多种类型，不同类型的水、钠缺失所引起的病理生理变化及临床表现也就不同（表 3-3-1）。

表3-3-1　不同类型脱水特点

缺水类型	丢失成分	典型病症	临床表现	实验室检查
等渗性脱水	等比例失钠、失水	肠瘘	口干、不渴	血液浓缩，血钠正常
低渗性脱水	失钠＞失水	慢性肠梗阻	神志差，不渴	血钠降低
高渗性脱水	失水＞失钠	食管癌梗阻	伴口渴	血钠升高

（一）等渗性脱水

等渗性脱水（isotonic dehydration）又称急性脱水或混合性脱水。在外科患者中最常见。此时水和钠呈比例地丧失，血清钠仍在正常范围，细胞外液渗透压也保持正常。但等渗性脱水可致细胞外液量（包括循环血容量）迅速减少，缺水严重者，细胞内液将逐渐外移，随同细胞外液一起丧失，以致引起细胞缺水。机体对等渗性脱水的代偿机制是通过肾素 - 血管紧张素系统的兴奋，醛固酮分泌的增加，促进水、钠吸收，代偿性地使细胞外液量回升。

【病因】

常见的病因有：①消化液的急性丧失，如肠外瘘、大量呕吐等；②体液丧失在感染区或软

组织内，如腹腔内或腹膜后感染、肠梗阻、烧伤等，所丧失的体液组分与细胞外液相似。

【临床表现】

患者常表现为恶心、厌食、乏力、口干、少尿，但无口渴。眼窝凹陷，皮肤干燥、松弛。如短期内丧失体液量达体重的5%（即细胞外液的25%），则可出现脉搏细速、肢端湿冷及血压不稳等血容量不足的表现。体液丧失达体重的6%～7%（即细胞外液的30%～35%）时，除发生休克外，还常伴有代谢性酸中毒。如果患者丧失的体液主要为胃液，因H^+的大量丢失，常伴发代谢性碱中毒。

【诊断】

根据病史和临床表现可明确诊断。病史中均有体液的大量丧失。每日的失液量越大，失液持续时间越长，症状就越明显。实验室检查可发现有血液浓缩现象，血清Na^+、Cl^-一般无明显降低。尿比重增高。动脉血气分析可判断是否合并酸碱失衡。

【治疗】

针对病因治疗，则缺水将容易纠正。机体体液量的丧失，可用等渗盐溶液或平衡盐溶液补充。根据患者临床表现来评估体液丧失量，已达体重的5%时，可快速输入上述液体约3000 ml（按体重60 kg计算），以恢复血容量。静脉快速输注过程中须监测心脏功能，包括心率、中心静脉压或肺动脉楔压等。对无明显血容量不足者，可输注上述用量的1/2～2/3，以补充缺水、缺钠量。此外，还应补给当日生理需要量2000 ml水和4.5 g氯化钠。

平衡盐溶液的电解质成分与血浆内成分相似，用来治疗等渗性脱水较为理想。常用的有乳酸钠和复方氯化钠注射液（1.86%乳酸钠溶液和复方氯化钠溶液之比为1：2）或碳酸氢钠和等渗盐溶液（1.25%碳酸氢钠溶液和等渗盐溶液之比为1：2）两种。若单用等渗盐溶液，因溶液中Cl^-含量比血清Cl^-含量高50 mmol/L，大量输入后引起血Cl^-过高，易导致高氯性酸中毒。

此外，在纠正缺水后，钾的排泄有所增加，血清K^+浓度也因细胞外液量增加而被稀释降低，因此，应在血容量补充至尿量达40 ml/h后开始补钾，以预防低钾血症的发生。

（二）低渗性脱水

低渗性脱水（hypotonic dehydration）又称慢性脱水或继发性脱水，为水和钠同时缺失，但失钠多于缺水，血清钠低于正常范围，细胞外液呈低渗状态。在无明显血容量不足的情况下，机体通过减少抗利尿激素的分泌，促进水的排出来提高细胞外液的渗透压；当机体血容量下降时，机体通过肾素－醛固酮系统维持血容量；当上述代偿机制无法维持时，则可出现休克。

【病因】

主要病因有：①胃肠道消化液持续丢失，如反复呕吐、长期胃肠减压、慢性肠梗阻等；②大创面慢性渗液；③应用排钠利尿药而未注意及时补给适量钠盐；④等渗性脱水治疗时补充水分过多。

【临床表现】

根据缺钠程度而不同，一般无口渴，常见症状有头晕、视物模糊、软弱无力、站立时晕倒，严重者可有神志淡漠、肌肉痉挛性疼痛、肌腱反射减弱和昏迷等。低渗性脱水可分为三度：轻度缺钠、中度缺钠、重度缺钠。不同程度缺钠所引起的病理生理变化及临床表现也不同，各类型特点见表3-3-2。

表3-3-2　不同程度缺钠特点

	轻度缺钠	中度缺钠	重度缺钠
血钠水平	< 135 mmol/L	< 130 mmol/L	< 120 mmol/L
临床表现	疲乏、手足麻木	恶心、呕吐、血压不稳、脉搏细速、晕倒	神志不清、休克、腱反射消失
尿液特点	尿钠减少	尿量少，钠、氯少	尿量更少，不含钠、氯

【诊断】

根据体液丧失的病史及临床表现常可得出诊断。进一步辅助检查包括：①尿比重减低（< 1.010），尿 Na^+ 和 Cl^- 常明显减少；②血清钠浓度低于 135 mmol/L，说明存在低钠血症；血清钠浓度越低，病情越重；③红细胞计数、血红蛋白量、血细胞比容及血尿素氮均有增高。

【治疗】

应积极治疗病因。针对缺钠多于缺水的特点，应静脉补充含盐溶液或高渗盐溶液，以纠正体液的低渗状态和血容量不足。静脉输液原则：速度应先快后慢，总输液量应分次完成；每 8 ～ 12 h 根据临床表现及血 Na^+、Cl^- 浓度、动脉血气分析和中心静脉压等检查资料，随时调整输液计划。可按下列公式计算需要补充的钠盐量：

需补充的钠盐量（mmol）= [血钠正常值（mmol/L）– 血钠测得值（mmol/L）] × 体重（kg）×0.6（女性为 0.5）

例如：女性患者，体重 60 kg，测得血钠为 130 mmol/L

补钠量 =（142–130）×60×0.5=360 mmol

按 17 mmol Na^+=1 g 钠盐计算，则补氯化钠量约为 21 g。当天应补 1/2 总丢失量约 10.5 g 和日需要量 4.5 g，共计 15 g，可先输给 0.9% 氯化钠注射液或 5% 葡萄糖氯化钠溶液约 1500 ml，再补给日需液体量 2000 ml。剩余一半钠可在第二天补给。以公式计算的补钠量仅为安全剂量的估计，一般先补充缺钠量的一部分，以解除急性症状，改善肾功能，纠正血容量，为进一步治疗创造条件。若将所计算钠的丢失量全部快速输入，可能造成血容量过高，对心功能不全者非常危险，因此需分次补充，输入过程中严密监测临床表现及血钠浓度。对于重度缺钠致休克者，应先补足血容量，改善组织灌注，再静脉滴注高渗盐溶液，纠正血钠过低，输注高渗盐溶液时应严格控制滴速，不超过 100 ～ 150 ml/h。以后根据病情及血钠浓度再调整治疗方案。

（三）高渗性脱水

高渗性脱水（hypertonic dehydration）又称原发性脱水。虽有水和钠的同时丢失，但失钠少于缺水，故血钠高于正常范围，细胞外液呈高渗状态。细胞外液的高渗透压可引起抗利尿激素分泌增多，促进肾小管对水的重吸收，使尿量减少；醛固酮分泌增加，促进钠和水的重吸收，以维持血容量。若严重缺水，可使细胞内液向细胞外间隙移动，最终致细胞内、外液均减少。脑细胞缺水后可出现脑功能障碍的严重后果。

【病因】

主要病因有：①水分摄入不够，如外伤、昏迷及食管疾病引起的吞咽困难或危重患者给水不足，鼻饲高渗饮食或输注大量高渗盐溶液等；②水分丢失过多，如高热、大汗、大面积烧伤暴露疗法、糖尿病未控制致大量尿液排出等。

【临床表现】

根据缺水症状的不同，一般将高渗性脱水分为三度：轻度脱水、中度脱水和重度脱水。不同程度缺水所引起的病理生理变化及临床表现也不同（表 3-3-3）。

表3-3-3　不同程度脱水的特点

	轻度脱水	中度脱水	重度缺水
占体重百分比	2% ～ 4%	4% ～ 6%	> 6%
临床表现	口渴	口渴、乏力、烦躁、眼窝凹陷、尿比重高等	极度口渴，精神症状，意识障碍、尿比重极高

【诊断】

根据病史及临床表现，可初步诊断为高渗性脱水。实验室检查包括：①尿比重升高；②红细胞计数、血红蛋白量、血细胞比容轻度增高；③血清钠浓度升高多在 150 mmol/L 以上；

④血浆渗透压增高。

【治疗】

应尽快治疗原发病，补充已丧失的体液，可静脉输注 5% 葡萄糖溶液或低渗氯化钠溶液。估计体液丧失量有两种方法：①根据临床表现，按体重百分比估计丧失的水量，每丧失体重的 1% 可补充 400 ~ 500 ml；②根据血 Na^+ 浓度计算，补水量（ml）= ［血钠测得值（mmol）－ 钠正常值（mmol）］× 体重（kg）× 4。计算所得的补水量可分 2 天内补给，输注过程中监测患者全身情况及血钠浓度，以避免因输液过量而致血容量过分扩张或水中毒，或血钠下降过快导致神经细胞损伤。此外，补液量中还应包括每天正常需要量 2000 ml。补液时还需注意体内总钠量的丢失，在补水同时应适当补钠，以避免低钠血症的发生。

（四）水中毒

水中毒（water intoxication）又称稀释性低钠血症。其较少发生，是指机体摄入水总量超过了排出水总量，以致水在体内潴留，引起循环血量增多、血液渗透压下降，血清钠浓度亦降低。

【病因】

常见病因有：①各种原因所致的抗利尿激素分泌过多；②肾功能不全，排尿能力下降；③机体摄入水分过多或医源性补充过多。

【临床表现】

临床表现可分为急性和慢性两类：急性水中毒发病急骤，水过多致脑细胞肿胀，可导致颅内压增高，引起一系列神经、精神症状。若发生脑疝可出现神经定位体征，严重者可致呼吸、心搏骤停。慢性水中毒的症状往往被原发疾病的症状所掩盖，不具有特征性的临床表现；实验室检查见红细胞计数、血红蛋白量、血细胞比容和血浆蛋白量均降低，血清钠和氯降低，血浆渗透压降低。

【治疗】

一旦发生水中毒，应立即暂停水分的补充；轻度患者通过机体代谢排出多余的水分后，可自动缓解。对严重者除禁水外，还应给予利尿药以促进水排出。临床常选用渗透性利尿药（20% 甘露醇或 25% 山梨醇 200 ml 等）静脉快速滴注，可加速水分排出，有效减轻脑细胞水肿。亦可选用呋塞米或依他尼酸等袢利尿药，此时应注意血钾的补充。

二、体内钾的变化及处理

钾是机体重要的电解质之一。其总含量的 98% 存在于细胞内，细胞外液中的含量仅占 2%。正常血清钾浓度为 3.5 ~ 5.5 mmol/L。细胞的新陈代谢、细胞内液渗透压的维持、心肌收缩、神经和肌肉的应激性及酸碱平衡的调节，都与钾的正常代谢有关。钾的代谢异常有低钾血症和高钾血症两种，前者多见。

（一）低钾血症

血清钾浓度低于 3.5 mmol/L 表示有低钾血症（hypokalemia）。

【病因】

低钾血症常见的原因有：①补充不足，长期进食不足患者，或禁食时间较长而经静脉补充钾盐不足者。②排出增多，应用呋塞米等排钾利尿药，以及醛固酮等盐皮质激素分泌增多，使钾经肾排泄过多；反复呕吐、腹泻、胃肠减压及消化道瘘，使钾从肾外途径丧失增多。③钾在体内分布异常，常见于大量输注葡萄糖和胰岛素或碱中毒时，此时体内总钾量无减少，因此，补钾时应注意鉴别。

【临床表现】

肌无力是最早的临床表现，首先累及四肢及躯干肌，主要表现为四肢软弱无力，若缺钾进一步加重可致呼吸肌受累，引起呼吸困难或窒息。消化系统主要表现为低钾所致肠麻痹症状，患者常有厌食、恶心、呕吐、腹胀和肠蠕动消失等表现。中枢神经系统表现为神志淡漠、嗜睡、神志不清甚至昏迷。低钾血症累及心脏常表现为心电节律异常或传导阻滞，但并非每例患者都有心电图改变，亦不能单凭心电图异常来诊断低钾血症。值得注意的是，当患者有严重的细胞外液丢失时，机体常以缺水、缺钠为主要表现，低钾症状常被掩盖；但当缺水纠正后，常因血钾被稀释而出现低钾血症的表现。

此外，在低钾血症时，机体经自身代偿，细胞内钾外移（H^+-K^+ 交换）、肾排钾减少（Na^+-K^+ 交换减少，Na^+-H^+ 交换增多，H^+ 排除增多），致使机体出现代谢性碱中毒，出现反常性酸性尿。

【诊断】

根据病史和临床表现可作出诊断，血清钾浓度低于 3.5 mmol/L 具有诊断意义。心电图检查可作为辅助性诊断依据。

【治疗】

积极处理病因可快速、有效纠正低钾血症。根据临床症状判断机体缺钾程度较为困难，临床常依据血清钾检测结果来估算补钾量，分次补钾，边治疗边观察。外科低钾血症患者常无法口服钾剂，多需经静脉补给，应注意浓度及速度的限制。每升液体中含钾量不宜超过 40 mmol，且速度应控制在 20 mmol/h 以下，更不可静脉注射。补钾量视病情而定，作为预防，通常成人可补充氯化钾 40 ～ 80 mmol/d。对常规补钾无法纠正的低钾血症患者可递增，每天最多可达 100 ～ 200 mmol。

补钾时应注意：①尿量在 40 ml/h 以上时方可考虑补钾。②切忌滴注过快，血清钾浓度突然增高可导致心搏骤停。③ K^+ 进入细胞内的速度很慢，约 15 小时才能达到细胞内、外平衡，在缺氯及酸中毒导致细胞功能不全的情况下，钾的平衡时间约需 1 周或更长，所以纠正缺钾需历时数日，勿操之过急或中途停止补给。④缺钾同时常伴有低血钙，低血钙的症状往往被低血钾症状所掩盖，低血钾纠正后，可出现低血钙症状，应注意补钙。⑤短期内大量补钾或长期补钾时，需加强监测，测定血清钾及检查心电图，以免发生高钾血症。

知识拓展：临床补液

（二）高钾血症

血清钾浓度超过 5.5 mmol/L，即为高钾血症（hyperkalemia）。

【病因】

常见病因有：①机体补充钾量太多，如静脉输入过多、过快，输注大量库存血，服用大量含钾药物等；②肾排钾功能减退，如急性及慢性肾衰竭，应用保钾利尿药以及盐皮质激素不足等；③细胞内钾的移出，如溶血、组织损伤（挤压综合征）以及酸中毒等。

【临床表现】

临床表现主要为高血钾对心肌和骨骼肌的毒性作用所致的表现，可有神志模糊、感觉异常和肢体软弱无力等。严重高钾血症者有微循环障碍，表现为皮肤苍白、发冷、青紫、低血压等，常有心动过缓或心律失常。高钾血症患者，特别是血清钾浓度超过 7 mmol/L 时，都会有心电图的异常变化（早期 T 波高尖，P 波波幅下降，随后出现 QRS 波增宽），严重者可致心搏骤停。

【诊断】

有引起高钾血症原因的患者，出现无法用原发病解释的临床表现时，应考虑有高钾血症的可能。测定血清钾超过 5.5 mmol/L 即可确诊。心电图有辅助诊断价值。

【治疗】

高钾血症一经确诊，应积极给予治疗，首先应立即停用一切含钾的药物或溶液，因高钾可致心搏骤停。应采取急救措施保护心脏，对抗高钾的毒性作用。可采取如下措施降低血清钾浓度：

（1）对抗心律失常：静脉注射钙剂（10%葡萄糖酸钙10～20 ml），Ca^{2+}可直接对抗高钾对细胞膜极化状态的影响，能缓解钾离子对心肌的毒性作用，注射后能迅速起效，若心电图无明显改善可重复使用，但对服用洋地黄类药物者慎用。注射阿托品，对高钾所致心脏传导阻滞有一定作用。

（2）促进K^+细胞内转移：①静脉注射5%碳酸氢钠溶液60～100 ml，之后继续静脉滴注碳酸氢钠溶液100～200 ml，这种高渗碱性钠盐既可扩充血容量，稀释血K^+浓度，又可使K^+转移入细胞内，并可纠正酸中毒以降低血钾浓度。此外，注入的Na^+对K^+也有拮抗作用，促进K^+经肾排泄。②输注胰岛素及葡萄糖溶液，用25%～50%葡萄糖溶液100～200 ml加胰岛素（5 g糖加1 U胰岛素）静脉滴注，当葡萄糖合成糖原时，可将K^+转入细胞内。③对肾功能不全所致高钾者，可用10%葡萄糖酸钙100 ml、11.2%乳酸钠溶液50 ml、25%葡萄糖溶液400 ml，加入胰岛素20 U，缓慢静脉滴注。

（3）阳离子交换树脂的应用：口服每次15 g，每日4次，可从消化道携带走较多的钾离子。为防止便秘，可同时口服山梨醇或甘露醇以导泻。

（4）透析疗法：有腹膜透析和血液透析两种，肾功能不全或经上述治疗无法降低血清钾浓度时可采用。

三、体内钙的变化及处理

人体内Ca^{2+}绝大部分以钙盐（磷酸钙和碳酸钙）形式储存在骨骼中，细胞外液中Ca^{2+}仅占总量的0.1%。其中约55%与蛋白质或有机酸等结合为非离子化钙，其余45%为离子化钙。离子化钙在维持神经、肌肉稳定性具有重要作用。血清Ca^{2+}浓度为2.25～2.75 mmol/L。不少外科患者发生钙代谢紊乱，以低钙血症最为常见。

（一）低钙血症

在血清蛋白浓度正常的情况下，血清钙离子浓度低于2.0 mmol/L时，称为低钙血症（hypocalcemia）。

【病因】

本病常发生于急性重症胰腺炎、坏死性筋膜炎、肾衰竭、消化道瘘和甲状旁腺功能受损的患者。

【临床表现】

主要与血Ca^{2+}降低后神经肌肉的兴奋性增强有关。临床常表现为容易激动、口周和指（趾）尖麻木及针刺感、手足抽搐、肌肉痛、腱反射亢进以及Chvostek征和Trousseau征阳性，血Ca^{2+}浓度低于2 mmol/L时有诊断意义。

【治疗】

首先应治疗原发疾病。为缓解症状，可补充钙盐，常用10%葡萄糖酸钙10～20 ml或5%氯化钙10 ml静脉注射。必要时可8～12小时后重复注射。纠正可能同时存在的碱中毒，以增加血清内离子化钙浓度。需长期治疗者，可口服钙剂及补充维生素D，以逐步替代静脉用药。

（二）高钙血症

血清蛋白浓度正常情况下，血清钙离子浓度高于2.75 mmol/L时考虑高钙血症（hypercalcemia）。

【病因】

本病主要发生于甲状旁腺功能亢进症患者，如甲状旁腺增生或甲状旁腺瘤患者。其次是骨转移癌患者，特别是接受雌激素治疗的骨转移性乳腺癌患者。

【临床表现】

早期常表现为乏力、倦怠、软弱及淡漠。严重时有腹痛、呕吐、极度衰弱及体重减轻，并有头痛、背痛及四肢疼痛、口渴和多尿等。甲状旁腺功能亢进者在病程后期可出现全身性骨质脱钙，发生多发性病理性骨折。当血清钙离子浓度高达 4～5 mmol/L 时可出现少尿、无尿、昏迷，甚至心搏骤停等高钙危象。

【治疗】

对甲状旁腺功能亢进致高钙血症的患者应行手术治疗，可彻底治愈。对骨转移癌患者，可给予低钙饮食，补充水分，以利于钙的排泄。对严重高钙血症者，需大量输液、纠正脱水及增加钠和钙的排泄。降钙素或氯屈膦酸二钠等可抑制破骨细胞活性和骨溶解作用，有降低血钙和缓解骨痛的效果。

四、体内镁的变化及处理

镁是体内含量占第 4 位的阳离子，约半数存在于骨骼中，其余的几乎都在细胞内，细胞外仅占总量的 1%。正常血清镁浓度为 0.70～1.10 mmol/L。镁参与多种生物学过程，对维持机体多种酶的生物活性、肌肉及心脏的收缩运动、神经肌肉兴奋性的传递等生理功能具有重要作用。大部分镁随粪便排出，其余经肾排出。许多疾病状态下可出现镁代谢异常。

（一）镁缺乏

饥饿、吸收障碍综合征、长期的胃肠道消化液丢失（如肠瘘）是导致镁缺乏（magnesium deficiency）的主要原因。长期应用无镁溶液静脉输液治疗以及急性胰腺炎等亦可致镁缺乏。

缺镁的早期表现常有厌食、恶心、呕吐、衰弱及淡漠。加重时常与缺钙症状相似，有神经、肌肉及中枢神经系统功能亢进。严重缺镁时，可有癫痫样发作。由于缺镁与缺钙症状相似，且缺镁常伴有缺钾、缺钙，故很难确定哪些症状是由缺镁所引起的。因此，在纠正缺钾、缺钙后症状无明显缓解，应考虑镁缺乏。血清镁浓度与机体镁缺乏不一定相平行，镁负荷试验对机体镁缺乏具诊断价值。静脉输入氯化镁或硫酸镁 0.25 mmol/kg 后，正常人 90% 很快随尿液排出；而在镁缺乏者，40%～80% 被保留在体内，仅少量的镁随尿液排出。

轻度缺镁时，可由饮食补充或口服镁剂补充。为避免腹泻，镁剂可与氢氧化铝凝胶联用。静脉给药可按 0.25 mmol/（kg·d）的剂量补充镁盐，如患者肾功能正常，而镁缺乏严重时，可按 1 mmol/（kg·d）补充镁盐。静脉补镁速度不宜过快、过多，以防出现急性镁中毒而导致心搏骤停。完全纠正镁缺乏需时较长，在缺镁症状完全缓解后仍需补镁 5～10 mmol/d，持续 1～3 周。

（二）镁过多

镁过多（magnesium excess）主要发生在肾功能不全时，偶可见于治疗子痫的过程中，母婴均可发生高血镁。早期烧伤、大面积损伤或外科应激反应、严重细胞外液不足和严重酸中毒也可引起血清镁升高。

血清镁浓度＞2 mmol/L 时才会出现镁过多的临床表现，有乏力、疲倦、腱反射消失和血压下降等。血清镁浓度进一步增高时可出现心脏传导功能障碍，心电图改变与高钾血症相似，可显示 PR 间期延长、QRS 波群增宽和 T 波增高。严重者可出现呼吸抑制、嗜睡和昏迷，甚至心搏骤停。

治疗上应立即停止补镁，静脉缓慢输注 10% 葡萄糖酸钙 10～20 ml 或 10% 氯化钙 5～10 ml 可有效对抗镁对心脏和肌肉的抑制作用，同时积极纠正酸中毒和缺水。如血清镁浓度仍无下降或症状仍不减轻，应及早采用透析治疗。

五、体内磷的变化及处理

成人体内磷约 85% 存在于骨骼中，其余以有机磷酸酯的形式存在于软组织中。细胞外液中含磷仅 2 g，正常血清中无机磷浓度为 0.96～1.62 mmol/L。磷对机体代谢有重要的作用，参与蛋白质的磷酸化和细胞膜的组成，是核酸及磷脂的基本成分，也是高能磷酸键的成分之一。磷酸盐在维持酸碱平衡中具有重要作用。

（一）低磷血症

血清无机磷浓度低于 0.96 mmol/L 时诊断低磷血症（hypophosphatemia）。主要原因有：甲状旁腺功能亢进者、严重烧伤或感染；机体磷摄入不足；大量葡萄糖及胰岛素输入使磷进入细胞内，致使血清磷降低。临床上低磷血症的发生率并不低，由于其缺乏特异性临床表现而常被忽略。低磷血症主要表现为头晕、厌食、肌无力等神经肌肉症状。重症者可有抽搐、精神错乱、昏迷，甚至可因呼吸肌无力而危及生命。对于甲状旁腺功能亢进者，手术治疗可得到纠正。长期静脉输液或肠外营养致机体磷缺乏者，应补充磷 10 mmol/d。对严重低磷血症者，可酌情增加磷制剂用量。临床上需注意监测血清磷水平，积极预防低磷血症的发生。

（二）高磷血症

血清无机磷浓度高于 1.62 mmol/L 时考虑高磷血症（hyperphosphatemia），临床上很少见，主要发生于急性肾衰竭、甲状旁腺功能低下。临床上常引发低血钙，患者出现低钙血症的临床表现，还可因异位钙化而出现肾功能受损。积极治疗原发病，纠正低钙血症，患者症状可显著缓解。对急性肾衰竭伴明显高磷血症者，可考虑行透析治疗。

病例 3-2

病例 3-2 解析

第四节　外科患者酸碱平衡的失调及处理

维持体液酸碱平衡是机体组织、细胞进行正常生命活动的重要保证。在物质代谢过程中，机体不断摄入及产生酸性和碱性物质，通过体内的缓冲系统和肺及肾的调节，使机体的酸碱度维持在正常范围。以动脉血 pH 表示，正常范围为 7.35 ～ 7.45。如果酸碱物质超负荷，或调节功能发生障碍，则平衡状态将被破坏，发生不同形式的酸碱平衡失调。酸碱平衡失调可以分为代谢性酸中毒、代谢性碱中毒、呼吸性酸中毒和呼吸性碱中毒四种，有时可同时存在两种以上的酸碱失调，即为混合型酸碱平衡失调。

根据酸碱平衡公式（Henderson-Hasselbalch 方程式），正常人的动脉血 pH 为：

$$pH = 6.1 + \log \frac{HCO_3^-}{(0.03 \times PaCO_2)} = 6.1 + \log \frac{24}{0.03 \times 40} = 6.1 + \log \frac{20}{1} = 7.40$$

从上述公式我们可以发现，pH、HCO_3^- 及 $PaCO_2$ 是反映机体酸碱平衡的三大基本要素。

其中，$PaCO_2$ 反应呼吸性因素，$PaCO_2$ 的增加或减少，则引起呼吸性酸中毒或碱中毒；HCO_3^- 反应代谢性因素，HCO_3^- 的增加或减少，则引起代谢性碱中毒或酸中毒。

一、代谢性酸中毒

代谢性酸中毒（metabolic acidosis）是临床最常见的酸碱平衡失调，因酸性物质的聚积或产生过多引起，以 HCO_3^- 降低（< 21 mmol/L）和 pH 降低（< 7.35）为主要特征。

【病因】

主要病因有：①酸性物质产生过多，常见于失血性、感染性休克等情况下致组织缺氧，酸性代谢废物产生过多，短期内剧烈运动或长期不能进食，脂肪分解过多致酮体积累。②碱性物质丢失过多，如腹泻、肠瘘和胆瘘等情况下，大量 HCO_3^- 经消化道丢失。③肾功能不全，肾小管功能受损，致使 H^+ 排出障碍，HCO_3^- 吸收减少，导致酸中毒。

代谢性酸中毒的代偿：代谢性酸中毒时血浆中 HCO_3^- 减少，H_2CO_3 相应增高，$PaCO_2$ 升高，刺激机体出现呼吸代偿反应。机体 H^+ 浓度增高刺激呼吸中枢，引起呼吸深快，CO_2 排出增加，$PaCO_2$ 下降；另外，肾通过排出 H^+、NH_4^+ 和重吸收 HCO_3^-，以提高血浆中 HCO_3^-/H_2CO_3 的比值，维持机体 HCO_3^-/H_2CO_3 比值相对平衡。如 pH 仍属正常范围，称为代偿性代谢性酸中毒；若 pH 降至 7.35 以下则为失代偿性代谢性酸中毒。

【临床表现和诊断】

轻度代谢性酸中毒患者常无明显症状。重症患者主要有：①呼吸深快，通气量增加，有时呼气中带有酮味，$PaCO_2$ 下降；②颜面潮红，心率加快，血压偏低，神志不清，甚至发生昏迷；③心肌收缩力降低，周围血管对儿茶酚胺的敏感性降低，引起心律失常和血压下降，甚至休克；④肌张力降低，腱反射减退和消失。

根据患者有严重腹泻、肠瘘、休克等病史，又有呼吸加深、加快时，应怀疑有代谢性酸中毒。做血气分析可明确诊断，并可判断酸中毒的严重程度及代偿情况。血 pH、二氧化碳分压（$PaCO_2$）、标准 HCO_3^-（SB）、缓冲碱（BB）及碱剩余（BE）均降低，血清 Cl^- 和 K^+ 可升高。

【治疗】

病因治疗为首要治疗措施。由于机体具有一定的调节酸碱平衡的能力，因此只要能消除病因，补充液体，轻者（血浆 HCO_3^- 为 16～18 mmol/L）可自行纠正。对重症酸中毒者（血浆 HCO_3^- 低于 10 mmol/L），应予以输液的同时适当应用碱剂治疗。常用的碱性药物是碳酸氢钠溶液，作用迅速，疗效确切，不良反应少。在纠正酸中毒时大量 K^+ 转移至细胞内，且离子化钙逐步减少，可引起低血钾、低血钙，因此在纠酸过程中应随时注意预防低钾、低钙。若患者出现手足抽搐，可静脉注射葡萄糖酸钙控制症状。

5%$NaHCO_3$ 每 100 ml 含有 Na^+ 和 HCO_3^- 各 60 mmol。在估计输注 $NaHCO_3$ 的用量时，可用以下公式计算：HCO_3^- 需要量（mmol）= [HCO_3^- 正常值（mmol/L）−HCO_3^- 测得值（mmol/L）] × 体重（kg）×0.4。

一般将计算值的一半在 2～4 小时内输注。但是，公式计算法的实际价值不大，临床上根据酸中毒严重程度，补给 5%$NaHCO_3$ 的首次剂量 100～250 ml 不等，在用后 2～4 小时再次进行动脉血气分析及血浆电解质浓度测定，根据测定结果再决定是否继续输注及输注量。治疗原则是边治疗边观察，逐步纠正酸中毒。5%$NaHCO_3$ 溶液为高渗性，过快输注可致高钠血症，使血渗透压升高，应注意避免。

二、代谢性碱中毒

代谢性碱中毒（metabolic alkalosis）是由体内 H^+ 丢失或 HCO_3^- 增多引起的，以 HCO_3^- 增多（＞21 mmol/L）和 pH 增高（＞7.35）为主要特征。

【病因】

基本原因是：①H^+ 丢失过多，常见于持续呕吐、胃肠减压等所致的胃液丢失过多；②HCO_3^- 摄入过多，如长期服用碱性药物，致胃酸中和，肠道 HCO_3^- 吸收增多；大量输入库存血，含枸橼酸盐的抗凝剂输入后转化成 HCO_3^-，致碱中毒；③利尿排氯过多，尿中 Cl^- 与 Na^+ 丢失过多，重吸收入血的 Na^+ 和 HCO_3^- 增多，形成低氯性碱中毒；④缺钾，当低钾血症时，K^+ 从细胞内移至细胞外，因 H^+ 与 K^+ 交换致 H^+、Na^+ 移至细胞内，致使细胞内酸中毒细胞外碱中毒；若同时伴有血容量不足时，机体重吸收 Na^+ 增加，经远曲肾小管排出 H^+ 及重吸收 HCO_3^- 增加，从而加重细胞外液碱中毒，出现反常性酸性尿。

当血 HCO_3^- 升高后，血 pH 升高，抑制呼吸中枢，呼吸变慢、变浅，CO_2 排出减少，$PaCO_2$ 增高；同时肾小管减少 H^+ 的排泄和 NH_3 的生成，HCO_3^- 排泄增加，使血 HCO_3^-/H_2CO_3 的比维持在 20：1。

【临床表现和诊断】

一般无明显症状，有时可出现呼吸浅慢，躁动、兴奋、谵语及嗜睡等精神症状，严重时发生昏迷。血气分析常可明确诊断，代偿期血 pH 基本正常，但 HCO_3^- 和 BE 均有不同程度的升高；失代偿时血 pH 和 HCO_3^- 可明显增高，$PaCO_2$ 正常。可伴有低钾、低氯血症。

【治疗】

应积极治疗原发病，消除病因。轻度碱中毒通过输注等渗盐溶液即可有效纠正，盐溶液中 Cl^- 含量高于血清中 Cl^- 含量约 1/3，故能纠正低氯性碱中毒。必要时可补充盐酸精氨酸，既可补充 Cl^-，又可中和过多的 HCO_3^-。碱中毒几乎均伴有低血钾，当患者尿量达 40 ml/h 时，应及时补充 K^+，纠正细胞内外 K^+ 异常交换。对严重碱中毒（血浆 HCO_3^- 45 ～ 50 mmol/L，pH ＞ 7.65）患者，为迅速中和细胞外液中过多的 HCO_3^-，可应用稀释的盐酸溶液。以 0.15 mol/L 稀释盐酸溶液，经中心静脉缓慢滴入（25 ～ 50 ml/h），可有效纠正顽固性代谢性碱中毒。每 4 ～ 6 小时监测血气分析及血电解质，必要时第 2 天可重复治疗。切忌将该溶液经周围静脉输注，因溶液一旦渗漏可导致局部软组织坏死。

三、呼吸性酸中毒

呼吸性酸中毒（respiratory acidosis）是指肺泡通气不足及换气功能减弱，不能充分排出体内产生的 CO_2，使血 $PaCO_2$ 增高及 pH 降低，引起高碳酸血症。

【病因】

病因有：①呼吸中枢抑制，如麻醉药使用过量等；②呼吸道梗阻，如喉痉挛、支气管痉挛、呼吸道异物、溺水及颈部血肿或肿块压迫气管等；③肺部疾患，如休克肺、肺水肿、肺不张、肺组织广泛纤维化、重度肺气肿等；④胸部损伤，如手术、创伤、气胸等。

机体主要是通过血液系统的缓冲作用来代偿呼吸性酸中毒。此外，酸中毒时肾小管上皮细胞通过增强碳酸酐酶和谷氨酰胺酶活性，使机体 H^+ 和 NH_3 生成增加，通过 H^+ 与 Na^+ 交换，H^+ 与 NH_3 形成 NH_4^+，增加 H^+ 排泄和 HCO_3^- 吸收，代偿呼吸性酸中毒。但代偿过程缓慢，代偿能力有限。

【临床表现和诊断】

患者可有胸闷、呼吸困难、躁动不安等，因换气不足致缺氧，可有头痛、发绀。随酸中毒加重，可有血压下降、谵妄、昏迷等。脑缺氧可致脑水肿、脑疝，甚至呼吸骤停。

患者出现上诉症状，结合呼吸功能受损病史，可作出初步诊断，动脉血气分析，急性或失代偿者血 pH 下降，$PaCO_2$ 增高，CO_2CP 正常或稍增加；慢性呼吸性酸中毒或代偿者，血 pH 下降不明显，$PaCO_2$ 增高，血 HCO_3^- 亦有增高。

【治疗】

机体对呼吸性酸中毒的代偿能力弱，且常合并有缺氧，对机体的危害性极大。因此需尽快治疗原发病，采取有效措施改善患者通气功能，必要时行气管插管或气管切开，清除呼吸道异物和分泌物，使用呼吸机辅助呼吸。应注意调整呼吸机频率和潮气量，保证足够的有效通气量，既可将潴留的 CO_2 迅速排出，又可纠正缺氧状态。一般将吸入氧气浓度调节在 0.6 ～ 0.7，可供给足够氧，且较长时间吸入也不会发生氧中毒。

四、呼吸性碱中毒

呼吸性碱中毒（respiratory alkalosis）是由于肺泡过度通气，体内生成的 CO_2 排出过多，以致血 $PaCO_2$ 减低、pH 上升，引起低碳酸血症。

【病因】

常见病因：①休克、高热及昏迷时刺激呼吸中枢，发生过度换气；②应用呼吸机或手术麻醉时辅助呼吸过频、过深及持续过久；③颅脑损伤或病变，可引起过度换气。

由于 $PaCO_2$ 减低，呼吸中枢受抑制，呼吸由深快转为浅慢，CO_2 排出减少，血中 H_2CO_3 代偿性增高。肾小管上皮细胞泌 H^+ 减少，重吸收 HCO_3^- 减少，排出增多，血中 HCO_3^- 降低，维持血 HCO_3^-/H_2CO_3 比例在正常范围。

【临床表现和诊断】

患者常表现为呼吸急促、头痛、头晕、口周和四肢麻木、针刺感及精神症状，甚至出现搐搦、痉挛及 Trousseau 征阳性。结合患者病史和临床表现，可初步诊断，动脉血气分析可确诊。此时血 pH 升高，$PaCO_2$ 和 HCO_3^- 降低。

【治疗】

应积极处理原发疾病，为提高血 $PaCO_2$ 可用纸袋或长筒袋罩住口鼻，增加呼吸道无效腔，减少 CO_2 的呼出。对因呼吸机使用不当所造成的通气过度，应调整呼吸频率及潮气量。对危重患者或中枢神经系统病变所致的呼吸急促，可用药物阻断自主呼吸，呼吸机辅助呼吸。

五、外科患者体液代谢及酸碱平衡失调的基本处理原则

水、电解质、酸碱平衡失调是临床上很常见的病理生理改变。无论是哪一种平衡失调，都会造成机体代谢的紊乱，进一步恶化则可导致器官功能衰竭，甚至死亡。因此，如何维持患者水、电解质、酸碱平衡，如何纠正已产生的平衡失调，成为临床工作的首要任务。

处理水、电解质、酸碱平衡的原则：

1. 询问患者病史，详细检查患者体征　①是否存在可导致体液代谢及酸碱平衡失调的病因，如严重呕吐、腹泻、长期摄入不足、严重感染等。②有无水、电解质及酸碱失调的症状及体征，如脱水、少尿、呼吸浅快、精神异常等。

2. 常规实验室检查　①血、尿常规，血细胞比容，肝、肾功能，血糖；②血清 K^+、Na^+、Cl^-、Ca^{2+}、Mg^{2+} 及 Pi（无机磷）；③动脉血气分析；④必要时做血、尿渗透压测定。

3. 结合患者病史、体格检查及辅助检查，判断水、电解质及酸碱失衡类型及程度。

4. 在积极治疗原发病的同时，制订纠正水、电解质、酸碱平衡的治疗方案。如果存在多种水、电解质酸碱平衡失调，应分轻重缓急，依次处理，按如下处理原则：①积极恢复患者的血容量，保证循环状态良好；②积极纠正缺氧；③纠正严重的酸中毒或碱中毒；④治疗高钾血症。

纠正任何一种失调不可能一步到位，用药量也缺乏理想的计算公式作为依据。应密切观察病情变化，边治疗边观察，及时调整治疗方案。

（白　錬）

酸碱平衡分析图

病例 3-3

病例 3-3 解析

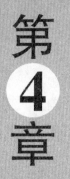

第4章 外科输血与相关问题

近年来输血学的发展，尤其是循证输血和对输血适应证的研究，使外科输血有了严格的方法和程序。输血和输注血制品，可以提高外科手术患者对急、慢性失血的耐受能力，改善缺氧状态，维持正常凝血功能。但是越来越多的学者对于异体输血所带来的急、慢性并发症产生了担忧，因此在决定是否输血特别是输异体血的时刻，判断利弊是每个医生必须面临的问题。鼓励自身输血，鼓励术前贫血治疗，鼓励成分输血是从技术层面上对外科输血治疗的进步和补充。本章内容从外科输血特别是围术期输血，包括输血适应证、围术期输血不良反应和自身输血、成分输血的角度进行介绍。

第一节 输血适应证

一、大量失血

输血主要用于因大手术、严重创伤、烧伤等原因所致低血容量性休克，用于补充血容量。按照我国国家卫生健康委员会相关专家编写的围术期输血指南，推荐的输血阈值为 70 g/L，或者急性丢失血容量的 40%（成人约 2000 ml）。

二、慢性贫血

临床常见于消化道溃疡、内痔、月经过多、肿瘤等导致慢性失血、反复咯血等。患者耐受贫血的能力较强，治疗原则是首先消除病因，改善低氧血症。慢性贫血输血主要适应证为具有以下表现之一：①心率＞100 次 / 分；②精神状态改变；③具有心肌缺血包括心绞痛的证据；④轻微活动感觉气促或眩晕；⑤直立性低血压。

三、凝血功能异常

输入新鲜全血或新鲜冰冻血浆（fresh frozen plasma，FFP）可作为对于凝血因子缺乏的替代治疗。对血小板减少症、血小板功能障碍、血小板减少性紫癜患者应输注血小板。

四、补充血浆蛋白

输血可提供包括补体、抗体在内的各种血浆蛋白，提高血浆蛋白水平，增强抗感染和修复能力。

知识拓展：输血方法

第二节 围术期输血不良反应及处理

全血或成分输血都可能会造成输血的不良反应，也可能因输血而被传染疾病，因此输血过程中必须重视其预防和治疗。输血不良反应的发生率为 2% ～ 10%。

一、非溶血性发热反应

非溶血性发热反应（non-hemolytic febrile transfusion reactions，NHFTR）是指与输血有关，但不能用任何其他原因解释的 1 ℃或 1 ℃以上的体温升高，为最常见的输血反应，多与体内产生抗白细胞或血小板抗体引起免疫反应有关。发热反应多发生在输血后 1～2 小时内，患者往往先有发冷或寒战，继以高热，体温可高达 39～40 ℃，伴有皮肤潮红、头痛，多数血压无变化。症状持续少则十几分钟，多则 1～2 小时后缓解。

治疗主要以对症治疗为主，停止输血，给予药物或物理降温；给予镇静药，如地西泮等；对寒战严重者用哌替啶或 10% 葡萄糖酸钙溶液；每 15～30 分钟测量体温一次。

二、变态反应和过敏反应

主要为抗原抗体反应或是一种蛋白质过敏现象。变态反应主要表现为皮肤红斑、荨麻疹和瘙痒。过敏反应并不常见，其特点是输入几毫升全血或血液制品后立刻发生，主要表现为咳嗽、呼吸困难、喘鸣、面色潮红、血压升高后随即下降、神志不清、休克等症状。

一旦发生，应停止输血。保持静脉输液通路畅通和呼吸道通畅。给予抗过敏和抗休克治疗。若发生会厌水肿，应立即行气管内插管或气管切开。

三、溶血反应

绝大多数是输入异型血所致，是最严重的并发症。典型症状是输入几十毫升血后，患者出现休克、寒战、高热、呼吸困难、腰背酸痛、胸痛、心前区压迫感、头痛、异常出血、血红蛋白尿、少尿甚至无尿等，可致死亡。麻醉中的手术患者唯一的早期征象往往是伤口渗血、低血压和血红蛋白尿。

输血前应严格核对患者姓名、性别、年龄、病案号、床号、血型、交叉配血报告单及血袋标签各项内容。一旦怀疑溶血反应，应立即停止输血，用生理盐水维持静脉通路，抗休克并维持循环功能，静脉滴注糖皮质激素控制过敏性休克。同时，保护肾功能，碱化尿液，促进血红蛋白结晶溶解。维持血流动力学稳定，保持水、电解质及酸碱平衡。防治弥散性血管内凝血。对严重溶血反应者尽早行血液透析或换血疗法。

四、细菌污染反应

如果污染血液的是非致病菌，可能只引起一些类似发热反应的症状。但因多数是毒性大的致病菌，即使输入 10～20 ml，也可立刻发生休克。低温条件下生长的革兰氏染色阴性杆菌，其内毒素所致的休克，可使患者出现血红蛋白尿和急性肾衰竭。血制品的细菌污染以血小板最常见，也是输血死亡的首要原因。因为血小板在 20～24 ℃室温下储存可增加细菌生长的危险。如患者在输入血小板后 6 小时内发热，有可能是污染的血小板引发的败血症。

应立即停止输血，并采取供血者血袋内血和受血者输血前后血样本，做细菌涂片和培养，同时给予碱化尿液、利尿等措施保护患者肾功能。

五、循环超负荷

心脏代偿功能减退的患者，输血过量或速度太快，可因循环超负荷而造成心力衰竭和急性肺水肿。患者表现为剧烈头部胀痛、呼吸困难、发绀、咳嗽、大量血性泡沫痰以及颈静脉怒张、肺部湿啰音、静脉压升高，胸部 X 线检查显示肺水肿征象，严重者可致死。因此，对于心功能不全者应减慢输血速度。

对出现症状者立即停止输血，取半坐位或坐位，双下肢下垂，每 15 分钟轮流以止血带绑扎四肢，减少回心血量，给予吸氧、镇静药、利尿药、强心药可改善症状。对严重者可静脉放血，经离心去掉血浆，回输红细胞。给予氨茶碱解除支气管痉挛，减轻呼吸困难。

六、出血倾向

大量快速输血可因凝血因子过度稀释或缺乏，导致创面渗血不止或术后持续出血等凝血异常。可根据凝血因子缺乏的情况，补充有关凝血成分，如新鲜冰冻血浆、凝血酶原复合物及血小板等。

七、电解质及酸碱平衡失调

库存血保存时间越长，血浆酸性和钾离子浓度越高。大量输血患者常有一过性代谢性酸中毒，若机体代偿功能良好，酸中毒可迅速纠正。对血清钾高的患者，容易发生高钾血症，大量输血应提高警惕。此外，输注大量枸橼酸后，可降低血清钙水平，影响凝血功能；枸橼酸盐代谢后产生碳酸氢钠，可引起代谢性碱中毒，会使血清钾降低。

八、输血相关性急性肺损伤

输血相关性急性肺损伤（transfusion related acute lung injury，TRALI）是一种输血后数小时出现的非循环超负荷性肺水肿，病因是某些白细胞抗体导致的免疫反应。患者表现为输血后出现低氧血症、发热、呼吸困难、呼吸道出现液体。TRALI 是输血相关第二大致死原因，但多数患者在 96 小时内可以恢复。一旦发生，应对供血者做淋巴细胞毒性试验、白细胞聚集试验及中性粒细胞抗体试验提供证据。

九、传染性疾病

输注异体血主要的风险是传播病毒性肝炎和艾滋病，核酸技术的应用降低了血液传播疾病的发生率，但疟疾、锥虫病、变异型克罗伊茨费尔特－雅各布病（Creutzfeldt Jakob disease）等疾病目前仍无法监测。

在全身麻醉状态下，输血反应的症状和体征往往被掩盖，不易观察和早期发现，并且还可能会被漏诊，应引起麻醉科医生的警惕。此外，在输血过程中应仔细、定时查看是否存在输血反应的症状和体征，包括荨麻疹、发热、心动过速、低血压、血氧饱和度下降、气道峰压升高、尿量减少、血红蛋白尿和伤口渗血等。

第三节　成分输血和自身输血

一、成分输血

成分输血在我国已经广泛普及，但在临床的应用中不适当、不科学的现象仍较普遍，造成了资源、财力的浪费并影响医疗质量。为了改进输血实践，将输血不良反应发生率降至最低，以及减少浪费和降低费用，我国国家卫生健康委员会以及欧美等许多国家和组织都制订了有关成分输血的实践指南。成分输血包括浓缩红细胞（packed red blood cell，PRBC）、新鲜冰冻血浆（fresh frozen plasma，FFP）、血小板和冷沉淀物等。

（一）浓缩红细胞

围术期是否需要给患者输入浓缩红细胞（packed red blood cell，PRBC）的科学争论基于两种主要假设：①外科手术患者如果红细胞携氧能力下降会导致不良结果；②输注红细胞提高了血液携氧能力，能避免这些不良后果的发生。因此，临床输红细胞的正确目的是改善氧供。

氧供指标（DO₂）可作为衡量患者是否需要输入红细胞的重要依据。从氧供的计算公式可以看出，DO₂ 是动脉血氧含量（CaO₂）与心脏指数（CI）的乘积，进一步的公式转换显示：

$$DO_2 = (1.39Hb \times SaO_2/100 + PaO_2) \times CI \approx 血红蛋白浓度 \times 肺的氧合 \times 心脏指数$$

DO₂ 是由血红蛋白浓度、肺部的氧合情况和心脏指数共同决定的。心、脑等重要器官局部氧供情况还受到局部血流量的影响。单凭血红蛋白浓度或血细胞比容的测定值不能提供决定围术期红细胞输血的指标，因为血红蛋白浓度不足以测量氧供。

围术期患者需要输注 PRBC 时，为避免不必要的输血并发症的发生和减少血液浪费，建议每输注 2 个单位后对输注效果进行一次评估，以决定是否需要继续输注。在急性大失血等特殊情况下，推荐每次取 PRBC 2 个单位进行治疗。

PRBC 的质量特别是贮藏条件和时间是影响治疗作用的重要因素。储存时间过长会导致红细胞形态改变，并且不能明显改善组织氧合，储存导致红细胞变形性下降可能是库存红细胞功能失常的主要原因。同时，库存血中 2，3 二磷酸甘油酸（2，3-DPG）含量随贮藏时间延长而不断下降，低水平的 2，3-DPG 使氧离曲线左移，氧合血红蛋白氧释放困难。储存 3 周的红细胞内 2，3-DPG 含量明显降低，当大量输入接近储存末期的库存血时可导致组织缺氧，所以尽可能选择输注储存期小于 14 天的较"新鲜和年轻"的浓缩红细胞。

（二）新鲜冰冻血浆

自血液采集后 6 ～ 8 小时经分离放入 –50 ℃速冻成块，然后在 –30 ℃保存 1 年，其几乎含有全部凝血因子和血浆蛋白，包括不稳定的因子 V 和 Ⅷ。新鲜冰冻血浆（fresh frozen plasma，FFP）仅用于围术期凝血因子缺乏的患者或者在某些特定条件下需要手术的患者。在输注 FFP 前应尽可能进行凝血试验，如果凝血酶原时间（prothrombin time，PT）、活化部分凝血酶时间（activated partial thrombin time，APTT）、国际标准化比值（international normalized ratio，INR）正常，则不是输注 FFP 的适应证。

1. 使用 FFP 的绝对适应证　①进行凝血因子缺乏的替代治疗，前提是一种或几种缺乏的凝血因子无法得到特异性浓缩物进行补充治疗；诊断标准是当 PT 或 APTT 大于正常值的 1.5 倍或 INR 大于 2.0 时。② 24 小时内输入超过人体一个血容量的库存血液（大约 70 ml/kg）时，或者急性发生的大量出血，例如 3 小时出血 ≥ 50% 全血容量，为纠正患者继发凝血因子缺乏而引起的微血管出血，此时可能不能及时获得 PT、APTT 和 INR 数值。③迅速逆转华法林作用。④治疗急性弥散性血管内凝血（DIC）并伴有出血。无出血倾向的 DIC，任何血制品的输注都是不恰当的，且无论实验室检查的结果如何，都没有预防性使用血浆的必要。⑤使用肝素的患者发生肝素抵抗（抗凝血酶 Ⅲ 缺乏）。⑥治疗血栓形成性血小板减少性紫癜。

2. 使用 FFP 的相对适应证　当出现出血倾向和凝血功能紊乱时，符合如下情况可以考虑输注 FFP：①大量输血；②肝病；③体外循环；④某些特殊的儿科指征，如新生儿溶血或出血；⑤用于治疗某些疾病的血浆置换疗法。

3. 不适合使用 FFP 的情况　①低血容量或低蛋白血症；②营养支持；③治疗某些免疫缺陷疾病。

一般情况下，只需要 5% ～ 20% 正常水平的 V 因子和 30% 正常水平的 Ⅷ 因子就可以满足外科手术中凝血要求，所以 FFP 应按照剂量计算给予，达到 30% 血浆凝血因子的最低浓度（通常 10 ～ 15 ml/kg）即可，但紧急对抗华法林作用时，5 ～ 8 ml/kg 就已经足够。

（三）血小板

血小板是止血机制中的一个重要因素。血小板输注适应证是阻止和治疗血小板减少症或血小板功能缺陷引发的出血，但不是所有的血小板减少症都是血小板输注的适应证。输注血小板的并发症包括过敏反应和输血相关性急性肺损伤。

对出血患者输注血小板前应监测血小板计数，在怀疑患者有药物（如氯吡格雷）导致的血小板功能异常时应加做血小板功能试验。对于行腰椎穿刺、硬膜外麻醉、胃镜和活检的患者，血小板计数应至少维持在 50×10^9/L。但是对于手术部位和方式（如眼科手术、脑部手术、复杂急性创伤或中枢神经系统创伤）特殊的患者，推荐的血小板最低水平应在 100×10^9/L。血小板功能正常的外科或产科患者，血小板计数如高于 100×10^9/L 无需输入血小板，但大量失血时低于 50×10^9/L 应输用血小板。血小板计数不低，但如已知或怀疑有血小板功能异常（如使用强的抗血小板药物，体外循环）和微血管出血者，也是输血小板的适应证。

血小板计数在 $50 \sim 100 \times 10^9$/L 是否需要治疗（包括预防性治疗），应该根据有无血小板功能障碍，估计存在或证实有进行性出血，以及是否有出血进入闭合腔内（如大脑或眼）的风险来决定。当有大量微血管出血（凝血功能障碍）又不能及时进行血小板计数时，只要怀疑有血小板减少症状就应该输注血小板；如血小板减少症是由于血小板破坏增加（如肝素诱发的血小板减少症、特发性血小板减少性紫癜、血栓形成性血小板减少性紫癜），预防性输注血小板不仅无效也没有适应证；DIC 伴有出血和血小板计数进行性下降的情况下，血小板输注是重要的治疗手段，目标是维持血小板计数在 50×10^9/L 以上，但慢性 DIC 不伴有出血倾向时，不必输注血小板；肝素引发的血小板减少不能用输注血小板治疗，因为可能出现急性动脉血栓形成；患者术前使用的阿司匹林等抗血小板药物治疗造成血小板功能低下对出血的影响比血小板计数更重要，应该监测血小板功能。

血小板输注应该常规使用过滤器，输注速度宜快。每单位浓缩血小板可使成人增加 $(7 \sim 10) \times 10^9$/L 血小板数量，输注方法按每 10 kg 一个单位计算，1 小时后可以使血小板计数上升 50×10^9/L。

（四）冷沉淀物

冷沉淀物是富含Ⅷ因子和纤维蛋白原的血制品，输注的主要适应证是Ⅷ因子缺乏、纤维蛋白原缺乏或血管性血友病（von Willebrand disease）。出血患者输注冷沉淀物主要为纠正纤维蛋白原的缺乏，如纤维蛋白原浓度高于 1.5 g/L，则不必输注冷沉淀物。输注适应证是：①有大量微血管出血，纤维蛋白原浓度低于 0.8 g/L ～ 1.0 g/L；②大量输血发生大量微血管出血的患者；③先天性纤维蛋白原缺乏的患者。

输注冷沉淀物前应该尽可能知道患者的纤维蛋白原浓度。纤维蛋白原浓度在 1.0 g/L ～ 1.5 g/L，应视出血情况的风险而定。患血管性血友病的出血患者应输入冷沉淀物。每单位冷沉淀物含 150 mg ～ 250 mg 纤维蛋白原。

知识拓展：血浆代用品

二、自身输血

自身输血（autotransfusion）的主要目的是避免和减少异体输血的机会，从而避免异体输血的并发症，减少输血反应和疾病传播，且不需要检测血型和进行交叉配合试验。在某些特定情况下，如血型罕见、血清内存在多种抗体无法获得血源的患者，或由于宗教信仰而拒绝输血的患者，自身输血就更加重要。

自身输血有三种方法：贮存式自身输血（preoperative autologous blood donation，PAD）、急性等容血液稀释（acute isovolemic hemodilution，ANH）及回收式自身输血（intraoperative blood salvage，IBS）。

（一）贮存式自身输血

术前一定时间采集患者自身的血液进行保存，在手术期间输注。

1. 适应证及实施

1）只要患者身体一般情况好，血红蛋白 ≥ 110 g/L 或血细胞比容 ≥ 0.33，行择期手术，术中有输血可能，患者签字同意，都适合贮存式自身输血。

2）每次采血不超过 500 ml（或自身血容量的 10%），两次采血间隔不少于 3 天，最好间隔 1 周。最后一次采血必须早于术前 72 小时，以保证血容量的恢复及采集血液的检验。

3）按相应的血液储存条件，在 4 ℃的条件下可以提前 35 天采血加入复方枸橼酸钠抗凝液保存。如果加用特殊添加剂，则采血的上限可达 42 天。

4）对体重小于 50 kg 的成年人，在采血前要谨慎评估，采血量不能超过估计血容量的 12%。对体重小于 25 kg 的儿童，一般不适合术前采血；对 8～16 岁的儿童，无不稳定的心、肺疾病，可以谨慎地进行。

5）在采血前后可给患者铁剂及叶酸等治疗，并且持续到手术日，检查血常规，作为采血参考。为获得更多的自体血，同时避免手术前采血造成的医源性贫血状态，可以使用人基因重组红细胞生成素（erythropoietin，EPO）刺激红细胞的生成，从而使红细胞在数量上满足 PAD 的需求。术前 2 周使用 EPO 可使 Hb 平均增至 150 g/L。

2. 禁忌证　对菌血症、肿瘤患者、凝血因子缺乏和有传染性疾病的患者不能采集自身血。对冠心病、严重主动脉瓣狭窄、发绀型心脏病、未控制的高血压、癫痫等疾病及重症患者禁忌行 PAD。

（二）急性等容血液稀释

对预期术中出血较多的患者，一般在麻醉诱导后、手术主要出血步骤开始前，提前采集一定量全血在室温下保存备用，同时补充胶体液或等渗晶体液维持血容量，使血液适度稀释，降低血细胞比容，减少手术出血时血液有形成分的丢失。当大量出血停止或根据术中失血及患者情况将采集的全血回输给患者，这样不仅可以节约库存血，还可以改善组织血液灌注，并有抗血栓作用。急性等容血液稀释的风险可以通过严格掌握血细胞比容（Hct）稀释目标值得到有效控制。轻度稀释目标 Hct ≥ 30%，临床常用；中度稀释目标 Hct ≥ 20%，可以最大限度地节约异体血，但同时也增加了急性缺血的风险，仅在预计术中失血量大且又是稀有血型的患者中谨慎实施。

1. 适应证及实施

1）患者身体一般情况好，血红蛋白 ≥ 120 g/L（血细胞比容 ≥ 36%），估计术中失血量超过血容量的 20%，可以考虑进行 ANH，目标 Hct 一般不低于 30%。

2）采集全血的同时输入晶体液和（或）胶体液，输入晶体液与采集血液的比例为 3：1，输入胶体液与采集血液的比例为 1：1。

3）术中必须密切监测血压、脉搏、血氧饱和度、血细胞比容及尿量的变化，必要时应监测患者中心静脉压。

4）回输的顺序与采血的顺序相反，即最后采集的全血最先输注，最先采集的最后输注。

2. 禁忌证　低血容量、血红蛋白＜ 100 g/L、低蛋白血症、凝血功能障碍、充血性心力衰竭或近期有过心肌梗死、严重肺部疾病、微血管病、妊娠、静脉输液通路不畅及不具备监护条件。

（三）回收式自身输血

用血液回收装置，将患者体腔积血、手术失血、体外循环后的机器剩余血及术后引流血液进行抗凝回收，通过滤过、洗涤等处理，然后回输给患者。IBS 是一种非常有效的血液保护方法。根据对收集血液的处理方式不同可分为非清洗式（单纯过滤式）及清洗式（血液回收全程处理）。后者较为安全，在临床应用广泛，尤其是对心血管外科、神经外科、骨科、整形外科及创伤急救等出血较多的手术有重要的价值。血液回收必须采用合格的设备，规范的操作，而且回收处理的血液必须达到一定的质量标准才能回输给患者。除了避免异体输血的并发症外，回收红细胞的变形能力和携氧能力也优于库存血。

1. 适应证

1）手术预期失血量 ≥ 20% 全血容量的清洁伤口手术。对于胸、腹腔积血，如肝、脾破裂、异位妊娠破裂等内出血 6 小时以内，无空腔脏器损伤，血液无污染，都可以回收。

知识拓展：采血量的计算公式

2）特殊宗教信仰患者。

3）稀有血型手术患者。

4）术中可能突发大出血的手术（血液回收机应处于备用状态）。

2. 相对禁忌证

1）手术区域内细菌污染（包括血液已受胃肠道内容物污染，或积血在体内超过6小时及开放性创伤超过4小时）。

2）恶性肿瘤切除术。

3）手术区域内使用凝血药物（胶原、纤维素、明胶、凝血酶）或消毒剂时。

4）血液富含脂肪、羊水、尿液和骨碎片。

5）镰状细胞贫血。

6）地中海贫血。

从无菌手术区回收的血液，通过收集装置洗涤后回输时间在室温下不超过4小时，收集后4小时内将其移至1～6℃环境下最长可以保存24小时。如果是术后或者其他方式收集的，应于6小时内回输。

大量失血后，尽管红细胞被有效回输，但是因为血浆成分和血小板的丢失，仍有造成稀释性凝血功能异常的可能，所以大量回输回收红细胞后，要注意监测凝血功能，适当补充血浆和血小板。

（程　石）

外科休克

第 5 章

第一节　概　述

　　休克（shock）是指机体有效循环血量锐减、组织灌注不足所导致的氧输送不足和（或）细胞氧利用障碍的急性循环衰竭。组织低灌注是休克的血流动力学特征，组织细胞缺氧是休克的本质，而细胞缺氧、代谢紊乱和功能受损是休克的主要病理生理改变。有效循环血量是指单位时间内通过心血管系统的血量，不包括储存于肝、脾和淋巴血窦中或停滞于毛细血管中的血量。其维持取决于三个因素，即充足的血容量、足够的心排血量和适宜的外周血管张力。任何一个因素发生严重异常，都可能导致有效循环血量减少发生休克。实践证明，休克的早期，及时采取措施恢复有效的组织灌注，可减少细胞损害的程度和范围；休克晚期，细胞广泛损害时，可导致多器官功能障碍综合征，发展成不可逆性休克。因此，早期发现组织低灌注状态，准确判断病因，及时纠正组织细胞缺氧、保持正常的细胞功能是治疗休克的关键环节。

一、分类

　　对休克进行分类主要是出于临床治疗的要求，既往临床上一直沿用以基础疾病或病因诊断对休克进行分类的方法，把休克分为低血容量性、感染性、心源性、神经源性和过敏性休克五类。这种分类方法反映了当时对休克发生发展的认识程度和治疗是以诊断基础疾病和纠正休克病因为主。现已表明，真正和休克治疗密切相关的是血流动力学变化。

　　休克的血流动力学变化可以表现为不同的特征。循环系统中影响血流动力学的因素分别是：①阻力血管，包括动脉和小动脉；②毛细血管；③容量血管；④血容量；⑤心脏。几乎所有类型的休克都是通过对这五个部分的不同影响而导致循环功能紊乱的。动脉系统的阻力改变，血液的重新分布，毛细血管的开放充盈程度，动静脉分流的改变，静脉容量血管的扩张，血容量的变化和心功能的改变而决定了休克的不同特性。这些特征在很大程度上影响了治疗方法的选择和实施。

　　因此，近年临床上基于血流动力学特征，将休克分为低容量性（hypovolemic）、心源性（cardiogenic）、分布性（distributive）和梗阻性（obstructive）休克四类。感染性、神经源性和过敏性休克属于分布性休克范畴，而心包压塞、心瓣膜狭窄、肺动脉栓塞等属于梗阻性休克范畴。在外科领域，最常见的是低血容量性休克和感染性休克。

（一）低容量性休克

　　低容量性休克的基本机制为循环容量丢失。循环容量的丢失包括外源性丢失和内源性丢失。外源性丢失是指循环容量丢失至体外，包括失血、烧伤或感染所致的血容量丢失，呕吐、腹泻、脱水、利尿等原因所致的水和电解质的丢失。内源性容量丢失是指循环容量丢失到循环系统之外，但仍然在体内，其原因主要为血管通透性增高，循环容量向血管外渗出或循环容量进入体腔内，可由过敏、虫或蛇毒素和一些内分泌功能紊乱引起。

　　低血容量性休克时的氧输送量下降，其基本原因是循环容量不足，心脏前负荷不足，导致心排血量下降，组织灌注减少。肺循环灌注减少使肺气体交换发生障碍，氧合功能受损，导致氧输送的进一步下降。在低容量性休克的早期，机体可通过代偿性心率加快和体循环阻力增高维持心排血量和循环灌注压。进行血流动力学监测时可发现中心静脉压下降、肺动脉楔压下降、每搏量减少、心率加快和体循环阻力增高等参数的改变。如果容量丢失的原因可以及时被去除，容量得以及时补充，低容量性休克可以很快得到纠正。如果休克持续存在，组织缺氧不能缓解，休克的特点可能发生变化。近些年来对内皮细胞功能及细胞因子的研究已经初步揭示了由于机体的自身反应导致组织细胞进一步损伤的可能性。临床上也会因为机体自身反应程度的不同及并发症的不同而表现出不同的血流动力学特点。

（二）心源性休克

心源性休克的基本机制为泵功能衰竭，其原因主要为心肌梗死、心力衰竭和严重心律失常等。由于心脏泵功能衰竭而导致心排血量下降，引起循环灌注不良，组织细胞缺血、缺氧。所以，心排血量下降是氧输送减少的基本原因。血流动力学监测时可发现中心静脉压升高，肺动脉楔压升高，心排血量下降，体循环阻力升高等参数的改变。

心排血量下降是心源性休克的基本原因，但是心脏的多种疾病都可能导致心排血量下降，所以，心源性休克时可能会出现不同的血流动力学表现，尤其应该注意的是某些血流动力学参数会表现出明显的局限性。不同心室的功能衰竭也会有不同的血流动力学改变和不同的治疗要求。当右心室功能衰竭时中心静脉压力升高，体循环淤血，右心室的前负荷增加，但由于右心室的输出量减少，而不能为左心室提供足够的前负荷，这时左心室与右心室的前负荷可能处于不同状态。所以，在监测时应注意血流动力学参数的系统性和不同参数的不同意义。

另外，因为心内梗阻性的原因，如心瓣膜的狭窄、心室流出道的梗阻等原因导致的心排血量下降，由于其本质上并不是泵功能的衰竭，治疗上也与泵功能衰竭有明显的不同，所以，这一类型的休克已经不再被认为是心源性休克，而归属于梗阻性休克。

（三）分布性休克

分布性休克的基本机制为血管收缩舒张调节功能异常。这类休克中，一部分表现为体循环阻力正常或增高，主要由于容量血管扩张、循环血量相对不足所致。常见的原因为神经节阻断、脊髓休克等神经性损伤或麻醉药物过量等。另一部分是以体循环阻力降低为主要表现，导致血液重新分布，主要由感染性因素所致，也就是临床上常称的感染性休克（septic shock）。

感染性休克的血流动力学特点为：体循环阻力下降、心排血量增高、肺循环阻力增加和心率改变。感染性休克时的血压下降主要是继发于阻力血管的扩张。导致组织灌注不良的基本原因是血流分布异常。

（四）梗阻性休克

梗阻性休克的基本机制为血流的主要通道受阻，如腔静脉梗阻、心包缩窄或压塞、心瓣膜狭窄、肺动脉栓塞及主动脉夹层动脉瘤等。梗阻性休克的血流动力学特点根据梗阻部位的不同而不同，但大都是由于血流的通道受阻导致心排血量减少，氧输送下降，而引起循环灌注不良，组织缺血、缺氧。近年来又有人根据梗阻的部位将梗阻性休克分为心内梗阻性休克和心外梗阻性休克。梗阻性休克患者往往会出现非常急剧的血流动力学改变，血流动力学参数变化的幅度较大。因此，血流动力学参数除了具有功能性监测意义之外，对明确梗阻的部位也有较强的诊断价值。对梗阻性休克的根本治疗是解除梗阻。如暂时无法解除梗阻，则应在血流动力学监测下通过手术或非手术治疗减少梗阻两端的压力差。

从根据病因对休克进行分类到按照血流动力学改变特点对休克进行分类标志着对休克理解的深入和对休克治疗的进步。在积极控制病因的基础上，将休克治疗的重点转移到循环功能支持方面是这种分类的主要临床意义。

二、病理生理

休克是各种致病因素都有可能引发的一种病理生理演变过程。当引起休克的致病因素作用于机体后，休克的病理生理过程已经开始。但临床上并不立即表现出血压下降或出现其他可反映休克的临床指标。虽然曾经为了易于理解而将休克分为代偿期、失代偿期和不可逆期，但是，休克的病理生理过程是一个进行性发展的过程。休克的发展过程实际上是渐进的、连续的、无法绝对分割的。各类休克共同的病理生理基础是有效循环血量锐减及组织灌注不足，所涉及的内容包括微循环改变、代谢变化和器官功能继发性损害等病理生理过程。

（一）微循环改变

微循环是组织摄氧和排出代谢产物的场所，其变化在休克发生、发展过程中起重要作用。微循环的血量极大，约占总循环血量的 20%。休克时，微循环状态发生了明显变化，并伴有组织、器官功能障碍。

在休克早期，由于总循环血量降低和动脉血压的下降，有效循环血量随之显著减少。此时机体通过一系列代偿机制调节并矫正所发生的病理变化。病理生理变化包括：通过主动脉弓和颈动脉窦压力感受器引起血管舒缩中枢产生加压反射，交感 - 肾上腺轴兴奋导致大量儿茶酚胺释放以及肾素 - 血管紧张素分泌增加等，可引起心率加快、心排血量增加以维持循环血容量相对稳定；还可通过选择性地收缩外周和内脏的小血管使循环血量重新分布，以达到保证心、脑等重要器官有效灌注的目的。此期的血流动力学改变，在临床上要仔细观察才可能发现。由于此时组织缺氧还不严重，若能去除病因积极复苏，休克状态常能逆转。

在休克中期，组织器官的灌注将不能维持，细胞的缺血、缺氧则持续加重，组织中酸性代谢产物大量堆积，导致微循环内动静脉短路，毛细血管网内出现大量的血液淤积，血管通透性增加等改变。这些改变导致器官功能的受损，可出现意识障碍、尿量减少、心肌缺血等一系列表现。此时的临床表现可谓是休克典型的表现，出现血压下降、心率加快、呼吸急促、皮肤黏膜湿冷、苍白、发绀、周身皮肤花斑等。此期临床应采取紧急的循环功能支持，迅速恢复组织灌注和维持器官功能。如果治疗及时有效，患者有恢复的可能。

在休克后期，淤滞在微循环中的血液浓缩，血液流动更加缓慢，血小板、红细胞聚积，出现弥散性血管内凝血。血管内皮损伤，组织细胞的损伤进一步加重，释放出大量的细胞因子。器官组织不仅功能性损伤加剧，而且出现组织结构性改变。细胞膜功能改变，组织细胞发生变性坏死。临床上表现为多器官功能障碍综合征（multiple organ dysfunction syndrome，MODS），导致更为严重的代谢紊乱及血流动力学异常。这种紊乱和异常又导致组织器官功能及结构的损害进一步加剧。由此形成休克的恶性循环，使休克向不可逆方向发展。

（二）代谢变化

休克时代谢变化非常显著。首先是能量代谢异常。由于组织灌注不足和细胞缺氧，体内的无氧糖酵解过程成为获得能量的主要途径。葡萄糖经无氧糖酵解所能获得的能量要比其有氧代谢时所获得的能量少得多。1 分子葡萄糖经无氧糖酵解和有氧代谢分别产生 2 分子和 38 分子的 ATP，分别提供 197J 和 2870J 的热量，即无氧糖酵解提供的热量仅为有氧代谢供能的 6.9%。因此，休克时机体能量极度匮乏是显而易见的。随着无氧代谢的加重，乳酸盐不断增加，丙酮酸盐则下降，乳酸盐 / 丙酮酸盐（L/P）比值升高（> 15 ～ 20），因此，此比值可以反映患者细胞缺氧的情况（正常比值> 10）。

代谢性酸中毒是休克时代谢变化的另一特点。休克时因微循环障碍而不能及时清除酸性代谢产物，肝对乳酸的代谢能力也下降，导致乳酸盐不断堆积而发生明显的酸中毒。轻度酸中毒（pH > 7.2）可引起心率加快、心排血量增加和血管收缩。重度酸中毒（pH < 7.2）对机体影响极大，各重要脏器的功能均受累，可致心率减慢、血管扩张和心排血量降低，呼吸加深、加

知识拓展：休克早期
微循环变化

知识拓展：休克中期
微循环变化

知识拓展：休克机制
研究动态

快以及意识障碍等。

（三）器官功能继发性损害

1. 肺　休克时，低灌注和缺氧可损伤肺毛细血管的内皮细胞和肺泡上皮细胞。前者受损后，可引起血管壁通透性增加、肺间质水肿；肺泡上皮细胞受损后，可引起肺泡表面活性物质生成减少，肺顺应性降低，继发肺泡萎陷肺容积减少。正常肺功能需要有充足的血液灌注和良好的肺泡通气，即通气/血流比值保持正常（正常值为0.8）。休克时，该比值发生异常。在灌流不足的情况下，通气尚好的肺泡难以获得良好的气体交换，出现"无效腔通气"现象。肺泡萎陷又使肺毛细血管内的血液得不到更新，产生"肺内分流"现象。这些变化都会使患者的缺氧状态加重，此时在临床上表现为进行性呼吸困难，即急性呼吸窘迫综合征（acute respiratory distress syndrome，ARDS），常发生于休克期内或稳定后48～72小时内。一旦发生ARDS，后果极为严重，死亡率很高。

2. 肾　休克时，由于肾血管收缩、血流量减少，使肾小球滤过率锐减。在抗利尿激素及醛固酮增多的影响下，水、钠重吸收增加。生理情况下，85%血流是供应肾皮质的肾单位，休克时血流重新分布主要转向髓质，结果不但滤过尿量减少，还可导致肾皮质肾小管发生缺血坏死，引起急性肾损伤（acute kidney injury，AKI），表现为尿量 < 0.5 ml/（kg·h）达6小时或48小时内SCr增加 ≥ 0.3 mg/dl（ ≥ 26.5 μmol/L）。

3. 心　除心源性休克之外，其他类型休克在早期一般无心功能异常。因冠状动脉的平滑肌β-受体占优势，所以在有大量儿茶酚胺分泌的情况下，冠状动脉并没有明显收缩，基本保证心脏的血供。由于冠状动脉灌流量的80%发生于舒张期，在休克加重之后，心率过快可使舒张期过短，回心血量不足，导致冠状动脉血流量明显减少，由此引起的缺氧和酸中毒可导致心肌损害。当心肌微循环内血栓形成时，还可引起心肌局灶性坏死。此外，心肌因含有黄嘌呤氧化酶系统，易遭受缺血-再灌注损伤。由于K^+、Na^+、Ca^{2+}均是心肌动作电位发生中必须依赖的电解质，故其变化也将影响心肌的收缩功能，加重心脏的损害。

4. 脑　在休克早期，儿茶酚胺释放增加对脑血管作用甚小，故对脑血流的影响不大。但当休克进展并使动脉血压持续进行性下降之后，最终也会使脑灌注压和血流量下降，导致脑缺氧。缺氧和酸中毒会引起血管通透性增加，可继发脑水肿并出现颅内压增高的表现。

5. 胃肠道　休克对胃肠道的影响已日益受到重视。当有效循环血量不足和血压降低时，胃肠道等内脏和皮肤、骨骼肌等外周的血管首先收缩，以保证心、脑等重要生命器官的灌注。据研究，休克时腹腔动脉阻力较休克前增高234%，比全身外周血管阻力的增高（156%）还要显著。由于胃肠道在休克时处于严重缺血和缺氧状态，黏膜缺血可使正常黏膜上皮细胞屏障功能受损，引起黏膜糜烂、出血。如有组织的缺血再灌注，又可导致氧自由基对细胞完整性破坏和毒性超氧化物蓄积。这些超氧化物还可使中性粒细胞在受损组织中浸润，并活化和释放具有细胞毒性的蛋白酶，进一步引起由炎症介质介导的损伤，导致急性胃损伤。肠道黏膜损伤使得肠道内的细菌或其毒素移位，经淋巴或门静脉途径侵害机体的其他部位，导致休克继续加重，并促使多器官功能障碍综合征的发生。

6. 肝　休克时，肝因缺血、缺氧和血流淤滞而明显受损。肝血窦和中央静脉内可有微血栓形成，致肝小叶中心坏死。此时，肝的解毒和代谢能力均下降，可发生内毒素血症，加重已有的代谢紊乱和酸中毒。除肝细胞损伤外，胆道系统也会受到损伤，表现为胆汁淤积。

7. 凝血系统　休克严重时易发生血管内凝血，其原因在于：①原发病，如脓毒症、创伤、烧伤等，激活促凝因素（如凝血因子Ⅻ激活、血小板活性增高、纤溶受抑制等）；②休克期微循环血流淤滞、血细胞聚集；③血小板释放多种促凝因子，可形成透明栓子，促使红细胞聚集成团块，加重微血管阻塞。DIC形成后可有较广泛的出血，并加重器官功能障碍。

8. 免疫系统　休克时感染发生率增加或原有感染加重，这与免疫抑制有关。研究证实，即使是单纯失血性休克，也会引起吞噬细胞的抗原提呈作用降低，淋巴细胞增殖受抑制，某些影响免疫功能的介质（如白介素、肿瘤坏死因子、干扰素等）出现异常改变。

三、临床表现

按照休克的发病过程可分为休克代偿期和休克抑制期，或称休克早期和休克期。

1. 休克代偿期　此阶段机体对有效循环血量的减少具有相应的代偿能力，中枢神经系统兴奋性提高，交感－肾上腺轴兴奋。患者表现为精神紧张、兴奋、烦躁不安、皮肤苍白、四肢厥冷、心率加快、呼吸变快和尿量减少等。此时，若能及时处理，休克可较快被纠正。否则，病情继续发展，则进入休克抑制期。

2. 休克抑制期　患者神情淡漠、反应迟钝，甚至可出现意识模糊或昏迷；出冷汗、口唇及肢端发绀、脉搏细速、血压进行性下降。严重时，全身皮肤、黏膜明显发绀，四肢厥冷，脉搏触不清、血压测不出，尿少甚至无尿。若皮肤、黏膜出现瘀斑或消化道出血，提示病情已发展至弥散性血管内凝血阶段。若出现进行性呼吸困难、烦躁、发绀，虽给予吸氧治疗但不能改善呼吸状态，应考虑已发生急性呼吸窘迫综合征。休克各期的临床表现见表 5-1-1。

表5-1-1　休克各期的临床表现

分期	程度	神志	口渴	皮肤黏膜		脉搏	血压	体表血管	尿量	估计失血量
				色泽	温度					
休克代偿期	轻度	神志清楚，伴有痛苦的表情，精神紧张	口渴	开始苍白	正常发凉	100 次/分以下，尚有力	收缩压正常或稍升高，舒张压增高，脉压缩小	正常	正常	20% 以下（800 ml 以下）
	中度	神志尚清楚，表情淡漠	口渴明显	苍白	发冷	100～120 次/分	收缩压 70～90 mmHg，脉压缩小	表浅静脉塌陷，毛细血管充盈迟缓	尿少	20%～40%（800～1600 ml）
休克抑制期	重度	意识模糊，甚至昏迷	非常口渴，可能无主诉	显著苍白，肢端青紫	厥冷（肢端更明显）	快速而细弱，或摸不清	收缩压 <70 mmHg 或测不到	毛细血管充盈非常迟缓，表浅静脉塌陷	尿少或无尿	40% 以上（1600 ml 以上）

四、诊断

临床上诊断休克多包括四个方面的内容：休克的病因、休克的程度、组织灌注不良及组织缺氧的表现、器官功能的改变。诊断休克的重要性是确定休克的过程是否已经开始，同时还应该了解休克已经发展到这个过程的哪个阶段及休克的血流动力学改变属于什么类型。

休克的诊断标准包括：出现低血压，表现为收缩压低于 90 mmHg 或较原基础值下降的幅度超过 40 mmHg，至少 1 h，或血压依赖输液或药物维持；有组织低灌注的表现：少尿＜0.5 ml/（kg·h），超过 1 h，或神经系统改变（精神改变，典型的包括思维迟钝、定向障碍、意识错乱），或皮肤表现（皮肤湿冷、苍白、发绀）。

典型休克的诊断并不难，重要的是要早期及时发现并处理。首先应重视病史，凡遇到严重损伤、大量出血、重度感染、过敏患者和有心功能不全病史者，应警惕并发休克的可能。若发现患者有出汗、兴奋、心率加快、脉压小或尿少等症状，应认为休克已经存在，必须积极处理；若患者出现神志淡漠、反应迟钝、皮肤苍白、呼吸浅快、尿少、收缩压降至休克标准，则提示患者已进入休克抑制期。各种外科休克的临床表现及诊断见本章第一节。

五、休克的监测

对休克患者的监测极为重要，有助于了解病情变化，利于调整治疗方案，同时也能反映治疗的效果。

（一）一般监测

1. 精神状态　患者的意识状态是反映休克的一项敏感指标，是脑组织血液灌注和全身循环状况的反映。在临床观察中，若患者神志清楚，对外界的刺激能正常反应，则提示患者循环血量已基本足够；相反，若患者表情淡漠、不安、谵妄或嗜睡、昏迷，则提示脑组织血循环不足，存在不同程度的休克。

2. 脉率　脉率增快多出现在血压下降之前，它是休克的早期诊断指标。休克患者治疗后，虽血压仍偏低，但脉率已下降至接近正常且肢体温暖者，常表示休克已趋向好转。常用脉率/收缩压（mmHg）计算休克指数，帮助判定有无休克及其程度。指数＜ 0.5 多表示无休克；＞ 1.0 ～ 1.5 有休克；＞ 2.0 为严重休克。

3. 血压　维持稳定的血压在休克治疗中十分重要，因此，血压是休克的诊断和治疗中最常用的监测指标。但是，由于休克早期机体代偿机制的作用，例如心排血量已有明显下降时，血压的下降却可能滞后发生；当心排血量尚未完全恢复时，血压可能已趋正常。所以血压并不是反映休克程度最敏感的指标。因此，在判断病情时，还应兼顾其他的参数进行综合分析。动态监测血压的变化比单个测定值更有临床意义。

4. 皮肤温度、色泽　休克时皮肤表现明显，尤其在颜面和肢端。皮肤的温度和色泽是体表血管灌注状况的标志。若患者四肢温暖、皮肤干燥，轻压指甲或口唇时，局部暂时缺血呈苍白色，松压后色泽迅速转为正常，表明末梢循环已恢复、休克好转；反之则说明休克仍存在。感染性休克者，有时会表现为四肢温暖，即所谓"暖休克"，对此应有足够的认识，不要疏漏。

5. 尿量　尿量是反映肾血流灌注状况很有价值的指标。尿少通常是早期休克和休克复苏不完全的表现。对疑有休克或已确诊者，应监测每小时尿量，必要时留置导尿管。尿量＜ 0.5 ml/（kg·h）（超过 1 h），比重增加，表明存在肾血管收缩和血容量不足；血压正常但尿量仍少且比重偏低，提示有急性肾衰竭的可能。若尿量能维持在＞ 0.5 ml/（kg·h）或 30 ml/h 以上，并且血压恢复正常，则提示休克已纠正。

视频：导尿术

（二）特殊监测

包括以下多种血流动力学监测项目。

1. 中心静脉压（central venous pressure，CVP）　CVP 代表了右心房或胸腔静脉内的压力变化，在反映全身血容量及心功能状态方面比动脉压要早。CVP 受多种因素影响，主要有：①血容量；②静脉血管张力；③右心室排血能力；④胸腔或心包内压力；⑤静脉回心血量。CVP 的正常值为 5 ～ 10 cmH$_2$O。当 CVP 低于 5 cmH$_2$O 时，表示血容量不足；若 CVP 高于 15 cmH$_2$O，则提示心功能不全、静脉血管床过度收缩或肺循环阻力增高；若 CVP 超过 20 cmH$_2$O，则表示存在充血性心力衰竭。临床实践中，强调对 CVP 进行连续测定，动态观察其变化趋势，以准确反映右心前负荷情况。另外，应注意中心静脉测压管的置入，其前端需接近或进入右心房，方能反映右心房功能状态。再者，对于无心脏器质性疾病病史者，应将CVP 控制在偏高水平（12 ～ 15 cmH$_2$O），有利于提高心排血量。

2. 肺毛细血管楔压（pulmonary capillary wedge pressure，PCWP）　CVP 不能直接反映肺静脉、左心房和左心室的压力，因此，在 CVP 升高前，左心压力可能已升高，但不能被CVP 的测定发现。经周围静脉将 Swan-Ganz 飘浮导管置入肺动脉及其分支，可分别测得肺动脉压（pulmonary arterial pressure，PAP）和肺毛细血管楔压（PCWP），反映肺静脉、左心房和左心室压。PAP 的正常值为 10 ～ 22 cmH₂O；PCWP 的正常值为 6 ～ 15 cmH₂O。若 PCWP 低于正常值，则提示有血容量不足（较 CVP 敏感）；PCWP 增高常见于肺循环阻力增高时，如肺水肿。因此，若临床上发现 PCWP 增高，即使 CVP 值正常，也应限制输液量，以免发生肺水肿。另外，通过 Swan-Ganz 导管还可获得混合静脉血标本进行血气分析，了解肺内动静脉分流、通气 / 血流比值和组织对氧的摄取量变化情况。虽然 PCWP 的临床价值很大，但由于肺动脉导管技术的有创性，且有发生严重并发症的可能（发生率为 3% ～ 5%），故应严格掌握适应证。导管在肺动脉内留置的时间不宜超过 72 小时。

3. 心排血量（cardiac output，CO）和心脏指数（cardiac index，CI） CO 是每搏量与心率的乘积，借助 Swan-Ganz 导管由热稀释法测出。成人 CO 正常值为 4 ～ 6 L/min。单位体表面积的心排血量称为心脏指数（CI），正常值为 2.5 ～ 3.5 L/（min·m²）。根据上述 CO 值，可按下列公式计算出总外周血管阻力（SVR）：

$$SVR = \frac{\text{平均动脉压} - \text{中心静脉压}}{\text{心排血量}} \times 80$$

正常值为 100 ～ 130（kPa·min）/L。

通常在休克时，CO 值均有不同程度降低，但有些感染性休克者（即"暖休克"者）CO 值却可能正常或增加。因此在临床实践中，测定患者的 CO 值并结合正常值进行调整固然重要，但更重要的是结合具体病情确定一个在病理情况下既能满足代谢需要，又不增加心血管负荷、对每个具体患者最适宜的 CO 值，这对治疗心源性休克尤为重要。

4. 氧供应及氧消耗 近年来，休克时氧供应（DO₂）和氧消耗（VO₂）的变化及其相互关系备受重视。DO₂ 是指机体组织所能获得的氧量，VO₂ 是指组织所消耗的氧量。DO₂ 和 VO₂ 可通过公式计算得到：

DO₂=CO（心排血量）×CaO₂（动脉血氧含量）

CaO₂（动脉血氧含量）= [1.34×SaO₂（动脉血氧饱和度）×Hb（血红蛋白）] +（0.003×PaO₂）

VO₂=1.34×CO×Hb× [SaO₂-SvO₂（静脉血氧饱和度）]

监测氧供应和氧消耗的意义在于：当 VO₂ 随 DO₂ 相应提高时，提示 DO₂ 还不能满足机体的代谢需要，应继续努力提高 CO，直至 VO₂ 不再随 DO₂ 升高增加为止。此时，即使 CO 值仍低于正常值，也表明 DO₂ 已满足机体代谢需要。

5. 动脉血气分析 通过动脉血气分析可了解换气功能和酸碱平衡的变化，是监测休克时必不可少的指标。动脉血氧分压（PaO₂）正常为 80 ～ 100 mmHg，可反映氧供应情况。在急性呼吸窘迫综合征时，PaO₂ 可降至 60 mmHg 以下，且靠鼻导管吸氧不能得到改善；PaO₂ 降至 30 ～ 40 mmHg 时，组织便已处于无氧状态。二氧化碳分压 PaCO₂ 正常值为 36 ～ 44 mmHg，是通气和换气功能的指标。休克时可因肺换气不足，出现体内二氧化碳聚集致 PaCO₂ 明显升高；相反，如果患者原来并无肺部疾病，因过度换气可致 PaCO₂ 较低；若患者通气良好，但 PaCO₂ 仍超过 40 ～ 60 mmHg，常提示严重的肺泡功能不全；PaCO₂ 高于 60 mmHg 时，吸入纯氧仍无改善可能是 ARDS 的先兆。碱剩余（base excess，BE）正常值为 -3 ～ +3 mmol/L，可反映代谢性酸中毒或碱中毒。血酸碱度（pH）反映总体的酸碱平衡状态，正常值为 7.35 ～ 7.45。在酸中毒或碱中毒的早期，通过代偿机制，pH 可在正常范围之内。

6. 动脉血乳酸盐测定 休克可引起无氧代谢和高乳酸血症。动态监测血乳酸浓度的改变，计算血乳酸的清除率，是反映休克早期的隐匿性指标之一，还可作为指导休克复苏的重要指标。正常值为 1 ～ 1.5 mmol/L，危重患者允许到 2 mmol/L。乳酸值越高，预后越差。同时，我们还应注意非灌注相关的乳酸，乳酸的升高需要区分是否与组织灌注相关。在肝功能不全时，乳酸可能会显著升高。另外，在应激条件下，如剧烈运动、紧张等，交感神经兴奋，β-受体激动，也可引起动脉乳酸升高，此时并非因为灌注不足所致。此外，还可结合其他参数判断病情，例如乳酸盐/丙酮酸盐（L/P）比值在无氧代谢时明显升高；正常比值10∶1，高乳酸血症时 L/P 比值升高。

7. 弥散性血管内凝血（disseminated intravascular coagulation，DIC）的检测　对疑有 DIC 的患者，应测定血小板的数量和质量、凝血因子的消耗程度及反映纤溶活性的多项指标。在下列五项检查中若有三项以上出现异常，临床上又有休克及微血管栓塞症状和出血倾向时，便可诊断 DIC。检查内容包括：①血小板计数低于 $80×10^9$/L 或呈进行性降低；②凝血酶原时间比正常组延长 3 秒以上；③血浆纤维蛋白原低于 1.5 g/L 或呈进行性降低；④ 3P（血浆鱼精蛋白副凝）试验阳性；⑤血涂片中破碎红细胞超过 2%。也可采用 ITSH/SSC DIC 诊断评分系统进行诊断和评估第 8 章第六节。

8. 胃黏膜内 pH 监测　休克早期，机体为保护心、脑等重要器官，会"牺牲"一些相对不重要的器官，使得胃肠道较早便处于缺血、缺氧状态，而此时全身血流动力学检测常不能反映缺血严重的器官组织的实际情况。胃肠道长时间缺血、缺氧导致屏障破坏，因而易于引起细菌移位，诱发脓毒症和多器官功能障碍综合征。胃黏膜内 pH（intramucosal pH，pHi）能反映局部组织的灌注和供氧情况，在发现隐匿性休克较乳酸更为敏感。pHi 的正常范围为 7.35 ～ 7.45，pHi ＜ 7.32 者提示预后不良。

六、治疗

引起各种休克的原因虽有不同，但都存在有效循环血量不足、微循环障碍和不同程度的体液代谢改变。因此，休克治疗的基本原则是尽早去除引起休克的原因，尽快恢复有效循环血量，维持最佳的组织灌注，纠正缺氧，减少进一步的细胞损伤。

（一）一般紧急治疗

尽快控制活动性出血。有时可使用休克服（裤），不但可止住下肢出血，还可以压迫下半身，起到自身输血的作用，据估计可增加 600 ～ 2000 ml 的血液，使生命器官的血液灌流得到改善。保持呼吸道通畅，必要时可行气管插管或气管切开。保持患者安静，避免过多的搬动。患者采取头和躯干抬高 20°～ 30°、下肢抬高 15°～ 20°的体位，以增加回心血量和减轻呼吸负担。注意保暖，但不加温，以免皮肤血管扩张而影响生命器官的血流量和增加氧的消耗。吸氧可增加动脉血含氧量，有利于减轻组织缺氧状态。给氧量为 6 ～ 8 L/min。酌情给予镇痛药。

（二）补充血容量

为纠正休克，积极补充血容量是矫正组织低灌注和缺氧的关键，尤其对于低血容量性休克，快速补充血容量显效迅速。应在连续监测动脉血压、尿量和 CVP 的基础上，结合患者皮肤温度、末梢循环、脉率及毛细血管充盈时间等微循环情况，判断所需补充的液体量。一般而言，休克程度越重，需补充的血容量也就越多。由于不仅要补充所丢失的血容量，还要充填扩大的毛细血管床，因此实际需要量往往比估计量大。通常可先采用晶体液（平衡盐溶液），因晶体液维持扩容作用的时间仅 1 小时左右，故还应加用胶体溶液。一般胶体溶液的最大用量为 1000 ～ 1500 ml/d，高分子量（分子量为 10 万～ 20 万）的产品可维持扩容效果达 6 小时以上。当血红蛋白低于 7 g/dl 时，可选用浓缩红细胞。大量出血时可快速输注全血。人体白蛋白可用于纠正低白蛋白血症。应用高渗氯化钠注射液（3% ～ 6%）行休克复苏治疗也很有效，利用高渗溶液的渗透作用，将组织间隙和肿胀细胞内的水分吸收进入血管内，从而起到扩容和疏通微循环的效果。高钠还有助于增加碱储备和纠正酸中毒。但使用大剂量高渗溶液后可能导致细胞脱水等不良反应。

（三）病因治疗

休克的病因治疗是指对导致休克发生、发展原因的去除。低容量性休克时应纠正造成循环容量减少的原因，如进行彻底的止血等；心源性休克时应注意对心脏本身基本的治疗，如治疗心肌梗死、纠正心律失常等；分布性休克时应去除导致血管收缩舒张功能异常的原因，如彻底控制感染、稳定机体自身炎症反应、去除过敏原因等；梗阻性休克时疏通循环血流通路，如狭窄瓣膜的扩张、心脏压塞的引流等，这些治疗都属于对休克病因治疗的范围。休克的病因治疗往往需要一定的时间过程（如控制感染）或在另一方面对机体造成新的损伤（如手术打击），使得患者没有机会等待病因治疗的完成或无法耐受病因治疗的实施。这种矛盾已经成为导致休克的死亡率难以进一步下降的主要原因。所以，在治疗休克时，病因治疗一定要与支持性治疗有机地结合才有可能提高休克的治愈率。

（四）纠正酸碱平衡失调

休克患者由于组织灌注不足和细胞缺氧常存在不同程度的代谢性酸中毒。这种酸性环境对心肌、血管平滑肌和肾功能都有抑制作用，应予以纠正。但在休克早期，患者产生过度换气，呼出大量二氧化碳，引起低碳酸血症、呼吸性碱中毒。故对于休克患者盲目地输注碱性药物是不妥的。另外，轻度的酸性环境对氧从血红蛋白解离是有利的，可增加组织供氧，因此不主张休克早期应用碱性药物。另外，机体在血容量充足和微循环得到改善之后，轻度酸中毒常可以缓解而无须纠正。但重度休克经扩容治疗后血 pH 值仍 < 7.15 时，应使用碱性药物。常用药物是 5% 碳酸氢钠，应按血气分析的结果调整剂量。

（五）血管活性药物和正性肌力药物的应用

对不同种类的休克患者，在纠正休克的过程中，常会使用血管活性药和正性肌力药。血管活性药物可分为血管收缩药和血管扩张药两大类，能够通过对血管舒张和收缩状态进行调节而促进血管功能改善，并进一步促使微循环血流灌注改善。正性肌力药是通过对心脏功能的调整，促进休克的纠正。

1. 血管收缩药 包括去甲肾上腺素、多巴胺和多巴酚丁胺等。

去甲肾上腺素：以兴奋 α- 受体为主、轻度兴奋 β- 受体的血管收缩药，能兴奋心肌，收缩血管，升高血压及增加冠状动脉血流量，作用时间短。常用量为 0.03 ～ 2 μg/（kg·min），持续静脉泵入。超过 1 μg/（kg·min）时兴奋 β- 受体，增加心肌做功和氧耗。严防漏出血管外，以免造成组织坏死。

多巴胺：具有多种作用，包括兴奋 α、β 受体和兴奋多巴胺受体等。其药理作用与剂量有关，小剂量 < 5 μg/（kg·min）时，主要作用于多巴胺受体，有轻度血管扩张作用，可以发挥利尿作用；5 ～ 10 μg/（kg·min）时以兴奋 β₁ 受体为主，可以增加心肌收缩力和心率，从而增加心肌做功和氧耗；大剂量 [10 ～ 20 μg/（kg·min）] 时则以 α₁- 受体兴奋为主，出现显著的血管收缩效应。

多巴酚丁胺：直接激动 β₁ 受体，对 β₂、α 受体作用弱。常用量为 2 ～ 20 μg/（kg·min），多巴酚丁胺对心肌的正性肌力作用较多巴胺强，能增加心排血量，降低肺毛细血管楔压，改善心泵功能。

间羟胺（阿拉明）：间轻胺对 α、β- 受体有间接兴奋作用，对心脏和血管的作用同去甲肾上腺素，但作用弱，维持时间约 30 分钟。常用量为 2 ～ 10 mg 肌内注射，或 2 ～ 5 mg 静脉注射；也可 10 ～ 20 mg 加入 5% 葡萄糖溶液 100 ml 静脉滴注。

血管加压素：对感染中毒性休克患者，通过强力收缩扩张的血管，提高外周血管阻力而改善血流的分布，起到提升血压、增加尿量的作用，在去甲肾上腺素大剂量使用或无效时，可小剂量给予，0.01 ～ 0.04 U/min。

2. 血管扩张药 主要分 α- 受体阻断药和抗胆碱能药两类。前者包括酚妥拉明、酚苄明等，能解除去甲肾上腺素所引起的小血管收缩和微循环淤滞并增强左室收缩力。抗胆碱能药包括阿托品、山莨菪碱和东莨菪碱。其他还有硝普钠等药物。

酚妥拉明：酚妥拉明的作用起效快，持续时间短，0.1 ～ 0.5 mg/kg 加于 100 ml 静脉输液

知识拓展：寻找其他抗休克受体药物

中滴注。

山莨菪碱：山莨菪碱（人工合成品为 654-2）在临床上较为多用，可对抗乙酰胆碱所致的平滑肌痉挛，使血管舒张，从而改善微循环；还可抑制花生四烯酸代谢，降低白三烯、前列腺素的释放而保护细胞。尤其是在外周血管痉挛时，山莨菪碱对提高血压、改善微循环、稳定病情等都有显著疗效。用法是每次 10 mg，每 15 分钟一次静脉注射，或者 40 ～ 80 mg/h 持续泵入，直到临床症状改善。

硝普钠：硝普钠也是一种血管扩张药，作用于血管平滑肌，能同时扩张小动脉和小静脉，但对心脏无直接作用。静脉用药后可降低前负荷。常用剂量为 5 ～ 10 mg，加入 100 ml 液体中静脉滴注，滴速应控制在 20 ～ 100 μg/min。硝普钠在肝中形成的最终产物是硫氰酸盐，后者对肝、肾有毒性作用。故用药超过 3 天者应监测血硫氰酸盐浓度，超过 10 mg/dl 时即应停药。

3. 正性肌力药

毛花苷 C：有增强心肌收缩力、减慢心率的作用。当充分扩容，但动脉压仍低，而且中心静脉压已超过 15 cmH$_2$O，存在心功能不全时，可经静脉注射毛花苷 C 行快速洋地黄化（0.8 mg/d），首次剂量为 0.4 mg 缓慢静脉注射，有效时可再给维持量。

此外，兴奋 α、β 肾上腺素能受体的药物（如多巴胺和多巴酚丁胺等）也兼有强心功能。

血管活性药物和正性肌力药物应结合休克不同阶段病理生理变化特点和血流动力学变化进行选择，如休克早期主要病情与毛细血管前微血管痉挛有关；后期则与微静脉和小静脉痉挛有关。有时，血管收缩药和血管扩张药可联合应用，目的是将强心与改善微循环有机结合，以提高重要脏器的灌注水平。例如：去甲肾上腺素 0.1 ～ 0.5/μg/（kg·min）和硝普钠 1.0 ～ 10 μg/（kg·min）联合静脉滴注，可增加心脏指数约 30%，减少外周阻力约 45%，从而使血压提高到 90 mmHg 以上，尿量维持在 40 ml/h 以上。此法实施有难度，处理不当会出现血压波动大，病情不稳定，因此常需在 ICU 中有经验医师的指导下进行。

（六）弥散性血管内凝血的治疗

弥散性血管内凝血（DIC）的治疗主要有抗凝治疗、替代治疗和抗纤溶治疗。对 DIC 进行抗凝治疗至少在理论是可行的，但临床实践却存在较大争议，主要发生在已经出现出血的病例。如果没有出血征象，但有栓塞征象，则无争议地主张抗凝治疗。普通肝素 5 ～ 7 U/（kg·h）持续静脉输注，每 4 ～ 6 小时评估一次；也可使用低分子肝素 200 U/kg，分 2 次皮下注射，疗程 5 ～ 8 天。对于存在活动性出血，血小板低于 50×10^9/L 的患者需要输注血小板，对于无活动出血的患者输注血小板的阈值可降低至 20×10^9/L。对纤维蛋白原低于 1.2 g/L 或 PT、APTT 明显延长伴有明显出血患者可输注新鲜冰冻血浆、凝血酶原复合物、纤维蛋白原或冷沉淀等。对于肿瘤、羊水栓塞等部分纤溶亢进的患者，如发生严重出血和其他治疗效果不佳，在抗凝和替代治疗的基础上可使用抗纤溶治疗，氨甲环酸每次 100 ～ 200 mg，每日 2 ～ 3 次。

（七）皮质类固醇

感染性休克早期内分泌系统激活，炎症介质和细菌产物导致部分激素分泌量绝对或相对减少，如血管升压素水平降低，肾上腺对促皮质激素的反应降低，胰岛素抵抗等。因此，补充替代剂量的糖皮质激素可以补充激素的不足，使血管对儿茶酚胺恢复敏感性，有利于恢复血管张力，纠正休克。常用氢化可的松 200 ～ 300 mg/d，分 3 ～ 4 次或持续静脉输注，连续 7 天。使用超过 300 mg/d 的氢化可的松，未显示积极的临床作用。

（八）其他药物

①钙拮抗药，如维拉帕米、硝苯地平等，具有防止钙离子内流、保护细胞结构与功能的作用。②吗啡类拮抗剂，如纳洛酮，可改善组织血液灌流和防止细胞功能失常。③氧自由基清除剂，如超氧化物歧化酶（SOD），能减轻缺血－再灌注损伤过程中氧自由基对组织的破坏作用。④调节体内前列腺素（PGS），如输注前列环素（PGI2）以改善微循环。⑤三磷腺苷－氯

化镁（ATP-MgCl$_2$）具有增加细胞内能量、恢复细胞膜钠 - 钾泵的作用，可防治细胞肿胀并恢复细胞功能。

第二节　失血性休克

失血性休克（hemorrhagic shock）属低血容量性休克，在外科休克中很常见，多见于大血管破裂，肝、脾破裂，胃、十二指肠出血，门静脉高压症所致的食管、胃底曲张静脉破裂出血等。通常在迅速失血超过全身总血量的 20% 时，即出现休克。严重的体液丢失，可造成大量的细胞外液和血浆的丧失，以致有效循环血量减少，也能引起休克。

临床表现包括：①精神症状改变、心率增快、呼吸加快、皮肤湿冷、苍白，早期血压可不下降或轻度升高，后期表现为血压下降。②早期可为低排高阻，后期则呈现低排低阻。③后期为组织灌注不良，如尿量减少，四肢湿冷。④血红蛋白进行性下降，代偿期可完全正常或表现为中心静脉血气中氧饱和度下降。⑤失代偿期可表现为代谢性酸中毒表现，血 pH 值下降、BE 下降、乳酸升高。

【治疗】

补充血容量和积极止血是治疗的关键。注意两方面同时进行，以免病情发展引起器官损害。

（一）补充血容量

1. 液体复苏　虽然失血性休克时丧失的主要是血液，但补充血容量时不一定需要采用全血。在纠正病因的同时必须进行液体复苏，可以选择晶体溶液（如生理盐水和等张平衡盐溶液）和胶体溶液（如白蛋白）。目前，尚无足够证据表明晶体溶液与胶体溶液用于低血容量休克液体复苏的疗效和安全性有明显差异。由于 5% 葡萄糖溶液会很快分布到细胞内间隙，因此不推荐用于液体复苏治疗。临床处理时，可先经静脉快速（30 ～ 45 分钟内）滴注等渗盐溶液或平衡盐溶液 1000 ～ 2000 ml。若患者血压很快恢复正常并能维持，表明失血量较小，且已不再继续出血。此时若患者的血细胞比容＞ 30%，表明能够满足患者的生理需要（携氧能力），可不必输血。如上述治疗仍不能维持循环血量、血压仍很低时，表明失血量很大，或有继续失血，则应输入血制品，包括全血或浓缩红细胞等，以保证携氧功能，防止组织缺氧。研究提示，血细胞容积为 30% 时，在毛细血管处的氧运送要优于血细胞容积为 50% 时。

对"未控制出血的失血性休克"，应早期采用控制性复苏，收缩压维持在 80 ～ 90 mmHg，以保证重要脏器的基本灌注，并尽快止血，出血控制后再进行积极容量复苏。但对于合并颅脑损伤的多发伤患者、老年患者及高血压患者，应避免控制性复苏。

临床上，常根据动脉血压和中心静脉压两个参数来指导补液（表 5-2-1）。一般来讲，在心肌功能较好的情况下，成人循环血量变化 1000 ml 时，中心静脉压可能随之变化 0.68 kPa（7 cmH$_2$O）。当动脉压较低，中心静脉压也低，提示循环血量不足，补液是安全的，且可增加心排血量。如动脉压较低，而中心静脉压偏高，则提示补液量过多或有心功能不全情况。此时不论循环血量是否足够，如再补液，都将增加心脏负担，导致心力衰竭和肺水肿，应减慢补液速度。可在密切观察中心静脉压的变化下，继续补充血容量。

表5-2-1　中心静脉压与补液的关系

中心静脉压	血压	原因	处理原则
低	低	血容量严重不足	充分补液
低	正常	血容量不足	适当补液

续表

中心静脉压	血压	原因	处理原则
高	低	心功能不全或血容量相对过多	给予强心药物，纠正酸中毒，舒张血管
高	正常	容量血管过度收缩	舒张血管
正常	低	心功能不全或血容量不足	补液试验 *

2. 输血制品　可根据血压和脉率的变化来估计失血量（表 5-1-1）。输血最好采用新鲜的全血。因保存 5 天以上的库存血中，血小板、纤维蛋白原、Ⅴ 因子几乎完全缺乏。如大量输入库存血，可能引起严重的凝血障碍。此外，大量输入库存血后，由于库存血中的 2,3- 二磷酸甘油酸含量低，将使氧释放受阻，加重休克时供氧不足的状况。在补充血容量的过程中，也可采用血浆来代替部分血液。血浆可以维持胶体渗透压，防止水分从毛细血管渗出，对以丧失血浆为主的烧伤、腹膜炎等所致的休克有重要作用。为保证组织氧供，血红蛋白降至 70 g/L 时应考虑输血。对于有活动性出血的患者、老年人以及有心肌梗死风险者，血红蛋白保持在较高水平更为合理。大量失血时应注意补充凝血因子。

对低血容量休克患者一般不常规使用血管活性药，研究证实，这些药物会进一步加重器官灌注不足和缺氧。临床上，通常仅对在足够的液体复苏后仍存在低血压或者尚未开始输液的严重低血压患者，才考虑应用血管活性药和正性肌力药。

（二）止血

积极纠正失血性休克的病因是治疗的基本措施。对于出血部位明确、存在活动性失血的休克患者，应尽快手术或介入止血。对于出血部位不明确、存在活动性失血的患者，应迅速利用包括超声和 CT 在内的各种必要手段来查找病因。否则，尽管补充了晶体液、胶体液，仍难以维持循环稳定，休克不可能被纠正。有效、迅速的止血措施具有重要的临床意义。一般可先采用暂时的止血措施，待休克初步纠正后，再进行根本的止血措施。例如用指压法控制体表动脉大出血，用三腔二囊管压迫控制门静脉高压症食管静脉曲张破裂大出血等，可为进行彻底的手术治疗赢得宝贵的时间。

对于多数内脏器官出血，手术止血才是根本性的处理。对已处在休克状态下的患者来说，手术无疑是一个打击，可使危险性增加。但若不止血，休克将无法纠正。因此，不能只看到手术可使休克加重的一面，还应看到出血不止休克将难以控制的一面。遇到此种情况时，应在积极补充血容量的同时做好手术准备，及早施行手术止血，决不能因患者血压过低、状态不好，便犹豫不决，以致失去抢救时机，但需强调损伤控制理念。

第三节　创伤性休克

创伤性休克（traumatic shock）也属于低血容量性休克，多见于严重的外伤，如复杂性骨折、挤压伤或大手术等。与失血性休克相比，创伤性休克的病理生理过程有一定的复杂性。此时可有血液或血浆的丧失，加之损伤处又有炎性肿胀和体液渗出，这些体液不再参与循环。另外，受损机体内可产生组胺、蛋白酶等血管活性物质，引起微血管扩张和通透性增高，又使有效循环血量进一步降低。损伤还可刺激神经系统，引起疼痛和神经 - 内分泌系统反应，影响心血管功能。有的创伤本身可使内环境紊乱，如胸部伤可直接影响心、肺功能，截瘫可使回心血量暂时减少，颅脑伤可使血压下降等。

【治疗】

创伤性休克的治疗原则与失血性休克基本相同，但也有一些特殊性。

（一）补充血容量

对创伤性休克患者低血容量程度的判断有一定难度，除可见的外出血之外，创伤区域的组织内出血、水肿和渗出等都是导致血容量降低的原因。因此，常常会对实际的失液量估计不足。为此，应强调补充血容量后对监测指标做动态观察与分析，然后调整治疗方案。这样才能避免因补液量不足导致休克无法被纠正的问题。至于补充血容量的具体方法和成分，与失血性休克基本相同，可参见本章第二节。

（二）纠正酸碱失调

创伤性休克早期，患者因疼痛所致的过度换气以及神经－内分泌反应所致的保钠排钾，常会发生低碳酸血症、呼吸性碱中毒。但在后期，由于组织缺氧和继发感染，产生大量酸性代谢产物，代谢性酸中毒转而替代了早期的碱中毒。临床上有时会对创伤患者早期应用碱性药物，以对抗酸中毒，这种做法是不恰当的，因为此时患者很可能并不存在酸中毒。有一个原则应遵循：应用碱性药物都应以动脉血气分析为依据。

（三）手术治疗

首先应根据创伤的性质和种类，决定是否需要进行手术；其次是选择手术时间。如果不需紧急手术，可待休克纠正后进行。如果需要紧急手术，则对手术时间的选择与手术方式需权衡把控，可参照本章失血性休克的治疗。

第四节　感染性休克

感染性休克（septic shock）是外科较常见且治疗较为困难的一类休克，多见于急性腹膜炎、胆道感染、绞窄性肠梗阻及泌尿系感染等。各种感染源（如细菌、真菌、病毒、寄生虫及毒素）激活机体免疫系统，释放白细胞介素（IL）-1、肿瘤坏死因子（TNF）-α等炎症介质，形成瀑布样连锁反应，导致全身炎症反应，引起组织细胞的全身性破坏，最终发生感染性休克。感染是感染性休克的始动因子，而感染性休克是机体炎症反应失控的结果。从本质上来看，感染性休克是全身炎症反应综合征导致自身损害的结果。

大量释放的炎症细胞因子通过激活机体免疫反应，引起广泛、强烈的血管舒张效应和毛细血管通透性增加，使有效循环容量明显减少，构成感染性休克体循环阻力明显降低和血流分布异常的基础。感染性休克的血流动力学特点是体循环阻力下降、心排血量正常或增高、肺循环阻力增加。经过积极液体复苏后，心排血量正常或高于正常，而动脉血压仍低，体循环阻力明显降低。感染性休克的血压下降是继发于阻力血管的扩张。导致组织灌注不良的原因是血流分布异常。心排血量正常或升高与组织低灌注并存是感染性休克的特征。

根据病原和休克阶段不同，感染性休克的血流动力学改变有高动力型和低动力型两种。高动力型即高排低阻型休克，表现为外周血管扩张、阻力降低，心排血量正常或增高。患者皮肤比较温暖干燥，又称暖休克。低动力型即低排高阻型休克，表现为外周血管收缩，微循环淤滞，大量毛细血管渗出致血容量和心排血量减少。患者皮肤湿冷，又称冷休克。两种休克的临床表现见表 5-4-1。

表5-4-1　感染性休克的临床表现

临床表现	冷休克（低排高阻型）	暖休克（高排低阻型）
神志	躁动、淡漠或嗜睡	清醒
皮肤色泽	苍白、发绀或花斑样发绀	淡红或潮红
皮肤温度	湿冷或冷汗	比较温暖、干燥
毛细血管充盈时间	延长	1～2 s

续表

临床表现	冷休克（低排高阻型）	暖休克（高排低阻型）
脉搏	细速	慢、搏动清楚
脉压（mmHg）	＜30	＞30
尿量（每小时）	＜25 ml	＞30 ml
休克阶段	休克晚期，预后差	休克早期，预后好

根据 2016 年美国重症医学会联合欧洲重症医学会发布的脓毒症 3.0 的定义和诊断标准，在临床上诊断感染性休克需要符合以下标准：①明确 / 可疑的感染灶；② SOFA 评分 ≥ 2 分；③经积极液体复苏（20 ～ 40 ml/kg）仍需血管活性药物维持 MAP ≥ 65 mmHg；④伴有组织或器官的低灌注，乳酸 ≥ 2.0 mmol/L。

【治疗】

感染性休克的治疗包括去除感染灶、积极抗感染和器官功能支持治疗。早期目标性血流动力学支持治疗是严重感染及感染性休克治疗的关键内容。

（一）早期液体复苏

一旦临床诊断严重感染或感染性休克，应尽快使用天然 / 人工胶体或晶体液进行积极的液体复苏，6 小时内达到复苏目标：①中心静脉压（CVP）8 ～ 12 mmHg，机械通气患者需要达到 12 mmHg；②平均动脉压 ≥ 65 mmHg；③尿量＞ 0.5 ml（kg·h）；④中心静脉血氧饱和度（$ScvO_2$）或混合静脉血氧饱和度（SvO_2）≥ 70%。若液体复苏后 CVP 达到 8 ～ 12 mmHg，而 $ScvO_2$ 或 SvO_2 仍未达到 70%，需输注浓缩红细胞使血细胞比容达到 30% 以上，或输注多巴酚丁胺以争取达到复苏目标。

当患者的容量状态不明或血流动力学不稳定时，或需要了解患者对补液及血管活性药物治疗的反应时，需要放置肺动脉漂浮导管或中心静脉导管。血流动力学监测是指导休克复苏时的重要手段，也有利于了解患者对治疗的反应，确定进一步的治疗方案。

（二）及时合适的抗生素治疗

有效循环血量减少是严重感染和感染性休克突出的病理生理改变，尽管恢复有效循环血量是治疗的关键，但液体复苏的初期目标仍然是保证足够的组织灌注。一旦明确诊断严重感染和感染性休克，应立即留取病原学标本，在 1 小时内开始广谱抗生素治疗。在应用抗生素之前留取合适的标本，但不能为留取标本而延误抗生素的使用。经验性使用抗生素是否合适、是否有效覆盖可能的病原菌，是影响预后的关键因素。早期经验性抗生素的选择不仅要考虑患者的病史、基础疾病状态、临床症状与体征和可能的感染部位，而且要充分考虑患者所在社区、医院或病房的微生物和药物敏感试验的流行病学情况，尽可能选择广谱的强有效的抗生素，覆盖可能的致病菌。在 48 ～ 72 小时后，根据微生物培养结果和临床的疗效，选择目标性强的窄谱抗生素，以减少耐药菌的发生。

（三）评估并去除感染源

明确导致感染性休克的感染灶及其致病菌，是确诊感染性休克病因的关键。结合病史、体检及实验室检查，常可明确感染部位。中枢神经系统感染、肺部感染、腹腔感染或泌尿系感染、皮肤或软组织感染、菌血症等均是感染性休克的常见原因。

虽然积极的抗生素治疗及其他支持治疗可能使部分患者的病情稳定，但积极而有效的外科处理是抗感染的关键措施。控制手段包括引流脓肿或局部感染灶、清除感染后坏死组织、摘除可引起感染的医疗器具，或对仍存在微生物感染的源头进行控制。

（四）血管活性药物的使用

感染性休克时首先推荐使用去甲肾上腺素，其他药物的使用参照本章第一节。

（五）激素治疗

近年来研究显示，应激剂量糖皮质激素可改善感染中毒性休克患者的预后。对于经足够的液体复苏仍需升压药来维持血压的感染性休克患者，推荐静脉使用糖皮质激素，可选用氢化可的松 200 ～ 300 mg/d，分 3 ～ 4 次或持续给药，连续 7 天。

（六）其他治疗

其他治疗包括机械通气、器官保护和支持、积极控制血糖、营养支持等处理。

（朱　曦）

第 6 章 外科患者围术期的评估与处理

围术期（perioperative period）是指从患者确定手术治疗时起，直到与这次手术相关的治疗基本结束为止，围绕手术这一全过程，包括手术前期、手术期和手术后期。为了确保手术的成功，除做好手术前的评估和充分准备外，严谨的术中管理，以及及时发现并正确处理各种术后并发症，是保证手术达到预期目标的关键。

第一节 外科手术的分类

外科手术是治疗外科疾病的一种重要手段，按照手术的时限性，可分为急症手术、限期手术和择期手术三种形式。

1. 急症手术 要求用尽可能短的时间进行必要的术前准备，即迅速实施手术，否则会因术前准备而延误手术时机，甚至危及生命，如肝、脾破裂、肠破裂手术等。

2. 限期手术 手术时间的选择有一定限度，不宜延迟过久，而应在尽可能短的时间内做好术前准备，如各种恶性肿瘤根治术，甲状腺功能亢进症的甲状腺手术等。

3. 择期手术 可在充分的术前准备后选择合适时机进行手术，如良性肿瘤切除术、腹股沟疝修补术等。

另外，也可根据手术目的分为诊断性手术、治疗性手术、姑息性手术及美容手术。如根据手术范围则可分为大手术、中手术、小手术、微创手术等。

第二节 外科患者的术前准备

自 20 世纪中叶以来，现代外科手术技术（体外循环心脏直视手术、显微外科、各种腔镜技术）有了蓬勃的发展。目前各种病灶切除和器官功能重建（organic function reconstruction）的式式日臻成熟，器官移植（organ transplantation）的发展，挽救了成千上万患者的生命。但是，麻醉和外科手术本身也是一种创伤，而接受这种有创性治疗的患者，如存在某些基础病变或有并发疾病，即身体可能存在着某些器官解剖和（或）功能障碍，这时无论是择期还是急症手术，都可能使器官功能恶化，造成机体器官功能处于代偿的边缘甚至失代偿状态。近 20 年来，全球人均寿命显著延长，接受手术治疗的高龄患者日益增加，而这些高龄老人的器官功能储备已严重降低，或合并有诸多器官的慢性疾病甚至功能障碍。一旦手术创伤应激超出了患者的代偿能力，就有可能发生与手术目的相悖的不良结果，即"并发症"。在外科临床实践中，"手术虽然得以成功完成，患者却不幸死亡"的例子仍时有发生，既给患者及其家属造成了无法挽回的损失和痛苦，又令外科医师十分惋惜和痛心，甚至可能影响某些新术式、新疗法的开展。因此，除了掌握手术的适应证与禁忌证之外，外科患者围术期的管理，特别是对患者全身各器官功能状态和手术耐受能力进行全面的评估和调整支持，有针对性地防治各种并发症，是外科治疗成功的基本保证。

手术前准备与患者疾病的轻重缓急、手术范围的大小以及患者的身体状况密切相系。

一、心理准备

手术前最常见的心理问题是因为对手术的恐惧和认识不足而引起的焦虑、紧张情绪。另外，对手术效果及预后的担忧，或以往曾有过的手术经历也会对患者产生心理影响。医务人员应尽最大努力与患者及其家属建立良好的医患关系，以关怀和鼓励的方式向患者和家属交代患者的病情、手术必要性、手术方式、麻醉方式、可能发生的各种并发症、预后等，使患者对即将施行的手术有充分的了解和足够的信心，并能以积极的心态配合手术和术后的治疗。术前患者本人或法律上有责任的亲属应签署手术、麻醉相关知情同意书。如为急诊抢救手术，亲属未及时赶到，须在病历中记录，并上报医院医疗管理部门备案。

二、生理准备

通过对患者生理状态进行调整，使患者以良好的状态应对手术。

1. 适应手术后变化的功能锻炼　如术前练习床上大小便、练习正确的咳嗽和咳痰方法、吸烟患者术前 2 周开始停止吸烟等。

2. 备血和补液　对拟施行大中型手术的患者，术前应做好血型检查和交叉配血试验，备好一定量的血液制品，有条件者可预采自体血。术前予以纠正水、电解质紊乱和酸碱平衡失调。

3. 预防感染　手术部位感染主要与手术操作技术、无菌原则的掌握、手术时间、切口类别、患者的免疫状态、糖尿病患者血糖的控制状态、营养状况等因素相关。非手术部位感染则多与术前患者基础状态有关。对Ⅰ类切口常规不使用抗生素，但是对有糖尿病、免疫功能低下（尤其是接受器官移植者）、营养不良等感染高危因素以及术中置入人工假体的患者，也可以术前预防性使用抗生素。对Ⅱ、Ⅲ类切口一般术前可预防性应用抗生素。

知识拓展：手术预防性抗生素的应用原则

4. 胃肠道准备　从术前 8～12 小时开始禁食，术前 4 小时开始禁水，以防因麻醉或手术过程中呕吐引起误吸、窒息或吸入性肺炎。但加速康复外科（enhanced recovery after surgery，ERAS）认为过长时间的禁食、禁水会导致患者发生口渴、饥饿、焦虑、脱水、低血糖等不良反应，从而提出麻醉诱导前禁固体食物 6 小时、禁透明液体 2 小时的理念。针对胃肠道手术，患者术前 1～2 天开始进流质饮食，对有幽门梗阻的患者，术前应清洁洗胃。而结、直肠手术术前 2～3 天应口服抗生素，同时进行肠道的清洁以减少肠道菌群数，预防术后感染。

知识拓展：结直肠手术肠道准备的方法介绍

5. 皮肤准备　术前皮肤准备的目的是去除手术区域皮肤的毛发和污垢，便于手术及降低切口感染概率。目前，临床中常用的术前备皮方法有剃毛备皮法和不剃毛备皮法，其中不剃毛备皮法又分为脱毛剂备皮法、剪毛备皮法及消毒剂清洁法 3 种，多推荐使用皮肤清洁后剪除手术部位毛发的方法。

知识拓展：术前皮肤准备的各种方法

6. 其他　手术前夜，对于焦虑明显的患者，可适当给予镇静药，以保证良好的睡眠。若发现患者有发热或妇女月经来潮应延迟手术日期，进入手术室前取下手镯、耳环等各种装饰物品，并排空尿液，必要时留置导尿管。另外，术前应取下患者义齿，避免麻醉或手术过程中义齿脱落造成误吸或误咽。

第三节　外科患者的术前评估及处理

术前评估包括了解患者各器官功能状态、外科原发疾病对于病变器官及全身的影响、既往疾病史及其对全身状况的影响、外科疾病与既往疾病间的关系以及手术治疗所致机体解剖和功能的改变等，尽可能准确地预测患者能否耐受手术及手术治疗的结果。在此基础上，尽可能使患者的营养物质摄入与消耗处于平衡，各器官功能状态达到或趋于正常，使得疾病以及手术创伤对各器官功能的损害降到最低限度，从而提高患者围术期的安全性，以达到趋利避害、保护机体、治愈疾病的目的。

一、营养状况的评估

早在半个世纪之前，美国著名外科学家 Francis Moore 就报告了低白蛋白血症和体重显著减轻患者的外科手术死亡率和并发症率显著增高。值得提出的是，近年来，"营养不良"已由过去单一的"营养不足"拓展为包括"营养不足"和"营养过剩"两个方面的新概念。越来越多的病态肥胖患者需要接受外科手术治疗，而这类患者的各个脏器已经不堪其巨大体重的负担，再遇手术打击，极易出现多器官功能障碍综合征（MODS）。营养状况评估主要是指对人体组成成分，特别是三大能源物质以及水、电解质、维生素、微量元素等水平的测量，反映的是机体的储备能力，是一种"静态"的指标。这些年来，在腹部外科中因消化道肿瘤及肝、胆、胰腺疾病的影响，患者的营养问题已被外科医师高度重视。目前，临床常用的营养评估方法见表 6-3-1。

表6-3-1　外科患者术前营养评估方法

营养评估方法	具体内容
病史	食欲、消化功能、以往身体状况等
人体测量	体重、BMI、IBW、TSF
实验室检查	白蛋白、转铁蛋白、前白蛋白
免疫功能测定	外周血淋巴细胞计数、迟发型超敏反应

注：BMI，体重指数；IBW，理想体重；TST，肱三头肌皮褶厚度

体重和血白蛋白水平是评估人体营养状况的重要指标，实际体重较理想体重（ideal body weight，IBW）减轻＞20% 或增加＞30% 均属"营养不良"。体重进行性减轻＞20% 或血浆白蛋白＜25 g/L，可使手术死亡率显著增高，而过度肥胖者体重较理想体重增加＞30% 也将加重机体的代谢负担，增加手术并发症的发生率。理想体重（IBW）可通过身高来估算，其计算公式如下：男性 理想体重＝48 kg＋（身高 –152 cm）/2.54 cm×2.7 kg；女性 理想体重＝45 kg＋（身高 –152 cm）/2.54 cm×2.3 kg。

肱三头肌皮褶厚度（triceps skinfold thickniss，TST）和上臂围的测量反映了机体的脂肪储存状态。血浆三酰甘油及胆固醇水平则反映了机体内源性脂肪的合成及利用情况。一旦血浆三酰甘油和胆固醇水平明显降低，即提示机体已在大量动员体内脂肪以弥补营养摄入的不足，细胞膜稳定性可能会受到伤害。

血白蛋白是主要的营养指标之一，其在血清总蛋白所占比例超过 50%，主要维持血浆渗透压。白蛋白＜30 g/L 常提示营养不良，但白蛋白半衰期较长（15～19 天），对于某些急性疾病不能及时反映营养状况的变化，此时可测定血清转铁蛋白（半衰期 7～8 天）或前白蛋白（半衰期 1.9 天）水平作为参考。此外，营养状况与机体的免疫功能密切相关。外周血淋巴细胞计数（TLC）和迟发性超敏反应（delayed-type hypersensitivity，DTH）同时反映机体的免疫功能和营养状况。TLC 为（800～1200）×10^6/L 提示中度营养不良，TLC＜800×10^6/L，应考虑为重度营养不良。DTH 试验根据皮内注射外来多种抗原后皮肤硬结反应的强弱，预判断机体的免疫营养状况。根据上述指标，人们提出了预后营养指数（prognostic nutritional index，PNI）的概念：PNI（%）＝158–16.6（ALB）–0.78（TSF）–0.2（TFN）–5.8（DTH）。

注：公式中 ALB 为白蛋白（g/dl）；TSF 为肱三头肌皮褶厚度（mm）；TFN 为转铁蛋白（mg/dl）；

DTH 则以"0"表示无反应,"1"表示硬结范围＜ 5 mm,"2"代表硬结＞ 5 mm。PNI ＜ 30% 提示并发症的发生率与病死率较低,而 PNI ＞ 50% 提示发生并发症与死亡的风险显著升高,属高度手术风险。

二、代谢状态评估

代谢状态评估主要是指对机体在应激状态下是否能够利用能源底物,以及外源能量物质的利用与自身组织(能量)消耗之间的平衡状态,即对机体的"合成"与"分解"代谢的强弱对比变化进行评估,是一种动态的过程。外科的多数疾病与创伤、炎症(感染)和肿瘤有关,此时机体分解代谢增加,对于外界能源物质的利用能力降低,甚至出现机体组织的"自身相食"(auto cannibalism),而导致所谓"恶病质"(cachexia)。在这一病理基础上,手术创伤应激有可能会加重患者的分解代谢状态,进一步加剧上述代谢失衡,造成分解代谢失控而危及生命。因此,在术前需评估患者的营养状况,对上述分解代谢增加的患者需要给予更多的能量摄入。

知识拓展:手术后早期应激反应、代谢改变及营养支持

三、心脏功能评估

心脏功能评估主要通过询问病史、体格检查、心电图检查、胸部 X 线检查、超声心动图检查以及临床心功能分级等指标进行。对于有高血压病史的择期手术患者,术前血压应控制在不超过 160/100 mmHg。一般主张术前不必停用或减量各种抗高血压药。术后早期给予静脉降压药物,待患者清醒进食后,恢复术前降压药物治疗。对于合并休克的急症手术患者,则应尽量使血压接近正常,力争使平均动脉压(MAP)＞ 60 mmHg,以保证心脏、肝、肾等内脏器官的血流灌注。对于急性心肌梗死病史患者,一般认为 6 个月内不宜行择期手术。对急症手术患者,除心率、血压可在术中针对病因继续纠正外,其他指标应尽可能在术前达到或接近正常。对于一般择期手术患者,如术前心脏听诊无明显杂音、心率＜ 100 次 / 分、心 / 胸比例基本正常,心功能Ⅲ级以上,在静息状态下可以平卧,且颈静脉和肢端静脉无明显怒张,多能耐受手术。

随着人口老化和医疗技术水平提高,越来越多的老年患者可能被纳入外科手术治疗对象范围,而这些老年患者中有相当一部分存在着冠状动脉不同程度的硬化、狭窄,一旦遇到创伤、失血、疼痛等强烈应激,原本硬化、狭窄的冠状动脉可能会进一步痉挛,甚至完全失去供血从而导致急性冠状动脉综合征,有的其至发生急性心肌梗死。因此,对于老年、肥胖、既往冠心病等高危患者,除手术前全面评估外,还应在术前、术中、术后连续监测心电图、相关心肌酶谱和标志物,如肌酸激酶同工酶(CK-MB)、乳酸脱氢酶(LDH)、肌钙蛋白 T(TnT)、肌钙蛋白 I(TnI)、B 型脑钠肽(BNP)等的变化。但要更科学、客观地评估其手术风险,可使用 NEWYORK 心脏协会的心功能评估共识或 Goldman 评分,后者在临床中较为常用,见表 6-3-2。

表6-3-2　心脏病患者手术风险Goldman评分

序号	异常指标	评分
1	收缩期第二心音奔马律或高静脉压	11
2	近 6 个月内有心肌梗死	10
3	心电图任何导联室性期前收缩＞ 5 次 / 分	7
4	非窦性心律或心电图房性期前收缩	7
5	年龄＞ 70 岁	5
6	急症手术	4
7	胸腔、腹腔或主动脉手术	3
8	显著主动脉瓣狭窄	3

续表

序号	异常指标	评分
9	一般健康状况差	3

注：根据上述参数计算总评分，随着评分的增加，发生危及生命的心脏并发症和心脏死亡的风险逐渐增加，按不同评分级别其心脏并发症和死亡率分别为：评分为 0～5 分时＜1% 和 0.2%；6～12 分时 7% 和 2%；13～25 时 13% 和＞2%；≥26 分 78% 和（17%～56%）。

四、呼吸功能评估

呼吸功能评估包括对患者通气和换气状态的评估。通气状态主要观察呼吸频率、形式等。换气功能则通过脉搏氧饱和度监测和动脉血气来分析。正常呼吸频率为 12～20 次 / 分，在标准大气压下，正常成人动脉血氧饱和度应（SaO_2）＞92%，动脉血氧分压应（PaO_2）＞70 mmHg，但随着年龄增长 PaO_2 下降，60 岁以后每增加 1 岁允许有 1.0 mmHg 的下降，计算公式：$PaO_2 = 100 - 0.03 \times$ 年龄 ± 5（mmHg）。

原则上，拟行胸部、上腹部等重大手术，尤其是对慢性咳嗽、长期吸烟、年龄 65 岁以上、过度肥胖、有慢性阻塞性和限制性肺疾病的患者，术前均应行肺功能和血气检查。常用的呼吸功能评估指标包括：肺活量（VC）、第一秒用力呼气量（FEV_1）及用力肺活量（FVC）的比值、最大通气量（MVV）占预计值（predicted MVV）的百分比、残气量 / 肺总量、动脉血氧分压（PaO_2）和二氧化碳分压（$PaCO_2$）等，见表 6-3-3。如表中有两项以上指标异常即为中度肺功能损害，术后发生呼吸功能不全的危险便显著增高。

表6-3-3　常用呼吸功能评估指标

	正常	轻度损害	中度损害	重度损害
肺活量（L）	2.5～3.5	1.5～2.0	1.0～1.5	＜1.0
FEV_1/FVC（%）	＞70	55～69	40～54	＜40
MVV/pMVV（%）	＞75	60～74	45～59	＜45
残气量 / 肺总量（%）	＜35	36～50	51～65	＞65
PaO_2（mmHg）	≥70	60～69	50～59	＜50
$PaCO_2$（mmHg）	＜45	45～50	49～55	＞55

五、肾功能评估

对于肾功能的评估，常用的指标包括尿量、尿常规、血清尿素氮和肌酐、电解质、酸碱平衡等。正常成人 24 h 尿量为 1000～2000 ml，如果 24 h 尿量少于 400 ml 或每小时尿量少于 17 ml，称为少尿。少尿是肾功能不全的征象，也是低血容量的正常反应。因此，要结合患者的病史、临床症状及实验室检查等进行综合分析。血清尿素氮和肌酐虽然是诊断肾疾病的重要指标，但往往在肾疾病较为严重时（肾小球滤过率＜50%）才会出现异常。对于长期患高血压、糖尿病等可能存在肾小球功能损伤的患者，需术前行尿微量蛋白测定，才可帮助进一步排除早期肾疾病。

手术和麻醉很少对肾功能造成直接的损伤，多是通过循环和氧合的异常造成间接损害。因此，除术前评估肾功能外，术中适宜的补液（＞500 ml/h）保持血流动力学稳定，防止血循环过度波动以及低氧血症，避免肾血流量受影响十分重要。术毕返回病房后，应根据术中液体出入平衡情况，调整输液用量及速度。

知识拓展：肌酐清除率

需要强调的是，一旦患者出现肾功能损伤，必须首先保证有效循环血容量充足（平均动脉压＞ 60 ～ 70 mmHg），在此基础上酌情应用利尿药，否则将加重肾损伤。如果符合透析治疗指征，应积极考虑早期行连续肾替代治疗（CRRT）。

六、肝功能评估

肝的主要功能包括物质代谢、生物转化、解毒、分泌和排泄等。对肝功能正常的患者，麻醉和手术操作不至于引起肝缺血、缺氧或对肝功能产生明显影响。但是，对于肝血流量已经减少的肝功能失代偿患者，这种缺血可能造成严重的肝功能损害，出现蛋白质合成降低，胆红素代谢障碍和酶学的改变。目前对于慢性肝病患者肝功能的评估，仍采用改良的 Child-Pugh 肝功能分级标准。该标准是 Pugh（1973 年）在 Child-Turcotte 分级的基础上，以综合评分的方式来评价肝功能，即肝功能的 Child-Pugh 分级标准，见表 6-3-4。根据项目评分将肝功能分成 A 级为 5 ～ 6 分；B 级为 7 ～ 9 分；C 级为 10 ～ 15 分。手术前，应尽可能使患者处于较好的肝功能状态，除非食管静脉曲张破裂大出血保守治疗无效，或施行肝移植手术，否则对肝功能 C 级患者宜在肝功能改善后再考虑手术。

表6-3-4　Child-Pugh肝功能分级标准

测定指标	异常指标的评分		
	1 分	2 分	3 分
血清胆红素（μmol/L）	＜ 34.2	34.2 ～ 51.3	＞ 51.3
白蛋白（g/L）	＞ 35	28-35	＜ 28
凝血酶原时间（s）	≤ 14	15 ～ 17	≥ 18
腹腔积液	无	轻度	中度及以上
脑病	无	Ⅰ 度～ Ⅱ 度	Ⅲ 度～ Ⅳ 度

A 级：5 ～ 6 分，手术危险度小，预后最好，1 ～ 2 年存活率85% ～ 100%；B 级：7 ～ 9 分，手术危险度中等，1 ～ 2 年存活率60% ～ 80%；C 级：＞ 10 分（包括 10 分）手术危险度较大，1 ～ 2 年存活率35% ～ 45%

七、糖尿病患者评估

糖尿病患者的日益增多，使得外科手术患者术前的糖代谢功能调整日益受到重视，特别是长期糖尿病患者，往往合并高血压、冠心病、脑血管疾病、糖尿病肾病等，其手术风险、术后感染等并发症发生率均显著增高。因此，需根据患者术前的用药情况、施行的手术类型、术后是否需禁食等对于糖尿病患者选择不同的处理策略。总的来说，手术前空腹血糖应控制在 10 mmol/L 以下。如果患者平日应用降糖药物或长效胰岛素，术前均应改为短效胰岛素。

知识拓展：围术期糖尿病患者血糖管理

八、凝血功能障碍及血栓栓塞危险性评估

凝血功能障碍仅通过常规凝血功能检查有时不易发现，需仔细询问病史并进行体格检查。例如，询问患者及家族成员有无自发性出血和血栓栓塞病史，有无出血倾向表现，是否存在肝病，是否服用阿司匹林、华法林等行抗凝治疗。而体格检查时应注意有无皮肤、黏膜出血点、脾大或其他血液系统疾病征象等。随着冠心病患者、特别是已置入冠状动脉支架的患者接受手术日益增多，围术期出血和凝血紊乱的预防尤为重要。抗凝血药与抗血小板药不同，对于大多数接受冠状动脉支架置入的患者，其常年一般均维持使用抗血小板药（如阿司匹林、氯吡格雷等）。因这类药物能够稳定结合于血小板并抑制其活性，特别是阿司匹林几乎为不可逆，为降低手术出血风险，对择期手术患者应在术前 5 天至 1 周停用抗血小板药，改用半衰期较短的肝

素或低分子肝素制剂，应用直至术前 1 天晚上。术后根据病情一般 24 小时后恢复术前用药。

围术期静脉血栓栓塞（VTE）危险因素有：老年、长期卧床、肥胖、恶性肿瘤、大手术、全身麻醉、骨科（尤其是下肢或脊柱）手术等。针对以上患者，术前应常规行凝血功能检查，并行多普勒超声检查评估是否存在下肢深静脉血栓。

九、其他

知识拓展：POSSUM
评分系统

了解患者有无甲状腺功能亢进症、有无长期口服糖皮质激素、女性有无产后大出血史、肥胖患者有无睡眠呼吸暂停综合征（sleep apnea syndrome，SAS）等，针对这些疾病进行功能调整均有利于预防和减少相关手术并发症，提高手术的安全性。

第四节　术后监测与管理

一、生命体征监测

1. 意识　意识是大脑功能活动的综合表现，是临床评估中枢神经系统功能的重要指标之一。择期手术一般较少出现神志障碍，但对某些多发创伤和休克的急症患者，术前、术后应注意神经系统检查，及早发现和处理中枢神经系统的损伤。

2. 体温　手术应激启动了机体的炎症反应，一部分患者术后可能出现体温略升高，幅度在 0.5 ～ 1.0 ℃，一般不超过 38.5 ℃，也称之为"吸收热"，一般术后 1 ～ 3 天恢复正常。

3. 脉搏　脉搏变化可反映心脏功能及血容量状态，失血、液体丢失致血容量不足时，脉搏可增快、细弱。

4. 呼吸　呼吸可随体温升高而加快，术后患者若出现呼吸困难或急促，除排查是否因切口疼痛，胸、腹带包扎过紧而引起之外，还应警惕肺栓塞、肺不张和急性呼吸窘迫综合征发生的可能。

5. 血压　手术当日，对于施行大手术患者，术后每 15 ～ 30 分钟测量血压 1 次，病情稳定后改为每 1 ～ 2 小时 1 次。中、小型手术后每小时测量血压 1 次，直至患者生命体征平稳。

二、体位

术后患者的体位取决于麻醉的方式、手术类型及全身状况。对全身麻醉尚未清醒的患者，通常采取平卧位，头转向一侧，避免口腔分泌物吸入气道引起误吸。对全身麻醉清醒后血压平稳的患者，可取半卧位。对蛛网膜下腔阻滞的患者，应去枕平卧 12 小时，以防因脑脊液外渗而出现头痛。对局部麻醉患者，可视手术和患者需求安置体位。颅脑手术后，患者若无休克、昏迷等，可采取 15 ～ 30 °头高脚低斜卧位。颈、胸手术后，多采取高半坐卧位，有利于患者呼吸和切口引流。腹部手术后，可采取低半坐卧位，可降低腹壁张力，减轻切口疼痛。

三、静脉输液和饮食

全身麻醉患者，在长时间手术过程中，体液丢失量较大，加上术前因较长时间禁饮食、严重营养不良、低蛋白血症、恶病质以及急性失血等，易发生低血容量状况。因此，近几年在围术期液体管理中提出了目标导向液体治疗（goal-directed fluid therapy，GDFT）的理念，其强调的是根据围术期不断变化的液体需求进行个体化补液，使围术期血流动力学指标最大化，以达到良好组织灌注为目的。手术后应给予足够量的静脉输液来维持水、电解质代谢平衡。对全身麻醉术后患者，无禁忌情况下，鼓励早期进食，一般在麻醉清醒，恶心、呕吐反应消失后，即可进食。对腹部手术、尤其是胃肠道手术患者，一般术后排气，胃肠道功能恢复后，早期即可经肠内营养管给予多次少量流质饮食。大手术后，对估计较长时间不能进食的患者，提倡早期行肠内营养（EN），一方面满足机体代谢需求，另一方面还可保护胃肠道黏膜，维护肠内微生态平衡，促进胃肠道生理功能恢复。

四、术后止痛

疼痛是患者术后最常见的主诉。术后疼痛如果不及时处理，会对机体康复产生一系列不良影响。如疼痛刺激可引起术后应激反应，出现血糖升高；胸、腹部手术后，患者因伤口疼痛而呼吸浅促，易并发肺膨胀不全、肺炎等并发症。因此，对术后疼痛应积极予以镇痛干预。阿司匹林、布洛芬等解热镇痛和非甾体消炎药，镇痛作用较弱，可用于术后一般性止痛治疗。哌替啶、芬太尼等人工合成阿片类镇痛药，是术中、术后常用的镇痛药物，镇痛作用较强，但在使用过程中应监测呼吸，酌情调整剂量，避免呼吸抑制的发生。近年来，随着患者自控镇痛（PCA）技术在临床上的应用与发展，目前该技术已成为术后镇痛治疗的主要方法。另外，术后通过硬膜外导管继续使用布比卡因或罗哌卡因等药物进行止痛治疗，此类药物没有吗啡等阿片类药物引起的肠麻痹不良反应，不仅可以更有效地进行术后止痛，而且不影响患者的运动功能，有利于患者术后早期下床。

五、引流管

引流管多置于术腔和空腔脏器处。术后重点观察引流管固定是否牢靠，是否通畅、有无阻塞、扭曲和脱落，记录引流液的颜色、性状和量。引流管留置时间的长短取决于置管的目的，鼻胃减压管一般术后留置 2～3 日，待胃肠功能恢复（可闻及肠鸣音或肛门排气后）即可拔除。

六、活动

原则上鼓励患者早期进行床上活动，并尽早下地活动。有休克、心力衰竭、严重感染、出血、极度衰弱或实施制动措施的患者则不宜早期活动。早期活动有利于增加肺活量，减少肺部并发症；改善患者全身血液循环，促进切口愈合；降低下肢静脉血栓形成的风险。此外，还有利于消化道和膀胱功能恢复，从而减少腹胀和尿潴留的发生。快速康复外科中也强调在充分止痛、尽可能不使用腹腔引流管、鼻胃减压管等前提下，鼓励患者术后早期下床活动。

七、切口缝线拆除

根据手术切口微生物污染情况，将外科手术切口分为清洁切口、清洁－污染切口、污染切口、感染切口四类。清洁切口，用"Ⅰ"表示，是指非外伤性的、未感染的无菌手术切口，如甲状腺手术的手术切口。清洁－污染切口，用"Ⅱ"表示，手术时可能带有污染的切口，手术进入呼吸道、消化道、泌尿生殖道、口咽等部位，但不伴有明显污染。污染切口，用"Ⅲ"表示，见于以下情况：手术进入急性炎症但未化脓区域；开放性手术；肠道、尿路、胆道内容物及体液有大量溢出污染；术中有明显污染（如开胸心脏按压）。感染切口，用"Ⅳ"表示，是指邻近感染区或组织直接暴露于感染物的切口，见于以下情况：有失活组织的陈旧创伤手术；已有临床感染或脏器穿孔的手术，如化脓性阑尾炎、肠梗阻肠坏死的手术。术后一定时间需对伤口的愈合情况进行判断并拆除切口缝线。切口甲级愈合，用"甲"表示，是指愈合优良，没有不良反应的初期愈合。乙级愈合，用"乙"表示，是指愈合欠佳，切口处有炎症反应，如红肿、硬结、血肿、积液等，但未化脓。丙级愈合，用"丙"表示，是指切口化脓，需切开或置管引流的切口。临床工作举例：胃窦癌行远端胃切除毕Ⅱ式胃肠吻合根治术，术后伤口有少量脂肪液化，但无感染，病历中记载切口愈合为"Ⅱ - 乙"。

　　随着切口缝合技术的发展，有些切口术后不需拆线，但经典的丝线缝合切口，其缝线拆除时间主要根据切口部位、患者年龄、营养状况、切口愈合情况等来决定。一般头、面、颈部术后 4 ～ 5 日拆线，下腹部、会阴部术后 6 ～ 7 日拆线，胸部、上腹部、背部、臀部术后 7 ～ 9 日拆线，四肢手术 10 ～ 12 日拆线（近关节处拆线时间可适当延长），减张缝合术后 14 日拆线。根据切口愈合情况，对青少年患者可适当缩短拆线时间，而对高龄、营养不良、正在接受化疗的患者可延迟拆线时间。

第五节　术后并发症的预防和处理

　　术后并发症的发生与患者原发疾病、手术类型、手术操作技巧、术后护理等诸多因素相关，以下为常见的术后并发症。

一、术后发热与低体温

　　发热是术后最常见的症状，可分为非感染性发热和感染性发热。术后绝大多数患者的发热为非感染性发热，过去称之为"吸收热"，一般不超过 38.0 ℃。现已认识到，所谓"吸收热""药物热""癌性发热"等多种发热的命名，其实质均是体内一系列炎症介质作用的结果，一般不超过 3 日，可不予处理，更无需用抗生素干预。但若术后 3 ～ 5 日仍持续发热，则提示存在感染或其他不良反应，应根据病情分析可能引起发热的原因，首先要除外是否存在手术切口感染，以及有无肺部感染、泌尿系感染等。另外，对于颅脑手术或合并中枢神经系统损伤的患者，应警惕"中枢性高热"的发生，及时行神经系统检查，并予物理降温和（或）化学降温（冬眠疗法）。

知识拓展：手术室低温综合征

二、术后出血

　　出血是术后较常见的并发症之一，多发生于术后 48 小时以内，也可术后即刻发生。出血可发生在手术切口（切口渗血、血肿）、空腔器官（胆道出血、胃肠吻合口出血）及体腔内（脾切除术后、阑尾切除术后腹腔内出血、肺手术后胸腔内出血）。患者凝血机制异常、术中止血不完善、创面渗血、结扎线脱落、术后血压过高等都可造成术后出血。若术野或伤口引流出血量连续 4 小时 > 200 ml/h，或 1 小时内失血 > 800 ml，同时患者伴有低血容量表现（脉搏过快、血压下降、尿量减少）；实验室检查血红蛋白进行性下降，给予充分输血及扩容后休克未见好转，或继续加重，即应考虑存在术后活动性出血。如属腹腔内出血，腹腔穿刺和 B 超检查对判断病情很有帮助。一旦诊断术后出血，即应迅速采取措施止血，建立静脉通道，快速补液、输血，并做好再次手术探查止血的准备，及时探查止血。

三、术后手术部位的感染

　　1. 术后切口感染　切口感染主要与切口类别、手术操作技术、无菌原则的掌握、手术时间、患者的免疫力、糖尿病等因素相关，Ⅰ类切口感染率为 1% ～ 3%，Ⅱ类切口感染率为 5% ～ 8%，Ⅲ类切口感染率为 15% ～ 25%。切口感染最常发生于术后 5 ～ 6 日，但也可更晚发生。临床表现为切口局部红、肿、热、痛和触痛，其中切口浅表部位的感染可触及有波动感或分泌物流出；位置较深部位的感染，有时局部改变不明显，伴有或不伴有发热和血白细胞升高，需结合诊断性穿刺或超声检查辅助诊断。切口感染常见病原菌为葡萄球菌和链球菌，会阴部或肠道手术切口则多为肠道菌丛或厌氧菌。处理原则：除针对易发生感染的相关因素采取预防措施外，术前预防性给予抗生素对降低切口感染率有一定作用，强调在手术开始前 30 分钟

（或麻醉开始时）给药，以保证在切口暴露时，血清和组织中已达到足以杀灭手术过程中入侵切口细菌的药物浓度（＞MIC90）。对已发生的切口感染可在切口红肿处拆除切口缝线，充分引流，同时行分泌物细菌培养＋药物敏感试验，选用对致病菌有效的抗生素。另外，加强局部规范换药在促进伤口愈合中有重要作用。

2. 腹腔脓肿　包括膈下脓肿、肠间脓肿及盆腔脓肿，常发生于腹腔手术后，表现为发热、腹痛、腹部压痛、血白细胞升高，而盆腔脓肿尚有下腹部坠胀不适、里急后重、便意频数、粪便带有黏液。尿频、尿急，甚至排尿困难等直肠和膀胱刺激症状。常有血 WBC 升高，如果诊断尚有疑问，行腹部超声或 CT 检查常能明确诊断。处理除应用有效抗生素外，还可在超声或 CT 引导下行经皮穿刺置管引流。对于脓肿穿刺失败或并发急性弥漫性腹膜炎的患者，应急诊行剖腹探查脓肿引流术。

四、切口裂开

切口裂开在腹部外科中发生率为 1%～3%，可分为腹壁切口部分裂开和完全裂开。除皮肤缝线完整而未裂开外，深层组织全部裂开，称部分裂开；有肠管或网膜脱出者为切口完全裂开。切口裂开可能与患者营养不良、切口感染、愈合不佳、腹腔内压力突然增高等有关。切口裂开最常发生在术后的 7～10 天。伤口裂开通常没有任何预警，25% 的患者在切口裂开前有大量的澄清或淡红色液体突然从切口处流出，用消毒棉签或戴上手套手指探查可以诊断。如缝线断裂，肠管或网膜脱出腹壁外很易诊断完全裂开。切口完全裂开时要立即无菌敷料覆盖切口，在良好麻醉、腹壁松弛的条件下做腹壁全层减张缝合。当发生脏器疝出时，疝出的肠管必须用生理盐水纱布覆盖，并用足够大的无菌碗反扣保护，经过短暂的液体复苏后立即到手术室处理，术后常规胃肠道减压。切口部分裂开常继发于切口感染，肠袢或网膜已与切口发生粘连，如不伴有肠梗阻，可行保守治疗。

五、切口皮下积液

切口皮下积液也称切口血清肿，较为常见，通常与营养不良、肥胖、高频电刀的使用不当、组织间隙无效腔的存在密切相关。处理不当可导致切口感染，既延长患者住院时间，又增加患者痛苦及经济负担。主要处理方法有：①消灭皮瓣与组织间可能存在的无效腔，积液和无效腔会干扰吞噬细胞和成纤维细胞的活力，阻碍毛细血管生成，影响愈合。②通过负压持续吸引或加压包扎使皮瓣较牢固黏附于创面上。③对积液较少者可穿刺抽液，而对积液较多者需放置引流管。

六、下肢深静脉血栓形成

术后下肢深静脉血栓形成（deep vein thrombosis，DVT）与患者存在下肢静脉曲张、制动/长期卧床、高凝状态（恶性肿瘤、炎症性肠病）、血液流动缓慢、血管内膜损伤等有关。血栓形成可导致下肢深静脉功能不全，甚至栓子脱落引起肺栓塞等严重后果。因此，围术期静脉血栓形成的预防和早期诊断、及时干预治疗十分重要。警惕患者术后下肢突然出现肿胀、疼痛症状，以及是否有肢体凹陷性水肿、软组织张力增高、皮肤温度增高等表现十分关键，下肢深静脉彩色多普勒超声以及下肢深静脉造影有助于明确诊断。针对高龄、手术时间长、下肢手术、恶性肿瘤、制动/长期卧床、肥胖、口服避孕药、吸烟等血栓形成风险较高的患者，可以行小剂量低分子肝素皮下注射，也可考虑应用下肢间歇性气压泵（intermittent pneumatic compressor，IPC）预防血栓形成。一旦形成血栓，3 天内可选择溶栓疗法或手术取栓，超过 3 天宜采用抗凝疗法。

七、呼吸系统并发症

1. 肺膨胀不全及肺不张　胸部、上腹部手术的患者，可因气管内异物、黏稠的痰块、肿大的肺门淋巴结等引起术后肺膨胀不全及不张，尤其在老年、肥胖、术前患有呼吸系统疾病的患者更常见。术后肺膨胀不全不仅增加患者肺部感染概率，而且可能影响呼吸功能，引起严重并发症。肺膨胀不全的处理关键在于早期预防和治疗，由分泌物或痰栓引起的肺不张，首先应湿化气道，稀释痰液，配合体位引流、拍背、深呼吸等手段，促进分泌物排出，使肺叶复张；如仍无效，可行纤维支气管镜吸痰处理。对长期吸烟或患有慢性阻塞性肺疾病的患者术后应雾化吸入支气管扩张药。

2. 术后肺炎　术后肺炎的易患因素包括肺膨胀不全、误吸、长期卧床、痰液排出不畅等。临床表现为术后咳嗽、咳痰、发热，甚至呼吸困难。对怀疑有术后肺炎的患者，可行胸部 X 线检查、血常规、痰液和支气管分泌物细菌学检查，并根据痰细菌培养和药物敏感试验结果行抗生素治疗，同时加强呼吸道管理。

3. 肺栓塞　肺栓塞（pulmonary embolism，PE）是由内源性或外源性的栓子堵塞肺动脉主干或分支，引起肺循环障碍的临床和病理生理综合征，是一种严重的术后并发症。根据原因肺栓塞可分为肺血栓栓塞、脂肪栓塞、羊水栓塞、空气栓塞、肿瘤栓塞和细菌栓塞。据文献报道，肺栓塞 30 天全因死亡率为 9% ～ 11%。若肺栓塞患者没有得到及时诊断和积极治疗，死亡率高达 25%。年龄、长期卧床、严重创伤、盆腔和髋部手术、心脏疾病、恶性肿瘤、妊娠和服用避孕药、吸烟、肥胖等均是肺动脉栓塞的高危因素。近年来肺动脉栓塞已日益受到临床医生的重视。肺栓塞患者无特异性症状，多数表现为呼吸困难、胸痛甚至晕厥或咯血。动脉血气分析表现为低氧血症。肺放射性核素通气/血流扫描、下肢静脉超声多普勒以及血纤维蛋白、D-二聚体测定等检查有助于诊断，但有条件应积极行增强 CT 或肺动脉造影检查以明确诊断。一旦肺动脉栓塞确诊，应立即给予抗凝治疗，可用常规肝素使部分凝血活酶时间（APTT）维持于正常值的 1.5 ～ 2.5 倍，或用华法林使国际标准化比值（INR）达到目标范围（2.0 ～ 3.0）。若低氧血症严重，应及早给予机械通气。急性肺动脉栓塞发病 48 h 内开始行溶栓治疗，疗效最好。尿激酶溶栓治疗可迅速溶解血栓，恢复肺组织灌注，增加肺毛细血管血容量，从而降低病死率和复发率。对于上述保守治疗无效的患者，必要时可考虑手术取栓治疗。

八、泌尿系统并发症

1. 尿潴留　尿潴留是术后常见的并发症，发生原因主要包括：全身麻醉或蛛网膜下腔麻醉后排尿反射受抑制、切口疼痛引起膀胱和后尿道括约肌反射性痉挛、前列腺增生、患者不习惯在床上排尿等。其常表现为膀胱内充满尿液但不能自行排出。如果手术后 8 小时内无排尿或排尿甚少，同时感觉下腹部膨胀、疼痛，应考虑术后尿潴留。耻骨上触及胀大的膀胱或超声检查可协助诊断。尿潴留的处理，首先安抚患者情绪，然后局部按摩和热敷或协助患者床边站立排尿，如效果不好，可施行导尿术。如果一次性导尿量超过 500 ml，应留置导尿管 1 ～ 2 日，有利于膀胱逼尿肌肌力恢复。

2. 泌尿系感染　下尿路感染的患者主要表现为尿频、尿急、尿痛和排尿困难，而上尿路感染的患者则有腰部疼痛、高热。通常尿液常规中有大量白细胞和脓细胞，尿液细菌培养可帮助确诊。针对患者术后尿路感染，应及时合理应用抗生素，鼓励患者多饮水以增加尿量，保持排尿通畅。

九、术后精神、情绪障碍

接受手术的患者出现焦虑和恐惧十分常见，其严重程度取决于患者文化背景和心理素质。

据报道腹部手术后 0.5% 的患者有精神、情绪障碍，而这种情况在胸部手术、患有慢性疾病的患者和老年患者更为常见，约占 50%。术后精神、情绪障碍的发生与术后的一些用药，如哌替啶、西咪替丁、皮质类固醇等有明显关系。因此，术后外科医师必须关注患者的情绪需求，给予患者精神安慰和鼓励，解释术后恢复过程。另外，由于麻醉药物对血管张力调节的影响、术前隐性低血容量、术中出血、失液等导致的低血容量改变，如术中液体管理不当可引起脑灌注损伤，脑组织也可能因此而出现急性脑损伤（acute brain injury，ABI），这类急性脑损伤可导致术后一过性谵妄，尤以老年人多见。临床中需注意勿将谵妄误以为麻醉尚未清醒。当手术患者处于 ICU 时，因术后疼痛和恐惧引起的持续警觉，以及由于灯光明亮、监测设备和持续噪声造成的睡眠不足，从而导致患者精神紊乱，也称之 ICU 精神紊乱。预防措施包括：环境隔离、降低噪声、确保充足的睡眠和尽快从 ICU 转出。

（康　骅）

病例 6-1

病例 6-1 解析

视频：编者寄语

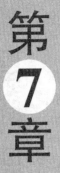

第 7 章　外科感染

感染（infection）是指病原微生物进入人体组织，在其中生长繁殖并引起一系列局部和（或）全身炎症等病理变化。与内科感染相比，外科感染具有如下特点：①常发生在创伤和手术之后，与体表皮肤和黏膜完整性的破坏紧密关联。②常由一种以上的病原微生物引起，且多为内源性条件致病菌。③大多不能自愈或单靠抗生素治愈，常需进行外科处理，如引流、清创、切除，否则将继续发展，严重时危及患者生命。④除发生于创伤或疾病的原发部位之外，还可作为并发症发生于原发部位以外的其他组织或器官。外科从诞生的那一刻起，便与感染结下了不解之缘。就是到了科学技术高度发达的今天，感染依然是临床外科挥之不去的阴影。

知识拓展：外科感染简史

第一节　外科感染的分类

外科感染包括原发性感染、继发性感染和感染性并发症，范围很广，内容繁杂，可以从不同角度进行分类。

一、按感染部位分类

1. 手术部位感染（surgical site infection，SSI）　包括切口感染和手术涉及的器官或腔隙感染，如脑脓肿、腹膜炎。

2. 软组织感染和感染性组织坏死　如下肢湿性坏疽。

3. 在一定区域内扩散的感染　如腹膜炎、腹腔或盆腔感染、胸腔化脓性感染、纵隔感染、颅内感染、腹膜后蜂窝织炎。

4. 器官或系统感染　如胆道感染、尿路感染、血液感染。

二、按发生感染的场所分类

1. 社区获得性感染　即在医院以外环境获得的感染，如疖肿、急性阑尾炎。

2. 医院内（获得性）感染　包括发生在医院的一切感染，如手术后创口感染和其他感染并发症、侵入性操作相关性感染、人工材料相关性感染、器官移植后感染等。

三、按病原菌的来源分类

1. 外源性感染　病原菌来自外部环境或他人，如交叉感染。

2. 内源性感染　病原菌来自患者本身，通过破损黏膜（如肠道手术）或破损的皮肤，或通过易位途径引起感染。

四、按病原微生物的种类分类

如耐甲氧西林金黄色葡萄球菌感染、厌氧菌感染、混合性（需氧菌加厌氧菌）感染、真菌感染、病毒感染、原虫感染等。

五、按病理和病理生理变化分类

1. 局部感染　是指病原菌侵入机体后，在一定部位定居下来，生长繁殖，产生毒性产物，不断侵害机体的感染过程。

2. 全身性感染（systemic infection）　是指病原菌侵入人体血液循环，并在体内生长繁殖或产生毒素而引起的全身性的感染或者中毒症状，常指脓毒症（sepsis）和菌血症（bacteremia）。严重者会出现脓毒性低血压（sepsis induced hypotension）、脓毒性休克（septic shock），或称为感染性低血压、感染性休克，可以统称为严重脓毒症（severe sepsis）。

按病理生理变化分类，更能反映病变的实质。菌血症的定义比较明确，是指细菌从感染原发灶或易感部位一过性或间歇性释放入血，诊断依据是血细菌培养阳性。脓血症是指由细菌（或其他微生物，如真菌，下同）引发的全身性炎症反应，患者体温、循环、呼吸、神志有明显变化。"脓毒血症"的表述实际上并不确切，容易使人望文生义，理解为脓肿形成和化脓性细菌产生的毒素。事实上全身感染可以不伴有脓肿形成，而"毒"也不一定直接来自化脓性细菌而是指由细菌及其毒素激发机体防御系统产生的细胞因子和炎症介质。此外，这一名词没有反映出全身性炎症反应的存在，而过度、失控的全身性炎症反应正是通向多器官功能障碍甚至衰竭的主要渠道，从而威胁患者生命。因此，近年不少作者主张使用"全身性感染"这一名词。

随着分子生物学的发展以及对感染的病理及病理生理的进一步认识，"败血症"（septicemia）一词已不再使用。过去认为败血症的特征是细菌能在血循环中生长繁殖，现已明确，就血液中存在细菌而言，菌血症与败血症只有量的差别而没有本质的差别。败血症时血液中的细菌也是来自原发感染灶或易感部位，只是比菌血症时数量更大，释放得更经常。败血症的含义是全身性感染伴有菌血症，但实际上全身性感染可以不伴有菌血症，菌血症也不一定伴有全身性感染的临床表现。败血症这个名词沿用已久，至今仍不时出现在文献中，但因其含义不够确切，常造成理解上的混乱。

确定脓毒症这一诊断必须具备 2 个条件：①有活跃的细菌感染的确实证据，但血培养不一定阳性；②有全身炎症的临床表现，即所谓全身性炎症反应综合征（systemic inflammatory response syndrome，SIRS）。SIRS 的标准有 4 项，符合其中 2 项即可诊断：①体温＞ 38 ℃或＜ 36 ℃；②心率＞ 90 次 / 分；③呼吸＞ 20 次 / 分或有过度通气致 $PaCO_2$ ＜ 4.3 kPa（32 mmHg）；④白细胞计数＞ 12×10^9/L 或＜ 4×10^9/L，或幼稚细胞＞ 0.10。

严重脓毒症或严重全身性感染，是指脓毒症合并器官灌注不足或功能不全，表现为低血压、休克等。脓毒性低血压特指全身性感染引起的低血压现象，即收缩压低于 90 mmHg 或较原来水平降低 40 mmHg 以上。脓毒性休克或感染性休克是指经恰当的液体复苏治疗后仍然存在持续的低血压。

知识拓展：脓毒症诊断标准的发展

第二节　外科感染的病原学

一、外科感染病原菌的变迁

半个世纪以来，外科感染病原微生物的构成经历了一个显著的变化过程，这与抗生素的研发和使用有很大的关系，而且这一过程还在继续。

在 20 世纪 50 年代以前，外科感染病原菌主要是金黄色葡萄球菌和化脓性链球菌。自 20世纪 50 年代起，青霉素的大量应用，使对其敏感的化脓性链球菌遭到沉重的打击，而较易产生耐药性的金黄色葡萄球菌的地位则凸显出来。到 20 世纪 70 年代，革兰氏阳性球菌在外科感染中的优势地位逐渐被对青霉素不敏感的革兰氏阴性杆菌（大肠埃希菌、克雷伯菌属、铜绿假单胞菌等）所替代。总体上我国 20 世纪 70—80 年代外科感染病原菌中，革兰氏阴性菌约占 70%，革兰氏阳性菌约占 30%。

20 世纪 90 年代以来，国内外都注意到革兰氏阳性球菌引起的外科感染又有增多的趋势。分析其原因，很可能是广谱 β- 内酰胺类抗生素，尤其是第三代头孢菌素以及喹诺酮类抗菌药被广泛应用所致。在外科感染中，金黄色葡萄球菌、凝固酶阴性葡萄球菌（大多是表皮葡萄球菌）和肠球菌最为多见，尤其是在感染高发病区，如烧伤病房和 ICU。国外资料显示，发达国家某些 ICU 病原菌中革兰氏阳性球菌的所占比例可达到 50% 以上。国内 2011—2012 年度研究报告显示，在我国三级甲等医院住院患者血液中检出的病原菌中，革兰氏阳性球菌所占比例达 38.6%。

葡萄球菌不但频繁出现，而且在"质"的方面也发生了变化。抗甲氧西林金黄色葡萄球菌（methicillin resistant staphylococcus aureus，MRSA）、抗甲氧西林凝固酶阴性葡萄球菌（methicillin resistant coagulase-negative staphylococci，MRCNS）所占比例逐渐增多，有时甚至引起局部爆发流行。

外科患者的肠球菌感染也越来越引起人们的注意。这大概也与第三代头孢菌素使用过多有关，这些抗生素大多对肠球菌无效，却选择性抑制革兰氏阴性杆菌和其他革兰氏阳性球菌，从而使肠球菌在细菌之间的相互制约中处于有利地位。

在革兰氏阴性需氧杆菌中，过去很少引起注意的产气杆菌、阴沟杆菌、沙雷菌和不动杆菌日益显示出它们在外科感染中的地位。这些条件致病的肠道或皮肤常驻菌引起的感染在临床上并没有特殊的表现，只有通过培养才能发现，但在抗生素治疗上却以其高耐药率而具有特殊性。近年还发现多重耐药性极强的嗜麦芽窄食单胞菌有增多趋势，已占到外科感染分离细菌的 3% 左右，对危重感染患者的生命构成威胁。

随着厌氧菌培养技术的进步，20 世纪 80 年代以后厌氧菌感染和厌氧菌与需氧菌共同引起的混合感染受到越来越多的关注。目前已知的厌氧菌有 40 个属，能形成芽孢的只有 1 个属，即梭状芽孢杆菌属，主要代表有产气荚膜梭状芽孢杆菌（引起气性坏疽）。不形成芽孢并与外科感染关系密切的有：革兰氏阴性的类杆菌脆弱群、产黑素类杆菌和口腔类杆菌，革兰氏阳性的消化链球菌、消化球菌和短棒菌苗。有芽孢厌氧菌能在不利环境下长期生存于自然界（如土壤中的破伤风梭菌），可直接从创口侵入人体。无芽孢厌氧菌不能耐氧，作为常驻菌生长在人体的黏膜和皮肤上，离开人体即迅速死亡，一般只能以内源性方式引起感染，即宿主的自身菌群引起感染。据国内报告，外科常见感染的标本中，厌氧菌的检出率占总检出率的 58% ～ 74.5%，绝大多数是与需氧菌同时存在。

危重患者侵袭性（或称系统性）深部组织真菌感染也是外科医生近年面临的严重挑战。据上海、广州、温州三家医院调查，真菌引起的感染占 9.6% ～ 11.8%，大多发生在免疫力低下（尤其是粒细胞减少）、长期大量使用多种抗生素和接受器官移植的危重患者。致病真菌以白念珠菌为主，也有热带念珠菌、光滑念珠菌、隐球菌，还有少量曲霉菌。

二、外科感染常见病原菌

外科感染病原菌中，金黄色葡萄球菌所占比重较大，最常见的几种细菌是大肠埃希菌、葡萄球菌、肺炎克雷伯菌、铜绿假单胞菌及鲍曼不动杆菌。不同部位的外科感染，常见病原菌有所不同。综合各家报道，目前外科患者感染常见病原菌如表 7-2-1 所示。

表7-2-1　外科患者感染常见病原菌

感染种类	常见病原菌
一般软组织感染：疖、痈、蜂窝织炎、乳腺炎、丹毒、淋巴管炎	金黄色葡萄球菌、凝固酶阴性葡萄球菌、乙型溶血性链球菌

续表

感染种类	常见病原菌
破伤风	破伤风梭状杆菌
烧伤创面感染	金黄色葡萄球菌、铜绿假单胞菌、肠道杆菌 *
脓胸	需氧链球菌、厌氧链球菌、葡萄球菌、肠道杆菌 *、类杆菌
肝脓肿	
阿米巴性	无细菌生长
血行性	金黄色葡萄球菌
胆源性	肠道肝菌 *、铜绿假单胞菌、厌氧类杆菌、肠球菌
胆囊炎、胆管炎	肠道杆菌 *、铜绿假单胞菌、不动杆菌、类杆菌
腹腔、盆腔脓肿	肠道杆菌 *、铜绿假单胞菌、不动杆菌、肠球菌、厌氧类杆菌
原发性腹膜炎	肠道杆菌 *、链球菌、肠球菌
手术后肺部感染	大肠埃希菌、肺炎克雷伯菌、铜绿假单胞菌、金黄色葡萄球菌、肠球菌、厌氧类杆菌
静脉导管感染	表皮葡萄球菌、金黄色葡萄球菌、大肠埃希菌、铜绿假单胞菌、真菌

*肠道杆菌科细菌，包括大肠埃希菌、克雷伯菌、肠杆菌属等

知识拓展：超级细菌

第三节　外科常用的抗生素

一、外科常用抗生素及其主要药效学特点

1. 青霉素类抗生素　青霉素是针对革兰氏阳性和阴性球菌的强大杀菌剂，在农村和小城市被广为应用，但在大城市大医院，其疗效因耐药菌株日益增多而大受影响。在目前的青霉素制剂中，半合成的氯唑西林抗革兰氏阳性球菌活性最强，苯唑西林次之，但对抗甲氧西林金黄色葡萄球菌（MRSA）或抗甲氧西林凝固酶阴性葡萄球菌（MRCNS）都无效。常用的广谱青霉素有氨苄西林、阿莫西林、替卡西林和哌拉西林，后两者还有抗铜绿假单胞菌和抗厌氧菌作用。

青霉素类抗生素的优点是不良反应少，选择余地较大，价格不高；主要缺点是容易被细菌产生的各种 β- 内酰胺酶所破坏而失效。添加 β- 内酰胺酶抑制剂能加强它们对产生超广谱 β- 内酰胺酶（ESBL）细菌的作用，制剂有氨苄西林 / 舒巴坦、阿莫西林 / 克拉维酸、替卡西林 / 克拉维酸、哌拉西林 / 他唑巴坦等。

2. 头孢菌素类抗生素　品种繁多，是近年来开发最多的一类广谱抗生素。①第一代头孢菌素对革兰氏阳性球菌作用强，对革兰氏阴性杆菌作用弱，对铜绿假单胞菌无效，有轻微肾毒性。外科常用的是头孢唑林（先锋 V）、头孢氨苄（先锋 Ⅳ）和头孢拉定（先锋 Ⅵ）。②第二代头孢菌素抗菌谱比第一代广，对革兰氏阴性杆菌作用强，但不能抑杀铜绿假单胞菌，对革兰氏阳性球菌作用略逊于第一代。对细菌产生的灭活酶较稳定，肾毒性很小。常用且疗效较好的有头孢呋辛和属于头孢霉素类的头孢西丁、头孢美唑等。③第三代头孢菌素抗菌谱更广，对革兰氏阴性杆菌活性更强，对酶更稳定，有些品种对铜绿假单胞菌有效；对革兰氏阳性球菌则不如第一、二代头孢菌素；基本上无肾毒性，但有的（如拉氧头孢，属氧头孢烯类）可引起低凝血酶原反应，有出血倾向或接受抗凝治疗者慎用。常用的有头孢噻肟、头孢曲松（半衰期长）、头孢唑肟、拉氧头孢、头孢哌酮、头孢他啶等，后两个药对铜绿假单胞菌有较强活性。④第四代头孢菌素有头孢匹林、头孢吡肟，其特点是对革兰氏阳性菌的活性比第三代强，对产 C 类 β- 内酰胺酶的细菌有一定疗效，组织穿透力强于第二、三代头孢菌素。

头孢菌素类抗生素的优点是抗菌谱广、疗效好、安全、不良反应少；缺点是价格昂贵，尤其是第三、四代。头孢菌素与 β- 内酰胺酶抑制剂同时使用也能减少部分细菌对其产生的耐药性，制剂有头孢哌酮 / 舒巴坦等。

3. 其他 β- 内酰胺类抗生素　单环类有氨曲南，对革兰氏阴性菌作用强，对酶稳定，极少引起过敏反应，可用于对青霉素类和头孢菌素类抗生素过敏者，能抗铜绿假单胞菌，但对革兰氏阳性菌作用很弱。碳青霉烯类有亚胺培南和美罗培南，是目前已知抗菌谱最广的抗生素，对革兰氏阳性菌和阴性菌、铜绿假单胞菌、肠球菌、绝大多数厌氧菌和多重耐药细菌（如产 C 类 β- 内酰胺酶的肠杆菌属）均有强或很强的杀菌活性，但价格也最高，只宜应用于危重难治病例。亚胺培南在肾小管易被脱氢肽酶水解灭活，故制剂中添加该酶的抑制剂西司他丁。美罗培南则不需添加抑制剂。

4. 氨基糖苷类抗生素　这是一类广谱抗生素，对革兰氏阳性菌和革兰氏阴性肠道杆菌有较强的杀菌活性，大多对铜绿假单胞菌也有效，但厌氧菌对其天然耐药。过去最常用的是庆大霉素，但耐药菌株日渐增多，在城市医院疗效差，已很少使用。妥布霉素较庆大霉素抗菌活性要强，阿米卡星（丁胺卡那霉素）抗菌作用更强，抗菌谱更广，耐药菌株较少。氨基糖苷类抗生素最大的缺点是有耳、肾毒性，在使用过程中应严密观察，且不宜用于肾功能不全患者。依替米星肾毒性小，对铜绿假单胞菌也有效，目前临床使用广泛。

5. 糖肽类抗生素　是窄谱杀菌剂，主要有万古霉素和替考拉宁，两者作用相似，但替考拉宁不良反应率较低。它们是抗革兰氏阳性球菌抗生素中的最强者，对耐药性特别强的 MRSA 基本上 100% 有效，迄今全球只发现过 3 株对万古霉素耐药的金黄色葡萄球菌。对引起伪膜性肠炎的厌氧难辨梭状芽孢杆菌有特效，对难以对付的肠球菌也有良效，但耐药肠球菌已逐渐增多，因而不宜将其作为治疗肠球菌感染的一线药物，以免诱导产生更多的耐药菌株。此类抗生素有一定的肾毒性，静脉给药易引起血栓性静脉炎，有时还会出现皮肤潮红、瘙痒和血压下降（"红人综合征"），因此要严格控制给药速度。

6. 林可霉素和克林霉素　属窄谱抗生素，对革兰氏阳性球菌和杆菌（如破伤风杆菌、产气荚膜杆菌）有较强的抗菌活性，尤其是克林霉素。除类杆菌外，几乎所有革兰氏阴性菌都对其耐药。此类抗生素能在骨组织中形成高浓度，适用于骨和关节化脓性感染，主要经胆汁、粪便排泄；在肠道中可能引起菌群失调诱发伪膜性肠炎是其缺点。

7. 喹诺酮类抗菌药　一般将其分为前后三代产品，第一、二代的代表分别是萘啶酸和吡哌酸，因抗菌作用不够强和有一定不良反应，现已基本不用。第三代是氟喹诺酮类药物，有诺氟沙星、氧氟沙星、左氧氟沙星、环丙沙星、司帕沙星等。新产品（或将其称为第四代）还有莫西沙星、加替沙星、克林沙星和曲伐沙星，但后者因发现可引起严重肝损害而退出了市场。优点是抗菌谱广，抗菌作用较强（尤其对革兰氏阴性菌），组织分布广，组织浓度高（常高于血浓度），半衰期长（3 ～ 16 小时），与抗生素无交叉耐药，特别适用于对常用抗生素耐药者。缺点是对革兰氏阳性菌的作用略弱或极弱，对厌氧菌也不够强。此外，动物实验发现喹诺酮类可影响幼年动物的软骨发育，因此临床 18 岁以下儿童不宜使用。

8. 甘氨酰环素类抗生素　其代表性药物是替加环素，属于新一类抗生素，作用机制与四环素类抗生素相似，但其亲和力比后者强。替加环素的突出特点是抗菌谱广，不良反应少，作用时间长，抗菌谱包括革兰氏阳性菌、革兰氏阴性菌和厌氧菌，但铜绿假单胞菌对替加环素耐药。替加环素被批准用于 18 岁及 18 岁以上复杂皮肤和皮肤结构感染或者复杂腹腔内感染患者的治疗，是一种可在治疗初期当病因尚未明确时选择使用的广谱抗生素。

9. 恶唑烷酮类抗生素　是 20 世纪 80 年代逐步发展起来的一类新型的全合成抗生素，具有全新的抗菌机制，作用于细菌蛋白质合成延长阶段，抑制蛋白合成。如依哌唑胺、利奈唑胺，对革兰氏阳性球菌，特别是多重耐药的革兰氏阳性球菌（如 MRSA、抗万古霉素肠球菌），具有较强的抗菌活性。

10. 抗厌氧菌药　许多抗生素都有一定的抗厌氧菌活性，但化学合成的硝基咪唑类衍生物甲硝唑以其抗厌氧菌谱广、对菌体穿透力强、不易耐药、价格低廉、不良反应少的特点成为临床上的首选药物。近年进入临床的替硝唑作用更强，不良反应更少，但价格也昂贵得多。但此类药物对需氧菌全然无效，故常与其他抗生素配伍使用。由于厌氧菌大多与需氧菌共同引起混合感染，能同时抑杀需氧菌和厌氧菌的广谱抗生素便具有一定优势，它们有：①青霉素类中的哌拉西林、替卡西林、美洛西林，尤其是它们与 β- 内酰胺酶抑制剂的混合制剂哌拉西林 / 他唑巴坦和替卡西林 / 克拉维酸等；②头孢菌素类中的头孢西丁、头孢美唑、头孢哌酮、拉氧头孢；③碳青霉烯类的亚胺培南、美罗培南；④喹诺酮类中的司帕沙星、左氧氟沙星、克林沙星等。

11. 抗真菌药　两性霉素 B 是最强有力的广谱抗深部真菌感染药，几乎对所有致病性真菌都有效，尽管不良反应大而多（尤其是肾毒性），临床上仍有应用价值。为减轻其不良反应，可采取减少用量或与其他抗真菌药（如氟胞嘧啶）联合应用等方法，或使用毒性较低的脂质体两性霉素 B 和胶质分散体两性霉素。氟胞嘧啶毒性小，但抗药谱窄，易产生耐药性，主要用于念珠菌和隐球菌引起的感染。临床上最常使用的是氮唑类合成药，其中三唑类的氟康唑由于具有对最常见的白念珠菌杀菌活性强、组织分布广、半衰期长（24 ~ 36 小时）、肝毒性小、安全性好等优点，成为目前临床首选的抗深部真菌感染药，但对曲霉菌和毛霉菌感染无效。

泊沙康唑和拉夫康唑等第二代三唑类抗真菌药，克服了第一代药物抗菌谱窄、生物利用度低及耐药性等问题。卡泊芬净是一种半合成脂肽化合物，具有广谱抗真菌活性，对耐氟康唑的念珠菌、曲霉菌、孢子菌等真菌具有较好的活性。

根据药效学特点，抗生素可分为杀菌剂和抑菌剂。杀菌剂又可分为繁殖期杀菌剂（如 β- 内酰胺类抗生素、万古霉素）和静止期杀菌剂（如氨基糖苷类抗生素、喹诺酮类抗菌药、两性霉素 B）。有些抗菌药的杀菌作用与其浓度呈正相关，浓度越高，效力越强，称为浓度依赖性杀菌剂，如氨基糖苷类和喹诺酮类。有些抗菌药在浓度达到一定水平后，再增加浓度并不能提高杀菌效果，但延长药物在血和组织中有效浓度的维持时间（MIC 以上时间，time above MIC）却能加强杀菌效果，这些药物属于时间依赖性杀菌剂，如 β- 内酰胺类抗生素。许多抗菌药还具有抗生素后效应（post-antibiotic effect，PAE），即抗生素在血和组织中降到有效浓度以下甚至消失之后，细菌仍继续被抑制而不能增殖。在体内，氨基糖苷类和喹诺酮类的 PAE 可长达 6 ~ 10 小时，而 β- 内酰胺类的 PAE 则相当短。PAE 的长短是合理制订用药方案的重要考虑因素。

二、外科常用抗生素的某些药动学特点

1. 血浆半衰期与蛋白结合率　药物自血浆消除半量所需时间称为血浆半衰期。一般而言，静脉给药后超过 3 个半衰期，即不能保持有效浓度。β- 内酰胺类抗生素半衰期大都很短（10 ~ 20 小时），只有少数品种有长的半衰期，如头孢曲松（8 小时）。氨曲南的半衰期为 2 小时，碳青霉烯类为 1 小时，氨基糖苷类约为 2.5 小时，氟喹诺酮类为 4 ~ 8 小时，万古霉素为 4 ~ 6 小时，甲硝唑为 6 ~ 14 小时。抗生素进入血循环后，一部分呈游离状态，迅速到达感染部位而发挥作用；另一部分则与血浆蛋白结合，不易透过毛细血管壁及细胞壁，暂时不具有抗菌活性。当血中游离药物浓度下降时，后者便从结合状态游离出来，恢复其抗菌活性。蛋白结合率高的药物，半衰期长，但达到理想组织浓度所需时间也长。

2. 分布和排泄　抗生素进入血循环后即以不同速度分布到组织和其他体液中。血供丰富的组织（如肝、肾、肺）中药物浓度较高，而血供差的组织（如骨、前列腺等）中则浓度较低。有些部位由于存在生理屏障，如血 - 脑屏障和血 - 胰屏障，使某些药物不能进入或进入很少而达不到临床治疗所需的水平。穿透血 - 脑屏障较好的抗菌药有氯霉素、左氧氟沙星、甲硝唑、氟康唑、氟胞嘧啶等。能穿透炎症脑膜达到治疗水平的有头孢呋辛、头孢噻肟、头孢曲松、

头孢他啶、氨苄西林、替卡西林、哌拉西林、亚胺培南、美罗培南、阿米卡星、万古霉素、环丙沙星等。能穿透血－胰屏障达到治疗浓度的抗生素有环丙沙星、氧氟沙星、氨曲南、头孢噻肟、头孢曲松、头孢哌酮、头孢他啶、亚胺培南、甲硝唑等。能在骨组织达到较高浓度的抗菌药有氟喹诺酮类、克林霉素、磷霉素、头孢拉定、头孢呋辛等。在前列腺中能达到治疗水平的有氟喹诺酮类、红霉素、复方磺胺甲噁唑片等。抗生素一般能够进入各个体腔，如胸腔、腹腔、关节腔等，浓度可达到血浓度的50%～100%。因此除非有包裹性积液或厚壁脓腔，一般无需腔内注射。

　　大多数抗生素主要经肾排泄，尿浓度往往明显高于血浓度，甚至高出数十倍至数百倍，因此治疗下尿路感染时可供选择的药物很多，普通的磺胺类、呋喃类和喹诺酮类药便可能取得好的效果，无需挑选新药、贵重药。有些药物主要或部分经肝胆系统排泄，在肝组织和胆汁中形成高浓度，有利于控制肝胆系统感染。这些药物主要有头孢哌酮、头孢曲松、林可霉素、克林霉素、大环内酯类、酮康唑等。氨苄西林、哌拉西林在胆汁中也能达到一定浓度。给肾功能不全患者选用经肝胆系统排泄的抗菌药可以减轻肾的负担。但大量抗生素随胆汁进入肠道，会对肠道微生态环境产生影响，若长时间用药，有可能导致菌群紊乱，引发抗生素相关性肠炎。

第四节　外科感染的抗生素治疗

一、抗生素经验治疗

　　急性外科感染的抗生素治疗一般都是在尚未获得细菌培养和药物敏感试验结果的情况下开始，属于经验性用药。经验性用药并不是单纯凭医生个人经验或习惯用药，而是要在仔细分析病情，判断感染部位、性质和患者特点，估计是哪一类细菌引起，以及该类细菌对哪一类或哪一种抗菌药可能敏感的基础上，精心选择用药。表7-4-1列出了治疗常见外科感染可供使用的药物，可以结合表7-2-1的内容，作为经验性用药的参考。

表7-4-1　常见外科感染可选抗生素

感染种类	可选抗生素
一般软组织感染：疖、痈、蜂窝织炎、乳腺炎、丹毒、淋巴管炎	青霉素、苯唑西林、氯唑西林、氨基糖苷类（庆大霉素、阿米卡星）、第一代头孢菌素
软组织混合感染（坏死性筋膜炎、非梭菌坏死性蜂窝织炎、咬伤感染）	甲硝唑、替硝唑、林可霉素、克林霉素；与苯唑西林、氯唑西林、氨基糖苷类或第一代头孢菌素配伍
梭菌性蜂窝织炎或肌肉坏死（气性坏疽）、破伤风	青霉素、第一代头孢菌素、甲硝唑、替硝唑
烧伤创面感染	苯唑西林、氯唑西林、头孢菌素、哌拉西林、氨曲南、阿米卡星、环丙沙星
脓胸	苯唑西林、氯唑西林、万古霉素、添加 β- 酶抑制剂的广谱青霉素，必要时加用头孢噻肟、头孢曲松
肝脓肿（胆源性）	第三代头孢菌素、或添加 β- 内酰胺酶抑制剂的青霉素或头孢菌素 + 甲硝唑；必要时用亚胺培南
胆道系统感染	氨基糖苷类（阿米卡星）、青霉素类（哌拉西林）、添加 β- 内酰胺酶抑制剂的青霉素类或头孢类（头孢哌酮、头孢曲松、头孢他啶、拉氧头孢）、氨曲南、甲硝唑
静脉导管感染	苯唑西林、氯唑西林、第一代头孢菌素、哌拉西林 / 他唑巴坦、头孢哌酮 / 舒巴坦、碳青霉烯类、万古霉素

严重感染，一种抗生素不能控制的感染以及多种细菌引起的混合感染，往往需联合用药。最合理也最常用的配伍是繁殖期杀菌剂和静止期杀菌剂（如 β- 内酰胺类和氨基糖苷类抗生素）联用，二者相得益彰，有互相加强（协同）作用。注意不要联合使用快速抑菌剂（如氯霉素）和繁殖期杀菌剂（β- 内酰胺类），因前者阻止细菌进入繁殖期，后者便无从发挥作用。当考虑有厌氧菌参与时，常需加用抗厌氧菌药物，如甲硝唑。

有浓度依赖性杀菌作用和较长抗生素后效应的抗菌药，如氨基糖苷类、喹诺酮类，无需一日给药多次。氨基糖苷类抗生素的不良反应与药物峰浓度无关而与其谷浓度（药物在体内滞留时间的长短）有关。将全天剂量一次给予，其产生的高浓度可以加强疗效，而间隔时间延长又能减轻耳、肾毒性。喹诺酮类的不良反应则与峰浓度有一定相关性，以 12 小时给药一次为宜。有时间依赖性杀菌作用和半衰期较短的抗生素，如 β- 内酰胺类，则应尽量长时间地维持其在血和组织中的有效浓度。为此要增加给药次数，缩短间隔时间，对中度以上感染，每 6 ～ 8 小时给药一次是有必要的。

较重的外科感染，最好经静脉给药。一般抗生素加入 100 ml 5% 葡萄糖溶液，0.5 ～ 1 小时内滴完以保证血药峰浓度。但不应经小壶滴入，因浓度过高会加速排泄，使药物不能充分发挥作用。为减少不良反应，少数抗生素（氯霉素、红霉素、万古霉素、林可霉素、两性霉素 B）宜加入 250 ～ 500 ml 液体并控制其滴速。

外科重症患者的抗生素经验治疗又有其特点。重症感染病情变化快，用药要抓紧时机，不可拖延，应采用降阶梯治疗（de-escalation therapy）方法。感染常有多种细菌参与，在病原菌尚不明确的情况下，用药要贯彻"一步到位、重拳出击、全面覆盖"的原则，在第一阶段使用最广谱的抗生素，同时控制最常引起外科感染的革兰氏阳性葡萄球菌和链球菌（不包括肠球菌）、革兰氏阴性肠道杆菌科细菌（大肠埃希菌、克雷白杆菌等）和某些非发酵菌（主要是铜绿假单胞菌），并且应有足够大的抗菌力度。第二阶段降级换用相对窄谱的抗生素。

深部真菌感染死亡率高，但临床缺乏特异性，诊断困难，许多死于真菌感染者，直到尸检才获确诊。因此严重感染，尤其在病情复杂、病程长的危重患者，经广谱、强效、足量的抗生素治疗较长时间仍无好转，又兼有下列线索之一者，可考虑抗真菌经验治疗。这些线索是：①口咽部或痰中、尿中发现真菌；②原因不明的进展性肺、肝、肾功能障碍；③原因不明的意识、精神障碍；④有明显免疫功能低下，如粒细胞减少；⑤使用皮质激素或免疫抑制剂；⑥长时间静脉营养。外科危重患者深部真菌感染以白念珠菌最为多见（70% ～ 80%）。一般首选氟康唑，首次剂量 400 mg，以后 200 ～ 400 mg/d，分 2 次静脉缓慢滴入，疗程随病情而定。两性霉素 B 抗菌谱更广，杀真菌活性更强，但毒性大，可作为二线药物。原来的抗细菌药物不宜立即撤除，可暂维持现状，然后逐渐减小用量或品种，待病情好转后再完全停用。

对外科重症患者，抗真菌经验治疗宁可施之尽早，而不要施之过晚。如果怀疑真菌感染，用药数天即可见到疗效，为诊断提供佐证，指明进一步治疗的方向。即使不存在真菌感染，在严密观察下用药数天也不至于引起严重后果。而当存在严重真菌感染又得不到相应治疗时，结果可能是灾难性的。

二、抗生素目标（针对性）治疗

一旦获得细菌培养及药物敏感性报告，即应重新审视原有用药方案，看是否需要调整、补充。一般实验室检查结果和用药后临床反应是一致的，即如果原先估计的病原菌与培养结果相符且细菌对所用药物敏感，临床效果就好；反之亦然。然而也可能出现不一致的情况，如临床效果良好但实验室检查结果不尽如人意，或实验室检查结果很理想但感染病情不好转甚至恶化。此时要坚持临床为主的原则，因为实验室诊断也有失误的情况，例如未分离到真正的病原菌或主要病原菌，而只分离到次要病原菌甚至污染菌，或药物敏感试验结果不够准确。因此，如果原有治疗确实有效，即使与实验室检查结果不相符，也不要轻易更改；如果病情严重，为稳妥起见，可在原有方案基础上加用一种药物敏感试验报告为敏感的抗生素。如果临床效果确实不好，即使实验室检查结果理想，也要认真考虑调整方案。

针对性治疗，就是针对培养出来的主要细菌，选用敏感的抗生素进行治疗。但有时药物敏感试验涵盖的抗生素不够全面，甚至有些实验室不能提供可靠的药物敏感试验结果，则可根据现有的相关资料，针对已发现的细菌选择适当抗生素进行治疗。根据国内外（主要是国内）资料，表 7-4-2 列出了针对不同细菌可供选择的抗生素。

表7-4-2　针对不同细菌的抗生素选择

细菌	首选	二线或次选
MSSA 和 MSCNS	苯唑西林、氯唑西林	头孢一代，万古霉素
MRSA	万古霉素	替考拉宁
MRCNS	万古霉素	左氧氟沙星
化脓性链球菌	青霉素	苯唑西林、氯唑西林、一代头孢
链球菌	青霉素	克林霉素
肠球菌	青霉素、氨苄西林，可加氨基糖苷类	万古霉素、可加氨基糖苷类
大肠埃希菌	广谱青霉素，头孢二、三代	氨基糖苷类、加 β- 内酰胺酶抑制剂的混合制剂、氟喹诺酮类
肺炎克雷伯菌	三代头孢、氟喹诺酮类	氨基糖苷类、加 β- 内酰胺酶抑制剂的混合制剂、头孢四代
肠杆菌（产气、阴沟）	Β- 内酰胺类 *+ 氨基糖苷类	加 β- 内酰胺酶抑制剂的混合制剂、环丙沙星
枸橼酸杆菌	氟喹诺酮类	氨基糖苷类 **
不动杆菌	头孢他啶 + 氟喹诺酮、阿米卡星 + 氟喹诺酮	替卡 / 克拉维酸、卡巴培南类 ***
沙雷菌	三代头孢，氟喹诺酮	氨曲南、氨基糖苷类、卡巴培南类 ***
铜绿假单胞菌	青霉素和头孢三代、妥布霉素、阿米卡星	环丙沙星、氨曲南、头孢四代、卡巴培南类 ***
嗜麦芽窄食单胞菌	氟喹诺酮、复方磺胺甲噁唑片	替卡 / 克拉维酸，或加氨曲南
脆弱类杆菌	甲硝唑	克林霉素
产气荚膜梭菌	青霉素，克林霉素	一代头孢、头孢西丁、卡巴培南类 ***
难辨梭菌	甲硝唑	万古霉素
念珠菌	氟康唑	两性霉素 B，卡泊芬净
曲霉菌	依曲康唑，卡泊芬净	两性霉素 B
毛霉菌	两性霉素 B，卡泊芬净	

注：MSSA：甲氧西林敏感金黄色葡萄球菌；MSCNS：甲氧西林敏感凝固酶阴性葡萄球菌；MRSA：抗甲氧西林金黄色葡萄球菌；MRCNS：抗甲氧西林凝固酶阴性金黄色葡萄球菌；* 哌拉西林、替卡西林、头孢哌酮、头孢他啶、头孢吡肟、氨曲南；** 庆大霉素、妥布霉素、阿米卡星、奈替米星；*** 亚胺培南、美罗培南

知识拓展：针对表 7-4-2 的说明

需要特别强调的是，在进行抗生素针对性治疗时，决不能单纯按照细菌培养和药物敏感试验结果对号入座，而要根据对病情和患者特点的掌握，对照实验室检查结果，进行综合分析，抓住重点，选定用药方案。对培养出来的多种细菌，无需也不可能——顾及。例如从消化道穿

孔继发腹膜炎病例培养出肠球菌，并不能说明它是病原菌。只有当主要针对革兰氏阴性杆菌的抗生素治疗效果不佳而且多次培养出肠球菌尤其是血中培养出肠球菌时，才需要对它进行针对性治疗。咽拭子或尿中、痰中、粪便中培养出真菌，只是为诊断提供线索，而不一定是真菌感染的确诊依据，若临床上并无真菌感染的相关证据，则不必使用抗真菌药。

三、抗生素治疗中的观察和调整

确定和实施某个治疗方案之后，一般应观察 3 天，才能对其效果做出可靠的判断，在此之前不宜频繁更改。当治疗反应不好，或病情短暂好转后又再度恶化，应对原有方案进行必要的调整。出现这种情况的一般原因和对策是：

1. 药物未能充分覆盖主要病原菌　可考虑改用抗菌谱更广的同类抗生素，并注意在细菌培养和药物敏感试验上再下工夫，务求有的放矢，避免疏漏。

2. 抗菌治疗力度不够　原来使用单一 β- 内酰胺类抗生素的，可以加用氨基糖苷类药物（如阿米卡星、妥布霉素）。原来已经联合使用这两类抗生素的，可以增加 β- 内酰胺类抗生素的给药次数（而不是增加每次用药剂量），或者加大氨基糖苷类药物的总剂量（患者情况特别是肾功能允许时）。原来已联合使用上述两类药物且剂量已经够大时，应放弃原有方案，另选新方案，如改用氟喹诺酮类，或用碳青霉烯类（亚胺培南、美罗培南）。

3. 原有药物不能有效进入感染组织　例如不能通过或很少通过血－脑屏障，应根据感染组织的特点选择有效抗生素。

4. 病原菌特别耐药　当前在世界范围存在十大耐药菌，其中半数以上和外科感染密切相关，应充分重视这些高耐药或多重耐药细菌的特点，精心选择治疗方案。

5. 出现特殊病原微生物，如真菌。怀疑真菌感染时的对策见上文。出现支原体或军团菌肺部感染，宜用红霉素类抗生素。

6. 存在影响疗效的外科并发症，如消化道瘘、脓肿形成等，应积极搜寻感染灶，进行引流等外科处置。

第五节　手术部位感染的抗生素预防

预防外科手术部位感染一直是外科的重要原则之一。抗生素对手术部位感染的预防作用不容置疑，但并非所有手术都需要用抗生素。一般认为，清洁手术，如甲状腺手术、疝修补术，不需预防性使用抗生素。

一、预防性使用抗生素的适应证

1. 清洁手术　①范围大、时间长、失血量大，或涉及重要脏器、一旦感染后果严重者，如开颅手术、心脏和大血管手术等；②使用人工材料，如人工关节置换术、人工心脏瓣膜置换和人工血管移植术等；③患者有感染高危因素，如高龄、营养不良、糖尿病、免疫功能低下等。

2. 清洁－污染手术　如呼吸道、胃肠道、泌尿生殖道手术，或经过上述器官的手术。

3. 污染手术　术前已发生污染的手术，如消化道穿孔、开放性创伤等。

二、预防性使用抗生素的目标

灭杀或抑制手术区域内来自空气、环境或患者自身的微生物，预防术后切口感染，预防手术涉及的器官或腔隙感染。

三、预防性使用抗生素的原则

1. 品种要选好　抗生素应根据术式和可能导致手术部位感染的病原体进行选择。应具有相应的抗菌谱，适用于手术部位感染可能致病菌，在手术部位能达到足够的浓度，半衰期较长，单剂量给药效果好，耐药菌株少，价格低廉，短期使用无不良反应，并且与手术期间用药无相互作用。

非空腔脏器手术，如头颈、乳腺、四肢等清洁手术，主要针对革兰氏阳性球菌，兼顾革兰氏阴性菌，可选用青霉素类、第一代头孢菌素或氨基糖苷类抗生素，如头孢唑林、头孢拉定。空腔脏器手术，如胸腹腔手术，主要针对革兰氏阴性杆菌，兼顾革兰氏阳性球菌，可使用广谱青霉素及第二、三代头孢菌素。涉及结、直肠的手术，污染重时宜加用抗厌氧菌的药物。

2. 剂量要足够。

3. 给药方法　应在细菌污染发生之前开始用药，一般在手术开始之前 0.5～2 小时内，即麻醉诱导期静脉滴注，使手术切口切开时局部组织内药物浓度足以灭杀入侵细菌。如果手术时间较长，根据药物半衰期或失血量大于 1500 ml，可术中给予第 2 剂。

4. 应用时间要短　一般择期手术，手术结束后便不会再有污染发生，没有证据表明切口关闭后使用抗生素可以降低手术部位感染风险，因此手术后无需继续给药。总的预防时间不应超过 24 小时，特殊情况可延长至 48 小时。

一次性或短时间用药的优点在于：①避免药物不良反应；②不产生或少产生耐药菌株；③不会引起肠道菌群紊乱；④可以减轻患者经济负担；⑤减少护理工作量。

5. 对于手术前已经发生感染的手术，应该按照抗生素治疗性使用的规定进行选择，如急性阑尾炎等。

6. 结肠、直肠手术前的肠道准备　结肠择期手术前是否需用抗生素准备肠道，意见不很一致。有些作者坚持只进行机械性冲洗，也收到较好效果。但有些医生还是倾向于进行一定的药物准备。药物准备的正确方法是在手术前一日口服不吸收抗菌药（如新霉素、卡那霉素、庆大霉素或诺氟沙星等）2～4 次，这样能在次日手术时将肠道细菌浓度降到最低水平。过去习惯用的手术前连续服药 3～5 天的方法既不能达到预期目的，又容易引起肠道菌群紊乱，增加手术后感染和肠道并发症的机会，应予摒弃。

在预防性使用抗生素时最易犯的错误是用药过晚和疗程过长。手术结束回病房后才开始用抗生素，往往已经错过了细菌定植之前的大好时机，结果必然是事倍功半。手术后连续用药多日甚至直到拆线或出院，不仅无益而且有害，亟须改正。

第六节　软组织感染

一、急性蜂窝织炎

急性蜂窝织炎（acute cellulitis）是皮下、筋膜下、肌间隙或深部疏松结缔组织的急性化脓性感染。

【病因】

感染大多发生在皮肤或软组织损伤后，致病菌主要是葡萄球菌和溶血性链球菌，偶见大肠埃希菌。

【临床表现】

局部红、肿、热、痛，表面色暗红，界限不清，中央较周围色深，感染浅在且组织疏松者，肿胀明显。深部感染时局部肿胀不明显，但疼痛剧烈。急性蜂窝织炎易并发淋巴管炎、淋巴结炎等。伴产气性细菌感染时，局部可有捻发音。患者可有不同程度的全身症状，如畏寒、发热等。

【诊断】

主要依据局部症状做出诊断，需与丹毒鉴别。

【治疗】

1. 局部处理　炎症早期局部可做物理治疗，或外敷 50% 硫酸镁、如意金黄散等，如有脓肿形成，则需切开引流。口底及颌下急性蜂窝织炎，应及早切开减压，以防喉头水肿压迫气管；其他各型皮下蜂窝织炎，为缓解皮下炎症扩展，减少皮肤坏死，也可在病变处做多个小切口充分引流。

2. 全身治疗　按感染程度选用口服抗生素，如第一代头孢菌素、大环内酯类等，或肌内注射、静脉输注青霉素和头孢菌素等。

二、丹毒

丹毒（erysipelas）是皮肤及其网状淋巴管的急性炎症。

【病因】

由于 β- 溶血性链球菌从皮肤、黏膜的细小伤口侵犯皮肤、黏膜、网状淋巴管引起。

【临床症状】

病变好发于下肢，炎症呈片状红疹、肿胀，边缘略隆起，界限清楚，用手指轻压，红色即可消退。局部有压痛。区域淋巴结常肿大、疼痛。随着局部炎症的发展，中央红色消退、脱屑。患者常有畏寒、发热。

【治疗】

卧床休息，抬高患肢。局部可做物理治疗或外敷硫酸镁、如意金黄散等。抗生素的疗效相当显著，可口服磺胺类药或肌内注射、静脉滴注大剂量青霉素或第一代头孢菌素。

三、疖

疖（furuncle）是指化脓菌侵入毛囊及周围组织引起的急性化脓性炎症。单个损害称为疖，是疼痛的半球形红色结节。

【病因】

病原菌以金黄色葡萄球菌为主，偶可由表皮葡萄球菌或其他病菌致病。

【临床表现】

感染好发于颈部、头面部、背部毛囊与皮脂腺丰富的部位，因金黄色葡萄球菌的毒素含凝固酶，脓栓形成是其感染的一个特征。疾病初起时，局部皮肤有红、肿、痛的小硬结，范围仅 2 cm 左右。数日后结节中央组织坏死、软化，肿痛范围扩大，触之稍有波动，中心处出现黄白色的脓栓；继而脓栓脱落、破溃流脓。脓液流尽炎症逐步消退后，即可愈合。有的疖无脓栓，自溃稍迟，需设法促使脓液排出。面疖特别是鼻、上唇及周围所谓"危险三角区"的疖症状常较重，病情加剧或被挤碰时，病菌可经内眦静脉、眼静脉进入颅内海绵状静脉窦，引起化脓性海绵状静脉窦炎。患者出现颜面部进行性肿胀，可有寒战、高热、头痛、呕吐、昏迷等，病情严重，死亡率高。

【治疗】

1. 局部治疗　红肿阶段可选用热敷、超短波、红外线灯理疗措施，也可用鱼石脂软膏、如意金黄散、玉露膏。疖顶见脓点或有波动感时用苯酚点涂脓点或用针头将脓栓剔出，或切开引流，禁忌挤压。出脓后敷以呋喃西林、碘伏纱条或以化腐生肌的中药膏，直至病变消退。

2. 全身治疗　对有全身症状的患者应使用抗生素积极治疗。

（1）抗生素：原则上应根据药物敏感试验选择有效抗生素。一般可选青霉素、半合成青霉素、红霉素或头孢菌素等，或用清热解毒中药方剂等。

（2）支持疗法：通常给患者易消化、高能量流质饮食。对严重感染者应注意营养支持，维持水和电解质平衡、酸碱平衡。

3. 对有糖尿病的患者应给予降血糖药物或胰岛素等相应治疗措施。

四、痈

痈（carbuncle）是多个相邻毛囊和皮脂腺或汗腺的化脓性感染，或由多个疖肿融合而成。

【病因】

病原菌主要是金黄色葡萄球菌，近几年来凝固酶阴性葡萄球菌的感染也日趋增多。其次为链球菌，但相当一部分为多种细菌的混合感染。

【临床表现】

痈好发于颈后部、背部，也可见于腹壁、上唇，常见于身体较衰弱或糖尿病患者。最初局部红肿、疼痛，呈一片紫红色炎性浸润硬结，病灶略高出皮肤，边界不清。随后表面出现多个脓头，中央部皮肤逐渐坏死、溃烂，形成粟粒样大小或更大的脓栓，脓栓脱落后中心部塌陷，形似"火山口"，溢脓血性分泌物。全身症状也较重，患者可有寒战、发热、乏力、食欲减退等。唇痈也有导致发生海绵状静脉窦炎和血栓形成的危险。

【治疗】

1. 局部处理 早期可用鱼石脂软膏、如意金黄散、玉露膏、50% 硫酸镁或 70% 乙醇外敷，超短波和紫外线照射对控制感染扩散、促进炎症消散有一定效果。小部分痈早期取出脓栓、换药后，坏死组织脱落，创面逐渐愈合。大部分患者尤其是病变范围大、多个脓栓破溃后呈蜂窝状时，常需手术切开引流。引流切口应做成"十"字形或"十十"形，长度超过病变范围，深达筋膜或筋膜下，切断所有纤维间隔以利引流。

2. 全身治疗

（1）抗生素：原则上应根据药物敏感试验选择有效抗生素。一般可选青霉素、半合成青霉素、红霉素或头孢菌素等。应注意给予足够剂量和疗程。

（2）支持疗法：通常给患者易消化、高能量流质饮食。对严重感染者应注意营养支持，维持水和电解质平衡、酸碱平衡。

3. 糖尿病的治疗 对糖尿病患者，应用降糖药控制血糖，有效治疗糖尿病。

五、坏死性筋膜炎

坏死性筋膜炎（necrotizing fasciitis）是皮下组织和筋膜进行性水肿、坏死并伴全身严重中毒症状的急性感染性疾病。感染沿筋膜组织快速、潜行蔓延，但并不累及肌肉组织。

【病因】

引起坏死性筋膜炎的原因较多，主要为各种创伤（如刺伤、挫伤、擦伤、昆虫叮咬、不清洁注射等）导致局部感染；也有在某些空腔脏器手术、肛周脓肿引流、拔牙后发生坏死性筋膜炎者。常为多种细菌的混合感染，主要致病菌为厌氧菌和兼性厌氧菌。

【临床表现】

坏死性筋膜炎可发生在身体的任何部位，但以四肢尤其是下肢为多见，其次为腹壁、背部、臀部、会阴部和颈部。疾病早期，有时患者局部症状、体征虽然较轻微，但已有严重的全身中毒症状，如寒战、高热，因大片组织水肿致严重失水、水和电解质紊乱、低蛋白血症、脓毒性休克等，甚至并发多器官功能衰竭。60%～90% 患者可出现贫血。

局部病变发展迅速，开始时受累皮肤轻微红肿，界限不清，触痛明显，局部发热，呈弥漫性蜂窝织炎表现。发病后 1～3 天，皮肤颜色逐渐发紫、发黑，出现散在水疱或血疱，溃破后露出黑色真皮层，同时皮下脂肪和筋膜水肿、发黑、液化坏死。坏死呈潜行状，伴有血性浆液性渗出，可有奇臭，有时皮下积气，并可继发皮肤坏死。通常不累及肌肉。

【诊断】

以下特征对诊断坏死性筋膜炎有参考价值：①皮下、筋膜广泛坏死，并向四周潜行扩散；②病变不累及肌肉；③严重的全身脓毒症表现；④创面涂片染色或培养未发现梭状芽孢杆菌；⑤筋膜和邻近组织坏死和微血管栓塞。采集病变处渗液或水疱液做涂片和细菌培养对诊断有重要意义。

【治疗】

1. 外科治疗　一经确诊，应立即手术，彻底清除坏死的皮下组织和筋膜，边缘直到健康皮肤和皮下组织，不可姑息，否则病变会继续蔓延。

2. 抗生素治疗　应选择有抗厌氧菌作用的广谱抗生素或联合应用抗生素，如甲硝唑和氨基糖苷类、氯霉素和氨基糖苷类等合用。同时按临床反应和细菌培养、药物敏感试验结果调整用药。

3. 支持疗法　坏死性筋膜炎引起水肿、创面大量渗出等，可造成脱水、低蛋白血症和低血容量，必须注意维持水、电解质平衡并给予营养支持。

六、破伤风

破伤风（tetanus）是由革兰氏阳性梭状芽孢杆菌——破伤风杆菌侵入人体伤口、生长繁殖并产生毒素所引起的一种严重急性特异性感染。目前在我国广大农村、山区仍时有发生。2012年10月30日世界卫生组织证实中国已消除孕产妇及新生儿破伤风。这是妇幼卫生领域的重要成就。

【临床表现】

1. 潜伏期　潜伏期长短不一，与创伤性质、部位，伤口处理方式，有无预防接种等有关，平均6～14天，短者仅24小时，长者可达20～30天甚至数月。潜伏期越短者预后越差。新生儿破伤风多数发生在断脐带7天左右，所以有七日风之称。

2. 前驱期　前驱期一般为1～2天，也有仅12小时左右者。患者主要有乏力、头晕、头痛、咬肌紧张、酸胀、微感下颌紧张和张口不便，有时可出现烦躁不安、肌肉牵拉感、反射亢进等。

3. 发作期　此期出现典型的肌肉持续性强烈收缩。最初是咬肌，以后顺序为面部肌肉、项肌、背肌、腹肌及四肢肌群，最后是膈肌、肋间肌。因此，约99%患者开始感咀嚼不便、张口困难。随后出现疼痛性强直、牙关紧闭；面部表情肌阵发性痉挛，形成独特的"苦笑"面容；颈部肌肉痉挛时出现颈项强直，头略后仰；背、腹肌同时痉挛时，由于背肌力量较强，故腰部前凸，头和足后屈，有"角弓反张"之称；四肢肌肉痉挛时，由于屈肌比伸肌有力，故肢体可出现屈曲，呼吸肌群和膈肌痉挛可造成呼吸困难或停止。每次发作持续数秒或数分钟不等，发作间歇期长短不一，在肌肉持续紧张收缩基础上任何轻微刺激，如声、光、震动、注射或触碰患者均可诱发全身肌群的痉挛和抽搐。

病程一般为3～4周，重者可持续到6周以上，以后痉挛发作次数逐渐减少，程度减轻，间歇期延长。

绝大多数破伤风表现为全身性，少数患者表现为局部破伤风，病情往往较轻，预后好。

【诊断】

诊断的主要依据有近期外伤史和典型临床表现，如牙关紧闭、颈项强直、角弓反张、阵发性全身肌肉痉挛等，诊断一般无困难。但对仅有某些前驱症状或局限型破伤风者，需密切观察，以免延误诊断。

　　临床诊断破伤风一般不需做微生物检查，必要时可做伤口分泌物涂片、分离培养、动物接种等。

【治疗】

1. 抑杀破伤风杆菌，消除毒素来源

　　（1）手术清创：清创包括切除一切坏死及无活力组织，去除异物，切开无效腔，使破伤风杆菌不易生长。若污染重、彻底清创有困难，可将创口完全敞开，用3%过氧化氢或1∶5000高锰酸钾液浸透的纱布湿敷，并经常换药。

　　（2）应用抗生素：青霉素对破伤风杆菌有杀菌作用，一般用量为400万～800万单位/天。甲硝唑和替硝唑被认为是抗厌氧菌的首选药，剂量为1.0 g，每12小时一次。由于破伤风患者多为混合感染，故也可加用氨基糖苷类抗生素或头孢菌素。

　　（3）高压氧治疗：高压氧治疗可有效提高血氧和局部组织的氧浓度，有助于抑制破伤风杆菌生长。

2. 中和毒素　抗毒素的应用越早越好，以防止更多的毒素与神经细胞结合。临床应用的破伤风免疫制剂有破伤风抗毒素（TAT）和人体破伤风免疫球蛋白（TIG）。由于破伤风的发病机制尚未明确，故如何正确使用TAT、TIG的意见也不统一。

　　（1）TAT：可做肌内注射、静脉注射、鞘内注射和伤口周围浸润注射。通常在破伤风确诊后，可用TAT 1万～2万U肌内注射或静脉滴注，持续5～7天。也有人主张首次用5万U TAT加入5%葡萄糖溶液500～1000 ml静脉滴注，以后每天肌内注射TAT 1万～2万U，连续5～7天。鞘内注射TAT剂量为5000～10000 U，在鞘内注射TAT同时加入泼尼松12.5 mg可减少引起炎症和水肿等不良反应。伤口处理前，宜在周围组织浸润注射TAT 1500～3000 U，以中和伤口周围的游离毒素。

　　（2）TIG：TIG的半衰期长，一般只需一次性深部肌内注射3000～6000 U，或初次肌内注射3000 U，以后每次肌内注射5000 U。也可用TIG 1000 U加泼尼松12.5 mg做鞘内注射。TIG也可用于伤口周围组织浸润注射。在无TAT、TIG情况下，或对TAT过敏者，可输注血型相同、已获破伤风自动免疫者血液200～400 ml。

3. 镇静和控制痉挛

　　（1）地西泮：应用地西泮须及时、足量、连续，一般用量为1 mg/（kg·d），静脉滴注，或10 mg静脉注射每日3次。病情发展时地西泮剂量可加大至2～5 mg/（kg·d）。

　　（2）人工冬眠：对病情严重者可用人工冬眠疗法，即氯丙嗪、异丙嗪各50～100 mg，哌替啶50～100 mg加入5%葡萄糖溶液500～1000 ml中缓慢静脉滴注。对轻症者可用巴比妥、水合氯醛或氯丙嗪，对小儿宜用异丙嗪、二氢麦角碱等。

　　（3）肌肉松弛药：严重持续肌肉痉挛、抽搐，用一般解痉药不能控制时，可给硫喷妥钠0.1～0.2 g加入25%葡萄糖溶液20 ml中缓慢静脉注射。筒箭毒碱、氯化琥珀胆碱、粉肌松等效果较好。但是，这些药有引起呼吸肌麻痹的危险，应警惕。

　　（4）东莨菪碱：东莨菪碱为胆碱受体阻断药，能解除外周血管痉挛，改善微循环。此外，它对中枢神经系统有较强抑制作用，与地西泮配合应用能有效控制痉挛。一般用量为0.03～0.05 mg/kg，肌内注射，每4～6小时一次。

4. 保持呼吸道通畅　有资料显示，窒息是破伤风致死的首要原因，其次为呼吸衰竭，而肺部感染居第三位。破伤风患者的气管切开率为5%～38%，其适应证为：①潜伏期短，抽搐发生早而频繁，持续时间长；②严重抽搐，解痉药效果不显著；③呼吸道分泌物多而不易排出；④有窒息或发绀；⑤有呼吸衰竭征兆；⑥老年患者合并有肺气肿、肺部感染等；⑦需用硫喷妥钠或不能配合治疗者。

5. 全身支持疗法　由于反复肌肉收缩和痉挛，常造成人体严重消耗，应给患者以营养支持，补充足够的热量、水分、电解质和维生素，并注意纠正酸碱平衡失调。必要时可给予胃肠外（或内）营养支持。

6. 中医疗法　祖国医学在治疗破伤风方面积累了不少经验，常用的药物有万灵丹、五虎追风散、玉真散等，也可配合针灸治疗。

病例 7-1

病例 7-1 解析

七、气性坏疽

气性坏疽（gas gangrene）也称为梭状芽孢杆菌性肌坏死（clostridial myonecrosis），是由梭状芽孢杆菌属细菌引起的急性特异性软组织感染，其特点是累及肌肉，是厌氧菌感染的一种。此类感染因其发展急剧，预后严重，可引起全身严重的毒血症和肌肉组织的广泛坏死。

【病因】

主要致病菌是产气荚膜梭菌、腐败梭菌、恶性水肿杆菌，其次为产气芽孢杆菌和溶组织杆菌等。产气荚膜梭菌引起的感染占 39% ～ 83%。

若组织失活或血运障碍，形成适于厌氧杆菌生长的环境，则易发生气性坏疽，多见于火器伤、严重损伤以及手术后。

【临床表现】

潜伏期长短不一，短至 6 ～ 8 小时，长至 3 ～ 6 周，但一般为 1 ～ 4 天。

1. 局部症状　开始时患者自觉伤部沉重，有包扎过紧感。随着病情进展，伤部出现剧烈疼痛，有"胀裂"感。伤口周围皮肤水肿、紧张、苍白而发亮。由于毒素的作用，很快变成紫红色，进而变为紫黑色，并出现大小不等的水疱。伤口内肌肉坏死，呈灰褐色，失去弹性，刀割时不出血也不收缩，犹如煮熟的肉。由于组织间隙内积气，故轻压伤口周围皮肤即可感到或闻及捻发音。严重时，由于血管内血栓形成、受压和淋巴回流障碍，使整个肢体发生肿胀、坏死。

2. 全身症状　开始表现为不安、头晕、面色苍白、出冷汗、脉快、烦躁不安，有时可有表情淡漠。患者极度软弱，体温可达 38 ～ 40 ℃，脉搏快（100 ～ 140 次 / 分）、细弱、节律不齐，呼吸急促，早期血压正常。由于溶血毒素的作用，红细胞及血红蛋白减少，可出现贫血、黄疸，晚期可发生脓毒症，甚至昏迷。

【诊断】

诊断气性坏疽的四个重要依据是：①伤口周围皮肤有捻发音；②伤口内分泌物涂片检查有大量革兰氏阳性杆菌；③ X 线检查可见伤口局部皮下组织和肌群间有气体存在；④间接免疫荧光抗体、酶标抗体、酶标 SPA 等快速染色鉴定产气荚膜梭菌，或气相色谱法检测等均有一定价值。

【治疗】

1. 手术治疗

（1）围术期处理：术前输液、输血以纠正脱水、电解质和酸碱平衡失调，纠正贫血。同时静脉输注头孢菌素或大剂量青霉素（500 万～ 1000 万单位 / 天），以抑制病原菌。术中应注意给氧，继续输血、输液和应用抗生素。不用止血带。术后应加强支持疗法，继续静脉输注头孢菌素或大剂量青霉素、甲硝唑或红霉素、克林霉素等。

（2）手术方法：在病变区域做广泛多处的纵深切口，彻底清除坏死组织、异物，如感染局限于某一筋膜间隔，可把受累肌肉全部切除，直至能见到出血和收缩的健康肌肉组织为止。伤口以 3% 过氧化氢或 1 ∶ 4000 高锰酸钾溶液反复冲洗。若患者中毒症状重，肢体已坏死，危及生命时，应做肿胀界线以上的开放截肢，伤口以氧化剂湿敷包扎，行二期缝合。

2. 高压氧治疗　高压氧不能代替手术治疗，但可抑制气性坏疽杆菌生长。在高压氧治疗的同时，应不断清除坏死组织，这样既利于控制感染，又可以缩小切除范围。

3. 免疫治疗　多数学者认为气性坏疽抗毒血清的疗效不佳，只能起到暂时缓解脓毒症的作用，且有过敏反应。多价血清则有一定治疗作用。

4. 隔离　为防止交叉感染，患者应隔离，患者用过的衣物、敷料、器材应单独收集、消毒，敷料应焚毁。

（戚　峰）

外科患者的围术期多器官功能障碍

第一节 围术期多器官功能障碍概述

一、概述

多器官功能障碍综合征（multiple organ dysfunction syndrome，MODS）是指在急性疾病过程中原发疾病器官之外的两个或两个以上的器官受损，同时或序贯出现的器官功能障碍或衰竭。

此综合征的提出最早可上溯至 20 世纪 70 年代初期，Tilney 等人在接受外科主动脉瘤手术的患者，观察到远离病变手术部位的其他器官系统序贯发生的功能衰竭，曾经称之为多器官功能衰竭（multiple organ failure，MOF）或多系统器官功能衰竭（multisystem organ failure，MSOF）。

外科患者是 MODS 的高发人群，特别是高龄患者、大手术患者、既往存在慢性疾病的患者。外科患者面临着原发疾病与手术应激的双重打击风险，而这种双重风险，更可能因为患者年龄与既往伤病所损失的器官代偿储备功能而在围术期被显著加剧。

因此，预估外科患者，特别是高龄和大手术患者的器官储备代偿功能，预防和早期识别并治疗 MODS，是外科手术治疗获得成功的重要基础。

知识拓展：外科手术治疗

二、危险因素与诱因

外科患者面临着多重的器官功能损伤风险，包括：原发疾病对所在器官和其他器官的损伤；宿主机体为代偿疾病器官功能而调动其他器官功能应激的耗竭损伤；术前准备及其他治疗（例如化疗、放疗）的生理、心理应激反应；手术、麻醉本身所致创伤、疼痛及缺（失）血 - 再灌注损伤等。

外科手术根据原发疾病对于宿主生命威胁的紧迫程度往往分为：择期手术、限期手术以及急症手术。其中急症手术往往由于原发疾病的威胁而难以进行充分的术前准备，导致患者面临着多重应激打击风险。据文献报告，择期大手术后 MODS 的发生率约为 1%，而重症患者急诊手术后 MODS 的发生率则可高达 10% ～ 20%。

外科患者发生 MODS 的诱因则十分复杂，常见于以下情况：

1. 严重的创伤、烧伤或手术本身导致的组织损伤或大量失血。
2. 各种原因导致的围术期休克或心搏骤停以及不恰当的心肺脑复苏术后。
3. 外科严重感染造成的严重全身炎症反应与器官损伤。
4. 原发疾病或手术创伤所导致的器官功能失代偿损伤。

MODS 中各器官功能障碍的发生率，一般由高至低依次为肺、肾、胃肠道、凝血、心脏、神经等。近年来由于老年患者和糖尿病患者手术比例的增加，心血管系统功能障碍发生的概率呈显著增高趋势。此外，围术期急性脑损伤 - 临床上多表现为"手术后谵妄"，尽管多为一过性发生，但因为可以显著增加病死率，也需要引起重视。

三、病理生理机制

MODS 的主要病理生理机制是全身炎症反应综合征（systemic inflammatory response syndrome，SIRS），即机体对于创伤、感染等损伤因素不恰当的应激反应。

SIRS 共有 4 条诊断标准，均属于机体的基本生命体征，即"人的反应"。临床上只要符合其 4 条标准中的 2 条或以上即可诊断：

1. 体温＞ 38 ℃或＜ 36 ℃。
2. 心率＞ 90 次／分。
3. 呼吸＞ 20 次／分，或 $PaCO_2$ ＜ 32 mmHg（4.3 kPa）。
4. 血白细胞计数＞ $12×10^9/L$ 或＜ $4×10^9/L$，或未成熟粒细胞＞ 10%。

知识拓展：SIRS 的概念

在机体遭遇创伤、感染、肿瘤、缺血等疾病以及手术应激时，血液中以白细胞为代表的循环物质会向病灶部位趋化，并产生和释放出多种细胞因子等炎症介质。这些细胞因子起信息分子作用，发出不同的细胞反应信号，引起细胞和体液反应。

单核细胞、吞噬细胞和其他细胞释放细胞因子后，通过与初始信号传递受体结合生成第二信息，引起细胞间信号效应，包括：重要酶的磷酸化，影响细胞行为基因产物的表达或失活，在体内形成"瀑布"样连锁反应（chain reaction），引起组织细胞损伤，最后可发生 MODS。

当这些炎症介质随着循环而历经全身时，即可能损伤血管内皮细胞而导致其肿胀和通透性变化，加重组织器官的缺血与低灌注，影响各个器官和组织的气体及物质交换，甚至使得遍布全身的毛细血管内皮细胞广泛损伤而进一步产生并释放出更加大量的炎症介质，形成"二次打击风暴"。一方面内皮细胞的损伤肿胀进一步加重器官组织的缺血、缺氧，另一方面大量产生的炎症因子风暴可以直接损伤器官组织的上皮细胞，破坏其代谢功能，最终导致器官功能障碍。由于肺与肾是人体血流量最大和最丰富的器官，因此也成为 MODS 最易受累的主要器官。

手术损伤，特别是胃肠道手术的直接损伤、应激等均可导致肠黏膜屏障功能破坏。肠黏膜屏障主要由机械屏障、生物屏障、化学屏障和免疫屏障所组成，其中生物屏障尤为重要，主要由肠道的生理定植菌群所维持。当围术期前述各种损伤因素出现时，肠道正常定植菌因缺乏食物（益生元）而衰亡，进而导致肠道的细菌移位（bacterial translocation）和毒素移位；加之大量的体腔肠道黏膜上皮细胞损伤亦产生和释放各种炎症介质，导致炎症反应被放大并持续发展，最终发生器官功能障碍。因此，在 MODS 的防治领域，肠内营养（enteral nutrition，EN）和肠道益生菌群保护甚至移植补充正日益受到重视。

四、临床表现与评估

器官功能障碍是一个由量变向质变序贯发展的过程，往往首先表现为器官做功的增加和代偿负担加大，逐渐出现器官储备代偿功能的下降甚至耗竭，最终导致器官功能障碍甚至衰竭。

器官功能的代偿负担增加，可以用 SIRS 的 4 条标准加以衡量。但是，SIRS 只是提示我们：患者在增加其器官做功，其器官的代偿负担在增加；却不足以区别这种代偿是仍然处于生理范围而有利于机体自愈，还是即将或已经超出生理范围而导致病理损伤和器官功能障碍。

因此，临床上仍然可利用 SIRS 的标准以初筛患者机体是否已发生器官功能的努力代偿；但同时需要针对各个器官的不同功能进行评估，以判断这些器官是否即将或已经出现失代偿而致功能障碍。常用的器官功能评估多采用量表的形式，如序贯器官衰竭评估（sequential organ failure assessment，SOFA）、急性生理与慢性健康状态评估（acute physiology and chronic health evaluation-II，APACHE-II）等（表 8-1-1，图 8-1-1）。

表8-1-1　序贯器官衰竭评分（SOFA）

系统	变量	0分	1分	2分	3分	4分
呼吸	PaO$_2$/FiO$_2$（mmHg）	＞400	≤400	≤300	≤200	≤100
	呼吸机支持				是	是
血液	血小板（10^9/L）	＞150	≤150	≤100	≤50	≤20
肝脏	胆红素（μmol/L）	＜20.5	≤34.1	≤102.5	≤205.1	＞205.2
循环	平均动脉压（mmHg）	≥70	＜70			
	多巴胺［μg/（kg·min）］			≤5	＞5	＞15
	多巴酚丁胺［μg/（kg·min）］			任何剂量		
	肾上腺素［μg/（kg·min）］				≤0.1	＞0.1
	去甲肾上腺素［μg/（kg·min）］				≤0.1	＞0.1
神经	GCS 评分	15	13-14	10-12	6-9	＜6
肾脏	肌酐（μmol/L）	＜106	≤176	≤308	≤442	＞442
	尿量（ml/d）				≤500	≤200

注：1. 每日评估应采取每日最差值；2. 评分越高，预后越差

需要指出的是：SOFA 评分较基础值增加 2 分或以上，现在已经被作为脓毒症（严重感染所致重度全身炎症反应）的主要诊断标准。因此，一旦 SOFA 评分≥2 分，即提示患者存在或有潜在器官功能障碍，而一旦 SOFA 评分较基础值增加 2 分以上，需要高度警惕患者发生 MODS 的风险。

知识拓展：脓毒症

APACHE 评分迄今已更新至第 4 版（APACHE-Ⅳ），但由于自第 3 版之后评估参数显著增加，需要借助电脑软件才能进行评分，实用性有所下降，故临床上大多仍沿用 APACHE-Ⅱ评分。APACHE-Ⅱ评分需要采取危重患者进入 ICU 后第一个 24 小时的最差值进行评分，作为医疗干预前疾病严重程度的原始记录，有助于预测个体患者的死亡率并比较不同干预措施的疗效，仅需在进入病房的首日进行评估，而不必每日进行评估。

对于神经系统功能的评估，临床上常用的是格拉斯哥昏迷评分（Glasgow coma score，GCS）。

知识拓展：格拉斯哥昏迷评分

五、预防原则

预防重于治疗。首先是在术前需要比较详尽地评估外科患者的器官功能，了解其既往疾病史以及目前外科疾病对器官功能的影响。对于高龄、既往合并严重慢性疾病且控制不佳（如糖尿病患者糖化血红蛋白显著升高，卒中等心血管疾病）的患者尤其需要进行评估。

近年来日益受到重视的加速康复外科（enhanced recovery after surgery，ERAS）是在对手术患者器官功能状态评估的基础上，尽可能地改善围术期准备治疗、减轻麻醉与手术的创伤打击。ERAS 的核心在于使得患者在围术期尽可能保持或接近其生理状态，减轻器官功能的损伤与代偿负担，从而加速其康复。

在 ERAS 的核心措施中，除了手术过程更加精准微创之外，术前准备还需要尽可能降低患者的应激干扰，包括缩短术前住院时间，勿长时间禁食、禁水及过度腹泻，以保持患者较好的循环容量与电解质平衡、减轻组织糖原分解；帮助外科患者在术前保证较好的睡眠，减轻焦虑、恐惧所致的应激；麻醉过程中需要尽可能保持患者的循环、氧合指标稳定在正常范围，避免诱导和手术过程中的任何缺血低灌注事件。这也是预防围术期 MODS 的关键措施。

姓名_____　性别_____　年龄_____　病历号_____　入室诊断_____

入室日期_____　评分日期_____

1. 急性生理学评分

指标		+4	+3	+2	+1	0	+1	+2	+3	+4
T（℃）		≥ 41	39 ～ 40.9		38.5 ～ 38.9	36 ～ 38.5	34 ～ 35.9	32 ～ 33.9	30 ～ 31.9	≤ 29.9
MAP（mmHg）		≥ 160	130 ～ 159	110 ～ 129		70 ～ 109		50 ～ 69		≤ 49
HR		≥ 180	140 ～ 179	110 ～ 139		70 ～ 109		55 ～ 69	40 ～ 54	≤ 39
RR		≥ 50	35 ～ 49		25 ～ 34	12 ～ 24	10 ～ 11	6 ～ 9		≤ 5
二选一	$A\text{-}aDO_2$ $FiO_2 > 0.5$	≥ 500	350 ～ 499	200 ～ 349		≤ 200				
	PaO_2 $FiO_2 < 0.5$					≥ 70	61 ～ 70		55 ～ 60	≤ 55
pH（动脉血）		≥ 7.7	7.6 ～ 7.69		7.5 ～ 7.59	7.33 ～ 7.49		7.25 ～ 7.32	7.15 ～ 7.24	< 7.15
Na^+（mmol/L）		≥ 180	160 ～ 179	155 ～ 159	150 ～ 154	130 ～ 149		120 ～ 129	111 ～ 119	≤ 110
K^+（mmol/L）		≥ 7	6 ～ 6.9		5.5 ～ 5.9	3.5 ～ 5.4	3 ～ 3.4	2.5 ～ 2.9		< 2.5
Cr（μmol/L）		≥ 309	177 ～ 308	133 ～ 176		53 ～ 132		< 53		
HCT（%）		≥ 60		50 ～ 59.9	46 ～ 49.9	30 ～ 45.9		20 ～ 29.9		< 20
WBC（/mm³ × 1000）		≥ 40		20 ～ 39.9	15 ～ 19.9	3 ～ 14.9		1 ～ 2.9		< 1
GCS=15- 实际 GCS										
合计										

2. 年龄评分

年龄	评分
≤ 44	0
45 ～ 54	2
55 ～ 64	3
65 ～ 74	5
≥ 75	6

3. 慢性健康状况评分

既往器官功能不全或免疫抑制病史，标准：

肝：病理诊断的肝硬化和门静脉高压病史；门静脉高压导致的上消化道出血；既往肝衰竭 / 肝性脑病

心血管系统：纽约心功能分级为Ⅳ级

呼吸：COPD 导致严重活动受限；继发性红细胞增多；严重肺动脉高压（> 40 mmHg）；呼吸机依赖

免疫抑制：接受抑制抗感染能力的治疗，如免疫抑制剂、化疗、放疗、新近长期应用激素；严重进行性的抑制抗感染能力的疾病，如白血病、淋巴瘤、AIDS

非手术或急诊手术	5 分
择期手术	2 分
无上述情况	0 分

图 8-1-1　ICU 患者 APACHE Ⅱ评分表

外科医师也需要关注麻醉中患者生命体征的变化，包括麻醉诱导时的血压下降，术中出血或探查时的血压、心率波动，以及血管活性药物使用和液体出入量等，这些都提示患者术中是否存在缺血低灌注事件，提示手术和麻醉操作对于患者应激损伤的程度。

全身麻醉术中人工气道失去了声门闭合的保护作用，往往会导致部分肺组织塌陷不张，这一现象又可能被术后疼痛、卧床、咳嗽不力而放大，导致肺内分流，通气 / 血流比值失衡而出现低氧血症，表现为呼吸窘迫。因此，术后适时鼓励患者深呼吸并帮助患者咳嗽，辅以适度的镇痛治疗，必要时运用器械甚至正压机械通气帮助肺复张，将会起到积极的作用。

知识拓展：出血与血栓形成

手术后早期最需要注意的问题多是手术创面的出血。由于大量和迁延的活动性出血容易引起血液凝血与纤溶系统平衡的破坏、凝血物质消耗、血管内皮细胞损伤，进而导致组织缺血、缺氧损害和器官功能障碍。因此，以迅速补充纤维蛋白原为主、辅以凝血酶原以及第 VII 因子等凝血因子底物，抑制亢进的纤维蛋白溶解活性，迅速而彻底地止血，将是手术后出血保守治疗的首要原则，也是预防 MODS 的重要环节之一。

知识拓展：液体负荷试验

除了失控的全身炎性反应之外，引起 MODS 的最基本原因还包括循环功能（尤其是心脏功能）衰竭和低氧血症。机体的有效循环功能三要素包括：充足的循环容量，有效的心输出量，以及适宜的外周血管阻力。

需要强调指出的是，心脏功能的本质是其（左心室的）每搏量（stroke volume，SV；正常值为 60 ～ 100 ml），而并非传统认为的心排血量（cardiac output，CO）。因为 CO 是 SV 与心率（HR）的乘积，当心率显著增快时，虽然可使 CO 不降甚至增加，但 SV 可能已经很低，且心肌舒张间期明显缩短，可导致心肌耗氧增加而冠状动脉对心肌的供血减少。随着外科手术患者高龄化和既往代谢疾病（尤其糖尿病）合并动脉硬化的增加，心率控制（维持于 60 ～ 80 次 / 分）的重要性日益凸显。

脉压增大是动脉硬化的标志之一，同时是平均动脉压的重要组成部分，由于影响组织灌注压的主要因素是平均动脉压（mean artery pressure，MAP），因此，在绝大多数情况下，维持 MAP ＞ 65 mmHg，与防止心率过快、维持 SV ＞ 40 ml 一样，是预防心功能障碍的基本目标。

低氧血症是指肺泡与肺毛细血管不能进行充分有效的血气交换而导致循环血液中氧含量减少，对机体组织的氧输送下降。由于血液氧输送不能满足组织的氧消耗而致细胞缺氧、代谢紊乱进入休克状态，最终导致器官功能障碍甚至衰竭。

早期诊断和预防低氧血症需要强调"改良氧合指数"这一概念，即：动脉血氧分压 / 吸入氧浓度（PaO_2/FiO_2，P/F 比值），其正常值应该 ≥ 300 mmHg。由于"改良氧合指数"排除了吸入氧浓度对于动脉氧分压的影响，能够更准确地反映出肺泡与毛细血管血气交换的状态，因此已被作为急性肺损伤（acute lung injury，ALI）和急性呼吸窘迫综合征（acute respiratory distress syndrome，ARDS）的诊断分级标准之一。

六、治疗原则

多器官功能障碍和衰竭治疗的根本在于对多器官功能状态的迅速判断与支持替代，控制与去除致病因素，维护机体内环境的稳定以及器官储备功能的保护与支持。

对于 MODS 患者，与原发病因诊断相比，及时的器官功能评估更为重要。无论是对症的器官功能支持，还是对因的疾病治疗，都必须建立在对于各器官功能状态以及病因危险程度的监测评估基础之上。

评估首先必须识别与判断危及或潜在威胁患者生命的器官功能障碍，对于重要的生命体征，如神志、心率（律）、血压、呼吸（氧合）、体温、尿量，以及与原发疾病相关的器官功能，尽快建立有效的监测。

　　积极控制并消除失控的全身炎症反应综合征（SIRS）是防治 MODS 的关键。引发 SIRS 的诱因多为创伤、感染等疾病，因此，迅速控制创伤应激或治疗控制感染，将使器官功能支持治疗获得事半功倍的效果。

　　抑制炎症反应的治疗虽然很多，包括肾上腺皮质激素、多种蛋白酶抑制剂、免疫调节药物、自由基清除药物等，但由于创伤、感染等原发损伤病因各异、程度不同，且机体器官功能各异，故临床疗效的研究结果报告不尽一致，尚需进一步的分层研究探明其具体机制。

知识拓展：脓毒症治疗指南

　　迅速改善循环灌注与组织氧合是 MODS 最重要的治疗。因为组织器官的急性损伤，几乎都由于突然的缺血、缺氧、低灌注所诱发。尽快地纠正缺血、缺氧是器官保护与支持的根本。

　　机体组织器官的基本灌注氧合状态，包括肺循环与体循环两部分：肺循环主要的指标是血气交换，即"改良氧合指数（P/F 比值）"；而体循环则主要观察组织灌注状态，如 SpO_2、血清乳酸水平、尿量与血清肌酐，以及血中转氨酶与心肌酶的动态变化。

　　由于严重的炎症反应时机体往往处于高动力循环状态，心脏做功增加使得肺循环容量也相应增加，肺毛细血管静水压上升导致液体向肺间质及肺泡渗出增加，同时低氧血症又使得机体用力代偿增加通气，胸膜腔负压增加而加重肺水，并使得肺泡塌陷与张开交界处组织所受到的剪切力显著增加，引起或加重肺损伤。

　　因此，在保证组织器官基本灌注氧合的基础上，应注意控制患者的心率与呼吸频率，避免过高的心排血量与每分通气量，以减轻机体器官的代偿做功负担，保护器官储备功能。此外，以连续性静脉 – 静脉血液滤过（continuous veno-venous hemofiltration，CVVH）为代表的连续性肾替代治疗（continuous renal replacement therapy，CRRT），改善氧合或部分替代心脏功能的体外膜肺氧合（extracorporeal membrane oxygenation，ECMO）等技术，也能够减轻或部分替代器官功能负担，为器官功能恢复赢得时机。

　　机体的内环境稳定是维持细胞正常代谢状态的基础，在循环灌注改善和稳定的同时，保持体液的水与电解质平衡，适当的营养支持治疗也是 MODS 治疗的重要环节。

　　总而言之，患者合并的慢性基础疾病，外科原发疾病本身的损伤，手术及麻醉的创伤应激，均是外科患者在围术期发生 MODS 的高危因素。早期主动全面的多器官功能评估，外科原发疾病的正确诊断，围术期尽可能接近生理状态的准备与处理（ERAS 原则），精准微创的外科手术操作，是预防外科患者 MODS 的重要措施。尽管如此，随着接受手术的外科患者日益高龄化且合并多种慢性疾病，外科医师势必需要面对更多的器官储备功能下降且合并诸多内科疾患的患者。外科 ICU 作为重症外科患者多器官功能监测评估与支持治疗的公共平台，其重要性亦日渐凸显。

第二节　急性呼吸窘迫综合征

【概述】

　　急性呼吸窘迫综合征（acute respiratory distress syndrome，ARDS）是指由心源性因素以外的各种肺内、外因素导致的急性、进行性呼吸衰竭。其临床特征包括呼吸频速和窘迫，进行性低氧血症，X 线检查显示弥漫性肺泡浸润，根据缺氧的程度分为轻、中、重三型。最早由 Ashbaugh 等人提出了 ARDS（acute respiratory distress syndrome in adult）的概念，1971 年 Petty 和 Ashbaugh 正式提出成人呼吸窘迫综合征（adult respiratory distress syndrome，ARDS）的命名，以区别于新生儿呼吸窘迫综合征（RDS）。1994 年召开的欧美危重病医学和胸科联席会议认为，各年龄段均可发生 ARDS，并以急性（acute）代替成人（adult），称为急性呼吸窘迫综合征，缩写仍是 ARDS。不同于其他类型的急性呼吸衰竭（如急性肺栓塞、支气管哮喘急性发作），ARDS 患者均存在着明显的全身炎症反应，并伴随着体内各种应急激素、多种细胞因子和炎症介质的释放。由于现代复苏技术和危重疾病早期抢救水平的提高，部分患者免于早期死亡，但是发生和死于 ARDS 者未显著减少。早在 20 世纪 80 年代初，美国估计每年有 ARDS 患者 15 万之多。20 多年来对于 ARDS 的研究不断深入，在其发病机制、病理生理和呼吸支持治疗方面亦有显著进展，但病死率仍高达 50% ～ 70%。

【病因和发病机制】

1. 病因　ARDS 的病因甚多，大致分为直接损伤（肺内因素）和间接损伤（肺外因素）两类，直接原因包括误吸、溺水、吸入毒气或烟雾、肺挫伤、肺炎及机械通气引起的肺损伤等。间接原因包括各种休克、创伤（包括外科大手术）、脓毒症、急性胰腺炎、大量输血、血管内弥散性凝血等。其中以全身性感染、脓毒症时，ARDS 的发生率最高。

2. 发病机制　尽管 ARDS 的病因各异，但是，其病理、病理生理和临床过程并不依赖于特定的病因。ARDS 在病理学上的共同基础是弥漫性、非均匀性的肺泡 - 毛细血管的急性损伤。急性肺损伤可以是直接的，如胃酸或毒气的吸入、胸部创伤等导致内皮或上皮细胞物理、化学损伤；更多见的则是间接性肺损伤。虽然肺损伤的机制迄今未完全阐明，但是已经确认它是全身炎症反应综合征（systemic inflammatory response syndrome，SIRS）的一部分。在肺泡 - 毛细血管水平，由细胞和体液介导的急性炎症反应涉及两个主要过程，即炎症细胞的迁移与聚集和炎症介质的释放；它们相辅相成，作用于肺泡 - 毛细血管膜的特定成分，从而导致通透性增高。

知识拓展：ARDS 的发病机制

【临床表现】

除了相应的原发病征象外，肺功能受损的数小时内，患者可无呼吸系统症状，或仅闻双肺干啰音、哮鸣音；胸部 X 线检查早期可无异常，或呈轻度间质改变，表现为边缘模糊的肺纹理增多；动脉血气分析示 PaO_2 和 $PaCO_2$ 偏低。随着病程的进展，患者主要表现出进行性呼吸窘迫、气促、发绀，常伴有烦躁、焦虑、出汗等。其呼吸窘迫的特点是通常的氧疗不能使之改善，亦不能用其他原发心、肺疾病（如气胸、肺气肿、肺不张、肺炎、心力衰竭）解释；胸部 X 线检查显示出现斑片状，以至融合成大片状浸润阴影，甚至发展成"白肺"，大片阴影中可见支气管充气征，两肺广泛间质浸润，可伴奇静脉扩张，胸膜反应或有少量积液。由于明显低氧血症引起过度通气，$PaCO_2$ 降低，出现呼吸性碱中毒。晚期患者会发生呼吸肌疲劳导致通气不足，二氧化碳潴留，产生混合性酸中毒、心脏停搏，部分患者出现多器官衰竭。

【诊断】

诊断 ARDS 最可靠、最简单、最实用的依据是临床表现和动脉血气分析资料。1994 年欧美共识会议（AECC）认为，ARDS 不是一个独立的疾病而是一个连续的病理过程，早期称为急性肺损伤（acute lung injury，ALI），重度的 ALI 即为 ARDS，建议采用这两个术语来描述此类急性呼吸衰竭并推荐统一诊断标准。即 ALI 的诊断标准：①病程，急性起病。②氧合指数，$PaO_2/FiO_2 \leq 300$ mmHg（40 kPa）（无论是否使用 PEEP）。③正位胸部 X 线检查，两肺弥漫性浸润。④ PAWP ≤ 18 mmHg（2.4 kPa），或无左心房压力增高的证据。ARDS 的诊断标准：在 ALI 诊断标准基础上，氧合指数 $PaO_2/FiO_2 \leq 200$ mmHg（26.67 kPa，无论是否使用 PEEP）即可诊断为 ARDS。2011 年，第 23 届欧洲危重病医学年会上颁布了柏林诊断标准（表 8-2-1），剔除了 ALI 的诊断，避免了 ALI 与 ARDS 概念的混淆，弥补了 AECC 定义中发病时间描述模糊、胸部 X 线表现特异性差、忽略了 PEEP 对氧合指数的影响、没有兼顾高 PAWP 和 ARDS 共存的状态等不足，增加了 ARDS 诊断的特异性和敏感性。

表8-2-1　ARDS柏林诊断标准

发病时间	1 周以内起的已知损伤，或新发、恶化的呼吸症状
胸部影像学 [a]	双肺致密影——不能完全由积液、肺塌陷或结节来解释
肺水肿原因	不能完全由心力衰竭或容量负荷解释的呼吸衰竭 没有危险因素时可行超声心动图等检查排除静水压性肺水肿
氧合指数 [b]	
轻	200 mmHg ＜ PaO$_2$/FIO$_2$ ≤ 300 mmHg，且 PEEP/CPAP ≥ 5 cmH$_2$O [c]
中	100 mmHg ＜ PaO$_2$/FIO$_2$ ≤ 200 mmHg，且 PEEP ≥ 5 cmH$_2$O
重	PaO$_2$/FIO$_2$ ≤ 100 mmHg，且 PEEP ≥ 5 cmH$_2$O

PEEP：呼气末正压；CPAP：持续气道正压；

[a] 胸部 X 线或 CT 检查；

[b] 如果海拔高于 1000 米，校正因子应按以下公式进行计算：[PaO$_2$/FIO$_2$× 大气压 /760]；

[c] 对于轻度 ARDS 组可以通过无创通气达到

【治疗】

原则上 ARDS 的治疗，首要问题是及时去除病因，使原发病得到控制，其次是恰当使用呼吸机辅助通气，改善换气功能及氧疗，纠正低氧血症。

1. 原发病的治疗

（1）对严重创伤者及时处理外伤及止痛、止血等；对大手术后患者注意引流管通畅等；对淹溺者迅速、彻底地清除呼吸道积液及污物。重症胰腺炎时机体处于 SIRS 状态，ARDS 的发生率很高，必须及时治疗。

（2）感染是 ARDS 最常见诱因之一，又是导致死的主要原因之一，控制感染及预防院内感染是很重要的措施，明确感染部位，通过痰、血液、尿液等的细菌培养，检出致病菌，给予敏感抗菌药治疗。未明确病原菌的情况下，可根据病情经验选用抗菌药，使用抗菌药一般主张足量、联合、静脉给药，特殊情况可配合局部用药。

2. 呼吸机辅助通气　危重病状态下，ARDS 的发生率高，发生时间也早。最近研究结果表明在轻度 ARDS 时即实施合理、有效的机械通气较易纠正低氧血症，且对改善 ARDS 预后有显著的积极意义。随着肺间质水肿加重、肺顺应性下降、肺泡通气功能降低、肺血管阻力增加、肺内分流量增大，导致肺泡通气与血流灌注比值（正常值 V/Q ≈ 0.8）失调，PaO$_2$ 降低。由于 ARDS 大量肺泡萎陷，严重者仅 30% 肺泡参与通气，故有"小肺"或"婴儿肺"之称。若病程迁延、炎症细胞浸润和纤维化形成，则治疗会更加棘手甚至无法见效。为此，呼吸机辅助通气应该按适应证尽早使用。

（1）肺保护性机械通气策略：由于 ARDS 大量肺泡萎陷，严重者仅 30% 肺泡参与通气，故有"小肺"或"婴儿肺"之称，因此常规通气策略（VT 10 ～ 15 ml/kg）可能会导致 ARDS 正常通气肺组织的过度牵张，从而增加呼吸机相关肺损伤（ventilator-associated lung injury，VALI）的发生风险。自 20 世纪 90 年代末期，限制 ARDS 患者的 VT 和驱动压（称为"肺保护性通气策略"）成为学者们开始争论的焦点。目前已证实，肺保护性机械通气策略（lung protective ventilating strategy，LPVS），即限制潮气量（tidal volume，VT）在 4 ～ 8 ml/kg，保持驱动压＜ 20 cmH$_2$O 是唯一能够降低 ARDS 患者死亡率的治疗手段。另外 ARDS 患者机械通气时，应结合其他通气参数调节 FiO$_2$ 水平维持 SpO$_2$ 在 95% 以上和 PaO$_2$ 60 ～ 80 mmHg，以避免氧中毒而加重肺组织和其他脏器的损伤。一旦氧合改善，应及时降低 FiO$_2$。

（2）呼气末正压的选择：对于 ARDS 患者 PEEP 具有非常重要的生理学效应，复张肺泡，增加功能残气量；改善通气血流比值；增加肺顺应性；降低肺泡周期性复张和塌陷所致剪切

知识拓展：俯卧位通气

伤的发生等。但过高的 PEEP 亦可能会导致肺泡过度牵张和循环抑制等严重并发症的发生。目前的临床证据表明，高 PEEP（12 ～ 15 cmH$_2$O）虽能减少低氧血症的发生和补救措施的应用，但并未改善整体 ARDS 患者的气压伤发生率和住院病死率，亚组分析发现高 PEEP 能改善中重度 ARDS 患者（PaO$_2$/FiO$_2$ ＜ 200 mmHg）的住院病死率。因此，对中重度 ARDS 患者早期可采用较高 PEEP（＞ 12 cmH$_2$O）治疗。

知识拓展：肺复张

3. 液体质、量的控制　ARDS 早期（1 ～ 3 天）宜补充高渗晶体液，以避免蛋白漏出过多加重肺水肿。病程 3 天以后，可适量补充以白蛋白为主的高渗胶体液，以提高血浆胶体渗透压，有利于肺间质、肺泡水肿液的吸收，减轻肺水肿。ARDS 时，在保证循环稳定，尤其是重要器官灌注的情况下，液体平衡宜处于轻度负平衡。必要时，可配合使用利尿药，以利于肺水肿的吸收。对肾功能受损，液体平衡难于达成的患者，连续性肾替代治疗（CRRT）的应用能清除血液中的有害成分、排除大量肺血管外水分、纠正肺间质和肺泡水肿、改善气体交换和组织氧供。另外体外循环所致的降温作用，还可减少 CO$_2$ 的产生，降低氧耗。CRRT 还能通过清除大量的炎症介质，下调炎症反应，恢复机体免疫内稳状态，从而改善呼吸功能。

4. 肾上腺糖皮质激素的应用　糖皮质激素可保护毛细血管内皮细胞，防止白细胞、血小板聚集和黏附管壁，形成微血栓；稳定溶酶体膜，降低补体活性，抑制细胞膜上磷脂代谢，减少花生四烯酸的合成，阻止前列腺素及血栓素 A$_2$ 的生成；保护肺泡 II 型细胞分泌表面活性物质；抗炎和促进肺间质液体吸收；缓解支气管痉挛；抑制后期肺纤维化。在 ARDS 早期小剂量应用糖皮质激素有利于改善低氧、缩短机械通气时间和住 ICU 时间、降低死亡率。但是，ARDS 伴有脓毒症或同时使用了神经肌肉阻滞药时，将增加类固醇相关神经肌肉病的发生率。

5. 神经肌肉阻滞药　神经肌肉阻滞药可以维持适当的跨肺压并降低 ARDS 患者由于人机对抗所导致的肺损伤，同时可以改善胸廓的弹性，从而减轻通气 / 血流比值失调。因此在 ARDS 患者机械通气后 48 小时内给予神经肌肉阻滞药有利于改善患者的氧合和降低气胸等气压伤的发生。长期应用神经肌肉阻滞药将增加 ICU 获得性肌无力的风险。

6. 体外膜氧合治疗　体外膜氧合（extracorporeal membrane oxygenation，ECMO）是源于体外循环（cardiopulmonary bypass，CPB）抢救危重症患者生命的一项新技术，是一种正在被临床推广应用的持续性体外生命支持手段。应用这种方法，严重可逆性呼吸和（或）循环衰竭的患者可以获得长时间的临时呼吸循环支持，为抢救治疗赢得宝贵的时间。其原理是将患者的血液由中心大血管抽出，在人工膜进行氧合，再将氧合后的血液经中心血管泵回体内，以维持机体的外呼吸和循环。2009 年，甲型 H1N1 流感大流行期间，ECMO 在 ARDS 治疗上得到较多的应用，并且取得了能降低住院病死率的效果。目前 ECMO 是重症 ARDS 患者在传统治疗措施失败后的最终补救措施。但 ECMO 技术具有操作复杂、人员水平要求高、需多学科合作、并发症多且严重、费用高等特点，临床医师在决定进行 ECMO 治疗时一定要综合考虑上述因素，还须与患者及其家属充分沟通，切不可盲目开展 ECMO 技术，必要时可转至有丰富ECMO 临床经验的单位。

知识拓展：ECMO 的适应证

7. 其他　适当的营养支持，可降低使用呼吸机时间、缩短住 ICU 时间。如患者肠道功能允许，应早期给予肠内营养，并注意避免反流和误吸。合理应用支气管解痉药和血管扩张药，对 ARDS 治疗有好处。对合并肺动脉高压的患者，酚妥拉明小剂量持续静脉泵入，可扩张肺血管，降低肺毛细血管楔压，减轻肺淤血。ARDS 患者常有高凝状态，或并发 DIC 时，应配合肝素治疗，同时注意监测凝血功能。前列腺素 E$_1$（PGE$_1$）是花生四烯酸的衍生物，具有扩张血管，抗炎，抑制血小板聚集、中性粒细胞趋化，阻止氧自由基释放和巨噬细胞激活等作用，在治疗 ARDS 上有一定的应用前景。

【预后】

ARDS 是一组预后差、病情凶恶的临床综合征，至今病死率仍高达 50% 左右。在影响患者预后的因素中，原发病的控制、患者年龄、APACHE Ⅱ 评分、呼吸支持治疗的时机是影响外科危重患者 ARDS 预后的主要因素。大多数患者若存活，多不留有肺功能慢性损伤。但是，亦有 ARDS 后形成间质纤维化的报道。

第三节　急性肾功能障碍和衰竭

【概述】

急性肾衰竭（acute renal failure，ARF）是由多种原因引起的肾功能受损并且迅速恶化，以代谢产物潴留、水及电解质和酸碱平衡紊乱为主要特征的一组综合征，是 MODS 的一个组成部分。在外科围术期出现急性肾功能障碍的患者并不少见，特别是随着人口老龄化日趋突出，外科患者的急性肾功能障碍和肾衰竭的发病率不断上升，有报道可高达 30%～60%，严重影响外科患者的手术预后。近十余年来，随着人们对急性肾功能障碍的认识逐渐深入，急性肾衰竭的概念逐步被急性肾损伤（acute kidney injury，AKI）所取代，而后者能够更有利于早期识别和治疗急性肾功能障碍。

【病因】

引起急性肾损伤（AKI）的原因非常复杂，按照损害的来源大致可分为肾前性、肾后性及肾性因素三个方面。

1. 肾前性因素　最常见的是循环波动导致肾实质灌注不足而引起的损伤：①血容量减少，如失血性休克、创伤、烧伤、外科引流、腹泻、呕吐等引起体液丢失，过度使用利尿药或渗透性利尿引起肾液体丢失；②心排血量下降，如心肌病、心律失常、肺栓塞等；③血管阻力改变，如感染性休克、麻醉、过敏性休克、肝肾综合征等。此外，少数情况可见肾本身灌注减少或调节受损的情况，如环氧化酶抑制药物的使用。当然，还有一些特殊疾病，如多发性骨髓瘤、红细胞增多症等引起血液黏滞度增高的疾病也可导致肾前性的肾损害。

2. 肾后性因素　见于输尿管、膀胱或尿道梗阻引起，如泌尿系结石、肿瘤、前列腺肥大、神经源性膀胱等。在外科患者中相对少见，且容易被发现并治疗。

3. 肾性因素　外科常见的肾性因素引起急性肾损伤包括：①肾血管阻塞，如肾动脉栓塞或血栓形成，肾静脉血栓形成或血管受压；②急性肾小管坏死，如循环波动引起的肾小管缺血，造影剂、溶血、横纹肌溶解等引起的毒性反应等；③间质性肾炎，如抗生素、非甾体消炎药等引起的过敏，各种微生物感染，肾移植排斥等。

【临床表现】

1. 尿量减少　通常发病后数小时或数日出现尿量减少（< 0.5 ml/kg/h），甚至出现少尿（尿量 < 400 ml/d）或无尿（尿量 < 100 ml/d）。但非少尿型急性肾损伤患者，尿量可正常甚至偏多。

2. 代谢产物潴留　急性肾损伤时，代谢产物不能经肾排泄而潴留在体内，可产生中毒症状，临床可见血尿素氮（BUN）、血肌酐等进行性升高。

3. 液体平衡紊乱　由于盐和水排出减少致水、钠潴留，常导致全身水肿、脑水肿、肺水肿及心力衰竭、血压增高等。

4. 电解质紊乱

（1）高钾血症：是急性肾损伤最严重的并发症之一，是急性肾损伤患者猝死的重要原因，应特别引起医生的重视。此类患者高钾血症发生的原因主要是排泄障碍，其次可能与溶血、并发感染、保钾利尿药使用或输血等相关。当血钾 > 5.5 mmol/l 后，患者心电图可能出现心动过缓、T 波高尖、QRS 波增宽等表现，外科医生应注意识别。

（2）低钠血症：主要是由于水过多所致的稀释性低钠血症。此外，恶心、呕吐等胃肠道失钠，以及对大剂量呋塞米治疗有反应的非少尿型患者也可出现失钠性低钠血症。

（3）其他电解质紊乱：对于急性肾损伤患者，除了血钠和钾的改变外，还可能出现钙、镁、磷等电解质代谢的紊乱，也可引起心律失常、肌肉痉挛、癫痫以及精神异常等表现。

5. 代谢性酸中毒　急性肾损伤时，肾不能排出固定酸，是引发代谢性酸中毒的主要原因。临床表现为嗜睡，深大呼吸（Kussmaul 呼吸），血管外周阻力下降引起血压降低，血 pH 值、碳酸氢根和二氧化碳结合力降低，由于硫酸根和磷酸根潴留，常伴阴离子间隙升高。

6. 全身各器官功能损害　消化系统表现：常为急性肾损伤的首发症状，主要表现为厌食、恶心、呕吐，约 25% 的患者并发消化道出血，出血多由胃黏膜糜烂或应激性溃疡引起。呼吸系统表现：可有呼吸困难、咳嗽、咳粉红色泡沫痰、胸闷等，与体液潴留、肺水肿和心力衰竭有关。循环系统表现：可有充血性心力衰竭、心律失常、高血压等。免疫系统表现：急性肾损伤者免疫功能下降，故其感染发生风险显著增加，是 AKI 患者常见和严重并发症之一，预防性应用抗生素不能减少发生率。最常见的感染部位，依次为肺部、泌尿系统、手术伤口和全身性感染。

AKI 早期症状隐匿，即使尿量开始减少，也容易被忽视。典型 AKI 一般经过为少尿期、多尿期和恢复期。①少尿期：每日尿量少于 400 ml，此期一般持续 1～2 周，少数患者仅持续数小时，延长者可达 3～4 周。②多尿期：每日尿量可达 2500 ml 或更多。此期的早期阶段 BUN 可进一步上升。此后，随着尿量的继续增加，水肿消退，血压、BUN 和 Scr 逐渐趋于下降，尿毒症及酸中毒症状随之消失。本期一般持续 1～3 周，应注意水、电、酸碱平衡情况的监测和纠正。③恢复期：肾功能完全恢复可能需 6 个月至 1 年时间，少数患者肾功能不能完全恢复。

【辅助检查】

1. 血液相关指标检查　急性肾损伤患者可出现轻、中度贫血；BUN 和 Scr 可进行性上升；电解质检查可见高钾血症等电解质紊乱；血气分析可见代谢性酸中毒等表现。

2. 尿液检查　尿常规检查尿蛋白、管型、红细胞及白细胞等，尿生化检查（包括尿钾钠氯、钠滤过分数等）有助于 AKI 病因的鉴别诊断。

3. 影像学检查　常用的检查手段包括：肾超声检查，有助于判断有无尿路梗阻以及肾结构形态，肾血管变化情况；肾 X 线扫描，有助于尿路梗阻、结石、肿瘤等因素的判断；CT 及 MRI 扫描，有助于进一步评估泌尿系及泌尿系外各种病因的存在；肾血管造影及肾组织活检等，必要时可用于肾性因素引起的严重 AKI 的诊断。

知识拓展：AKI 早期的生物学标志物

【诊断】

急性肾损伤的诊断，是基于与患者基础肾功能的比较，对其恶化程度的分级诊断，除非患者基础肾功能已经是慢性肾衰竭终末期需要长期透析的情况，否则，临床医生均可以根据分级标准对急性肾损伤的严重程度进行诊断。

急性肾衰竭的诊断长期以来一直没有统一的意见，随着对急性肾衰竭发生、发展过程研究的深入，越能认识到急性肾衰竭的预防要重于治疗，这就要求对于急性肾衰竭的识别和诊断越早越好。2004 年由危重病和肾病专家组成的急性透析质量控制倡议组织（acute dialysis quality initiative group，ADQI）第二次会议上提出了 ARF 的共识性分层诊断标准，也称 RIFLE 标准。对于急性肾功能障碍及衰竭的临床诊断和治疗具有重大意义。在 2007 年，急性肾损伤网络（acute kidney injury network，AKIN）建议将急性肾衰竭更名为急性肾损伤（acute kidney injury，AKI）并发布新的标准，即 AKIN 标准。应用上述标准时，已给予充分的液体补充；单独应用尿量诊断标准时，要除外尿路梗阻或其他可导致尿量减少的可逆因素。

知识拓展：AKI 的 RIFEL、AKIN、KDIGO 的标准

为了更早地诊断 AKI 并降低漏诊率，在 2012 年，改善全球肾病预后组织（kidney disease improving global outcomes，KDIGO）发布的 AKI 临床指南中，把 RIFLE 分级和 AKIN 分级的优点进行融合，将 AKI 定义为以下任意一项：① 48 小时内 SCr 增加 ≥ 0.3 mg/dl（≥ 26.5 μmol/L）；或②已知或推测在过去 7 天内 SCr 增加至≥基础值的 1.5 倍；或③尿量＜ 0.5 ml/（kg·h），时间超过 6 小时。按 KDIGO 指南，根据血肌酐和尿量情况，将 AKI 分为三级。

无论使用哪种诊断标准和分级，临床医生都应该尽可能早诊断并判断其严重程度，减少漏诊。结合患者病史、症状及检查情况等尽早发现 AKI 发生的原因而进行治疗。在多数临床研究中发现：AKIN 分级和 KDIGO 分级诊断标准更有利于早期诊断和减少漏诊，其严重程度的分级能够更好地预测 AKI 患者的病死率，没有发现三种分级诊断标准对改善 AKI 患者病死率有直接作用。

【预防和治疗】

急性肾损伤的发病机制尚未完全清楚，早期诊断的目的在于指导医生能够依据引起急性肾损伤的病因及危险因素采取措施积极预防其发生或进一步发展，故而早期采取措施预防 AKI 的发生和发展意义更为重大。一旦出现 AKI，就没有措施能够治疗肾本身的结构损害，治疗措施仅限于积极去除病因，改善肾灌注，帮助肾完成调整机体内环境的功能等方面的综合治疗，从而等待肾功能的恢复。

1. 病因及危险因素的防治　对外科患者在术前应积极评价包括肾在内的多器官功能的代偿能力，同时评估手术的大小和时间，应在术前尽可能充分维持患者的内环境稳定，特别是在术前禁食水时注意补液，防止在麻醉过程中出现严重低血压事件。在术中麻醉过程中应尽量保持患者的器官灌注和氧供，手术医生与麻醉师应积极沟通，预估术中急性体液丢失和失血引起的循环波动，并积极控制。术后同样需要再次评估肾功能，尽可能维持机体循环稳定，对于高危患者尽量避免使用肾毒性大的药物，加快术后康复过程。

2. AKI 患者的综合治疗

（1）维持体内水、电解质、酸碱平衡：在少尿期，应严格调控患者的入量，每日补液量应结合患者尿量及不显性失液量综合考虑。高钾血症是少尿期引起患者猝死的最危险的情况，必须进行紧急处理。治疗原则是：严格限制补钾，一旦发现血钾有上升趋势，密切监测血钾变化。当患者出现高钾血症时可采取紧急的药物降钾措施，包括：①静脉滴注葡萄糖和胰岛素，输注碳酸氢钠；②应用钠型阳离子交换树脂；③静脉推注葡萄糖酸钙，对抗高钾血症对心脏的毒性作用；④如果上述措施无法有效控制血钾，应积极开始血液净化治疗。在多尿期，除注意补液外，还应注意补钠、补钾，以防脱水、低钠血症和低钾血症的发生。

（2）代谢性酸中毒的治疗：在少尿期，患者常出现代谢性酸中毒表现，同时伴随高钾血症。临床医生在分析患者动脉血气时应注意患者可能存在代偿性的 CO_2 分压下降。此时患者可能并没有原发的呼吸性碱中毒问题，切勿盲目纠正，从而导致酸中毒进一步加重。在临床工作中，通常情况下 pH ＞ 7.25，或碳酸氢根＞ 15 mmol/l，或患者因脓毒症等引发乳酸酸中毒等情况下不考虑使用碱性药物，但是，临床医生也应注意客观分析患者血气的 pH 值及碳酸氢根等情况，根据患者内环境状态，酌情使用碳酸氢钠等碱性药物，并不拘泥于上述指标的限制。

（3）饮食和营养：营养的正确补充有利于 AKI 患者氮质血症的控制，也有助于肾损伤细胞的修复和再生。AKI 患者每日的能量由糖类和脂肪供应，应限制蛋白质的摄入 [通常＜ 0.8 g/（kg·d）]。对于高分解代谢或接受血液净化治疗的患者可放宽标准。在少尿期应尽量减少营养的容量（特别是使用静脉营养的情况下），同时注意监测血浆蛋白，电解质，BUN，肌酐，肝、肾功能等指标的变化，及时调整营养配方。

（4）相关并发症的控制：①感染，感染是外科 AKI 患者常见并发症之一，一旦出现可能引发循环的波动导致肾功能进一步恶化，故应严密监测感染相关指标，尽早使用有效且低肾毒性药物给予控制，医生应注意按照肌酐清除率调整用药剂量。②心功能不全，急性心功能不全往往是水钠潴留引起的，但在少尿期，强心、利尿治疗效果都不理想，故以扩张血管为主，尽可能减少液体摄入，必要时进行血液净化治疗。③渗透压改变引起的脑水肿，在少尿期，由于氮质产物潴留和电解质的波动，医生应格外关注 AKI 患者血浆晶体渗透压的变化可能引发脑水肿，特别是短时间的急剧上升或下降最为危险。治疗以缓慢调整渗透压为主，必要时行血液净化治疗。

知识拓展：持续性肾替代治疗

（5）血液净化治疗：AKI 患者中，其严重者有 60% ～ 70% 需要进入重症监护病房（intensive care unit，ICU），接受更高级的器官功能支持等治疗，而持续性肾替代治疗（continuous renal replacement therapy，CRRT）是最为重要的治疗手段之一。除了能够部分替代肾清除体内代谢产物，让肾充分休息外，不同的治疗模式还可以清除炎症介质、药物及毒素、免疫复合物等，从而控制继续损害肾功能的致病因素。

【预后】

即使是轻微的急性肾损伤也可能影响患者的近期和远期预后。一旦围术期发生急性肾损伤，患者仍有较高的病死率，可高达 50%。

知识拓展：围术期 AKI 的近期研究热点

急性肾损伤后存活的患者多数肾功能可以恢复正常，但仍有至少 5% 的患者肾功能不能恢复，需要持续性肾替代治疗，在老年患者中比例可高达 16%。另有约 5% 的患者肾功能虽然恢复，但将逐渐发生慢性肾功能损害，表现为 Scr 虽恢复至正常水平或有仍偏高，但尿量正常。此类患者可出现持续性高血压，伴或不伴有蛋白尿，可能与肾小球代偿性肥大和继发性局灶节段性肾小球硬化有关。

影响疾病预后的因素包括原发病、基础健康状况、急性肾损伤的严重程度以及并发症等。老年患者、并发脓毒症、多器官功能障碍综合征以及心脏手术后发生的急性肾损伤患者死亡率更高。

第四节　急性胃肠功能障碍与应激性溃疡

一、急性胃肠功能障碍

【概述】

急性胃肠功能障碍也称急性胃肠损伤（acute gastrointestinal injury，AGI），是指危重患者由于急性疾病引起的胃肠道功能障碍。原发性 AGI 是指来自于胃肠系统的器官直接损伤或原发病所致的功能障碍。继发性 AGI 是指危重患者的全身反应而不是消化系统的原发病变所致的功能障碍。AGI 在危重患者中并不少见，发生率高达 62%，其进展与患者的不良预后密切相关。

【病因及发病机制】

1. 病因　严重外伤、大面积烧伤、颅脑损伤、腹部大手术等严重创伤；严重失血、感染致休克状态；其他因素，如严重营养不良等。

2. 发病机制　胃肠道是体内血液灌注较为丰富的器官，占心排血量的 15% ～ 20%，因而也是对缺血、缺氧较为敏感的器官。AGI 发生的根本机制是应激状态下，消化道损伤机制增强和其保护功能的减弱，是综合因素作用的结果。

【临床表现】

AGI 在原发病发生时即已启动，轻者表现为胃肠道功能的部分受损，表现为胃潴留、肠麻痹、肠鸣音减弱或消失，如腹部术后恶心、呕吐及肠鸣音消失，休克早期的胃肠动力减弱等。

　　AGI 进一步加重时，临床表现为胃肠道不具备完整的消化和吸收功能，不能满足机体对营养物质和水的需求，如胃轻瘫伴有胃潴留或反流、下消化道麻痹、腹泻、腹腔内压力升高、胃内容物或粪便中可见出血、食物不耐受等，但还没有影响到患者全身情况。

　　患者胃肠功能衰竭时，尽管采取治疗干预，胃肠功能不能恢复且全身情况恶化，如持续食物不耐受（呕吐、大量胃潴留、腹泻、胃肠道出血等）、持续胃肠道麻痹、肠管扩张、腹腔内压力持续增高等。胃肠道消化吸收功能障碍可以导致机体营养不良、免疫及修复能力的下降。胃肠黏膜屏障受损时，可发生肠道细菌和内毒素易位、菌群失调、全身感染加重。胃肠功能衰竭并严重影响其他脏器的功能时，发展为多器官功能障碍综合征，甚至直接危及生命，如肠道缺血坏死、致失血性休克的胃肠道出血、需积极减压的腹腔间隔综合征（abdominal compartment syndrome，ACS）等。ACS 是指 6 小时内至少两次腹内压测量均超过 20 mmHg（1 mmHg=0.133 kPa）并伴有新发的和与之相关的器官功能障碍。

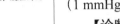

知识拓展：腹腔间隔综合征

　　【诊断】

　　因为缺乏针对 AGI 的客观检测指标，对 AGI 目前仍没有统一的定义和诊断标准。诊断 AGI 时，应该注意及时排除胃肠本身疾病和外科急腹症，如机械性肠梗阻、胃肠穿孔、出血等。

　　AGI 诊断要点：①多在休克或创伤、大手术、脓毒症等急性危重病基础上发生。②进行性腹部胀气，肠鸣音减弱，不能耐受饮料和食物超过 5 天。③肠鸣音消失，出现肠麻痹、严重腹胀者。④应激性溃疡、无结石胆囊炎等。

　　【预防与治疗】

　　1. 关于 AGI 的预防

　　（1）全身预防：积极控制原发病，纠正多器官功能障碍；液体复苏，改善循环；清除病灶，控制感染；营养支持；抑制胃酸分泌等。

　　（2）胃肠道方面：①禁食，至症状好转后，及时开始肠内营养。②胃肠减压，有效吸出消化道内滞留的液体和气体，减少吞咽气体的存积，减低胃肠内压力，减少 ACS 的发生，还可监测上消化道出血；亦可经胃管注入药物抗酸、止血等。③灌肠，生理盐水、甘油灌肠剂或中药灌肠，刺激结肠蠕动，必要时可以应用肛管排气，降低结肠内压。④注射新斯的明，增加肠管蠕动，促进排气。⑤中医药治疗，针刺足三里等穴位或脐部敷药，能刺激神经末梢，促进肠蠕动。

　　2. AGI 的治疗措施　　早期轻症时，除静脉给予足够的液体外，通常在全身情况改善时不需要针对胃肠道症状进行特殊治疗，可以尽早开始肠内营养，并且尽可能减少应用抑制胃肠动力的药物（如儿茶酚胺和阿片类药物），尽早下地活动等。

　　病情进一步进展时，临床处理需要采取措施对症治疗和预防胃肠功能衰竭，包括处理腹腔内升高的压力、使用促动力药物和（或）通便药物以恢复胃肠道的运动功能等，可以尝试小剂量的肠内营养。对于胃瘫患者，如果促胃肠动力治疗无效，应考虑采用幽门后营养。胃肠功能衰竭时，必须采取积极措施，如监测和目标性治疗腹腔内高压，包括进行监测以避免过度的液体复苏，清除体内过多的液体，建议使用鼻胃管 / 结肠减压以清除胃肠道的内容物。对于腹腔积液患者，推荐使用经皮导管引流，将床头抬高超过 20°等。排除未诊断的腹部病变（例如胆囊炎、腹膜炎、肠缺血等），尽可能停用导致胃肠道麻痹的药物，应该不断尝试小剂量肠内营养。对于不能够耐受肠内营养者，应考虑使用补充性肠外营养。ACS 临床保守治疗无效时，需要急诊剖腹探查或其他紧急干预（如结肠镜减压）以挽救生命等，患者的预后极差。尽管手术减压是 ACS 患者唯一明确的处理措施，但对确切的指征和时机仍然存在争议。

【预后】

多器官功能障碍综合征时，胃肠道是血液灌注减少发生最早、最明显，并且恢复最迟的脏器。危重患者如伴发 AGI，常提示病情严重和预后不良，有肠鸣音消失、胃肠道出血的危重患者的死亡率明显升高。将来胃肠激素的研究或许会对 AGI 的诊断和治疗提供有益的帮助。

二、应激性溃疡

【概述】

应激性溃疡（stress ulcer，SU），近年来又称为应激性黏膜病变，是 AGI 的典型表现之一，是指休克、严重创伤、大手术后和严重全身性感染时或处于其他危重情况下，亦即机体处于应激状态下所发生的急性胃肠道黏膜的浅表性糜烂或溃疡，也可以发生胃肠道黏膜屏障功能衰竭大出血，死亡率可高达 90%。近年来，由于重症监护技术及理念的进步、重要器官的有效支持加强，使很多危重患者的病期迁延，患者处于持续的应激状态，但胃肠道功能仍缺乏有效的支持手段，SU 的发生率较前有所增高。

【发病机制】

SU 的发病机制和消化性溃疡不完全相同，与应激密切相关，具体机制如下：

（1）中枢神经系统的应激状态：中枢神经系统与胃功能密切相关，有多个途径可以影响胃酸分泌和胃动力。如应激状态下，中枢促甲状腺素释放激素释放增加，通过副交感神经介导，促进胃酸与胃蛋白酶原分泌，增强胃平滑肌收缩，参与 SU 的发生等。

（2）胃黏膜屏障损害：胃肠黏膜屏障主要由机械、生物、化学和免疫屏障组成。正常人的胃由一层糖蛋白黏液层保护，可形成阻止 H^+ 扩散的生理屏障以及产生 HCO_3^- 中和邻近胃壁的胃酸，保护胃黏膜接触胃酸和胃蛋白酶时不被消化。当休克、脓毒症或创伤引起胃肠道低灌注时，黏液屏障的合成将下降，还伴有胃酸分泌亢进和黏膜表面保护性黏液层分解，黏膜可受 H^+ 逆行性扩散的损害；当患者应激状态下有酸中毒时，胃黏膜内 pH 也会随之下降，再加上胃壁缺血，增多的 H^+ 不能及时清除，均可促使 SU 的发生。而在危重患者中常见的胃内容物潴留，胆汁反流，尿毒症毒素浓度增高，肠道微生物滋生和异位等，对胃黏膜屏障也有损伤作用。

（3）胃黏膜缺血：胃肠道黏膜作为人体与外界接触最大面积的体腔表面，具有易受损伤、血流循环丰富、更新生长快、氧合需求高等特点。当机体遭受强烈应激时，机体血流重新分布，腹腔动脉系统收缩，胃肠道低灌注时炎性介质大量释放，黏膜上皮受损、糜烂脱落加之神经内分泌因素、凝血功能障碍和营养障碍，使胃肠道黏膜屏障功能、蠕动以及吸收能力障碍。另外，保护性的前列腺素产生减少，引起血管进一步收缩，血小板聚集形成微血栓等，更加重了胃黏膜的缺血性损害，促使 SU 的发生。由于黏膜损伤多与缺血低灌注相关，故应激性的黏膜损伤往往表现为沿着胃肠道长轴走行的多发性线状溃疡，这也是临床上区别于其他消化性溃疡的特点之一。

【临床表现】

SU 多见于应激后 5 ～ 10 天，多数患者没有明显症状，一般无上腹痛或其他消化道症状，而且在应激因素解除后胃黏膜病变常可以自行愈合。在放置鼻胃管并有胃肠减压的患者，可观察到咖啡色或血性引流液体。在重度创伤、感染及休克状态下，出现消化道出血，如呕血、黑便等，提示存在 SU 的可能，反复出血可导致贫血，当出血量大时，甚至发生休克。

【诊断】

非消化道疾病的危重症患者，一旦发生上消化道出血，如呕血或少量咖啡样胃内容物，或黑便、暗红色血便等，且实验室检查发现贫血，首先要考虑 SU 的可能，但须注意除外经口或经鼻气管插管、经鼻胃肠管置入操作造成的口、鼻、咽、食管以及胃黏膜损伤出血等。因病灶过浅钡餐 X 线检查没有诊断价值。经胃肠镜可确诊：有胃肠黏膜糜烂、溃疡、出血者，并排除其他胃、十二指肠出血病变。SU 通常发生于分泌胃酸的近端胃部分，并逐渐进展至胃底和胃体，但有时也会发生在胃窦、十二指肠或食管远端，其形态上表现为黏膜广泛性糜烂，且有多发的浅表小溃疡，界限清楚且主要累及胃上皮浅表层。若出血量大、影响观察，可以做选择性动脉造影，视出血量或出血速度而定。

【治疗】

对于 SU，也是预防重于治疗。最重要的预防与治疗均在于尽快改善机体全身以及胃肠道局部的循环灌注与氧合。具有以下高危因素之一者应采取预防措施：①凝血障碍：血小板计数小于 50×10^9/L、凝血酶原时间国际标准化比值（international normalized ratio，INR）大于 1.5，或部分凝血活酶时间（partial thromboplastin time，PTT）为对照值的 2 倍以上；②机械通气时间大于 48 小时；③过去 1 年内有消化道溃疡或出血史；④创伤性脑损伤、创伤性脊髓损伤或烧伤；⑤具备以下两项或更多次要标准：脓毒症、入住 ICU 超过 1 周、消化道隐性出血 6 日或更长时间，或接受糖皮质激素治疗（超过 250 mg 氢化可的松或其他等效药物）。

SU 的预防包括全身和局部措施两部分。

1. 全身性措施　首先是处理原发病，包括去除应激因素，纠正供血供氧不足，维持水、电解质、酸碱平衡，及早给予营养支持等，尽早给予肠内营养。对 H_2 受体拮抗剂和质子泵抑制剂的应用尚有争议，但是质子泵抑制剂的抑酸效果无疑是肯定的。

2. 局部性措施　充分胃肠减压引流出胃酸和存血，监测胃内容物性状变化；胃管内注入黏膜保护剂（如氢氧化铝凝胶或硫糖铝），可通过覆盖和保护胃黏膜而发挥效用，不影响胃酸分泌，也没有明显的缓冲胃酸的作用，但已有糜烂时，可防止发展成为溃疡，并有助于上皮再生，还可以和胆盐结合，减少胆盐对黏膜的损伤。通过治疗维持胃内 pH 在 4.0 以上，此时 H^+ 逆行扩散基本上不会发生，对于防止胃黏膜损害十分有利。可以使用 H_2 受体抑制剂、质子泵抑制剂、生长抑素（对包括胃酸在内的消化液分泌有抑制作用）等。

SU 的治疗包括非手术和手术治疗。仅内镜发现有胃黏膜表浅性损害的 SU 称为应激性糜烂，在临床上约占 90%，需要处理的仅是有出血症状的 SU。

1. 非手术治疗　液体复苏包括血制品（必要时血管活性药物升压）、成分输血或新鲜血浆；纠正凝血异常，营养支持以改善患者全身状况，其他器官支持；停用激素类药物和胃黏膜刺激药物，静脉使用抗酸药，应用质子泵抑制剂比 H_2 受体拮抗剂更为有效；静脉应用止血药；静脉使用生长抑素，可以减少胃酸分泌，抑制消化液产生，减少内脏血流量以减少出血，出血停止后，应继续用药 24～48 小时，以防止再次出血。经鼻放置胃管，是简单但至关重要的干预措施，以吸出胃内的血液和刺激物，包括酸性物质、胆汁或胰液，这些物质可能会进一步加重胃黏膜的损伤，同时降低胃内压可预防胃扩张（可增加胃泌素生成），以便监测胃内容物性状和实施局部治疗。如经胃管灌注冰生理盐水或去甲肾上腺素盐溶液、5% 碳酸氢钠等，也可注入云南白药等有止血作用的中药。保守治疗无效时，可通过胃镜以定位出血部位，采用注射疗法或凝固治疗止血或局部喷洒药物控制出血；可通过血管介入治疗，选择性动脉血管造影，栓塞止血。

2. 手术治疗　只有对少数 SU 引起了危及生命的出血或穿孔的患者才有必要手术干预，其适应证为：①消化道大出血非手术治疗无效，经快速输血、补液，低血压状态仍不能纠正；

②反复非手术治疗后再出血的患者；③高度怀疑存在溃疡穿孔者。因 SU 而发生明显出血或穿孔的患者预后较差，死亡率为 30% ~ 70%，需要外科干预的患者死亡率超过 50%，大部分并发症和死亡归因于患者的基础疾病。

第五节　急性肝衰竭

【概述】

急性肝衰竭（acute liver failure，ALF）是一种少见但危及生命的临床综合征，因严重肝细胞功能障碍引起，常发生在既往没有肝病的患者。随着重症医学的进步和紧急肝移植的应用，预后现已有所改善。

ALF 和 MODS 的发生可以互为因果。MODS 时肝功能损害的发生率可高达 95%。一般在创伤后 5 天左右出现，8 ~ 10 天达高峰，常由全身性感染引起。

【定义】

2011 年美国肝病学会发布了急性肝衰竭处理指南更新，ALF 定义沿用了 2005 年版指南，指既往无肝硬化的患者，在 26 周内出现凝血异常（INR ≥ 1.5）和不同程度的意识改变（肝性脑病）。Wilson 病患者、垂直获得性 HBV 感染者或自身免疫性肝炎患者尽管存在肝硬化的可能，但如果被诊断的时间小于 26 周，也可包括在 ALF 之内。

2012 年中华医学会发布了"肝衰竭诊疗指南"更新，肝衰竭定义及分类沿用了 2006 年版指南，ALF 被定义为：多种因素引起的严重肝损害，导致其合成、解毒、排泄和生物转化等功能发生严重障碍或失代偿，出现凝血机制障碍和黄疸、肝性脑病、腹水等为主要表现的一组临床综合征。肝衰竭依据其病程特点可分为 4 类：①急性肝衰竭：是指发病 2 周内出现以Ⅱ度以上肝性脑病为特征的肝衰竭；②亚急性肝衰竭：发病 15 天至 26 周内出现肝衰竭综合征；③慢性肝衰竭急性加重：在慢性肝衰竭基础上出现急性肝功能失代偿；④慢性肝衰竭：是指在肝硬化基础上发生慢性肝功能失代偿。本节侧重讨论外科疾病相关的急性肝衰竭。

有关 ALF 的定义、分类、分型等迄今尚未统一。

知识拓展：急性肝衰竭的定义、分类及分型

【病因及发病机制】

1. 病因

（1）病毒感染：如 A 型、B 型、C 型、D 型、E 型肝炎病毒，EB 病毒，巨噬细胞病毒和疱疹病毒等。在我国，病毒性肝炎是导致 ALF 的主要原因。

（2）肝损害药物：如对乙酰氨基酚、抗结核药等。在欧美国家，对乙酰氨基酚肝中毒是导致 ALF 的最主要原因。

（3）毒物中毒：如毒蕈、四氯化碳、磷等。

（4）其他：如肝豆状核变性、Budd-Chiari 综合征、Reye 综合征、妊娠期脂肪肝、转移性肝癌、自身免疫性肝炎、创伤、大出血、休克、感染、MODS、过高温及过低温等。

2. 发病机制　病因多样，ALF 的发病机制也各不相同。本节侧重讨论外科疾病及其相关因素所导致 ALF 的发病机制。

（1）创伤、休克和全身性感染可以引起肝血流量减少，直接影响肝细胞和 Kupffer 细胞（肝巨噬细胞）能量代谢，使之受损。

（2）肠道细菌与内毒素吸收、迁移入血循环，直接损害肝实质细胞或通过 Kupffer 细胞介导造成对肝细胞损害。

（3）受损的 Kupffer 细胞对细菌和毒素的清除能力降低，使肠道细菌及内毒素易于侵入体循环，引起全身性感染，形成恶性循环。

（4）肠道细菌及毒素通过激活 Kupffer 细胞，释放大量炎症介质，炎症介质除直接损伤肝细胞外，还吸引中性粒细胞在肝内积聚，损伤肝微血管内皮和促进微血栓形成，加重肝细胞缺氧和能量代谢障碍。

（5）肝的黄嘌呤氧化酶含量较多，在肝缺血再灌注损伤时，可释放大量氧自由基，损伤肝组织细胞。

【临床表现】

ALF 的早期症状缺乏特异性，可仅有恶心、呕吐、腹痛、脱水等表现。随病情进展，可出现黄疸、凝血功能障碍和出血、肝性脑病、肾功能损害、感染、休克、电解质及酸碱平衡紊乱、低血糖等。其中，肝性脑病与凝血酶原时间（PT）延长是 ALF 的典型特征。

【诊断及分型】

1. 诊断　急性起病，2 周以内出现 II 度以上肝性脑病为特征的肝衰竭，并可有以下临床表现：①极度乏力，并有明显厌食、腹胀、恶心和呕吐等严重消化道症状；②短期内黄疸进行性加深；③出血倾向明显，PTA ≤ 40%（或 INR ≥ 1.5），且排除其他原因；④肝进行性缩小。根据病史、症状、体征、实验室检查、辅助检查可明确 ALF 诊断。

2. 分型　1993 年 O'Grady 等提出了 ALF 的命名，并将 ALF 分为 3 个亚型：①超急性肝衰竭，黄疸出现后 7 天内发生肝性脑病者；②急性肝衰竭，黄疸出现后 8 ～ 28 天出现肝性脑病者；③亚急性肝衰竭，黄疸出现后 29 ～ 72 天出现肝性脑病者。

【治疗】

治疗包括病因及原发病治疗、一般治疗、人工肝治疗、肝移植等方面。针对 MODS 导致的 ALF，治疗重点是控制病因，积极治疗原发病，加强对于肝功能的支持与替代治疗，尽可能让肝休息、保护肝功能。ALF 最常见的死亡原因是合并多脏器功能衰竭、脓毒症。早期识别和转诊到 ICU 予以多器官功能支持治疗对其预后有重要意义。

1. 病因及原发病治疗　外科常见 ALF 的病因有创伤、大出血、休克、围术期严重感染、肝手术、MODS 等。多学科联合会诊明确病因，给予及时、恰当的外科处理，控制和消除病因，对治疗至关重要。

2. 一般治疗

（1）常规监测：密切观察患者精神状态，准确记录出入量，监测生命体征及血流动力学，动态比较各项检查、影像学结果，包括血常规、血生化、血氨、凝血功能、心肌酶谱、外周动脉血气分析、心电图、超声心动图、腹部 B 超、胸部 X 线、CT（头部、胸部、腹部、盆部）等。

（2）控制感染：感染是 ALF 患者最常见的并发症，也是 ALF 患者主要死因之一。革兰氏阳性和阴性菌是主要的致病菌。真菌感染的发生率大概是 30%，主要是念珠菌。由于 30% 以上并发感染的 ALF 患者，常无典型临床征兆（如发热、白细胞增多），故对于 ALF 患者，应提高警觉，早期发现感染、寻找致病菌、进行药物敏感试验并给予积极治疗是改善预后的关键。不推荐早期预防性应用广谱抗生素，更应该避免没有针对性地全覆盖应用抗生素；即使应用，亦应尽量避免需要肝代谢转化及排泄的抗感染药物。另外，还应特别注意避免不必要的中心静脉插管，警惕导管相关性血行感染。

（3）凝血功能障碍的处理：肝是大部分凝血因子合成产生的器官。ALF 患者几乎都有凝血功能障碍，由于凝血底物缺乏，其凝血障碍不易被维生素 K 纠正。同时，急性肝衰竭所导致的门静脉高压，也可能引起脾淤血肿大，造成血小板的量减少、功能异常，加重凝血功能障碍及纤维蛋白溶解作用紊乱。对于有明显出血倾向或准备外科手术及侵入性检查的患者，建议行一过性替代治疗，即尽早应用新鲜冰冻血浆、冷沉淀、纤维蛋白原与凝血酶原复合物等异体凝血底物，纠正凝血功能紊乱。对于血小板 < 50 000/mm³ 者，应考虑输注补充血小板。

（4）肝性脑病的处理：肝性脑病（hepatic encephalopathy，HE）常突发起病，偶可发生于黄疸之前。患者常有激动、妄想、运动过度，后迅速转为昏迷。临床上应控制或消除病因，尽量避免镇静药物。由于血浆中蓄积的小分子氮质产物可能进入细胞内导致细胞水肿，甚至诱发脑疝，因此应注意及时监测血钠水平，保持血浆渗透压于正常高限，促进体内氮质产物的排出。必要时可行头部 CT 检查，除外其他病变。治疗措施还包括：①减少肠道内氨及其他有害物质的生成和吸收，限制蛋白质摄入，促进肠道排空，改变肠道的 pH，口服甲硝唑；②降低血氨，减少和拮抗假性神经递质，使用降血氨药物（谷氨酸钾或谷氨酸钠静脉输注）、左旋多巴以及支链氨基酸等。过去曾常规从胃管注入乳果糖，试图降低肠道内的 pH 值以减少氨的吸收，但在 ALF 方面未证实肯定有效。新霉素可能加速肾功能损害或衰竭的进展。

知识拓展：肝性脑病

（5）脑水肿及颅内高压的处理：脑水肿通常发生在严重的肝性脑病患者，是 ALF 的主要死因。颅内压可在临床征兆出现前迅速增高，引起脑死亡，应紧急治疗。治疗方法有：①保持血浆渗透压于正常高限水平，即轻度高钠血症，经中心静脉导管输注高浓度盐溶液，使血清钠浓度逐步提高，维持血清钠在 145～155 mmol/L，此高渗状态有利于减轻脑水肿；②血液透析滤过，利用 CRRT（透析＋滤过），达到每日水、电解质酸碱平衡，且血氨＜60 μmol/L，同时还有降低体温效果，从而减轻脑水肿；③亚低温治疗，通过连续肾替代治疗（CRRT）和冰毯等降温手段，把体内核心温度控制在 33～35°C，使脑代谢率降低，减少神经兴奋，减轻脑水肿。这 3 种措施合称为 3H 方案。此外，针对 ALF 脑水肿及颅内高压的治疗药物还包括甘露醇、甘油果糖等，但要警惕药物引起的肾损害和水、电解质紊乱。

（6）其他：

休克治疗及循环支持：需特别指出的是，ALF 患者的血流动力学状态多为高动力血液循环，即高心排血量和低外周血管阻力。所以其治疗不宜过度补充液体而增高心排血量，宜适当应用血管活性药物增加外周血管阻力以提升血压，改善组织灌注。

营养支持方面宜选用中/长链脂肪乳剂，以减轻肝因为缺乏肉毒碱而导致的长链脂肪酸代谢负担增加；由于肝功能衰竭而致肝糖原的储存和分解功能障碍，宜均衡而持续地补充葡萄糖。但过多的糖或脂肪将加重肝负担，导致或加重黄疸及转氨酶、血糖增高，血脂廓清障碍，以及免疫功能下降。

3. 人工肝治疗　生物人工肝（bioartificial liver，BAL）是一个引人注目的治疗手段，它将肝细胞培养技术与血浆置换、血流透析、血液滤过、血液吸附和血液净化技术相结合，成为新一代的混合型人工肝支持系统。目前，需要解决的主要是肝细胞的来源数量、培养细胞活性的保存以及生物反应器强化设计等。如果这些问题能够得到解决，理论上，启用人工肝支持系统（liver support system）帮助患者度过病情危急阶段是最好的治疗方法。非生物人工肝支持系统（包括血液透析、炭和树脂血液灌注吸附、白蛋白及血浆交换）已被广泛应用，但疗效未证实，且费用昂贵。2011 年美国肝病学会发布的急性肝衰竭指南更新中，不建议在临床试验范围以外使用当前可用的肝支持系统。

4. 肝移植及肝细胞移植

（1）肝移植：肝移植是目前治疗 ALF 最有效的方法，但能否应用于合并 MODS 的 ALF 患者，值得商榷。

（2）肝细胞移植：主要有肝干细胞、长期活化肝细胞、胚胎肝细胞及冷冻肝细胞等。肝细胞移植治疗 ALF 是可行和有效的，临床试验表明可延长患者生存时间，减轻 HE 症状，改善患者的生化指标。但如何保证肝细胞的高度生存力和代谢活力，并了解最适合的细胞来源（人、动物或胎肝细胞）和植入途径（腹腔内、脾内或经颈静脉的门静脉内植入），还需进一步研究。

5. 其他治疗　皮质类固醇、肝素、胰岛素、胰高血糖素等药物治疗 ALF 的效果不确切。

【预后】

ALF 的预后差，病死率高达 70% ～ 80%。

【预防】

尽可能少用药物，减轻肝代谢负担，注意药物的不良反应；避免低氧血症、休克、感染等并发症；优先肠内营养。

第六节　弥散性血管内凝血

【概述】

在外科重症中，严重创伤导致的血管完整性被破坏、血液成分损失、凝血和纤溶机制被激活并失调；继发感染导致的凝血功能紊乱以及其伴随疾病导致的生理功能破坏等，是我们面临的严重挑战。

弥散性血管内凝血（disseminated or diffuse intravascular coagulation，DIC）是病情加重或临终时的严重病理生理状态，是多种原因导致弥漫性血管内微血栓形成，继之以纤维蛋白（fibrin，Fbn）溶解亢进、凝血底物耗竭，临床以难治性出血为主要表现的综合征。20 世纪 50 年代，DIC 被正式命名。2012 年，中华医学会血液学分会血栓与止血学组发布的中国专家组共识将其定义为在许多疾病基础上，致病因素损伤微血管体系，导致凝血活化，全身微血管内血栓形成、凝血因子大量消耗并继发纤溶亢进，引起以出血及微循环衰竭为特征的临床综合征。

本病发病率为 0.2‰ ～ 0.5‰，死亡率可达 50% 以上。

【病因及发病机制】

1. 病因　严重的复合伤、多发伤、大面积烧伤、大手术、体外循环；妊娠并发症；感染性疾病；肿瘤终末期及血液病；以及其他疾患导致的严重出血等病症均可以在导致 MODS 后或直接引发 DIC。

2. 发病机制　正常生理情况下，机体内的凝血、抗凝血和纤维蛋白溶解系统处于动态平衡，尤其是凝血过程和纤维蛋白溶解过程实时保持着良好的动态平衡状态，故不发生凝血和纤溶的紊乱。DIC 的发生一定是当严重病因出现时，机体凝血底物耗竭或失能，纤维蛋白溶解相对或绝对亢进，呈现凝血和纤溶失衡。无论什么诱因，DIC 发生都经过：①触发凝血活化，产生大量 Fbn，血小板被激活；② Fbn 在微血管内沉降下来，纤溶酶（plasmin，PLn）活性不足以完全水解形成的 Fbn，微血栓形成；③ DIC 过程中，纤维蛋白溶解功能的变化，与微血栓形成和引起出血等病理变化密切相关。

DIC 始于凝血系统的激活，基本病理变化是在微小血管内广泛形成微血栓、凝血底物过度消耗、纤维蛋白溶解亢进，最终凝血衰竭。

（1）凝血系统的激活：组织因子是凝血系统激活最重要的启动因子。创伤、手术及恶性肿瘤时，损伤和坏死组织可释放组织因子（tissue factor，TF 或称Ⅲ因子）入血，形成活化的凝血酶。Ⅲ因子源于组织，称为外源性凝血系统。TF 释放引起的外源性凝血系统激活是造成 DIC 的主要途径。微生物感染、内毒素、缺氧和酸中毒等均可损伤血管内皮细胞，使内皮下胶原纤维暴露，促使血小板聚集和Ⅻ因子激活，然后相继激活多种凝血因子，活化凝血酶原。此途径被称为内源性凝血系统。促凝物质释放，损伤的红细胞、白细胞和血小板可释放大量的促凝物质（如磷脂蛋白、血小板 3 因子），加速凝血过程。凝血酶原在凝血酶原酶的作用下，形成凝血酶。在凝血酶作用下，纤维蛋白原首先形成 Fbn 单体，进而形成稳定的不溶性的 Fbn。凝血过程失调会使凝血物质（包括血小板、纤维蛋白原和凝血酶原复合物）过度消耗。

另外，关于创伤后即刻的止血反应是血管收缩和血小板血栓形成，随后通过凝血酶的激活和纤溶活性的抑制在损伤部位形成 Fbn 支架。当损伤的血管或组织充分修复时，再通过继发性纤溶可进一步移除 Fbn。此过程是止血和创面愈合的病理生理过程。用敏感的分子标志物（如 Fbn、D- 二聚体）可以检测出止血反应结果，临床上曾不恰当地称为高凝状态、纤溶关闭或纤溶的再激活等。目前的观点认为，止血过程不能局限在组织损伤区域，通过全身循环弥散而出现的异常的病理性止血反应，才为 DIC。

（2）纤维蛋白溶解系统失调：与凝血系统保持相对平衡的是纤维蛋白溶解系统，它的主要功能是将沉积在血管中的 Fbn 溶解，解除由于 Fbn 沉着引起的血管阻塞。Fbn 溶解过程大致分为两个阶段：首先是纤溶酶原被激活，形成纤溶酶。随后纤溶酶分解纤维蛋白（原），形成纤维蛋白（原）降解产物（FDP），随血流运走。DIC 发生时，相对于 Fbn 沉降，纤维蛋白溶解的活性是相对或绝对降低的。随着 DIC 的进展，还会引起继发性纤维蛋白溶解功能的增强或亢进，导致出血倾向。

（3）其他可能的机制：在一些病理情况下，DIC 也可通过其他凝血系统激活途径来促发。①被激活的单核 - 吞噬细胞和白细胞不仅可表达 TF，而且在其破裂时，能释放溶酶体酶溶解多种凝血因子（如 V、Ⅷ、Ⅺ等），促成 DIC；②急性坏死性胰腺炎时，释放大量胰蛋白酶入血，可直接激活凝血酶原，促使凝血酶大量生成；③一些外源性毒素（某些蜂毒和蛇毒）可直接激活 X、凝血酶原或促使 Fbn 溶解，有利于 DIC 形成。

另外，MODS 时，微循环部位开放的微血管床总容量与上游动脉系统的血管容量比较明显增大，血液通过该部时流速明显变慢，血液与管壁内皮细胞的接触面也增大，加上微血管内皮细胞的性质也与较大血管内皮细胞的性质不尽相同，所以，大量促凝物质或各种对血管内皮细胞有损伤作用的因素进入循环，易于在微血管部位使凝血系统激活，引起凝血与抗凝血平衡失调，导致广泛微血栓形成。

总之，DIC 的发生、发展是不同病因通过多种机制综合作用的结果。

【临床表现】

1. 症状、体征　DIC 主要临床表现为：出血、MODS、休克和贫血。出血最常见，占 $70\% \sim 80\%$；患者会出现皮肤、黏膜出血点、瘀斑或血肿；内脏出血以及创伤部位渗血不止等；内脏出血中，消化道出血最常见，表现为呕血、便血。DIC 与 MODS、休克可以互为因果，其临床表现也就先后不一。

根据发病机制、临床特点以及典型病程，DIC 分为高凝、消耗性低凝以及继发性纤溶亢进三期。临床工作中，很难明确界定 DIC 的分期。按发生快慢可分为急性型、亚急性型和慢性型；按代偿情况，可分为代偿型、失代偿型和过度代偿型。

2. 实验室检查

（1）DIC 的初筛试验：凝血酶原时间（PT）、活化部分凝血活酶时间（APTT）、纤维蛋白定量和血小板计数，是间接反映凝血酶生成的指标。血小板计数 $< 100 \times 10^9/L$，特别是进行性降低，有诊断价值。PT 超过正常对照 3 秒以上有意义。高凝期 APTT 缩短，消耗性低凝血期 APTT 延长；超过正常对照 10 秒以上有意义。

（2）直接反映凝血酶生成的试验：纤维蛋白肽 A（FPA）、凝血酶原碎片 1+2、纤维蛋白单体（FM）、抗凝血酶Ⅲ（AT-Ⅲ）、凝血酶 - 抗凝血酶复合物（TAT）含量测定等。

（3）反映纤溶酶生成的试验：纤溶酶原含量及活性、优球蛋白溶解时间、凝血酶时间（TT）、FDP 含量测定、3P 试验等。D- 二聚体是既反映凝血酶生成又反映纤溶酶生成的指标。

其中，3P 试验、FDP、D- 二聚体是临床常用的确证试验。TT 比正常对照延长 3 秒以上，有诊断价值。

【诊断】

DIC 的诱因、临床表现不具有特征性诊断意义，临床上，诊断更多地依赖实验室检查。初筛和确证试验结果的判定，应该在正确理解 DIC 病理生理的基础上分析。例如：在有高凝倾向或凝血功能亢进表现的 DIC 初期，凝血因子消耗的程度尚未达到影响检测结果的程度时，PT、APTT 可以正常或在正常的低限。此时，是否伴有血小板和纤维蛋白原的进行性下降，是诊断 DIC 的关键。在没有补充纤维蛋白原和血小板的前提下，若持续 $PLT > 50 \times 10^9/L$，$FIB > 2\ g/L$，诊断 DIC 应该慎重。如果纤维蛋白原由原来的极高水平骤然降至正常水平，应该高度怀疑 DIC，而 Fbn 持续稳定在一低水平（如肝病），则 DIC 的可能性较小。DIC 晚期，凝血因子极度消耗时，3P 试验反而可能转阴。

因此，存在 DIC 的诱因和典型临床表现，有凝血酶和纤溶酶生成的证据，则 DIC 诊断成立。凝血酶和纤溶酶生成的证据是诊断 DIC 的关键。

2001 年国际血栓止血学会（international society of thrombosis and hemostasis，ISTH）制订的 DIC 诊断评分系统见表 8-6-1。

表8-6-1　ISTH DIC 诊断评分

指标	状态	分值（分）
1. 风险评估： 存在发生 DIC 的已知异常表现	无	不适用该标准
	有	2
2. 凝血功能检验： 血小板计数、凝血酶原时间、纤维蛋白原、可溶性纤维蛋白单体 / 纤溶降解产物		
3. 凝血功能检验结果评分		
血小板计数	> 100	0
	< 100	1
	< 50	2
纤维蛋白相关标志物升高（D- 二聚体、FDP）	无增加	0
	中度增加	2
	明显增加	4
凝血酶原时间延长	< 3 s	0
	3 ~ 6 s	1
	> 6 s	2
纤维蛋白原水平	> 1.0 g/L	0
	< 1.0 g/L	1

　如果积分 ≥ 5 分，考虑发生 DIC，每天重复评分；如果积分 < 5 分，表明尚未或不能肯定发生 DIC，1 ~ 2 天后复查重复评分

2009 年国内制订的 DIC 诊断积分方案，见表表 8-6-2。

表8-6-2　国内DIC诊断积分方案（2009年）

指标	评分情况
一、基础疾病	必需，=2 分
二、临床表现 （满分为 1 分）	①不能用原发病解释的严重或多发性出血倾向 =1 分；
	②不能用原发病解释的微循环障碍或休克 =1 分；
	③广泛性皮肤、黏膜栓塞，灶性缺血性坏死、脱落及溃疡形成或不明原因的肺、肾、脑等脏器功能衰竭 =1 分；
三、凝血系列常规试验结果积分	
血小板计数	$< 100 \times 10^9/L=1$ 分；
	进行性下降 =1 分；
	同时存在 =2 分
纤维蛋白相关产物标志物增高 （如可溶性纤维蛋白单体 /FDPs）	3P 试验阳性 =1 分；
	FDPs > 20 mg/L 或 D- 二聚体升高 =2 分
PT 延长	PT 缩短或延长 3 s 以上或 APTT 延长 10 s=1 分
纤维蛋白原水平	< 1.5 g/L 或> 4.0 g/L=1 分；
	进行性下降 =1 分；
	同时存在 =2 分

注：积分达 7 分以上可以诊断 DIC；5 ～ 7 分临床疑诊 DIC，需动态观察，重复实验室检查后重新评分；小于 5 分不能诊断 DIC

根据 2012 年中华医学会血液学分会血栓与止血学组发布的中国专家组共识，强调 DIC 必须存在基础疾病，结合临床表现和实验室检查才能作出正确诊断。由于 DIC 是一个复杂和动态的病理变化过程，不能仅依靠实验室检测指标及一次检查结果得出结论，需综合分析和动态监测。一般诊断标准包括：

1. 临床表现

（1）存在易引起 DIC 的基础疾病。

（2）有下列一项以上临床表现：①多发性出血倾向。②不易用原发病解释的微循环衰竭或休克。③多发性微血管栓塞的症状、体征。

2. 实验室检查指标　同时有下列 3 项以上异常：① PLT $< 100 \times 10^9/L$ 或进行性下降。②血浆纤维蛋白原含量< 1.5 g/L 或进行性下降，或> 4 g/L。③血浆 FDP > 20 mg/L，或 D-二聚体水平升高或阳性，或 3P 试验阳性。④ PT 缩短或延长 3 s 以上，或 APTT 缩短或延长 10 s 以上。

【治疗】

DIC 治疗原则：治疗和去除 DIC 的病因；止血、抗凝，阻断血管内凝血的病理过程；补充消耗掉的凝血因子；控制亢进的纤溶过程。就个体而言，致病因素千变万化，临床医生直接选择适合的治疗并不容易。根据 DIC 发生机制的认识而设计个体化治疗是有必要的。

1. 治疗原发病　加强局部止血，终止 DIC 的始动因素，是 DIC 救治成败的关键之一。同时，积极抗休克、抗感染、纠正酸中毒及电解质紊乱。

2. 抗凝　目的是阻断血管内凝血的病理过程，高凝期和纤维蛋白溶解期均需使用。肝素，5 ～ 10 IU/（kg·h），持续静脉滴注，每 4 小时复查相关实验室指标，以指导调整肝素用量。

目前，不主张使用肝素冲击治疗。在有出血症状的情况下，临床医生对肝素的使用有一定的顾虑。尤其是有肝衰竭时，血液处于低凝状态，肝素用量过大，会导致严重出血。由于肝素依赖 AT-Ⅲ 发挥作用，使用中，注意补充抗凝血酶Ⅲ（AT-Ⅲ）。新鲜冰冻血浆中含大量 AT-Ⅲ。低分子肝素过量应用会导致出血且难以处理，在 MODS 患者救治中需慎用。推荐采用普通肝素，过量时可用鱼精蛋白锌拮抗。

病例 8-2

病例 8-2 解析

3. 止血　DIC 时，用止血药可能加重凝血底物消耗，应慎重。使用新鲜全血、冰冻血浆、复合凝血因子以及纤维蛋白原制剂等是有效补充凝血因子的止血措施。例如，纤维蛋白原，每输入 1 g，可使其血中浓度升高 0.5 g/L。对于渗血的创面、伤口可局部使用止血药。消化道出血应加强抑酸治疗，常用药物是 H_2 受体拮抗药或质子泵抑制剂。

4. 纤维蛋白溶解抑制剂的使用　纤维蛋白溶解是机体配合凝血的一种保护机制。在纤维蛋白溶解亢进期、出血症状明显时，可以使用纤维蛋白溶解抑制剂，如 6-氨基己酸、对羧基苄胺（氨甲苯酸）和氨甲环酸。

5. DIC 的预防　DIC 的危害极大，其诱发因素非常复杂。在危重病的治疗过程中，应该始终注意预防 DIC 的发生。创伤、大手术后，不可过度使用止血药物，应强调有效的局部处理。发现高凝倾向时须及时纠正。

6. 中药　活血化淤的中药对 DIC 的治疗有一定疗效。

【预后】

MODS 患者出现 DIC，提示其不仅存在凝血系统功能障碍，还有其他重要器官、系统功能严重不全。DIC 的预后取决于致病因素是否得到及时、有效的控制。

（安友仲）

心搏骤停与心肺复苏的原则及技术

第一节　心肺复苏概况

心肺复苏（cardiopulmonary resuscitation，CPR）是指当患者出现心搏骤停、呼吸停止等危急情况时，通过对患者进行人工呼吸代替患者自主呼吸，心脏按压形成人工循环的方式诱发患者产生自主心脏搏动，抢救患者生命的措施。人类实施 CPR 的历史十分悠久，公元前 800 年左右就有记载真正的人类复苏活动。20 世纪 60 年代以后确认口对口人工呼吸是心搏停止复苏时最有效的人工呼吸方法，开始了现代意义上的心肺复苏术。随着技术和方法的不断改进，CPR 拯救了无数患者的生命，是医生必须掌握的临床技能之一。

（一）心搏骤停

心搏骤停（cardiac arrest）指各种原因导致心脏突然停止有效的射血（不一定停止搏动）而致循环和呼吸停止的"临床死亡"状态。

1. 类型　根据心电图（electrocardiogram，ECG）可将心搏骤停分为：①心搏停止（asystole）：心电活动完全缺失，ECG 呈一直线；②心室颤动（ventricular fibrillation，VF）：心室呈不规则蠕动而无排血功能，ECG 呈不规则的锯齿状小波；③快速心律失常：包括室性心动过速（ventricular tachycardia，VT）与室上性心动过速（supraventricular tachycardia，SVT）有潜在生命危险，往往为心搏骤停前的心律失常，通常需要紧急处理；④无脉电活动（pulseless electrical activity，PEA）：指不包括 VT 与 VF 的心脏有电活动而无射血的心律失常，包括心电机械分离（electro-mechanical dissociation），心电图仍有低幅的心室复合波，而心脏无有效射血，室性自主节律、室性逸搏心律等。

2. 病因　包括心源性的和非心源性的因素。心源性的有：心源性猝死、心脏疾病（心律失常与心肌缺血）、牵拉内脏引起的迷走反射等；非心源性因素有：呼吸系统疾病、淹溺、窒息等缺氧因素，严重创伤、大量出血等缺血因素和中毒等。在这些原因中，最常见的为"6H"和"5T"：低血容量（hypovolemia）、低氧（hypoxia）、酸中毒（acidosis）、低 / 高钾（hypo-/hyperkalemia）、低血糖（hypoglycemia）、低温（hypothermia）、中毒（toxins）、心脏压塞（cardiac tamponade）、张力性气胸（tension pneumothorax）、肺栓塞（thrombosis of pulmonary）和创伤（trauma）。

3. 安全时限　安全时限是指心搏骤停后大脑能耐受缺血缺氧的时间。大脑对缺氧的耐受时间为 4 ～ 6 分钟，随后即发生生物学死亡，因此心搏骤停的安全时限通常定义为 5 分钟，6 分钟是极限。

4. 如何判断心搏骤停，评估时间限制在 **10 秒**内完成，能否快速识别心搏骤停是影响心肺复苏成功的关键。

（1）意识（consciousness）丧失：怀疑患者心搏停止时，通过拍打或者轻轻晃动患者的肩部，同时询问"你怎么样"，如果没有反应，证明患者意识丧失。

（2）大动脉搏动消失（pulselessness）：患者的颈总动脉（或其他大动脉）搏动消失是判断

知识拓展：心电机械分离机制

心搏停止的标准体征之一，通过触摸颈总动脉确定。大动脉搏动的触诊需要经过特殊训练并需要一定的临床经验，故对非专业医务人员，此项检查不是推荐的判断心搏停止的必需条件。

（3）无呼吸（apnea）或不能正常呼吸（仅仅是喘息）：观察患者胸部腹部有无呼吸起伏动作，或者贴近患者的口鼻听呼吸音及感觉呼气气流。

（4）面容：面容暗灰色。

（5）其他：大脑反射消失、瞳孔散大、肌力为零、强刺激无反应等。

（二）心肺脑复苏

在复苏过程中，维持脑组织血流是重点，中枢神经系统功能（脑功能）的恢复是目标，心肺复苏也就扩展为心肺脑复苏（cardiopulmonary cerebral resuscitation，CPCR），成为现代完整的复苏概念。

CPCR 通常分为三个阶段：初期复苏即基础生命支持（basic life support，BLS）、后期复苏即高级生命支持（advanced life support，ALS）和复苏后治疗（post-resuscitation treatment，PRT）。也可以称为基础生命支持（BLS）、高级心脏生命支持（ACLS）和延长生命支持（prolong life support，PLS）。

第二节　急救程序与心肺复苏技术

美国心脏学会（American Heart Association，AHA）于 2000 年制订了新的 CPR 指南，BLS 和 ACLS 成为 CPR 的标准方法。2005 年、2010 年 AHA 修订了 CPR 和急诊心血管急救（emergency cardiovascular care，ECC）指南，旨在提高心搏骤停患者的生存率。新指南将原来的 ABC 程序（开放气道、人工呼吸、胸外按压）更改为 CAB（胸外按压、开放气道、人工呼吸）。但是，医务人员根据心搏骤停最可能的原因而改变急救程序是合理的。对推测为淹溺或其他原因导致的窒息性心搏骤停患者，在呼叫急救反应系统之前，先给予约 5 个循环（约 2 分钟）的传统 CPR（包括人工呼吸）。对于新生儿，心搏骤停最可能的原因为呼吸因素导致的，复苏程序应当为 ABC 顺序，除非已知是心脏原因导致的。绝大多数心搏骤停发生在成人，在这些患者中，基础生命支持的关键操作是胸外按压和早期除颤。CPR 技术挽救了许多人的生命，但只有不到 20% 的院内或院外心搏停止的患者经过急救恢复了自主循环，这些恢复了自主循环的患者中有近一半最后死于心力衰竭或脑功能衰竭。长期存活的患者中 10% ~ 30% 伴有永久性脑损伤。如果在心搏停止后 4 分钟内开始 CPR，8 分钟内自主循环恢复（经过电除颤或药物治疗），大约有 40% 的患者可以出院。由于心肺复苏后多数患者出现脑损伤，所以复苏中及复苏后的脑保护日益受到重视。决定心搏骤停患者生存率的重要因素是 CPR 开始的时间和规范正确的 CPR 操作。

（一）基础生命支持（BLS）

BLS 包括：循环支持（circulation support，C）、气道控制（airway control，A）及呼吸支持（breathing support，B）。即以人工按压的方法维持患者的循环，在保持患者呼吸道通畅条件下，以人工呼吸替代患者的呼吸。在心肺复苏过程中，保持气道通畅是进行有效人工呼吸的关键。BLS 是基于急救现场没有适当医疗设备与药品，是一种徒手救护技术。某些条件下（例如急救小组或医院内）具有简单的通气道或呼吸面罩，这种情况下进行的 CPR 一般被称为气道辅助基础生命支持（basic life support with airway adjunct）。

1. 循环支持　循环支持是通过间断胸外按压（intermittent external chest compression）实现的。胸外按压是在胸骨下半部分提供一压力，这种压力通过增加胸膜腔内压或直接挤压心脏产生血液流动。受多种因素影响及方法本身效应的限制，标准胸外按压产生的血流量比较低，胸外按压时右房压与动脉压相近，所以产生的灌注压也很低，其效果远远没有达到临床满意水平，因此胸外按压技术还在不断改良与创新。将压迫放松时间比控制在 50% 有利于增加血流。胸外按压位置应选在胸骨中段稍偏下处。

（1）标准胸外按压方法：施救者位于患者的右侧，将一只手的手掌放在患者的胸骨下半部，另一只手放在第一只手上，手指紧扣。双臂伸直，利用身体的重力将患者的胸骨向下压，下压的力量应将胸骨压下至少 5 cm（成人）（婴儿和儿童的按压幅度至少为胸部前后径的1/3），频率至少 100 次 / 分，按压放松时间大致相等。按压与通气之比为 30：2（单人施救者在进行 30 次按压后，开放患者的气道并进行 2 次人工呼吸），做 5 个循环后可以观察一下伤病员的呼吸和脉搏。观察胸外按压有效的主要指标：①按压时 - 能扪及大动脉搏动；②患者面色、口唇、指甲及皮肤等色泽再度转红；③扩大的瞳孔再度缩小；④出现自主呼吸；⑤神志逐渐恢复，可有眼球活动，睫毛反射与对光反射出现，甚至手、足抽动，肌张力增加。施救者再行胸外按压时尽量避免按压带来的副损伤，最常见的损伤为肋骨骨折，胸骨骨折也比较常见。其他损伤包括心脏、大血管损伤，肺损伤（肺水肿、气胸、血胸、血气胸），肝损伤（腹腔出血）。动物实验研究数据表明，延误或中断胸外按压会降低存活率，所以在 CPR 过程中，尽可能避免延误和中断。

（2）胸外按压技术的改进：

1）同步腹部按压法（interposed abdominal compression）：一个人在进行标准胸外按压时，另一施救者在患者腹中线、脐与剑突中点用约 200 mmHg 的压力按压腹部，按压放松节律与胸部按压相反。其产生血流动力学效应的机制可能为：腹部按压使胸膜腔内压增加；在胸部按压的舒张相按压腹部可以压迫腹主动脉，使腹主动脉内血流逆向向胸内流动，减少胸主动脉内血流的流出，增加心脏的血流灌注，促进下腔静脉和内脏静脉的回流（图 9-2-1）。

2）主动胸部按压 - 放松法（active chest compression decompression）：采用一种类似搋子（plunger）的工具，用负压将搋子固定于患者胸前，按压时通过搋子按压胸骨，在舒张期向上主动提起搋子。其产生血流动力学效应的机制可能为：在胸部按压的舒张期产生较大的胸廓扩张，在下一次按压胸部时可以产生较大的胸膜腔内压，从而产生较大的血流；产生较大的胸膜腔内负压，增加静脉血回流。

3）时相胸腹按压 - 放松法（phased chest and abdominal compression decompression）：为一种新型复苏器，该复苏器有两个负压搋子，分别放在患者的胸前和腹部，用类似跷跷板样动作分别按压、主动抬起胸腹部。频率为 60 次 / 分。其产生血流动力学效应的机制为前两种方法的综合。

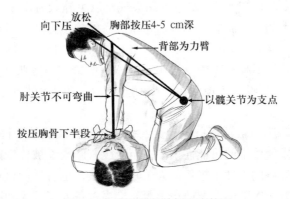

图 9-2-1　胸外按压的标准姿势图

2. 呼吸道控制　开放气道、保持气道通畅是有效 CPR 的保证。患者无意识或昏迷时，如果不采取特殊的手法控制，其呼吸道一般处于梗阻状态。呼吸道梗阻的解除首先从头后仰（tilting the head backward）及颏部支持（chin support）开始，其作用是拉紧颈前结构，使舌根部、会厌与咽后壁分离。如果需要还可以将下颌前移（forward displacement of the mandible）

知识拓展：胸外按压
的影响因素

视频：单人心肺复苏术

视频：双人心肺复苏术

及开口（对牙关紧闭者使用螺旋开口器）。对疑有脊髓损伤的患者，可以通过线性稳定手法尽量减少头部运动。以上手法被称为"三重呼吸道控制手法"（triple airway maneuver）。如果怀疑上呼吸道异物阻塞，应当将异物松解并取出。采用的方法包括拍背、腹部冲击、胸部冲击或用手直接取出。腹部冲击可以产生一个较弱的咳嗽效果。胸部冲击在气道关闭时可以产生较高的气道内压，其作用有可能将异物松解，但坐立位患者阻塞也可能加重。拍背法的效果不确切，尚未被广泛接受。在进行气道控制时，如果有条件应当考虑使用一些辅助器械。口咽通气道和鼻咽通气道是较常用的辅助器械。在使用口咽通气道或鼻咽通气道时仍然需要患者头后仰，这样才能确切地保证气道通畅。也可以考虑使用食管阻塞通气道，使用该器械可以防止正压通气时将空气吹入胃内，减少胃内容物的反流与误吸。气管食管双腔通气道可以盲插，无论插入气管还是食管，都可进行正压通气，通气效果确切。喉罩为一种新近应用的用于保持患者呼吸道通畅的器械，但其在 BLS 中的应用尚需要进一步的观察。辅助器械的使用需要一定的临床训练。

气管内插管是首选的气道控制法。气管插管技术涉及患者的生命安全，插管过程中经常遇见意外情况，因此，气管插管技术需要经过特殊训练并且具有相当丰富插管经验的人来施行。一般来说，大多数的气管插管由麻醉医生完成。气管内插管的优点为可以快速、有效地开放呼吸道，方便正压通气，防止胃内容物的反流与误吸，方便气管与支气管内吸引。气管切开可以代替气管内插管，但其操作复杂、费时，需要有经验的专科人员完成。环甲膜穿刺置管也可考虑使用，其优点是出血少，伤口小，不损伤环状软骨，操作简单、快速。气道内异物，特别是固体异物的清除需要强力的负压吸引装置。对于哮喘持续状态、严重的支气管肺炎、溺水、误吸的患者给予支气管扩张药与支气管内异物清除是复苏中的重要方法。存在张力性气胸的患者可出现肺不张、支气管打折、纵隔移位、大血管扭曲，复苏不容易成功。处理时可在胸部前、上部位用粗针穿刺、放气，或进行胸腔闭式引流。

对心搏骤停期气管插管患者使用二氧化碳波形图进行监护，可确认气管插管位置以及根据呼气末二氧化碳（$PETCO_2$）值，监测心肺复苏质量和检测是否恢复自主循环。

3. 呼吸支持　现代人工呼吸的方法是间歇正压通气（intermittent positive pressure ventilation，IPPV），即对气道采用正压，间歇使肺充气，然后减压到大气压，肺内气体被动呼出，呼气结束后开始下一次呼吸周期。

口对口人工呼吸为 BLS 中推荐首选的人工呼吸方法。施救者将患者的头部置于正确的位置（见呼吸道控制），嘱其正常吸气（勿过度深吸气，以免施救者出现过度通气症状）后，捏住患者的鼻孔，打开患者的口，施救者的口唇包紧患者的口，行成一口对口的密闭腔后，向患者肺内吹气。一般空气中 CO_2 含量约为 0.4%，而人呼出的气体中 CO_2 含量约为 4%，快吹时约为 2%，这种 CO_2 浓度可刺激呼吸中枢自主呼吸。一般口对口呼吸潮气量可以接近 800 ml，吸入氧浓度达 18% 以上。呼吸频率控制在 8 ～ 10 次 / 分，单人施救时按压频率与人工呼吸频率的比率为 30 ：2。

在进行口对口人工呼吸时被传染肝炎、艾滋病等传播性疾病是令许多施救者担心的问题。调查表明，这种情况下发生传染的可能性很小，至今没有施救者被传染的临床报告。口对口人工呼吸是在无任何复苏设备的条件下推荐的人工呼吸方法，也可采用口对鼻吹气、口对气管切开孔吹气。有条件的地方（医院内、急救小组等）应当常备人工呼吸辅助设备。为了减少传染的机会，非专业人员进行口对口人工呼吸时可以使用过滤膜或口罩将自己与患者分隔开，避免直接接触患者的口腔内分泌物。不愿意进行口对口或口对气管进行人工呼吸的救护人员可单纯进行胸外按压。CPR 最初 6 ～ 12 分钟并非一定要正压通气，胸外按压胸廓有助于肺通气。简易呼吸器（bag-valve-mask unit）与面罩连接可以进行人工呼吸，优点为通气量较高，不易疲劳，吸入氧浓度较高（21%），但使用比较困难，需要一手控制呼吸道，另一手按压皮球。如

知识拓展：呼吸道梗阻的原因

果已经进行了气管插管，将简易呼吸器与气管导管相连就是一种简便、有效的人工呼吸方法。

进行 CPR 过程中，应当尽早行气管内插管，但是气管内插管时中断胸外按压的时间不能超过 15 秒。气管内插管成功后吹肺与胸外按压可以不同步。在进行 CPR 的 CAB 步骤时要尽早实施电除颤，自主循环恢复前要连续进行 CPR（图 9-2-2）。

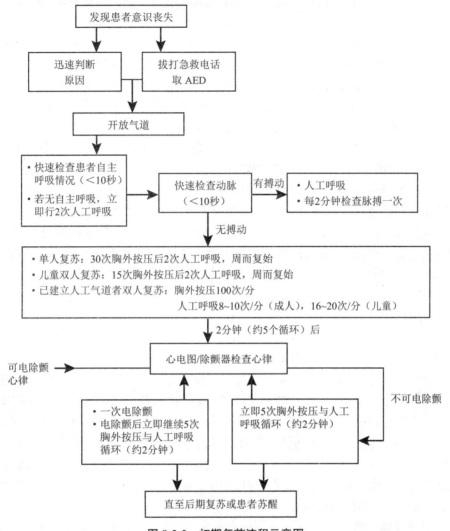

图 9-2-2　初期复苏流程示意图

知识拓展：心肺复苏口诀

（二）高级心脏生命支持

高级心脏生命支持（advanced cardiac life support，ACLS）包括早期除颤、给药、通气（氧合）及循环支持。实施血管通路、给药以及高级气道置入等措施时，不能明显中断胸外按压，也不应延误电除颤。

1. 电除颤　电除颤是促进自主循环恢复（restoration of spontaneous circulation，ROSC）、增加复苏成功率的重要方法。电除颤使心肌纤维同步除极，如果此时心脏氧合良好并且没有严重的酸中毒存在，自主心律就能够恢复。早期除颤对于自主循环恢复至关重要。电除颤每延迟 1 分钟，死亡率会增高 7% ～ 10%。心搏停止后 2 分钟内进行电除颤，80% 的患者可以恢复自主循环。如果心搏停止超过 5 分钟，电除颤往往造成不可逆转的心律改变。在 2 分钟内进行除颤，除颤前不一定要做复苏的 CAB 步骤。若不能立即实施除颤，可进行 1 次心前区叩击和 1 ～ 3 分钟 CPR。如果 VF 时间已经较长，在电除颤前要通过人工呼吸和胸外按压改善患者的氧合，否则除颤难以成功。如果现场有自动除颤器（AED），施救者应从胸外按压开始心肺复苏，并尽快使用 AED。

在行胸外电除颤前，先保留患者前胸部皮肤，将导电胶涂满整个电极面，用于降低胸部电阻，或者在胸前电击部位放置湿的纱布，左胸电极放在心尖部位，右胸电极放在胸骨旁右胸前上部。选择合适的除颤能量，将除颤仪充电，保证无人接触患者后，按压放电进行除颤。注意，若患者装有永久性心脏起搏器，则电极尽量远离起搏器位置，以免损坏起搏器。

最近有些国家开始施行自动体外电除颤（automated external defibrillation，AED），并建议将 AED 安放在过去 5 年内发生过心搏骤停、未来 5 年内有可能发生心搏骤停的场所以及当地急救系统不能在 5 分钟内到达的地区。AED 是一种可靠的电脑程控装置，通过声音和图像向急救人员提供信息，以便安全地进行电除颤治疗。急救人员将电极置于患者正确部位，AED 会自动识别患者的心电图，如果为心室纤颤，则以声音及屏幕显示指示操作，进行除颤。如果不符合除颤条件，则指示进行 CPR，待出现室颤波后进行除颤。

电除颤采用专用直流电除颤设备，一般称为除颤器（defibrillator），包括主机（蓄电池、心电显示、控制面板）和两个手柄（包括电极）。

（1）除颤波形和能量选择：除颤的能量以瓦·秒（Watt seconds）或焦耳（Joules，J）计算。除颤器释放的能量应是能够终止心室纤颤的最低能量，能量和电流过低则无法终止心律失常，能量和电流过高则会导致心肌损害。目前 AED 包括单相波和双相波两类除颤波形。不同的波形对能量的需求有所不同，单相波形电除颤首次电击能量：成年人体外除颤每次电击能量为 360J；儿童体外电除颤的能量首剂量为 2J/kg。对于后续电击，能量级别应至少为 4J/kg 并可以考虑使用更高能量级别，但不超过 10J/kg 或成人最大剂量。双相波电除颤使用 120 ～ 200J 即可有效终止院前发生的心室纤颤。

（2）除颤效果评价：需电除颤时，只给一次电击后，就应立即开始 CPR，实施 5 组 30：2 的 CPR 后再次评估患者的心律。电击后 5 秒钟心电图显示心搏停止或非心室纤颤无电活动均可视为电除颤成功。这一时间的规定是根据电生理研究结果而定的，成功除颤后心脏停止搏动的时间一般为 5 秒钟，临床比较易于监测。第 1 次电除颤后，在给予药物和其他高级生命支持措施前，监测心律 5 秒钟，可对除颤效果提供最有价值的依据。经过几次除颤无效后，除继续 CPR 外，还应当依次给予药物，即肾上腺素、盐酸胺碘酮或利多卡因、碳酸氢钠，然后继续除颤。反复电除颤可以造成一定程度的心肌损伤，心肌损伤的程度与除颤能量呈正相关，部分患者可以导致自主循环恢复后心功能不全，但相对于自主循环恢复的重要性，在进行电除颤时不需要考虑心肌损伤问题。

2. 开放静脉液体通路　其目的是为快速补液及给药提供一条可靠途径。①中心静脉途径：颈内静脉、锁骨下静脉、股静脉。效果可靠，操作略复杂，需要一定的临床操作经验。②外周静脉途径：建议在 CPR 时采用"外周静脉套管针＋肘前静脉长套管针"的输液方式。对 6 岁以下儿童可采用骨髓内途径作为急诊静脉输液、用药的补充。

3. 药物复苏　CPR 后药物治疗的目的是为了纠正心搏骤停的可能性因素，增加心肌兴奋性，增强心肌收缩力，防治心律失常，纠正水、电解质、酸碱平衡。

（1）肾上腺素（epinephrine）：肾上腺素用于心搏停止的治疗已经有 30 余年历史。肾上腺素是一种强力 α_1、α_2、β_1、β_2 肾上腺素能受体激动剂，应用于 CPR 时其对靶器官的作用很复杂。肾上腺素对心脏的基本作用为 β_1 肾上腺素能作用，即正性肌力与正性变时作用（positive inotropic and chronotropic actions）。正性肌力作用可以增加心肌收缩力，但是在心室纤颤中，纤颤的心肌并没有泵功能，所以在心室纤颤时增加心肌收缩力只能增加心肌耗氧量，引起心脏局部或全心缺血。以往曾经认为肾上腺素的 β_1 肾上腺素能作用可以使心室纤颤的心肌由细颤转为粗颤进而有利于除颤，现在认为这种作用并不是 β_1 肾上腺素能的作用，而是 α 肾上腺素能作用改善心肌灌注的结果。正性变时作用可以引起室性期前收缩、心动过速，甚至心室纤颤。肾上腺素在 CPR 中有意义的作用在于它的血管收缩作用。由于肾上腺素对血管的双重 α、β 肾上腺素能作用，在 CPR 中表现为增加动脉收缩压的作用强于增加舒张压，使患者的脉压增加。肾上腺素对小血管的作用强于大血管，可以选择性地收缩皮肤和肾等组织器官血管，对脑动脉和冠状动脉没有收缩作用，所以肾上腺素可以增加脑血流及冠状动脉血流。

知识拓展：肾上腺素的用量

尽管有动物实验证明 CPR 中使用肾上腺素可以使复苏后心肌缺血及其损伤加重，但到目前为止还没有一个确切的临床实验能证明这一点。因此，对于除颤无效的患者，肾上腺素仍然是首选的药物。推荐剂量为成人每次 1 mg，如果无效可以在 3 ～ 5 分钟内重复，直到自主循环恢复，给药途径为静脉注射（不提倡心内注射）。

（2）血管升压素：血管升压素（vasopressin）是一种自然的有抗利尿作用的多肽，通过作用于 V_1 受体水平而具有强效的血管收缩作用。对难治性心室纤颤，血管升压素比肾上腺素效果好。在心室纤颤经除颤治疗无效的情况下可以选择。实验研究显示，血管升压素和肾上腺素相比可以提高重要器官的灌流，增加大脑供氧，改善神经预后，提高复苏成功率。治疗剂量为 40IU，单次用药，替代第 1 次或第 2 次肾上腺素。

（3）盐酸胺碘酮：胺碘酮是目前临床上使用最广泛的抗心律失常药物，能延长房室结、心房和心室肌纤维的动作电位时程和有效不应期，并减慢传导。既往将利多卡因作为心肺复苏的一线药物，理论是利多卡因可以提高心室纤颤阈值，预期能降低死亡率。但临床试验结果却恰恰相反，利多卡因组死亡率增高，所以新的心肺复苏指南将胺碘酮列为一线药物。使用剂量：初始剂量为 300 mg 溶于 20 ～ 30 ml 生理盐水或 5% 葡萄糖内静脉滴注。对血流动力学不稳定的 VT 或有反复或顽固性 VF 或 VT 患者，可考虑适当增加剂量。如首次用药 300 mg 后再追加 150 mg，然后按 1 mg/min 的速度维持 6 h，再减量至 0.5 mg/min 维持 18 h，每日最大剂量不超过 2 g。

（4）利多卡因：是血流动力学稳定的室性心动过速的首选抗心律失常药，对血流动力学不稳定的室性心律失常首选直流电转复治疗。利多卡因通过与钠通道结合，阻断钠离子流而起作用。在 CPR 中不推荐首选。推荐剂量为 1 ～ 1.5 mg/kg，静脉注射，可以每 3 ～ 5 分钟重复一次，最大剂量 3 mg/kg。每次给药间进行电除颤。维持剂量为 1 ～ 4 mg/min，最大不超过 50 mg/min，以防不良反应发生。利多卡因除抗心律失常作用外，实验研究发现其还有一定的心肌和脑保护作用，但这种作用还没有经临床研究证实。利多卡因的常见不良反应为中枢神经系统症状，包括感觉异常、复视、听觉过敏、发声模糊、意识改变、惊厥、呼吸停止、昏迷。产生不良反应的原因主要为给药过快。充血性心力衰竭和肝功能不全者药物剂量要适当降低。

（5）碳酸氢钠：CPR 中之所以使用碳酸氢钠是因为严重酸中毒（pH ＜ 7.20）可造成心肌收缩力下降、心血管系统对儿茶酚胺的反应性降低，从而妨碍自主循环恢复。但是心搏停止的患者使用碳酸氢钠可以造成高渗状态和细胞内二氧化碳分压升高。所以碳酸氢钠在 CPR 中的使用是有争议的，使用时要给予注意。

知识拓展：心搏骤停酸中毒的原因

建议在使用肾上腺素后使用碳酸氢钠，使用碳酸氢钠的条件为：心搏停止（无血流）达 2 ～ 5 分钟；有效通气及胸外心脏按压 10 分钟后 pH 值仍低于 7.2；心搏骤停前已存在代谢性酸中毒伴有严重的高钾血症。剂量为 1 mmol/kg，静脉注射。重复使用碳酸氢钠应超过 10 分钟，并采用滴定法使血 pH 值维持在 7.30 ～ 7.50，或碱剩余（缺乏）值在正常范围。

（6）腺苷：腺苷是一种存在于身体细胞中的内源性核苷，毒性较低，具有强烈的血管扩张作用，通过激活嘌呤受体松弛平滑肌和调节交感神经传递减少血管张力而产生药理作用。腺苷注射液具有无过敏性、溶血性、血管刺激性等特点。临床应用：①用于阵发性室上性心动过速。对于房室结参与折返的阵发性室上性心动过速非常有效，可作为治疗的首选药物。由于其半衰期短，无明显不良反应，也可在维拉帕米无效或禁忌时使用。②用于室上性心动过速的鉴别诊断。采用静脉注射给药时需在 2 秒内直接静脉注射或通过静脉输液通路的最近端快速冲击推注，然后以生理盐水快速冲洗。初始剂量为 3 mg，第 2 次给药剂量为 6 mg，第 3 次为 12 mg，间隔

1～2分钟。必须注意，腺苷不得用于非规则宽 QRS 波群心动过速，因为它会导致心室纤颤。

（7）镁剂：硫酸镁可有效终止尖端扭转，室性心动过速，但对正常 Q-T 间期的不规则或多形性室性心动过速无效。对于明确的尖端扭转，室性心动过速，建议首先使用镁剂治疗。对电复律、胺碘酮或利多卡因治疗难以转复的 VF 或无脉 VT，可试用镁剂治疗。推荐剂量为硫酸镁 1～2 g，用 5% 葡萄糖稀释至 10 ml，缓慢静脉推注 5～20 分钟。

（8）阿托品与异丙肾上腺素：阿托品为抗迷走神经药物，可促进房室传导，逆转胆碱能介导的心率减慢、全身血管收缩和血压下降，尤其适用于心肌梗死所致严重窦性心动过缓合并低血压。首次剂量为 0.5 mg 静脉注射，必要时 3～5 分钟重复使用（最多使用 3 次或总量 3 mg）。

异丙肾上腺素并非 CPCR 的常用药物，常用于房室传导阻滞及阿托品治疗效果不佳的心动过缓。其静脉用药量为 2～16 μg/min，保持心率 60 次 / 分左右即可。

（三）后期生命支持

BLS 及 ACLS 成功复苏后的所有患者都应当进入 ICU 或 CCU 接受后期生命支持（prolonged life support，PLS），防止再度发生心搏停止，提高患者的存活率。治疗目标包括：①使自主循环恢复后的心、肺功能和其他重要器官的灌注最优化。②识别和治疗急性冠状动脉综合征。③促进脑功能恢复。④预防和治疗多器官功能不全。一小部分患者可能很快恢复，不需要更多的处理。绝大多数患者需要进一步的循环和呼吸支持，并进行病因学检查和治疗。

1. 心血管系统　自主循环恢复后，多种原因可以造成患者的心排血量降低。心源性休克是最常见的原因之一，胸外按压和电除颤引起的心肌损伤及复苏后再灌注损伤也不容忽视。患者表现为心肌收缩力下降。临床可以采用多巴胺 2～10 μg/（kg·min）静脉泵入，这个剂量不会引起血管收缩，并可以增加肾血流量。低血容量可以造成低血压和心排血量下降，通过测定 CVP 确定。复苏后心律失常常见，要给予积极处理，如果心律失常处于不稳定状态或对心排血量产生不利影响，心搏停止随时有再发可能，可以参照心律失常的治疗原则进行处理。

2. 呼吸系统　复苏过程常发生肺功能不全，其原因包括呕吐物的吸入、肋骨骨折、气胸、肺挫伤等。心力衰竭、脑外伤、溺水或烟雾吸入的患者可出现肺水肿。复苏后至少进行 24 小时氧治疗。如果出现呼吸衰竭，则需要进一步的呼吸治疗，包括人工通气。所有患者都需要做胸部 X 线检查及血气分析。

3. 中枢神经系统　CPR 过程中可以直接造成脑损伤，损伤程度与 CPR 时间有关，CPR 时间越长，脑损伤越严重。心搏停止患者的抢救在自主循环恢复以后，脑功能的保护是治疗的重点。自主循环恢复后的一系列不良机制可以造成直接脑损伤或使脑损伤加重。自主循环恢复后及等压再灌注过程中，可以发生短暂性脑充血（hyperemia），继之发生保护性脑低灌注（cerebral hypoperfusion）。灌注压低时可出现"无复流"现象（no reflow phenomenon）。再灌注中及再灌注后缺血引发一系列影响脑神经元的反应，这些反应包括钙离子负荷、谷氨酸盐释放、氧自由基形成等，可导致选择性易损神经元脂质过氧化反应、细胞凋亡或坏死。缺血后神经细胞的病理改变并不是发生在再灌注之后即刻，而是要到再灌注后数天才达到高峰，这为我们预防再灌注后脑缺血提供了一个"时间窗"。

（1）脑保护的基础支持性措施：①控制通气，复苏后脑损伤的昏迷患者容易发生呼吸道梗阻，导致低氧血症和高碳酸血症，从而加重脑损伤。气管内插管有助于保护肺，确保呼吸道通畅，便于机械通气。如果患者能耐受气管内插管，则气管内插管应当保留。轻度过度通气仅在特殊情况下可用，如用于脑疝造成的心脏停搏，有利于降低颅内压和脑自主功能的恢复。头部抬高有助于静脉回流，降低颅内压。②控制躁动与抽搐，在保护呼吸道的条件下，对患者的惊厥可以采用抗惊厥药物治疗。硫喷妥钠每次 2～5 mg/kg，静脉泵入；丙泊酚每次 0.5～2 mg/kg，静脉泵入。③血压应当维持在正常或偏高水平，以保证充足的脑灌注。红细胞压积（HCT）应当维持在正常低水平，以助于氧的供给，水、电解质要保持平衡状态。④能量补充及营养支持，积极防治并发症。

（2）复苏后脑损伤的特殊治疗

1）亚低温治疗：目前临床使用头部冰袋、冰帽、头部降温仪降温，全身冰袋、降温毯降温，药物降温等方法，降温效果不一。目前国际上推荐的方法是静脉滴注 30 ℃生理盐水，外用降温毯。温度控制在 32 ～ 34 ℃（直肠），治疗 12 ～ 24 小时，持续低温 24 小时后，复温至 36 ℃应该不少于 8 小时。冬眠程度不应过深，以患者进入睡眠状态为宜，冬眠过深容易出现呼吸、循环意外。体温高于 35 ℃时，可以停用镇静剂、止痛药及肌肉松弛药物，复温后应努力使患者体温＜ 37.5 ℃，同时应密切监测低温疗法的并发症。降温要防止皮肤冻伤及枕后受压缺血。降温要彻底，须至病情稳定、皮质功能开始恢复、听觉出现为止。一般维持 3 ～ 5 天，必要时 1 周，时间越长并发症越多。若 1 周后意识仍不恢复，则无继续降温的价值。

知识拓展：低温治疗方案

2）钙拮抗剂：钙拮抗剂对全脑缺血性损害有较好的治疗作用。虽然临床现已较多采用，但其临床疗效尚未肯定。尼莫地平可通过特异性阻断电压依赖钙离子通道，减少 Ca^{2+} 内流，从而降低缺血再灌注后脑组织中一氧化氮含量及减少神经细胞凋亡。口服 30 mg/ 次，每天 2 ～ 3 次，或 20 mg，静脉滴注 20 小时，每天 1 次。

3）脱水治疗：如果患者存在明显的脑水肿、颅内压增高征象，可以使用脱水治疗，以增加血浆胶体渗透压，降低颅内水容量，降低颅内压。常用甘露醇，但是甘露醇增加循环血量，可导致肺水肿，高 CVP 患者应用有危险，在这种情况下呋塞米更为合适。肾上腺皮质激素抗脑水肿作用最强。地塞米松首次 10 ～ 15 mg，以后每 4 ～ 6 小时给予 5 mg，静脉注射，用药后 12 ～ 36 小时起作用，4 ～ 5 天作用效果达高峰。没有证据表明全身脱水有益于脑保护。脱水治疗注意事项：①甘露醇和呋塞米联用，以增加疗效。②体液负平衡，脱水最初 1 ～ 2 天内脱水剂宜偏大。③注意水、电解质平衡，防止血液浓缩。④心功能不全或肾功能不全时，禁用甘露醇。⑤合并低血压或休克时，改用低分子右旋糖酐和白蛋白等。⑥脱水效果以双眼球稍下陷，眼球张力降低、皮肤弹性减低为衡量标准，并保持循环稳定，有条件者监测颅内压。

4）高压氧治疗：高压氧治疗能改善脑细胞氧供，使部分处于可逆状态的脑细胞恢复功能，促进轴索发出的侧支建立新的突触联系，激活上行网状激活系统，应在复苏早期尽快使用。

5）细胞活性药物和苏醒剂：脑细胞活性药物可改善全脑代谢，抑制和减少脑损害，还可促进苏醒，减少脑缺氧后并发症发生。主要有：①胞磷胆碱钠、脑蛋白水解物、果糖二磷酸、能量合剂、神经节苷脂、乌司他丁等。②纳洛酮，吗啡受体拮抗剂，能有效拮抗 β 内啡肽对觉醒系统的抑制，并具有阻止钙离子内流、抗氧化、逆转由阿片介导的缺血后细胞代谢抑制的作用。

（3）复苏后脑功能判断：昏迷（coma）是复苏后患者的常见表现，大多数患者会转向苏醒或死亡，一少部分患者会转为植物状态（vegetative state）。患者苏醒时间多数在复苏后 1 ～ 3 天。昏迷时间越短，其神经学表现越好，昏迷达到或超过 48 小时提示预后不良。

脑干反射是估计患者神经学转归的重要方法。复苏后早期（6 小时以内）瞳孔对光反应（pupillary light reaction）对判断预后具有很高价值，瞳孔对光反应消失提示预后不良。心搏停止后 2 ～ 3 天其他脑神经反射缺失同样预示预后不良。运动反应在复苏早期没有脑干反射意义大，但在复苏后期（3 天以后）运动反应消失提示患者神经功能损害比较严重。缺氧后肌阵挛（post hypoxic myoclonus）为一种短暂、不协调的肢体或躯干肌肉抽搐，复苏后常见。如果肌阵挛广泛且强烈，提示有广泛的脑损害。

（四）CPR 监测

迄今为止，还没有可靠的临床指标及实时监测技术可用于评价心肺脑复苏的有效性，临床监测主要为触摸大动脉搏动与观察瞳孔大小。

1. 心电图　心电图监测在 ALS 阶段十分有必要。如前所述，心搏骤停的原因包括心搏停止与心室颤动等，其临床表现虽相同，治疗却各异。只有通过心电图检查才能对各种心搏骤停的原因进行鉴别，其不仅可提示心脏节律的类型，为治疗提供重要的依据，还可作为治疗效果的评价手段之一。

2. 呼气末二氧化碳分压（end-tidal CO_2 pressure，$P_{ET}CO_2$）监测　越来越多的证据表明，$P_{ET}CO_2$ 监测为预测自主循环恢复可能性的客观指标。CO_2 的产生、肺泡通气量和肺血流量是决定呼吸末 CO_2 分压的主要因素。心搏骤停时，体内仍然持续不断地产生 CO_2，CO_2 排出的速度主要取决于其由外周向肺输送的速度。CPCR 期间人体处于低血流状态，通气相对充足，因此 $P_{ET}CO_2$ 低。若保持通气不变，$P_{ET}CO_2$ 可反映心排血量的变化，$P_{ET}CO_2$ 的迅速增加往往是自主循环恢复的第一临床征象。此外，对于已建立人工气道的患者，当自主循环恢复后，持续 $P_{ET}CO_2$ 监测还有助于判断气管导管是否脱出，与动脉血气联合分析可指导机械通气治疗。

3. 直接动脉血压监测　在心肺脑复苏期间，常用的袖带间接血压测量法常无法使用，敏感性也较差，因此，ALS 期间应尽早进行直接动脉压监测以连续反映动脉血压情况。主动脉舒张压是冠状动脉灌注压的指标，有助于调整胸外按压的频率和幅度，并灵敏地反映胸外按压和药物治疗的效果。

4. 血糖监测　血糖过高或过低均对心搏骤停复苏后的患者不利。许多研究证实心搏骤停复苏后的高血糖与神经功能预后不良相关，即使血糖仅较正常水平轻度增高，亦可明显加重脑缺血再灌注损伤。反之，低血糖本身可导致不可逆性脑损伤，而昏迷状态下低血糖的症状极易被忽视。因此，应密切监测血糖，使用胰岛素与葡萄糖将血糖严格控制在 7～10 mmol/L。

5. 其他监测　血气分析监测可提示呼吸和循环情况。留置导尿管可灵敏地监测尿量、尿比重，有助于判断肾的灌注，也为输液提供参考。对于循环难以维持稳定者，可放置中心静脉导管监测中心静脉压（central venous pressure，CVP）、放置动脉导管监测每搏量变异度（stroke volume variability，SVV），便于给药和输液。若患者脉搏可及，脉搏氧饱和度监测可简单、持续地提示血液氧合状态。

（五）CPR 的开始和结束

除有明确的医疗、护理记录认定不适合 CPR（即不可逆性疾病的终末状态）外，对所有呼吸、心搏停止的患者都应进行积极的复苏。

终止复苏的指标：①复苏成功，转入下一阶段治疗。②复苏失败，其参考指标为心脏死亡经 30 分钟 BLS 和 ALS 的 CPR 抢救，心脏毫无电活动，可考虑停止复苏术。

CPR 过程中无法准确估计脑功能将如何损害。怀疑脑损害不能作为停止 CPR 的判断依据。当有疑问时应当进行 CPR，直到确认患者无恢复的可能性为止。已有报告患者在 CPR 1～2 小时后恢复正常。脑死亡需慎重执行，以避免不必要的医疗纠纷。在我国出于伦理学方面的原因，即使脑死亡明确，能否放弃抢救，也应征求患者家属的意见方可执行。

（六）CPR 的未来

CPR 未来研究的重点集中于无人工呼吸（不间断胸外按压）的 CPCR、心搏骤停动物模型的建立、心搏骤停时常见心律失常类型的分析、脑保护措施与药物治疗、CPCR 后的发病率与死亡率等方面。此外，CPCR 的伦理也是目前的棘手问题，如医务人员出于人道主义施行的 CPCR 是否与患者的意愿相违背？当现有的医学证据表明 CPCR 已不能延长患者的生命或提高生命质量时，医务人员是否应拒绝患者家属的 CPCR 要求？

实现全民都会 CPR，这是未来的目标，也是每一位医学生的使命，让全民了解、认识、接受 CPR，将会是 CPR 的发展趋势。

（张希全）

麻醉

第10章

第一节　现代麻醉学领域

麻醉（anesthesia）是指麻醉医师给予麻醉药物，产生镇痛或同时产生遗忘、意识消失及肌肉松弛等效应，并最大限度减少其不良反应和毒性反应，以保障患者安全地接受手术治疗。通过给药对主要器官系统施以药理学调控以确保机体内环境稳定并防止损害。公元 200 年，我国名医华佗即记载使用麻沸散对患者进行手术，是祖国医学对麻醉学（anesthesiology）的伟大贡献。1946 年 Morton 在美国麻省总医院公开演示乙醚麻醉获得成功，标志着现代麻醉学的开始。此后，特别是 20 世纪 50 年代以来，许多麻醉药物和麻醉方法的临床应用，医疗领域先进科学技术的发展，外科新术式的不断涌现，促进了麻醉学日新月异的巨大进步。麻醉学已由原来单纯满足手术患者无痛的任务、单一的外科学分支，发展为囊括临床麻醉（clinical anesthesia）、疼痛治疗（pain management）、急救复苏（first aid and resuscitation）和重症监测治疗（intensive care）等多亚科的临床二级学科。工作范围从单纯的手术室扩展到病房、门诊、急诊等场所，临床医疗、教学、科研工作范围日益扩大，工作任务日益繁重。

麻醉学主要的日常工作之一为临床麻醉。临床麻醉采用药物或某种方法暂时使患者意识丧失（unconsciousness），或即使意识存在，但对疼痛无感知，从而保证手术、诊断或治疗能够安全、舒适地进行。在治疗完成后，意识和各种感觉及生理功能可尽快恢复正常。临床麻醉的具体工作内容如下：①麻醉前准备，正确评估病情，制订合理的麻醉方案，选择适当的麻醉方法、麻醉药物和麻醉监测，充分估计围术期的可能问题，并做好充分的预案和治疗计划。②麻醉期间，保证患者在无痛、安静、无记忆、无不良反应的情况下完成手术。同时为手术操作创造良好条件，尽量满足某些手术的特殊要求（如肌肉松弛、低温、控制性低血压、电生理监测等）。手术过程中持续监测，根据生命体征和机体内环境的变化，及时做出有效处理和评估。③麻醉后，手术结束后，可将患者送回麻醉恢复室（post-anesthesia care unit，PACU）、病房或重症监护室（intensive care unit，ICU），做好交接班，术后及时随访患者，防止并发症的发生。

根据麻醉药给药途径和作用部位将麻醉分为两大类：全身麻醉（general anesthesia）和局部麻醉（local anesthesia）。全身麻醉指麻醉药物作用于中枢神经系统，使患者意识暂时丧失，阻断对疼痛的感知。全身麻醉包括吸入麻醉（inhalational anesthesia）、静脉麻醉（intravenous anesthesia）和静吸复合麻醉（intravenous-inhalation combined anesthesia）。麻醉诱导是指应用麻醉药物后，使患者从清醒状态进入到意识消失或虽意识存在但对疼痛无感知的状态。应用麻醉及辅助药物使患者处于无意识、无痛觉的状态称为麻醉维持。患者从麻醉状态至意识恢复，感觉及各种生理功能恢复至正常状态称为麻醉苏醒。局部麻醉也称为部位麻醉，是指患者在神志清醒时，局部麻醉药应用于身体局部，使机体某一部分的感觉神经传导功能暂时被阻断，运动神经传导基本保持完好或同时有不同程度的阻滞。这种阻滞过程应完全可逆，不产生任何组织损害。局部麻醉优点在于患者清醒、简便易行、安全和对患者生理功能影响小。常见的局部麻醉方法包括表面麻醉（topical anesthesia）、局部浸润麻醉（local infiltration anesthesia）、区域麻醉（field block）和神经传导阻滞（nerve blockade）四类。神经传导阻滞又可分为神经干阻滞、硬膜外阻滞、硬膜外－蛛网膜下腔联合阻滞及蛛网膜下腔阻滞等。静脉局部麻醉（intravenous regional anesthesia）是局部麻醉的另一种形式。

　　为了满足手术要求，并为手术提供有利条件，有时需要麻醉医生采取一些特殊措施，如控制性降压、人工低温等。控制性降压是指在维持重要脏器灌注的基础上，应用药物等方法可控地降低患者血压，以减少术中失血或降低大血管张力，避免手术操作引起大血管破裂，并为术者提供清晰的术野等措施。人工低温是指可控的降低患者或局部体温以提高器官组织耐受缺血、缺氧能力的措施。为了节约血液资源，麻醉医生会采用急性等容血液稀释、自体血液回收等措施。为减少输入异体血液，将患者自己的血液采集保存，同时输入等容的胶体液或晶体液，待可能引起出血的手术操作完成后，再将采集保存的血液回输给患者，称为急性等容血液稀释。术中收集患者的出血，经特殊机器清洗、离心后，再回输至患者体内，称为自体血液回收。

　　随着现代麻醉学的快速发展，新的麻醉药物和麻醉方法不断进步，新技术、新设备及各种监测治疗手段不断涌现，临床麻醉的可控性和安全性不断提高。麻醉医师在危重手术患者围术期的监测、治疗以及急救复苏中发挥着越来越重要的作用。随着舒适化医疗的不断推广，临床麻醉的工作范围日益扩大，由单纯的手术室内扩展至手术室外的分娩镇痛、无痛内镜检查及治疗、日间手术等领域。

　　近年来，疼痛诊疗受到越来越多的关注。对于急慢性疼痛（包括癌性疼痛），可采用患者自控镇痛、鞘内注射、椎管内注射、神经/神经丛阻滞等方法，均取得良好的效果。另外，由于疼痛门诊和疼痛病房的建立，B超和CT引导下的各种介入技术的进步，明显改善了各种癌性疼痛和顽固性疼痛的治疗效果。

　　麻醉医师另一项重要的工作是麻醉后恢复和重症监测治疗。随着危重、复杂手术开展的日益广泛，要求术后一段时间内对患者仍需经过专业训练的医护人员进行专业治疗和护理。麻醉医师对麻醉患者的术后恢复、危重患者的监护、麻醉并发症防护等方面具有难以替代的优势，发挥着日益重要的作用，是现代麻醉科室的重要组成部分。

第二节　麻醉前准备和麻醉前用药

一、麻醉前准备

　　所有麻醉药和麻醉方法均可影响患者生理状态的稳定性。外科疾病与并存的内科疾病又有各自的病理生理改变并相互影响，使得麻醉管理具有挑战性。在手术麻醉前对全身情况和重要器官功能状态做出充分评估，并尽可能在术前对并存疾病和全身功能状态加以优化和治疗，是麻醉术前准备的核心。

　　麻醉医师应在麻醉前1～2天访视患者，详细了解病史、过敏史、麻醉史和家族史，明确全身状况和器官功能状态，评估患者对麻醉和手术的耐受力，了解术前诊断以及拟行手术方案，拟订麻醉实施方案，选用适当的麻醉药、麻醉方法和监测方案。麻醉前访视的主要目的包括：①识别经过术前准备、所选择的手术时机已处于麻醉与手术风险最低的患者；以及术前准备不充足需要延迟手术以继续改善全身状况和（或）外科准备的患者；②识别全身状况很差、所实施手术可能不能提高生活质量而加速其死亡的患者；③识别对麻醉计划实施带来严重风险的特殊患者，如困难气道、脊柱畸形患者；④告知患者麻醉风险及潜在的严重并发症，解答患者有关麻醉及术后疼痛方面的问题，进行术前心理疏导；⑤签署麻醉知情同意书等相关文件（患者优先原则）。

（一）术前评估

首先要详细复习病史，了解手术目的、部位、切口、切除脏器范围、手术难易程度、出血量、手术时长、手术风险点，以及是否需要特殊麻醉技术（如低温、控制性低血压等）配合。需要关注心、肺、脑功能状态，肾疾病，内分泌代谢疾病等既往史，了解心、肺功能的储备能力，活动耐量，评估与气道管理和区域麻醉有关的骨骼肌肉和解剖问题，以及既往对麻醉药物的反应。另外，对患者的用药史、过敏史、头颈放疗史和家族史应有明确的了解。

对于健康无症状患者的体格检查应当包括测定生命体征（血压、脉搏、呼吸频率和体温），采用视、触、叩、听标准技术进行气道、心、肺和肌肉骨骼系统检查。在神经阻滞、区域麻醉或有创监测等操作前应对相关解剖结构进行检查。对拟行椎管内麻醉的患者，应注意脊柱是否存在病变、畸形，穿刺部位及邻近组织有无感染；是否存在中枢神经系统疾病和颅内高压；是否存在出血倾向或正在使用抗凝血药物；如存在上述情况，应禁忌实施椎管内麻醉。在任何麻醉前，尤其对拟行全身麻醉的患者，应仔细检查呼吸道，注意开口度大小、舌体大小、有无松动的牙齿及义齿、颈部活动度及颈部长短、颈围大小、甲颏距离的长短，以及有无小下颌、气管偏移、受压、狭窄等，以判断是否存在困难气道。

查看术前常规和特殊检查结果。术前常规检查项目，如血、尿、粪常规，血电解质，肝、肾功能，心电图，胸部 X 线检查等，为初步评估患者的重要脏器功能提供依据。但对于合并重要脏器疾病的患者，或进行特殊手术的患者，应进行进一步的检查与评估。

对合并肺部疾患或进行胸或上腹部大手术的患者，应进行肺功能和血气分析检查，综合判断肺的通气及氧合功能。肺活量< 1.0 L，第 1 秒用力肺活量< 0.5 L，最大通气量< 5 L/min，动脉血氧分压（$PaCO_2$）< 7.3 kPa，动脉血二氧化碳分压（$PaCO_2$）> 6.0 kPa 者，术后并发肺功能衰竭的危险性会明显增加。

对怀疑心血管疾病的患者，应进行心脏超声、冠状动脉 CT 或心导管检查，以评估其心脏功能。对于高血压患者，应明确日常血压控制状况和基线血压，口服降血压药物的种类和剂量，有无继发性心、脑、肾等重要脏器的并发症。对心律失常或明显心肌缺血患者应进行 24 小时动态心电图监测，必要时行冠状动脉造影检查。

对于肝功能不全患者，手术的危险性与肝功能损害程度及手术创伤大小密切相关。通常应用 Child-Pugh 分级对患者的肝功能进行判断：轻度肝功能不全（5 ~ 6 分）者，对麻醉和手术的耐受性较好；中度肝功能不全（7 ~ 9 分）者，对麻醉和手术的耐受性较差；而重度肝功能不全者（10 ~ 15 分），对麻醉和手术的耐受性很差，麻醉手术的危险性极高。

术前病情应根据患者全身情况和麻醉的耐受能力进行综合评估。目前常采用美国麻醉医师协会（American Society of Anesthesiologists，ASA）修订的 5 级分类法，对病情判断有重要参考价值。ASA 1 级：正常健康；ASA 2 级：除外科疾病外，有轻度的系统性疾病，但功能代偿良好；ASA 3 级：有严重的系统性疾病，日常活动受限；ASA 4 级：有严重的系统性疾病，经常面临生命危险；ASA 5 级：无论手术与否，生命都难以维持 24 小时的濒死患者。急症手术患者分级在上述分级的基础上再加上"E"（emergency）。ASA 1、2 级患者对麻醉的耐受性较好，ASA 3 级患者麻醉有一定的风险，应充分做好术前准备，ASA 4、5 级患者麻醉风险极大。

（二）麻醉前的一般准备

术前可通过谈话设法解除患者的思想顾虑和焦虑情绪。术前用药应有目的地使用，根据当前快速康复外科指南，术前用药不再为常规措施，对术前并存焦虑患者可以给予短效抗焦虑药物。对于特殊手术，如拟行气道手术或长时间气道操作的患者术前可给予抗胆碱药物（格隆溴铵或阿托品）以减少气道分泌物。营养不良可导致贫血、白蛋白降低及某些维生素缺乏，使患者耐受麻醉、手术创伤的能力降低，术前应尽量改善患者的一般状况。

为避免术中及术后反流、误吸，应根据食物的种类告知患者最短禁食时间：清饮料为 2 小时（不超过 400 ml 的含糖饮料），母乳为 4 小时，婴儿配方奶粉、牛奶等液体乳制品和淀粉类固体食物均为 6 小时，油炸、脂肪和肉类食物一般应 ≥ 8 小时。

对于术前长期服用某些药物的患者，应注意其与麻醉药物间的相互作用。长时间应用糖皮质激素者，术中可能发生急性肾上腺皮质激素功能不全危象，因此术前应适当补充外源性糖皮质激素，直至术后数天。口服降血糖药的糖尿病患者，术前最好改用胰岛素治疗。对于血栓高风险患者（植入心脏机械瓣膜者、心房颤动者及既往血栓性卒中史者），术前应静脉使用预防或治疗性肝素 / 低分子量肝素替代华法林，以降低围术期外科出血及血栓形成的风险。长期服用某些中枢神经抑制药，如巴比妥类、阿片类、单胺氧化酶抑制药、三环类抗抑郁药等，均可影响患者对麻醉药的耐受性，或于麻醉中易诱发呼吸和循环意外，均应于术前停止使用。

（三）特殊疾病患者的术前准备

对于术前控制良好的高血压患者，其治疗用药应持续至术日晨，而对于血压控制不满意患者，应调整用药，使血压达到理想水平后再行手术。对择期手术患者，控制收缩压低于 180 mmHg、舒张压低于 100 mmHg 较为安全。长期应用利尿药和低盐饮食患者，有可能并发低血容量、低钾血症和低钠血症，术前均应做血电解质检查，调整血清钾水平至 3.5 ～ 5.5 mmol/L。凡既往有心力衰竭史、心房颤动或心脏明显扩大患者，术前均应给予洋地黄类药物治疗。心功能较差的患者，应适当卧床休息、吸氧、增加心肌的能量储备，并给予强心、利尿、扩血管治疗，以减轻心脏负荷，改善心功能。

老年患者术前常合并哮喘、慢性阻塞性肺疾病、肺气肿及慢性支气管炎等多种呼吸道疾病，易并发术后呼吸系统并发症，麻醉前应积极控制呼吸道感染，戒烟至少 2 周以上，术前 3 ～ 5 天应用有效的抗生素，做体位引流，控制痰量至最少。深呼吸和咳嗽训练有助于改善肺通气功能。对阻塞性肺功能不全或听诊有支气管痉挛性哮鸣音者，需雾化吸入麻黄碱、氨茶碱、肾上腺素或异丙肾上腺素等支气管扩张药治疗。对经常发作哮喘者，可应用肾上腺皮质激素，以减轻支气管黏膜水肿。

对合并糖尿病患者应控制血糖不高于 8.3 mmol/L，尿糖低于（＋＋），尿酮体阴性。急症手术患者伴有酮症酸中毒时，应给予胰岛素消除酮体、纠正酸中毒后再行手术。

对于合并泌尿系统疾病的患者，麻醉前准备的基本原则为保护肾功能，维持正常的肾血流量和肾小球滤过率。术前补足血容量，防止因血容量不足所致的低血压和肾缺血。纠正水、电解质和酸碱代谢失衡，避免使用具有肾毒性的药物。

对肝功能损害患者术前应进行保肝治疗，提高对手术和麻醉的耐受力。给予糖、高蛋白质饮食，以增加糖原储备和改善全身情况。对合并低蛋白血症患者，可间断补充浓缩白蛋白。对于合并凝血功能障碍的患者，可补充维生素 K 及凝血因子。若并存胸腔积液、腹腔积液或水肿，则应限制钠盐摄入，应用利尿药和抗醛固酮药，必要时术前引流适量胸腔积液、腹腔积液，引流速度必须掌握缓慢、分次、小量的原则，同时注意水和电解质平衡监测与治疗，并补充血容量。

二、麻醉前用药

（一）目的

麻醉前用药（premedication）的目的在于：①消除患者紧张、焦虑及恐惧心理，使患者情绪稳定，显著减少麻醉药物用量和（或）提高机体对局部麻醉药耐受性。②提高痛阈，阻断痛刺激向中枢传导，减弱痛反应和加强镇痛，弥补某些麻醉方法本身镇痛不全的不足。③减少腺体分泌，保持口腔及呼吸道干燥，防止误吸。④减轻自主神经应激性，特别是迷走神经反射；减少儿茶酚胺释放，维持血流动力学稳定。

（二）常用药物

1. 镇静催眠药 如巴比妥类药（barbiturates），现已少用。水合氯醛偶尔还用于儿童术前药，可口服或经直肠给药。

2. 苯二氮䓬类药（benzodiazepines） 为抗焦虑药物，能有效解除患者紧张恐惧和疼痛应激反应。常用药咪达唑仑（midazolam），成人口服剂量为 10～15 mg，肌内注射量为 5～10 mg。儿童也可以经鼻喷雾给药。氯胺酮常用于儿童术前药，可以经鼻喷雾给药，也可以肌内注射给药，后者常与咪达唑仑、阿托品合用，剂量为 4～6 mg/kg。右美托咪定，用于儿童可以经鼻喷雾给药，或者静脉给予负荷量。

3. 抗胆碱药 能阻断 M 型胆碱能受体，抑制腺体分泌，减少呼吸道和口腔分泌物，解除平滑肌痉挛和迷走神经对心脏的抑制作用。目前不建议常规给予抗胆碱药。必须使用时（如儿童）建议给予阿托品或格隆溴铵。不建议用东莨菪碱、盐酸戊乙奎醚等透过血脑屏障多的药物。常用药物包括阿托品（atropine），成人皮下或肌内注射常用剂量为 0.5 mg。格隆溴铵是季铵类抗胆碱药，能选择性作用于消化道，有抑制胃液分泌及调节胃肠蠕动作用，服用后能迅速解痉、抑酸、止痛，并有比阿托品更强的抗唾液分泌作用，但无中枢性抗胆碱活性。

4. 麻醉性镇痛药（narcotics） 具有镇痛及镇静作用，与全身麻醉药具有协同作用，可减少麻醉药用量。椎管内麻醉时作为辅助用药，能减轻内脏的牵拉反应。常用药物包括舒芬太尼（sufentanyl），成人用量为 5～10 μg，静脉滴注。芬太尼（fentanyl），成人静脉滴注剂量为 50～100 μg。吗啡（morphine），成人 0.1 mg/kg，肌内注射，常用于术前用药。给予阿片类药物后，必须严密监测患者的呼吸功能，防止缺氧发生。

5. 其他 为预防和减轻围术期反流、误吸的危害，术前还可给予 H_2 受体阻断药（如雷尼替丁）、质子泵抑制剂（奥美拉唑）、碱性药（氢氧化铝）等。另外，还可以给予抗组胺药等。

（三）注意事项

1. 对全身一般情况差、年老、体弱、恶病质、休克、甲状腺功能低下者，麻醉前用药应减量。

2. 对合并呼吸代偿功能不全、肺活量显著降低、呼吸抑制或呼吸道部分梗阻（如颈部肿瘤压迫气管、支气管哮喘）等患者，应禁用镇静催眠药和麻醉性镇痛药。

3. 对迷走张力亢进所致心动过缓患者，需常规使用阿托品，剂量可增大至 0.8～1.0 mg。

4. 对先天性发绀型心脏病患者及复杂心内手术患者宜用适量吗啡，可减轻右向左分流及心脏负担。

5. 颅内压增高患者对镇静药的耐受性小，若有轻微呼吸抑制和 $PaCO_2$ 升高，即足以进一步扩张脑血管、增加脑血流量和增高颅内压，麻醉前用药应慎重。

6. 对临产妇原则上应禁用镇静催眠药和麻醉性镇痛药，避免引起新生儿呼吸抑制和活力降低。

7. 小儿腺体分泌旺盛，全身麻醉前使用抗胆碱能药物的剂量应略大，长时间手术期间应注意追加药物。

第三节 局部麻醉

局部麻醉简称局麻，广义上也称区域麻醉（regional block anesthesia）。局部麻醉药注入或在邻近神经组织的区域内应用时，可短暂地分别或共同抑制感觉、运动及自主神经功能。这种抑制应完全可逆。临床常用的局部麻醉包括局部浸润麻醉、表面麻醉、神经或神经丛阻滞等。椎管内麻醉将在本章第四节讨论。

一、局部麻醉药的药理学

（一）化学结构和分类

局部麻醉药由一个亲脂基团和一个亲水基团组成。亲脂基团通常为苯环，亲水基团通常为叔胺，两者由酯键或酰胺键相连。根据连接键的不同，将局部麻醉药分为酯类和酰胺类。这两类局部麻醉药，除了在起效时间和时效有明显不同外，酯类的代谢是在血浆内被水解或胆碱酯酶所分解，酰胺类则在肝内被酰胺酶所分解。一般认为，酯类局部麻醉药（如普鲁卡因）所含的对氨基化合物可形成半抗原，以致引起变态反应；酰胺类（如利多卡因）则不能形成半抗原，故引起变态反应者极为罕见。

（二）理化性质与麻醉特性

理化性质中最重要的是解离常数、脂溶性及血浆蛋白结合率，这些因素决定了局部麻醉药的麻醉效能、起效时间、阻滞作用持续时间及毒性作用的大小。

1. 解离常数（pKa） 局部麻醉药以两种形式存在，即不带电荷的脂溶性结构（B）和带电荷的水溶性状态（BH^+），pKa 是药物离子与非离子形式比例相等时的 pH 值。当局部麻醉药的 pKa 与生理 pH 值接近时，非离子状态的基团浓度较高，容易通过神经细胞膜，起效快。但进入细胞后，带电荷的水溶性结构更容易与钠离子通道结合。大多数局部麻醉药的 pKa 处于 $7.5 \sim 9.0$。故局部麻醉药作用在酸性条件下要比在生理 pH 范围内的作用差，临床上有时采用碱化药液以增强局部麻醉药的作用及起效时间。

2. 脂溶性 神经膜含有丰富的脂质和蛋白质，因此局部麻醉药的脂溶性可作为衡量与神经亲和力的尺度。一般讲麻醉效能与脂溶性呈正比关系，即脂溶性越大，越容易穿透神经组织膜，并发挥对神经传导的阻滞效能，临床效能增强；反之则弱。

3. 血浆蛋白结合率 吸收至血内的部分局部麻醉药将与血浆蛋白相结合，被结合的药物将暂时失去药理活性。结合与非结合形式的药物间是可逆的，又是相互平衡的。与血浆蛋白结合的多寡，除了与亲和力有关外，还受药物浓度和血浆蛋白含量的影响。血浆蛋白的结合率低或其结合已达饱和，则血内将出现更多非结合（游离）形式的药物，局部麻醉药的毒性增加。

（三）吸收、分布、生物转化和清除

1. 吸收 从注射局部麻醉药部位吸收至血液内，受注射部位、剂量、局部组织血流灌注、药物组织结合率，以及有无加用血管收缩药等因素的影响。血内局部麻醉药浓度的峰值均与剂量直接相关。局部麻醉药的全身吸收率与注射部位的血管分布呈正比。吸收率依次为静脉/动脉注射＞肋间注射＞宫颈旁注射＞硬膜外腔给药＞臂丛神经阻滞＞坐骨神经阻滞＞皮下注射。局部麻醉药中加入血管收缩药（如肾上腺素），可延缓药物吸收，降低单位时间内血药浓度，延长局部麻醉药作用时间，减少不良反应。如肾上腺素可使利多卡因的作用时间至少延长 50%。脂溶性高的局部麻醉药与组织结合能力高，吸收较慢。

2. 分布 局部麻醉药从注射部位经毛细血管吸收分布至各器官系统。首先获得药物负荷的器官血液灌注最好，如心、脑、肝和肾，随后再以较慢的速率再分布至灌注较差的组织，如肌肉、脂肪和皮肤。脂溶性高的局部麻醉药与血浆蛋白结合力更强，也更容易被组织从水相环境中摄取。肌肉组织质量很大，为局部麻醉药的最大存储库。

3. 生物转化和清除 酯类局部麻醉药主要通过假性胆碱酯酶代谢，水解速度快，其水溶性的代谢产物通过尿液排泄，属肝外性代谢。酰胺类局部麻醉药代谢主要被肝微粒体 P_{450} 酶代谢，不同药物代谢速度不同，利多卡因＞罗哌卡因＞布比卡因，但代谢速度常低于酯类局部麻醉药的水解反应。肝功能降低或肝血流减少会降低水解速度，增加血药浓度，易出现药物毒性反应。局部麻醉药的水溶性代谢产物经肾清除。

（四）不良反应

局部麻醉药的不良反应可分为局部和全身性两种类型。局部不良反应，多为局部麻醉药的

化学结构和组织的直接接触所致。全身反应除了高敏性与变态反应外，多与药物的剂量有关。

1. 全身不良反应 全身毒性反应中以中枢神经系统和心脏毒性最为严重。常见原因包括局部麻醉药过量、误入血管内；注射部位血液供应丰富，而又未加血管收缩药，使血液吸收局部麻醉药的速度过快；患者全身情况差（如高热、恶病质、休克、老年等），对局部麻醉药的耐受能力降低等。

（1）中枢神经毒性反应：一旦血内局部麻醉药浓度骤然升高，即可引起一系列毒性症状，按其轻重程度排序如下：舌或唇麻木、头痛、头晕、耳鸣、视物模糊、言语不清、肌肉抽搐、意识不清、惊厥、昏迷和呼吸停止。

（2）心脏毒性反应：心脏毒性可表现为传导阻滞、血管平滑肌和心肌抑制，可出现心律失常、心肌收缩力减弱、心排血量降低、血压下降，甚至心脏停搏。发生严重的心血管毒性反应时，其血药浓度常是导致癫痫发作时的 3 倍左右，心律失常或循环衰竭通常是全身麻醉时局部麻醉药过量的标志。

（3）全身性不良反应：还包括高敏反应和变态反应。当应用小剂量局部麻醉药，或其用量低于常用量时，患者即发生毒性反应的初期症状，应该考虑为高敏反应。一旦出现反应，应停止给药，并给予治疗。变态反应发生率只占局部麻醉药不良反应的 2%，酯类局部麻醉药引起变态反应远比酰胺类多见。

2. 局部不良反应 由于局部麻醉药浓度过高或神经接触的时间过长，可造成接触性不良反应，包括组织毒性、神经毒性和细胞毒性等。

3. 预防和治疗

（1）预防：严重毒性反应威胁患者安全，因此应积极防止其毒性反应发生，具体措施包括：应用局部麻醉药的安全剂量，在局部麻醉药溶液中加用肾上腺素，以减慢其吸收；防止局部麻醉药误注入血管内，注药前必须回抽确保无血液回流；警惕毒性反应的前驱症状，如耳鸣、头晕、多语及口唇麻木等。此时就应停止注射，予以治疗；一般习惯应用非抑制量的巴比妥及苯二氮䓬类药物作为麻醉前用药，以期达到预防局部麻醉药毒性反应的目的。

（2）治疗：出现毒性反应后应首先停止注射，给予患者吸氧，并进行辅助或控制呼吸；维持血流动力学稳定；发生惊厥时，要注意保护患者，避免发生意外损伤；同时可静脉注射苯二氮䓬类、巴比妥类药物，丙泊酚（0.5～2 mg/kg）对迅速终止癫痫发作、保持气道通畅、维持氧合以及防止患者跌落十分重要。

（五）常用局部麻醉药

1. 酯类局部麻醉药

（1）普鲁卡因（procaine）：局部麻醉时效短，一般仅能维持 45～60 分钟，pKa 高，在生理 pH 范围呈高解离状态，故其扩散和穿透力都较差，表面局部麻醉的效能差。适用于局部浸润麻醉，常用浓度为 0.5%，其他神经阻滞则可用 1.5%～2.0% 溶液，一次注入极量为 1.0 g。

（2）丁卡因（dicaine）：长效局部麻醉药，麻醉效能为普鲁卡因的 10 倍，毒性也为普鲁卡因的 10 倍。黏膜穿透力强，适用于表面麻醉，常用浓度为 1%～2%，一次限量为 40 mg。

2. 酰胺类局部麻醉药

（1）利多卡因（lidocaine）：起效快，弥散广，穿透性强，无明显扩张血管作用。表面麻醉浓度为 2%～4%，一次限量为 100 mg，起效时间 5 分钟，维持 10～15 分钟。局部浸润麻醉浓度 0.25%～0.5%，时效 120～400 分钟。神经阻滞则用浓度 1%～2%，时效 60～120 分钟。硬膜外隙阻滞浓度 1%～2%，时效 90～120 分钟。神经阻滞和硬膜外阻滞，成人一次用量为 400 mg，加用肾上腺素时极量可达 500 mg。

（2）布比卡因（bupivacaine）：临床常用浓度为 0.25%～0.75%，适用于神经阻滞、硬膜外阻滞和蛛网膜下腔阻滞，成人安全剂量为 150 mg，极量为 225 mg。0.0625%～0.125% 溶液适用于分娩镇痛或术后镇痛，对运动神经阻滞较轻。

（3）罗哌卡因（ropivacaine）：适用于神经阻滞和硬膜外阻滞，常用浓度为 0.5% ～ 1.0% 溶液，起效时间 5 ～ 15 分钟，感觉阻滞时间可达 4 ～ 6 小时，加用肾上腺素不能延长运动神经阻滞时效。一次限量为 200 mg。特点为应用低浓度时，具有明显的感觉和运动神经阻滞分离，更适用于分娩镇痛。

二、常用局部麻醉方法

常用的局部麻醉方法包括表面麻醉、局部浸润麻醉、区域麻醉和神经阻滞四类。

（一）表面麻醉

将渗透作用强的局部麻醉药与局部黏膜接触，使其透过黏膜而阻滞浅表神经末梢所产生的无痛状态，称为表面麻醉。表面麻醉多用于眼、鼻腔、口腔、咽喉、气管及支气管、尿道等处的浅表手术或检查。眼科手术时角膜的表面麻醉常采用 0.5% ～ 1.0% 丁卡因滴入，每 2 分钟重复滴药一次，3 ～ 5 次即可。麻醉作用持续 30 分钟，可重复应用。鼻腔手术常采用 2% ～ 4% 利多卡因或 0.5% ～ 1% 丁卡因棉片敷于鼻甲和鼻中隔处，3 ～ 10 分钟即可取出。咽喉、气管表面麻醉可用 0.5% ～ 1% 丁卡因或 2% ～ 4% 利多卡因喷雾，气管内表面麻醉还可采用 2% 利多卡因或 0.5% 丁卡因 2 ～ 3 ml 环甲膜穿刺注入。

（二）局部浸润麻醉

沿手术切口线分层注射局部麻醉药，阻滞组织中的神经末梢，称为局部浸润麻醉。操作方法：穿刺针沿切口线一端刺入行皮内注药，形成橘皮样皮丘，然后经皮丘分层注药，若需浸润远方组织，穿刺针应由上次已浸润过的部位刺入，以减少穿刺疼痛。常用药物为 0.25% ～ 0.5% 利多卡因，最大剂量为 400 ～ 500 mg。

（三）区域麻醉

围绕手术区，在其四周和底部注射局部麻醉药，以阻滞进入手术区的神经干和神经末梢，称为区域麻醉。区域麻醉的操作要点及使用的药物与局部浸润相同。主要优点在于避免穿刺病理组织，对手术区域解剖层次影响小。适用于门诊小手术，也适于健康情况差的虚弱患者或高龄患者。

（四）神经及神经丛阻滞

将局部麻醉药注射至神经干、丛、节的周围，暂时阻滞神经传导功能，使之支配的区域达到手术无痛的方法，称为神经或神经丛阻滞。由于神经干或神经丛是混合性的，不但阻滞感觉神经，而且不同程度地阻滞运动神经、交感、副交感神经纤维，其麻醉效果优于局部浸润麻醉。临床常用神经阻滞包括颈丛、臂丛、腰丛神经阻滞等。近年来解剖定位结合神经刺激器及超声引导下神经阻滞技术日渐普及，使神经阻滞更为安全、可靠。

1. 颈丛神经阻滞　颈丛神经（图 10-3-1）由颈 1 ～ 4 脊神经前支组成，位于胸锁乳突肌后方，中斜角肌和肩胛提肌的前方。出椎间孔后，从后面横过椎动脉及椎静脉，向外延伸，到达横突尖端时分为升支及降支，这些分支与上下相邻的颈神经分支在胸锁乳突肌之后连接成网状，称为颈神经丛。颈神经丛分为深丛及浅丛，浅丛包括颈横神经、耳大神经、枕小神经、锁骨上神经 4 个分支，自胸锁乳突肌后缘中点浅出于皮下，分别向前、上、后上和外下方走行，支配该处皮肤。深丛分支支配颈部肌肉和其他深部组织。颈丛阻滞适应证包括甲状腺手术、气管切开术、颈动脉内膜剥脱术等。

（1）阻滞标志：第 6 颈椎横突较为突出，相当于环状软骨水平。自第 6 颈椎横突与乳突画一连线，在此连线上，于乳突下 1.5 cm 处为第 2 颈椎横突；从第 2 颈椎横突下 2 cm 为第 3 颈椎横突，其下 3 cm 为第 4 颈椎横突。

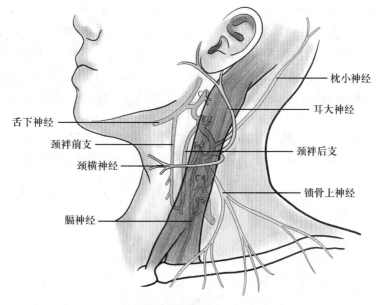

图 10-3-1　颈丛解剖示意图

（2）颈深丛神经阻滞：

1）患者体位去枕仰卧，将头转向对侧，在颈 2、3、4 颈椎横突处做标记，常规消毒、铺单。

2）先从第 4 颈椎横突开始，用 22G 长 3.5 cm 穿刺针做皮丘，经皮丘垂直向横突穿刺，一般穿刺的深度在 2 ～ 3 cm，此时患者可有酸胀感，回抽无脑脊液及血液后，即可注入局部麻醉药 2 ～ 4 ml。

3）以同样方法在第 2、3 颈椎横突面上各注入 3 ～ 4 ml 局部麻醉药，若手术不涉及颈上部和颌下部，可不阻滞第 2 颈神经。

（3）颈浅神经丛阻滞：

1）于第 4 颈椎横突处做标记，或采取颈外静脉与胸锁乳头肌后缘交点，常规消毒后在标记处做皮丘。

2）由标记处垂直刺入皮肤，缓慢进针，有落空感后表明针尖已穿过颈阔肌，将局部麻醉药注射至颈阔肌和皮下，亦可在颈阔肌表面向横突、锁骨和颈前方做浸润注射，以阻滞颈浅丛各分支，一般每侧药量 10 ml 左右。

（4）一针阻滞法：在甲状软骨上缘，胸锁乳突肌后缘，触及前、中斜角肌肌间沟处做皮丘，然后垂直于皮肤穿刺，略向后、向下进针抵达第 4 颈椎横突，有异感后注入局部麻醉药 10 ～ 15 ml。注药后将穿刺针退至皮下，在胸锁乳突肌后缘中点位置上，向上、向内、向后分别注入局部麻醉药 5 ml 阻滞颈浅丛。

（5）颈丛神经阻滞并发症：

1）刺破血管导致局部血肿。

2）误入蛛网膜下腔、硬膜外隙导致高位硬膜外阻滞或全脊髓麻醉。

3）局部麻醉药毒性反应。

4）霍纳综合征（Horner's syndrome）为颈交感神经被阻滞所致，表现为阻滞侧眼裂缩小、瞳孔缩小、眼结膜充血、鼻塞、面微红而无汗。

5）膈神经阻滞。

6）喉返神经阻滞。

2. 臂丛神经阻滞　臂丛神经（图 10-3-2）由颈 5 ～ 8 脊神经（$C_{5\sim8}$）前支和胸 1 脊神经

（T₁）前支的大部分组成，与锁骨下动脉一起经斜角肌间隙和锁骨后方进入腋窝。神经根从椎间孔传出后融合，形成神经干，再分支，形成神经束、神经分支，最后形成终末神经。三个不同的神经干在前斜角肌之间，在垂直方向上形成上、中、下干。神经干穿过第一肋骨的外侧缘，在锁骨下，每一个神经干分成前、后两部分。臂丛在锁骨下面纤维再次融合，形成三个神经束。根据它们与腋动脉的关系命名为：外侧束、内侧束和后侧束。外侧束发出肌皮神经和正中神经外侧根。内侧束发出尺神经、前臂内侧皮神经、臂内侧皮神经和正中神经内侧根。后侧束发出腋神经及桡神经。根据阻滞效果的需求，在臂丛神经的走行路径上实施阻滞：肌间沟阻滞适用于肩部及肱骨近端的手术，锁骨上、锁骨下及腋窝阻滞适用于肱骨中-远端的手术。

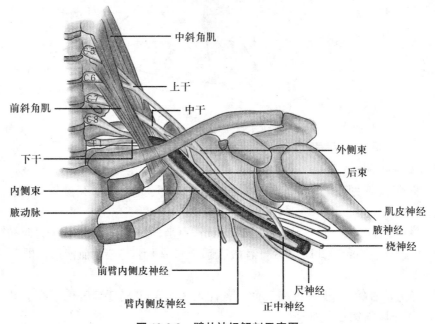

图 10-3-2　臂丛神经解剖示意图

（1）肌间沟阻滞法：

1）患者体位为仰卧位，头偏向对侧，角度不超过 30°。

2）让患者略抬头以显露胸锁乳突肌的锁骨头，用手指在其后缘向外滑动，可摸到一条小肌肉即前斜角肌，它与中斜角肌之间的凹陷即为肌间沟。自环状软骨水平与肌间沟的交点即为穿刺点，此处相当于第 6 颈椎横突水平。

3）局部皮肤常规消毒铺单，从环状软骨水平画一横线，相当于第 6 颈椎横突，用 22 号 3～5 cm 长的穿刺针在其与前中斜角肌间沟交点处做皮丘。

4）穿刺针沿肌间沟向内后及下方推进，穿过肌膜时有突破感，深 1～2 cm 有异感，回吸无血液及脑脊液，可注入局部麻醉药 20～30 ml。

5）超声引导技术：可使用平面内或平面外穿刺技术，在 C₆ 水平识别胸锁乳突肌和肌间沟后，将高频线性探头垂直于肌间沟肌肉走行放置，可见到臂丛神经横截面，即 3～5 个圆形低回声区，然后进行阻滞。

6）优、缺点：易于掌握。局部麻醉药用量少，不会引起气胸。但尺神经阻滞起效慢，有损伤椎动脉可能。

（2）腋路阻滞法：

1）患者仰卧，头偏向对侧，患肢外展 90°，屈肘，前臂外旋，手背贴床，呈行军礼状。在腋窝处触及腋动脉搏动，再沿动脉走行向上触及胸大肌下缘腋动脉波动消失处，略向下取动脉搏动最高点为穿刺点。

2）常规消毒铺单，在穿刺点处做皮丘。

3）取 4.5 cm 长 22G 穿刺针在腋动脉搏动最高点与动脉呈 10°～20° 夹角刺入皮肤，然后缓慢进针直至出现刺破鞘膜的落空感。松开持针手指，针随动脉搏动而摆动，即认为针已入腋鞘内。部分患者可能有异物感，但不必强求异物感。注射器回抽无血后可注入 30～35 ml 局部麻醉药。

4）超声引导技术：使用高频线阵探头，可在截面上看到腋动脉和腋静脉，臂丛神经在动脉周围，可在直视下注射局部麻醉药。

5）优、缺点：操作简单，无气胸、膈神经、迷走神经、喉返神经阻滞及误入硬膜外腔或蛛网膜下腔的危险。但局部麻醉药用量较大，局部麻醉药毒性反应发生率较其他入路高。

第四节 椎管内麻醉

椎管内麻醉（intrathecal anesthesia）包括蛛网膜下腔阻滞麻醉（subarachnoid anesthesia）和硬膜外阻滞麻醉（epidural anesthesia），后者还包括骶管阻滞。将局部麻醉药注入蛛网膜下腔，主要作用于脊神经根所产生的麻醉称为蛛网膜下腔阻滞，通称为脊髓麻醉。局部麻醉药在硬膜外腔作用于脊神经，使相应节段的感觉和交感神经完全被阻滞，运动神经纤维部分丧失功能，这种麻醉方法称为硬膜外麻醉。如将上述两种麻醉方法同时应用以增强麻醉效果和延长阻滞时间，则称为脊髓 – 硬膜外联合麻醉（combined spinal-epidural anesthesia，CSEA）。

一、椎管内麻醉的解剖

（一）脊柱的构成及生理弯曲

脊柱由脊椎重叠而成。成人脊椎呈现 4 个弯曲，颈曲和腰曲向前，胸曲和骶曲向后。仰卧位时，其最高点位于第 3 腰椎和第 3 颈椎，最低点位于第 5 胸椎和骶部。这一生理弯曲对蛛网膜下腔内麻醉药的移动有重要影响，为选择穿刺间隙和改变患者体位以调节阻滞平面的解剖学基础。

（二）脊椎的结构

脊椎由位于前方的椎体、位于后方的椎弓及其棘突三部分组成，相邻的椎弓切迹之间围成一个椎间孔，脊神经根由此通过。位于上、下两棘突之间的间隙是椎管内麻醉的必经之路。颈椎和腰椎的棘突呈水平状排列，而胸椎棘突则呈叠瓦状排列。

（三）韧带

椎体和椎间盘在腹侧通过前纵韧带和后纵韧带连接，在背侧，由内向外依次通过黄韧带、棘间韧带及棘上韧带连接。正中入路行硬膜外穿刺时，穿刺针将刺破上述三条背侧韧带。黄韧带上附于椎板的前下缘，下至下一椎板的后上部，是三层韧带中最坚硬的一层，穿刺时针尖穿过时有阻力，穿过后有落空感。棘间韧带比较薄弱，连接上、下两棘突。棘上韧带质地较坚韧，是连接自第 7 颈椎至骶骨棘突尖端的纵行韧带。

（四）脊髓

脊髓上端从枕骨大孔开始，小儿终止于第 3 腰椎水平，并随着年龄的增长上移，成人则终止于第 1 腰椎水平。L_1 以下的脊神经根在穿出椎间孔前在椎管内行走一段距离，即马尾神经。故成人行脊髓麻醉时多选择第 1 腰椎以下的间隙，以免损伤脊髓。

脊膜容纳于椎管内，为脊膜所包裹。脊膜从内向外分三层，即软脊膜、蛛网膜和硬脊膜。软膜覆盖脊髓表面与蛛网膜之间形成蛛网膜下腔。硬脊膜与蛛网膜之间的潜在腔隙即硬膜下腔，而硬脊膜与黄韧带之间的潜在间隙为硬膜外腔（图 10-4-1）。硬膜外腔内有疏松的结缔组织和脂肪组织，并有极为丰富的静脉丛，穿刺或置入硬膜外导管时，有可能损伤静脉丛引起出血。骶管是硬膜外腔的一部分，骶管上起硬脊膜囊即第 2 骶椎水平，终止于骶裂孔。成人硬脊膜囊、蛛网膜下腔和硬膜下隙通常延伸至 S_2，而小儿通常延伸至 S_3。故在成人行骶管穿刺时切勿超过 S_2 水平，以免误入蛛网膜下腔。

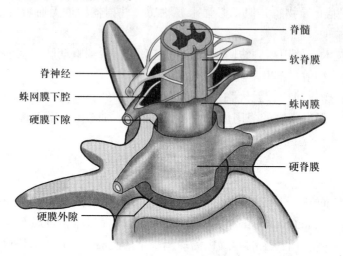

图 10-4-1　脊膜与腔隙

（五）脊神经

脊神经共 31 对，包括 8 对颈神经（C）、12 对胸神经（T）、5 对腰神经（L）、5 对骶神经（S）和 1 对尾神经。每对神经分为前根和后根：前根从脊髓前角发出，由运动神经纤维和交感神经传出纤维组成；后根从脊髓后角发出，由感觉神经和交感传入纤维组成。按神经根从脊髓发出的不同节段，分为不同的神经节段：甲状软骨部皮肤由 C_2 神经支配；胸骨柄上缘由 T_2 神经支配；两侧乳头连线由 T_4 神经支配；剑突下由 T_6 神经支配；季肋部肋缘由 T_8 神经支配；脐部由 T_{10} 神经支配；耻骨联合部由 T_{12} 神经支配；大腿前面由 $L_{1\sim3}$ 神经支配；小腿前面和足背由 $L_{4\sim5}$ 神经支配；足、小腿及大腿后面、骶部和会阴部由骶神经支配；上肢由 $C_3 \sim T_1$ 神经支配。这些体表标志常用来判断椎管内麻醉阻滞的范围。

二、椎管内麻醉的生理

（一）蛛网膜下腔

蛛网膜下腔内包含脊髓和脑脊液。成人脑脊液总量为 120 ～ 150 ml，而蛛网膜下腔仅占 25 ～ 30 ml。正常人脑脊液压力侧卧位时为 70 ～ 170 mmH$_2$O（0.69 ～ 1.67 kPa），坐位时为 200 ～ 300 mmH$_2$O（1.96 ～ 2.94 kPa），脱水及老年人脑脊液压力降低。脑脊液无色透明，pH7.35，比重为 1.003 ～ 1.009。

（二）硬膜外隙

正常成人硬膜外隙总容积约为 100 ml。妊娠晚期，硬膜外隙的静脉丛呈怒张状态；老年人由于骨质增生或韧带纤维化，椎间孔变窄，这两类人群硬膜外隙均相对变小。硬膜外隙内的结缔组织纤维在中线处交织致密成纵行模样，该现象在颈胸部更加明显，使注入的局部麻醉药容易向一侧扩散。硬膜外隙的负压受许多因素的影响：如年轻人前屈幅度大，呼吸加深，可使其负压增加；相反，老年人由于韧带硬化，脊柱屈曲受限等可使硬膜外隙负压减小。患者咳嗽、屏气、妊娠等可使硬膜外隙负压减小甚至消失。

（三）药物作用部位

脊髓麻醉阻滞的是刚穿出蛛网膜下腔的脊神经根，导致感觉、交感神经及运动神经被阻滞。局部麻醉药对脊髓本身的表面阻滞作用不大。

硬膜外阻滞时，局部麻醉药经多种途径发生作用，其中以椎旁阻滞、经根蛛网膜绒毛阻滞脊神经根以及局部麻醉药通过硬膜进入蛛网膜下腔产生"延迟"的脊髓麻醉为主要作用方式。由于局部麻醉药在硬膜外腔中要进行多处扩散分布，需要比蛛网膜下腔阻滞大得多的容量才能导致硬膜外阻滞，所以容量是决定硬膜外阻滞范围的重要因素，大容量局部麻醉药使阻滞范围广。而浓度是决定硬膜外阻滞程度的重要因素，高浓度局部麻醉药使神经阻滞更完全，包括运动、感觉及自主神经功能均被阻滞。硬膜外阻滞可在任何脊神经节段处穿刺，通过调节局部麻醉药的量和浓度来达到所需的阻滞平面和阻滞程度。

（四）神经阻滞的顺序

由于各种神经纤维粗细不等，传导速度亦不同，局部麻醉药对不同神经纤维阻滞作用的速度和效能因而有所差别。局部麻醉药阻滞的具体顺序为：血管舒缩神经纤维→寒冷刺激→温觉消失→对不同温度的辨别→慢痛→快痛→触觉消失→运动麻痹→压力感觉消失→本体感觉消失。消退顺序与阻滞顺序则相反。交感神经阻滞总是先起效而最后消失，因而易造成术后低血压。交感神经、感觉神经、运动神经阻滞的平面并不一致，一般说交感神经阻滞的平面比感觉消失的平面高 2 ~ 4 个神经节段，感觉消失的平面比运动神经阻滞平面高 1 ~ 4 个节段。临床上所指的阻滞平面为痛觉消失的平面。

三、椎管内麻醉的方法

（一）蛛网膜下腔阻滞

1. 蛛网膜下腔阻滞的局部麻醉药 蛛网膜下腔麻醉可选择的药物有普鲁卡因、利多卡因、丁卡因、布比卡因、罗哌卡因。作用时间取决于局麻药的脂溶性、蛋白结合力及是否添加血管收缩药。常用局麻药剂量、浓度、作用时间见表 10-4-1。

表10-4-1 蛛网膜下腔阻滞常用药物

局部麻醉药	浓度（%）	剂量（mg）	作用时间（min）	
			不加肾上腺素	加肾上腺素
普鲁卡因	3 ~ 5	50 ~ 200	45 ~ 90	60 ~ 120
利多卡因	2 ~ 3	25 ~ 100	60 ~ 75	60 ~ 90
丁卡因	0.33	5 ~ 20	90 ~ 120	120 ~ 240
布比卡因	0.5 ~ 0.75	5 ~ 20	90 ~ 120	100 ~ 150
罗哌卡因	0.5 ~ 0.75	10 ~ 15	90 ~ 120	90 ~ 120

由于蛛网膜下腔充满着脑脊液，局部麻醉药的比重高于或低于脑脊液，对局部麻醉药在蛛网膜下腔的移动和扩散的范围有较大的影响。按局部麻醉药液比重与脑脊液比重的不同可分为重比重、等比重和轻比重。重比重局部麻醉药溶液的密度比脑脊液大，而轻比重局部麻醉药溶液的密度比脑脊液小。局部麻醉药溶液加入葡萄糖可变成重比重液，加入无菌盐水可变成轻比重液；等比重液多采用脑脊液配制。在头低位时，重比重液向头端扩散，轻比重液向尾端扩散，头高位时扩散方向相反。

2. 脊髓麻醉的适应证和禁忌证 适用于 2 ~ 3 小时以内的下腹部、下肢及会阴部的手术。绝对禁忌证包括患者拒绝、严重低血容量、凝血功能异常、穿刺部位感染、颅内压升高、严重的主动脉瓣狭窄、严重的二尖瓣狭窄。

3. 患者体位及穿刺部位 通常取侧卧位或坐位（特别肥胖的患者），嘱患者尽量蜷曲身体，使棘突间隙充分显露以利于穿刺。穿刺间隙应选择 $L_{3~4}$ 或 $L_{2~3}$ 间隙。体表定位方法为两侧髂嵴最高点连线与脊柱交叉点，即为第 4 腰椎或 $L_{3~4}$ 棘突间隙。

4. 穿刺方法　穿刺点用 1% 利多卡因做皮内、皮下和棘间韧带逐层浸润。常用的解剖入路有两种：

（1）正中入路：将穿刺针在棘突间隙中点，与患者背部垂直，针尖稍向头侧缓慢刺入，并仔细体会针尖处的阻力变化。当针穿过黄韧带时，有阻力突然消失"落空"感觉，继续推进常有第二个"落空"感觉，提示已穿破硬膜与蛛网膜而进入蛛网膜下腔。

（2）旁正中入路：于棘突间隙中点旁开 1.5 ～ 2 cm 处做局部浸润。穿刺针与中线成 10° ～ 25° 对准棘突间孔刺入，经黄韧带及硬脊膜而达蛛网膜下腔。本法可避开棘上及棘间韧带，特别适用于韧带钙化的老年患者或脊椎畸形或棘突间隙不清楚的肥胖患者。

无论哪种入路，针尖进入蛛网膜下腔后，拔出针芯都有脑脊液流出，如未见流出可旋转针干 180° 或用注射器缓慢抽吸。经上述处理仍无脑脊液流出者，应重新穿刺。

5. 麻醉平面的调控　影响局部麻醉药在脑脊液中扩散（表 10-4-2）最重要的因素为药物比重、局部麻醉药推注速率、注射时和注射后即刻的患者体位和药物剂量。总体而言，麻醉药剂量越大，局部麻醉药推注速率越快，所获得的麻醉平面越高。

表10-4-2　影响蛛网膜下腔阻滞平面的因素

主要因素	其他相关因素
麻醉药比重	年龄
患者体位（注射时，注射后即刻）	脑脊液容积
药物剂量	腹内压
注射速率	妊娠
	身高
	脊柱的解剖结构
	药物容积

脑脊液的比重为 1.0003 ～ 1.0080，比重高于脑脊液的药液为重比重液，轻于脑脊液的药液为轻比重液。轻比重药物通常由局部麻醉药与蒸馏水混合而成，重比重药由 5% ～ 10% 葡萄糖与局部麻醉药混合而成，等比重药物则是脑脊液与局部麻醉药混合配成的。重比重液向低处扩散（平卧位时一般为 $T_4 \sim T_8$）、轻比重液向高处移动。比重决定药物的扩散和阻滞平面的高低。

在脊柱解剖正常情况下，仰卧位时 L_3 最高，T_6 最低。以重比重溶液为例，在 $L_{3\sim4}$ 间隙穿刺，平卧位后药物向两端扩散，产生的麻醉平面一般会限制在 T_4 以下。在 $L_{2\sim3}$ 间隙穿刺，平卧位后药物主要向头侧扩散；在 $L_{4\sim5}$ 间隙穿刺，平卧位后药物主要向尾端扩散。

麻醉医师通过选择药物的比重和患者体位调控麻醉平面高低。体位的影响主要在 5 ～ 10 min 内起作用，超过此时限，药物与脊神经充分结合，体位调节的作用就会失效。

其他影响因素包括注射部位、患者身高、脊柱解剖、穿刺针开口方向等。脑脊液容积与麻醉平面呈负相关。腹内压增高或硬膜外静脉充血、严重脊柱后凸或后凸侧弯以及老年人，均可使脑脊液容积减少，导致阻滞平面上升。

（二）硬膜外阻滞

将局部麻醉药注入硬膜外隙阻滞脊神经根部，使其支配的区域产生暂时性麻痹，称为硬膜外阻滞，简称硬膜外麻醉。硬膜外麻醉分为连续法和单次法两种。单次法是穿刺后将预定的局部麻醉药一次性全部注入硬膜外隙产生阻滞麻醉作用。因单次法可控性差，可引起血压剧烈波动、全脊髓麻醉等并发症，现已极少应用。连续法是通过穿刺将导管留置在硬膜外腔，可根据病情、手术范围和时间分次给药，使麻醉时间按需要延长，是目前普遍应用的麻醉方法之一。

硬膜外麻醉在腰段、胸段和颈段均可实施。骶部硬膜外阻滞又称骶管阻滞,适用于肛门、会阴部手术。

1. 硬膜外麻醉的适应证和禁忌证 硬脊膜外腔阻滞可广泛应用于手术麻醉、产科镇痛、术后疼痛和慢性疼痛治疗。严重贫血、高血压及心脏代偿功能不良者慎用;低血容量、穿刺部位感染、菌血症及低凝状态患者禁用。

2. 麻醉前准备 麻醉前应访视患者,重点了解病情和手术要求,选定穿刺部位,检查是否存在禁忌证(如脊柱畸形、穿刺部位感染,凝血功能异常等)。如存在水、电解质紊乱,应予以纠正。硬膜外麻醉由于局部麻醉药用量较大,麻醉前可给予巴比妥类或苯二氮䓬类药物提高毒性反应阈值,并用阿托品防止心动过缓。

3. 穿刺体位及穿刺部位 可采取侧卧位或坐位。穿刺点应根据手术部位选定,一般取支配手术范围中央的相应棘突间隙。通常上腹部手术在 $T_{8\sim10}$ 棘突间隙,中腹部手术在 $T_{9\sim11}$ 棘突间隙,下腹部手术在 $T_{1,2}$ 至 L_2 棘突间隙,下肢手术在 $L_{3\sim4}$ 棘突间隙,会阴部手术在 $L_{4\sim5}$ 间隙,也可用骶管麻醉。现在上肢和颈部手术已很少应用硬膜外麻醉。

4. 穿刺置管方法 硬膜外腔穿刺也有直入法和侧入法。胸椎上段及腰椎的棘突相互平行,多主张用直入法;胸椎中下段棘突呈叠瓦状,穿刺困难时可选择侧入法。老年人脊上韧带钙化,脊柱弯曲受限,一般宜用侧入法。

穿刺针抵达硬膜外隙所经过的层次及阻力变化(第一个"落空感")与蛛网膜下腔阻滞穿刺时相同,但不刺破硬膜。硬膜外穿刺针针尖呈勺状,针尖较钝,因此,针尖抵达黄韧带时的阻力及突破黄韧带时的"落空感"均较蛛网膜下腔阻滞穿刺时明显。判断穿刺针进入硬膜外腔的常用方法有两种:①阻力消失法,当穿刺针抵达棘间韧带时,阻力增大,然后去除针芯,在穿刺针座接带有 2 ml 生理盐水或空气的注射器,推动注射器芯,有阻力而无法注入,表明针尖已抵达黄韧带。这时可慢慢进针,一旦突破黄韧带,即有阻力突然消失的"落空感",此时,注液或注气均无阻力,表示针尖已进入硬膜外隙。②"悬滴法",当穿刺针抵达棘间韧带时,拔出针芯,将穿刺针座充满液体并悬挂一滴于外口处,继续缓慢进针。当针尖穿透黄韧带进入硬膜外腔时,可产生负压,悬滴会被吸入到穿刺针内。确定针尖进入硬膜外腔后,即可将硬膜外导管由穿刺针置入硬膜外隙,超过针口 3~4 cm,然后边退针边固定导管,直至针拔出皮肤。

5. 常用局部麻醉药 药物选择取决于所需的临床效果(表10-4-3)。

表10-4-3 硬膜外麻醉常用局部麻醉药

药物	浓度	起效	作用时间（min）	感觉阻滞	运动阻滞
利多卡因	≤ 1%	中等	—	镇痛	几乎无
	1.5%	中等	90~120	好	轻到中度
	2%	中等	90~120	好	重度
甲哌卡因	1%	中等	60~180	镇痛	几乎无
	2%~3%	中等	60~180	好	重度
布比卡因	≤ 0.25%	慢	—	镇痛	几乎无
	0.5%	慢	180~300	好	轻到中度
	0.75%	慢	180~300	好	中到重度
罗哌卡因	0.2%	慢	—	镇痛	几乎无
	0.5%	慢	—	好	轻到中度
	0.75%~1%	慢	140~180	好	中到重度

视频:硬膜外阻滞麻醉

穿刺部位是决定阻滞平面最主要的因素。硬膜外麻醉为节段性阻滞。阻滞平面以穿刺点为中心，向头、尾两个方向扩散。阻滞范围取决于局部麻醉药的容量。在成人，每节段阻滞需 1～2 ml 局部麻醉药。而药物的浓度是决定阻滞效果的重要因素。随年龄增长，获得相同麻醉平面所需的局部麻醉药容量呈下降趋势。这可能与硬脊膜外腔容积和顺应性随年龄增长而不断下降有关。

穿刺置管成功后，即应注入试验剂量 3～5 ml，目的在于排除误入蛛网膜下腔的可能。此外，从试验剂量所出现的阻滞范围及血压波动幅度，可了解患者对药物的耐受性以指导继续用药的剂量。观察 5～10 min 后，如无蛛网膜下腔阻滞征象，可根据临床经验一次性注入预定量。用药的总和即首次总量，也称初量，一般需 15～20 ml，之后每 40～60 分钟给予 5～10 ml 或追加首次用量的 1/3～1/2，直至手术结束。

（三）脊髓 - 硬膜外联合麻醉（CSEA）

1. 脊髓麻醉及硬膜外麻醉的优、缺点　与硬膜外麻醉相比，脊髓麻醉所需局部麻醉药剂量小、阻滞效果好、镇痛效果确切、也可获得良好的肌肉松弛效果。但脊髓麻醉对循环系统的扰乱程度重于硬膜外麻醉，且起效迅速。硬膜外麻醉可通过调节局部麻醉药的浓度和容量，根据病情和手术的需要对不同的神经纤维进行分别阻滞。如术后镇痛时，为了不影响肌肉运动，仅用低浓度局部麻醉药以阻滞感觉纤维即可。硬膜外阻滞可以根据手术部位，选择不同的穿刺点，产生从颌下至足部任何脊神经的阻滞。脊髓麻醉一般选择 $L_{2\sim3}$ 及以下椎间隙穿刺。

2. 脊髓 - 硬膜外联合麻醉　优点：①起效快、效果确切；②麻醉时间不受限制；③局部麻醉药用量小，毒性反应发生率低；④术后可进行硬膜外镇痛。

麻醉方法：患者准备同硬膜外阻滞，当硬膜外穿刺针进入硬膜外腔后，取一根长脊髓麻醉针（Sprotte 24G×120 mm^2 或 Whitacare 25G）经硬膜外穿刺针内向前推进，直到出现典型穿破硬膜的落空感。拔出脊髓麻醉针的针芯，见有脑脊液顺畅流出，即可证实。将麻醉药注入蛛网膜下腔，然后拔除脊髓麻醉针，再按标准方法经硬膜外穿刺针置入导管。需再次止痛时，可经硬膜外导管按照硬膜外麻醉流程给药。

四、椎管内麻醉并发症

1. 椎管内阻滞相关并发症

（1）低血压和心动过缓：低血压一般定义为收缩压低于 90 mmHg，或收缩压（平均动脉压）的下降幅度超过基础值的 30%。心动过缓一般指心率低于 50 次 / 分。蛛网膜下腔阻滞平面超过 T_4 后，常出现明显血压下降，同时伴有心率缓慢，严重者可因脑供血不足而出现恶心、呕吐、面色苍白、躁动不安等症状。血压下降的主要原因是交感神经节前纤维被阻滞，使小动脉扩张、周围血管阻力下降、血液淤积于周围血管、回心血量减少、心排血量下降。心率减慢是由于部分交感神经被阻滞，迷走神经相对亢进引起。血压下降的程度主要取决于阻滞平面的高低，也与患者心血管功能代偿状态以及是否合并高血压、血容量不足或酸中毒等病情密切相关。处理应先补充血容量，如果无效，可静脉分次给予麻黄碱 15～30 mg。对心率减慢者可静脉给予阿托品 0.25～0.3 mg。

（2）呼吸抑制：呼吸抑制的原因包括①平面超过 T_8 呼吸运动减弱，如阻滞平面过高，导致肋间肌和（或）腹肌麻痹；②严重低血压导致延髓灌注不足而造成呼吸暂停；③静脉辅助应用镇痛药、镇静药可引起呼吸抑制或加重椎管内阻滞的呼吸抑制。患者出现呼吸困难伴有低氧血症、高碳酸血症，应采取面罩辅助通气，必要时建立人工气道，机械通气。

（3）恶心、呕吐：诱因包括①血压降低致使脑供血不足，兴奋呕吐中枢；②迷走神经功能亢进，胃肠蠕动增加；③手术牵拉内脏。一旦出现恶心、呕吐，应先检查是否麻醉平面过高或血压下降，并采取相应措施。

（4）阻滞平面异常广泛：

1）全脊髓麻醉：多由硬膜外阻滞剂量的局部麻醉药误入蛛网膜下腔所致。主要特征为注药后迅速发展（一般 5 分钟内）的广泛感觉和运动神经阻滞。严重低血压和心动过缓为最常见的表现。有时会发生呼吸停止，原因是所有的呼吸肌全部麻痹或脑干呼吸中枢被阻滞。将用于硬膜外的局麻药意外地注射到蛛网膜下腔，导致整个脊髓被阻滞，有时脑干亦被阻滞。全脊髓麻醉的处理原则是维持患者的循环和呼吸功能。气管插管行机械通气，加速输液，使用血管加压药升高血压。对患者进行严密监测直至神经阻滞症状消失。全脊髓麻醉的预防措施包括①预防穿破硬膜，对于多次接受硬膜外阻滞、硬膜外腔有粘连者或脊柱畸形有穿刺困难者，不宜反复穿刺以免穿破硬膜。②试验剂量的应用，强调注入全量局部麻醉药前先注入试验剂量，观察 5～10 分钟有无脊髓麻醉表现。

2）硬膜下注射：表现与高位蛛网膜下腔麻醉相似。治疗应以支持治疗为主，可能需要气管插管、机械通气和心血管支持。

（5）尿潴留：尿潴留是由于支配膀胱交感神经和副交感神经麻痹所致，也可因应用阿片类药物或患者不习惯卧位排尿所引起。如果膀胱功能失调持续存在，应除外马尾神经损伤的可能性。可采用针刺足三里、三阴交等穴位或膀胱区热敷处理，必要时给予导尿。

2. 药物毒性相关并发症

（1）局部麻醉药全身毒性反应：原因是将硬膜外麻醉的局部麻醉药意外注入血管内或用量超过最大安全剂量。其表现、预防和治疗见局部麻醉药本章第三节。

（2）马尾综合征：通常用于脊髓麻醉的局部麻醉药无神经损伤作用，但是用于硬膜外阻滞的氯普鲁卡因，一旦误入蛛网膜下腔，常引起马尾神经综合征。这种神经毒性是由氯普鲁卡因溶液中的防腐剂二硫化钠所致。马尾神经综合征临床表现为脊髓麻醉后下肢感觉及运动功能长时间不恢复，神经系统检查发现骶神经受累、排便失禁及尿道括约肌麻痹，恢复异常缓慢。

3. 穿刺与置管相关并发症

（1）椎管内血肿：主要发生在凝血异常或有出血性疾病时，操作困难、穿刺针或导管损伤硬膜外腔静脉也有一定的相关性。临床表现：背部和腿部锐痛，逐渐加重到麻木、运动无力和（或）括约肌功能障碍。最后发展为完全性截瘫。怀疑血肿时，应立即进行神经系统影像学检查（MRI、CT 或椎管造影）。预后取决于早期诊断和及时手术，尽快手术减压是治疗的关键，脊髓压迫超过 8 小时则预后不佳。

（2）头痛：头痛是脊髓麻醉后最常见的并发症之一，由于脑脊液通过硬膜穿刺孔不断丢失，使脑脊液压力降低所致，发生率在 3%～30%。近年来因细直径笔尖式穿刺针的广泛应用，头痛发生率呈明显下降趋势。典型的症状为直立位头痛，而平卧后则好转。疼痛多为枕部、顶部，多数发生于脊髓麻醉后 1～3 天，一般在 7～14 天消失，个别患者可持续 1～5 个月甚至更长。影响头痛发生率的因素包括性别、年龄及穿刺针直径等，女性的发生率高于男性，发生率与年龄呈反比，与穿刺针的直径呈正比，使用 25G 的细穿刺针可明显降低脑脊液外漏，从而减少头痛发生。

头痛的处理：①卧床休息和补液。平卧，每日保证充足的补液量。②镇静和镇痛，镇痛治疗可采用非甾体消炎药（non-steroidal anti-inflammatory drugs，NSAIDs），咖啡因可收缩脑血管，并刺激脑脊液的生成。③硬膜外腔注入生理盐水。单次注入生理盐水不能维持较高的硬膜外压力，需持续输注才有效（15～25 ml/h）。④血液补片，即硬脊膜外间隙注入自体血。在硬脊膜穿破或低一个间隙，注入自体血 15～20 ml，利用血凝块阻止脑脊液进一步渗漏。约 90% 患者单次血液补片治疗有效。首次治疗无效的患者中，90% 在第二次注射后疼痛消失。

（3）化学或细菌性污染：局部麻醉药被细菌、清洁剂或其他化学物质污染可引起神经损伤。用清洁剂或消毒液清洗脊髓麻醉针头，可导致无菌性脑膜炎。使用一次性脊髓麻醉用具既可避免无菌性脑膜炎，也可避免细菌性脑膜炎。

（4）神经损伤：神经损伤比较罕见。其主要原因为操作损伤、脊髓前动脉栓塞、粘连性蛛网膜炎及椎管内占位性病变引起的脊髓压迫等。

（5）导管折断：原因包括穿刺针割断、导管质地不良及导管拔出困难等。

第五节　全身麻醉

麻醉药经呼吸道吸入或静脉、肌内注射进入体内，产生中枢神经系统的抑制，临床表现为神志消失、遗忘，对疼痛刺激无感知，一定程度的反射抑制和肌肉松弛，这种麻醉方法称为全身麻醉。全身麻醉药对中枢神经系统的抑制程度与血液中的麻醉药物浓度有关，且是可逆的，当药物从体内被代谢或排出后，患者的神志逐渐恢复。

一、全身麻醉药

（一）吸入麻醉药

理想的吸入麻醉药应该为诱导和苏醒迅速，无毒性作用。目前临床上仍在使用的吸入麻醉药主要包括氧化亚氮（N_2O）、异氟烷（isoflurane）、七氟烷（sevoflurane）和地氟烷（desflurane）。临床上常用吸入麻醉药的最低肺泡有效浓度（minimum alveolar concentration，MAC）来表示它们的麻醉强度。MAC是指某种吸入麻醉药在1个大气压下与纯氧同时吸入时，能使50%患者在切皮时不发生摇头、四肢运动等反应时该麻醉药的最低肺泡浓度。因为MAC是不同麻醉药的等效价浓度，所以能反映该麻醉药的效能，MAC越小麻醉效能越强。而诱导和苏醒的快慢与它们的溶解度即血/气分配系数有关，血/气分配系数越小，诱导和苏醒的速度越快。它们的特性见表10-5-1。

表10-5-1　常用吸入麻醉药的特性

麻醉药	MAC（%）	油/气分配系数	血/气分配系数	诱导速度
N_2O	104	1.4	0.47	非常快
地氟烷	6.00	18.7	0.45	快
七氟烷	2.05	55	0.65	快
异氟烷	1.1.5	98	1.4	快

注：MAC：最低肺泡有效浓度；油/气分配系数：与吸入麻醉药的麻醉强度相关，油/气分配系数越高，麻醉强度越大；血/气分配系数：与麻醉诱导速度呈负相关

1. 氧化亚氮　俗称笑气，麻醉作用极弱，MAC值为104。由于对呼吸、循环的影响较小，常与强效吸入麻醉药联合应用，以降低后者的用量与不良反应，并可加快麻醉诱导和苏醒。主要缺点包括：①体内气体容积增大作用，由于氧化亚氮弥散率大于氮，氧化亚氮麻醉可以使体内含气腔隙容积增大，故肠梗阻、气腹、气脑造影等体内有闭合空腔存在时，氧化亚氮麻醉应列为禁忌。②弥散性缺氧，氧化亚氮易溶于血中，在氧化亚氮麻醉结束时血中溶解的氧化亚氮迅速弥散至肺泡内，冲淡肺泡内的氧浓度，导致弥散性缺氧的发生。因此，为防止发生低氧血症，在停止吸入氧化亚氮后应继续吸纯氧5～10分钟。

2. 异氟烷　异氟烷的组织及血液溶解度低，血/气分配系数仅1.48，高于地氟烷及七氟烷。MAC值为1.68，麻醉作用较强。异氟烷的心脏抑制作用及对儿茶酚胺敏感性的影响均较轻微，体内代谢量小。异氟烷降低血压主要是由于周围血管阻力下降所致。异氟烷能减低心肌氧耗量及冠状动脉阻力，但并不改变冠状血管血流量。异氟烷使心率稍增快，对冠心病患者应

注意心动过速可能导致的心肌氧耗增加。浓度为 1MAC 时，增加脑血流和颅内压的影响较小，而抑制脑代谢的作用明显。由于具有刺激性气味，难以用于麻醉诱导。

3. 七氟烷　七氟烷血液内溶解系数低，使肺泡内麻醉浓度快速降低，麻醉苏醒较异氟烷迅速。MAC 值为 2.05。与异氟烷不同，七氟烷无刺激性气味，可用于麻醉诱导。对心脏的抑制程度与异氟烷相似。相比异氟烷，七氟烷麻醉导致的肝损害相对较少。如果含氟麻醉药在体内的代谢程度较高，血清中氟离子浓度将上升并持续一定时间，从而造成肾损伤可能。七氟烷的组织溶解性较低，化学性质较稳定，在体内的代谢相对较低。七氟烷的降解产物、复合物 A 在大鼠体内表现出一定的肾毒性，但临床应用中尚未发现。

4. 地氟烷　地氟烷的血 / 气分配系数很小，麻醉诱导与苏醒均较迅速，比七氟烷、异氟烷等更快。MAC 值为 6.0。与其他氟烷类吸入麻醉药不同，地氟烷需要通过特制的电动加热挥发罐给患者提供定量吸入浓度。由于具有刺激性气味，因此，不能用于麻醉诱导。地氟烷和异氟烷一样降低血管阻力及平均动脉压，升高静脉压，此作用与剂量相关。与异氟烷不同的是浅麻醉（0.83MAC）下心率无明显变化，但在深麻醉时（1.24 和 1.66MAC）出现与剂量相关的心率增加。地氟烷抑制呼吸，减少每分通气量，增加 $PaCO_2$ 并降低机体对 $PaCO_2$ 增高的通气反应，其抑制作用与剂量有关，但较异氟烷弱。地氟烷麻醉时如吸入浓度升高过快，可兴奋交感神经，导致心率加快、血压升高。地氟烷对肝、肾功能的影响较小。

（二）静脉麻醉药

自从硫喷妥钠应用于临床后，静脉麻醉药就在现代麻醉中起着不可替代的作用。近年来，由于新型静脉麻醉药的出现，合并应用强效阿片类镇痛药，使全静脉麻醉（total intravenous anesthesia，TIVA）成为可能。目前临床上，麻醉诱导多采用静脉麻醉方法，而吸入麻醉诱导往往仅限于诱导前无法建立静脉的儿童。相比吸入麻醉诱导，静脉诱导更为迅速、舒适。目前，常用的静脉麻醉药有五种：硫喷妥钠（thiopental）、氯胺酮（ketamine）、丙泊酚（propofol）、依托咪酯（etomidate）和咪达唑仑（midazolam）。

1. 硫喷妥钠　是最古老的静脉麻醉诱导药，现今已很少应用于临床。硫喷妥钠诱导起效快、患者较为舒适、耐受性好，但有些临床情况下应引起注意，如低血容量或充血性心力衰竭患者可能由于硫喷妥钠导致的血管扩张和心脏抑制而导致严重低血压。硫喷妥钠不直接导致支气管痉挛，但对气道反应性高的患者，可由于插管刺激诱发支气管痉挛。给予硫喷妥钠后，药物迅速由内脏器官转移到肌肉等组织，患者很快苏醒，称为"超短作用时间"，但在麻醉后期，储存在脂肪中的硫喷妥钠逐渐缓慢释放，使患者苏醒后又有较长时间的睡眠。此外，硫喷妥钠初次作用于脑以后，能迅速产生适应现象，称为快速耐受性，即需给较大剂量才能维持原麻醉深度，麻醉诱导的剂量越大，注射的速度越快，患者苏醒时的药物水平越高，维持原麻醉深度所需的追加量越多。

2. 氯胺酮　与其他静脉麻醉药不同，氯胺酮具有明显的镇痛作用，且对呼吸循环影响很小。单独注射氯胺酮时不像其他全身麻醉呈类自然睡眠状，而呈木僵状，麻醉后眼睛睁开，对麻醉与手术失去记忆，肌张力增强，体表镇痛好。上述现象曾被描述为分离麻醉（dissociative anesthesia）。氯胺酮能加快心率和使血压升高，对心肌有一定的抑制作用，但由于中枢性交感神经的兴奋作用可能胜过对心肌的直接抑制，故影响并不明显，但应用于危重患者时仍需注意药物用量。

氯胺酮对呼吸的影响轻微，且具有支气管平滑肌松弛作用，能有效预防支气管痉挛，适于哮喘患者的麻醉诱导。麻醉时咽喉保护性反射一般不消失，舌后坠与喉痉挛较少发生，易于保持呼吸道通畅。但诱导时口咽部分泌物增多，术前应给予足量的抗胆碱药。

氯胺酮可单独用于短小的体表手术的麻醉，可产生良好的遗忘和躯体镇痛作用。但不适用于腹部手术或精细手术麻醉。冠心病患者应避免应用氯胺酮，因为其潜在的加快心率和升高血压作用可使心肌耗氧增加。氯胺酮还是静脉麻醉诱导药中唯一能增加脑血流量的药物，因而不适用于颅内压增高患者的麻醉诱导。重要的不良反应包括苏醒时谵妄和噩梦，尤其在成人和较大的儿童发生率较高，给予苯二氮䓬类或吸入麻醉药可防止苏醒期谵妄。

3. 丙泊酚　丙泊酚是一种新型快速起效的短效静脉麻醉药，苏醒迅速而完全，持续输注后无蓄积作用。目前普遍用于麻醉诱导、麻醉维持，也常用于麻醉中、手术后与 ICU 病房的镇静。丙泊酚对中枢的作用主要为催眠、镇静与遗忘，催眠浓度具有微弱的镇痛作用。在快速外科康复指南中，丙泊酚作为麻醉维持的推荐药物，并被广泛用于无痛内镜检查及无痛人流术的全身麻醉。

丙泊酚可降低颅内压，具有一定的脑保护作用。注射后轻度抑制呼吸，但持续时间很短即可恢复正常，部分患者可出现呼吸暂停，若与阿片类药合用，则发生概率明显增高。

诱导剂量的丙泊酚对心血管系统有明显的抑制作用，可使动脉压显著下降。动脉压的下降与心排血量、心脏指数、每搏量和全身血管阻力的减小有密切关系，是外周血管扩张与直接心脏抑制双重作用的结果，且呈剂量与血药浓度依赖性。丙泊酚对心血管系统的抑制作用与患者年龄和注药速度有关，老年人应酌情减量并减慢给药速度。丙泊酚对肝、肾功能无影响，有一定抑制术后恶心、呕吐作用。主要不良反应包括呼吸与循环抑制、注射点疼痛、肌阵挛与较少见的血栓性静脉炎。

4. 依托咪酯　此药为咪唑类衍生物，诱导与苏醒均较快，麻醉诱导时对呼吸循环影响轻微，且相对安全。因此，常用于合并心血管疾病患者及危重患者的麻醉诱导。主要不良反应为注射部位疼痛、肌阵挛。依托咪酯对肾上腺皮质功能有一定抑制，但研究表明单次注射或短时间持续输注对肾上腺皮质功能的影响短暂且轻微，并可被手术刺激引起的高应激状态所逆转。由于其对循环功能影响较小，被广泛用于老年患者的麻醉诱导。

5. 咪达唑仑　是苯二氮䓬类药物，咪达唑仑作用时间较地西泮短，起效相对较快，常用于镇静、遗忘或全身麻醉辅助用药，产生剂量依赖性遗忘、抗焦虑、催眠、肌肉松弛及镇静作用。心血管不良反应较少，可产生轻度的全身血管扩张和心排血量下降，心率通常无明显变化。但对于低血容量患者或心血管系统储备功能极差的患者，可引起明显的血压下降。对于呼吸系统患者，可引起轻度的呼吸频率和潮气量的下降，特别是对衰弱患者及与阿片类药物合用时，可产生呼吸抑制。

（三）阿片类药物

阿片类药物可用于术前用药、麻醉辅助用药、复合全身麻醉，以及术后镇痛和其他疼痛治疗等。该类药物具有良好的镇痛作用，且心血管抑制作用轻微。缺点包括呼吸抑制、恶心、呕吐、胸壁肌肉僵直及尿潴留等。临床常用药物包括吗啡、哌替啶、芬太尼、瑞芬太尼、舒芬太尼等。吗啡（morphine）是阿片中的主要生物碱，适用于急性疼痛及癌痛的治疗，而支气管哮喘、上呼吸道梗阻、严重肝功能障碍及颅内高压患者慎用。哌替啶的作用与吗啡相似，镇痛强度约为吗啡的 1/10，对呼吸有明显的抑制作用，作为麻醉辅助用药，现已少用。芬太尼镇痛强度为吗啡的 75 ～ 125 倍。芬太尼对呼吸有明显的抑制作用，但对心血管系统的影响很轻，不抑制心肌收缩力，一般不影响血压，因而常用于心血管手术的麻醉。舒芬太尼具有强效镇痛作用，使心血管状态更稳定，适用于心血管手术麻醉，而瑞芬太尼是超短效麻醉性镇痛药，注射后起效迅速，药效消失快，主要用于术中持续输注。

作为复合全身麻醉的重要组成部分，阿片类药物：①降低吸入麻醉药的 MAC，例如，芬太尼在血浆浓度 3 ng/ml 时可使七氟烷 MAC 降低 59%，使其清醒 MAC（在此 MAC 时患者对语言指令有反应，MAC $_{awake}$）降低 24%。②可减轻因气管插管和切皮造成的血压升高和心率加快的反应。③在手术中和术后苏醒期提供满意的镇痛效果，使患者从麻醉状态苏醒更加平稳。④当剂量增加至镇痛药量的 10 ～ 20 倍时，对多数患者可产生完全麻醉作用，包括催眠和遗忘作用。这一特性使其在心脏手术麻醉中得以广泛应用，成为心脏手术麻醉的主要用药。⑤还可与局部麻醉药联合用于硬膜外或蛛网膜下腔阻滞，以提高镇痛效果。

（四）神经肌肉阻滞药

神经肌肉阻滞药，简称肌肉松弛药，主要用途包括：

1. 用于麻醉诱导，以提供良好的气管插管条件。

2. 用于全身麻醉维持期减小肌张力，以提供良好的手术条件。

3. 用于 ICU 病房，以消除机械通气的患者对呼吸机的对抗。

肌肉松弛药减少了全身麻醉药用量，避免了深麻醉带来的不良影响；但肌肉松弛药没有镇静和镇痛作用，因此不能取代镇痛药和镇静药。在使用肌肉松弛药时，必须要维持足够的麻醉深度或保证充分镇静。

临床常用的肌肉松弛药主要分为两类，即去极化（非竞争型）和非去极化（竞争型）。去极化（depolarizing）肌肉松弛药在神经肌肉接头处产生乙酰胆碱受体激动剂效应，先引起强直性肌震颤，此后肌肉完全松弛。琥珀酰胆碱（succinylcholine）是临床上唯一应用的去极化肌肉松弛药，起效快、作用维持时间短。该药经血浆假性胆碱酯酶快速降解，一般情况下，其作用时间约 5 分钟，对用药后不能完成气管插管的患者可行面罩加压辅助通气，直至自主呼吸恢复。琥珀酰胆碱不良反应包括心动过缓，在烧伤、截瘫、四肢麻痹和严重创伤患者中可导致严重的致死性高血钾。对有家族史的易感患者，琥珀酰胆碱与吸入麻醉药合用可能诱发恶性高热（malignant hyperpyrexia，MH）。由于琥珀酰胆碱在肌肉松弛之前先发生肌震颤，患者常主诉术后肌肉痛。在应用该药之前预注小剂量非去极化肌肉松弛药可减轻术后肌肉痛的发生。

非去极化（non-depolarizing）肌肉松弛药在乙酰胆碱受体部位产生竞争性阻滞作用，阻滞程度取决于乙酰胆碱的含量和药物与受体的亲和力。目前临床上应用较多的非去极化肌肉松弛药主要有短时效的米库氯铵和瑞库溴铵；中时效的维库溴铵、罗库溴铵、阿曲库铵和顺式阿曲库铵；长时效的泮库溴铵、哌库溴铵等。常用的肌肉松弛药剂量及起效时间见表 10-5-2。

表10-5-2　常用肌肉松弛药气管插管剂量、起效时间与时效

肌肉松弛药	ED$_{95}$（mg/kg）	气管插管量			
		药量（mg/kg）	起效（min）	临床时效	
				T$_{25\%恢复}$（min）	T$_{95\%恢复}$（min）
琥珀胆碱	0.5	1.0	1.0	6～12	12～15
阿曲库铵	0.2	0.3～0.4	2～3	40～50	50～70
顺式阿曲库铵	0.05	0.2	2.6～2.7	66～70	83～91
泮库溴铵	0.05	0.08～0.1	2～3	90～100	120～150
哌库溴铵	0.045	0.08	2～3	90～120	120～150
维库溴铵	0.04	0.08～0.1	2～3	45～60	60～80
罗库溴铵	0.3	0.6	1.5	23～75	60～70

应用肌肉松弛药应注意以下问题：

1. 应用肌肉松弛药的目的是阻滞机体的伤害性刺激反应所引起的体动，但应用肌肉松弛药后可掩盖麻醉深度不足或镇静、镇痛的不足，从而可能导致术中知晓发生的可能。

2. 气管插管所需肌肉松弛程度较外科手术深。

3. 麻醉药，尤其是吸入麻醉药可增强非去极化肌肉松弛药的药效，而琥珀酰胆碱用于麻醉诱导气管插管后可减少非去极化肌肉松弛药的需要量。

4. 肌肉松弛药应用个体差异很大，临床用药应个体化。

5. 肌肉松弛药的残余作用有时很难发现，并可导致术后严重的并发症。推荐使用肌肉松弛药监测设备以正确判断患者的肌肉松弛恢复状况。麻醉结束前应给予足量的抗胆碱酯酶药（如新斯的明），以拮抗非去极化肌肉松弛药的残余作用，同时应用阿托品以拮抗抗胆碱酯酶药的毒蕈碱作用。

6. 临床麻醉中，应根据患者的肝功能、肾功能、心血管功能、手术时间种类以及肌肉松弛药的药理特性等选择合适的肌肉松弛药。

二、麻醉机的结构和应用

麻醉机主要用于实施全身麻醉、供氧及进行辅助或控制呼吸，是进行临床麻醉不可缺少的设备。为确保临床麻醉的安全，麻醉医师应熟悉和掌握麻醉机的结构、性能、操作及可能出现的故障和危险。麻醉机的类型很多，但基本组成均主要包括以下几个部分：

1. 供气装置　包括气源与流量计。多数麻醉机具有氧气、氧化亚氮以及空气的入口，通气硬质皮管与中心供气系统或压缩气筒连接。此外，多数现代麻醉机具有一个氧气（气动）出气口，来驱动呼吸机或提供辅助氧气流量计。为杜绝接错气源，一般采用口径和轴针安全装置。更换气源时，应仔细核对。流量计是测定流动气体流量的工具。麻醉机上的流量计分为两种：转子流量计或电子流量计。转子式流量计基本结构包括针栓阀、带刻度的玻璃管和轻金属制的浮标。

2. 蒸发器　挥发性麻醉剂（异氟烷、地氟烷、七氟烷）在供给患者前必须挥发成气态。挥发罐的刻度经过浓度校准，可准确供应特定浓度的麻醉剂进入各种气体的混合气流。挥发罐必须位于流量计与混合气体出口之间。此外，除非麻醉机只能使用一种挥发罐，所有麻醉剂必须具有内锁或者排除装置，防止同时使用两个或以上挥发罐。

3. 二氧化碳吸收装置　CO_2 吸收装置为循环紧闭式麻醉机的必备设置。CO_2 吸收器中的碱石灰（或钡石灰）与 CO_2 起化学反应，清除呼出气中的 CO_2。

4. 麻醉呼吸回路　将麻醉机的气体输出口与患者气管导管相连，形成一个回路，称为麻醉呼吸回路。呼吸回路主要包括螺纹管、贮气囊、面罩以及呼吸活瓣等。

通过麻醉呼吸回路将吸入麻醉药输送到患者呼吸道内，并将患者呼出的气体排出体外。根据呼吸气体与大气相通程度、呼气再吸入量、有无贮气囊、二氧化碳吸收罐及导向活瓣等情况，麻醉呼吸回路主要分为：①开放式，开放系统无贮气囊和呼出气重复吸入，大量麻醉药弥散在手术室内，现已淘汰不用。②半紧闭或半开放回路，患者呼出和吸入的气体部分受麻醉机的控制，呼气时呼出气体可由呼气活瓣逸出，逸出气体的量取决于活瓣的阻力，但主要与新鲜气流量的大小有关。新鲜气流量小时，仍有部分呼出气体进入呼吸囊，吸气时可被患者重复吸入。新鲜气流量小于每分通气量，重复吸入的二氧化碳高于 1% 容积时，称为半紧闭回路；新鲜气流量大于每分通气量，重复吸入的二氧化碳小于 1% 容积时，称为半开放回路。③紧闭回路，患者呼出和吸入的气体完全受到麻醉机的控制，呼出的气体进入该回路，吸气时被患者吸收。因此，紧闭回路中必须有二氧化碳吸收器将二氧化碳吸收后才进入吸气通路。进入紧闭回路的新鲜气流量等于患者的氧耗量和氧化亚氮的摄取量。应用紧闭回路，新鲜气流量最少，氧气、氧化亚氮和吸入麻醉药的消耗量也最少，比较容易保持吸入气体的温度和湿度接近生理状态。但必须有可靠的二氧化碳吸收器，精确的氧浓度和麻醉气体浓度监测仪，才能保证患者麻醉过程中不至于缺氧和二氧化碳潴留。

5. 呼吸器　麻醉机内装有呼吸器，麻醉期间可用来控制患者的呼吸。呼吸器可分为定容型和定压型，可设置和调节潮气量或每分通气量或气道压力、呼吸频率、吸：呼比值等参数。有的还可设置呼气末正压（positive end-expiratory pressure，PEEP）及其他呼吸模式，并可设置吸入氧浓度、每分通气量及气道压力的报警界限，以保证麻醉安全。

三、气管内插管

气管内插管（endotracheal intubation）是将特制的气管导管，经口或鼻插入患者的气管内。气管内插管可以保持呼吸道通畅，及时吸出气管内痰液或血液，防治患者缺氧和二氧化碳蓄积。气管内插管可进行有效的人工或机械通气，便于吸入全身麻醉药的应用。气管内插管适用于全身麻醉及危重症患者的抢救（如呼吸衰竭者、心肺复苏、误吸患者、新生儿严重窒息等）。近年来，多种新型的声门上气道应用于临床，特别是各种喉罩已广泛应用于全身麻醉手术及困难气道处理中。

1. 经口明视　气管内插管麻醉诱导后，将患者头后仰，打开患者口腔，左手持喉镜自右口角放入口腔，将舌推向左侧，徐徐向前推进，显露悬雍垂，略向前深入，使弯形喉镜片前端置于会厌舌根交界处（会厌谷），然后依靠左臂力量将喉镜向前上方提起，使舌骨会厌韧带紧张即可显露声门。如为直片喉镜，其前端应将会厌软骨挑起，显露声门。当声门显露清楚后，右手执导管从右口角进入口腔，以旋转的力量轻轻将导管送入声门，进入气管内的深度成人不超过 4～5 cm，安置牙垫，退出喉镜。给予通气后观察患者胸廓的起伏，用听诊器听双肺的呼吸音，并监测呼气末二氧化碳分压，证实导管位置正确无误后，于口腔外将导管和牙垫一起固定于上、下唇皮肤上。

视频：简易呼吸器的使用

视频：全身麻醉气管插管术

2. 经鼻气管内插管　本法可盲探插管，也可在喉镜或纤维支气管镜明视下插管，基本上与经口明视插管法相同，但有下列几点不同之处。①选择一较大鼻孔以 1% 丁卡因做鼻腔内表面麻醉，并加入 3% 的麻黄碱，使鼻腔黏膜麻醉和血管收缩，选择较口腔插管细的气管导管，导管前端外涂以滑润剂。②必须将导管与面部做垂直的方向插入鼻孔，沿鼻底部出鼻后孔至咽腔，切忌将导管向头顶方向推进，否则极易引起严重出血。③鼻翼至耳垂的距离相当于鼻孔至咽后腔的距离。当导管推进至上述距离后，用左手持喉镜显露声门。右手继续推进导管入声门，如有困难，可用插管钳夹持导管前端送入声门。④经鼻导管容易在鼻后孔位置出现弯折，处理困难。为此，对导管的质地应事先检查，选用坚韧而有弹性、不易折屈和压扁的导管。

3. 气管内插管并发症

（1）插管损伤：插管时动作粗暴或用力不当，可致牙齿脱落，口、鼻腔持续出血，喉水肿及声带麻痹等并发症。气管内插管过程中必须严格遵守操作常规，避免动作粗暴。应根据患者的年龄、性别和身高选择与患者气管内径相匹配的气管导管。

（2）插管应激反应：表现为喉镜和插管操作期间的血压升高、心动过速等，并可诱发心律失常。采取较深的麻醉深度、尽量缩短喉镜操作时间、结合气管内喷雾局部麻醉药等措施，应激反应的强度与持续时间可得到显著减轻。此外，预先应用一定量的药物（如利多卡因、β-肾上腺素受体阻断药或钙拮抗剂等），也能有效缓解。插管应激反应对循环系统正常的患者一般无大影响，但对冠状动脉硬化、高血压和心动过速患者则有可能引起严重后果。

（3）气管导管误入食管：可引起麻醉死亡，关键在能否及时迅速做出识别。如若延误判断时间，意味着患者缺氧死亡的可能。监测呼出气 CO_2 是确诊气管导管误入食管最有效和最可靠的方法之一。

（4）误吸胃内容物：容易诱发胃内容物反流和误吸的因素较多，常见的有面罩麻醉时气体入胃、喉防御反射尚未恢复前拔管、术前饱食、胃肠道梗阻等。清醒插管和快速诱导插管期间，将环状软骨向脊柱方向压迫能一定程度上防止误吸的发生。

（5）喉痉挛：麻醉期间的疼痛刺激，浅麻醉下或不用肌肉松弛药的情况下试图气管插管，拔管后气道内仍存留血液或分泌物等因素，都容易诱发喉痉挛和支气管痉挛。

四、全身麻醉的诱导、维持和苏醒

全身麻醉实施的方法主要包括静脉麻醉、吸入麻醉及复合麻醉。吸入麻醉是指挥发性麻醉药或麻醉气体经呼吸系统吸收入血，抑制中枢神经系统而产生全身麻醉的方法。吸入麻醉药在体内代谢、分解少，大部分以原型经肺排出体外，因此吸入麻醉具有较高的可控性、安全性及有效性。静脉麻醉是指将一种或几种药物经静脉注入，通过血液循环作用于中枢神经系统而产生全身麻醉的方法。近年来完全采用静脉麻醉药及其辅助药来对患者实施麻醉的方法，即"全静脉麻醉"在临床麻醉工作中得到广泛的应用。无须经气道给药和无污染是静脉麻醉与吸入麻醉相比，最为突出的两个优点。对患者同时或先后实施静脉麻醉技术和吸入麻醉技术的麻醉方法称之为静脉－吸入复合麻醉技术，简称静吸复合麻醉。由于静脉麻醉起效快，诱导平稳，而吸入麻醉易于管理，麻醉深浅易于控制，因此静脉麻醉诱导后采取吸入麻醉或静吸复合麻醉维持在临床麻醉工作中占主要地位。无论采用何种方法实施全身麻醉，其过程均包含诱导、维持及苏醒三部分。

（一）全身麻醉诱导

患者接受全身麻醉药后，意识自清醒进入全身麻醉状态的过程称为全身麻醉诱导。诱导前应充分评估病情及气管插管的条件，选择适当的诱导方法。对于肥胖、舌大、颈短、头颈部外伤、特殊疾病（强直性脊柱炎、肿物压迫呼吸道、瘢痕挛缩致张口困难等）及以前存在困难气道史的患者应谨慎，充分准备并考虑清醒气管插管可能，避免出现既不能成功进行气管内插管又无法施行面罩通气的危急情况。

诱导常用方法包括：①静脉快速诱导，这是目前最常用的方法。患者在经过充分预氧合和去氮后（面罩吸入 8～10 L/min 氧气 3 分钟或嘱患者行 5～6 次深呼吸以加速氧气的交换）开始诱导。静注静脉麻醉药，如丙泊酚、依托咪酯等，待患者神志消失后静脉注射肌肉松弛药，并应用一定剂量的阿片类药物以减轻气管内插管造成的应激反应，完成气管内插管后连接麻醉机，行控制呼吸。②吸入麻醉诱导，主要用于小儿或某些特殊情况如重症肌无力患者。一般选择刺激性小的强效吸入药，如七氟烷等。③保持自主呼吸的诱导，也称为慢诱导，主要用于气道不畅或估计插管困难者。在保持自主呼吸下给予充分表面麻醉，并给予对呼吸抑制轻微的药物，使患者处于镇静状态，气管内插管后即给予麻醉诱导药物的方法。

（二）全身麻醉维持

在全身麻醉诱导完成后即进入全身麻醉维持阶段，两个阶段并无明显界限，维持阶段持续至停用麻醉药为止。维持用药可采用吸入或（和）静脉用药的方式。麻醉维持阶段麻醉医师除了要维持适当的麻醉深度外，还要严密监护患者的生命体征，维持患者温度、凝血、电解质及酸碱平衡、容量平衡等内环境的稳定及重要脏器功能，保障患者的生命安全。

（三）全身麻醉苏醒

患者从无意识状态向清醒状态转变并恢复完整的保护性反射称为全身麻醉苏醒。除某些特殊病情需要术后进行一段时间的机械通气外，全身麻醉后早苏醒有利于患者重要器官自主调节能力的迅速恢复，从而有利于患者的康复和术后护理。吸入麻醉药绝大部分经肺排出，停止吸入后至苏醒的时间取决于麻醉药的血/气分配系数、麻醉时间长短、麻醉深度、肺功能和心排血量等因素。为加速苏醒，可用最大通气量促使吸入麻醉药较快经肺排出，迅速降低其血、脑浓度。

五、全身麻醉的并发症及其处理

（一）呼吸系统并发症

1. 反流、误吸和吸入性肺炎 全身麻醉时因患者意识丧失，吞咽及咳嗽反射消失，胃内容物较多时，极易发生呕吐和胃内容物反流，一旦有反流物达到咽喉部，即可发生误吸或吸入性肺炎。反流、误吸多发生在麻醉诱导期、麻醉苏醒期或术后，而在气管内插管前和麻醉苏醒期拔除气管导管后发生的危险性最高。产科、饱餐、上消化道出血及肠梗阻患者发生率较高。

禁食、禁水、清醒气管内插管、压迫环状软骨以闭合食管及完全清醒后拔管等措施有助于预防反流、误吸的发生。一旦发生反流、误吸，处理的关键就在于及时发现和采取有效的措施，以免发生气道梗阻和减轻急性肺损伤。即应立即将患者上半部放低，头偏向一侧，使呕吐物容易引出口腔外，避免进入呼吸道，同时将口、鼻腔内的食物残渣、呕吐物清除干净。必要时立即进行气管内插管和支气管镜检查，清除呼吸道内误吸物。误吸的胃液量大于 25 ml，pH 低于 2.5 时，将迅速引起炎症反应、肺间质出血和水肿，出现喘鸣、咳嗽和发绀等化学性肺炎的症状。治疗除给予氨茶碱和抗生素外，每次可经气管、支气管以 5 ～ 10 ml 生理盐水于支气管内反复冲洗，并应用大剂量糖皮质激素 2 ～ 3 天，以抑制支气管周围的渗出反应。需要时可行机械通气，维持机体通气和氧合正常，等待小支气管周围渗出和水肿消退。

2. 呼吸道梗阻

（1）上呼吸道梗阻：发生位置在喉头，常见原因为舌后坠、咽喉部分泌物积存、喉头水肿及喉痉挛。舌后坠可表现出呼吸困难，可闻及鼾声，此时应将头后仰，托起下颌或置入口咽通气道。咽喉部有分泌物则呼吸时有水泡，应及时吸出口咽部分泌物，将患者头转向一侧，有利于分泌物的流出。喉头水肿多发生于婴幼儿及气管导管插入困难者，轻者给予糖皮质激素和吸氧，重者应立即行气管内插管或气管切开。喉痉挛易发生在浅麻醉下异物接触喉头，行尿道、宫颈扩张或刺激肛门括约肌时。出现喉痉挛时患者有呼吸困难，吸气时伴有鸡鸣声，并因缺氧而导致发绀。处理方法为解除诱因，加压给氧，对无效者应静脉注射琥珀酰胆碱，经面罩给氧维持患者通气或行气管内插管。

（2）下呼吸道梗阻：发声部位在喉头以下。常由于气管、支气管内分泌物堵塞、支气管痉挛或气管导管扭折引起。支气管痉挛多发生在有哮喘史和患有慢性阻塞性肺疾病患者，这类患者气道反应性较高，在浅麻醉时，如气管内导管刺激气管，即可造成严重的气管和支气管痉挛。围术期应用释放组胺的药物，也可能导致支气管平滑肌张力增加，从而诱发支气管痉挛。严重下呼吸道梗阻患者可出现二氧化碳潴留、缺氧、心动过速和血压下降。因此，对这类患者全身麻醉时应及时吸净呼吸道分泌物，当达到足够麻醉深度时再行气管内插管。氯胺酮和吸入麻醉药均具有支气管扩张作用，是哮喘患者首选的麻醉药物。

3. 急性肺不张　急性肺不张是指弥漫性肺泡萎陷而失去通气功能，多见于全身麻醉之后。呼吸道梗阻是肺不张的最常见原因。分泌物较多且黏稠度增加，咳嗽无效，阻塞支气管，远端肺泡内气体如果仅为氧气，氧气一旦被吸收入血，肺泡就随之萎陷。全身麻醉时行间隙正压通气，潮气量比较恒定，吹入气并不能均匀分布到所有肺泡，大多数吹入气仅集中于一定肺区，长时间后某些未被膨胀的肺泡内气体被吸收后，肺泡萎陷。因此，多痰的患者术前应充分准备，术中及时吸净呼吸道分泌物。施行机械通气时应定时复张肺，开胸手术患者在关胸前应吸痰后充分复张所有肺组织。避免纯氧长时间吸入而出现的吸收性肺萎陷，同时应保持吸入气体一定的温度和湿度。术后应施行完善的镇痛，鼓励患者咳嗽，早期下床活动。如咳嗽吸痰仍不能缓解肺不张时，应行支气管镜检查、吸痰，并给予抗生素治疗。

4. 通气不足　通气不足是指因肺泡通气的降低引起 $PaCO_2$ 的增高。手术后通气不足的原因主要包括：①中枢性呼吸驱动的削弱；②呼吸肌功能恢复不足；③体内产生 CO_2 增多；④由于呼吸系统急性或慢性疾病所影响。

（二）循环系统并发症

1. 低血压　收缩压低于 90 mmHg 或下降超过基础血压的 30% 为低血压。麻醉期间出现低血压的原因很多，常见原因为术前禁食水、清洁灌肠、术中失血导致的血容量不足，麻醉药物对循环的抑制，手术操作压迫上、下腔静脉使回心血量减少，并存疾病（如肾上腺皮质功能不全、心功能不全、休克等）或继发于其他严重心、肺并发症（如心肌缺血、心包压塞、气胸、肺梗死等）。麻醉期间，一旦出现低血压，应首先判断原因，积极针对病因治疗，必要时可暂停手术操作。

2. 高血压 收缩压高于 180 mmHg，或升高超过基础血压的 30% 为高血压。手术中血压增高会增加失血量，增加心肌耗氧量，使脑血管意外的危险性增加。原发性高血压、甲状腺功能亢进症、嗜铬细胞瘤、原发性醛固酮增多症等患者，麻醉期间如麻醉过浅极易引发高血压。手术探查、压迫腹主动脉、气管插管等操作时容易出现高血压。通气不足、二氧化碳潴留也是麻醉与手术中引起血压增高的常见原因。某些药物（如泮库溴铵、氯胺酮）注射过快或剂量过大也可造成一过性血压升高。麻醉中出现高血压首先应解除引起高血压的诱因，并且保证麻醉深度适当。对血压过高的患者应给予降压治疗。麻醉期间应用降压药应遵循小剂量、分次的原则，注意降血压药与麻醉药的协同作用。

3. 心律失常 麻醉深浅不当、手术刺激、高血压、低血压、二氧化碳潴留及缺氧等均可引起心律失常。血清电解质和体液酸碱紊乱，特别是低血钾，也容易诱发心律失常。应保证麻醉深度适宜，维持血流动力学稳定，维持心肌氧供需平衡，针对诱发心律失常的不同原因进行相应的处理。房性心律失常对血流动力学无显著影响，无需特殊处理。心房颤动心室率过快时，可给予维拉帕米或毛花苷 C 处理，使心室率控制在 100 次 / 分以下。室性期前收缩伴心率较慢时可给予阿托品，当心率加快后室性期前收缩多可消失。如果室性期前收缩频发（＞5 次 / 分）或出现多源性、R-on-T 现象时，须积极处理。可先静脉注射利多卡因 1～1.5 mg/kg，必要时静脉持续输注 1～4 mg/min。对疗效欠佳者可静脉注射胺碘酮 150 mg，将血清钾提高到 5 mmol/L，有助于室性心律失常的控制。

4. 心脏停搏与心室纤颤 是围麻醉期最严重的意外事件。两者都使心脏失去排血功能，全身血液循环陷入停顿状态，各器官失去血液供应。引起心脏停搏与心室纤颤的原因较为复杂，多与心肌缺血、休克、电解质紊乱、体温过低有关。麻醉深浅不当、呼吸道梗阻、强烈的手术刺激、血流动力学急剧变化等都可成为促发因素。对心脏停搏及心室纤颤须及时诊断、积极进行心肺复苏，才能使患者免于死亡。

（三）中枢神经系统并发症

1. 高热、抽搐和惊厥 体温过高常见于小儿，是由于婴幼儿体温调节中枢尚未发育健全所致。如高热不立即处理，可以引起抽搐甚至惊厥。当发现体温升高时，应积极控制体温。如患者已发生抽搐，应立即提高吸入氧浓度，静脉注射咪达唑仑或小剂量硫喷妥钠，同时积极进行物理降温，特别是头部降温，应警惕麻醉药导致的恶性高热可能。恶性高热是一种特发性肌肉代谢异常病变，当易感者接受琥珀酰胆碱或氟烷时易诱发，静脉注射硝苯呋海因是特效治疗。

2. 苏醒延迟 如全身麻醉后超过 90 分钟意识仍不恢复，可认为麻醉苏醒延迟。麻醉苏醒延迟可能与麻醉药物过量有关，也可能是循环或呼吸功能恶化以及严重水、电解质紊乱或糖代谢异常，低体温导致麻醉药物代谢延迟、术中急性脑卒中等的结果。应针对病因逐一进行筛查、诊断和处理。

3. 全麻后谵妄 术后谵妄发生率范围为 5.1%～52.2%，与手术类别、年龄等因素相关，老年患者发生率高。其原因与代谢紊乱、神经系统炎性反应、围术期用药以及低氧血症有关。去除危险因素和支持治疗，是所有谵妄患者的首选和基础治疗措施。药物治疗仅适用于患者躁动症状严重、如不及时控制症状有可能危及患者自身安全（如意外拔管、拔除输液通路或引流管等）或医务人员安全的情况。

第六节　麻醉监测及围术期管理

安全是反映麻醉质量的一个重要方面。围麻醉期患者的重要器官不断受到外科操作及麻醉药物的影响，对这些影响如未能及时发现和正确处理，可引起患者暂时性或永久性损害。因此，麻醉期间应严密监测患者的生命体征及各种生理变化，力求及早发现和及时纠正，以避免发生严重并发症。

一、麻醉深度监测

麻醉深度是指全身麻醉药的控制作用与手术刺激反作用之间相互平衡时所表现出来的中枢神经系统功能状态。理想的麻醉深度应该保证患者术中无痛觉和意识活动，血流动力学稳定，术后苏醒完善且无术后回忆。然而目前尚无一种准确、有效的方法能判断麻醉深度。临床上主要靠术中患者的血压、心率、呼吸幅度和节律、眼部症状、肌肉松弛程度等临床表现，并在麻醉监测技术的指导下判断麻醉深度。目前主要用于麻醉深度监测的技术包括脑电双频指数（bispectral Index，BIS）、诱发电位（evoked potential，EP）、外科伤害指数（surgical stress Index，SPI）等。

1. 脑电双频指数（BIS）　BIS 对镇静深度监测有着较好的敏感度和特异度，但对麻醉的镇痛成分敏感性较差。目前认为，BIS 监测可为个体患者的麻醉深度监测提供有用的趋势信息，但单独使用并不足以预防术中知晓的发生，确定麻醉深度也缺乏足够的可靠性。

2. 诱发电位（EP）　近年来应用 EP 监测麻醉深度而日益受到重视，其中潜伏期听觉诱发电位数值稳定，个体差异小，适用于麻醉深度监测，但其对预测外科手术刺激引起的体动反应尚有争议。

3. 外科伤害指数（SPI）　是通过独特算法，对脉搏波进行处理而获得，反映了患者对疼痛（伤害感受性）刺激产生而增加的交感神经活性。适用于全身麻醉期间的成人患者，但受到起搏器、阿托品、影响血流动力学稳定因素的影响。

二、心血管功能监测

1. 脉搏监测　最简单的方法是用手指触摸桡动脉、股动脉、颈动脉或颞浅动脉等表浅动脉，了解脉搏的强度、频率和节律。

2. 心电图监测　心电图监测可识别各种心律失常和传导阻滞，有助于预防和及时发现心肌缺血，以便及时处理。通常用标准 II 导联，此导联的 P 波最为明显，便于发现和鉴别心律失常。为及时发现心肌缺血，最好同时监测胸前导联 V_5。

3. 动脉血压监测　分为无创动脉血压监测和有创动脉血压监测。无创法多采用袖带法测压。现在有设备可提供术中连续的无创血压监测。有创动脉血压监测是通过穿刺将导管置入周围动脉内，连接换能器，测量收缩压、舒张压和平均压，其结果较无创测压方法准确，但有一定创伤，主要用于心血管手术、需实施控制性降压以及危重患者的手术。常选择桡动脉进行穿刺，此外，也可选用足背动脉、股动脉、肱动脉等。

4. 中心静脉压监测　中心静脉压（Central Venous Pressure，CVP）是指上腔静脉或下腔静脉即将进入右心房处的压力或心房压力，可通过颈内或锁骨下等中心静脉置管测定。单独监测 CVP 对心室容积和充盈情况反映有限，CVP 改变应与其他反映患者的血流动力学参数（如血压、心率、尿量）等指标结合分析。

5. 肺动脉导管　肺动脉导管（Swan-Ganz 导管）通常经颈内静脉置入右心房后，在导管尖端套囊内充气，让导管随血流漂浮前进，依次经过右心室、肺动脉，直到嵌入肺动脉小分支。肺动脉导管可反映左心室前负荷，可抽取混合静脉血样，导管的热敏阻丝还可以用来测量心排血量，并计算多个血流动力学参数，如外周血管阻力、每搏量等。由于肺动脉导管可引发严重心律失常、肺梗死等严重并发症，故须严格掌握适应证，主要用于左心功能不全及需监测心排血量的危重患者。

6. 心排血量监测　经典的心排血量监测是通过热稀释法进行的，即将一定量低于体温

（常为室温或冰水）的液体注射到右心房，改变与肺动脉导管末端的热敏电阻相接触的血液温度。注射后，根据时间绘制温度变化图得到热稀释曲线，由计算机整合曲线下面积得出的就是心排血量。染料稀释法也是通过中心静脉导管注射染料，并通过合适的探测仪分析动脉血样，能够测定循环中染料出现的时间，得到的染料曲线下面积与心排血量有关。

7. 经胸超声多普勒（transthoracic echocardiography，TTE）和经食管超声心动图（transesophageal Echocardiography，TEE）监测　TTE和TEE应用广泛，其用途可包括：对血流动力学不稳定原因（包括心肌缺血、收缩期或舒张期心力衰竭、瓣膜异常、低血容量、心脏压塞）的诊断，估算血流动力学参数（如每搏量、心排血量和心腔内压力）、心脏结构疾病（如瓣膜疾病、心内分流、主动脉疾病等）的诊断或指导外科手术（如二尖瓣修补术）。在神经外科手术中，术中TEE主要用于监测可能出现的气体栓塞。

三、呼吸监测

1. 通气监测　术中用于时刻监测患者的潮气量与分通气量，防止通气不足的发生。手术结束时用于判断患者自主呼吸恢复的程度，确定能否撤离机械通气和拔除气管导管。

2. 肺量计　新型麻醉机能够测量（并管理）气道压力、容量、通过流量计算气道阻力和顺应性，并能以流量－容积环或压力－容积环的形式表示这些变量的关系。最基本的监测包括吸气峰压是否过高或过低，可相应提示有气道梗阻或呼吸机/环路连接断开。

3. 呼气末二氧化碳分压监测　在无明显肺部疾病的情况下，呼气末二氧化碳分压（$P_{ET}CO_2$）基本可反映动脉血二氧化碳分压（$PaCO_2$）。

4. 脉搏血氧饱和度（SpO_2）监测　麻醉手术中常规监测方法之一，通过监测脉搏血氧饱和度，能随时了解患者的氧合情况，及时发现低氧血症的发生。

5. 动脉血气分析　术中动脉血气分析能及时了解患者的电解质及酸碱平衡情况，了解患者的氧合状况及其他重要指标，从而评估患者的全身情况。

四、其他监测

1. 尿量监测　留置导尿管，测定每小时尿量，可直接了解肾灌注情况，并间接反映内脏器官灌注情况。

2. 体温监测　麻醉手术中常规监测之一，在实施全身降温和体外循环下心内手术时尤为重要。体温监测也常用于小儿麻醉或危重患者麻醉时的监测。常用的中心体温监测部位是鼻咽部（反映脑部温度）、食管（反映心脏温度）或直肠（反映内脏温度，但膀胱内温度较直肠处可靠）。

3. 神经肌肉阻滞监测　在应用肌肉松弛药时，根据对电刺激神经的肌收缩反应，可了解神经阻滞的性质和程度，术中可指导肌肉松弛药的用药，术后可确定何时给予拮抗药。常用四个成串刺激进行监测。

4. 脑部氧监测　脑部氧监测根据近红外光谱原理，通过反射频谱法，利用LED发射光源发射近红外光，近端和远端的两个接收器探测从深部脑组织和表浅结构反射回来的红外光，并计算获得前额脑组织氧饱和度状况，监测电极通常放置在前额皮肤表面，反映双侧大脑前动脉和大脑中动脉供应脑组织的氧供需平衡状态，所获得结果主要反应70%静脉血氧饱和度状态。其年轻志愿者脑部氧饱和度正常值为70±6%，绝对值低于50%，或者低于基线值20%可以诊断为脑氧供需失衡。脑氧供需失衡可预测术后的神经系统事件。

5. 除上述常用的监测外，对某些患者和手术还须进行一些特殊的监测，如颅脑手术时需监测颅内压，对糖尿病和胰岛细胞瘤患者需监测血糖，对体外循环手术的患者需监测凝血功能和血清电解质等。

第七节　麻醉后监护病房

麻醉后监护病房（post-anesthesia care unit，PACU）是对麻醉后患者进行严密观察和监测，直至患者完全清醒，生命体征恢复稳定的单位。全身麻醉患者、硬膜外平面在 T_5 以上及病情不稳定又无需直接转入 ICU 的患者，均需送至 PACU 观察治疗。

PACU 的位置邻近手术室，最理想是处于整个手术室的中心区域。习惯上，PACU 与手术间的比例为 1.5 : 1。每个患者所在的空间均配备脉搏氧饱和度、心电图、无创血压监测和体温监测。监护仪还需要能够进行以下监测：有创动脉压、中心静脉压、肺动脉压或颅内压监测。PACU 还需要具备抢救设备。在 PACU 中，患者的管理是在麻醉医生、外科医生、护士、呼吸治疗师及其他专科医师全力合作下完成的。麻醉医生主要处理镇痛，气道，心、肺功能以及代谢等相关问题，外科医生处理其他一切与手术本身直接相关的问题。

对于全身麻醉的患者，到达 PACU 后，应迅速了解患者的手术情况、判断气道情况、生命体征和氧合情况。应常规每隔至少 5 分钟测一次血压、脉搏和呼吸频率。此外，还应进行疼痛评估、体温的测量及是否存在恶心、呕吐。并针对患者的不良反应，如低氧血症、躁动、恶心、呕吐、低体温、低血压、高血压等全身麻醉苏醒期并发症进行处理。应控制术后疼痛至患者可接受的范围。

区域麻醉的患者、深度镇静或严重血流动力学不稳定的患者应在 PACU 中接受吸氧与监护。应定期评估感觉和运动平面，记录区域阻滞消退的情况。最理想的离开 PACU 的指征是阻滞完全消退。

离开 PACU 的指征常采用 Aldrete 评分（表 10-7-1）进行判断，理想的离开评分为 10 分，至少应达到 9 分。

表10-7-1　Aldrete评分

项目	标准	分值
氧合	吸空气 SpO_2 > 92%	2
	吸氧气 SpO_2 > 90%	1
	吸氧气 SpO_2 < 90%	0
呼吸	能自由的深呼吸和咳嗽	2
	呼吸困难、通气浅或受限	1
	呼吸暂停	0
循环	血压变化正常值 +/-20 mmHg	2
	血压变化正常值 +/- （20 ～ 50）mmHg	1
	血压变化大于正常值 +/-50 mmHg	0
意识	完全清醒	2
	呼喊能唤醒	1
	不易反应	0
活动	四肢活动	2
	双肢活动	1
	无活动	0

第八节　急性术后镇痛技术及管理

急性疼痛是由于组织损伤造成的行为及生理学的改变，时间一般不超过 7 d。急性疼痛会增加患者术后并发症的发生概率并对患者的心理造成严重影响。

为了更好地管理术后急性疼痛，20 世纪 80 年代美国和德国相继建立了急性疼痛服务（acute pain service，APS）组织，其目的就是通过建立统一的组织对急性疼痛进行管理，以期对急性疼痛治疗的同时能更好地预防和处理相关不良反应，从而使急性疼痛的治疗更加安全有效。

APS 推荐的形式包括：①24 h 随时待命的急性疼痛服务人员；②对疼痛进行评估的机制，包括静态及动态疼痛评分，同时要有相应的记录；③对护士及外科医生进行教育，制订术后活动和康复目标；④对病房护士进行教育，使镇痛安全、有效；⑤让患者了解疼痛治疗的意义、目标、益处以及可能出现的不良反应；⑥提高患者的安全性。APS 人员构成大致包括护士、麻醉医生、外科医生（有或无）。

APS 本身存在缺陷，实施过程中也存在问题。为了改善目前急性疼痛治疗的现状，围术期多学科疼痛管理（multi-disciplinary pain management team，pMDT）理念逐渐开始被推广。pMDT 的目的是为了有效地减少术后急性疼痛的发生及程度，防范及减少并发症及不良反应，为患者术后康复提供良好的条件，以期减少患者花费，同时改善预后。

pMDT 通常由外科医生（建议副主任医师以上）、麻醉医生、病房护士、麻醉科护士和康复医生组成。外科医生与麻醉医生、护士、护理人员一起制订围术期疼痛管理策略，包括术前镇痛药物的应用、术中尽量采用微创手术技术、术中进行区域阻滞（如肋间神经阻滞、膝关节周围浸润麻醉、伤口周围浸润麻醉等）。麻醉医生是 pMDT 中核心镇痛技术的实施者。pMDT 麻醉医生负责急性疼痛管理培训、制订疼痛治疗方案、分析在疼痛治疗过程中的问题，根据现有的证据提出符合现阶段情况的适宜的改进措施。病房护士负责对患者进行疼痛相关知识宣传教育，监督镇痛措施的实施情况，评估患者疼痛程度（静态和动态），记录疼痛治疗过程中患者一般状况以及意识状况。麻醉科护士负责对术后应用患者自控镇痛（patient controlled analgesia，PCA），其中包括 PCIA 经静脉患者自控静脉内镇痛（patient controlled intravenous analgesia，PCIA）、患者自控硬膜外镇痛（patient controlled epidural analgesia）、患者自控神经阻滞镇痛（patient controlled nerves blocking，PCNB）的随访记录，在床旁对病房护士进行培训，制订相应的急性疼痛管理护理规范。康复医生应根据患者的一般状况制订术后康复方案，提出康复过程中的疼痛治疗需求。心理医生参与对患者心理问题的分析及调整，同时对护士和医生进行相应培训以缓解患者紧张焦虑情绪。

pMDT 重点在将围术期疼痛观念融入临床路径，从术前、术中、术后的每个环节都要采取降低创伤、应激的措施。更强调相关人员之间的协调与配合。pMDT 采用共识－行动－反馈－讨论的实施策略，对于临床工作中、康复中出现的疼痛治疗问题反应更加迅速和灵活。

急性疼痛的治疗常采用多模式镇痛，即联合有不同药理学作用机制及叠加或协同效应的不同种类药物来实施镇痛，从而达到理想的镇痛效果，同时减少镇痛药剂量和不良反应。多模式镇痛的镇痛方法如下：

1. 非甾体消炎药　NSAIDs 的使用可减轻术后疼痛强度，减少阿片类药物剂量约 30%，因此可减少阿片类药物的不良反应。如对乙酰氨基酚，可经口、直肠和肠外给药，是多模式镇痛的重要组成部分。但 NSAIDs 可以增加胃肠道出血和术后出血的风险，影响肾功能，增加结直肠手术吻合口渗漏的风险，甚至影响伤口愈合。选择性的环氧化酶 -2 抑制剂同样可减轻疼痛，减少阿片类药物用量及不良反应，没有 NSAIDs 带来的血小板功能障碍和胃肠道出血风险，但对肾功能的影响存在争议。

2. 阿片类　全身使用阿片类药物是治疗手术疼痛的基本方法。在术后口服镇痛药过渡期，常于肠外使用阿片类药物。患者自控镇痛中使用阿片类药物可以提供更好的疼痛控制、更高的患者满意度和更少的阿片类药物不良反应。患者自控静脉镇痛（patients controlled intravenous analgesia，PCIA）为术后经静脉镇痛的常用方式。

3. 硬膜外镇痛　除可以提供显著的镇痛外，硬膜外阻滞还可减弱手术应激反应，减少术后并发症，促进术后恢复。硬膜外镇痛使用低浓度局部麻醉药可避免阻滞下肢运动神经，从而避免延迟术后活动与恢复。在术中或术后需使用抗凝血药的患者中，为避免形成硬膜外血肿而导致灾难性神经系统并发症，硬膜外镇痛的使用受限。患者自控硬膜外镇痛（patients controlled epidural analgesia，PCEA）为术后硬膜外镇痛的常用方式。

病例 10-1

4. 外周神经阻滞　单次或连续外周神经阻滞可减少阿片类药物的剂量相关并发症，促进术后恢复，提高患者满意度。外周神经阻滞需根据手术部位和范围考虑选择适宜的靶神经或靶神经丛进行阻滞，如全膝关节置换术后采用连续股神经阻滞镇痛。患者自控连续神经阻滞镇痛（patients controlled nerve blockade，PCNB）为常用方式。

病例 10-1 解析

5. 局部麻醉药伤口浸润 / 连续输注　可在伤口局部单次浸润注射局部麻醉药或者埋置管路进行持续输注以实施伤口镇痛。

为了促进患者术后康复进程，优选以局部麻醉药为主的神经阻滞镇痛和以 NSAIDs 为主的低阿片 / 去阿片多模式镇痛。

视频：编者寄语

（王天龙）

肿瘤学概论

肿瘤（tumor）是机体正常细胞在不同的始动与促进因素长期作用下，异常增生分化形成的新生物。它不受生理调控，新生物一旦形成，就不因病因消除而停止增生。恶性肿瘤呈浸润性生长，并可转移到其他部位，治疗困难，常危及生命。

恶性肿瘤在全球范围内已经成为常见病，是主要死亡原因之一。全球范围内最常见的恶性肿瘤依次为肺癌、胃癌、前列腺癌、结直肠癌和肝癌。我国最常见的恶性肿瘤，在城市依次为肺癌、胃癌、肝癌、肠癌与乳腺癌。在农村为胃癌、肝癌、肺癌、食管癌、肠癌。每年新发病例约 200 万，死亡约 150 余万。

【分类】

通常根据肿瘤的解剖部位、形态学和生物学行为进行分类。肿瘤可分为良性和恶性两大类。良性肿瘤，一般称为"瘤"。恶性肿瘤来自上皮组织者称为"癌"；来源于间叶组织者称为"肉瘤"；胚胎性肿瘤常称母细胞瘤，如神经母细胞瘤、肾母细胞瘤等。某些恶性肿瘤仍沿用传统名称"瘤"或"病"，如恶性淋巴瘤、精原细胞瘤、白血病、霍奇金病等。通常将组织及器官来源部位冠于前，如肺癌、乳腺癌、结肠癌、背部脂肪瘤等。

【病因】

恶性肿瘤的发生是一个多因素、多步骤、多基因参与的复杂过程，是环境与宿主内外因素交互作用的结果。80% 以上的恶性肿瘤与环境因素有关。另外，机体内在因素在肿瘤的发生、发展中也同样重要，如遗传（遗传易感性）、内分泌、免疫机制等。

（一）环境因素

1. 化学因素

（1）烷化剂：生活中常被用来当做化疗药、杀菌剂和灭菌剂。烷化剂可致突变、畸形、癌变，如有机农药、氮芥等可致肺癌及造血器官肿瘤等。

（2）多环芳烃类化合物：指由多个苯环缩合而成的化合物及其衍生物，代表为 3,4- 苯并芘。燃烧纸烟，不完全燃烧的煤炭、石油，用烟直接熏制鱼、肉时均能产生多环芳烃类物质。

（3）氨基偶氮类：常被用作纺织品、食品和饮料的染料、添加剂。氨基偶氮类可诱发膀胱癌、肝癌。

（4）亚硝基化合物：亚硝基化合物是重要的环境化学致癌物，与食管癌、胃癌和肝癌的发生有关。

（5）真菌毒素和植物毒素：如黄曲霉素是很强的致癌物，食用被其污染的粮食可致肝癌，也可致肾癌、胃癌和结肠癌。植物毒素亦可致癌，如苏铁素、黄樟素、蕨类毒素等。

（6）金属致癌物：镍、铬、砷、镉可引起人和动物肿瘤。

2. 物理因素

（1）电离辐射：X 线防护不当可致皮肤癌、白血病、甲状腺癌、乳腺癌等。吸入放射污染粉尘可致骨肉瘤和甲状腺肿瘤等。

（2）紫外线：可引起皮肤癌，对易感性个体（着色性干皮病）作用明显。

（3）其他：烧伤后深瘢痕的长期存在易致癌变，皮肤慢性溃疡可致皮肤鳞癌。石棉纤维与肺癌相关。

3. 生物致癌因素   主要为病毒，如 EB 病毒与鼻咽癌、Burkitt 淋巴瘤相关，单纯疱疹病毒、乳头瘤病毒长期感染与宫颈癌有关，乙型和丙型肝炎病毒与肝癌有关。

（二）机体因素

1. 遗传因素   肿瘤在少数家族中有聚集性，但遗传因素与共同生活环境因素往往相互交错。癌症有遗传倾向性，即遗传易感性，如遗传性结直肠癌、遗传性弥漫型胃癌、乳腺癌等。携带缺陷基因 *BRCA-1* 者易患乳腺癌。

2. 内分泌因素   某些激素与肿瘤发生有关，例如雌激素和催乳素与乳腺癌有关，雌激素与子宫内膜癌也有关。生长激素可以刺激癌症的发展。

3. 免疫因素   先天或后天免疫缺陷者易发生恶性肿瘤，如获得性免疫缺陷综合征患者易患恶性肿瘤。丙种球蛋白缺乏症患者易患白血病和淋巴造血系统肿瘤，肾移植后长期使用免疫抑制剂的患者，肿瘤发生率高。

4. 心理、社会因素

【病理】

肿瘤的发生、发展包括细胞增生、细胞周期异常、免疫逃避、血管增生、转移等系列过程。相应的分子机制为癌基因的激活、抑癌基因失活、修复相关基因的功能缺失、凋亡机制丢失、信号转导调控机制紊乱和浸润转移相关分子事件等，构成了恶变分子机制的基础。

1. 恶性肿瘤的发生、发展   恶性肿瘤的发生、发展过程漫长，包括癌前期、原位癌和浸润癌三个阶段。通常，致癌因素作用经 10 ~ 20 年的癌前期阶段恶变为原位癌。原位癌可历时 3 ~ 5 年，在促癌因素作用下发展成浸润癌。浸润癌的病程一般为 1 ~ 3 年。病理形态上癌前期表现为上皮出现不典型增生。常见的癌前期病变有萎缩性胃炎或慢性胃溃疡，皮肤或黏膜乳头状瘤、黏膜白斑、交界痣等。局限于黏膜层的癌称为原位癌，这是癌症的早期阶段，不具备转移条件。此阶段行手术切除即可治愈。浸润癌则具备了转移能力。

2. 转移   恶性肿瘤的转移方式为直接蔓延、淋巴转移、血行转移以及种植转移四大类。①直接蔓延：肿瘤细胞向周围组织扩散生长称为直接蔓延，如胃癌侵及胰腺、直肠癌侵及前列腺。②淋巴转移：这是皮肤或黏膜来源肿瘤的主要扩散方式，多数情况为区域淋巴结转移，常按引流途径顺序转移，偶可出现"跳跃"转移。③血行转移：肿瘤经血液途径播散称为血行转移。胃肠肿瘤可经门脉系统转移到肝；肺癌可随动脉系统而全身播散到骨、脑。④种植转移：肿瘤细胞浸润脏器外膜，散落在体腔或空腔脏器表面生长，称为种植转移。最多见的为胃癌种植到腹腔、盆腔或卵巢。

3. 机体的抗肿瘤免疫   机体的抗肿瘤免疫机制包括特异性免疫和非特异性免疫，涉及多种免疫效应分子和效应细胞，细胞免疫发挥着主要抗肿瘤作用，并与体液免疫相互协调。人体免疫系统具有间接或直接消融肿瘤细胞的免疫效应功能。肿瘤细胞存在免疫逃逸机制，如肿瘤无特异抗原表达，缺乏 MHC 分子，缺乏共刺激分子或存在免疫抑制因子等。

【临床表现】

肿瘤的临床表现千差万别，取决于肿瘤的性质、部位和分期。一般早期多无明显症状。晚期则表现为局部占位效应，出现压迫症状，可有梗阻、出血、穿孔等表现。全身症状则表现为贫血、消瘦、发热等。某些具有分泌功能的肿瘤可产生明显症状，如嗜铬细胞瘤患者伴随高血压，胰岛细胞瘤可导致低血糖。尽管表现不一，但有其共同的特点。

（一）局部表现

1. 肿块　肿块是体表肿瘤常见症状。位置深者不易触及，但可出现脏器受压或空腔器官梗阻症状。良性者生长慢，恶性生长快，并可出现相应的转移灶，如肿大淋巴结、肝和肺转移结节等。

2. 溃疡　恶性肿瘤生长快，可因血供不足而继发坏死，形成溃疡。恶性者常呈菜花状，肿块表面有溃疡，可有恶臭及血性分泌物。

3. 出血　肿瘤可破溃致出血。上消化道肿瘤患者可有呕血或黑便；下消化道肿瘤患者可有血便或黏液血便；泌尿系统肿瘤患者则有血尿；宫颈癌患者可有血性白带或阴道出血；肝癌破裂可致腹腔内出血。

4. 梗阻　肿瘤可导致空腔器官阻塞，部位不同可出现不同症状。胰头癌、胆管癌阻塞肝外胆管可致黄疸，胃癌伴幽门梗阻可致呕吐，肠肿瘤可致肠梗阻，支气管癌可致肺不张。

5. 疼痛　肿块可使神经末梢或神经干受刺激或压迫，出现局部疼痛，多为隐痛，晚期病例可剧烈疼痛。空腔脏器肿瘤可致痉挛，产生绞痛，如肠肿瘤致肠梗阻的绞痛。

（二）全身症状

良性和早期恶性肿瘤患者多无明显全身症状。晚期恶性肿瘤患者可出现全身症状，如贫血、低热、消瘦、乏力等。某些部位的肿瘤可呈现相应的功能亢进或减退，继发全身性改变。如肾上腺嗜铬细胞瘤引起高血压，甲状旁腺瘤引起骨质改变，颅内肿瘤引起颅内压增高和压迫症状。

【诊断】

诊断的目的在于确认有无肿瘤、肿瘤的部位及性质，对恶性肿瘤应进一步了解分期。总体说来，恶性肿瘤缺少敏感的早期诊断方法。对深部肿瘤的早期诊断更为困难。

（一）病史

1. 年龄　儿童肿瘤多为胚胎性肿瘤或白血病。青少年肿瘤多为肉瘤，如骨与软组织肿瘤、淋巴造血系统肿瘤。癌多发生于成人。

2. 病程　良性肿瘤病程长，恶性者较短。良性肿瘤伴出血或感染时可突然增大，如有恶变可表现增长迅速。低度恶性肿瘤发展较慢，如皮肤基底细胞癌、甲状腺乳头状癌。老年患者恶性肿瘤发展速度相对较慢。高度恶性者发展迅速，如甲状腺未分化癌。

3. 个人史及过去史　部分患者有明显的癌前期病变或相关疾患病史。如乙型、丙型肝炎与肝癌有关，EB病毒感染与鼻咽癌有关，人乳头瘤病毒与子宫颈癌有关，萎缩性胃炎、慢性胃溃疡与胃癌有关，肠道腺瘤性息肉与大肠癌有关等。个人史中行为与环境相关的情况，如吸烟、长期饮酒、饮食习惯或与职业因素有关的接触与暴露史。如对大肠癌、乳腺癌、鼻咽癌患者，需注意肿瘤家族史。

（二）体格检查

1. 全身体检　除肿瘤局部及全身常规体检外，还应注意肿瘤易转移部位，如颈部、腋窝、腹股沟淋巴结，以及直肠指检等。

2. 局部检查　检查肿瘤的部位和性状，炎症、增生、畸形或肿瘤等均可致肿块，应加以鉴别。注意肿瘤大小、外形、质地、表面温度、血管分布、活动度。良性者大多有包膜，质地与相应的组织相同，如骨瘤质硬、脂肪瘤质软。恶性者多无包膜，血管丰富或温度较高，生长迅速，质地硬，浸润生长者边界不清且肿块固定。恶性肿瘤可有坏死、液化、溃疡、出血等继发症状。少数巨大良性肿瘤，亦可出现溃疡与出血。区域淋巴结或转移灶的检查：乳腺癌时检查患者腋淋巴结与锁骨上淋巴结；咽部肿瘤时需仔细检查患者颈部淋巴结；直肠肛管癌、外阴部癌时检查患者腹股沟淋巴结。

（三）实验室检查

1. 血、尿、粪便常规 肿瘤患者血、尿、粪便检查可出现异常。胃癌患者可伴贫血和粪便隐血。白血病患者血象明显改变。大肠肿瘤患者可有黏液血便或粪便隐血试验阳性。泌尿系统肿瘤患者可见血尿。多发性骨髓瘤患者可见尿中出现本 – 周（Bence-Jones）蛋白。

2. 肿瘤标志物 肿瘤标志分子多种多样，如蛋白质、酶、糖类、DNA、RNA、免疫球蛋白或糖蛋白等。目前的肿瘤标志物缺乏特异性，不仅在不同肿瘤有表达，正常组织的细胞也可表达，如前列腺特异抗原（prostate specific antigen，PSA）在前列腺癌及前列腺增生均可表达，仅是表达量的差异。

（1）酶学生化测定：①碱性磷酸酶，肝和成骨细胞可分泌 AKP，故肝癌、骨肉瘤时，患者血清 AKP 可增高，伴有阻塞性黄疸者由于排泄受阻，血清 AKP 亦可升高。②酸性磷酸酶，由前列腺分泌。前列腺癌时可见增高，如前列腺癌骨转移伴增生性骨反应者，酸性及碱性两种磷酸酶均可增高。

（2）糖蛋白：常用肿瘤标志物，如癌胚抗原（carcinoembryonic antigen，CEA）、CA199、CA125、CA153 等，可在消化道肿瘤、卵巢癌、乳腺癌患者血清中升高。

（3）激素类：分泌激素的器官肿瘤可致激素分泌增加出现相应症状。如绒毛膜促性腺激素用于绒毛膜上皮癌的诊断。垂体肿瘤患者可出现抗利尿激素或生长激素水平升高；胰岛细胞瘤患者可有低血糖表现；甲状旁腺肿瘤患者可出现高钙血症。

（四）影像学检查

应用 X 线、超声波、各种造影、放射性核素、X 线计算机断层扫描（computed tomography，CT）、磁共振（magnetic resonance image，MRI）、正电子发射断层成像（positron emission tomography，PET）等各种影像学技术，检查有无肿块及其所在部位、形态与大小，以判断有无肿瘤及其性质和分期。

（五）内镜检查

应用金属（硬管）或纤维光导（软管）的内镜可直接观察空腔器官、胸腔、腹腔以及纵隔的肿瘤或其他病变的改变，并可取细胞或组织行病理学检查诊断，还能摘除小的病变，又可向输尿管、胆总管或胰管插入导管做 X 线造影检查。常用的内镜有食管镜、胃镜、纤维肠镜、直肠镜、乙状结肠镜、气管镜、腹腔镜、纵隔镜、膀胱镜及阴道镜、子宫镜等。

（六）病理形态学检查

病理形态学检查是目前确定肿瘤的直接可靠依据，包括细胞学与组织学两部分。组织病理学检查是诊断肿瘤的金标准。

1. 临床细胞学 此法取材方便、易被接受，被临床广泛应用。①体液自然脱落细胞：肿瘤细胞易于脱落，取胸腔积液、腹腔积液、尿液沉渣、痰液进行涂片。②黏膜细胞：胃黏膜洗脱液、宫颈刮片及内镜下肿瘤表面刷脱细胞。③细针穿刺涂片或超声导向穿刺涂片。

2. 病理组织学 根据肿瘤所在部位、大小及性质等，应用不同的取材方法。对肿瘤位于深部或体表较大而完整者宜行超声或 CT 导向下穿刺活检，或于手术中切取组织送快速（冷冻）切片诊断。

【分期】

为了合理制订治疗方案，正确地评价治疗效果、判断预后，国际抗癌联盟提出了 TNM 分期法。T 是指原发肿瘤（tumor）、N 为淋巴结（node）、M 为远处转移（metastasis）。再根据肿块程度在字母后标以 0～4 的数字，表示肿瘤发展程度。以此三项决定其分期，不同 TNM 的组合，诊断为不同的期别。在临床无法判断肿瘤体积时则以 Tx 表达。肿瘤分期有临床分期（cTNM）及术后的临床病理分期（pTNM）。

【预防】

癌症是由多种不同的环境和遗传因素相互作用而引起的。癌症的预防分为一级预防、二级预防及三级预防。一级预防是消除或减少可致癌因素，防止癌症的发生。二级预防是指癌症一旦发生，如何在早期阶段发现并及时诊断、治疗。三级预防即诊断与治疗后的康复，提高生存质量及减轻痛苦、延长生命。

1. 一级预防　80%以上的人类癌症由环境因素引起。从目前已明确的因素看，应当改善生活习惯（如戒烟、戒酒），注意环境（如大气、水源与土壤等）保护，注意职业性、医源性、天然性与内源性等因素，其中影响最大的因素为烟草和不良饮食。除肺癌、口腔癌与烟草有关外，食管、胃、膀胱、胰、肝的癌症亦与之有关。25%～35%的癌症与饮食有关，故应多食纤维素、新鲜蔬菜和水果，忌食高盐、霉变食物。此外，还应减少职业性暴露于致癌物（如石棉、苯及某些重金属等）。

2. 二级预防　早期发现、早期诊断与早期治疗，对高发区及高危人群定期检查是较确切可行的方法，发现癌前病变应及时治疗。如切除胃肠道腺瘤或息肉，及时治疗子宫颈不典型增生病变，治疗慢性胃溃疡或经久不愈的下肢溃疡。

3. 三级预防　重在改善生存质量。如对癌症疼痛的治疗，对不能进食患者的营养支持等。

【治疗】

肿瘤治疗有手术、化学治疗、放射治疗、分子靶向药物和免疫等各种疗法，应根据肿瘤性质、发展程度和全身状况来选择合适的适应证。

对良性肿瘤患者可以随访，治疗以手术切除为主。恶性肿瘤为全身性疾病，根据分期不同，治疗方案不同。对Ⅰ期患者以手术治疗为主。对Ⅱ期和Ⅲ期病例行包括手术在内的综合治疗。Ⅳ期以全身治疗为主，辅以局部对症治疗。

（一）手术治疗

对绝大多数实体肿瘤，手术切除是最有效的治疗方法。手术可分为根治性手术和姑息性手术。

1. 根治手术　包括原发癌所在器官的部分或全部，连同周围正常组织和区域淋巴结整块切除。应用不接触技术防止肿瘤细胞污染或扩散。例如，胃癌根治术应切除包括距离肿瘤5 cm的正常胃壁，大、小网膜，引流区淋巴结。皮肤恶性肿瘤则应切除肿瘤边缘3～5 cm，深达肌膜一并切除。

2. 姑息手术　是以手术解除或减轻症状，例如，对晚期胃癌伴幽门梗阻者行胃空肠吻合术，对结直肠癌伴肠梗阻者行肠造口术。对症手术后可减轻患者痛苦、延长患者生命，进而可争取综合治疗的机会，提高患者生存质量。

（二）化学治疗

化学治疗单独应用可治愈绒毛膜上皮癌、睾丸精原细胞瘤、Burkitt淋巴瘤、急性淋巴细胞白血病等；对某些肿瘤可获得长期缓解，如粒细胞白血病、霍奇金病、肾母细胞瘤等。对多数实体肿瘤，化疗是重要的辅助治疗方法。

（三）放射治疗

放射治疗源有两大类：①光子类，包括深度X线、γ射线，各种放射性核素、如镭、^{60}钴、^{187}铯等。②粒子类，包括粒子加速器（电子束、中子束等），如直线加速器可治疗中等深度肿瘤，感应加速器可产生X线及电子束，中子加速器对乏氧细胞有杀灭作用。

各种肿瘤对放射线的敏感性不一，可归纳为三类：①高度敏感，淋巴造血系统肿瘤、性腺肿瘤、肾母细胞瘤等低分化肿瘤。②中度敏感，如基底细胞癌、宫颈鳞癌、鼻咽癌（未分化癌，淋巴上皮癌）、乳腺癌、食管癌等。③低度敏感，胃肠道腺癌、软组织及骨肉瘤等。

（四）分子靶向药物

以伊马替尼为代表，目前已经有多种分子靶向药物用于癌症的治疗。伊马替尼是一种小分子蛋白激酶抑制剂，它具有阻断一种或多种蛋白激酶的作用。临床用于治疗慢性髓细胞性白血病和胃肠道间质肿瘤。

（五）免疫治疗

通过改善患者对肿瘤的应答反应治疗肿瘤。免疫治疗包括肿瘤疫苗、细胞治疗和免疫检查点抑制剂等方法。目前已经有包括针对 CTLA-4、PD-1 多种药物获批用于临床治疗。免疫治疗是目前恶性肿瘤临床和基础研究的热点领域。

（步召德）

第12章 现代器官移植概论

一、器官移植的基本概念

将人体的某一具有活力的器官，通过手术的方法移植到另一个体或自身的另一部位，用以治疗相应脏器功能衰竭的过程，称为器官移植（organ transplantation）。被移植的器官称为移植物（transplant graft）。提供移植物的个体称为供体（donor）。接受移植物的个体称为受体（recipient）。如果供体与受体是同一个体，称为自体移植（autotransplantation）。而供体与受体非同一个体，则称为异体移植（allotransplantation）。在自体移植时，若移植物重新移植到原来的解剖部位，叫做再移植（replantation）如断肢再植。

二、器官移植的免疫学概念

免疫应答（immune response）指机体受抗原刺激后，体内抗原特异性淋巴细胞对抗原分子的识别、活化、增殖、分化或失去活性，并表现出一定生物学效应的全过程。其基本生物学意义是保护机体免受抗原性异物的侵袭。

细胞因子（cytokine）是由活化的免疫细胞和某些基质细胞分泌的，介导和调节免疫应答、炎症反应的小分子多肽，属非特异性免疫效应物质，在移植免疫反应中起着重要作用。

细胞凋亡（apoptosis）是一种主动的，由基因控制的、不同于坏死的细胞死亡形式。其发生机制尚不明确，近年有实验证明可能与氧自由基及一氧化氮有关。

组织相容性（histocompatibility）是指不同个体间进行器官移植时，供体和受体双方相互接受的程度。若移植物被接受的程度好，则移植成功，否则移植物将被受体排斥。

组织相容性抗原（histocompatibility antigen）是存在于细胞表面的，代表个体特异性的同种异型抗原。由于该抗原首先在白细胞表面被发现，故人类主要组织相容性抗原又称人类白细胞抗原（HLA）。HLA位于第6对染色体短臂远端。抗移植物排斥反应是指同种异体移植时，因移植物组织相容性抗原与受者不符，而刺激并激发受者免疫系统识别并破坏移植物的免疫反应，包括预存抗体反应和T淋巴细胞反应。

排斥反应（rejection）是在遗传特征不同的供者与受者之间进行器官移植时，由于受者对供者的不同组织相容性抗原产生免疫反应，导致移植物被排斥的免疫反应过程。这是人类间同种异体器官移植成功的主要生物学障碍。

移植物抗宿主反应（graft versus host reaction，GVHR）是由移植物中淋巴细胞识别宿主抗原而致敏、增殖分化，直接或间接攻击受者靶组织而发生的一种排斥反应。

移植免疫耐受（immune tolerance）是指免疫系统发育成熟的个体，在接受组织配型不相容的器官移植或经短疗程治疗后出现的不应用免疫抑制剂、不发生排斥反应和感染的状态。

三、器官移植的分类

（一）按遗传免疫学分类

1. 同系移植（isogenic transplantation） 又称同质移植，指供体和受体虽不是同一个体，但有着完全相同的抗原结构，如同卵双生子之间的肾移植。

2. 同种异体移植（allogenic transplantation） 指供体和受体属于同一种族，但不是同一个体，如人与人之间的脏器移植。

3. 异种移植（xenotransplantation） 指供体和受体来源于不同种属，如猪与人之间的器官移植。

（二）按移植物的活力分类

1. 活体移植（living transplantation） 指移植物在移植过程中始终保持着活力，移植后很快恢复原有的生理功能，如人活体肾、肝或心脏移植。

2. 尸体移植（cadaver transplantation） 指供体在移植物切取前已经发生心搏停止，但移植物经灌注保存组织细胞仍具有活力，移植后能恢复其正常功能的器官移植。

3. 非活体移植（nonviable transplantation） 指移植物在移植过程中已丧失活力，移植的目的仅在于提供支持性基质和解剖结构，使来自受者的同类细胞能够长久定居。如血管、骨及肌腱等组织移植。同种结构移植术后不会发生排斥反应。

（三）按移植物数量分类

1. 单器官移植（single transplantation） 指一次移植术，供受体之间仅进行一个脏器的移植。

2. 联合移植（combined transplantation） 指一次移植术，供受体之间同时进行两个脏器的移植，如肝肾联合移植、胰肾联合移植、心肺联合移植。

3. 多器官移植（multiple organ transplantation） 指一次移植术，同时进行 3 个或更多器官的移植。如心肺肾、肝小肠肾多器官移植。

4. 器官簇移植（cluster transplantation） 在多器官移植中，如移植物共用同一血管蒂，移植时采取整块切取，整块移植的方法，只需吻合其动、静脉主干即可，因外形如同一串葡萄故而得名，如肝胰小肠器官簇移植。

（四）按移植部位分类

1. 原位移植（orthotopic transplantation） 指移植物移植到受体该器官原来的解剖位置，移植时须将原有器官先予切除，如原位心脏移植、原位肝移植。

2. 异位或辅助移植（ectopic or accessory transplantation） 指移植物移植到受体内的另一位置，移植时原有器官可以切除也可以不切除，如将肾移植到髂窝部位。

3. 原位旁移植（orthotopic side transplantation） 指移植物移植的部位位于受体原来器官旁或切除原器官的一部分，以便移植物的置入，如原位旁肝移植。

总结器官移植具有如下基本特点：①器官移植多是在异体之间进行，因此需有供体和受体；②移植器官从供体移植到受体，在完成血管吻合循环再通期间应始终保存着活力；③移植术的中心环节是吻合血管，建立移植物和受体之间的血液循环。④如为同种异体移植，术后不可避免地会出现排斥反应，需要长期应用抗排斥反应的免疫抑制药物。目前医学上应用最多的器官移植，应属同种异体间器官移植，移植用器官的来源多为活体或尸体，临床上常用的器官移植有肾、肝、心、胰、胰肾联合、肺（单肺、双肺）、心肺联合、心肝联合、肝肾联合、脾、小肠以及腹部多器官联合移植。此外，还有少见的卵巢、睾丸、甲状旁腺、肾上腺移植等。

四、器官移植的发展与现状

1954年，第一例同卵双生兄弟间肾移植获得成功。近50年中，由于血管吻合技术的突破、短期低温保存供体器官技术与移植物保存液的不断发展；以环孢素A或FK506为主，以硫唑嘌呤或霉酚酸酯及激素为辅，以及OKT3、ATG等多种免疫抑制剂的联合应用；供受体之间免疫配型技术的提高；快速的通讯、高速运送供移植用器官交通网络的建立以及器官移植法、脑死亡法的通过，极大的促进推动了器官移植领域的迅速发展。1983年美国国家卫生研究机构正式承认肝移植是终末期肝病的一种有效治疗方法，应予推广，标志着肝移植已从临床实验研究进入临床实用阶段。至20世纪末，临床应用最多的三大器官移植有功能存活率呈现大幅度提高，肾移植1年存活率达95%，累计数量超过40万例次，最长有功能存活已超过35年。心脏移植1年存活率达90%以上，累计数量达3.7万例次，最长存活已超过25年。肝移植1年存活率超过80%，累计超过4万例次，最长存活达32年。肺移植、小肠移植、多器官联合移植以及细胞移植也呈不断上升趋势，1年生存率有明显提高。

五、器官移植领域研究的热点与争议问题

20世纪以来，由于器官移植手术技术、移植免疫基础研究以及各种新型免疫抑制剂及组合方案在临床实践中的开发和应用，使器官移植技术成为临床治疗器官功能衰竭的有效治疗手段，取得了令世界瞩目的进展。但是，就一项成熟的医疗技术而言，尚未达到人们所期望的理想效果，还有很多问题需要研究解决。目前，临床研究和应用中发现的主要问题包括：如何诱导免疫耐受；如何预防、诊断和逆转免疫排斥；如何延长器官保存时间；如何预防移植物慢性失功；如何延长移植物和受者的长期存活时间等。进入21世纪以来，从事器官移植领域的研究者对此进行了不懈的努力，取得了一定进展。

（一）免疫耐受的诱导

目前，在临床上已经取得了一定进展，已有移植受者在服用小剂量免疫抑制剂或完全停药后，移植物仍保持正常功能，且未被排斥。这一现象已接近免疫耐受状态，因此被称为"几乎耐受"或接近耐受，从而也使我们看到诱导临床免疫耐受的希望。

（二）排斥反应的监测与诊断

临床器官移植术后最重要的监测和诊疗问题是排斥反应的诊断、鉴别诊断及其防治。在判断排斥反应时，一般有三个步骤：①根据临床症状，即根据受者全身症状和移植物本身充血肿胀情况做出初步判断；②诊断性治疗，通过抗排斥反应治疗观察受者的临床反应，判断排斥反应的诊断是否成立；③移植物活检病理检查。

（三）影响慢性移植物失功能的因素

器官移植术后远期移植物失功能以往认为是由于慢性排斥反应所致，现在一致认为，除与特异性的免疫攻击有关外，还与非特异性的组织损伤有关，甚至关系更为密切。因此将其称为慢性移植物失功能（chronic graft dysfunction，CGD）或慢性同种移植物失功能（chronic allograft dysfunction，CAD。）

六、公民逝世后器官捐献与移植

近十年来，我国人体器官捐献与移植的法制化建设道路逐步完善。2007年国务院发布了《人体器官移植条例》，2009年原卫生部发布《关于规范活体器官移植的若干规定》，2010年原卫生部联合红十字会启动公民逝世后器官捐献试点，同年最高法院增加"器官买卖罪"，2012年中国人体器官捐献管理中心成立，2013年原国家卫生和计划生育委员会颁布《人体捐献器官获取与分配管理规定（试行）》进行强制性COTRS（中国人体器官分配与共享计算机系统）

器官分配，2014 年中国人体器官捐献与移植委员会成立。2015 年，我国全面停止使用死囚器官作为移植供体来源，公民自愿器官捐献将成为器官移植使用的唯一渠道，从此中国移植事业进入历史发展的新阶段。

公民逝世后器官捐献（deceased organ donation）是指在公民死亡之后，遵循自愿、无偿之原则，通过严格的法定程序和科学的医疗处置，贡献出体内部分或全部器官，用于拯救他人生命或恢复他人健康的纯利他主义公益性行为。

我国的器官捐献流程包括：报名登记、捐献评估、捐献确认、器官获取、器官分配、遗体处理、缅怀纪念、人道救助等。器官捐献的绝对禁忌证包括：患者存在人类免疫缺陷病毒（HIV）感染、存在恶性肿瘤病史（部分中枢神经系统肿瘤和一些早期的恶性肿瘤经过成功的治疗后可以考虑）、存在活动性未经治疗的全身性感染。

根据潜在捐献者的死亡判定标准，我国的器官捐献分为三类：第一类为脑死亡器官捐献（donation after brain death，DBD），即患者明确判定为脑死亡，家属完全理解并选择按脑死亡标准捐献器官。第二类为心死亡器官捐献（donation after cardiac death，DCD），即受到严重的不可救治性损伤，通常为毁灭性脑外伤，并发生心源性不可逆血液循环中止，在心搏停止后捐献器官。第三类为中国过渡时期脑－心双死亡标准器官捐献（donation after brain death plus cardiac death，DBCD），即虽已完全符合 DBD 标准，但鉴于对脑死亡法律支持框架缺位，依然按照 DCD 实施。DBCD 是目前我国器官捐献者的主要来源，也是中国特色器官捐献。

脑死亡（brain death）是指以中枢性自主呼吸完全停止为首要特征的脑干或全脑功能永久性丧失，在使用呼吸机人工通气维持无效心搏的一种特殊临床死亡状态。常见的脑死亡原因包括创伤性颅脑损伤、脑出血、缺血性脑卒中、缺血缺氧性脑病等。脑死亡诊断由临床诊断联合确认试验两部分组成。临床诊断包括：深昏迷、脑干反射消失和自主呼吸消失；确认试验包括：脑电图、脑血流超声、脑诱发刺激电位等。目前我国的脑死亡判定，需在首次判定 12 小时后再次复查，结果仍然符合脑死亡判定标准者方可确诊。

器官捐献工作的进步也推进了器官保存技术的发展。离体器官的保存方法分为三类：低温静态保存、低温机械灌注与常温机械灌注，低温、常温机械灌注具有保存效果好、保存时间长，体外评估功能更加精确等优势，甚至对于器官具有一定修复作用，这些优点使得机械灌注具有良好的应用前景，是器官捐献与移植领域的趋势与方向。

知识拓展：器官移植的展望

（李　宁）

皮肤与浅表软组织肿瘤

第一节 概　述

体表肿瘤是指来源于皮肤、皮肤附属器、皮下组织等浅表软组织的肿瘤。皮肤起源于外胚层及中胚层，包括表皮、真皮和皮下组织，有丰富的血管、淋巴管、神经、肌肉和各种皮肤附属器。在各种致病因素的作用下，这些组织均可异常增生而形成肿瘤或瘤样改变，也可引起其他病变。常见的良性体表肿物有皮脂腺囊肿、脂肪瘤、血管瘤、纤维瘤、神经纤维瘤等；常见的恶性体表肿瘤有皮肤癌、黑色素瘤等。少数体表良性肿瘤形态上属良性，但常呈浸润性生长，切除后易复发，多次复发的可出现转移，如带状纤维瘤、包膜不完整的纤维瘤。某些体表肿物属癌前病变，如皮肤或黏膜的乳头状瘤、交界痣等。

第二节　黑色素瘤

黑色素瘤（melanoma，MM）是临床上常见的皮肤黏膜和色素膜恶性肿瘤，本病多数在色素痣基础上发生。亚洲国家的黑色素瘤发病率与欧美国家相比明显较低，但发病率增长较快。在亚洲人和有色人种，原发于皮肤的恶性黑色素瘤占 50% ～ 70%，最常见的原发部位为肢端黑色素瘤，即足底、足趾、手指末端及甲下等部位。我国黑色素瘤男女发病比例为 1.12 ∶ 1，中位诊断年龄为 59 岁，初诊时 Ⅱ 期最多，Ⅲ 期和Ⅳ期患者比例分别 25.1% 和 12.8%，其预后取决于就诊时的分期。

【病因】

1. 环境因素　该疾病与过度接受紫外线照射相关，紫外线灼烧皮肤并诱导 DNA 突变致病。

2. 遗传因素及基因突变　大量普通痣或发育异常的痣以及皮肤癌家族史等，通常被认为是发病的高危人群。研究显示在黑色素瘤患者中，*KIT* 基因和 *BRAF* 基因突变率最高，提示可能与基因突变相关。

3. 地域因素　亚洲和非洲地区黑色素瘤患者的原发病灶多位于足跟、手掌、足趾和甲下等接触紫外线极少的地方，发病原因不明，一般认为与内分泌因素有关。不恰当的处理有可能诱发色素痣恶变和迅速生长，外伤、化学物质接触或乱用刺激性外用药、搔抓等为诱因。

【病理】

（一）病理类型

黑色素瘤的常见病理类型有浅表扩散型、结节型、恶性雀斑样和肢端雀斑样，白种人中浅表扩散型最多见，而黄色人种和黑色人种以肢端雀斑样黑色素瘤多见。

（二）临床病理分期

2016 年美国癌症联合会（American Joint Committee on Cancer，AJCC）公布了最新的 TNM 分期标准（表 13-2-1)，此分期较第 7 版有部分调整，其中有丝分裂率不再介入 T_1 分期的确定

（表 13-2-2），但仍是影响预后的重要因素。同时，基于肿瘤侵犯的区域淋巴结数目，将微卫星转移灶、临床卫星灶或移行转移灶的病例分类为 N_{1c}、N_{2c}、N_{3c}（表 13-2-3）。对于Ⅳ期患者，转移部位是影响预后最显著的因素；乳酸脱氢酶水平也是影响Ⅳ期患者预后的一个独立影响因素（表 13-2-4）。

表13-2-1　AJCC黑色素瘤第8版TNM分期

	T	N	M
0 期	Tis	N_0	M_0
Ⅰ A 期	T_{1a}	N_0	M_0
	T_{1b}	N_0	M_0
Ⅰ B 期	T_{2a}	N_0	M_0
Ⅱ A 期	T_{2b}	N_0	M_0
	T_{3a}	N_0	M_0
Ⅱ B 期	T_{3b}	N_0	M_0
	T_{4a}	N_0	M_0
Ⅱ C 期	T_{4b}	N_0	M_0
Ⅲ A 期	T_{1a}/T_{1b}、T_{2a}	N_{1a}、N_{2a}	M_0
Ⅲ B 期	T_0	N_{1b}、N_{1c}	M_0
	T_{1a}/T_{1b}、T_{2a}	$N_{1b/c}$、N_{2b}	M_0
	T_{2b}、T_{3a}	$N_{1a/b/c}$、$N_{2a/b}$	M_0
Ⅲ C 期	T_0	$N_{2b/c}$、$N_{3b/c}$	M_0
	T_{1a}/T_{1b}、T_{2a}/T_{2b}、T_{3a}	N_{2c}、$N_{3a/b/c}$	M_0
	T_{3b}、T_{4a}	任何 N ≥ 1	M_0
	T_{4b}	$N_{1a/b/c}$、$N_{2a/b/c}$	M_0
Ⅲ D 期	T_{4b}	$N_{3a/b/c}$	M_0
Ⅳ期	任何 T、Tis	任何 N	M_1

表13-2-2　T分期的标准

T 分期	厚度	溃疡状态
Tx：原发肿瘤厚度无法评估（例如，刮检诊断）	不适用	不适用
T_0：无原发肿瘤证据（例如，原发灶不明确或完全退缩的恶性黑色素瘤）	不适用	不适用
Tis（原位黑色素瘤）	不适用	不适用
T_1	≤ 1.0 mm	未知或不明确
T_{1a}	＜ 0.8 mm	不伴溃疡
T_{1b}	＜ 0.8 mm 0.8 ～ 1.0 mm	伴溃疡 伴或不伴溃疡
T_2	＞ 1.0 ～ 2.0 mm	未知或不明确
T_{2a}	＞ 1.0 ～ 2.0 mm	不伴溃疡

续表

T 分期	厚度	溃疡状态
T_{2b}	$>1.0\sim2.0$ mm	伴溃疡
T_3	$>2.0\sim4.0$ mm	未知或不明确
T_{3a}	$>2.0\sim4.0$ mm	不伴溃疡
T_{3b}	$>2.0\sim4.0$ mm	伴溃疡
T_4	>4.0 mm	未知或不明确
T_{4a}	>4.0 mm	不伴溃疡
T_{4b}	>4.0 mm	伴溃疡

表13-2-3 N分期的标准

N 分期	肿瘤累及区域淋巴结的数目	移行转移灶、临床卫星灶和（或）微卫星转移灶的存在情况
Nx	区域淋巴结无法评估（例如，未行前哨淋巴结活检，因其他原因先前切除了区域淋巴结） 例外：对于 T_1 恶性黑色素瘤，无需进行病理 N 分类，而使用 cN（临床 N 分类）	无
N_0	未发现区域转移	无
N_1	1 个受累淋巴结或移行灶、临床卫星灶和（或）微卫星转移灶却不伴受累淋巴结	
N_{1a}	有 1 个临床中的隐匿性转移灶（例如，由前哨淋巴结活检发现）	无
N_{1b}	有 1 个临床可探及的转移灶	无
N_{1c}	无区域淋巴病变	有
N_2	2 个或 3 个受累淋巴结或移行转移灶、临床卫星灶和（或）微卫星转移灶伴 1 个受累淋巴结	
N_{2a}	2 个或 3 个临床中隐匿性转移灶（例如，由前哨淋巴结活检发现）	无
N_{2b}	2 个或 3 个，至少 1 个临床可探及的转移灶	无
N_{2c}	1 个临床中隐匿性或临床可探及的转移灶	有
N_3	4 个或更多受累淋巴结或移行转移灶、卫星灶和（或）微卫星转移灶伴 2 个或更多受累淋巴结，或任何数目的粘连不清的淋巴结伴或不伴移行转移灶、临床卫星灶和（或）微卫星转移	
N_{3a}	4 个或更多临床中隐匿性转移灶（例如，由前哨淋巴结活检发现）	无
N_{3b}	4 个或更多，至少 1 个临床可探及的转移灶，或存在任何数目的粘连不清的淋巴结	无
N_{3c}	2 个或更多临床中隐匿性或临床可探及的转移灶，和（或）存在任何数目的粘连不清的淋巴结	有

表13-2-4 M分期的标准

M 分类	解剖部位	LDH（乳酸脱氢酶）水平
M_0	无远处转移证据	不适用
M_1	有远处转移证据	见下

续表

M 分类	解剖部位	LDH（乳酸脱氢酶）水平
M_{1a}	远处转移至皮肤、软组织包括肌肉和（或）非区域淋巴结	无记录或未确定
M_{1a}（0）		未升高
M_{1a}（1）		升高
M_{1b}	远处转移至肺，伴或不伴 M_{1a} 部位的病变转移	无记录或未确定
M_{1b}（0）		未升高
M_{1b}（1）		升高
M_{1c}	远处转移至非中枢神经系统的内脏部位伴或不伴 M_{1a} 或 M_{1b} 部位的病变转移	无记录或未确定
M_{1c}（0）		未升高
M_{1c}（1）		升高
M_{1d}	远处转移至中枢神经系统伴或不伴 M1a、M1b 或 M_{1c} 部位的病变转移	无记录或未确定
M_{1d}（0）		正常
M_{1d}（1）		升高

- LDH 为血清乳酸脱氢酶
- M 分类的后缀：（0）LDH 未升高；（1）LDH 升高
- 如果 LDH 无记录或未确定，则不使用后缀

【临床表现】

临床主要表现为迅速增大的黑色结节，初起时可于正常皮肤发生色素沉着，或在色素痣上发生色素增多，色泽加深，病变迅速增大，硬度增加，有痒或微痛感。病变周围有不规则的色素晕，周缘可伴有炎症反应。肿瘤周围皮肤可出现黑色小点或小结节，即卫星结节，可伴出血、破溃和结痂。有的病损隆起呈斑块状或结节状，也可呈菜花状。发生在甲下或甲床者，初起为淡褐色小点状病变，增大后发生糜烂，掀起指甲，类似甲沟炎。黑色素瘤的区域淋巴结转移是常见的表现，甚至以此而就诊。晚期出现血行转移，扩散至肺、肝、骨、脑等器官而出现相应的临床表现。

【诊断】

诊断主要依靠临床表现和体征，这是黑色素瘤诊断的常用方法。病理学检查是黑色素瘤确定诊断及分期的金标准。

1. "ABCD" 检查法　有利于皮肤恶性黑色素瘤的早期诊断。A 代表不对称性（asymmetry），B 代表边缘不规则（irregular border），C 代表颜色不规则（irregular color），D 代表直径大于 6 mm（diameter＞6 mm）。出现上述改变常提示有早期恶性黑色素瘤的可能。黑色素瘤禁忌做部分取材活检，应一次局部完全切除送病理检查。

2. 影像学诊断　影像学检查包括区域淋巴结（颈部、腋窝、腹股沟等）超声，胸部 X 线或 CT，腹盆部超声、CT 或 MRI，全身骨扫描及头颅检查（CT 或 MRI），对于原发灶不明确者可行 PET/CT 检查。对于早期黑色素瘤，PET/CT 检查不敏感，受益率低，可行前哨淋巴结活检精确分期，不推荐行影像学检查。对于Ⅲ期、Ⅳ期患者，PET/CT 扫描更有效，可以帮助鉴别 CT 无法明确诊断的病变，以及常规 CT 扫描无法显示的部位（比如四肢、臀部）。

3. 实验室检查　包括血常规、肝肾功能和乳酸脱氢酶，这些指标主要为后续治疗做准备，同时可了解预后情况，但对于原位癌、Ⅰ期和Ⅱ期患者不推荐行血液学检查。尽管乳酸脱氢酶并非检测转移的敏感指标，但能指导预后。黑色素瘤尚无特异的血清肿瘤标志物，不推荐肿瘤标志物检查。

【治疗】

1. 手术治疗　本病恶性程度高，就诊时多发生转移，预后差，确诊后应尽快行原发病灶扩大切除术，其安全切缘根据病理报告中的肿瘤浸润深度来决定。切除范围：病灶厚度 ≤ 1.0 mm 时，安全切缘为 1 cm；厚度在 1 ～ 2 mm 时，安全切缘为 1 ～ 2 cm；厚度＞ 2 mm 时，安全切缘为 2 cm。深部切缘应达深筋膜或肌肉。对于厚度 ≥ 1 mm 或有溃疡表现的患者建议行前哨淋巴结活检，同时可予完整切除或分次进行，一般不建议行预防性淋巴结清扫。肢体黑色素瘤需行近侧关节以上截肢术。对于美容敏感部位处肿瘤，有时手术无法切除，咪唑莫特外用可作为一种治疗选择，尤其对于恶性雀斑样痣。

2. 放射治疗　一般认为黑色素瘤对放射治疗不敏感，仅能作为手术后辅助疗法，或晚期患者的姑息治疗。目前主要用于淋巴结清扫和某些头颈部黑色素瘤（尤其是鼻腔）的术后补充治疗，从而提高局部控制率；而对于原发性恶性黑色素瘤经过充分的切除术后很少需要行辅助放疗，但亲神经性促纤维增生性恶性黑色素瘤，由于具有局部侵袭倾向，因而需要进行辅助放疗，可获得较好效果。

3. 前哨淋巴结活检术　通过区域淋巴结的病理检查对黑色素瘤患者进行精准分期，为临床分期 Ⅰ / Ⅱ 期黑色素瘤患者（无淋巴结病变的临床或放射影像学证据）提供预后信息。建议对临床分期为高风险的 Ⅰ B 期或 Ⅱ 期、可耐受手术患者或存在孤立性转移或黑色素瘤原发灶局部复发者，没有区域淋巴结或远处转移或放射影像学证据时，可施行前哨淋巴结活检；原位癌患者不建议活检。前哨淋巴结活检阳性患者复发风险高，可能更适合行根治性淋巴结清扫和（或）辅助全身治疗。如果前哨淋巴结为阴性，则无需行区域淋巴结清扫。但其在单纯促纤维增生性恶性黑色素瘤患者中的作用依然存在争议。

4. 全身治疗　晚期黑色素瘤预后差，尚无有效的治疗手段，一般采用以内科治疗为主的综合治疗，传统化疗被证实无效，辅助干扰素（IFN），尤其是大剂量干扰素，已经被广泛用于治疗恶性黑色素瘤患者。全身治疗包括 PD-1 单抗、CTLA-4 单抗、$BRAF^{V600}$ 抑制剂、CKIT 抑制剂、MEK 抑制剂以及大剂量干扰素、IL-2 和化疗联合应用。目前临床多注重靶向治疗和免疫治疗，免疫治疗药物伊匹木单抗（ipilimumab）、靶向治疗伊马替尼等已经应用到临床治疗，并取得较好的疗效。

近年来，晚期黑色素瘤的治疗取得了突破性进展，靶向治疗和免疫治疗是目前的治疗热点。随着分子生物学的进展，恶性黑色素瘤的基础和临床研究有了很大的进步，一些新的治疗模式逐渐应用于临床。

第三节　皮　肤　癌

皮肤癌（skin carcinoma）是一种起源于表皮或其附属器的角质细胞恶性肿瘤。临床常见的有鳞状细胞癌（squamous cell carcinoma，SCC）和基底细胞癌（skin basal cell carcinoma，BCC）两种。基底细胞癌发病率高于鳞状细胞癌，尽管罕有转移，但基底细胞癌可导致局部破坏和毁容，并可能累及广泛区域软组织、软骨和骨，由于转移率低，通常预后良好。男性多见，好发于 50 岁以上老年人，裸露部位居多，如头、面、颈及手臂等处，亦可见于口腔黏膜、唇部、舌部及外阴等部位。

【病因】

1. 日光　皮肤经日光长期暴晒，可形成光化性角化病，是一种癌前病变。紫外线可导致细胞内 DNA 损伤和修复能力的破坏而致皮肤癌。白种人的皮肤内缺乏黑色素保护，这是白种人易患皮肤癌的原因。

2. 慢性炎症刺激　皮肤慢性瘢痕或溃疡，易导致鳞状细胞癌，这类鳞状细胞癌难以治疗、易复发、预后差。

3. 免疫因素　器官移植术后、慢性淋巴细胞白血病、淋巴瘤和自身免疫病患者服用免疫抑制剂也会增加皮肤癌发生的风险。

4. 过量放射线照射　在慢性皮炎基础上，如受到过量放射线照射，可使皮肤发生癌变，长期工作在有放射性的工作场所，如果缺乏保护措施也可诱发皮肤癌。

5. 遗传因素　着色性干皮病、白化病与皮肤癌密切相关。同时研究证实 Sonic- Hedgehor 信号通路在基底细胞癌发病机制中发挥关键作用。

6. 人乳头瘤病毒（HPV）感染　与皮肤鳞状细胞癌，特别是发生于非紫外线暴露位置的皮肤鳞状细胞癌密切相关，在皮肤鳞状细胞癌的癌细胞中有一半以上检出 HPV-DNA 的存在。

7. 化学物质　长期接触沥青、煤焦油、石蜡、含砷的化合物等有致癌性，因此从事相关工作易导致鳞癌。

【病理】

鳞状细胞癌起源于皮肤表皮及其附属器，瘤组织主要是由鳞状细胞所组成的团块或束条，不规则地突破基底层向深层组织侵入。根据细胞分化程度的百分比可分为 4 级：Ⅰ级鳞癌指未分化细胞不足 25%；Ⅱ级鳞癌指未分化细胞占 50%；Ⅲ级鳞癌指未分化细胞占 75%；Ⅳ级鳞癌则全部为未分化细胞。未分化比例越高，恶性程度也越高。

基底细胞癌起源于上皮基底细胞，由基底细胞样的瘤细胞构成团块或束条，它的外周一层细胞呈高柱状，形如栅栏。

【临床表现】

鳞状细胞癌和基底细胞癌在症状方面各有特点。

1. 鳞状细胞癌　鳞癌高发于日晒部位（如头颈部、手背、嘴唇及耳廓等），最早表现为皮肤结节样突起或浸润性红斑，生长发展较快，由于生长速度快，其中心部位迅速坏死破溃，四周向外翻出呈菜花状。鳞癌向深部侵犯较小，其基底粘连少。因有局部感染而导致恶臭和疼痛。这些在诊断上有特殊性。发生于外耳道及鼻前庭的鳞状细胞癌常被误诊为其他疾病，恶性程度很高，早期出现淋巴结转移，预后较差。

2. 基底细胞癌　起病缓慢，病变较局限，呈浸润性生长，但发展缓慢，恶性程度较鳞癌低，很少有血行或淋巴转移。好发于头、颈部的近中心部位，开始时皮肤上出现基底较硬的斑状丘疹或呈疣状突起，逐步破溃形成溃疡，边缘略隆起而不规则，底部亦高低不平，进一步侵蚀骨组织，有些头皮基底细胞癌可破坏颅骨侵入颅内，较少发生区域淋巴结转移。

【诊断】

依据临床表现及病理检查诊断一般不难确定，对于以下情况，需格外警惕恶变可能：①早期经久不愈、时好时犯或少量出血的皮肤溃疡；②日光性角化病出现流血、溃烂或不对称结节突起等症状；③往日射线照过的皮肤或陈旧瘢痕，窦道处出现溃破或结节突起；④久不褪色的红色皮肤瘢痕，其上显示轻度糜烂时。对于可疑病灶需行皮肤活检，如果病灶疑似超过浅表范围，首选方式为组织活检，活检范围包括深部真皮网织层；对于疑似广泛病变，如骨受侵、神经周围受侵或深部软组织受侵，应行影像学检查；对于怀疑神经周围病变，MRI 优于 CT 检查。同时，该疾病还应与慢性肉芽肿、特异性和非特异性溃疡等相鉴别。

【治疗】

患者的病史、体格检查、病理表现不同，预后也不尽相同，据此将皮肤癌分为低危组和高危组，对不同危险程度的患者进行有针对性的治疗，能够最大程度治疗疾病，改善预后。

1. 刮除和电干燥术（curettage and electrodesiccation，C&E）　刮除肿物至真皮，对创面进行电凝，灭活可能的残余肿瘤组织。该技术适用于合理选择的低危肿瘤；但是由于切缘不确定，术后病理评估困难，因此适应证要求严格，仅推荐用于无毛发覆盖区域、无皮下组织浸润的 SCC，且应行术中冰冻明确无高危因素。

2. 手术治疗　适用于各期皮肤癌，一般认为 SCC 手术治疗需完整切除病变组织，低危鳞状细胞癌及基底细胞癌至少距离病变边缘 4 ～ 6 mm，切除的深度至少达到皮下组织，如切除标本边缘仍有癌细胞，则应再做局部切除手术，然后进行放疗。如深部组织被浸润，切除应包括深筋膜层，对深筋膜、骨、软骨已有浸润者，亦应予以彻底切除。对晚期鳞癌除广泛彻底切除局部病灶外，还需加行区域淋巴清扫术。

3. Mohs 显微手术（Mohs micrographic surgery，MMS）　手术切除肿物及部分正常组织，术中快速病理对切缘进行判定，若可疑肿瘤残留则进一步扩大切除再重复步骤，直至切缘阴性，待切缘阴性后对于皮损进行缝合或重建。目前推荐 MMS 应用头面部等高危型 SCC。

4. 放射治疗　基底细胞癌对放射线十分敏感，鳞癌为中度敏感。临床上早期皮肤癌的放疗治愈率很高，但如果病灶已有浸润则放疗无效。放疗也适用于已有或可能有淋巴转移的部位，作为手术前后的辅助治疗。术后放疗在降低高危患者复发率方面已经得到广泛认同，对于任何证实有神经周围浸润的基底细胞癌均需行辅助放疗。

5. 浅表治疗　由于治愈率很低，浅表治疗仅适用于那些手术和放疗存在禁忌或无法实施的患者，浅表治疗包括 5- 氟尿嘧啶或咪喹莫特的局部外用、光动力治疗和冷冻治疗。

6. 全身治疗　对于复发和转移的皮肤癌患者，FDA 最新批准将维莫德吉、索尼吉布作为晚期皮肤癌患者新的选择，但疗效有待进一步确认。

【预防】

皮肤癌的发生与紫外线照射密切相关，因此，防晒对于皮肤癌有显著的预防作用，尤其是对于器官移植患者、诊断着色性干皮病的患者，定期使用防晒霜能够显著降低鳞状细胞癌的发生率。有研究表明，光线性角化病患者口服视黄醇和合成类维生素 A 类药物能够降低新发 SCC 的发生率。同时术后每 6 ～ 12 个月进行复查。如果 2 年内皮肤肿瘤无进展，其后复查周期可适当延长。

第四节　其他体表肿瘤与肿块

一、皮肤乳头状瘤

皮肤乳头状瘤（cutaneous papillomatosis）由鳞状上皮增生所致，同时在皮肤表面向外过度生长形成乳头状突起，与皮肤间有宽基底相连，为常见的良性肿瘤。本病可发生在任何年龄和部位，瘤体多呈灰白色或黑色，大小自数毫米至数厘米不等，质地坚硬，多为单发或多发，表面可有角化，稍有痒感，易恶变为皮肤癌。

本病需与老年性色素疣（senile pigmental wart）相鉴别。老年性色素疣是一种常见的良性皮肤肿瘤，好发于头面部近发际线、暴露部位或躯干等处，常多发，呈黑色斑块样，高出皮肤，肿物表面干燥，光滑或呈粗糙感，基底平整，不向表皮下延伸。如局部扩大增高，出血破溃，则有癌变可能，总体恶变率不高，但需要手术切除。对于无恶变征象者可考虑观察或手术切除。

二、色素痣

色素痣（pigmented nevus）又称黑痣，是由增生的色素细胞结构聚集形成的良性色素斑块，并非肿瘤，其发展可终身稳定、缓慢增长、退化或癌变。临床常见，好发于面部、颈部，少数发生在黏膜，如口腔、阴唇、睑结膜等处。其形状是从褐色至黑色的斑块或丘疹，数目不定，大小不一。并非所有的色素痣都有临床意义，重要的是如何认识具有恶性倾向的色素痣，以便早期诊断和治疗。根据病理形态不同可分为 3 个主要类型。

1. 皮内痣（intradermal nevus）　最常见，一般小于 1 cm，边界清晰，表面平坦、光滑，呈局限性颗粒或片状，常有毛发生长，颜色可自正常至深黑色。色素细胞位于皮下和真皮层内，没有活跃的痣细胞，极少癌变，一般不需要任何治疗。

2. 交界痣（junctional nevus）　在表皮真皮交界处，有活跃的痣细胞，痣细胞巢尚与表皮相连接。真皮内有黑素细胞。临床上为淡棕色至黑色的斑块或丘疹，表面光滑，无毛，体积较小，平坦或稍高于皮肤，边缘向四周延伸，多位于足底、手掌、外生殖器等部位。交界痣常因局部刺激、外伤或感染后发生恶变，成为黑色素瘤，故应尽早做预防性切除。

3. 混合痣（compound nevus）　皮内痣与交界痣同时存在，痣细胞位于表皮基底细胞层和真皮层。因其有交界痣成分，故有癌变可能。色素痣的诊断根据其临床表现一般并不困难，但确切的性质和类型最终需经病理证实。

对色素痣的治疗应慎重，不能采取"有痣必切"的态度。有下列情况需手术治疗：①生长在摩擦或外伤部位的黑痣。②影响美容的黑痣。③痣颜色加深、加大。④痣破溃出血。⑤伴有局部瘙痒或疼痛。⑥周围出现黑色小点色素环或卫星结节。⑦边界变模糊，色素放射状扩展。⑧无原因的区域淋巴结肿大。手术应经正常皮肤做切口，禁止做不完整切除。病理报告如为恶性，应按黑色素瘤原则切除。化疗、烧灼、冷冻治疗及激光切除因不能做病理检查，不宜推广。

三、脂肪瘤

脂肪瘤（lipoma）是体表常见的一种良性肿瘤，由正常脂肪细胞聚集而成，好发于皮下，也可发生在内脏等深部组织，以及肌间隔、肌肉深层及腹膜后等部位，常呈局限性，有一层极薄的结缔组织包膜，内部即为脂肪细胞。有时脂肪细胞被结缔组织间隔所分开呈若干分叶状，有时可和血管瘤并发形成脂肪血管瘤。深部脂肪瘤多无包膜，呈伪足状向四周蔓延浸润。

脂肪瘤好发于四肢、躯干，大小不一，呈分叶状，生长缓慢，多无自觉症状。有的脂肪瘤长到一定程度后自行停止扩大。触诊时肿物质软、有弹性，界限清楚，有假性波动感，与皮肤无粘连，基底部则较广泛。发生在皮肤较厚部位时，肿物可稍硬，无假性波动感，基底活动度较小，以手指推挤肿物表面时因肿瘤包膜有纤维索与皮肤相连，故皮肤可有橘皮样变。

脂肪瘤唯一有效的治疗方法是手术切除。对较小的单发脂肪瘤可以观察，对较大的或生长迅速的应行手术切除。多发性脂肪瘤只在生长部位妨碍功能时切除，一般不予处理。脂肪瘤的切除，有包膜者切除较易，无包膜者则较难与正常组织相区分而不易彻底切除。近年来，采用吸脂术，可在皮肤上做小切口而去除较大脂肪瘤或局部脂肪过多症，不留显著瘢痕。

四、纤维瘤和瘤样纤维病变

位于皮肤及皮下的纤维组织肿瘤，瘤体不大，质硬，生长缓慢。一般有以下几类。

（一）黄色纤维瘤

黄色纤维瘤（xanthofibroma）是由纤维组织构成的良性肿瘤。病变位于真皮层和皮下，多见于躯干、上臂近端，常由不明的外伤或瘙痒后小丘疹发展而致。肿瘤为局部实性肿物，质地硬韧，生长缓慢，边界不清呈浸润感，无压痛和功能障碍，一般在 1 cm 以内，如增大，应疑有纤维肉瘤变。因伴有内出血及含铁血黄素，故可见褐色素，呈深咖啡色。

黄色纤维瘤可手术切除，因与低度恶性的纤维肉瘤不易鉴别，故切除时应将肿瘤周围组织做相应切除。

（二）带状纤维瘤病

带状纤维瘤病（desmoid fibromatosis）又称硬纤维瘤，多见于女性，好发于腹壁，尤其腹直肌前鞘，常发生于妊娠或产后及手术切口部位，是一种腹肌外伤后的修复性纤维瘤。带状纤维瘤病非真性肿瘤，无明显包膜，呈浸润性生长，可变成纤维肉瘤。治疗应广泛彻底切除，局部易复发。

（三）隆凸性皮肤纤维肉瘤

隆凸性皮肤纤维肉瘤（dermatofibrosarcoma protuberans）多见于躯干，来源于真皮层，故表面皮肤光薄，似菲薄的瘢痕疙瘩样隆凸于表面。低度恶性，有假包膜，切除后局部极易复发，多次复发恶性度增高，并可出现血行转移。该类疾病需及时手术，手术范围应包括足够的皮肤和深部相应筋膜。

五、神经纤维瘤和神经纤维瘤病

神经纤维瘤包括神经鞘瘤和神经纤维瘤。

（一）神经鞘瘤

神经鞘瘤（schwannoma）又称施旺细胞瘤，是由周围神经的 Schwann 鞘（即神经鞘）所形成的良性肿瘤。

临床上分两型：①中央型，源于神经干中央，故其包膜为神经纤维，手术不慎易切断神经。②边缘型，源于神经边缘，神经索沿肿瘤侧面而行，易切除。

神经鞘瘤需手术切除，对恶性神经鞘瘤可根据情况采取局部广泛切除、截肢术或放射治疗。

（二）神经纤维瘤

神经纤维瘤（neurofibroma）主要起源于神经鞘细胞，无完整神经外膜，沿神经干的走向生长时呈串珠状，或蚯蚓块状形结节。本病是常染色体显性遗传疾病，在幼儿期即可被发现，同时可累及神经系统、皮肤及骨骼系统。本病可发生在神经末梢或神经干的任何部位，患者大多无症状，但也可伴明显疼痛。色素沉着是本病特征之一，皮肤常伴咖啡样色素斑。

神经纤维瘤呈象皮肿型者为另一类型，好发于头顶或臀部，临床类似"法兰西帽"或"狮臀"。肿瘤由致密的纤维成分组成，其中可有血窦。

治疗以手术切除为主，除局限性神经纤维瘤可在一次手术中完整切除外，范围较广泛且侵入深部组织的神经纤维瘤病目前均无有效治疗方法。发生在周围神经的肿瘤有 10% 具有潜在恶性或恶变，故切除时要包括肿瘤周围 2 ～ 3 cm 的正常组织。神经纤维瘤病只切除硕大影响功能的瘤体或只做部分切除，放疗无效。

六、血管瘤

血管瘤（hemangioma）是一组常见的疾病，多见于皮肤和皮下组织，其次为口腔黏膜和肌肉，再次为肝、骨骼、脾及神经系统，偶可发生在消化道、肾等组织。根据其内皮细胞活跃度与稳定状态将其分为血管瘤和血管畸形（vascular malformation）。

（一）毛细血管瘤

毛细血管瘤（capillary hemangioma）包括草莓状血管瘤和葡萄酒色斑，好发于颜面、肩、头皮和颈部，女性多见，多数在出生时或生后发现，常随年龄的增长而扩大，但具有可能自然消退的特点。

1. 草莓状血管瘤　见于新生儿，特征性表现是高出皮肤的鲜红或紫色病灶，形似草莓，往往出生后即有或生后 3 ～ 5 周内发生。好发于面颊部，也可发生在手、足心以外的任何部位。一般认为其自然病程分为：增生期、稳定期和消退期。对增生早期的血管瘤应积极治疗，可采用激光、放疗、激素和手术治疗等，目前干扰素治疗重症血管瘤也逐渐成为一种成熟的治疗方式。对于增殖不明显或已进入稳定期、消退期的血管瘤，不要过于积极进行治疗，可随访观察。

2. 葡萄酒色斑 俗称"红胎记"，属于先天性毛细血管畸形或微静脉畸形。往往出生时即表现为明显的粉红色平坦的界限清楚的斑块，压之褪色，界限清楚。病灶分布于全身各处，多位于在面颈部。随年龄增长颜色加深，变红变紫，创伤后易于出血，病灶面积随生长而相应增大，终身不消退。治疗上以脉冲染料激光为代表的选择性光热作用为主要治疗方法。近年出现的光化学法，经全身给予光敏剂后，利用内皮细胞在特殊时相内光敏物质的选择性蓄积，经光激发光敏剂分子后发生一系列的光化学反应，产生杀伤作用而破坏畸形的毛细血管，此方法适应证广，疗效较好。

（二）海绵状血管瘤

海绵状血管瘤（cavernous hemangioma）是由众多薄壁血管组成的海绵状异常血管团，是一种缺乏动脉成分的血管畸形。多数生长在皮下组织内，也可在肌肉、骨骼，甚至颅内、内脏发生。皮下的海绵状血管瘤可使局部微隆起，皮肤正常或有毛细血管扩张或呈青紫色。肿块质地软而有弹性，可有压缩性，体位试验阳性，有时可触及发生在肌肉组织的称肌间血管瘤，以股四头肌最常受累，易误诊。

血管造影检查时常无异常血管团的发现，MRI 对诊断海绵状血管瘤具有较高的特异性与敏感性。

海绵状血管瘤的治疗包括：①应及早手术切除，术前可行 CT、超声和 MRI 以充分估计病变范围。②非手术治疗，包括硬化剂局部注射，如 5% 鱼肝油酸钠、40% 尿素等；动脉插管注射尿素、平阳霉素以及铜针留置法等。对于无症状的稳定血管瘤患者，可随访观察。

（三）蔓状血管瘤

蔓状血管瘤（hemangioma racemosum）好发于头皮、面、颈部和四肢，除可发生在皮下和肌肉外，还常侵入骨组织。它的特点是在海绵状血管瘤或葡萄酒色斑等较稳定的血管畸形的基础上合并了动静脉瘘的存在，其典型特征是：血管瘤及周围区域内可见串珠状或索状弯曲迂回的粗大而带搏动的血管，表面温度高于正常皮肤，可扪及震颤，并可触摸到条索状质软扩大的血管及搏动，压迫时肿物可缩小，压紧时搏动可消失。听诊可闻及连续性吹风样杂音。此外，局部病灶组织明显扩张增大，皮肤可因营养障碍变薄、着色甚至破溃出血，广泛动静脉瘘造成回心血量显著增加，导致心脏容量负荷增大，导致心功能不全及心力衰竭的潜在危险。

手术是蔓状血管瘤最主要的治疗方法，治疗前对其行选择性动脉造影是必要和可行的，同时可进行栓塞治疗，成功的栓塞可以减轻症状，减少术中出血。对于巨大、深在或波及重要器官者，手术是危险的选择，因此依靠导管介入栓塞是一种有发展价值的治疗手段。

七、皮脂腺囊肿

皮脂腺囊肿（sebaceous cyst）又称粉瘤，是皮脂腺囊管口闭塞或狭窄引起的皮脂淤积形成的潴留性囊肿，其囊壁为上皮细胞构成，囊外为纤维结缔组织，囊内充满白色豆渣样分泌物，并含有大量胆固醇结晶。皮脂腺囊肿可发生于任何年龄，但以青年时期好发，皮脂腺丰富的部位（如头面、臀及背部）多见。皮脂腺囊肿是一个或多个柔软或坚实的球形肿物，界限清楚，与皮肤有粘连，但基底部活动，皮肤可略呈蓝色，中心常见皮脂腺的一开口小孔，推动囊肿时此处与皮肤粘连最紧。囊肿有时开口较大，局部有黑头粉刺栓塞，如用力挤压，可挤出白色蜡样物质，继发感染可有带臭味的豆腐渣样物质挤出。本病可多年存在而无自觉症状，本身无压痛，易发生感染，肿物迅速增大，皮肤红、肿、压痛，有波动感甚至化脓破溃。

治疗为手术切除，沿皮纹做梭状切口切除粘连部皮肤，包括腺体导管开口及囊肿完整切除，若囊壁有残留，则容易引起复发。如发生感染，应用抗生素及局部理疗控制感染，好转后 6～8 周再行手术。若已近破溃可切开引流，尽可能切除或刮除囊壁，如囊壁未能切除，待伤口愈合 8 周后再行手术。

（张　军）

第一节　先天性唇裂和腭裂

唇裂（cleft lip）和腭裂（cleft palate）是发病率较高的先天性畸形。据统计，约每1000个新生儿中，就有一个患有唇裂或腭裂。一般男性多于女性，左侧较右侧为多。一个家族系统中可出现一个以上唇裂或腭裂患儿，同一患儿还可伴有身体其他部位的畸形。

一、颜面部的形成和唇、腭裂的发生

胎儿发育到第3周时，头端原始口腔周围形成5个突起：上方正中为额鼻突，其下方两侧为2个上颌突，上颌突下方两侧为2个下颌突。颜面部即由此5个突起相互融合拼接而成。

胎儿发育至第5周时，下颌突在中央部融合构成下唇及下颌骨。同时，额鼻突向下伸展至左、右上颌突之间，其下端两侧各形成内、外两个侧鼻突。内、外侧鼻突之间的凹陷为鼻窝，为鼻孔的前身。胎儿发育至第7周时，两个内侧鼻突在中线融合，构成上唇的中1/3（人中）、鼻小柱，并向口内延伸，形成原腭；额鼻突向深部延伸，形成鼻中隔。同时两上颌突已向中线伸展，并在上方与两外侧鼻突融合，构成鼻侧部及颊部；在下方与两内侧鼻突融合，构成上唇两侧的1/3及鼻孔底；在水平方向向中线突出，形成两侧腭突。腭突在第7周时已与原腭融合；至第10周时，左、右两侧腭突在中线相会，并与鼻中隔融合。至此，口腔与左、右鼻腔已完全分开（图14-1-1）。

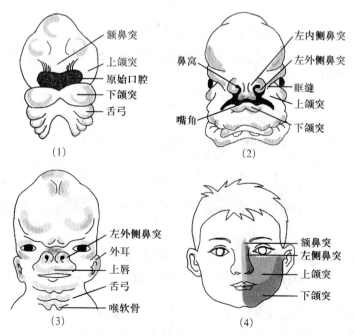

图 14-1-1　颜面部的胚胎发育

（1）胚胎3周；（2）胚胎6周；（3）胚胎8周；（4）出生后面部与胚胎突起的关系

目前对唇腭裂畸形的发生，存在两种主要学说：突起融合不全学说和中胚层组织缺陷学说。前者认为，畸形的发生是由于上述组成颜面的各个突起没能按时依序融合所致。后者认为颜面部的正常形态必须在中胚层组织发育的辅助及加固下才能完成，当中胚层组织发育不良时，即造成各种缺陷和畸形。可能这两种机制是相辅相成的，在颜面部畸形的发生中，都起一定的作用。唇腭裂畸形发生的原因目前尚不确定，由于面部的发育是个十分复杂的过程，因此极易受环境与遗传等因素的影响。现已展开研究的环境因素包括食物与维生素摄取、精神性药物、有机溶剂等。

二、唇、腭裂的临床分类

我国临床分类一般根据裂隙的部位及程度分类。

（一）根据裂隙部位分类

唇裂的分类见图 14-1-2。

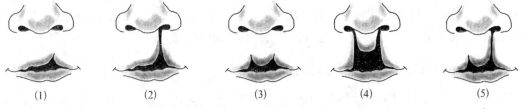

图 14-1-2　唇裂的分类

（1）单侧不完全性；（2）单侧完全性；（3）双侧不完全性；（4）双侧完全性；（5）双侧混合性

1. 单侧唇裂

（1）单侧不完全性：一侧上唇裂开，但鼻孔底部皮肤未裂开，可为隐裂。

（2）单侧完全性：一侧上唇至鼻孔底部完全裂开。鼻小柱、人中与裂侧鼻翼分别被面部肌拉向两侧，引起鼻的严重不对称。

2. 双侧唇裂

（1）双侧不完全性：双侧上唇裂开，但不完全。双侧不完全性唇裂两侧鼻翼略被拉向外侧，鼻翼因而轻度变形。

（2）双侧完全性：双侧上唇至鼻底部完全裂开。与鼻中隔连接的前颌显著地向前突出。

（3）双侧混合性：一侧上唇完全裂开，另一侧上唇部分裂开，部分裂开的一侧可能为隐裂。

腭裂的分类见图 14-1-3。

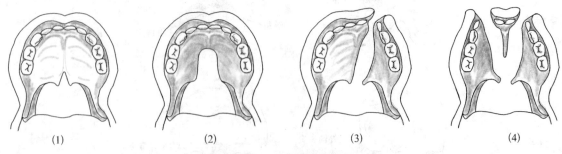

图 14-1-3　腭裂的分类

（1）软腭裂；（2）不完全性腭裂；（3）单侧完全性腭裂；（4）双侧完全性腭裂

1. 软腭裂　开裂部分限于软腭，无左、右之分，程度可各不相同。

2. 不完全性腭裂　软腭自腭垂起开始裂开并伴有部分硬腭的裂开，但牙槽突完整，有的呈"U"字形。

3. 单侧完全性腭裂　自腭垂至切牙孔完全裂开，并斜向外至牙槽嵴，牙槽突裂隙可以很宽也可以是一条裂缝，并常伴有同侧唇裂。裂侧鼻腔与口腔完全相通。

4. 双侧完全性腭裂　前唇、前颌突、鼻中隔的部分孤立于中央，裂隙自腭垂至前颌骨部斜向两侧裂开，常伴双侧唇裂，两侧鼻腔与口腔完全相通。

（二）三度分类

1. 唇裂

（1）一度：裂隙仅限于红唇。

（2）二度：裂隙自红唇至上唇，鼻孔底部完整。

（3）三度：裂隙自上唇至鼻孔底部。

2. 腭裂

（1）一度：仅腭垂或软腭裂开。

（2）二度：部分腭裂，未至切牙孔。

（3）三度：腭部全部裂开，包括牙槽突裂，常伴有唇裂的发生。

三、临床表现及并发症

唇腭裂畸形可以引发多种并发症。

1. 喂养困难　患儿出生后最直接出现的问题就是喂养困难，唇裂仅导致颜面畸形，很少妨碍患儿吸乳。但在腭裂，由于口腔与鼻腔间存在缺裂，吸乳时口腔内不能形成有效负压，以致患儿吸乳困难，导致营养不良。

2. 耳部感染和听力损失　腭裂患儿的口腔与鼻腔相通，口腔自清洁能力差，易发生中耳炎及呼吸道感染。患有腭裂的患儿通常听力受损，因此患儿无法模仿学习语言的声音，造成语言障碍。

3. 言语困难　腭裂引起发声障碍，患儿言语不清，呈开放性鼻音，从而造成言语障碍。

4. 社会、情感、行为问题　患儿由于外观和频繁的手术治疗等因素，对儿童心理造成十分巨大的影响。

四、治疗

唇腭裂必须行修复手术。唇裂手术的主要目的是整形，而腭裂则是恢复饮食和语言功能。手术必须在适当的年龄实施，这对手术的远期效果有决定性意义。

对于唇腭裂患者的治疗不仅仅是通过外科手术正畸，它的治疗过程复杂，周期漫长，不是仅一位医生或一个科室能够完成的。唇腭裂序列治疗是现在被世界公认的一种个体化治疗模式，它在通过手术修补面部畸形的同时，注重恢复患儿的相关功能，促进他们的身心健康。唇腭裂的治疗是一个从婴儿期一直持续到成年的漫长过程，在这个治疗过程中需要整形外科医生、口腔科医生、儿内科医生、耳鼻喉科医生、专科护士、语音治疗师、心理医生、遗传学者和社会工作者等的参与与协助。

（一）唇裂的修复

早期手术效果良好。一般认为出生后 2～3 个月较适宜，但如果哺乳情况满意，婴儿生理性黄疸已消失，体重恢复至出生时，婴儿对手术耐受能力增强，亦可提早实施修复术。双侧唇裂手术时间长、创伤较重，应考虑患儿健康、营养状况及气候条件等，宜推迟到 6 个月后实施。但应争取在 1 岁内完成修复手术。

唇裂修复术有多种，最常见的是三角瓣手术（图 14-1-4）和旋转推进手术，其操作原则都相同，仅切口的设计各异。先在缺裂的两侧选定不同的基点，根据基点做切口，将缺裂边缘组织切除。然后将上唇翻起，在缺裂两侧的龈唇沟做松弛切口，并将鼻小柱、鼻翼和整个上唇与上颌骨膜分离。这样缝合时没有张力，可使移位的鼻小柱和人中恢复到正中位置，也可使裂侧变形的鼻翼（鼻孔）恢复其正常形状。最后根据基点将肌肉、皮肤、黏膜分层缝合。此类术式切口缝合线呈锯齿形，可避免因瘢痕挛缩发生的唇红上缩（缺口），远较以往直线形缝合效果佳。

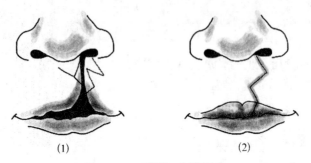

（1）　　　　　　　　（2）

图 14-1-4　唇裂三角瓣手术

（1）切口设计；（2）缝合后效果

（二）腭裂的修复

对腭裂的手术修复年龄目前尚有争论。有人认为手术过早，可阻碍上颌骨的正常发育，使腭部狭窄并缩短，造成上下齿列的咬合障碍，但这点还未充分证实。相反，如果手术过迟，则很难纠正患儿发声。既要恢复正确发声，又不阻碍上颌骨发育。一般而言，对于严重的软、硬腭裂，尤其是完全（贯通性）腭裂，应先在患儿出生 5～6 个月后修复唇裂和裂侧鼻孔底部，而将腭裂手术推迟到 4～5 岁。此时，上颌骨已发育到一定程度，手术不会引起严重的腭部变形，而在患儿入学前（满 7 岁）还有足够时间纠正发声。

腭裂手术可分为两种类型，原理都是利用转移的软组织瓣填补缺裂，转移处软组织增生填补缺损。第一种是利用前后带蒂的"双蒂"黏骨膜瓣。先在腭两侧近牙龈边缘做松弛性切口，在其后方凿断蝶骨的翼钩，以减轻腭帆张肌（软腭）的张力。再剖开缺裂两侧边缘，将口侧黏骨膜完全自骨面分离，形成"双蒂"黏骨膜瓣。继之将鼻侧黏膜自骨面分离，并横行剪断附着在腭骨后缘的腱膜，使软腭松弛地移向中线。最后分层缝合鼻侧黏膜、肌肉和口侧黏膜（图 14-1-5）。

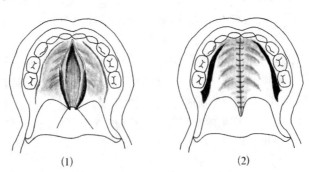

（1）　　　　　　　　（2）

图 14-1-5　利用"双蒂"黏骨膜瓣的术式

"双蒂"黏骨膜瓣修复腭裂的缺点是软腭长度和活动度不够，以致软腭在发声时不能将鼻咽部完全封闭，患儿的发声仍带有开放性鼻音。第二种手术类型是利用 2 块或 4 块"单蒂"黏骨膜瓣，缝合后能将软腭向后推移，而获得长而活动的软腭（图 14-1-6）。

腭裂修复后，即应进行长期耐心的发声和语言训练。用吹气、吹管乐器等方法练习软腭和咽部的肌肉活动，有效地完成腭咽闭合功能。然后按汉语拼音进行发声训练。

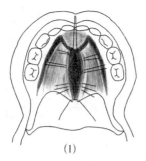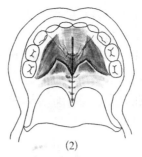

图 14-1-6 利用"单蒂"黏骨膜瓣的术式
（1）2 块"单蒂"；（2）4 块"单蒂"

五、唇、腭裂畸形的预防

在发现婴儿出生后出现畸形之后，父母很有可能会担心他们的下一个孩子出现畸形。尽管许多唇裂和腭裂病例暂时都无法预防，但可以采取以下方法来降低唇腭裂畸形患儿的出生。

1. 遗传咨询　如果有唇、腭裂的家族史，可在在怀孕前告诉医生。医生可能会介绍给遗传咨询师，以帮助确定患有唇、腭裂患儿的风险。

2. 产前服用维生素　可以咨询产科医生是否应该产前服用维生素。

3. 不要吸烟或饮酒　怀孕期间吸烟或饮酒会增加患婴儿出生缺陷的风险。

第二节　涎腺瘤样病变及肿瘤

一、舌下囊肿

舌下囊肿（ranula）常见于年轻人，形似蛙鸣时鼓起的咽囊，故又名"蛤蟆肿"。病变组织多为舌下腺。多数由于舌下腺腺体或导管破损，黏液外漏，结缔组织包绕而成外渗性囊肿；或可能为导管排出受阻所致的潴留囊肿，此时囊壁有上皮衬里。舌下囊肿常起于口底一侧的黏膜与口底肌肉之间，透明，质软，略带蓝色，有波动感，内含无色黏液。囊肿有时很大，将舌上举，影响语言、吞咽、甚至呼吸功能。少数囊肿向颌下三角及颈部发展，而口底症状不明显，需与颌下腺囊肿鉴别。根治舌下囊肿目前多用腺体切除合并囊肿或部分囊肿摘除术，余下的囊壁可与口底黏膜行袋形缝合，很少复发。术中注意防止误伤颌下腺导管、舌血管及舌神经。

二、腮腺混合瘤

腮腺混合瘤（pleomorphic adenoma of parotid）是最常见的涎腺肿瘤，约占涎腺肿瘤的2/3，依病理属于多形性腺瘤。多形性腺瘤切面呈灰色或浅黄色，可有囊腔。切片所见的腮腺组织、黏液和软骨样组织混杂在一起，实为上皮组织变形的不同表现，而非上皮、间叶两种组织的混合，所以"混合瘤"只是习惯称法，不代表其组织来源。涎腺多形性腺瘤主要由上皮细胞和肌上皮细胞组成。肿瘤表面呈结节状可有一层很薄的"包膜"，是由腮腺组织受压后适应性变形而成，而非真性包膜。

腮腺混合瘤虽为良性，但肿瘤细胞常穿破包膜生长，具有潜在的恶性生物学行为，临床上将其视为介于良性与恶性之间的"临界"肿瘤，有 5% ～ 10% 可发生恶变。

腮腺混合瘤多见于青壮年。肿瘤位于耳垂下方，较大时可伸向颈部。肿瘤呈硬结节状，有时其中部分发生囊性变而使硬度不均。肿瘤与皮肤或基底组织无粘连，可被推动。肿瘤可发生于任何年龄，生长速度可短可长，短可数周，也可长达数十年，生长缓慢，但多无自觉症状。

临床上表现为耳前的肿块，表面呈光滑或结节状，无压痛，活动性好，即使体积很大也不引起面神经麻痹。如果肿瘤短期内生长加快，出现疼痛，瘤体固定，特别是出现神经受累症状（如面瘫、舌下神经麻痹等），提示恶变。晚期的恶变肿瘤可破溃并在颈侧区有淋巴结转移。

  腮腺混合瘤应早期手术切除，以防恶变。为防止肿瘤种植与面神经损伤，术前不宜做活组织检查。对腮腺多形性腺瘤患者，如采取简单的剜除术，则复发率高，且多次复发易转变为恶性。所以禁忌做顺包膜剥离的剜除术，需将肿瘤连同包膜和肿瘤周围足够的正常腮腺组织一并切除。手术时应尽量避免损伤面神经。可在术前经腮腺管注入亚甲蓝使腮腺染成蓝色，有助于识别面神经（图14-2-1）。若切除腮腺深叶，应显露面神经主干及各分支，并细致分离。术中冰冻切片有助于发现恶变。如证实恶变，应施行根治性腮腺全部切除术，包括面神经支在内，同时清除患侧颈部淋巴组织。切除面神经分支后可取耳大神经移植于其两断端间。

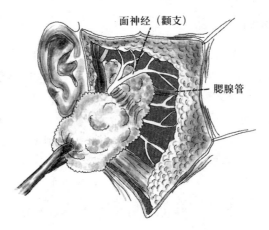

面神经（颧支）

腮腺管

图 14-2-1　腮腺混合瘤切除术

（赵海东）

颈部有甲状腺、甲状旁腺、淋巴结、气管、食管等器官和组织。在临床上甲状腺结节和颈部肿块是颈部疾病最常见的表现。但是，内分泌疾病引起的钙、磷代谢变化与甲状旁腺的关系也不容忽视。

第一节　甲状腺疾病

一、解剖生理概要

甲状腺由左、右两侧腺叶和连接两者的峡部组成，有时尚有从峡部向上延伸的锥状叶。甲状腺外形似蝴蝶状，大致位于第二至第四气管环的水平。在成年人，它的重量为 25 ～ 30 g。腺体由颈深筋膜包裹，外层为甲状腺的假被膜（外科被膜），在甲状腺两侧腺叶内侧增厚形成甲状腺悬韧带，使甲状腺两侧叶和峡部后面连于甲状软骨、环状软骨以及气管软骨环上。甲状腺悬韧带向下与向后延续的气管前筋膜形成 Berry 韧带。Berry 韧带为一致密的结缔组织带，自环状软骨的中下缘外侧向下延伸到甲状腺峡部的水平，占 2 ～ 3 个气管软骨环，连接气管的后外侧与甲状腺。内层为甲状腺真被膜（固有被膜），紧贴甲状腺并深入腺实质，难与腺体分离。两层被膜间的结缔组织中有与甲状腺相关血管、神经、淋巴及甲状旁腺，手术分离甲状腺应在此两层被膜间进行。

甲状腺的血液供应非常丰富，主要有两侧的甲状腺上动脉（颈外动脉的分支）和甲状腺下动脉（锁骨下动脉的分支）供应，有时尚有一非对称的甲状腺最下动脉（起自头臂干或主动脉弓），在气管前面上行至甲状腺峡部或一叶的下极，见图 15-1-1。甲状腺上、下动脉分支之间，以及它们与咽喉部、气管、食管的动脉分支之间存在丰富的吻合支和交通支，故在手术时即使将甲状腺上、下动脉全部结扎，仍不会导致残余甲状腺缺血、坏死。回流静脉有甲状腺上、中、下 3 对主要静脉。甲状腺上、中静脉注入颈内静脉，甲状腺下静脉直接注入头臂静脉。此外，两侧甲状腺下静脉经常在气管前方吻合成丛。这是低位气管切开时，易造成出血的原因。

颈部淋巴引流非常丰富，颈部淋巴结包括颏下淋巴结、下颌下淋巴结、颈前淋巴结、颈浅淋巴结、颈深淋巴结等。1991 年美国耳鼻咽喉头颈外科学会将颈部淋巴结按 Level 分区法划分为 6 个区，2002 年美国头颈协会（AHNS）和美国耳鼻咽喉头颈外科学会（AAOHNS）对 Level 分区法做了更新，补充了Ⅶ区，并细化了Ⅰ、Ⅱ、Ⅴ区的分法（即Ⅰ、Ⅱ、Ⅲ、Ⅳ、Ⅴ、Ⅵ、Ⅶ区），该淋巴分区法有利于指导甲状腺癌及颈部其他肿瘤手术和分期。

图片：颈部淋巴结分区法

与甲状腺外科密切相关的喉部神经包括喉返神经和喉上神经，它们均来自迷走神经。喉返神经支配声带运动，行走于气管食管间沟内，与甲状腺下动脉关系复杂，多在下动脉分支间穿过，损伤后导致声音嘶哑。喉上神经分为内、外两支，内支（感觉支）分布于喉黏膜，损伤后导致饮水呛咳；外支（运动支）多与甲状腺上动脉伴行，支配环甲肌，使声带紧张，损伤后导致声音低沉（图 15-1-2）。

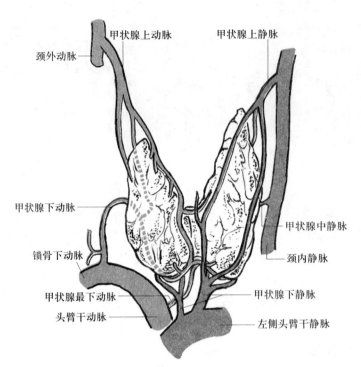

图 15-1-1　甲状腺血流供应

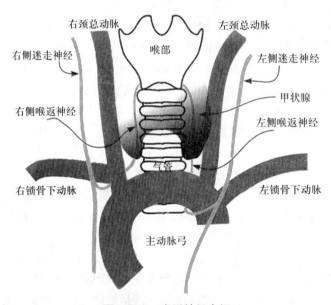

图 15-1-2　喉返神经走行

　　甲状腺的功能是合成、储存和分泌甲状腺素。甲状腺激素的主要作用是：①增加组织的耗氧量和能量代谢；②增加蛋白质、糖类和脂肪的分解代谢；③促进机体的生长发育和代谢。甲状腺素主要有四碘甲腺原氨酸（T_4）和三碘甲腺原氨酸（T_3）两种，都是酪氨酸碘化物。合成后的 T_4 和 T_3 与甲状腺球蛋白结合储存于甲状腺腺泡中。由于储量大，抗甲状腺药物需很长时间才能起效。释放入血的甲状腺素与血清蛋白结合，其中 90% 为 T_4，10% 为 T_3，但 T_3 的生物活性比 T_4 强 5 ～ 10 倍。甲状腺功能主要受下丘脑 – 垂体 – 甲状腺轴系统调控。

二、甲状腺的检查

　　1. 体格检查　在检查时，准备一杯水，通常嘱患者取端坐位，双眼向前平视，头处于轻微的过度伸展状态，环境光线良好。按视、触、听的顺序进行，医师可站于患者前方和后面两种位置进行检查，触诊时首先确认甲状软骨标志，把手放于气管两侧甲状腺的位置，嘱患者吞咽感觉腺体的表面，注意有无任何不对称和质地，并估计腺叶的大小。当有结节时，注意其大小、质地、边界、有无压痛、活动度及随吞咽时的活动情况。Graves 病患者有的可听到血管杂音。此外，还应检查气管有无移位、颈部淋巴结情况，并检查有无甲状腺功能亢进眼征和手部震颤。

2. 实验室检查 甲状腺的血液检查包括促甲状腺激素（thyroid slimulating hormone，TSH）、游离甲状腺素（free thyroxine，T_4，FT_4）、游离三碘甲状腺原氨酸（free triiodothyronine，T_3，FT_3）、甲状腺球蛋白（TG）、甲状腺球蛋白抗体（thyroglobulin antibody，TGAb）、抗甲状腺微粒体抗体（thyroid microsome antibody，TMAb）、甲状腺过氧化物酶抗体（thyroid peroxidase antibody，TPOAb）、甲状腺受体抗体（（TSH receptor antibody，TRAb）和甲状腺刺激免疫球蛋白（thyroid-stimulating immunoglobulin，TSI）。血清 TSH 水平升高可提示甲状腺功能减退，TSH 低或测不到可提示甲状腺功能亢进。指南推荐的 TSH 正常范围为 0.5～6.0 IU/ml。甲状腺球蛋白在 Graves 病、甲状腺炎和甲状腺癌患者中通常升高。甲状腺过氧化物酶（TPO）抗体，常被视为甲状腺组织被破坏的标志，可见于桥本病（Hashimoto's disease）和其他类型的甲状腺炎（如产后甲状腺炎）。约 95% 的桥本甲状腺炎患者可检测到 TPO 抗体。50%～85% 的 Graves 病患者可有 TPO 抗体阳性，但它们并不是诊断 Graves 病的可靠指标。文献报道高达 80% 的桥本甲状腺炎患者这类抗体水平升高。而约 60% 的桥本甲状腺炎患者和 30% 的 Graves 病患者 TGAb 呈阳性。此外，在 75%～90% 的 Graves 病患者中可以检测到 TSI。因此，检测与甲状腺相关的抗体水平有助于甲状腺疾病诊断和鉴别。

3. 影像学检查 颈部和胸部 X 线可显示气管受压、移位、胸骨后甲状腺肿团块影及有无钙化影像。甲状腺超声（US）是诊断甲状腺结节的最佳影像学检查方法。超声检查不仅可观察结节大小、数目、形状、纵横比、边缘、回声强弱、钙化、血供等特征协助诊断，而且可评估颈淋巴结有无肿瘤转移，总准确率在 88% 以上。然而，良、恶性结节的超声图像特征也存在重叠现象，应予以关注。因此，超声应与其他检查相结合，如 CT、MRI 和细针穿刺细胞学（FNAC）。CT 和 MRI 不是首选和常规检查，但可以用来确定病变的范围和是否存在局部邻近器官受压、侵犯，且 MRI 能更有效地显示病变的软组织特征。放射性核素显像在甲状腺疾病的影像学中的作用趋于降低，但 ^{131}I 和 ^{99m}Tc 对甲状腺功能、结节特征评估以及胸骨后甲状腺肿的诊断具有重要意义。另外，^{99mm}Tc- 甲氧基异丁基异腈（^{99m}Tc-methoxyisobutyl isonitrile，^{99}Tc-MIBI）甲状旁腺显像对甲状旁腺功能亢进的诊断和病变定位具有较高的特异性。

4. 甲状细针穿刺细胞学检查 超声引导下细针穿刺细胞学检查（ultrasound-guided fine-needle aspiration，US-FNA）具有微创、经济、安全、报告迅速等特点，是一种灵敏、可靠、准确、性价比较高的检查方法，也是指南推荐评估甲状腺结节的首选检查。有经验的甲状腺细胞学专家，其诊断准确性大于 90%，如结合穿刺针冲洗液行 *BRAF* 基因 V600E 突变检测可进一步提高检查的准确性。有报道甲状腺 FNA 的应用可减少约 1/3 不必要的甲状腺手术。

知识拓展：甲状腺细针穿刺 Bethesda 报告系统

三、单纯性甲状腺肿

【病因】

1. 甲状腺素原料（碘）缺乏 单纯性甲状腺肿为甲状腺对缺碘环境的适应性反应。高原山区土壤中的碘被冲洗流失，以致饮水和食物中含碘量不足。因此，我国多山各省的居民患此病较多，故又称"地方性甲状腺肿"（endemic goiter）。由于碘摄入量不足，甲状腺素合成减少，患者血中 T_4（T_3）浓度下降，反馈性引起垂体 TSH 分泌增高而刺激甲状腺增生及代偿性肿大。

2. 甲状腺素需要量增加　在生理情况下，如青春发育期、妊娠期或绝经期的妇女，由于对甲状腺素的需要量暂时性增高，也可发生轻度弥漫性甲状腺肿，叫做生理性甲状腺肿。这种甲状腺肿大常在成年后或妊娠后自行缩小。

3. 甲状腺素合成和分泌障碍　某些食物和药物可引起甲状腺素合成或分泌过程中某一环节的障碍，导致甲状腺肿。先天性缺乏合成甲状腺素的酶，也可引起甲状腺肿大。另外，最近的研究认为该病的发生过程有生长因子的参与，自身免疫反应也是不可忽视的因素。

【病理】

初期增殖、扩张的滤泡较为均匀地散布在腺体各部，呈弥漫性甲状腺肿，随着缺碘时间的延长，病变继续发展，扩张的滤泡逐渐聚集成多个大小不等的结节，形成结节性甲状腺肿。结节常发生出血和囊性变，继而纤维化、钙化，甚至发生恶变，恶变率为 1.2% ～ 5.0%。

【临床表现】

女性多见，甲状腺呈不同程度的肿大以及肿大结节对周围器官的压迫症状是本病主要的临床表现。随着病变的发展，在肿大的腺体一侧或两侧可触及多个（有时单个）结节。结节通常增长很慢，但当囊肿样变的结节发生囊内出血时，结节可迅速增大。肿大的腺体或结节可压迫气管出现呼吸困难。气管受压过久可引起气管变形、狭窄，甚至出现软骨变性、软化。压迫喉返神经或食管则出现声音嘶哑或吞咽困难。

病程久的巨大甲状腺肿可向胸骨后伸展形成胸骨后甲状腺肿。不但压迫气管和食管，甚至压迫颈深部大静脉，引起头颈部静脉回流障碍，出现面部青紫、肿胀及颈胸部浅表静脉扩张。

【诊断】

体检很容易发现甲状腺肿大和结节，关键在于确定甲状腺肿大及结节的性质。详细的病史可以提供有价值的线索。如患者居住于高原、边远山区（缺碘地区）及家族中有类似病史，常可做出地方性甲状腺肿的诊断。另外，实验室和影像检查可获得更准确信息。

1. 实验室检查　通过检测血中 T_4、T_3、TSH 等水平，评估患者甲状腺功能是否正常。

2. 甲状腺超声检查　B 超检查有助于发现结节大小、数目以及结节为囊性、实质性或混合性，同时可帮助鉴别恶性病变。

3. 颈部 CT 检查　主要用于可疑有胸骨后甲状腺肿的患者，明确有无胸骨后甲状腺肿大，并确定是否存在气管受压、移位或狭窄，对确定手术方案有重要意义。

【治疗】

1. 内科治疗　对生理性甲状腺肿宜多食含碘丰富的食物，如海带、紫菜等。对 20 岁以下的弥漫性单纯性甲状腺肿患者可给予小剂量的甲状腺素，以缓解甲状腺的增生及肿大，剂量以血中 TSH 为接近低值为准。通常口服左甲状腺素钠（优甲乐）25 ～ 50 µg，每日 1 次，3 ～ 6 个月为一个疗程。

2. 外科手术治疗　仅对下述情况考虑选择手术，为减少复发及二次手术带来的困难，手术方式可采用一侧腺叶全切 + 对侧腺叶次全切除或采用双侧甲状腺次全切除术。手术适应证：①有气管、食管或喉返神经受压引起临床症状者。②胸骨后甲状腺肿。③巨大甲状腺肿影响美观、生活和工作者。④结节性甲状腺肿继发功能亢进者。⑤结节性甲状腺肿合并恶性病变或不除外有恶变者。

四、甲状腺功能亢进症

甲状腺功能亢进症（hyperthyroidism）是各种原因导致循环中甲状腺素（T_3 和 T_4）水平过高，造成机体代谢亢进和交感神经兴奋，表现为心悸、出汗、进食和排便次增多、体重减轻等的临床综合征。现重点介绍甲状腺功能亢进症的外科治疗。

【病因及分类】

甲状腺功能亢进症分原发性（Graves 病）和继发性（甲状腺炎症、药物性、垂体 TSH 原性、高功能腺瘤等）。

1. 原发性甲状腺功能亢进症　又称 Graves 病，是甲状腺功能亢进症中最常见的一种。双侧腺体对称性弥漫性肿大，常伴有眼球突出，因而又称"突眼性甲状腺肿"（exophthalmic goiter）。目前认为其是一种自身免疫性疾病，与体内存在的 TSH 受体刺激性抗体有关。

2. 继发性甲状腺功能亢进症　较少见，指继发于结节性甲状腺肿、亚急性甲状腺炎、慢性淋巴细胞性甲状腺炎、产后甲状腺炎、药物性甲状腺炎等，均可找到相应的原因，患者无眼球突出，但容易发生心肌损害。

3. 高功能腺瘤　少见，除甲状腺功能亢进表现外，影像学检查可见，在甲状腺腺体内有单发的自主性高功能结节，结节周围甲状腺组织萎缩。患者无眼球突出。

【临床表现】

患者常表现为情绪急躁、容易激动、失眠、怕热、多汗、皮肤潮湿、食欲亢进（但体重减轻）、心悸、双手震颤、内分泌紊乱（如月经失调）、无力、疲惫及肢体近端肌萎缩等。脉快有力（＞ 100 次 / 分，休息及睡眠时仍快）、脉压增大，甲状腺肿大、突眼和双手震颤。需强调的是脉率加快及脉压增大尤为重要，常作为判断病情程度和治疗效果的重要指标。

【诊断】

根据甲状腺功能亢进的典型表现，结合血清 TSH、T_3 和 T_4 测定数值（TSH 减低，T_3、T_4 值升高），一般较易做出甲状腺功能功能亢进的诊断，而 TRAb 检测阳性对诊断原发甲亢具有重要意义。但有时尚需借助影像学、基础代谢率等检查以分析原因，评估严重程度。

1. 基础代谢率测定　可根据脉压和脉率计算，或用基础代谢率测定器测定。后者较可靠，但前者简便，公式为：基础代谢率＝（脉率＋脉压）–111。测定基础代谢率一定要在早晨完全安静、空腹时进行。正常值为 ±10%；升高到 +20% ～ +30% 为轻度甲状腺功能亢进症，+30% ～ +60% 为中度，+60% 以上为重度。

2. 甲状腺摄 ^{131}I 率测定　现临床较少采用，正常甲状腺 24 小时内摄取的 ^{131}I 量为人体总量的 30% ～ 40%。如果 2 小时内甲状腺摄 ^{131}I 量超过人体总量的 25%，或 24 小时内超过人体总量的 50%，且 ^{131}I 摄取高峰提前出现，均可诊断甲状腺功能亢进症。

【治疗】

甲状腺功能亢进的治疗方法有内科抗甲状腺药物治疗、放射性碘和外科手术治疗（甲状腺次全切除术）。治疗方法的选择因人而异，取决于患者的年龄、一般健康状况、甲状腺的大小、潜在的病理因素以及患者获得随访的方便程度。以下信息与甲状腺功能亢进症的手术有关。

1. 手术治疗适应证　①中度以上的原发性甲状腺功能亢进症；②继发性甲状腺功能亢进症或高功能腺瘤；③腺体较大，伴有压迫症状或胸骨后甲状腺肿等类型的甲状腺功能亢进症；④抗甲状腺药物或 ^{131}I 治疗后复发者，或药物治疗不能耐受者（血白细胞降低、肝功能异常）或坚持长期用药有困难者。⑤妊娠早、中期的甲状腺功能亢进症患者具有上述适应证者，仍应考虑手术治疗。

手术禁忌证：①青少年患者；②症状较轻者；③老年患者或有严重器质性疾病不能耐受手术者。

2. 术前准备　甲状腺功能亢进症患者基础代谢率高，机体处于严重消耗和负氮平衡状态下，此时手术危险性极大，因此，术前必须进行充分的准备，降低基础代谢率，以保证手术的顺利进行并避免术后并发症的发生。

（1）术前检查：除一般手术常规检查外，对甲状腺功能亢进患者尚需①颈部 X 线检查，了解有无气管受压或移位；②心电图及超声心动图检查，了解有无心律失常、心脏扩大等；

③喉镜检查，确定声带有无麻痹；④基础代谢率测定，了解甲状腺功能亢进程度，选择手术时机。

（2）一般准备：消除患者的紧张情绪及对手术的恐惧心情。对精神过度紧张或失眠者可适当应用镇静催眠药；对心率过快者，可口服普萘洛尔（心得安）10 mg，每日3次；对发生心力衰竭者，给予洋地黄制剂。给予富含蛋白质、维生素热量充足的饮食，以改善机体能量状态。

（3）药物准备：目的在于降低基础代谢率和改善手术难度，提高安全性。有以下几种方法。①先用硫脲类药物降低甲状腺素的合成并抑制自身抗体的产生，从而控制甲状腺功能亢进症状，待患者症状基本控制后（情绪稳定、睡眠好转、体重增加、脉率稳定在90次/分以下，基础代谢率+20%以下），停服并改服碘剂2周再行手术。②对于症状较轻，以及继发性甲状腺功能亢进或高功能腺瘤的患者也可开始即用碘剂，2～3周后甲状腺功能亢进症症状得到基本控制后即可手术，但少数患者服用碘剂2周后，症状改善不明显。此时，可在继续服用碘剂的同时加用硫氧嘧啶类药物，直到症状基本控制，停用硫氧嘧啶类药物后，继续单独服用碘剂1～2周，再进行手术。③对于上述方法不能耐受或无效的患者，可单用普萘洛尔或与碘剂合用做术前准备。碘剂的作用一方面在于抑制蛋白水解酶，逐步地抑制甲状腺素的释放，另一方面碘剂可以减轻甲状腺充血，使腺体缩小、变硬，有利于手术操作。需注意的是碘剂只抑制甲状腺素释放，而不抑制其合成，因此一旦停服，储存于甲状腺滤泡内的甲状腺素大量释放，甲状腺功能亢进症症状就会重新出现，甚至更为严重，因此，凡不准备施行手术者，不要服用碘剂。

知识拓展：碘剂及普萘洛尔的服用方法

3. 手术后常见并发症　双侧甲状腺次全切除术术后可能发生以下并发症。

（1）术后呼吸困难和窒息（postoperative dyspnea or asphyxia）：是术后最危急的并发症，多发生在术后48小时内。常见原因为①切口内出血压迫气管，因手术时止血不彻底，特别是腺体断面出血，或血管结扎线滑脱或凝血焦痂脱落引起（常见于甲状腺上动脉）。②喉头水肿，因手术创伤或气管插管引起。③双侧喉返神经损伤，声带处于内收位使声门关闭。④气管塌陷，极少见，是气管壁长期受压，发生软化，切除甲状腺大部分后软化的气管壁失去支撑的结果。⑤严重的术后低钙引起的喉和膈肌痉挛导致窒息。

临床表现为进行性呼吸困难、烦躁、发绀，平卧困难，甚至窒息。如见颈部肿胀、切口渗出鲜血或皮肤瘀斑，且颈部张力增高，多为切口内出血所致。发现上述情况时，必须立即行床旁抢救，及时剪开缝线，敞开切口，迅速除去血肿。如果呼吸仍无改善，则应立即施行气管插管或环甲膜穿刺/气管切开。情况好转后，再送手术室做进一步探查止血和其他处理。因此，术后应常规在患者床旁放置无菌气管切开包和手套，以备急用。

（2）喉返神经损伤（injury of recurrent laryngeal nerve）：多发生于甲状腺腺叶全切或次全切除、甲状腺二次手术的患者，发生率为0.5%～9.6%。常在处理下极血管或神经入喉处因牵拉、钳夹、使用能量器械、缝扎所致损伤，少数也可由血肿或瘢痕组织压迫、嵌压造成。一侧喉返神经损伤可造成声音嘶哑，术后健侧声带代偿性向患侧过度收缩而好转，但不能恢复其原有音色。双侧喉返神经损伤，可导致失声或严重的呼吸困难或窒息，需立即行气管切开。手术时切断、缝扎、钳夹、牵拉等直接损伤喉返神经者，术中可立即出现症状；而因血肿压迫者多为暂时性，经理疗等及时处理后，一般在3～6个月内逐渐恢复。近年来，随着术中神经监测技术（intraoperative nerve monitoring，IONM）的应用和推广，其对甲状腺手术中喉返神经的识别和保护发挥了重要作用。

知识拓展：术中神经监测技术

（3）喉上神经损伤（injury of superior laryngeal nerve）：喉上神经多经甲状腺上血管的分支间穿过，处理甲状腺上极时如分离不仔细，过于远离甲状腺，易将其同甲状腺上动脉一并结扎而损伤。喉上神经分内（感觉）、外（运动）两支。外支损伤会使环甲肌瘫痪，引起声带松弛、声调降低；内支损伤，则喉部黏膜感觉丧失，进食特别是饮水时，容易误咽发生呛咳。一般经理疗后可自行恢复。

（4）甲状旁腺功能低下：因手术时误伤、误切甲状旁腺或其血供受累可发生暂时性甲状旁腺功能低下或永久性甲状旁腺功能低下（6 个月以上不能恢复），文献报道其发生率差异较大，分别为 14%～60% 和 1%～11%。临床表现为血钙浓度下降至 2.0 mmol/L 以下，严重时可降至 1.0～1.5 mmol/L（正常时 2.25～2.75 mmol/L），神经肌肉应激性显著升高，术后 1～3 天出现手足抽搐。多数患者只有面部、唇部或手足部针刺样麻木感或强直感，2～3 周后，未受损的甲状旁腺增生肥大，起到代偿作用，症状即消失。严重者出现面肌和手足伴有疼痛感的持续性痉挛，每天发作多次，严重者可发生喉和膈肌痉挛，引起窒息死亡。

知识拓展：预防甲状旁腺损伤的措施

甲状腺手术后低钙血症的发生率为 1.7%～68.0%。发生手足抽搐后应立即静脉注射 10% 葡萄糖酸钙或氯化钙 10～20 ml。症状轻者可口服葡萄糖酸钙或碳酸钙 2～4 g，每日 3 次，症状较重或长期不能恢复者，可加服维生素 D_3，每日 5 万～10 万 U，以促进钙在肠道内的吸收。口服双氢速固醇（DT10）油剂能明显提高血中钙含量，降低神经肌肉的应激性。同时饮食限制肉类、乳制品和蛋等的摄入（因含磷较高，影响钙的吸收）。

（5）甲状腺危象（thyrotoxic crisis）：是甲状腺功能亢进症术后的严重并发症。甲状腺危象与术前准备不充分、患者症状未能很好控制、感染及手术应激有关，而甲状腺激素的大量释放，肾上腺皮质激素相对不足是其主要机制。主要表现为神经、循环、消化系统的严重功能紊乱，如高热（＞39 ℃）、大汗、心动过速、频繁的呕吐及腹泻、谵妄、甚至昏迷，最后多因休克、呼吸及循环衰竭而死亡。目前该危象死亡率为 10%。治疗原则为对抗应激反应、抑制甲状腺素的合成和释放、降低甲状腺素的效应、补充能量和体液及对症治疗。①一般处理，包括镇静、降温、吸氧、补液、维持电解质及酸碱代谢平衡等。②肾上腺素能阻断药，利血平 1～2 mg 肌内注射或胍乙啶 10～20 mg 口服。前者用药 4～8 小时起效，后者 12 小时后起效。还可用普萘洛尔 5 mg 加 5%～10% 葡萄糖溶液 100 ml 静脉滴注，以降低周围组织对甲状腺素的反应。③碘剂，口服复方碘化钾溶液，首次为 3～5 ml，或紧急时用 10% 碘化钠 5～10 ml 加入 10% 葡萄糖溶液中静脉滴注，抑制甲状腺素的释放。④丙硫氧嘧啶，抑制甲状腺素合成及 T_4 转化为 T_3。首剂量 600 mg 口服或经胃管注入，继而 200 mg，每日 3 次口服，待症状减轻后改用一般治疗。⑤氢化可的松，每日 200～400 mg，分次静脉滴注，以拮抗应激反应。

（6）甲状腺功能减退症：是由于手术切除腺体过多或血运减少后甲状腺激素合成及分泌减少，或其生理效应不足而引起机体代谢降低的一种病症。表现为全身多系统功能减低及紊乱，如精神不振、乏力、嗜睡、对外界周围兴趣减少、怕冷、面色苍白、皮肤粗糙、心率慢、便秘等，甚至身体虚胖似有水肿而无指压痕。血 T_3、T_4 降低，TSH 值升高。处理为补充甲状腺片或左甲状腺素钠，以维持 TSH 在正常值范围。

五、甲状腺炎

甲状腺炎的临床分类多样，可分为感染性和非感染性，也可按起病快慢分类，常见的有：①急性化脓性甲状腺炎；②亚急性甲状腺炎；③慢性淋巴细胞性甲状腺炎或称桥本甲状腺炎；④产后甲状腺炎；⑤木样甲状腺炎，也称为慢性纤维性甲状腺炎，其中以桥本甲状腺病和亚急性甲状腺炎更常见。

（一）亚急性甲状腺炎

【病因】

发病原因尚不明确，可能与自身免疫或病毒感染有关，本病常发于病毒性上呼吸道感染之后。

【病理】

镜下多见单核细胞、淋巴细胞及异物巨细胞浸润，病变滤泡周围出现巨细胞性肉芽肿是其特征。

【临床表现】

本病多见于 30 ～ 40 岁女性。患者可突发性甲状腺区域疼痛和肿胀，疼痛可向患侧耳颞处放射，有时伴吞咽困难。1 ～ 2 周前有上呼吸道感染史。体检可有体温升高，腺体发硬并有触痛。血化验可有红细胞沉降率加快，一过性 T_3、T_4 升高。病程约为 3 个月，自愈后甲状腺功能多不减退。

【诊断】

根据典型的甲状腺区域疼痛，有发热，且发病前有上呼吸道感染病史。结合基础代谢率升高，但甲状腺摄 ^{131}I 率显著降低，这种分离现象有助于诊断。泼尼松试验治疗可使肿胀消退、疼痛缓解，也有助于确诊。

【治疗】

泼尼松每次 5 mg，一日 4 次，2 周后减量，全程 1 ～ 2 个月。同时加用甲状腺制剂，效果较好。抗生素无效。

（二）慢性淋巴细胞性甲状腺炎

【病因】

在 1912 年日本学者 Hashimoto H. 首先报道慢性淋巴细胞性甲状腺炎，所以又称桥本甲状腺炎（Hashimoto's thyroiditis），是一种自身免疫性疾病，也是甲状腺肿伴甲状腺功能减退的最常见原因，多见于 30 ～ 50 岁女性，男女比例为 1 ：6 ～ 10。

【病理】

病理组织学检查示甲状腺组织内广泛淋巴细胞、浆细胞浸润，形成淋巴滤泡及生发中心，间质有纤维组织增生，滤泡结构破坏。

【临床表现】

弥漫性甲状腺肿，表面光滑、质地坚韧或呈橡皮样，有时有结节，伴疼痛和触痛，早期因腺体破坏释放甲状腺素出现甲状腺功能亢进症状，后期则多伴甲状腺功能减退。当腺体较大时可有压迫症状。

【诊断】

甲状腺弥漫肿大，质地坚韧，甲状腺摄 ^{131}I 率下降，结合血清中甲状腺过氧化物酶抗体（TPOAb）和（或）甲状腺球蛋白抗体（TGAb）值升高，可帮助诊断。B 超显示腺体增大，呈弥漫性回声减低，部分呈分隔状及网格状改变，有时也可见结节状回声。疑难时可行穿刺活检以确诊。

【治疗】

对早期并发甲状腺功能亢进者可给予普萘洛尔（心得安）对症处理；对后期并发甲状腺功能低下者可服用甲状腺干制剂（左甲状腺素）。有压迫症状或影响外观有美容要求或疑有恶变的患者则宜选择手术治疗。此外，有报道少食富含碘的饮食对延缓疾病有益。

六、甲状腺腺瘤

【病因与分类】

甲状腺腺瘤（thyroid adenoma）是常见的甲状腺良性肿瘤。甲状腺瘤的病因尚不明确，可能与性别、遗传因素、射线照射、TSH 过度刺激等有关。病理上分为胚胎型腺瘤、胎儿型腺瘤、滤泡状腺瘤、乳头状囊腺瘤、嗜酸性腺瘤等。其中以滤泡状腺瘤最为多见，乳头状囊腺瘤较少见，且常不易与乳头状腺癌区分。本病多见于 40 岁以下妇女。

【临床表现】

多数患者无任何症状，常因体格检查或无意中发现颈部圆形或椭圆形结节，多为单发，质地较周围甲状腺组织稍硬，表面光滑，无压痛，随吞咽上下移动。腺瘤生长缓慢，乳头状囊性腺瘤有时可因囊壁血管破裂，发生囊内出血，而在短期内迅速增大，伴局部胀痛。

【诊断与治疗】

甲状腺腺瘤与结节性甲状腺肿的单发结节在临床上较难鉴别。以下几点可供鉴别时参考：①甲状腺腺瘤没有地域性。②甲状腺腺瘤经过数年仍保持单发；结节性甲状腺肿的单发结节经过一段时间后多演变为多发结节。③组织学上腺瘤有完整的包膜，与周围正常组织分界明显；结节性甲状腺肿的单发结节包膜常不完整。细针穿刺细胞学检查（FNA）可帮助确诊。

甲状腺腺瘤有继发甲状腺功能亢进症（发生率约为 20%）或恶变（发生率约为 10%）的可能，应早期行包括腺瘤的患侧甲状腺大部切除或患侧腺叶切除术。切除标本立即行术中冰冻病理，如回报恶性，则按恶性肿瘤原则处理。

七、甲状腺恶性肿瘤

甲状腺恶性肿瘤中最常见的是甲状腺癌（thyroid carcinoma），极少数为恶性淋巴瘤、血管肉瘤、平滑肌肉瘤及转移癌。除髓样癌外，绝大部分甲状腺癌起源于滤泡上皮细胞。虽然甲状腺癌占所有内分泌恶性肿瘤的 90% 以上，但它仅占全身恶性肿瘤的 1% ～ 5%，过去认为甲状腺癌是一种罕见的疾病。然而，近年来甲状腺癌在世界范围内的发病率呈逐年迅猛上升的趋势，发病率每年以 6% 的速度递增。目前国内平均甲状腺癌发病率为 6.6/10 万，在恶性肿瘤发病率排名中居第 5 位。而在女性中发病仅次于乳腺癌和肺癌位居第 3 位，有的地区居第 2 位，成为发病率增长速度最快的癌症。

【病因】

甲状腺癌的具体病因尚不明确，但认为其发病与以下因素有关：

1. 电离辐射 放射线照射可能使甲状腺细胞 DNA 基因损伤、突变，从而导致恶性肿瘤的发生。研究表明，环境辐射以及幼年时期放射线暴露接触史，与甲状腺癌尤其甲状腺乳头状癌的发生密切相关。

2. 遗传因素 5% ～ 10% 的甲状腺乳头状癌有遗传倾向性。

3. 基因突变 甲状腺癌的发生可能与相关的癌基因、抑癌基因的突变有关，如癌基因 *RET*、*BRAF*、*Ras* 异常激活，以及抑癌基因 *P53* 发生突变、缺失。

【病理】

1. 乳头状癌（papillary carcinoma） 包括微小乳头状癌（直径＜ 1 cm）约占成人甲状腺癌 90%，儿童甲状腺癌的全部，多见于 30 ～ 50 岁女性。肿瘤细胞分化度不均一，但总体生长缓慢，大部分呈多中心生长。易发生颈部淋巴结转移，但预后好，10 年生存率达 97.8%。

2. 滤泡状腺癌（follicular carcinoma） 约占 10%，多见于 40 ～ 60 岁患者，男女比例为 1 : 3。此型分化较好，颈部淋巴结转移较少见，但易经血运向肺、骨、肝及中枢神经系统播散。预后取决于原发灶和转移肿瘤对包膜及血管的侵蚀程度，以及周围组织受累范围，总体预后较好，但不及乳头状癌。

3. 髓样癌（medullary carcinoma） 占 4% ～ 10%，起源于滤泡旁细胞（C 细胞）。细胞排列呈巢状或囊状，瘤内大量淀粉样物沉积，触诊坚硬如石。肿瘤生长较慢，可经淋巴或血行转移。预后介于乳头状癌和未分化癌之间。

4. 未分化癌（anaplastic carcinoma） 约占 1%，多见于高龄患者。恶性度极高，肿瘤生长迅速，早期即有局部淋巴结转移，并经血运向肺、骨、脑等远处播散。常侵犯气管、食管及喉返神经，导致严重并发症，预后极差。几乎所有患者诊断后 1 年内死亡。

【临床表现】

早期患者可无任何症状，常因体检超声检查发现甲状腺结节或无意中发现无痛性颈部肿物。如肿物生长迅速，可因肿瘤侵犯气管、食管、喉返神经，出现呼吸、吞咽困难，声音嘶哑，或交感神经受压引起 Horner 综合征。分化型甲状腺癌早期易出现颈部淋巴结转移，部分患者可能以颈部淋巴结肿大为首要表现。未分化癌进展迅速，多数患者初次诊断，就已发现全身转移。髓样癌除有颈部肿物外，可能合并 APUD 细胞瘤，特别是嗜铬细胞瘤、甲状旁腺腺瘤，属于 II 型多发性内分泌肿瘤综合征的一部分。此征为常染色体显性遗传，有家族史，所以对有腹泻、心悸、颜面潮红、低血钙的患者宜多加注意。

【诊断】

当临床发现甲状腺结节或颈淋巴结肿大考虑甲状腺癌时，需结合影像及细针穿刺病理进行诊断评价。此外，当诊断为甲状腺癌后还需给出 TNM 分期。

1. 甲状腺超声检查　甲状腺彩超是评估甲状腺结节良、恶性的首选影像学检查。高分辨率超声可发现甲状腺内 2 mm 的病灶，同时可对颈部淋巴结性质进行评价。

知识拓展：甲状腺 B 超影像报告和数据系统分级

2. CT/MRI 检查　强化 CT/MRI 检查适用于术前怀疑有甲状腺肿瘤侵犯周围组织、颈部淋巴结转移的患者，对评估病变范围、制订手术策略具有价值。

3. 细针穿刺活检（fine needle aspiration，FNA）　是诊断甲状腺癌的重要手段，也是 B 超检查发现可疑恶性病变进一步确诊的首选方法，其准确性高达 90% 以上。

4. 其他检查　血 TSH、T_3、FT_3、T_4、FT_4、TPOAb、TGAb 对确定甲状腺功能及鉴别其他甲状腺炎症病变有参考价值。如 TSH 水平低于正常值，建议进一步行甲状腺核素显像检查，如果显示为"热结节"，恶性可能性较小，但现较少采用此检查。另外，如考虑有髓样癌可能，应行血降钙素和 CEA 检查，甲状腺结节伴血清降钙素水平 > 50 ~ 100 pg/ml，通常提示甲状腺髓样癌可能。

5. 甲状腺癌的临床分期　依据美国癌症联合委员会（AJCC）甲状腺癌 TNM 分期系统第 8 版，见表 15-1-1。

T：原发肿瘤

T_x 原发肿瘤不能评估；

T_0 无原发肿瘤证据；

T_1 肿瘤最大直径 ≤ 2 cm，局限于甲状腺内；

T_{1a} 肿瘤最大直径 ≤ 1 cm，局限于甲状腺内；

T_{1b} 肿瘤最大直径 > 1 cm，≤ 2 cm，局限于甲状腺内；

T_2 肿瘤最大直径 > 2 cm，≤ 4 cm，局限于甲状腺内；

T_3 肿瘤最大直径 > 4 cm，局限于甲状腺内，或任何大小肿瘤伴甲状腺外浸润；

T_{3a} 肿瘤最大直径 > 4 cm，局限在甲状腺内的肿瘤；

T_{3b} 任何大小的肿瘤伴有甲状腺外带状肌侵袭（包括胸骨舌骨肌、胸骨甲状腺肌、甲状舌骨肌、肩胛舌骨肌）；

T_4 肿瘤腺体侵及颈部主要结构；

T_{4a} 任何大小的肿瘤，突破被膜，侵及皮下软组织、喉、气管、食管、喉返神经；

T_{4b} 任何大小的肿瘤，突破被膜，侵及椎前筋膜或包绕颈动脉或纵隔血管。

N：区域淋巴结

N_x 区域淋巴结不能评估；

N_0 无区域淋巴结转移证据；

N_1 区域淋巴结转移；

N_{1a} VI 区淋巴结转移，或纵隔上淋巴结转移（VII区），包括单侧或双侧转移；

N_{1b} 颈侧区淋巴结转移，包括单侧或双侧转移。

M：远处转移

M_0 无远处转移；

M1 有远处转移。

表15-1-1　2018年美国癌症联合委员会（AJCC）甲状腺癌TNM分期

分期	乳头状癌或滤泡状癌		髓样癌	未分化癌
	< 55 岁	≥ 55 岁	所有年龄	所有年龄
Ⅰ 期	任何 TN，M_0	$T_{1-2}N_{0-x}M_0$	$T_1N_0M_0$	
Ⅱ 期	任何 TN，M_1	$T_{1-2}N_1M_0$ T_{3a-3b}，任何 N，M_0	$T_{2-3}N_0M_0$	
Ⅲ 期		T_{4a}，任何 N，M_0	$T_{1-3}N_{1a}M_0$	
Ⅳ_A 期		T_{4b}，任何 N，M_0	$T_{1-3}N_{1b}M_0$ T_{4a}，任何 N，M_0	$T_{1-3a}N_{0/x}M_0$
Ⅳ_B 期		任何 T，任何 N，M1	T_{4b}，任何 N，M_0	$T_{1-3a}N_1M_0$ T_{3b-4}，任何 N，M_0
Ⅳ_C 期			任何 TN，M_1	任何 TN，M_1

【治疗】

1. 手术治疗　除未分化甲状腺癌外，手术是治疗甲状腺癌最重要的方法之一。根据甲状腺肿瘤病变情况选择一侧甲状腺腺叶加峡部切除或全甲状腺切除（不主张行甲状腺次全切除或一侧腺叶切除加对侧大部分切除），同时行患侧或双侧中央区淋巴清扫，而颈侧区淋巴是否清扫需根据临床诊断来决定。如已有淋巴结转移则行功能性颈淋巴清扫（即保留胸锁乳突肌、颈内静脉及副神经的Ⅱ～Ⅵ区颈部淋巴结清扫），原则上不主张行预防性颈侧区淋巴清扫术。手术多选择开放手术。对某些肿瘤较小，淋巴结肿大不明显的早期患者可采用经胸锁乳突肌入路的全腔镜手术。有条件的机构也可采用机器人手术的方式。

知识拓展：甲状腺微小乳头状癌的手术治疗

2. 放射治疗　分为放射性碘治疗和外放射治疗，总体甲状腺癌对外放射治疗不敏感。

（1）^{131}I 治疗：放射性碘治疗是分化型甲状腺癌的重要治疗方法之一，应用前提是需已行全甲状腺切除或近全切除。根据我国及美国 ATA 甲状腺癌指南推荐，对于分化型甲状腺癌术后属中度和高度复发风险的患者或出现肺部或骨转移的晚期患者，术后应行 ^{131}I 治疗。治疗目的可分为清甲治疗（^{131}I 清除少量残存的甲状腺组织）和清灶治疗（^{131}I 清除可能存在或残存的癌病灶）。

知识拓展：^{131}I治疗的适应证

（2）外放射治疗：是未分化甲状腺癌的主要治疗方法，偶尔也可用于手术后有残留或有孤立性远处转移灶的分化型甲状腺癌，对降低局部复发率起一定作用。

3. 内分泌治疗　因血清促甲状腺素能促进甲状腺癌细胞的生长，通过给予甲状腺激素从而抑制人体生成血清促甲状腺素，达到治疗肿瘤的目的。关于 TSH 抑制到什么程度，需根据肿瘤复发风险及药物治疗的不良反应两个方面综合考虑。对行甲状腺近全切或全切的患者，术后除要补充甲状腺激素外，还要预防肿瘤复发。ATA 指南建议，对于低复发风险的患者 TSH 水平应控制在 0.5 ～ 2 mU/L 为宜，中复发风险的患者 TSH 水平应控制在 0.1 ～ 0.5 mU/L 为宜，高复发风险的患者 TSH 水平需控制在 0.1 mU/L 以下。

知识拓展：肿瘤复发风险及TSH治疗不良反应风险评估

4. 化疗及靶向治疗　由于分化型甲状腺癌对化疗不敏感，故不采用。但对于某些未分化癌有一定的作用，能缓解疾病的进展。近年来随着对肿瘤生物学特性的进一步了解，诞生了一些针对肿瘤增殖、浸润信号通路的一些分子靶向药物，这些新的靶向和免疫治疗药对缓解疾病进程、改善预后取得了一定疗效。目前主要用于晚期 MTC 或放射碘难治性分化型甲状腺癌（RAIR-DTC），如酪氨酸激酶抑制剂（TKIs）凡德他尼、卡博替尼、索拉非尼等，可降低疾病进展或死亡风险。

5. 其他 随着微创理念的推广，有学者将热消融技术用于治疗甲状腺癌，但因甲状腺肿瘤发生癌灶残留和淋巴结转移灶遗留风险较高，尚不能作为可手术原发性甲状腺癌或滤泡性肿瘤的常规治疗手段，仅用于不可手术及放射性碘治疗无效的复发性甲状腺癌的姑息治疗。

（陈志强 康 骅）

第二节 甲状旁腺功能亢进症

甲状旁腺功能亢进症是各种原因引起的甲状旁腺素（PTH）分泌过多，导致高钙血症和低磷血症，可分为原发性、继发性、三发性三种。既往曾认为本病罕见，但目前发现在普通人群中发生率为 0.1% ～ 0.3%，是高钙血症患者最常见的原因。

【解剖与生理】

甲状旁腺起源于胚胎的第 III 和 IV 对咽囊，随生长发育下降至颈部甲状腺区域，一般来说，甲状旁腺分上、下两对，共 4 个腺体（占人群的 85%）。腺体通常位于甲状腺外科被膜内，紧密附着于甲状腺背面内侧，但也可能在甲状腺实质内、气管周围脂肪内甚至胸骨后胸腺内，大多数甲状旁腺在颈部两侧对称位置。甲状旁腺外观呈黄褐色，呈卵圆形、扁平舌状、息肉状或球形，质软。甲状旁腺平均大小为 (5 ～ 6) mm×(3 ～ 4) mm×(1 ～ 2) mm，单枚甲状旁腺重 35 ～ 40 mg。甲状旁腺血液供应 80% 来自甲状腺下动脉，还有甲状腺上、下动脉及气管周围的吻合支血管，静脉回流至甲状腺下静脉，其神经支配和淋巴回流同甲状腺。

甲状旁腺分泌的甲状旁腺素（PTH），通过与骨骼、肾、肠道等的作用，调节体内钙、磷的代谢，以维持钙、磷平衡。血钙水平的维持主要依靠 PTH 和维生素 D_3（Vit-D_3）。PTH 通过以下 3 条途径升高血钙：① PTH 促进肾生成活性维生素 D，维生素 D 增加肠道对 Ca^{2+} 的吸收。②加强远端肾小管对钙的回吸收，同时抑制近端肾小管对磷的重吸收，提升血钙而降低血磷。③提高破骨细胞活力，使骨钙溶解入血（图 15-2-1）。此外，PTH 还能提高肾对磷的清除率，从而其总的效果是升高血钙、降低血磷。当血钙浓度超过肾阈时，血钙同样会被排出，因而甲状旁腺功能亢进时，临床表现为高血钙、低血磷、高尿钙、高尿磷。反之，切除甲状旁腺后，血钙降低、血磷升高，尿钙、尿磷都降低。

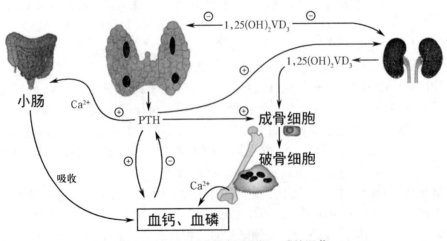

图 15-2-1 甲状旁腺素对血钙、磷的调节

【病因与病理分类】

甲状旁腺功能亢进症在青春期之前较少见，但随着年龄的增长，患病率逐渐升高，女性

患病率是男性的 2～3 倍。引起甲状旁腺功能亢进症的原因包括甲状旁腺腺瘤、甲状旁腺增生、甲状旁腺癌，以及慢性肾衰竭继发低血钙、恶性肿瘤通过分泌 PTH 相关蛋白（PTH-rP）（如肺鳞状细胞癌）等引起。因此在病理类型上可分为：①原发性甲状旁腺功能亢进症（primary hyperparathyroidism，PHPT），由甲状旁腺腺瘤（占 80%～85%）、甲状旁腺增生（10%～15%）、甲状旁腺癌（1%～5%）分泌甲状旁腺激素过多所致。②继发性甲状旁腺功能亢进症（secondary hyperparathyroidism，SHPT），由于体内存在甲状旁腺激素刺激因素，引起甲状旁腺增生、肥大或腺瘤形成。多见于维生素 D 缺乏症、严重肾功能不全、骨软化症、小肠吸收不良等。肾衰竭后，肾无法合成足够 Vit-D$_3$，加之透析损失，血钙因而下降，长期低血钙刺激引起甲状旁腺增生，分泌大量的 PTH，形成 SHPT，但此时血钙不但不升高，反而可能下降。③三发性甲状旁腺功能亢进（tertiary hyperparathyroidism，THPT），在继发性甲状旁腺功能亢进的基础上发展起来的。如甲状旁腺受到持久刺激不断增生、肥大，腺体中的部分增生组织转化为腺瘤，自主性分泌过多的甲状旁腺激素，并引起明显的纤维骨炎。血钙由正常或稍低进而发展到明显超过正常。④假性甲状旁腺功能亢进症　由肺、肝等恶性肿瘤所分泌的甲状旁腺激素样多肽或溶骨性因子引起。此外，甲状旁腺功能亢进症也发生在多发性内分泌肿瘤，MEN Ⅰ（称为 Werner 综合征）和 MEN Ⅱ（称为 Sipple 综合征）。

【临床表现】

甲状旁腺功能亢进患者可表现为无症状型、有症状型或罕见的急性甲状旁腺功能亢进症即高钙危象。典型的临床表现主要有 3 种类型：①骨型，表现为骨骼广泛的脱钙及骨膜下骨质吸收。严重者称为全身纤维囊性骨炎（Von recklinghausen 病）。X 线检查示骨质疏松、皮质变薄、骨骼变形及骨内多数透明的囊肿影。病变骨呈结节状增厚、凹凸不平或弯曲，常伴疼痛，容易发生病理性骨折。②肾型，主要表现为尿路结石，这与 PHPT 时尿中磷酸盐排出增多、碱性增强，有利于钙盐成石有关。肾结石并发 PHPT 的概率为 2%～8%。③肾骨型：为以上两者的混合型，表现为尿路结石和骨骼脱钙病变。约 10% 的患者因血钙过高刺激促胃液素分泌而合并胃十二指肠溃疡，部分患者可因胰石梗阻胰管继发胰腺炎。

【诊断】

通过临床表现和血钙及 PTH 的检测结果，常可对甲状旁腺功能亢进症的定性做出诊断，而定位诊断依赖影像学检查。

1. 典型临床表现　易疲劳、关节疼痛、消化不良、便秘、肾绞痛，泌尿系结石、骨骼病变等。部分患者可发生急性高钙血病。

2. 实验室检查　血钙、磷测定：正常人的血钙值一般为 2.2～2.5 mmol/L，甲状旁腺功能亢进的患者血钙值可＞3.0 mmol/L，或伴血磷值＜0.65～0.97 mmol/L。

PTH 测定：血清 PTH 水平升高是诊断甲状旁腺功能亢进症的直接证据，其值可高达正常值的数倍。

另外，可测定 24 h 尿钙排出量，如限制钙入量每天 3.75 mmol，3～5 天后尿钙排出量高于 5 mmol/24 h 可帮助确诊。计算 24 h 尿钙与肌酐比值（Ca/Cr），原发性甲状旁腺功能亢进患者该比值大于 0.02，而良性家族性低碳酸高钙血症患者（BFHH，常染色体显性遗传病）该比值小于 0.01。

3. 影像学检查　超声检查是一种有效、无创、经济实惠的检查手段，对于大多数患者甲状旁腺病变的定位有帮助，但无法发现胸骨后甲状旁腺。增强 CT 检查可提供更多的信息。

放射性核素显像 ^{99m}Tc-MIBI：放射性核素显像是目前临床普遍采用的甲状旁腺定位方法，其敏感性和特异性均达到 90% 以上，尤其对异位甲状旁腺的定位有优势。

【治疗】

如果患者有明显的高钙血症和急性症状，应立即采取水化、纠正电解质紊乱，使用呋塞米

知识拓展：急性高钙血症

增加钙排泄，同时使用磷酸盐和降钙素及时控制、降低高钙血症。甲状旁腺切除术是治疗原发性甲状旁腺功能亢进症有效方法。几乎所有无症状或症状性甲状旁腺功能亢进症的患者在症状和代谢方面都能通过手术获益，并能提高生存率。对于不愿手术治疗或者手术风险过大、不能耐受手术者的患者，药物治疗起着重要作用。由于甲状旁腺位置变异较大，术前需利用超声、核素显像、CT、MRI 等方法对其进行准确定位，减少手术难度及术后复发可能。如术中肿瘤切除后 10 分钟的 PTH 水平从手术前的初始数值下降超过 50% 以上，表明手术成功。继发性甲状旁腺功能亢进主要选择内科治疗，只有当西那卡塞类（cinacalcet，是一种拟钙剂，它几乎能达到甲状旁腺切除术的疗效）无效时才考虑手术。

知识拓展：继发性甲状旁腺功能亢进症的治疗

第三节　颈淋巴结结核

颈淋巴结结核（tuberculous cervical lymphadenitis）好发于儿童及年轻人。近 5% 是继发于肺和支气管的结核病变。结核分枝杆菌常在人体抵抗力低下时经扁桃体、龋齿侵入而发病。

【临床表现】

临床表现为颈部一侧或双侧多个大小不等的肿大淋巴结，单侧居多，且 90% 只累及一组淋巴结，肿大的淋巴结常位于颈部一侧或两侧胸锁乳突肌的前、后缘。早期肿大淋巴结较硬、无痛、能被推动，继而发生淋巴结周围炎，淋巴结除与周围组织粘连外，还可互相粘连成团，形成结节状肿块，不易推动。晚期淋巴结干酪样坏死、液化形成寒性脓肿（cold abscess）。脓肿破溃后流出豆渣或米汤样脓液，常形成经久不愈的窦道或慢性溃疡。该溃疡边缘暗红、潜行，肉芽组织苍白、水肿。全身症状一般不明显，少数患者可出现低热、盗汗、消瘦等全身症状。

【诊断】

根据结核接触史及局部淋巴结肿大特征，特别是形成寒性脓肿，或经久不愈的窦道或溃疡时，多可明确诊断。对仅有淋巴结肿大的患者，诊断常较困难。对小儿患者，结核菌素试验可帮助诊断。胸部 X 线检查了解有无肺结核病史。必要时可行肿大淋巴结穿刺或切取活检。

【治疗】

1. 全身治疗　加强营养，注意休息。口服异烟肼半年至 1 年。对合并肺结核或全身症状者，需按抗结核治疗原则系统治疗。

2. 局部治疗

（1）对较大且能推动的淋巴结，在系统用药的同时，可考虑手术切除。注意勿损伤副神经。

（2）寒性脓肿尚未穿破者：可从脓肿周围正常皮肤处潜行穿刺进针，抽出脓液，然后向腔内注入 5% 异烟肼冲洗，留少量于脓腔内，每周 2 次。

（3）已形成慢性窦道或溃疡者：若感染不明显可刮除结核病变，伤口开放引流，链霉素换药。

（4）寒性脓肿继发化脓性感染者：先行切开引流，控制感染后，必要时再行刮除术。

第四节　颈部肿块的处理原则

一、概述

颈部解剖复杂，有较多重要的组织器官，颈部的肿瘤、感染、先天性畸形等均可表现为颈部肿块，而身体其他部位的疾患，也可能以颈部肿块的形式首先表现出来。颈部肿块临床上颇为常见，且可发生于任何年龄，因此，外科医师不仅要熟悉颈部的解剖，也要了解外科疾病，对于患者颈部的肿块，要明确肿块的性质、可能的来源及最佳的处理方式。其中十分重要的是必须作出正确的诊断和鉴别诊断。

二、颈部肿块的分类

1. 肿瘤

（1）原发性肿瘤：良性肿瘤包括甲状腺腺瘤、腮腺瘤、舌下囊肿、颈动脉体瘤、血管瘤等。恶性肿瘤包括甲状腺癌、恶性淋巴瘤（包括霍奇金病、非霍奇金病）、涎腺癌等。

（2）转移性肿瘤：原发灶多在鼻咽部、口腔、甲状腺、肺、纵隔、乳房、胃肠道等处。

2. 炎症　急、慢性淋巴结炎，淋巴结结核，涎腺炎，软组织化脓性感染等。

3. 先天畸形　甲状舌管囊肿或瘘、胸腺咽管囊肿或瘘、囊状淋巴管瘤（囊状水瘤）、颏下皮样囊肿等。

知识拓展：颈部肿块的分类

三、颈部肿块的诊断程序

诊断程序分以下两个步骤：①定位诊断，颈部肿块首先应确定肿块的来源，即肿块来源于哪个组织器官；②定性诊断，确定肿块的性质，即其为良性还是恶性肿块，以及有否内分泌功能。首先按照颈部的解剖分区分析肿块的来源，见图 15-4-1，形成初步意向，然后选择最有鉴别价值的实验室检查或影像学手段进一步查清病变、确定诊断。最后通过穿刺、切除或切开行活组织病理检查以确诊。

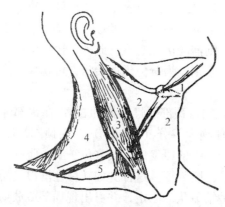

图 15-4-1　颈部解剖分区

（颈前区：1. 颌下颏下区；2. 颈前正中。颈侧区：3. 胸锁乳突肌区；4. 肩胛舌骨肌斜方肌区；5. 锁骨上窝）

【病史】

详细询问患者的年龄，肿块发生的部位、质地、生长速度及全身症状等。先天性畸形常见于 10 岁以下小儿，病程较长，可多年无明显变化。恶性肿瘤病程较短，仅数周或数月。急性炎症性肿块病程更短，仅以天计，同时可合并全身感染症状。

【体格检查】

体格检查既要系统、全面，又要突出重点。

1. 肿块检查　检查时光线必须充足，有时可利用一定侧光，以充分显露肿块形状。患者端坐于凳子上，敞开衣领。

（1）视诊：注意颈部外形是否对称，活动是否正常，肿块部位、形状、大小，表面皮肤情况，肿块周围血管充盈情况，以及颈部活动、吞咽、伸舌时对肿块的影响等。

（2）触诊：恶性肿瘤一般质硬、固定。炎性肿块可表现出不同程度的红、肿、热、痛。甲状腺的肿块多可随吞咽上下移动。

2. 头颈部其他器官检查　发现颈部肿块，特别是怀疑为转移性肿瘤时，应仔细检查其可能的原发灶，如甲状腺、鼻咽部、口腔，并注意有无气管、食管、喉返神经等受压的表现。

3. 全身检查　许多颈部肿块是全身性疾病在颈部的表现，故应进行必要的系统检查。如发现颈部寒性脓肿，应检查颈椎有无结核性病变。发现颈部多个淋巴结肿大，应检查周身淋巴结以及肝、脾，以排除恶性淋巴瘤的可能。发现锁骨上窝质硬淋巴结应警惕肺、乳房、胃肠道或胰腺癌肿的转移。

【实验室及影像学检查】

常规实验室检查及肿瘤标志物测定，有助于肿块的诊断。胸部 X 线检查对肺结核、肺癌、纵隔肿瘤诊断有价值。B 超、CT、动脉造影及 MRI 检查对发现胸、腹腔肿瘤能提供直接证据。各种纤维内镜（如胃镜、结肠镜、腹腔镜）检查不但能早期发现相关脏器的肿瘤，还可同时获取组织标本进行组织病理学检查以确诊。

【病理检查】

若诊断不明，特别当怀疑为恶性肿瘤时，可行穿刺活检或切开活组织病理检查，这是确诊率最高的手段。

三、几种常见的颈部肿块及处理

（一）慢性淋巴结炎

慢性淋巴结炎（chronic lymphadenitis）多继发于头、面、颈部的炎症病灶。淋巴结不同程度肿大，散见于颏下、颌下、颈侧区，蚕豆大小，质稍硬，表面光滑，可推动，可有轻度压痛或不适。慢性淋巴结炎重点在于寻找并治疗原发灶，可基于肿大淋巴结的接纳区，查找原发炎性病灶。如仍未找到原发灶，则需随访、观察。此外，慢性淋巴结炎常需与颈淋巴结结核、恶性淋巴瘤及颈部转移瘤等进行鉴别，为避免延误治疗，可切除肿大淋巴结，行病理检查。

（二）转移性肿瘤

转移性肿瘤（metastasis）约占颈部恶性肿瘤的 3/4；在颈部肿块中，发病率仅次于慢性淋巴结炎和甲状腺疾病。原发灶绝大部分（约 85%）在头颈部，以鼻咽部和甲状腺癌的转移瘤最为多见。锁骨上窝淋巴结转移瘤的原发癌灶大多位于胸、腹部；其中左锁骨上淋巴结的转移瘤，原发灶首先考虑胃、食管、胰腺等。这种肿瘤转移性淋巴结质地较硬，初起常为单发、无痛，尚可被推动；以后肿块呈结节状、固定，并可出现局部或放射性疼痛。有时患者最初是因发现颈部的转移灶而就医的，而其原发癌灶往往很小，甚至检查时也难以发现。疑难者应强调及早行活组织检查以助确诊。确诊后按原发肿瘤治疗原则处理。

（三）恶性淋巴瘤

恶性淋巴瘤（malignant lymphoma）包括霍奇金淋巴瘤（Hodgkin's lymphoma）、非霍奇金淋巴瘤（non Hodgkin's lymphoma），是源发于淋巴结和淋巴结外淋巴组织的恶性肿瘤，多见于男性青壮年。肿大淋巴结常首先出现于一侧或两侧的颈侧区，散在、稍硬、无压痛、尚活动；以后肿大淋巴结互相粘连成团，生长迅速。多存在腋窝、腹股沟淋巴结肿大和肝脾大，并有不规则高热。实验室检查能提示本病，但确诊仍需依靠病理检查。本病多不需外科处理。

（四）甲状舌管囊肿

甲状舌管囊肿（thyroglossal cyst）是与甲状腺发育有关的先天畸形。胚胎时期，甲状腺发生于舌根盲孔区，随后下降至颈部正常位置。其下降形成的甲状舌管通常在胎儿 6 周左右自行闭锁，萎缩消失。甲状舌管上端残留为舌根部的盲孔。如果甲状舌管退化不全，即可在颈部前区中线上形成先天性囊肿，囊肿有时因发生感染而破溃或被切开，成为甲状舌管瘘。该病多见于 15 岁以下儿童，表现为颈前区中线舌骨下方有直径 1～2 cm 的圆形肿块，边界清楚、表面光滑、有囊性感、无压痛，并可随吞咽或伸、缩舌而上下移动。治疗应手术切除全部瘘管。为彻底切除囊壁或窦道，需切除一段舌骨，并向上分离至舌根部，否则易复发。手术时可先自瘘管皮肤端注入少许亚甲蓝溶液，以指引切除瘘管的方向和范围。对合并急性感染者，需在控制感染后再行手术切除。

（李洲成　康　骅）

第16章 乳腺疾病

乳腺疾病是妇女常见病，感染、腺上皮增生以及肿瘤是最常见的外科疾病。乳腺癌在西方发达国家占女性恶性肿瘤的第一位，在我国沿海发达地区渐成为女性实体恶性肿瘤的首位。

第一节　解剖生理

乳房位于胸大肌浅表，为女性性器官。成年人乳房位于第2～6肋骨之间浅筋膜浅、深之间（图16-1-1，2），水平位于胸骨边缘和腋中线之间，外上乳腺组织也伸向腋窝，成为Spence腺尾（spence axillary tail）。乳头以乳房为中心，周围的色素沉积区称为乳晕。

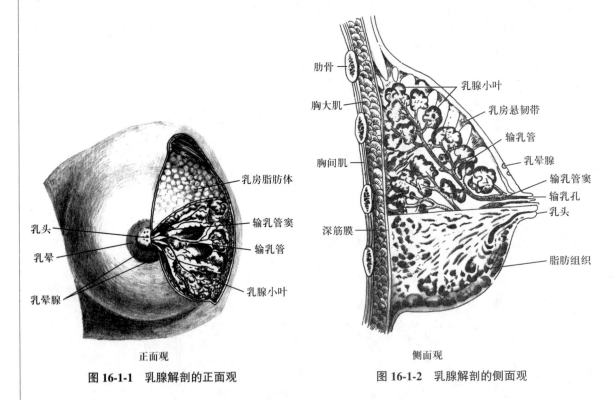

图 16-1-1　乳腺解剖的正面观　　　　图 16-1-2　乳腺解剖的侧面观

乳腺有15～20个腺叶组成，每一个腺叶分成很多腺小叶，腺小叶由小乳管和腺泡组成，每一个腺叶有其单独的导管（乳管），腺叶和乳管均以乳头为中心呈放射状排列。小乳管汇至乳管，乳管开口乳头，乳管靠近开口的1/3段略为膨大，称为"壶腹部"，腺叶、小叶和腺泡间结缔组织间隔，腺叶间还有与皮肤垂直的纤维束，上连浅筋膜浅层，下连浅筋膜深层，称Cooper韧带。

乳腺是许多内分泌腺的靶器官，其生理活动受腺垂体、卵巢及肾上腺皮质等分泌的激素影响，在不同的年龄阶段，乳腺的生理状态受在各激素影响下表现不同。

乳房的主要血液供应来自内乳动脉和胸外侧动脉。乳房的淋巴引流主要通过乳房皮下淋巴管或乳头淋巴管丛从体表淋巴管回流，从表面到深丛，从深皮下到乳房内淋巴管离心流向腋窝和内乳淋巴结。乳房的淋巴液大约 3% 回流到内乳淋巴链，而 97% 回流到腋窝淋巴结。

腋窝淋巴结：如尖群或锁骨下淋巴结位于内侧至胸小肌；腋群沿腋静脉分布于胸小肌与胸外侧静脉腋窝段之间；胸肌间淋巴结沿胸外侧神经分布于胸大小肌之间；肩胛群包括沿肩胛下血管分布的淋巴结；中央群位于胸大肌外侧缘后方和胸小肌下方。另外一种以胸小肌为界：第 I 水平位于乳房外侧到胸小肌外侧缘之间，第 II 水平位于胸小肌后方，第 III 水平位于胸小肌内侧端以内（图 16-1-3）。这些在手术时被严格准确标记。

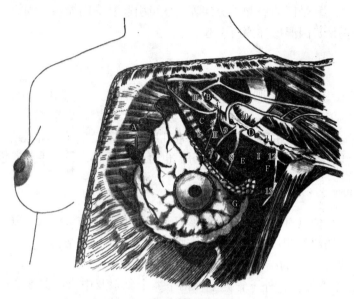

图 16-1-3　显示淋巴结群和水平的乳房淋巴回流

1. 内乳动静脉；2. 胸骨下的交叉回流到对侧内乳淋巴结；3. 锁骨下肌和 Halste.d 韧带；4. 胸外侧神经（来自侧束）；5. 胸肩峰静脉的胸支；6. 胸小肌；7. 胸大肌；8. 胸外侧静脉；9. 中胸神经（来自中间束）；10. 胸小肌；11. 正中神经；12. 肩胛下静脉；13. 胸肩峰静脉；A. 内乳淋巴结；B. 尖群淋巴结；C. 胸肌间（Rotter）淋巴结；D. 腋静脉淋巴结；E. 中央淋巴结；F. 肩胛下淋巴结；G. 外乳淋巴结；第 I 水平淋巴结：乳房外侧到胸小肌外侧缘；第 II 水平淋巴结：胸小肌后方；第 III 水平淋巴结：胸小肌内侧端以内

前哨淋巴结（sentinel lymph node，SLN）：从解剖学角度讲是指收纳某器官某区域组织淋巴液的第一站淋巴结，从临床角度讲是某器官的某一具体部位原发肿瘤转移的第一站区域淋巴结，Hill 等报道，乳腺癌的 SLN 的分布为：腋下群 97.4%，腋中群 2.4%，内乳区 0.2%。

内乳淋巴结：内乳淋巴结位于胸骨旁肋间隙。淋巴结紧贴胸膜外脂肪层内胸廓内动脉，分布于肋间隙，从第二肋间隙向下，内乳淋巴结被同一平面的横向胸肌薄层从胸膜分开。

第二节　乳腺检查

一、视诊

1. 体位　在明亮光线环境，患者取坐位，脱去上衣端坐，方便对比。

2. 方法　乳房外形，观察两侧乳房的外形、大小及高低位置有无异常，并了解其形成因素。正常健康人两侧乳房发育并非完全对称。乳房的局限性隆起常是肿瘤的表现。副乳腺体积较大时，表现为乳房外上近腋窝处局限性隆起。乳腺癌侵犯周围组织可导致乳房收缩移位，或引起局部凹陷。

皮肤，注意有无"酒窝征"、红肿、静脉扩张、"橘皮样"改变、卫星结节及溃破等。"酒窝征"常是肿瘤侵入 Cooper 韧带引起的皮肤凹陷，肿瘤晚期皮肤可因淋巴滞留而发生水肿，由于皮肤在毛囊处与皮下组织连接紧密，因此，皮肤在毛囊处即形成点状小孔，而使皮肤呈"橘皮样"外观。弥漫性红肿一般因炎症而起，但炎性乳腺癌和乳管扩张症也常有类似表现。静脉扩张常见于生长迅速以致体积较大的肿瘤，如巨大腺纤维瘤或叶状肿瘤等。

乳头，观察两侧乳头是否等高，有无回缩或固定，表皮有无脱屑、糜烂等。乳房上半部的癌瘤可造成乳头上移。乳晕区的癌瘤或炎症等病变可引起乳头回缩甚至固定。乳头表皮反复的脱屑或糜烂，应警惕是否因湿疹样癌所引起。

知识拓展：乳房皮肤异常表现

二、触诊

1. 体位　一般取坐位。乳房肥大下垂、肿物位置较深或下部肿瘤也可结合仰卧位检查。

2. 方法　触诊须轻柔，避免过力按压。检查时用指腹按顺或逆时针方向循序进行全乳房触诊，以免遗漏主要病灶以外的其他病变。检查乳房不可抓捏，以免略呈结节感的腺体影响正确诊断，检查时须注意鉴别。对下垂型大乳房，也可一手托起，另一手触诊检查。

三、肿物检查

发育正常的乳房腺体具有一定厚度，触诊有不同程度的小结节感或局限性增厚，一般为片状，范围不定，但无法清楚测量，质地与正常腺体相似，属正常结构。

1. 肿块　有可测量边界的结节，单发或多发。

2. 部位　乳腺分为外上、外下、内上、内下 4 个象限及中央区共 5 个区。病灶按上述区域划分或绘图表示。跨占两个区以病灶中心所在部位为主。位于乳腺边缘，如胸骨旁、锁骨下等处应加以说明。

3. 大小　测量病变的两个相垂直的最长径。

4. 形状　分片状、条索状、球状、不规则结节状、结节融合状等。

5. 边界　记录病灶边界是否清楚及表面是否光滑。

6. 个数　单个或多个。多个时，须明确数目、所在各个部位及大小，亦可绘图表示。

7. 硬度　软、硬的界限有时难以界定，并与检查者的临床经验有关。

8. 活动度　良好、差或固定。膨胀性生长的病变，一般活动度好；浸润性生长常与周围组织分界不清，活动度差；侵犯胸大肌时，患者叉腰用力，病变表现固定不可推动，如胸肌松弛时也固定，则病灶已侵及胸壁。

9. 表面皮肤　在肿瘤部位表面皮肤用拇指和示指相对，可发现病灶是否与皮肤粘连。如皮肤已受累，则会与病灶紧密相粘连，不可分开。

四、乳头检查

1. 活动度　应两侧对称检查。轻牵乳头，了解乳头是否与深处组织或病灶有粘连或固定。

2. 乳头溢液　自乳腺四周向乳头根部轻轻推压，如发现溢液，须查明溢液管口的部位，一般与相应方向的病灶所在象限相对应。同时查明是单管还是多管口以及溢液的性状（浆液性、褐色、血性、无色透明、乳汁样或脓性等），并行溢液涂片细胞学检查。

五、腋窝淋巴结检查

一般采取坐位，检查者面对患者，左手扪其右侧腋窝，右手扪其左侧腋窝。以检查左侧腋窝为例，检查者用右手托持患者左前臂，使胸大肌松弛，左手从胸壁外侧逐步向腋顶部仔细全面触诊，如触到肿大淋巴结，应查明部位、大小、个数、硬度、活动度、淋巴结之间或与周围组织有无粘连融合、是否压痛等。

六、锁骨上淋巴结检查

可与患者对坐或站在患者背后检查，乳腺癌锁骨上淋巴结转移多发生在胸锁乳突肌锁骨头外侧缘处，检查时可沿锁骨上和胸锁乳突肌外缘向左右和上下触诊，如触及肿大淋巴结，也和腋淋巴结检查一样明确各项有关情况。

七、乳房特殊检查

1. 乳房影像学检查　主要包括乳腺 X 线检查（钼靶）、乳房 B 超、乳腺磁共振成像等。其中乳腺钼靶检查是公认的早期发现和诊断乳腺癌最有效的影像学检查方法，主要用于 40 岁以后的女性。恶性疾病常表现为不规则的高密度影，边缘有毛刺或有小而密集的砂粒状钙化点，也有表现为"帐篷征""星网状结构"。规范报告形式参照由美国放射学会提供的乳腺影像报告与数字系统（the breast imaging reporting and data system，BIRADS）分级。乳房 B 超（高频 7.5 ～ 15.0 MHz），适用于各年龄段，适于致密性乳腺，引导肿物定位和穿刺活检，鉴别病变为囊性或实性及血流、弹性及造影综合评估肿块良恶性具有较高价值。与乳腺钼靶检查结合成为乳腺检查的"黄金搭档"。但是 B 超检查不易检出微小钙化，对较小的不典型病灶难以定性诊断。乳腺磁共振成像，较 B 超、钼靶检查有更高的敏感性，尤其动态增强显像在鉴别良、恶性肿块方面具有更高的准确性。目前，该技术是评价乳腺癌新辅助治疗疗效的标准以及有家族乳腺癌遗传史人群的早期筛查最佳手段。

2. 纤维乳腺导管镜检查　将直径 0.5 mm 的纤细内镜经乳头开口插入乳腺大导管直接观察，并可进行冲洗及细胞学检查，是诊断乳头溢液疾病的较好方法，可早期发现乳管内小病灶，明确病变的部位及范围。

3. 病理学检查　包括乳头溢液涂片和细针穿刺细胞学检查，乳头或其他糜烂溃疡面刮取涂片、手术标本剖面印片以及空芯针穿刺和病灶切除或手术切除标本病理组织学检查。主要手段包括细针穿刺、空芯针活检、真空辅助活检等，其中细针穿刺，可多次抽吸，损伤小，操作简单。空芯针活检是在影像引导下，将穿刺针直接刺入乳腺可疑病变区，取得组织标本进行组织病理学检查的一种方法。总体诊断准确率比细针穿刺细胞学检查高，灵敏度为 90% ～ 97%，特异性为 100%。其因损伤小，而成为最常用的穿刺活检方法。真空辅助活检，对于乳腺外观损伤较小，较小的病变能完全切除，获取的标本量大，病理诊断准确率几乎达到 100%。活检同时有真空抽吸、不易形成血肿，并发症进一步减少，在欧洲各国已成为手术活检的替代方法。

第三节　多乳头、多乳房畸形

多乳头畸形和多乳房占总人口的 1% ～ 5%，在两性中最常观察到的畸形是副乳（多乳头畸形）。异位乳头组织可能被误认为是有色痣，并且可以发生在沿乳线从腋窝到腹股沟任何位置。研究报道多乳头畸形变异性很广。Minoumi 等的回顾性研究报道多乳头畸形的发生率为 2.5%。Urbani 和 Betti 评估了多乳头畸形与泌尿生殖道畸形的关系，具有多乳头畸形的患者患泌尿生殖道疾病的机会明显增加。目前，这个论点存在争议。

副乳腺畸形的发生率为 1% ～ 5%，副乳腺组织很少发育，常见于腋窝。在妊娠与哺乳期间，副乳可能会增大。如果恰好有副乳头，副乳可发挥其功能。

第四节　乳腺良性疾病

一、急性乳腺炎

急性乳腺炎（acute mastitis）为乳腺的急性化脓性炎症，多为产后哺乳期妇女，尤其初产妇多见，好发于产后3～4周。

【病因】

主要是乳汁的淤积，细菌的侵入。乳汁是细菌理想的培养基，乳汁淤积有利于入侵的细菌生长繁殖，金黄色葡萄球菌是主要致病菌。

【病理】

细菌由乳头皮肤破裂处或乳晕皲裂处进入，沿淋巴管蔓延至乳腺小叶间及腺小叶的脂肪和纤维组织中，至乳房深部引起炎症。亦有少数病例产后发生其他部位的感染并发症，细菌经血循环播散至乳房。

【临床表现】

初起局部疼痛、红肿，伴发热甚至寒战。继而可能形成脓肿，患侧腋窝淋巴结肿大压痛，白细胞计数增高。脓肿可单个或多个，表浅时可能有波动感并造成破溃。如脓肿深在，可形成乳房后脓肿（图16-4-1，2）。

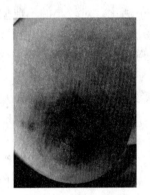

图16-4-1　急性乳腺炎　　　　　图16-4-2　B超示乳腺脓肿

【诊断】

起病时可出现寒战、高热等全身中毒症状。根据患侧乳房局部红、肿、热、痛症状以及白细胞计数升高等资料即可诊断。

【鉴别诊断】

临床注意与炎性乳腺癌鉴别。后者局部表现类似乳腺炎，但症状及全身表现不明显。此外，还需与非哺乳期乳腺炎相鉴别，后者多见于非哺乳期女性，乳晕周围炎症、肿块，可溃破，形成窦道，迁延难愈，常伴有乳头溢液和轻度乳头内陷等表现。

【治疗】

一般不停止哺乳，因停止哺乳不仅影响婴儿喂养，且提供了乳汁淤积的机会。但患侧乳房一般应停止哺乳，通过热敷按摩或吸乳器吸尽乳汁，促进乳汁通畅排出。但体温低于38.5℃，可根据乳汁没有异色、异味，婴儿吸奶后未出现腹泻、皮疹等情况患侧适当哺乳。处理：①如乳头溃破，局部可使用消炎眼膏；②按摩排乳或使用吸乳器尽量吸出乳汁，局部热敷，同时给予抗感染治疗。③脓肿形成时，常规处理可切开引流，根据脓肿深浅及部位，可采用放射状、乳晕边缘弧形或乳房下皱褶处切口。如有数个脓肿相邻或内有纤维间隔，应将间隔打通，充分引流，必要时可做对口引流。如感染严重或脓肿引流后并发乳瘘，应停止哺乳。可口服溴隐亭

1.25 mg，每日 2 次，服用 7 ～ 14 天，或己烯雌酚 1 ～ 2 mg，每日 3 次，共 2 ～ 3 日，或肌内注射苯甲酸雌二醇，每次 2 mg，每日 1 次，直至乳汁停止分泌为止。

【预防】

乳腺炎的预防尤为重要。关键在于避免乳汁淤积，预防乳头损伤。在哺乳期和哺乳前期应保持两侧乳头的清洁卫生，乳头内陷者应将乳头挤出后清洗。可在哺乳前后使用 3% 硼酸溶液清洗乳头。尤其要保持心情愉悦，尽量少生气、发怒，预防产后忧郁症等。

知识拓展：乳腺脓肿穿刺抽脓

二、非哺乳期乳腺炎

非哺乳期乳腺炎（non-puerperal mastitis，NPM）是发生在非哺乳期的乳腺炎，包括乳腺导管扩张症（mammary ductectasia，MDE）、导管周围乳腺炎（periductal mastitis，PDM）、肉芽肿性乳腺炎（granulomatous mastitis，GM）等。发病高峰年龄在 20 ～ 40 岁。

【病因】

非哺乳期乳腺炎发生的病因不明，细菌感染与非哺乳期乳腺炎的发生、发展有着一定的联系。多种病原微生物非特异性的感染均可引起本病，与外伤及患者情绪剧烈变化有一定关系。

视频：乳腺脓肿B超引导性穿刺

【病理】

1. 乳腺导管扩张症　也称浆细胞性乳腺炎（plasma cell mastitis），是指发生在乳头、乳晕复合体大导管周围的炎症，与细菌感染有一定的相关性，如分枝杆菌感染等。

2. 肉芽肿性乳腺炎　以小叶为中心，呈多灶性分布，小叶末梢导管或腺泡大部分消失，小叶内有多种炎症细胞浸润，以中性粒细胞为主，还有淋巴细胞、上皮样巨噬细胞及巨细胞，常可见微脓肿，棒状杆菌多见。

【临床表现】

1. 乳腺导管扩张症及导管周围乳腺炎　表现为乳晕周围炎症，可有乳头溢液和轻度乳头内陷，伴或不伴局部肿块，亦可形成窦道。两者鉴别难而治法相同。

2. 肉芽肿性乳腺炎　表现为脓肿反复发作，甚至形成窦道。症状常不典型，有时仅表现为乳腺肿块以及腋下淋巴结肿大而无皮肤红等征象，易误诊为乳腺癌。

【鉴别诊断】

非哺乳期乳腺炎主要与乳腺癌（炎性乳癌）相鉴别，前者与乳头乳晕区肿块相关，发病初期一般以疼痛为主，短期内迅速出现肿块，可伴红肿；后者一般无疼痛，无意中发现肿块，存在时间较长，癌细胞可在皮肤淋巴管内扩散、堵塞而出现炎症，一般范围超过乳房 1/3 象限，B 超、钼靶及穿刺病理能有效鉴别。

知识拓展：非哺乳期乳腺炎与炎性乳腺癌的鉴别

【治疗】

早期使用抗生素、激素，中医治疗有一定疗效。建议抽取液体做细菌培养和药物敏感试验。局部炎症明显时应用抗生素治疗，避免切开引流，左氧氟沙星、阿奇霉素有一定疗效。脓肿常反复发作，甚至形成窦道，迁延不愈，此时，应手术治疗，切除瘘管及其周围组织，切口可 I 期缝合或延期缝合。尽量保留乳房。对久治不愈的瘘管或多发瘘管伴乳房严重变形者，可以考虑做皮下乳房切除术或全乳切除术及乳房再造术。

三、乳腺囊性增生病

乳腺囊性增生病（breast cystic hyperplasia，BCH）既非炎症也非肿瘤，而是一种乳腺导管和小叶在结构上的退行性和进行性变化的乳腺病，为妇女的多发病，常见于中年妇女，又称乳腺小叶增生症、乳腺结构不良症、纤维囊性乳腺病等。

【病因】

本病的发生由卵巢内分泌紊乱导致雌、孕激素比例失调，使乳腺组织增生过度和复旧不

全，引起增生的乳腺组织不能完全消退所致。

【病理】

病理类型多样，是以乳腺小叶、小导管及末端导管高度扩张形成的囊肿为特征。增生可发生于腺管周围，伴有大小不等的囊肿形成，或腺管内表现为不同程度的乳头状增生，伴有乳管扩张，也可发生在小叶实质者，主要为乳管及腺泡上皮增生。由于本病的病理存在不典型增生，有时与乳腺癌之间难于区分，因此，临床要正确进行鉴别。

【临床表现】

主要临床表现为乳腺腺体增厚，常为双侧，尤以外上象限明显，约 1/3 或半数患者可有不同程度的局部疼痛，腺体增厚及疼痛常随月经周期变化。少数（10% ～ 25%）合并乳头溢液，常为数个导管或两侧乳头溢液，多为浆液性，也有棕色，少数兼有血性。触诊检查，乳房腺体局限性增厚，有结节感，但触不到清楚分界的肿块，与皮肤无粘连，少数可有轻度压痛，偶在多结节的基础上可以触及较大的囊肿。

【诊断】

诊断主要根据症状和体征。另外，本病须经病理组织学检查方能确诊。导管上皮增生的病理形态多样，其中增生呈重度异型性，应警惕癌变可能。

【鉴别诊断】

本病主要与乳腺癌鉴别，前者乳房腺体增厚、结节感，疼痛，随月经周期变化；后者乳房无痛性肿块，质地硬、活动度差，可出现"酒窝征""橘皮样变"及腋窝淋巴结肿大等。B 超、钼靶、磁共振及穿刺病理学检查能有效鉴别。

【治疗】

局部疼痛可采用对症治疗，中药、针灸、刮痧、拔罐有一定疗效。本病的临床重要意义在于警惕其进展到上皮细胞重度非典型增生时，癌变机会明显增大。因此，对伴有乳腺癌易患因素者，应提高警惕。

【预防】

本病与不健康的生活习惯密切相关，其发病年龄段与乳腺癌的高发年龄段相似，因此，要注意饮食均衡、远离红肉、情绪平和、早睡早起、适当运动，避免药物性雌激素摄入。

四、乳腺纤维腺瘤

乳腺纤维腺瘤（fibroadenoma of breast，FA）是由腺上皮和纤维组织两种成分混合组成的良性肿瘤，好发于青年女性，与患者体内性激素水平失衡有关。高发年龄是 20 ～ 25 岁。

【病因】

性激素功能失调，主要与雌激素水平过高或乳腺局部组织对雌激素作用过于敏感有关。

【病理】

1. 管内型　间质内增生的纤维组织压迫腺管，使其伸长、弯曲及变形，甚则侵入管腔内。腺管上皮受挤压而成扁平形。部分纤维组织较疏松呈黏液样。

2. 管周型　上皮成分与纤维成分混杂在一起，腺管呈圆形、卵圆形或不规则形，不受增生纤维组织的挤压。部分纤维组织增生，可疏松或致密及发生胶原变性。

3. 混合型　管内型和管周型的病理改变同时存在。

【临床表现】

本病是女性常见的乳腺良性肿瘤，好发于性激素活跃期，以 20 岁前后女性多见。常在无意中发现肿块，少数可有轻度疼痛。肿瘤大小不一。约 15% 为多发，甚至发生在两侧乳房，呈圆形或椭圆形，边界清楚，表面光滑，一般无压痛，活动度良好。肿瘤生长一般缓慢，但合并妊娠、哺乳时，常急骤增大。

【诊断】

诊断主要依据症状和体征，并结合影像学检查，如乳房 B 超、乳腺钼靶检查（在年轻女性中尽量避免钼靶），确诊以病理组织学检查为准。

【鉴别诊断】

乳腺纤维腺瘤主要与叶状肿瘤及乳腺癌相鉴别。叶状肿瘤一般生长缓慢，但常有近期增大史，40 岁左右女性多见。无痛性乳腺实性肿块多位于乳腺外上象限，呈圆形结节，分叶状或不规则形，与周围组织多无粘连。乳腺癌的肿块，常无痛，质硬、边界不清，活动度差，可迅速生长，同侧腋窝淋巴结常有肿大等。穿刺或手术取活组织做病理检查可帮助确诊。

【治疗】

明确诊断后可临床观察。手术完整切除可治愈，很少复发。但是，传统外科手术因术后瘢痕等影响美容。对目前可诊断明确者，利用真空辅助旋切设备，在乳腺超声引导下旋切，美学效果好。一般完整切除后很少复发，因本病发病特点，可再发。

五、导管内乳头状瘤

导管内乳头状瘤（intraductal papilloma）是指发生在导管上皮的良性肿瘤，多见于 40 ～ 45 岁产后妇女。

【病因】

尚未找到确切病因，多数研究者认为本病是因雌激素过度刺激，导致导管内上皮局限性乳头状生长所致。

【病理】

女性乳腺有 15 ～ 20 个乳腺导管，开口于乳头。乳腺导管内乳头状瘤是指发生在导管上皮的良性肿瘤，此病常为乳腺癌前期病变，癌变率为 5% ～ 12%。

【临床表现】

以乳头血性溢液为特点，有些变为血清样清亮液，或血性与浆液性交替。乳头状瘤绝大多数为单侧发病，体积甚小，临床难以触及，只有在挤压恒定的乳晕区流出血性液后，才能推断病变部位。少数也有在乳晕区形成肿块者，肿物由于堵塞腺管，多形成囊腔，触诊呈囊性表现。

【诊断】

症状和体征可提供诊断依据。可选择采用乳管镜、彩超、乳管造影、乳头溢液细胞学涂片、针吸或手术活检等检查明确诊断。其中，乳管镜检查，可直接观察乳管上皮及管腔内的病变，便于活检，因明确病灶位置而被广泛使用。另外，乳腺超声检查，也可为扩张的导管和肿瘤体表标志定位，利于手术的实施。确诊以病理诊断为准。

【鉴别诊断】

导管内乳头状瘤主要与乳腺导管扩张症鉴别。两者均可见乳头溢液，但乳腺导管扩张症常伴有先天性乳头凹陷，多为多孔溢液，呈现水样、乳汁样、浆液样、脓血性等变化；两者也可见到乳晕下肿块，但后者常较大，可与皮肤粘连，红肿疼痛，后期可发生溃破而流脓。需依据病理检查确诊。

【治疗】

乳腺区段切除术。能触及肿块者，手术切除。对触摸不到肿块的情况，处理方法：①术前对病灶定位，乳管镜或乳腺超声均可在皮肤上进行标记，必要时可置入"金属定位线"，引导手术切除；②术中找到溢液乳管开口放入探针或注入蓝色染料（亚甲蓝），引导切除病灶送检；③可根据乳腺超声体表定位标线，术中寻找扩张的乳管（咖啡色或淡黄色等）进行手术。切除后标本送病理检查，如为恶性，可选择相应手术方式。

六、男性乳房发育症

男性乳房发育症（gynecomastia，GYN）是雌激素与雄激素比例失调而导致的男性乳腺组织异常发育、异常增生的一种疾病。本病可发生于青春期及成年以后，但以中年和老年者为多（图 16-4-3A、B）。

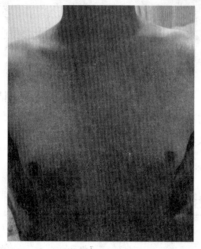

图 16-4-3A　男性乳房发育症（青春期）

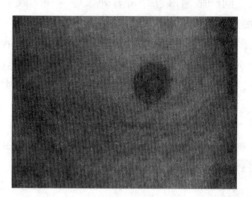

图 16-4-3B　男性乳房发育症（老年）

【病因】

病因较多，生理性或病理性因素引起雌激素过多或雄激素不足。如垂体腺瘤、甲状腺疾病、肾上腺皮质疾病、睾丸肿瘤及肝疾病等均可以导致男性乳房发育。因前列腺疾病服用雌激素者，以及长期应用洋地黄、利舍平、异烟肼、异烟腙等，均可发生乳房肥大。

【病理】

依据乳腺组织中乳腺实质与脂肪组织的增生程度不同，将其分为以下 3 型：

1. 腺体型　增大的乳房以乳腺实质增生为主。

2. 脂肪型　增大的乳房以脂肪组织增生为主。

3. 腺体脂肪型　增大的乳房中乳腺实质和脂肪组织均有增生。

【临床表现】

主要表现为乳晕区出现扁圆性肿块或者乳房增大，可伴乳头和乳晕增大，单侧常见，也可见双侧。局部肿块大多数不痛，也可感到隐痛不适或触痛。

【诊断】

诊断主要依据症状和体征，并结合影像学检查，如乳房 B 超、乳腺钼靶检查，确诊以病理组织学检查为准。

【鉴别诊断】

男性乳房发育症需与乳腺癌相鉴别。男性乳腺癌多见于老年男性，常为单侧乳房内孤立肿块，肿块质地坚实，边界不清，常无触痛，可出现乳晕皮肤粘连、乳头凹陷或偏离等改变，甚至肿块溃疡及腋窝淋巴结肿大等表现。通过病理切片检查确诊。

【治疗】

一般无需治疗，多数患者于发病 1 ~ 2 年内自行消失。如因服用雌激素而发病，停药后即可消退。若疼痛明显可口服甲睾酮，每日 3 次，每次 5 mg，可连续服用 1 个月左右。如明显肥大而影响外观可手术切除，但应保留乳头，也可选用微创治疗。

第五节　乳腺癌

乳腺癌（breast cancer）是发生在乳腺腺上皮组织的恶性肿瘤，为全世界女性最常见的恶性肿瘤，工业化程度高的国家处于高发状态。我国沿海发达地区乳腺癌逐渐成为女性实体恶性肿瘤的首位，均与环境及生活方式密切相关。女性发病比例占99%，男性仅占1%。

【病因】

乳腺癌的病因和发病机制十分复杂，全球地理分布差异巨大，是遗传因素、生活方式和环境暴露等多种因素相互作用的结果。目前流行病学调查发现乳腺癌家族史，如果一位一级亲属患乳腺癌，那么本人患乳腺癌的风险是一般人的2倍，如果两位一级亲属患乳腺癌，本人患乳腺癌风险增至5倍，尤其有 *BRCA-1*、*BRCA-2* 等基因突变，乳腺癌发病率会更显著增高。此外，与乳腺密度、内源性雌激素（雌激素和孕酮）、激素疗法、电离辐射暴露及绝经后肥胖、饮酒等密切相关。11岁或更小年龄初潮的女性比14岁或更大年龄初潮的女性乳腺癌危险度高20%。月经来潮每推迟1年，乳腺癌危险度下降约15%，绝经晚的女性乳腺癌危险度更高，停经每推迟1年，乳腺癌危险度增高3%。

【病理】

（一）病理类型

1. 非浸润性癌　包括导管内癌、小叶原位癌及乳头湿疹样乳腺癌（伴发浸润性癌者，不在此列）。此型属早期，预后较好。

2. 浸润性导管癌　非特殊类型

3. 浸润性导管癌　特殊类型：①浸润性小叶癌；②管状和筛状癌；③具有髓样特征的癌；④化生癌；⑤伴有大汗腺分化的癌；⑥唾液腺\皮肤附件类型的癌；⑦腺样囊性癌；⑧黏液表皮样癌；⑨多形性癌；⑩黏液腺癌和伴有印戒细胞分化的癌；⑪伴有神经内分泌特征的癌；⑫浸润性乳头状癌；⑬浸润性微乳头癌；⑭炎性乳腺癌；⑮双侧乳腺癌和非综合征性的乳腺癌；罕见类型和亚型。

知识拓展：常见乳腺癌的病理类型

（二）临床病理分期

美国癌症联合委员会（American Joint Committee of Cancer，AJCC）发布的乳腺癌临床病理分期（2017年AJCC第8版），是以原发肿瘤（tumor，T）、淋巴结（lymph node，N）、远处转移（metastasis，M）为基础的分期（表16-5-1）。T、N、M确定好后，就可以据此得出总的分期，即Ⅰ～Ⅳ期，分期越高，往往意味着肿瘤的恶性度越高，预后越差。

1. T—原发肿瘤　原发肿瘤（T）的分期定义，无论是基于临床标准还是病理标准，或是两者，都是一样的。肿瘤大小应精确到毫米。在进行T分期时，如果肿瘤大小略小于或大于某一临界值，建议读数四舍五入到毫米。应注明"c"或"p"来分别表示T分期是以临床（体检或放射影像）或病理指标确定。

T_X—原发癌无法评估

T_0—无原发癌证据

Tis（DCIS）—导管原位癌

Tis（Paget's）—没有瘤块的乳头Paget病（注意：有瘤块的Paget病按瘤块的大小进行分级）

T_1—原发灶最大径≤20 mm

T_2—肿瘤最大径＞20 mm，但≤50 mm

T_3—肿瘤最大径＞50 mm

T_4—无论肿瘤大小，只要直接侵及胸壁和（或）皮肤（单纯侵犯真皮不作为T_4）

2. N—区域淋巴结

临床分期（cN）病理学分期（pN）

N_X—不能确定是否发生区域淋巴结转移（如曾行手术切除）；pN_X– 不能确定是否发生区域淋巴结转移（如曾行手术切除，或切除后未进行病理学检查）

N_0—无区域淋巴结转移；pN_0– 无组织学上区域淋巴结转移；pN_0（i+）：区域淋巴结转移中的恶性细胞不超过 0.2 mm（通过 H&E 染色或 IHC 方法确定，包括 ITC）；pN_0（mol+）：RT-PCR 确定的阳性分子学发现，无 ITC。

N_1—同侧 I、II 级腋窝淋巴结转移，但可活动；pN_1– 微转移，1 ～ 3 个腋窝淋巴结转移，和（或）通过前哨淋巴结切除发现内乳淋巴结转移，但临床上未发现。

N_2—同侧 I、II 级腋窝淋巴结转移，临床表现为固定，或相互融合，或临床上发现同侧内乳淋巴结转移，但无腋窝淋巴结转移；pN_2–4 ～ 9 个腋窝淋巴结转移；或临床上发现内乳淋巴结转移，但腋窝淋巴结无转移。

N_3—同侧锁骨下淋巴结（III 级腋窝淋巴结）转移伴或不伴 I、II 级腋窝淋巴结转移；或临床上发现同侧内乳淋巴结转移伴 I、II 级腋窝淋巴结转移；或同侧锁骨上淋巴结转移伴或不伴腋窝或内乳淋巴结转移 pN_3– ≥ 10 个腋窝淋巴结转移，或锁骨下淋巴结转移，或临床上发现同侧内乳淋巴结转移，同时有 1 个或更多腋窝淋巴结阳性；或多于 3 个腋窝淋巴结转移同时临床上未发现内乳淋巴结转移但镜下有微小转移；或同侧锁骨上淋巴结转移。

3. M—远处转移

M_0—无远处转移的临床或影像学证据

cM_0（i+）—无远处转移的临床或影像学证据，但通过分子学方案或显微镜检查在循环血液、骨髓或其他非区域淋巴结组织中发现不超过 0.2 mm 的肿瘤细胞，患者没有转移的症状和体征。

M_1—通过传统临床和影像学方法发现的远处转移和（或）组织学证实超过 0.2 mm 的转移灶。

表16-5-1　乳腺癌的临床病理分期

0 期	Tis	N_0	M_0
I A 期	T_1	N_0	M_0
I B 期	T_0	N_1 mi	M_0
	T_1	N_1 mi	M_0
II A 期	T_0	N_1	M_0
	T_1	N_1	M_0
	T_2	N_0	M_0
II B 期	T_2	N_1	M_0
	T_3	N_0	M_0
III A 期	T_0	N_2	M_0
	T_1	N_2	M_0
	T_2	N_2	M_0
	T_3	N_1	M_0
	T_3	N_2	M_0
III B 期	T_4	N_0	M_0
	T_4	N_1	M_0
	T_4	N_2	M_0
III C 期	任何 T	N_3	M_0
IV 期	任何 T	任何 N	M_1

（三）病理分子分型

预后分期是在解剖学分期基础上新增加的，它包括肿瘤组织学分级、雌激素受体（estrogen receptor，ER）、孕激素受体（progesterone receptor，PR）、人类表皮生长因子受体 -2（epidermal growth factor receptor-2，HER-2）以及 OncotypeDx 多基因检测复发风险评分。也就是说，我们在计算总的分期时，除了要考虑 T、N、M 的情况，还要结合 G、ER、PR、HER-2 甚至 OncotypeDx 多基因检测复发风险评分结果进行综合评价，得出最终的分期（表 16-5-2）。

表16-5-2 乳腺癌分子分型的标志物检测和判定

| | Luminal A 型 | Luminal B 型 | HER-2 阳性型 | | Basal-like 型 |
			（HR 阳性）	（HR 阴性）	
ER	（+）高表达	（+）	（+）	（−）	（−）
PR*	（+）高表达	低表达或（−）	任何	（−）	（−）
HER-2	（−）	（−）	（+）	（+）	（−）
Ki-67	低表达	高表达或 PR 低表达	任何	任何	任何

附：

1. *：以 20% 作为 PR 表达高低的判定界值；

2. Ki-67 高低表达的判定可采用 20% ~ 30% 作为判断 Ki-67 高低的界值；同时，以 20% 作为 PR 表达高低的判定界值 *，可进一步区分 Luminal A 样和 Luminal B 样（HER-2 阴性）；

3. 上述不满足 Luminal A 样条件的 Luminal 样肿瘤均可作为 Luminal B 样亚型；

4. HER-2 阳性定义，免疫组化（IHC）检测结果 +++ 或者原位杂交（ISH）阳性

（四）乳腺癌的扩散与转移

1. 局部扩散 癌细胞沿导管或筋膜间隙蔓延，继而侵及 Cooper 韧带和皮肤。

2. 淋巴转移

（1）同侧腋窝淋巴结转移：癌细胞经胸大肌外侧缘淋巴管侵入同侧腋窝淋巴结，70% 早期乳腺癌（T_1）无腋窝淋巴结转移。

前哨淋巴结（sentinel lymph node，SLN），乳腺癌癌细胞转移的 SLN 通常位于腋窝。前哨淋巴结作为阻止肿瘤细胞从淋巴道扩散的屏障。

（2）胸骨旁（内乳）淋巴结：癌细胞向内侧淋巴管，沿着乳房内血管的肋间穿支引流到胸骨两侧，胸廓内血管周围的胸骨旁淋巴结。癌灶位于乳房中内部时多见。

（3）锁骨上淋巴结：该处转移多由腋下淋巴结受累后进展而来，少数可由原发癌直接穿过胸肌和锁骨下而至，为晚期表现。

3. 血行转移 乳腺癌是一种全身性疾病，在乳腺癌早期癌细胞就可经淋巴途径或直接侵入血液循环而至远处转移。好发部位为骨、肺、肝、脑等，多为晚期表现。

【临床表现】

1. 肿块 为最常见的体征，多为患者无意或体检触及，无任何症状。

（1）部位：外上象限多见，约 1/3 发生于此，与该象限腺体占整个乳房腺体的份额最大有关。

（2）大小：大小不一，以 2 ~ 5 cm 者居多，随着普查、筛查的进一步完善，临床触不到肿块的 T_0 癌也在逐渐增多。

（3）数目：多为一侧单发，偶见多发或双侧乳房同时发生。

（4）硬度：大多为实性肿块，较硬，当癌瘤体积较小或生长于乳房深部，则不易触清其硬度。

（5）形态及边界：多表现为不规则，表面结节感，边界不清。但癌瘤较小时，上述特征常不典型，甚至类似良性。有的癌灶呈片状或局限性增厚状生长，须注意鉴别。

（6）活动度：与良性肿瘤相比，相对活动度较差，但肿块较小时，活动度稍大。如肿瘤累犯胸大肌筋膜甚至肌肉，肿块活动度更差。如果累犯胸壁，则固定不可推动。

2. 患侧乳房皮肤　一般早期或部位较深在的癌瘤，其表面皮肤多无明显异常。位于腺体浅层离皮肤较近，或较晚期癌瘤，可引起各种相应的皮肤改变。

（1）皮肤粘连呈"酒窝征"，并非表明癌瘤已侵犯皮肤，早期的小癌或微小癌，肿块并不明显，病灶较浅时，也常出现上述体征。

（2）皮肤水肿甚至"橘皮样变"：是因皮下淋巴循环受癌细胞侵犯、堵塞回流受阻所致，表明癌细胞侵入淋巴循环，远处转移风险大。

（3）浅表静脉曲张：生长速度较快的肿瘤长至体积较大，膨胀压迫使静脉曲张。

知识拓展：炎性乳腺癌、皮肤溃烂、卫星结节表现

（4）类炎症表现：除癌瘤伴发感染外，也有的皮肤红肿是癌栓引起淋巴管炎，超过1/3乳房面积为炎性乳腺癌，预后差。

（5）皮肤溃疡：癌瘤向乳房表面浸透皮肤时，即发生溃疡，难以止血，甚则较大时则呈"火山口"样，属局部晚期表现。

（6）卫星结节：属局部晚期，主要是原发癌灶的癌细胞沿皮下淋巴管向四周扩散，在主癌灶周围皮内形成多个小结节，凸出皮肤表面，色红，随着病情进展可互相融合成片。

3. 乳头改变

图片：湿疹样癌

（1）乳头表皮脱屑、糜烂：乳头湿疹样癌（Paget's，佩吉特病）表现为乳头表面反复脱屑，糜烂结痂，经久不愈，揭去痂皮，则为渗血的鲜红糜烂面，此处做印片、刮片细胞学检查或取活检，常为阳性。病灶可侵蚀乳头破损及乳晕皮肤。

（2）乳头回缩、固定：先天性发育不良或乳晕区慢性炎症均可引起乳头回缩，应注意鉴别。发生在中央区的乳腺癌，早期即可引起乳头回缩。

4. 乳房疼痛　约1/3乳腺癌伴有乳房疼痛或胀感不适，原因与直接侵犯神经有关，其他原因不明。临床所见绝经后妇女发生乳痛者，乳腺癌的检出率增高。

5. 淋巴及血行转移　乳腺癌淋巴结转移最初多见于腋窝，甚至"隐匿性乳腺癌"。进一步发展可转移到锁骨上淋巴结，还可累及胸骨旁淋巴结及纵隔淋巴结。乳腺癌细胞也可直接侵入血管引起器官转移，如骨、肺、肝、脑转移等。

【诊断】

进入21世纪，诊断技术以及多学科综合治疗已经获得了明显的进步，但是，早期诊断仍是提高乳腺癌生存率最合理的途径。

1. 早期乳腺癌确诊检查（表16-5-3）

表16-5-3　早期乳腺癌确诊检测表

部位	基本原则
原发肿瘤评估	1. 体格检查 2. 双侧乳腺 X 线检查 3. 超声 4. 乳腺磁共振[1] 5. 空芯针穿刺[2]
区域淋巴结评估	1. 体格检查 2. 超声 3. 可疑病灶空芯针穿刺/细针穿刺
远处病灶的评估	1. 体格检查 2. 胸部 CT 3. 腹部 ± 盆腔影像学检查 4. 骨放射性核素扫描[3] 5. PET/CT[4]

知识拓展：乳腺癌B超、钼靶、磁共振表现

2. 一般人群乳腺癌筛查指南 见表 16-5-4。

表16-5-4 一般人群乳腺癌筛查指南

年龄	乳腺癌筛查建议
20～39 周岁	不推荐对非高危人群进行乳腺筛查
40～49 周岁	适合机会性筛查； 建议每年 1 次乳腺钼靶 X 线检查。推荐与临床体检联合进行。对致密型乳腺，推荐与 B 超检查联合进行
50～69 周岁	适合机会性筛查和人群普查； 建议每 1～2 年进行 1 次乳腺钼靶 X 线检查。推荐与临床体检联合进行。对致密型乳腺，推荐与 B 超检查联合进行
≥ 70 周岁	适合机会性筛查； 建议每 2 年 1 次乳腺钼靶 X 线检查。推荐与临床体检联合进行。对致密型乳腺，推荐与 B 超检查联合进行

附：乳腺癌高危人群的筛查

1. 符合以下情形之一者，即为乳腺癌高危人群：

(1) 有明显的乳腺癌遗传倾向；

(2) 既往有乳腺导管、小叶中重度不典型增生或小叶原位癌患者；

(3) 既往有胸部放疗史的患者。

2. 建议对乳腺癌高危人群提前开展筛查（40 岁前），推荐每半年 1 次。进行乳腺临床体检、B 超、乳腺钼靶 X 线检查，必要时可行乳腺 MRI 检查

3. 病理学诊断内容 见表 16-5-5。

表16-5-5 病理学诊断

诊断手段	基本原则
基本病理	1. 明确病灶大小 2. 明确病理组织学类型 3. 明确组织学分级 4. 了解有无脉管侵犯 5. 了解有无合并原位癌 6. 了解病灶切缘情况 7. 了解淋巴结情况
分子病理	1. 对所有乳腺浸润性癌病例进行 ER、PR、HER-2、ki-67 的检测 2. 多基因表达谱检测

【鉴别诊断】

乳腺癌主要与导管内乳头状瘤、非哺乳期乳腺炎、囊性乳腺增生病相鉴别。乳腺癌发病初期一般无疼痛，无意中发现肿块，质地硬，可伴腋窝淋巴结肿大，如癌细胞可在乳房皮肤淋巴管内扩散，引起淋巴管堵塞而出现皮肤炎症，超过乳房 1/3 象限为炎性乳腺癌。导管内乳头状瘤主要以乳头咖啡样、或淡黄色溢液为主要表现，其中咖啡样溢液患者中约 13%、淡黄色溢液中约 7% 可能是早期乳腺癌。非哺乳期乳腺炎发病常与乳头乳晕区肿块相关，伴乳头先天凹陷、溢液，发病初期一般以疼痛为主，短期内迅速出现肿块，可伴红肿。囊性乳腺增生病以乳房"肿块"伴随周期性乳房疼痛。B 超、钼靶及穿刺病理能有效鉴别。

【治疗】

20 世纪 80 年代以来，Fisher 提出乳腺癌的生存率更多取决于肿瘤的生物学特性而非手术本身，乳腺癌治疗模式进展到以改良根治术以及保留乳房手术、整形手术及前哨淋巴结活检技

术等为主的现代综合治疗阶段。随着微波等物理疗法在乳腺癌中的临床应用研究，"去除病变组织，保留正常组织"的微创化、精准化的个体化治疗新时代即将来临。

（一）局部治疗

1. 外科治疗

（1）根治术：手术切除范围包括患侧全部乳腺组织、覆盖肿瘤的表面皮肤、胸大肌、胸小肌、腋窝和锁骨下脂肪及淋巴组织整块切除。胸长神经和胸背神经应予保留。适用于局部晚期乳腺癌侵犯胸壁肌肉等组织，进行辅助治疗的患者，目前临床使用较少。

（2）改良根治术：保留胸大、小肌，皮肤切口多采用横行或斜梭形切口，腋淋巴结清除范围多清扫至胸小肌内缘以外。为保障胸大肌功能不受损害并不出现肌肉萎缩，应注意保留胸前神经及其伴行血管，适用于前哨淋巴结活检阳性或前哨淋巴结未找到的患者。

（3）保乳术式：临床 I 期和 II 期的乳腺癌，我国一般要求癌灶直径＜ 3 cm，距离乳头乳晕有安全距离，术中评价切缘无肿瘤，同样可结合前哨淋巴结活检技术，如前哨阴性或 1 枚阳性，则可避免腋窝过度清扫。本手术的疗效与根治术相仿，同时还要保存了乳房外形，提高患者的生活质量。目前，该术式已成为乳腺癌的主流手术。

（4）乳房再造手术：全乳切除手术患者，可选择乳房再造术，从时间选择上可分为即刻乳房再造（一期再造）和延期乳房再造（二期再造），后者在术后数月或数年之后进行乳房再造。目前，最常应用自体的各种皮瓣，如下腹部腹直肌肌皮瓣（rectus abdominis myocutaneous flap）和背阔肌肌皮瓣（latissimus dorsi mycutaneous flap，LDF），也有应用异体的软组织扩张器及假体进行。另外，还可将两者结合。

（5）前哨淋巴结活检与腋窝清扫：已有明确的循证医学证据证实，乳腺癌前哨淋巴结活检可以用于评估腋窝分期，可准确评价腋窝淋巴结病理学状态。对于腋窝淋巴结阴性的患者，可以安全、有效地替代腋窝淋巴结清扫术，显著降低淋巴水肿等并发症的发生率。目前有临床研究显示，对于前哨淋巴结 1 ～ 2 枚转移的保乳患者，亦可有条件地安全替代腋窝淋巴结清扫。

2. 放射治疗

（1）乳腺癌保乳术后：对所有保乳手术患者，包括浸润性癌、原位癌早期浸润和原位癌的患者，均应行术后放疗。但对年龄 ≥ 70 岁，TNM 分期为 I 期，激素受体为阳性的患者可以考虑术后单纯内分泌治疗，不做术后放疗。照射部位①全乳腺，所有患者；②锁骨上、下区，T_3、T_4 患者或腋窝淋巴结转移数 ≥ 4 的患者；③腋窝，腋窝淋巴结未清扫或前哨淋巴结活检阳性未做腋窝清扫的患者；④内乳，不做常规放疗。

（2）乳腺癌改良根治术后辅助放疗：照射部位①胸壁和锁骨上、下淋巴结区域，所有患者；②腋窝，腋窝淋巴结未清扫或清扫不彻底的患者；③内乳，不做常规放疗。

（3）术后局部复发癌灶的放疗。

（4）局部晚期乳腺癌的新辅助放疗：虽可起到一定的局部控制效果，但因属局部治疗目前很少应用，此情况目前多用新辅助化疗。

（5）转移性癌灶的姑息性放疗：可以止痛、减轻压迫症状等，从而改善患者的生活质量。随着放疗设备和放疗技术的不断改进，尤其立体准确定位和适形调强技术的应用，放疗已成为治疗乳腺癌的重要治疗手段之一。

（二）全身治疗

根据患者分子分型推荐规范的治疗方案（表 16-5-6）。

表16-5-6　不同分子分型的推荐治疗表

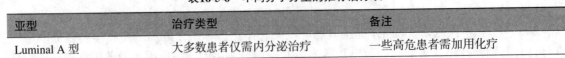

亚型	治疗类型	备注
Luminal A 型	大多数患者仅需内分泌治疗	一些高危患者需加用化疗

续表

亚型	治疗类型	备注
Luminal B 型（HER-2 阴性）	全部患者均需内分泌治疗，大多数患者要加用化疗	是否加用化疗需要综合考虑激素受体表达高低，复发转移风险，以及患者状态等
Luminal B 型（HER-2 阳性）	化疗＋抗 HER-2 治疗＋内分泌治疗	本亚型患者常规予以化疗
HER-2 阳性（非 Luminal）	化疗＋抗 HER-2 治疗	抗 HER-2 治疗对象：pT1b 及更大肿瘤，或淋巴结阳性
三阴性（导管癌）	化疗	
特殊类型 *		
内分泌反应型	内分泌治疗	
内分泌无反应型	化疗	

知识拓展：21 基因检测，BRCA1/2

附：*：特殊类型分为内分泌反应型（筛状癌、小管癌和黏液腺癌）和内分泌无反应型（顶浆分泌、髓样癌、腺样囊性癌和化生性癌）

1. 化学治疗　主要用于乳腺癌术后辅助治疗、术前新辅助治疗、复发转移后的解救治疗和晚期乳腺癌的治疗。

（1）术后辅助化疗：消灭可能存在的微转移灶，提高生存率。

（2）新辅助化疗：降低乳腺癌的临床期别，增加保乳手术的机会，了解化疗方案是否有效，并有可能提高生存率。

（3）晚期乳腺癌的化疗：用于已发生远处或广泛转移，不适合手术者。

（4）复发转移后的解救治疗：乳腺癌复发转移后仍可通过化疗延长生命，减轻症状，改善生活质量。

（5）常用的联合化疗方案：① 以蒽环为主的方案，如 CA（E）、FA（E）C 方案（C：环磷酰胺，A：多柔比星，F：氟尿嘧啶，E：表柔比星）。② 蒽环类与紫杉类联合方案，如 TAC（T：多西他赛）。③ 蒽环类与紫杉类序贯方案，如 AC → T/P 方案（P：紫杉类）或 FEC → T 方案。④ 不含蒽环类的联合化疗方案，适用于老年、低风险、蒽环类禁忌或不能耐受的患者，常用方案包括 TC 和 CMF 方案（M：甲氨蝶呤）。在复发转移患者可选单药还有长春瑞滨、铂类、卡培他滨、吉西他滨、异环磷酰胺等。

2. 生物靶向治疗　近年来，乳腺癌的分子靶向治疗取得了长足的发展。乳腺癌靶向治疗药物包括抗人表皮生长因子受体 2（HER-2）靶向药物、PI3K/AKT/m TOR 抑制剂、CDK4/6 抑制剂和多聚腺苷二磷酸核糖聚合酶（PARP）抑制剂等。

目前已经明确的乳腺癌生物靶点为 *HER-2*（*cerbB-2/neu*）基因，它是一种位于 17 号染色体的癌基因，其表达产物为表皮生长因子受体，它的扩增或高表达与乳腺癌的发生、发展及不良预后有关。曲妥珠单抗是针对 HER-2 的单克隆抗体，是一种生物靶向制剂，它的应用为乳腺癌的治疗开辟了一个新领域。经 10 年以上的临床应用证实它的不良反应少，较严重的不良反应是当与蒽环类药物联合应用时会增加充血性心力衰竭的发生概率。曲妥珠单抗联合化疗已成为 *Her-2* 阳性乳腺癌患者的标准一线治疗。临床研究显示，对于 *HER-2* 基因过表达的乳腺癌患者术后应用 1 年赫赛汀辅助治疗可以降低复发转移风险。

（1）适应证：*Her-2* 基因过表达的各期乳腺癌。

（2）禁忌证：治疗前左心室射血分数（LVEF）＜ 50%。

（3）应用方法：赫赛汀 6 mg/kg（首剂 8 mg/kg）每 3 周一次，或 2 mg/kg（首剂 4 mg/kg）每周一次。目前推荐的治疗时间为 1 年。每 4 ～ 6 个月监测一次 LVEF。治疗中若出现

LVEF 低于 50%，应暂停治疗，并跟踪监测 LVEF 结果，直至恢复 50% 以上方可继续用药。若不恢复、或继续恶化、或出现心力衰竭症状则应当终止赫赛汀治疗。

除曲妥珠单抗外，帕妥珠单抗是第 2 个针对 HER-2 靶点的人源化单克隆抗体，其主要与 HER-2 受体胞外结构域 II 结合发挥功能。目前，帕妥珠单抗已应用于临床，其与曲妥珠单抗联用可以发挥协同作用，改善临床疗效。其他乳腺癌靶向治疗药物，如 PI3K/AKT/m TOR 抑制剂、CDK4/6 抑制剂和多聚腺苷二磷酸核糖聚合酶（PARP）抑制剂等分别作用于乳腺癌发生发展过程中的不同靶点，目前多用于复发和转移性乳腺癌。随着分子生物学的发展，新的乳腺癌新的治疗靶点不断涌现，而靶向治疗作为乳腺癌治疗研究的热点，也必将引领乳腺癌治疗向着个体化、精准化的方向迈进。

3. 内分泌治疗　对雌激素依赖性乳腺癌，即 ER 和（或）PR 阳性者，减少或抑制雌激素的作用，可取得一定疗效。

（1）卵巢去势：通过手术切除或药物去除卵巢功能，降低患者体内的雌激素水平，从而达到治疗的目的。

（2）抗雌激素药物：最常用者为他莫昔芬（tamoxifen），作用机制是与雌激素竞争与 ER 结合而发挥作用，不论患者绝经与否，均有一定的疗效。

（3）芳香化酶抑制剂：可阻断或减少绝经后妇女体内雌激素的来源，因为绝经后妇女体内的雌激素主要由外周雄激素在芳香化酶作用下转化而来。主要的药物有来曲唑、阿那曲唑、依西美坦等。

【预防】

乳腺癌在全球地理分布差异巨大，是遗传因素、生活方式和环境暴露等多种因素相互作用结果。大量流行病学支持这样的观点：乳腺癌是可以预防的。生活习惯中，营养干预是乳腺癌重要的一级预防措施，减少能量摄入，降低脂肪提供的能量，尽量不饮酒，增加蔬菜、水果的摄入及有氧运动。避免激素替代治疗和雌激素含量高的食品摄入以及绝经期后妇女控制体重，减少超重和肥胖对于控制乳腺癌也有重要价值。养育子女，哺乳及怀孕早、较晚的初潮年龄和较早的绝经年龄是乳腺癌发病风险的保护因素。

（王　水）

病例 16-1

病例 16-1 解析

第17章

腹部外伤

第一节 概　述

腹部外伤是外科常见疾病，占平时各种损伤的 0.4% ～ 1.8%，战时比例则会增高很多。

【分类和病因】

腹部外伤由局部机械性暴力所致，分为开放性和闭合性损伤。开放性损伤为锐性暴力伤（刀刺伤和枪击伤等），根据腹膜有无破损，分为穿透伤（多伴内脏损伤）和非穿透。伤道有入、出口者为贯通伤，有入口无出口者为非贯通伤。闭合性损伤由钝性暴力（坠落、碰撞、冲击、挤压、踢打等）造成的挤压和剪力所致，也称为钝性损伤。该损伤可能仅局限于腹壁，也可兼有内脏损伤，后者可因伤情隐蔽而难以明确诊断，必须予以足够重视。开放性损伤中常见的受损内脏依次是肝、小肠、胃、结肠、大血管等，闭合性损伤中则依次是脾、肾、小肠、肝、肠系膜等，胰、十二指肠损伤多为车祸时方向盘的顶压，直肠损伤多为坠落伤时有尖锐物体刺入臀部。机械暴力的特点和作用方向、内脏解剖特点、原有病理状况和功能状态等多种因素影响着腹部损伤的严重程度，如肝、脾等组织结构脆弱、血供丰富的实质脏器比其他内脏更容易受伤，充盈的空腔脏器（饱餐后的胃、未排空的膀胱等）比排空者更易破裂，位置比较固定的脏器比活动者更易受损。

【临床表现】

腹部损伤后的临床表现迥异，单纯性腹壁损伤症状、体征较轻，仅为受伤部位疼痛、局部肿胀、压痛。钝性损伤时如为内脏挫伤，可无明显临床表现或仅有腹痛。严重的内脏损伤会导致腹腔内出血和腹膜炎，实质器官（肝、脾、胰、肾等）或大血管损伤主要表现为腹腔内（或腹膜后）出血，空腔脏器（胃肠道、胆道、膀胱等）破裂的主要临床表现是弥漫性腹膜炎，肾损伤时可出现血尿。对腹膜的刺激通常以胃液、胆汁和胰液最强，肠液次之，血液和尿液最轻，进而表现为强度不等的腹膜刺激征。严重的腹腔内出血和感染可造成失血性或脓毒性休克，甚至危及生命。

【诊断】

了解受伤过程和体格检查是诊断腹部损伤的主要手段。考虑到急诊急救的需要，诊断和即刻维持生命的救治（如止血、输液、抗休克、维护呼吸道通畅等）应同时进行，警惕同时出现的多处内脏损伤或合并腹外损伤（如颅脑或胸部损伤、脊柱和四肢骨折等）的可能。

诊断为开放性损伤应注意鉴别是否存在穿透伤，可用探条沿伤道进行探查。腹膜已穿透者可合并内脏损伤，穿透伤的入口或出口可能在腹部以外的胸、肩、腰、臀或会阴等部位。未穿透腹膜者，并不能排除内脏损伤的可能。伤口大小与伤情严重程度并无确切正比关系。应注意腹部以外部位有无损伤，尤其是有些锐性暴力伤的入口虽不在腹部，但伤道却通向腹腔而导致腹部内脏损伤。

闭合性损伤的诊断要点在于确切判定内脏损伤。

（一）有无内脏损伤

对伤后早期就诊且腹内脏器损伤的体征尚不明显者和腹壁损伤伴有明显软组织挫伤者常难以判断，进行一定时间严密观察十分有必要。详细了解受伤史，包括受伤的时间、地点、致伤条件、即时伤情、伤情变化和院前急救处理。伤者有意识障碍或不能回答问话时，应向现场目击者和护送人询问。认真观察病情变化前而维持生命体征稳定，适时进行全面而有重点的体格检查，包括腹部压痛、反跳痛和肌紧张的程度和范围，肝浊音界改变、移动性浊音情况，肠蠕动是否受抑制，直肠指检是否有阳性发现等。

检查后确认下列情况之一者，应考虑腹内脏器损伤：早期出现休克征象者（尤其是失血性休克）；有持续性甚至进行性腹部剧痛伴恶心、呕吐等消化道症状者；有明显腹膜刺激征者；有气腹征者；腹部出现移动性浊音者；有便血、呕血或血尿者；直肠指检发现前壁有压痛或波动感或指套染血者。

（二）什么脏器损伤

首先应判断哪类脏器受损，再考虑具体脏器和部位。实质性器官损伤和空腔器官破裂的症状和体征有所不同。单纯实质性器官损伤时，腹痛一般不重，压痛和肌紧张也不明显。肝、脾破裂后，可因局部积血凝固而出现固定性浊音，出血量多时常有腹胀和移动性浊音。空腔器官破裂所致的腹膜炎在伤后不一定很快出现，尤其是下消化道破裂，腹膜炎体征通常出现得较迟。肠壁的破孔很小的情况下可因很快闭合而不发展为弥漫性腹膜炎。

以下各项可提示哪一类脏器损伤：①便血、气腹者多为胃肠道损伤，再结合暴力打击部位、腹膜刺激征最明显的部位和程度，确定损伤是在胃、近段小肠、远段小肠还是结肠；②排尿困难、血尿、外阴或会阴部牵涉痛者，提示泌尿系脏器损伤；③膈面腹膜刺激表现者，提示上腹脏器损伤，其中以肝和脾破裂为多见；④下位肋骨骨折者，可能合并肝或脾破裂；⑤骨盆骨折者，有合并直肠、膀胱、尿道损伤的可能。

（三）是否存在多发性损伤

近年来，多发性损伤的发病率呈上升趋势。各种多发损伤可能有以下几种情况：腹内某一脏器有多处破裂、腹内有一个以上脏器受到损伤、除腹部损伤外还有腹部以外的合并损伤或腹部以外损伤累及腹内脏器。提高对多发性损伤的警惕，尤其在急诊救治过程中，认真追问受伤史、仔细体格检查、严密观察伤员病情变化是防止遗漏的重要环节。各种多发性损伤的处理应贯彻全局和整体的观点，在救治不同阶段抓住病情变化的主要矛盾，以变化的视角看问题，在诊断出现困难时可重复必要辅助检查和治疗手段。

【确诊】

1. 辅助检查

（1）血、尿检查：必要的实验室检查对诊断常具有重要意义：如血常规的红细胞、血红蛋白与血细胞比容下降，表示有活动性失血；白细胞总数及中性粒细胞升高既见于腹内脏器损伤，也可源于创伤性应激反应；血、尿淀粉酶升高可提示胰腺损伤或消化道破裂；尿常规发现红细胞提示泌尿系损伤。

（2）腹部超声检查：本检查有迅速、简便、可在床旁进行的优点，准确率在80%以上，根据脏器的形状和大小可提示损伤的有无、部位和程度，主要用于诊断肝、脾、胰、肾的损伤。判断腹腔积血或积液情况，超声引导下腹腔穿刺可显著提高操作的安全性与准确性。腹部超声检查还能用于对诊断尚未明确者和已确诊为实质脏器破裂正在接受非手术治疗者进行动态观察。

（3）X线检查：在伤情允许的前提下，进行可疑部位的X线检查通常是有必要的，一般选择胸部及腹部X线检查，必要时做骨盆X线检查。立位腹部平片检查虽然有意义，但不适用于重伤员，且有被其他检查所替代的趋势。腹部脏器损伤时X线检查可有以下阳性征象：

胃肠道破裂出现腹腔游离气体，表现为膈下新月形阴影；腹膜后积气可有典型的花斑状阴影，提示腹膜后十二指肠或结直肠损伤；腹腔内有大量积血时，小肠多浮动到腹部中央（仰卧位），肠间隙增大，充气的左、右结肠可与腹膜脂肪线分离；腹膜后血肿时，腰大肌影消失；以及右膈升高、下胸肋骨骨折、胃泡或肠管突入胸腔和骨盆骨折等。

（4）计算机断层扫描（CT）：对实质脏器损伤及其范围、程度有重要的诊断价值。CT 影像较超声检查更为精确，对检查者主观条件（技术、经验）的依赖性不高，假阳性结果较少，假阴性结果占 7% ～ 14%。空腔脏器损伤时，常规 CT 检查也有一定价值，如同时注入水溶性显影剂，对消化道破裂的诊断很有帮助。增强 CT 能鉴别有无活动出血并显示出血的部位。

（5）其他影像学检查：磁共振成像（MRI）对血管损伤和某些特殊部位的血肿（如十二指肠壁间血肿）有更高的诊断价值，但因检查耗时较长在腹部外伤中应用不多。选择性血管造影（DSA）有助于对肝、脾、胰、肾、十二指肠等脏器损伤的诊断，因不明显优于 CT 扫描而应用较少。放射性核素扫描能显示肝外胆管和脾的损伤，但精确度远较低。

（6）诊断性腹腔穿刺术（abdominal paracentesis）和腹腔灌洗术（abdominal lavage）：30 年前，医学影像技术尚不发达，诊断性腹腔穿刺术和灌洗术对于判断腹腔内脏有无损伤和哪一类脏器损伤有很大帮助，但现在多被超声引导下的经皮穿刺所替代。对穿刺出液体应观察其性状（不凝血液、胃肠内容物、混浊腹水、胆汁或尿液），借以推断哪类脏器受损。由于医学影像技术和生命监测广泛应用，使用腹腔灌洗术的概率越来越低。

2. 严密观察病情变化　一时难以明确有无腹部内脏损伤的患者，应严密观察病情变化，以全局和整体的观点综合考虑和分析，以明确进一步的诊治选择。

观察的内容应包括：①使用监测设备或每 15 ～ 30 min 测定一次脉率、呼吸和血压。②每 30 min 检查一次腹部体征，注意腹膜刺激征程度和范围的改变。③每小时测定一次红细胞数、血红蛋白和血细胞比容，了解是否有所下降，并复查白细胞数是否上升。④必要时可重复进行影像学检查，特别是床旁超声检查。观察期间应尽量不搬动伤者、慎用镇痛药、积极进行容量复苏、禁饮禁食；有明显腹胀时，应进行胃肠减压；意识不清、需记录尿量时应留置导尿管。

3. 剖腹或腹腔镜探查　在医学影像学、生命监测技术已有长足进步的今天，诊断性剖腹探查应有更为明确的适应证：在充足的容量复苏条件下，出现全身情况恶化，血压由稳定转为不稳定甚至下降，出现口渴、烦躁、脉率增快或体温及白细胞计数上升、红细胞计数进行性下降者；腹痛和腹膜刺激征有进行性加重或范围扩大，出现明显腹胀者；肠鸣音逐渐减弱、消失或者；膈下有游离气体，腹腔穿刺吸出气体、不凝血液、胆汁或胃肠内容物，发生难以控制胃肠道出血者。

腹腔镜探查主要用于生命体征稳定且临床难以明确诊断时，诊断价值不亚于剖腹探查术，且创伤较剖腹探查小得多。腹腔镜探查主要用于明确是否存在穿透伤和内脏刺伤部位，钝性创伤时内脏受累程度等。但腹腔镜探查时二氧化碳气腹可引起高碳酸血症和影响呼吸，虽已开始应用免气腹腹腔镜，但尚未广泛应用。

【治疗】

（一）认识腹部外伤的危害性

对已确诊腹内脏器严重损伤且可能危及生命者的处理原则是做好急诊术前准备，力争早期手术。如腹部以外另有伴发损伤，应全面权衡轻重缓急，首先处理对生命威胁最大的损伤。在最危急的病例，首要的任务是解除气道梗阻和进行心肺复苏，其次要迅速控制明显出血，处理开放性气胸或张力性气胸，尽快恢复循环血容量，控制休克和进展迅速的颅脑外伤。很多情况下，腹部创伤的救治应当放在浅表外伤、骨折等的优先地位，且严重的实质脏器损伤比空腔脏器损伤更为紧急，大出血可在短时间内致人死亡。

严重内脏损伤很容易发生休克，防治休克是治疗中的一个重要环节。对尚未发生休克者，应使其保持安静，同时积极容量复苏。对已发生休克的内出血伤者要积极抢救，力争在收缩压回升至 90 mmHg 以上后进行手术。如果在积极的抗休克治疗下，未能纠正休克，提示腹内有进行性大出血，应当机立断，在抗休克同时迅速剖腹止血。空腔脏器穿破者，休克发生较晚，多数属脱水造成，故应在纠正休克和早期经验性使用抗生素的前提下进行手术。如出现脓毒性休克且难以纠正，应在抗休克同时进行手术探查。对诊断已明确者，可给予镇静药或镇痛药。

（二）了解腹部外伤的多样性

腹部外伤不仅涉及器官复杂、贻误治疗后果严重，而且损伤性质不同、程度差异很大，处理方式也非急诊剖腹探查是唯一治疗。对开放性损伤，如在院前救治时发现腹腔内容物自开放伤口溢出，不要进行还纳，需使用纱垫湿敷保护并扣以无菌盆碗转运。具有丰富的腹腔镜手术经验的医疗单位对生命体征平稳、诊断比较明确、手术操作相对简单的伤员开展腹腔镜手术，进行实质脏器浅表裂伤的止血、空腔脏器破裂的修补或切除重建，以及血肿清除和腹腔冲洗等。

就单一脏器来说，腹部外伤带来的损伤程度变化幅度很大，客观评估和分析伤情，对积极、有效和合理施治具有重要意义。国内外有多种腹部器官损伤分级方法，各有良莠，美国创伤外科学会（American Association for the Surgery of Trauma，AAST）公布的器官损伤分级（organ injury scale，OIS）标准应用最为广泛，被国际创伤外科学界接受并推广。其主要特点是从解剖学的角度将腹部各主要器官的损伤程度由低至高分为 5 级或 6 级，同一器官的多处损伤在单一损伤的分级之上增加一级，涵盖了由最轻微损伤至最严重损伤的各类损伤。对于无需手术干预的轻微损伤，可在严密的临床观察和生命体征监测下，限制床上活动，进行非手术治疗。

知识拓展：AAST 损伤分级标准

（三）开腹手术基本原则

切口选择常用正中切口，进腹迅速，出血较少，可根据需要上下延长，或向侧方添加切口甚至进入胸腔。腹部有开放伤时，不可通过扩大伤口去探查腹腔，以免伤口愈合不良、裂开和内脏脱出。对于腹腔出血者，进腹后的探查顺序应考虑：术前根据受伤史和体征最怀疑哪个脏器受伤优先探查，凝血块集中处一般即是出血部位。

若没有腹腔内大出血，则应对腹腔脏器进行系统探查。做到既不遗漏伤情，也不做多余、重复的翻动。探查次序原则上应先探查肝、脾等实质性器官，同时探查膈肌有无破损。接着从胃开始，逐段探查十二指肠第一部、空肠、回肠、结肠以及它们的系膜。然后探查盆腔脏器，之后则切开胃结肠韧带显露网膜囊，检查胃后壁和胰腺。如属必要，最后还应探查十二指肠。在探查过程中发现的出血性损伤或脏器破裂，应随时进行止血和夹闭破孔。纤维蛋白沉积最多或网膜包裹处往往是病变所在部位。待探查结束，对探查所得伤情做全面估计，然后按轻重缓急逐一予以处理。原则上是先处理出血性损伤，后处理穿破性损伤。对于穿破性损伤，应根据污染程度，按先重后轻原则处理损伤。若有猛烈出血，一时无法判明其来源而失血危及生命时，可用手指压迫或主动脉钳钳夹膈肌裂孔附近主动脉，暂时控制出血，争得时间补充血容量，再查明原因止血。

关闭腹腔前应彻底清除腹内残留的液体，恢复腹内脏器的正常解剖关系，进行有效的引流。放置腹腔引流的适应证包括：肝、胆、胰、十二指肠及结肠损伤者；空腔脏器修补缝合后，有可能发生溢漏者；有较大裸露创面继续渗出者；局部已形成脓肿者。估计引流量很多（如肠瘘、胆瘘、胰瘘），需放置双套管进行负压吸引。对腹壁切口污染不重者，可以分层缝合；对污染较重者，可放置皮下引流，一层缝合皮肤和皮下组织；对必须进行再次开腹者可进行暂时关腹处理。

【预后】

除了全身合并伤的因素以外，腹部损伤的危险程度主要取决于：①受伤脏器的数目，被累及的脏器越多，死亡率就越高。②何种脏器受伤，大血管、胰、十二指肠、肝、结直肠损伤后果比较严重，小肠、膀胱等受伤则危险较小。③脏器损伤的严重程度，如肝损伤，有些只是表浅裂口甚至无须缝合，有些则严重破碎而不得不广泛切除。

有学者综合考虑上述因素，把损伤的脏器分别归为不同的危险系数组：5 级为胰和十二指肠损伤；4 级为大血管、肝及结直肠损伤；3 级为脾、肾、肝外胆道损伤；2 级为胃、小肠、输尿管损伤；1 级为膀胱、骨及小血管损伤。每种损伤依其严重程度从轻到重分别定为 1 ～ 5 分，受伤脏器的评分为脏器分级乘以严重程度评分。所有受伤脏器的评分相加，≥ 25 分者死亡率和并发症率是＜ 25 分的数倍乃至十数倍，对预后估计有指导意义。当然，伤员真正的预后和转归，在很大程度上还取决于诊断和治疗的及时性和有效性。

第二节　常见腹腔脏器损伤

一、脾破裂

脾是腹部内脏最容易受损伤的器官。脾破裂（splenic rupture）在腹部闭合性和开放性损伤中分别占 20% ～ 40% 和 10% 左右，存在慢性疾病（如血吸虫病、疟疾、黑热病、传染性单核细胞增多症或淋巴瘤等）的脾更易破裂。脾破裂可分为脾实质深部的中央型破裂、脾实质周边部分的被膜下破裂和破损累及被膜真性破裂，临床所见脾破裂多为真性破裂。破裂部位较多见于脾上极及膈面、脾蒂等，在裂口对应部位可有下位肋骨骨折。破裂如发生在脏面，尤其是邻近脾门者，有撕裂脾蒂的可能。自 20 世纪 80 年代以来，已改变了脾破裂一律行脾切除的传统观念。在坚持"抢救生命第一，保留脾脏第二"的原则下进行治疗已被绝大多数外科医生接受。

对局限、表浅的脾裂伤，无其他腹腔脏器合并伤者，可在严密观察下行非手术治疗。观察中如发现活动性出血（48 小时内需输血＞ 1200 ml）或有其他脏器损伤，应立即中转手术。保留脾的手术方法有生物胶粘合止血、物理凝固止血、单纯缝合修补、脾破裂捆扎术、脾动脉结扎术及部分脾切除术等。全脾切除术适用于脾中心部碎裂、脾门撕裂或有大量失活组织、合并空腔脏器破裂致腹腔严重污染、高龄及多发伤情况严重需尽早结束手术者。病理性肿大的脾发生破裂者应予切除。脾被膜下破裂形成的血肿和少数被网膜等周围组织包裹脾真性破裂形成的局限性血肿，可在 36 ～ 48 小时冲破被膜或包裹出现典型的出血和腹膜刺激症状，称为延迟性脾破裂。再次破裂一般发生在 2 周以内，但也有迟至数月以后的。此种情况下应切除脾。

临床发现脾切除术后患者，特别是婴幼儿，对感染的抵抗力减弱，可发生以肺炎球菌为主要病原菌的脾切除术后凶险感染（overwhelming postsplenectomy infection，OPSI）而致死。为防止小儿术后发生 OPSI，术中可将 1/3 脾组织切成薄片或小块埋入大网膜囊内进行自体移植。成人 OPSI 发生率低于 1%，则无此必要。

二、肝破裂

肝是腹腔内最大的实质性器官，肝破裂（liver rupture）在各种腹部损伤中占 15% ～ 20%，在肝硬化等慢性病变时发生率更高，右肝破裂又较左肝为多。除受伤位置的差别外，肝破裂无论在致伤因素、病理类型和临床表现方面都和脾破裂极为相似。但肝破裂后可能有胆汁溢入腹腔，腹痛和腹膜刺激征常较脾破裂者更为明显。单纯性肝破裂死亡率约为 9%，合并多个脏器损伤和复杂性肝破裂的死亡率可高达 50%。肝破裂后，血液有时可能通过胆管进入十二指肠而出现黑便或呕血。被膜下破裂也有转为真性破裂的可能，中央型肝破裂则可发展为继发性肝脓肿。

　　肝破裂手术治疗的基本要求是彻底清创、确切止血、消除胆汁溢漏和建立通畅的引流。对肝火器伤和累及空腔脏器的非火器伤都应手术治疗，对其他的刺伤和钝性伤则主要根据伤员全身情况决定治疗方案。对血流动力学指标稳定或经补充血容量后保持稳定的伤员，可在严密观察下进行非手术治疗，约有 30% 可经非手术方法治愈。

　　经液体复苏，生命体征仍不稳定或需大量输血（＞2000 ml）才能维持血压者，说明继续有活动性出血，应尽早剖腹手术。肝破裂并有凶猛出血时，可用纱布压迫创面暂时止血，同时用手指或橡胶带阻断肝十二指肠韧带控制出血，以利探查和处理。常温下每次阻断时间不宜超过 20 分钟，若需控制更长时间应分次进行。肝损伤如属被膜下破裂，小的血肿可不处理，但张力较高的大血肿应切开被膜予以清创。对损伤的肝进行清创时，应对出血点和断裂的胆管逐一结扎。对于裂口不深、出血不多、创缘比较整齐者，清创后可将裂口直接予以缝合，在缝合前将大网膜或可吸收性止血材料填入裂口，可提高止血效果并加强缝合的稳固性。如果裂口内有不易控制的动脉性出血，可考虑行肝动脉结扎。对大块肝组织破损，特别是粉碎性破裂，可将损伤的肝组织整块切除或行肝叶切除术。对于裂口较深或肝组织已有大块缺损而止血不满意、又无条件进行较大手术的患者，可用长而宽的纱条顺序填入裂口以达到压迫止血的目的，纱条尾端自腹壁切口或另做腹壁戳孔引出作为引流。手术后第 5 天起，逐步抽出纱条，7 ～ 10 天取完。此法有并发感染或在抽出最后部分纱条时引起再次出血的可能。在创面或肝周应留置引流管以引流出渗出的血液和胆汁。

三、胰腺损伤

　　胰腺损伤（pancreatic injury）占腹部损伤的 1% ～ 2%，其位置深而隐蔽，早期不易发现，甚至在手术探查时也有漏诊可能。胰腺损伤后常并发胰液外溢，出现腹膜炎或日久形成胰腺假性囊肿。胰腺损伤可能合并邻近大血管和十二指肠的损伤。

　　术前影像学检查常有阳性发现，超声检查可发现胰腺回声不均和周围积血、积液。CT 检查能显示胰腺轮廓是否整齐及周围有无积血、积液。测定腹腔穿刺液的淀粉酶含量可辅助诊断。

　　手术目的是止血、清创、控制胰腺外分泌及处理合并伤。胰腺被膜完整的挫伤，仅做局部引流。对胰体部分破裂而主胰管未断者，可用丝线做褥式缝合修补。对胰颈、体、尾部的严重挫裂伤或横断伤，宜做胰腺近端关闭、远端切除术或远端与空肠的 Roux en Y 吻合，或近、远端同时与空肠吻合，或做主胰管吻合术。胰头损伤合并十二指肠破裂者，伤情最重，应在十二指肠憩室化基础上完成各种手术，胰头严重毁损确实无法修复时可慎重施行胰头十二指肠切除。各类胰腺手术之后，腹内均应留置通畅胶管和双套管负压引流，并应维持 10 天以上。一般胰瘘多在 4 ～ 6 周内自愈，期间可选择生长抑素用于预防和治疗外伤性胰瘘，预置空肠营养管以备开通肠内营养。

四、胃外伤

　　钝性伤时空虚胃很少受累，只在胃充盈膨胀时偶可发生，上腹或下胸部的穿透伤则常导致胃损伤（gastric injury），且多伴有肝、脾、横膈及胰等损伤，医源性检查及吞食锐物也可引起损伤。若损伤未累及胃壁全层（如浆膜或浆肌层裂伤、黏膜裂伤），可无明显症状。若全层破裂，因胃酸有很强的化学刺激性，患者可立即出现剧痛及腹膜刺激征。肝浊音界消失，膈下有游离气体，胃管引流出血性物，均提示胃破裂的可能。

　　手术探查必须彻底，尤其注意切开胃结肠韧带探查胃后壁，1/3 的病例胃前后壁都有穿透，应注意检查网膜附着处以防遗漏小的破损。对边缘整齐的裂口，对止血后直接缝合。对边缘有挫伤或失活组织者，需修整后缝合。对广泛损伤者，宜行部分切除术。

五、十二指肠损伤

十二指肠的大部分位于腹膜后，损伤发生率很低，约占整个腹部创伤的 2%，较多见于十二指肠第二、三部（3/4 以上）。十二指肠损伤（duodenal injury）的诊断和处理存在一定困难，死亡率和并发症发生率都很高。据统计，十二指肠战伤的死亡率在 40% 左右，平时伤的死亡率为 12% ～ 30%。若同时伴有胰腺、大血管等相邻器官损伤，死亡率则更高。伤后早期死亡原因主要是合并伤，尤其是腹部大血管伤；后期死亡则多因诊断不及时和处理不当引起十二指肠瘘，导致感染、出血和衰竭。

十二指肠损伤如发生在腹腔内部分，破裂后可有胰液和胆汁流入腹腔而早期引起腹膜炎。腹膜后十二指肠破裂，早期症状体征多不明显，下述情况可为诊断提供线索：右上腹或腰部持续性疼痛且进行性加重，有明显的固定压痛，可向右肩及右睾丸放散；腹部体征相对轻微而全身情况不断恶化；出现血性呕吐物；血清淀粉酶升高；平片可见腰大肌轮廓模糊，可见腹膜后呈花斑状改变（积气）并逐渐扩展，胃管内注入水溶性碘剂可见外溢；CT 显示右肾前间隙气泡更加清晰；直肠指检有时可在骶前扪及捻发音，提示气体已达到盆腔腹膜后组织。手术探查时如发现十二指肠附近腹膜后有血肿，组织被胆汁染黄或在横结肠系膜根部有捻发音，应怀疑十二指肠腹膜后破裂的可能。

手术方法　①单纯修补术：70% ～ 80% 以上的十二指肠损伤可用此法治疗，此法适用于裂口不大，边缘整齐，血运良好且无张力者。②带蒂肠片修补术：裂口较大，不能直接缝合者，可行十二指肠空肠 Roux en Y 吻合。③损伤肠段切除吻合术：十二指肠第三、四段严重损伤不宜缝合修补时，可将该肠段切除并行消化道重建。④十二指肠憩室化：适用于十二指肠第二、三段严重损伤或同时伴胰腺损伤者。⑤损伤修复加幽门旷置术：采用上述修补或切除吻合方法修复损伤后，为保证愈合，防止破裂，以可吸收缝线将幽门行荷包式缝闭，3 周后幽门可再通。此法能达到与十二指肠憩室化相同的效果。⑥胰头十二指肠切除术：只宜用于十二指肠第二段严重碎裂殃及胰头，无法修复者。⑦浆膜切开血肿清除术：十二指肠损伤的一个特殊类型是十二指肠壁间血肿，除上腹不适、隐痛外，主要表现为高位肠梗阻，若非手术治疗 2 周梗阻仍不解除，可手术切开血肿清除血凝块。

六、小肠破裂

小肠占据中、下腹的大部分空间，故受伤的机会比较多。小肠破裂（small intestinal rupture）后可在早期即产生明显的腹膜炎，只有少数患者有气腹。一部分患者的小肠裂口不大，或穿破后被食物渣、纤维蛋白素甚至突出的黏膜阻塞，可能亦无弥漫性腹膜炎的表现。

小肠破裂的诊断一旦确定，应立即进行手术治疗。手术时要对整个小肠和系膜进行系统、细致的探查，系膜血肿即使不大也应切开检查以免遗漏小的穿孔。手术方式以简单修补为主。有以下情况时应采用部分小肠切除吻合术：裂口较大或裂口边缘部肠壁组织挫伤严重者；小段肠管有多处破裂者；肠管大部分或完全断裂者；肠管严重挫伤、血运障碍者；肠壁内或系膜缘有大血肿者；肠系膜损伤影响肠壁血液循环者。

七、结肠破裂

结肠破裂（colonic rupture）概率较小肠为低，但因结肠壁薄、血液供应差、是腹膜间位器官、结肠内容物液体成分少而细菌含量多，故结肠破裂的临床表现和治疗不同于小肠破裂，腹膜炎出现得较晚，但较严重。腹膜后结肠损伤常导致严重的腹膜后感染。

除对少数裂口小、腹腔污染轻、全身情况良好的患者可以考虑一期修补或一期切除吻合（主要为近端结肠）外，对大部分患者先采用肠造口术或肠外置术处理，待 3 ～ 4 周后患者情况好转时，再行关闭瘘口。近年来随着运送工具、急救措施、感染控制等一系列进步和对结肠损伤规律的深入了解，结肠损伤施行一期修复手术取得了引人瞩目的进展，施行一期修补或切除吻合的病例日益增多。对比较严重的损伤一期修复后，可加做近端结肠转流性造口，确保肠内容不再进入远端。一期修复手术的主要禁忌证为腹腔严重感染、全身多发伤或腹腔内其他脏器合并伤、需尽快结束手术、有重要基础性疾病（如肝硬化、糖尿病等）。对失血性休克需大量输血（＞2000 ml）者、高龄患者、高速火器伤者、手术时间已延误者，应选择二期手术。

八、直肠损伤

直肠上段在盆底腹膜反折之上，下段则在反折之下。如发生在腹膜反折之上，其临床表现与结肠破裂基本相同。如发生在腹膜反折之下，则将引起严重的直肠周围感染，但并不表现为腹膜炎。以下线索提示腹膜外直肠损伤：血液从肛门排出；会阴部、骶尾部、臀部、大腿部的开放伤口有粪便溢出；尿液中有粪便残渣；尿液从肛门排出。直肠损伤（rectal injury）后，直肠指检可发现直肠内有出血，有时还可摸到直肠破裂口。对怀疑直肠损伤而指检阴性者，可行直肠镜检查。

直肠上段破裂，应剖腹进行修补，若全身和局部情况好，可以不做近端造口。如属严重毁损性损伤可切除后做端端吻合，加做乙状结肠转流性造口。直肠下段破裂时，应充分引流直肠周围间隙以防感染扩散，加做乙状结肠造口术。有些损伤无论是从腹部还是会阴部都难以显露，则不必强求一定直接修补。只要转流完全，清创彻底，感染得到控制，未经修补的直肠损伤一般均可自行愈合。

九、腹膜后血肿

外伤性腹膜后血肿（retroperitoneal hematoma）多是高处坠落、挤压、车祸等所致腹膜后脏器（胰、肾、十二指肠）损伤、骨盆或下段脊柱骨折和腹膜后血管损伤引起的，不仅在腹膜后间隙广泛扩散形成巨大血肿，还可渗入肠系膜间。腹膜后血肿因出血程度与范围各异，临床表现并不恒定，并常因有合并损伤而被掩盖。一般说来，除部分伤者有腰部瘀斑（Grey Turner征）外，突出的表现是内出血征象、腰背痛和肠麻痹；伴尿路损伤者则常有血尿。血肿进入盆腔者可有里急后重感，并可借直肠指检触及骶前区伴有波动感的隆起。有时因后腹膜破损而使血液流至腹腔内，故腹腔穿刺和灌洗具有一定诊断价值。

治疗措施除积极防治休克和感染外，因腹膜后血肿常伴大血管或内脏损伤，多需行剖腹探查。手术中如见后腹膜破损，可先估计血肿范围和大小，在全面探查腹内脏器并对其损伤做相应处理后，再对血肿的范围和大小进行一次估计。如血肿有所扩展，则应切开后腹膜，寻找破损血管，予以结扎或修补；如无扩展，可不予切开，因完整的后腹膜对血肿可起压迫作用，使出血得以自控，特别是盆腔内腹膜后血肿，出血多来自压力较低的盆腔静脉丛，出血自控的可能性较大。如血肿位置主要在两侧腰大肌外缘、膈脚和骶岬之间，血肿可来自腹主动脉、腹腔动脉、下腔静脉、肝静脉、肝裸区、胰腺或腹膜后十二指肠损伤。此范围内的腹膜后血肿不论是否扩展，原则上均应切开后腹膜予以探查。剖腹探查时如见后腹膜已破损，则应探查血肿，因后腹膜的压迫作用已不复存在。探查血肿时，应尽力找到并控制出血点；无法控制时，可用纱条填塞，静脉出血常可因此停止。填塞的纱条应在术后4～7天内取出，以免引起感染。

感染是腹膜后血肿最重要的并发症，死亡率高。腹膜后间隙组织疏松，一旦感染，扩展迅速，故应注意预防。保持后腹膜的完整性除能对血肿产生压迫作用外，还可减少腹膜后间隙受可能存在于腹腔内的感染源的污染。

十、腹部大血管损伤

腹部血管损伤包括腹主动脉、下腔静脉、内脏血管和髂血管等，约占全部血管伤的30%。损伤大致分为锐性伤、钝性伤和医源性损伤。锐性伤主要为刀捅、枪弹伤、玻璃碎片刺伤等，钝性伤多因交通事故、机器撞伤、建筑物倒塌挤压、高空坠落等所致，医源性损伤多因腹内手术操作合并损伤、各种介入性诊疗术中损伤血管或内膜、血管内栓塞治疗时的异位栓塞等。

休克是腹腔内血管损伤最主要的临床表现。腹腔内血管损伤多合并其他器官损伤，伤势重，病情变化迅速，常伴随严重的生理紊乱。及时诊断是成功救治的先决条件。下列情况下高度提示腹腔内血管损伤：①明确的腹部外伤史；②严重休克，经快速补液血压不回升或不稳定；③腹腔内大出血表现；④腹腔诊断性穿刺吸出不凝血；⑤伴腹腔内其他脏器损伤时，可出现其相应症状。超声检查有助于了解腹腔内液体量，腹膜后血肿的部位、大小，并可避免不必要的剖腹探查手术。诊断不明确，但疑有血管损伤时，若病情允许可考虑行血管造影等影像学检查，对适宜患者可行血管腔内介入治疗。

确定有腹腔内大出血时，挽救生命是治疗的首要目的，应紧急手术，及时、有效地控制出血，妥善处理损伤血管，保证重建血流通道，保存器官功能，降低病残率。

第三节　腹部多器官损伤的处理原则

腹部损伤手术应遵循"抢救生命第一，保全器官第二"的原则。对于腹部多器官损伤的处理，原则上应先处理出血性损伤，后处理穿孔性损伤。对于穿孔性损伤，应先处理污染重（如下消化道）的，后处理污染轻的。大约10%腹部多器官损伤的患者其残存的生理功能储备难以耐受一次剖腹手术中完成全部损伤修复，有时手术成功但患者却死于严重的生理功能紊乱。

1983年，Stone首先指出：腹部多器官损伤的患者伴凝血机制障碍是严重生理功能紊乱的先兆，对其处理不能沿用传统的原则，应采用损伤控制（damage control）的原则进行救治。损伤控制的目的是控制出血，纠正低血容量、低体温、代谢性酸中毒、凝血机制紊乱，减少污染，改善生理功能储备，计划再手术。对绝大多数腹部损伤患者常规剖腹探查手术足以处理各种腹部内脏损伤，原则上只有那些施行损伤脏器修复、重建手术超过患者生理耐受极限的少数严重腹部损伤（多为腹部多器官损伤）患者才需损伤控制。根据病史和临床表现、合并伤、危险因素，确定损伤控制的适应证：①创伤史及临床表现，躯干高动能撞击伤、多发性躯干穿透性损伤、血流动力学不稳定。②术中情况，严重胰十二指肠损伤、肝后下腔静脉损伤、严重肝损伤、开放性骨盆骨折、骨盆血肿破裂、失血已达4000 ml以上。③合并伤，腹部血管损伤合并腹部多器官损伤、多发伤需优先处理腹部以外致命损伤、腹部内脏损伤合并多发性致命性出血灶、不稳定的复杂性骨盆骨折。④危险因素，严重休克、严重代谢性酸中毒（pH＜7.30、低体温＜35℃）、凝血机制障碍、输血4000 ml以上。损伤控制处理可概括为3个连续阶段：①首次手术，诊断腹内脏器损伤，控制出血、控制腹腔内污染，腹内填塞，暂时关闭腹腔。②ICU复苏，纠正低血容量、低体温、凝血机制障碍、代谢性酸中毒，呼吸支持。③计划再手术，去除腹腔填塞，确定性损伤脏器修复或重建。损伤控制首次手术患者在ICU连续复苏期间可发生腹部腔隙综合征（abdominal compartment syndrome，ACS），即腹内压增高（＞20～25 mmHg）引起脏器功能损伤。如诊断明确，应立即开放腹腔（腔隙）减压，但应注意对腹腔减压可能诱发致命性再灌注损伤的预防和处理。

病例 17-1

病例 17-1 解析

病例 17-2

病例 17-2 解析

（刘　彤）

腹外疝

第一节　概　述

人体器官或组织通过某些先天或后天所形成的孔隙或缺损等薄弱点，由其正常解剖部位进入邻近部位，称为疝（hernia）。疝多发生于腹部，分为腹外疝和腹内疝，绝大多数是腹外疝。腹外疝是指腹腔内器官或组织连同壁腹膜，经腹壁的薄弱点或孔隙向体表突出所形成的疝，如腹股沟疝、切口疝等。在腹外疝中，腹股沟疝最为常见。腹内疝是指腹腔内器官或组织不正常地进入原有的孔隙或因病变或手术而形成的孔隙所形成的疝，如网膜孔疝等。

【病因】

腹外疝发病的两大因素为腹壁强度降低和腹内压力增高。

1. 腹壁强度降低　在正常情况下，腹壁存在一些相对薄弱的区域，导致腹壁强度降低，成为腹外疝的潜在发病部位。常见有：①某些组织穿过腹壁的部位，如精索或子宫圆韧带穿过腹股沟管、股动静脉穿过股管、胚胎脐血管闭塞后遗留的脐环等处。②腹横肌腱膜弓（或腹股沟镰）弓状下缘与腹股沟韧带之间的半月形薄弱区域，如直疝三角。③腹白线发育不全所形成的腹壁薄弱处。④腹部手术切口愈合不良、外伤、感染、腹壁神经损伤、老年、久病、肥胖等所致的腹壁肌肉缺损、萎缩等后天性因素也常是腹壁强度降低的原因。生物学研究发现，腹外疝患者腹壁腱膜中胶原代谢紊乱，羟脯氨酸含量减少，成纤维细胞增生受抑，超微结构中含有不规则的微纤维，致使腹壁强度降低。另外发现，长期吸烟者血清中弹性溶解酶活性明显增高，抑制蛋白溶解的酶类（如抗胰蛋白酶）活性降低，使胶原合成减少，分解增加，提示腹壁强度与胶原代谢状态密切相关。

2. 腹内压力增高　常见的原因有慢性咳嗽、慢性便秘、排尿困难（如前列腺增生、包茎、膀胱结石等）、腹腔积液、晚期妊娠、举重、婴儿经常啼哭等。只有在腹壁强度降低的基础上，突然或持续性腹内压力增高，才是腹外疝发病的重要诱因。正常人虽常有腹内压力增高，但如腹壁强度正常，则不会发生疝。

另外，鞘状突未闭是腹股沟疝发生的先天性因素。

【病理解剖】

典型的腹外疝由疝门、疝囊、疝内容物和疝外被盖四部分组成。

1. 疝门　为腹壁薄弱点或缺损处，是疝从腹腔突出的门户，多呈环形，也称疝环。各种疝通常以疝门所在部位而命名，如腹股沟疝、股疝、脐疝、切口疝等。

2. 疝囊　是壁腹膜经疝门向外突出形成的囊袋，可分为囊颈、囊体、囊底三部分。疝囊颈是疝囊通过疝门处的狭窄部分，其位置相当于疝门。疝囊膨大的部分为疝囊体。疝囊顶部为疝囊底。

3. 疝内容物　是进入疝囊的腹内器官或组织，以小肠最为多见，其次为大网膜。此外，如盲肠、阑尾、乙状结肠、横结肠、膀胱、卵巢、输卵管、Meckel 憩室等均可进入疝囊，但较少见。

4. 疝外被盖　是指疝囊以外的腹壁各层组织，如筋膜、肌肉、皮下脂肪组织和皮肤等。

【分型】

1. 解剖类型　按疝发生的解剖部位分类，腹外疝有腹股沟疝、股疝、脐疝、切口疝、白线疝、半月线疝等类型。

2. 临床类型　按疝内容物进入疝囊的状况及临床特点分类，腹外疝可分为易复性疝、难复性疝、嵌顿性疝和绞窄性疝。

（1）易复性疝（reducible hernia）：疝内容物很容易回纳入腹腔者，称易复性疝。一般疝内容物在患者站立、行走、劳动以及咳嗽等致使腹内压增加时突出，而在平卧时或用手轻推即可回纳入腹腔。此型突入疝囊的内容物一般无病理变化。

（2）难复性疝（irreducible hernia）：疝内容物不能或不能全部回纳入腹腔，但并不引起严重临床症状者，称难复性疝。常因疝内容物（多为大网膜，也可是小肠）反复突出，致疝囊颈受摩擦而损伤，产生粘连所致。有些病程长的巨型疝，内容物多，腹壁已完全丧失抵挡内容物突出的作用，也常难以回纳。此外，在疝的形成过程中，一些腹腔内器官（如膀胱、盲肠）随壁腹膜的牵拉下移，经疝门滑入疝囊而构成疝囊的一部分，称为滑动性疝（sliding hernia）。常见器官右侧为盲肠（包括阑尾）及回盲部，左侧为乙状结肠及降结肠，前位为膀胱（图18-1-1）。滑动性疝多见于右侧腹股沟，也属难复性疝。难复性疝的疝内容物多无病理变化。

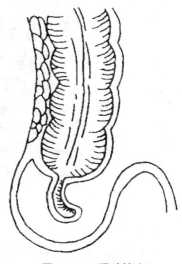

图 18-1-1　滑动性疝

盲肠成为疝囊的一部分

（3）嵌顿性疝（incarcerated hernia）：疝门较小而腹内压突然增高时，疝内容物可强行扩张疝囊颈而进入疝囊，随后因疝囊颈的弹性回缩，将疝内容物卡住而使其不能回纳，这种情况称为嵌顿性疝。疝发生嵌顿后，如其内容物为肠管，肠壁及其系膜可在疝门处受压，先使静脉回流受阻，导致肠壁淤血和水肿，肠壁及其系膜组织逐渐增厚，颜色由正常的淡红逐渐转为深红，囊内可有淡黄色渗液，致使肠管受压情况逐渐加重而更难回纳。此时的病理状态只是静脉回流受阻，肠系膜内动脉的供血尚存在，嵌顿如能及时解除，上述病变可恢复正常。

（4）绞窄性疝（strangulated hernia）：在嵌顿疝的基础上，如组织嵌顿不能及时解除，肠管及其系膜受压情况不断加重，可使动脉血流减少或完全阻断，导致组织坏死，称为绞窄性疝。此时肠系膜动脉搏动消失，肠管失去光泽、弹性和蠕动能力，颜色由深红变为紫红，最终变黑坏死。疝囊内渗液由淡黄色变为暗红色血性液。继发感染时，疝囊内渗液可为脓性。感染严重时，可引起疝外被盖组织的蜂窝织炎。积脓的疝囊可自行穿破或误被切开引流而形成肠瘘。感染如波及腹腔则引起化脓性腹膜炎。

嵌顿性疝和绞窄性疝实际上是一个病理过程的两个阶段，临床上很难截然区分。肠管发生嵌顿或绞窄时，常因肠管的受压和闭塞出现急性肠梗阻的临床表现。如嵌顿的疝内容物仅为部分肠壁，系膜侧肠壁及其系膜并未进入疝囊，肠腔并未完全梗阻，则称为肠管壁疝或 Richter疝（图 18-1-2）。如嵌顿的疝内容物是小肠憩室（通常为 Meckel 憩室），则称为 Littre 疝。发生嵌顿或绞窄的疝内容物通常为一个肠袢，但有时也可包含数个连续的肠袢，或呈"W"形，疝囊内所嵌顿肠袢间的部分肠管可隐藏在腹腔内，这种情况称为逆行性嵌顿疝（Maydl 疝；图18-1-3）。此种情况下，如肠管发生绞窄，则不仅疝囊内的肠管可坏死，折返回腹腔内的中间肠袢也可坏死；有时甚至疝囊内的肠袢尚存活，而腹腔内的肠袢已坏死。所以，在手术处理嵌顿性或绞窄性疝时，必须注意打开内环，把腹腔内有关肠袢牵出检查，以防将坏死肠管遗漏于腹腔。如果疝内容物为阑尾且伴发阑尾炎或阑尾脓肿，因是感染性切口，不能行修补手术，称为 Amyand 疝。

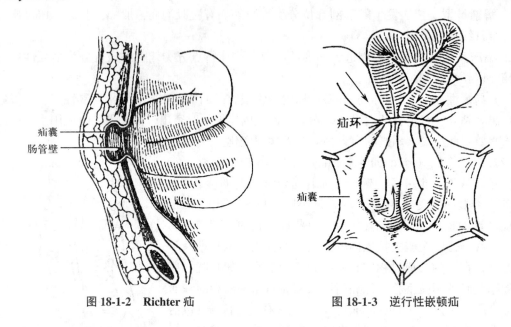

图 18-1-2　Richter 疝　　　　　　图 18-1-3　逆行性嵌顿疝

第二节　腹股沟疝

　　腹股沟区是下腹部两侧的三角形区域，其上界为髂前上棘至腹直肌外侧缘的一条水平线，下界为腹股沟韧带，内界为腹直肌外缘。腹股沟疝（inguinal hernia）是指发生在这个区域的腹外疝，即腹腔内的器官或组织通过腹股沟区域存在的缺损，向体表凸起的结构。腹壁缺损可以是先天的或后天形成的，是各种疝中最常见的类型。根据疝环与腹壁下动脉的关系，腹股沟疝可分为斜疝和直疝两种。疝囊经过腹壁下动脉外侧的腹股沟管深环（内环）突出，向内、向下、向前斜行经过腹股沟管，再由腹股沟管浅环（皮下环）穿出，并可进入阴囊，称为腹股沟斜疝（indirect inguinal hernia）。疝囊经腹壁下动脉内侧的直疝三角区直接由后向前突出，不经过内环，疝囊很大可经浅环进入阴囊，称为腹股沟直疝（direct inguinal hernia）。斜疝是临床最为多见的腹外疝，发病率占全部腹外疝的 75%～90%，占腹股沟疝的 85%～95%，直疝约占腹股沟疝的 5%。腹股沟疝多见于男性，男女发病之比约为 15：1，右侧比左侧多见。

　　【病因】

　　腹股沟疝产生的病因与患者性别、年龄、家族史等有关。总体归纳为以下几方面：①腹股沟疝多发于男性、老年人。②先天因素，如鞘状突未闭、腹股沟管发育不良（长度较短，斜度不足）等情况。在遗传基因上虽无确切的证据，但相关研究表明，有腹股沟疝者的后代发病率可增高数倍之多。③后天因素，机体的生长发育、营养代谢不良，慢性肝病、腹腔积液、肾病等疾病，腹股沟区域腹壁的组织（细胞外基质）胶原代谢异常或其成分改变，还与长期吸烟、有下腹部手术史等有关。

　　【发病机制】

　　1. 解剖因素　腹股沟区解剖结构使其强度弱于腹壁其他部分，是腹外疝好发于腹股沟区的主要原因，腹股沟区解剖也是腹股沟疝手术治疗的理论基础。

　　（1）腹股沟区的解剖层次由浅而深，有以下各层。

　　1）皮肤、皮下组织和浅筋膜。

　　2）腹外斜肌：在髂前上棘与脐之间连线以下移行为腱膜，即腹外斜肌腱膜。该腱膜下缘在髂前上棘和耻骨结节之间向后上方反折、增厚形成腹股沟韧带。韧带内侧端一小部分纤维又向下、向后反折形成腔隙韧带（陷窝韧带，Gimbernat 韧带）。该韧带填充着腹股沟韧带和耻骨梳间的交角，其边缘呈弧形，构成股环的内侧缘。腔隙韧带向外侧延续并附着于耻骨梳，构成耻骨梳韧带（Cooper 韧带；图 18-2-1A、B）。这些韧带在传统的疝修补手术中极为重要。腹外斜肌腱膜纤维在耻骨结节上方形成一三角形裂隙，构成腹股沟管浅环（又称外环或皮下环）。

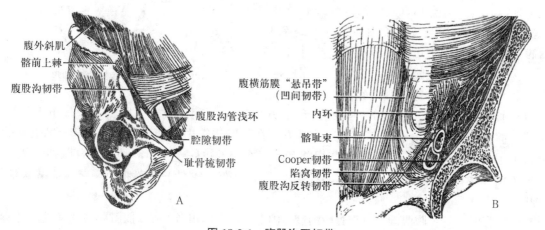

图 18-2-1　腹股沟区韧带

A 前面观　B 后面观

3）腹内斜肌和腹横肌：腹内斜肌起自腹股沟韧带的外侧 1/2。肌纤维向内下走行，其下缘呈弓状越过精索前、上方，在精索内后侧止于耻骨结节。腹横肌起自腹股沟韧带外侧 1/3，其下缘也呈弓状越过精索上方，在内环的内侧，精索内后方，游离缘的腹横肌腱和腹内斜肌下缘融合形成腱膜性弓状结构，称腹横肌腱膜弓（transversus abdominis aponeurotic arch），也止于耻骨结节。仅有 3%～5% 的人，此腱膜弓与腹内斜肌下缘融合成腱性的腹股沟镰（或称联合肌腱；图 18-2-2）。腹横肌腱膜弓（或腹股沟镰）与腹股沟韧带之间有一空隙，该处腹壁相对薄弱，因而腹股沟疝好发于此。腹横肌腱膜弓（或腹股沟镰）常位于各种腹股沟疝的上缘，所以，此结构在各类腹股沟疝修补术中常作为修补的重要结构。

4）腹横筋膜：位于腹横肌深面。其下面部分的外侧 1/2 附着于腹股沟韧带，内侧 1/2 附着于耻骨梳韧带。腹横筋膜至腹股沟韧带向后的游离缘处增厚形成髂耻束（图 18-2-1B）。髂耻束在外侧附着于髂前上棘和髂骨翼内唇，向内上与髂耻弓相连，向下方伸展至腹股沟韧带的后上方。其通过股血管前上方构成股鞘前部，并绕过股管向后下反转，呈扇形延续至耻骨梳韧带，因此髂耻束构成了股管的前内侧部，其内侧为腔隙韧带。构成股管的髂耻束如发育不良，易发生股疝。髂耻束常构成斜疝和直疝薄弱区的下缘，股疝薄弱区的前内缘。腹股沟中点上方 2 cm、腹壁下动脉外侧处，男性精索或女性子宫圆韧带穿过腹横筋膜而形成一个卵圆形裂隙，即腹股沟管深环（又称内环或腹环；图 18-2-1B）。腹横筋膜由此向下包绕精索，成为精索内筋膜。深环内缘和下缘的腹横筋膜组织增厚，形成一个向外上方开口的"U"形结构，称凹间韧带（腹横筋膜悬吊带）。悬吊带加固了内环内、下缘，而外上缘较薄弱，所以

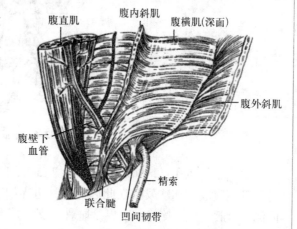

图 18-2-2　腹股沟镰或联合腱

图片：腹横筋膜上悬带、下悬带

斜疝多由内环外上方疝出。在腹股沟内侧 1/2，腹横肌
带后方伴随这些血管下行至股部。

　　5）腹膜外脂肪和壁腹膜：位于腹横筋膜的深面，

　　6）腹股沟区神经：腹股沟区神经穿行于腹壁
各层中，熟悉腹股沟区神经走行，对于开放腹股
沟疝修补术的局部麻醉、预防术后不适感的发生
很重要，在此一并介绍。腹股沟区神经有髂腹下
神经、髂腹股沟神经及生殖股神经（图 18-2-3）。
髂腹下神经来自第十二肋神经及第一腰神经。髂
腹股沟神经来自第一腰神经。二者均在腹股沟管
上方 2 ～ 2.5 cm 处，穿过腹内斜肌，行走于腹外

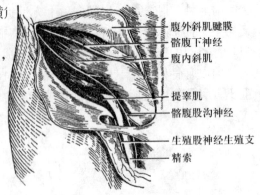

图 18-2-3　腹股沟区神经

斜肌与腹内斜肌之间。髂腹下神经在外环上方 2.5 cm 处穿过腹外斜肌腱膜，分布于耻骨上
区域。髂腹股沟神经位于髂腹下神经的下方，在腹股沟管中沿精索的前外侧走行而出外环，
分布于阴囊（或大阴唇）前部、阴茎根部和大腿内侧的皮肤。生殖股神经来自骶神经丛，其
生殖支沿精索的内侧穿出，含有运动纤维及感觉纤维，分配于提睾肌、阴茎、阴囊肉膜及
皮肤。

　　（2）腹股沟管：腹股沟管位于腹股沟韧带内上方，大体相当于腹横肌腱膜弓和（或）腹股沟
镰与腹股沟韧带之间的空隙。成年人腹股沟管的长度为 4 ～ 5 cm，有内、外两口和上、下、前、
后四壁。腹股沟管的内口即深环，外口即浅环。它们的大小一般可容纳一示指尖。以内环为起
点，腹股沟管的走向由外向内、由上向下、由深向浅斜行。腹股沟管的前壁有皮肤、皮下组织
和腹外斜肌腱膜，其外侧 1/3 部分尚有腹内斜肌覆盖；后壁为腹横筋膜及其深面的腹膜外脂肪和
壁腹膜，其内侧 1/3 尚有腹横肌腱膜弓（或腹股沟镰），外侧尚有凹间韧带；上壁为腹横肌腱膜
弓（或腹股沟镰）；下壁为腹股沟韧带和腔隙韧带。男性腹股沟管内有精索通过，女性则有子宫
圆韧带通过。

　　（3）腹股沟三角（直疝三角或 Hesselbach 三角）：此三角位于腹股沟区的内下方，内侧边
为腹直肌外侧缘，外侧边是腹壁下动脉，底边为腹股沟韧带。此处腹壁缺乏完整的腹肌覆盖，
且腹横筋膜又比周围部分薄，腹内脏器易在此处由后向前突出而形成腹股沟直疝，故称为直疝
三角（图 18-2-4）。直疝三角与腹股沟管深环之间有腹壁下动脉和凹间韧带相隔。

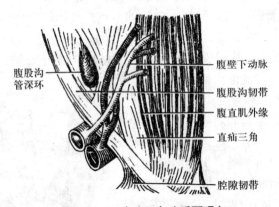

图 18-2-4　直疝三角（后面观）

　　（4）耻骨肌孔：1956 年法国医生 Fruchard 将腹股沟区的薄弱区描述为耻骨肌孔（图 18-2-
5），各型腹股沟疝均发生在此区域。其边界如下：上界为腹横肌弓状下缘，外侧界为髂腰肌，
内侧界是腹直肌外侧缘，下界是耻骨上支。熟悉耻骨肌孔的知识对于实施有效的腹腔镜腹股沟
疝修补术具有重要的意义。

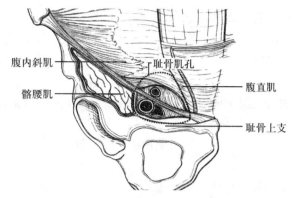

图 18-2-5　耻骨肌孔（右侧前面观）

2. 先天发育异常　胚胎期睾丸位于第 2～3 腰椎旁，随发育下降，在腹股沟深环处带动腹膜、腹横筋膜以及各肌经腹股沟管下移，并推动皮肤形成阴囊。随之下移的腹膜形成鞘突，睾丸则紧贴于其后壁。正常情况下，婴儿出生不久，鞘突下段成为睾丸固有鞘膜，其余部分自行萎缩、闭锁而形成纤维索带。如鞘突不闭锁或闭锁不完全，则鞘突与腹腔相通而成为先天性斜疝的疝囊（图 18-2-6）。后天性斜疝的疝囊并非未闭的鞘突，而是位于鞘突旁的另一个腹膜囊（图 18-2-7）。右侧睾丸下降比左侧略晚，鞘突闭锁也较迟，故右侧腹股沟疝较多。

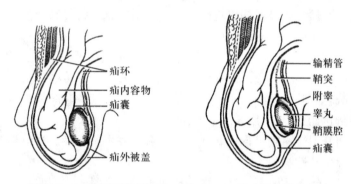

图 18-2-6　先天性腹股沟疝　　图 18-2-7　后天性腹股沟斜疝

3. 后天性腹壁薄弱或缺损　任何腹外疝，都存在腹横筋膜不同程度的薄弱或缺损。此外，腹横肌和腹内斜肌发育不全对发病也起着重要作用。腹横筋膜和腹横肌的收缩可把凹间韧带牵向上外方，而在腹内斜肌深面关闭了腹股沟深环，产生括约肌样作用。如腹横筋膜或腹横肌发育不全，这一保护作用就不能发挥而容易发生疝。已知腹肌松弛时弓状下缘与腹股沟韧带是分离的。但在腹内斜肌和腹横肌收缩时，弓状下缘即被拉直而向腹股沟韧带靠拢，有利于覆盖精索并加强腹股沟管前壁。因此，在此二肌发育欠佳或弓状下缘位置偏高时，易发生腹股沟疝，特别是直疝。

【临床表现和诊断】

不同年龄好发的腹股沟疝类型不同。斜疝多发于青壮年，直疝多见于老年，先天性斜疝多见于婴幼儿，但有时也可见于老年。

易复性腹股沟斜疝除腹股沟区可复性肿块和偶有胀痛外，并无其他症状。肿块常在站立、行走、跑步、咳嗽、劳动时出现，平卧或用手推送可回纳消失。肿块开始较小，随疾病发展可逐渐增大呈梨形，并可降至阴囊或大阴唇。检查时用手按肿块嘱患者咳嗽，可有膨胀性冲击感。回纳疝块，以示指通过阴囊皮肤沿精索向上伸入浅环，可感浅环扩大，腹壁薄弱，此时嘱患者咳嗽，指尖有冲击感。回纳疝块后，用手指紧压腹股沟管深环，嘱患者起立并咳嗽，斜疝疝块并不出现（直疝疝块则可在手指内侧自后向前突出），但移去手指，则可见疝块由外上向内下突出。这种压迫内环试验可以在术前用来鉴别斜疝和直疝。疝内容物如为肠袢，则肿块柔软、光滑，叩之呈鼓音，听诊可闻及肠鸣音，平卧回纳时常先有阻力，一旦回纳，疝块即刻消失，并常在肠袢进入腹腔时发出咕噜声。疝内容物如为大网膜，则肿块坚韧，叩诊呈浊音，回纳缓慢。

难复性斜疝在临床表现方面除胀痛稍重外，其主要特点是疝块不能完全回纳。滑动性斜疝疝块除了不能完全回纳外，常同时伴有"消化不良"和便秘等症状。对出现膀胱刺激症状或排尿困难者，应怀疑膀胱滑入疝囊所构成的滑动性疝。滑动性疝术前难以明确诊断，因此临床上对病程较长的中老年肥胖患者，尤其是巨大阴囊型、呈难复性表现、但很少发生嵌顿者，应怀疑滑动性疝的可能。滑动性疝多见于右侧，左右发病率之比约为1：6。滑动性斜疝多于滑动性直疝。滑疝不多见，术前不易诊断，多数是术中意外发现的，开放修补术时易将滑入疝囊的盲肠、乙状结肠或膀胱等误认为疝囊的一部分而被切开，应特别注意。

嵌顿性疝通常发生在斜疝，直疝极少发生嵌顿。重体力劳动、用力排便或剧烈咳嗽时腹内压骤增是其主要原因。临床上表现为疝块突然增大变硬，疼痛加剧，呈持续性，伴触痛，平卧或用手推送不能使肿块回纳。如为大网膜嵌顿，局部疼痛常较轻微。如为肠袢，不但局部疼痛明显，还可伴有腹部绞痛、恶心、呕吐、腹胀、停止排气和排便。腹部可见肠型或蠕动波，叩诊呈鼓音，听诊肠鸣音亢进等机械性肠梗阻的临床表现，腹部X线检查可见多个液平面。因此，临床应注意避免误诊。疝一旦嵌顿，自行回纳的机会较少，如不及时处理，则进一步发展为绞窄性疝。嵌顿性疝患者如出现腹部压痛、肌紧张等腹膜刺激征和体温上升、白细胞计数增高、脉搏增快、血压下降等感染中毒征象，提示已发展为绞窄性疝。肠管壁疝（Richter hernia）或Littre疝嵌顿时，局部肿块常不明显，也不一定有肠梗阻表现，因而容易被忽略。

绞窄性疝的临床症状多较严重。但在肠袢坏死穿孔时，疼痛可因疝块压力骤降而暂时有所缓解。因此，疼痛减轻而肿块仍在，不可认为是病情好转。绞窄时间较长者，由于疝内容物发生坏死感染，侵及周围组织，可引起疝外被盖组织的急性炎症。如不及时处理，可形成脓肿，脓肿自行穿破或被切开引流，则可形成肠瘘，严重者可发生脓毒症。逆行性嵌顿疝腹腔内肠袢坏死者，可出现急性化脓性腹膜炎表现。

腹股沟直疝常见于年老体弱者。其主要临床表现是直立时，在腹股沟内侧端、耻骨结节外上方出现半球形肿块，一般不伴有其他症状。由于直疝囊颈宽大，疝内容物又直接自后向前突出，故疝块多在直立时出现，平卧后自行消失，不需用手推送复位。直疝较少进入阴囊，极少发生嵌顿。疝内容物常为小肠或大网膜。膀胱有时可进入疝囊，成为滑动性直疝，此时膀胱构成疝囊的一部分，手术时应予以注意。

腹股沟疝的诊断一般不难，但在术前确定是斜疝还是直疝，有时并不容易，需术前判断和术中判断相结合进行确定（表18-2-1）。

表18-2-1 斜疝和直疝的鉴别

	斜疝	直疝
发病年龄	多见于儿童及青壮年	多见于老年
突出途径	经腹股沟管突出，可进阴囊	由直疝三角突出，较少进入阴囊
疝块外形	椭圆形或梨形，上部呈带蒂状	半球形，基地较宽
回纳疝块后压住内环	疝块不再突出	疝块仍可突出
精索与疝囊的关系	精索在疝囊后方	精索在疝囊前外方
疝囊颈与腹壁下动脉关系	疝囊颈在腹壁下动脉外侧	疝囊颈腹壁下动脉内侧
嵌顿机会	较多	极少

对腹股沟疝诊断特别困难者，可借助 B 超、CT 或 MRI 检查。

（1）B 超：在诊断腹股沟隐匿疝和股股沟区疼痛时，使用 B 超检查为首选方法，让患者取仰卧位或站立位做 Valsalva 动作或咳嗽时检查，可诊断隐匿疝、腹股沟疝和股疝。

（2）CT 检查：CT 检查可评估包括疝在内的腹壁疾病，腹股沟疝时 CT 显示腹股沟团块样结构与腹腔相通。多层螺旋 CT 扫描重建技术能清晰显示腹壁下血管，从而可鉴别诊断直疝和斜疝。以腹股沟韧带、股静脉及长收肌作为标志，股管也能被显示，故可诊断股疝。

（3）MRI 检查：可用于评估腹股沟区疼痛和肿块，MRI 检查腹股沟疝时可直观地显示腹股沟管和股管内疝囊。

【鉴别诊断】

腹股沟疝的诊断虽较容易，但易与下列疾病相混淆，应注意鉴别。

1. 睾丸鞘膜积液　睾丸鞘膜积液所呈现的肿块完全局限在阴囊内，其上界可以清楚地摸到，肿块呈囊性，睾丸位于积液之中不能扪及，肿块不能回纳，透光试验阳性（透光）。应该注意的是，幼儿的疝块，因组织菲薄，常能透光，勿与鞘膜积液混淆。而腹股沟斜疝的疝块上界有蒂柄通入腹腔深处，可在肿块后方扪及实质感的睾丸，透光试验阴性。

2. 交通性鞘膜积液　肿块的外形与睾丸鞘膜积液相似。常在起床或站立活动数小时后，肿块缓慢出现并逐渐增大，平卧或睡觉后肿块逐渐缩小或消失，挤压肿块，其体积也可逐渐缩小。透光试验为阳性。

3. 精索鞘膜积液　肿块较小，在腹股沟管内，不能回纳，边界清楚，有囊性感，牵拉同侧睾丸可见肿块移动。

4. 精索静脉曲张　好发于左侧，精索增粗似蚯蚓状，平卧时缩小，无咳嗽冲击感。

5. 隐睾　隐睾多位于腹股沟管内，肿块较小，边界清楚，挤压时可出现特有的睾丸胀痛感。患侧阴囊内睾丸缺如。

6. 急性肠梗阻　肠管被嵌顿的腹股沟疝可伴发肠梗阻，但应注意在诊断肠梗阻的同时不要忽略疝的检查，尤其是患者比较肥胖而疝又比较小时，更易发生误诊误治。

7. 髂窝部寒性脓肿　脊柱结核引起的寒性脓肿可沿腰大肌流入腹股沟区，位于腹股沟韧带以下，股动脉外侧偏髂窝处，肿块质软有波动感。脊柱 X 线检查可发现结核病灶。

【治疗】

除部分婴幼儿外，成人腹股沟斜疝已无自愈可能，如不及时处理，疝块可逐渐增大，而影响生活质量和劳动能力。斜疝常可发生嵌顿或绞窄而威胁患者生命。因此，除少数特殊情况外，腹股沟疝一般均需尽早施行手术治疗。

（一）非手术治疗

对 1 岁以下婴幼儿可暂不手术。婴儿腹肌可随躯体生长逐渐强壮，部分斜疝有自行消失的可能。因此，可采用棉线束带或绷带捆绑法压迫腹股沟管深环（图 18-2-8），防止疝块突出，给发育中的腹肌以加强腹壁的机会。对年老体弱或伴有其他严重疾病而禁忌手术者，可使用医用疝带。白天可在回纳疝内容物后，将医用疝带一端的软压垫顶住疝环，阻止疝块突出。长期使用疝带可使疝囊颈经常受到摩擦变得肥厚坚韧而增高嵌顿疝的发生率，并有促使疝囊与疝内容物发生粘连的可能。

（二）手术治疗

腹股沟疝最有效的治疗方法是手术修补。慢性咳嗽、排尿困难、便秘、腹水、妊娠、强烈运动等腹内压力增高情况，易导致术后疝复发，手术前应先予处理。手术方法可归纳为传统疝修补

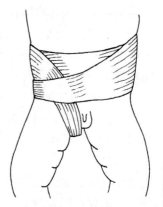

图 18-2-8　婴幼儿斜疝的棉线束带使用法

术和无张力疝修补术。

1. 传统的疝修补术　手术的基本原则是疝囊高位结扎或缝扎，加强或修补腹股沟管管壁。

（1）疝囊高位结扎：显露斜疝囊颈，予以高位结扎或贯穿缝合，然后切除疝囊，这样即可堵住腹内器官进入疝囊的通道。要点是必须做到高位结扎，因为结扎偏低只是把一个较大的疝囊转化为一个较小的疝囊，不能达到治疗目的。方法是向上分离疝囊至见到腹膜外脂肪处，表明到达疝囊颈部，予以结扎或缝扎。单纯高位结扎的适应证是婴幼儿斜疝或绞窄性斜疝。婴幼儿随生长发育，腹壁可得到逐渐加强，单纯疝囊高位结扎常能获得满意的疗效，无需施行修补术。绞窄性斜疝因肠坏死造成局部严重感染，会导致修补术失败，通常只行单纯高位结扎，待炎症消退后，择期再行疝修补术以加强腹股沟管管壁。

（2）加强或修补腹股沟管管壁：成人腹股沟疝都存在不同程度的腹股沟管前壁或后壁薄弱或缺损，单纯疝囊高位结扎不足以预防腹股沟疝的复发，只有在薄弱或缺损的腹股沟管前壁或后壁得到加强或修补之后，才有可能得到治愈。所以，在疝囊高位结扎的基础上，加强或修补腹股沟管管壁是传统疝修补术的重要内容。传统疝修补术有加强腹股沟管前壁和加强腹股沟管后壁两种方法。

Ferguson 法是加强腹股沟管前壁最常用的方法。它是在精索前方将腹内斜肌下缘和腹横肌腱膜弓（或腹股沟镰）缝至腹股沟韧带上，借以消灭腹内斜肌和腹横肌腱膜弓弓状下缘与腹股沟韧带之间的空隙，仅适用于腹横筋膜无显著缺损、腹股沟管后壁尚健全的小儿或青年的小型斜疝，也适用于早期直疝。

修补或加强腹股沟管后壁常用的方法有四种，这四种修补方法的相同点在于线性游离疝囊并高位结扎之，修补内环口，不同之处：① Bassini 法是游离并提起精索，在其后方将腹内斜肌下缘和腹横肌腱膜弓（或腹股沟镰）缝至腹股沟韧带上，精索置于腹内斜肌与腹外斜肌腱膜之间，常用于腹股沟斜疝和小直疝的修补。② Halsted 法与 Bassini 法相仿，不同的是把腹外斜肌腱膜也在精索后方缝合至腹股沟韧带上，即精索被移至皮下层。③ Mcvay 法是在精索后把腹内斜肌下缘和腱膜弓缝至耻骨梳韧带上，常用于大的腹股沟斜疝、直疝、复发性腹股沟疝及股疝的修补。④ Shouldice 法是把疝修补手术重点放在腹横筋膜这一层次上。将内环与耻骨结节之间薄弱的腹横筋膜切开，适当游离后，将其外下叶边缘缝至内上叶深面，并新建大小适当的内环，然后将内上叶边缘缝至腹股沟韧带。放回精索，把腱膜弓缝至贴近腹股沟韧带的腹外斜肌腱膜深面。所有的成年腹股沟疝患者，都存在不同程度的腹横筋膜薄弱或缺损，而 Shouldice 法就是把疝修补手术的重点放在腹横筋膜这一层次上。该术式达到了张力很小的修补效果，有人报道该方法的术后复发率低于 1%，适用于腹横筋膜未毁损者。

需要注意的是，传统修补术在疝囊高位结扎、腹股沟管管壁修补的同时，还应注意内环和外环的重建。内环修补适用于内环有明显松弛和扩大的斜疝。方法是在高位结扎疝囊后，将内环处腹横筋膜间断缝合数针或做"8"字缝合，使疝门缩小至恰好能容精索通过而不受压。外环通常在修补术中显露疝囊前切开，缝合切口时可再塑，使其缩小，同样需注意能容精索通过而不受压。

2. 无张力疝修补术　利用人工材料进行无张力疝修补术，无张力疝修补的理念和技术已在临床得到普及。疝修补材料包括合成材料及生物材料二大类。合成材料补片包括聚丙烯、聚酯和聚偏二氟乙烯等编织成的补片。这些补片具有组织相容性好、强度高、可根据需要随意剪裁、容易消毒等优点。生物材料由人源和动物源细胞外基质组成，为受体的细胞增殖和组织长入提供支架，最终在体内完全被吸收。无张力疝修补术的优点包括修补材料易于获得，应用方便，不需要在患者身上另做切口取自体组织作修补材料，节省了手术时间，术后手术部位疼痛较轻，且显著降低了复发率。腹股沟无张力疝修补手术分为开放手术和腹腔镜手术。

（1）腹股沟无张力疝修补开放手术，主要有三种方法：

1）Lichtenstein 手术（平片修补手术，mesh hernia repair）：目的是修补和加强腹股沟管后壁，先行疝囊高位结扎。平片外侧部在下上缘 1/3 处纵行剪开至内环处，套入精索后，缝合 2 针关闭剪开的纵行裂隙，形成一孔洞仅容精索通过。再将补片平铺于腹股沟管后壁。内侧端覆盖并超过耻骨结节 1～2 cm 用医用胶固定，上缘与腹外斜肌腱膜深面缝合 2 针固定，下缘与腹股沟韧带缝合 2 针固定，外侧部覆盖在腹内斜肌表面，可用医用胶加固。该术式具有不破坏正常的解剖结构、局部无张力、操作简单、患者恢复快、复发率低等优点。

2）Plug 手术（疝环充填式无张力疝修补手术）：Gilbert 早期将网状平片（mesh）制成伞状塞子（Plug），置于疝环缺损处。后来，Rutkow 使用成型的网塞，同时使用平片加强腹股沟管后壁。手术过程为：充分游离疝囊至颈部，较小的疝囊可直接还纳入腹腔，较大的疝囊需切除远端疝囊，近端结扎或缝扎后还纳入腹腔。然后将合成纤维网片制成花瓣形圆锥体样充填物（perfix plug），尖端对向腹腔填充在缺损或内环处，并与内环或缺损边缘缝合固定，再用一合成纤维平片修补和加强腹股沟管后壁。该术式充填物外形为圆锥状，有侵蚀肠管引起肠瘘的风险，术后感染发生率相对较高。在过去 20 年里，网塞技术的运用呈减少趋势。

3）腹膜前修补术：基于 Rives 和 Stoppa 将补片置于腹膜前间隙修补腹壁疝，从而发明了腹膜前腹股沟疝修补术，包括 Stoppa、Kugel 术式等。腹膜前修复适合于耻骨肌孔的缺损，如直疝、斜疝和股疝。Stoppa 手术（巨大补片加强内脏囊手术 giant prosthetic reinforce of the visceral sac，GPRVS 手术），是在腹股沟处用一巨大的补片来替代腹横筋膜，通过巨大补片挡住内脏囊，后经结缔组织长入，补片与腹膜发生粘连，从而阻止内脏的突出。该术式因解剖广泛，出血多，损伤大，多用于复杂疝和复发疝。美国医生 Kugel 在 Stoppa 手术的基础上加以改进，使该手术微创化。Kugel 手术的方法是：以 2.5～4 cm 切口进入腹膜前间隙，回纳斜疝、直疝、或股疝的疝囊后，用手指钝性分离腹膜前间隙，置入双层的自膨胀式聚丙烯 Kugel 补片，使其覆盖内环、直疝间隙和股环，缝合一针固定在腹横筋膜上，待组织细胞长入补片网状孔隙内达到固定。其优点包括：手术时间短、创伤小，操作简单，使全腹股沟区得到修补。

（2）腹腔镜腹股沟疝修补术：在 20 世纪 90 年代开展了腹腔镜腹股沟疝无张力修补术。腹腔镜腹股沟疝修补术的优点有损伤小、恢复快、局部不适感发生率低等。开展腹腔镜疝修补手术，必须熟悉下面两个重要的解剖结构，避免术中损伤。①死亡三角（triangle of doom；图 18-2-9），以输精管（女性则为子宫圆韧带）和精索血管（生殖血管）在腹股沟管入口处的交叉点为顶点，输精管和精索血管为两边的三角形裂隙。在此区有髂外动、静脉及股神经从其下方通过。②疼痛三角（triangle of pain；图 18-2-9），位于死亡三角外侧，即髂耻束与精索血管之间的间隙，内含生殖股神经和股外侧皮神经。

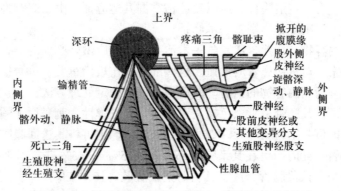

图 18-2-9 右下腹死亡三角（左下），疼痛三角（右上）

腹腔镜腹股沟疝修补手术方法有四种：①经腹腹膜前法（transabdominal preperitoneal TAPP）；②完全腹膜外法（totally extraperitoneal TEP）；③腹腔内补片修补术（intraperitoneal onlay mesh IPOM）；④单纯疝环缝扎法。前两种方法目前最常用。TAPP是经腹腔在腹股沟区薄弱的耻骨肌孔处游离一腹膜瓣，向下翻开腹膜瓣，清楚显露耻骨梳韧带、腹横肌弓状下缘，完全暴露耻骨肌孔。翻开腹膜时，可将疝囊游离并拉至腹腔，或在囊颈处离断而将疝囊体部留于原位。用大小约10 cm×15 cm的补片覆盖于耻骨肌孔处，盖住内环口、直疝三角和股环。固定补片后，将腹膜瓣缝合原位，使补片位于腹膜前间隙。TEP法无须打开和关闭腹膜，完全在腹膜外将补片置于与TAPP法相同的位置，其优点是不进入腹腔，缺点为比TAPP操作空间小。IPOM补片覆盖范围同TAPP或TEP，不游离腹膜瓣，补片置于壁腹膜表面，但补片在腹腔内易与内脏器官粘连。前三种方法均使用人工材料补片加强腹壁缺损或薄弱区；后一种方法不用补片，只缝扎内环口，多用于儿童疝的治疗。

腹腔镜疝修补术能同时检查和发现双侧的腹股沟疝及股疝，且能同时对其进行修补。一侧临床疝的患者合并有亚临床对侧疝的可能性有25%～50%。对腹股沟开放术后复发疝，使用腹腔镜疝修补术，可避免经原手术入路损伤神经或引起缺血性睾丸炎的风险。因此，腹腔镜腹股沟疝修补术更适用于双侧疝及各种复发疝。

（三）腹股沟疝的 Nyhus 分型及术式选择

1993年Nyhus根据内环的解剖状况和腹股沟管后壁是否完整，提出腹股沟疝的分型和手术治疗方案。其将腹股沟疝分为四型。Ⅰ型：腹股沟斜疝，其内环大小、外形和结构正常，如婴幼儿斜疝。Ⅱ型：腹股沟斜疝，内环稍扩大变形，但腹股沟管后壁未受损害。Ⅲ型：ⅢA型为所有直疝，内环处无任何疝出物；ⅢB型为腹股沟斜疝，其内环明显扩大变形，腹股沟管后壁破坏者，此型还包括滑动性疝和骑跨疝；ⅢC型为股疝。Ⅳ型：各种类型的复发疝，其中ⅣA型为复发性直疝；ⅣB型为复发性斜疝；ⅣC型为复发性股疝，ⅣD型为复发性复合疝。对Ⅰ型疝患者采用疝囊高位结扎即可，不必加强腹股沟管后壁；对Ⅱ型和Ⅲ型腹股沟疝可选用Shouldice手术或无张力疝修补术；对Ⅳ型疝应采用无张力疝修补术。

（四）嵌顿性和绞窄性疝的处理原则

嵌顿性疝原则上应紧急手术治疗，以防止疝内容物坏死并解除伴发的肠梗阻。但具备下列情况的嵌顿疝可先试行手法复位：①嵌顿时间短，成人在3～4小时以内，婴儿不超过12小时；②肿块局部无红肿，压痛不明显；③腹部无压痛或腹肌紧张等腹膜刺激征者；④年老体弱或伴有其他较严重疾病而估计肠祥尚未绞窄坏死者。复位方法是嘱患者取头低臀高卧位，注射吗啡或哌替啶以止痛和镇静并松弛腹肌，然后托起阴囊，持续缓慢地将疝块推向腹腔，同时用左手轻轻按摩浅环和深环以协助疝内容物回纳。手法复位必须轻柔，切忌粗暴，以免挤破肠管。复位后仍需严密观察腹部情况，注意有无腹膜炎或肠梗阻的表现，如有则应尽早手术探查。手法复位本身具有一定危险性，所以要严格掌握其适应证。由于嵌顿性疝复位后，疝并未得到根治，如情况允许则应尽早实施手术修补。

如绞窄性疝的内容物已坏死，需紧急手术治疗。术前应做好必要的准备，纠正脱水和电解质紊乱，应用抗生素，对贫血患者应输血。这些准备工作极为重要，可直接影响手术效果。手术的关键在于正确判断疝内容物的活力，然后根据病情确定处理方法。在扩张或切开疝环、解除疝环压迫的前提下，凡肠管呈紫黑色，失去光泽，失去弹性，刺激后无蠕动，或相应肠系膜内无动脉搏动者，即可判定为肠坏死。如肠管尚未坏死，则可将其送回腹腔，按一般易复性疝处理。不能肯定是否坏死时，可在其系膜根部注射0.25%～0.5%普鲁卡因60～80 ml，再用温热生理盐水纱布覆盖该段肠管，或将其暂时送回腹腔，10～20分钟后，再行观察。如果肠壁转为红色，肠蠕动和肠系膜内动脉搏动恢复，则证明肠管尚具有活力，可回纳腹腔。如肠管确已坏死，或经上述处理后病理改变未见好转，或一时不能肯定肠管是否已失去活力，则应在患者全身情况允许的前提下，切除该段肠管并进行一期吻合。患者情况不允许肠切除吻合时，可将坏死或活力可疑的肠管置于腹腔外，并在其近侧段切一小口，插入一肛管，以解除梗阻，

7 ～ 14 日后全身情况好转，再施行肠切除吻合术。绞窄的内容物如为大网膜，可予切除。

手术处理中应注意：①如嵌顿的肠袢较多，应特别警惕逆行性嵌顿的可能，不仅要检查疝囊内肠袢的活力，还应扩张或切开疝环，拉出和检查位于腹腔内的中间肠袢是否坏死。②少数嵌顿性或绞窄性疝，手术时因麻醉后腹肌松弛，疝内容物可自行回纳入腹腔，此时必须仔细探查，必要时另做腹部切口探查，以确定嵌顿部位的肠管或大网膜是否坏死。③切勿轻易将活力可疑的肠管送回腹腔，以图侥幸。④凡因肠坏死而施行肠切除吻合术的患者，仅行疝囊高位结扎术，一般不宜做疝修补术，因手术区污染易造成感染而致修补失败。

（五）复发性腹股沟疝

腹股沟疝修补术后再发生的疝称复发性腹股沟疝（简称复发疝）。多在术后 1 年复发。采用传统的疝囊高位结扎加修补术治疗腹股沟疝，术后复发率为 2% ～ 5%，个别报告达 10%，行无张力疝修补术后复发率显著降低，仅为 0.1%。疝复发存在主、客观的原因。①主观因素：不熟悉解剖、操作不当所致。术中未找到真正的疝囊；或初次手术时，术中处理了已知的疝，但遗漏了未被发现的疝，如未发现斜疝和直疝并存情况；游离或缝合疝囊时不慎将其撕裂，没有在高位结扎疝囊颈，荷包缝扎疝囊颈留有空隙；对宽大的内环未予修补；修补方法选择不当；手术部位感染。②客观因素：肥胖，存在腹内压增高的因素，代谢异常或高龄患者组织老化所致腹壁薄弱或愈合不良，先前手术时因绞窄而未予疝修补，术后过早参加体力劳动等。

复发性腹股沟疝有以下三种情况：

1）真性复发疝：由于技术问题或患者本身的原因，在疝手术的部位再次发生疝。再发生的疝在解剖部位及疝类型上，与初次手术的疝相同。

2）遗留疝：初次疝手术时，除了手术处理的疝外，还有另外的疝，也称伴发疝，如右侧腹股沟斜疝伴发右侧腹股沟直疝等。由于伴发疝较小，临床上未发现，术中又未进行彻底的探查，成为遗留的疝。

3）新发疝：初次疝手术时，经彻底探查并排除了伴发疝，疝修补手术也是成功的。手术若干时间后再发生疝，疝的类型与初次手术的疝相同或不同，但解剖部位不同，称为新发疝。

后两种情况，又称假性复发疝。无论复发疝是何种类型，均应尽早再次手术。疝再次手术的要求：①由疝手术经验丰富的医师施行。②修补方式或手术步骤要根据术中具体情况决定，而辨别其复发类型并非必要。嵌顿性复发疝因瘢痕组织缺乏弹性，不宜行手法复位。手术操作要特别仔细，解剖层次要清楚，务必要发现上次手术的缺陷并加以纠正。③一般情况，若前次为前路开放手术，修补时则采用后路腔镜手术；若上次为后路腔镜手术，修补时则采用前路开放手术。

知识拓展：腹股沟疝的临床治疗演变

第三节　股　疝

疝囊通过股环、经股管向卵圆窝突出的疝，称为股疝（femoral hernia）。股疝的发病率占腹外疝的 3% ～ 5%，在腹股沟疝之后位居腹外疝的第二位。女性股疝是男性的 4 ～ 6 倍。在女性患者中，股疝的发病率和年龄增长呈正比，本病多见于 40 岁以上妇女，约有 42% 的股疝发生于 65 岁以上的女性。股疝比腹股沟疝更易发生嵌顿、绞窄并发症（图 18-3-1）。

【股管解剖】

股管是腹股沟韧带后侧内下方的一个狭长的漏斗形间隙，长 1 ～ 1.5 cm，由上向下近乎垂直走行，内含脂肪、疏松结缔组织和淋巴结。股管有上、下两口。上口称股环，直径约为1.5 cm（女性略大于男性），有股环隔膜覆盖，其内缘为腔隙韧带，外缘为股静脉，前缘为腹股沟韧带，后缘为耻骨梳韧带。股管下口为卵圆窝，是股部深筋膜（阔筋膜）上的一个缺损，覆有一层薄膜，称筛状板，它的中心点的投影在耻骨结节下方 4 cm 略偏外侧处，下肢大隐静脉在此处穿过筛状板进入股静脉。

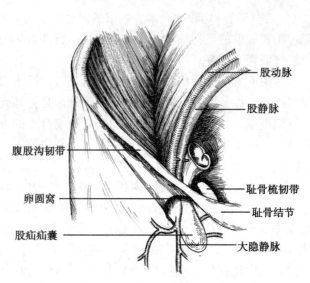

图 18-3-1　股疝疝囊突出途径

【病因及病理解剖】

在腹内压增高的情况下，腹内脏器经股环将腹膜、腹膜外脂肪等一起向下推入股管而形成股疝。疝块进一步发展，则由股管下口顶出筛状板而至皮下层。此时疝块不再受股管约束可有所增大，因受卵圆窝下缘阔筋膜的限制，疝块将向抗力较小的上方伸展，大者偶可达腹股沟韧带的上方。疝内容物常为大网膜或小肠。由于股管垂直走行，疝块在卵圆窝处向前转折时形成一锐角，且股环内径狭小，周围又多有坚韧的韧带，因此股疝容易嵌顿。在腹外疝中，股疝嵌顿者最为多见。股疝一旦嵌顿，即可迅速发展为绞窄性疝，应特别注意。本病多见于 40 岁以上女性，因女性骨盆较宽，腹股沟韧带下的空隙较大，髂腰肌、联合肌腱和陷窝韧带较薄弱，股环略大于男性，所以，腹内压增高时，更易发生股疝。妊娠和分娩是腹内压增高的主要原因。

【临床表现和诊断】

常在耻骨结节外下方出现一肿块，大小通常像一枚核桃或鸡蛋。有时，一些股疝肿块出现在腹股沟管前方，在这种情况下，股疝疝囊仍然通过腹股沟韧带下方股管突向头侧至腹股沟管前方。

股疝疝囊颈部较小，将手置于疝块表面，嘱患者咳嗽，冲击感也不明显。疝囊外因有大量脂肪组织，虽疝内容物平卧回纳后，但疝块有时并不完全消失。

约一半股疝患者，因嵌顿引起急性肠梗阻症状时，才来院就诊。因此，对于急性肠梗阻患者，尤其是中老年妇女，应明确有无股疝，以免漏诊。大约有 50% 的男性股疝同时患有腹股沟直疝，只有 2% 的女性股疝同时伴有腹股沟直疝。

【鉴别诊断】

股疝的典型临床表现是以疼痛和（或）腹股沟肿块（可以是无症状的）为主诉，体格检查大腿前内侧，腹股沟韧带下方可触及肿块，伴或不伴有触痛。有时股疝的肿块较小，症状易被患者忽视，检查时也常被忽略，诊断较困难。发生嵌顿时又易被误诊为其他急腹症。只有详细地询问病史，对股部的肿块进行认真鉴别，提高对股疝的认识和警惕，才能降低误诊率。特别应与下列疾病进行鉴别：

1. 腹股沟斜疝　与腹股沟韧带的关系不同，腹股沟疝在其内上方，股疝在其下外方，腹股沟疝疝囊向阴囊部突出，股疝一般不进入阴囊。股疝肿块较大时，可一部分在腹股沟韧带下方，一部分延伸至腹股沟韧带上方，要注意鉴别，CT 检查可明确诊断（表 18-3-1）。

表18-3-1　腹股沟疝和股疝的鉴别

	腹股沟疝	股疝
与耻骨结节的关系	外上方	外下方
检查腹股沟韧带内侧时嘱患者咳嗽	疝出现在腹股沟韧带上方	疝出现在腹股沟韧带下方
按住长收肌的外侧，即股动脉内侧约1指宽处，嘱患者咳嗽	疝出现	疝保持回纳状态

2. 脂肪瘤　股疝疝囊外常有一增厚的脂肪组织层，在疝内容物回纳后，局部肿块不一定完全消失，因而需与该部位脂肪瘤鉴别。鉴别的关键在于，脂肪瘤的基底并不固定，活动度较大，边界清楚，按压时常无明显胀痛和不适感。而股疝基底固定，不易被推动，边界不清，按压时疼痛明显。

3. 股淋巴结肿大　卵圆窝处单个肿大的淋巴结与嵌顿性股疝鉴别比较困难。股淋巴结炎时，常可在同侧下肢、会阴及臀部找到原发感染灶，外形多呈椭圆形，单个或多个。股疝则呈半球形，嵌顿时常伴有急性肠梗阻症状。

4. 大隐静脉曲张结节样膨大　卵圆窝处较小的易复性股疝易被误诊为曲张的大隐静脉结节。结节样膨大的大隐静脉在站立或咳嗽时增大，平卧时消失，压迫股静脉近心端可使其增大，而股疝肿块平卧后往往需用手推送方能还纳。下肢其他部位同时有静脉曲张，有助于鉴别诊断。

5. 髂窝部冷脓肿　脊柱或骶髂关节结核所致寒性脓肿，可沿腰大肌流至腹股沟区并表现为一肿块，该肿块也可有咳嗽冲击感，且平卧时也可暂时缩小，因而易与股疝相混淆。在腹股沟中点摸到股动脉搏动，股疝应在其内侧，脓肿应在其外侧部分偏髂窝处，且有波动感。腰椎X线检查发现结核病变有助于鉴别。

【治疗】

股疝容易嵌顿，一旦嵌顿，病情可迅速发展，出现绞窄性疝。同时，由于股疝好发于老年女性，一旦合并绞窄，因疝内容物缺血引起患者死亡的概率极高。因此，股疝明确诊断后，应及时手术治疗。如股疝发生嵌顿或绞窄，则需急诊手术。

和腹股沟斜疝从腹横筋膜的内环经腹股沟管突出或直疝直接从腹横筋膜缺损的直疝三角突出一样，股疝也是以腹膜为疝囊，从腹横筋膜缺损处经耻骨肌孔突出的疝。因此，股疝修补术也需要遵循和腹股沟疝修补术一样的原则。对股疝也选择人工材料无张力开放修补术或腹腔镜修补术。对股疝行腹腔镜TAPP修补，不仅可修补股疝，还可同时修补斜疝和直疝。

股疝开放修补术有三种手术路径：①经股部手术，适用于简单易回纳的股疝，特别是比较瘦的患者。游离并回纳疝囊，网塞填塞股环，将网塞缝合固定到腹股沟韧带、腔隙韧带和耻骨梳韧带上，关闭股环。②经腹股沟手术，对于伴有同侧腹股沟疝的股疝患者，这是最佳的手术路径，因为在修补股疝的同时可修补该侧的腹股沟疝。③经腹膜前手术，适用于存在股疝嵌顿或肠梗阻，双侧股疝的患者。

股疝腹腔镜疝修补手术同腹股沟疝，Tapp比Tep手术更常用。

嵌顿性或绞窄性股疝手术时，因疝环小，不易回纳疝囊，此时，可切断少许腹股沟韧带、扩大股环。疝囊回纳后，仔细修补股环缺损及被切断的韧带。

第四节　切　口　疝

切口疝（incisional hernia）是发生于手术切口处的腹外疝。腹部切口疝占腹外疝的第三位。女性多见，发病率是男性的2倍。腹部手术后，如切口获得一期愈合，切口疝的发病率通常在1%以下。如切口发生感染，发病率可达10%，伤口裂开者甚至可高达30%。

【病因】

切口疝的病因有切口愈合不良、手术原因、切口选择不当、术后切口并发症及腹内压增高等因素。

1. 切口愈合不良　肥胖、高龄、营养不良、药物（如皮质激素、免疫抑制剂、抗凝血药等）及疾病（糖尿病、器官功能不全与衰竭、黄疸）等因素，可引起切口愈合不良。

2. 手术因素　操作粗糙、不规范，缝合关闭切口技术不正确，缝合材料使用不当。麻醉配合很重要，满意的肌肉松弛情况下腹部切口缝合效果最好。麻醉过浅使创缘难以拉拢，内脏不能静置腹内而干扰切口的缝合。

3. 切口选择不当　腹部手术纵行切口发生疝的概率较高。做纵行切口时支配腹壁肌的肋间神经常被切断。当切口较长、3支以上神经被切断时，往往造成切口内侧腹肌萎缩无力而诱发切口疝，特别是下腹部纵行切口因腹直肌后鞘缺如而承受较大压力，更容易发生切口疝。前后两次手术的平行纵切口，两切口之间的肌萎缩更明显。此外，除腹直肌外，腹部各肌、腱膜、筋膜和腹直肌鞘的纤维基本都是横向走行的，纵行切口缝合时，缝线容易顺着纤维方向牵拉引起组织割裂、出现裂口。腹直肌虽不受这一影响，但腹壁肋间神经切断可降低其强度。

4. 术后切口并发症　切口内血肿，皮下脂肪液化、坏死，切口感染等，可影响切口愈合。切口感染可使一些腹壁形成薄弱区或缺损，这是引起腹壁切口疝的最常见病因。

5. 术后早期腹内压增高　术后气管插管内吸痰，或呼吸道感染引起剧烈咳嗽，术后肠麻痹引起的腹胀、恶心、呕吐，可造成已缝合的切口裂开。

【临床表现和诊断】

腹部切口疝的主要症状是腹壁切口处逐渐膨隆，有肿块出现。肿块通常在站立或用力时更为明显，平卧休息则缩小或消失。小的切口疝可无明显症状，切口疝较大时，疝内容物常为肠管或网膜组织，患者有腹部不适、恶心、食欲减退、便秘等症状，有时伴有不完全性肠梗阻。

体格检查时可见切口瘢痕处有肿块突出，肿块柔软，小者直径数厘米，大者可达10～20 cm，甚至更大。巨大切口疝的疝内容物可因重力因素向腹壁其他部位延伸而远离疝环处，有时可达皮下，此时常可见肠型和肠蠕动波，触诊可感到肠管咕噜声引起的颤动。肿块复位后，多数可清楚地扪及疝环边缘。腹壁肋间神经损伤后腹肌薄弱所致的切口疝，虽有局部膨隆，但无边缘清楚的肿块，也无明确疝环可扪及。切口疝的疝环一般比较宽大，很少发生嵌顿。

大多数腹壁切口疝诊断不难，对于肥胖、小而隐匿的切口疝不易诊断时，可行B型超声、CT和（或）MRI等影像学检查明确诊断。术前推荐使用CT或MRI进行评估。腹腔和盆腔CT是术前诊断腹壁切口疝的金标准，可明确疝囊大小、位置及腹壁肌肉筋膜缺损情况。

【治疗】

腹壁切口疝不能自愈，原则上均应手术治疗。手术关闭腹膜及肌筋膜层缺损，重建腹壁解剖结构及生理功能。随着人工材料在疝和腹壁外科的应用和推广，使用人工材料加强腹壁缺损，进行切口疝无张力修补已成共识，可行开放式或腹腔镜手术。目前，使用人物材料修补腹壁切口疝，根据补片置入腹壁不同层次（图18-4-1），将手术方法分为：① Onlay 肌前法，② Inlay 肌间法；③ Sublay 肌后法；④ Underlay 腹腹前法；⑤ Underlay 腹膜内法（IPOM 法）。根据手术途径分为：①开放式手术，术中显露疝囊、疝环，沿其边缘清楚地解剖出腹壁各层组织，并在各层之间进行一定范围的游离，回纳疝内容物后，缝合关闭疝环，将人工材料置入腹壁不同层次加强缺损，多以 Sublay 肌后法修补。②腹腔镜手术，使用人工材料加强多以 IPOM 法修补。③杂交修补手术，开放式和腹腔镜技术相结合进行修补。

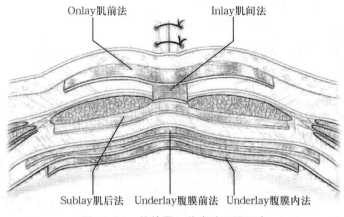

图 18-4-1　补片置入前腹壁不同层次

第五节　脐　疝

疝囊通过脐环突出的疝称脐疝（umbilical hernia）。脐疝有小儿脐疝和成人脐疝之分，小儿脐疝较多见，两者发病原因及处理原则不尽相同。

【病因及病理】

小儿脐疝的发病原因是脐环闭锁不全或脐部瘢痕组织不够坚韧，在腹内压增高的情况下发生。小儿腹内压增高的主要原因有经常啼哭、便秘或咳嗽等。疝囊为突出的腹膜，疝内容物多为大网膜或小肠，一般不发生粘连，疝内容物极少发生嵌顿。

成人脐疝为后天性疝，较为少见。腹内压增高是其主要原因，如多次妊娠、过度肥胖或肝硬化腹水等。由于成人脐环一般狭小，周围瘢痕组织较坚韧，故疝内容物易发生嵌顿或绞窄。

【临床表现及诊断】

小儿脐疝多属易复性，主要表现为啼哭时脐部有肿块脱出，安静时肿块消失。疝内容物回纳后可触及疝环边缘。疝环大小多在 1 cm 左右，很少超过 2 cm，但极少发生嵌顿和绞窄。有时，小儿脐疝的覆盖组织可因感染或外伤而溃破。

成人脐疝多发生于肥胖的中年经产妇。主要症状是脐部出现半球形肿块，有咳嗽冲击感。常伴有消化不良，腹部隐痛不适。孕妇或肝硬化腹水者，如伴发脐疝，有时会发生自发性或外伤性破溃。

【治疗】

1. 小儿脐疝　临床发现没有闭锁的脐环至 2 岁时多能自行闭合。因此，除嵌顿或溃破等紧急情况外，在小儿 2 岁之前可采取非手术疗法。非手术疗法是在回纳疝块后，用一大于脐环、外包纱布的硬币或衣扣抵住脐环，然后用胶布或绷带加以固定勿使移动。对 6 个月以内的婴儿采用此法治疗，疗效较好。满 2 岁后，如脐环直径仍大于 1.5 cm，则可手术治疗。原则上，对 5 岁以上儿童的脐疝均应采取手术治疗。手术时应注意保留脐，以免对小儿产生心理上的影响。

2. 成人脐疝　由于成人脐疝无自愈可能，且易发生嵌顿或绞窄，所以宜尽早手术治疗。脐疝手术有开放式及腹腔镜两种术式。较小的脐疝可切除疝囊，缝合疝环，必要时可重叠缝合疝环两旁的组织。对较大的脐疝可应用人工材料补片进行修补。成人脐的保留与否关系不大，对于成人脐疝，特别是巨大脐疝，手术时可考虑将脐切除。

第六节　白　线　疝

发生于腹壁正中线（即白线）的腹外疝称白线疝（hernia of linea alba）。白线疝绝大多数发生于脐与剑突之间，因而又称上腹疝。

【病因及病理】

病例 18-1

过去认为，白线由两侧腹直肌鞘的纤维交叉成网，因此在白线部可能有交叉纤维之间的空隙存在。在腹内压增高的情况下，可在这些空隙处发生疝。现在认为，白线的腱纤维均为斜行交叉，这一结构可使白线做出形态和大小改变，以适应在躯体活动或腹壁呼吸活动时的变化，如在伸长时白线变窄，缩短时变阔。但当腹胀时又需同时伸长和展宽，就有可能撕破交叉的腱纤维，从而逐渐形成白线疝。上腹部白线深面是镰状韧带，它所包含的腹膜外脂肪常是早期白线疝的内容物。白线疝进一步发展后，突出的腹膜外脂肪可把腹膜向外牵出形成一疝囊，于是腹内组织（通常是大网膜）可通过囊颈而进入疝囊。下腹部两侧腹直肌靠得较紧密，白线部腹壁强度较高，故很少发生疝。白线疝一般较小，内容物多为大网膜，并易和疝囊发生粘连，成为难复性疝，但很少嵌顿。

病例 18-1 解析

【临床表现及诊断】

早期白线疝肿块小而无症状，不易被发现。最常见的症状为上腹疼痛，少数患者伴有消化不良、恶心、呕吐等症状。上腹肿块是白线疝的主要体征，嘱患者平卧、回纳疝块后，常可在白线区扪及缺损的空隙。

病例 18-2

【治疗】

疝块较小而无明显症状的白线疝，可不必治疗。如症状明显，可行手术修补。一般只需要切除突出的脂肪，缝合白线的缺损。如果有疝囊存在，还纳疝内容物后高位结扎疝囊颈，切除多余疝囊，并修补疝环（即白线缺损）。对白线缺损较大者，可用人工材料补片修补。

病例 18-2 解析

（陈　杰）

第19章

腹腔感染

腹膜腔简称腹腔，是壁腹膜和脏腹膜之间的一个潜在间隙。男性为密闭腔隙，女性经输卵管、子宫、阴道与体外相通。正常情况下，腹腔内有 75 ～ 100 ml 黄色澄清液体，起着润滑作用。其解剖面积相当于本人的体表面积，为 1.7 ～ 2.0 m^2。腹腔的腹膜内层为排列规则的扁平间皮细胞，中层为弹力纤维组成的基底膜，外层为富含血管、淋巴管和体神经纤维末梢组成的结缔组织。腹膜为半透膜，水和小分子物质可自由通过，液体进入后可由腹膜的重吸收功能而保持平衡。

腹腔感染，顾名思义，就是发生在腹腔的感染。常见的腹腔感染包括：腹膜炎、腹部手术后腹腔内感染、阑尾穿孔、阑尾周围脓肿、胃十二指肠穿孔、外伤性和非外伤性小肠结肠穿孔、胰腺脓肿、肝脓肿等腹腔内各内脏器官的感染。腹膜具有高度渗透性，当腹腔发生急性炎症时腹膜受刺激，迅速反应产生大量液体透过腹膜进入腹腔。此种液体内含大量巨噬细胞、补体、免疫球蛋白等可对抗炎性感染的物质，以利控制感染。但同时，腹膜因具有较强的吸收能力，在吸收腹腔积液的同时，也吸收毒性物质，以致产生感染性休克。其中，以膈下腹膜吸收能力最强，盆腔腹膜吸收较慢，因此，膈下感染较盆腔感染中毒症状重。

腹膜炎（peritonitis）是脏腹膜和壁腹膜的炎症，通常是腹膜对细菌、化学、物理或异物等刺激所产生的炎症反应，临床上主要表现为腹痛、腹部压痛、反跳痛及肌紧张。腹膜炎的分类方法很多，但没有一种能包括疾病的各个方面。按临床经过可分为急性和慢性腹膜炎；按病变范围可分为局限性和弥漫性腹膜炎；也可分为细菌性、化脓性、结核性、胆汁性、血性腹膜炎等。腹膜炎按病因可分为化学性腹膜炎和细菌性腹膜炎两大类，临床上又将其分为原发性腹膜炎（又称自发性腹膜炎）、继发性腹膜炎（secondary peritonitis）、第三型腹膜炎（tertiary peritonitis）及腹膜透析相关性腹膜炎（CAPD）性腹膜炎四类。其中第三型腹膜炎是近年才提出的概念，以往被认为是继发性腹膜炎的晚期，现已将其单独列出。也可将腹膜炎和腹腔脓肿统称为腹腔内感染。

第一节　原发性腹膜炎

原发性腹膜炎（primary peritonitis）是指腹腔内无原发疾病或感染病灶存在而发生的腹膜炎。本病远较继发性腹膜炎少见，可发生于任何年龄，多见于患有肾病综合征等严重疾病的 3 ～ 9 岁儿童，女性儿童稍多，成人较少见，多见于肝硬化腹水患者。

【病因】

常见于下列情况：①儿童，发病高峰为新生儿、3 ～ 9 岁的幼儿；②慢性肾病患者；③肝硬化腹水患者；④系统性红斑狼疮患者；⑤免疫功能受抑制的患者，如儿童脾切除后或用皮质类固醇治疗的患者。另外，持续腹膜透析可引起医源性原发性腹膜炎。

原发性腹膜炎的主要致病菌为溶血性链球菌及肺炎双球菌，也可为大肠埃希菌、脑膜炎双球菌、葡萄球菌、淋球菌等，为单一细菌感染。近年来，由革兰氏阴性菌引起的感染已明显增多，且个别由厌氧菌或多种细菌引起。儿童多是由血行引起的革兰氏阳性菌感染，如溶血性链球菌和肺炎球菌，女性多为经生殖道的上行性感染，成人多为肠道的内源性细菌感染。医源性者多为外源性感染，病原菌常是表皮葡萄球菌。但有些病例的腹腔脓液内无细菌，可能由其他的病原体引起。

细菌侵入腹腔的途径一般为：①输卵管逆行性感染，尤其是儿童，因为输卵管较短，外部细菌易于侵入；②血行感染，由体内远处病灶经血源侵入；③淋巴转移，经膈肌淋巴途径由胸腔侵入；④直接扩散，如泌尿系统等感染时，细菌可通过腹膜层直接扩散至腹膜腔；⑤透壁性感染，正常情况下，肠腔内的细菌不能通过肠壁，但肾病、肝硬化腹水、营养不良等机体抵抗力低下时，肠腔内细菌即有可能透过肠壁进入腹膜腔。

【诊断要点】

原发性腹膜炎术前诊断较困难，常于剖腹探查术后确诊。

1. 病史　发病前常有中耳炎、肺炎或上呼吸道感染。既往有肾病综合征、肝硬化腹水或全身免疫功能低下等常有助于诊断。

2. 临床表现　儿童发病较急，肝硬化患者发病较慢。腹膜刺激征一般较继发性腹膜炎为轻。

（1）腹痛：最初腹痛部位不明确，以后弥漫至全腹。女性经生殖道感染者腹痛可局限于下腹及盆腔。后期随着肠麻痹的发生，可出现腹胀。

（2）恶心、呕吐。

（3）全身感染中毒症状：儿童发热较突出。

（4）其他疾病的表现：肝硬化患者常有腹水增多及肝性脑病。

（5）腹部体征：可有腹胀，腹部有压痛、反跳痛及肌紧张，婴幼儿或全身衰弱的患者腹肌紧张常不明显。腹腔内渗液较多时，可叩出移动性浊音。肠鸣音减弱或消失。

（6）直肠指检常有触痛。

（7）妇科检查：对已婚女性患者可经阴道做（超声）检查或经阴道穹后部穿刺检查。

3. 辅助检查

（1）血白细胞计数常超过 10×10^9/L。

（2）腹腔穿刺液检查：涂片如找到革兰氏阳性球菌，则原发性腹膜炎极为可能。如抽出腹水样液，白细胞＞ 0.25×10^9/L，且多形核白细胞＞ 25% 或腹水培养只有一种肠道细菌生长（最常见为大肠埃希菌），则应考虑为原发性腹膜炎。另外，腹水 pH 值降低（＜ 7.31）或血清乳酸水平升高（＞ 33 mg/dl）也有助于诊断。

【鉴别诊断】

主要与继发性腹膜炎鉴别。

1. 继发性腹膜炎　腹腔穿刺液最具有诊断价值，涂片若有革兰氏阴性杆菌或培养出多种内源性细菌，则多为继发性腹膜炎。另外，继发性腹膜炎的病史与原发性也不同。

2. 肺炎或泌尿系感染　也可有发热及腹痛，有时不易与儿童原发性腹膜炎鉴别。但腹部体征常限于一侧，胸部或尿液检查常有异常。

【治疗】

原发性腹膜炎经非手术治疗常能得到控制，包括应用抗生素及支持疗法。

1. 抗生素　选用广谱抗生素或联合用药，并针对需氧菌和厌氧菌，也可待细菌培养或抗生素敏感试验结果出来后再更换敏感抗生素，一般多在治疗后 24 小时内显效，体温开始下降，腹部体征减轻。抗生素的选择应考虑肝、肾功能情况，以避免加重肝、肾功能损害。

2. 支持疗法

（1）体位：一般取半卧位，不仅促使腹腔内渗液流向盆腔，使之局限易于引流，减少吸收，减轻中毒症状，还可促使腹内脏器下移，腹肌松弛，减轻膈肌压力。

（2）胃肠减压：腹膜炎多引起肠麻痹导致腹胀，严重时可导致膈肌升高，进而影响呼吸和循环。胃肠减压可降低肠道内压力，改善肠道血运，促进胃肠道功能恢复，减轻腹胀。

（3）纠正水、电解质紊乱：腹膜炎发生时常有大量液体渗入腹腔、胃肠道壁内及腔内，尚有部分被吸出或呕吐出体外，因而易造成机体水、电解质失衡。此种患者易发生代谢性酸中毒，尤其在儿童，当酸中毒严重时可直接引起呼吸及循环功能抑制，因而需要迅速加以治疗，否则很易由此导致死亡。对病情严重者应输注血浆及白蛋白，以纠正因腹腔大量渗出引起的低蛋白血症。

（4）其他：吸氧、止痛等对症治疗，可减轻患者痛苦，缓解焦虑。但对诊断不清或需观察的患者，暂不能用止痛药，以免掩盖病情。

3. 如非手术治疗无效，病情逐渐恶化，或难以与继发性腹膜炎鉴别，仍应按继发性腹膜炎行剖腹探查。探查时应注意探查各个常见引起腹膜炎的器官，如阑尾、胃、十二指肠、胆道系统、小肠及结肠等，对女性还应注意盆腔器官。对剖腹探查证实为原发性腹膜炎者，可吸出脓液，并做脓液培养及药物敏感试验。腹腔不放置引流。对晚期肝硬化患者，若认为原发性腹膜炎可能性大，则不宜手术。

【预后】

肝硬化患者发生原发性腹膜炎后，死亡率可达 50%，主要死于肝衰竭。免疫功能受抑制的患者死亡率也较高。儿童患者的死亡率较低。

第二节　继发性腹膜炎

继发性腹膜炎（secondary peritonitis）也称继发性化脓性腹膜炎，是最常见的腹膜炎，约占急性腹膜炎的 98%，常由腹内脏器的穿孔、炎症、缺血及损伤引起。

如果感染程度轻、机体抵抗力强及治疗恰当，腹膜炎可局限化，甚至完全吸收消退。反之，局限性腹膜炎也可发展成为弥漫性腹膜炎。若炎性渗液未被完全吸收，则可形成腹腔残余脓肿。腹膜炎症可引起肠麻痹、肠腔内积液。腹腔内大量炎性渗液和肠腔内积液，均使水、电解质和蛋白质丢失在"第三间隙"，导致低血容量。腹膜吸收渗液内的细菌和毒素入血可产生内毒素血症，内毒素能刺激多种细胞释放 TNF、IL 等细胞因子，并激活补体和凝血系统，进一步引起内分泌和代谢改变，最终导致休克和多器官损害。

【病因】

常见的致病菌是大肠埃希菌，其次为肠球菌、链球菌、变形杆菌、铜绿假单胞菌和厌氧类杆菌，但多数为混合感染，故而病情一般严重。细菌多是消化道的内源性细菌，细菌种类常取决于原发病变部位。消化道内细菌组成的特点是从上至下细菌种类、总数及厌氧菌逐渐增加，结直肠内细菌数最多。下述几个原因均可使致病细菌感染发生腹膜炎。

1. 炎症性腹膜炎　最常见的为急性阑尾炎，其他如急性胰腺炎、急性胆囊炎、绞窄性肠梗阻也是常见的原因。其他原因有女性生殖器炎症引起的盆腔腹膜炎、肠憩室炎、坏死性肠炎、克罗恩（Crohn）病等。

2. 脏器穿孔性腹膜炎　急性阑尾炎坏疽穿孔、胃十二指肠溃疡穿孔、胃肠道肿瘤穿孔、肝脓肿破裂、伤寒溃疡穿孔以及绞窄性肠梗阻致肠坏死破裂等。

3. 医源性腹膜炎　如各种腹部诊断性穿刺后渗漏、内镜检查损伤、手术后吻合口瘘、手术污染、异物残留、人工流产损伤子宫甚至肠管等。

4. 腹部钝性或穿透性损伤致脏器出血、穿孔或破裂等。

【病理生理】

1. 原发性反应

（1）腹膜炎症：腹膜受各种病因刺激引起腹膜充血、渗出。早期的血管反应使腹膜下组织发生水肿及血管充血，使腹膜的吸收功能发生障碍。另一方面，由于炎症反应，血管通透性增加，大量含纤维蛋白的渗液进入腹腔，可致使肠袢与脏器间以及与壁腹膜间粘连，有利于使感染灶局限。有细菌毒素等物质吸收入淋巴管及血管，造成全身症状。

（2）肠道反应：最初反应是肠管运动暂时过度。随后，肠管运动将受抑制，至出现完全性肠麻痹，肠管逐渐膨胀，腔内积气及液体聚积。另一方面，肠壁向肠腔内分泌的液体增加，而其吸收作用相对不足，最终导致肠腔内液体越聚越多，内压增高。

（3）血容量减少：腹膜的炎症及血管扩张导致大量血浆液体由细胞外液间隙渗入腹腔。同时由于肠管黏膜下组织、肠系膜和壁腹膜均发生水肿，肠腔内又积聚了大量的渗出液，造成大量水、电解质及蛋白转移至"第三间隙"，引起有效血容量减少。

2. 继发性反应

（1）内分泌系统：早期反应是肾上腺髓质的儿茶酚胺释放，导致血管收缩、心悸及出汗。血容量的减少可促使垂体释放抗利尿素，与肾上腺皮质释放的醛固酮共同导致肾保钠、保水，以保水更为显著，从而引起血浆钠稀释及低钠血症。

（2）呼吸及循环系统：腹膜炎导致细胞外液减少及酸中毒，前者引起心排血量减少，后者致心肌收缩力障碍，从而进一步减少心排血量。腹胀限制了膈肌运动及肋间肌运动，导致呼吸运动障碍、换气量减少及灌注失去平衡。

（3）代谢反应：腹膜炎患者代谢率一般是增高的，需氧量增加。但由于心、肺输送氧的能力降低，循环不良又使肌肉及其他周围组织中的有氧代谢转为无氧代谢，其结果是产生大量乳酸。又由于肾血流减少使许多酸性代谢产物不能充分排泄，从而加重酸中毒。另外，肝糖原储备被迅速利用，肌蛋白被分解，体重迅速减轻，加之大量蛋白质丢失于腹腔渗液中，使血浆蛋白下降。

【诊断要点】

1. 病史   有溃疡病、胆囊结石等原发病或腹部手术、创伤史。

2. 临床表现   继发性腹膜炎因发病原因、缓急、范围、持续时间、年龄及体质不同，其严重程度及临床表现也不完全一样。但一般都有腹痛、腹部压痛、反跳痛及肌紧张等腹膜刺激征，并有全身感染中毒表现。

（1）腹痛：是最突出的症状，一般较剧烈，呈持续性，咳嗽及活动身体均可加重，并伴有原发病的表现，开始腹痛在原发病变部位，以后范围可逐渐扩大以至全腹，但仍以原发病变部位最为明显。

（2）恶心、呕吐：是常见的早期症状，晚期由于肠麻痹可出现类似肠梗阻的呕吐，且伴腹胀、食欲下降。

（3）感染中毒表现：发热，脉搏、呼吸增快，程度不一，后期明显。严重者高热、大汗、呼吸急促，可出现明显代谢性酸中毒、休克及多器官衰竭。

（4）腹部体征：腹式呼吸减弱或消失，后期可有腹胀。最初腹部压痛、反跳痛和肌紧张可仅限于病灶附近，以后随炎症的扩散可累及全腹，但仍以原发病变部位为甚。腹肌紧张程度因刺激物和机体反应性不同而异。胃十二指肠溃疡穿孔时，受胃肠液的刺激，腹肌紧张非常明显；老、幼、肥胖、腹壁松弛、体弱或免疫功能低下、血性腹膜炎、盆腔腹膜炎，患者腹肌紧张可不明显。叩诊可因胃肠胀气而呈鼓音；消化道穿孔时，肝浊音界可缩小或消失。腹腔内渗液较多时，移动性浊音阳性。肠鸣音消失提示已发生肠麻痹。

（5）直肠指检：直肠子宫或直肠膀胱陷凹有触痛、饱满感，提示盆腔有炎症或积液。

3. 辅助检查

（1）血常规：白细胞计数及中性粒细胞比例增高，早期白细胞较少有超过 $20 \times 10^9/L$ 以上者，后期感染严重时，白细胞可明显增高，甚至出现类白血病血象。

（2）X 线检查：腹部 X 线检查可表现肠麻痹征象，如小肠胀气及由于肠壁水肿显示的肠管间距加宽。若有空腔脏器穿孔，则有膈下游离气体的 X 线表现。腹膜炎后期，腹膜外脂肪线模糊或消失。

（3）诊断性腹腔穿刺或腹腔灌洗：通过对吸出液体的性状判断，有助于对腹膜炎及原发病的诊断。女性也可经阴道穹后部穿刺。例如，腹腔穿刺液中若含有胆汁样液，可能为胆囊穿孔或十二指肠溃疡穿孔。若为粪样，则多为下段小肠或盲肠穿孔。如果在闭合性腹部外伤后腹腔穿刺吸出不凝的血液，则说明有腹内实质器官（如脾、肝）的损伤。如吸出肠内容物，则表示有肠管破裂。

根据病史和腹膜刺激征，本病的诊断一般不难。但有些患者很难确定病因及是否需立即手术，这就需要医师亲自严密动态观察病情变化，并根据病情进行其他必要辅助检查，如腹部 B 超、CT 及腹腔镜检查等，以明确病因。腹部 CT 除能显示腹膜炎时增厚的腹膜、系膜、网膜及腹腔积液外，也能显示部分脏器的炎症、破裂及穿孔，近年应用较普遍。下列为几种常见继发性腹膜炎的诊断要点：

1. 急性阑尾炎穿孔　患者多有转移性右下腹疼痛，阑尾炎穿孔前腹痛仅限于脐周及右下腹部，一般穿孔均在发病数小时或更长时间以后。穿孔后表现为全腹压痛、反跳痛及肌紧张，但压痛仍以右下腹部最为明显。近年可用加压 B 超及 CT 辅助诊断。

2. 胃、十二指肠溃疡穿孔　患者多有溃疡病史。突发上腹剧痛，呈刀割样，并迅速延及全腹，伴有早期休克表现。全腹压痛、反跳痛、板状腹，压痛以上腹部为甚。X 线检查有气腹时，则诊断可更明确，但 X 线检查未发现气腹，并不能排除胃、十二指肠溃疡穿孔的可能，因为约有 20% 患者穿孔后可以无气腹表现。

3. 急性重症胰腺炎　患者多有胆道疾患病史，多在暴饮暴食后发生，常先为上腹部突发持续疼痛，向肩背部放射、迅速扩及全腹。早期可有休克及急性呼吸窘迫综合征（acute respiratory distress syndrome，ARDS）。脐上部压痛明显，肠麻痹及肠胀气较明显。腹腔穿刺液常呈血性或深啤酒色，且淀粉酶升高。CT 检查可显示胰腺病变的部位、范围及性质。

4. 胆囊炎穿孔　发病前多有饱餐或进食油腻食物史，常发生于右上腹痛数小时或数天以后。可有轻度黄疸，多为局限性腹膜炎，少数为弥漫性腹膜炎。肝区可有叩痛。尿胆红素可呈阳性。B 超及 CT 检查常显示胆囊增大、胆囊结石及胆囊周围有渗出。

5. 盆腔腹膜炎　先发热，体温多在 38 ℃以上，后有腹痛，腹痛位于下腹部。恶心、呕吐不明显。一般情况好，整个下腹均有压痛，肌紧张常不明显，有脓性白带，子宫有举痛，阴道穹后部穿刺可抽出脓液，涂片可帮助诊断。盆腔 B 超也有助于诊断。

6. 手术后腹膜炎　常由吻合口瘘及残端瘘引起，发生于术后 3～7 天，表现为发热、腹痛、腹胀及肠麻痹。B 超或 CT 检查可显示有无脓肿形成。

7. 腹外伤后腹膜炎　患者有腹部外伤史。实质脏器损伤常伴内出血及休克，空腔脏器破裂膈下常有游离气体。腹膜刺激征以病灶处明显。腹腔诊断性穿刺常能确诊，但如有严重腹胀、肠管明显扩张时应慎重，最好在 B 超引导下进行。也可根据病情，行 B 超、CT、选择性动脉造影、腹腔镜等检查以确定损伤部位。

【鉴别诊断】

当继发性腹膜炎表现轻微或不典型时，需注意和下列疾病，即"假性腹膜炎"（pseudoperitonitis）鉴别：

1. 心、肺疾病　心绞痛、胸膜炎或肺炎引起的腹痛属神经反射性质，常限于一侧，而非全腹。一般无胃肠道症状。腹肌紧张不明显，肠鸣音正常。心、肺检查常有阳性发现。

2. 内科胃肠道疾病　急性胃肠炎、中毒性痢疾等患者都可有急性腹痛。腹痛前常有发热，伴有腹泻。腹肌紧张不明显，肠鸣音活跃。粪便检查常能提示诊断。

3. 麻痹性肠梗阻　由腹膜后感染引起者常有腰背部叩痛和腰大肌刺激征，CT检查常能发现原发病灶。脑血管疾病、尿毒症等也可伴麻痹性肠梗阻，但麻痹性肠梗阻腹痛轻微，主要是腹胀，腹部压痛和肌紧张也较轻，X线检查示全肠道扩张。

4. 癔症　也可有腹痛、腹部压痛，但肠鸣音正常。结合病史和体征不难诊断。

5. 脊椎或骨盆骨折、肾创伤等可并发腹膜后血肿，腹膜后感染（如肾周感染、腹膜后阑尾炎、化脓性淋巴结炎以及血肿继发感染等）均可以产生腹痛、腹膜刺激征。X线可显示腰大肌阴影模糊、肾周围有肠外积气等有意义的影像，CT更有助于诊断。值得注意的是有的外伤患者，已证实有腹膜后血肿，如何排除腹腔内脏器损伤引起的急性腹膜炎常有一定困难，应密切观察，必要时做腹腔穿刺。

【治疗】

1. 治疗原则　继发性腹膜炎因病因、轻重缓急及患者体质不同，治疗方法也不完全相同，但总的原则包括：

（1）纠正低血容量，预防或纠正缺氧，根据需要给予心、肺、循环及营养支持。

（2）及时给予适当的抗生素。

（3）适时消除腹腔感染源，清除脓液和其他物质。

2. 非手术治疗　也可作为术前准备和术后处理。

（1）适应证：急性弥漫性腹膜炎已局限，盆腔腹膜炎、急性弥漫性腹膜炎病因不明等且腹部及全身情况都不严重者。但必须在有经验的医师指导下进行。如果治疗后症状不减或加重，则应果断改为手术治疗。

（2）治疗方法

1）患者取半卧位、禁食、胃肠减压、吸氧。

2）输液维持水、电解质平衡与营养：迅速输注晶体液以纠正低血容量，并记录出入量，一般不急于输胶体液。对严重贫血或失血患者应输全血。对循环不稳定者，必要时行中心静脉压和肺动脉楔压监测。

3）应用抗生素：针对病因应用抗生素以对抗需氧菌和厌氧菌。对病情较轻者，可选择单一药物治疗，对严重的感染可选用联合用药。

4）预防、治疗各种并发症：如肾功能不全、呼吸衰竭及腹腔脓肿等。

3. 手术治疗　继发性腹膜炎绝大多数情况下需手术治疗，以去除病灶、修补穿孔、消除异物和脓液等，尤其对年老或伴有内科疾病者，不宜拖延手术时机。

（1）适应证：①胆囊炎穿孔、胃肠道穿孔，全身情况较差，腹腔渗液多；②绞窄性肠梗阻；③腹腔内出血；④明显的外伤性内脏破裂；⑤急性重症胰腺炎伴感染，中毒症状明显者；⑥病情较重，原发病灶未明确者。

（2）原则和方法：切口和麻醉的选择依原发病灶的部位而定。对病因未确定者，可先做剖腹探查切口或正中切口，需要时可向上、向下延长切口。手术应包括以下步骤：

1）去除原发病灶：如切除穿孔的阑尾、胆囊或坏死肠管，修补穿孔，去除坏死组织及异物。对一时难于切除病灶或患者，全身情况很差不能耐受彻底手术时，可先做引流、肠外置造口等手术。

2）清除脓液：吸净脓液，弥漫性腹膜炎患者情况许可时可用大量生理盐水冲洗腹腔，一般不需用含有抗生素的冲洗液。

3）充分引流：对病灶已清除、腹腔清洗干净者，可不放置引流，但对下列情况应放置引流。①病灶处仍有感染坏死组织及较多脓液。②腹腔内继续渗血。③腹腔内可能发生胆汁或胰液泄漏。④胃肠道缝合后有泄漏可能。一般多选用双套管引流,术后也可经此管行腹腔连续灌洗。另外,对术后可能需长时间胃肠减压或营养支持者,可行胃造瘘或空肠造瘘。

对部分严重继发性腹膜炎患者也可行有计划地反复行剖腹术及腹腔开放治疗。

【预后】

继发性腹膜炎的预后,除手术和麻醉的改进外,由于近年重症医学的发展、围术期全身和器官的有力支持和有效抗生素的应用,死亡率已明显降低。有效去除原发病灶和合理应用抗生素可以使继发性腹膜炎的死亡率控制在 5% ~ 6%,如果不能控制原发病灶,死亡率则有可能超过 40%。

【预防】

早期诊断、治疗原发病(如急性阑尾炎、急性胆囊炎等),可降低继发性腹膜炎的发生率。腹部手术应避免腹腔污染及吻合口瘘的发生。

第三节　结核性腹膜炎

结核性腹膜炎(tuberculous peritonitis)可由肠结核、肠系膜淋巴结结核或输卵管结核等直接蔓延引起,也可为血行播散。儿童和青壮年多见,女性多于男性。近年来,结核性腹膜炎患者已较以前减少。

【病理分型】

结核性腹膜炎病理变化可表现为渗出型、粘连型和包裹型三型。

1. 渗出型　腹膜充血、水肿,满布黄白色或灰白色粟粒样结核结节。腹腔内有浆液性纤维蛋白渗出性腹水。腹水呈草黄色,偶尔稍呈血性。临床表现以腹水、低热为主。

2. 粘连型　腹水吸收后,大量纤维蛋白沉着,与网膜、肠系膜、肠管等形成粘连,可引起肠梗阻。少数病例腹腔内广泛粘连以致腹腔闭塞呈"冰冻腹腔"。

3. 包裹型　腹腔内有局限性或多房性积液,并可形成结核性脓肿。常有多个包裹性积液或脓肿并存。当伴有肠结核或脓肿侵蚀肠管、腹壁等可形成内瘘或外瘘。临床上三种类型也可同时存在。

【诊断要点】

1. 病史　有腹腔外其他部位结核或有结核病史有助于诊断。

2. 临床表现　分急性和慢性两类,慢性多见。

(1)急性结核性腹膜炎:以急性腹痛为主要表现。①腹痛,发病急,可迅速扩散至全腹,程度不一,有时出现绞痛或剧痛。疼痛部位可为脐周或全腹,有时为右下腹疼痛,常伴腹胀。②全身感染中毒症状,没有细菌性腹膜炎严重。③腹膜刺激征,较轻。

(2)慢性结核性腹膜炎:多表现为腹水、肠梗阻、腹部肿块及慢性结核中毒症状。①慢性结核中毒症状,如消瘦、低热、乏力、贫血、盗汗等。②腹水,腹水型患者腹水常逐渐增多,有时可出现大量腹水,表现为腹胀。③肠梗阻,粘连型常表现为反复出现的慢性不全性肠梗阻或急性肠梗阻。④腹部肿块,为粘连型、包裹型所致。⑤腹壁瘘或内瘘。⑥其他部位结核的表现,可有恶心、呕吐、腹泻或便秘等。⑦腹部柔韧感,少部分患者有腹部柔韧感。⑧直肠指检,直肠膀胱陷凹处可有结节。

3. 辅助检查

(1)中度贫血,红细胞沉降率增快,白细胞多无异常。

(2)结核菌素反应呈强阳性。

(3)X 线检查:X 线检查可了解有无陈旧或活动性肺结核及胸腔积液;腹部平片可见钙化影;钡餐可有肠结核征象。

（4）腹腔穿刺液：为草黄色渗出液，蛋白定量在 25 g/L 以上，镜检白细胞以淋巴细胞为主。涂片可找到抗酸杆菌，动物接种结核分枝杆菌阳性。近年发现腹水腺苷脱氨酶（adenosine deaminase）大于 44 U/L 有助于诊断。

（5）B 超或 CT：有助于显示腹水、包裹性积液等。

（6）腹膜穿刺活检。

（7）腹腔镜检查：适用于腹水型。准确率可达 90% 以上。腹膜呈苍白或灰白色，并有粟粒样结节，取活检常能确诊。对粘连型、包裹型者不宜行腹腔镜检查。

（8）剖腹探查：若不能与其他类型急腹症或恶性肿瘤等鉴别，应及时剖腹探查，取活检明确诊断。

【鉴别诊断】

当结核性腹膜炎表现为急腹痛、腹水或腹部肿块时，应注意和以下疾病鉴别：

1. 急腹症 如急性阑尾炎、急性胆囊炎、急性胰腺炎、消化道穿孔等。

2. 肝硬化腹水和癌性腹水。

3. 腹腔及盆腔肿瘤。

【治疗】

1. 抗结核治疗 结核性腹膜炎基本上以抗结核药物治疗为主，同时注意休息及加强营养。肺结核的治疗原则也适用本病。常用药物为异烟肼、利福平、吡嗪酰胺、链霉素、乙胺丁醇等。一般为二联或三联用药。可先用异烟肼加利福平或加其他药物强化 2～3 周，然后再用异烟肼或加利福平治疗，使总疗程达 9～12 个月。对渗出型病例，予以定期穿刺放腹水，在全身用药的同时，向腹腔内注入适量的抗结核药及肾上腺皮质激素，可有较好的效果。

2. 手术治疗适应证

（1）并发完全性、急性肠梗阻或慢性不全性肠梗阻经非手术治疗无效或加重者。

（2）腹壁瘘管经久不愈。

（3）诊断不清，不能除外其他原因的急腹症或腹腔内肿瘤。

对一些肠梗阻患者，尽管非手术治疗恢复缓慢，但只要没出现肠绞窄征象，仍以药物治疗为妥，不应急于手术。肠梗阻的手术方法包括粘连松解术、肠切除术、肠侧侧吻合术、小肠排列固定术和梗阻近侧插管造口术。对术中发现有肠道、附件等原发结核病灶，或腹膜、网膜等粘连成纤维板状并有干酪样变者，应尽量将其切除。术后继续抗结核治疗。非手术或手术治疗的同时还应注意全身的营养支持。对于侧侧吻合的病例，随着后续抗结核的奏效，原有被旷置的梗阻段可以恢复通畅，这时会发生侧侧吻合综合征，所以尽量避免做旷置手术。

【预后】

腹水型结核性腹膜炎预后较好，及时治疗可以痊愈。粘连型及包裹型预后较差，特别是身体其他部位有严重的结核病灶或并发肠梗阻、肠穿孔等时，预后极差。

第四节 第三型腹膜炎

第三型腹膜炎（tertiary peritonitis）是 Rotstein 等于 1990 年首先提出的概念。但在我国近期出版的各教材均尚未收入，本书做此介绍，仅供参考。

【定义】

Rotstein 等于 1990 年首先针对一些细菌性腹膜炎患者经治疗后腹腔感染及脓毒症依然存在，而在检查或手术时可见腹腔内仍有未局限的稀薄积液的现象提出第三型腹膜炎的概念。同年，Marshall 等将其定义为：原发性或继发性腹膜炎经过 72 小时以上适当治疗，腹腔感染症状仍持续存在或反复发作的腹膜炎。有文献也称之为复发性腹膜炎（recurrent peritonitis）。

腹膜炎经积极治疗后腹腔感染依然存在、不能局限，仍表现为持续性弥漫性腹膜炎（persistent diffuse peritonitis）。患者同时伴有低热，处于高代谢及心血管系统高动力状态。但手术时腹腔内仅有血清样或血性液体，没有脓液，感染毫无局限倾向。病因不明，经外科治疗未见好转，而出现序贯性多器官衰竭。急性呼吸衰竭往往是第三型腹膜炎时最先出现的器官衰竭，死亡率甚高，可达 60% 左右。Malangoni 关于 290 例重症腹膜炎患者的临床资料表明，第三型腹膜炎死亡率死亡率为 30% ～ 60%，这几乎是继发性腹膜炎的 2 倍。

以往，此种病例被当做继发性腹膜炎的晚期，由于其临床表现具有医院感染的特点，又将其归入复杂的医院感染。

【发病机制及病原菌】

第三型腹膜炎的发病机制尚不清楚，但可能与患者的腹膜缺乏清除腹腔残留污染物能力、且不能使之局限有密切关系。而营养不良，低蛋白血症、高 APACHE II 评分、病原菌耐药、器官功能衰竭等情况则是其发生的主要危险因素。

第三型腹膜炎患者腹腔内液体的培养阳性率很低，甚至为无菌生长。即使培养出来，也不同于继发性腹膜炎时常见的大肠埃希菌和脆弱杆菌，而多是表皮葡萄球菌、假单胞菌属、念珠球菌等条件致病菌和抗生素耐受的革兰氏阴性菌。

感染菌的来源尚不很清楚，但肠菌移位应是主要来源。多种因素（如肠麻痹、内毒素血症、休克以及免疫力低下等）可导致肠道内细菌量增加，肠黏膜机械屏障受损、破坏，从而促使肠道细菌移位。来自肠道的细菌和内毒素通过肠黏膜屏障转移到血循环并激活 Kupffer 细胞，释放多种介质，导致细胞损害和多器官衰竭。

【临床表现及诊断】

目前对第三型腹膜炎的描述存在一些差异，尚未达成严格的诊断标准。诊断第三型腹膜炎应包括：①腹膜炎患者积极治疗 72 小时后无好转，且有脓毒症表现；②体温＞ 38.5 ℃，白细胞＞ $12 \times 10^9/L$；③手术探查腹腔内仅有散在或不局限的稀薄液体。

除继发性腹膜炎共有的全身症状和腹部体征外，第三型腹膜炎的病理生理改变更加明显，主要表现为低灌注、感染性休克、高代谢状态、多器官功能衰竭。

【治疗和预防】

第三型腹膜炎发生于全身免疫力低下、肠源性感染的基础上。手术引流难以奏效，治疗非常棘手，死亡率高、预后差。因此重点在于预防，主要措施包括营养支持、维持足够的组织血液灌注、保护胃肠黏膜功能、保持肠道菌群的生态平衡等。

第五节　腹腔脓肿

腹腔脓肿（peritoneal abscesses）是指脓液积聚在腹腔内某一间隙或部位，由肠袢、内脏、腹壁、网膜或肠系膜等粘连包围而成。腹腔脓肿常是腹膜炎或腹部手术后的并发症，是炎症局限化的结果，但严重者又可破溃至腹腔或胸腔，引起腹膜炎或脓胸；也可并发脓毒性休克和多器官衰竭。腹腔脓肿多位于原发病灶处，也可在远离原发病灶处，可单发或多发，包括膈下脓肿、盆腔脓肿及肠间脓肿。腹腔脓肿的病原菌和化脓性腹膜炎一样，多来自胃肠道，以大肠埃希菌为主，常有厌氧菌和其他革兰氏阴性菌的混合感染。

腹腔脓肿位置隐蔽，诊断和治疗都比较复杂，病程较长，对患者的消耗和危害很大，是腹部外科中难于处理的一个问题，以下分述几种常见的脓肿。

一、膈下脓肿

膈下脓肿（subdiaphragmatic abscesses）是指脓肿位于膈肌以下、横结肠及其系膜以上的上部腹腔内脓肿，按部位可分为右膈下脓肿（右肝上间隙脓肿）、左膈下脓肿、右肝下间隙脓肿和网膜囊脓肿。右侧多见，双侧者少见。脓肿发生的部位和原发病有密切关系。多因膈下部位直接感染所引起，感染来自局部病变、损伤，也可为邻近的脓液蔓延所致。如肝脓肿破裂、胃十二指肠穿孔、急性阑尾炎穿孔、右侧结肠手术、肝胆疾病及手术等常可引起右膈下或右肝下间隙脓肿；而脾、胃切除术、左侧结肠手术、胰腺疾病及手术常可引起左膈下或网膜囊脓肿，如胃后壁穿孔及急性胰腺炎均可引起网膜囊脓肿。胸部感染和腹膜后间隙感染扩散引起的膈下脓肿较少见。

膈下脓肿的病原菌一般与原发病的致病菌一致，主要为大肠埃希菌、链球菌和厌氧菌等，且常为多种细菌的混合感染。

【诊断要点】

1. 病史　多有急性弥漫性腹膜炎、腹部大手术或外伤史。根据原发病或近期腹部手术史，患者出现全身感染中毒的症状而又找不到明显的原因，血常规白细胞计数显著升高，应考虑膈下脓肿。另外有一些患者特别是抗生素治疗显示十分有效者，常有一段症状改善期，数日或数周不等，以后再次出现发热。如排除切口感染、肺部感染、泌尿系感染、深静脉炎或其他腹内感染，应注意膈下脓肿的可能。

2. 临床表现

（1）发热：腹膜炎或腹部手术后的患者，经治疗体温持续不降或下降数日后又逐渐上升，热型常呈弛张热。

（2）腹痛：常为钝痛，可向肩背部放射，深呼吸或咳嗽时加重，有时伴有呃逆、胸痛、腹胀及恶心。

（3）可有寒战、乏力、食欲缺乏等。

（4）体格检查：局部腹壁及肋间隙可见水肿，有压痛及叩击痛，肝浊音界可扩大，下肺呼吸音减弱，常伴有肠麻痹。

3. 辅助检查

（1）白细胞计数及中性粒细胞明显升高，血培养可见阳性。

（2）B超：有助于脓肿的诊断及定位，也可引导穿刺或插管引流，观察脓肿消退情况。

（3）X线：平片见患侧膈肌抬高或运动受限，同侧胸腔积液、肺炎或肺不张，膈下有气液面或胃肠道外有孤立性积气。多种位置或方向的X线对显示膈下脓肿的存在极为有效，钡餐有时可见胃肠道受压或移位。

（4）CT：能清楚确定脓肿的部位、范围及与周围脏器的关系。尤其适用于B超难以诊断及定位者。对手术后有切口敷料及引流管者也宜选用CT。

（5）MRI：有助于脓肿的定位、诊断。

（6）诊断性穿刺：常在B超或CT引导下进行，穿刺抽出液可行细菌培养及药物敏感试验。

【治疗】

治疗包括脓肿的引流、原发病的控制、抗生素的应用及一般支持治疗。膈下脓肿的治疗主要为手术切开引流。非引流治疗仅适用于部分小脓肿或脓肿形成早期，待其自行吸收。对诊断明确的腹腔脓肿，原则上应及早引流。引流方法包括经皮穿刺置管引流术和切开引流术。

1. 经皮穿刺置管引流术　其优点是避免了大手术及麻醉的危险，操作简单，损伤小，并发症少，安全可靠。

（1）适应证：①单房脓肿；②有安全的经皮途径，穿刺路径能避开肠管等脏器；③有影像科医师的配合；④穿刺失败或出现并发症时，有能立即手术探查的条件。

近年来，这种方法已不只限于单房脓肿，而且也已用于多房、多发等复杂脓肿，成功率可达 70% 以上。对复杂脓肿，一般情况稳定者可先用此法。对危重患者应慎用，应考虑置管引流失败后持续感染的危险。

（2）方法及注意事项：根据 CT 或超声检查显示脓肿的部位及与邻近器官的解剖关系，确定进针的部位、方向和深度，选择安全途径，避免败血症、出血、瘘形成及脏器损伤等并发症。经皮穿刺置管可分为血管导管法和套管针插管法。前者先用细套管针做诊断性穿刺，拔出针芯，抽出约 5 ml 脓液，送细菌培养，从套管插入导丝至脓腔后拔出套管，再沿导丝套入导管。套管针插管法是先做诊断性穿刺，抽出脓液后拔去穿刺针，顺原针道插入套管针，沿套管插入导管。导管接负压吸引或用重力引流，可用少量生理盐水冲洗导管以确保其通畅，并可行脓腔造影。但冲洗或造影压力不宜过高。另外，需注意的是应在 B 超引导下调整导管在脓腔的位置以保引流通畅，避免导管脱出或扭曲。根据具体患者选用不同粗细的导管。也可用双腔导管或从 2 个部位置管引流。临床征象改善，脓液减少，CT、B 超或造影示脓腔缩小至 2 cm 以下或无脓腔时可停止负压吸引，观察 2 ～ 3 日无反复，即可拔管。若临床征象无改善，可能为引流不畅或另有脓肿，应再行 CT 或超声检查，以便再穿刺置管或切开引流。

视频：腹腔穿刺术

2. 切开引流术　切开引流只适用于穿刺置管引流失败及不适宜行穿刺置管者，但对已确诊的巨大脓肿、多房脓肿、有持续性污染源的脓肿、异物引起的脓肿，真菌感染、脓液脓稠或含坏死组织，需行清创、切除等手术或危重患者，特别是胰腺炎所致的网膜囊脓肿，宜行切开引流术。通常将切开引流术分为两类。

（1）经腹膜外途径引流术：优点是对机体损伤小，直接引流，不污染游离腹腔，并发症少，但必须在术前准确定位脓肿，否则可使多发脓肿遗漏或误诊。经腹膜外途径又分经前腹壁的前路和经后腰部的后路两种。

1）经前腹壁切口：适用于右肝上、右肝下及左膈下靠前的脓肿。在肋下做一与肋缘平行的斜切口，沿腹膜外间隙向上分离至脓腔位置，穿刺抽出脓液后，即可切开脓腔，吸尽脓液，放置引流管。

2）经后腰部切口：适用于右肝下和左膈下靠后的脓肿，沿第 12 肋做切口，并切除第 12 肋，于第 1 腰椎平面横行切开肋骨床，注意勿伤胸膜，将肾向下稍推开，穿刺抽得脓液后，即可切开。

（2）经腹腔途径切开引流术：常用于多发脓肿，同时可探查腹腔内有无其他病变。尤其适用于网膜囊脓肿的引流。切口以越接近脓肿越好。若为术后膈下脓肿，可经原切口探查。若除有膈下脓肿外，还怀疑有肠间脓肿或诊断不明确，多用正中切口以便探查。此法有污染游离腹腔的可能。故术中应注意保护腹腔并避免损伤肠管等。近年很多作者常采用经腹腔途径引流，他们认为此法可同时发现和处理腹腔内的其他病变，而并不增加感染扩散。

无论采用何种切开引流术，都应分开多房脓肿的间隔，用大量生理盐水冲洗脓腔，根据情况放置双套管或单腔引流管，术后将引流管接负压吸引或用重力引流。以后可冲洗引流管及调整引流管的位置以确保引流通畅。

二、盆腔脓肿

腹腔内炎性渗出物、脓液易积聚在盆腔形成盆腔脓肿（pelvic abscesses），是另外一种比较常见的腹腔脓肿，常见的原因是急性阑尾炎穿孔、盆腔腹膜炎等。由于重力作用，脓液多积聚于最低位即直肠膀胱陷凹或直肠子宫陷凹，主要表现为有膀胱或直肠刺激征，并有发热。通常可通过直肠指检发现。

【诊断要点】

1. 病史　有腹部急性炎症或手术史，尤其是下腹部疾病。

2. 临床表现

（1）发热：腹膜炎或腹部手术后，体温持续不降或下降后又复升高。但其他全身中毒症状较轻。

(2) 下腹部不适或胀痛。

(3) 膀胱、直肠刺激征：尿频、尿急、尿痛，腹泻、排黏液便及里急后重。

(4) 直肠指检：肛门括约肌松弛，直肠前壁饱满或可及肿块，有触痛，有时有波动感。

(5) 已婚妇女可经阴道检查（应有第三者陪同）。

3. 辅助检查

(1) 白细胞计数增多。

(2) B 超或 CT：可了解脓肿的部位及大小。

(3) 经直肠或阴道穹后部穿刺抽到脓液可确诊。

【治疗】

1. 非手术治疗　小的脓肿或脓肿尚未形成时，可用温生理盐水灌肠，下腹部理疗、热敷、抗生素及中药治疗。

2. 手术治疗

(1) 对脓肿已局限者可经直肠或阴道穹后部切开引流：术前排空膀胱，先行直肠指检，了解脓肿的位置，在肛门镜直视下穿刺抽出脓液后，用尖刀切一小口，以止血钳扩大切口排脓，然后用手指探查脓腔，分开其内的间隔，最后置放引流管引流。也可不放引流管而在术后每天用手指扩张引流口，以保持引流通畅，术后继续使用抗生素、热水坐浴及理疗等。近年来，由于超声和 CT 技术的广泛应用，盆腔脓肿的治疗也可应用经直肠或阴道穿刺置管引流。

(2) 经前腹壁切口进行引流：腹腔、盆腔有多发性脓肿，或合并粘连性肠梗阻时，可用此法。

三、肠间脓肿

肠间脓肿（interbowel abscess）是指位于横结肠与盆腔之间的脓肿，脓液被肠管、腹壁、系膜与网膜包围，在肠间或左、右下腹形成脓肿，可单发或多发，往往诊断比较困难。急性阑尾炎穿孔是右下腹脓肿最常见的原因。胃十二指肠溃疡穿孔胃肠液沿右结肠旁沟向下流，也可引起右下腹脓肿。左下腹脓肿常由降结肠或乙状结肠憩室穿孔引起，也可为结肠癌破裂所致。其他肠间脓肿常为肠穿孔、吻合口瘘或手术后的并发症。

【诊断要点】

1. 病史　有消化道炎症、穿孔、破裂、肠缺血或腹部手术史。

2. 临床表现　缺乏特征性症状和体征，表现为一般化脓性感染的症状，常伴不同程度的粘连性肠梗阻。术后肠间脓肿可合并切口裂开和肠麻痹，脓肿穿破肠管或膀胱则形成内瘘。

(1) 发热等全身中毒症状。

(2) 腹痛：左、右下腹的脓肿，腹痛常较明显。

(3) 腹胀或腹部不适。

(4) 脓肿部位有压痛及肌紧张，有时可触及有压痛的肿块。

3. 辅助检查

(1) 白细胞总数及中性粒细胞增高。

(2) X 线：可见肠壁间距增宽。

(3) CT 或 B 超：确定脓肿的部位、数量及大小。

(4) 诊断性穿刺。

【治疗】

1. 非手术治疗　多发小脓肿经抗生素治疗多可自行吸收。阑尾脓肿非手术治疗也常能吸收。

2. 经皮穿刺置管引流术　尤其适用于结肠旁沟的脓肿。

3. 剖腹探查　多数肠间脓肿需剖腹探查。方法同膈下脓肿的经腹腔途径切开引流术。应用手指将多房脓肿逐个分离沟通，吸尽脓液，清除脓苔及坏死组织，并用大量生理盐水冲洗。通常不需放置引流。若放引流，双套管负压吸引效果较好。

四、腹腔脓肿的预后

严重腹腔脓肿的死亡率可达 30%。死亡病例常是原发病严重、诊断延误、脓肿引流不完全及并发多器官损害者。膈下脓肿死亡率为 25% ～ 40%，由溃疡穿孔、急性阑尾炎引起的右下腹及盆腔脓肿者死亡率低。老年人及伴有器官损害时，死亡率增高。

（杨伟林）

胃十二指肠疾病

第一节 解剖生理

一、胃的解剖

（一）胃的形态和分部

胃的形态随胃的充盈程度、体位及体形不同而有很大的变化。胃可分为出、入两口，前、后两壁，上、下两缘。胃的入口与食管腹部相接，称贲门。在贲门左侧，食管左缘与胃底之间形成一锐角，称贲门切迹。胃的出口与十二指肠相连，称幽门。胃前壁朝向前上方，后壁朝向后下方。胃的上缘凹而短，称胃小弯，朝向右上方，其最低点弯曲呈角状，称角切迹。胃的下缘称胃大弯，凸而长，朝向左下方。

通常将胃分为四部分：近贲门附近的部分称为贲门部；贲门切迹平面以上向左上方膨出的部分称胃底，内含约 50 ml 咽下的空气；自胃底向下至角切迹的大部分称胃体；位于角切迹与幽门之间的部分称幽门部，幽门部大弯处有一浅沟，称中间沟，该沟将幽门部分为左侧的幽门窦和右侧的幽门管。幽门窦通常居胃的最底部，胃溃疡和胃癌多发生于幽门窦近胃小弯处（图20-1-1）。

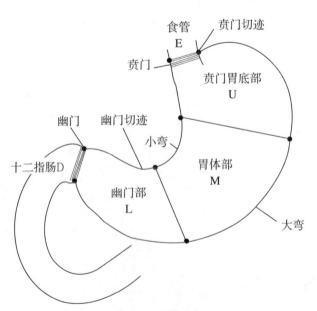

图 20-1-1 胃的解剖与分区

胃黏膜形成许多高低不一的黏膜皱襞，在胃小弯处多为纵行皱襞，有 4～6 条，襞间的沟称胃道。胃的肌层由内斜、中环、外纵三层平滑肌构成，环行平滑肌在幽门处增厚，形成幽门括约肌。此处的黏膜呈环状隆起，称幽门瓣，有控制胃内容物排空和防止小肠内容物反流至胃的作用。

（二）胃的位置和毗邻

胃充满到中等程度时，大部分（3/4）在左季肋区，小部分（1/4）在腹上区。胃前壁右侧份邻接左半肝，左侧份上部紧邻膈，下部接触腹前壁，此部移动性大，通常称为胃前壁的游离区。胃前壁接触腹前壁和肝左叶的下面。接触腹前壁的部分，位于肝左叶与左肋弓之间。胃后壁隔网膜囊与胰、左肾上腺、左肾、脾、横结肠及其系膜相毗邻，这些器官共同形成胃床。由于胰与胃后壁关系密切，故胃后壁溃疡易与胰腺粘连，并有时可穿入胰中，成为穿透性溃疡。胃底邻接膈和脾。贲门位于第 11 胸椎的左侧，幽门在第 1 腰椎的右侧。胃的位置，可因体型、体位、所含内容物的多少和邻近器官的影响等而有所改变。如胃充盈时，胃大弯向左下方移动，胃小弯则因胃的贲门部和幽门部固定而不甚活动。

（三）胃的韧带

覆盖胃前后壁的腹膜移行于大、小弯，合成两叶形成系膜韧带。系膜韧带一方面起固定作用，同时其中也有血管、神经、淋巴管通过。了解他们与周围脏器和腹膜之间的联系，对于胃癌根治手术具有重要意义。胃的韧带主要有：

1. 胃膈韧带　是胃背侧系膜脾上部的衍生物，联系胃贲门部与膈肌。在胃的附着线为胃底部大弯的近侧部和食管胃相连接处。胃膈韧带向右侧移行为膈食管韧带。胃膈韧带透明，无血管及淋巴结构。

2. 肝十二指肠韧带　是小网膜的右侧部，包绕进入肝的结构，如门静脉、胆总管、肝固有动脉，以及由肝总动脉进入胃的分支——胃右动脉。此韧带含有丰富的血管、淋巴网，是胃癌根治手术清扫的部位。

3. 肝胃韧带　是小网膜的左侧部，此韧带内含胃左动、静脉，迷走神经干肝支和淋巴结。是淋巴结容易转移的部位，也是进行胃癌根治手术须处理和清扫的部位。

4. 胃脾韧带　是胃背侧系膜脾部的衍生物，自胃大弯连接脾门，上接胃膈韧带，下连大网膜或胃结肠韧带，此韧带上部含有胃短动、静脉及胰脾淋巴结，下部含有胃网膜左动、静脉和淋巴结。

5. 胃结肠韧带　是大网膜的一部分，由胃大弯连接至横结肠前面。此韧带内含有胃网膜左动、静脉，胃网膜右动、静脉及淋巴结等。

（四）胃的血供

胃的血管丰富，并且相互之间有交通，形成血管网络。主要供应血管有胃左动脉、胃右动脉、胃短动脉、胃网膜左动脉和胃网膜右动脉。回流静脉与同名动脉相伴行（图 20-1-2）。

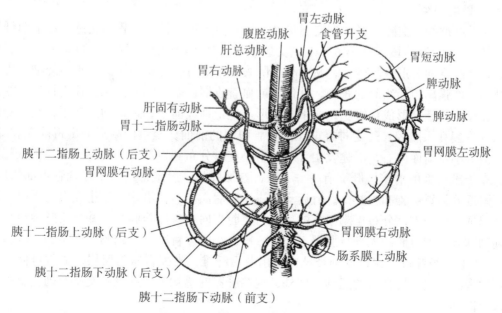

图 20-1-2　胃和十二指肠的血液供应

1. 胃左动脉　起源于腹腔动脉，行走至贲门处分出食管支与食管动脉交通，向下分出前后两支胃降支，沿小弯的前后向右下走行，末端与胃右动脉吻合。

2. 胃右动脉　肝总动脉分出肝固有动脉和胃十二指肠动脉，前者又分出胃右动脉，向左上方行走，与胃左动脉吻合，形成小弯侧动脉弓。

3. 胃短动脉和胃网膜左动脉　由脾动脉分出，前者经脾胃韧带至胃大弯，主要分布于胃底外侧区，后者沿大弯右行，末端与胃网膜右动脉吻合。

4. 胃网膜右动脉　由胃十二指肠动脉分出，与胃网膜左动脉相互交通，形成胃大弯动脉弓。

5. 胃的静脉　起源于胃内丰富的静脉网，最后汇集成小静脉和动脉伴行，穿出胃壁形成胃静脉，在胃大、小弯处分别汇入胃左静脉（冠状静脉）、胃右静脉、胃网膜左静脉、胃网膜右静脉、胃短静脉和胃后静脉，这些静脉与同名动脉伴行，并最终从不同部位汇入门静脉系统。胃的静脉主要经门静脉入肝静脉，个别静脉如胃左静脉的食管支和胃黏膜下静脉丛，可以经过食管静脉丛汇流入奇静脉，与上腔静脉交通。

除了以上动脉外，胃的供应动脉还可以有食管动脉下行支、胃左动脉上行支、左膈下动脉、胃后动脉等。

（五）胃的淋巴引流

胃的淋巴引流在胃癌的转移中占重要地位。胃壁中分布着丰富的毛细淋巴管，以黏膜下层最为丰富。因此，黏膜内的局限性肿瘤，可以通过黏膜下毛细淋巴管网，播散到胃的各部。另外，胃黏膜下毛细淋巴管网还可以通过与贲门腹段食管的黏膜下毛细淋巴管网构成丰富的吻合，因此，胃黏膜内的肿瘤可以侵犯食管。幽门则不同，十二指肠缺乏黏膜下层，向十二指肠播散的机会比较小，但是，胃和十二指肠的浆膜下毛细血管网则有较广泛的吻合。同样构成胃肿瘤向十二指肠近端播散的可能。

胃周围淋巴结沿胃主要动脉及其分支分布，经多个淋巴结逐步向动脉根部聚集。胃的淋巴管和淋巴结总体上伴随腹腔动脉的4个主要分支分布。从理论上相应地把胃引流淋巴结分为4群：①腹腔淋巴结群，引流胃小弯上部淋巴液；②幽门上淋巴结群，引流胃小弯下部淋巴液；③幽门下淋巴结群，引流胃大弯右侧淋巴液；④胰脾淋巴结群，引流胃大弯上部淋巴液。

淋巴转移是胃癌的重要转移方式，为便于术中解剖定位，可将胃周围淋巴结更加精确地划分。

（六）胃的神经

支配胃的神经有交感神经和副交感神经，还有内脏传入神经。胃的交感神经节前纤维起于脊髓第6～10胸节段，穿第6～8胸交感干神经节，经内脏大神经至腹腔神经节更换神经元，节后纤维参与形成腹腔丛，丛的分支随腹腔干的分支分布到胃。交感神经抑制胃的分泌和蠕动，增强幽门括约肌的张力，并使胃的血管收缩。副交感神经来自迷走神经。左、右迷走神经在食管壁上形成食管丛，向下分别形成迷走神经前干和迷走神经后干，它们随食管穿膈的食管裂孔入腹腔。迷走神经前干经食管腹部的前面，至贲门附近分出胃前支和肝支。胃前支沿胃小弯前面向右，沿途发出4～6个小支，分布到胃前壁，其终支以"鸦爪"形的分支分布于幽门部的前壁。肝支有1～3条，参加肝丛。迷走神经后干经食管腹部的后面，至贲门附近分为胃后支和腹腔支。胃后支沿胃小弯后面向右，沿途发出小支至胃后壁，终支也以"鸦爪"形分支，分布于幽门部的后壁。腹腔支向右参加腹腔丛，并与交感神经纤维一起伴随动脉分布到腹腔的大部分脏器（如胃、脾、小肠、盲肠、升结肠、横结肠、肝、胰和肾等）。迷走神经各胃支在胃壁神经丛内发出节后纤维，支配胃腺与肌层，通常可促进胃酸和胃蛋白酶的分泌，增强胃的运动。此外，这些脏器的感觉神经纤维随交感及副交感神经走行进入中枢。

二、胃的生理

胃具有运动和分泌两大功能，通过储纳食物，将食物研磨、混匀，初步消化，形成食糜并逐步分次排入十二指肠。此外，胃黏膜还有吸收某些物质的功能。

（一）胃的运动

食物在胃内的储藏、研磨、搅拌以及有规律的排空，主要由胃的肌肉运动参与完成。胃的蠕动波起自胃体传向幽门，幽门发挥括约肌作用，调控食糜进入十二指肠。胃的电起搏点位于胃底近大弯侧的肌层，有规律地发出频率为 3 次 / 分的脉冲信号，该信号沿胃的纵肌层传向幽门。每次脉冲不是都引起肌肉蠕动收缩，但脉冲信号决定了胃蠕动收缩的最高频率。每次蠕动后食糜进入十二指肠的量取决于蠕动的强度与幽门的开闭状态。幽门关闭，食物在胃内往返运动。幽门开放时，每次胃的蠕动波将 5 ～ 15 ml 食糜送入十二指肠。

胃空腔的容量仅为 50 ml 左右，但在容受性舒张状况下，可以承受 1000 ml 而无胃内压增高。进食后的扩张刺激引发蠕动，若干因素影响胃蠕动的强度、频率以及胃排空的速度。胃的迷走反射加速胃蠕动；进食的量与质对于排空也起调节作用，小颗粒食物比大颗粒食物排空快；十二指肠壁的受体能够感受食糜的渗透浓度与化学成分，当渗透压超过 200 mmol/L 时，迷走胃肠反射被激活，胃排空延迟；不少胃肠道激素能够对胃的运动进行精细调节，促胃液素能延迟胃的排空。

（二）胃液分泌

胃腺体分泌胃液，正常成人每日分泌量为 1500 ～ 2500 ml，胃液的主要成分是胃酸、胃蛋白酶、电解质、黏液和水。壁细胞分泌盐酸，而非壁细胞的分泌成分类似细胞外液，略呈碱性，其中钠离子是主要阳离子。胃液的酸度取决于上述两种成分的配合比例，并和分泌速度、胃黏膜血流速度有关。

胃液分泌分为基础分泌（消化间期分泌）和餐后分泌（消化期分泌）。基础分泌是指不受食物刺激时的自然胃液分泌，其量较小。餐后胃液分泌明显增加，餐后分泌可分为三个时相：①迷走相（头相），食物经视觉、味觉、嗅觉等刺激兴奋神经中枢，兴奋迷走神经下传至壁细胞、主细胞、黏液细胞，使其分泌胃酸、胃蛋白酶和黏液；迷走神经兴奋还使 G 细胞分泌促胃液素、刺激胃黏膜肥大细胞分泌组胺，进而促进胃酸分泌。这一时相的作用时间较短，仅占消化期泌酸量的 20% ～ 30%。②胃相，指食物进入胃以后引起的胃酸分泌，包括食物对胃壁的物理刺激（扩张）引起的迷走长反射和食物成分对胃黏膜的化学刺激造成的胃壁内胆碱反射短通路。在胃相的胃酸分泌中，促胃液素介导的由食物成分刺激引起的胃酸分泌占主要成分，当胃窦的 pH < 25 时，促胃液素释放受抑制，pH 达到 12 时，促胃液素分泌完全停止，对胃酸及促胃液素分泌起负反馈调节作用。胃窦细胞分泌的生长抑素也抑制促胃液素的释放。③肠相，指食物进入小肠后引起的胃酸分泌，占消化期胃酸分泌量的 5% ～ 10%，包括小肠膨胀及食物中某些化学成分刺激十二指肠和近端空肠产生肠促胃液素，促进胃液分泌。进入小肠的酸性食糜能够刺激促胰液素、缩胆囊素、抑胃肽等的分泌。小肠内的脂肪能抑制促胃液素的产生，使胃酸分泌减少。

三、十二指肠的解剖和生理

十二指肠指幽门和十二指肠悬韧带（Treitz 韧带）之间的小肠，长约 25 cm，呈 "C" 形，是小肠最固定的部分。十二指肠分为四部分：①球部，长 4 ～ 5 cm，属腹膜间位，活动度大，黏膜平整光滑，球部是十二指肠溃疡的好发部位。胆总管、胃十二指肠动脉和门静脉在球部后方通过。②降部，与球部呈锐角下行，固定于后腹壁，属腹膜后位，内侧与胰头部紧密相连，胆总管和胰管开口于此部中、下 1/3 交界处内侧肠壁的十二指肠乳头，距离幽门 8 ～ 10 cm。

从降部起十二指肠黏膜呈环行皱襞。③水平部，自降部向左走行，长约 10 cm，完全固定于腹后壁，属腹膜后位，横部末端的前方有肠系膜上动、静脉跨越下行。④升部，先向上行，然后急转向下、向前，与空肠相接，形成十二指肠空肠曲，由十二指肠悬韧带固定于后腹壁，此韧带是十二指肠空肠分界的解剖标志。整个十二指肠环抱在胰头周围。十二指肠的血供来自于胰十二指肠上动脉和胰十二指肠下动脉，两者分别起源于胃十二指肠动脉和肠系膜上动脉。胰十二指肠上、下动脉的分支在胰腺前后吻合成动脉弓。

十二指肠接受胃内食糜以及胆汁、胰液。十二指肠黏膜内有 Brunner 腺，分泌的十二指肠液含有多种消化酶，如蛋白酶、脂肪酶、麦芽糖酶等。十二指肠黏膜内的内分泌细胞能够分泌促胃液素、抑胃肽、缩胆囊素、促胰液素等肠道激素。

第二节　胃十二指肠溃疡的外科治疗

胃或十二指肠的类圆形局限性全层黏膜缺损，称为胃十二指肠溃疡（gastroduodenal ulcer）。溃疡的形成与胃酸、胃蛋白酶的消化作用有关，故也称为消化性溃疡（peptic ulcer）。新型抗酸药和抗幽门螺杆菌（Helicobacter pylori，HP）药物的应用使得溃疡病的诊断和治疗发生了很大变化。目前消化性溃疡的治疗以内科治疗为首选，外科治疗主要用于急、慢性合并症（穿孔、出血、幽门梗阻）、药物治疗无效的溃疡病例以及恶变等情况。

知识拓展：胃十二指肠溃疡的发病机制

【病因】

胃十二指肠溃疡发病是多个因素综合作用的结果。其中最为重要的是胃酸异常分泌、幽门螺杆菌感染和黏膜防御机制的破坏。正常情况下，酸性胃液对胃黏膜的侵蚀作用和胃黏膜的防御机制处于动态平衡状态。当平衡受到破坏，侵害因子作用增强，黏膜屏障等防御因子的作用削弱，胃酸、胃蛋白酶的分泌增加，最终导致溃疡。胃排空延迟、十二指肠液反流可导致胃黏膜屏障破坏，HP 感染和非甾体消炎药（non-steroidal anti-inflammatory drug，NSAID）是破坏胃黏膜防御机制的外源性因素，也可促进溃疡形成。

【病理】

典型溃疡呈类圆形，黏膜缺损深达黏膜肌层。溃疡深而僵硬，边缘增厚或充血、水肿，基底光滑，表面可以覆盖有灰白色或灰黄色苔膜。胃溃疡多发生在胃小弯，以胃角最多见，胃窦部与胃体部也可见，胃底大弯少见。十二指肠溃疡常见于球部，发生在球部以下的溃疡称为球后溃疡。球部前后壁或大小弯侧同时见到的溃疡称为对吻溃疡。

【外科治疗】

胃十二指肠溃疡首选内科治疗，外科手术治疗主要是针对胃十二指肠溃疡的严重并发症。

一、急性胃十二指肠溃疡穿孔

急性穿孔是胃十二指肠溃疡的严重并发症，需要紧急处理，若诊治不当可危及生命。约90% 的十二指肠溃疡穿孔发生在球部前壁，而胃溃疡穿孔约 60% 发生在胃小弯。急性穿孔后，有强烈刺激性的胃酸、胆汁和胰液等消化液和食物溢入腹腔，引起化学性腹膜炎，导致剧烈的腹痛和大量腹腔渗出液。6 ～ 8 小时后细菌开始繁殖并逐渐转变为化脓性腹膜炎。由于强烈的化学刺激、细胞外液的丢失以及细菌毒素吸收等因素，患者可出现休克。临床上表现为骤起上腹部刀割样剧痛，迅速波及全腹，患者疼痛难忍，常伴有恶心、呕吐。体检时患者为急性病容，表情痛苦，仰卧微屈膝，腹式呼吸消失或减弱；全腹压痛、反跳痛，腹肌紧张呈"板样"强直，尤以上腹最明显。叩诊肝浊音界缩小或消失，可有移动性浊音；听诊肠鸣音消失或明显减弱。患者有发热，实验室检查示白细胞计数增加。在立位腹平片检查时，80% 的患者可见膈下新月形游离气体影。

非手术治疗适用于一般情况好，症状、体征较轻的空腹穿孔及穿孔超过 24 小时腹膜炎已局限者。非手术治疗不适于伴有出血、幽门梗阻、疑有癌变等情况的穿孔患者。保守治疗措施主要包括：①持续胃肠减压。②静脉补液维持水、电解质平衡并给予营养支持。③静脉应用抗生素。④经静脉给予质子泵抑制剂等药物。非手术治疗 6～8 小时后病情仍继续加重，应立即手术治疗。少数患者可出现膈下或腹腔脓肿。对治愈后患者应行胃镜检查排除胃癌，根除 HP 感染并采用抗酸药治疗。

手术治疗以单纯穿孔缝合术为主要术式，其优点是操作简单，手术时间短，安全性高。一般认为单纯穿孔缝合术的适应证：①穿孔时间超过 8 小时，腹腔内感染及炎症水肿严重，有大量脓性渗出液。②未经正规内科治疗，无出血、梗阻并发症，特别是十二指肠溃疡患者。穿孔修补通常采用经腹手术，穿孔以丝线间断缝合，再用大网膜覆盖，也可经腹腔镜行穿孔缝合，大网膜覆盖修补。对所有的胃溃疡穿孔患者，均需做活检或术中快速病理学检查排除胃癌。单纯穿孔缝合术后溃疡病仍需内科治疗，对 HP 感染者需行抗 HP 治疗。

二、胃十二指肠溃疡大出血

胃十二指肠溃疡患者出血，引起红细胞、血红蛋白和血细胞比容明显下降，脉率加快，血压下降，出现休克前期或休克状态，称为溃疡大出血。临床表现为大量呕血、柏油样黑便。胃十二指肠溃疡出血是上消化道大出血中最常见的原因，占 50% 以上。基本病因是溃疡基底血管壁被侵蚀而致破裂出血，大多数为动脉出血。大出血后血容量减少、血压降低、血流变缓，可在血管破裂处形成血凝块而暂时止血。由于胃肠蠕动和胃十二指肠内容物与溃疡病灶的接触，暂时停止的出血有可能再次活动出血，应予高度重视。临床表现取决于出血量和出血速度。患者的主要症状是呕血和血便，患者可只有黑便而无呕血，迅猛的出血则为大量呕血与血便。短期内失血量超过 800 ml，可出现休克症状。对腹痛严重的患者应注意是否伴发溃疡穿孔。

治疗原则是补充血容量，防治失血性休克，尽快明确出血部位并采取有效止血措施。

1. 补充血容量，建立通畅的静脉通路，快速滴注平衡盐溶液，做输血配型试验。同时严密观察血压、脉搏、尿量和周围循环状况，判断失血量指导补液。

2. 留置鼻胃管，用生理盐水冲洗胃腔，清除血凝块，维持低负压吸引，动态观察出血情况。可经胃管注入 200 ml 含 8 mg 去甲肾上腺素的生理盐水，每 4～6 小时一次。

3. 急诊纤维胃镜检查可明确出血部位，还可同时施行内镜下电凝、注射或喷洒药物等局部止血措施。

4. 止血药、抗酸药、生长抑素等药物的应用　经静脉或肌内注射巴曲酶，静脉给予质子泵抑制剂，静脉应用生长抑素。

5. 急症手术止血　多数胃十二指肠溃疡大出血，可经非手术治疗止血，约 10% 的患者需急症手术止血。手术适应证为：①出血迅猛，短期内发生休克，或短时间内（6～8 小时）需要输入较大量血液（> 800 ml）方能维持血压和血细胞比容者。②近期内发生过类似的大出血或合并穿孔或幽门梗阻。③正在进行药物治疗的胃十二指肠溃疡患者发生大出血，非手术治疗难于止血。④纤维胃镜检查提示动脉搏动性出血，或溃疡底部血管显露再出血风险很大。

反复止血无效，拖延时间越长越危险，急症手术应争取在出血 48 小时内进行。术前采取积极的应对措施，力争在血流动力学稳定的情况下手术止血。手术方式有：①包括溃疡在内的胃大部切除术。②十二指肠后壁的穿透性溃疡出血，先切开十二指肠前壁，贯穿缝扎溃疡基底的出血动脉。对重症难以耐受较长时间手术者，可采用溃疡底部贯穿缝扎止血。

三、胃十二指肠溃疡瘢痕性幽门梗阻

胃十二指肠溃疡患者溃疡反复发作可形成瘢痕狭窄，造成幽门梗阻（pyloric obstruction）。

瘢痕性幽门梗阻常见于十二指肠球部溃疡，也可见于胃溃疡。溃疡引起幽门梗阻的机制有痉挛、炎症水肿和瘢痕三种，前两种情况是可逆的，在炎症消退、痉挛缓解后幽门恢复通畅；瘢痕造成的梗阻是永久性的，需要手术解除。幽门梗阻主要表现为反复发作的呕吐和上腹不适。患者最初有上腹部膨胀不适，伴嗳气、恶心、呕吐。呕吐多发生在下午或夜间，呕吐量大，一次可达1000～2000ml。呕吐物含宿食，有酸臭味，但不含胆汁。呕吐后自觉胃部饱胀改善，故患者常自行诱发呕吐以期缓解症状。常有少尿、便秘、贫血等慢性消耗表现。体检时可见患者有营养不良、消瘦、皮肤干燥、弹性消失，上腹部可见胃型，有时有自左向右的蠕动波，上腹部可闻及振水音。

瘢痕性梗阻是外科手术的适应证。术前需要充分准备，包括禁食、留置鼻胃管以温生理盐水洗胃，直至洗出液澄清。纠正贫血与低蛋白血症，改善营养状况；维持水、电解质平衡，纠正脱水、低钾低氯性碱中毒。手术目的在于解除梗阻，消除病因。手术方式以胃大部切除为主。对老年患者、全身情况极差或合并严重内科疾病者可行胃空肠吻合术。

【治疗】

手术包括胃切除及消化道重建两大部分。远端胃大部切除术是治疗胃十二指肠溃疡的首选术式。胃大部切除治疗胃十二指肠溃疡的机制：①切除大部分胃，壁细胞和主细胞数量减少，使得胃酸和胃蛋白酶分泌大量减少。②切除胃窦部，减少G细胞分泌促胃液素所引起的胃酸分泌。③切除溃疡本身及溃疡好发部位。

1. 胃的切除

（1）胃的切除范围：胃大部切除范围是胃远端2/3～3/4，包括胃体的远侧部分、胃窦部、幽门和十二指肠球部。

（2）溃疡病灶的处理：胃溃疡病灶应尽量予以切除，十二指肠溃疡如估计溃疡病灶切除很困难时则不应勉强，可改用溃疡旷置术（Bancroft术式）。毕Ⅱ式胃切除术后，酸性胃内容物不再接触溃疡病灶，旷置的溃疡可自行愈合。

（3）吻合口的位置和大小：胃空肠吻合可置于横结肠前或横结肠后。食物通过的速度主要取决于吻合口与空肠肠腔的口径，胃空肠吻合口的大小以3～4cm为宜，过大易引起倾倒综合征，过小则可致胃排空障碍。

2. 胃肠道重建

（1）毕（Billroth）Ⅰ式胃大部切除术：远端胃大部切除后，将残胃与十二指肠吻合。优点是吻合后的胃肠道接近于正常解剖生理状态，食物经吻合口进入十二指肠，减少胆汁、胰液反流入残胃，术后因胃肠功能紊乱而引起的并发症较少。对十二指肠溃疡大、炎症水肿重、瘢痕粘连较多者，残胃与十二指肠吻合有一定张力，毕Ⅰ式手术困难，可能导致胃切除范围不够，增加术后溃疡复发风险。

（2）毕（Billroth）Ⅱ式胃大部切除术：切除远端胃后，缝合关闭十二指肠残端，残胃和空肠端侧吻合。优点是即使胃切除较多，胃空肠吻合也不致张力过大，术后溃疡复发率低；十二指肠溃疡切除困难时允许溃疡旷置。但这种吻合方式改变了正常解剖生理关系，胆汁、胰液流经胃空肠吻合口，术后并发症较毕Ⅰ式多。毕Ⅱ式胃大部切除术常用的几种胃肠道重建如图20-2-1所示。

（3）胃大部切除术后胃空肠Roux-en-Y吻合术：远端胃大部切除后，缝合关闭十二指肠残端，在距离十二指肠悬韧带10～15cm处切断空肠，残胃和远端空肠吻合，距此吻合口以下45～60cm行近端空肠与远侧空肠的端侧吻合（图20-2-2）。即使胃切除较多，胃空肠吻合也不致张力过大。此法可防止术后胆汁、胰液进入残胃，减少反流性胃炎的发生。

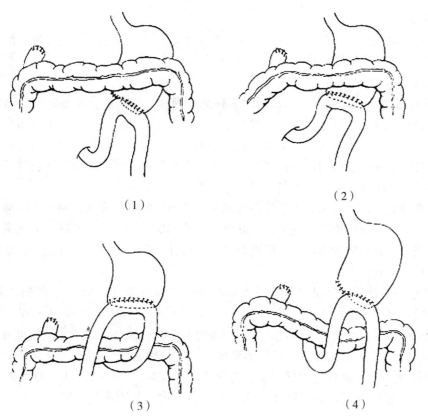

（1）

（2）

（3）

（4）

图 20-2-1　几种常用的 Billroth Ⅱ 式胃大部切除术

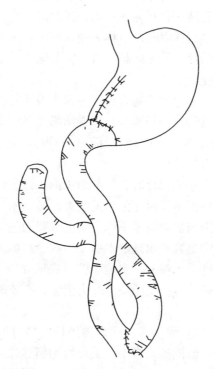

图 20-2-2　胃空肠 Roux-en-Y 式吻合术

【术后并发症】

胃十二指肠溃疡手术后早期出现的并发症与手术操作不当有关；远期并发症则主要与手术带来的解剖、生理、代谢和消化功能改变有关。

（一）早期并发症

1. 术后胃出血　胃切除术后出血可由多种原因导致，如术中止血不确切；吻合口黏膜坏死脱落；吻合口缝线处感染，黏膜下脓肿腐蚀血管等。部分病例可因旷置溃疡出血或术中探查遗漏病变引起出血。对术后胃出血多可采用非手术疗法，必要时可行纤维胃镜检查。对于活动性出血，选择性血管造影可明确出血部位和原因，亦可局部应用血管收缩药或栓塞相关的动脉止血。非手术疗法不能止血或出血量大时，应手术止血。

2. 胃排空障碍　胃切除术后排空障碍属动力性胃通过障碍，发病机制尚不明确。拔除胃管后，患者出现上腹持续性饱胀、钝痛，呕吐含有食物和胆汁的胃液。X线上消化道造影可见残胃扩张、无张力、蠕动波少而弱，胃肠吻合口通过欠佳。多数患者经保守治疗，禁食、胃肠减压、营养支持后，病情多能好转。

3. 十二指肠残端漏　毕Ⅱ式胃切除术后早期的严重并发症，与十二指肠残端处理不当、胃空肠吻合输入袢梗阻引起十二指肠腔内压力升高有关。临床表现为突发上腹部剧烈疼痛、发热、腹膜刺激征以及白细胞计数增加，腹腔引流可有胆汁样液体。术中尽量妥善关闭十二指肠残端，留置腹腔引流。如伴有输入袢的不全梗阻，应行输入–输出袢的侧侧吻合。术后给予肠内或肠外营养支持，全身应用抗生素。为预防此并发症，应注意在十二指肠溃疡切除困难时，宜行溃疡旷置的术式，不可勉强切除。十二指肠残端关闭不满意时，可做十二指肠置管造瘘。

4. 术后梗阻　包括吻合口梗阻和输入、输出袢梗阻，后两者见于毕Ⅱ式胃大部切除术后。

（1）输入袢梗阻：临床表现为上腹部剧烈疼痛、呕吐伴上腹部压痛，呕吐物量少，多不含胆汁，上腹部有时可触及包块。产生的原因是输入袢过长扭曲，或输入袢受牵拉在吻合口处呈锐角影响到肠道排空。由于消化液积存在输入袢内，进食时消化液分泌增加，输入袢内压力突增并刺激肠管剧烈收缩，引发喷射样呕吐，也称为输入袢综合征。不全性输入袢梗阻，应采用禁食、胃肠减压、营养支持等治疗，若无缓解，可行空肠输入、输出袢间的侧侧吻合或改行胃空肠 Roux-en-Y 式吻合术解除梗阻。

（2）输出袢梗阻：毕Ⅱ式胃切除术后吻合口下方输出段肠管因术后粘连、大网膜水肿、炎性肿块压迫形成梗阻，或是结肠后胃空肠吻合，将横结肠系膜裂孔固定在小肠侧引起缩窄或压迫导致梗阻。临床表现为上腹部饱胀，呕吐含有胆汁的胃内容物。钡餐检查可以明确梗阻部位。若非手术治疗无效，应手术解除梗阻。

（3）吻合口梗阻：吻合口太小或吻合时胃肠壁组织内翻过多而引起，也可因术后吻合口炎症水肿出现暂时性梗阻。吻合口梗阻经保守治疗无改善，可手术解除梗阻。

（4）吻合口破裂或瘘：原因与缝合技术不当、吻合口张力过大、组织血供不足有关，在贫血、水肿、低蛋白血症的患者中更容易出现。术后发生吻合口破裂患者有高热、脉速、腹痛以及弥漫性腹膜炎的表现，需立即手术修补、引流腹腔。症状较轻无弥漫性腹膜炎时，可先行禁食、胃肠减压、充分引流、肠外营养、抗感染等综合措施，必要时手术治疗。

（二）远期并发症

1. 碱性反流性胃炎　多在胃切除手术或迷走神经切断加胃引流术后数月至数年发生。由于毕Ⅱ式术后碱性胆汁、胰液、肠液流入胃中，破坏胃黏膜屏障，导致胃黏膜充血、水肿、糜烂等改变。临床表现主要为胃、上腹或胸骨后烧灼痛、呕吐胆汁样胃液和体重减轻。抗酸药无效，较为顽固。治疗可服用胃黏膜保护剂、胃动力药、胆汁酸结合药物。症状严重者可行手术治疗，一般采用改行胃空肠 Roux-en-Y 式吻合术，以减少胆汁反流入胃。

2. 倾倒综合征〔dumping syndrome〕　胃大部切除术后，原控制胃排空的幽门窦、幽门括约肌及十二指肠球部解剖结构不复存在，加上部分患者胃肠吻合口过大（特别是毕Ⅱ式），导致胃排空过速所产生的系列症状。患者可出现心悸、心动过速、出汗、无力、面色苍白等一过性血容量不足表现，并有恶心、呕吐、腹部绞痛、腹泻等消化道症状。治疗主要采用饮食调整疗法，即少量多餐，避免过甜食物、减少液体摄入量并降低渗透浓度常可明显改善。

3. 溃疡复发　由胃切除量不够，胃窦部黏膜残留或输入空肠过长等因素引起。也要警惕促胃液素瘤或促胃液素增多症引起的溃疡复发。胃切除术后可形成吻合口溃疡，临床表现为溃疡症状再现，腹痛及出血。可采用抗酸药、抗 HP 感染保守治疗，对无效者可再次行扩大胃切除手术。二次手术有一定难度，应做好术前准备与评估。应测定促胃液素水平，以排除促胃液素瘤引起的胰源性溃疡可能。

4. 营养性并发症　由于胃大部切除术后，胃容量减少，容易出现饱胀感，使得摄入量不足，引起体重减轻，营养不良。胃次全切除后胃酸减少，壁细胞生成的内因子不足，使得铁和维生素 B_{12} 吸收障碍，可引起贫血。

5. 残胃癌　胃十二指肠溃疡患者行胃大部切除术后 10 年以上，残余胃发生的原发性癌称为残胃癌。随访资料显示发生率为 2% 左右。大多在手术后 20～25 年出现。患者有上腹部疼痛不适、进食后饱胀、消瘦、贫血等症状，胃镜联合活检可以确诊。

知识拓展：胃迷走神经切断术

第三节　胃　癌

胃癌（gastric carcinoma）是最常见的恶性肿瘤之一，在我国消化道恶性肿瘤中居第二位，好发年龄在 50 岁以上，男女发病率之比约为 2∶1。

【病因】

胃癌的确切病因不十分明确，但以下因素与发病有关：

1. 地域环境　胃癌发病有明显的地域性差别，在我国的西北与东部沿海地区胃癌发病率明显高于南方地区。在世界范围内，日本发病率最高，而美国则很低。生活在美国的第二三代日裔移民的发病率逐渐降低，表明地域生活环境对胃癌的发生有较大的影响。

2. 饮食生活因素　长期食用熏烤、盐腌食品的人群中胃远端癌发病率高，与食品中亚硝酸盐、真菌毒素、多环芳烃化合物等致癌物或前致癌物含量高有关，而高盐饮食破坏了胃黏膜的保护层，使致癌物与胃黏膜直接接触。食物中缺乏新鲜蔬菜与水果与发病也有一定关系。吸烟者的胃癌发病危险性较不吸烟者高 50%。

3. 幽门螺杆菌（helicobacter Pylori，HP）感染　幽门螺杆菌感染也是引发胃癌的主要因素之一。HP 感染率高的国家和地区，胃癌发病率也增高。HP 阳性者胃癌发生的危险性是 HP 阴性者的 3～6 倍。控制 HP 感染在胃癌防治中的作用已受到高度重视。

知识拓展：幽门螺杆菌致胃癌的机制

4. 慢性疾患和癌前病变　易发生胃癌的胃疾病包括胃息肉、慢性萎缩性胃炎及胃部分切除后的残胃。胃息肉可分为炎性息肉、增生性息肉和腺瘤，前两者恶变的可能性很小，胃腺瘤的癌变率在 10%～20%，直径超过 2 cm 时癌变机会加大。萎缩性胃炎以胃黏膜腺体萎缩、减少为主要特征，常伴有肠上皮化生或黏膜上皮异型增生，可发生癌变。胃大部切除术后残胃黏膜发生慢性炎症改变，可能在术后 15～25 年发展为残胃癌（gastric remnant cancer）。癌前病变是指容易发生癌变的胃黏膜病理组织学改变，本身尚不具备恶性特征，是从良性上皮组织转变成癌过程中的病理变化。胃黏膜上皮的异型增生根据细胞的异型程度，可分为轻、中、重三度，重度异型增生与分化较好的早期胃癌有时很难区分。

5. 遗传和基因　与胃癌患者有血缘关系的亲属其胃癌发病率较对照组高 4 倍，其一级亲属患胃癌的比例显著高于二、三级亲属，说明遗传因素起一定的作用。近年来的分子生物学研究表明，胃黏膜的癌变是一个多因素、多步骤、多阶段发展过程，涉及癌基因、抑癌基因、凋亡相关基因与转移相关基因等的改变，如抑癌基因 *P53*、*APC*、*Rb* 等发生基因缺失或突变，而癌基因（如 *K-ras*、*c-met*、*EGFR* 等）明显扩增并且过度表达。不同的基因可能在胃癌发展的不同阶段发挥作用。

【病理】

（一）大体类型

1. 早期胃癌（early gastric cancer） 指病变仅限于黏膜或黏膜下层，不论病灶大小或有无淋巴结转移。癌灶直径在 10 mm 以下称小胃癌，5 mm 以下为微小胃癌。早期胃癌根据病灶形态可分三型：Ⅰ 型为隆起型，癌灶突向胃腔；Ⅱ 型表浅型，癌灶比较平坦，没有明显的隆起与凹陷；Ⅲ 型凹陷型，为较深的溃疡。Ⅱ 型还可以分为三个亚型，即 Ⅱa 浅表隆起型、Ⅱb 浅表平坦型和 Ⅱc 浅表凹陷型。

2. 进展期胃癌 指癌组织浸润深度超过黏膜下层的胃癌。按 Borrmann 分型法分四型：Ⅰ 型（息肉型，也叫肿块型），为边界清楚突入胃腔的块状癌灶；Ⅱ 型（溃疡局限型），为边界清楚并略隆起的溃疡状癌灶；Ⅲ 型（溃疡浸润型），为边界模糊不清的溃疡，癌灶向周围浸润；Ⅳ 型（弥漫浸润型），癌肿沿胃壁各层全周呈浸润生长，边界不清。若全胃受累胃腔缩窄、胃壁僵硬如革囊状，称皮革胃，恶性度极高，发生转移早。

胃癌好发部位以胃窦部为主，占一半，其次是胃底贲门部约占 1/3，胃体较少。

（二）组织类型

世界卫生组织（World Health Organization，WHO）2000 年将胃癌分为：①腺癌（肠型和弥漫型）；②乳头状腺癌；③管状腺癌；④黏液腺癌；⑤印戒细胞癌；⑥腺鳞癌；⑦鳞状细胞癌；⑧小细胞癌；⑨未分化癌；⑩其他。胃癌绝大部分为腺癌。

（三）胃癌的扩散与转移

1. 直接浸润 分化差、浸润性生长的胃癌突破浆膜后，易扩散至网膜、结肠、肝、脾、胰腺等邻近器官。当胃癌组织侵及黏膜下层后，可沿组织间隙与淋巴网蔓延，贲门胃底癌易侵及食管下端。胃窦癌可向十二指肠浸润，通常浸润在幽门下 3 cm 以内。

2. 淋巴转移 是胃癌的主要转移途径，进展期胃癌的淋巴转移率高达 70% 左右，侵及黏膜下层的早期胃癌淋巴转移率近 20%。一般将引流胃的淋巴结分为 16 组，有的组还可以进一步分为若干亚组（图 20-3-1）。

图片：早期胃癌的镜下表现

图片：进展期胃癌的镜下表现

知识拓展：胃的淋巴结亚组分类

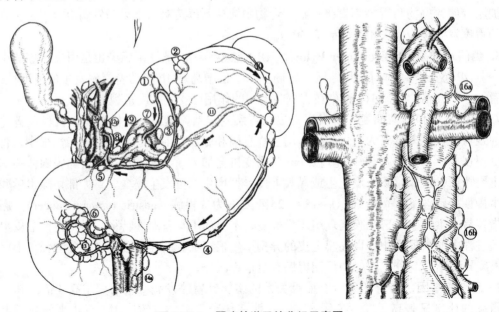

图 20-3-1　胃癌的淋巴结分组示意图

　　胃癌的淋巴转移通常是循序逐步渐进，即先由原发部位经淋巴网向胃周淋巴结转移（1～6组），继之癌细胞随支配胃的血管，沿血管周围淋巴结向心性转移，并可向更远的重要血管周围转移（7～16组）；但有时也可发生跳跃式淋巴转移，终末期胃癌可经胸导管向左锁骨上淋巴结转移，或经肝圆韧带转移至脐部。

　　3. 血行转移　胃癌细胞进入门静脉或体循环向身体其他部位播散，形成转移灶。常见转移的器官有肝、肺、胰、骨骼等，以肝转移为多。

　　4. 腹膜种植转移　当胃癌组织浸润至浆膜外后，肿瘤细胞脱落并种植在腹膜和脏器浆膜上，形成转移结节。直肠前凹的转移癌，通过直肠指检可以发现。女性患者胃癌可形成卵巢转移性肿瘤，称 Krukenberg 瘤。癌细胞腹膜广泛播散时，可出现大量癌性腹水。

　　（四）临床病理分期

　　国际抗癌联盟（UICC）和美国癌症联合会（AJCC）2010 年共同公布的胃癌 TNM 分期法，分期的病理依据主要是肿瘤浸润深度、淋巴结以及远处转移情况。

　　T 代表原发肿瘤浸润胃壁的深度。

　　T_1：肿瘤局限于黏膜层或黏膜下层

　　　　T_{1a}：肿瘤局限于黏膜层；

　　　　T_{1b}：肿瘤局限于黏膜下层。

　　T_2：肿瘤浸润至固有肌层；

　　T_3：肿瘤穿透浆膜下结缔组织而未侵犯脏腹膜或邻近结构；

　　T_4：肿瘤侵犯浆膜或肿瘤侵犯邻近组织和脏器；

　　　　T_{4a}：肿瘤侵犯浆膜；

　　　　T_{4b}：肿瘤侵犯邻近组织或脏器。

　　N 表示局部淋巴结的转移情况。（建议检查区域淋巴结数目 ≥ 16）

　　N0：无淋巴结转移

　　N_1：1～2 个区域淋巴结转移；

　　N_2：3～6 个区域淋巴结转移；

　　N_3：7 个以上区域淋巴结转移。

　　M 则代表肿瘤远处转移的情况。

　　M_0：无远处转移；

　　M_1：有远处转移。

　　根据 TNM 的不同组合可将胃癌划分为 Ⅰ～Ⅳ临床病理分期（表 20-3-1）。

表20-3-1　胃癌的临床病理分期

	N_0	N_1	N_2	N_3
T_1	ⅠA	ⅠB	ⅡA	ⅡB
T_2	ⅠB	ⅡA	ⅡB	ⅢA
T_3	ⅡA	ⅡB	ⅢA	ⅢB
T_{4a}	ⅡB	ⅢA	ⅢB	ⅢC
T_{4b}	ⅢB	ⅢB	ⅢC	ⅢC
M_1	Ⅳ			

知识拓展：胃癌的临床病理分期

【临床表现】

　　多数早期胃癌患者无明显症状，有时出现上腹部不适，进食后饱胀、恶心等非特异性的上消化道症状，胃窦癌患者常出现类似十二指肠溃疡的症状。按慢性胃炎和十二指肠溃疡治疗，症状可暂时缓解，易被忽视。随着病情发展，患者出现上腹疼痛加重，食欲下降、乏力、消瘦、体重减轻。根据肿瘤的部位不同，也有其特殊表现。贲门胃底癌可有胸骨后疼痛和进食梗阻感。幽门附近的胃癌生长到一定程度，可导致幽门部分或完全性梗阻而发生呕吐，呕吐物多为隔夜宿食和胃液。肿瘤破溃或侵犯胃周血管后可有呕血、黑便等消化道出血症状，也有可能发生急性穿孔。早期患者多无明显体征，晚期患者可触及上腹部质硬、固定的包块，出现锁骨上淋巴结肿大、直肠前凹扪及肿块、贫血、腹水、黄疸、营养不良甚至恶病质等表现。

【诊断】

早期胃癌术后 5 年生存率可达 90.9% ～ 100%，明显优于进展期胃癌。因此，早期诊断是提高治愈率的关键。但由于早期胃癌无特异性症状，容易被忽视，国内早期胃癌的比例仅为10% 左右。为提高早期胃癌诊断率，应对以下人群定期检查。① 40 岁以上，既往无胃病史而出现上述消化道症状者，或已有溃疡病史但症状和疼痛规律明显改变者；②有胃癌家族病史者；③有胃癌前期病变者，如萎缩性胃炎、胃溃疡、胃息肉、胃大部切除病史者；④有原因不明的消化道慢性失血或短期内体重明显减轻者。

通过各种检查方法，可以对胃癌进行明确诊断，并且进行临床分期。临床分期对制订治疗方案及判断预后有非常重要的作用。

知识拓展：超声内镜

1. 胃镜检查　能够直接观察胃黏膜病变的部位和范围，并可以对可疑病灶钳取小块组织做病理学检查，是诊断胃癌的最有效方法。为提高诊断率，应在可疑病变组织四周活检 4 ～ 6 处，不应集中一点取材。通过使用色素内镜和放大内镜，可显著提高小胃癌和微小胃癌的检出率。采用带超声探头的电子胃镜，对病变区域进行超声探测成像，可了解肿瘤在胃壁内的浸润深度以及向壁外浸润的情况，是判断肿瘤 T 分期的最佳方法，同时也可以探及胃周淋巴结转移情况，有助于胃癌的术前临床分期，以及决定病变是否适合进行内镜下切除。

2. X 线钡餐检查　仍为诊断胃癌的常用方法。目前多采用气钡双重造影，通过黏膜相和充盈相的观察做出诊断，优点是痛苦小易被患者所接受；缺点是不如胃镜直观且不能取活检进行组织学检查。X 线征象主要有龛影、充盈缺损、胃壁僵硬胃腔狭窄、黏膜皱襞的改变等。同时，钡餐检查对胃上部癌是否侵犯食管有诊断价值。

3. CT 检查　螺旋增强 CT 检查在评价胃癌病变范围、局部淋巴结转移和远处转移（如肝、卵巢）方面具有较高的价值，是判断肿瘤 N 分期和 M 分期的首选方法。

4. 其他影像学检查　MRI 的作用与 CT 相似。正电子发射成像技术（PET），利用胃癌组织对于 [18F] 氟 -2- 脱氧 -D- 葡萄糖（FDG）的亲和性，对胃癌进行诊断，判断淋巴结和远处转移病灶情况，准确性也比较高。

5. 其他检查　胃液脱落细胞学检查现已较少应用；部分胃癌患者的粪潜血可持续阳性。肿瘤标志物癌胚抗原（CEA）、CA19-9 和 CA125 在部分胃癌患者中可见升高，但目前认为仅作为判断肿瘤预后和治疗效果的指标，无助于胃癌的诊断。

通过临床表现、电子胃镜或 X 线钡餐检查，多数胃癌可获得正确诊断。少数情况下，需要与胃良性溃疡、胃间质瘤、胃淋巴瘤和胃良性肿瘤等进行鉴别诊断。

【治疗】

（一）早期胃癌的内镜下治疗

对直径小于 2 cm 的无溃疡表现的分化型黏膜内癌（T_{1a} 期），可在内镜下行胃黏膜切除术（endoscopic submucosal dissection，EMR）或内镜黏膜下剥离术（endoscopic submucosal dissection，ESD）。目前临床上更推荐使用 ESD，即将病灶周围黏膜用高频电刀环周切开，在黏膜下层和肌层间剥离。对于肿瘤浸润深度达到黏膜下层（T_{1b} 期）、无法完整切除和临床淋巴结可以转移的早期胃癌，不应盲目内镜下治疗，原则上应采用标准的外科根治性手术。

知识拓展：内镜下治疗的适应证的扩大

（二）手术治疗

外科手术是胃癌的主要治疗手段，分为根治性手术和姑息性手术两类。

1. 根治性手术（radical surgery） 原则为彻底切除胃癌原发灶，按临床分期标准清除胃周围的淋巴结，重建消化道。目前公认的胃癌根治手术的标准术式是 D2 淋巴结清扫的胃切除术。

（1）常用的胃切除术和胃切除范围：

全胃切除术（total gastrectomy）：含贲门（食管胃结合部）和幽门的全胃切除。

远端胃切除术（distal gastrectomy）：含幽门的胃切除术，保留贲门，标准手术为切除胃的 2/3 以上。

近端胃切除术（proximal gastrectomy）：含贲门（食管胃结合部）的胃切除术，保留幽门。

切除范围：胃切断线要求距肿瘤边缘至少 5 cm；远侧部癌应切除十二指肠第一部 3～4 cm，近侧部癌应切除食管下端 3～4 cm。保证切缘无肿瘤残留。

（2）淋巴结清扫：淋巴结清除范围以 D（dissection）表示，依据不同的胃切除术式系统地规定了淋巴结清扫的范围。D 级标准可分为 D0、D1 和 D2 手术（表 20-3-2）。

知识拓展：如何保证切缘的安全

表20-3-2 胃癌D2根治术淋巴结清扫范围

	全胃切除术	远端胃切除术
D0 手术	淋巴结清扫未达到 D1 手术	
D1 手术	NO.1～7	NO.1，3，4，5，6，7
D2 手术	D1+NO.8a，9，10，11p，11d，12a	D1+NO.8a，9，11p，12a

知识拓展：胃癌根治术淋巴结清扫范围的更新

D1 手术仅适用于临床分期为 T_1N_0，并且肿瘤不适合内镜下切除的早期胃癌；对进展期胃癌，即临床分期为 $T_2 \sim T_4$ 期或临床发现淋巴结转移的肿瘤，均应行 D2 淋巴结清扫。由于术前和术中的淋巴结转移无法做到完全准确诊断，所以如果怀疑淋巴结存在转移，就应该进行 D2 淋巴结清扫。

知识拓展：是否有必要进行D2扩大的淋巴结清扫术？

（3）手术方式举例：

1）根治性远端胃大部切除：切除胃的 3/4～4/5，幽门下 3～4 cm 切断十二指肠，距癌边缘 5 cm 切断胃，按照 D2 标准清扫淋巴结，切除大网膜、网膜囊；消化道重建可选 Billroth Ⅰ式胃十二指肠吻合术或 Billroth Ⅱ式胃空肠吻合术（图 20-3-2）。

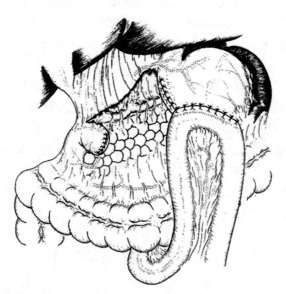

图 20-3-2 根治性远端胃切除术，Billroth Ⅱ式胃空肠吻合术

知识拓展：手术过程中切除网膜囊的意义

2）根治性全胃切除术：多适用于胃体与胃近端癌。切除全部胃，幽门下 3 ～ 4 cm 切断十二指肠，食管胃交界部以上 3 ～ 4 cm 切断食管。按照 D2 标准清扫淋巴结，切除大网膜、网膜囊。根据情况切除脾，消化道重建常行食管空肠 Roux-en-Y 吻合术（图 20-3-3）。

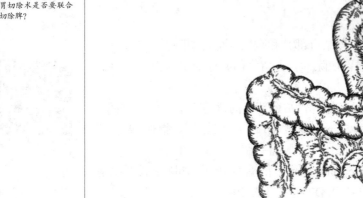

图 20-3-3　根治性全胃切除术，食管空肠 Roux-en-Y 吻合术

3）腹腔镜胃癌根治术：第一例腹腔镜远端胃切除术于 1991 年完成，随着仪器器械及手术技术的日趋完善，腹腔镜胃癌根治术在临床上得到广泛的开展。根据大规模前瞻性随机对照试验结果，对于临床 I 期的胃癌，腹腔镜手术与开腹手术相比，在安全性和治疗效果上没有显著差异，可以作为标准治疗方式。而对于 I 期以上的进展期胃癌，腹腔镜手术在安全性上不劣于开腹手术，而远期效果有待进一步证明。

2. 姑息性手术（palliative surgery） 是指原发灶无法切除，针对由于胃癌导致的梗阻、穿孔、出血等并发症状而做的手术，如胃切除术、胃空肠吻合术、空肠造口术、穿孔修补术等。

（三）胃癌的化疗

对于不可切除性、复发性或姑息手术后等胃癌晚期患者，化疗可能有减缓肿瘤的发展速度，改善症状等效果。根治性手术后辅助化疗的目的是控制残存的肿瘤细胞以减少复发的机会。早期胃癌根治术后原则上不必辅助化疗；而进展期胃癌根治术后无论有无淋巴结转移均需化疗。对施行化疗的胃癌患者应当有明确病理诊断，一般情况良好，心、肝、肾与造血功能正常，无严重合并症。

常用的胃癌化疗给药途径有口服给药、静脉给药、腹膜腔给药、动脉插管区域灌注给药等。为提高化疗效果、减轻化疗的不良反应，常选用多种化疗药联合应用。

（四）胃癌的其他治疗

胃癌对放疗的敏感度较低，较少采用，可用于缓解癌肿引起的局部疼痛症状。胃癌的免疫治疗包括非特异生物反应调节剂、细胞因子以及过继性免疫治疗等的临床应用。靶向治疗包括曲妥珠单抗（抗 HER-2 抗体）、贝伐珠单抗（抗 VEGFR 抗体）和西妥昔单抗（抗 EGFR 抗体），在晚期胃癌的治疗有一定的效果。

第四节　胃肠道间质瘤

胃肠道间质瘤（gastrointestinal stromal tumor，GIST）是消化道最常见的间叶源性肿瘤，其中 60%～70% 发生在胃，20%～30% 发生在小肠，可以发生在从食管至直肠的消化道各个部位，曾被认为是平滑肌（肉）瘤。组织学上主要以梭形细胞和上皮样细胞呈束状交叉或弥漫性排列为特征，免疫组化检测通常表达 CD117 和 DOG1 阳性，显示卡哈尔细胞（Cajal cell）分化，大多数病例具有 *c-kit* 或血小板源性生长因子受体 α 多肽（platelet derived growth factor receptor alpha，PDGFRA）基因活化突变。在生物学行为上属于潜在恶性肿瘤，可以表现出从良性至恶性的不同特质。GIST 约占胃肿瘤的 3%，可发生于各年龄段，高峰年龄为 50～70 岁，男女发病率相近。

【病理】

GIST 不同于胃肠道的其他间叶源性肿瘤（gastrointestinal mesenchymal tumor，GIMT）。GIMT 除包括 GIST 外，还包括平滑肌瘤和肉瘤、神经纤维瘤、颗粒细胞瘤、脂肪瘤、Kaposi 肉瘤和血管肉瘤等。GIST 呈膨胀性生长，可向黏膜下或浆膜下浸润形成球形或分叶状肿块。肿瘤可单发或多发，直径为 1～20 cm，质地坚韧，境界清楚，表面呈结节状。瘤体生长较大可造成瘤体出血、坏死及囊性变，并在黏膜表面形成溃疡导致消化道出血。

【临床表现】

瘤体小时，通常无症状。常在体检、内镜检查、CT 检查或在其他手术时偶然发现。肿瘤大，可出现非特异性症状，与部位有关。患者可有不适、上消化道溃疡和出血，亦可有腹痛、腹部肿块、梗阻、便血或穿孔等症状。肿瘤恶性度高的患者可有体重减轻、发热等消耗症状，腹腔播散和肝转移时也可出现相应症状。

【诊断】

钡餐造影胃局部黏膜隆起，呈凸向腔内的类圆形充盈缺损，胃镜下可见黏膜下肿块，顶端可有溃疡。黏膜活检检出率低，超声内镜可以发现直径＜2 cm 的胃壁内肿瘤。CT、MRI 扫描有助于发现胃腔外生长的结节状肿块以及有无肿瘤转移。组织标本的免疫组织化学检测显示 CD117 和 DOG1 过度表达，有助于病理学最终确诊。

【治疗】

首选手术切除。对术后切缘阳性或高度恶性者应予辅助治疗。对复发或转移者，伊马替尼是首选，根据具体情况采取结合手术治疗。

（一）原发局限可切除病例的手术治疗及术后辅助治疗

切缘阴性的完整切除为外科治疗标准。不同于胃癌或肠癌，间质瘤的生长方式是膨胀式生长。切缘不需要达到 5 cm，切缘阴性，一般 2～3 cm 已经足够。其转移方式与上皮来源的癌不同，以腹腔种植和血行转移为主，淋巴结转移的发生率低于 10%，除特殊少见的间质瘤类型，不主张进行淋巴结清扫。

术前穿刺活检可能造成肿瘤破裂和出血，增加肿瘤播散风险。对临床怀疑为 GIST 者，评估手术能够完整切除且不会明显影响相关脏器功能者，可以直接进行手术切除。对需要联合多脏器切除者，或术后可能明显影响相关脏器功能者，术前可考虑行活检以明确病理诊断，有助于决定是否直接手术或术前药物治疗。对于无法切除或估计难以获得 R0 切除的病变，拟采用术前药物治疗者，应先进行活检。对初发且疑似 GIST 者，术前如需明确性质（如排除淋巴瘤）或疑似复发转移 GIST，药物治疗前需明确性质者可进行活检。活检方式有：超声内镜下细针穿刺活检（endoscopic ultrasonography - fine needle aspiration，EUS-FNA）、空芯针穿刺活检（core needle biopsy，CNB）、内镜下活检及经直肠或阴道穿刺活检。

手术方式可根据病情不同选择。

（1）开腹手术：目前仍是 GIST 最常用的手术方法。区段或楔形切除是最常用的局部切除方法。手术切除应争取最小的手术并发症，尽量避免复杂手术（如全胃切除、腹会阴联合切除等）或多脏器联合切除手术（如胰十二指肠切除术等）。此外，对涉及器官功能保护

（organ-sparing）的病例，如中低位直肠 GIST、胃食管结合部 GIST，推荐首选括约肌保留手术（sphincter-sparing surgery）和食管保留手术（esophagus-sparing surgery）。对于涉及复发手术或器官功能保护的病例，推荐进行多学科专家组讨论决定是否进行术前伊马替尼治疗。

（2）经直肠、阴道或会阴切除：对于位于直肠或直肠阴道隔的病灶，可考虑截石位或折刀位下局部完整切除。

（3）腹腔镜手术：近年来腹腔镜手术适应证不断扩大。在有经验的医疗中心，可以根据肿瘤部位和大小考虑行腹腔镜切除。推荐对位于胃大弯侧及胃底体前壁直径 ≤ 5 cm 的病灶可以考虑腹腔镜手术。空回肠 GIST 行腹腔镜手术的意义主要在于探查、定位。此外，对位于直肠的小 GIST 也可以考虑腹腔镜手术切除。如 GIST 肿瘤需要较大腹部切口才能完整取出，不建议应用腹腔镜手术。由于肿瘤破裂是 GIST 独立的不良预后因素，因此术中要遵循"非接触、少挤压"的原则，且必须使用"取物袋"，以避免肿瘤破裂播散。

由于多数 GIST 起源于固有肌层，生长方式多种多样，瘤体与周围肌层组织界限并不十分清晰，内镜下治疗不易根治性切除，且操作并发症的发生率高（主要为出血、穿孔、瘤细胞种植等），目前尚缺乏内镜下切除 GIST 的中长期安全性的对比研究，故不作为常规推荐。

危险度分级是评估辅助治疗适应证最主要的标准，目前推荐依据 NIH 2008 版（中国共识改良版）危险度评估，具有中高危复发风险的患者作为辅助治疗的适应人群。①中度复发风险：非胃（主要为小肠、结直肠）来源的中危 GIST 危险度高于胃来源的中危 GIST，复发风险相对偏高，建议对非胃来源的 GIST，用伊马替尼辅助治疗 3 年；对胃来源的 GIST，用伊马替尼辅助治疗 1 年。②高度复发风险：对高度复发风险 GIST，辅助治疗时间至少 3 年；对发生肿瘤破裂患者，可以考虑延长辅助治疗时间。

知识拓展：原发 GIST 切除术后危险度分级（NIH 2008 年改良版）

（二）转移性病例

单纯手术治疗复发或转移性肿瘤，绝大多数将复发。伊马替尼结合手术，可使患者获得更长生存。对伊马替尼治疗已经达到最大受益者或治疗无效时，建议采用手术治疗。手术可以显著改善肝转移患者的预后。对不适于外科手术切除的转移灶，可行射频消融或动脉栓塞治疗。

第五节　先天性肥大性幽门狭窄

先天性肥大性幽门狭窄（congenital hypertrophic pyloric stenosis）是新生儿期幽门肥大增厚而致的幽门机械性梗阻，是新生儿常见疾病之一，男女比例为 4 ∶ 1。其确切病因不明，可能与自主神经结构功能异常、血液中促胃液素水平升高以及幽门肌持续处于紧张状态有关。

【病理】

肉眼观察幽门部形似橄榄状，与十二指肠界限明显，长 2 ～ 25 cm，直径为 1.0 ～ 1.5 cm，表面光滑呈粉红色或苍白色，质硬但有弹性。肌层特别是环行肌肥厚，达 0.4 ～ 0.6 cm，幽门管狭窄。镜下见黏膜充血、水肿，肌纤维层厚，平滑肌增生，排列紊乱。

【临床表现】

患儿多在出生后 2 ～ 3 周内出现典型的表现，即进行性加重的频繁呕吐，呕吐物为不含胆汁的胃内容物。进食后出现呕吐，最初是呕吐乳汁，接着发展为喷射状呕吐。上腹部见胃蠕动波，剑突与脐之间触及橄榄状的肥厚幽门是本病的典型体征。患儿可有脱水、体重减轻；血气分析与生化检查常出现低钾性碱中毒。

【诊断与鉴别诊断】

根据患儿典型的喷射状呕吐，胃肠蠕动波以及触及幽门肿物，即可确诊。超声检查探测幽门肌层厚度 ≥ 4 mm、幽门管长度 ≥ 16 mm、幽门管直径 ≥ 14 mm，提示本病。X 线钡餐提示胃扩张、蠕动增强、幽门管腔细长、幽门通过受阻、胃排空延缓。

应与可以导致婴儿呕吐的其他疾病进行鉴别，如喂养不当、感染、颅内压增高、胃肠炎等。幽门痉挛的新生儿也可出现间歇性喷射性呕吐，但腹部不能触及幽门肿物。钡餐检查有助于区别肠旋转不良、肠梗阻、食管裂孔疝等。

【治疗】

幽门肌切开术是治疗本病的主要方法，手术可开腹施行也可以经腹腔镜施行。手术前需要纠正营养不良与水、电解质紊乱。给予患者 5% 葡萄糖溶液、生理盐水及氯化钾，使血 HCO_3^- 浓度低于 30 mmol/L，每小时尿量达到 1 ml/kg 以上，以保证麻醉、手术能够安全进行。手术在幽门上前方纵行切开浆膜与幽门环行肌层，切口远端不超过十二指肠，近侧应超过胃端，使黏膜自由膨出即可。术中应注意保护黏膜、避免损伤。手术结束前，应经胃管注入 30 ml 空气检查有无黏膜穿孔，必要时予以修补。手术后当日禁食，以后逐步恢复饮水和喂奶。

（刘玉村　陈国卫）

第21章 小肠疾病

第一节 解剖生理

一、解剖

小肠近端起于胃幽门环,远端经回盲瓣与盲肠相接,包括十二指肠、空肠与回肠三部分,正常成人总长度为 3 ～ 5 m,但个体差异较大。十二指肠呈"C"形包绕胰腺头部,位置深且固定,正常成人长 25 ～ 30 cm,十二指肠和空肠交界处位于腹膜后的横结肠系膜根部,由十二指肠空肠悬韧带(ligament of Treitz)固定于腹后壁。空肠与回肠为腹膜所包裹,呈肠袢状游离于腹腔内,活动度较大,仅通过小肠系膜附着于腹后壁,系膜根部起自于第 1、2 腰椎左侧,向右下斜行,止于右骶髂关节前方。空、回肠间没有明确的解剖标志,一般认为近端 2/5 为空肠,远端 3/5 为回肠。成人小肠壁自内向外分为黏膜层、黏膜下层、肌层和浆膜层。黏膜层有环状皱襞,空肠黏膜皱襞高而密集,向远端逐渐递减,至回肠末端几近消失,故肠管自上而下也逐渐变细变薄。肠黏膜下层含有丰富的血管、淋巴网及神经组织。

空、回肠的血液供应来自于从腹主动脉发出的肠系膜上动脉,其自胰腺颈部下缘穿出,跨过十二指肠横部后进入小肠系膜根部,发出胰十二指肠下动脉、中结肠动脉、右结肠动脉、回结肠动脉和 12 ～ 16 支空、回肠动脉。肠动脉各支间相互吻合形成动脉弓,最后分出直支到肠壁。近端空肠系膜内仅有初级弓,直支血管较长,系膜脂肪较少,越向远端动脉弓越多,由初级弓分出的动脉支吻合,可形成 3 级、4 级动脉弓,直支血管短,系膜内脂肪亦增多,进入肠壁形成毛细血管网,借此可从外观上判断空、回肠的分界。小肠的静脉与动脉伴行,最后汇合成肠系膜上静脉在胰腺后方与脾静脉汇合成为门静脉进入肝。

小肠及系膜内含有大量的免疫活性细胞和丰富的淋巴管网。空肠和回肠的淋巴管起源于肠黏膜绒毛中心的乳糜管,于黏膜下层形成淋巴滤泡,在空肠呈散在性分布,至回肠则大量的淋巴滤泡聚集成 Peyer 淋巴集结。淋巴液自肠黏膜吸收通过肠壁及系膜淋巴管网引流至肠系膜根部淋巴结,汇入乳糜池经胸导管注入静脉。

小肠的神经支配包括交感神经和副交感神经,主要由来自于腹腔神经丛和肠系膜上神经丛的神经纤维组成,含有运动和感觉神经纤维。交感神经兴奋时小肠蠕动减弱、血管收缩,迷走神经兴奋时小肠蠕动及腺体分泌增加。小肠的痛觉主要由内脏神经的传入纤维传导,常放射到第 9、10、11 胸神经分布的区域。

二、生理功能

小肠具有消化、吸收、运动、分泌和免疫功能,是食物消化和吸收的主要部位。食糜进入小肠后在胰液、胆汁和小肠分泌的多种酶的作用下,被分解为葡萄糖、半乳糖、果糖、氨基酸、脂肪酸、二肽、三肽和单酸甘油酯,经小肠黏膜吸收。肠黏膜上的绒毛形成近 10 m² 的吸收面积,是营养物质吸收的主要场所,亦有维持水、电解质平衡的重要作用。消化道每天分泌约 8000 ml 消化液，大部分经小肠黏膜吸收入血，仅 500 ml 进入结肠，有效维持了人体内环境的稳定。小肠运动主要依赖于肠壁环行肌和纵行肌的相互协调运动，使肠内容物充分混合、与肠黏膜充分接触，利于营养物质吸收，并使食糜逐步向远端移行。小肠黏膜含有大量的内分泌细胞，分泌多种消化道激素，如促胃液素、缩胆囊素、促胰液素、肠抑胃素、生长抑素、胰高血糖素、促胃动素、血管活性肽等。小肠黏膜具有屏障功能，肠道相关淋巴组织（gut associated lymphatic tissue，GALT）和黏膜层中的浆细胞产生的分泌型免疫球蛋白（sIgA）具有免疫屏障功能，在预防肠源性感染方面具有关键作用。

第二节　小肠炎症性疾病

一、肠结核

肠结核（intestinal tuberculosis）是由结核分枝杆菌侵犯肠管所引起的慢性特异性感染。当肠结核引起肠腔狭窄、梗阻、肠穿孔以及炎性肿块等病变时，则需要外科手术进一步治疗。

【病因和病理】

原发性肠结核较为少见，常由进食被结核分枝杆菌污染的食物所致。临床上以继发性肠结核最为常见，多继发于肺结核，其主要病变位于末段回肠和回盲部，约占肠结核的 85%。病变在形态上可分为溃疡型与增生型，两者也可并存，但以溃疡型最为多见。溃疡型常多发于末段回肠，结核分枝杆菌经肠黏膜进入肠壁淋巴组织，形成结核性肉芽肿，继而发生干酪样坏死。病变肠黏膜脱落形成边缘不规则、大小和深浅不一的溃疡。病变沿肠壁环形淋巴管扩散，溃疡愈合后形成环状瘢痕而致肠腔狭窄。病变可散在分布，致肠腔多处狭窄，可呈腊肠样改变。增生型多见于原发性肠结核，病变多局限于盲肠，少数可累及末段回肠或近段升结肠，受累肠壁增厚变硬，与周围粘连，易致肠腔狭窄和肠梗阻。结核病变发展过程缓慢，可致腹膜及肠系膜淋巴结结核，且病变肠管局部纤维组织增生并与周围组织紧密粘连，很少发生急性穿孔。若发生慢性穿孔，则多形成局限性腹腔脓肿或肠瘘。镜检时可见肠黏膜下层大量结核性肉芽肿和纤维组织增生，黏膜隆起呈假性息肉样改变。

【临床表现】

本病多见于青壮年，起病缓慢，病程较长。溃疡型肠结核患者常有低热、盗汗、乏力、食欲缺乏、消瘦等结核病的全身症状，同时伴肠外结核表现，而增生型肠结核患者则前述症状较轻，多不伴有其他肠外结核表现。

肠结核患者常有慢性腹痛，且以右下腹及脐周为主，呈隐痛或钝痛，偶伴阵发性绞痛，常于进食后加重，排气或排便后减轻。溃疡型肠结核患者常伴有排便习惯改变，以腹泻为主，偶可出现腹泻和便秘交替，当病变侵犯结肠时可有黏液脓血便，体格检查右下腹可有压痛，肠鸣音活跃。在病变趋向愈合并有瘢痕形成或为增生性肠结核时，可表现为低位不全性肠梗阻症状，有阵发性绞痛，可出现呕吐，体格检查可见肠型，右下腹可触及包块。若发生慢性穿孔则出现腹腔局限性脓肿，脓肿穿破腹壁时可形成肠外瘘。

辅助检查可有贫血，红细胞沉降率增快。部分患者胸部 X 线检查示肺内有活动性或陈旧性结核病灶。全消化道钡餐或钡灌肠检查提示小肠运动加快，回盲部激惹现象，出现钡剂缺失，病变上下段肠管充盈良好，出现跳跃征象，病变段肠管肠腔狭窄和畸形，黏膜皱襞紊乱，肠壁僵硬，结肠带消失。纤维结肠镜检查与活体组织检查发现结核病变。

【诊断】

结合病史、临床表现及辅助检查，特别是对伴有活动性肠外结核的中青年患者应高度警惕此病。具有下列条件之一，可诊断为肠结核：①手术中发现病变，肠系膜淋巴结活检证实有结核病变；②病变组织病理检查有结核结节及干酪样坏死；③病变组织中找到结核分枝杆菌；④病变组织经细菌培养或动物接种证实有结核分枝杆菌生长。

【治疗】

肠结核应以内科抗结核治疗为主，当伴有外科并发症时才考虑行手术治疗。其手术治疗适应证为：①急性穿孔合并腹膜炎；②慢性穿孔形成局限性脓肿或肠外瘘；③溃疡型病变伴有肠管狭窄或是增生型病变导致肠梗阻；④不能控制的肠道大出血；⑤诊断不肯定，又不能除外癌肿者。

应充分重视围术期的处理，除急诊情况外，术前、术后均需行抗结核治疗和全身支持治疗。特别是对于活动性肺结核或其他肠外结核的患者，需术前抗结核治疗，待结核病变稳定、患者营养状况改善后再行手术治疗。手术方式应根据并发症的情况而定。

1. 急性穿孔可行病变所在的肠段切除断端吻合术或腹腔引流术。

2. 慢性肠穿孔形成局限性脓肿，其周围多有紧密粘连，宜行脓肿切开引流术，待瘘管形成后再行进一步处理。

3. 对回肠肠管伴有瘢痕狭窄形成肠梗阻者，可做肠段局部切除及肠吻合术。病变累及升结肠时可行右半结肠切除术。对病变广泛而固定，切除困难者，应在病变的近侧切断回肠，远断端内翻封闭，近断端与结肠行端侧吻合，解除梗阻，待病变控制后再行二期手术切除病变肠袢。若病变为完全性梗阻，远断端可外置造口以排除肠黏液。避免施行回肠横结肠侧侧吻合的短路手术，因为部分肠内容物仍可通过病变肠管，病灶不能完全处于静息状态，而梗阻症状也不能完全缓解。

二、克罗恩病

克罗恩病（Crohn disease，CD）是以侵及肠壁全层为特征的、节段性、非特异性肉芽肿性炎症。病变可见于口腔至肛门整个消化道的任何部位，以末段回肠最为好发。病变引起严重消化道并发症的患者需外科治疗。

【病因和病理】

病因迄今未明，近年研究显示，其发病主要与感染及免疫等因素相关。本病好发于青年女性患者，以西欧、北欧以及美国多见。近年来，随着对克罗恩病认识水平的提高，我国的发现率也在逐步增加。

主要病理表现为病变肠管呈节段性充血、水肿，炎症累及肠壁全层，浆膜面纤维素性渗出，肠系膜增厚，淋巴结肿大，病变常呈不连续的跳跃性发展，病变间肠段正常。随病情的进展，肠壁增厚变硬、肠腔狭窄，黏膜水肿、充血，可见裂沟状溃疡，黏膜层突起形成"鹅卵石"样外观改变。由于病变肠管增厚狭窄出现肠梗阻，引起近端肠管扩张。受累肠袢与周围器官粘连，病变肠壁穿孔常形成内瘘或外瘘。镜下表现为肠壁全层阻塞性淋巴管炎伴淋巴细胞、浆细胞浸润，特征性改变是含大量巨噬细胞肉芽肿，无干酪样坏死病变。

【临床表现】

本病可发生于任何年龄段，男女发病比例均等。该病起病隐匿，病程较长，症状呈进行性加重趋势。其临床表现因病变部位、累及范围，以及有无并发症而不同。最常见的症状是间断性腹痛，多见于右下腹，常伴有腹泻、低热、体重减轻等症状，粪便隐血可阳性。有时腹痛比较剧烈，与急性阑尾炎发病相似，需小心鉴别。当慢性溃疡穿透、肠内瘘和粘连形成时，右下腹可触及包块，部分患者可合并肠梗阻症状，多为不全性梗阻。长期慢性克罗恩病患者，其小肠恶性肿瘤的发生率较一般人群显著增高，约为正常人的 6 倍。

约 30% 患者常伴有肠外表现，最常见的症状为口疮性口炎、眼虹膜炎、结合膜炎、葡萄膜炎、皮肤结节性红斑、坏死性脓皮炎、游走性关节炎、非特异性三联征等。这些肠外表现结合肠道症状可提示有本病的可能，需做进一步检查。

辅助检查常可提示贫血、低蛋白血症及红细胞沉降率增快。钡餐及钡灌肠可显示肠黏膜病变，黏膜皱襞消失，呈跳跃式，肠腔狭窄，呈线样征（string sign）。纤维结肠镜检查可见肠黏膜裂沟状溃疡及"鹅卵石"样改变，病变间可出现正常黏膜。肠黏膜活检具有一定诊断价值，但仅 15% 的患者可获取到具有诊断意义的肉芽肿结节。

【诊断】

对于反复发作间断性腹痛、腹泻伴体重减轻的患者应考虑本病的存在。结合消化道造影及电子肠镜检查有助于确诊本病。

该病在临床上需要与其他肠道炎症性疾病相鉴别。少数急性期患者常被误诊为急性阑尾炎，在行阑尾手术时，发现阑尾形态正常而末段回肠存在局限性炎性病变时，才考虑本病。当病变局限于末段回肠且为单发病灶时，无论是临床症状还是影像资料，本病有时都难以与肠结核鉴别，诊断最终依赖于对切除标本的病理检查。当本病累及结肠时，需要与溃疡性结肠炎鉴别，多数情况可通过纤维结肠镜检及活检获得诊断。

【治疗】

目前，克罗恩病仍无确切的治疗方法，一般以缓解症状、预防复发的内科治疗为主，当有并发症时才采用外科治疗。手术适应证包括：肠梗阻、腹腔脓肿、肠内瘘或肠外瘘、难以控制的消化道出血、肠穿孔所致腹膜炎等。

手术方法常选择部分肠切除肠吻合术、短路及旷置术。原则上只对发生梗阻、穿孔及瘘管的肠段实施切除手术，切除范围应包括距肉眼观察病变边缘约 10 cm 的肠管，以缓解术后短时间吻合口复发（其术后复发率可达 50% 以上）。对其他未出现并发症的肠管则不予处理。扩大切除并不能防止复发。当病变肠管与周围粘连较重，病变范围广，患者一般情况较差，不宜施行肠切除术时，可选择短路及旷置术。对于多发纤维性狭窄导致的肠梗阻或肠切除术后复发的病例，为保留肠管的长度，可选择狭窄肠段整形术。

因误诊为阑尾炎而术中证实为此病时，若无肠梗阻、穿孔等并发症，不必行肠切除术，阑尾是否切除，目前仍有争议。盲肠、末段回肠病变明显，阑尾切除后易发生残端瘘。

三、急性出血性肠炎

急性出血性肠炎（acute hemorrhagic enteritis）是一种好发于小肠以出血、坏死为主要表现的肠管急性炎性病变。主要表现为便血。

【病因和病理】

目前病因未明，近年来认为本病的发生与 C 型 Welch 杆菌的 β 毒素有关。本病主要表现为受累肠壁充血、水肿、炎症细胞浸润，广泛出血、坏死和溃疡形成，甚至穿孔，淋巴结肿大，腹腔内有混浊或血性渗液。病变主要累及空肠或回肠，偶尔可累及结肠。病变呈节段性分布，病变间可有分界明显的正常肠管，但严重时病变也可融合成片，甚至累及全部小肠。

【临床表现】

主要为持续性腹痛伴阵发加重，可为绞痛，继之可出现腹泻，为血水样或果酱样腥臭血便。多数患者可有寒战、发热、恶心、呕吐。少数患者腹痛不明显，仅以血便为主要症状。腹部检查有程度不同的腹胀、腹肌紧张及压痛，肠鸣音减弱或消失。当肠管坏死或穿孔时，腹膜炎体征明显，严重者可致中毒性休克。

【诊断】

术前确诊有时较为困难。根据发病季节、多发地区以及患者典型临床表现考虑本病。实验室检查可有白细胞计数增高、贫血、电解质紊乱，便血及粪便隐血试验阳性等。腹部 X 线检查可见肠管充气、扩张、肠间隙增宽、腹腔积液。腹腔穿刺抽出脓性或血性液时应考虑有肠坏死或穿孔。

诊断本病时需与肠套叠、中毒性菌痢、克罗恩病、过敏性紫癜以及急性肠梗阻等鉴别。

【治疗】

考虑本病时，一般以非手术治疗为主。主要包括：①禁食，胃肠减压；②纠正水、电解质与酸碱平衡紊乱；③进行有效的肠外营养支持；④应用广谱抗生素与甲硝唑控制肠道细菌特别是厌氧菌的生长；⑤防治脓毒症和中毒性休克；⑥生长抑素有利于控制腹泻和血便。

当出现如下情况时，应考虑手术治疗：①有明显腹膜炎症，腹腔穿刺有脓性或血性液体，疑有肠坏死或穿孔者；②肠梗阻经非手术治疗不能缓解，症状进一步加重；③不能控制的肠道大出血；④诊断未能确定者。

手术方式根据探查情况而定，对肠管内无坏死或穿孔者，可予普鲁卡因肠系膜封闭，以改善病变段的血循环。对病变严重而局限者可行肠管部分切除肠吻合术。若病变肠管广泛、患者全身情况差，可仅切除病变严重部分肠管，行远、近两端肠管外置造口，待病情稳定后再行二期吻合。术中应仔细判断肠管活性，不可因肠管广泛炎症、水肿、浆膜下点状出血而行广泛肠切除，导致术后出现短肠综合征。

四、肠伤寒穿孔

肠伤寒穿孔是伤寒的严重并发症之一，死亡率高，常见于伤寒流行季节和地区。

【病因和病理】

肠伤寒由伤寒沙门杆菌所引起，经口摄入肠道，常侵犯末段回肠的淋巴结。在发病的第2周开始发生坏死，坏死组织脱落形成溃疡。当肠腔压力增加时可致溃疡穿孔，肠伤寒极少引起腹膜反应性粘连，因此穿孔后极易形成急性腹膜炎。穿孔大多数为单发。

【临床表现】

肠伤寒穿孔多发生在伤寒流行的夏、秋季。临床表现为已诊断为肠伤寒的患者，突发右下腹疼痛，伴呕吐、腹胀，疼痛很快弥漫及全腹，出现腹膜刺激征，由原来的相对缓脉、白细胞降低变为脉率加快、白细胞升高。

【诊断】

结合患者肠伤寒病史及典型的临床表现、辅助检查可明确诊断。X线检查发现膈下游离气体，腹腔穿刺可抽出脓液。取血做伤寒杆菌培养和肥达反应试验（Widal test）可进一步明确诊断。少数肠伤寒患者，症状不典型，仅轻度发热、头痛或周身不适，仍能正常工作、活动，往往不被患者及医生所重视。这类患者发生肠穿孔时，常被误诊为急性阑尾炎穿孔，若术中发现病变不在阑尾，而是回肠穿孔，且在伤寒流行的季节与地区，应警惕伤寒穿孔的可能性，术中应取腹腔渗液做伤寒杆菌培养。

【治疗】

诊断明确后应立即手术治疗。由于该类患者体质都很虚弱，手术操作应尽量简单，原则是行穿孔缝合修补。若穿孔较大，可做近端回肠置管造口，以保证穿孔缝合处愈合。对术中发现肠壁很薄接近穿孔的其他病变处，应做浆肌层缝合以预防术后发生新的穿孔。除非多处穿孔及并发不易控制的大出血，且患者全身条件允许，才考虑行肠切除术。手术结束前应清洗腹腔，放置有效的引流。术后针对伤寒及腹腔炎症继续抗感染及营养支持治疗。

第三节　肠　梗　阻

各种原因引起的肠道内容物运行障碍、不能正常通过肠道，称之为肠梗阻（intestinal obstruction），是外科常见急腹症之一。肠梗阻不仅引起肠管本身解剖与功能的改变，亦可导致全身性的病理生理紊乱，病情复杂多变，严重者可危及生命。

【病因与分类】

（一）按梗阻发生原因分类

1. 机械性肠梗阻 由机械性因素造成的肠腔狭窄或闭塞，肠道内容物运行障碍，临床上最为常见，主要原因包括：①肠腔内因素，如肠石、异物、虫团等；②肠壁因素，如肿瘤、炎性肠病、肠套叠、先天性畸形等；③肠外因素，如肠粘连、扭转、嵌顿疝、肿瘤压迫等。其中以术后肠粘连、肿瘤、腹外疝最为常见。

2. 动力性肠梗阻 由于毒素刺激或神经反射功能紊乱造成肠壁平滑肌运动障碍引起的肠梗阻，但无器质性的肠腔狭窄。主要包括：①麻痹性肠梗阻，常见原因有急性腹膜炎、腹部大手术后、腹膜后血肿等，临床上较为常见。②痉挛性肠梗阻，可见于肠道功能紊乱和慢性铅中毒等，临床上较为少见。

3. 血运性肠梗阻 由于肠系膜血管病变造成肠管血供障碍，肠壁缺血、水肿或坏死，蠕动消失，导致肠内容物运行受阻，多见于肠系膜动脉血管栓塞或静脉血栓形成以及动脉硬化引起的肠系膜动脉狭窄，通称为急性肠系膜缺血（acute mesenteric ischemia，AMI）。一般起病较急，进展迅速，病情凶险。

（二）其他分类

1. 按梗阻肠管有无血液循环障碍可分为单纯性和绞窄性肠梗阻，两者的鉴别在临床诊治中极为重要。

2. 按梗阻程度分为不全性肠梗阻或完全性肠梗阻。

3. 按梗阻部位的高低分为高位肠梗阻和低位肠梗阻。

4. 按发病缓急可分为急性或慢性肠梗阻。

肠梗阻病理生理变化复杂，在疾病发展演变过程中，上述类型在一定条件下可以互相转化。

【病理生理】

肠梗阻发生后，肠管局部和机体全身将出现一系列复杂的病理生理变化。

1. 局部肠管的病理生理变化 梗阻的类型不同，其病理生理过程不完全一致。单纯性机械性肠梗阻在早期肠蠕动增强，以克服阻力使肠内容物通过梗阻部位。随着病情发展，肠腔内容物蓄积和肠腔积气增加，从形态上可见梗阻近端肠管明显扩张，远端肠管表现为塌陷、空虚。当发生急性完全性肠梗阻时，肠腔压力不断升高，肠管过度扩张，造成肠壁血运障碍，最初表现为静脉回流受阻，肠管呈暗红色，由于组织缺氧，毛细血管渗透性明显增加，可有血性液体向肠腔和腹腔渗出，出现血性腹水或者呕吐物，这是积极开腹探查的指征。继之出现动脉血运受阻，肠管呈紫黑色，出现肠壁缺血坏死、穿孔。麻痹性小肠梗阻则为全部肠管扩张，蠕动消失。有时麻痹性肠梗阻与机械性肠梗阻同时存在，局部肠蠕动消失，近端肠蠕动增强。慢性不全性肠梗阻，由于长期蠕动增强，肠壁呈代偿性增厚。痉挛性肠梗阻多为暂时性，肠管多无明显病理改变。

2. 全身性病理生理变化

（1）体液、电解质丢失和酸碱平衡失调：肠管扩张、大量体液和电解质聚集于肠腔内，即所谓的第三间隙，同时肠壁明显水肿，这部分体液不能参加正常的液体交换，造成脱水和血容量减少。高位肠梗阻由于呕吐频繁，丢失大量氯离子和酸性胃液，引起低氯、低钾和代谢性碱中毒。低位肠梗阻肠腔内积聚了大量胃肠液，其中含大量电解质，且以碱性和中性液为主，因此会出现代谢性酸中毒和低钠、低钾。

（2）感染和中毒：肠梗阻时肠腔内压增高、细菌大量繁殖并产生毒素，且梗阻近端肠壁水肿明显，肠道黏膜屏障功能损害，导致细菌移位和毒素吸收，引起脓毒症，严重时导致感染中毒性休克。

（3）休克和多器官功能不全：机体体液的丢失、血浆白蛋白大量渗出、电解质和酸碱平衡紊乱、细菌及毒素物质的吸收等因素协同作用引起全身炎症反应，严重者可致休克。

【临床表现】

根据引起肠梗阻的原因、发病缓急、梗阻部位的高低以及病变程度的不同，其临床表现各有差异，但都存在肠内容物通过受阻。

（一）共同表现

1. 腹痛　典型的腹痛为阵发性绞痛，由梗阻部位以上肠管强烈蠕动所致，以机械性肠梗阻较为常见，一般可间歇数分钟，低位肠梗阻的间歇期相对较长。发作时可伴有肠鸣音亢进，肠腔明显扩张、积气积液时，肠鸣音呈气过水声或高调金属音。患者自觉腹内有"气块"来回窜动，并受阻于某一部位。如果腹痛间歇期缩短，或发展为持续性疼痛，应警惕绞窄性肠梗阻的可能。

2. 呕吐　为肠梗阻的主要症状之一。梗阻部位不同，呕吐发生的时间、频率和呕吐物的性质有所差异。梗阻部位越高，呕吐出现越早，呕吐越频繁，呕吐物常为胃及十二指肠内容物；梗阻部位较低时，呕吐出现相对较晚，呕吐物为积存在肠内并经发酵的肠内容物。当呕吐物呈棕褐色或血性时，常提示梗阻段肠管血运障碍。麻痹性肠梗阻的患者，呕吐多呈溢出性。

3. 腹胀　腹胀的程度亦与梗阻部位的高低相关。高位肠梗阻时，腹胀常不明显，部位位于中上腹；低位或麻痹性肠梗阻时，腹胀可遍及全腹。当发生肠扭转导致闭袢性肠梗阻时，可出现局限性腹胀和固定肠袢。

4. 肛门停止排气、排便　完全性肠梗阻时，患者多停止肛门排气、排便。但高位肠梗阻或梗阻早期，梗阻远端肠管尚残留粪便和气体，可经灌肠后排出。当患者肛门排出血性便时，应警惕绞窄性肠梗阻的发生。

单纯性小肠梗阻早期，全身多无明显变化。随着病情的进展，可表现为唇干舌燥、眼窝凹陷、脉快、血压下降、尿少或无尿等血容量不足的体征。梗阻晚期或发生肠绞窄时可出现发热、脉快、感染中毒性休克等表现。

（二）腹部体格检查

应注意手术瘢痕、腹胀程度、肠型和蠕动波。肠扭转时腹胀不对称，可触及固定压痛的肠袢，麻痹性肠梗阻时腹胀为均匀性。单纯性肠梗阻全腹柔软，可有轻度压痛但无腹膜刺激征；绞窄性肠梗阻由于腹腔炎性渗液的刺激，可出现腹膜刺激征，移动性浊音可呈阳性。梗阻早期肠鸣音亢进，可听到高调金属音或气过水声，梗阻晚期或肠麻痹时则肠鸣音减弱或消失。

（三）辅助检查

单纯性肠梗阻早期常无明显变化。随着病情进展，由于脱水、血液浓缩，血红蛋白、血细胞比容可增高。血生化检查可有 K^+、Na^+、Cl^- 的变化和酸碱平衡的紊乱，多有代谢性酸中毒。当发生绞窄性肠梗阻时血白细胞计数及中性粒细胞比例增多。立位或侧位 X 线检查可显示阶梯状液平及充气的小肠肠袢，在高位肠梗阻时还可见"鱼肋骨刺"征，应列为诊断肠梗阻的首选检查。若无上述征象，亦不能排除肠梗阻的可能。当怀疑血运性或绞窄性肠梗阻时，应及时行腹部 CT 检查协助诊断。

【诊断】

根据病史，典型症状、体征可明确诊断，症状、体征不典型时，可结合腹部 X 线、CT 等辅助检查，有助于对肠梗阻的进一步诊断。

临床在诊断小肠梗阻时应明确以下问题：①是否存在肠梗阻，是急性还是慢性。②是机械性肠梗阻还是动力性肠梗阻。③是单纯性肠梗阻还是绞窄性肠梗阻。④是低位肠梗阻还是高位肠梗阻。⑤是完全性肠梗阻还是不全性肠梗阻。⑥造成肠梗阻的原因。

【治疗】

肠梗阻的治疗原则是解除肠道梗阻，纠正因肠梗阻而引起的水、电解质、酸碱平衡紊乱以及全身感染和中毒症状。

（一）非手术治疗

（1）胃肠减压：是治疗肠梗阻的基本措施之一。在行胃肠减压时，应密切观察引出液的性质，可有效判断梗阻部位的高低或有无绞窄性梗阻。

（2）纠正水、电解质及酸碱平衡紊乱：是肠梗阻最突出的生理紊乱，及早予以纠正，对缓解患者全身症状具有重要作用。补液的选择应根据患者呕吐的情况、缺水的体征、尿量和比重，并结合血清电解质及血气分析检测的结果而定。

（3）抗感染：应用抗生素可有效预防细菌移位所致的全身感染。

（4）生长抑素的应用，可减少患者消化液的分泌，有效缓解腹胀。其他治疗包括中药、针刺、口服植物油、液状石蜡等。此外，治疗过程中应用镇静、解痉剂，给予患者吸氧等治疗，可有效改善患者全身症状。在治疗期间，必须严密观察，若经保守治疗 24～48 小时，患者症状体征不见好转，反而加重或出现腹膜炎体征时，应立即手术。

（二）手术治疗

手术治疗主要适用于各种类型的绞窄性肠梗阻、肿瘤、先天性肠道畸形引起的梗阻以及非手术治疗无效的患者。手术治疗原则：在最短的手术时间内，以最简单的方式解除梗阻，恢复肠道通畅。根据梗阻的病因、性质、部位以及患者全身情况，可选手术方式有以下四类。

（1）解除病因：①肠粘连松解术；②肠扭转、肠套叠的肠袢复位术；③肠腔切开取出异物、粪石、蛔虫团手术等。

（2）肠短路手术：在不能有效切除病变肠段解除梗阻，而病变肠段又无缺血、坏死的情况下，可施行梗阻近端与梗阻远端肠管吻合，以恢复肠道的通畅。在手术过程中，应注意梗阻近端肠管旷置的长度，以免术后发生盲袢综合征。

（3）肠切除肠吻合术：若因小肠肿瘤、炎性狭窄所致梗阻或局部肠袢缺血坏死时，可行肠切除肠吻合术。对于绞窄性肠梗阻，应争取在肠坏死前解除梗阻，恢复肠管血供。在切除坏死肠段时，应仔细判断肠管活力。若解除梗阻后肠管有如下表现，则提示已无活力：①肠壁已呈黑色、塌陷；②肠壁失去张力和肠蠕动，对刺激无反应；③肠段终末小动脉无搏动。坏死肠段无法确定，特别是在病变肠管过长，切除后可能致短肠综合征时，可保留肠管，于 24 小时后再次剖腹探查，确定肠管活性，在此期间内应密切观察，若病情恶化，随时再次手术。

（4）肠外置或造瘘：若患者一般情况较差，局部病变严重不能行一期吻合，或不能耐受较为复杂的手术方式，常选择此方式解除梗阻。

一、粘连性肠梗阻

粘连性肠梗阻（adhesive intestinal obstruction）是由于腹腔内粘连索带或者肠管间粘连引起的梗阻，最为常见，其发病率占肠梗阻的 40%～60%。

【病因和病理】

粘连或粘连索带的形成可分为先天性或后天获得性两种原因，前者见于胎粪性腹膜炎、梅克尔憩室等；后者可因腹部手术、创伤、感染、异物、放射治疗反应等原因造成。临床上以腹部手术后的粘连性肠梗阻最为多见。粘连只有在一定条件下才形成梗阻，常见原因包括：①粘连团块，在肠管间、肠管与腹壁间形成广泛粘连，使肠管蠕动和扩张受到限制。②粘连成角，一段肠袢与腹壁粘连形成锐角，在肠内容物的重力作用下使肠管成角加剧，造成通过障碍。③粘连内疝，粘连带在腹腔内呈两端固定而中间形成半环状空间，肠管可由此环钻入形成内疝。④粘连扭转，肠袢以粘连处为支点，由于肠管动力或重力因素发生扭转。⑤粘连索带压迫等（图 21-3-1 A～E）。

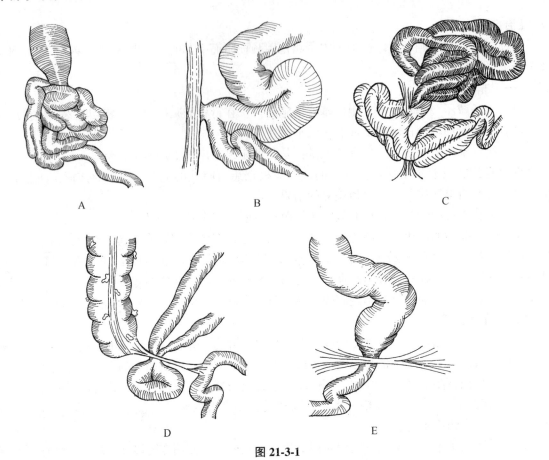

图 21-3-1
A 粘连成团；B 粘连成角；C 粘连扭转；D 粘连内疝；E 粘连索带压迫

【诊断】

结合患者腹部手术、创伤、感染史，典型的临床表现和辅助检查，可明确诊断。粘连性肠梗阻主要是小肠机械性肠梗阻的表现，患者局限性压痛加重、反跳痛时，应警惕绞窄性肠梗阻的可能。小肠梗阻早期可有肠鸣音亢进，在后期可出现肠麻痹，应与麻痹性肠梗阻鉴别。术后早期出现的粘连性肠梗阻应与术后肠麻痹恢复期的肠蠕动功能失调相鉴别。

【治疗】

治疗粘连性肠梗阻最重要的是判断梗阻的性质，是单纯性还是绞窄性，是完全性还是不完全性。对单纯性、不完全性肠梗阻，一般选择非手术治疗。若腹痛、腹胀消失，肛门恢复排气、排便，则提示梗阻解除。

经积极非手术治疗未见好转，对怀疑有绞窄性肠梗阻的患者应行手术治疗。手术方式应根据腹腔粘连情况而定。点片状粘连可行粘连松解术，索带压迫引起梗阻者应剪断并切除索带，粘连内疝或扭转造成梗阻者经复位后应观察肠管血运再决定对肠管进行保留或切除。腹腔广泛粘连只需解除梗阻，不应强行过多分离粘连，以免造成不必要的创面或致肠管破损。对反复发作的肠梗阻且腹腔粘连严重者应进行肠排列手术。

【预防】

粘连的形成是机体对损伤的一种炎症反应，是愈合机制的一部分。预防术后肠粘连的发生应注意以下几点：①清除手套上的滑石粉，不留线头、棉花纤维等异物于腹腔。②手术操作轻柔，减少浆膜面破损，缩短肠管在腹腔外暴露时间。③彻底止血，不做大块组织结扎。④注意无菌操作，减少炎性渗出。⑤及时治疗腹腔内炎性病变，防止炎症扩散。⑥冲洗清除腹腔内积血、积液，必要时放置腹腔引流。术后早期活动、应用促进肠蠕动的药物、针灸、理疗等对预防肠粘连有一定作用。

二、肠扭转

肠扭转（volvulus）是指肠袢沿其系膜长轴扭转而出现的急性、闭袢性肠梗阻，患者既有肠管的梗阻，又有肠系膜血管受压、血供中断。因此，病变肠管迅速出现缺血、坏死，病情凶险，变化迅速，死亡率较高。

【病因和病理】

造成肠扭转的常见原因是肠系膜过长而系膜根部附着处过窄或炎性粘连收缩靠拢；肠内容物重量骤增；突然改变体位或剧烈运动。肠扭转部位在系膜根部，可为顺时针或逆时针方向扭转，扭转较轻者可在 360° 以内，重者可达 720°。一旦发生，扭转段肠管即发生绞窄性肠梗阻，出现相应的病理生理改变。

【临床表现】

肠扭转（图 21-3-2）多发生于青壮年，常有饱食后剧烈活动等诱因，表现为突发剧烈腹痛，呈持续性疼痛，阵发性加重。腹痛常牵涉腰背部，患者不敢平卧，喜胸膝位或蜷曲侧卧位，痛苦呻吟、频繁呕吐。体格检查可见腹胀不对称，有时可扪及局部扩张的肠管，腹部有压痛及反跳痛，肠鸣音减弱或消失。诊断性腹腔穿刺可抽出血性渗液，常提示肠管坏死。该类型肠梗阻病情进展迅速，往往短时间内出现休克表现。

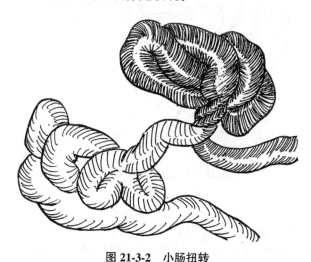

图 21-3-2　小肠扭转

乙状结肠扭转（sigmoid volvulus）多见于乙状结肠冗长，长期便秘的老年人。临床表现除腹部绞痛外，还有明显腹胀，呕吐一般不明显。腹壁可见明显肠型，腹部 X 线检查可见马蹄状巨大的双腔充气肠袢，立位可见两个液平面。钡灌肠见扭转部钡剂通过受阻，出现"鸟嘴"征。

【诊断】

患者有典型的机械性肠梗阻表现，结合腹部 X 线、CT 检查及腹腔穿刺多可明确诊断。需与血运障碍所致肠梗阻引起的肠缺血、坏死相鉴别。

【治疗】

肠扭转一经诊断，应及时手术。若扭转段肠管尚未失去活力，可在手术时按其扭转方向逆行复位。复位后如肠管有血运障碍，则应行坏死肠段切除，将正常肠管两断端进行端端吻合。肠扭转复位后很少再发扭转，一般不需手术固定。若为移动性盲肠，复位后可固定于侧腹壁上。若复位前明确扭转肠管缺血、坏死，失去活力，则应迅速结扎、切断坏死肠管及系膜，切忌坏死肠管复位，避免复位后大量炎症因子吸收入血，引起感染中毒性休克。

三、肠套叠

肠套叠（intussusception）是指一段肠管套入与其相连的肠腔内。多数情况下为顺行套叠即近端肠管套入远端肠腔内。临床上以小儿最多见，80%发生于2岁以下婴幼儿。

【病因和病理】

成人肠套叠多继发于肠道肿瘤、息肉、内翻性Meckel憩室。小儿肠套叠以原发性为主，与肠道感染、腹泻引起肠蠕动加速及节律失调有关。根据发生的部位可分为小肠结肠型（图21-3-3）、小肠小肠型、结肠结肠型肠套叠。肠管套叠时连同套入肠段系膜也进入肠腔，致使肠腔阻塞的同时，肠系膜血管受压，肠管可发生绞窄、坏死。

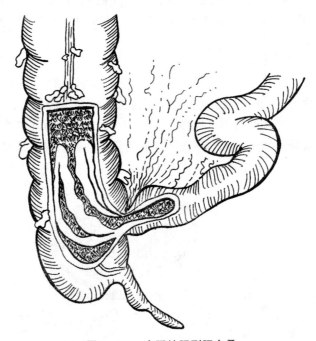

图21-3-3　小肠结肠型肠套叠

【临床表现】

典型临床表现为腹痛、便血和腹部包块。腹痛发作时为剧烈绞痛，患者面色苍白、出汗，伴有呕吐和果酱样血便。体格检查时可在腹部扪及腊肠样肿块，可活动。如属小肠结肠型肠套叠，在右下腹触诊有空虚感，肿块一般在脐右上方。肠套叠晚期出现肠绞窄时可呈持续性腹痛、腹胀，严重者可脱水，甚至休克。空气或钡灌肠X线检查在小肠结肠型肠套叠时可见气体或钡剂在结肠通过受阻，受阻端钡剂表现为"杯口状"或"弹簧状"阴影。成人肠套叠多属慢性，可反复发作。由于肠腔较大，很少发生完全性肠梗阻，且往往可自行复位，因此发作后检查可正常。当发生肠套叠时可有阵发性腹痛，腹部可扪及肿块，但很少出现便血。钡剂胃肠道造影检查有较高的诊断率，腹部CT检查有助于本病的诊断。

【诊断】

对本病的诊断主要依靠病史、体格检查和X线检查所见。

【治疗】

采用空气或钡剂灌肠，对肠套叠兼有诊断和治疗作用，适用于小儿回肠结肠型肠套叠的早期，有效率达90%以上。在X线透视下注入空气，注气压力最初为60 mmHg，诊断明确后可增至80 mmHg左右，套叠肠段常可复位。如肠套叠不能复位，复位后出现腹膜刺激征，疑有肠坏死者或病程超过48小时，应考虑行手术治疗。手术方式有：手术复位、肠切除吻合术和肠外置术。成人肠套叠常由病理性因素引起，一般主张手术治疗。

第四节 肠系膜血管缺血性疾病

肠系膜血管缺血性疾病常见于患有心血管疾病的中老年患者，主要发生于肠系膜动脉。因肠系膜血管闭塞或血流量锐减而引起肠管血运障碍，导致短时间内肠缺血、坏死。因其累及肠管范围广，术中需切除肠段长，故术后常遗留营养功能障碍。肠坏死是主要死亡原因。

【病因】

急性肠系膜缺血（acute mesenteric ischaemia，AMI）可能由以下原因引起：①肠系膜上动脉栓塞（mesenteric arterial embolism），栓子一般来自于心脏的附壁血栓、心瓣膜病、心房颤动、感染性心内膜炎的赘生物等，栓塞可发生在肠系膜上动脉的自然狭窄部，常见部位在中结肠动脉出口以下。②肠系膜上动脉血栓形成（mesenteric arterial thrombosis），多在动脉硬化性闭塞或狭窄的基础上发生，常涉及整个肠系膜上动脉，也有较局限者。③肠系膜上静脉血栓形成（mesenteric venous thrombosis），大多数继发于腹部创伤、腹腔感染、门静脉高压、真性红细胞增多症、高凝状态等原因造成的血流淤滞。④非闭塞性肠系膜血管缺血病（nonocclusive mesenteric ischemia），发生于心排血量不足、血容量锐减、脱水、低血压或应用血管收缩药后肠系膜血管"低流灌注"状态。

【病理生理】

不同病因所致肠管血供障碍引起的肠缺血病理生理改变大致相似。首先是肠黏膜不耐受缺血，黏膜坏死、脱落，肠壁水肿，大量富含蛋白质的液体渗出至肠腔和腹腔。若短时间内动脉血供恢复，肠管可存活，但仍存在缺血–再灌注损伤。若缺血时间持续延长，则肠管坏死累及肌层及浆膜层，出现腹膜炎体征。患者在短时间内可能出现大量体液的丢失、肠道细菌移位而出现感染中毒性休克。

【临床表现】

根据肠系膜血管阻塞的性质、部位、范围和发生的缓急，临床表现各有差别，常无特异的临床表现。一般阻塞发生越急、范围越广，表现越严重。动脉阻塞的临床表现又较静脉阻塞急而严重。

AMI 一般发病急骤，早期表现为突然发生剧烈的腹部绞痛，可伴随恶心、呕吐、腹泻等胃肠道症状，全身改变不明显，体格检查腹部平坦、柔软，可有轻度压痛，肠鸣音活跃或正常。特点是临床表现与体征不相符，即"症状重，体征轻"。出现肠管的缺血、坏死时，患者全身状况会出现恶化趋势，如发热、心率增快、血压下降等，腹痛会不断加重，体格检查腹部压痛加重，伴有反跳痛和肌紧张，听诊肠鸣音减弱或消失。

【诊断】

患者的病史特点对诊断有重要意义。对于诊断不明确的急性腹痛患者，特别是症状与体征不相符的患者和伴有心血管疾病史的老年人，应考虑到 AMI 的可能。在 AMI 患者中，实验室检查多表现为血液浓缩，白细胞升高，血气分析常提示代谢性酸中毒，血清淀粉酶、乳酸脱氢酶等酶学指标可升高，但敏感性和特异性不高。

腹部 X 线检查早期无特异性表现，随病情进展可出现气–液平面、肠管积气扩张等肠梗阻的征象。超声检查患者多数有肠壁的水肿，肠管积气，对超声检查的影响较大。CT 血管造影检查（CTA）对肠系膜缺血性疾病诊断的敏感性和特异性很高，为疑似肠系膜缺血性疾病患者的首选检查。腹部 CT 增强检查不仅可以清楚显示动静脉，还可以排除其他急腹症相关疾病，也可以从肠壁的水肿、增强程度和是否存在气泡等方面来判断肠管活力。三维重建可以明确血管阻塞部位及程度，还能评价远端血管的灌注及侧支循环的形成情况，对治疗有很大的指导意义。血管造影检查是诊断肠系膜缺血性疾病的金标准，可以鉴别病因，诊断的同时可以进行动脉内溶栓、血管成形或支架置入等介入治疗，但操作复杂、有创。

【治疗】

早期诊断，及时治疗，对缓解病情进展具重要意义。治疗包括非手术治疗和手术治疗两部分。

非手术治疗：包括液体复苏，稳定循环血容量，纠正水、电解质和酸碱平衡紊乱。应用针对肠道菌群和厌氧菌的抗生素。对于症状轻、没有腹膜炎表现的患者可以进行溶栓、抗凝等治疗。

手术治疗：对肠系膜上动脉栓塞可行介入或开腹手术取栓。如果出现肠坏死，应行肠切除吻合术，根据肠管切除范围及切除缘的血运情况施行一期肠吻合或肠造瘘术。对肠系膜静脉血栓形成者，切除范围应包括全部有静脉血栓形成的肠系膜，否则术后静脉血栓有继续发展的可能。术后积极进行抗凝治疗，预防血栓的再次栓塞，同时注意营养支持。如有可能，应争取建立肠内营养通路，改善患者营养状况。

【预后】

急性肠系膜血管缺血性疾病，临床常因认识不足而被误诊，一旦发生广泛的肠缺血、坏死，预后凶险。短肠综合征、再栓塞、肠外瘘、胃肠道出血、局限性肠纤维化狭窄等是术后可能发生的并发症。由于本病伴有致病诱因的严重器质性疾病，且患者年龄较大，故死亡率甚高。

第五节　小肠肿瘤

小肠肿瘤（small intestinal tumor）的发病率仅占胃肠道肿瘤的 2%，其中恶性肿瘤占 3/4。在临床上，因其诊断困难，常易致治疗上的延误。

【病理生理】

良性肿瘤常为单发，以腔内生长多见，瘤体较小，常见的有平滑肌瘤、腺瘤、脂肪瘤和纤维瘤等。恶性肿瘤常沿肠壁浸润，可向腔外生长，形成较大肿块，以恶性淋巴瘤、腺癌、平滑肌肉瘤、类癌、间质瘤比较多见。

【临床表现】

临床表现多不典型，可有如下症状：①腹痛，是最多见的症状，多为间断的隐痛、胀痛或绞痛，并发肠梗阻时，疼痛较为剧烈。②肠梗阻，肠套叠易引发肠梗阻，肠套叠一般由良性肿瘤引发。恶性肿瘤通常因肠腔狭窄和压迫邻近肠管致肠梗阻。③肠道出血，常为患者就诊的主要症状，表现为黑便或血便，长期反复小量出血可表现为"慢性贫血"。④腹部包块，良性肿瘤包块有一定活动度，位置及形状可不固定；恶性肿瘤易侵犯周围器官，肿块多固定且质地坚硬。⑤肠穿孔，多见于恶性肿瘤。急性穿孔可引起腹膜炎，慢性穿孔则形成肠瘘。⑥类癌综合征，小部分患者出现类癌综合征，多见于伴有肝转移的类癌患者。

【诊断】

诊断主要靠临床表现及影像学检查。小肠系钡餐造影是常用的检查方法，但检出率不高。小肠镜、胶囊内镜及选择性动脉造影可提高检出率。虽有上述辅助检查，但小肠肿瘤诊断率仍较低，必要时可行腹腔镜或剖腹探查明确诊断。

【治疗】

对小的或带蒂的良性肿瘤可连同周围肠壁行局部切除，对较大的或局部多发的肿瘤做肠段切除吻合术。对恶性肿瘤应连同肠系膜及区域淋巴结行根治性切除。对于肿瘤浸润，无法切除而梗阻症状明显者，可行短路或造口手术，缓解梗阻症状。术后根据病理情况，辅助放疗、化疗等综合治疗。

第六节　先天性肠疾病

一、先天性肠闭锁与肠狭窄

先天性肠闭锁（congenital intestinal atresia）与肠狭窄（intestinal stenosis）是新生儿肠梗阻的常见原因，常见的发生部位为空、回肠，十二指肠次之，结肠最少见。

【病因和病理】

目前研究认为肠闭锁或肠狭窄的发生与妊娠期胎儿肠管发生缺血、坏死有关。也有人认为与胚胎期肠道再腔化形成肠腔的过程发育障碍有关。

肠闭锁分为三种类型：①肠腔内有薄膜状横隔，肠腔完全阻塞。②肠管中断形成盲端，闭锁两盲端间由索状纤维束连接。③闭锁两端完全分开，伴有系膜"V"形缺损。有时多处闭锁，肠系膜缺损呈多段，似成一连串香肠。

肠狭窄以隔膜型狭窄为多，程度较轻者仅为一狭窄环。

【临床表现】

肠闭锁均表现为完全性肠梗阻，根据闭锁部位的高低，其临床表现略有差异，主要表现为：①呕吐，高位闭锁患儿首次喂奶即呕吐，吐出物含胆汁，因频繁呕吐，表现为脱水、电解质紊乱及酸中毒；低位闭锁患儿呕吐多在出生后 2～3 天，呕吐物常含胆汁和粪便。②腹胀，高位闭锁时上腹膨隆，呕吐后消失；低位闭锁时全腹膨隆，肠鸣音亢进，因肠管严重扩张可致血运障碍发生肠穿孔、腹膜炎。③患儿出生后无正常胎便排出。

肠狭窄症状的表现与狭窄的程度相关，常表现为慢性不全性梗阻。

【诊断】

结合临床表现、腹部 X 线检查多可作出诊断。钡剂 X 线检查可明确闭锁或狭窄的部位。肠闭锁腹部 X 线表现也可有特征性改变。肠闭锁还应与肠套叠、腹内疝、先天性肠旋转不良、先天性巨结肠等相鉴别。

【治疗】

肠闭锁或狭窄诊断明确后，应在支持治疗的同时尽早手术。术前应行胃肠减压，纠正脱水、酸中毒及电解质紊乱。根据闭锁或狭窄的部位选择相应的手术方式，主要目的在于恢复消化道的连续性。手术包括闭锁盲端或肠狭窄段切除、正常肠段间端端吻合。结肠闭锁多先行结肠造瘘术，二期行关瘘、吻合术。

二、先天性肠旋转不良

先天性肠旋转不良（congenital malrotation of intestine）是指在胚胎发育中肠旋转及固定障碍，引起肠梗阻或肠扭转。

【病因和病理】

在胚胎发育过程中，肠管以肠系膜上动脉为轴心按逆时针方向从左至右旋转。经正常旋转后，十二指肠空肠曲固定于脊柱左侧后腹壁上，盲肠转至右髂窝，升、降结肠由肠系膜固定于两侧腹壁，小肠系膜自 Treitz 韧带开始由左上斜向右下附着于后腹壁。若异常旋转发生于以上任意阶段，可造成多种病理改变，主要包括：①十二指肠梗阻多因盲肠位于右上腹或脐区的压迫，或自盲肠、升结肠发出宽阔的膜状索带跨越十二指肠第二段前方附着于右侧后腹壁而引起，常表现为不全性梗阻。②肠扭转因小肠系膜不是从左上至右下附着于后腹壁，而是凭借狭窄的肠系膜上动脉根部悬挂于后腹壁，小肠活动度大，易以肠系膜上动脉为轴心，发生扭转。严重者可引起广泛性小肠缺血、坏死。

【临床表现】

根据不同病理类型，其临床表现有差别，但多数有不全性肠梗阻症状。新生儿主要表现为呕吐，呕吐物含胆汁。体格检查可见胃蠕动波，呕吐后腹部膨隆消失。症状反复可出现脱水、营养不良。发生肠扭转时表现为持续腹痛阵发性加重和频繁呕吐，可因肠壁血运障碍出现腹膜炎体征和中毒性休克。

【诊断】

新生儿或婴幼儿有高位肠梗阻临床表现时应警惕本病的存在，特别对高位肠梗阻症状间歇性出现者更应考虑。腹部 X 线检查可见胃及十二指肠扩张，小肠内只有少量散在气体，如发生肠扭转可见肠腔明显扩张，充满大量气体，可有阶梯样液平面。钡餐或钡灌肠检查有助于进一步诊断及与肠闭锁或狭窄鉴别。

【治疗】

患儿一经诊断明确，需早期行手术治疗。手术原则是解除梗阻，恢复肠道通畅。术前需胃肠减压，积极纠正水、电解质及酸碱平衡紊乱。手术方式有肠扭转复位、膜状束带松解，对有肠坏死者需行坏死肠段切除肠吻合术等治疗。

（付　卫）

第一节 解剖生理

阑尾（appendicitis）是连接于盲肠后内侧壁的一盲管样器官，外形如蚯蚓状，又名蚓状突。其长度变异较大，多数为 6 ～ 8 cm，直径 0.6 ～ 0.8 cm，儿童相对较长，老年人一般较短，成人阑尾腔容积仅约 0.1 ml。阑尾腔远端为盲端，近端于回盲瓣下方约 2.5 cm 处与盲肠内腔相通，开口处有一半月形黏膜皱襞称阑尾瓣（Gerlach 瓣），可阻挡异物进入阑尾腔，当无瓣或瓣功能不全时，粪便或蛔虫等异物易进入腔内，形成梗阻。阑尾根部续于盲肠且位于三条结肠带的交汇点处，因此沿三条结肠带向盲肠末端追踪可找到阑尾根部，其体表投影位置通常为脐与右髂前上棘连线的中、外 1/3 交点处，称为麦氏点（McBurney 点）。麦氏点常作为临床外科开腹阑尾手术切口的标记点。由于阑尾根部与盲肠的关系相对固定，因而阑尾随盲肠位置变化而可能出现多种异位，一般在右下腹，但也可高至肝下，低至盆腔，甚至越过中线至左侧腹。阑尾尖端为游离盲端，活动性大，故阑尾炎时患者的腹痛及压痛部位等临床症状、体征可不同（图 22-1-1）。依阑尾与回盲部的位置关系及尖端指向的不同，以其根部为中心，顺时针方向，阑尾的常见位置可分为六型：①回肠前位，相当于时钟 0 ～ 3 点位，尖端位于回肠前方；②盆位，相当于 3 ～ 6 点位，尖端指向盆腔；③盲肠后位，相当于 9 ～ 12 点位，位于髂肌前面，盲肠后方（腹膜后），尖端指向上；④回肠后位，相当于 0 ～ 3 点位，但尖端位于回肠末端后方、腰大肌前方，尖端常向左上；⑤盲肠下位，相当于 6 ～ 9 点位，位于盲肠下方，尖端指向右下；⑥盲肠外侧位，相当于 9 ～ 10 点位，位于腹腔内盲肠外侧。以前三种类型多见，回肠前位及盆位阑尾炎时体征较典型，盲肠后位和回肠后位因位置深在，体征可不明显，易误诊，手术显露及切除有一定难度。此外，还有盲肠壁内阑尾，阑尾位于盲肠壁浆膜层下，是手术中容易疏忽而未能发现阑尾的原因。双阑尾和阑尾先天缺如等变异极为罕见。

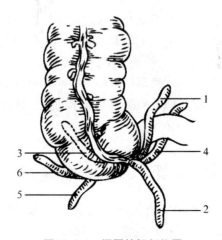

图 22-1-1 阑尾的解剖位置

1. 回肠前位；2. 盆位；3. 盲肠后位；4. 回肠后位；5. 盲肠下位；6. 盲肠外侧位

阑尾的血管、淋巴管和神经走行于阑尾系膜内。阑尾系膜呈三角形或扇形，由两层包绕阑尾的腹膜构成，类似于小肠系膜。阑尾系膜游离缘较阑尾短，致使阑尾有不同程度的蜷曲。当阑尾弯度过大，阻碍远端腔内容物排空时，易成为炎症的诱因。阑尾系膜内的血管，主要由阑尾动、静脉组成，经由回肠末端后方行于阑尾系膜游离缘。阑尾动脉是回结肠动脉的分支，是一条无侧支的终末动脉，因而发生血运障碍时易致阑尾尖端坏死甚至穿孔。阑尾静脉伴行于同名动脉，经回结肠静脉、肠系膜上静脉而汇入肝门静脉。因而阑尾发生炎症时，可因细菌栓子脱落形成门静脉炎甚至细菌性肝脓肿。阑尾的淋巴管与其动、静脉伴行，引流至回结肠淋巴结。阑尾的神经由交感神经纤维经腹腔丛和内脏小神经传入至胸髓第10、11节段，恰好与脐周部位的传入节段相同，因而阑尾炎急性发病之初常出现脐周部位的疼痛，称之为牵涉痛（referred pain），属内脏性疼痛。

阑尾壁的组织结构与结肠相似，阑尾黏膜由结肠上皮构成，黏膜上皮细胞能分泌少量黏液。阑尾具有一定的免疫功能，黏膜和黏膜下层中含有丰富的淋巴组织，被认为与回肠末端Peyer淋巴滤泡一起参与B淋巴细胞的产生和成熟，也能产生抗体，对防止病毒等感染有一定的作用。阑尾的淋巴组织于出生后2周出现，12～20岁时达到高峰期，约有200多个淋巴滤泡，30岁以后明显减少，60岁以后完全消失。阑尾黏膜深层有嗜银细胞，是阑尾类癌发生的组织学来源（图22-1-2）。

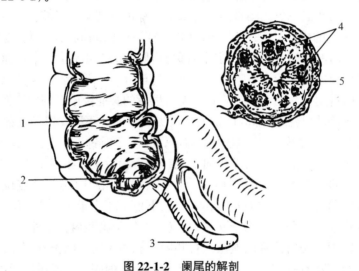

图 22-1-2　阑尾的解剖
1. 回盲瓣；2. 阑尾开口；3. 阑尾；4. 淋巴组织；5. 阑尾腔

随着现代医学研究的进步与发展，阑尾的更多功能被发现，特别是免疫学和移植外科学方面。阑尾除具有蠕动、吸收水和电解质、免疫等功能外，还能分泌多种物质和各种消化酶，如促使肠管蠕动亢进的激素和与生长有关的激素等。另外，由于阑尾具有完整的内环肌及外纵肌，有一定的长度和管径，可利用自体阑尾移植替代某些管道（如输尿管、尿道）缺损和狭窄的显微外科手术。所以，临床上应严格掌握阑尾切除术的适应证，对附带的阑尾切除要持慎重态度。

第二节　急性阑尾炎

急性阑尾炎（acute appendicitis）是普通外科常见病、多发病之一，是最多见的急腹症。发病率约为1/1000，在基层医院占外科住院患者的10%～15%。本病各年龄段均可发病，主要集中在20～40岁青壮年（约占85%），男性多于女性，男女之比为（2～3）：1。1886年Fitz首先明确描述了本病的临床表现和病理特点，并提出阑尾切除治疗本病的观点。1889

年 McBurney 提出了外科治疗本病的观点。目前由于外科技术、麻醉技术、抗生素治疗以及护理的进步，对绝大多数患者能够早期诊断和早期治疗，并取得良好的治疗效果。虽然临床表现典型者诊断相对容易，但是临床医师往往在本病的诊治过程中遇到多种多样的问题，如延误诊治，则可发生严重并发症，甚至死亡，因此急性阑尾炎在临床上是不容忽视的急腹症之一，又因其临床表现复杂，故对任何一个腹痛的患者都应该想到阑尾炎的可能。

【病因】

1. 阑尾管腔阻塞　是急性阑尾炎最常见的病因。阑尾管腔阻塞最常见的原因是淋巴滤泡明显增生，约占 60%，多见于年轻人；粪石也是阻塞的原因之一，约占 35%；异物、炎性狭窄、食物残渣、寄生虫、肿瘤、结核等则是较少见的病因；由于阑尾管腔细，开口狭小，系膜短使阑尾卷曲，这些都是造成阑尾管腔阻塞的形态学基础。阑尾管腔阻塞后阑尾黏膜仍继续分泌黏液，腔内压力上升，血运发生障碍，使阑尾炎症加剧。

2. 细菌入侵　细菌入侵途径可为直接侵入、血行感染及邻近组织感染波及。阑尾管腔内细菌大量繁殖，分泌内毒素和外毒素，损伤黏膜上皮而形成溃疡，细菌继续侵入增加管壁间压力，导致阑尾血运障碍，最终造成梗死和坏疽。致病菌多为肠道内的各种革兰氏阴性杆菌和厌氧菌。其他部位感染灶（如扁桃体炎、上呼吸道感染等）细菌经血液循环至阑尾，引发淋巴组织保护性反应诱发急性炎症。阑尾周围脏器的化脓和感染（如右侧急性化脓性输卵管炎）累及阑尾诱发阑尾炎症。

3. 其他　胃肠道功能障碍致使阑尾肌肉、血管反射性痉挛，导致阑尾壁损伤，细菌入侵而发生急性炎症。

【临床病理分型】

根据其临床过程和病理解剖学改变，一般可分为四种病理类型。

1. 急性单纯性阑尾炎（acute simple appendicitis）　阑尾外观轻度肿胀，浆膜发红，表面有少量纤维素性渗出物，阑尾腔内可有些少许渗出液。属轻型阑尾炎或病变早期。镜下阑尾各层虽均有水肿和中性粒细胞浸润，但病变多只局限于黏膜和黏膜下层，以黏膜层为著，黏膜表面可见小溃疡及出血点。临床症状和体征均较轻，如能及时处理，其感染可以消退、炎症完全吸收，阑尾也可恢复正常。

2. 急性化脓性阑尾炎（acute suppurative appendicitis）　亦称急性蜂窝织炎性阑尾炎，常由单纯性阑尾炎发展而来。阑尾明显肿胀，浆膜高度充血，表面可见脓性渗出物，阑尾腔内积脓。镜下可见病变已累及阑尾壁全层，黏膜层溃疡变大并加深达肌层和浆膜层，局部形成壁间小脓肿，阑尾腔内亦有积脓。周围组织可表现为周围炎，周围肠管充血，阑尾周围的腹腔内可见白色、黄白色脓液，形成局限性腹膜炎。临床症状和体征较重，此类阑尾炎患者的阑尾已有不同程度的组织破坏，即使经保守治疗恢复，阑尾壁仍可留有瘢痕挛缩，致阑尾腔狭窄，日后炎症可反复发作。

3. 急性坏疽性阑尾炎（acute gangrenous appendicitis）及穿孔性阑尾炎　属重型阑尾炎。阑尾部分或全部坏死，外观呈黑色或紫黑色，触之易破。阑尾腔内多为血性脓液，黏膜广泛糜烂脱落，多合并穿孔，穿孔部位多在阑尾根部和尖端，常被大网膜包裹。阑尾周围可见脓液，穿孔如未被包裹，感染继续扩散，则可引起急性弥漫性腹膜炎。

4. 阑尾周围脓肿（periappendicular abscess）　急性阑尾炎化脓、坏疽或穿孔，如果此过程进展较慢，大网膜可转移至阑尾周围，与邻近肠管包裹阑尾并形成粘连，形成炎性包块或脓肿。

急性阑尾炎的转归：①炎症消退，通常单纯性阑尾炎及时经药物治疗后，感染及炎症可渐退，但常迁延转为慢性阑尾炎，易复发。②炎症局限，阑尾化脓、坏疽或穿孔后被大网膜及邻近肠袢包裹粘连，形成炎性包块或阑尾周围脓肿。常需较长时间大剂量应用抗生素或中药治疗，吸收缓慢，病程迁延。③炎症扩散，急性化脓、坏疽及穿孔性阑尾炎进展迅速，未及时手术干预，大网膜包裹不足以使感染局限，炎症扩散，出现弥漫性腹膜炎、化脓性门静脉炎、感染性休克等，需急诊手术。

【临床表现与诊断】

急性阑尾炎的临床诊断主要依靠临床症状、体征和相关实验室检查。

（一）症状

1. 腹痛   急性阑尾炎最常见的症状为腹痛，也是多数急性阑尾炎患者的首发症状和主诉。典型的腹痛为转移性右下腹痛，常始于上腹部，逐渐移向脐部，数小时（6～8小时）后转移并局限于右下腹部，具有这一特征性的转移性腹痛患者占70%～80%。部分病例发病开始即出现右下腹痛。不同患者腹痛的差异常与病理类型有关，如单纯性阑尾炎腹痛多较轻微，呈持续性钝痛或隐痛；化脓性阑尾炎呈明显胀痛或剧痛；坏疽性阑尾炎常表现为剧烈的持续性腹痛；阑尾腔完全阻塞时可有阵发性剧痛或绞痛；穿孔性阑尾炎因阑尾穿孔后腔内压力骤降，剧烈腹痛可暂时减轻，待出现腹膜炎时，腹痛又会再次加剧。

不同位置的阑尾炎疼痛部位可不同，特别是异位阑尾炎，其疼痛部位差别较大，如盲肠后位阑尾表现为右侧腰部痛，肝下阑尾可表现为右上腹痛，盆位阑尾表现为耻骨上区痛，极少数左位阑尾可出现左下腹痛。

2. 胃肠道症状   发病早期可出现食欲减退、恶心、呕吐等胃肠道症状，但多不严重。如阑尾炎症波及直肠和膀胱，可出现排便次数增多、里急后重等症状，提示为盆位阑尾炎或坏疽穿孔性阑尾炎。如并发弥漫性腹膜炎，可引起肠麻痹，出现腹胀、排气排便减少、频繁性呕吐等麻痹性肠梗阻症状。

3. 全身症状   全身症状较少，常见为乏力、发热。阑尾炎症局限时体温一般不超过38℃。阑尾坏疽穿孔并腹腔感染、弥漫性腹膜炎等炎症扩散时，患者可出现口渴、出汗、脉率加快、高热、寒战等全身中毒症状，甚至发生多脏器功能障碍。如发生化脓性门静脉炎可出现寒战、高热及轻度黄疸。体温升高一般出现在腹痛之后，否则应先考虑其他疾病。

（二）体征

1. 右下腹压痛   是急性阑尾炎最常见、最重要的体征。阑尾压痛点常因阑尾位置不同而各异，最常见于McBurney点或其附近，如Lanz点（双侧髂前上棘连线中、右1/3交点）、Morris点（右髂前上棘与脐连线和右腹直肌外缘交点），但对于同一患者压痛点始终在固定的位置上。临床上，压痛点对阑尾炎有重要的诊断价值，发病早期腹痛尚未转移至右下腹时，右下腹病变部位即可有固定压痛点。压痛程度与阑尾病变程度相关，炎症越重，压痛程度越重、压痛范围越大，也与患者阑尾位置深浅、对疼痛耐受能力、是否肥胖等有关。老年人对压痛反应较轻，即使炎症很重，可能需深压才会痛。当炎症扩散波及全腹时，可出现全腹压痛，但阑尾部位仍为压痛最剧点，此时可轻叩全腹来检查更为准确（图22-2-1）。

2. 腹膜刺激征象   反跳痛（Blumberg征）、腹肌紧张、肠鸣音减弱或消失等，这是壁腹膜受炎症

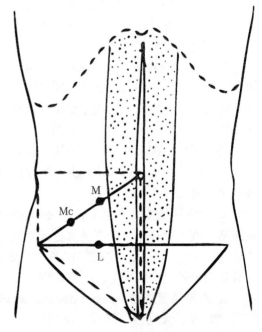

图 22-2-1   急性阑尾炎的压痛点

Mc：McBurney 点；M：Morris 点；

L：Lanz 点

点线围成的四边形为 Rapp 压痛区

刺激出现的防御性反应。临床上腹膜刺激征的轻重反映阑尾炎症严重程度。当出现腹膜刺激征时常提示病情进展，炎症加重，此时阑尾可出现化脓、坏疽或穿孔等病理改变。但在小儿、孕妇、肥胖、年迈体弱或盲肠后位阑尾炎时，腹膜刺激征象可不明显。

3. 右下腹包块 如体检发现右下腹饱满，扪及一压痛性包块，边界不清、固定，应考虑阑尾周围脓肿的诊断。

4. 其他辅助性体征 ①结肠充气试验（Rovsing 征）：患者取仰卧位，用右手压迫左下腹，再用左手挤压近侧结肠，结肠内气体可传至盲肠和阑尾，引起右下腹疼痛者为阳性。②腰大肌试验（Psoas 征）：患者取左侧卧位，右下肢向后伸，引发右下腹痛者为阳性，提示阑尾位置较深，位于腰大肌前方，盲肠后位或腹膜后位。③闭孔内肌试验（Obturator 征）：嘱患者取仰卧位，将右髋和右膝各屈曲 90°，并将右下肢向内旋转，引起右下腹痛者为阳性，提示阑尾位于闭孔内肌前方。④睾丸回缩试验（La Rogue 征）：压迫麦氏点压痛区，可见右睾丸回缩，移除压力后睾丸复位，坏疽性阑尾炎常为阳性。⑤直肠指检：直肠右前方触痛，提示阑尾炎症波及盆腔。有时可触及阑尾周围脓肿所形成的痛性肿块。

（三）实验室检查

大多数急性阑尾炎患者的白细胞计数和中性粒细胞比例增高。白细胞计数可高达 $(10 \sim 20) \times 10^9/L$，发生核左移，常随着炎症加重而相应增高，但其升高程度不一定与炎症程度呈正比。单纯性阑尾炎或老年患者白细胞可无明显升高。尿液检查常无异常，如尿液中出现少量红细胞，提示炎性阑尾刺激右侧输尿管或膀胱，明显血尿应注意存在泌尿系统的原发病变。对生育期有闭经史的女性患者，应检查血清 β-HCG，以除外产科情况。血、尿淀粉酶和脂肪酶检查有助于除外急性胰腺炎。

（四）影像学检查

B 超检查可发现肿大的阑尾或脓肿，炎症阑尾在 B 超下呈低回声管状结构，管壁僵硬增厚，横断面呈同心圆似的靶样图像，直径 ≥ 7 mm，因其具有较高的敏感度及特异性，为诊断急性阑尾炎中一项有价值的手段。CT 和 MRI 检查可显示阑尾增粗、周围脂肪肿胀，并可显示与邻近组织的关系，多用于发生阑尾周围脓肿或诊断困难时，不作为常规检查，其敏感度及特异性并不优于 B 超。腹部 X 线检查对阑尾炎诊断缺乏特异性，常用于病情评估，并发腹膜炎时可见盲肠扩张和气 – 液平面、穿孔所致气腹等，偶见钙化的粪石或异物影。胃肠钡剂造影多用于慢性阑尾炎诊断。腹腔镜检查可通过下腹部插入腹腔镜直接观察阑尾炎症情况，鉴别与阑尾炎相似症状的其他疾病，对明确诊断有决定性作用，且确诊后可同时行阑尾切除术。

【鉴别诊断】

急性阑尾炎应与下列疾病相鉴别。

1. 胃十二指肠溃疡穿孔 穿孔后胃内容物沿右结肠旁沟流至右下腹髂窝处，可出现类似阑尾炎的转移性右下腹痛和腹膜刺激征，易误诊为急性阑尾炎。患者多有溃疡病史，突发上腹部疼痛，后疼痛波及右下腹或全腹痛，腹肌紧张强直（板状腹），压痛区仍以上腹部为著，肝浊音界缩小或消失，腹部 X 线检查或 CT 检查可发现有膈下游离气体征。腹腔穿刺可见胃肠内容物。

2. 妇产科疾病 对急腹症患者，特别是育龄妇女应提高警惕，异位妊娠破裂者有停经史，常伴阴道不规则流血，常有急性失血症状和腹腔内出血体征。体格检查可有宫颈软而举痛阳性、附件肿块，阴道穹后部穿刺有不凝血等阳性体征。卵巢囊肿蒂扭转者为急性剧烈阵发性绞痛，双合诊时可发现腹部包块并有触痛，与子宫关系密切。卵巢黄体或囊肿破裂出血表现类似异位妊娠，但无停经史，少见阴道流血。急性输卵管炎或急性盆腔炎时常见脓性白带、盆腔对称性压痛，阴道穹后部穿刺可见脓液。B 超检查有助于诊断和鉴别。

3. 泌尿系统疾病 右侧输尿管结石患者多表现为右侧腰部绞痛发作，可向会阴部及外生殖器放射。尿液检查可见大量红细胞，腹部 X 线检查有时可发现输尿管走行部位有结石影，B 超可见肾盂积水、输尿管扩张和结石影。右肾盂肾炎患者可有右腰痛，但常伴有发热、恶心、尿路刺激征等，腹部症状、体征轻或无，尿中可见大量脓细胞，尿细菌检查阳性。

4. 急性肠系膜淋巴结炎　多见于儿童，常先有上呼吸道感染史，腹部压痛部位偏内侧，范围不太固定，并可随体位变更。

5. 其他　急性胃肠炎时，恶心、呕吐和腹泻等消化道症状较重，无右下腹固定压痛和腹膜刺激体征。右侧肺炎、膈胸膜炎可因刺激第 10～12 肋间神经而出现反射性右下腹痛。腹型过敏性紫癜因肠壁出血形成浆膜下血肿刺激腹膜引起腹痛。铅中毒者可有突发性腹部绞痛，多有铅接触史，但腹部无压痛。胆道系统感染性疾病，易与高位阑尾炎相混淆，但有明显绞痛、高热，甚至出现黄疸。对急性肠穿孔、Meckel 憩室炎、炎性肌病、肠结核、回盲部肿瘤、急性精索炎、痛经、局限性回结肠炎等亦应进行临床鉴别。

【治疗】

1. 非手术治疗　仅适用于早期急性单纯性阑尾炎、观察性治疗、拒绝手术治疗、伴有其他严重器质性疾病、有手术禁忌证者。主要措施为选择有效的抗生素和补液治疗。

2. 手术治疗　绝大多数急性阑尾炎一旦确诊，应早期手术切除阑尾。对非手术治疗无效的阑尾周围脓肿亦应手术。早期手术不但操作简易，而且术后并发症少。如化脓、坏疽或穿孔后再手术，不但操作困难且术后并发症会明显增加。手术方法主要为阑尾切除术，或加行引流术。

急性单纯性阑尾炎可采用麦氏切口，切口一期缝合，有条件的单位或患者可采用腹腔镜阑尾切除术。急性化脓性阑尾炎或坏疽性阑尾炎可采用麦氏切口，或右下腹经腹直肌切口，用湿纱布蘸净脓液后关腹，若脓液较多应置引流，妥善保护切口，行一期缝合。穿孔性阑尾炎宜采用右下腹经腹直肌切口，利于术中探查和确诊，切除阑尾后认真清理腹腔，视具体情况放置引流，术中注意保护切口，冲洗切口，行一期缝合，术后切口积液或感染应及时充分引流。目前，腹腔镜阑尾切除术（laparoscopic appendectomy）已广泛开展，一般用于单纯性阑尾炎、择期性阑尾炎，对阑尾炎诊断不确定者，选用腹腔镜不仅可以用于治疗，还可帮助诊断，尤其是女性患者。近年来亦有学者经自然腔道内镜下行阑尾切除术，如经内镜下经盲肠逆行阑尾切除术、经阴道内镜下阑尾切除术等。

【技术要点】

阑尾切除术可分为顺行切除和逆行切除，前者即先处理阑尾系膜内血管，再处理阑尾及根部；反之即为逆行切除。

1. 开腹阑尾切除术技术要点（图 22-2-2）

（1）麻醉：一般采用蛛网膜下腔麻醉（腰麻）或硬脊膜外麻醉，也可采用局部浸润麻醉。小儿可采用静脉麻醉。

（2）切口：一般情况下采用麦氏切口（McBurney 切口），标准麦氏点是在右髂前上棘与脐部连线的与中、外 1/3 交接点上，麦氏切口是做与连线相垂直的 4～6 cm 长的切口。如诊断不明确或腹膜炎较广泛，应采用右下腹经腹直肌切口，以便探查。

（3）寻找阑尾：沿升结肠的三条结肠带向盲肠方向寻找阑尾是较可靠的方法。若找至末端仍未见阑尾，应考虑是否为盲肠后位阑尾，可用手指探查盲肠后方，或者剪开盲肠外侧腹膜寻找阑尾。术中注意不要将乙状结肠误认为升结肠。

（4）处理阑尾系膜：提起阑尾系膜，于阑尾根部相应位置钳夹、切断系膜后结扎或缝扎。如阑尾系膜肥厚或较宽，应分次钳夹，切断后结扎或缝扎系膜。

（5）处理阑尾根部：距根部 0.5 cm 处轻轻钳夹阑尾后用丝线结扎，再于结扎线远端 0.5 cm 处切断阑尾，残端黏膜用聚维酮碘、乙醇涂擦处理。于盲肠壁距阑尾根部周围 1.0 cm

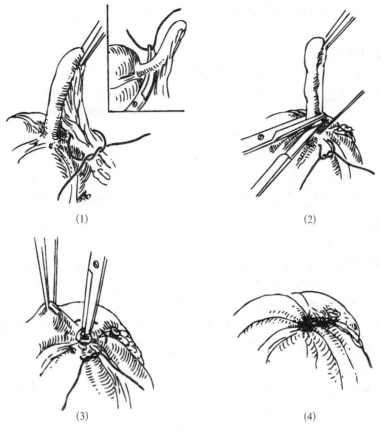

(1)　　　　　　　　　　　　(2)

(3)　　　　　　　　　　　　(4)

图 22-2-2　开腹阑尾切除术示意图

(1) 阑尾系膜结扎；(2) 切断系膜，做荷包缝合；(3) 阑尾切除，残端内翻；(4) 收紧荷包线结扎

处行浆肌层荷包缝合，勿将阑尾系膜缝在内，针距为 2～3 mm，将阑尾残端埋入同时结扎。最后在无张力情况下将系膜扎在荷包缝合线下覆盖加固。近年来亦有学者主张仅做阑尾残端结扎，不做荷包埋入缝合。

2. 腹腔镜阑尾切除术技术要点

(1) 麻醉：一般采用全身麻醉。

(2) 体位与穿刺孔位置：平卧位建造气腹，于脐上穿刺孔置入腹腔镜为观察孔，气腹压力维持在 12 mmHg 左右，根据术者习惯于腹左、右侧建立穿刺孔作为操作孔，探查全腹后为便于显露阑尾改为头低脚高的左侧倾斜位。

(3) 寻找阑尾：沿结肠带向下端寻找阑尾，有粘连时可用电钩或超声刀仔细分离。

(4) 处理阑尾系膜：提起阑尾，于其根部系膜相应位置打孔，用丝线或血管夹结扎系膜根部后离断，或用超声刀、Liga-Sure 血管闭合系统、直线切割闭合器等直接离断阑尾系膜。

(5) 处理阑尾根部：距阑尾根部约 0.5 cm 使用丝线、结扎夹等夹闭阑尾，距根部结扎处约 1 cm 再次用丝线或结扎夹夹闭阑尾，于中间切断阑尾，阑尾残端用电钩灼烧黏膜，残端可不包埋。也可据情况用可吸收线荷包缝合包埋，但对术中技术要求较高。阑尾的处理也可使用腔镜切割闭合器直接于根部离断阑尾。随后将阑尾置入标本袋并取出。

3. 特殊情况下阑尾切除术　阑尾尖端粘连固定或阑尾系膜较短致阑尾难以提出，可先将阑尾于根部结扎切断，残端处理后再分段切断阑尾系膜，最后切除整个阑尾。盲肠后位阑尾，宜剪开侧腹膜，将盲肠向内翻，显露阑尾后将其切除，再将侧腹膜缝合。局部炎症明显，盲肠壁水肿难以做荷包缝合，可行"8"字或"U"字缝合。局部渗出或脓液不多，用纱布多次蘸净，不要用生理盐水冲洗，以防炎症扩散。如已穿孔，脓液较多，应彻底清除脓液或冲洗腹腔

视频：腹腔镜阑尾切除术

并放置引流。如合并移动盲肠，切除阑尾后，应同时将盲肠皱襞折叠紧缩缝合（缝合相邻的两条结肠带）。

4. 术中特殊情况的处理

（1）术中发现阑尾正常：说明术前诊断有误，应注意检查有无腹腔内其他疾病。①胆汁样液体考虑胃十二指肠溃疡穿孔。②黄色浆液性渗出伴肠系膜淋巴结肿大为急性肠系膜淋巴结炎。③脓性渗液，在妇女提示急性输卵管炎，小儿注意有无 Meckel 憩室穿孔，也要考虑原发性腹膜炎的可能。④血样液体提示有急性胰腺炎或肠绞窄，若为纯血，应考虑异位妊娠破裂。⑤急性胆囊炎一般不产生渗液，但用示指和中指向上探查，可扪到肿大的胆囊。⑥注意检查盲肠的脂肪垂有无急性炎症或扭转。⑦如所有器官正常，腹腔内无液体，可考虑非特异性急性腹痛。

这种情况下，是否切除正常的阑尾仍有争议，多数外科医生倾向于将阑尾切除。以预防急性阑尾炎的发生。

（2）手术中找不到阑尾的几种可能性：术中见盲肠位置正常，但找不到阑尾，有以下几种可能：①先天阑尾缺如，较罕见；②腹膜外阑尾，阑尾位于盲肠后方腹膜外，需切开盲肠外方侧腹膜，将盲肠向内翻，才能显露阑尾；③盲肠壁浆膜下阑尾：阑尾位于盲肠壁浆膜下方，在盲肠壁上可触及一索条状物，切开索条状物表面浆膜，即可显露阑尾。

（3）急性阑尾炎伴发盲肠癌：盲肠肿瘤如位于阑尾基底附近，可引起阑尾引流不畅，致急性阑尾炎。阑尾切除术中如发现盲肠肿瘤，即使没做肠道准备，也可扩大切口，行急诊一期根治性右半结肠切除术。

（4）术中发现阑尾肿瘤：近 90% 的阑尾肿瘤为阑尾类癌，病变一般多累及阑尾远侧部分。单纯阑尾切除术对多数阑尾类癌的治疗是足够的，但对进展期癌是否需做右半结肠切除仍有不同意见。右半结肠切除的适应证为：①类癌直径超过 2 cm；②手术中发现有淋巴结转移；③阑尾的切缘仍留有肿瘤细胞。

【并发症】

1. 急性阑尾炎并发症

（1）腹腔脓肿：是阑尾炎未经及时治疗的后果。在阑尾周围形成的阑尾周围脓肿最常见，也可在腹腔其他部位形成脓肿，常见部位在盆腔、膈下或肠间隙等处。治疗可在超声引导下穿刺抽脓冲洗或置管引流，必要时手术切开引流。

（2）内、外瘘形成：阑尾炎症及阑尾周围脓肿未及时治疗，可向小肠、大肠、膀胱、阴道等穿破，形成肠瘘、膀胱瘘或阴道瘘等，经瘘管可有脓液排出。经瘘管行 X 线造影可判断瘘管数目、走行等，术中可应用亚甲蓝瘘管内注射以指示方向。

（3）化脓性门静脉炎（pylephlebitis）：为阑尾炎症时阑尾静脉中感染性血栓沿肠系膜上静脉至门静脉，诱发门静脉炎症，表现为寒战、高热、轻度黄疸、肝大、剑突下压痛，可进一步发展为细菌性肝脓肿，甚至全身感染中毒症状。行阑尾切除并大剂量抗生素治疗有效。

2. 阑尾切除术的并发症

（1）出血：主要是阑尾系膜结扎线松脱，造成腹腔出血，表现为腹痛、心悸、脉搏细速及失血性休克等表现。关键在于预防，阑尾切除术中结扎线一定要牢靠，距断缘通常至少1.0 cm，必要时缝扎，确认无误后及时剪断，以免牵拉时造成线结松脱，系膜短粗时尤应注意。一旦发生出血，应立即输血补液，紧急再手术以控制出血。

（2）切口感染：是最常见的术后并发症，多见于急性化脓性或穿孔性阑尾炎。临床表现为术后 2～3 日切口红、肿、胀痛，渗出脓液，触痛明显，伴有全身症状（如发热等），此时应及时拆除缝线并拆除已暴露成为异物的皮下缝线，敞开切口以利充分引流。配合全身使用抗生素和局部换药处理，多可短期痊愈。手术时应确切保护切口，缝闭腹膜后以抗生素生理盐水彻底冲洗切口，缝合时消灭无效腔，确切止血，必要时可于切口预置引流。

（3）粘连性肠梗阻：为术后远期并发症，多因局部炎症病变重、浆膜面损伤、术后制动等原因所致。多可经非手术疗法治愈，否则需手术解除粘连。预防措施为确诊后早期手术，早期下床活动，左侧卧位等。

（4）阑尾残株炎：由于阑尾残端保留过长（常＞1 cm）再次导致炎症所致。临床表现与阑尾炎相同，确诊可通过钡剂灌肠透视摄片，对症状较重者应再次手术切除过长的残端。

（5）粪瘘：因阑尾残端单纯结扎后线结脱落，盲肠壁水肿脆弱，缝合时撕裂，或盲肠自身存在结核、肿瘤等病变。通常粪瘘形成时病变已局限化，类似阑尾周围脓肿，多可经非手术治疗痊愈。

第三节　阑尾周围脓肿

阑尾周围脓肿（periappendicular abscess）是阑尾炎症局限化后形成的炎性包块和脓肿，是急性阑尾炎病程进展过程中的一个阶段。阑尾周围脓肿的发生率占急性阑尾炎的 4% ～ 10%，多见于回盲部，也可位于盆腔、右腰部、右结肠旁沟、盲肠后及肝下。

阑尾急性炎症时，机体发挥防御机制，大网膜、肠管等逐渐向阑尾包裹并与之相互粘连，使炎症局限，即使阑尾穿孔，也极少发生弥漫性腹膜炎。其转归为炎症消退吸收，脓肿扩展，破溃形成内瘘、外瘘、窦道。脓肿形成后的阑尾遗留慢性病灶，或完全被吸收而自身截除。70% ～ 80% 的阑尾周围脓肿患者可有急性阑尾炎病史，常于腹痛、发热 2 ～ 7 天后出现右下腹肿块，患者多有低热、消瘦、乏力等慢性消耗和中毒症状。依阑尾位置及病变特点不同，脓肿可位于腹腔各处及腹膜后，B 超、CT 等有助于诊断及治疗。阑尾周围脓肿应注意与回盲部肿瘤、结核、右卵巢囊肿蒂扭转、右髂窝脓肿、阑尾肿瘤、陈旧性异位妊娠等相鉴别。

阑尾周围脓肿的治疗以非手术疗法为主，包括联合应用广谱抗生素，中医中药内服外敷、穿刺引流或抽脓。抗生素选择应兼顾需氧菌和厌氧菌，常以广谱抗生素联合氨基糖苷类或甲硝唑使用。中医中药主要应用清热解毒、活血化瘀、排脓消肿等疗法。对较大脓肿、长期用药难以奏效者，可以 B 超或 CT 引导下行穿刺抽脓或置管引流，冲洗效果较好。非手术疗法复发率可高达 8% ～ 25%，多在 1 年内。手术治疗适应证为：起病 3 ～ 4 天以内，局限性粘连包裹尚易剥离，切除阑尾及炎性团块的大网膜；阑尾周围脓肿穿破出现腹膜炎，或出现粘连性肠梗阻经非手术治疗难以缓解；右下腹包块经久不消，疑有恶变或其他肿瘤可能时；脓肿深在难以穿刺时可行阑尾切除术或切开引流术。3 ～ 4 天后的阑尾周围脓肿经非手术疗法治愈后 3 ～ 6 个月可择期行阑尾切除术。

第四节　特殊类型阑尾炎

一般成人急性阑尾炎诊断相对简单，早期治疗者恢复较好，但婴幼儿、儿童、老年人、妊娠期妇女及 AIDS/HIV 感染患者发生急性阑尾炎时，因临床表现及病例特点与成人急性阑尾炎有所不同，诊断和治疗相对困难，应予以格外重视。

一、新生儿急性阑尾炎

新生儿阑尾呈短粗漏斗状，基底部宽大，内容物易排出，故而很少因淋巴组织增生或粪石堵塞而发生梗阻，因此新生儿急性阑尾炎很少见。由于新生儿不能提供病史，其早期临床表现又无特异性，仅有厌食、恶心、呕吐、腹泻和脱水等症状，发热和白细胞升高均不明显，因此早期诊断较困难，穿孔率可高达 80%，误诊率和死亡率高。诊断时应仔细检查右下腹部压痛和腹胀等体征，积极早期手术治疗。

二、小儿急性阑尾炎

小儿阑尾壁较薄，其肌层组织及大网膜均未发育完全，发生炎症时极易发生缺血、坏疽和穿孔，大网膜较短，无法完全包裹炎症使其局限化，因而病情常进展快，特点为：①进展快、症状重，早期即可出现高热、呕吐、腹泻及脱水等症状。②体征轻，且不典型，仅有局部压痛及肌紧张。③穿孔发生早，穿孔率高达 15%～50%，死亡率高。治疗原则是早期手术治疗，并配合补液、应用广谱抗生素及支持治疗等。

三、妊娠期急性阑尾炎

较常见，以妊娠中期最多见，特点为：①腹痛及压痛点上移，因子宫在妊娠中期增大显著，推挤盲肠及阑尾向右上、外、后侧移动。②体征不典型，因阑尾位置的变化及增大的子宫抬高了腹壁，使阑尾炎症不易刺激壁腹膜，压痛、肌紧张及反跳痛均不明显。③感染及炎症易播散，大网膜难以完全包裹炎症阑尾及渗液，导致炎症难以局限；妊娠期盆腔充血、水肿，炎症易蔓延而致严重感染而难以控制。延误诊断及治疗可严重威胁母子生命安全，故重点在于降低早产和胎儿死亡率。超声检查有助于明确诊断。

妊娠各期阑尾炎诊断明确时应积极手术。围术期应用黄体酮保胎，选用对胎儿无害的广谱抗生素控制感染，加强胎儿监护。手术切口应偏高，术中操作应轻柔，减少对子宫的刺激。对腹部切口应严格保护，谨防切口感染，必要时可加行减张缝合以利切口愈合，尽量不放置腹腔引流。临产期发生急性阑尾炎，或并发阑尾穿孔、全身明显感染时，可考虑经腹剖宫产术同时切除阑尾。

四、老年人急性阑尾炎

因老年人对疼痛感觉迟钝，腹肌薄弱，防御功能减退，故症状和体征均不典型，体温和白细胞升高均不明显，临床表现轻但阑尾炎症可能很重，容易延误诊断和治疗。加之老年人常伴发心血管疾病、糖尿病、肾功能不全等，使病情更趋复杂严重。一旦诊断应及时手术，同时注意处理伴发的内科疾病。

五、AIDS/HIV 感染患者的急性阑尾炎

临床表现和体征与正常患者相似但不典型。因免疫功能缺陷，白细胞常不升高，B 超和 CT 检查有助于诊断。治疗原则仍为早期诊断后尽早手术治疗，如炎症播散或穿孔后将严重威胁患者生命。不应将 AIDS 和 HIV 感染者视为阑尾切除的手术禁忌证。

第五节　慢性阑尾炎

慢性阑尾炎（chronic appendicitis）大多数为急性阑尾炎转变而来，仅少数开始即为慢性过程。主要病变特点为阑尾壁不同程度纤维组织增生及慢性炎症细胞浸润。黏膜层和浆肌层中急性炎症时的多形核白细胞大部分被淋巴细胞和嗜酸性粒细胞替代，镜下亦可于阑尾壁内见到异物巨细胞。阑尾因慢性纤维化导致管壁硬且厚、腔径狭小不规则，加之淋巴组织增生、粪石阻塞，严重阻碍阑尾腔排空，腔内压力升高压迫壁内神经而产生痛感。

患者多有急性阑尾炎发作史，经常右下腹疼痛，症状可不典型或仅有隐痛、不适感。腹痛可多次急性发作或反复发作，但压痛点相对较固定。有典型急性阑尾病史者诊断较易，但无急性阑尾炎发作史者因其症状和体征无特征性，不易确诊。X 线钡剂灌肠可见阑尾不充盈或充盈不全，管腔狭窄、不规则，72 小时后仍有钡剂残留，即可诊断慢性阑尾炎。慢性阑尾炎诊断

明确者，手术切除阑尾仍为主要治疗手段，同时亦为最后明确诊断的措施。如术中发现阑尾增生变厚、系膜缩短变硬，阑尾扭曲，周围严重粘连，则可证实术前慢性阑尾炎的诊断。如发现阑尾基本正常，炎症程度与临床表现不符，则应怀疑慢性阑尾炎的诊断。此时，应详细探查邻近有关器官，做相应的处理。

第六节　阑尾肿瘤

阑尾肿瘤罕见，多在阑尾切除术中或尸体解剖时被发现，多为良性，仅约 17% 为恶性，术前诊断率低，主要为类癌、腺癌和囊性肿瘤。

一、阑尾类癌

阑尾类癌起源于阑尾黏膜深层的嗜银细胞，是最常见的阑尾肿瘤，约占阑尾肿瘤的 90%，占胃肠道类癌的 45%，多为在阑尾切除术时偶然被发现，多为单发，少数为多发。术中常于阑尾远端见到一质硬、边界清的黄褐色肿物，少数可位于阑尾根部。肿瘤体积大小不一，直径多 < 2 cm，较小者需显微镜下才能发现，亦有达 5 cm 者。因其多发生于阑尾远端，多不引起阑尾腔堵塞，故其临床症状多不明显，难以与急慢性阑尾炎鉴别。阑尾类癌恶性度低，转移与肿瘤大小有关，肿瘤小于 2 cm 者转移率低，大于 2 cm 者转移率极高。肿瘤侵及系膜是转移的标志，对于直径小于 1 cm 者可施行全阑尾切除术（无残端保留）。对直径大于 2 cm 者，应行右半结肠切除术，术中其他转移灶亦应切除。

二、阑尾腺癌

阑尾腺癌十分罕见，起源于阑尾黏膜的腺上皮，可分为结肠型和黏液型，临床表现并无特异性，类似急、慢性阑尾炎或右结肠癌，多为术中或术后发现，发现时约半数已为晚期，可有局部浸润及远处转移。肿瘤大时可于右下腹扪及包块，临床上常误以为阑尾炎性肿块而延误治疗。B 超、CT 及钡灌肠可发现盲肠外占位性病变。处理原则同右半结肠癌，须行根治性右半结肠切除术。黏液型腺癌的预后优于结肠型。

三、阑尾囊性肿瘤

阑尾囊性肿瘤包括阑尾黏液囊肿和假性黏液瘤。前者是一种潴留性囊肿，而非真性肿瘤，是因阑尾腔梗阻后，其黏膜上皮分泌黏液后潴留于阑尾腔而形成。阑尾黏液囊肿 75% ～ 85% 为良性囊腺瘤，少数为囊腺癌，临床表现与阑尾炎相似。钡餐 X 线检查可发现回肠 - 盲肠间隙扩大，边缘压迹光滑，囊壁可有钙化，应手术切除。假性黏液瘤的发病率为黏液囊肿的 1/10，是阑尾的真性肿瘤，由阑尾分泌黏液的细胞在腹腔内种植形成。假性黏液瘤可发生广泛腹腔种植，引起粘连性肠梗阻，但不转移至肝及淋巴结。假性黏液瘤应手术彻底、完整切除肿块，包括已种植的组织或器官，切除时应注意保持囊肿壁完整性，勿使其破裂。术中或术后辅以腹腔热灌注治疗可改善其预后。

（王建国）

病例 22-1

病例 22-1 解析

结、直肠与肛管疾病

第一节　解剖生理

一、结肠、直肠和肛管解剖

（一）结肠

结肠包括盲肠、升结肠、横结肠、降结肠和乙状结肠，成人结肠全长平均约 150 cm（120 ～ 200 cm）。结肠袋、肠脂垂和结肠带为结肠的三个解剖标志。盲肠为腹膜内位器官，其长度在成人约为 6 cm，盲肠过长时易发生扭转。盲肠以回盲瓣与末端回肠相连，回盲瓣具有括约功能，可防止结肠的内容物逆流入回肠，也可阻止回肠内容物过快进入结肠。回盲瓣的存在使得结肠梗阻易发展为闭袢性肠梗阻。升结肠与横结肠交界段的肝曲以及横结肠与降结肠交界段的脾曲是结肠位置相对固定的部位。升结肠和降结肠为腹膜间位器官，前面及两侧有腹膜覆盖，后面以疏松结缔组织与腹腔后壁相贴，其后壁穿孔时可导致严重的腹膜后感染。横结肠和乙状结肠为腹膜内位器官，完全为腹膜包裹，是结肠中活动度较大的部分，乙状结肠系膜过长时易发生扭转。结肠壁由外到内分为浆膜层、肌层、黏膜下层和黏膜层。

（二）直肠

直肠位于消化道末端，长 12 ～ 15 cm，上方平骶骨岬与乙状结肠相连续，沿骶尾骨前下行穿过盆膈转向后下至尾骨平面与肛管相连。以距肛缘 6 ～ 8 cm 的盆底腹膜反折（peritoneal reflection）为界可将直肠分为两部分，腹膜反折以上部分的直肠前面和两侧有腹膜覆盖，前面的腹膜反折成直肠膀胱陷凹或直肠子宫陷凹（Douglas 窝）；腹膜反折以下部分的直肠周围无腹膜覆盖，位于腹膜外。直肠系膜中的神经、血管与脂肪结缔组织由其前方的 Denonvilliers 筋膜（Denonvilliers fascia，DF）及后方的盆筋膜脏层（即直肠深筋膜）包绕，形成一个完整的袖套向下延伸至肛提肌（levator ani muscle）。直肠前方，男性为膀胱底部、输精管壶腹部、精囊和前列腺，女性为子宫颈和阴道。直肠和膀胱、阴道之间存在一层筋膜即 DF，男性亦称膀胱直肠筋膜，女性称为直肠阴道筋膜，手术游离直肠前壁时应沿该筋膜前面往下游离。直肠后方是骶骨和尾骨，覆盖骶骨前面的是盆筋膜壁层（Waldeyer 筋膜），亦称骶前筋膜（图 23-1-1），骶正中动、静脉和骶前静脉丛在该筋膜深面走行。在 Waldeyer 筋膜与直肠深筋膜之间为一充满纤维结缔组织的无血管间隙，称直肠后间隙或骶前间隙，为手术游离直肠后壁避免出血的理想间隙。Waldeyer 筋膜于第 4 骶骨水平与直肠深筋膜融合成一层较坚韧的筋膜，将直肠后壁固定于骶骨。在直肠侧方，由盆壁内侧的下腹下神经丛发出支配直肠的神经纤维与直肠周围的血管、纤维结缔组织一起构成直肠侧韧带，将直肠固定于盆壁。直肠黏膜下端因与口径较小且呈闭缩状态的肛管相连皱缩形成 8 ～ 10 个隆起的纵行皱襞，称为肛柱。肛柱基底之间的半月形皱襞称为肛瓣。肛瓣与肛柱下端围成的小隐窝称肛窦。肛管与肛柱连接的部位有三角形的乳头状隆起称肛乳头（anal papilla）。肛瓣边缘和肛柱下端形成一锯齿状的环行线，称齿状线（dentate line），是直肠与肛管分界的解剖标志（图 23-1-2）。

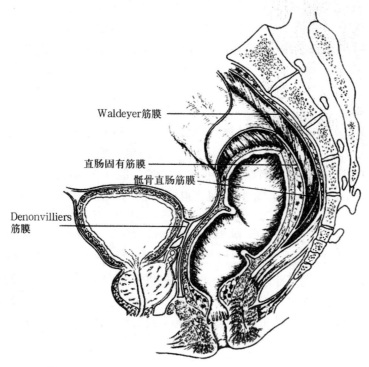

图 23-1-1　Denonvilliers 筋膜、骶前筋膜与直肠后间隙

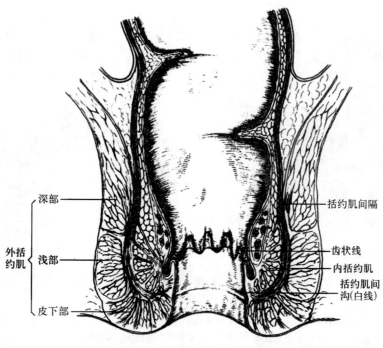

图 23-1-2　直肠肛管纵剖面图

（三）肛管

　　肛管上自齿状线，下至肛门缘，是消化道的末端。解剖学认为肛缘距齿状线 1.5 cm，所以肛管长 1.5 cm，此为解剖肛管。外科肛管的肛管上界为肛管直肠环上缘，长 3 ～ 4 cm。

齿状线是直肠和肛管的交界线，是重要的解剖标志，约85%的直肠肛管疾病发生在齿状线附近。齿状线上下的区别在于：①齿状线以上肛管内壁被覆黏膜，受自主神经支配，无疼痛感；齿状线以下被覆皮肤，受阴部内神经支配，痛觉敏锐。②齿状线以上由直肠上、下动脉供应；齿状线以下属肛管动脉供应。③齿状线以上的静脉回流经直肠上静脉丛入门静脉；齿状线以下则经直肠下静脉丛通过肛管静脉回流到腔静脉。④齿状线以上的淋巴引流主要汇入腹主动脉周围或髂内淋巴结；齿状线以下的淋巴引流主要汇入腹股沟淋巴结及髂外淋巴结。

（四）直肠肛管肌

直肠的肌层包括外层纵行肌与内层环行肌，直肠环行肌在直肠下端增厚而成为肛门内括约肌（internal anal sphincter），环绕肛管上 2/3，属不随意肌，受自主神经支配，有协助排便的功能，但无括约肛门的功能。直肠纵行肌的下端参与肛管直肠环的组成。肛管外有肛门外括约肌（external anal sphincter）和肛提肌，肛门外括约肌是围绕肛管的环行横纹肌，属于随意肌，被直肠纵行肌和肛提肌穿过，分为皮下部、浅部和深部，环绕肛管下 1/3。肛门外括约肌皮下部位于肛管下端的皮下、肛门内括约肌的下方；浅部位于皮下部的外侧深层；而深部又位于浅部的深面，它们之间有纤维束分隔。肛门外括约肌组成三个肌环：深部为上环，与耻骨直肠肌合并，附着于耻骨联合，收缩时将肛管向上提举；外括约肌浅部肌环为中环，附着于尾骨，收缩时将肛门向后牵拉；皮下部为下环，与肛门前皮下相连，收缩时向前下牵拉肛门。三个环同时收缩将肛管向不同方向牵拉，加强肛门括约肌的功能，使肛管紧闭（图 23-1-3）。

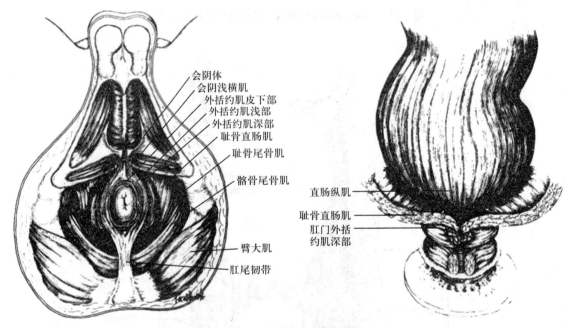

图 23-1-3　肛管直肠及盆底肌肉

肛提肌是直肠周围形成盆底的一层宽薄的肌肉，由耻骨直肠肌、耻骨尾骨肌和髂骨尾骨肌三部分组成。肛提肌起自骨盆两侧壁，斜行向下止于直肠壁下部两侧，左右联合呈向下的漏斗状，属随意肌，具有承托盆腔脏器、协助排便、括约肛管的功能。肛管直肠环是由肛门内括约肌、直肠纵行肌的下部，肛门外括约肌的浅部、深部及肛提肌的耻骨直肠肌纤维共同组成的肌环，包绕肛管和直肠分界处，距齿状线 1～1.5 cm，直肠指检时可以明确触摸到此环，是括约肛管的重要结构，手术切断该肌环将引起肛门失禁。

（五）直肠肛管周围间隙

直肠肛管周围间隙即外科解剖间隙，其间为脂肪结缔组织填充，易发生感染形成脓肿。在肛提肌以下的间隙有：肛门周围间隙，位于坐骨肛管隔及肛门周围皮肤之间，左、右两侧可在肛管后相通；坐骨肛门窝，在肛管两侧，坐骨肛管隔与肛提肌之间，肛管后方两侧亦可相通。在肛提肌以上的有：骨盆直肠间隙，在直肠两侧，盆腔腹膜与肛提肌之间，左、右各一；直肠后间隙，又称骶前间隙，位于肛提肌以上、直肠与骶前筋膜之间，与两侧骨盆直肠间隙相通。

（六）结肠、直肠及肛管的血管、淋巴和神经

1. 动脉　结肠的供应动脉以脾曲为界，肠系膜上动脉发出的回结肠动脉、右结肠动脉、中结肠动脉供应右半结肠；肠系膜下动脉发出的左结肠动脉与乙状结肠动脉供应左半结肠。直肠、肛管的动脉供应以齿状线为界，其上由肠系膜下动脉的终末支直肠上动脉和来自髂内动脉的直肠中动脉及骶正中动脉供应；其下由来自两侧阴部内动脉的肛管动脉（又称直肠下动脉）供应。齿状线上、下动脉之间有丰富的吻合（图 23-1-4，5）。

2. 静脉　结肠的静脉与动脉相似，分别经肠系膜上静脉和肠系膜下静脉汇入门静脉。直肠、肛管的静脉与动脉伴行，齿状线以上形成直肠上静脉丛，经直肠上静脉、肠系膜下静脉回流至门静脉；齿状线以下的直肠下静脉丛在直肠、肛管外形成肛门静脉和直肠下静脉，分别经阴部内静脉和髂内静脉回流到下腔静脉。

3. 淋巴结　结肠的淋巴结分为结肠上淋巴结、结肠旁淋巴结、中间淋巴结和中央淋巴结四组。结肠上淋巴结位于肠壁，常沿肠脂垂分布；结肠旁淋巴结沿边缘血管弓和由其发出的短

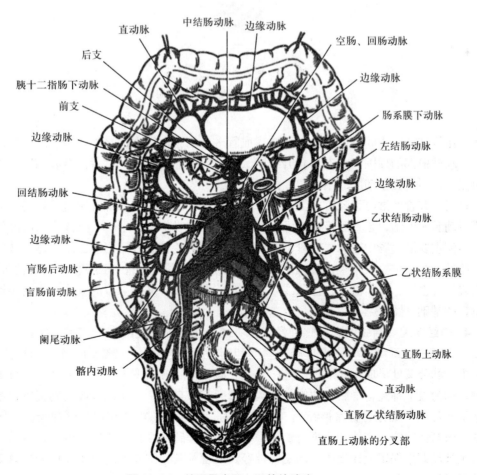

图 23-1-4　结肠及直肠、肛管的动脉

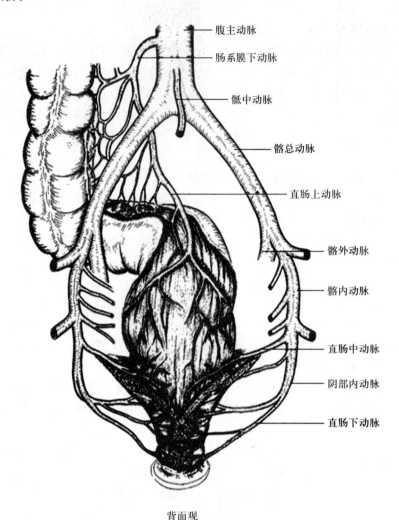

　腹主动脉

　肠系膜下动脉

　骶中动脉

　髂总动脉

　直肠上动脉

　髂外动脉

　髂内动脉

　直肠中动脉

　阴部内动脉

　直肠下动脉

背面观

图 23-1-5　肛管直肠动脉血供

支终末血管排列；中间淋巴结分布于边缘血管弓和结肠血管根部之间；中央淋巴结位于肠系膜上、下动脉根部的周围，前者汇合升结肠、横结肠的淋巴引流，后者汇合降结肠、乙结肠的淋巴引流，再引至腹主动脉周围的腹腔淋巴结。

　　直肠、肛管的淋巴引流有向上、侧方、向下三种途径。向上淋巴引流沿直肠上动脉引至肠系膜下动脉淋巴结，是直肠最主要的淋巴引流途径，收集上、中、下三段直肠的淋巴液；侧方淋巴引流主要沿直肠中动脉，肛管动脉，膀胱上、下动脉进入髂内淋巴结、髂总淋巴结引至腹主动脉淋巴结，主要收集来自腹膜反折以下直肠及肛管淋巴结；向下淋巴引流沿肛管周围皮肤到腹股沟淋巴结，仅引流来自齿状线以下肛管的淋巴液。淋巴引流的规律是直肠癌根治行淋巴结清扫的基础（图 23-1-6）。

　　4. 神经支配　结肠的副交感神经来源不同，迷走神经支配右半结肠，盆腔神经支配左半结肠。交感神经纤维则分别来自肠系膜上和肠系膜下神经丛。来自 T_{11} 至 L_4 的交感神经纤维在腹主动脉分叉处形成上腹下神经丛，该丛在腹主动脉分叉下方向左右分开，走行于髂内血管内侧，称为腹下神经，最后在两侧直肠侧韧带旁与来自第 2～4 骶神经的副交感神经混合形成下腹下神经丛，又称为骨盆神经丛（图 23-1-7）。盆腔交感神经和副交感神经协同作用维持正常的排尿与性功能：交感神经维持贮尿、射精，副交感神经支配排尿、勃起。直肠癌根治术保留自主神经即指保留上述交感与副交感神经。肛管及其周围外括约肌主要由来自第 2～4 骶神经的阴部神经支配，其内含有脊神经的分支，对疼痛感觉敏锐。

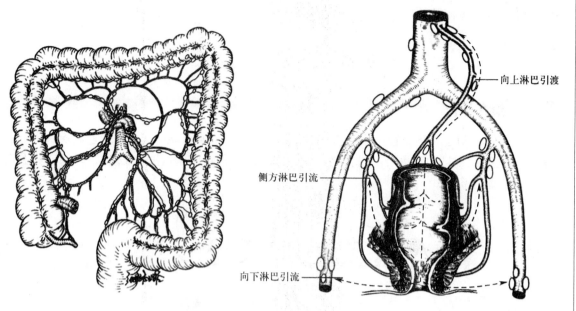

图 23-1-6　结肠和直肠肛管的淋巴引流

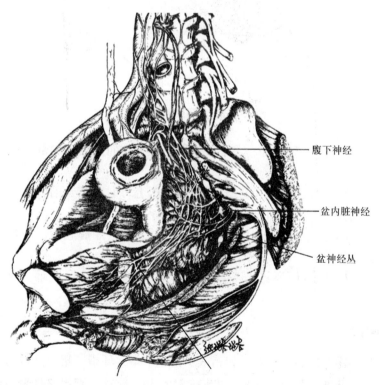

图 23-1-7　盆腔的自主神经

二、结肠、直肠和肛管生理

结肠有消化、吸收、储存、分泌和排泄功能。结肠的消化作用主要是通过细菌发酵完成的。结肠的吸收功能以右半结肠为主，主要吸收水分、电解质、葡萄糖、尿酸和胆汁酸等。结肠黏膜内的杯状细胞可分泌碱性黏液，有保护黏膜和促进排便的作用。直肠的主要功能为排便，其下段是排便反射的始发部位。粪便进入直肠后刺激直肠，引起便意和反射性的肛门内括约肌舒张和肛门外括约肌松弛，同时腹内压增加使粪便排出体外。直肠还可吸收少量的水、盐和葡萄糖，也可分泌黏液以利排便。肛管除参加排便外，无其他特殊生理功能。

第二节　检查方法

一、检查体位

合适的体位对于直肠肛管疾病的检查十分重要，体位不当可能引起疼痛或遗漏疾病，所以应根据不同的检查目的和患者的身体情况，选择不同的检查体位（图 23-2-1），以保证获取正确、全面的临床资料。

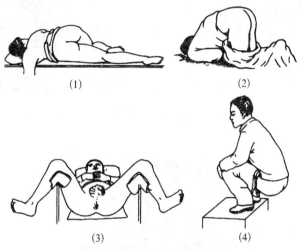

图 23-2-1　直肠肛管检查体位

1. **左侧卧位**　患者向左侧侧卧，左下肢略屈，右下肢屈曲贴近腹部，适用于病重、年老体弱者。

2. **膝胸位**　患者两膝关节屈曲，分开跪于检查床上，肘关节及前胸着床，臀部抬高，是检查直肠肛管的常用体位，肛门部显露清楚，肛镜插入方便。

3. **截石位**　患者仰卧于检查床上，双下肢抬高并外展，屈髋屈膝，需要做双合诊时或麻醉下检查时可选择该体位。

4. **蹲位**　患者取下蹲排便姿势，以增加腹内压，便于观察直肠脱垂、内痔脱垂、直肠息肉等。

二、肛门视诊

采用合适体位显露肛门后，用双手拇指或示指、中指、环指三指分开臀沟，观察肛门周围有无红肿、血、脓、粪便、黏液、瘘口、外痔、疣状物、溃疡、肿块及直肠黏膜脱垂等。

三、直肠指检

直肠指检是一项简单而重要的检查，对于及早发现直肠肛管肿瘤意义重大，75%～80%的直肠癌可以在直肠指检时发现。检查要点包括：检查者戴手套涂以润滑剂后，先检查肛门周围有无肿块、压痛、瘘管、外痔等。然后以示指轻按肛缘使括约肌松弛，缓慢插入示指测试肛管括约肌的松紧度，正常时仅能伸入一指并感到肛门收缩。示指要全部插入直肠，并有次序地沿右、前、左、后一圈触诊，顺逆两次，在肛管后方可以触到肛管直肠环。进一步检查直肠壁有无触痛、波动、狭窄及肿块，触及肿物时要确定肿块的大小、形状、位置、硬度、活动度、数目及与前列腺、阴道后壁、宫颈、骶骨等脏器结构的关系等。根据需要可以做双合诊检查。检查完毕抽出手指后应观察指套有无血迹或黏液。一种体位检查有疑问时，应在允许情况下改变体位再行检查。

四、肛门镜检查

除有肛门狭窄、肛裂、妇女月经期或指检时患者已不能耐受的情况外，对直肠肛管疾病患者应常规行肛门镜检查。记录肛门周围病变一般采用时钟定位法，并注明体位。膝胸位以肛门后方中点为 12 点，前方中点为 6 点；截石位正好相反（图 23-2-2）。

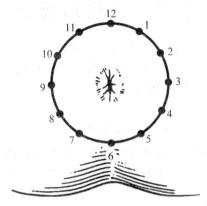

图 23-2-2　时钟定位法记录示意图

五、直肠镜与乙状结肠镜检查

它们是诊断直肠上段、乙状结肠下段病变的重要检查方法。目前临床应用较少。

六、纤维电子结肠镜检查

目前临床应用广泛，需由经过训练的内镜医师操作，有一定的并发症风险，如出血、穿孔等，是诊断结直肠疾病最直接和最准确的方法。可观察到全结、直肠的病变，还能进行活检以及结、直肠息肉的电灼摘除、出血点止血、结肠扭转复位、肠吻合口良性狭窄的扩张、支架置入等治疗。

七、影像学检查

（一）钡剂灌肠或气钡双重造影检查

对肛管及齿状线附近的病变较难显示，对结肠及直肠内肿瘤、憩室、黏膜脱垂、先天异常等病变有重要价值。

（二）腔内超声检查

可以观察直肠壁厚度及各层结构，直肠癌时可清楚地显示直肠壁受累的层次，探查直肠周围淋巴结情况，进行精准术前分期。

（三）CT 及其三维重建技术

对结、直肠癌的诊断，淋巴结转移情况以及向外侵犯的判断有重要意义，可用于术前分期。CT 模拟结肠镜可快速、无创地产生类似结肠镜所见的三维仿真影像，在临床上亦有应用。

（四）MRI

可用于判断直肠肛管癌浸润扩散范围、分期以及术后复发情况，观察其矢状位影像有助于了解直肠肿瘤与骶骨、膀胱、前列腺的关系。对结、直肠癌肝转移灶的评估首选 MRI。

（五）正电子发射计算机断层扫描（PET-CT）

并非结、直肠癌的常规检查方法，适用于评估肿瘤远处转移及复发，或诊断不清时帮助明确诊断。但费用较高，且不能代替CT评价。

八、直肠、肛管功能检查

直肠、肛管功能检查的方法主要有直肠和肛管测压、直肠感觉试验和模拟排便试验、盆底肌电图检查、排粪造影、结肠传输试验等。

第三节　乙状结肠扭转

乙状结肠扭转（sigmoid volvulus）是乙状结肠以其系膜为中轴发生旋转，导致肠管部分或完全梗阻。乙状结肠是结肠扭转最常见的发生部位，占65%～75%，其次为盲肠和横结肠。60岁以上老年人的发生率是年轻人的20倍。

【病因与病理】

乙状结肠易发生扭转的解剖学基础：①肠管有较大的活动度。②肠系膜较长，但系膜根部较窄，对造成扭转起着支点的作用。③肠腔内常有粪便积存，由于重力作用，体位突然改变或强烈的肠蠕动可诱发扭转。④扭转形成的肠梗阻为闭袢性肠梗阻。

【临床表现】

乙状结肠扭转的主要症状为腹痛和进行性腹胀。临床上分为亚急性（约80%）和急性（约20%）两类。

亚急性乙状结肠扭转多见于老年男性，常有慢性便秘史。部分患者曾有类似发作，并随排便、排气而腹痛自行消失的病史。发病大多缓慢，主要表现为中下腹部的持续性隐痛、阵发性加剧和进行性腹胀。体格检查可见腹部明显膨隆、不对称，有时可触及有压痛的囊性肿块，无显著腹膜刺激征，主要为低位不完全或完全性肠梗阻表现。

急性乙状结肠扭转多见于年轻人，起病急骤，剧烈腹痛，呕吐出现早而频繁，腹胀反而较轻，主要为典型的绞窄性低位肠梗阻表现，体格检查可有腹膜炎体征。

亚急性和急性乙状结肠扭转在症状和体征上有时与远段结肠癌造成的梗阻不易区分，应加以重视。

【诊断】

（一）病史与临床表现

男性老年患者，有长期便秘或既往有类似腹痛史，呈低位肠梗阻表现，部分患者可触及左中下腹囊性肿块，应考虑乙状结肠扭转。

（二）X线及CT检查

腹部X线检查于左中下腹可见充气的巨大乙状结肠肠袢，常可见两个处于不同平面的液气平面，左、右半结肠可有不同程度积气。钡剂灌肠可见钡剂在直肠与乙状结肠交界处受阻，尖端呈锥形或喙突状。有腹膜刺激症状时禁行此项检查。根据CT检查看到扭转的系膜可作出诊断。

（三）纤维电子结肠镜检查

对疑为乙状结肠扭转者可帮助明确诊断，并可同时对肠扭转进行复位，而且可排除诱发乙状结肠扭转的肠道病变。

【治疗】

急性乙状结肠扭转的临床表现常与其他严重急腹症混淆，常需急诊手术探查。治疗应按肠梗阻治疗原则进行处理，包括禁食、胃肠减压、纠正水和电解质平衡失调等。

（一）保守治疗

在无绞窄性肠梗阻表现时，可采取保守治疗，试用非手术复位。具体方法有：

1. 温生理盐水低压灌肠法　复位率不高，为 5%～10%，目前临床应用较少。

2. 乙状结肠插管法　在乙状结肠镜下插入粗导尿管或肛管，有气体、液体排出后可固定保留，复位率可达 80%～90%。

3. 纤维电子结肠镜复位　直视下边充气边缓慢插入纤维电子结肠镜，通过扭转部位促使其复位，此法盲目性小，比较安全，成功率亦高。

由于非手术复位的复发率为 55%～90%，一旦出现绞窄性乙状结肠扭转，死亡率为 50%～70%，故复位后应尽早施行择期手术治疗。

（二）手术治疗

1. 手术适应证　急性乙状结肠扭转有肠坏死及腹膜炎征象；肠腔内出现血性肠内容物；反复发作的乙状结肠扭转；经非手术复位失败。

2. 手术原则　有肠坏死或积粪较多、污染严重、患者一般情况较差时，可行直肠远端封闭，近端乙状结肠切除并行结肠造口，即 Hartmann 手术。如患者一般情况尚好，术中能较好灌洗结肠，可行乙状结肠切除并一期吻合。非手术复位成功后可择期行乙状结肠切除术。

第四节　结、直肠息肉与息肉病

结、直肠息肉（polyps of colon and rectum）泛指结、直肠黏膜上所有向腔内突出的隆起性病变。在未确定其病理性质前统称为息肉，明确病理性质后则按部位直接冠以病理诊断学名称。大体上可分为腺瘤性息肉与非腺瘤性息肉，非腺瘤性息肉包括炎性息肉、错构瘤性息肉、增生性息肉等。

结、直肠息肉病（polyposis of colon and rectum）与结、直肠息肉的区别在于息肉或腺瘤的数目，临床常用 100 枚以上为标准，多与遗传因素相关。

知识拓展：结直肠息肉病的几种类型

【临床表现】

无特异性临床表现。小肠息肉患者可有反复发作的腹痛和肠道出血，甚至发生肠套叠。直肠带蒂样息肉可于排便时自肛门脱出，便后又缩入肛门内。不少患者往往因并发肠套叠或手术中才被发现。

【诊断】

纤维结肠镜、钡剂灌肠、气钡双重对比造影检查是主要手段。家庭随访或定期检查对发现息肉病患者及进一步诊治具有重要意义。病理学诊断是确定进一步治疗的关键因素。

一、结、直肠息肉

1. 腺瘤性息肉　结、直肠内新生物性息肉就是腺瘤性息肉，是公认的癌前病变。一般认为结直肠癌大多数经过腺瘤的过程，摘除腺瘤性息肉可减少结直肠癌发生。

2. 非腺瘤性息肉

（1）幼年性息肉：常见于幼儿，是儿童中最常见的大肠息肉，大多在 10 岁以下，尤以 5 岁左右为最多，有家族倾向。

（2）炎性息肉：由炎症反应刺激肠上皮引起，多由溃疡性结肠炎、血吸虫病、Crohn 病、肠阿米巴等慢性炎症刺激所继发形成。炎症消退后，息肉多可自行消逝。炎症性肠病患者罹患结直肠癌概率较正常人高 6 倍，故应更积极地进行肠镜随访及对癌前病变进行慎重处理。

二、结、直肠息肉病

（一）家族性腺瘤性息肉病

家族性腺瘤性息肉病（familial adenomatous polyposis，FAP）是一种常染色体显性遗传性疾病，表现为整个大肠布满大小不一的腺瘤，如不及时治疗，终将发生癌变。诊断方法以纤维结肠镜为主，诊断必须符合下列条件之一：①腺瘤数＞100个；②具有遗传倾向（家族史）的人，腺瘤数＞20个。FAP一经确诊，即应行手术治疗。

（二）Peutz-Jeghers 综合征

Peutz-Jeghers 综合征亦称黑斑息肉综合征，是一种少见的常染色体显性遗传性疾病，特点为胃肠道多发性息肉伴口腔黏膜、口唇、口周、肛周及双手指、掌、足底有黑色素沉着。息肉在组织学上为错构瘤。此病息肉遍布全胃肠道，无法通过手术根治，一般出现肠出血、肠套叠、肠梗阻等并发症时才进行手术干预。

第五节　结直肠癌

结直肠癌（colorectal cancer）是常见的恶性肿瘤，在世界范围内其发病率位于恶性肿瘤的第三位，在我国位于第五位，且发病率呈逐年上升趋势。城市多余农村，男性多余女性，好发年龄在50岁以上，且有年轻化趋势。

【病因】

结直肠癌的发病原因尚不清楚，可能与下列因素有关。

1. 饮食与致癌物质　高蛋白、高脂肪饮食国家或地区，发病率高，与高脂、高蛋白食物能使粪便中甲基胆蒽物质增多相关。低饮食纤维与结直肠癌的发病率呈负相关，高纤维饮食的摄入可增加粪便的单位体积重量，使得粪便通过肠道速度加快，减少肠道中有害物质的形成，降低其活性，缩短致癌物质与肠黏膜的接触时间。肉类、鱼类食物经高温烹调产生的热解物中含有多种能诱发大鼠结直肠癌的诱变剂和致癌物质，如二甲基肼。钙和维生素D摄入量与结直肠癌发病存在负相关。阿司匹林可以降低结直肠癌发病率。

2. 结、直肠慢性病变　结、直肠的慢性炎症（如溃疡性结肠炎）及血吸虫病使肠黏膜反复破坏和修复而发生癌变。

3. 环境因素　日本、中国人移居美国和欧洲后，结直肠癌发病率明显上升，因此可以推测结直肠癌的发生可能与环境有关。

4. 遗传因素　近年来研究发现遗传性非息肉性结直肠癌（hereditary non-polyposis colorectal cancer，HNPCC）家族成员有错配修复基因突变，而家族性腺瘤性息肉病（FAP）家族成员中80%发生 APC（adenomatous polyposis coli）基因突变，表明基因突变与缺失等遗传因素在结直肠癌发生中的重要作用。

5. 肿瘤易感性　其他以往曾患结直肠癌的人群再次患结直肠癌的风险较正常人高。在女性曾患乳腺癌、卵巢癌和宫颈癌的患者中，发生结直肠癌的风险亦较正常人高。妇科肿瘤患者接受过放疗者发生结直肠癌的概率较正常人高2～3倍，且40岁以后逐年上升。

6. 癌前病变　如结直肠腺瘤，尤其是绒毛状腺瘤更为重要。人们已逐渐接受结直肠癌并非是在结、直肠黏膜上突然发生的病变的观点，而是通过"正常黏膜－腺瘤－癌变"这样一种顺序发展的规律。

【病理】

（一）大体分型

1. 早期结直肠癌　指癌组织局限于结、直肠黏膜层及黏膜下层者，大体形态分为息肉隆起型、扁平隆起型及扁平隆起伴浅表溃疡型。临床不易发现。

2. 进展期结直肠癌　分为三型：①肿块型：又称菜花型，肿瘤向肠腔内生长，瘤体一般较大，菜花状，呈球形或半球形，向周围浸润少，转移较晚，预后较好。②溃疡型，最多见，占直肠癌的 50% 以上。肿瘤向肠壁深层生长并向周围浸润，多为圆形或卵圆形，早期即可有溃疡形成，表现为中央凹陷，边缘凸起，易发生出血、感染或穿孔，转移较早，预后较差。③浸润型，又称狭窄型，肿瘤沿肠壁内浸润性生长，表现为肠壁弥漫性增厚，肠腔狭窄，转移早，浸润广泛，预后差。右半结肠的肿瘤以隆起型为多见，而左半结肠癌则以浸润型为多见，且常可导致肠管的环行狭窄，直肠溃疡型多见。

（二）组织病理学

1. 分型　世界卫生组织（World Health Organization，WHO）2010 年将结直肠癌分为 5 个亚型：腺癌、鳞腺癌、梭形细胞癌、鳞状细胞癌、未分化癌。其中腺癌又包括筛状粉刺型腺癌、髓样癌、微乳头癌、黏液腺癌、锯齿状腺癌、印戒细胞癌 6 个变型。结直肠癌绝大部分为腺癌。

2. 组织学分级　Broders 分级，按癌细胞分化程度分为四级：

Ⅰ级：75% 以上的癌细胞分化良好，属高分化癌，呈低度恶性。

Ⅱ级：25%～75% 的癌细胞分化良好，属中度分化癌，呈中度恶性。

Ⅲ级：分化良好的癌细胞不到 25%，属低分化癌，呈高度恶性。

Ⅳ级：为未分化癌。

（三）扩散和转移

1. 直接浸润　结直肠癌可向三个方向浸润扩散，即肠壁深层、环状浸润和沿纵轴浸润。结肠癌向纵轴浸润一般局限在 5～8 cm，直肠癌沿纵轴向远侧肠壁浸润超过 2 cm 的占 1%～3%，这是目前保肛术的手术适应证适当放宽的病理学依据。直接浸润可穿透浆膜层侵入邻近脏器，中下段直肠癌由于缺乏浆膜层的屏障作用，易向四周浸润，侵犯邻近脏器。

2. 淋巴转移　为主要转移途径。结肠癌的引流淋巴结分为四组：①结肠上淋巴结；②结肠旁淋巴结；③中间淋巴结；④中央淋巴结。通常淋巴转移呈逐级扩散，少数可出现跳跃式转移。

直肠癌的淋巴转移分三个方向：①向上沿直肠上动脉、腹主动脉周围的淋巴结转移；②向侧方沿直肠中动脉，膀胱上、下动脉旁淋巴结引流到盆腔侧壁的髂内淋巴结；③向下沿肛管动脉、阴部内动脉旁淋巴结到达髂内淋巴结。

3. 血行转移　癌肿侵入静脉后沿门静脉转移至肝，也可转移至肺、骨和脑等。结直肠癌确诊时已有 20%～25% 的病例发生肝转移。结直肠癌致结肠梗阻和手术时的挤压，易造成血行转移。

4. 种植转移　腹腔内播散，最常见为大网膜的结节和肿瘤周围壁腹膜的散在粟粒样结节，亦可融合成团块，继而全腹腔播散。腹腔内种植播散后产生腹水，结直肠癌患者如出现血性腹水，多为腹腔内播散转移。

知识拓展：直肠癌的淋巴转移规律

知识拓展：特殊的转移肿瘤——Krukenberg 肿瘤

（四）临床病理分期

国际抗癌联盟（UICC）和美国癌症联合会（AJCC）2017 年共同发布的第 8 版结直肠癌 TNM 分期，分期的病理依据主要是肿瘤浸润深度、淋巴结以及远处转移情况。

T 代表原发肿瘤浸润肠壁的深度

T_0　无原发肿瘤证据

Tis　原位癌，黏膜内癌，局限于上皮内或侵犯黏膜固有层

T_1　肿瘤侵犯黏膜下层

T_2　肿瘤侵犯固有肌层

T_3　肿瘤穿透固有肌层达结、直肠旁组织

T_4　肿瘤穿透腹膜脏层或侵犯/粘连于邻近器官或结构

　　T_{4a}肿瘤穿透腹膜脏层

　　T_{4b}肿瘤直接侵犯或粘连于邻近器官或结构

N 表示区域淋巴结的转移情况（建议检查区域淋巴结数目≥12）

N_0　无淋巴结转移

N_1　有1～3枚区域淋巴结转移

N_2　有4枚及以上区域淋巴结转移

M 则代表肿瘤远处转移的情况

M_0　无远处转移

M_1　有远处转移

根据 TNM 的不同组合可将结直肠癌划分为 I～Ⅳ临床病理分期（表23-5-1）。

表23-5-1　结直肠癌的临床病理分期

期别	T	N	M
0	Tis	0	0
I	T_1～T_2	0	0
Ⅱ	T_3～T_4	0	0
Ⅲ	任何 T	N_1～N_2	0
Ⅳ	任何 T	任何 N	1

知识拓展：结直肠癌的 TNM 分期/解剖预后分期及 Dukes 分期

【临床表现】

结直肠癌患者早期无明显症状，肿瘤生长到一定程度，依其生长部位不同而有不同的临床表现。

（一）右半结肠癌的临床表现

右侧结肠在解剖上具有腔大、壁薄的特征，内容物多呈液状，病理学上以隆起型病变为多见，此类病变的恶性程度较低，发展较慢，临床表现主要为：

1. 腹痛　右半结肠癌患者70%～80%有腹痛，多为隐痛。

2. 贫血　因癌灶坏死、脱落、慢性失血而引起，有50%～60%的患者血红蛋白低于100 g/L。

3. 腹部肿块　腹部肿块亦是右半结肠癌的常见症状，腹部肿块同时伴梗阻的病例临床上并不多见。

（二）左半结肠癌的临床表现

左侧结肠腔较细，肠腔内容物多呈半固体状，病理学上以浸润性多见，易致肠腔狭窄和梗阻，临床表现主要为：

1. 便血、黏液血便　70%以上患者可出现便血或黏液血便。

2. 腹痛　约60%患者出现腹痛，腹痛可为隐痛，当出现梗阻表现时，亦可表现为腹部绞痛。

3. 腹部肿块　40%左右的患者可触及左下腹肿块。

（三）直肠癌的临床表现

1. 直肠刺激症状　便意频繁，排便习惯改变，排便前有肛门下坠感，伴里急后重、排便不尽感，晚期有下腹痛。

2. 肠腔狭窄症状　癌肿侵犯致肠管狭窄，初时粪便变形、变细，严重时出现肠梗阻表现。

3. 癌肿破溃感染症状　粪便表面带血及黏液，甚至脓血便。

此外，癌肿侵犯前列腺、膀胱时，可出现尿频、尿痛、血尿等表现。癌肿侵犯骶前神经可出现骶尾部持续性剧烈疼痛。

【诊断】

（一）体格检查

1. 一般状况　评价全身浅表淋巴结特别是腹股沟及锁骨上淋巴结的情况。

2. 腹部视诊和触诊检查有无肠型、肠蠕动波，腹部叩诊及听诊检查有无移动性浊音及肠鸣音**异常**。

3. 直肠指检　是诊断直肠癌最简便而又最重要的方法，80% 的直肠癌可经直肠指检发现。指检可以触及质地坚硬、表面不平的肿块或溃疡，或肠壁增厚狭窄，指套可血染，即使直肠指检未触及肿物，但指套血染，也应高度怀疑结直肠癌的可能，是一种具有重要诊断意义的阳性发现。触及肿块时应了解直肠肿瘤大小、大体形状、质地、占肠壁周径的范围、基底部活动度、肿瘤下缘距肛缘的距离、肿瘤向肠外浸润状况、与周围脏器的关系、有无盆底种植等，同时观察有无指套血染。

（二）实验室检查

1. 粪便潜血试验　大规模普查时或对高危人群作为结直肠癌的初筛手段，对阳性者需做进一步检查。

2. 肿瘤标志物　对结直肠癌诊断和术后监测较有意义的肿瘤标志物是癌胚抗原（carcinoembryonic antigen，CEA）及糖类抗原 19-9（carbohydrate antigen 19-9，CA19-9）。主要用于疗效评价和术后监测复发。

3. 内镜检查　包括直肠镜、乙状结肠镜和结肠镜检查。内镜检查时可取病理活检明确病变性质，一般主张行纤维全结肠镜检查，可避免遗漏其他腺瘤的存在，但肠镜对于病变的定位较差。直肠指检与纤维结肠镜检是结直肠癌最基本的检查手段。

4. 影像学检查

（1）钡剂灌肠：是结肠癌的重要检查方法，结肠癌与良性腺瘤的区别主要在于后者不破坏黏膜结构，亦无浸润，故同样充盈缺损其表面光滑，边缘整齐，结肠袋存在，肠腔亦无狭窄。

（2）内镜超声：用腔内超声探头探测直肠癌肿浸润肠壁的深度、有无侵犯邻近脏器及直肠周围淋巴结情况，做术前分期。

（3）CT：螺旋增强 CT 检查在评价结直肠癌病变范围、局部淋巴结转移和远处转移（如肝、肺）方面具有很高的价值，是判断临床分期的首选方法。

（4）MRI：MRI 检查对于肝转移灶的评估及肿瘤下缘位于腹膜反折以下的中低位直肠癌的 T 和 N 分期评估具有很高的价值。

（5）其他检查：正电子发射计算机断层扫描（PET-CT）、B 超等。

【治疗】

（一）早期结直肠癌的治疗

对于临床分期 $cT_1N_0M_0$ 的早期结直肠癌，可采用内镜下切除、局部切除或结直肠癌根治性切除。行内镜下切除或局部切除必须满足如下条件：①肿瘤直径＜ 3 cm；②切缘距离肿瘤＞ 3 mm；③活动，不固定；④仅适用于 T_1 肿瘤；⑤高 - 中分化；⑥治疗前影像学检查无淋巴结转移征象。

（二）手术治疗

外科手术切除仍然是结直肠癌的主要治疗方法，分为根治性手术和姑息性手术。

1. 根治性手术　结直肠癌手术切除的范围应包括肿瘤在内的足够的两端肠段，还应包括切除区域的全部系膜，并清扫肠系膜上 / 下动脉周淋巴结。

（1）右半结肠癌的手术：右半结肠癌包括盲肠、升结肠、结肠肝曲部癌，应行根治性右

知识拓展：全结肠系膜切除术

半结肠切除术（right hemicolectomy）。右半结肠的切除范围包括末端回肠 10 ～ 20 cm、盲肠、升结肠、横结肠右半部和大网膜。在根部结扎回结肠动脉、右结肠动脉和中结肠动脉右支。淋巴结的清扫范围包括结扎血管根部的淋巴结及其切除区域系膜的淋巴结。

（2）左半结肠癌的手术：左半结肠癌包括结肠脾曲、降结肠和乙状结肠癌，其常规手术方式是根治性左半结肠切除术（left hemicolectomy）。部分乙状结肠癌如肿瘤位于乙状结肠中、下部，而且乙状结肠较长，也可行单纯乙状结肠切除术。常规左半结肠切除术的切除范围应包括横结肠左半部、降结肠和部分乙状结肠及其相应系膜、左半大网膜。

（3）横结肠癌的手术：由于对横结肠肝曲、脾曲癌在治疗上分别采取右半结肠切除术和左半结肠切除术，所以从治疗角度，横结肠癌主要指横结肠中部癌。手术方式为横结肠切除术（transverse colon reaction）。切除范围包括横结肠及其系膜、部分升结肠和降结肠、大网膜。

（4）直肠癌的手术：直肠癌根据其部位有不同的手术方式。

a. 直肠前切除术（low anterior resection）：即 Dixon 手术或称经腹直肠癌切除术，是目前应用最多的直肠癌根治术，原则上适用于腹膜反折以上的直肠癌。因直肠癌向远端肠壁浸润的范围较结肠癌小，只有不到 3% 的直肠癌向远端浸润超过 2 cm，故而一般要求肿瘤距齿状线 5 cm 以上，远端切缘距肿瘤下缘 2 cm 以上，以能根治切除肿瘤为原则。由于吻合口位于齿状线附近，在术后的一段时期内患者出现排便次数增多、排便控制功能较差。

知识拓展：全直肠系膜切除术

b. 腹会阴联合直肠癌切除术（abdominoperineal resection）：即 Miles 手术，原则上适用于腹膜反折以下的直肠癌。切除范围包括乙状结肠远端、全部直肠、肠系膜下动脉及其区域淋巴结、全直肠系膜、肛提肌、坐骨直肠窝内脂肪、肛管及肛门周围直径约 5 cm 的皮肤、皮下组织及全部肛门括约肌，于左下腹行永久性结肠造口。

c. 经腹直肠癌切除、近端造口、远端封闭手术：即 Hartmann 手术，适用于已经引起肠梗阻的可切除直肠癌。

2. 姑息性手术　是指无法切除原发灶或所有转移灶，针对肿瘤引起的梗阻、穿孔、出血等并发症而做的手术，如肿瘤近段结肠或回肠造瘘术、结肠切除术、肿瘤近段结肠或回肠与肿瘤远段结肠短路术等。

（三）辅助治疗

1. 化疗　对于可切除或潜在可切除的转移性结直肠癌，辅助化疗可以延长患者生存时间。对于不可切除性、复发性或姑息手术后的晚期结直肠癌患者，化疗有增加生存时间，减缓肿瘤生长，改善症状等效果。化疗前需明确病理结果，一般情况良好，心、肝、肾与造血功能正常者，无严重合并症。

知识拓展：Ⅱ 期结直肠癌的辅助化疗

（1）术前化疗：对于初始不可切除的 T_{4b} 结肠癌，通过术前化疗或联合靶向治疗可将病灶转化为可切除。

（2）术后辅助化疗：对Ⅲ期及以上结直肠癌，一般术后 4 周开始辅助化疗，化疗时限为 6 个月。化疗优先选用氟尿嘧啶（5-Fu）类药物联合奥沙利铂方案。

知识拓展：结直肠癌的术中化疗

2. 放疗　直肠癌大多数为腺癌，对放射线敏感度较低。放射治疗主要用于：①根治术的辅助治疗。②体外照射加近距离照射用于有禁忌或拒绝做手术的直肠癌患者。③姑息性体外照射治疗用于晚期直肠癌缓解疼痛、改善症状。④术前辅助放疗。

知识拓展：直肠癌的术前放、化疗

3. 靶向治疗　针对血管内皮生长因子（VEGF）和表皮生长因子受体（EGFR）的单克隆抗体（贝伐珠单抗和西妥昔单抗）现已广泛应用于临床，与化疗联合使用，可明显提高延长患者的生存时间。

4. 其他辅助治疗　免疫治疗、基因治疗目前仍处于实验室和临床研究阶段，有着良好的应用前景。

第六节　溃疡性结肠炎

溃疡性结肠炎（ulcerative colitis）是发生在结、直肠黏膜和黏膜下层的一种弥漫性的炎症性病变，可发生在结直肠的任何部位，以直肠和乙状结肠最为常见，也可累及结肠的其他部位或整个结肠，少数情况下可累及末段回肠。病变多局限在黏膜层和黏膜下层，肠壁增厚不明显，这是它区别于 Crohn 病的典型病理特征，表现为黏膜的大片水肿、充血、糜烂和溃疡形成。临床上以血性腹泻为最常见的早期症状，多为脓血便，腹痛表现为轻到中度的痉挛性疼痛，少数患者因直肠受累而引起里急后重。

【外科治疗适应证】

中毒性巨结肠、穿孔、出血、难以忍受的结肠外症状（坏疽性脓皮病、肝功能损害、眼的并发症和关节炎、强直性脊柱炎等）、儿童生长发育受限及癌变。另外，因全结直肠切除是治愈性的治疗，所以当患者出现顽固性的症状内科治疗无效时也可考虑手术治疗。

【手术方式】

一般而言，溃疡性结肠炎的外科治疗具体选择哪一种术式需要依据：①患者年龄与全身状况；②病变的范围、程度和缓急；③是否存在不典型增生和癌变；④患者对排便节制的要求；⑤肛门括约肌功能；⑥疾病的确诊状况。

外科手术主要包括以下三种手术方式。

1. 全结、直肠切除及回肠造口术　早在 20 世纪 30 年代便已选用，是最经典、最彻底的术式。此手术不但彻底切除了病变可能复发的部位，也解除了癌变的危险，因而曾一度成为治疗溃疡性结肠炎手术的金标准及衡量其他手术的基础。但患者永久性回肠造口对生活质量有一定影响。该术式一般适用于老年患者、合并直肠癌和不适宜做回肠贮袋手术者。

2. 全结肠切除、回直肠吻合术　该手术是 20 世纪 60 年代初期在保留直肠、肛管功能，使患者免除实行回肠造口而采用的，但该手术没有彻底消灭疾病复发的部位和解除癌变的危险，已逐渐被弃用。对年轻患者尤应慎行此手术。

3. 全结直肠切除、回肠贮袋肛管吻合术（ileal pouch anal anastomosis，IPAA）　该术式引领了溃疡性结肠炎外科治疗由肠造口到保留排便节制功能的肠道重建术式的重大转变，现已成为治疗溃疡性结肠炎和家族性腺瘤性息肉病（FAP）最常用和较为理想的手术选择。该术式的优点是：①切除了所有患病的黏膜，理论上彻底消除了病变复发和癌变的危险；②保留对膀胱和生殖器的副交感神经支配，避免了术后排尿和性功能障碍的发生；③无需永久性回肠造口；④保留肛门括约肌环对排便的控制作用。

知识拓展：中毒性巨结肠

知识拓展：溃疡性结肠炎的手术治疗

第七节　直肠脱垂

直肠脱垂指肛管、直肠、甚至乙状结肠下端向下移位。只有黏膜脱出称不完全脱垂，直肠全层脱出称完全脱垂。若脱出部分在肛管直肠腔内称内脱垂；脱出肛门外称为外脱垂。直肠脱垂常见于儿童及老年。

【病因】

直肠脱垂的病因尚不完全明确，认为与多种因素有关。

（一）解剖因素

幼儿发育不良、营养不良患者、年老衰弱者，易出现肛提肌和盆底筋膜薄弱无力；小儿骶骨弯曲度小，直肠呈垂直状；手术、外伤损伤肛门直肠周围肌或神经等因素都可减弱直肠周围组织对直肠的固定、支持作用，直肠易于脱出。

（二）腹内压增高

如便秘、腹泻、前列腺肥大、慢性咳嗽、排尿困难、多次分娩等，经常致使腹内压增高，推动直肠向下脱出。

（三）其他

内痔、直肠息肉经常性脱出，向下牵拉直肠黏膜，诱发黏膜脱垂。

【临床表现】

直肠脱垂早期症状可以不典型，包括肛门不适和排便不尽感。主要症状为长期便秘、排便费力和有肿物自肛门脱出。初发时表现为排便时肛门肿物脱出，便后自行还纳。以后肿物脱出逐渐频繁，体积增大，便后需用手托入肛门内，伴有排便不尽和下坠感。最后在咳嗽、用力甚至站立时亦可脱出。随着脱垂加重，可引起不同程度的肛门失禁，常有黏液流出，致使肛周皮肤湿疹、瘙痒。因直肠排空困难，患者常出现便秘，排便次数增多，呈羊粪样。黏膜糜烂、破溃后有血液流出。内脱垂常无明显症状，可有排便不尽感或排便困难，偶尔在行肠镜检查时发现。

【体格检查】

嘱患者下蹲后用力屏气，使直肠脱出。部分脱垂可见圆形、红色、表面光滑的肿物，黏膜皱襞呈"放射状"；脱出长度一般不超过3 cm；指检仅触及两层折叠的黏膜；直肠指检时感到肛门括约肌收缩无力。嘱患者用力收缩时，仅略有收缩感觉。若为完全性直肠脱垂，表面黏膜有"同心环"皱襞（图23-7-1）；脱出较长，脱出部分为两层肠壁折叠，触诊较厚；直肠指检时见肛门口扩大，肛门括约肌松弛无力。当肛管并未脱垂时，肛门与脱出肠管之间有环状深沟。

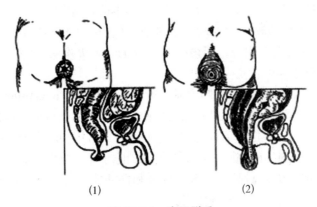

（1）　　　　　　　　（2）

图23-7-1　直肠脱垂

（1）直肠黏膜脱垂；（2）直肠完全脱垂

【辅助检查】

乙状结肠镜检可见远端直肠充血、水肿。排粪造影检查时可见远端乙状结肠和近端直肠套入远端直肠内。肛门测压可以帮助判断肛门括约肌受损程度，有利于制订合理的外科治疗方案。

【治疗】

直肠脱垂的治疗依年龄、严重程度而不同，首先是消除直肠脱垂的诱发因素。幼儿直肠脱垂以保守治疗为主；成人黏膜脱垂多采用硬化剂注射治疗；成人完全性直肠脱垂则以手术治疗为主。

（一）一般治疗

幼儿直肠脱垂是一种自限性疾病，多在5岁前自愈。应养成良好的排便习惯，缩短排便时间。便后立即将脱出直肠复位，取俯卧位，用胶布固定双臀等。成人应积极治疗便秘、咳嗽等引起腹压增高的疾病，以避免加重脱垂程度和手术治疗后复发。

（二）注射治疗

将硬化剂注射到脱垂部位的黏膜下层内。使黏膜与肌层产生无菌性炎症，粘连固定，主要用于直肠黏膜内脱垂。近期疗效尚可，远期易复发。

（三）手术治疗

成人完全性直肠脱垂的手术方法很多，途径有四种：经腹部、经会阴、经腹会阴和经骶部，前两种途径应用较多。手术原则如下：①切除脱垂的多余肠段；②缩小肛门；③加强、重建和盆底成形；④经腹部对脱垂肠段进行悬吊和固定；⑤闭合、抬高直肠前壁陷凹；⑥修补会阴滑疝。

知识拓展：直肠脱垂的病理和病因假说

知识拓展：直肠完全脱垂的常用术式

第八节　直肠肛管周围脓肿

直肠肛管周围软组织内或其周围间隙内发生急性化脓性感染后形成的脓肿，称为直肠肛管周围脓肿。脓肿切开引流或自行破溃后常形成肛瘘（anal fistula）。直肠肛管周围脓肿是常见的直肠肛管炎症性疾病，是病理过程的急性期表现，肛瘘则为其慢性期表现。

【病因和病理】

绝大部分直肠肛管周围脓肿继发于肛腺的感染。肛腺开口于肛窦，因肛窦开口向上，粪便易进入或损伤肛窦引发肛窦炎，感染延及肛腺后可以通过腺体的管状分支向上、向下及向外沿直肠肛管周围疏松的脂肪结缔组织间隙蔓延、扩散，形成各种不同部位的脓肿。以肛提肌为界可将直肠肛管周围脓肿分为肛提肌下部脓肿和肛提肌上部脓肿，前者包括肛门周围脓肿及坐骨肛门窝脓肿；后者包括骨盆直肠窝脓肿、直肠后间隙脓肿及少见的高位肌间脓肿（图 23-8-1）。

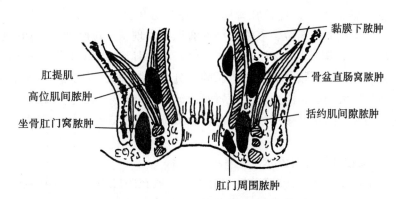

图 23-8-1　直肠肛管周围脓肿发生部位

少部分感染并不来源于肛腺，可以直接来源于肛裂、血栓性外痔破裂、内痔或直肠脱垂药物注射后，也可继发于肛周皮肤的感染或外伤，极少数还可以来源于结核、溃疡性结肠炎或Crohn病等。常见的致病菌有大肠埃希菌、金黄色葡萄球菌、链球菌和铜绿假单胞菌，偶有厌氧菌和结核分枝杆菌，常是多种病菌混合感染。一般而言，大肠埃希菌或厌氧菌感染多来自直肠术后，常有肛瘘形成；金黄色葡萄球菌感染多来自皮肤，术后很少形成肛瘘。这一规律对治疗有参考价值。

【临床表现】

（一）肛门周围脓肿

最常见，多由肛腺感染经肛管外括约肌皮下部向外或直接向外扩散而成，常位于肛门后方或侧方皮下部，一般不大，以局部症状为主，主要表现为肛周持续搏动性剧痛，咳嗽、排便或坐下受压时加重，全身感染症状不明显。局部检查可见肛周皮肤红肿，伴有硬结和压痛，可有波动感。如未及时切开，常自行破溃形成低位肛瘘。

（二）坐骨肛门窝脓肿

较常见，又称坐骨直肠窝脓肿，多由肛腺感染经肛门外括约肌向外扩散到坐骨肛门窝而成，脓肿范围较肛门周围脓肿深而广，容量可达 60 ～ 90 ml。临床主要表现为患侧持续性胀痛，逐渐加重，坐立不安，排便或行走时疼痛加剧，有时有反射性排尿困难和里急后重感，乏力、发热、寒战等全身症状明显。由于感染位置较深，早期局部体征不明显，以后出现患侧红肿，双臀不对称，局部有深压痛。直肠指检可在患侧触及压痛性肿块，甚至有波动感。如未及时切开，可向下穿入肛管周围间隙后经皮肤破溃，形成高位肛瘘。

（三）骨盆直肠窝脓肿

较少见，又称骨盆直肠窝脓肿，多由肛腺感染或坐骨肛门窝脓肿向上穿破肛提肌进入骨盆直肠窝引起，也可由直肠炎、直肠溃疡、直肠外伤等直接引起。由于脓肿位置深在，局部症状多不明显。早期自觉症状为直肠坠胀感，排便时尤感不适，有时有排尿困难。由于该间隙位置深在，间隙较大，早期即可引起较重的发热、寒战、乏力等全身中毒症状，甚至早于局部症状的出现，应引起重视。局部检查肛门周围多无异常，直肠指检可在直肠上部前侧壁外触及肿块隆起，有压痛和波动感。穿刺抽脓和直肠超声检查可协助诊断。

（四）其他

直肠后间隙脓肿和高位肌间脓肿少见，由于位置深在，局部主要表现为会阴部或直肠坠胀感，同时伴有不同程度的全身感染症状。直肠指检可触及疼痛性、波动性包块。

【治疗】

手术切开引流是治疗直肠肛管周围脓肿的主要方法，一旦诊断明确，即应切开引流，这是控制感染及减少肛瘘形成的有效方法。全身应用抗生素、局部理疗或坐浴、口服缓泻剂或液状石蜡可以作为对症的辅助治疗。直肠肛管周围脓肿的切开引流应注意以下几点：①定位要准确：切开引流前应行穿刺抽脓定位，肛管超声亦有助于发现、定位脓肿。②切口要合适：肛周浅部脓肿行放射状切口，深部脓肿行前后方向直切口，切口应距离肛缘 3 ～ 5 cm，避免损伤括约肌。③引流要彻底：切开脓肿后应探查脓腔，分开脓腔间的纤维间隔以了解脓腔的方向和范围，根据需要适当扩大切口，深部脓肿应置管或放置油纱布条引流。④预防肛瘘形成：应仔细寻找内口并同时切开，防止肛瘘形成。⑤应行脓液细菌培养，有助于判断有无肛瘘和指导抗生素应用。

知识拓展：肛门周围脓肿切开引流术

（二）坐骨肛门窝脓肿切开引流术

1. 确定脓肿的部位，选择脓肿波动最明显处，一般在距肛缘 2.5 cm 外做前后方向的弧形切口或放射状切口，其长度与脓肿直径略相等。

2. 切开排脓后，将示指伸入脓腔，分离其间隔组织，以利引流。脓腔间隔较大分离时切勿强行撕裂，以免撕断血管而出血，脓腔内不宜搔刮，不宜切除坏死组织。脓肿壁可抑制炎症扩散的屏障，应予保护。

3. 大量脓血排净后冲洗脓腔。修剪切口，使其引流通畅。

4. 坐骨肛门窝可容纳 60 ～ 90 ml 脓液，如排出脓液超过 90 ml 应考虑与对侧间隙或其上方骨盆直肠窝相通，确定后应分别扩通引流。脓腔用油纱条填充，包扎固定。

第九节　肛　瘘

肛管直肠瘘简称肛瘘（anal fistula），是由于病理原因形成的肛管或直肠与肛周皮肤相通的肉芽肿性管道，是常见的直肠肛管疾病之一，任何年龄均可发病，多见于男性青壮年。

【病因和病理】

大部分肛瘘由直肠肛管周围脓肿引起，是化脓性感染的慢性期表现，少数为结核性感染。直肠肛管的外伤继发感染和恶性肿瘤溃破也可形成肛瘘，但较少见。肛瘘由内口、瘘管、外口三部分组成。内口即感染源的入口，可发生于直肠下部和肛管的任何部位，多见于后正中线两侧、齿状线上肛窦处，常有一个。外口即脓肿溃破处或切开引流的部位，多位于肛管周围皮肤上，可为一个或多个。内、外口之间的瘘管管壁由纤维组织构成，管内为炎性肉芽组织，故经久不愈。

【分类】

肛瘘的分类方法很多，常用的有以下几种。

（一）按瘘管的多少分类

1. 单纯性肛瘘 只有一个瘘管和外口。

2. 复杂性肛瘘 有人将有多个外口者称为复杂性肛瘘，但多数学者认为复发性肛瘘不应以外口多少来分，而是指主管累及肛管直肠环以上。虽然这种肛瘘只有一个外口，但治疗复杂，故称为复发性肛瘘。

（二）按瘘管位置的高低分类

2002 年由中华中医药学会肛肠分会根据瘘管位置高低制订的分类标准，以外括约肌深部画线为标志，瘘管走向经过此线以上为高位肛瘘，在此线以下为低位肛瘘。其分述如下（图 23-9-1）：

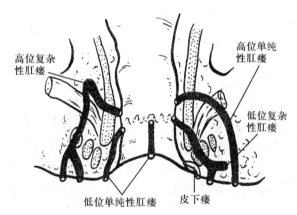

图 23-9-1 肛瘘分类法

1. 低位肛瘘 内口位于肛管直肠环以下。①低位单纯性肛瘘，内口在肛窦，仅有一个瘘管通过外括约肌深部以下到一个外口。②低位复杂性肛瘘，有两个以上的外口及其瘘管与内口相通，瘘管在外括约肌深部以下者。

2. 高位肛瘘 内口位于肛管直肠环以上。①高位单纯性肛瘘，内口在肛窦，仅有一个瘘管，走行在外括约肌深部以上，侵犯耻骨直肠/肛提肌以上。②高位复性肛瘘，有两个以上外口及其瘘管和内口相连并有支管或空腔，主管通过外括约肌深部以上，侵犯耻骨直肠肌肛提肌以上者。这类肛瘘治疗时应注意保护肛管直肠环，以防损伤后引起肛门失禁。

（三）按瘘管与括约肌的关系分类

1. 肛门括约肌间肛瘘 在临床上最为常见，约占肛瘘的 70%。此类肛瘘多为低位肛瘘，多数为肛管周围脓肿破溃后所形成。瘘管只穿过内括约肌，外口只有一个，通常距离肛缘较近，为 3～5 cm。少数瘘管向上，在直肠环行肌和纵行肌之间形成盲端或穿入直肠形成高位括约肌间瘘（图 23-9-2）。

2. 经肛门括约肌肛瘘 约占肛瘘的 25%，多为坐骨肛门窝脓肿破溃后所形成，瘘管穿过肛门内括约肌、肛门外括约肌浅部和深部之间，经坐骨肛门窝开口于肛周皮肤，常有数个外口，多个支瘘管间常有相互沟通，可为低位或高位肛瘘（图 23-9-3）。

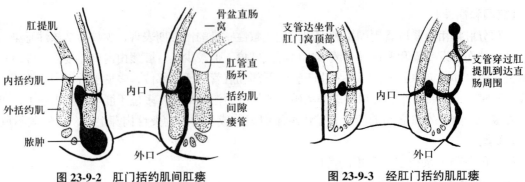

图 23-9-2   肛门括约肌间肛瘘   图 23-9-3   经肛门括约肌肛瘘

3. 肛门括约肌上肛瘘   为高位肛瘘，在临床上较少见，占肛瘘的 4%～5%，瘘管在括约肌间向上穿过肛提肌后，再向下经坐骨肛门窝穿透肛周皮肤。因累及肛管直肠环，在治疗上较困难（图 23-9-4）。

4. 肛门括约肌外肛瘘   最少见，约占肛瘘的 1%，瘘管穿过肛提肌直接与直肠相通，常因外伤、克罗恩病、直肠癌等引起，为骨盆直肠窝脓肿合并坐骨肛门窝脓肿的后果（图 23-9-5）。

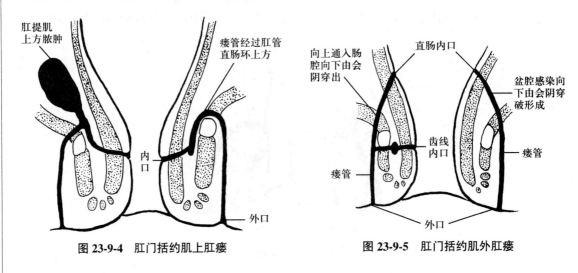

图 23-9-4   肛门括约肌上肛瘘   图 23-9-5   肛门括约肌外肛瘘

【临床表现】

肛瘘患者常有直肠肛管周围脓肿自行破溃或切开引流的病史，此后伤口经久不愈，主要症状为外口流出少量脓性、血性、黏液性分泌物，同时因分泌物的刺激导致肛门周围的潮湿、瘙痒。外口暂时封闭后，在瘘管内形成脓液积聚，局部可红肿、胀痛，并出现发热、寒战、乏力等全身感染症状。外口再次开放后，上述症状缓解，其反复发作是肛瘘的临床特点。局部检查在肛周皮肤可见到单个或多个外口，呈红色乳头状突起或肉芽组织的隆起，压之有脓液或脓血性分泌物排出，肛周皮肤常增厚、发红，低位肛瘘可摸到皮下硬索条。直肠指检在内口处有轻度压痛，有时可触及硬结及条索样瘘管。碘油造影可用于显示瘘管分布。探针检查有造成假性瘘管的可能，不能作为诊断方法。

【治疗】

肛瘘不能自愈，必须手术治疗。手术治疗原则是将包括内口在内的瘘管全部切开，必要时将内口及瘘管周围瘢痕组织同时切除，形成敞开的创面，充分引流，使其自基底向上逐渐愈合。手术方式则应根据瘘管与肛管括约肌的关系、内口高低等进行选择，关键在于确认内口并尽量减少肛管括约肌的损伤，防止肛门失禁，避免肛瘘复发。一般常用的术式有四种，其基本操作是将探针自外口插入，循瘘管走行找到齿状线附近的真正内口，以探针为导向进行瘘管的

知识拓展：Goodsall 规律

切开、切除或挂线处理。

（一）瘘管切开术

将瘘管全部切开，使引流通畅，依靠肉芽组织愈合创面。适用于低位肛瘘，因切开后仅损伤肛管外括约肌皮下部和浅部，一般不会导致肛门失禁。

（二）挂线疗法

这是一种缓慢的瘘管切开法，利用橡皮筋或有腐蚀作用的药线的机械作用，使结扎的肌肉组织发生血运障碍，逐渐坏死断开，以达到切开肛瘘的目的。同时结扎线可以作为瘘管引流物，防止急性感染的发生。适用于距肛缘 3 ～ 5 cm 内有内、外口的低位或高位单纯性肛瘘，或作为复杂性肛瘘切开或切除的辅助。此法的最大优点是肛门括约肌虽被切断，但因是一慢性过程，肌肉不会收缩过多且逐渐愈合，从而防止被切断的肛管直肠环回缩引起的肛门失禁（图 23-9-6）。

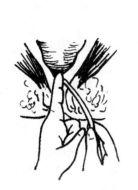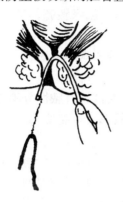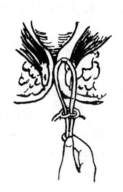

1. 经外口引入探针　　2. 用探针引入橡皮筋　　3. 切开皮肤结扎

图 23-9-6　肛瘘挂线疗法

（三）肛瘘切除术

切开瘘管后将瘘管壁全部切除直至健康组织，仅适用于瘘管壁纤维化较重的低位肛瘘。对切除后的创面可以不予缝合，以油纱布填入。对创面较大者，可以部分缝合或切除后植皮。

（四）瘘管切开联合挂线法

按上述方法先切开括约肌以外的瘘管，然后挂线结扎经括约肌的瘘管。该术式避免了一期切开造成括约肌损伤后所致的肛门失禁，适用于高位复杂肛瘘。对于马蹄形肛瘘则应将两个外口切开融合成一个外口、一个瘘管后，按该术式处理。

第十节　肛　裂

肛裂（anal fissure）是齿状线以下肛管皮肤层裂伤后形成的一种慢性感染性缺血性溃疡，其方向与肛管纵轴平行，长 0.5 ～ 1.0 cm，呈梭形或椭圆形，多见于青年和中年人。绝大多数肛裂发生在肛管的后正中线上，也可发生在前正中线上，侧方出现肛裂极少。若侧方有肛裂多为肠道炎性疾病所致。

【病因和病理】

肛裂的病因尚不清楚，可能与以下因素有关。

1. 解剖因素　肛门外括约肌浅部在肛门后方形成肛尾韧带，其伸缩性差且坚硬。同时，肛管与直肠成角相延续，排便时肛管后壁承受的压力最大，所以后正中线处易受损伤（图 23-10-1）。

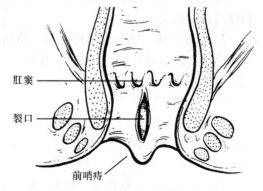

图 23-10-1　肛裂

2. 外伤因素　慢性便秘患者由于粪便干硬，排便用力过猛或长时间腹泻均可导致肛管皮肤裂伤，反复损伤使裂伤深及全层皮肤，形成慢性感染性溃疡。

3. 感染因素　肛管齿状线附近的肛窦炎、肛乳头炎等慢性炎症均可引发肛管慢性溃疡。急性肛裂发病时间较短，裂口边缘整齐、新鲜、底浅，呈红色并有弹性，无瘢痕形成。慢性肛裂病程较长，因反复发作，裂口边缘纤维化，多呈灰白，底深而不整齐，裂口上端的肛门瓣和肛乳头水肿，形成肥大乳头，下端皮肤因淋巴回流受阻形成外痔样的皮垂突出于肛门外，往往在检查时先看到此皮垂而后看到肛裂，故称为前哨痔。肛裂、前哨痔、肛乳头肥大称为肛裂三联征。

【分期】

肛裂的分类方法很多，最新分类为2002年全国肛肠学会讨论通过。临床上分为三期：

Ⅰ期肛裂：肛管皮肤浅表纵裂溃疡，创缘整齐，基底新鲜，色红，触痛明显，创面富有弹性。

Ⅱ期肛裂：有肛裂反复发作史，创缘不规则、增厚，弹性差，溃疡基底部紫红色或有脓性分泌物。

Ⅲ期肛裂：溃疡边缘发硬，基底色紫红，有脓性分泌物，上端邻近肛窦处肛乳头肥大，创缘下端有前哨痔（裂痔），或有皮下瘘管形成（裂瘘）。

【临床表现】

疼痛、便秘和便血是肛裂的典型表现。疼痛多为与排便有关的周期性疼痛，排便初始因为溃疡面的神经末梢受刺激，立刻感到肛门烧灼样或刀割样的剧痛，便后数分钟疼痛缓解。此期为疼痛间歇期，随后因肛门内括约肌痉挛收缩又产生疼痛，可持续半小时到数小时。再次排便时疼痛再次发作，临床上称为肛裂疼痛周期。患者因为害怕疼痛而不愿排便，长此以往引起便秘，粪便变干燥，便秘又加重肛裂，形成恶性循环。排便时在粪便表面或便纸上可见少量新鲜血迹，或滴鲜血，大量出血少见。

【诊断】

根据典型的排便疼痛病史及肛门检查发现的肛裂"三联征"，则诊断明确。确诊肛裂后，不宜做直肠指检及肛门镜检查，以免引起剧痛。发现位于侧方的肛裂，应考虑到结核、肿瘤、Crohn病及溃疡性结肠炎等病变。

【治疗】

肛裂的治疗首先应选择保守疗法，原则是软化粪便，保持排便通畅，解除疼痛和括约肌痉挛，打断恶性循环，促使创面愈合。急性肛裂或早期慢性肛裂多能获得较好疗效。对于经久不愈、保守治疗无效的慢性肛裂患者才考虑手术治疗。具体措施如下：

1. 口服缓泻剂或液状石蜡可使粪便松软、润滑。增加富含纤维的食物摄入，逐步纠正便秘，保持排便通畅。

2. 坐浴　排便前后应用1：5000高锰酸钾温水或硼酸粉温水坐浴，保持局部清洁，利于创面肉芽组织生长。

3. 肛管扩张　在局部麻醉下以手指向前、后方向维持扩张肛管5分钟，可以解除肛门括约肌痉挛，使创面扩大引流通畅，促进创面愈合。但此法可导致出血、肛周脓肿及短时间肛门失禁等并发症，复发率高。

4. 手术治疗

（1）肛裂切除术：即切除全部肛裂及其周围的肥大肛乳头、前哨痔，必要时垂直切断部分内括约肌。其优点是病变全部切除，引流通畅，易于肉芽组织自基底生长。缺点是遗留创面较大，愈合缓慢，目前临床已较少采用。

（2）侧位皮下内括约肌切断术：麻醉后以手指摸到括约肌间沟，引导刀刺入内、外括约肌间，由外向内将肛门内括约肌切断，适用于有经验者完成，治愈率高，复发率低，也有肌肉切断不完全、易出血的缺点。肛管直肠内的 B 超检查有利于解决这些弊端。

（3）开放式内括约肌切断术：在肛门缘外侧做小切口达肛门内括约肌下缘，触到括约肌间沟后分离肛门内括约肌至齿状线，切断肛门内括约肌，一并切除肥大肛乳头及前哨痔。该方法治愈率高、愈合快，但手术不当可导致肛门失禁。

第十一节　痔

痔（hemorrhoid）是最常见的肛门良性疾病。肛垫的支持结构、静脉丛及动静脉吻合支发生病理性改变或移位为内痔（internal hemorrhoid）；齿状线远侧皮下静脉丛的病理性扩张或血栓形成为外痔（external hemorrhoid）；内痔通过丰富的静脉丛吻合支和相应部位的外痔相互融合为混合痔（mixed hemorrhoid）。

【病理生理】

肛垫是直肠下端的唇状肉赘，为位于齿状线至齿状线上 1～5 cm 的环状海绵样组织带，亦称为直肠海绵体，属正常解剖结构。由于内括约肌的收缩，肛垫借"Y"形沟分割为右前、右后及左侧三块，此即所谓的"痔的好发部位"，起着肛门垫圈的作用，协助括约肌以完全封闭肛门。

痔与静脉丛的关系：内痔不是曲张的直肠上静脉终末支，而是肥大、移位的肛垫，这一观点已获认同。肛垫内正常纤维弹力结构的破坏伴有肛垫内静脉曲张和慢性炎症纤维化，肛垫出现病理性肥大并向远侧移位后形成痔。

长期饮酒和食入大量刺激性食物可使局部充血；肛周感染可引起静脉周围炎使肛垫肥厚；营养不良可使局部组织萎缩无力。长期坐立、便秘、妊娠、前列腺肥大等都可诱发痔的发生。

【分类和病理】

痔根据其所在部位不同分为三类。

（一）内痔

临床上最为多见，位于齿状线上方，表面为直肠黏膜所覆盖。常见于直肠下端的左侧、右前和右后。根据痔脱出的程度，将内痔分为四度：Ⅰ度，只在排便时出血，痔不脱出于肛门外；Ⅱ度，排便时痔脱出肛门外，排便后自行还纳；Ⅲ度，痔脱出于肛门外需用手辅助才可还纳；Ⅳ度，痔长期在肛门外，不能还纳或还纳后又立即脱出。

（二）外痔

位于齿状线下方，表面被肛管皮肤所覆盖，分为结缔组织性外痔（皮赘）、静脉曲张性外痔和血栓性外痔。

上述四期痔是内痔发展成混合痔的一个病理过程，内痔发展到第二期以上已形成混合痔。而外痔与内痔并无明显内在关系，实质属于不同性质的疾病。

（三）混合痔

内痔通过静脉丛和相应部位的外痔静脉丛相互融合而形成，位于齿状线上下，表面为直肠黏膜和肛管皮肤覆盖。内痔发展到Ⅱ度以上时多形成混合痔（图 23-11-1）。混合痔逐步发展，周围组织被破坏和发生萎缩，肥大的肛垫逐渐增大、下移，脱出到肛门外。当脱出痔块

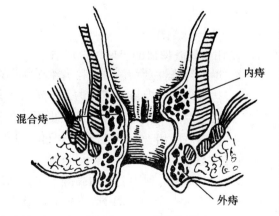

内痔

混合痔

外痔

图 23-11-1　痔的分类

在肛周呈梅花状时，称为环状痔（annulus hemorrhoid）。脱出痔若被痉挛的括约肌嵌顿，以至发生水肿、淤血甚至坏死，临床上称为嵌顿性痔或绞窄性痔。

【临床表现】

单纯外痔常无症状。不同病期的内痔则可表现为便时出血、痔块脱出、肛门瘙痒及疼痛。

1. 出血　便时出鲜血，量多少不定，或排便后滴少许鲜血或呈喷射状出血，长期失血可发生严重贫血。血不与粪便相混，无疼痛，便后出血多自行停止。出血是内痔初期唯一症状，到后期出血较少见。

2. 痔块脱出　痔块常于便后脱出，开始可自行回纳，以后需用手托回，严重时站立、行走或咳嗽时即可脱出，且不易回纳，发生嵌顿"绞窄"后则更不易回纳。

3. 肛门瘙痒　脱出的痔块分泌黏液刺激肛周皮肤，产生刺痒，长期刺激导致慢性湿疹改变。

4. 疼痛　单纯内痔一般无疼痛，当痔块脱出发生嵌顿，出现水肿、感染、血栓形成、坏死时可出现剧烈疼痛。

【体格检查】

肛门视诊时将肛门向两侧牵开，除 Ⅰ 期内痔外，其余三期均可观察到痔核，可见到外痔或混合痔团块或环绕肛门一周的梅花状环状痔团块，表面覆盖黏膜、皮肤。痔嵌顿时可见到痔核团块呈暗红或紫红色，充血、水肿，表面黏膜可有糜烂甚至坏死。内痔仅在肛镜下才能看到，向腔内突起，呈暗紫色圆形或椭圆形肿物，边界清楚，表面为黏膜。内痔块常见于肛管右前、右后及左外侧三处。直肠指检不能扪及痔核，但可明确有无肿块、溃疡等，借以除外直肠肛管息肉及肿瘤等疾病。

【诊断与鉴别诊断】

痔的诊断主要依靠肛管直肠检查，根据典型征象诊断不困难，但需与下列疾病鉴别。

1. 血栓性外痔　多有肛门剧痛，检查肛门部可见紫色肿块，并有明显触痛。

2. 直肠癌　临床常易将直肠癌误诊为痔，主要原因在于对直肠癌的警惕性不高，仅凭便血症状即轻易诊断为痔，而不进行认真的直肠指检。直肠癌便血时血与粪便混合，患者常有便频、里急后重等症状，直肠指检常可发现质地较硬的不规则肿块或溃疡或肠腔狭窄。

3. 直肠息肉　低位长蒂直肠息肉排便时可脱出肛门外，易被误诊为痔块脱出，但直肠息肉常见于儿童，形态上为鲜红色的圆形肿物，实性，可与痔鉴别。

4. 直肠脱垂　有时被误诊为环状痔。脱出的直肠黏膜呈宝塔样同心环状，常伴有肛门括约肌松弛。痔块脱出呈不规则团块或梅花瓣状，括约肌不松弛。

【治疗】

痔的治疗应遵循以下原则：无症状的痔无需治疗；有症状的痔重在减轻、消除症状；治疗以保守治疗为主。

（一）一般治疗

适用于偶有便血的早期痔，包括：

1. 增加纤维性食物，对便秘者给予缓泻剂以保持排便通畅。

2. 热水坐浴，保持肛门清洁、干燥，改善局部血液循环。

3. 肛管及其周围局部应用消炎止痛药物。

4. 对内痔脱出者应清洗消炎后复位，以免形成嵌顿。

（二）注射疗法

将硬化剂注射到痔上方的黏膜下层，使之产生化学性炎症反应，促进黏膜下组织纤维化，使肛垫固定、悬吊于肛管内括约肌上，最适用于 Ⅰ 期内痔，控制出血效果好，亦用于 Ⅱ、Ⅲ 期内痔的治疗。对任何外痔和有并发症的内痔禁忌行注射治疗。

（三）胶圈套扎疗法

其原理是将特制的胶圈套入内痔的根部，利用胶圈较强的弹性阻断内痔的血运，引起痔缺血、坏死、无菌性炎症后使肛垫固定。适用于各期内痔及混合痔的内痔部分，但以Ⅱ、Ⅲ期的内痔最合适，不宜用于有并发症的内痔。该法操作简单、快速，效果较好，术前亦无需特殊准备。

（四）红外线照射疗法

通过红外线照射痔区，产生痔区黏膜下纤维化而固定肛垫，减轻脱垂，适用于Ⅰ、Ⅱ期内痔。该法简便，无疼痛，疗效与胶圈套扎法相似。

（五）手术治疗

对保守治疗效果不满意、症状严重者，可行手术治疗。常用手术方法有以下几种：

1. 痔切除术（hemorrhoidectomy）　根据切除痔块后缝合直肠肛管黏膜和会阴部皮肤与否，分为开放式和闭合式，适用于Ⅱ、Ⅲ、Ⅳ期内痔和混合痔。对内痔部分，临床常在麻醉、扩肛、显露痔块后，在其基底部两侧皮肤上做"V"形切口，分离痔块直至显露肛管外括约肌，钳夹痔块底部、贯穿缝合后将其切除。对齿状线以下皮肤不予缝合，以利引流。对外痔部分，可将痔块表面的皮肤梭形切除，如有血栓则摘除血栓，创面不予缝合。

2. 痔环形切除术　对于严重环状痔或内痔伴有直肠黏膜脱垂者，可行痔的环形切除术。传统的痔环形切除术因严重破坏了肛管结构，并发症多，已逐渐被淘汰。吻合器痔上黏膜环切术（procedure for prolapse and hemorrhoids，PPH）是近年发展起来的一种术式，因简便快速、效果好、止血充分、术后无疼痛、住院时间短等优点而值得提倡。主要方法为利用特制的吻合器将齿状线上 3 cm 以上的直肠黏膜连同内痔、外痔一并做环状切除，使下移的肛垫上移固定（图 23-11-2）。

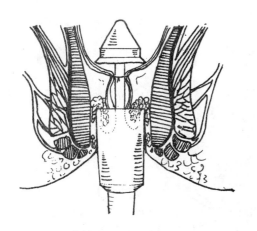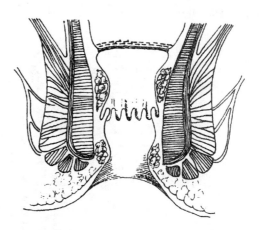

（1）以特制圆形吻合器行痔环形切除术　　　（2）PPH手术后

图 23-11-2　吻合器痔上黏膜环切术（PPH）

（潘义生　汪　欣）

病例 23-1

病例 23-1 解析

视频：编者寄语

肝脏疾病

第一节　解剖生理

一、肝的解剖特点

肝是人体最大的实质性脏器，位于右上腹，受肋弓保护。肝右下缘一般在肋缘下触及不到，左下缘可在剑突下扪到，肝位置会随着膈肌的运动而发生变化。成人肝一般重约 1500 g，呈棕红色，分为左、右、前、后四缘和膈、脏两个面，膈面光滑向膈肌隆起，脏面向后下凹陷，呈右厚左薄的楔形。肝膈面光滑，主要结构是与膈肌之间的固定韧带，有左、右冠状韧带（left/right coronary ligament）和三角韧带（triangular ligament）。其中，三角韧带为左、右冠状韧带向左、右延伸汇合而成，把肝固定于膈肌。冠状韧带由腹膜反折所形成，与膈相连。右侧分为上、下两层，左侧分为前、后两层，两层之间为肝裸区（bare area）。肝的前面有肝镰状韧带（falciform ligament）和肝圆韧带（ligamentum teres hepatis），肝圆韧带是镰状韧带的延续，是脐静脉闭塞所形成的纤维索，与前腹壁相连（图 24-1-1）。

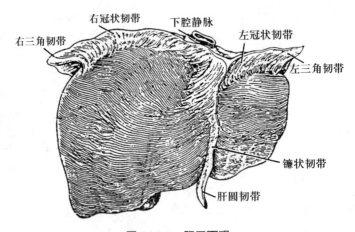

图 24-1-1　肝正面观

肝的脏面有肝十二指肠韧带（hepatoduodenal ligament）、肝胃韧带（hepatogastric ligament）、肝肾韧带（hepatorenal ligament）和肝结肠韧带（hepatocolic ligament），其中肝十二指肠韧带内含肝管（bile duct）、肝动脉（hepatic artery）、门静脉（portal vein）等重要结构（Glisson系统），也称为第一肝门（primitive porta hepatis）。肝的脏面主要由两个纵沟和一个横沟构成"H"形，右纵沟前方为胆囊窝及胆囊，后方是腔静脉窝和腔静脉，后上方为肝静脉汇入下腔静脉处，也是第二肝门处；左纵沟前方为脐静脉窝，后方是静脉韧带；横沟连于两纵沟之间（图 24-1-2）。

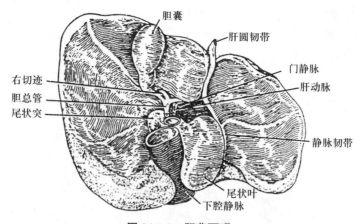

图 24-1-2　肝背面观

　　根据肝内血管、胆管走行的分布规律，将肝分为左、右两叶，分界线是从胆囊底至下腔静脉的连线，也称为 Cantlie 线（Cantlie's line）。肝共有三个主裂（正中裂、左叶间裂、右叶间裂）、两个段间裂（左段间裂、右段间裂）和一个背裂。这些肝裂将肝分为五叶、四段，分别是左外叶、左内叶、右前叶、右后叶和尾状叶，左外叶和右后叶又各分为上、下两段。肝叶段的划分对肝病的定位诊断和肝部分切除有重要意义（图 24-1-3）。临床上则常用以门静脉和肝静脉在肝内分布为基础的 Couinaud 分段法，由法国的解剖学家 Couinaud 提出，将肝以顺时针方向分为 8 段（图 24-1-4）。肝段在解剖结构上可以说是肝的一个独立单元，每一个肝段都有其自身的流入道和流出道，即每个肝段都有独立的肝动脉、门静脉和胆道的 Glisson 系统和肝静脉回流。

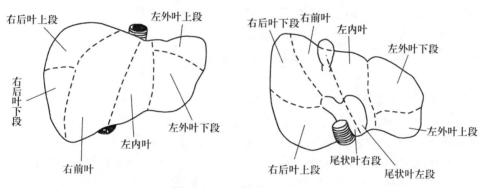

图 24-1-3　肝的分叶与分段

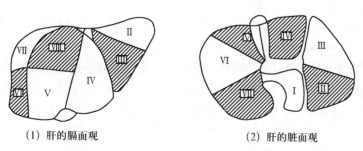

（1）肝的膈面观　　　　　　（2）肝的脏面观

图 24-1-4　肝的 Couinaud 分段

　　肝血供非常丰富，总血流量约占心排血量的 25%，正常可达 1500 ml/min。肝有两套供血系统，即肝动脉和门静脉系统。肝血液供应的 25%～30% 来自肝动脉，因动脉中的血液含氧量高，可为肝所需氧量的 50%，剩余的 70%～75% 血供来自门静脉。门静脉主要汇集肠道的血液为肝提供营养。肝血管回流系统即肝静脉系统，有三个主干即肝左静脉、肝中静脉和肝右静脉，汇合后汇入下腔静脉，也成为第二肝门（porta hepatis secundum）（图 24-1-5）。

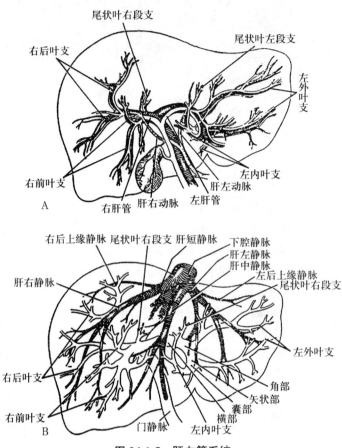

图 24-1-5　肝血管系统

　　肝显微组织结构单位是肝小叶。典型的肝小叶是以肝小叶中央静脉为中心，放射状排列的许多肝细胞索排列构成的立体结构（图 24-1-6）。在肝细胞索之间是肝血窦，其内为肝动脉、门静脉来源的血管终末分支形成的微循环，其血流最终汇入小叶中央静脉，通过小叶下静脉、肝静脉，最后汇入下腔静脉。肝血窦实际上是肝的毛细血管网，在肝血窦一侧的肝细胞膜上有很多微绒毛，位于狄氏（Disse）间隙内，起着与肝血窦内血液之间进行物质交换的作用。人体内约有 100 万个肝小叶结构。小叶之间为汇管区，有肝动脉、门静脉的分支、毛细胆管及肝的神经、毛细淋巴管走行。

　　肝的淋巴经淋巴管主要汇集于第一肝门，通过中间淋巴结，最后经腹腔淋巴结汇入乳糜池，最终入胸导管。另外一部分淋巴管经肝上方到达胸骨后淋巴结，最后汇合于左、右侧纵隔干。肝淋巴管分为深、浅两组。深组淋巴管分布于肝实质内，始于肝小叶的毛细淋巴管，伴随肝内 Glisson 系统和肝静脉系统分别流到第一肝门和第二肝门。浅组淋巴管分布于肝包膜下层，直接汇入到胸骨淋巴结、膈后淋巴结和肝门淋巴结。与深组淋巴管有着丰富的吻合支。

　　肝的神经主要来自腹腔丛，随着入肝血管在肝十二指肠韧带内走行，在入肝血管周围形成丛，进入肝后随血管的分布而分布。肝丛包括交感神经纤维、副交感神经纤维和传入神经纤维。肝动脉和门静脉由交感神经支配，胆道系统由交感神经和副交感神经共同支配。

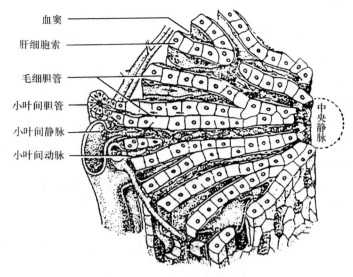

图 24-1-6　肝细胞索及肝窦结构

血窦
肝细胞索
毛细胆管
小叶间胆管
小叶间静脉
小叶间动脉
中央静脉

二、肝的生理特点

肝是人体内最大的消化器官，担负着各种物质的代谢功能，同时还具有胆汁分泌、解毒及排泄功能。主要功能如下：

（一）代谢功能

1. 糖代谢及调控　肝是调节机体各组织能量代谢的枢纽。食物中的营养物质经肠道吸收后随门静脉血流汇聚到肝，肝将糖、蛋白质和脂肪转化为糖原，储存于肝内。当体内血糖减少时，肝也可将糖原进行氧化分解成葡萄糖，从而起到调节血糖，满足人体能量代谢需求。

2. 脂类代谢　肝通过对脂肪酸的代谢调节，保持体内各种脂质的浓度和比例。

3. 蛋白质代谢　肝是氨基酸代谢和蛋白质合成的主要场所，主要起脱氨、转氨和合成蛋白质作用。食物中的蛋白质经消化分解成氨基酸，肝再重新合成人体所需要的各种蛋白质，如白蛋白、纤维蛋白原和凝血酶原等。体内代谢产生的氨是一种有毒物质，肝能将大部分氨合成为尿素后经肾排出体外。当肝功能损害严重时，患者可出现低蛋白血症、凝血功能障碍和肝性脑病，这些均与肝蛋白质代谢功能受损相关。

4. 维生素代谢　肝参与多种维生素代谢，可将胡萝卜素转化为维生素 A。机体内维生素 A 大部分储存在肝，还储存维生素 B、C、D、E、K。

5. 激素代谢　肝是许多激素生物转化、灭活或排泄的重要场所。肝可通过灭活体内雌激素、抗利尿激素来调节这些激素的作用。当肝功能损害时，灭活激素的功能降低，可发生雌激素水平增高，引起蜘蛛痣、肝掌和男性乳房发育；抗利尿激素水平增高，体内水、钠潴留，引起水肿和腹水。

（二）胆汁酸代谢及胆汁分泌功能

胆汁的主要成分有胆固醇、胆红素、胆盐、卵磷脂、蛋白质、电解质和水等物质。胆汁酸是胆汁的主要组成成分，是胆固醇的体内排泄途径。肝通过将胆固醇转化为胆汁酸和参与其他物质代谢的过程而产生胆汁，胆汁进入肠道，有帮助脂肪消化和脂溶性维生素吸收的作用，成人胆汁每日分泌量为 800～1000 ml。

（三）解毒功能

肝是人体主要的解毒器官，它可通过化学作用、分泌作用、蓄积作用和单核－巨噬系统的吞噬能力来行使解毒功能。

（四）凝血功能

人休内大多数凝血物质是在肝内合成的，如纤维蛋白原，凝血酶原，凝血因子 V、Ⅶ、Ⅷ、Ⅸ、Ⅹ 和 Ⅺ 等。其中凝血因子 Ⅱ、Ⅶ、Ⅸ、Ⅹ 均为维生素 K 参与合成的糖蛋白，当维生素 K 缺乏时易导致凝血功能障碍。

（五）免疫功能

肝合成的蛋白质中包括人体抗病的大量抗体蛋白和免疫球蛋白，肝还可通过其单核－巨噬细胞系统的 Kupffer 细胞的吞噬作用，清除细菌、抗原抗体复合物和其他有害物质。

（六）对药物代谢的影响

肝对许多药物均有解毒或排泄到胆汁中的功能。肝对药物的转化主要在微粒体中进行，肝转化后的药物最终随胆汁或尿液排出。

第二节　肝　脓　肿

临床上常见的肝脓肿有细菌性肝脓肿（bacterial liver abscess）和阿米巴肝脓肿（amebic liver abscess）。

一、细菌性肝脓肿

【病因】

1. 病原菌　细菌性肝脓肿常见的感染菌种是大肠埃希菌、金黄色葡萄球菌、肠球菌、类杆菌属等，大多数肝脓肿为多种细菌混合感染。

2. 感染途径

（1）胆道：胆道疾病是引起细菌性肝脓肿的主要原因。当胆道系统感染时，如急性胆囊炎、胆管结石，因胆道下端梗阻，细菌沿胆道上行至肝，从而形成脓肿。

（2）门静脉：如化脓性阑尾炎、肠炎等腹部感染性疾病时细菌可经门静脉入肝内，继而引起细菌性肝脓肿。

（3）肝动脉：身体任何部位的化脓性疾病，在人体抵抗力低下时，细菌栓子随动脉血液运行至肝动脉，继而引起细菌性肝脓肿。

（4）直接蔓延：如化脓性胆囊炎、上消化道穿孔、膈下脓肿、肾周脓肿等病原菌可直接侵袭肝或通过淋巴系统引发细菌性肝脓肿。

（5）肝外伤引起感染：开放性肝损伤可造成细菌的直接进入引起肝脓肿。

（6）"隐源性"肝脓肿：原因不明，可能肝已存在隐匿性病变，当机体抵抗力下降时，致病菌在肝内繁殖，形成肝脓肿，常伴有糖尿病。

【病理】

化脓性细菌侵入肝后在局部形成小感染灶，多个小感染灶融合成大的脓肿。脓腔周围肝组织发生反应性增生形成肉芽组织及纤维化，构成脓肿壁。随着病情发展，肝脓肿可向膈下、腹腔、胸腔及胆道穿破。

【临床表现】

肝脓肿的主要临床表现为寒战、高热、肝区疼痛和肝大。体温常可高达 39 ～ 40 ℃，伴恶心、呕吐、乏力和食欲减退。肝因脓肿而体积增大，引起肝区钝痛，表浅肝脓肿因刺激膈肌可引起右肩部放射痛。浅表肝脓肿可能引起皮肤红肿，严重感染造成肝功能损害或引起胆道梗阻时患者可出现黄疸。少数情况下肝脓肿穿破血管壁，引起胆道出血，临床表现为消化道出血。应该引起注意的是，由于诊断技术的进步和抗生素的早期应用，细菌性肝脓肿的典型临床表现已不多见，而常以腹痛、乏力和夜间盗汗为主要症状。

【诊断】

1. 有无胆道感染、腹部感染、全身感染及肝外伤病史。

2. 症状、体征 有无肝区疼痛,寒战、高热和感染中毒症状;有无肝区压痛、叩击痛。

3. 实验室检查 细菌性肝脓肿时白细胞计数明显增高或降低,有核左移和中毒颗粒。

4. 影像检查中 B 超阳性诊断率较高,可作为首选的检查方法。X 线检查可发现右侧膈肌上抬或右侧反应性胸膜炎或胸腔积液表现。增强 CT 或 MRI 诊断准确性更高。

【鉴别诊断】

细菌性肝脓肿应当与阿米巴肝脓肿鉴别(表 24-2-1)。较少见的情况是与膈下脓肿(尤其是右侧)相鉴别。还应注意,当原发性肝癌发生坏死液化时可与肝脓肿呈现相似的征象,应提高警惕。鉴别方法主要依据病史、临床表现、相关实验室检查和 CT 检查结果等。

表24-2-1 细菌性肝脓肿与阿米巴肝脓肿的鉴别要点

	细菌性肝脓肿	阿米巴肝脓肿
病史	多数常先有其他部位感染	多有阿米巴痢疾史或"腹泻"史
发病时间	与原发病相连续或相隔数日	与阿米巴痢疾相隔 1～2 周,数月甚至数年
病程	发病急,脓毒症状重	发病较慢,症状较轻,病程较长
肝表现	肝大一般不明显,触痛较轻,脓肿多为多发	肝大及触痛明显,脓肿常为单发且巨大
粪便检查	无阿米巴滋养体	可查到阿米巴滋养体
肝穿刺	抽出黄白色脓液,能查到致病菌,肝组织为化脓性病变	抽出棕褐色脓液,可查到阿米巴滋养体,无细菌,肝组织可有阿米巴滋养体
试验治疗	抗阿米巴药物无效	抗阿米巴药物治疗效果良好

【治疗】

1. 支持治疗 适用于急性期未局限形成脓腔的肝脓肿和多发肝脓肿,也适用于各期肝脓肿的基础治疗。

(1)营养支持:提高患者的抗感染能力,保持水、电解质平衡,给大剂量维生素 C、B、K,纠正低蛋白血症。

(2)应用大剂量有效抗生素:最好根据细菌培养结果使用敏感抗生素。

2. 手术治疗 适用于已形成脓腔的较大肝脓肿或经积极抗感染治疗脓肿不局限的病例。

(1)穿刺引流术:对单发、较浅表脓肿,可在 B 超引导下穿刺脓腔,用套管针逐渐扩大穿刺孔,然后置管引流。当脓液较黏稠时,可以抽出部分脓液后用生理盐水反复冲洗、稀释,以利彻底引流。经皮穿刺治疗操作简单、创伤小、费用低、效果明显,逐渐成为细菌性肝脓肿的首选治疗。特别适用于年老体弱及病情危重的患者,但不能完全代替手术治疗。

(2)脓肿切开引流术:细菌性肝脓肿的切开引流,并发症和死亡率均较高,适用于脓肿较大或经上述治疗后病情未得到控制,全身中毒症状加重或出现并发症者。手术引流应当注意遵循低位引流原则,必须充分打开脓腔内间隔组织。吸尽脓汁后认真冲洗脓腔,并于脓腔最低位放置引流管。

(3)肝叶切除术:适用于慢性脓肿,因其壁厚难以用上述方法治疗且脓肿局限于一个肝叶者。

(4)腹腔镜肝脓肿引流术:随着腹腔镜技术在肝胆领域的应用和不断发展,腹腔镜肝脓肿引流术显示出其独特的优势,已成为治疗细菌性肝脓肿的重要措施。其克服了穿刺引流术盲目、不彻底的不足,又避免了开腹手术创伤大、并发症多的缺点,具有直观、简单、安全、可靠的优点。其在腹腔镜直视下,于肝脓肿表面隆起或最薄弱部位穿刺明确后,切开脓肿壁吸净脓液、分开间隔、彻底冲洗、放置引流管。此手术引流彻底，对患者创伤小，恢复快，是治疗肝脓肿的有效方法之一，特别适用于脓腔大且有分隔，或脓肿部位无法行经皮穿刺引流，以及合并胆道系统疾病的患者。

二、阿米巴肝脓肿

阿米巴肝脓肿（amebic liver abscess）是肠阿米巴病的并发症，绝大多数是单发的。随着人们生活水平的提高，卫生条件的改善，本病已逐渐减少。

【病因】

溶组织阿米巴是引起阿米巴肝脓肿的寄生虫，其滋养体为致病型，包囊为传染型。包囊可在外界存活，人吞食被阿米巴包囊污染的水或食物后，包囊在肠道内释放原虫并大量繁殖成滋养体。肠道内的滋养体分泌溶组织酶，破坏结肠黏膜（主要是盲肠和升结肠）形成溃疡并侵入肠壁小静脉。滋养体顺肠静脉经门静脉进入肝，在肝内继续繁殖，阻塞肝血管造成局部缺血、坏死，溶组织酶破坏肝组织和血管，形成脓肿。

【病理】

阿米巴原虫最常侵犯盲肠和升结肠，本部位静脉回流主要注入右半肝。所以，阿米巴肝脓肿90%以上发生在右半肝。阿米巴原虫进入肝后，大部分在小叶间静脉内被消灭，少部分未被消灭的原虫在门静脉小分支内继续繁殖，并不断分泌溶组织酶，使肝组织溶解破坏，坏死的肝组织逐渐融合成团块，形成肝脓肿前期。若此时治疗不及时，使病变继续发展，团块中心即出现坏死形成脓肿。典型的阿米巴肝脓肿壁有2层结构：外层为肝组织炎症反应形成的纤维膜，内层为间质层。脓汁主要由坏死的肝组织、血细胞组成，所以呈巧克力色，黏稠无臭味，无细菌，脓肿壁上可发现原虫。

【临床表现】

1. 发热　大多为长期慢性弛张热或间歇热，体温38～39℃，脓肿后期因壁厚，进入血液的致热原减少而体温正常。合并细菌感染时体温可达40℃。

2. 肝区疼痛　由于肝体积增大，肝区出现持续性钝痛或胀痛，可伴有右肩部放射痛。

3. 肝大　肝体积增大，多呈弥漫性，肋下缘可触及肝，有压痛或叩击痛，右季肋部饱满，肋间增宽，甚至有皮肤水肿。

4. 由于长期消耗，患者可有消瘦、贫血、营养不良等表现。

【并发症】

1. 并发细菌感染　由于结肠溃疡，细菌易入侵门静脉系统，以金黄色葡萄球菌及大肠埃希菌多见。同时患者抵抗力降低，易并发细菌感染。表现与细菌性肝脓肿相似。

2. 脓肿破溃　是阿米巴肝脓肿最严重的并发症。浅表阿米巴肝脓肿可能向不同方向破溃，向上可破入膈下形成膈下脓肿；甚至破入胸腔形成胸腔脓肿；破入支气管形成支气管肝瘘；向左上可破入心包，造成心包压塞；向下破入腹腔，形成腹膜炎。

3. 血行播散　阿米巴原虫可随血行播散到肺、脑等，形成脓肿。

【诊断】

1. 病史　60%的患者近期有脓血便或腹泻病史。

2. 临床症状、体征　慢性发热、肝区疼痛、肝大、叩击痛。

3. 实验室检查　①血象：急性感染期白细胞可增高，慢性期正常；②肝功能：大多正常；③粪便：找到原虫或包囊体的阳性率仅14%；④补体结合试验：100%阿米巴肝脓肿为阳性，但无症状带虫者和非感染人群可出现假阳性，所以特异性并不高。

4. 影像学检查　①B超：可发现肝液性暗区；②CT表现为肝内囊性肿物，脓肿壁不规则。

5. 脓肿穿刺　是阿米巴肝脓肿的确诊手段，抽出典型的巧克力色无臭味黏稠脓汁，细菌培养阴性。

【治疗】

1. 药物治疗　是治疗阿米巴病的主要手段。抗阿米巴药物主要有甲硝唑、盐酸依米丁和氯喹。

2. 穿刺抽脓　在药物治疗的同时，对较大脓肿可进行反复抽脓或置管引流。同时用加抗生素的生理盐水反复冲洗脓肿。待患者体温正常，脓腔缩小至 5 ～ 10 ml 后可停止穿刺治疗。

3. 手术切开引流　仅在以下情况时才考虑手术引流：①抗阿米巴药物治疗和反复排脓疗效不好的；②脓肿已穿破到周围组织的；③左外叶脓肿有穿破危险且不易穿刺引流的；④合并细菌感染的。

对于病程长、脓肿壁厚，或形成难以治愈的残留无效腔的患者，可采取肝叶切除术。

4. 营养支持　阿米巴肝脓肿大多为长期慢性消耗性疾病，患者一般状况差，抵抗力低，需营养支持治疗。

【预防及预后】

阿米巴肝脓肿是可以预防的，主要是注意卫生、加强粪便管理，及时、彻底治疗阿米巴痢疾。其预后取决于早期诊断、早期治疗及治疗是否彻底。

病例 24-1

病例 24-1 解析

第三节　肝棘球蚴病

肝棘球蚴病（hydatid disease of liver）也称肝包虫病（hydatid disease of liver），是由细粒棘球蚴或泡状棘球蚴引起的肝寄生虫病。牧区多见。

【病因】

细粒棘球蚴成虫（echinococcosis granulosa imago）寄生在犬、狐、豺和狼的肠道内，其虫卵随粪便排出，污染草场、水源和动物皮毛，牛、马、骆驼、羊、猪和人为中间宿主。人食入被虫卵污染的水或食物，或接触皮毛被污染的犬、羊等动物后，将附于动物皮毛上的虫卵食入。虫卵在胃或十二指肠内孵化成六钩蚴（hexacanth），六钩蚴附着于小肠壁并可穿透肠黏膜进入肠静脉，顺门静脉进入肝，此过程一般需 6 ～ 12 小时（图 24-3-1）。泡状棘球蚴成虫多寄生在狐肠道内，其致病过程与细粒棘球蚴相似。

【病理】

到达肝的六钩蚴发育成棘球蚴，棘球蚴在肝内继续发育成小的空囊，空囊逐渐增大。最内层为生发层（stratum germination），是虫体的一部分，可繁殖产生大量的生育囊、头节、子囊和囊液，使空囊不断增大，头节子囊不断脱落进囊腔内，子囊还可以再产生孙囊。生发层的外面是角质层（stratum corneum），由生发层细胞的分泌物形成，为白色半透明粉皮样物，有保护生发层、吸收营养的作用。生发层与角质层组成肝包虫的内囊。内囊外面为一层纤维组织包膜，称为外囊，它不是虫体部分，而是由虫体刺激肝组织反应性增生形成的纤维组织。囊液多为透明液体，内含大量的头节和子囊及微量蛋白质、氯化物和钙、磷。泡状棘球蚴（alveolar hydatid）在肝组织内呈小泡状浸润性生长，直接破坏肝组织，形成泡沫样结构，无完整角质层，不形成内囊。

【临床表现】

（一）症状

1. 肝区胀痛不适感　肝包虫囊生长较慢，平均每年增大 4 cm 左右，只有当肝包虫囊很大时，才会引起肝区胀痛或不适，这也是本病的首发症状之一。

2. 压迫症状　压迫胃肠道引起恶心、食欲缺乏；压迫胆道可引起梗阻性黄疸；压迫门静脉可引起肝大及腹水；压迫肺可引起呼吸困难。

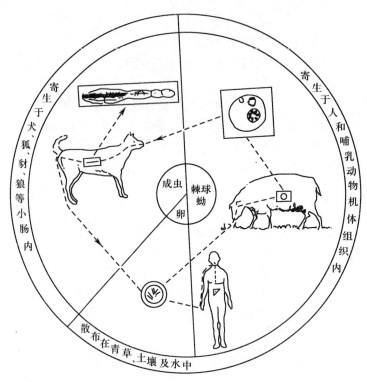

图 24-3-1　肝包虫生活史

3. 过敏反应　肝包虫囊液可少量渗透过囊壁进入静脉，引起过敏反应，如恶心、呕吐、皮疹、面部潮红等。

（二）体征

当肝包虫囊肿很大时，可见肝区饱满，肋间增宽，叩诊为实音。当囊肿压迫下腔静脉时可有下肢水肿。

【诊断】

1. 病史　有牧区生活史或犬、羊等接触史。

2. 症状　有肝区胀痛不适等症状。

3. 实验室检查　血象提示嗜酸性粒细胞增加。

4. 免疫学检查　最敏感、快捷的试验是包虫囊液皮肤试验（Casoni 试验）。棘球蚴感染者体内存在抗虫抗体。用包虫液加工制成皮试液，注射到人体皮内，可发生抗原抗体反应，局部形成皮丘或红晕为阳性。其简单、易行，阳性率可达 90%。其他还有间接红细胞凝集试验、酶联免疫吸附试验、乳胶凝集试验及补体结合试验。

5. 超声检查　B 超显示肝内囊性占位性病变，边缘清晰，囊内有子囊及头节，不同发育阶段的囊肿超声下表现不同。

6. CT、MRI　可显示肝内囊肿的结构、大小及是否伴有钙化。囊内有子囊或头节呈"水上浮萍"。CT 是定位囊肿位置的常用方法，其还可对脑部及腹腔内的囊肿等提供清晰的影像学参考。

【治疗】

肝包虫治疗以手术治疗为主，药物治疗作为该病的辅助治疗手段。

（一）肝包虫内囊摘除术

肝包虫内囊摘除术是传统的肝包虫手术方法，要求完全彻底摘除内囊（生发层和角质层）。手术操作时必须注意：

1. 防止囊液外漏　囊液内含有大量的头节、子囊，一旦漏出，可在腹腔内任何部位继发包虫囊肿。所以，在穿刺囊肿前必须用浸满甲醛溶液或 95% 乙醇的纱布保护周围，防止囊液外漏。大量囊液外漏还可能引起患者过敏反应，甚至死亡。

2. 彻底清除囊液及内囊　任何囊液或生发层的残留都有可能引起包虫复发。所以，在彻底清除囊内容物后，要用甲醛溶液或 95% 乙醇反复擦拭冲洗囊腔，确保生发层彻底清除。

3. 尽可能闭合囊腔，充分引流　因肝包虫囊肿往往较大，清除囊内容物后残留较大空腔，不易愈合，所以，要尽可能缝闭残腔或用大网膜填塞，同时低位充分引流，保证残腔尽早愈合。

经典的肝包虫内囊摘除加外囊残腔处理术已有百年历史，但其存在残腔积液、胆漏、复发等并发症。为寻找更加完善的手术方法，近年来国内外学者提出肝包虫外囊切除术的新概念，即在肝包虫外囊与正常肝组织之间存在一潜在的可分离的间隙，在此间隙内可进行完整的肝包虫囊肿切除。此方法简单、创伤小，避免了上述并发症的发生。

（二）肝叶切除术

肝叶切除术适用于肝泡状棘球蚴病，肝包虫病变局限者，或肝细粒棘球蚴病、囊肿占据肝左外叶者。

（三）其他治疗方法

1. 肝移植　适用于处理失败或多次手术导致肝衰竭的患者。

2. 腹腔镜肝包虫内囊摘除术　随着腹腔镜技术的开展和不断进步，其已成为治疗肝棘球蚴病的方法之一，但需严格掌握手术适应证和必须由有经验的医生进行。

3. 药物治疗　如阿苯达唑、吡喹酮等。但其不能代替手术，只适用于术前术后预防种植扩散和复发者。

知识拓展：囊型棘球蚴病超声分型

第四节　肝囊肿

肝囊肿（cyst of the liver）是一种比较常见的良性疾病，根据发病原因，可将其分为寄生虫性（如肝棘球蚴病）和非寄生虫性肝囊肿。后者又分为先天性、创伤性、炎症性和肿瘤性囊肿。其中，以先天性肝囊肿最为常见，亦称单纯性肝囊肿（simple cyst of the liver）。

单纯性肝囊肿多见于女性，50 岁以上患者的肝囊肿较年轻患者的明显为大，巨大肝囊肿几乎仅见于 50 岁以上女性。本病有一半为单个肝囊肿，其余大多为 2 个或以上的囊肿，仅一小部分为多发性肝囊肿。囊肿呈球形或椭球形，直径数毫米至 20 cm 不等，呈单房性，无间隔，有完整的包膜，内层为柱状上皮，外层为结缔组织。囊液多为清亮透明，或染有胆汁，合并囊内出血时可呈咖啡色。周围肝组织因长期受压而萎缩，而其余正常部分肝可呈代偿性增大。

单纯性肝囊肿生长缓慢，小的囊肿可无任何症状。囊肿增大到一定程度可产生压迫症状，出现食后饱胀、恶心、呕吐、右上腹隐痛不适等症状。少数因囊肿破裂或囊内出血而出现急性腹痛，如合并囊内感染，则患者往往出现畏寒、发热、白细胞升高等表现。体检时可触及右上腹肿块和肝大，肿块随呼吸运动，表面光滑，有囊性感，无明显压痛。多发性肝囊肿在肝表面可触及无明显压痛的散在囊性结节。通过 B 超检查，一般不难作出诊断。多发的单纯性肝囊肿必须与成人多囊肾病的肝囊肿相鉴别。前者为非遗传性畸形，仅偶有 1 个或数个肾囊肿；后者则为常染色体显性遗传病，并且一定合并多发的肾囊肿。

解除压迫、消除症状和改善肝功能是肝囊肿治疗的主要目的。单纯性肝囊肿无恶变倾向，单发的囊肿小于 5 cm 且无临床症状者，不需特殊处理。囊肿较大，出现压迫症状、囊内出血、合并感染或疑为肿瘤性囊肿时，应予适当治疗。

肝囊肿常用的治疗方法有囊肿穿刺抽液术、囊肿开窗术、囊肿内引流术和囊肿切除术等。

B超引导下囊肿穿刺抽液术操作简单，缺点是囊肿易再复发，常需反复穿刺抽液；腹腔镜下肝囊肿开窗术是已经成为治疗肝囊肿的标准术式，经腹腔镜切除部分囊壁，吸尽囊液后囊肿向腹腔开放，效果较好，复发率低；对合并感染、囊内出血或囊内疑有胆汁者，可在开窗术后放置引流或穿刺置管引流，待囊腔缩小、瘪陷后拔除引流；与胆管相沟通的厚壁囊肿，也可行囊肿空肠"Y"形吻合术，但此法常易引起继发感染。

多发性肝囊肿仅限于处理引起症状的大囊肿，并按单发性囊肿处理。病变局限于肝的一段或一叶，患者情况允许，可行病变肝段或肝叶切除术。多囊肾病肝囊肿的治疗应考虑到肾病的情况，当肾功能严重损害时，会严重干扰肝囊肿的治疗，预后极差。

第五节　肝肿瘤

肝肿瘤可以分为良性和恶性两大类，恶性肿瘤又可以分为原发于肝和转移到肝的肿瘤。

一、肝良性肿瘤

随着近年来影像学技术的不断进步，肝良性肿瘤（benign tumor of liver）的检出率日渐增高。根据组织来源可以分为上皮组织肿瘤，如肝腺瘤；间叶组织肿瘤，如血管瘤、脂肪瘤；混合性或其他来源肿瘤，如畸胎瘤、错构瘤。临床上最常见的良性肿瘤是肝血管瘤（liver hemangioma）、肝腺瘤（hepatic adenoma）和肝局灶性结节增生（focal nodular hyperplasia，FHN）。

（一）肝血管瘤

肝血管瘤（liver hemangioma）可分为小的毛细血管瘤和较大的海绵状血管瘤（cavernous hemangioma of liver）。肝海绵状血管瘤是最常见的肝良性肿瘤，发病率约为5%，占肝良性肿瘤的70%，可单发也可以多发，可发生于任何年龄，多见于成年女性。其发病原因不明确，有发育异常学说、性激素异常学说以及基因异常学说等，肝血管瘤罕见癌变。

1. 临床表现　很多体检发现的肝血管瘤体积较小，没有明确症状，病程长达数年以上，肿瘤可随时间增大，因牵拉肝包膜或者压迫邻近器官，可引起上腹部不适、腹胀、腹痛、恶心、嗳气等。血管瘤发生破裂出血时，可引起剧烈腹痛和出血性休克症状。上腹部包块是常见的体征，质地接近于肝，有囊性感和不同程度的压缩感，一般没有压痛，或仅有轻度压痛。

2. 诊断　现在常用的影像学诊断方法B超、增强CT及增强MRI都可以明确诊断典型的肝血管瘤（图24-5-1）。

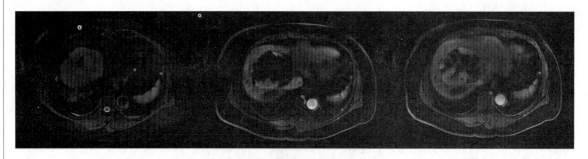

图 24-5-1　血管瘤增强 MRI 表现

T2W1 呈高信号，增强可见造影剂从肿瘤四周向中心逐渐填充，呈"快进慢出"表现

3. 治疗　因为肝血管瘤属于良性肿瘤，小的没有症状的肝血管瘤不需治疗，仅需每年体检时B超常规随访。其手术的绝对适应证为肿瘤破裂出血，迅速增大或出现 Kasabach-Merritt

综合征，即合并血小板减少症及消耗性凝血功能紊乱。其他手术适应证包括：①血管瘤直径大于 10 cm；②血管瘤直径大于 5 cm 但位于肝边缘，有发生外伤性破裂大出血的可能；③检查时虽没有达到 10 cm，但因血管瘤生长部位特殊，长大到 10 cm 以后会导致切除困难。根据血管瘤的大小和部位，做相应的肝段、肝叶切除。以前曾经用介入的方法控制血管瘤生长，但现在发现介入方法可以导致弥漫性肝内胆道损伤，已不再推荐使用。本病一般预后良好，但妊娠时可促使肿瘤迅速增大，如此时因妊娠或分娩使腹内压增高等因素，有增加血管瘤自发破裂的风险。

（二）肝腺瘤

肝腺瘤（hepatic adenoma）是一种肝细胞来源的良性肿瘤，临床上较为少见，目前原因不明确，绝大部分发生在育龄妇女。有报道认为，该病与服用避孕药有关。也有报道先天性肝腺瘤发生可能与胚胎期发育异常有关。肝腺瘤多为单发，也可见多发。

1. 临床表现　肝腺瘤发展缓慢，病程长，肿瘤长大后可压迫邻近器官，引发器官受压的症状，如发生瘤内出血，可出现右上腹痛、贫血、黄疸、发热等表现；若肿瘤破裂出血，则有发生出血性休克的可能。

2. 诊断　肝腺瘤镜下可见肿瘤细胞与正常肝细胞相似，且与高分化肝细胞癌难以区分，但往往缺乏胆管、门静脉和中央静脉等结构。患者一般没有肝病基础，且 AFP 阴性，通过增强 CT、MRI 或者肝动脉造影一般可以正确诊断（图 24-5-2）。因经皮穿刺活检易引起腹腔出血，故不提倡使用。

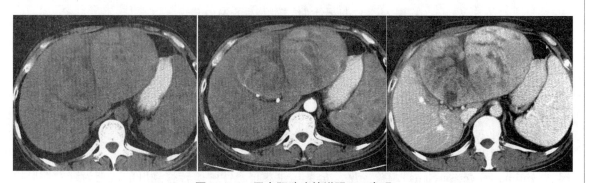

图 24-5-2　巨大肝腺瘤的增强 CT 表现

似有假包膜，平扫期呈等密度，增强动脉期不均匀强化，静脉期密度不均

3. 治疗　由于肝腺瘤有一定的恶变率，同时也有发生破裂出血的可能。因此，一旦明确诊断，应予以手术切除。对于无法切除的肝腺瘤可做选择性肝动脉结扎或栓塞。

（三）肝局灶性结节性增生

肝局灶性结节性增生（focal nodular hyperplasia，FNH）是一种少见的良性疾病，无恶变趋势。FNH 病因不明确，常在体检中发现，患者多数为中年女性。

1. 临床表现　患者往往没有症状和体征，比较大的 FNH 可有压迫症状，可以摸到腹部包块。患者多没有肝病基础，AFP 一般阴性。

2. 诊断　通过一般影像学检查有时难于和肝癌及肝腺瘤鉴别，用普美显做造影剂的增强 MRI 检查可以区分 FNH 及肝细胞癌（图 24-5-3）。如仍不能确诊，也可行穿刺活检。

3. 治疗　原则上明确诊断的 FNH 不会癌变，但会长大。虽然有普美显 MRI，但仍然有部分患者得不到确诊，这类患者有手术切除指征。对于较大或生长较快的 FNH，产生一定症状或者挤压肝内血管，也可以考虑手术切除。对瘤体较小或患者难以接受手术的，可以随访。

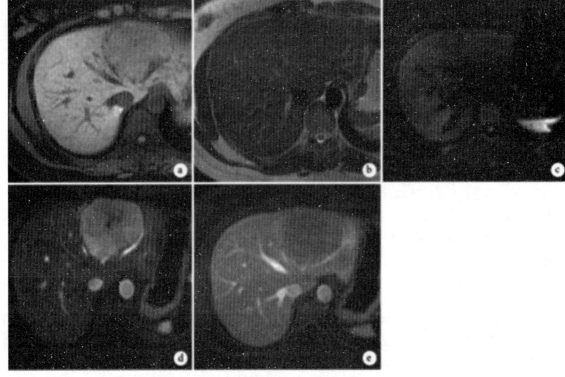

图 24-5-3　肝局灶性结节性增生的 MRI 表现

T1 期呈低信号，T2 期呈等信号，增强早期显著均匀强化，

中央瘢痕无强化，静脉期呈等信号或稍高信号

二、肝恶性肿瘤

肝恶性肿瘤（malignant tumors of liver）分为原发性和转移性两大类。原发性肝恶性肿瘤源于上皮组织者，称为原发性肝癌（primary liver cancer）；来源于间叶组织者，则是原发性肝肉瘤（primary liver sarcoma），较少见。全身其他器官恶性肿瘤转移到肝的，则为继发性肝癌（secondary liver cancer），或称为肝转移瘤（metastatic liver cancer）。

（一）原发性肝癌

原发性肝癌发病率近年有上升趋势，国家癌症中心（IAIC）2000 年报告年新发肝癌患者 56 万。2011 年全球新发肝癌数在 75 万左右，年死亡近 70 万人，男女之比为（5 ～ 11）∶1，高发年龄为 30 ～ 50 岁。肝癌发病率位于各种恶性肿瘤发病第 5 位，死亡率居第 2 位，其中每年新发病例 50% 以上发生在中国。

1. 病因　原发性肝癌的发病原因和发病机制比较复杂，至今未完全清楚。相对明确的原因有乙型及丙型肝炎病毒感染、黄曲霉毒素、酒精、各种原因的肝硬化及其他化学致癌物质和水环境因素等。

（1）肝炎病毒感染：乙型和丙型肝炎病毒感染患者，常有从肝炎—肝硬化—肝癌的三个发展过程，提示肝炎与肝癌有密切关系。据报道，我国大陆约有 7%（约 9800 万）人群感染或感染过乙肝病毒，在乙型肝炎感染的任何一个阶段，都有可能导致肝癌的发生。现在已经证明乙肝病毒可以直接导致肝结构发生改变即发生肝硬化和肝癌。世界卫生组织估计我国丙肝感染人数约为 3000 万，感染丙肝后往往是在肝硬化的阶段发生肝癌。而在我国肝癌患者当中，80% ～ 90% 有乙肝感染背景，10% 左右有丙肝感染背景。

（2）肝硬化：肝硬化一般是肝细胞受损伤后破坏再生形成的假小叶，肝癌在肝硬化基础上发生率比较高。在我国，肝癌合并不同程度肝硬化的患者占 70% ～ 80%。肝内胆管细胞癌合并肝硬化者较少。

（3）酗酒：临床和试验均证明长期饮酒可导致肝细胞破坏。长期饮酒史，一般超过 5 年，饮酒折合乙醇量，男性 ≥ 40 g/d，女性 ≥ 20 g/d；或 2 周内大量饮酒，折合乙醇量 > 80 g/d 是诊断酒精性肝病的标准之一。长时间酗酒可造成酒精性肝病和酒精性肝硬化，这也是导致肝癌发生的重要原因。

（4）黄曲霉毒素：导致肝癌发生的主要是黄曲霉毒素 B_1，而黄曲霉毒素主要来源于霉变的各种食物，如花生、玉米、大米等。

（5）其他：亚硝胺是强烈的化学致癌物，已证明可在动物中引起肝癌。此外，肝癌发病还与食物中硒的含量以及寄生虫、营养、遗传等有关。

2. 病理　原发性肝癌按组织学分类可分为肝细胞肝癌（占 80% ～ 90%）、肝内胆管细胞癌（占 5% ～ 6%）以及肝混合细胞癌三种。另外，肝母细胞癌起源于肝胚胎原基细胞，属上皮来源的肝恶性肿瘤，常发生于儿童，恶性程度高；而纤维板层型肝细胞癌则是肝细胞癌的一种特殊类型，生长缓慢，预后较好。按形态学分类可分为三种，即结节型、巨块型和弥漫型，结节型最常见，多伴有肝硬化；巨块型可为单独巨块或多个结节融合而成，直径一般在 10 cm 以上；弥漫型则肝布满灰白色点状结节，病情发展快，预后不佳。按照肿瘤的大小，传统上分为微小肝癌（直径 ≤ 2 cm），小肝癌（2 cm < 直径 ≤ 5 cm），大肝癌（5 cm < 直径 ≤ 10 cm）、巨大肝癌（直径 > 10 cm），也有学者将直径大于 15 cm 的肝癌称为特大肝癌。

原发性肝癌在发展过程中容易侵犯门静脉及分支，形成门静脉癌栓，并经门静脉系统在肝内播散转移，如阻塞门静脉主干，可加重原有的门静脉高压。如肿瘤与肝静脉分支相通，可沿血流经肝静脉进入下腔静脉甚至右心房，导致下腔静脉癌栓和心房癌栓，甚至肺栓塞。肝外血行转移最多见于肺，其次为骨和脑等，淋巴转移至肝门淋巴结处最多见。肝表面的肿瘤也可侵犯肝周器官，肿瘤破裂后可引起腹腔内播散种植。

3. 临床表现　肝癌的早期临床症状不明显，但病程发展迅速。一旦出现相关症状，首次就诊时已有约 60% 患者失去手术机会。所以对有肝癌上述高危因素的人群，应坚持密切随访，早发现是成功治疗的关键。

肝癌的临床症状可表现为各个时期肝病的临床症状：

（1）肝细胞损伤时的表现，如厌食、恶心、腹胀等非特异性消化道症状。

（2）部分患者有肝硬化门静脉高压的表现，如食管胃底静脉曲张破裂出血、腹水、脾大、脾功能亢进等。

（3）所有肿瘤的共同表现，如乏力、进行性消瘦、贫血，甚至出现恶病质状态。

（4）肝癌晚期表现，如上腹部可以看到隆起或摸到质硬包块；持续性肝区隐痛、胀痛或刺痛；肝衰竭的各种表现如黄疸、肝性脑病、肝肾综合征等；肿瘤破裂引起腹腔内大出血甚至出血性休克或死亡。

4. 诊断　肝癌早期一般没有任何症状及体征，对于有典型肝癌临床表现者做出诊断并不困难，但往往已是中晚期。要想早期发现和治疗，必须对高危人群进行动态随访。除了症状以外，还需做其他检查。

（1）血液学检查：

1）血清 AFP 和 CA199 检测：血清 AFP 是目前诊断原发性肝细胞癌最常用也是最重要的方法，具有相对的特异性。如果 AFP ≥ 400 ng/ml，并能排除妊娠、活动性肝病、生殖腺胚胎性肿瘤等，应考虑肝细胞癌。对于 AFP 低度升高者应结合影像学检查动态观察。70% 以上的肝癌患者 AFP 升高。AFP 异质体和异型凝血酶原的监测也有助于肝细胞癌的诊断。血清 CA199 的升高可以提示胆道系统肿瘤，包括肝内胆管细胞癌的发生。

2）肝功能检查：患者血清胆红素、白蛋白和凝血是评价肝储备功能的可靠指标。同时，转氨酶、碱性磷酸酶、γ-谷氨酰转肽酶等也可升高，但缺乏特异性。

3）病毒学检查：乙肝病毒五项检查可以提示患者是否感染乙肝病毒及乙肝病毒是否处于活动期。乙肝病毒DNA的监测可以提示患者病毒负荷载量，用这两个结果综合判断是否需要抗乙肝病毒治疗。丙肝病毒RNA及其抗体的检测可以判断患者是否感染丙肝。

（2）影像学检查

1）超声检查：B型超声检查可以明确肿瘤大小、形态和部位以及肝静脉、门静脉系统有无瘤栓。超声造影通过增强人体的血流信号，实施动态观察微血管灌注信息，对肝癌的鉴别诊断有一定的临床价值。超声作为无创和经济的检查方法，是最常用的高危人群筛查方法。术中超声还可以进一步明确肿瘤的边界，并能指导活检和消融。

2）CT：增强CT检查分辨率比B超高，可检出小于1 cm的肝癌，对肝癌的诊断符合率在90%左右，可以与大部分其他肝肿瘤鉴别。CT血管造影可以重建肝及其周围血管情况，CT三维重建可以描述不同肝段以及肿瘤与血管的立体关系，模拟手术切除。同时，CT还可以通过相关软件计算肝和肿瘤的体积。但因增强CT需用含碘造影剂，对碘过敏者无法使用。

3）MRI：由于MRI给出的信息量巨大，可以从多个角度观察肝，因此对于肝的各种肿瘤的鉴别诊断均优于CT，特别是以普美显为造影剂的MRI可以鉴别部分难以鉴别的肝肿瘤（图24-5-4）。另外，利用MRI进行胆道水成像（MRCP）可以准确显示肝内外胆道系统。

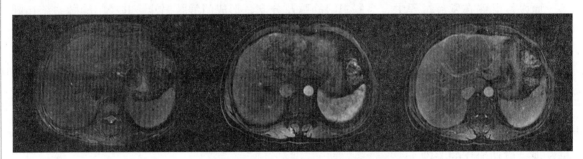

图 24-5-4　原发性肝癌的增强 MRI 表现

T1 期肿块呈低信号，T2 期呈稍高信号，增强扫描呈现与 CT 类似的"快进快出"表现

4）肝动脉造影：对于血运丰富的肿瘤有一定的优势，诊断率高，但因为是侵入性检查，当上述检查不能发现病灶时，才考虑使用。

5）PET-CT：不仅能够提供肝病灶部位及大小，同时也能了解全身其他部位转移病灶，但由于其放射性高，价格昂贵，不作为常规检查。

6）X线检查：肝右叶膈面肝癌有时可以见到右侧膈肌升高，位于左叶的巨大肝癌，钡餐检查可以见到胃或结肠被推压。

7）肝穿刺活检：大部分肝癌是可以通过影像学检查和血液学检查明确诊断的，对于少数缺乏典型肝癌特征的肝占位病变，需要肝穿刺活检取得病理学诊断。肝穿刺活检可在B超或CT引导下进行。穿刺活检的主要风险是出血和针道种植转移。对于较小的肿物，如果没有准确的定位，可能出现假阴性的病理诊断。腹腔镜可以直接观察肝表面和腹腔腹膜的情况，但有些部位肿瘤腹腔镜难以发现，且有CT及MRI等影像学检查技术，腹腔镜检查较少应用。

5. 鉴别诊断

（1）转移性肝癌：转移性肝癌患者一般没有肝病背景，AFP阴性，肝上常为多发占位表现，同时可以有其他脏器原发癌的表现。

知识拓展：肝癌诊断路线图

知识拓展：肝癌TNM分期

（2）肝硬化巨大再生结节：患者可以有肝病背景，影像学上可以看到明显的结节。肝硬化巨大再生结节应当被视为肝硬化结节向肝癌变化过程中的一个环节，在影像学上还没有表现出增强期的"快进快出"。如果伴有 AFP 升高，应该高度怀疑结节恶变。

（3）其他疾病：肝血管瘤等其他良性占位性肝疾病以及肝脓肿见本章第二节、第五节。

6. 治疗　早发现，早诊断，早治疗，是提高肝癌疗效的关键。从方法学上，应该采取以手术为主导的综合治疗，尽可能为患者争取手术切除的机会，包括肝癌降期后再切除。目前临床上常用的肝癌治疗方法有很多种，其中，肝肿瘤切除、肝移植及局部消融是仅有的三种治愈性疗法，但是这三种方法的应用都是有前提的；而对于无法手术的中晚期肝癌患者则只能采用其他相对保守的方法。

（1）手术切除：

1）手术切除的适应证：①肝肿瘤具有可切除性；②术前患者肝储备功能可耐受麻醉、手术以及术中出血、阻断向肝供血等对肝的打击，术后剩余肝组织功能可维持机体的需求；③心、肺、肾、脑等重要器官功能可耐受手术；④无不可治疗的肝外转移灶。

2）肝储备功能的概念和评估：对于一个正常的肝，一般保留三分之一以上有正常血运的肝体积就可以维持正常的肝功能。但是绝大部分肝癌患者都合并慢性肝病，所以需要在术前对肝储备功能进行评估。肝储备功能的概念是指在应激或伤病状态下，肝应对生理负荷增加的额外代偿潜能。临床上主要观察的指标是胆红素、白蛋白、凝血功能、腹水及肝性脑病，而转氨酶升高的程度仅仅代表被破坏的肝细胞的数目，无法反映有功能的肝细胞的剩余数目，因此不作为评估肝储备功能的指标。

Child-Pugh 分级是肝储备功能的主要评估方法之一（表 24-5-1）：5～6 分为 A 级，7～9 分为 B 级，10 分及以上则为 C 级。一般能够耐受手术切除的为 A 级或比较好的 B 级，这同时还取决于患者的基础肝病和需要切除肿瘤的大小。

表24-5-1　肝功能Child-Pugh分级

项目	Child-Pugh 评分		
	1 分	2 分	3 分
总胆红素（μmol/L）	＜ 34	34～51	＞ 51
血清白蛋白（g/L）	＞ 35	28～35	＜ 28
凝血酶原时间延长（s）	1～3	4～6	＞ 6
腹水量	无	轻度	中等
肝性脑病（级）	无	1～2	3～4

知识拓展：Child-Pugh 分级的演变

知识拓展：终末期肝病模型

与 Child-Pugh 分级同等重要的肝储备功能评估方法是吲哚菁绿（ICG）清除试验。吲哚菁绿（ICG）是一种特殊的染料，其注射进入人体后会被肝细胞全部吸收，并随肝细胞分泌的胆汁全部排出，其在人体内不参与任何化学反应，无肠肝循环，因此可以通过测定其在血液中的浓度变化评估肝的储备功能，正常值是 15 分钟 ICG 残留率 ≤ 10%。

知识拓展：ICG 浓度测定

3）手术切除的方法：手术切除的方法大致可分为规则切除与不规则切除。规则切除就是按照肝内血管解剖结构，进行分叶、分段的切除手术，如果多个肿瘤在肝的不同叶里，可做半肝或三叶切除。这样可以将肿瘤的供血区域内的肝组织一并切除，因为肿瘤周围血管内的肿瘤细胞数量是影响患者预后的重要因素。而当肿瘤位于重要血管之间，无法连同血管一起切除时，只能做不规则肿瘤切除，或者仅做姑息性切除。无论是规则切除还是不规则切除，至少需要切除距肿瘤边缘 1～2 cm 的肝组织，保留一个安全边界。现在可用术中 ICG 荧光显像技术显示肿瘤的部位和区域，并据此进行切除，防止肿瘤残留。有条件的情况下，可以进行微创肝癌切除，包括腹腔镜和达芬奇手术机器人系统。

（2）肝移植：无论肝癌处于哪一时期，肝移植相对于这期的其他各种治疗方法，都是最佳的。肝癌有多中心发生学说及早期肝内多发转移学说，并且大多数患者同时合并有或轻或重的门静脉高压症，因此肝移植既去除了肝癌的生长环境，又清除了肝炎病毒，从而具有有更高的切除率，更长的生存期以及更好的生存质量。

无肝外转移灶是肝癌肝移植的绝对要求，同时还需要符合一定的标准，因为虽然肝移植是对各个时期肝癌最好的疗法，但受限于供肝来源短缺等因素，有必要制订一些标准来把有限的供肝资源用于预后较好的患者。1996 年新英格兰医学杂志发表肝癌肝移植的米兰标准（Milan Criteria），即单个肿瘤结节直径不超过 5 cm；多个肿瘤结节不超过 3 个且最大直径不超过 3 cm；无大血管浸润及淋巴结转移；无肝外转移。符合米兰标准的肝癌患者应该优先获得供肝，因为其与良性肝病患者行肝移植有同等的生存率。但是因为该标准较为严格，可能会使部分适合接受肝移植并能得到较好疗效的患者丧失了移植机会。所以我国制订的《原发性肝癌诊疗规范（2017 年版）》规定，肝癌肝移植采用加州大学旧金山分校标准（University of California at San Francisco，UCSF），即单一肿瘤直径 ≤ 6.5 cm；肿瘤数目 ≤ 3 个，且每个肿瘤直径 ≤ 4.5 cm，累积肿瘤直径 ≤ 8 cm；无肝内大血管浸润；无肝外转移。

肝移植分为原位肝移植和辅助性肝移植，而对肝癌患者只能采用原位肝移植，即切除患者自身肝，在原位上重新植入一完整供肝。原位肝移植又分为经典肝移植和背驮式肝移植，经典肝移植是指将肝后下腔静脉连同受体病肝一起完整切除，将供肝肝上、肝下下腔静脉与受体下腔静脉残端吻合的手术方式。早期的经典原位肝移植时还做静脉转流，即将内脏血流和下腔静脉血流在无肝期转回上腔静脉，但因现在技术已成熟，无肝期短，可以不做转流完成经典原位肝移植。背驮式肝移植则是在切除受体病肝的同时保留肝后下腔静脉，将供肝的肝上下腔静脉与受体肝静脉或下腔静脉侧侧吻合，简化手术操作，对受体无肝期血流动力学影响较小。肝移植还可分为尸体肝移植和活体肝移植，法律规定可以切除受体亲属部分正常肝作为供肝，但是活体肝移植特别是成人活体肝移植，对于供体有导致死亡和严重并发症的风险。我国尸体肝移植的供肝来源自 2015 年 1 月 1 日起已经全部采用公民身后捐献（donation after cardiac death，DCD）的肝。

（3）局部消融：局部消融治疗是借助医学影像技术引导，对肿瘤进行靶向定位，局部采用物理或化学方法直接杀灭肿瘤组织的一种手段，包括射频消融、微波消融、冷冻治疗以及无水乙醇注射治疗等。局部消融治疗的适应证为：单个肿瘤 ≤ 5 cm，或肿瘤结节不超过 3 个且最大肿瘤直径 ≤ 3 cm，没有血管、胆管和邻近器官侵犯。

（4）其他治疗

1）介入治疗：也称经导管动脉化疗栓塞（transcatheter arterial chemoembolization，TACE），即经股动脉超选择插管至肝动脉，将高浓度化疗药选择性地送至肿瘤部位。TACE 对肿瘤有一定的杀伤作用，同时对正常肝组织也有损伤作用，肝功能严重障碍的患者使用受到限制。TACE 可作为术后的辅助治疗或无手术机会患者的治疗选择。对有些肿瘤也可仅用选择性动脉微球栓塞以达到阻断肿瘤供血的目的。

2）放疗：不是首选治疗方法，对没有手术机会、化疗不敏感的胆管细胞癌及肝细胞癌门静脉癌栓有一定的疗效。

3）系统性化疗：在我国，奥沙利铂被批准用于治疗不适合手术切除或局部治疗的局部晚期和转移性肝癌，但是疗效不确定。

4）靶向药物治疗：索拉非尼目前依然是我国唯一获得批准治疗晚期肝癌的分子靶向药物，但只对部分患者有效，适用于无其他治疗手段的晚期肝癌患者，也可与其他疗法配合共同治疗。其不良反应有腹泻、手足皮肤反应（国际医学用语词典 MedDRA 对应为掌跖红肿疼痛综

知识拓展：肝癌 BCLC 分期

合征）等。已经在其他国家或地区获批上市的 PD-1、仑伐替尼等治疗肝细胞癌的药物，已被引入国内。

5）基础肝病治疗：对于合并 HBV 感染且复制活跃的肝癌患者必须进行规律抗病毒及保肝治疗，建议采用强效低耐药的核苷（酸）类似物，如恩替卡韦、替诺福韦等。胸腺肽等免疫治疗及中医中药也有一定的抗肿瘤作用，但仍需高级别的循证医学证据加以支持。

7. 预后　肝癌切除术后 5 年总体生存率 30% ～ 40%，小肝癌切除术后 5 年生存率约为 75%，微小肝癌切除术后 5 年生存率可达 90% 左右。根据我国 CLTR 的数据，符合米兰标准的 DCD 肝癌肝移植术后 5 年生存率为 76.08%。

（二）继发性肝癌

继发性肝癌指的是身体其他部位的恶性肿瘤转移到肝，并在肝内继续生长，其组织学特征与原发肿瘤相同，也称为肝转移瘤。胃癌、结肠癌、胆囊癌、胰腺癌、乳腺癌、子宫癌及卵巢癌等常发生肝转移。癌肿可以通过门静脉、肝动脉、淋巴回流或者直接蔓延等多种途径转移到肝，其中经门静脉转移为主。

针对继发性肝癌，肝切除是最有效的方法。若原发癌可切除，并且继发性肝癌为单发或局限于半肝内，应在切除原发癌的同时切除肝转移癌。若继发性肝癌无法切除或消融，则应根据原发癌的病理特点选择合适的治疗方案，如化疗及放疗等。

（朱继业）

门静脉高压症

门静脉高压症（portal hypertension）是肝硬化或非肝硬化因素造成的门静脉系统回流受阻、血流淤滞后导致门静脉压力超过正常范围 13 ～ 24 cmH$_2$O（1.27 ～ 2.35 kPa），一般可达 30 ～ 50 cmH$_2$O。临床上主要表现为门静脉 – 体静脉循环侧支循环大量开放形成的静脉曲张、腹水、脾大、脾功能亢进。门静脉高压症最主要的并发症是食管胃底静脉曲张破裂出血，常导致患者死亡，这也是目前治疗门静脉高压症重点要解决的问题。

食管胃底静脉曲张破裂出血的原因是多方面的，既与门静脉压力升高有关，也与反流性食管炎等因素有关，目前尚缺乏准确预测曲张静脉破裂出血的征象，但普遍认为门静脉压力低于 25 cmH$_2$O 时一般不会发生曲张静脉破裂出血。

知识拓展：门静脉高压症的发展历史

第一节　解剖生理

正常人全肝血流量平均每分钟为 1500 ml，约占心排血量的 25%，其中门静脉血占 2/3，肝动脉血占 1/3，其供氧量各占 50% 左右。

一、门静脉位于两个毛细血管网之间

门静脉主干由肠系膜上、下静脉和脾静脉汇合而成，其中约 20% 的血液来自脾。门静脉主干在肝门处分为左、右两支，分别进入左、右半肝，逐渐分支，其小分支和肝动脉小分支的血流汇合于肝小叶内的肝窦（肝的毛细血管网），然后汇入肝小叶的中央静脉，再汇入小叶下静脉、肝静脉，最后注入下腔静脉。所以，门静脉位于两个毛细血管网之间，一端是胃、肠、脾、胰的毛细血管网，另一端是肝小叶内的肝窦。

需要指出，门静脉和肝动脉的小分支血流不但汇合于肝小叶内的肝窦，还在肝小叶间汇管区借着动、静脉间的小交通支相互流通。这种动静脉交通支一般仅在肝内血流量增加时才开放。所以，两种压力不同的血流（肝动脉压力为门静脉压力的 8 ～ 10 倍）经过肝小叶内的肝窦和肝小叶间汇管区的动静脉交通支后，得到平衡，再汇入肝小叶的中央静脉（图 25-1-1）。

二、门静脉无瓣膜

门静脉无瓣膜，其压力通过流入的血量和流出阻力形成并维持。在门静脉未加阻断情况下所测得的压力，正常值为 13 ～ 24 cmH$_2$O（1.27 ～ 2.35 kPa），平均为 18 cmH$_2$O（1.76 kPa）左右，比肝静脉压高 5 ～ 9 cmH$_2$O（0.49 ～ 0.88 kPa）。如果压力高于此界限，就定义为门静脉高压。

三、门静脉系与腔静脉系之间存在四个交通支

1. 胃底、食管下段交通支　门静脉血液经胃冠状静脉、胃短静脉，通过食管胃底静脉与奇静脉、半奇静脉的分支吻合，流入上腔静脉。其中胃冠状静脉的局部解剖在临床上最为重要，分有三个属支，胃支即胃右静脉，食管支伴随胃左动脉即胃左静脉，高位食管支自冠状静

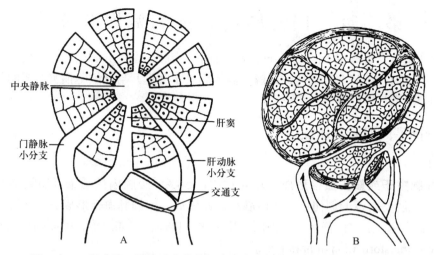

图 25-1-1　肝动脉、门静脉小分支间交通支在门静脉高压症发病中的作用

A. 正常情况下交通支关闭；B. 肝硬化时交通支开放，肝动脉血分流入门静脉，门静脉压力升高

脉凸起部向上沿食管向上进入食管肌层。

2. 直肠下端、肛管交通支　门静脉血流经肠系膜下静脉、直肠上静脉与直肠下静脉、肛管静脉吻合，流入下腔静脉。

3. 前腹壁交通支　门静脉血流经脐旁静脉与腹上深静脉、腹下深静脉吻合，分别流入上、下腔静脉。

4. 腹膜后交通支　在腹膜后，有许多肠系膜上、下静脉分支与下腔静脉分支相吻合，称 Retzius 静脉丛（图 25-1-2）。

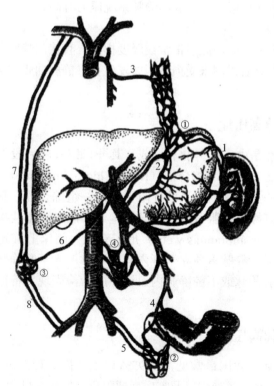

图 25-1-2　门静脉与腔静脉之间的交通支

1. 胃短静脉；2. 胃冠状静脉；3. 奇静脉；4. 直肠上静脉；5. 直肠下静脉、肛管静脉；

6. 脐旁静脉；7. 腹上深静脉；8. 腹下深静脉；

①胃底、食管下段交通支；②直肠下端、肛管交通支；③前腹壁交通支；④腹膜后交通支

第二节　门静脉高压症的病因及分类

按门静脉血流受阻部位不同，门静脉高压症可分为肝前型、肝后型和肝内型三类。这种分类方法的实用价值在于将非肝硬化性门静脉高压症（窦前型）与肝细胞损害造成的门静脉高压症（窦型和窦后型）区别开来。

一、肝前型门静脉高压症

【病因】

1. 门静脉主干或属支血栓形成　在儿童约占50%，腹腔内的感染（如阑尾炎、胆囊炎等）、门静脉或属支附近的创伤可引起门静脉血栓形成。门静脉血栓形成后，在肝门区形成大量侧支循环血管丛，加之门静脉主干内的血栓机化、再通，状如海绵，因而称为门静脉海绵样变（cavernous transformation of portal vein）。

脾静脉血栓形成常继发于胰腺炎症或肿瘤，结果是胃脾曲的静脉压力增高，而此时肠系膜上静脉和门静脉压力正常，左侧胃短静脉、胃网膜静脉成为主要侧支血管，胃底静脉曲张较食管下段静脉曲张更为显著，单纯脾切除即可消除门静脉高压，这是一种特殊类型的门静脉高压症，称为左侧门静脉高压症（left-sided portal hypertension）。

其他引起门静脉内血栓形成的原因还包括某些高凝状态的内科疾病，如真性红细胞增多症、原发性血小板增多症。

2. 先天性畸形　如门静脉主干的闭锁、狭窄或门静脉海绵样变，也是肝前型门静脉高压症的常见原因。

3. 恶性肿瘤侵犯　胰腺、肝胆或胃肠道肿瘤可直接侵犯门静脉主干或脾静脉、肠系膜上静脉属支导致管腔狭窄或血栓形成，造成门静脉系统压力升高。

【病理生理】

肝前型门静脉高压患者的肝功能多正常或轻度损害，直接门静脉压升高，但肝静脉楔压正常，肝实质无损害。患者凝血机制未受损害，如发生食管静脉曲张破裂出血，往往可以通过保守治疗得到控制。

视频：门静脉高压病理生理

二、肝后型门静脉高压症

肝后型门静脉高压症是由于肝静脉和（或）其开口以及肝后段下腔静脉阻塞性病变引起的，其典型代表就是巴德-吉亚利综合征（Budd-Chiari syndrome），这是由肝静脉、下腔静脉直至下腔静脉汇入右心房处任何水平的梗阻引起的一组综合征。其病因不明，但往往与肾上腺和肾肿瘤、创伤、妊娠、口服避孕药、肝细胞瘤、静脉阻塞性疾病、急性酒精性肝炎以及肝静脉内膜网状组织（membranous webs）形成有关。临床上首先表现为腹水，伴有轻度肝功能异常。由于肝尾状叶静脉多独立于肝内其他静脉汇入下腔静脉，病变往往不累及此静脉。血管造影可以发现肝静脉或下腔静脉内血栓。肝活检表现为特征性的中央静脉扩张伴小叶中心性坏死。

三、肝内型门静脉高压症

肝内型门静脉高压症在我国最常见，占95%以上。按病理形态不同又分为窦前型梗阻、窦型梗阻和窦后型梗阻三种。窦前型以及窦后型梗阻可以发生在肝内或肝外。

1. 窦前型梗阻　最主要的病因是血吸虫病（世界范围内门静脉高压症最常见的病因）。血吸虫卵沉积在肝内门静脉，引起门静脉壁肉芽肿性炎症反应，进而发生纤维化及瘢痕化，最终导致终末门静脉梗阻。而患有骨髓增殖性疾病时，原始细胞物质在门静脉区的沉积也可以造成窦前型门静脉高压症。

造成窦前型门静脉高压症的另外一些病因包括：先天性肝纤维化、慢性的氯乙烯和砷化物中毒、原发性胆汁性肝硬化形成再生结节以前，肝内门静脉纤维化、肉芽肿形成，导致其狭窄梗阻。

窦前型与肝前型类似也表现为直接门静脉压升高，肝静脉楔压正常，肝实质无损害。食管静脉曲张破裂出血，也往往可以通过保守治疗得到控制。

2. 窦型梗阻　由病毒性肝炎和酒精性肝硬化等发展而来，增生纤维索和再生肝细胞结节（假小叶）挤压造成肝小叶内肝窦变窄或闭塞，门静脉血流入肝小叶的中央静脉或小叶下静脉受阻，血流淤滞，门静脉压增高。另外，由于很多肝小叶内的肝窦变窄或闭塞，导致部分压力高的肝动脉血流经肝小叶间汇管区的动静脉交通支而直接反注入压力低的门静脉小分支，使门静脉压增高。由于患者往往表现为不同程度的肝功能损害以及凝血功能障碍，故食管静脉曲张破裂出血一般较难通过保守治疗控制（图 25-1-1）。

3. 窦后型梗阻　肝内窦后型梗阻往往不是一个独立的现象，病因包括酒精性、坏死性肝硬化以及血色素沉着症。酒精性肝炎引起中心玻璃样硬化以及再生结节压迫肝实质导致小叶内肝小静脉消失。

另外，肝内淋巴管网同样可被增生纤维索和再生肝细胞结节压迫而扭曲、狭窄，导致肝内淋巴回流受阻。肝内淋巴管网的压力显著增高，这对门静脉压的增高也有影响。

第三节　门静脉高压症的病理改变、临床表现、诊断与治疗

【病理改变】

（一）脾大、脾功能亢进

无静脉瓣的门静脉系统压力升高后，脾血流淤滞，出现充血性脾大（splenomegaly）。长期的脾窦充血引起脾内纤维组织增生和脾组织再生，继而发生不同程度的脾功能亢进（hypersplenism）。长期的充血还可引起脾周围炎，发生脾与膈肌间的广泛粘连和侧支血管形成。

（二）交通支开放

由于正常的肝内门静脉通路受阻，高压力门静脉血流导致门静脉系和腔静脉系之间的上述四个交通支（胃底、食管下段交通支，直肠下端、肛管交通支，前腹壁交通支，腹膜后交通支）开放，并扩张、扭曲形成静脉曲张。临床上特别重要的是胃冠状静脉、胃短静脉与奇静脉分支间的交通支，也就是食管胃底静脉丛的曲张，它离门静脉和腔静脉主干最近，压力差最大，因而受门静脉高压也最早、最显著。胃底食道黏膜因静脉曲张而变薄，易被粗糙食物所损伤；又由于胃液反流入食管，腐蚀已变薄的黏膜，特别在恶心、呕吐、咳嗽等使腹腔内压突然升高，门静脉压也随之突然升高时，就可导致曲张静脉的突然破裂，发生急性大出血。其他交通支也可以发生曲张，如直肠上、下静脉丛的曲张可以引起继发性痔；脐旁静脉与腹上、下深静脉交通支的扩张，可以引起前腹壁脐周静脉曲张，即所谓海蛇头征（caput medusae）；腹膜后静脉丛也明显扩张、充血。

（三）腹水

门静脉压力升高，使门静脉系统毛细血管床的滤过压增加，组织液回吸收减少并漏入腹腔而形成腹水。特别在肝内窦型和窦后型梗阻时，肝内淋巴液产生增多，而输出不畅，促使大量肝内淋巴液自肝包膜表面漏入腹腔，是形成腹水的另一原因。肝硬化后肝功能障碍，血浆白蛋白合成减少，引起血浆胶体渗透压降低，而促使血浆外渗。肝功能损害时，醛固酮和抗利尿激

素在肝内分解减少，促进肾小管对钠和水的重吸收，因而引起钠和水的潴留。以上多种因素综合，就发生腹水。

（四）门静脉高压性胃病

门静脉高压性胃病（portal hypertensive gastropathy）发生率约20%，占门静脉高压症上消化道出血的5%。在门静脉高压时，胃壁淤血、水肿，胃黏膜下层的动-静脉交通支广泛开放，胃黏膜微循环发生障碍，导致胃黏膜防御屏障的破坏，形成门静脉高压性胃病。

（五）肝性脑病

由于自身门静脉体静脉血流短路或手术分流，导致大量门静脉血流绕过肝细胞或因肝细胞功能严重受损，导致有毒物质（如氨、硫醇和γ-氨基丁酸）不能代谢与解毒而直接进入体循环从而对脑产生毒性作用并出现精神神经综合征，称为肝性脑病（hepatic encephalopathy），或称门体性脑病（portosystemic encephalopathy）。门静脉高压症患者自然发展成为肝性脑病的不到10%，常因胃肠道出血，感染，过量摄入蛋白质、镇静药、利尿药而诱发。

【临床表现】

门静脉高压症多见于中年男性，病情发展缓慢，病因不同而症状有所差异，主要表现为是脾大和脾功能亢进、呕血或黑便、腹水。

1. 脾大和脾功能亢进　巨型脾大（巨脾）在血吸虫病性肝硬化患者中尤为多见。早期，脾质软、活动；晚期，由于纤维组织增生脾的质地变硬，如脾周围发生粘连可使其活动度降低。脾大常伴有脾功能亢进，白细胞计数降至 $3 \times 10^9/L$ 以下，血小板计数减少至（70～80）$\times 10^9/L$ 以下，逐渐出现贫血。

2. 食管静脉曲张、破裂出血　约50%患者有呕血或黑便史，由于肝功能损害使凝血酶原合成发生障碍，又由于脾功能亢进使血小板减少，出血量大且急以致出血不易自止。首次急性出血死亡率约25%，死因多为失血性休克、急性肝衰竭、肝性脑病。患者出血缓解后1～2年内，约50%患者可再次大出血。

3. 腹水　约1/3患者有腹水，腹水是肝功能损害的表现。大出血后，往往因缺氧而加重肝组织损害，常引起或加剧腹水的形成。有些"顽固性腹水"甚难消退。

4. 体格检查　部分患者有黄疸、肝掌、蜘蛛痣、男性乳房发育、睾丸萎缩等肝硬化症状；前腹壁静脉曲张（海蛇头征），内、外痔；肝大或质地较硬、边缘较钝而不规整的肝，腹水征阳性。

【诊断和鉴别诊断】

根据病史（肝炎或血吸虫）和三个主要临床表现：脾大和脾功能亢进、呕血或黑便、腹水，一般诊断并不困难。但由于个体反应的差异和病程的不同，实验室检查和其他辅助检查有助于确定诊断。

1. 血液学检查　脾功能亢进时，血细胞计数减少，以白细胞和血小板计数减少最为明显。出血、营养不良、溶血或骨髓抑制都可以引起贫血。

2. 肝功能检查　通过肝功能检查并进行分级，可评价肝硬化的程度和肝储备功能（表25-3-1），血浆白蛋白降低而球蛋白增高，白、球蛋白比例倒置。由于肝合成凝血因子障碍，加上慢性肝病患者有原发性纤维蛋白溶解，所以凝血酶原时间（PT）可以延长。天冬氨酸转氨酶和丙氨酸转氨酶超过正常值的3倍，表示有明显肝细胞坏死。碱性磷酸酶和γ-谷氨酸转肽酶显著增高，表示有胆汁淤积。在没有输血因素影响的情况下，血清总胆红素超过51 μmol/L（3 mg/dl），血浆白蛋白低于30 g/L，说明肝功能严重失代偿。还应做乙型肝炎病原免疫学和甲胎蛋白检查，肝炎后肝硬化患者，HBV或HCV指标常为阳性。

表25-3-1　**Child-Pugh肝储备功能分级**

检验和临床项目	肝功能评分		
	1	2	3
白蛋白（g/L）	＞35	28 ～ 35	＜28
胆红素（μmol/L）	＜34.2	34.2 ～ 51.3	＞51.3
PT 延长时间（s）	1 ～ 4	4.1 ～ 6	＞6
腹水	无	轻中度	重度
肝性脑病	无	1 或 2 级	3 或 4 级

A 级，5 ～ 6；B 级，7 ～ 9；C 级，10 ～ 15

知识拓展：Child-Pugh
肝功能分级的来源

3. B 超　可以帮助了解肝硬化的程度、脾是否肿大、有无腹水以及门静脉内有无血栓等。门静脉高压时，门静脉内径通常 ≥ 1.3 cm，肠系膜上静脉和脾静脉内径 ≥ 1.0 cm。通过彩色多普勒超声可测定门静脉血流量、血流方向，是向肝血流还是逆肝血流，对确定手术方案有重要参考价值。

4. 肝硬度测定（liver stiffness）　通过瞬时弹性成像测量肝硬度可用以诊断门静脉高压症。对于肝炎相关慢性肝病患者，肝硬度 ≥ 20 ～ 25 kPa 时，可诊断为门静脉高压。而当肝硬度 ＜ 20 kPa 且血小板计数 ＞ 150×10⁹/L 时，一般不会出现需要积极治疗的静脉曲张，可免于进行内镜检查。肝硬度 × 脾长径 / 血小板计数（liver stiffness × spleen size /platelet count score, LSPS）模型是一种新型无创诊断门静脉高压的方法，通过测量肝硬度、脾长径和血小板计数，可用以诊断门静脉高压。当该模型评分 ＞ 2.06 时，诊断门静脉高压的特异性可达 90%。

5. 上消化道造影　上消化道气钡双重 X 线造影为钡剂充盈时，曲张的静脉使食管的轮廓呈虫蚀状改变；排空时，曲张的静脉表现为蚯蚓样或串珠状负影，阳性发现率为 70% ～ 80%（图 25-3-1）。

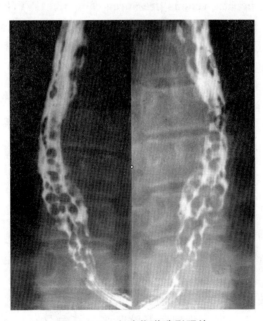

图 25-3-1　上消化道造影照片

6. 胃镜　是识别食管胃底静脉曲张的金标准，能直接观察到曲张静脉部位，曲张程度以及是否有胃黏膜病变或溃疡等。基本能判断静脉曲张发生破裂出血的危险性，红色征是即将破裂出血的预示标志，必要时还可以进行内镜下止血治疗，并可拍照或录影（图 25-3-2）。

　　食管胃底静脉曲张程度分级为三度：①轻度，静脉直径小于 3 mm；②中度，3 ～ 6 mm；③重度，6 mm 以上。

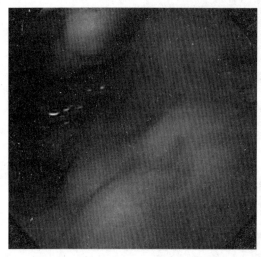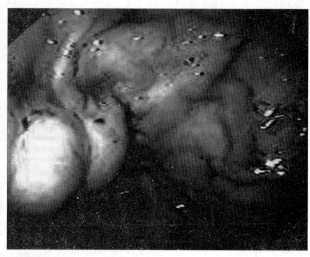

图 25-3-2　胃镜食管胃底静脉曲张照片

知识拓展：HVPG 的临床应用

　　7. CT 和 MRI　如病情需要，患者经济情况许可，可选择这些检查。

　　（1）螺旋 CT：可用于测定肝的体积，肝硬化时肝体积明显缩小，如小于 750 cm³，分流术后肝性脑病发生率比肝体积大于 750 cm³ 者高 4.5 倍。

　　（2）MRI：不仅可以重建门静脉、准确测定门静脉血流方向及血流量，还可将门静脉高压患者的脑生化成分做出曲线并进行分析，为制订手术方案提供依据。

　　8. 腹腔动脉造影（DSA）静脉相或直接肝静脉造影　可以使门静脉系统和肝静脉显影，确定静脉受阻部位及侧支回流情况，对于预备和选择分流手术术式等有参考价值。

　　9. 肝静脉压力梯度（hepatic venous pressure gradient，HVPG）测定　临床上常使用肝静脉楔压代表肝窦压力，间接反映门静脉压力。测量 WHVP 比门静脉压力的测定更加安全、可行。肝静脉楔压和自由压之间的差值，称为肝静脉压力梯度，反映了门静脉和腹内腔静脉之间的压力差。与肝静脉楔压相比，肝静脉压力梯度消除了腹腔内压力对测量结果的影响，更好地反映了门静脉压力。肝静脉压力梯度的正常范围为 3 ～ 5 mmHg，当大于 5 mmHg 时，提示存在肝硬化门静脉高压。目前，肝静脉压力梯度是国际上推荐的诊断金标准。见肝静脉压力梯度检测视频。

　　食管胃底静脉破裂急性大出血时，应与胃十二指肠溃疡大出血等鉴别。

　　【治疗】

　　外科治疗门静脉高压症是针对门静脉高压症的并发症，主要是预防和治疗食管胃底曲张静脉破裂出血。对有食管胃底静脉曲张但并没有出血或没有出血风险的患者，不宜做预防性手术，重点是内科的护肝治疗，除非食管胃底静脉重度曲张内镜下红色征预示即将出血患者。门静脉高压症的一线治疗是药物和内镜治疗，二线方案是分流术和断流术，终末期肝病行肝移植治疗。

　　（一）食管胃底静脉曲张破裂大出血的治疗

　　肝硬化患者虽然有 40% 出现食管胃底静脉曲张，其中 50% ～ 60% 并发曲张静脉破裂出血。食管胃底曲张静脉破裂出血的治疗方案要依据门静脉高压症的病因、肝功能储备、门静脉系统主要血管的可利用情况和医师的操作技能及经验选择内科保守治疗、内镜治疗或手术治疗。鉴于肝炎后肝硬化患者的肝功能损害多较严重，手术都有可能引起肝衰竭，食管胃底静脉曲张破裂出血治疗主要是内科保守治疗。

1. 内科治疗 适应证：①对于有黄疸、大量腹水、肝功能严重受损的患者发生大出血，如果进行外科手术，死亡率可高达 60% ～ 70%。目前常用 Child 肝功能分级来评价肝功能储备。对这类患者应尽量采用非手术疗法。Child A 级、B 级和 C 级患者的手术死亡率分别为 0 ～ 5%、10% ～ 15% 和超过 25%。②对上消化道大出血一时不能明确诊断者，要一边进行积极抢救，一边进行必要的检查，以明确诊断。③作为手术前的准备工作。对食管胃底静脉曲张破裂出血，尤其是肝功能储备 Child C 级的患者，尽可能采用非手术治疗。

（1）输液、输血、防治休克：严密观测血压、脉搏变化，必要时放置 Swan-Ganz 管，以监测患者的循环状态，指导输液。适当输血，但切忌过量输血，血压迅速恢复到出血前水平可导致停止出血的曲张静脉再次出血，必要时可输入新鲜冰冻血浆、血小板。

（2）血管加压素：可使内脏小动脉收缩，血流量减少，从而减少门静脉血的回流量，短暂降低门静脉压，使曲张静脉破裂处形成血栓，达到止血作用。常用剂量：每分钟 0.2 ～ 0.4 U 持续静脉滴注，出血停止后减至每分钟 0.1 U，维持 24 小时。使门静脉压力下降约 35%，一半以上的患者可控制出血。

（3）生长抑素（somatostatin）：能选择性地减少内脏血流量，尤其是门静脉系的血流量，从而降低门静脉压力，有效地控制食管胃底曲张静脉破裂大出血，而对心排血量及血压则无明显影响。首次剂量为 250 μg 静脉冲击注射，以后每小时 250 μg 持续滴注，可连续用药 3 ～ 5 天。生长抑素的止血率（80% ～ 90%）远高于血管升压素（40% ～ 50%），不良反应较少，是目前治疗食管胃底静脉破裂出血的首选药物。

（4）三腔二囊管压迫止血：原理是利用充气的气囊分别压迫胃底和食管下段的曲张静脉，以达止血目的（图 25-3-3）。通常用于药物治疗无效的患者。

三腔二囊管压迫止血的用法：抽空气囊，涂液状石蜡，从鼻孔缓慢送入胃内，先向胃气囊充气 150 ～ 200 ml 后，将管向外提拉，遭遇阻力并有轻度弹力时予以固定，或利用滑车装置，在管端悬以重量约 0.5 kg 的物品，做牵引压迫。接着观察止血效果，如仍有出血，再向食管气囊注气 100 ～ 150 ml（压力 10 ～ 40 mmHg）。放置三腔二囊管后，应抽出胃内容物，并用生理盐水反复灌洗，观察胃内有无鲜血吸出。如能清除胃内积血及血凝块，则可利于早期的内镜检查和采取进一步的止血治疗。如无鲜血，同时脉搏、血压渐趋稳定，说明出血已基本控制。

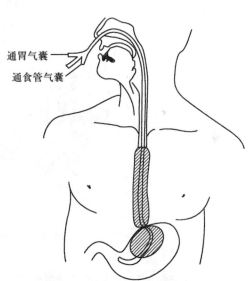

通胃气囊
通食管气囊

图 25-3-3 三腔二囊管压迫止血法

三腔二囊管压迫可使 80% 的食管胃底曲张静脉出血得到控制，但约一半患者排空气囊后又立即再次出血。再者，即使技术熟练的医师使用气囊压迫装置，其并发症的发生率也有 10% ～ 20%。并发症包括吸入性肺炎、食管破裂及窒息等。

三腔二囊管压迫止血期间要严密观察，防发生吸入性肺炎，谨防气囊上滑堵塞咽喉引起窒息。三腔二囊管一般放置 24 小时，如出血停止，可先排空食管气囊，后排空胃气囊，再观察 12 ～ 24 小时，如确已止血，才将管慢慢拉出。放置三腔二囊管的时间不宜持续超过 3 ～ 5 天，否则，可使食管或胃底黏膜因受压迫太久而发生溃烂、坏死、食管破裂。因此，每隔 12 小时，应将气囊放空 10 ～ 20 分钟。如有出血即再充气压迫。

2. 内镜治疗 内镜治疗创伤小、技术操作简单，能安全、有效地预防和治疗曲张静脉破裂出血，是门静脉高压症曲张静脉出血的可靠方法之一。

（1）内镜下硬化剂注射疗法（endoscopic injection sclerotherapy，EIS）：分为曲张静脉内、外硬化剂注射疗法两种。曲张静脉内注入硬化剂（国内多选用鱼肝油酸钠）可同时闭锁曲张静脉的交通血管及滋养血管，曲张静脉外硬化剂注射可将周围残余的曲张静脉闭锁，但对于交通血管及滋养血管却无能为力。急性出血时，硬化剂注射使曲张静脉血栓形成、周围组织水肿、血管壁炎症反应后纤维化而达到止血效果，是急性食管曲张静脉破裂出血常用方法之一，有效率80%～90%，与药物治疗相似，长期疗效优于血管升压素和生长抑素。注射疗法只有短暂的止血效果，近期效果虽较满意，但再出血率较高，可达45%，且多发生在治疗后2个月内。若出血来源于胃底静脉曲张破裂，则不适合于硬化剂注射治疗。

主要并发症是食管溃疡、狭窄或穿孔。食管穿孔是最严重的并发症，虽然发生率仅1%，但死亡率却高达50%。

（2）内镜下曲张静脉套扎疗法（endoscopic variceal ligation，EVL）：通过内镜施放橡皮绳捆扎曲张静脉以闭锁曲张静脉，可以重复实施，比硬化剂注射疗法操作相对简单和安全。经内镜食管曲张静脉套扎术（图25-3-4）是经内镜将要结扎的曲张静脉吸入到结扎器中，用橡皮圈套扎在曲张静脉基底部。

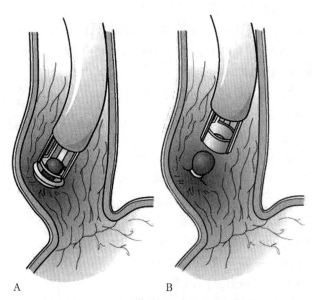

图 25-3-4　经内镜食管曲张静脉套扎术

3. 经颈静脉肝内门静脉－体静脉分流术（transjugular intrahepatic portosystemic shunt TIPS）

TIPS 是采用介入放射方法，经颈静脉途径在肝内肝静脉与门静脉主要分支间建立通道，置入支架以实现门静脉－体静脉分流，展开后的支架口径通常为7～10 mm（图25-3-5）。TIPS 实际上与门静脉－下腔静脉侧侧吻合术相似，只是操作较后者更容易、更安全，能显著地降低门静脉压，控制出血，特别对顽固性腹水的消失有较好的效果。TIPS 适用于食管胃底曲张静脉破裂出血经药物和内镜治疗无效，肝功能失代偿（Child C 级）不宜行急诊门静脉－体静脉分流手术的患者。TIPS 最早用于控制食管胃底曲张静脉破裂出血和防止复发出血，特别适用于出血等待肝移植的患者，但有肝衰竭、肝性脑病的风险。

TIPS 的绝对禁忌证包括：右心衰竭中心静脉压升高，严重的肝衰竭，没有控制的肝性脑病，全身细菌或真菌感染以及多囊肝。TIPS 的相对禁忌证包括：肝肿瘤和门静脉血栓形成。

TIPS 对于延长生存期并没有帮助，再出血率较高，原因主要是支架管堵塞或严重的狭窄。TIPS 1 年内支架狭窄和闭塞发生率高达50%。作为过渡性治疗方法，TIPS 可以使患者有机会等待供体，同时由于降低了门静脉压力，可减少肝移植术中出血。

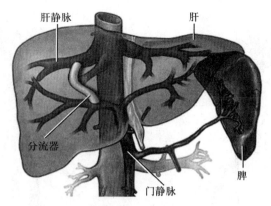

图 25-3-5　经颈静脉肝内门静脉 - 体静脉分流术

4. 手术治疗　手术治疗的主要目的在于预防和制止食管胃底静脉曲张破裂所致的大出血，而评价肝功能储备，可预测手术的后果和非手术患者的长期预后。食管胃底曲张静脉一旦破裂引起出血，就会反复出血，而每次出血势必进一步损害肝功能。食管胃底曲张静脉破裂出血内科保守治疗成功率 80%，内镜治疗对肝功能能损害也较轻，担忧吸入性肺炎、窒息风险。急诊手术治疗肝功能要求高，围术期死亡率高，20 世纪 80 年代的统计发现急诊手术死亡率是择期手术的 10 倍。因此，对门静脉高压症尽可能行择期手术治疗。对急性大出血经非手术治疗 24 ～ 48 小时无效者可手术，不但可以防止再出血，而且是预防大出血导致的肝性脑病的有效措施。

择期手术适应证为肝功能 Child A、B 级，对发生过消化道出血的患者，特别是反复食管胃底静脉曲张破裂出血者，应积极手术治疗。目前多数学者主张不行预防性手术，除非重度食管胃底静脉曲张，镜下"红色征"，可酌情考虑预防性手术，主要是断流术。

手术治疗可分为两类：分流术和断流术，这是目前国内治疗门静脉高压症最为常用和经典的两种手术方法。通过各种不同的分流手术，可以降低门静脉压力；通过阻断门、奇静脉间的反常血流，消除食管胃底静脉曲张，从而达到止血目的。

（1）门静脉 - 体静脉分流术（portosystemic shunts）：分流手术是采用门静脉系统主干及其主要分支与下腔静脉及其主要分支血管吻合，使较高压力的门静脉血液分流入下腔静脉中去，由于能有效地降低门静脉压力，是防治大出血较为理想的方法，可分为非选择性分流、选择性分流和限制性分流三类。

1）非选择性分流术：将入肝的门静脉血完全转流入体循环，代表术式是门静脉与下腔静脉端侧分流术（图 25-3-6A）。方法是将门静脉肝端结扎，防止发生离肝门静脉血流；门静脉与下腔静脉侧侧分流术（图 25-3-6B）：离肝门静脉血流一并转流入下腔静脉，减少肝窦压力，有利于控制腹水形成。

非选择性分流术还包括肠系膜上静脉与下腔静脉"桥式"（"H"形）分流术（图 25-3-6C）和中心性脾静脉 - 肾静脉分流术（图 25-3-6D）（切除脾，将脾静脉近端与左肾静脉端侧吻合）等，但术后血栓形成发生率高。

非选择性分流虽然一方面降低了门静脉的压力，但另一方面也会影响门静脉血向肝的灌注。由于肠道内的氨（蛋白质的代谢产物）被吸收后部分或全部不再通过肝进行解毒转化为尿素，而直接进入血液循环，影响大脑的能量代谢，从而引起肝性脑病，且死亡率高。同样血液中的硫醇和 γ- 氨基丁酸等毒性物质升高也加重肝性脑病。所以有关术后肝性脑病的发生率仍达 10% 左右。非选择性分流术治疗食管胃底曲张静脉破裂出血效果好，但肝性脑病发生率仍达 10% 左右，门静脉 - 腔静脉分流术后高达 30% ～ 50%，易形成肝衰竭。

2）选择性分流术：选择性门静脉 - 体静脉分流术旨在保存门静脉的入肝血流，同时降低食管胃底曲张静脉的压力，以预防或治疗出血。

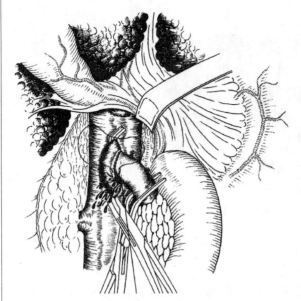

图 25-3-6A　门静脉 - 下腔静脉端侧分流术

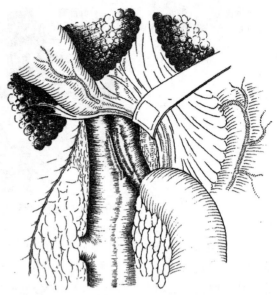

图 25-3-6B　门静脉 - 下腔静脉侧侧分流术

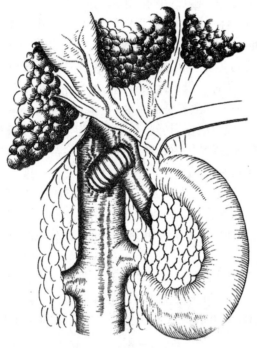

图 25-3-6C　肠系膜上静脉与下腔静脉"桥式"
（"H"形）分流术

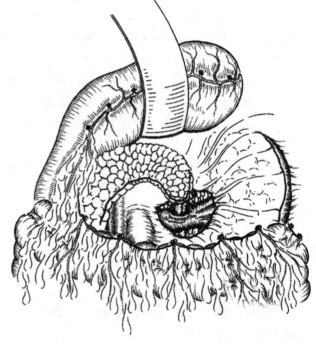

图 25-3-6D　中心性脾静脉 - 肾静脉分流术

　　以远端脾静脉 - 肾静脉分流术（图 25-3-6E）为代表，即将脾静脉远端与左肾静脉进行端侧吻合，同时离断门静脉 - 奇静脉侧支，包括胃冠状静脉和胃网膜静脉。但国内外大量临床应用结果表明这种术式治疗的良好效果难以被重复，故已极少应用。并且对有大量腹水及脾静脉口径较小的患者，一般不选择这一术式。

　　3）限制性门静脉 - 体静脉分流术：目的是充分降低门静脉压力，制止食管胃底曲张静脉出血，同时保证部分入肝血流。代表术式是限制性门静脉 - 腔静脉分流（侧侧吻合口控制在 10 mm）和门静脉 - 腔静脉"桥式"（"H"形）分流（桥式人工血管口径为 8 ~ 10 mm）。前者随着时间的延长，吻合口径可扩大，如同非选择性门静脉 - 体静脉分

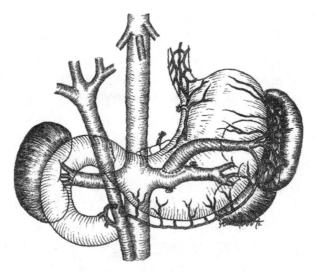

图 25-3-6E　远端脾静脉－肾静脉分流术

流术。"桥式"分流近期可能形成血栓，需要取出血栓或溶栓治疗。目前应该说既有止血效果好又有一定保肝作用的"附加限制环及肝动脉强化灌注的门静脉－腔静脉侧侧吻合术"的效果最为满意。

（2）断流术：切除脾同时阻断门静脉、奇静脉间的反常血流，以达到止血的目的。手术的方式也很多，阻断部位和范围也各不相同，有食管下端横断术、胃底横断术、食管下端胃底切除术以及贲门周围血管离断术等。在这些断流术中，食管下端横断术、胃底横断术，阻断门静脉、奇静脉间的反常血流不够完全，也不够确切。食管下端胃底切除术的手术范围大，并发症多，死亡率较高。以贲门周围血管离断术（extensive devascularization around the cardia, extensive esophagogastric devascularization）开展得较为普遍，近期效果不错。这一术式还适合于门静脉循环中没有可供与体静脉吻合的通畅静脉，肝功能差（Child C 级），既往分流手术和其他非手术疗法失败而又不适合分流手术的患者。在施行此手术时，了解贲门周围血管的局部解剖十分重要（图 25-3-7）。

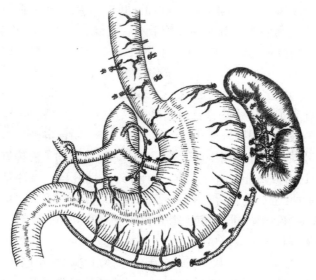

图 25-3-7　A. 贲门周围血管局部解剖示意图；B. 贲门周围血管离断术示意图

贲门周围血管可分为四组：①冠状静脉，包括胃支、食管支及高位食管支。胃支较细，沿着胃小弯走行，伴行着胃右动脉。食管支较粗，伴行着胃左动脉，在腹膜后注入脾静脉；其另一端在贲门下方和胃支汇合而进入胃底和食管下段。高位食管支源自冠状静脉食管支的凸起部，距贲门右侧3～4 cm处，沿食管下段右后侧走行，于贲门上方3～4 cm或更高处进入食管肌层。特别需要提出的是，有时还出现"异位高位食管支"，它与高位食管支同时存在，起源于冠状静脉主干，也可直接起源于门静脉左干，距贲门右侧更远，在贲门以上5 cm或更高处才进入食管肌层。②胃短静脉，一般为3～4支，伴行着胃短动脉，分布于胃底的前后壁，注入脾静脉。③胃后静脉，起始于胃底后壁，伴同名动脉下行，注入脾静脉。④左膈下静脉，可单支或分支进入胃底或食管下段左侧肌层。

门静脉高压症时，上述静脉都显著扩张，高位食管支的直径常达0.6～1.0 cm，彻底切断上述静脉，包括高位食管支或同时存在的异位高位食管支，同时结扎、切断与静脉伴行的同名动脉，才能彻底阻断门静脉、奇静脉间的反常血流，达到即刻而确切的止血，这种断流术称为贲门周围血管离断术。

贲门周围血管离断术后再出血发生率较高，主要原因有：①由于出血性胃黏膜糜烂引起。这种患者大多有门静脉高压性胃病。手术后患者处于应激状态，导致胃黏膜的缺血、缺氧，胃黏膜屏障破坏，门静脉高压性胃病加重，发生大出血。对于这类出血，原则上采用非手术疗法止血。②第一次手术不彻底，遗漏了高位食管支或异位高位食管支，又引起食管胃底静脉曲张破裂。对于这种情况要争取早期手术，重新离断遗漏了的高位食管支或异位高位食管支。最重要的是断流后门静脉高压仍存在，但交通支出路已断，没有出路，这就必然发生离断后的再粘连、交通血管再生。另外需要指出的是，在选择手术方式时还要考虑到每个患者的具体情况以及手术医生的经验和习惯。

（3）分流加断流的联合术：由于分流术和断流术各有特点，治疗效果因人而异，难以判断孰优孰劣。近年来，基于"门静脉高压症的本在于肝硬化"的认识，并提出应注意增加肝动脉血流，提高肝供氧量以达到保护肝的目的，为门静脉高压症术后肝功能保护提供了一种新的思路。分流加断流的联合术式，如贲门周围血管离断加肠腔静脉侧侧分流术，初步的实验和临床证据显示，联合术式既能保持一定的门静脉压力及门静脉向肝的血供，又能疏通门静脉系统的高血流状态，是一种较理想的治疗门静脉高压症的手术方法。

分流加断流的联合术集分流术和断流术优点的同时，使其对于肝血流动力学的改变趋于合理。通过强化肝动脉血流灌注改善肝血供，益于术后恢复，又不影响肠系膜静脉区向肝血流，相对增加了来自胰腺和胃肠道的营养物质对肝的供给，对肝功能起到一定的维护作用，能明显改善术后肝纤维化的程度。另外，本术式在分流术基础上，结扎胃左、右动静脉、胃十二指肠动脉，并没有增加手术难度。

（4）肝移植：断流术或分流术均是针对门静脉高压症食管胃底曲张静脉破裂出血的措施，对导致门静脉高压症的根本原因即肝硬化则无能为力，甚至可能导致进一步的肝功能损害。肝移植无疑给彻底治愈肝硬化门静脉高压症带来了希望。随着新的免疫抑制剂的应用和手术技术的发展与成熟，进入21世纪，肝移植已经成为治疗终末期肝病、急性暴发性肝衰竭的一种最有效的方法。截至2009年底，全世界已有10万余名晚期肝病患者通过肝移植重获新生，患者最长存活超过33年。近年来国内肝移植也得到快速发展。到2006年，年移植数3000例，总数已达12000例。亲体肝移植可缓解供肝短缺的现状，减少晚期肝病患者等待移植的时间，降低移植后发生排斥反应概率。至2010年底，全国的亲体肝移植数量已近千例。

目前影响肝移植发展的主要障碍是供肝太少，尽管活体劈离式肝移植可以部分缓解肝供需矛盾，但难以彻底解决供肝紧张问题。异种肝移植研究虽有希望彻底解决供肝来源问题，但由于涉及技术和伦理学方面的问题，短时间内难以应用于临床。影响肝移植对肝硬化门静脉高压症治疗效果的另一因素是移植肝病毒性肝炎复发，尽管近年来抗病毒药物研究的进展已使病毒性肝炎复发率明显降低，但其仍是从事肝移植工作的外科医师必须认真对待的问题。对于国内治疗门静脉高压症的外科医师来说，肝移植术过高的治疗费用同样是必须考虑的因素，可见，现有的内、外科治疗方法在今后相当长的一段时期仍然是治疗门静脉高压症的重要手段。

5. 微创治疗　近年来，随着内镜、腹腔镜及介入技术的快速发展，微创疗法能有效地减少术后并发症、提高远期疗效，应用及发展前景理应得到高度关注。

1）腹腔镜或机器人手术：腹腔镜脾切除加贲门周围血管离断术，腹腔镜手术与开腹脾切除术相比长期疗效相当，前者能明显缩短患者的住院时间，减少术后应激反应、术后感染及术后疼痛等，因而认为腹腔镜脾切除术治疗门静脉高压症脾功能亢进是更好的选择。另外，对于脾过大者，腹腔镜脾切除术能很好地解决这一问题，不仅能有效降低手术风险，同时也是腔镜手术的优势。

视频：腹腔镜下脾切除选择性贲门周围血管离断术

2）介入治疗：门静脉高压脾功能亢进的介入治疗方法是指脾动脉栓塞术，它以微创、效果显著、可重复操作等优势逐渐成为门静脉高压症的微创治疗可选择方法之一。但也存在如栓塞剂的移位至胰腺缺血坏死、栓塞后疼痛、胰瘘、肺不张等问题。因此，临床上单独使用脾动脉栓塞术治疗门静脉高压症仍然受到一定限制。

综上所述，门静脉高压症的外科治疗取得了很大进展，但仍存在诸多不足之处。保护肝功能、微创外科的应用以及肝移植的研究将是门静脉高压症外科在今后一段时期内研究的难点和重点。

（二）严重脾大合并明显脾功能亢进的外科治疗

最多见于晚期血吸虫病，也见于脾静脉栓塞引起的左侧门静脉高压症。对于这类患者单纯行脾切除术效果良好。

（三）肝硬化引起顽固性腹水的外科治疗

有效的治疗方法是肝移植。其他疗法包括 TIPS 和腹腔 - 静脉转流术。放置腹腔 - 静脉转流管，有窗孔的一端插入腹腔，通过一个单向瓣膜，使腹腔内的液体向静脉循环单一方向流动，管的另一端插入上腔静脉。尽管放置腹腔 - 静脉转流管并不复杂，然而有报道手术后的死亡率高达 20%。放置腹腔 - 静脉转流管后腹水再度出现说明分流闭塞。如果出现弥散性血管内凝血、曲张静脉破裂出血或肝衰竭，就应停止转流。

第四节　巴德 - 吉亚利综合征

巴德 - 吉亚利综合征（Budd-Chiari syndrome）归属于肝后型门静脉高压症，由先天或后天性原因引起肝静脉和（或）其开口以上的下腔静脉段狭窄或阻塞所致。1845 年和 1899 年 Budd 和 Chiari 分别描述了本病，欧美国家多因血液高凝状态导致肝静脉血栓形成所致，常不涉及下腔静脉。在亚洲国家，则以下腔静脉发育异常为多见。其他原因尚有真性红细胞增多症、非特异性血管炎、腔外肿瘤、肥大的肝尾叶压迫等。我国河南、山东两省发病率较高。

本病以男性患者多见，男女比例约为 2：1。本病分为三种类型：Ⅰ 型约占 57%，以下腔静脉隔膜为主的局限性狭窄或阻塞；Ⅱ 型约占 38%，下腔静脉弥漫性狭窄或阻塞；Ⅲ 型仅占 5%，主要为肝静脉阻塞。单纯肝静脉阻塞者，以门静脉高压的症状为主；合并下腔静脉阻塞者，同时可有门静脉高压症和下腔静脉阻塞综合征的临床表现。下腔静脉回流受阻可引起双侧下腔静脉曲张、色素沉着，甚至经久不愈的溃疡；严重者双侧小腿皮肤呈树皮样改变。下腔静脉阻塞后，胸、腹壁及腰部静脉扩张扭曲，以部分代偿下腔静脉的回流。晚期患者出现顽固性腹水、食管胃底曲张静脉破裂出血或肝、肾衰竭。

对有上述临床表现者，应高度怀疑为巴德 - 吉亚利综合征，并做进一步检查。B 超声诊断准确率达90%以上。诊断本病的最好方法为下腔静脉造影，可清楚显示病变部位、梗阻的程度、类型及范围，对治疗具有指导意义。经皮肝穿刺肝静脉造影可显示肝静脉有无梗阻。CT及MRI也可采用，但不如上述方法准确。

关于治疗，如果同时有下腔静脉阻塞的临床表现，原则上应采用同时缓解门静脉和下腔静脉高压的方案。当两者不能兼顾时，则首先治疗门静脉高压症，然后再解决下腔静脉阻塞问题。治疗方法选择上，现在主张首选介入法，或介入与手术联合治疗。例如，对于下腔静脉局限性阻塞或狭窄者，可做经皮球囊导管扩张，如有必要，可同时安装内支撑架。当阻塞不能通过介入法穿破时，不要强行穿破，应联合采用手术方式经右心房破膜。治疗本病常用的手术有：①贲门周围血管离断术；②脾肺固定术；③肠系膜上静脉和（或）下腔静脉与右心房之间的转流术；④局部病变根治性切除术等。

第五节　肝前型门静脉高压症

肝前型门静脉高压症（prehepatic portal hypertension，PPH）是指肝外门静脉系统受累、不伴有肝硬化的门静脉系统高压症，临床表现为一组症状，亦可称肝前型门静脉高压综合征。亦有许多学者称之为特发性门静脉高压（idiopathic portal hypertension，IPH；non-cirrhotic portal hypertension，NCPH），关于其病因有多种学说。门静脉先天发育异常和门静脉血栓形成是最主要原因，其他如婴幼儿早期的脐部感染史或腹腔内感染史亦可导致门静脉的阻塞性病变。内脏动静脉瘘也可导致肝外型门静脉高压。

间接门静脉造影检查可明确诊断肝前型门静脉高压症，此类患者造影表现有特异性。其病理改变主要是门静脉二级分支以后的血管走行紊乱、迂曲，造影剂残留时间明显延长，说明门静脉对肝内灌注时间明显延迟。此种病变的病因目前尚未明确，可能与门静脉先天发育异常和门静脉血栓紧密相关，CT门静脉系血管成像技术是近几年来使用越来越多的检查手段，其基本属于无创性检查，且成像清晰，在有条件的医院已成为确定诊断的首选检查，但不能动态观察门静脉的血流影像。

门静脉－体静脉分流手术是治疗肝前性门静脉高压症的主要术式，首选术式应属肠系膜上静脉－下腔静脉分流术。若二者距离远、直接吻合困难，可用自体静脉行门静脉和腔静脉间转流。因远期通畅率较低，亦不能随着机体的发育而生长，故应尽量避免使用人工血管搭桥，尤其对于小儿应属禁忌。

肝前型门静脉高压症患者的肝功能大都正常或基本正常，故分流术后并发症少，肝性脑病发生率低。

综上所述，肝前型门静脉高压是门静脉高压症中一种特别的类型，与肝本身病变引起的门静脉高压（主要是肝硬化）和肝后型门静脉高压（布－加综合征）有明显区别，即肝功能基本正常，而是以食管胃底静脉曲张所致的上消化道出血、脾功能亢进、胃肠道淤血和腹水等症状和体征为主，所以施行门静脉体静脉分流术切实有效，术后并发症发生率很低。

第六节　儿童门静脉高压症

门静脉高压如今已成为与慢性肝病患儿相关的重要临床问题。与儿童门静脉高压相关的疾病较多且与成人门静脉高压相关疾病有很大的区别，这些差别导致了两者在诊断和治疗上的不同。引起儿童门静脉高压的主要疾病是胆道闭锁和肝外门静脉阻塞（extrahepatic portal vein obstruction，EHPVO），又称门静脉血栓形成。这两种疾病与引起成人门静脉高压的肝源性疾病不同之处在于患儿肝功能仍相对完好但门静脉高压出现较早。

　　引起儿童门静脉高压的疾病逐年增加，常见的病因包括：肝内和肝外疾病，如先天性肝纤维化、门静脉阻塞、胆道闭锁、囊性纤维化、坏死后肝硬化、代谢病和布－加综合征等。同样的，儿童门静脉高压也会引起一系列并发症，如较为常见的食管胃底静脉曲张及破裂出血、肝肺综合征及门静脉性肺动脉高压，而顽固性腹水等并发症则不常见。若儿童出现肝性脑病，则可表现为学习和认知障碍。

　　儿童门静脉高压的诊断也需要详细的询问病史和体格检查。对于引起儿童门静脉高压的高危因素需重点注意，尤其是代谢性肝病的家族史、腹腔感染等。体格检查和实验室检查与成人门静脉高压类似，但肝外疾病导致的门静脉高压肝功能损害较少见。

　　对于儿童门静脉高压的治疗方法也与成人类似。对于食管胃底静脉曲张患儿主要采用内镜下注射硬化剂治疗，但需要在麻醉后实施。先天性胆道闭锁导致的门静脉高压患儿，则更容易出现静脉曲张及破裂出血，内镜下硬化剂治疗更为重要。血管活性药物也可用于静脉曲张出血的治疗。由于儿童的心率难以准确测量，非选择性 β 受体阻断药应用于患儿目前仍存在争议。外科治疗主要有门静脉－体静脉分流术和 TIPS，而对于肝外门静脉阻塞患儿，肠系膜上静脉－门静脉左支旁路移植术效果良好。若条件允许，肝移植可作为终末期肝病患儿的治疗方式。

（王维民　祁小龙）

胆道疾病

第一节　解剖生理

一、胆道的解剖特点

胆道起于毛细胆管，向下开口于十二指肠乳头。

（一）肝内胆管

肝内胆管起于毛细胆管，汇集成小叶间胆管，肝段、肝叶胆管和部分的左、右肝管。左、右肝管为一级支，左肝管细长 2.5 ~ 4 cm，与肝总管间呈 90° 夹角；右肝管长 1 ~ 3 cm。左内、左外、右前和右后叶胆管为二级支，各肝段胆管为三级支。

（二）肝外胆管

1. **肝总管**　左、右肝管在肝门部汇合形成肝总管，长约 3 cm，直径 4 ~ 6 mm，6% ~ 10% 的人有副肝管，1% 可无肝总管。

2. **胆总管**　肝总管和胆囊管汇合形成胆总管，长 7 ~ 9 cm，直径 4 ~ 8 mm。分四段：

（1）十二指肠上段：经肝十二指肠韧带右缘下行至十二指肠平面。

（2）十二指肠后段：经十二指肠第一段后方至胰腺平面。

（3）胰腺段：经胰腺实质内或胰头后方的胆管沟内下行。

（4）十二指肠壁内段：行至十二指肠降部中段斜入其内侧壁。15% ~ 20% 的胆总管与主胰管分别开口于十二指肠；而 80% ~ 90% 胆总管与主胰管在肠壁内汇合，膨大形成胆胰壶腹（Vater 壶腹），末端开口于十二指肠大乳头。壶腹周围有 Oddi 括约肌，包括胆管括约肌、胰管括约肌和壶腹括约肌，有控制和调节胆总管和胰管的排放和防止十二指肠内容物反流的作用。

3. **胆囊**　位于肝的胆囊窝内，呈梨形，长 5 ~ 8 cm，宽 2 ~ 3.5 cm，容积 40 ~ 60 ml，分底、体和颈部，三者间无明显界限。颈部囊性扩大部分称为 Harmann 袋。

4. **胆囊管**　由胆囊颈延伸而成，长 2 ~ 3 cm，直径 2 ~ 4 mm。胆囊管内壁黏膜呈皱襞样，并以螺旋状突入腔内，称 Heister 瓣。

肝总管、胆囊管和右肝下缘构成的三角称为胆囊三角（Calot 三角）。胆囊动脉、肝右动脉、右侧副肝管等均在此区穿过。

（三）胆道的结构

肝外胆管黏膜层由单层柱状上皮构成，含杯状细胞；肌层含平滑肌和弹性纤维，浆膜层由结缔组织组成。肌纤维受刺激可痉挛性收缩引起绞痛；弹性纤维在胆管内压增高时可使胆管代偿性扩张。

胆囊黏膜层由高柱状细胞组成，有吸收作用；底部含小管泡状腺体，可分泌黏液。胆囊内有很多黏膜皱襞，可增加浓缩胆汁的能力。肌层内为纵形、外为环形，加以弹性纤维。外膜层由结缔组织及肝包膜延续而来的浆膜组成。

（四）胆道的血管、淋巴和神经

1. 血管　自上而下提供胆囊、肝总管和胆总管血供的动脉主要有肝右动脉、胆囊动脉、肝固有动脉、胃右动脉、胰十二指肠后上和后下动脉。胆囊动脉主要由肝右动脉分出保证胆囊血供，属终末动脉。一旦因炎症、硬化等引起胆囊动脉狭窄或闭塞，易导致胆囊坏死和穿孔。上述动脉形成血管网，在胆管 6 点和 9 点处形成两个纵向微细动脉，对胆管血供极为重要。故胆管纵行切开对胆管血供的影响较横行切开小。胆囊静脉和肝外胆管静脉直接汇入门静脉。

2. 淋巴　胆囊的淋巴引流入胆囊淋巴结和肝淋巴结，并与肝组织内的淋巴管有连通。肝外胆管的淋巴引流入肝总管和胆总管后方的淋巴结。

3. 神经　来自腹腔神经丛发出的迷走神经核交感神经分出的丰富的神经纤维。术中过度牵拉胆囊可诱发胆心反射，使心率变慢，甚至心搏骤停。

二、胆道系统的主要生理功能

（一）胆管的生理功能

1. 输送胆汁至胆囊和十二指肠　由 Oddi 括约肌和胆囊协调完成。空腹时或餐间 Oddi 括约肌的压力高于胆管和胆囊的压力，迫使胆汁流入胆囊。进餐后，十二指肠黏膜分泌促胰液素和缩胆囊素，使胆囊收缩，Oddi 括约肌松弛，胆汁排入十二指肠。

2. 调节胆道压力　正常胆总管内压为 $100 \sim 150$ mmH$_2$O，内压的变化与胆汁的分泌率，胆囊、胆管和 Oddi 括约肌的张力等有关。慢性胆道梗阻，胆管通过缓慢扩张也可以调节胆道压力。但对胆管压力的急剧扩张调节能力差，压力大于 200 mmH$_2$O 即可出现胆血反流。

3. 参与胆汁分泌　毛细胆管对肝胆汁的分泌和排出有驱动作用。胆管上皮细胞可以分泌少量水分，成为胆汁的一部分。

4. 抗反流　Oddi 括约肌通过神经调节，可以防止肠内容物反流入胆道，防止反流性胆管炎的发生。

（二）胆囊的生理功能

1. 浓缩、储存胆汁　胆囊黏膜有很强的吸收水分和电解质的作用，胆汁可浓缩 $5 \sim 10$ 倍而储存于胆囊内，相对于 $40 \sim 60$ ml 的胆囊容积每天可接纳 500 ml 的胆汁。

2. 排出胆汁　通过复杂的神经体液调节因素，通过胆囊的收缩和 Oddi 括约肌的松弛，可在进食时断续地把胆汁排入十二指肠，帮助食物的消化。

3. 调节胆道压力　胆道压力的调节需要胆囊的参与。胆囊切除术后，失去了胆囊的调节作用，部分患者可出现 Oddi 括约肌功能失调而引起腹痛等症状。

4. 分泌和吸收功能　胆囊黏膜每天分泌 20 ml 黏液性物质，主要是黏蛋白，有润滑和保护胆囊黏膜的功能。胆囊管梗阻时，胆汁中的胆色素可被胆囊黏膜吸收，胆囊黏膜分泌黏液增加，胆囊内积存的液体呈无色透明，称为白胆汁。

第二节　胆道疾病的特殊检查方法

一、超声检查

超声检查（ultrasonography）是一种非侵袭性检查方法，操作简便、易行，可随时变换操作场所，价格低廉，可重复实施，对患者无任何不良影响，故在临床上应用广泛，尤其在肝胆疾病方面作为首选，主要应用在以下几方面。

（一）胆囊疾病

1. 胆囊结石　首选，对胆囊结石的诊断正确率高达 98%，显示胆囊腔内强回声伴声影

（图 26-2-1）。

2. 胆囊息肉样病变　首选，对胆囊息肉样病变诊断正确率高达 98%，并对胆固醇沉积症有独特的"彗星尾征"图像（图 26-2-2）。

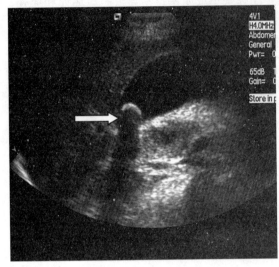 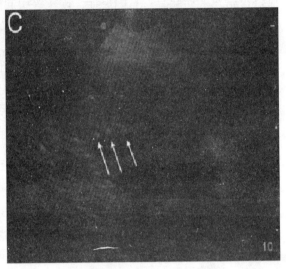

图 26-2-1　胆囊结石

胆囊内强回声伴声影，随体位移动（箭头所示）

图 26-2-2　胆囊息肉样病变

胆囊横截面示胆囊壁"彗星尾征"（箭头所示）

3. 胆囊腺肌症　首选，可以对其进行分型，但诊断正确率不高（16%～66%）。如果用高分辨超声，特异度和准确度都可达 80% 以上（图 26-2-3）。

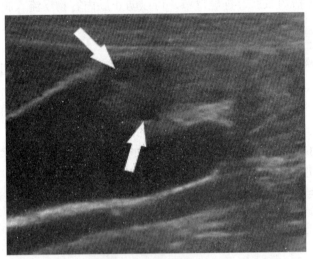

图 26-2-3　胆囊腺肌症

胆囊底部局限性均匀增厚，壁内囊腔显示为无回声结构（箭头所示）

4. 胆囊肿物　首选，可以发现胆囊壁不规则增厚，胆囊内隆起性肿物等。

5. 胆囊炎　首选，可以发现胆囊壁增厚，尤其是急性胆囊炎时胆囊增大，胆囊壁"双边征"等，对诊断帮助很大。同时可以做胆囊收缩功能测定，对胆囊有否功能起关键的作用。

（二）胆管疾病

对胆管增宽、肝内外胆管扩张判断有价值；对胆管结石或胆道肿瘤（图 26-2-4）判断的准确率为 65% 左右；对胆管下段病变的判断价值不大。对胆道蛔虫病的判断，由于有平行的强光团条带，且为活动性，故判断价值较大（图 26-2-5）。

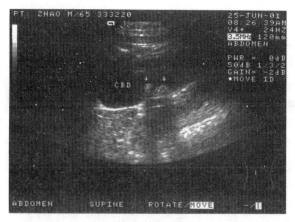

图 26-2-4　胆道肿瘤

胆道内稍强回声结节、不移动（箭头所示）

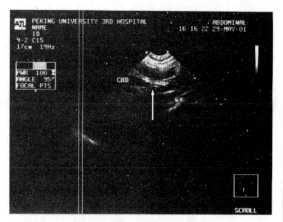

图 26-2-5　胆道蛔虫病

胆道内平行强光团条带（箭头所示）

（三）肝内胆管疾病

由于没有胆汁作为参照物，对肝内胆管结石判断的正确率在 30% 左右。但对脂肪肝、肝囊肿和肝肿物的判断，尤其并随时可在患者床旁、手术台上进行检查，对指导手术中病变部位、重要血管组织的判断等具有重要的作用。

二、X 线检查

（一）X 线平片

腹部立位平片对胆道系统的疾病诊断价值有限，但可以作为胆道造影前的常规。对含钙量高的胆囊结石或瓷化胆囊个别有显影。对肝内外胆管积气有显示，提示胆道内有产气菌感染、胆道 - 肠道瘘、胆肠吻合术后或 Oddi 括约肌功能松弛等。

（二）胆道直接造影

术中或术后，经留置在胆囊或胆管内的引流管注入造影剂，使整个胆道显影，可以了解肝内外胆管有否结石、肿瘤、胆管狭窄、胆管扩张、十二指肠乳头旁憩室、胆胰汇合异常、胆道入肠是否通畅等，对诊断和治疗均有帮助（图 26-2-6）。一般用 33% 泛影普胺，注意少量多次缓慢推注或滴注，避免胆道压力过高引起胆管炎。

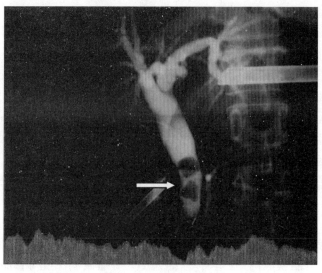

图 26-2-6　胆道造影

腔镜术中经胆囊管置管造影显示胆管下段结石影（箭头所示）

（三）内镜逆行胰胆管造影

内镜逆行胰胆管造影（endoscopic retrograde cholangiopancreatography，ERCP）是经十二指肠镜插管至胆道或胰管，注入造影剂，可以使胆道和胰腺显影，目的同胆道造影（图26-2-7）。另外，还可以镜下行乳头切开或气囊扩张乳头，取胆管内结石、留置引流管引流胆汁，起到胆管炎引流胆管脓性胆汁、降低胆道压力的作用（endoscopic nasal biliary drainage，ENBD），尤其对体弱高危患者为首选方法；还可以留取胆汁做细菌培养加药物敏感试验，对感染治疗抗生素选择提供细菌学支持；在梗阻性黄疸时置管引流可以作为术前减黄的措施，也可以刷取胆管病变组织或留取胆道胆汁进行细胞和组织学检查，为病变性质判断提供依据；也可以留置塑料支架进行胆管良性狭窄或胆肠吻合口狭窄的支撑；对胆管恶性狭窄，可以放置金属支架，起到姑息性减黄的作用；对乳头部位的狭窄，或Ⅲ型胆管扩张症者，可以放置支架，乳头切开解除狭窄；对乳头部恶性肿瘤，除直接镜下观察照相外，还可以切取部分病变组织活检，对病变良、恶性诊断起到定性的作用。对胆道蛔虫病患者，可以直接行镜下取虫，避免手术取虫的风险。

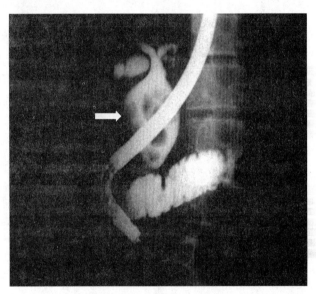

图 26-2-7　内镜逆行胰胆管造影
ERCP 示Ⅰ型胆管扩张症，内多发充盈缺损，术后病理为胆管癌（箭头所示）

（四）经皮肝胆管造影

经皮肝胆管造影（percutaneous transhepatic cholangiography，PTC）是在超声或X线引导下经皮经肝用穿刺针刺入梗阻上游扩张胆管，注入造影剂使胆道显影，对梗阻性黄疸的鉴别诊断有帮助。另外，还可以留置引流管于胆管内做引流（percutaneous transhepatic cholangial drainage，PTCD），对胆管炎引流脓性胆汁、胆道减压或梗阻性黄疸患者的术前减黄有用，也可以用于不能切除原发病变的黄疸患者的姑息性减黄治疗。由于属有创操作，可引起出血、胆汁性腹膜炎等并发症，目前仅用于减黄治疗。

（五）口服胆囊造影或静脉胆道造影

由于受影响因素较多，或由于检查用药物的问题，检查效果较差，临床已弃用。

三、计算机断层成像

计算机断层成像（computed tomography，CT）检查费时短，可以清楚地显示：胆囊壁的厚度，血管显影情况，胆囊腔内结石和肿瘤的大小，肿瘤浸润深度等；胆管扩张和狭窄情况，结石在肝内外胆管的位置和分布情况，相应肝有无萎缩（图26-2-8A、B）；胆道和肝肿瘤的大小、位置、与重要血管的关系等，为肿瘤分期、诊断及治疗提供依据。通过测定胆道结石 CT 值，可以对结石进行定性分析，为指导结石防治提供依据。螺旋 CT 胆道成像在胆道疾病诊断中有重要价值，三维 CT 血管成像已经取代血管造影。

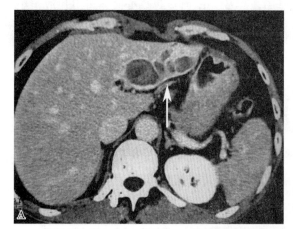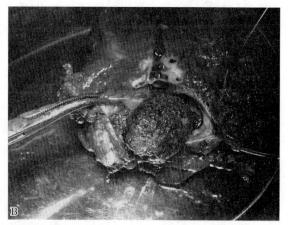

图 26-2-8　胆囊 CT 检查

A 左肝外叶胆管扩张，肝萎缩、内充满结石（如箭头所示）

B 腹腔镜下切除的左肝外叶标本胆管扩张、巨大结石、肝萎缩

四、磁共振成像

磁共振成像（magnetic resonance imaging，MRI）费时长，其用途和适应证同 CT。而磁共振胰胆管成像（magnetic resonance cholangiopancreatography，MRCP）可以清楚地显示整个胆道和胰管，无需造影剂，对病变上、下游的胆管均可显像，广泛应用于临床，基本取代了 PTC 和部分 ERCP。对胆管狭窄、胆管结石、胆道畸形、胆管损伤、胆道肿瘤等都有较好的诊断价值（图 26-2-9）。

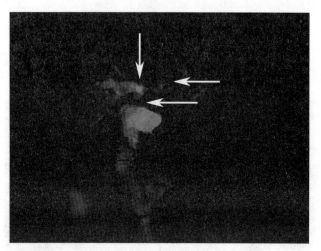

图 26-2-9　磁共振胰胆管成像

MRCP 示胆肠吻合口狭窄、肝内胆管多发狭窄、胆管扩张、结石形成（如箭头所示）

五、超声内镜

超声内镜主要用于诊断困难的胆管下段病变，由于排除了胃肠道内气体的干扰，显像较清

晰。对于胰腺病变，可以行内镜下穿刺活检，帮助诊断。

六、胆道镜检查

通过胆道镜检查不仅可以直接观察胆管内的结石、肿瘤、出血点等病变，还可以钳取组织进行病理检查。更多地用于胆道镜取胆管结石、爆破碎石、镜下狭窄扩张、置管引流、判断狭窄部位等。进镜途径可以是"T"形管窦道、PTCD 窦道扩张、皮下留置的肠袢等。

七、腹腔镜检查

腹腔镜检查主要用于胆道肿瘤，判断其有否转移，是否可切除，同时切取病变组织送病理检查。而治疗方面应用腹腔镜对几乎所有的胆囊疾病、胆管结石、肝内胆管结石、萎缩肝、先天性胆管扩张等都可以进行手术或切除、肝肠 R-Y 吻合术等。胆道肿瘤的腔镜下根治术也在尝试之中。

八、放射性核素肝胆扫描

^{99} 锝标记的二乙基亚氨二乙酸（technetium-99 m-diethyl-imino-diacetic acid，^{99m}Tc-EHIDA）静脉注射后，经肝排入胆汁，由 γ 探头扫描成像。肝于注射后 3～5 分钟内显影，胆管、胆囊和十二指肠于 15～30 分钟内相继显像。显像时间延长提示胆管梗阻；胆管显像而胆囊不显影提示胆囊管梗阻。临床上罕用。

第三节　胆石症

一、概述

胆结石（stones in the biliary system）属常见病，欧美地区患病率为 10%～15%，我国为 7% 左右。城镇居民的患病率为农村的 2 倍，女性为男性的 1.5 倍。

（一）胆石分类

1. 按化学成分分类　根据结石组成的主要成分不同，分为以下几种类型。

（1）胆固醇结石（cholesterol stone，CS）：结石中胆固醇（cholesterol，Ch）含量＞70%，为白色或浅黄色，质硬（图 26-3-1）。主要因脂质代谢紊乱所致。

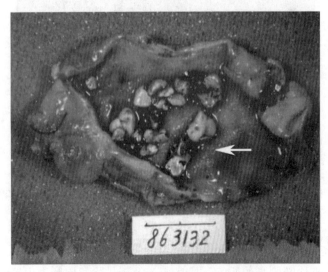

图 26-3-1　胆囊内胆固醇结石（箭头所示）

（2）胆色素结石（pigment stone，PS）：结石中 Ch 含量＜ 30%，余为胆红素、钙、糖蛋白（glycoprotein，Glyp）等。根据致病因素不同又可分为：①棕色 PS，为棕色、深棕色或黑色，质松易碎（图 26-3-2）。主要因胆道感染和胆管狭窄引起。②黑色 PS，黑色如煤渣，质硬（图 26-3-3）。因胆红素代谢异常所致（溶血性贫血、肝硬化等）。

2. 按解剖部位分类　根据解剖部位不同，分为以下几种类型。

（1）胆囊结石（cholelithiasis）：结石位于胆囊，70% 以上为 CS，5% 为黑色 PS。

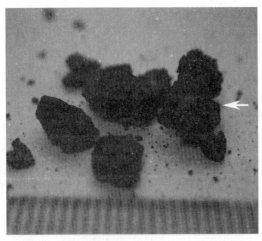
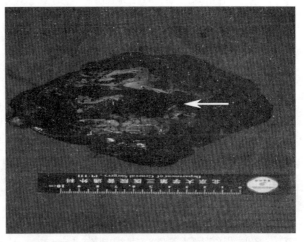

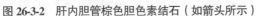

图 26-3-2　肝内胆管棕色胆色素结石（如箭头所示）　　　图 26-3-3　肝内胆管黑色色素结石（如箭头所示）

（2）肝外胆管结石（choledocholithiasis）：位于左右肝管汇合部以下的胆管结石。根据来源又分为：① 继发性肝外胆管结石，为胆囊或肝内胆管结石降入胆管所致；② 原发性肝外胆管结石。90% 以上为棕色 PS。

（3）肝内胆管结石（hepatolithiasis）：左、右肝管汇合部及以上的结石。90% 以上为棕色 PS。

（二）形成机制

1. CS 形成的机制　较复杂。

（1）Ch 致结石胆汁的形成：Ch 不溶于水，胆汁中胆汁酸（bile acid，BA）、卵磷脂（lecithin，或磷脂 phospholipid，PL）和 Ch 形成三种载体。①简单微胶粒（simple micella），由 BA 和 Ch 组成；②混合微胶粒（mixed micella），由 BA、PL 和 Ch 组成；③泡（vesicle），由 PL 和 Ch 组成。特点是各分子的亲脂基团朝向微胶粒或泡的内部，可容纳脂溶性 Ch；亲水基团朝外，使载体溶于胆汁中。当 Ch 饱和指数（cholesterol saturation index，CSI）＜ 1 时，Ch 不会析出，称不饱和胆汁。当 CSI ＞ 1 时，Ch 就会析出，称饱和胆汁。

（2）Ch 成核及促 – 抗成核因素：胆汁从静置到最初检出 Ch 结晶的时间称为成核时间。正常人胆囊胆汁的成核时间为 10 ～ 20 天，Ch 未形成结晶即被排入肠道。CS 患者的仅 1 ～ 4 天，故可形成 Ch 结晶。有关抗或促成核因子的研究十分复杂，已知胆汁中某些蛋白质有延长成核时间的作用，称抗成核因子；而另一些蛋白质、钙离子（ionized calcium，ICa）等有缩短成核时间的作用，称促成核因子。

上述因素综合作用，就可以使胆固醇结晶析出而成石，见图 26-3-4。

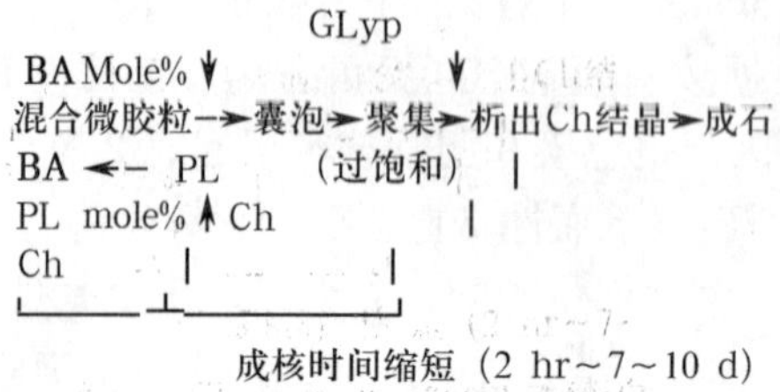

$$GLyp$$

```
              GLyp
BA Mole% ↓       ↓
混合微胶粒→囊泡→聚集→析出Ch结晶→成石
BA ← PL  （过饱和）  |
PL mole% ↑ Ch           |
Ch    |         |
```

成核时间缩短（2 hr～7～10 d）

注：Ch：cholesterol，胆固醇　　Glyp：glycoprotein，糖蛋白　　PL：phospholipid，磷脂
　　BA：bile acid，胆汁酸　　mole：克分子

图 26-3-4　胆固醇结石形成机制

（3）胆囊运动功能的作用：在成石过程中，①排空时间随胆汁变为过饱和而延长，为 Ch 结晶析出聚集成石提供了时间和场所；② Glyp 含促成核因子，也是结石成形的基质；③胆汁以射流方式进入胆囊，形成漩涡运动，克服了沉淀微粒间的相互排斥而形成结石。

在 CS 形成的过程中，过饱和、成核时间短的成石胆汁和胆囊的作用缺一不可。切除胆囊后，虽然成石胆汁依旧，却不再生成结石就说明了这一点。

2. PS 形成的机制　PS 的主要成分为非结合胆红素（unconjugated bilirubin，UCB）和 ICa（等金属离子）共同形成的螯合物高分子聚合物，统称为"胆红素钙（Ca·UCB）"。根据溶度积原理，它的沉淀和溶解过程为一动态平衡，UCB 和 ICa 的乘积称离子浓度积（ion product，IP），超过胆红素钙条件溶度积常数（conditional constant of the solubility product，K'sp）就会生成胆红素钙沉淀（图 26-3-5）。

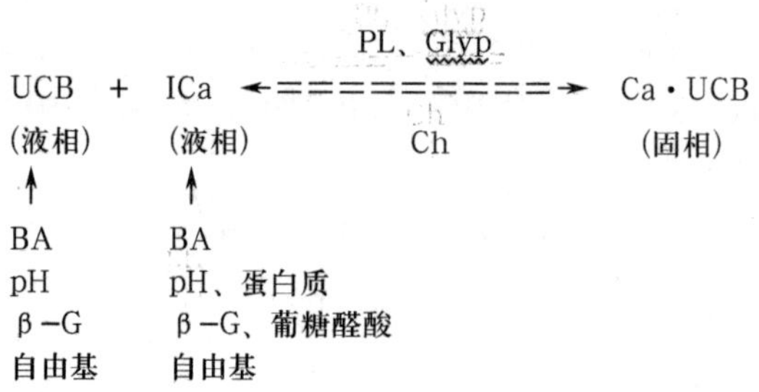

```
                  PL、Glyp
UCB  +  ICa  ←=========→  Ca·UCB
（液相）（液相）   Ch      （固相）
  ↑      ↑
 BA     BA
 pH     pH、蛋白质
 β－G    β－G、葡糖醛酸
 自由基   自由基
```

注：UCB：unconjugated bilirubin，非结合胆红素；β－G：β－Glucuronidase，葡糖醛酸苷酶
　　ICa：ionized calcium，钙离子　　　Glyp：glycoprotein，糖蛋白
　　PL：phospholipid，磷脂　　　　　　BA：bile acid，胆汁酸盐
　　Ch：cholesterol，胆固醇

图 26-3-5　胆色素结石形成机制

很多因素影响此平衡过程，最主要的是：

（1）胆汁成分对平衡的影响：①胆汁中 UCB 和 ICa 浓度，最主要。任何一方升高都会使 IP 升高，促进成石。② Glyp，包裹胆红素钙沉淀微粒，阻止其再溶解；作为基质使结石成型。③ BA，与钙结合成可溶物降低 ICa 浓度，同时将 UCB 纳入微胶粒疏水中心而降低其负离子浓度，降低 IP 浓度。④自由基，活性增强可促进成石，可使 K'sp 降低；使胆红素钙沉淀聚合成更难溶解的高分子聚合物；刺激胆管黏膜分泌更多 Glyp。

（2）成石诱因影响：①胆道感染，原因之一为 UCB 升高，根据 20 世纪 60 年代 Maki 提出的 β- 葡糖醛酸苷酶（Beta-glucuronidase，β-G）学说，感染胆汁中细菌产生大量 β-G，可将结合胆红素（conjugated bilirubin，CB）水解为 UCB 和葡糖醛酸，促进成石；第二是自由基活性增强，利于成石；第三是 Glyp 增高，促进成石。②胆管狭窄，除易致胆道感染外，还可使 UCB、ICa、Glyp 和总钙升高，使自由基活性增强，促进成石。③胆道异物，最常见的是蛔虫，可引起胆道感染、胆道梗阻、虫尸可成为胆红素钙沉积的核心。④代谢因素，肝硬化和溶血性贫血患者经胆汁排出的

UCB 增多，胆红素钙的 IP 随着升高，易于成石；前者胆汁中 BA 浓度降低，更利于成石。

二、胆囊结石

在胆囊内的结石称为胆囊结石（cholelithiasis）。

（一）临床特点

1. 症状

（1）胆绞痛：突然出现剑突下或右上腹阵发性或持续性疼痛阵发加重，可向右肩或背部放射，多无发热，伴恶心、呕吐。疼痛多在夜间、进油腻食物或饱餐后发生，持续十几分钟或数小时后自然缓解或用解痉药后缓解。

（2）上腹隐痛：多数患者仅表现为上腹部隐痛，或饱胀不适、嗳气、呃逆等。

（3）梗阻性黄疸：多由结石堵塞胆总管引起。也可由胆囊颈或胆囊管结石持续压迫引起肝总管狭窄或胆囊 - 胆管瘘，称 Mirizzi 综合征。结石压迫胆囊壁引起胆囊慢性穿孔，可造成胆囊 - 十二指肠瘘、胆囊 - 胃瘘或胆囊 - 结肠瘘，巨大结石通过瘘口降入肠道无法排出，引起结石堵塞性肠梗阻。

（4）胆囊结石引起的并发症：如急性胆囊炎、急性胆管炎、胆源性胰腺炎等，可以出现相应的症状。

2. 体征　右上腹压痛但无肌紧张。如结石堵塞胆囊管或胆囊颈部，胆囊胀大，右上腹可触及肿物。如出现急性胆囊炎，可触及痛性肿物。如出现急性胆囊炎、急性胆管炎、胆源性胰腺炎等，除压痛外，还可出现右上腹、剑突下和上腹部反跳痛和肌紧张等。

3. 辅助检查

（1）B 超：可见胆囊内强回声伴声影，胆囊壁有否增厚等。如结石嵌顿于胆囊颈部，胆囊可胀大；如出现胆源性胰腺炎，B 超检查可见胆管扩张、但胆管内结石影较少见；胰腺可见肿胀、胰周渗出等。

（2）强化 CT：一般不用。如胆囊壁局限性增厚，怀疑胆囊癌等，需行强化 CT，了解增厚的胆囊壁的情况等。如合并胆源性胰腺炎，可行强化 CT 了解胰腺炎性水肿坏死情况。

（3）MRCP：一般不用。如怀疑胆管有结石，可行 MRCP，了解胆管情况。

（二）诊断及鉴别诊断

1. 判断胆囊有无结石　较容易，B 超检查正确率＞ 95%。辅以 CT 和 MRCP 常可确诊。

2. 判断症状与结石的关系　较难，关键是胆囊结石没有特异性临床表现，需与很多疾病进行鉴别。

（1）梗阻性黄疸：需与引起梗阻性黄疸的各种常见疾病鉴别，尤其是肝性黄疸（病毒性肝炎等）、恶性肿瘤（胆管癌、胰腺癌、壶腹周围癌等）引起的黄疸等。B 超、MRCP、ERCP、必要时强化 CT 可帮助诊断。

（2）胆绞痛：需与心绞痛相鉴别，关键是必须做心电图了解心脏情况，排除心绞痛。

（3）消化道症状：胆囊结石时有 1/3 合并胃肠道疾病，单从临床表现无法判断，需行胃镜、上消化道造影等帮助诊断。

（三）治疗

1. 非手术治疗

（1）口服药物溶石：曾有口服熊去氧胆酸（ursodeoxycholic acid，UDCA）和鹅去氧胆酸（chenodeoxycholic acid，CDCA）溶解 CS 的应用，由于效果不肯定、停用后复发、药物昂贵等原因，现应用较少。

（2）观察随访：无症状胆囊结石，无需服药，可定期随访，60% ～ 80% 患者无症状，可终身带石。如有下列情况时应行胆囊切除术：①胆囊壁局限性增厚；②合并胆囊息肉；③胆囊壁钙化（瓷性胆囊）；④结石直径≥2 cm（比＜1 cm者癌变率大5倍）。⑤胆囊内充满结石；⑥胆囊无功能；⑦胆囊萎缩；⑧合并糖尿病；⑨上腹部手术时发现胆囊结石；⑩上腹部手术时，可以同时施行胆囊切除术而不增加风险。

2. 手术治疗　最有效，目的是防止胆囊结石引起的合并症及诱发胆囊癌。故对有症状的胆囊结石者，只要条件允许，均应行手术治疗。

（1）胆囊切除术：可开腹或腹腔镜胆囊切除，效果最好，死亡率低（0～0.4%）。胆囊切除术中探查胆总管的指征包括：①有黄疸或黄疸病史；②有胆源性胰腺炎病史；③影像学检查胆管内有结石或异物，或手术时触到胆管内结石或异物；④胆管扩张直径＞1 cm，或术中见胆总管壁明显增厚；⑤胆管内胆汁呈脓性，或肝肿胀、充血、表面有脓性纤维素渗出物附着；⑥胆囊内结石小，胆囊管粗，疑结石可以经胆囊管降入胆总管；⑦胆囊内结石为棕色PS；⑧肝内、外胆管有结石或狭窄。

（2）胆囊造瘘、灭活术：对无法耐受大手术者，可局部麻醉下行胆囊切开取石、胆囊造瘘。6周经引流管窦道用微波或双极电凝将胆囊管闭塞后，用无水乙醇反复注入胆囊腔，破坏胆囊黏膜，防止结石复发。

（3）保留胆囊的其他方法：较多，但共同问题是胆汁的成石特性没有改变，又保留了胆囊，因而结石难免复发。①保胆取石术，开腹或腹腔镜下打开胆囊，取出结石，胆道镜探查无石，直接关闭胆囊壁。②经皮肝穿刺胆囊置管直接灌注药物溶石。③经皮胆镜碎石取石术。④体外震波碎石排石术。

胆囊切除术后，胆囊结石问题已解除，预后良好。如没有腹泻并发症，可恢复正常饮食。如有腹泻，或右上腹不适等表现，可进低脂普通饮食。

附：Mirizzi 综合征

【概念】

胆囊颈、胆囊管结石嵌顿或合并胆囊炎症，外部压迫或波及肝总管而发病，引起周围组织增生、炎症或肝总管狭窄，临床上表现为以梗阻性黄疸、胆绞痛或胆管炎为特征的一系列临床综合征，称为 Mirizzi 综合征（Mirizzi syndrome，MS）。其发生率仅占胆囊结石的0.3%～3%，但在拉美国家其发生率为5%左右。

【病理演变】

从临床病理演变过程来看，胆囊管结石嵌顿及继发的炎症水肿导致胆囊管梗阻，使得胆囊管扩张，导致胆管缩短、萎缩或纤维化，结石为了通过管腔引起压力增高，造成管壁溃疡，最终腐蚀胆囊管和肝总管壁形成胆囊肝总管瘘。如果炎症持续存在，嵌顿的结石将导致压力性溃疡及腐蚀十二指肠、结肠管壁及胃壁，最终形成胆囊肠瘘。

【临床分型】

临床上常用的 MS 分型，依据 Csendes 分型，Ⅰ型为胆囊管或颈部结石嵌顿压迫肝总管，又称 Mirizzi 综合征原型；Ⅱ型为胆囊胆管瘘形成，瘘口小于胆管周径的1/3；Ⅲ型为胆囊胆管瘘形成，瘘口占胆管周径大于1/3，小于2/3；Ⅳ型为胆囊胆管瘘形成，瘘口大于或等于胆管周径的2/3或胆管完全破坏；Ⅴ型为任一型的 Mirizzi syndrome 并存在胆囊肠瘘（图26-3-6），并且更细分为Ⅴa型胆囊肠瘘无胆石性肠梗阻，Ⅴb型因胆石性肠梗阻所形成的复杂的胆囊肠瘘。每一型的发生率分别为Ⅰ型10.5%～78%，Ⅱ型15%～41%，Ⅲ型3%～44%，Ⅳ型1%～4%，Ⅴ型29%。

【诊断与鉴别诊断】

MS 的临床表现与胆囊结石相仿，腹痛占80%左右，部分表现有发热和黄染。故需与胆囊炎、胆囊肿瘤、胆总管结石、胆管肿瘤、胆管炎、肠梗阻、胃肠道肿物等相鉴别。由于临床表现不典型，很难靠临床表现和生化检查来判断MS。超声检查对MS的诊断正确率为

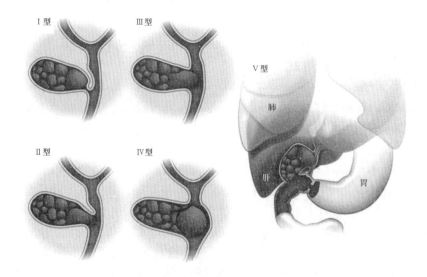

图 26-3-6　Csendes MS 分型示意图

$0 \sim 29\%$；CT 为 42%；ERCP 为 55% ～ 90%（图 26-3-7a、b），故 20 世纪 90 年代术前对 MS 的诊断正确率仅为 9%。如果对 MS 术前认识不足，就会在术中误将胆总管认为是胆囊管而予以切断结扎，从而造成胆管损伤的发生率增高，故术前判断 MS 尤其重要。

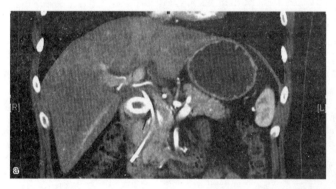
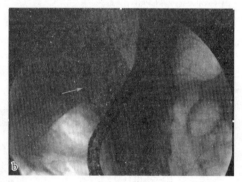

图 26-3-7　胆囊管结石表现

a. CT 示胆囊管结石压迫肝总管产生瘘口（箭头指处，Ⅲ型）；

b. ERCP 示胆囊管结石压迫肝总管使其管壁大部分破坏（箭头指处，Ⅳ型）

随着 MRCP 的临床应用和普及，对 MS 的认识逐渐加深，通过仔细地评判 MRCP，术前就可以对 MS 的诊断、分型和术式选择做出较好的判断（图 26-3-8a、b）。

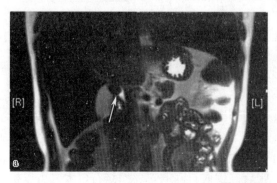
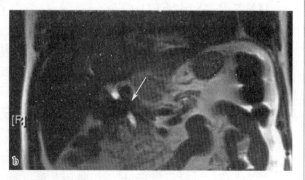

图 26-3-8　胆囊管结石表现

a. MRCP 示胆囊管结石压迫肝总管产生瘘口（箭头指处，Ⅲ型）；

b. MRCP 示胆囊管结石压迫肝总管使其管壁完全破坏（箭头指处，Ⅳ型）

【治疗】

由于 MS 属结构发生了变化，保守治疗无效。一旦诊断明确，条件允许，应该行手术治疗。根据 MS 临床分型决定手术方式。

1. MS Ⅰ型　一般采取胆囊切除术，如果 Calot 三角区的粘连严重，解剖层次不清，可采取胆囊部分切除术。若胆总管因狭窄需要手术显露，则需放置"T"形管引流。

2. MS Ⅱ型　一般行胆囊部分切除，不解剖瘘口，遗留 5 mm 胆囊壁，直接将胆囊浆膜肌层做瘘口修补，放置"T"形管引流。

3. MS Ⅲ型　术中取剩下的胆囊壁约 1 cm，修补瘘口，因瘘口较大，直接修补缝合后易造成胆漏及肝总管狭窄，炎症水肿时瘘口撕裂扩大等并发症，故一般行肝总管空肠 Roux-en-Y 吻合术，并放置"T"形管引流。

4. MS Ⅳ型　一般直接行肝总管空肠 Roux-en-Y 吻合术。

5. MS Ⅴ型　一般患者合并有其他严重的急性症状，因此处理上根据情况而定。MS Va 型：采用胆囊切除术，并将瘘管分离后用可吸收线将相关的内脏上，如十二指肠、小肠、胃、大肠的瘘口缝合；MS Vb 型：先处理急性症状，3 个月后再根据当时情况做相应手术。

随着对 MS 认识的不断加深和对不同类型 MS 治疗的经验积累，再加上腹腔镜下操作技术的逐步完善，在有条件的肝胆治疗中心，已经熟练地在腹腔镜下进行除 MS Ⅳ型外的所有类型的 MS 的完全腔镜手术，缩短了手术时间，且手术效果与开腹手术无差别，减轻了患者的痛苦，缩短了住院时间。

因手术中需要利用胆囊颈部做胆囊管和胆总管瘘口的修复，所以术中关键要保留胆囊动脉的血供，避免损伤胆囊动脉，才能较好地利用胆囊颈部组织做瘘的修补组织。如果不慎将胆囊动脉损伤，则需要利用空肠或胃组织瓣进行胆管壁缺损的修补。一般不放置腔内支撑管做支撑。

MS 术后要定期随访，每隔半年要行超声检查肝内胆管有无扩张、吻合口有无狭窄、肝内、外胆管有无结石形成等。必要时行 MRCP 检查，可以更好地观察肝内、外胆管的情况，及时处理各种胆道术后的并发疾病。

三、肝外胆管结石

在胆总管和肝总管内的结石统称为肝外胆管结石（choledocholithiasis）。

【临床特点】

肝外胆管结石堵塞胆总管时可出现"慢性胃病症状"，如反酸、嗳气、消化不良、上腹隐痛等，堵塞严重可出现梗阻性黄疸的临床特点；合并感染则表现为急性胆管炎，胆源性胰腺炎等。这种炎症、缓解反复交替为其特点。

【诊断及鉴别诊断】

根据临床特点要考虑肝外胆管结石的可能性。B 超可以发现肝内、外胆管扩张，胆管内结石回声，但未发现结石不能否定诊断。MRCP 和 ERCP 可以确诊，后者不但是诊断，还是治疗。部分患者在胆囊切除术中行胆道造影时才发现。

【治疗】

既往都是行开腹胆囊切除、胆总管切开取石、术中胆道镜、胆道造影、"T"形管引流术。随着微创技术的进展，已经可以不开腹就可行以上手术了。包括：

1. 经内镜 Oddi 括约肌切开（或气囊扩张）取石术　对于胆总管直径＜7 mm、结石＜1.5 cm 者，可经内镜 Oddi 括约肌切开或气囊扩张后，用取石网取石。如结石过大，可以机械碎石后再取出，然后置管引流。

2. 腹腔镜下经胆囊管取石术　胆囊管宽＞5 mm，经胆囊管用取石网在造影下直接取石或用胆道镜经胆囊管取胆管结石后，直接缝扎或夹闭胆囊管。如上述取石失败，可切开胆囊管至与肝总管交汇处，打开部分胆总管胆道镜取石，结石取净，直接缝合胆管壁。

3. 腹腔镜下胆总管切开取石术　对胆总管直径≥ 7 mm 者，直接腹腔镜下打开胆总管前壁、胆道镜取石、"T" 形管引流。如结石较多较大或嵌顿在 Oddi 括约肌，无法用一般方法取出，可用等离子体冲击波（plasma shock wave lithotripsy，PSWL）碎石后再取出（图 26-3-9）。

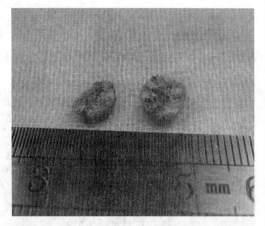

图 26-3-9　腹腔镜下经胆道镜 PSWL 打碎 Oddi 括约肌处嵌顿结石、完整取出

随着微创技术的进步，越来越多地应用腹腔镜下胆总管切开取石术。术者经胆道镜或术中造影确认结石已经取净，无需再放置 "T" 形管引流，可以一期缝合胆管，胆管旁放置腹腔引流即可。

4. 胆管 – 空肠端 – 侧 R-Y 吻合术　对于反复出现胆管结石、胆总管直径＞ 2.5 cm，尤其合并胆管下端狭窄者，可行胆管 – 空肠端侧 R-Y 吻合术。

肝外胆管原发结石罕见，多是胆囊或肝内胆管结石掉入肝外胆管引起的继发结石。只要把原发结石问题解决，肝外胆管结石取出后就可治愈本病，多不会再出现结石复发。

四、肝内胆管结石

在左、右肝管汇合部以上的胆管结石称为肝内胆管结石（hepatolithiasis）。

【临床特点】

肝内胆管结石堵塞肝内胆管时可出现 "慢性胃病症状"，如反酸、嗳气、消化不良、上腹隐痛等。堵塞严重，尤其是双侧肝内胆管堵塞时可出现梗阻性黄疸的临床特点；合并感染则表现为肝内型急性胆管炎、肝脓肿等。这种炎症、缓解反复交替为其特点。由于肝内胆管炎反复发作，可以出现病变段肝纤维化、肝萎缩，非病变段肝代偿性肥大，还可以出现肝内胆管炎性狭窄、肝硬化、门静脉高压、胆管癌等。

【诊断及鉴别诊断】

根据临床特点要考虑肝内胆管结石的可能性。B 超可发现肝内胆管扩张、肝内胆管结石回声，但未发现结石不能否定诊断。MRCP、ERCP 和 CT 可以帮助诊断。术中造影、术中胆道镜是更重要的诊断手段，尤其对肝内胆管结石合并胆管狭窄者更是如此。

【治疗】

肝内胆管结石目前仍是胆道外科最复杂、治疗效果最差、死亡率最高的良性疾病。死亡原因除反复发作胆管炎引起的肝脓肿、败血症、感染中毒性休克、手术并发症外，还有结石炎症引起的肝纤维化，肝萎缩、肝硬化、门静脉高压等。因此，评定治疗效果的临床指标就是急性胆管炎复发率。复发的原因多是肝内胆管残留结石、狭窄和再发的结石和狭窄。手术目的是去除病灶、纠正狭窄、取净结石、通畅引流、为再发结石取出留置永久通道。手术方法主要有：

1. 胆总管切开取石、引流术　是急诊治疗胆管炎最基本的术式，但对肝内胆管的狭窄或结石基本无效。随着腹腔镜下胆管切开取石、引流、PTCD 等胆道介入或内镜下 ENBD 引流胆道的进行，开腹行此手术已逐渐少用。平诊时此手术禁忌。

2. 肝部分切除术

（1）以清除病灶为目的的部分肝切除术：既切除了萎缩、纤维化的肝、扩张的胆管和结石，又切除了狭窄胆管，同时也切除了可能引起胆管癌的病变组织，是理想的手术方式（图 26-3-10a、b）。术后效果好、胆管炎复发率低（20% 左右）。但仅有 50% 左右的患者适合此手术。

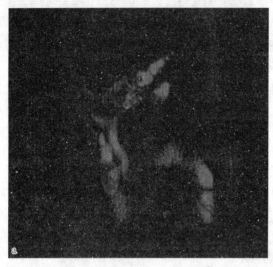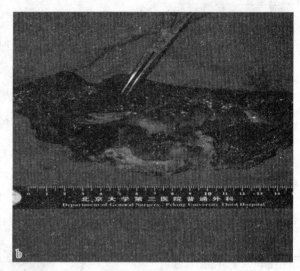

图 26-3-10　a. MRCP 示左肝管狭窄、胆管扩张、充满结石、胆囊结石

b. 腹腔镜下切除的左肝外叶、胆管扩张、肝萎缩、充满结石

（2）以减少病灶为目的的部分肝切除术：由于结石、狭窄、纤维化分布广泛，无法用切肝的方式清除病灶，在肝部分切除术的基础上加胆 – 肠吻合术。效果同胆 – 肠吻合术。

3. 胆 – 肠吻合术　常用的胆 – 肠吻合术有：

（1）胆总管 – 肠吻合术：包括胆总管 – 十二指肠吻合术和胆总管 – 空肠 R-Y 吻合术。由于没有根本解决肝内胆管结石和狭窄的问题，又废弃了 Oddi 括约肌的功能，术后反流性胆管炎的发生比术前更频繁、更严重（70% 左右）。故应弃用。

（2）肝胆管盆 – 空肠吻合术：该手术把肝门及 1～2 级肝管狭窄纠正、肝内胆管结石取出，把肝门胆管成形呈盆状，与空肠行 R-Y 吻合术，由于解决了肝内胆管结石和狭窄的问题，胆管炎复发率降至 35% 左右。

（3）保留 Oddi 括约肌功能的肝胆管狭窄成形术：开始步骤同肝胆管盆 – 空肠吻合术，与空肠吻合时改用游离空肠袢（或胆囊），远端（或胆囊颈部）与成形肝门部胆管吻合修复重建、近端（或胆囊底部）埋置于皮下，为术后胆管炎复发引流或再发结石的取出提供了一个永久通道，又保留了 Oddi 括约肌的功能（图 26-3-11a、b）。术后胆管炎复发率 10% 左右。

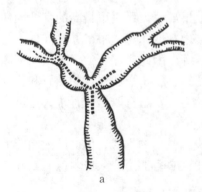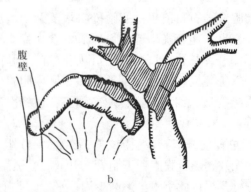

图 26-3-11　a. 切开肝门部胆管的多重狭窄环；

b. 用游离空肠段修复肝胆管盆的前壁并建立皮下 – 胆管通道

肝内胆管结石是所有良性疾病中治疗最难、效果最差、对患者健康影响最大的疾病。术后结石复发率和胆管炎发生率均在 10% ～ 46%，需多次手术多次引流胆道，给患者造成巨大的精神和生活负担。术后加强营养、多摄入高蛋白食物，服用胆汁酸制剂、葡糖醛酸内酯和对氨基水杨酸理论上对预防结石复发有一定的作用。

第四节　胆道感染

胆道感染是指发生在肝内、外胆管的各种急、慢性感染。

一、急性胆囊炎

发生在胆囊的急性炎症称为急性胆囊炎（acute cholecystitis）。

【发病情况】

外科常见急腹症，发病率居第二位，仅次于急性阑尾炎。引起急性胆囊炎的原因有：

（1）胆囊管堵塞：结石、肿瘤、蛔虫等堵塞胆囊颈或胆囊管后，胆囊排空受阻，囊内压力升高，囊壁血管受压，血供不足，降低了对化学刺激和细菌感染的抵抗力。

（2）细菌感染：早期是化学性炎症，后继发细菌感染。致病菌以大肠埃希菌厌氧菌最常见，还有变形杆菌、铜绿假单胞菌和产气杆菌等。

（3）其他：消化液存留，化学刺激为浓缩的胆汁酸盐、胰酶、溶血卵磷脂等；也可见于严重感染或创伤（如大手术、严重烧伤）或长期接受胃肠外营养治疗的患者，在这些情况下，全身血流灌注降低、胆囊血流减少，损伤胆囊壁和黏膜；长期胃肠外营养使胆囊缺乏缩胆囊素的刺激而淤滞，胆汁酸等成分浓度增加而刺激胆囊黏膜引起继发感染。

【病理类型】

临床分为急性单纯性胆囊炎、急性化脓性胆囊炎和急性坏疽性胆囊炎。它们之间的关系和发展趋势见图 26-4-1。

胆囊动脉是终末动脉，胆囊增大压迫胆囊壁极易引起胆囊动脉受压，胆囊壁缺血而坏疽、穿孔，引起胆汁性腹膜炎等严重感染，甚至死亡，尤其是合并糖尿病的无结石性急性胆囊炎更是如此。

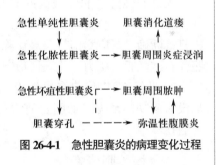

图 26-4-1　急性胆囊炎的病理变化过程

【临床特点】

（1）症状：腹痛为必有症状。部位在剑突下或右肋缘下；时间多在饱餐、脂餐后或夜间；性质为阵发性绞痛或持续痛；可放射至右肩、背部或心前区。可伴有恶心、呕吐、厌食和发热。

（2）体征：右上腹压痛是必有体征，若炎性胆囊位于肋缘下，为右上腹局限性压痛；若位于肋缘之内，则墨菲征阳性。若炎症加重，可出现右上腹反跳痛和肌紧张。若胆囊周围炎症浸润或脓肿，在右上腹可触及痛性包块。若胆囊穿孔引起弥漫性腹膜炎，可出现全腹压痛、反跳痛和肌紧张，甚至休克。除非胆总管梗阻，否则患者没有黄疸。

（3）辅助检查

1）血常规检查：白细胞升高，中性粒细胞升高。

2）肝生化检查：ALT 升高、AST 升高、胆红素正常。

3）B 超：胆囊大、壁厚，呈双边征，还可见结石、息肉、肿瘤等。

4）^{99m}Tc-EHIDA：胆囊不显影，提示胆囊管堵塞。国外应用较多，国内极少应用。

5）MRCP：如有条件，病情允许，建议做 MRCP，除了解胆囊大小、壁有无水肿、胆囊内有无结石等外，还可了解胆管系统有无结石或狭窄等。

【诊断及鉴别诊断】

根据炎症临床特点及右上腹痛的症状和体征，加上 B 超检查可作出诊断。需要鉴别的常见疾病有：急性胆管炎，上消化道溃疡穿孔，胆源性胰腺炎，高位阑尾炎，右侧肾疾病，右侧肺炎、胸膜炎及心脏病。

【治疗】

（1）非手术治疗：对于症状较轻者，可以行非手术治疗，同时也是术前准备。

1）抗感染：针对杆菌和厌氧菌，可以用二代、三代头孢及甲硝唑等。以静脉注射为宜。

2）解除胆道痉挛：可用颠茄、匹维溴铵、甲氧氯普胺、山莨菪碱、维生素 K_1 等。

3）利胆：50% 硫酸镁 40 ml 口服或胃管内注入。也可口服阿嗪米特帮助胆汁排出。

4）低脂流质饮食或半流质饮食：对症状轻者，可适量进食。

5）静脉补液：补充水分的同时，维持水、电解质和酸碱平衡。

6）积极观察病情变化：保守治疗的同时，积极做好术前准备，有效可继续保守治疗，2～3 个月后再行择期手术。如保守治疗过程中病情加重，需行急诊手术。

（2）手术治疗：根据不同情况选择不同的处理方式。

1）胆囊切除术：急性病程＜ 72 h，可行开腹或腹腔镜下胆囊切除术。

2）胆囊造瘘术：急性病程＞ 72 h，估计局部炎症水肿重，胆囊切除困难。①开腹或腹腔镜下胆囊造瘘术。②B 超引导下经皮经肝胆囊穿刺引流术。术后 3 个月仍需行择期胆囊切除术，以去除病灶。如有条件，术后 6 周用胆道镜取出胆囊内结石，用微波等方法堵塞胆囊管，向胆囊腔内注入灭活剂（95% 乙醇等），使胆囊黏膜失活，也可起到胆囊切除术同样的效果，避免了再次手术的风险。

无结石性急性胆囊炎（占 10%）多是急危情况（严重感染、严重创伤、大手术、全胃肠外营养等）时的合并症，病情发展迅速，易出现胆囊坏疽和穿孔（60%），且死亡率高达 10%。一旦诊断确立，应立即行胆囊切除术。如全身情况不允许行胆囊切除，可行胆囊造瘘术，引流胆汁、减轻胆囊压力，待病情稳定后再择期行胆囊切除术。

20 世纪 60 年代曾有报告胆囊切除术后胆管结石发生率高、结肠癌发生率高等，但至今都没有确切的证据。低脂普通饮食对所有胆道疾病患者都有益处。如果腹泻不明显，也可进普通饮食。

二、慢性胆囊炎

发生在胆囊的慢性炎症称为慢性胆囊炎（chronic cholecystitis）。

【发病情况】

本病多由急性胆囊炎反复发作所致，个别患者无急性胆囊炎病史，多伴有胆囊结石（80%）。因急性胆囊炎反复发作，囊壁因炎症纤维组织增生而变厚，黏膜炎症修复、瘢痕形成、胆囊浓缩功能差。个别患者因胆囊管炎症而增生堵塞胆囊管，胆汁不能进胆囊，胆囊内胆汁排不出，出现胆囊积液。胆色素被吸收，呈无色黏液，称为白胆汁，也称胆囊积液。

【临床特点】

1. 症状　右上腹隐痛、饱胀、嗳气、反酸、厌油腻等。

2. 体征　右上腹可有轻压痛。如有胆囊积液，右上腹可触及胀大的胆囊。

3. 辅助检查

（1）B 超：可显示胆囊壁厚、胆囊结石、胆囊积液、胆囊萎缩等。

（2）MRCP：可显示胆道系统情况，胆囊有无萎缩、积水、结石、壁厚等。

（3）强化 CT：可显示胆囊结石、胆囊壁厚、胆囊积液等。

（4）^{99m}Tc-EHIDA：胆囊不显影。

【诊断及鉴别诊断】

根据上述临床特点，慢性胆囊炎的诊断基本成立。但需排除：

1. 肝胆系统其他疾病　如胆总管结石、胆管狭窄、肝内胆管结石、慢性肝炎、肝硬化等。

2. 胃十二指肠疾病　如慢性胃炎、胃十二指肠溃疡、乳头旁憩室、慢性胰腺炎等。

3. 右上腹腹直肌劳损　右上腹腹直肌压痛。

【治疗】

1. 非手术治疗　包括解痉消胀、消炎利胆等，有缓解症状的作用。

2. 手术治疗　首选胆囊切除术，尤其对合并胆囊结石者，更应积极手术治疗。

慢性胆囊炎的关键问题是预防因炎症引起胆囊癌。如果诊断明确，切除胆囊就治愈了本病。如果有腹泻，需低脂饮食。

三、急性化脓性胆管炎

急性化脓性胆管炎（acute suppurative cholangitis，ASC）是指整个胆道系统的急性化脓性感染。

【发病情况】

ASC 是良性疾病中死亡率最高的疾病，曾被称为急性梗阻性化脓性胆管炎（acute obstructive suppurative cholangitis，AOSC），以区别于不伴有休克的轻型胆管炎。无论是轻型还是重型，都以梗阻为诱因，如将梗阻一词专指重症，易误认为轻症胆管炎患者无胆管梗阻。故中华医学会把伴有休克的称为重症急性胆管炎（acute cholangitis of severe type，ACST），不再用 AOSC。胆管梗阻加细菌感染是本病的病因。最常见原因是：

1. 胆结石　肝内、外胆管结石堵塞胆管，最常见。

2. 炎症

（1）反流性胆管炎：各种胆肠吻合术后、Oddi 括约肌松弛症等都可引起肠液反流入胆道，引起反流性胆管炎。

（2）乳头旁憩室炎：食物存积在憩室内可引起憩室炎、乳头炎，进而出现胆管炎。

（3）胆道造影后：①"T"形管造影，最常见，推注造影剂入胆道压力过大，使胆管壁受损、含细菌的胆汁入血而致；②ERCP，尤其是胆管下端有结石或肿瘤堵塞，通过堵塞处置管行胆道造影，压力过大或造影剂无法快速流入十二指肠，可引起胆道高压、胆道细菌感染而致；③PTC，机制同上。

（4）原发性硬化性胆管炎。

（5）蛔虫：既可引起胆道堵塞，又可使细菌入胆，引起胆管炎。

3. 狭窄

（1）缩窄性乳头炎。

（2）肝内外胆管良性狭窄。

（3）胆道损伤：可引起胆管狭窄。

（4）先天性胆道畸形：先天性胆道闭锁症、先天性胆管扩张症等，都可引起胆管不同程度的狭窄。

4. 肿瘤　胆道的良性和恶性肿瘤堵塞胆管、壶腹部肿瘤堵塞乳头、胰腺炎症或肿瘤压迫胆管远端等，都可引起胆管狭窄而引起胆管炎。

引起胆道感染的细菌主要是革兰氏阴性杆菌（如大肠埃希菌）和厌氧菌。

【病理及病理生理】

ASC 可引起一系列的临床病理和病理生理变化，见图 26-4-2。

【临床特点】

根据胆管梗阻的部位不同，ASC临床上可分为肝外梗阻型、肝内梗阻型和混合型三种，临床特征稍有不同。

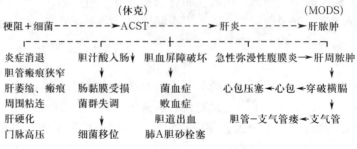

图 26-4-2　ASC 病理及病理生理变化过程

1. **症状**　肝外梗阻型 ASC 是肝外胆管堵塞，典型表现为夏科三联征（Charcot triad），即腹痛、寒战、高热和黄疸，为 ASC。

（1）腹痛：突发右上腹持续性腹痛，阵发加重。

（2）寒战、高热：先寒战，继而发热，体温达 39 ～ 40 ℃。

（3）黄疸：出现快，腹痛数小时即可出现。先出现尿黄，然后皮肤、巩膜黄染。

（4）神经精神系统症状：如治疗不及时，或病情发展迅速，可出现神志淡漠、嗜睡、烦躁不安、谵妄甚至昏迷。

（5）休克：脉搏快而弱、血压下降、尿少等。

夏科三联征加休克和精神神经系统症状称为雷诺五联征（Reynolds pentad），为 ACST。

2. **体征**　右上腹压痛，可有反跳痛和肌紧张。肝区压痛、叩击痛明显，有时可触及肿大的胆囊。皮肤、巩膜黄疸。

临床上，ASC 加上以下两项，也应诊断为 ACST：

（1）精神神经系统症状。

（2）脉搏＞ 120 次 / 分。

（3）白细胞＞ 12×10^9/L。

（4）血细菌培养（＋）。

（5）术中探查胆管压力明显升高，胆汁呈脓性。

肝内梗阻型 ASC，一侧肝管梗阻则仅出现腹痛、寒战、高热，无黄疸或虽有黄疸但很轻微。梗阻在左侧，腹痛则位于左肝区，并可向左肩放射，压痛、肌紧张和叩击痛左肝区为重。梗阻在右侧，症状体征在右侧，类似急性胆囊炎。混合型 ASC 时，肝内外胆管均出现梗阻，病情更严重，病变更复杂，临床上也是上述两型 ASC 的复合表现。

3. **辅助检查**

（1）血常规检查：白细胞升高，中性粒细胞升高。

（2）尿常规检查：尿胆红素（＋＋）、尿胆原（±）。

（3）肝功能检查：ALT 升高、AST 升高、胆红素升高。

（4）B 超：肝内、外胆管扩张，胆囊增大，胆管下段可见结石影（强回声光团、有声影）、肿瘤（中、低回声团块）等。

（5）MRCP：如病情允许，可行 MRCP，可见肝内、外胆管扩张，梗阻病变的部位和性质，梗阻远端正常的胆管等。

（6）强化 CT：如病情允许，对肝内型和混合型 ASC，可行强化 CT 检查，可显示肝内胆管病变、肝脓肿等。

【诊断及鉴别诊断】

根据典型的 ASC 和 ACST 特点，加 B 超检查，诊断多不困难。临床上需与急性胆囊炎、急性胰腺炎、急性肝炎、肝脓肿、硬化性胆管炎、上消化道溃疡穿孔等鉴别。

【治疗】

1. 非手术治疗　也是手术治疗的术前准备。对 ASC，可先行保守治疗，主要包括：

（1）禁食禁水。

（2）胃肠减压。

（3）静脉补液：补充液体不足。

（4）抗感染：针对革兰氏阴性杆菌和厌氧菌选用强力抗生素控制感染。

（5）维持水、电解质和酸碱平衡。

（6）补充维生素 K_1：改善梗阻性黄疸引起的凝血功能障碍。

（7）解痉利胆：可用 50% 硫酸镁胃管内注入，30 ml，每天 3 次。还可肌内或静脉注射 654-2。

（8）密切观察病情变化：如病情渐趋好转，继续保守治疗。如果向 ACST 发展，立即行手术治疗。

2. 手术治疗　对 ACST，应急诊行胆道引流术，手术要求简单、有效。目的是引流梗阻上方胆管、降低胆管压力、抢救生命。如条件允许，可去除病因（如取石、取蛔虫等）。将引流出的胆汁送细菌培养加药物敏感试验，根据药物敏感试验结果调整抗生素。

（1）胆管探查，"T"形管引流术：对肝外梗阻型 ASC，仅引流肝外胆管就可达到目的。可开腹或腹腔镜下行胆总管切开探查、"T"形管引流术。

（2）胆囊造瘘术：不主张行胆囊造瘘术，因 ASC 时胆囊管多是炎症水肿闭塞的，引流胆管效果不好。若术中胆管因粘连、水肿等找不到，可暂行经胆囊造瘘术。

（3）PTCD：B 超引导下 PTCD；也可在 X 线造影下行 PTCD，达到引流的目的（图 26-4-3）。此法操作简单、对患者打击小，适合年老多病、身体条件差、难以耐受手术者。对肝内梗阻型 ASC，更适合 PTCD 引流梗阻上游的胆管，病情稳定后再治疗原发病。

（4）ENBD：可经内镜经十二指肠乳头向胆道内放置引流管，一定要放到梗阻的上方，方能达到引流的效果（图 26-4-4）。

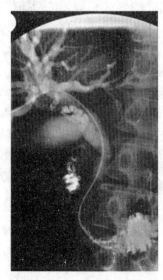

图 26-4-3　PTCD 引流胆道

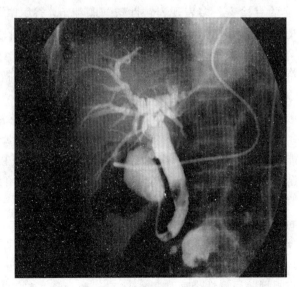

图 26-4-4　ENBD 引流胆道

（5）胆总管切开探查、"U"形管引流：如术中探查发现肝内胆管狭窄等，可以通过狭窄或病变部位置管引流梗阻上游胆管。

（6）肝部分切除术：如术中探查发现肝段有肝痈形成，单纯胆道引流解决不了问题，需要行肝痈切除术，同时引流胆道。

随着手术医师经验的积累和腹腔镜技术的推广和普及，对于条件允许的急性胆管炎患者，完全可以在腹腔镜下行急诊胆囊切除，胆总管切开探查，"T"形管引流手术，且手术时间可以明显缩短，而手术效果不比相同的开腹手术差，可以在临床上推广和使用。

值得注意的是，对混合型ASC，不要仅解决肝外胆管梗阻，更要解决肝内胆管梗阻，才能到达胆道引流的目的。

急性胆管炎经引流后，如果原发病未解决，需要在术后再根据疾病的性质采用不同的治疗方法去除原发病，方能解决胆管炎再复发的问题。如果胆管炎反复发作，会引起胆管狭窄、肝脓肿等并发症，甚至危及生命。

四、原发性硬化性胆管炎

原发性硬化性胆管炎（primary sclerosing cholangitis，PSC）是以肝内、外胆管多灶性炎症狭窄及进行性纤维化狭窄为特征的慢性胆汁淤积性肝病。

【发病情况】

病因不清，与感染、遗传及自身免疫等有关。罕见，多伴随溃疡性结肠炎、克罗恩病、腹膜后纤维化等疾病。

【病理】

胆管黏膜下层和浆膜下层纤维化，造成胆管壁增厚、僵硬和管腔狭窄，胆管黏膜正常。此特点可与其他胆管狭窄相鉴别。病变范围可局限于肝外胆管某一节段，也可累及整个肝内、外胆管，甚至胰管，而胆囊多正常。肝组织学多为胆汁淤积和汇管区纤维化。典型的病理改变是胆管周围同心圆性洋葱皮样纤维化，但相对少见，尤其是在早期患者中。

【诊断及鉴别诊断】

PSC起病隐匿，且临床表现个体差异较大，近半数患者确诊时无任何临床症状，仅因体检发现胆汁淤积指标或胆管影像学异常而就诊。现有的多部PSC诊疗指南均建议基于胆汁淤积血清生化指标异常、典型影像学表现以及除外其他胆汁淤积病因进行诊断。

1. 实验室检查　多表现为碱性磷酸酶和γ-谷氨酰转肽酶升高，但无诊断界值。胆红素升高多提示胆管已发生明显狭窄或疾病已进入中晚期阶段。转氨酶一般正常，如果升高明显，需考虑合并有自身免疫性肝炎（autoimmune hepatitis，AIH）的可能。PSC缺乏具有诊断价值的自身特异性抗体，虽然此患者血中抗中性粒细胞胞质抗体升高，但不特异。

2. 影像学检查　多推荐MRCP作为PSC的首选，典型影像学表现为肝外和（或）肝内胆管局限或弥漫性狭窄，呈"串珠"状改变，诊断敏感性和特异性分别为86%和94%。曾经ERCP检查是PSC诊断的金标准，由于其有创，故应用减少，但由于检查精度高以及活检和治疗的可能性，其在PSC的诊疗中仍具有重要价值。而ERCP提示胆管呈节段性或普遍性狭窄，狭窄上游的胆管不扩张且造影剂可顺利进入肠道为本病的特点，借此可与胆管癌、良性胆管狭窄等相鉴别。

诊断标准不统一，常用的诊断标准为：

（1）肝外胆管普遍缩窄，但胆管外径并不缩小，壁厚，腔小，触诊时有硬索感。

（2）胆道造影显示胆管呈普遍狭窄，内径为2～3 mm。

（3）胆管壁呈慢性炎症改变。

（4）肝门脉区周围淋巴细胞浸润，胆汁潴留，纤维结缔组织增生，肝硬化。

（5）既往无胆道手术史。

（6）肝外胆管无结石。

（7）经过 2 年以上随访，证实不是硬化性胆管癌。

【治疗】

无特效治疗。可试用的方法有：

1. 药物治疗　主要用皮质类固醇控制非特异性炎症和免疫反应（泼尼松 30 ～ 50 mg/d）；也可加用利胆剂、胆酸结合剂、免疫抑制剂（硫唑嘌呤、环孢素）和保肝剂等。UDCA 是 PSC 中研究最广泛的药物，但现有证据仅支持其对肝生化指标的改善作用，且长期大剂量 UDCA 可使结直肠肿瘤的发生率和病死率升高，目前欧美 PSC 指南均不推荐。

2. 抗感染　继发胆管炎时可用抗生素控制感染。

3. 胆道引流或支撑　可行狭窄处球囊扩张术或支撑管支撑；或行"T"形管引流、"U"形管支撑引流或狭窄上方胆管 - 空肠 R-Y 吻合术，但效果都不理想。

4. 肝移植　对持续黄疸、肝硬化等引起肝衰竭者，肝移植效果尚可。

【预后】

PSC 的自然病程为 6 个月至 15 年，平均 7 年，属预后很差的疾病。由于病因不清，故临床处理非常棘手。肝移植是一种比较理想的方式，效果较好。

四、附：IgG4 相关硬化性胆管炎

IgG4 相关硬化性胆管炎（IgG4-related sclerosing cholangitis，IgG4-SC）是指一类以胆管周围 IgG4 阳性浆细胞和淋巴细胞浸润及纤维化为主要病理特点，同时伴有血清 IgG4 水平升高的疾病。2007 年，将其正式命名为 IgG4-SC，以区别于 PSC 而成为一种独立的胆管炎类型。

【发病机制】

尚不清楚。基于血清免疫球蛋白异常，IgG4-SC 最初被认为是一种自身免疫性疾病。因其缺少特征性的自身免疫性抗体，发病年龄偏大，且多为男性，与自身免疫性疾病的特点不符而遭到质疑。在免疫介导过程中，Th2 及 Treg 细胞及其分泌的细胞因子在 IgG4-SC 患者中表达上调，它们产生的 IL-4 和 IL-10 使 B 细胞向 IgG4 方向转换，使 IgG4 产生增多。Treg 细胞产生的 TGF-β 是一种强效纤维化细胞因子，能够促进纤维化，最终导致疾病进展。Treg 细胞在自身免疫性疾病中表达通常是下降的，所以这也是怀疑 IgG4-SC 是一种非自身免疫性疾病的原因之一。因以 Th2 细胞和调节性 T 细胞为主的介导免疫反应通常与过敏性疾病相关，且部分患者血清 IgE 水平升高及胆管周围嗜酸粒细胞浸润，再结合对糖皮质激素治疗反应迅速的特点，有学者提出 IgG4-SC 是一种过敏性疾病的观点。部分学者致力于对 IgG4-SC 遗传易感性的研究，认为 IgG4-SC 可能的发病机制是在遗传易感性的基础上，受到内源性或外源性因素作用，最终导致疾病发生。

【临床表现】

早期症状不特异，多表现为腹部不适、腹胀、饮食不佳、脂肪泻、体重减轻、新发糖尿病等，而典型表现为梗阻性黄疸，且有 90% 的患者伴发自身免疫性胰腺炎（autoimmune pancreatitis，AIP）或自身免疫性肝炎（autoimmune hepatitis，AIH），20% 的患者有过敏史，15% 的患者合并甲状腺功能亢进症或慢性淋巴细胞性甲状腺炎。多数表现为胆总管下段受累，结合存在 AIP，故有认为 IgG4-SC 受累的胆管下段可能是胰腺疾病延伸而来。

【实验室检查】

1. 血 IgG4 水平　是 IgG4-SC 的诊断性指标之一，≥ 135 mg/dl 时，80% 的患者升高；但是，IgG4 升高不是此病所特有，PSC、胆管癌和某些过敏性疾病也可以升高。

2. 血胆红素　因 IgG4-SC 时梗阻性黄疸是其典型的临床表现，故可以出现血中总胆红素和直接胆红素升高。

3. 血碱性磷酸酶 因梗阻性黄疸，胆道有梗阻，胆管细胞分泌的碱性磷酸酶就会入血，使其在血中的含量升高。

【影像学检查】

MRCP 和 CT 对 IgG4-SC 的诊断有重要参考价值，典型表现有局限或弥漫性胆管狭窄、胆管壁增厚及近侧胆管扩张，特征性表现是除狭窄段管壁增厚外，非狭窄段管壁也可以增厚，甚至伴有胆囊壁增厚。这两种非侵入性检查方法不仅可以评估胆管狭窄或胆管壁增厚的位置、程度，而且也可同时通过增强扫描观察 IgG4-SC 渐进性强化特点。ERCP 和胰胆管内镜超声属有创检查，可以进行活检或穿刺活检，操作风险高，慎用。而常规超声检查常用来筛查是否存在胆道梗阻。

【病理检查】

IgG4-SC 的典型病理表现是胆管壁可见大量 IgG4 阳性浆细胞浸润及胆管周围纤维化，通常 IgG4 阳性浆细胞 ≥ 10 个 / 高倍视野，也可见较多嗜酸粒细胞浸润及闭塞性脉管炎，胆管周围炎性反应明显，但胆管上皮一般不受损。

【诊断】

现引用最多的是日本 2012 年 IgG4-SC 诊断标准：（1）影像学表现：弥漫性或部分性肝内或肝外胆管的与胆管壁增厚相关的狭窄。（2）血清学表现：血清 IgG4 浓度升高（≥ 135 mg/dl）。（3）多系统受累：伴有 AIP、IgG4 相关泪腺炎 / 涎腺炎或 IgG4-SC 相关的腹膜后纤维化等。（4）组织病理学表现：①显著的淋巴细胞和浆细胞浸润和纤维化；② IgG4 阳性浆细胞浸润（10 个 / 高倍视野）；③纤维化；④ 闭塞性静脉炎。选择性额外诊断标准：类固醇激素治疗的有效性。专业医院经内镜下胆道活检、超声内镜引导下细针穿刺活检等详细的检查，一旦排除了胰腺或胆管癌，可应用类固醇激素治疗的有效性来诊断 IgG4-SC。明确诊断：（1）＋（3）；（1）＋（2）＋（4）①、②；（4）①、②、③；（4）①、②、④。可能诊断：（1）＋（2）＋选择性额外诊断标准。疑似诊断：（1）＋（2）（注：有必要排除 PSC、胰腺或胆管癌及有明确病因引起的继发性胆管炎等恶性疾病；当与恶性疾病鉴别困难时，不能采取类固醇激素实验性治疗，必须建议患者去专业性医院诊治）。需要注意的是，大多数 IgG4-SC 患者同时有 1 型 AIP，这对诊断 IgG4-SC 有重要参考价值。

【治疗】

IgG4-SC 对糖皮质激素治疗敏感，一般首选泼尼松龙治疗，初始剂量为每日 30 ～ 40 mg，可快速并持续诱导缓解，病情达到缓解期后，可逐渐减量，直至每日 2.5 ～ 10.0 mg，维持该剂量至少 1 ～ 3 年。对于 IgG4-SC 复发患者，可以增加激素剂量或加用环磷酰胺、硫唑嘌呤、甲氨蝶呤等免疫抑制剂，但无可靠数据证明这些药物对复发患者的疗效。对联合用药仍无效者，需要考虑恶性肿瘤的可能。许多学者致力于研究利妥昔单抗对 IgG4-SC 患者的治疗作用。利妥昔单抗针对的是 CD20$^+$B 细胞的单克隆抗体，通过耗竭产生 IgG4 的 B 细胞发挥作用，主要应用于对糖皮质激素、免疫抑制剂不耐受及应用上述治疗症状不缓解或复发的患者。当患者梗阻性黄疸症状较重或药物疗效欠佳时，可选用胆管内支架治疗，暂时缓解症状。

IgG4-SC 属内科疾病，但有梗阻性黄疸的特点，并伴有胆管狭窄，极难与 PSC 胆管癌和胰腺癌等相鉴别，所以提高认识，注重鉴别极其重要，如果能够在术前进行诊断，就可以很好地使用药物治疗，而避免手术。

（徐　智　刘景丰）

胰腺疾病

第一节　解剖生理

　　成人胰腺呈带状，位于中上腹腹膜后，横跨第 1 ～ 2 腰椎椎体前方，分为头、钩突、颈、体、尾。正常成人胰腺长 12 ～ 20 cm，宽 3 ～ 4 cm，厚 1.5 ～ 2.5 cm，重 75 ～ 125 g。胰腺前上方被胃窦、胃体部及胃结肠韧带覆盖，下方为横结肠及其系膜。肠系膜上静脉是胰腺的重要解剖标志，其前方为胰颈，右侧为胰头，左侧为胰体。胰头位于十二指肠的左前方和肠系膜上静脉的右侧，被"C"形的十二指肠包绕；胰头下部向后、向左延伸形成的突起称为钩突，浅方为肠系膜上静脉和肠系膜上动脉，深方为腹主动脉和下腔静脉，下方为十二指肠水平部，此部位的胰腺癌易于侵犯血管；胰颈较为扁平，其深方是肠系膜上静脉与门静脉；胰颈和胰尾之间为胰体，胰体位于肠系膜上静脉的左侧和肝尾状叶的左下，其左下方与空肠相毗邻，左上隔网膜囊和胃后壁相邻，后方紧邻腰椎椎体，是胰腺损伤的好发部位；胰尾是胰腺左端的狭细部分，行向左上抵达脾门，行脾切除时应避免误伤胰尾而导致胰瘘（图 27-1-1）。

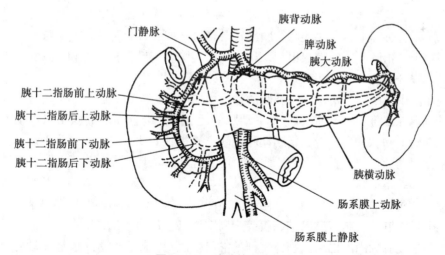

图 27-1-1　胰腺的血液供应

　　胰腺起源于内胚层，胚胎第 4 周在前肠近肝憩室处，内胚层上皮形成背侧胰腺芽和腹侧胰腺芽，各自发育形成独立的胰管结构。在胚胎的第 5 ～ 6 周，腹胰随着十二指肠转位至背侧，位于背胰的后下方。在胚胎的第 7 周，腹胰和背胰开始融合，腹胰构成胰头的大部分（包含钩突），背胰形成部分胰头、胰体及胰尾。在腹胰和背胰融合的过程中，胰管也互相融合形成主胰管（Wirsung 管），部分背胰管的近端萎缩消失，约 60% 的背胰管单独开口于十二指肠，形成副胰管（Santorini 管）。主胰管的走向基本平行于胰腺长轴，主胰管直径为 2 ～ 3 mm。约 85% 的主胰管与胆总管汇合成乏特（Vater）壶腹，形成共同通道，开口于十二指肠大乳头，乳头内有 Oddi 括约肌，共同通道理论是胆道疾病与胰腺疾病相互关联的解剖学基础。少部分人主胰管与胆总管虽开口于乳头，但两者之间有分隔，或分别开口于十二指肠。副胰管细而短，一般引流胰头区域的胰液，位于主胰管开口的上方，单独开口于十二指肠小乳头（图 27-1-2）。

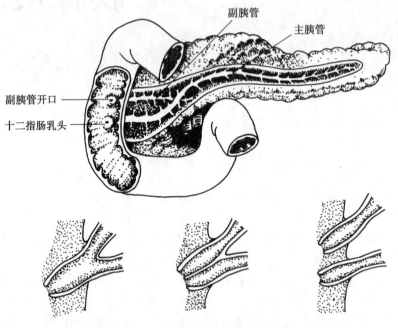

图 27-1-2　胰管系统的解剖关系

在胰腺的胚胎发育过程中会引起各种先天性异常，常见的有异位胰腺、胰腺分裂、环状胰腺、胰腺部分缺如等。异位胰腺常见于前肠，以胃、十二指肠和麦克尔憩室黏膜下层多见，异位胰腺通常没有症状，部分可能导致肠套叠、梗阻、溃疡或出血，对有症状的异位胰腺应行切除治疗。胚胎发育过程中，在腹胰和背胰旋转融合时，如旋转异常并在沿途移行中遗留胰腺组织，形成围绕十二指肠一周的胰腺组织，称为环状胰腺。如果腹胰胰管和背胰胰管不能完全融合，则形成胰腺分裂。

胰腺的血液供应十分丰富，围绕胰腺的动脉弓构成了腹腔干和肠系膜上动脉之间的侧支循环。胰头的动脉来源于胰十二指肠上、下动脉前后支相互吻合而成的胰十二指肠前、后动脉弓，胰十二指肠上动脉来自胃十二指肠动脉，胰十二指肠下动脉来自肠系膜上动脉。胰体尾的动脉主要来自脾动脉，部分直接来源于腹腔干的胰背动脉及其分支胰横动脉，或者由脾动脉的分支胰大动脉和胰尾动脉所供应。胰腺的静脉多与同名动脉伴行，经脾静脉和肠系膜上静脉回流入门静脉。胰头部的淋巴液分上、下两个方向回流：胰十二指肠前、后淋巴结的上组和幽门下淋巴结向上汇入肝总动脉旁淋巴结和腹腔干周围淋巴结；胰十二指肠前、后淋巴结的下组向下汇入肠系膜上动脉周围淋巴结。胰体尾部的淋巴引流到脾门、腹腔干、腹主动脉、横结肠或肠系膜淋巴结。胰腺受交感神经和副交感神经的双重支配，交感神经是胰腺疼痛的主要通路，副交感神经对胰岛、腺泡和导管起调节作用。

胰腺是人体第二大腺体，兼有外分泌和内分泌功能。胰腺的外分泌功能主要是分泌胰液，胰液的主要成分为水、碳酸氢钠和消化酶。每日胰液正常分泌量为 500 ～ 750 ml，pH 为 7.4 ～ 8.4，由腺泡细胞和导管细胞共同分泌。胰液富含各种消化酶，消化酶的分泌受到体液和神经的双重调节，以体液调节为主。胰腺分泌的消化酶主要有糖水解酶类，如淀粉酶；蛋白水解酶，如蛋白酶、弹力蛋白酶、糜蛋白酶等；脂肪水解酶类，如脂肪酶、磷脂酶；核酸水解酶类，如核糖核酸酶、去氧核糖核酸酶。其中，蛋白水解酶在胰腺以酶原的形式存在，在分泌入十二指肠后，在十二指肠黏膜分泌的肠激酶的作用下，胰蛋白酶原激活形成具有活性的蛋白酶，进一步激活其他酶原。

胰腺的内分泌功能来源于胰岛，胰腺中含有 100 余万个胰岛，胚胎时期胰岛约占胰腺总重量的 1/3，成人约占 2%。每个胰岛约由 3000 个细胞构成，主要有 A、B、D、F 四种细胞（表 27-1-1）。胰岛内还有极少量肠嗜铬细胞（enterochromaffin cell，EC cell），分泌 P 物质和 5- 羟色胺。正常情况下胰岛内没有分泌促胃液素的 G 细胞，但促胃液素瘤可发生于胰头及钩突。胰腺的内分泌功能受血糖水平、胃肠道激素和神经的调节，特别是肠 - 胰岛轴在调节胰腺内分泌功能中发挥了重要作用。同时，内分泌和外分泌功能之间也互有调节，构成胰岛 - 腺泡轴。

表27-1-1　胰岛细胞的构成与功能

细胞类型	占比	内分泌激素	胰腺内分布情况
A	10%	胰高血糖素	胰腺整体均匀分布
B	70%	胰岛素	体 / 尾
F	15%	胰多肽	胰头 / 钩突
D	5%[1]	生长抑素	胰腺整体均匀分布
D₁	5%[1]	血管活性肠肽	胰腺整体均匀分布

1. D 细胞及 D_1 细胞共同占胰岛细胞的 5%

第二节　急性胰腺炎

急性胰腺炎（acute pancreatitis，AP）是常见的急腹症，大部分患者病情较轻、预后好，死亡率不超过 1%；但仍然有 10% ～ 20% 的病例炎症迅速进展，病情显著恶化，表现为重症胰腺炎，出现多器官功能衰竭和脓毒症，死亡率可达 10% ～ 30%。

【病因及发病机制】

急性胰腺炎的始动因素是各种原因导致的胰腺腺泡分泌的消化酶被异常激活引起的对胰腺及其周围组织的消化作用，即"自我消化"。正常情况下，腺泡细胞分泌的消化酶并不能引起自身消化，这是由于胰腺导管上皮有黏多糖保护，而大部分胰酶以无活性酶原的形式分泌，同时胰液中含有少量胰酶抑制物。酶原的未激活状态是维持胰腺正常生理功能的关键，而任何原因造成酶原的异常激活是急性胰腺炎的病因。

当酶原被异常激活，将会引起胰腺组织的自身消化，引起炎症反应，导致大量细胞因子及炎症介质的释放，包括白介素 -1（IL-1）、白介素 -6（IL-6）和肿瘤坏死因子 α。细胞因子的快速释放，使粒细胞迅速发生活化，进一步导致溶酶体酶和炎性介质释放，并向细胞间质逸出，从而加重胰腺毛细血管血管内皮和腺泡的损伤。另外，血小板活化因子在急性胰腺炎的发病中也起到重要作用。在 80% ～ 90% 的病例中，这种炎症因子的释放和炎症反应都是自限性的。如果这种炎症反应过度激活，相应的细胞因子、炎症介质引起急性胰腺炎加重，可导致肝、肾、呼吸等器官衰竭。

胰腺的血供丰富，但在胰腺炎的情况下会出现微循环障碍，造成胰腺水肿，甚至出血、坏死，坏死组织进一步引起感染。如果感染得不到有效控制，则可引起全身脓毒症。胰腺坏死组织引起的感染均为混合性感染，其致病菌多为革兰氏阴性杆菌、厌氧菌和真菌。同时由于急性胰腺炎时肠黏膜相对缺血、缺氧，加上长期禁食，使其黏膜屏障作用遭到破坏，细菌和内毒素移位到肠外，可引发全身炎症反应综合征（systemic inflammatory response syndrome，SIRS）。

急性胰腺炎的病因较为复杂，成人以胆源性（胆石性）和酒精性胰腺炎最为常见，占 70% ～ 80%；儿童中最常见的原因为腹部外伤和全身系统性疾病。

1. 胆源性或胆石性因素 胆源性或胆石性因素是胰腺炎的最常见病因。正常情况下，胰腺实质和胰管之间、胰管和十二指肠之间以及胰管与胆道之间存在压力梯度，不会发生异常反流，而 Oddi 括约肌、胰管管口括约肌均可防止反流。胆源性胰腺炎其可能的机制包括两方面：第一是胆石引起胰管梗阻，引起胰腺损伤；第二是"共同通道"理论，当胆道结石嵌顿于"共同通道"的远端时，胆汁可反流入胰管。感染状况下，胆汁中的细菌能使胆汁中的结合胆酸变成游离胆酸，游离胆酸对胰腺有很强的损伤作用，能激活胰酶中的磷脂酶原 A，产生激活的磷脂酶 A，后者作用于胆汁中的卵磷脂，产生有细胞毒性的溶血卵磷脂，引起胰腺组织的出血、坏死。

2. 酒精 酒精是第二常见的病因，其机制可能为大量饮酒能刺激胰液分泌，使胰管内压力增高，而且大量饮酒还可引起 Oddi 括约肌痉挛，导致细小胰管破裂。此外，酒精对胰腺的直接损伤作用亦是导致急性胰腺炎发生的重要因素。

3. 十二指肠液反流 由于各种原因导致十二指肠内压力升高，Oddi 括约肌功能减退，十二指肠液可反流入胰管，其中的肠激酶可激活胰液中的酶原，从而导致急性胰腺炎的发生。

4. 高脂血症 由于遗传性脂质代谢障碍引起的高三酰甘油血症是急性胰腺炎的重要病因，Frederickson 分类中，Ⅰ、Ⅳ和Ⅴ型血脂异常都伴有严重的高三酰甘油血症，易于发生急性胰腺炎。而继发于糖尿病、酗酒和药物的高脂血症较少引起急性胰腺炎。乳糜样血清或血清三酰甘油超过 11.3 mmol/L，基本可以确诊高脂血症相关胰腺炎。高脂血症诱发急性胰腺炎的机制尚不明确，其可能机制是三酰甘油在胰脂肪酶的作用下生成游离脂肪酸，对腺泡的直接损伤作用所致。

5. 高钙血症 高钙血症可导致胰腺损伤，引起急性胰腺炎，多见于原发性甲状旁腺功能亢进症患者。其可能的机制为血钙升高能将胰蛋白酶原激活为胰蛋白酶，高血钙还可引起胰管内钙的沉积，导致导管阻塞，诱发胰腺炎。

6. 胰管梗阻 各种原因引起的胰管梗阻均可引起胰腺炎，包括胰腺分裂、胰腺癌、十二指肠壶腹肿瘤等，其中胰腺癌导致的胰管梗阻较少引起胰腺炎。

7. 内镜下胰胆管造影（endoscopic retrograde cholangiopancreatography，ERCP） 急性胰腺炎是 ERCP 术后最常见的并发症，发生率约为 5%，特别是在反复尝试胰管插管、Oddi 括约肌功能障碍的患者。对于高危患者术前和（或）术后予以吲哚美辛栓剂肛塞可以起到预防作用。

8. 其他原因 急性胰腺炎的病因复杂多样，除以上常见的病因外，还包括饮食、创伤、感染、药物、自身免疫、遗传等。此外，还有少数急性胰腺炎经实验室检查及影像学检查后未发现明确病因，则称之为特发性胰腺炎（idiopathic acute pancreatitis，IAP）。

【病理】

急性胰腺炎依据病理可分为两型，即间质水肿型胰腺炎和坏死型胰腺炎。急性胰腺炎早期表现多为间质水肿和炎症反应，后期以胰腺实质坏死、出血为主。

1. 间质水肿型胰腺炎 由于炎性水肿引起弥漫性或局限性胰腺肿大，表现为胰腺被膜充血水肿，背膜下可有积液，少数患者可见被膜下散在脂肪坏死或皂化斑（脂肪酸钙）。显微镜下可见腺泡和间质水肿、炎症细胞浸润，可伴有轻度出血和灶状坏死。CT 检查表现为胰腺局限性或弥漫性肿大，胰周脂肪间隙模糊，可伴有胰周积液，但增强扫描胰腺实质均匀强化。间质水肿型胰腺炎占急性胰腺炎的 80% 左右，预后良好。

2. 坏死型胰腺炎 胰腺实质和（或）胰周组织出现坏死应考虑为坏死型胰腺炎，表现为腺体肿胀伴大片出血及坏死，坏死灶呈深红色或灰黑色，腹腔及腹膜后间隙伴有血性渗液。显微镜下可见脂肪坏死和腺泡严重破坏，腺泡及小叶结构模糊不清，小叶间隙消失，胰腺导管扩张，动脉血栓形成，坏死灶外有炎症细胞包绕。CT 检查表现为正常胰腺及胰周脂肪结构消失，增强扫描胰腺实质强化明显减低，合并感染时坏死灶可出现气泡。

【临床表现】

急性胰腺炎病因不同，病理变化性质不同，临床症状表现不一。大部分患者均有腹痛症状，以腹胀和呕吐为突出表现。其中间质水肿型胰腺炎症状较轻，多呈自限性；坏死型胰腺炎发病急，病情重，变化迅速，多伴有休克及多种并发症。

1. 腹痛 为主要症状，多于饱餐和饮酒后突然发作，程度剧烈，呈上腹部持续性疼痛。坏死型胰腺炎患者还可出现全腹剧烈疼痛，伴双侧腰背部胀痛。疼痛的程度与病情变化一致，疼痛的位置与炎症部位相关，如胰腺炎局限于胰头，腹痛以上腹部为主，胰体尾部则以左上腹为主，累及全胰则呈束带状腰背部疼痛。

2. 腹胀 是急性胰腺炎患者的主要突出症状，腹胀一般较为明显，腹胀的程度通常也可反映病情的严重程度。腹胀主要原因为急性胰腺炎的大量渗出、组织间隙水肿、炎症因子刺激腹腔神经丛、肠麻痹、腹腔肠管积气扩张等。

3. 呕吐 发病开始即出现频繁恶心、呕吐是急性胰腺炎的另一个重要症状。呕吐后腹痛、腹胀并不缓解，呕吐物多为胃内容物，少数呕吐物为咖啡样物质。

4. 感染中毒症状 急性胰腺炎早期可有中等程度发热，胆源性胰腺炎伴胆道梗阻者或坏死型胰腺炎合并感染时常有寒战、高热，严重时引起感染中毒性休克。

5. 其他 25% 左右的患者可出现不同程度的黄疸，多因结石梗阻、胰腺水肿压迫胆总管或长期禁食引起的肝损害所致。重症患者还可出现少尿、消化道出血、呼吸困难、手足抽搐、弥散性血管内凝血等表现，少数严重者可出现精神症状，包括各种意识障碍甚至昏迷。

【体格检查】

急性间质水肿型胰腺炎为上腹部轻度局限性腹膜炎体征，压痛部位和胰腺炎累及部位有关。急性坏死型胰腺炎患者可有不同程度的休克体征，伴上腹部或全腹弥漫性腹膜炎，可伴有黄疸，肠鸣音减弱或消失。部分患者因胰酶及坏死组织液穿透筋膜与肌层渗入腹壁皮下，可见肋腹部皮肤呈片状青紫色斑（Grey-Turner 征）或脐周皮肤青紫色斑（Cullen 征），为皮下脂肪溶解、毛细血管破裂出血所致。

【实验室检查】

急性胰腺炎的实验室检查主要和胰腺的内、外分泌功能和胰腺炎的病理生理过程相关。淀粉酶和脂肪酶定是诊断急性胰腺炎的重要检查。血清淀粉酶在发病 1 ～ 2 小时内即开始升高，24 小时达到峰值，2 ～ 5 天逐渐恢复正常。尿淀粉酶在发病 12 ～ 24 小时开始上升，下降缓慢，可持续 1 ～ 2 周甚至更长时间。脂肪酶对于诊断胰腺炎的特异性要优于淀粉酶。血淀粉酶的半衰期要短于脂肪酶，发病 24 ～ 48 小时以后就诊的患者，血淀粉酶可升高不明显，而脂肪酶还处于升高阶段。在消化道穿孔、肠系膜缺血性疾病、腹膜后血肿、输卵管炎、巨淀粉酶血症、腮腺炎等疾病中，淀粉酶可有升高，而脂肪酶一般多正常；合并高脂血症的急性胰腺炎患血清淀粉酶可无升高，而血清三酰甘油高于 11.3 mmol/L。

淀粉酶水平不能反映胰腺炎的严重程度，血钙、血糖及 C 反应蛋白可能与疾病严重程度及预后相关。血清钙的下降程度与胰腺炎严重程度及预后相关，血清钙的降低与脂肪坏死和皂化斑的形成有关。胰腺炎患者多有血糖升高，早期血糖升高由应激反应所致，后期和胰岛破坏、内分泌功能不足有关。若长时间禁食的胰腺炎患者血糖大于 11.0 mmol/L，则提示胰腺广泛坏死、预后不良。C 反应蛋白（C-reactive protein，CRP）在发病后 48 ～ 72 小时达到峰值，CRP 的水平和胰腺炎严重程度相关，CRP 大于 150 mg/ml 提示重症胰腺炎可能。

急性胰腺炎患者多有血白细胞升高和肝酶升高，碱性磷酸酶水平的升高往往提示胆源性胰腺炎；动脉血气分析可以反映机体的酸碱平衡和电解质情况；合并肾衰竭时相应肾功能检查可有改变。对于坏死性胰腺炎继发感染者，可在 CT 或超声引导下穿刺，将吸出液或坏死组织进行细菌和真菌检查及培养。

【影像学检查】

1. 腹部超声检查 腹部超声方便、易行，临床上使用广泛，但胰腺是腹膜后器官，腹部超声容易受到胃肠道积气的影响。腹部超声多表现为胰腺弥漫性肿胀，间质水肿型胰腺炎胰腺实质呈均匀低回声分布；坏死型胰腺炎可出现粗大强回声。腹部超声要注意胆道结石情况，用于评估是否存在胆源性胰腺炎。

2. CT 间质水肿型胰腺炎表现为胰腺腺体肿大，脂肪间隙模糊，胰周有少量渗出。胰腺增强 CT 是诊断胰腺坏死最有效的方法，可见多个大小不一、形态各异的低强化灶。

3. MRI 急性胰腺炎在 MRI 上的特点类似于 CT 检查，核磁共振胆胰管成像能够显示胆管、胰管，对于诊断胆源性胰腺炎有重要意义。

【诊断和鉴别诊断】

临床上符合以下 3 项特征中的 2 项即可诊断急性胰腺炎：①急性胰腺炎典型的腹痛；②血清淀粉酶和（或）脂肪酶至少高于正常上限值的 3 倍；③腹部影像学检查符合急性胰腺炎影像学改变。腹腔穿刺液呈血性且淀粉酶增高，提示坏死型胰腺炎。胰腺增强 CT 联合腹腔穿刺、细菌培养是诊断坏死型胰腺炎继发感染的主要依据。

间质水肿型胰腺炎需与胆道疾病、消化性溃疡、急性阑尾炎或肠梗阻等急腹症相鉴别；坏死型胰腺炎则需与绞窄性肠梗阻、肠系膜血管栓塞和急性心肌梗死等相鉴别。

【并发症】

（一）局部并发症

1. 急性胰周液体积聚 发生于急性胰腺炎早期，表现为胰周或远隔间隙液体积聚，单发或多发，并缺乏完整包膜。

2. 胰腺假性囊肿 急性液体积聚持续存在 4 周后，可被纤维组织包裹而形成非上皮性囊肿，称为假性囊肿。

3. 急性坏死物积聚 见于坏死型胰腺炎，发生于急性胰腺炎早期，表现为液体和坏死胰腺实质或胰周坏死组织的混合性积聚。

4. 包裹性坏死 急性坏死物积聚持续超过 4 周者，由反应性组织形成的囊壁包裹坏死的胰腺或胰周组织构成，病灶可多发，也可远离胰腺组织。

以上每种局部并发症都存在无菌性及感染性两种情况，其中急性胰周液体积聚多为无菌性，急性坏死物积聚和包裹性坏死继发感染称为感染性坏死（infected necrosis）。

（二）全身并发症

全身并发症主要包括器官功能衰竭、SIRS、脓毒症、腹腔间隔综合征、胰性脑病等，其中以器官功能衰竭最为重要，循环、肾及呼吸功能衰竭是影响急性胰腺炎预后的关键因素。

【临床分级标准】

胰腺炎的临床分级对于指导胰腺炎的治疗和评估预后有重要意义，主要的分级标准有 Ranson 标准、APACHE Ⅱ 评分（Acute Physiology and Chronic Health Evaluation score）、亚特兰大标准（2012）以及 CT 影像分级，目前使用较多的是亚特兰大标准（2012）及 CT 影像分级。Ranson 标准于 1974 年提出，包括入院及入院 48 小时的 11 项指标，由于该标准不能在入院第一时间预测胰腺炎严重程度，同时阳性预测值偏低但阴性预测值较高，因此目前主要用于早期除外重症胰腺炎和预测死亡风险。APACHE Ⅱ 评分于 1985 年提出，是临床中广泛使用的全身综合状况评分系统，该评分系统能够客观地反映急性胰腺炎患者全身状况，但是不能够反映局部并发症的情况。

亚特兰大急性胰腺炎标准是目前使用广泛的分级体系，其将急性胰腺炎分为轻症急性胰腺炎（mild acute pancreatitis，MAP）、中重症急性胰腺炎（moderate severe acute pancreatitis，MSAP）和重症急性胰腺炎（severe acute pancreatitis，SAP）三级。轻症急性胰腺炎占急性胰腺炎的多数，不伴有器官功能衰竭、局部和全身并发症，疾病过程多表现为自限性。若急性胰腺炎伴有器官衰竭、局部并发症（脓肿、坏死和假性囊肿），考虑存在重症胰腺炎。根据严重程度又分中重症和重症急性胰腺炎，一过性（≤ 48 h）的器官功能障碍为中重症急性胰腺炎，伴有持续（> 48 h）的器官衰竭为重症急性胰腺炎。

腹部 CT 能够用于判断急性胰腺炎的范围和局部并发症，基于腹部 CT 的影像学评分对于评估严重程度和预后有重要意义，常用的包括的为 Balthazar CT 分级，CT 严重程度指数（computed tomography severity index，CTSI）。CT 分级基于局部并发症，特别是胰腺坏死，因此在疾病早期坏死尚不明显时应用受限。

【病程分期】

根据病程发展规律，急性胰腺炎可划分为早期、中期及后期，以重症胰腺炎最为典型。

1. 早期（急性期）　起病至 2 周，以 SIRS 和器官衰竭为主要表现，构成第一个死亡高峰，因此早期的治疗重点是加强监护、维持内环境稳定和保护重要脏器功能。

2. 中期（演进期）　发病 2 ~ 4 周，主要表现为胰周液体积聚或坏死物积聚，中期应重点关注有无合并感染。

3. 后期（感染期）　发病 4 周以后，以胰腺坏死继发感染和由此引发的多器官功能衰竭为特征，表现为胰腺及胰周坏死组织感染、全身细菌感染、深部真菌感染等，继而可引起感染性出血、消化道瘘等并发症，构成重症胰腺炎的第二个死亡高峰。

【治疗】

急性胰腺炎的治疗和疾病的病理类型、临床分期和严重程度相关，对于不同病因导致的胰腺炎还要对病因进行处理。

1. 一般治疗　一般治疗包括各种保守治疗和支持治疗措施，是胰腺炎治疗的基础，对于大部分间质水肿型急性胰腺炎、无明确感染证据的急性胰腺炎，采用一般治疗即可获得满意结果。

（1）禁食和胃肠减压：使胰腺处于"休息状态"，减少胰腺分泌，同时胃肠减压还可以减轻胃潴留和改善腹胀。

（2）液体复苏：对所有急性胰腺炎患者，都应早期进行积极的液体复苏，液体复苏以等渗晶体液为基础。液体复苏要视患者的年龄、体重、生命体征、意识状态、皮肤干燥程度、尿量等情况具体实施，必要时可行有创监测，如中心静脉压或肺毛细血管楔压。

（3）镇痛：对诊断明确无禁忌证者，可对症给予充分镇痛（阿片类镇痛药，如哌替啶、吗啡）。吗啡可以引起 Oddi 括约肌张力升高，但用于胰腺炎镇痛并未引起不良反应。

（4）胰酶抑制治疗：生长抑素及其类似物、质子泵抑制剂能抑制胰酶分泌，蛋白酶抑制剂能够抑制胰酶的释放和激活，但目前胰酶抑制治疗用于急性胰腺炎还缺少进一步的临床证据。

（5）抗生素：对于没有感染表现的急性胰腺炎患者不主张预防使用抗生素。如果患者出现持续高热（体温> 38.5 ℃）、血清降钙素原明显升高、血白细胞计数显著升高，特别是在重症胰腺炎患者中，应考虑存在全身系统性感染或胰腺及胰周感染。CT 可见胰腺坏死伴气泡征是细菌感染的重要临床证据，还可通过血培养、穿刺物培养等进一步明确感染细菌类型。急性胰腺炎合并细菌感染的主要致病菌为革兰氏阴性菌和肠球菌。治疗细菌感染应用选择通过血胰屏障的广谱抗生素，如碳青霉烯类、喹诺酮类、含酶抑制剂的青霉素或三代头孢菌素、甲硝唑等。针对耐药菌感染可选用万古霉素、利奈唑胺、替加环素等。疗程为 1 ~ 2 周，必要时可延长使用时间。对于临床上无法用细菌感染来解释的感染症状，应注意有无真菌感染，可经验性应用抗真菌药，同时进行血液或体液真菌培养。要注意避免二重感染，保护肠道菌群，对于肠道难辨梭菌感染，可予以口服万古霉素或甲硝唑。

（6）营养支持：急性胰腺炎治疗应尽量缩短禁食时间，对胃肠道功能允许患者应积极采用肠内营养（如空肠营养管）。对胃肠道不允许者可采用肠外营养，待肠道功能恢复后及时采用肠内营养，避免长期肠外营养引起的导管性并发症、代谢性并发症及肠源性感染。患者症状消失，血淀粉酶明显下降，情况允许即可恢复经口进食，但约 20% 的患者在经口进食后再次出现相关腹痛症状。

（7）重症监护：急性胰腺炎易于合并各种脏器功能衰竭，要密切监测呼吸功能、循环功能、肾功能、肝功能及肠道功能，同时积极的液体复苏也需要密切观察容量与循环。

（8）中药治疗：通过胃管注入中药生大黄等，可以减少腹胀，保护肠道菌群，促进肠道功能恢复。

（9）血液滤过：急性胰腺炎能够释放大量的细胞因子及炎症介质，可采用血液滤过，减少细胞因子、炎症介质，以减轻炎症反应，改善全身状况。

（10）脏器功能支持与维护：对急性胰腺炎要注意脏器功能支持与维护，对于出现脏器功能衰竭的患者，在积极治疗胰腺炎的基础上予以脏器功能支持。肺损伤是急性胰腺炎最常见的全身系统性并发症，给予鼻导管或面罩吸氧，维持氧合，动态监测动脉血气，必要时采用机械通气。给予积极的液体复苏，维持循环稳定，监测尿量，避免使用损伤肾药物，急性肾衰竭时主要采用连续肾替代疗法（continuous renal replacement therapy，CRRT）。肝功能异常时可予以保肝药物，尽早恢复肠内营养，避免肠外营养引起的肝损害。

2. 局部并发症的治疗　急性胰周液体积聚不合并感染时无需特殊处理，可自行吸收。急性坏死物积聚和包裹性坏死经常合并感染，由此引起的脓毒症、出血等合并症是急性胰腺炎后期的主要死亡原因。胰腺假性囊肿的治疗见本章第三节。胰腺坏死合并感染以保守治疗为主，包括抗生素治疗和各种支持治疗，还要重点关注和治疗各种脏器功能衰竭。保守治疗无效时，可考虑腹部超声或 CT 引导下的经皮穿刺置管引流术（percutaneous catheter drainage，PCD）和内镜下胰腺坏死组织引流及清创术。对于局部并发症引起的动脉性出血，可选择介入栓塞治疗。

对于胰腺坏死合并感染，手术清除坏死组织曾经是治疗的首要措施，包括网膜囊、胰周及腹膜后间隙的减压、引流、冲洗和暂时性腹腔关闭技术。然而开腹坏死组织清除术的围术期死亡率可达 25% ～ 30%，特别是在发病 14 天内行开腹坏死组织清除术者死亡率可达 75%，15 ～ 29 天行开腹坏死组织清除术者死亡率为 45%，而 30 天以后明显下降，为 8%。目前临床使用较多的是微创腹膜后胰腺坏死组织清除术（minimal access retroperitoneal pancreatic necrosectomy，MARPN）和腹腔镜坏死组织清除术。微创腹膜后胰腺坏死组织清除术包括各种经皮途径，采用肾镜、软镜或硬镜下的腹膜后坏死组织清除，统称视频辅助下腹膜后坏死组织清除术（videoscopic assisted retroperitoneal debridement，VARD）。目前关于手术的原则主要是延后、阶梯治疗和损伤控制，即以保守治疗为主，病情允许的情况下尽可能推迟手术（4 周以后）；保守治疗效果不满意首先选择各种穿刺引流技术，穿刺引流技术不满意时选择各种微创坏死组织清除技术；以上治疗方式均无效，则考虑行开腹手术。手术应遵循损伤控制原则，不应追求彻底清除坏死组织，应以控制感染为主要目的，避免手术造成的出血、肠瘘等。

3. 腹腔间隔综合征的治疗　腹腔间隔综合征（abdominal compartment syndrome，ACS）是指腹内压（intra-abdominal pressure，IAP）出现稳定升高并且 > 20 mmHg，同时合并有新的器官功能障碍和衰竭。重症胰腺炎多合并有腹内压升高，严重时可出现腹腔间隔综合征。重症胰腺炎合并腹腔间隔综合征，病情危重，死亡率高，治疗困难。腹内压超过 12 mmHg 诊断腹内压增高（intra-abdominal hypertension，IAH）。腹内压一般采用膀胱测压法，患者取平卧位，腹肌松弛，排空膀胱后，通过导尿管向膀胱内滴入 25 ml 生理盐水，以腋中线作为零点，测得呼气末时的压力即为腹内压。ACS 的治疗原则是及时采用有效的措施降低 IAP，包括胃肠道减压及导泻、镇痛、镇静、充分松弛肌肉、床旁行血液滤过以减轻组织水肿、B 超或 CT 引导下引流以减轻腹内压。对于保守治疗效果不佳或者腹腔内压力超过 25 mmHg 者应考虑积极开腹减压，暂时性关闭腹腔，要尽量避免在急性胰腺炎早期因腹腔间隔综合征行开腹手术。

4. 病因治疗

（1）胆源性胰腺炎：对于轻症胆源性胰腺炎，多不需行 ERCP，大部分患者会在 48 小时内症状缓解。对于重症胆源性胰腺炎，合并胆管炎或胆管梗阻，应尽早行 ERCP。约 30% 的胆源性胰腺炎会再次发作，因此对于胆源性胰腺炎患者在恢复期应行胆囊切除，以减少复发。对于轻症患者，可在出院前行胆囊切除；对于重症患者可在 6 周以后行胆囊切除。

（2）高脂血症性胰腺炎：应避免脂肪乳剂，避免应用可能升高血脂的药物。药物治疗可采用小剂量低分子肝素和胰岛素，血浆置换能够快速降低血脂水平。

（3）其他：对于因肿瘤引起的胰管梗阻导致的急性胰腺炎应针对肿瘤进行治疗，对于甲状旁腺功能亢进、高钙血症引起的急性胰腺炎应针对甲状旁腺功能亢进进行治疗；对于胰腺分裂引起的急性胰腺炎，可行 ERCP 支架置入，解决胰液引流不畅的问题。

第三节　胰腺假性囊肿

胰腺假性囊肿（Pancreatic Pseudocyst）是急性胰腺炎或胰腺损伤后（包括医源性损伤）的并发症，有 5% ～ 15% 的急性胰周液体积聚会形成假性囊肿。胰腺假性囊肿的形成是由于胰管破裂、富含胰酶的液体积聚在网膜囊内，逐渐由胶原纤维和肉芽组织包裹形成囊壁，内壁无上皮细胞覆盖，故称为假性囊肿。假性囊肿一般 2 周左右开始形成，4 ～ 6 周囊壁成熟。

【临床表现】

胰腺假性囊肿患者多有胰腺炎或上腹部外伤病史，约 50% 的患者有相关症状。临床表现为上腹逐渐膨隆、腹胀，可伴有持续性疼痛，向季肋部和腰背部放射。囊肿压迫胃、十二指肠、胆总管，可引起消化道梗阻和胆道梗阻相关症状，如呕吐、黄疸。急、慢性炎症所致的消耗可使患者明显消瘦。体格检查上腹部可触及固定的包块，合并感染者可有发热和触痛。若囊肿破裂，则产生腹膜炎体征。

【辅助检查】

部分患者血、尿淀粉酶可升高。超声检查可确定囊肿的部位、大小。CT 和核磁共振检查对定位、定性诊断均有重要意义，还可鉴别肿瘤性囊肿，核磁共振检查在判断胰管是否断裂、囊肿和胰管关系方面更有优势。对于临床上诊断不明的囊性占位，可行超声内镜引导下囊肿穿刺，用以检测囊液性质、囊液淀粉酶和癌胚抗原，对于鉴别囊肿性质有重要意义。典型的假性囊肿囊液不含黏液，淀粉酶水平明显升高，而癌胚抗原水平较低。

【诊断和鉴别诊断】

对于有明确胰腺炎病史和外伤史的患者，结合典型的影像学变化，诊断胰腺假性囊肿较为明确。对于没有胰腺炎病史或外伤史的患者，要注意和胰腺囊性肿瘤的鉴别（表 27-3-1）。随着腹部影像学检查的广泛开展，越来越多的胰腺囊性肿瘤得到了诊断。胰腺囊性肿瘤包括导管内乳头状黏液性肿瘤（intraductal papillary mucinous neoplasm，IPMN）、黏液性囊腺瘤（mucinous cystic neoplasm，MCN）、浆液性囊腺瘤（serous cystic neoplasm，SCN）、实性假乳头状肿瘤（solid pseudopapillary tumor，SPT）、囊性神经内分泌肿瘤、囊腺癌等（表 27-3-1）。胰腺囊性肿瘤要注意与假性囊肿鉴别，避免对肿瘤性囊肿采取囊肿空肠吻合的治疗方式。

表27-3-1　胰腺囊性病变

	假性囊肿	黏液性囊腺瘤	浆液性囊腺瘤	导管内乳头状黏液性肿瘤
年龄（岁）	40～60	50～60	60～70	60～70
性别	男女相当	女性常见	女性多见	男女相当
部位	各部位可见	胰体、尾多见	各部位可见	胰头多见
影像学特点	光滑厚壁囊肿，可见腺体萎缩、钙化	厚壁光滑单发大囊，可有实性成分，可见蛋壳样钙化	薄壁多发小囊，可见分隔，重要星状瘢痕伴钙化	边界不清、分叶、多囊性，可见胰管扩张
胰管关系	相通	极少相通	不通	相通
囊液淀粉酶	升高	正常	正常	升高
囊液癌胚抗原	低	低	高	高

【治疗】

对于直径 < 4 cm、无胰管梗阻、囊肿与胰管不通、位于胰体、尾的无症状胰腺假性囊肿，可临床密切观察，大部分病例可自行吸收。对于有临床症状、直径 ≥ 6 cm 的胰腺假性囊肿可选择内镜或手术治疗。和主胰管相通的假性囊肿，可放置胰管支架管引流囊肿；对合并胰管狭窄的患者，应通过胰管支架或扩张解决胰管狭窄；内镜及超声内镜下胰腺假性囊肿内引流术可在一定程度上替代手术治疗，但对假性囊肿与胃壁或十二指肠的关系、内镜下是否可见局部压迹等均有一定的要求。对囊肿破裂、出血或继发感染以及全身状况差、考虑无法耐受手术者，可选择腹部超声或 CT 引导下的经皮穿刺置管引流术，但容易出现胰外瘘和囊肿复发。

对于内镜引流失败、不能除外肿瘤性病变患者，应行手术治疗。将假性囊肿与空肠或胃吻合，一般以囊肿空肠 Roux-en-Y 吻合较为常用。随着腹腔镜技术的不断进步，腹腔镜胰腺假性囊肿内引流术逐渐替代了传统的开放式手术。内引流术应遵循三个原则：

（1）吻合位置要选择囊肿最低位，以利通畅引流。

（2）吻合口要尽量大，以免吻合口狭窄致囊肿复发、囊液潴留。

（3）对不能除外囊性肿瘤者，术中应切取部分囊壁组织行快速病理学检查。

第四节　胰腺癌与壶腹部癌

一、胰腺癌

胰腺癌（pancreatic carcinoma）是来源于胰腺上皮组织的恶性肿瘤，其发病率和死亡人数呈逐年上升的趋势。2017 年美国癌症协会相关数据显示，美国胰腺癌新发病例在男性中为第 11 位、女性为第 8 位，居恶性肿瘤死亡率第 4 位。预计在 2020 年，胰腺癌在美国范围内癌症相关死亡原因排行中将上升至第 2 位。胰腺癌恶性程度高、切除率低、术后易于早期转移、预后差。近 10 年来，胰腺外科取得了令人瞩目的进步，多学科协作（multidisciplinary team，MDT）、微创手术（minimally invasive surgery，MIS）、快速康复（enhanced recovery after surgery，ERAS）理念逐渐成熟，并深入胰腺癌诊断和治疗的方方面面。

【流行病学】

胰腺癌患者男性多于女性，随着年龄增长，胰腺癌的发病率逐渐增高，其中 60～80 岁患者占全部胰腺癌患者的 80%。吸烟是胰腺癌比较公认的危险因素，其他可能的因素还有慢性胰腺炎、肥胖等。糖尿病和胰腺癌的关系尚不完全明确，但新发糖尿病可能是胰腺癌患者的早期症状，特别是无糖尿病家族史、无肥胖、伴有消瘦的新发老年糖尿病患者。在遗传性肿瘤综合征（如 Peutz-Jegher 综合征、非典型多痣黑色素瘤综合征、遗传性乳腺癌和卵巢癌综合征）患者中，罹患胰腺癌的概率明显升高；在遗传性胰腺炎和囊性纤维化患者中，胰腺癌的发病率也明显升高。

【病理】

胰腺癌以来源于导管上皮细胞的导管腺癌最常见，约占90%，其他少见类型包括未分化癌、胶样癌、髓样癌、鳞癌及腺泡细胞癌等。在胰腺导管上皮内瘤变向导管腺癌转变的过程中，一系列的抑癌基因和癌基因发挥了重要作用。

60%～70% 的胰腺癌位于胰头和钩突部，其余位于体尾部。导管腺癌侵袭性强，患者就诊时多有淋巴结转移、邻近脏器侵犯或远处转移。淋巴结转移多见于胰头前后、肝十二指肠韧带、肠系膜根部、脾动脉、腹腔干及腹主动脉周围淋巴结，直接侵犯多见于十二指肠、胃、脾、肾上腺及横结肠等，还可血行转移至肝、肺、骨等。导管腺癌具有嗜神经性，胰腺腺体内和周围具有丰富的神经组织，这些是导管腺癌易于侵犯神经的解剖基础。同时，肿瘤细胞和神经组织存在相互作用，神经侵犯等是术后肿瘤复发、预后差的重要因素。

【临床分期】

胰腺癌临床分期是指导治疗和评估预后的基础，目前使用较多的是美国肿瘤联合委员会（American Joint Committee on Cancer，AJCC）的 TNM 分期系统，AJCC 于 2017 年公布了第 8 版 TNM 分期系统，详细内容如表 27-4-1 所示。

表27-4-1 胰腺癌TNM分期（AJCC第8版）

原发肿瘤（T）	TX：原发肿瘤无法评估 T_0：无原发肿瘤 Tis：原位癌 T_1：肿瘤最大径 ≤ 2 cm T_{1a}：肿瘤最大径 ≤ 0.5 cm T_{1b}：肿瘤最大径为 0.5～1 cm T_{1c}：肿瘤最大径 ≥ 1 cm，≤ 2 cm T_2：肿瘤最大径 > 2 cm，≤ 4 cm T_3：肿瘤最大径 > 4 cm T_4：肿瘤不论大小，侵犯腹腔干、肠系膜上动脉和（或）肝总动脉	分期： Ⅰ A：$T_1N_0M_0$ Ⅰ B：$T_2N_0M_0$ Ⅱ A：$T_3N_0M_0$ Ⅱ B：$T_{1\sim3}N_1M_0$ Ⅲ：$T_{1\sim3}N_2M_0$ T_4 任何 NM_0 Ⅳ：任何 T 任何 NM_1
区域淋巴结	NX：淋巴结转移无法评估 N_0：无区域淋巴结转移 N_1：1～3 枚区域淋巴结转移 N_2：4 枚及以上淋巴结转移	
远处转移	M_0：无远处转移 M_1：有远处转移	

【临床表现】

胰腺癌早期症状不明显，当肿瘤进展到一定程度时才开始出现临床症状，首先出现的临床症状通常无特异性，易与上腹部的其他脏器疾病（如胃十二指肠、肝胆等器官的疾病）相混淆。在胰腺癌的首发症状中，以上腹部疼痛、饱胀不适、黄疸、食欲缺乏和消瘦为最多见。

1. 腹痛 大部分患者都有程度不一的腹痛，因肿瘤部位和疼痛机制不一，疼痛表现也多种多样。在病变早期腹痛多不明显，主要为中上腹部隐痛、钝痛或饱胀不适，早期腹痛可能和肿瘤压迫、胰管梗阻有关。胰头癌侵犯胆管可引起胆道梗阻，由于胆囊张力较大，可有右上腹痛。胰体尾癌患者可有左上腹痛，当病变侵及腹膜时，可引起较明显的上腹痛。进展期病变多累及腹腔神经丛，典型表现为腰背痛剧烈、持续不缓解、不能平卧、影响睡眠，提示肿瘤局部晚期可能。

2. 食欲缺乏和消瘦　超过 75% 的患者有明显的体重减轻，体重平均减轻 10 kg 左右，体重减轻越多、越快，肿瘤分期越晚，切除的可能性越小。体重减轻的原因包括胰液、胆汁分泌不足导致的食欲减退和消化吸收不良、慢性疼痛、肿瘤消耗等。部分患者在病程早期可仅表现为不明原因的进行性消瘦，尤其是胰体尾癌患者。

3. 黄疸　无痛性进行性黄疸是胰头癌的首发症状之一。钩突癌出现黄疸稍晚，而胰体尾癌则在病程晚期，肝内有转移或肝门淋巴结转移压迫胆管时才出现黄疸。黄疸进行性加重，粪便呈白陶土色，尿液颜色加深，同时伴有皮肤瘙痒。

4. 其他　少数患者在病程中因胆道感染出现持续性低热，甚至出现寒战、高热；少数胰腺癌患者可有典型的急性或亚急性胰腺炎发作；部分患者可有新发糖尿病症状。当肿瘤压迫门静脉、门静脉血栓（瘤栓）形成以及腹膜种植转移时可出现腹水。当侵犯胃、十二指肠时可以出现呕吐、呕血、黑便等。

【诊断】

1. 实验室检查

（1）血清生化检查：常用的生化检查，如血清胆红素和酶类（碱性磷酸酶等）只有在胆道梗阻时才有升高。黄疸患者的血清胆红素常超过 256.5 μmol/L。早期还可出现血、尿淀粉酶升高，空腹血糖升高，糖耐量异常等。

（2）肿瘤标志物：胰腺癌相关肿瘤标志物包括 CA19-9、抗黏蛋白抗体、癌胚抗原（CEA）、胰胎瘤抗原（POA）、胰腺癌相关抗原（PCAA）、CA125、CA195、CA242 等。其中 CA19-9 是特异性和敏感性相对较高的一种，临床应用广泛，对于胰腺癌的鉴别诊断具有一定意义。CA19-9 即糖抗原决定簇 19-9（carbohydrate antigenic determinant 19-9），其水平高低与肿瘤分期、可切除性和预后有一定相关关系。梗阻性黄疸也可引起 CA19-9 明显增高，因此无黄疸患者的血清 CA19-9 升高更具临床意义。根治术后 CA19-9 明显降至正常者预后较好，同时 CA19-9 也可以作为术后监测肿瘤复发的重要依据。

2. 影像学检查　尽早发现病灶，同时准确评估肿瘤的分期及可切除性是治疗胰腺癌的关键，而这些都依赖于影像学检查，特别是以增强 CT 和增强 MRI 为代表的断层影像技术尤为重要。术前影像学检查应重点关注肿瘤局部侵犯范围、血管关系、淋巴结受累以及远处转移。结构化报告能更好地对胰腺癌进行评估，有助于评估可切除性。胰腺薄层增强 CT 能提供高质量的图像用于胰腺癌的诊断和分期，临床中最为常用。胰腺增强核磁共振在胰腺癌的诊断和分期中的作用和 CT 相似。内镜超声（EUS）在检测胰腺肿块方面非常敏感，但是 EUS 是有创检查且检查范围局限于胰腺，通常作为 CT 的辅助手段和获得穿刺病理。正电子发射断层成像/计算机断层成像（PET/CT）可以用于病变性质的鉴别和远处转移灶的发现，以及化疗效果的评价，但不能替代高质量的胰腺薄层增强 CT 检查，特别是对于血管受侵情况的评估。

（1）腹部超声：胰腺癌典型的超声表现为低回声、血流不丰富、边界不规则的肿块，间接征象可见胰管扩张（直径＞ 2～3 mm）。肥胖患者的胰腺超声显像不佳，同时肠道积气也会对胰腺超声检查造成显著影响。尽管腹部超声简便易行且无放射线，但由于其敏感性相对较低，过于依赖于检查者的技术水平，并不是理想的胰腺病变的筛查手段。

（2）内镜超声（EUS）：EUS 是最常用的诊断和评估胰腺占位的内镜技术，具有较高的敏感性和接近 100% 的阴性预测值，特别是和细针穿刺活检联合使用时。对于其他影像学检查不能发现或者之前影像学检查难以定性的较小病变（小于 1 cm），可行 EUS 进一步检查。同时 EUS 也可以对血管侵犯情况做出准确评估。但 EUS 是一种侵入性的检查操作，主要并发症包括出血、胰腺炎、穿孔及肿瘤细胞的腹膜种植。超声内镜 - 细针穿刺活检（EUS-FNA）较少引起肿瘤的腹膜种植转移，其发生率低于各种经皮穿刺活检。

（3）胰腺增强CT：胰腺增强CT使用广泛，是评估胰腺占位时最常用、最确切的检查手段。胰腺增强CT需要进行多期薄层（≤3 mm）扫描，并进行多平面重建（冠状面和矢状面）。增强扫描应包括胰腺实质期和门静脉期。胰腺实质期有助于病灶检出，并对肿瘤与动脉之间的关系进行评估，有利于分期和判断可切除性。门静脉期是评估肿瘤对邻近静脉（肠系膜静脉、门静脉以及脾静脉）侵犯情况以及肝转移的最佳时相。多平面重建图像能够对肿瘤局部侵犯和血管累及情况进行更有效的评估。

胰腺癌在CT中的典型表现是边界不清的肿块影，多数为乏血供，与明显强化的正常胰腺实质相比表现为强化减低；少部分胰腺癌强化等同于正常胰腺实质，在CT检查中常不明显，尤其是在肿瘤较小的情况下；大约10%的胰腺癌不表现为局限的肿块，而是以腺体弥漫增大为表现。胰管突然中断并伴远端扩张是胰腺癌在CT上的重要间接征象。CT还可用来评估胰腺癌的淋巴转移情况，在肿瘤引流区域内出现的异常淋巴结（最短轴＞1 cm、圆形或囊状外观），通常认为是肿瘤淋巴转移。胰头、颈部的肿瘤常转移至腹腔干旁、胰周以及门静脉附近的淋巴结，而胰体尾部的肿瘤常转移至肝总动脉、腹腔干、脾动脉以及脾门处的淋巴结，这些区域以外出现的淋巴转移，如第16组淋巴结，则可被认为是远处转移。肝转移灶的评估常采用CT或者MRI，MRI可以更加敏感地发现小的转移灶，对CT难以定性的病灶，MRI可用来进行再评估。术前检查确定为可切除的胰腺癌，术中却发现不可切除往往是因为在肝和腹膜处已发生了未被CT发现的、小的转移灶。CT、MRI都不能敏感地发现胰腺癌的早期腹膜转移灶。当出现腹膜增厚、腹膜结节和（或）腹水时，应当考虑腹膜转移。

CT是评估肿瘤可能切除性的重要依据，可切除性判定是选择胰腺癌治疗方法的基础，主要依据肿瘤与相应血管的关系和有无远处转移分为可切除、不可切除和临界可切除。对于接受新辅助治疗的临界可切除患者，行影像检查再次评估可切除性时未发现疾病进展（如远处转移），那么就应考虑尝试手术探查。

（4）核磁共振（MRI）：在胰腺癌的检出和分期方面，增强MRI的作用已被证实和CT相同。胰腺癌在MRI中的典型表现是：T1和T2相上边界不清的低信号病灶，增强相对减低，弥散加权相上通常表现为弥散受限。MRI具有较高的组织分辨率，可提高检出率，因此在发现体积较小的肿瘤方面可能更具有优势，尤其是对那些与正常胰腺实质等强化而不易在CT上直接发现的胰腺癌。对于肝病灶性质的判定和肝转移灶的检出，MRI也要优于CT。

（5）正电子发射计算机断层显像（PET/CT）：临床上怀疑胰腺癌时，初次诊断中PET/CT不是常规检查项目，不能替代高质量的CT或者MRI检查，但PET/CT对于鉴别胰腺占位、发现远处转移和评估化疗效果方面是有价值的。

（6）内镜逆行胰胆管造影（endoscopic retrograde cholangiopancreatography，ERCP）：胰腺癌在ERCP表现为主胰管狭窄、管壁僵硬、扩张、中断、移位、不显影或造影剂排空延迟等。对于严重黄疸或伴有胆道感染的患者，可以行ERCP放置胆道支架或鼻胆管引流。ERCP属有创操作，不是常规检查项目，黄疸患者术前行胆道支架引流，可能增加手术术后感染和胰瘘的相关风险。

（7）经皮经肝胆管穿刺造影引流术（percutaneous transhepatic cholangiography drainage，PTCD）：对有梗阻性黄疸、肝内胆管扩张的患者，ERCP失败时可行PTCD，可显示肝内外胆管扩张的程度、狭窄中断的部位等，并可引流胆汁。PTCD容易导致胆漏、出血等并发症，随着其他影像学技术的进步，PTCD主要用于ERCP失败患者的胆管引流，不作为常规检查项目。

（8）选择性血管造影：通过选择性肠系膜上动脉、腹腔干造影，可以判断胰腺肿瘤的部位、大小及浸润范围，是否累及血管，动脉是否存在变异等，从而确定手术切除的可能性和手术方式。随着 CT 技术的快速发展，血管三维重建技术在临床广泛应用，选择性血管造影目前已很少使用。

【治疗】

传统的手术、化疗以及放疗治疗胰腺癌效果均不理想，总体 5 年生存率低于 4%，进展期患者 5 年生存率低于 1% 并多于 1 年内死亡。选择治疗前需要通过各项检查确定患者的病情，必要时可以采用腹腔镜探查，对肿瘤进行可切除性评估和分期，以确定肿瘤的治疗方案，减少不必要的开腹探查。治疗方案应由包括胰腺外科、影像科、病理科、消化内科、化疗科、放疗科、核医学科、超声诊断科等在内的多学科团队共同制订，选择对患者最优的治疗方案。

1. 手术治疗 根治性手术被认为是胰腺癌唯一可能的治愈方法，但因发现时多已远处转移或局部晚期，手术切除率仅有 20%。手术治疗应达到 R_0 切除，R_1 切除并不能带来生存获益。可切除性评估应综合考虑患者的解剖学因素、肿瘤生物学恶性程度和患者全身一般状况综合考虑。精确的术前影像检查是评估解剖学可切除性的主要手段，邻近重要血管受侵是导致局部不可切除的最主要因素。患者血胆红素正常水平情况下血清 CA199 ≥ 1 000 U/ml，伴有 CEA 及 CA125 升高是胰腺癌生物学行为恶性程度高、预后差的表现。

胰头癌的标准根治手术方案为胰十二指肠切除术（Whipple 手术），切除范围包括胰头、远端胃、十二指肠、下段胆管、上段空肠和胆囊，并清扫相应区域的淋巴结，然后进行胆肠吻合、胰肠吻合和胃肠吻合。除此之外还可行全胰切除术、保留幽门的胰十二指肠切除术。与胰头癌相比，胰体尾癌症状不典型，难以早期发现，易于侵犯周围重要血管及其他脏器，R_0 切除率低，术后局部复发率高，预后更差。胰体尾癌应行胰体尾脾切除，并清扫相应区域的淋巴结。与传统胰体尾癌根治术相比，根治性顺行模块化胰脾切除术（Radical antegrade modular pancreatosplenectomy，RAMPS）能够降低切缘阳性率，提高获取淋巴结数目，达到了目前较为理想的肿瘤解剖学切除效果，逐渐成为胰体尾癌根治的标准术式，但其是否可改善长期预后尚无定论。肿瘤侵及周围脏器和血管可行扩大切除（联合脏器切除），在标准手术方案基础上做多个脏器和血管切除，并行血管重建，如结肠、腹腔干等。扩大切除手术风险大，同时没有明显改善患者预后，应谨慎选择。对于肿瘤已无法切除或患者体质和重要脏器功能不能耐受根治性手术，同时伴有胆道、消化道梗阻的，可行姑息手术，如胆肠吻合、胃空肠吻合等；对于肿瘤侵犯腹腔神经丛，药物止痛效果不满意者，可行 ^{125}I 放射性粒子植入或各种腹腔神经从阻滞或灭活以减轻疼痛。

随着腹腔镜技术的进步和设备的发展，腹腔镜下胰腺癌根治手术正在逐渐开展，包括腹腔镜胰体尾癌根治术和腹腔镜胰十二指肠切除术，但关于开腹手术和腹腔镜手术肿瘤学效果的比较还缺少进一步的循证医学证据。机器人手术也已经应用于胰腺外科，手术设备及高额的费用是限制应用的最重要因素。

技术水平的提高和围术期支持治疗的进步使得胰腺手术死亡率在大的胰腺中心降低到 5% 以内，但围术期并发症发生率仍可达 30% 以上，胰腺手术仍然是外科手术中较复杂、风险较高的手术之一。常见的术后并发症包括胰瘘、出血、胃排空障碍等。其中胰十二指肠切除术后最重要的并发症是胰瘘，有临床症状的胰瘘发生率在 20% ～ 40%。

2. 其他治疗 由于胰腺癌术后复发和转移的概率高达 70% ～ 85%，化疗特别是新辅助化疗在胰腺癌治疗中的作用也越来越重要。目前对于局部晚期、临界可切除胰腺癌首选新辅助治疗，评估后再决定是否进行手术已成为标准的治疗方案。胰腺癌化疗方案和药物包括 FOLFIRINOX（氟尿嘧啶、亚叶酸、伊立替康和奥沙利铂）、吉西他滨（Gemcitabine）、白蛋白结合紫杉醇等。放射治疗对部分病例能起到缓解症状的作用，使少数患者病情可得到暂时控制，延长生存期，也用于术前的新辅助治疗和术后辅助治疗。出现胆道梗阻时，采用 ERCP 或 PTCD 放置引流管或金属支架行胆道引流，缓解胆道梗阻和胆管炎，改善由于梗阻性黄疸引起的各种症状，提高生活质量。

二、壶腹部癌

壶腹部癌（carcinoma of the ampulla of Vater）是指发生于胆总管下端、乏特壶腹（ampula of Vater）、十二指肠乳头的恶性肿瘤。由于其所在的特殊解剖部位，与胰头癌有着相同的临床表现，故常作为一个类型，统称为壶腹周围癌（peri-ampullary carcinoma）。但两者在病程、手术切除率、预后等方面均有明显不同，壶腹部癌黄疸出现早，发展缓慢，手术切除率和 5 年生存率都明显高于胰腺癌，5 年生存率可达 50%。

【病理】

壶腹部癌多为腺癌，其次为乳头状癌、黏液癌、未分化癌等。由于位置特殊，很容易阻塞胆总管和主胰管，引起梗阻性黄疸，多数患者出现症状时已有主胰管的侵犯。壶腹部癌亦可直接浸润肠壁，引起十二指肠梗阻及上消化道出血。淋巴结转移较胰头癌晚，多见十二指肠后、肝十二指肠韧带、胰头上下等处的淋巴结。晚期可累及门静脉及肠系膜血管，出现肝转移。家族性腺瘤性息肉病（familial adenomatous polyposis，FAP）和多发性神经纤维瘤病（Von Reckinghausen neurofibromatosis）可合并壶腹部肿瘤，诊治时应予以注意。

【临床表现】

患者发病年龄多在 40 岁以上，以男性居多，临床表现与胰头癌相似。黄疸出现较早，进行性加重，部分患者可因肿瘤坏死、胆管再通而黄疸消退或减轻，并可以再次加重，呈现波动性黄疸。可有肝大、尿色深、粪便色浅及皮肤瘙痒。由于壶腹部癌局部坏死后可导致出血，严重时可出现黑便。后期因肿瘤浸润范围扩大，或伴有炎症而疼痛加重，但较胰头癌为轻。合并胆道感染时，可有寒战、高热。患者还可有食欲缺乏、饱胀、消化不良、腹泻、乏力及体重减轻等症状。

【诊断】

实验室与影像学检查基本与胰头癌相同，早期淀粉酶、血清胆红素多升高，粪便潜血试验几乎都为阳性。钡剂胃肠道造影有利于乏特壶腹癌和十二指肠乳头癌的诊断，ERCP 可以观察十二指肠内侧壁和乳头情况，并可活检、造影，对诊断壶腹部癌具有重要意义。近年来，内镜超声检查术（EUS）也成为重要的检查手段，可以通过 EUS-FNA 取得病理学诊断。

【治疗】

对于可切除患者，标准术式为行胰十二指肠切除术，清扫相应区域的淋巴结。壶腹部局部切除只应用于良性肿瘤以及原位癌，肿瘤直径应小于 3 ～ 4 cm。如肿瘤不能切除或患者不能耐受手术，应通过内镜或 EUS-FNA 取得病理，进行化疗，化疗方案为基于氟尿嘧啶的多种药物联用。同时应行内引流术以减轻黄疸，在内镜放入胆道内支架。若发生十二指肠狭窄，应行胃空吻合或放置十二指肠支架以解除十二指肠梗阻。

第五节　胰腺神经内分泌肿瘤

胰腺神经内分泌肿瘤（pancreatic neuroendocrine tumors，PNETs）来源于胰腺内分泌细胞，约占原发性胰腺肿瘤的 3%。因胰腺内分泌细胞位于胰岛，故曾将其命名为胰岛细胞瘤。依据激素的分泌状态和患者的临床表现，分为功能性和无功能性 PNETs。无功能性 PNETs 约占 80%，功能性约占 20%。功能性 PNETs 常见的有胰岛素瘤和促胃液素瘤，胰岛素瘤一般位于胰腺，而促胃液素瘤多见于十二指肠或胰腺；其余的功能性 PNETs 少见，统称为罕见功能性胰腺神经内分泌肿瘤（rare functional pancreaticneuroendocrine tumors，RFTs），包括生长抑素瘤、胰高糖素瘤、血管活性肠肽（vasoactive interstinal polypeptide，VIP）瘤等。

PNETs 是多为散发病例，无功能性 PNETs 多因肿瘤局部压迫症状或体检时发现，功能性 PNETs 表现为胰腺内分泌激素的相关症状（表 27-5-1）。少部分 PNETs 是遗传性神经内分泌肿瘤综合征的胰腺表现，如多发性神经内分泌肿瘤 I 型（multiple neuroendocrine neoplasia I，MEN- I）和 Von Hippel Lindau 综合征。如患者同时或先后发生多个内分泌腺肿瘤或增生，临床上出现多种激素的内分泌综合征，则称为多发性内分泌肿瘤（multiple endocrine neoplasm，MEN），MEN- I 最常累及的器官为胰腺、甲状旁腺和垂体。Von Hippel Lindau 综合征的胰腺病变可表现为 PNETs，还可表现为单纯性囊肿或微囊腺瘤。

表27-5-1 PNETs的临床表现与生物学行为

种类	恶性生物学行为比例（%）	来源	内分泌症状	合并 MEN- I 概率（%）
胰岛素瘤	＜ 10	B	发作性低血糖	5
促胃液素瘤	60 ～ 90	G	难治性消化性溃疡、球后溃疡、腹泻	25
胰高血糖素瘤	60	A	高血糖、坏死性游走性红斑	10
VIP 瘤	80	D_1	水样泻、电解质紊乱、低胃酸	5
生长抑素瘤	70	D	胆结石、脂肪泻、高血糖	45
无功能 PNETs	60	-	-	20

【病理学】

根据 WHO 胰腺神经内分泌肿瘤的分类，PNETs 中除胰腺内分泌微小腺瘤（直径 ＜ 0.5 cm）为良性外，其余肿瘤均为恶性，具有一定淋巴结转移和远处转移的风险（表 27-5-2）。部分 PNETs 生物学行为呈惰性，较少出现淋巴结转移和远处；转移部分神经内分泌肿瘤侵袭性较强，易于出现转移。

表27-5-2 WHO胰腺神经内分泌肿瘤分类（2017年）

诊断	编码 [a,b]
无功能性（非综合征）神经内分泌肿瘤	
胰腺内分泌微小腺瘤	8150/0
无功能性神经内分泌肿瘤	8150/3
胰岛素瘤	8151/3
胰高血糖素瘤	8152/3
促胃液素瘤	8153/3
血管活性肠肽瘤	8155/3
生长抑素瘤	8156/3
产 5- 羟色胺伴或不伴类癌综合征	
产 5- 羟色胺肿瘤	8141/3
产肾上腺皮质激素（ACTH）伴库欣综合征	
产肾上腺皮质激素（ACTH）肿瘤	8158/3
胰腺神经内分泌癌（低分化神经内分泌肿瘤）	8246/3 [c]
小细胞神经内分泌癌	8041/3
大细胞神经内分泌癌	8013/3
混合性神经内分泌 - 非神经内分泌肿瘤	8154/3

续表

诊断	编码 a,b
混合性导管 - 神经内分泌癌	
混合性腺泡 - 神经内分泌癌	

注：
a. 形态学代码来自肿瘤学国际疾病分类编码；
b. 生物学行为编码：0 代表良性，1 代表不确定、交界性或生物学行为未定，2 代表原位癌 / 上皮内瘤变Ⅲ级，3 代表恶性；
c. 该编码不应用于高分化胰腺神经内分泌肿瘤 G3，而分别使用功能性或非功能性胰腺神经内分泌肿瘤的编码

　　根据肿瘤核分裂象和 Ki-67 指数，将 PNETs 分为低级别（G1）、中级别（G2）和高级别（G3），其中胰腺低分化神经分泌肿瘤（G3）称为胰腺神经内分泌癌（表 27-5-3）。PNETs 的临床分期以 TNM 分期为主，高分化神经内分泌肿瘤的临床分期见表 27-5-4。

表27-5-3　WHO胰腺神经内分泌肿瘤病理分级（2017年）

分化	分级	定义
高分化	G1	核分裂象＜ 2 个 /10HPF 且 Ki-67 ＜ 3%
	G2	2 个 /10HPF ≤核分裂象≤ 20 个 /10HPF 或 3% ≤ Ki-67 ≤20%
	G3	核分裂象＞ 20 个 /10HPF 或 Ki-67 大于 20%
低分化	G3	核分裂象＞ 20 个 /10HPF 或 Ki-67 大于 20%

表27-5-4　AJCC第8版高分化胰腺神经内分泌肿瘤TNM分期（2017年）

原发肿瘤（T）	TX：原发肿瘤无法评估	分期：
	T_1：肿瘤局限于胰腺，最大径＜ 2 cm	Ⅰ：$T_1N_0M_0$
	T_2：肿瘤局限于胰腺，2 cm ≤最大径≤ 4 cm	Ⅱ：$T_{2-3}N_0M_0$
	T_3：肿瘤局限于胰腺，肿瘤最大径＞ 4 cm 或肿瘤侵犯十二指肠或胆管	Ⅲ：$T_4N_0M_0$
		任何 TN_1M_0
	T_4：肿瘤侵犯邻近器官（胃、脾、结肠、肾上腺）或侵犯大血管管壁（腹腔干或肠系膜上动脉）	Ⅳ：任何 T 任何 NM_1
区域淋巴结	NX：淋巴结转移无法评估	
	N_0：无区域淋巴结转移	
	N_1：有区域淋巴结转移	
远处转移	M_0：无远处转移	
	M_1：有远处转移	
	M_{1a}：远处转移局限于肝	
	M_{1b}：肝外转移（如肺、卵巢、引流区域外淋巴结、腹膜、骨）	
	M_{1c}：肝转移和肝外转移同时存在	

【诊断】

　　PNETs 的诊断主要包括定性诊断和定位诊断，主要依靠内分泌症状、激素水平检查和影像学检查，穿刺病理检查也是 PNETs 诊断的重要依据。功能性 PNETs 患者因激素分泌过度而出现典型的临床症状，无功能性 PNETs 患者的临床症状通常与肿瘤体积增大有关，如疼痛、消化道出血或梗阻等。根据内分泌的相关症状和血激素水平检查，可判断 PNETs 的功能状态。

　　PNETs 常用的血清学检查有嗜铬蛋白 A（chromogranin A，CgA）和神经元特异性烯醇化酶（neuron specific enolase，NSE），二者异常升高提示有神经内分泌肿瘤的可能。功能性 PNETs 和内分泌激素水平检查是对应的，如促胃液素瘤应检测血清促胃液素，VIP 瘤应检测血

清 VIP 水平。

PNETs 的定位主要依靠影像学检查，常用的定位检查包括：CT、MRI、内镜超声（EUS）、术中超声（IOUS）、生长抑素受体显像和 68G-PET/CT、选择性血管造影、经皮经肝门静脉插管取血激素测定等。影像学检查不仅能够进行肿瘤定位，还可观察淋巴转移和远处转移的情况。

CT 和 MRI 诊断阳性率较高，对直径在 2 cm 以上者有较高检出率，PNETs 在增强 CT 和 MRI 动脉期上为富血供病变。对于 CT/MRI 不能发现的 PNETs，可采用 EUS，EUS 诊断胰腺神经内分泌瘤的阳性率可达 82%，并能通过 EUS-FNA 获得病理诊断。由于许多功能性 PNETs 较小，需要术中超声（IOUS）辅助手术探查，用于定位较小或深在、术前各项检查及术中手法触摸不到的肿瘤。同时还可帮助术者在切除肿瘤时避开胰管、胆总管等重要结构，便于肿瘤的局部切除，减少术后并发症。同位素生长抑素受体显像用于 PNETs 的定位诊断，具有较好的特异性和敏感性，但在部分生长抑素受体阴性的 PNETs 中的应用受到限制，同时生长抑素受体显像和 68G-PET/CT 阳性是接受生长抑素类似物药物治疗的基础。

选择性血管造影创伤较大、对小肿瘤难以定位，临床上已很少使用。门静脉插管分段取血测定激素能够对功能性 PNETs 进行定位诊断，如可用于术中定位胰岛素瘤。功能性 PNETs 不断分泌激素，距肿瘤越近的门静脉内激素含量越高，基于此可定位病变位置。但该方法技术复杂、创伤较大，目前较少使用。

【治疗原则】

PNETs 原则上应尽可能行手术切除，手术也是目前唯一可能治愈 PNETs 的方法，肿瘤的 R_0 切除是首选治疗方式。胰岛素瘤生物学行为呈惰性，较少出现转移，以局部切除为主；其他功能性 PNETs，如胰高血糖素瘤、VIP 瘤等，易于出现转移，对于定位明确的可切除病灶应行根治性手术、清扫区域淋巴结。对于偶发的小于 2 cm 的无功能 PNETs，是否都需手术切除尚有争议，应根据患者情况、肿瘤的位置、手术方式和风险、患者获益情况，综合考虑。对于直径＜ 2 cm 的无功能性 PNETs，可考虑行肿瘤摘除术或局部切除术，酌情进考虑行区域淋巴结清扫。对直径 2 cm 以上或有侵袭性生物学行为的无功能性 PNETs（如局部侵犯、淋巴结转移），均应行根治性手术切除，清扫区域淋巴结，必要时切除受侵相邻器官。对胰头部的 PNETs 行胰十二指肠切除术，对胰体尾部的 PNETs 应行远端胰腺脾切除术，并清扫相应淋巴结。对于不可切除的 PNETs，可采用综合治疗后转化为可切除的病灶，如果病情允许，应考虑根治性手术切除。对于已有远处转移或不能根治性切除的，一般不推荐行姑息性减瘤手术，但应视患者情况考虑行减瘤术，如功能性 PNETs 内分泌症状药物控制不满意，可考虑减瘤手术以控制内分泌症状。对于功能性 PNETs，生长抑素受体显像阳性患者可使用生长抑素类似物控制内分泌症状。对于不可切除的局部进展期或远处转移的 PNETs，可采用生长抑素类似物、分子靶向治疗、化疗、肽受体放射性核素疗法（peptide receptor radionuclide therapy，PRRT）。对于肝不可切除的转移灶，可采用肝动脉介入栓塞等治疗。

一、胰岛素瘤

胰岛素瘤（insulinoma）是临床最常见的功能性 PNETs，1935 年最早由 Whipple 和 Frantz 发现了胰岛素瘤和临床症状间的关系，提出了 Whipple 三联征。

【病理】

胰岛素瘤来源于胰岛 B 细胞，生物学行为呈惰性，较少发生转移。大多数为单发，占 85% ～ 90%。5% 的胰岛素瘤和 MEN-Ⅰ有关，表现为多发胰岛素瘤，并可出现转移。胰岛素瘤一般较小，直径多在 1.0 ～ 2.5 cm，较平均地分布于整个胰腺。异位胰岛素瘤的发生率很低，可见于十二指肠、胃结肠韧带、脾门等处。胰岛素瘤大体呈圆形或椭圆形，表面光滑，呈粉红或暗红色，边界清楚。

【临床表现】

当血糖浓度较低时，胰岛素瘤仍合成和分泌胰岛素是造成严重的低血糖的原因。胰岛素瘤典型的临床表现即 Whipple 三联征，包括空腹低血糖、发作时血糖低于 2.8 mmol/L、给予葡萄糖后症状立即消失。病程早期低血糖每隔数日、数周或数月发作一次，以后则发作更频繁，多于清晨、空腹和劳作后发作。血糖迅速下降时儿茶酚胺分泌增加，患者可出现冷汗、心悸、颤抖、皮肤苍白等症状。当血糖长期持续下降，影响脑组织营养代谢可出现神经症状，表现为狂躁、抑郁、痴呆、幻觉等行为异常，甚至昏迷等。有的患者为缓解症状而多食，可出现肥胖。由于胰岛素瘤的临床表现复杂多样且常易被误诊，这种误诊可能为几个月到数年，相当一部分患者被误诊为精神病。长期低血糖发作，会造成中枢神经系统的永久性损害。

【诊断】

胰岛素瘤的定性诊断可通过典型的 Whipple 三联征和激素水平测定来明确，对症状不典型、诊断困难的病例，可采用 72 小时饥饿试验、胰岛素血糖比值等检查。72 小时饥饿试验是诊断胰岛素瘤的金标准，能获得胰岛素瘤的各项内分泌激素水平检查结果，该检查应在密切监护下进行。胰岛素肿瘤患者低血糖发作时，血中胰岛素并不降低，血清胰岛素＞ 25 pU/ml 时有诊断意义。正常人胰岛素血糖比值＜ 0.3，胰岛素瘤患者在经过晚间禁食后空腹比值如＞ 0.3，可作为诊断依据。胰岛素瘤患者血中胰岛素原和 C 肽均有明显升高，测定血中胰岛素原和 C 肽（胰岛素原 ≥ 5 pmol/L，C 肽浓度 ≥ 200 pmol/L）有助于诊断胰岛素瘤。

胰岛素瘤的定位诊断主要依靠影像学检查和术中探查。CT 和 MRI 是最常用的定位诊断检查，表现为动脉期上的富血供病灶。对 CT 及 MRI 检查不满意者，还可采用内镜超声、生长抑素受体显像和 68G-PET/CT，必要时采用经皮经肝门静脉插管分段取血测定胰岛素（PTPC）或选择性动脉钙刺激静脉采血（ASVS）胰岛素测定。术中可通过直接触诊和术中超声（IOUS）进行肿瘤定位，术中门静脉插管分段取血测定胰岛素水平也可进行胰岛素瘤定位。

【治疗】

胰岛素瘤诊断明确，应争取及早行手术治疗。术前注意维持正常血糖水平和电解质平衡。如无低血糖发生，手术当日术前及术中不输注含糖液体。手术日晨抽血测定空腹血糖及胰岛素。

对远离胰管（胰腺边缘）的肿瘤应尽量行肿瘤剜除术，对不能剜除者可行胰体尾切除或胰十二指肠切除术。如胰腺未发现病变，要仔细检查肝、十二指肠韧带、脾门等处。对确实未能找到肿瘤的病例，不宜盲目行胰体、尾切除，应于术中行门静脉和脾静脉分段采血后终止手术，术后对上述标本进行胰岛素测定以帮助定位，或术后行 ASVS 定位明确肿瘤所在区域后再次手术。如仍不能定位，则予以密切随访。肿瘤切除后，术中及术后均需密切监测血糖，以判断肿瘤是否切除彻底，并及时处理术后高血糖。

对于远处转移或局部进展不可切除的患者，可采用药物治疗以控制低血糖发作及肿瘤进展。偶氮嗪能够抑制胰岛素瘤细胞内分泌颗粒的释放，可以改善低血糖症状。生长抑素类似物能控制症状和肿瘤进展，但大部分胰岛素瘤生长抑素受体阴性，该药物使用受限。化疗药物可采用链佐星、多柔比星、氟尿嘧啶、替莫唑胺；靶向药物也逐渐应用于胰岛素瘤的治疗，包括舒尼替尼、依维莫司等。

二、促胃液素瘤

促胃液素瘤（gastrinoma）是发病率仅次于胰岛素瘤的功能性 PNETs，约有 50% 的患者在诊断时即合并肝转移。1955 年 Zollinger 和 Ellison 第一次报道并描述了该病，又称卓 – 艾综合征（Zollinger Ellison syndrome，ZES）。1960 年，Gregory 等人从促胃液素瘤中分离出促胃液素。该病的典型临床特征是难治性消化性溃疡，可伴有腹泻。

【病理特征】

超过 80% 的散发性促胃液素瘤主要位于以胆囊管与胆总管交汇处为上点，十二指肠第二、三部分接合部为下点，胰腺颈体接合部为中点所围成的三角形区域，即"促胃液素瘤三角"。肿瘤直径一般 < 2 cm，常为多发病灶，最常见部位为十二指肠，还有约 10% 有典型症状的病例可找不到原发肿瘤。

【临床表现】

约 90% 的病例有消化性溃疡，为难治性溃疡。溃疡常见部位为十二指肠球部，其次为胃、食管下段、空肠上段及回肠内。约 50% 的患者可出现腹泻，严重时可导致水和电解质紊乱，10% 的患者以腹泻为唯一症状。如为 MEN- I 患者，可合并其他内分泌肿瘤的临床表现，如甲状旁腺功能亢进等。

【诊断】

大多数促胃液素瘤患者有典型的消化性溃疡病史，其溃疡多为慢性、多发性、难治性或球后溃疡，常规药物治疗效果不佳。若伴有高胃酸及顽固性腹泻，则诊断可能性更大。定性诊断主要依赖于血清促胃液素检测与胃酸分析，促胰液素和钙激发试验也有助于诊断。

正常血清促胃液素为 15 ～ 200 pg/ml，超过 1000 pg/ml 时可诊断促胃液素瘤。空腹胃酸基础分泌量（basal acid output，BAO）与促胃液素水平有关。BAO 正常值 < 10 mmol/h，BAO > 15 mmol/h，则提示有促胃液素瘤可能。常规检查不能明确时，可采取激发试验。静脉注射促胰液素（secretin）2 U/kg 后 10 分钟，血促胃液素水平较注射前升高 2 倍有诊断意义，该方法特异性强、安全、简单。少数患者促胰液素试验可为假阴性，需加做钙激发试验，即在 1 分钟内静脉注射葡萄糖酸钙 2 mg/L 和促胰液素 2 U/kg，若促胃液素增加 2 倍或增加 200 pg/ml 则有确诊意义。

促胃液素瘤的定位诊断主要依靠影像学检查，主要包括 CT、MRI、内镜超声、生长抑素受体显像和 68G-PET/CT，必要时采用选择性动脉促胰液素刺激试验等。促胃液素瘤生长抑素受体表达比例高，生长抑素受体显像和 68G-PET/CT 对病灶的定位诊断有重要意义。

【治疗】

促胃液素瘤的治疗包括两个方面，一是针对胃酸分泌亢进的治疗，二是针对肿瘤本身及其转移灶的治疗。

抑制胃酸分泌首选 PPI 类药物，使用剂量要高于常规消化性溃疡的治疗剂量。随着抗酸药物的发展，通过全胃切除以减少胃酸分泌的需求显著降低，同时由于消化性溃疡出血导致的死亡在 MEN- I 中也明显减少，这些在一定程度上改变了促胃液素瘤的治疗策略。

对散发病例首选手术切除，以开腹手术为主，全面探查整个腹腔和盆腔，更需要系统全面地检查整个胰腺及异位肿瘤的常见部位，并使用术中超声。对位于胰腺、包膜完整的单个肿瘤（< 2 cm）应争取行剜除术，对较大的、无包膜的肿瘤可考虑胰体尾切除术或胰十二指肠切除。由于局部切除术后复发常见部位为十二指肠，因此胰十二指肠切除能够减少术后复发。部分患者术中未能发现肿瘤，如果既往抗酸治疗剂量较大，可行胃迷走神经切断术；既往药物治疗满意时也可直接关腹；如果既往有威胁生命的溃疡并发症，可考虑采取全胃切除。随着药物治疗的发展，全胃切除术已极少采用。

大部分促胃液素瘤生物学行为偏惰性，部分患者可带瘤生存 20 年，10 年生存率达 90%。部分促胃液素瘤生物学行为侵袭性高，病灶常位于胰腺，体积较大，易于出现肝转移，10 年生存率为 30%。对于促胃液素瘤可采取适当积极的手术态度。对于肝转移患者，可尝试切除所有肉眼可见转移灶和原发灶，仍可获得满意的治疗效果，长期存活率超过 50%。

其他治疗措施还包括化疗、生长抑素类似物、肝动脉栓塞、靶向治疗及干扰素等。合并 MEN-Ⅰ 的患者肿瘤体积小且常为多发，手术治疗效果较差，若同时伴有甲状旁腺功能亢进症，应先行甲状旁腺切除术。

（修典荣）

第 28 章

脾脏疾病

第一节 解剖生理

脾（spleen）是人体内最大的淋巴器官，占全身淋巴组织总量的 1/4 左右，内含大量的淋巴细胞和巨噬细胞，具有强大的抗感染、抗肿瘤免疫功能，在机体免疫反应中发挥着重要作用：既可通过吞噬作用行使非特异性免疫作用，又可通过细胞免疫和体液免疫完成特异性免疫功能。

一、脾解剖

脾富含血液，质软而脆，外覆一层结缔组织被膜，内含弹性纤维组织和少量平滑肌组织。包膜结缔组织向脾内部延伸，形成条索状脾小梁，构成脾的支架，将脾实质分出许多小叶。正常人的脾重 100～250 g，体积为（12～14）cm×（7～10）cm×（3～4）cm，病理情况下脾体积可增大为正常的十几倍。

脾在正常情况下位于左上腹，被第 9、10、11 肋保护，毗邻胃、胰尾、左肾和左肾上腺、结肠脾曲、膈等重要结构。脾除脾门与胰尾接触的部位外，皆有腹膜覆盖，因而属腹膜间位器官。腹膜反折形成脾的韧带：脾胃韧带、脾肾韧带、脾膈韧带和脾结肠韧带（图 28-1-1）。没有门静脉高压症的患者，其脾膈韧带、脾结肠韧带基本是无血管的。在脾胃韧带的上部有胃短血管，下部有胃网膜左血管。脾肾韧带则包裹着脾动静脉及胰尾。脾借助这些韧带固定位置、缓和冲击，某些病理情况下韧带内扩张的侧支血管还构成脾重要的循环通路。

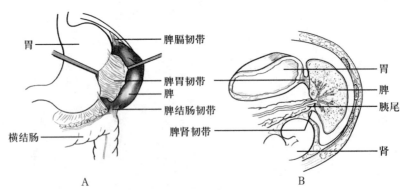

图 28-1-1 脾的局部解剖和周围韧带

A. 冠状位；B. 水平位

脾动脉发自腹腔干，走行于胰腺上缘并发出许多分支至胰腺，在邻近脾门处分出胃网膜左动脉和数支胃短动脉，进入脾门前分为脾叶动脉，进入脾实质后分为脾段动脉、小梁动脉至终末动脉，故常将脾实质由脾门至外周分为脾门区、中间区及周围区。脾叶静脉自脾门汇合成脾静脉主干，在胰腺背侧、脾动脉深面下方右行，在胰腺颈部先后与肠系膜下静脉和肠系膜上静脉汇合形成门静脉。相邻脾叶（段）间的动、静脉吻合甚少，故在脾实质内存在相对无血管平面，构成多种脾部分保留性手术的解剖学基础。脾的淋巴引流汇入脾门淋巴结，然后沿脾血管右行，进入腹腔动脉旁淋巴结。

二、脾的生理功能

1. 造血 在胚胎发育的早、中期，脾是生成各种血细胞的造血器官，至妊娠 5 个月（21 周）后脾的造血功能逐渐被骨髓代替，而淋巴组织成分逐渐增多。出生后，脾仍能产生淋巴细胞和单核细胞，而无其他造血功能。但脾内含有少量造血干细胞（约为骨髓的 1/10），在严重贫血、罹患某些类型白血病和传染病，或导致血细胞破坏的药物中毒时，脾索内可重新出现造血现象，产生各种血细胞，称为髓样化生。

2. 储血 脾通过血窦发挥储血作用，剧烈运动、失血或情绪激动时，脾被膜和小梁内的平滑肌收缩，将脾窦内的血液尤其是储存的红细胞输送入血液循环。正常大小的脾储血量仅约 40 ml，当脾显著肿大时，其储存的大量血液可起到"自体输血"作用。

3. 滤血 脾具有独特的微循环系统，脾动脉毛细血管有的直接开口于脾窦内；而另一种形式则是血液先经脾索再流入脾窦。脾窦壁上的滤孔可清除颗粒性抗原（如细菌等）、有缺陷的或衰老的或脆性增加的红细胞、血小板和细胞碎片，巨噬细胞可吞噬衰老的红细胞。脾每天的滤血量约 350 L，大约清除 20 g 红细胞。

4. 免疫功能 脾含有大量的免疫活性细胞，如巨噬细胞、T 细胞、B 细胞、NK 细胞、K 细胞、LAK 细胞、树突状细胞等；脾可产生免疫球蛋白（特别是 IgM）、Tuftsin 因子（促吞噬肽：粒细胞、单核细胞及巨噬细胞的激活因子）、调理素（opsonin）、补体、补体旁路激活的重要组成部分——备解素（properdin）、内源性细胞毒因子等。因此，脾具有抗感染和抗肿瘤等重要免疫功能。

第二节 脾切除术的手术适应证

脾切除术作为一种较为普及的腹部外科手术，是治疗脾损伤、脾大、脾功能亢进、脾占位性病变、脾畸形及某些造血系统疾病的有效手段。

一、脾本身的疾病

1. 脾损伤（splenic injury） 外伤所致脾破裂，当裂口较深、累及脾门血管主干且无法修补，或粉碎性脾破裂、无法缝合，或出血迅猛、患者生命体征不平稳时，可行脾切除术，以彻底去除出血灶。在抢救生命第一的前提下，如希望尽可能保留部分脾功能，可采用脾破裂缝合修补术、脾动脉结扎术、脾动脉栓塞止血及部分脾切除术。

2. 脾感染性疾病 脾脓肿、脾结核的发生多源于血行感染，是机体抗感染能力低下的表现。此外，脾中央型破裂、脾梗死（常并发于急性白血病、骨髓纤维化、镰状细胞贫血、心房颤动和感染性心内膜炎等）、脾动脉结扎或脾动脉栓塞术后均可能继发感染而形成脓肿，其致病菌常为葡萄球菌和链球菌。临床表现为寒战、高热、左上腹疼痛，体格检查可有左上腹触痛和肌紧张等体征。X 线检查可见脾影扩大、左膈抬高等，B 超（或 CT）可见脾内的无回声区（或低密度区）和液平面。在广谱敏感抗生素治疗的同时，脾切除可有效去除病灶。当脾周粘连紧密难以切除时，可行脓肿切开引流。对部分脾脓肿也可在 B 超或 CT 引导下行穿刺抽脓或置管引流术。

3. 脾囊肿 可分为真性和假性两类。前者内壁具有衬里细胞，即有内皮或上皮细胞覆盖，如皮样囊肿、表皮样囊肿、淋巴管囊肿及单纯性囊肿，可单发或多发。寄生虫性脾囊肿亦为真

视频：腹腔镜脾部分（全部）切除术

性囊肿，多为脾包虫病，占全部包虫病的 2%～3%。假性囊肿多由脾的陈旧性血肿或脾梗死灶液化后形成。囊肿较大时因其占位效应可引起左上腹不适、消化不良等症状，CT 扫描可见脾内边界清晰的圆形低密度占位。小囊肿不需治疗，对大的囊肿可采取腹腔镜囊肿开窗引流手术、囊肿摘除术、脾部分切除术或脾切除术。

4. 游走脾扭转　脾脱离正常解剖位置而游移活动于腹腔其他部位者称为游走脾（wandering spleen），多因先天性脾蒂或脾周韧带过长，或脾周韧带缺如，或肿大的脾牵拉使韧带松弛，或多次生产的女性因激素改变和腹部松弛导致脾连接缺陷等原因造成。主要临床表现为腹部移动的肿块，可引起相邻脏器的压迫症状。约有 20% 的游走脾可并发脾蒂扭转，临床表现为突发持续的剧烈腹痛，应与卵巢囊肿蒂扭转、绞窄性肠梗阻及游走肾蒂扭转鉴别，需行急诊脾切除。

5. 脾肿瘤　原发性脾肿瘤少见，其中良性肿瘤包括血管瘤、淋巴管瘤、错构瘤、纤维瘤、脂肪瘤等，以脾血管瘤为最多见，呈结节型或弥漫型，可继发感染、梗死、纤维化、钙化等。如发生血管瘤自发性破裂出血，则呈急腹症表现。体积较大的良性肿瘤产生局部压迫症状时，或脾良、恶性肿瘤鉴别困难时，通常采用脾切除术。

原发性脾恶性肿瘤多为淋巴肉瘤、网织细胞肉瘤、纤维肉瘤、血管肉瘤（又称恶性血管内皮细胞瘤）、淋巴瘤等。瘤体生长较快，脾常迅速肿大，引起左上腹闷胀不适、疼痛及邻近脏器受挤压表现。因病情进展快、转移早，通常预后恶劣。治疗首选脾切除并配合放疗或化疗，疗效取决于病期、有无转移和肿瘤的生物学特性等。

脾转移瘤通常指来源于非造血系统的恶性肿瘤，转移途径为血行转移（原发灶通常为肺癌、乳腺癌、卵巢癌、恶性黑色素瘤等）、淋巴转移（多来自于腹腔脏器）和直接侵犯（多来自于邻近器官，如胃、结肠脾区、胰体尾、左肾等）。转移灶可为单发、多发或弥漫性浸润，通常以原发病症状和体征为主，脾的局部症状不明显，影像学检查有助于提高诊断率。出现脾转移时说明原发病已属晚期，大多已失去手术治疗的时机和意义。

二、脾功能亢进相关的造血系统疾病

脾功能亢进分原发性和继发性两种，多与造血系统疾病有关。脾切除术的目的在于去除破坏血细胞的场所，以延长血细胞寿命，减少自身免疫性血液病自身抗体的生成。因此脾切除可改善某些血液病的症状和预后，血液病切除脾主要有四大指征：①预防脾大和脾功能亢进。②避免血细胞在脾被大量破坏。③淋巴瘤的临床分型诊断。④明确无血液病特征的原发性脾大原因。但是脾切除可并发一些严重并发症，应慎重、严格地选择适应证和手术时机。

1. 溶血性贫血　通常与先天性或遗传性因素和自身免疫功能紊乱有关。脾主要作为血细胞的破坏场所或自身抗体的产生场所参与发病。先天性溶血性贫血主要包括遗传性球形红细胞增多症、遗传性椭圆形红细胞增多症、丙酮酸激酶缺乏症、镰状细胞贫血、珠蛋白生成障碍性贫血等，主要临床表现是贫血、黄疸和脾大。脾切除是遗传性球形红细胞增多症最有效的治疗方法，术后大约 90% 的患者黄疸消退、贫血改善，但球形细胞依然存在，手术无法纠正红细胞骨架蛋白缺失或减少等内在缺陷。对 6 岁以下患儿除非有严重贫血、明显发育障碍或反复出现溶血危象，否则应以保守治疗为主，因脾切除后会增加致命性肺炎链球菌感染风险，故须严格掌握手术指征，手术时机应尽可能延迟到 6 岁以后。手术前后均需接种疫苗及注意补充叶酸以防叶酸缺乏而加重贫血或诱发危象。珠蛋白生成障碍性贫血（原名为地中海贫血），是最常见的人类遗传性疾病，我国以西南和华南一带为高发区，北方少见。脾切除适用于输血量不断增加（年输血量＞200 ml/kg 浓缩红细胞），伴脾功能亢进及明显压迫症状者，手术仅能部分纠正贫血、减少输血次数，效果不如遗传性球形红细胞增多症显著，患儿年龄亦应＞6 岁，基因造血干细胞移植是目前唯一根治措施。自体免疫性溶血性贫血因机体产生自身抗体破坏红细胞引起，按血清学特点可分为温抗体型和冷抗体型，以前者多见，脾切除对温抗体型有效。

2. 免疫性血小板减少症（immune thrombocytopenia，ITP）　是一种获得性自身免疫性的出血性疾病，约占出血性疾病总数的 1/3，既往亦称特发性血小板减少性紫癜（idiopathic thrombocytopenic purpura）。ITP 可选择脾切除以减轻溶血和血小板的破坏，但非治疗首选，仅适用于肾上腺皮质激素治疗无效或出现激素依赖时。对激素治疗无效且病程较长者可行脾切除，以减少自身抗体的生成，近期有效率约为 70%。术前 2 周应给患者接种肺炎双球菌、流感嗜血杆菌和脑膜炎双球菌等疫苗。术后按疫苗有效期再次接种。ITP 急性型发生危及生命的出血时可急诊行脾切除术。

3. 慢性白血病　慢性粒细胞白血病可因脾梗死和脾周围炎引起脾区剧痛、血小板明显减少。如肿大脾有破裂风险或对化疗不敏感，而全身情况允许时可试用脾切除。慢性淋巴细胞性白血病采用脾切除适应证与前者类似。切除肿大、功能亢进的脾可减少正常红细胞在脾的滞留与破坏，但仅能改善血象，不能治愈原发疾病。多毛细胞白血病是一种罕见疾病，在成人白血病中的发病率约 2%。典型的特征是脾大、全血细胞减少、外周血和骨髓中肿瘤性的单个核细胞。多毛细胞是指具有褶皱细胞膜的 B 淋巴细胞。这些褶皱使得细胞在光镜下表现出胞质突起。贫血、粒细胞缺乏引起的反复感染和血小板减少引起的出血，伴有巨脾是脾切除的指征，可使血细胞计数恢复正常，生存期延长。

4. 淋巴瘤　是起源于淋巴结或其他淋巴组织的恶性肿瘤，分为霍奇金病（Hodgkin's disease）和非霍奇金淋巴瘤（non Hodgkin's lymphoma，NHL），前者临床表现为无痛性淋巴结肿大，脾亦常肿大，晚期可见恶病质、发热、贫血等表现。历史上，对霍奇金病患者曾行包含脾切除在内的以明确肿瘤分期为目的的开腹手术，并根据病理分期的信息制订合适的治疗方案。目前，明确肿瘤分期的方法已发展为利用 CT、PET-CT 和淋巴管造影术等影像学技术，有创的分期方法几乎被淘汰。但是明确分期的开腹手术对于特定患者仍是合理的，例如肿瘤分期为ⅠA 期和ⅡA 期的患者，因为腹部的分期将显著改变治疗方案。早期患者仅需单独进行放疗时，常剖腹探查并行脾切除以利于分期诊断，也有利于减少淋巴瘤的血行播散。合并严重的脾功能亢进时可考虑脾切除术以改善血象，缓解全身症状，为后续化疗创造有利条件，但这种情况已较为少见。

非霍奇金淋巴瘤患者的临床表现较为复杂，病情进展快，且侵犯结外器官无规律性，脾大或脾功能亢进很常见。脾切除术适用于原发并局限于脾者，或症状明显的巨脾、脾功能亢进的患者。低度恶性者脾切除术后的效果好。拟诊淋巴瘤，但无法获取其他部位活检标本时，也可行脾切除术。

5. 脾相关的遗传代谢性疾病　此为一类脂质代谢障碍性疾病，累及单核 - 巨噬细胞系统的脂质贮积症，主要有葡萄糖脑苷脂贮积病（Gaucher 病）和神经鞘磷脂贮积症（Niemman Pick 病）。Gaucher 病为常染色体隐性遗传病，是 β- 葡萄糖苷脂酶缺乏，单核细胞和巨噬细胞内聚集大量葡萄糖脑苷脂所致，主要累及肝、脾、骨髓及淋巴结。临床表现为贫血、脾大、出血倾向、骨痛等。脾切除术的适应证为脾功能亢进、血小板极度减少、脾显著肿大影响心、肺功能等。但全脾切除后应注意因大量葡萄糖脑苷脂贮积于肝及骨髓，可能会加重肝大及溶骨改变，故应尽量延迟手术，必要时可考虑行部分脾切除术。Niemman Pick 病亦为常染色体隐性遗传病，甚罕见，脾大引起全血细胞减少时可考虑脾切除。

6. 慢性再生障碍性贫血　脾切除治疗慢性再生障碍性贫血的可能机制是清除了抑制性 T 细胞的产生和对骨髓的抑制，适用于骨髓增生较好、红细胞寿命缩短、常规治疗效果不佳者。

7. 原发性骨髓纤维化（primary myelofibrosis，PMF）　是一种造血干细胞克隆性增殖所致的骨髓增殖性肿瘤，表现为不同程度的血细胞减少，外周血出现巨幼红细胞、巨幼粒细胞、泪滴形红细胞，骨髓纤维化和髓外造血，常导致肝脾大。巨脾是本病的特征性表现，质硬、表面光滑、无触痛。脾切除指征：①脾大引起压迫症状和（或）脾梗死导致疼痛难以忍受；②无法控制的溶血、脾相关性血小板减少；③门静脉高压并发食管曲张静脉破裂出血。但是，脾切除后可导致肝迅速增大，应慎重考虑。

三、充血性脾大

充血性脾大多见于门静脉高压症，常伴有继发性脾功能亢进。晚期血吸虫病都合并明显的脾大和脾功能亢进，行单纯脾切除效果良好。各种肝硬化所致的门静脉高压症，出现严重的脾功能亢进，同时合并明显的食管下段或胃底静脉曲张，或既往有上消化道大出血病史者，在肝功能代偿期可行脾切除术，同时行门静脉 - 奇静脉断流术或分流术。

第三节　脾切除术的并发症和脾保留性手术

一、脾切除术的并发症

1. 腹腔内出血　是脾切除术后凶险的并发症，一般发生在术后 24～48 小时内，原因多为胰尾血管、脾蒂血管或胃短血管的出血以及膈肌、脾床创面的渗血。主要以预防为主，积极纠正可能存在的凝血障碍，手术中耐心细致，牢靠结扎血管断端。术后如发现有腹腔内活动性出血，应立即进行手术探查止血。

2. 感染　术后早期感染包括肺部感染、膈下脓肿、切口感染、泌尿系感染等。脾床应常规放置引流，术后保持引流管的通畅性，可以防止膈下脓肿的发生。脾切除术后凶险感染（overwhelming postsplenectomy infection，OPSI），是脾切除术后远期发生的特有的并发症，发生率为 0.5%，死亡率 50%。脾切除术后的患者终身均有发病风险，尤其是儿童，年龄越小，发病越早。50% 的致病菌为肺炎球菌，其他如嗜血性流感杆菌、大肠埃希菌、乙型溶血性链球菌。临床特点是隐匿性发病，开始可能有轻度流感样症状，然后短时间内发生高热、头疼、恶心、呕吐、神志不清，甚至昏迷、休克，常并发弥散性血管内凝血。根本的预防办法是避免不必要的脾切除，儿童（尤其 4～5 岁以下者）脾切除术更应慎重考虑。一旦发生 OPSI，则应用大剂量敏感抗生素控制感染，积极抗休克治疗。

3. 血栓 - 栓塞性并发症　脾切除后血小板计数明显升高和血液黏稠度增加所引起。最常见的是门静脉栓塞，亦可发生于视网膜动脉、肠系膜动静脉等部位，引起相应的临床表现。预防脾切除术后血栓形成可采用抗凝疗法。

4. 胃瘘或胰瘘　较少见，但后果严重，以术中细致操作，避免胃壁的损伤和缺血，切断脾蒂时避免胰尾损伤为主要预防措施，术区留置通畅引流。

二、脾保留性手术的术式

脾保留性手术是指通过外科手术的措施，使脾结构及其功能得到全部或部分的保留，从而减少脾全切的术后并发症，免去脾切除引起的脾功能丧失。针对不同病因和具体手术条件，可采用不同的脾保留术式。

1. 脾外伤的保脾手术　包括脾缝合术、脾破裂处的生物胶粘合或物理凝固止血、脾部分切除、脾动脉结扎或栓塞术等多种术式。脾损伤采取保脾手术应遵循以下原则：①先挽救生命后保脾是基本原则；②年龄越小越优先选择脾保留手术；③根据脾损伤程度、类型选择最佳术式；④联合应用几种术式更为安全、可靠。此外，良性疾病脾切除术中行自体脾组织移植能在一定程度上弥补丧失的脾功能。

2. 保留脾的胰体尾切除　可避免既往因胰体尾部良性病变进行手术切除时所致的无辜性脾切除。脾除脾蒂血管外，还有胃短血管连接脾门及胃网膜左血管形成侧支循环，构成脾的另一套血运系统，这是行胰体尾切除保留脾的解剖学基础。

（黄　磊）

外科急腹症的诊断及处理原则

从广义上说，凡以急性腹痛（acute abdominal pain）作为主诉或主要临床表现的疾病均可称为急腹症。所谓外科急腹症（acute abdomen），是一组以急性腹痛为主要表现，起病急、进展快，常需以手术治疗为主要手段的若干腹部疾病。急腹症的特点表现为起病急、来势凶，短时间内常难于做出诊断，病变复杂多样，多与消化系统有关，但也可为全身疾病伴随症状之一，涉及内、外、妇等多学科疾病，常出现延误诊断、不恰当的检查或治疗，贻误病情。这就要求外科医生在接诊急腹症患者时应动态观察、周密思考、综合分析，以期尽早明确诊断并予以相应的治疗。

第一节　急性腹痛的机制

腹痛是一种主观感受。它是腹部神经受到局部或全身理化因素刺激后，所引起的一系列保护性防御反应的警戒信号。腹痛感觉不同于体表，尤其特殊感觉途径相互掺杂，因此了解其发生的机制及其变化规律对正确诊断是非常重要的。

【机制】

腹腔内病变引起腹痛的刺激主要来源于四个方面：空腔脏器扩张或收缩、脏器牵引压迫及扭转、化学物质刺激（如炎症介质）、脏器缺血，不同脏器产生急性腹痛具有共同的病理经过。这些刺激均通过自主神经传入到中枢神经系统。内脏神经的传入纤维属于自主神经系统，在空腔脏器的壁层和实质器官被膜中广泛分布着其末梢感受器，故只要一有来自腹腔各脏器的生理或病理性刺激信息，均可经自主神经传入中枢神经系统。生理性刺激的传入冲动不被人所察觉，但却起着调节内脏各种功能的作用。可是当强烈的病理性刺激达到疼痛阈时就会感觉到疼痛。

腹壁和壁腹膜的感觉通过脊髓神经传入，和体表感觉没有差别。来自腹壁和腹膜的刺激能够准确定位，这种疼痛是持续性的，而且常没有起伏。另外，疼痛感觉的强弱和疼痛阈高低有关，如腹膜炎时疼痛阈下降而使对疼痛感觉的敏感度增加。

腹痛可分为内脏痛（visceral pain）、躯体痛（parietal pain）和牵涉痛（referred pain）三类。

（一）内脏痛

腹腔脏器受病理性刺激产生的冲动由内脏传入神经纤维传入大脑中枢，产生痛感，即为内脏痛。腹腔内脏器是自主神经支配，因此对刀割、针刺、烧灼等外界刺激感觉迟钝和模糊。疼痛多由脏器的牵拉、痉挛、膨胀或者缺血引起，不同部位的冲动都是通过腹腔神经节或腹下神经节传入脊髓，容易发生交错和重叠，疼痛定位不准确，而且常伴有自主神经功能紊乱，如恶心、呕吐、面色苍白。内脏痛又分以下三种类型。

1. 空腔内脏痛　疼痛刺激是由于平滑肌的过度收缩或痉挛引起，造成脏器突然膨胀，剧烈收缩，目的是为了克服肠腔内阻力。疼痛为阵发性，如肠梗阻、胆管结石等。

2. 实质内脏痛　是由于实质脏器的包膜所承受的压力突然增加所致，常为持续性，如急性胰腺炎时的胰腺胀痛、脾内出血时的脾胀痛等。

3. 缺血内脏痛　是由于急性缺血引起的持续痛，如肠绞窄、脾栓塞、肠系膜上动脉栓塞时的疼痛等。

（二）躯体痛

躯体痛亦称腹壁痛或腹膜皮肤反射痛，为壁层腹膜受刺激后产生的痛感。由于壁层腹膜及部分肠系膜是由相应部位段的脊髓神经司感觉，没有内脏神经参与，因此疼痛与体表疼痛无疑。躯体传入神经纤维较粗，传入速度快，感觉敏锐，定位准确。疼痛呈刀割样或烧灼样，疼痛持续多由腹膜炎引起，而且腹部压痛和肌紧张的范围和腹膜炎的范围是一致的。

（三）牵涉痛

牵涉痛是指远离病变部位的疼痛，又称放射痛或放散痛。远离病变部位、与病变器官有相同脊髓段神经支配区域的感觉或痛觉过敏带，定位较准确。其原因可能是由于有些内脏传入纤维和躯体传入纤维共同使用同一神经元，使两个似乎不相干的部位同时感觉到疼痛，导致腹腔内脏器病变引起腹部外部位的疼痛，如胰腺炎痛可导致腰背部疼痛，胆囊炎常产生右肩胛部牵涉痛。此外，腹腔外脏器病变也可产生放射痛，放射至腹部，感觉为腹部疼痛，如急性肺炎、胸膜炎和气胸等有时也引起腹痛；急性心肌梗死有时也会引起上腹部疼痛。

知识拓展：常见内脏器官病变的牵涉痛部位

第二节　急腹症的病因和分类

【病因】

1. 腹腔外脏器疾病导致急性腹痛　如肺炎、肺栓塞、急性心肌梗死、充血性心力衰竭、心肌炎、糖尿病酮症酸中毒、过敏性紫癜、铅中毒、系统性红斑狼疮、腹型癫痫等。

2. 妇科以腹痛为主要特征的疾病　如异位妊娠破裂、卵巢囊肿蒂扭转、急性盆腔炎、滤泡破裂、黄体破裂及痛经等。

3. 外科急腹症　最多见于：①腹内器官破裂，如胃十二指肠溃疡穿孔、急性阑尾炎穿孔、肝癌破裂、食管下段自发破裂等。②腹内器官炎症，如急性阑尾炎、急性胆囊炎、急性胰腺炎、急性梅克尔憩室炎等。③腹内器官的急性梗阻，如急性肠梗阻、肾或输尿管结石、胆道结石致胆囊管梗阻或胆总管梗阻。④腹内血管病变，如肠系膜动静脉栓塞或血栓形成、脾静脉血栓形成、腹主动脉瘤破裂等。⑤其他，如胆道蛔虫病。

知识拓展：引起急腹症的各种疾病

【分类】

急腹症可划分下列 7 种类型：

1. 炎症性急腹症　任何腹腔内脏器都可能发生炎症，大多数情况下是由于感染或缺血引起的。有时可以自限，或者采取抗生素治疗后缓解，如憩室炎、胆囊炎等。但是，有时如果不治疗的话可能发生坏疽和穿孔，继而导致腹膜炎。其腹痛特点为：持续性，疼痛由模糊到明确，由轻到重，炎性病变所在处症状体征最明显，全身中毒反应常出现在腹痛后。

2. 破裂或穿孔性急腹症　胃、肠、胆等空腔脏器因病变或外伤性穿孔。其腹痛特点为：骤然发生，如刀割样，持续性，腹膜炎强烈，全身中毒反应在穿孔后发生，X 线可出现膈下游离气体。

3. 梗阻性急腹症　如肠道、胆管、输尿管等，其腹痛特点为：发作多急骤，发作初期表现为阵发性间歇性腹痛，随着病程发展可转为持续性阵发性加重，腹痛时多伴胃肠道症状，全身中毒症状在腹痛后发生。

4. 出血性急腹症　如溃疡、胆道出血、腹腔内肿瘤自发性破裂出血。其腹痛特点为：起病急骤，腹痛持续存在、腹膜炎较明显，腹腔穿刺为血性液，早期容易出现失血性休克。

5. 缺血性急腹症　如肠系膜动脉栓塞，肠系膜、门静脉血栓形成，肾或脾梗死，其腹痛特点为：既往多有心脏病（心房颤动）病史，起病急骤；腹痛剧烈、持续，腹膜炎弥漫、较轻，有时与腹部体征不符，表现为症状重、体征轻；进展迅速，早期可出现中毒性休克表现。

6. 损伤性急腹症（又称腹部外伤、创伤）　如内脏损伤。

7. 其他非腹部疾病引起急性腹部症状的"急腹症"　如心绞痛、过敏性紫癜、卟啉病等。

第三节　外科急腹症的诊断

应当遵循"定性、定位、定因"及对所有表现采用"一元化"的解释原则，不要过分依赖影像学和实验室检查或被某项检查结果所误导，宜开阔思路，切忌先入为主。经过搜集病史、体格检查和辅助检查采取综合分析，最后得出正确的诊断。

【临床资料的搜集】

（一）询问病史

应该全面了解起病方式和诱因、腹痛性质、腹痛程度、腹痛部位、腹痛是否伴放射痛、腹痛与伴随症状的关系、既往个人史、手术史及月经史等。

（1）起病方式和诱因：注意起病急缓，起病时间，与饮食、外伤、剧烈活动是否有关。

（2）腹痛性质：腹痛特点对腹内病变的性质诊断极为关键。持续钝痛或隐痛常提示炎症或出血性病变刺激腹膜，阵发性绞痛多为管腔梗阻、括约肌痉挛或缺血病变，如果出现持续性腹痛阵发性加重则表明炎症与梗阻并存，往往互为因果。

（3）腹痛程度：一定程度上反映了腹内脏器的轻重，但不同的患者对疼痛的敏感程度也有所不同。一般来说，腹痛较轻表明炎症的可能性较大，而难以忍受的腹痛表明空腔脏器痉挛、梗阻或脏器缺血，腹痛激烈不愿多动常提示穿孔可能。

（4）腹痛部位：最先出现腹痛的部位或者疼痛最显著部位常为病变脏器所在，根据脏器的解剖位置，可以作出病变所在部位的初步诊断。还要注意疼痛部位的变化，有无转移性腹痛，如阑尾炎的腹痛开始于上腹或脐周，然后再转移至右下腹。

（5）腹痛伴放射痛：从放射痛部位区域可以推断病变器官，例如伴右肩背部痛提示胆囊炎、胆石症，伴腰背部痛要想到胰腺炎，伴腹股沟区或会阴部痛提示输尿管结石。

（6）胃肠道症状：腹腔内急性病变多发生于消化道，腹膜炎和腹内出血也影响消化道功能，所以常伴有胃肠道症状发生。

1）恶心和呕吐：恶心、呕吐是急腹症的主要症状，早期属反射性；空肠梗阻时呕吐频繁，常于肠蠕动后发作，呈喷射状，吐出为含胆汁样内容物，低位肠梗阻则以腹胀症状为主，由于肠腔内容物大量聚集，压力增高引起的反逆性呕吐，量大可有粪臭味。急性胃炎、胃痉挛等消化道炎症直接刺激引起的呕吐，每次量不多，为胃内容物；急性阑尾炎、急性胆囊炎、急性胰腺炎发作初起呕吐多为反射性呕吐，量少。

2）排便情况：腹腔内炎症或盆腔脓肿刺激直肠造成里急后重、腹泻症状，粪便次数频繁，但每次量少，黏液样或水样便为主；腹腔内炎症刺激造成肠蠕动减弱或停止，出现肠麻痹；肠套叠、绞窄性肠梗阻有黏液血便；完全性肠梗阻停止排气、排便。

（7）感染中毒症状：表现为寒战、高热、乏力、四肢厥冷、脉率增快。急性化脓性胆管炎患者可以寒战、高热症状为主，腹痛、黄疸之后出现，其他外科急腹症患者发热出现在腹痛之后，且早期发热并不显著。腹膜炎患者如出现高热，除提示有严重感染中毒外，还有形成局限性脓肿的可能，如盆腔或膈下脓肿等。

（二）体格检查

1. 全身情况　首先需要注意患者的一般状况，包括心率、呼吸、血压、体温的变化。医

知识拓展：病史的询问程序

生见到患者的第一印象很有意义，其实在询问病史的过程中就已经从患者的神志、体位和表情等可以看出疾病的危重程度。一些特殊体征也可以为诊断提供线索，如皮肤巩膜黄染提示胆道系统病变，面色苍白提示内出血可能，腹壁有手术瘢痕或腹股沟疝要考虑肠梗阻的可能等。

2. 腹部检查

（1）视诊：充分暴露全腹部，包括腹股沟区和会阴部。注意观察腹部呼吸运动情况，腹壁皮肤有无手术瘢痕和静脉怒张，腹部外形是否隆起或凹陷，有无肠型蠕动波，要避免遗漏腹股沟、外生殖器、会阴的检查。

（2）触诊：患者取仰卧屈膝位，腹壁处于松弛状态。检查手法要轻柔，按照由无痛部位向疼痛部位，由浅至深逐渐按压，同时观察患者表情变化。压痛、反跳痛和肌紧张是腹膜炎的表现。压痛是壁腹膜受到炎症刺激的反应，压痛的部位多为腹腔内病变所在，压痛的区域就是腹膜炎所波及的范围。肌紧张是炎症刺激腹部肌肉，引起反射性痉挛所致。老年人、长期服镇静药的患者，腹部体征常不能如实反映病变的程度，多数老人的病变重，体征轻，应更加严密观察病情变化。如腹部扪及包块，应仔细检查肿块的部位、大小、形状、边界、质地、移动度、有无压痛及有无波动或搏动感等。

（3）叩诊：主要了解腹腔内有无积气、积液和包括等。如叩诊明显的鼓音提示为胃肠高度胀气或腹腔游离气体；肝脾大、腹腔肿瘤和大量腹水时，鼓音范围缩小，病变部位可出现浊音或实音；移动性浊音，提示腹腔内有游离液体。肠梗阻时，应除外是扩张肠管内的液体在移动。

（4）听诊：腹部听诊主要用于检查肠鸣音、血管杂音、摩擦音等，应包括腹部 4 个象限，至少应听 2～3 分钟。肠鸣音亢进，提示肠蠕动加快，多见于肠炎和机械性肠梗阻，也可见于饥饿或进大量饮水后；高调金属音和频发的气过水音为肠内容物通过受阻，肠蠕动过强，推挤肠内容物突然通过受阻部位而发出的声音，提示有机械性肠梗阻；肠鸣音减弱或消失，提示肠管处于麻痹状态，失去蠕动能力，见于腹膜炎、麻痹性肠梗阻或肠绞窄。

3. 直肠指检： 下腹痛、疑有盆腔病变或上腹部的疾病已波及下腹部，应做直肠指检。通过直肠指检发现膀胱直肠或子宫直肠陷凹处有触痛、波动或宫颈举痛，常见于胃十二指肠穿孔、盆腔位阑尾炎或盆腔脓肿。在低位肠梗阻时，可能发现直肠肿物或粪块。

（三）辅助检查

辅助检查是诊断的重要依据。首诊医生不应过分依赖太多的辅助检查，而应立足于病史和体格检查，再结合辅助检查进行综合分析。

1. 实验室检查　对所有急腹症患者应完成血、尿、便三大常规检查，细菌性炎症时白细胞升高；内出血时血红蛋白下降，血细胞比容降低；急性胰腺炎时血、尿淀粉酶升高＞正常值、血钙降低、血糖升高等。尿路结石时尿常规提示血尿。粪便白细胞增多提示肠炎。

2. X 线检查　膈下游离气体提示空腔脏器穿孔，扩张的肠腔及液平面为肠梗阻表现，肠套叠钡剂灌肠见杯状充盈缺损，尿路结石有时可见结石影。

3. 超声检查　因无创、操作便捷成为急腹症的常规检查手段。随着技术的进步，超声检查不仅用于肝、胆、胰、脾、肾的检查，而且对于腹腔内积液、肠管、肿物、血管、盆腔等疾病诊断都有很大的帮助。动态、实时重复检查对急腹症诊断和观察病情变化有很大帮助。当然，超声检查准确性与超声医师的水平和经验有非常大的关系。

4. CT　在急腹症诊断仍不清楚的情况下，如果病情允许，应该考虑做腹部 CT 检查。CT 检查比超声检查更加敏感，增强 CT 提高了诊断的准确性。对于口服二甲双胍患者，注射静脉造影剂要非常慎重，对肾功能不全患者要尽量避免。CT 检查有助于明确急腹症的病因，并为手术治疗提供重要信息。

5. MRI　尽管核磁共振（MRI）在急腹症检查应用不多，但因没有 X 线辐射的影响，对孕妇患者检查是安全的。在诊断胆囊炎和胆管结石方面，MRI 检查优于 CT。

6. 内镜检查　上消化道出血时胃镜检查可以明确出血原因，同时达到止血治疗的作用。对于急性胆管炎患者，应用内镜下逆行胆胰管造影（ERCP）技术不仅可以明确诊断，还可以解除胆道梗阻。对于便血或肿瘤性结肠梗阻患者，结肠镜检查有助于明确出血或梗阻部位，同时有治疗作用，可以在狭窄部位放置支架解除梗阻。

7. 选择性动脉造影　对怀疑腹腔内血管病变，如肠系膜动脉栓塞或静脉血栓形成，缺血性肠病、腹主动脉瘤破裂或脾动脉瘤破裂等引起的急腹症起到诊断作用。

8. 腹腔穿刺　腹腔穿刺术是腹膜炎和腹腔内出血的重要辅助诊断方法之一，操作简便，准确率可达 85% ～ 90%。操作时可以借助于 B 超定位，先做超声检查判断腹腔积液或出血的部位和数量，然后在超声引导下选择穿刺部位进行穿刺，避免刺入肠管。穿刺液应做涂片检查，根据白细胞计数来鉴别液体来源。根据穿刺液的性质判断：如为混浊液或脓性液并略带臭味，则多见于各种原因引起的腹膜炎，如急性阑尾炎继发穿孔；如液体含有食物残渣和胆汁，则为上消化道穿孔；如为粪便样，则为下消化道破裂；肝、脾破裂，肠系膜动脉破裂可抽出新鲜不凝血；肠绞窄性或出血性病变及肿瘤为血性腹水或血性液；异位妊娠时阴道穹后部穿刺为新鲜血；腹腔脓肿可经腹腔、阴道穹后部、直肠穿刺确诊或引流。

9. 腹腔镜检查　在进行各项检查后急腹症诊断仍不明确的情况下，腹腔镜可明显提高诊断的准确性，尤其对怀疑阑尾炎、胆囊炎或上消化道穿孔患者，还可以同时进行腹腔镜治疗。

【急腹症的临床诊断思维及程序】

诊断急腹症要求做到正确、及时和诊断出病理改变，培养急腹症临床诊断思维，应从以下三个方面着手：①急腹症与内科急性腹痛的鉴别；②用"一元化"解释所出现的症状；③最后做到定性、定位、定因诊断。所有诊断、鉴别诊断均建立在详细询问病史、全面进行体格检查、合理综合分析的基础上。

首先应明确是外科急腹症还是内科急腹症，其次明确是否需要做急诊手术，即病情的确诊有时往往并不重要，重要的是判断是否需要手术，是立即手术还是观察等待，选择何种方法手术，是腹腔镜手术还是开腹手术。

一般内科急性腹痛特点为：起病可急可缓，多有先驱症状；腹痛呈间歇发作，含糊而固定；腹痛是多症状表现之一，常先有全身中毒反应；无明显腹膜刺激征，或呈阶段性，并可演变消失；腹外病变的急性腹痛常有他部位阳性体征。

外科急腹症的特点是起病急骤、多无前驱症状，腹痛由轻到重、由含糊到明确、由局限到弥漫，腹痛为首发和重要症状，全身中毒反应（发热、脉搏增快等）随后出现，有腹膜刺激征并有扩大倾向，体征主要局限于腹部，其他部位仅为放射痛，腹部压痛、反跳痛和腹肌紧张是外科急腹症的特有体征。如果腹腔穿刺抽出不凝固的血液、脓液、胆汁或粪样液体，或者 X 线检查发现膈下游离气体，大肠或小肠内积气、积液等，则更支持外科急腹症的诊断。考虑是外科急腹症后，下一步就要确定病变的性质，判断是炎症、穿孔、出血、管腔梗阻还是脏器缺血，再根据腹痛和阳性体征所在的部位，结合解剖知识，确定病变部位。

第四节　外科急腹症的处理原则

不同类型急腹症的病因、病理、病情程度，甚至机体的反应等差异甚大，治疗方法也各有特点，归纳起来可分为非手术治疗和手术治疗两大类。

【非手术治疗】

（一）诊断不明时的处理

严密、动态观察病情的变化，观察疾病的发展和转归，边治疗边认真分析，并对诊断进行不断的补充和修正。在密切观察中，根据具体病情，采取禁食，胃肠减压，观测体温、脉搏及血压，纠正水、电解质失调，防治休克。反复观察腹部体征的变化，做到每 1 ~ 2 小时查一次体。未明确诊断前，不可轻易应用吗啡类止痛药，如不能排除肠坏死和肠穿孔，应禁用泻药和灌肠。一般在以下情况下可以采取非手术治疗：①症状及体征已稳定或好转者；②起病已超过 3 日以上而病情无变化者；③腹膜刺激征不明显或已局限者。

（二）诊断明确时的处理

对诊断明确者，则按外科原则进行处理。对于以下疾病，可在严密观察下行非手术治疗：原发性腹膜炎；动力性肠梗阻；腹部闭合性损伤，B 超确诊治为肝、脾、肾轻度裂伤且无明显腹腔积血或腹膜炎表现；急性单纯性阑尾炎、阑尾周围脓肿无全身中毒表现；急性单纯性机械性肠梗阻；无严重胆道感染的胆石症；消化性溃疡空腹穿孔或小穿孔已闭合，腹膜炎局限；术后吻合口、缝合口漏，腹膜炎局限且引流通畅；腹腔、肝单个脓肿，脓腔较小，急性胰腺炎未发生严重并发症。

（三）一般不需要手术的外科急腹症

对麻痹性肠梗一般不宜手术，但高度肠胀气有可能造成肠壁坏死、穿孔者应手术减压；蛔虫、粪块所致的急性肠梗阻；腹膜后血肿无进行性失血表现。

急腹症的非手术治疗必须在做好手术准备的情况下进行。通过严格的监测，随时掌握病情变化。一旦病情加重，应及时手术。

【手术治疗】

（一）诊断不明时的处理

诊断不明或者在非手术治疗过程中出现以下情况时，必须马上手术：病情严重而诊断不明确的腹膜炎患者；发现疑有腹腔内出血不止者；原因不明的严重腹膜炎无局限趋势；经短期（12 小时）观察或治疗几小时后，疼痛不缓解，腹部体征不减轻，一般情况不好转，或反而加重等。

（二）诊断明确时的处理

手术适应证：①绞窄性肠梗阻；②单纯性肠梗阻经过 48 小时保守治疗无缓解；③急性重症胆管炎；④消化道穿孔并弥漫性腹膜炎；⑤嵌顿疝超过 4 ~ 6 小时未能还纳；⑥肠系膜血管疾病，如肠系膜血管栓塞或血栓形成。

（三）术前准备与支持治疗

1. 目的　①纠正水、电解质紊乱和代谢障碍；②提高机体对麻醉和手术的耐受力；③方便手术操作；④预防术后并发症；⑤有利于术后恢复；⑥为暂时不宜手术的患者积极创造手术条件。

2. 具体措施

（1）生命体征的监测，包括体温、血压、脉搏、呼吸及血氧饱和度的监测。

（2）输晶体液，补充电解质，纠正酸碱代谢紊乱。

（3）及时纠正休克，用多巴胺及去甲肾上腺素维持血压。

（4）放置胃肠减压管及导尿管，监测出入量。

（5）联合应用抗生素，在获得细菌培养及药物敏感试验结果之前，先使用广谱抗生素。

（6）必要时呼吸机维持呼吸。

（7）适当镇痛。

（8）向家属交代病情，取得患者和家属配合，完成多项知情同意书。

3. 麻醉方法的选择　常用的麻醉方法有局部麻醉、椎管内麻醉和全身麻醉。具体麻醉方法根据患者病情、全身情况、手术性质及麻醉医师对各种麻醉方法的认识与经验和具备的条件等因素而决定，必须遵循安全、有效和简便的原则。麻醉最终要满足以下要求：①有良好的肌肉松弛；②尽量消除或减轻内脏牵拉反应；③便于延长切口和探查；④易于处理可能发生的意外；⑤对患者的生理干扰少；⑥并发症少。

4. 切口的选择原则　切口选择与诊断有关，一般选择直切口。如果阑尾炎诊断明确，也可以选择麦氏切口。切口的位置、长短需要遵循以下原则：①距病灶最近、最直接；②易操作、损伤小；③便于延长切口；④切口不易感染，一旦感染也利于引流；⑤有利于愈合，不易形成切口疝。在诊断不明的情况下，有条件可以腹腔镜先探查，确定病变部位及手术方式后再选择切口的位置。

5. 探查　进入腹腔后首先要明确术前诊断是否正确。首先切开腹膜时如果发现有气体溢出，提示胃肠道有穿孔，进入腹腔后注意腹腔内液体的性质和量，留取样本送细菌培养和药物敏感度试验。根据液体的性质判断病变器官。如是血液，则将血液吸出，马上寻找出现部位。男性患者出血常为肝癌破裂出血，女性则多来自卵巢和输卵管。如果是脓性，吸出脓液，注意溃疡穿孔的脓液稀薄、黄绿色、量大；而阑尾穿孔的脓液较稠、量少且有臭味，而且阑尾表面可见凝固的脓苔附着；妇科疾病者脓液集中在盆腔，量不多，且常为血性。探查操作要轻柔，尽量避免不必要的分离。如发现病理改变可解释临床表现，则不必再做其他探查，防止腹膜炎扩散。

随着微创技术的开展，腹腔镜技术应用于急腹症越来越多。尤其在诊断不明的情况下，腹腔镜有很大的优势，观察范围广，可以全方位探查脏器表面及病变的形态位置，得到及时诊断，有些急腹症还可以在腹腔镜下进行治疗。腹腔镜具有损伤小、术后恢复快、并发症少等优点。

6. 手术原则和方法　急腹症手术治疗的目的是控制、纠正并最终消除其病理改变。

（1）切除病灶：手术原则上应该简单、有效，力争彻底手术，一次解决问题。化脓性阑尾炎时将阑尾切除；肠绞窄时切除坏死肠段；胆囊坏疽时切除胆囊等。

（2）控制腹膜炎的来源：当病变不适宜切除或无法立即切除，或一般情况差，麻醉后血压不稳等出现病情不允许做彻底手术时，可采取措施，控制炎症发生原因。术中如发现病变局部感染严重，解剖不清楚或恶性肿瘤切除困难时，可进行姑息手术或分期手术。十二指肠穿孔时，可选择缝合穿孔的术式；胆囊坏疽，感染中毒症状严重时，可先行胆囊造瘘术；结肠梗阻时可先行近端结肠造瘘术等。

（3）清除腹腔内渗出物或有感染的物质，如食物残渣、粪便、异物等。注意病灶附近，尤其注意膈下、结肠外侧旁沟和盆腔。可以用吸引器吸出或以湿纱布轻轻揩去，并用大量生理盐水清洗，至吸出液体清亮为止。如果腹腔污染严重，为防止术后感染或脓肿形成，可用稀释10 ～ 20 倍的碘伏盐溶液浸泡腹腔后吸尽。

（4）引流腹腔内继续产生的渗液：控制残余的炎症灶，使之局限或吸收，防止腹腔脓肿形成。多数情况下，腹膜炎术后无需引流。如出现下列情况时，须放置适当的引流物，引出体外。

1）可见坏疽病灶或有大量坏死组织不能彻底清除。

2）缝合不满意或吻合口处组织炎症、水肿，可能影响愈合，甚至有发生瘘的可能。

3）手术结束时腹腔仍有有较多渗血或渗液时。

4）局部脓肿形成者。

常用的引流物有烟卷、乳胶管、多孔硅胶管、双腔套管等引流。放置引流管需遵循以下原则：充分清洗腹腔或清理腹腔内渗液后放置引流物；引流物放至积液的最底部，如膈下、肝下、直肠前凹等处；引流物从切口之外的低位引出腹壁外；避免压迫肠管、血管、胆管或吻合口；引流管一般缝合固定在腹壁上。

（5）切口缝合：大部分急腹症手术的切口按通常的方法处理，逐层缝合而不发生感染，达到甲级愈合。对轻度污染的伤口可以用稀释碘伏溶液浸泡数分钟，再以生理盐水反复冲洗后逐层缝合，也能达到甲级愈合。当污染严重，手术时间长，尤其是IV类切口预计术后伤口感染可能较大时，可用不吸收的单股线行腹壁全层间断缝合，针距不宜过密，打结过紧，同时切口内放置乳胶片引流，如无感染可于术后 24～48 小时取出。对肥胖或营养不良、长期吸烟及咳嗽、术后可能出现肠麻痹、腹胀的患者，除常规方法缝合外，也可加缝数针减张缝合，在普通缝线拆除后继续保留 1 周左右。

（6）术后处理：除与一般腹部手术术后处理相同之外，还需在急腹症手术早期对生命体征和重要脏器功能进行检测，及时发现异常情况，所有中等以上手术后均应定时记录血压、脉搏和呼吸。危重患者应送入加强监护病房（ICU），进行连续心电监护及定时中心静脉压测定，并由专设的医护人员进行特殊监测与护理，并依病情变化给予积极的支持治疗。观察腹腔引流液的数量和性状，一旦发现异常应及时处理，并防止其滑脱或掉入腹腔内。根据腹腔液培养选用适当的抗生素。依患者消化道功能恢复情况调整饮食；必要时给予胃肠道外营养补充。对腹腔有渗出的患者，麻醉清醒后应继续严格采取半卧位，使渗液流向下腹和盆腔，以利于以后的引流处置。对年老体弱患者、术前和术中出现低血压或休克患者需要防止肺部及尿路感染。

第五节　常见急腹症的诊断要点

常见的外科急腹症约 30 余种，其中急性阑尾炎、急性肠梗阻、急性胆囊炎或胆管炎、急性消化道穿孔、急性胰腺炎约占 80%。

一、炎症性急腹症

（一）急性阑尾炎（acute appendicitis）
病史重点：

1. 突发上腹或脐周围疼痛，持续性隐痛、胀痛或剧痛，疼痛转移至右下腹，即"转移性右下腹痛"，占 70%～80%。

2. 胃肠道症状可有厌食、恶心、呕吐、腹泻。

3. 全身症状发热、乏力、精神差。

体格检查重点：

1. 重要体征　右下腹局限压痛，或伴有反跳痛、肌紧张。有时可及右下腹包括，边界不清，压痛。体温升高。

2. 结肠充气试验、腰大肌试验、闭孔内肌试验有助于诊断，但主要是用来术前阑尾定位。

辅助检查：

1. 实验室检查血白细胞增多，中性粒细胞增多。

2. B 超或 CT 检查阑尾，可见阑尾肿胀，盲肠水肿伴周围渗出，有时可见阑尾腔内粪石。

（二）急性胆囊炎（acute cholecystitis）
病史重点：

1. 右上腹剧痛或绞痛，持续性或阵发性加重，常放射至右肩部（牵涉痛）。

2. 胃肠道症状　可有恶心、呕吐，多为反射性或胆囊渗出液刺激所致。

3. 全身症状　畏寒、发热，但无黄疸。

体格检查重点：

1. 右上腹压痛，墨菲征（Murphy sign）（+），或伴有肌紧张，压痛、反跳痛。

2. 有时可触及肿大的胆囊。

辅助检查：

1. 实验室检查血白细胞增多，中性粒细胞增多。

2. 血转氨酶可升高，一般胆红素正常或轻微升高。

3. B 超　胆囊肿大，横径可超过 4 cm，胆囊壁增厚呈双边征，胆囊腔积脓，多伴有结石存在，胆囊周围渗出。

（三）急性胰腺炎（acute pancreatitis）

病史重点：

1. 上腹部持续性疼痛，或伴向腰背部放射，多有胆囊结石或胰腺疾病史，常有暴饮暴食史。

2. 胃肠道症状可有恶心、呕吐。

3. 早期全身症状少，中、晚期患者可有发热、休克。

体格检查重点：

1. 上腹部压痛或伴有肌卫、反跳痛。

2. 可有黄疸、移动性浊音（+）。

辅助检查：

1. 实验室检查血白细胞增多，中性粒细胞增多，血、尿淀粉酶及脂肪酶升高。

2. 器械检查 B 超、CT 提示胰腺肿胀伴周围渗出。

（四）急性盆腔炎（女性）

病史重点：

1. 多有经期卫生不良、流产后感染、不洁性交史等。

2. 发病时出现下腹部疼痛伴发热，严重时可有寒战、高热、食欲缺乏。

3. 胃肠道症状可有恶心、呕吐。

4. 月经期发病可出现经量增多，经期延长，非月经期发病出现白带增多。

体格检查重点：

1. 下腹部压痛，伴或不伴反跳痛。

2. 妇科检查　阴道分泌物多，宫颈举痛或摇摆痛。

3. 附件区压痛。

辅助检查：

1. 实验室检查血白细胞增多，中性粒细胞增多。

2. 阴道分泌物涂片、妇科 B 超、穹后部穿刺和腹腔镜有助于诊断。

（五）肠系膜淋巴结炎

肠系膜淋巴结炎是一种非特异性炎症，常见儿童和青少年，易与急性阑尾炎混淆。

病史重点：

1. 常继发上呼吸道感染，或二者同时发生。

2. 以发热为首发症状居多，继而发生腹痛（先发热后腹痛）。

3. 腹痛可始于右下腹，但无转移性右下腹痛，腹痛范围较广，少伴有呕吐。

4. 可同时伴有咽部疼痛。

体格检查重点：

1. 腹部压痛难以定位，大部分无反跳痛和腹肌紧张。

2. 肠鸣音活跃。

辅助检查：

1. 实验室检查血白细胞不高甚至降低，淋巴细胞增多。

2. 器械检查　B 超可发现腹腔及肠系膜淋巴结肿大。

二、破裂或穿孔性急腹症

（一）胃十二指肠溃疡穿孔

病史重点：

1. 多有"胃病"或"消化不良"史，中青年男性多见。

2. 突发上腹部剧烈疼痛，难以忍受，持续性，短期内迅速扩散至全腹。

3. 胃肠道症状可有恶心、呕吐。

4. 体格检查痛苦面容，少动，腹部触诊板状腹，反跳痛明显，肝浊音界常减小，肠鸣音消失。

5. X 线检查示游离气体可明确诊断。

（二）异位妊娠破裂出血（女性）

病史重点：

1. 停经＞ 6 周或者数月病史，早孕反应，如食欲缺乏、恶心、偏食等。

2. 突发性下腹剧痛，疼痛呈持续性，当盆腔积液时，肛门出现坠胀和排便感。

3. 阴道少量流血。

体格检查重点：

1. 下腹部肌紧张，压痛、反跳痛。

2. 有移动性浊音，或有休克表现，腹腔或阴道穹后部穿刺为不凝血。

3. 妇科检查　一侧附件不规则，有触痛包块，宫颈举痛，阴道穹后部饱满和触痛。

辅助检查：

1. 实验室检查　妊娠试验（+），血 HCG 和孕酮测定。

2. 阴道 B 超检查　如看到宫外胚芽可确诊。

3. 腹腔镜检查有助于诊断。

三、梗阻或绞窄性急腹症

（一）急性胆管炎

病史重点：

1. 患者多有胆囊或胆管结石、胆道感染或胆道手术史。

2. 起病急，查科三联征（Charcot triad）即腹痛、寒战、高热、黄疸。

3. 胃肠道症状可有恶心、呕吐。

4. 全身症状畏寒、发热、黄疸、精神差。

体格检查重点：

1. 右上腹肌紧张、压痛或有反跳痛。

2. 巩膜、皮肤黄染。

辅助检查：

1. 实验室检查　血白细胞增多，中性粒细胞增多，肝功能异常，血胆红素升高。

2. 器械检查　B 超、MRCP、CT 有助于诊断。

（二）急性重症胆管炎

特点：临床表现（查科三联征＋休克＋精神异常），即雷诺（Reynolds）五联征。

1. 血白细胞可大于 20×10^3/ml，血清胆红素升高，代谢性酸中毒。

2. 血细菌培养可阳性。

（三）急性肠梗阻

病史：临床特点为"痛、吐、胀、闭"，即持续性或阵发性腹痛伴腹胀，恶心，呕吐，停止排便、排气。

体格检查重点：

1. 腹胀（局限性或弥漫性），肠型，蠕动波。

2. 肠鸣音活跃、亢进，气过水音，高调肠鸣音，金属音或肠鸣音减弱、消失。

（四）绞窄性肠梗阻

特点：持续性腹痛或持续性腹痛阵发性加重，早期出现脉率增快，体温升高，不对称腹胀，肌紧张，压痛、反跳痛，肠鸣音由亢进转为减弱，腹腔穿刺为血性腹水。

辅助检查：

1. 实验室检查　血白细胞增多、中性粒细胞增多，血气分析为代谢性酸中毒表现。

2. 器械检查　X线检查示肠胀气，气－液平面，闭袢肠管影，有助于诊断；B超提示肠袢扩张、腹腔积液；CT提示肠管扭转及缺血表现。

四、各种原因所致的肾绞痛

病史重点：

1. 多有泌尿系结石尤其是输尿管结石或多次类似发作史。

2. 突发腰腹部绞痛，剧烈难忍，辗转不安，疼痛向会阴部放射，伴尿色发红或深茶色。

体格检查：症状与体征不符，即症状重、体征轻，肾区叩击痛、或上、中输尿管有压痛，腹部无明显压痛。

辅助检查：

1. 实验室检查　血常规（－），尿红细胞满视野。

2. 器械检查　X线检查腹部肾、输尿管、膀胱（KUB），B超、静脉肾盂造影（IVP）和膀胱输尿管镜有助于诊断。

五、出血性急腹症

（一）消化道内出血

本病是由多种疾病所致的临床常见综合征，常见原因有消化道本身的炎症、机械性损伤、血管病变、肠道肿瘤等，邻近器官病变或全身疾病累及消化道，如食管胃底静脉曲张破裂、溃疡、结肠肿瘤伴出血等。

临床特点：根据出血部位和出现量多少表现为呕血、便血或黑便，全身症状为头晕、心悸、乏力、口干、四肢冰凉、烦躁不安、脉率增快等休克表现。

1. 大出血　有无"休克"是判断大出血的关键指标。

2. 小出血　如出血量为5 ml左右，粪便潜血试验（＋）；或出血量为50～70 ml，可出现黑便；或出血量约为300 ml，胃内潴留血液，可出现呕血。

（二）腹腔内出血

1. 腹部肿瘤自发性破裂，如肝癌破裂。

2. 腹腔内血管畸形，如脾动脉瘤破裂。

3. 腹部卒中。

4. 外伤暴力。

临床特点：皮肤苍白、湿冷，表情淡漠，伴持续性腹痛，腹部压痛，血红蛋白下降，B超表现为腹腔积液，腹腔穿刺为不凝血。

六、损伤性急腹症（又称腹部外伤、创伤）

1. 单纯腹壁损伤。

2. 内脏损伤。

3. 消化道异物及损伤。

七、引起急腹症、急性腹部症状的其他疾病

腹部以外器官病变引起腹部病变是其中的一个部分,除了腹痛症状外,腹腔外器官疾病的症状、体征明显。

1. 胸部疾病　如心肌梗死、心包炎、肺炎、胸膜炎等。

2. 造血系统疾病　如过敏性紫癜(腹型)。

3. 代谢病　如糖尿病酮症酸中毒、卟啉病。

4. 结缔组织病　如系统性红斑狼疮。

5. 内分泌疾病　如甲状腺功能亢进症。

6. 中毒性疾病　如铅中毒。

7. 神经系统疾病　如腹壁神经痛、腹型癫痫。

(王立新)

病例 29-1

病例 29-1 解析

病例 29-2

病例 29-2 解析

第30章

消化道大出血的诊断及处理原则

一般将 Treitz 韧带作为上、下消化道的分界。上消化道出血是指 Treitz 韧带以上的消化道包括食管、胃、十二指肠和胆、胰疾病引起的出血，胃空肠吻合术后的空肠病变出血亦属此范围；Treitz 韧带以下至肛管的出血称为下消化道出血。

第一节　上消化道大出血的诊断及处理原则

上消化道大出血（massive hemorrhage of the upper gastrointestinal）常表现为呕血，亦可以出现便血，常表现为柏油样便。一般短时间内出血量在 1000 ml 以上或超过循环血量的 20% 导致循环血量波动引起休克体征者，称为大出血。

【病因】

（一）引起上消化道大出血的常见原因

1. 胃、十二指肠溃疡出血占 40% ～ 50%，其中 3/4 是十二指肠溃疡。

2. 门静脉高压症食管下段和胃底黏膜下层的静脉曲张破裂出血约占 20%。

3. 急性胃黏膜病变和应激性溃疡出血约占 20%。

4. 胃癌出血占 2% ～ 4%。

5. 胆道出血（hemobilia）。

6. 其他上消化道病变出血。

（二）临床分析

临床上在对出血原因进行判断时，还按以下四方面进行分析：

1. 是否来自消化道自身的原因　如溃疡、炎症、肿瘤、血管畸形、憩室和损伤等。

2. 有无邻近器官和组织的原因　如胸主动脉瘤穿破至食管引起大出血等。

3. 有无全身或系统性疾病引起的出血　如全身出血倾向、血液病、创伤、尿毒症等。

4. 有无药物的原因　如在器官移植中大量使用皮质激素作为免疫抑制剂，造成应激性溃疡出血，水杨酸类药物（如阿司匹林）引起的急性胃黏膜损害造成的大出血等。

尽管如此，仍有原因不明的出血，这可能是对一些疾病的认识不清、缺乏有效的检查手段或在检查时被遗漏等原因造成。

【出血原因的鉴别】

食管静脉曲张破裂出血一般以呕血为主，胃出血依病变部位、出血速度、出血量可表现为呕血或便血，十二指肠病变及胆道、胰腺的出血多以黑便为主。

（一）溃疡病出血

80% ～ 90% 的患者都有长期规律性上腹疼痛病史，并在饮食不当、精神疲劳等诱因下并发出血，出血后疼痛减轻或消失；十二指肠溃疡出血往往在右上腹有一固定压痛点。临床上所见的大出血部位多在胃小弯侧或十二指肠球部后壁，是因胃溃疡侵蚀胃左、右动脉分支或十二指肠溃疡侵蚀胰十二指肠动脉或胃十二指肠动脉所致。

（二）肝硬化、食管下段和胃底黏膜下层的静脉曲张破裂出血

患者常有肝病史，体格检查可发现慢性肝病体征，如肝掌、蜘蛛痣、巩膜黄染等，严重者可出现腹壁皮下静脉曲张、肝脾大、腹水等，血常规检查可表现贫血和血小板减少等脾功能亢进症状。患者发病突然，呕血量大，一次出血量可达 500 ～ 1000 ml，迅速陷入休克。对门静脉高压症与胃十二指肠溃疡造成大出血的鉴别除依据病史及体格检查外，肝功能试验、血氨测定等也有帮助。

（三）急性胃黏膜出血和应激性溃疡

急性胃黏膜出血又称急性糜烂性胃炎、急性表浅性溃疡、出血性胃炎等，发病诱因与药物、饮食因素有关，如连续服用阿司匹林、吲哚美辛等，有时仅一片阿司匹林即能引起出血性胃炎。大量饮酒也是诱因之一，其病理特点是胃黏膜糜烂和浅溃疡形成，且散在、多发，不侵犯肌层，愈合后多不遗留瘢痕。

应激性溃疡的发生多与严重创伤、颅脑损伤（Cushing 溃疡）、颅脑手术后、严重烧伤（Curling 溃疡）、感染、休克、组织缺氧或使用皮质激素等有关，其病灶可为单发或多发，偶有合并穿孔者。在病理表现上溃疡常侵犯肌层，造成急性黏膜损害和出血，愈后常留有瘢痕。

急性胃黏膜出血和应激性溃疡出血在临床上可表现为突然大量出血，严重时可导致晕厥或休克。在开展急症内镜检查后此类患者得到确诊者日益增多，故在上消化道出血的诊断中应予足够的重视。

（四）胃癌及其他胃部肿瘤

其他胃部肿瘤包括胃恶性淋巴瘤、平滑肌瘤、间质瘤等均可因病变侵蚀血管而发生大出血。胃癌患者出血前常有食欲缺乏及消瘦，贫血与出血的程度不相符，出血后上腹疼痛不减轻，有时反而加剧。对于有上消化道出血且年龄偏大的中老年人，特别是伴有慢性贫血的胃病患者应警惕胃癌的可能性。

（五）胆道出血

胆道结石、蛔虫、感染等原因造成的胆源性肝脓肿破溃而与门静脉或肝动脉分支发生交通，使大量血液涌入胆道再流入十二指肠是主要原因，但也有肝外胆道出血者是胆管后壁穿破门静脉所致；也可见于肝癌、肝血管瘤等；大多数肝外伤后发生胆道出血病例，多在肝创伤数周后发生，是外伤引起肝实质中央破裂、感染导致肝动脉分支破入肝胆管引起；医源性胆道出血多因经皮肝穿刺活检或经皮穿刺胆道造影所致，若损伤大的肝动脉分支，可引起大出血，甚至导致死亡。

（六）少见的外科疾病引起的上消化道大出血

1. 食管黏膜撕裂症（Mallory Weiss 综合征）　最常见的诱因是大量饮酒后，剧烈恶心、呕吐引起的食管贲门处黏膜纵行撕裂而造成的大出血。

2. 胃壁血管畸形　如 Dieulafoy 病即胃黏膜下小动脉破裂，病变多在小弯侧贲门下 6 cm 范围内，在斑片状受损黏膜下可见破裂小动脉呈喷射样出血。

【诊断】

对上消化道大出血的患者当务之急是首先处理因失血造成的低血容量性休克，并详细询问病史，及时对患者进行有关体格检查及必要的辅助检查以期做出诊断。

（一）病史

近 70% 的上消化道出血可通过询问病史做出初步诊断。应注意以下问题：

1. 出血的次数、颜色，呕血或便血的数量，可能的诱因，出血前后的症状。

2. 本次出血与以往所患消化道疾病的联系　如有无溃疡病或肝病史、药物史。

3. 有无可引起消化道出血的全身或系统性疾病。

4. 判断患者出血停止还是正在进行。

5. 在院外的治疗情况包括治疗方法及患者对治疗的反应。

（二）体格检查

1. 除认真观察并记录重要生命体征外，还应注意发现导致出血的原发性疾病的证据，如肝掌、蜘蛛痣、腹壁皮下静脉曲张、肝脾大等，有助于对门静脉高压症的诊断；上腹部深压痛应考虑到胃十二指肠溃疡的可能；腹痛、发冷、发热、黄疸、上腹部压痛、消化道出血的先后出现以及周期性出血等是胆道出血的特征；发现皮肤、黏膜出血点应注意是否血液病引起的消化道出血，从腹部肿块应想到有消化道肿瘤等原因引起出血的可能。

2. 对失血量做出较确切的估计。由于受到胃液和消化液的影响，仅根据呕血、便血量很难对实际出血量做出正确估计。在出血的初期，虽然血容量已经减少，但血液稀释尚未充分表现出来，故血液组成最初变化不大而且还可能由于并存脱水而掩饰了贫血，因此应根据脉搏、血压等循环动态变化来推算出血量。

成年人如出血在 500 ml 以下，可无明显全身症状；出血在 500～800 ml 时可出现心悸、气促、眩晕及四肢冷感等症状；出血量在 800～1600 ml 时，患者上述症状加重，尿量减少；当出血量达 1600 ml 以上时，患者可出现黏膜苍白、皮肤湿冷、表浅静脉塌陷、意识淡漠、反应迟钝，以致陷入严重休克状态。

脉搏的改变是判断失血程度的重要指标。急性消化道出血时血容量锐减，最初的机体代偿功能是心率加快。小血管反射性痉挛，使肝、脾、皮肤血窦内的储血进入循环，增加回心血量，调整体内有效循环量，以保证心、脑、肾等重要器官的供血。一旦由于失血量过大，机体代偿功能不足以维持有效血容量时，就可能进入休克状态。所以，当大量出血时，脉搏快而弱（或脉细弱），当脉搏每分钟增至 100～120 次或以上，估计失血 800～1600 ml；当脉搏细微，甚至扪不清时，估计失血已达 1600 ml 以上。当急性失血 800 ml 以内时（约占总血量的 20%），收缩压可正常或稍升高，脉压缩小。尽管此时血压尚正常，但已进入休克早期。急性失血 800～1600 ml 时（占总血量的 20%～40%），收缩压可出现下降，脉压小。急性失血 1600 ml 以上时（约占总血量的 40%），收缩压可明显下降。更严重的出血，血压可降至零。

3. 判断是否继续出血　临床上不能单凭血红蛋白在下降或粪便呈柏油样来判断出血是否继续。因为一次出血后，血红蛋白的下降有一定过程，而出血 1000 ml，柏油样便可持续 1～3 天，粪便隐血可达 1 周，出血 2000 ml，柏油样便可持续 4～5 天，粪便隐血达 2 周。有下列表现，应认为有继续出血：

（1）反复呕血、黑粪次数及量增多，或排出暗红甚至鲜红色血便。

（2）胃管抽出物有较多新鲜血。

（3）在 24 h 内经积极输液、输血仍不能稳定血压和脉搏，一般状况未见改善。或经过迅速输液、输血后，中心静脉压仍在下降。

（4）血红蛋白、红细胞计数与血细胞比容继续下降，网织红细胞计数持续增高。

（三）实验室检查

1. 动态观察血红蛋白、红细胞、血细胞比容的变化　在急性大出血最初几小时，由于血液稀释尚不充分，上述指标无明显下降，待 3～4 小时后血液稀释出现，特别是输入液体后，上述指标会明显下降。血小板计数，出、凝血时间，血常规等检查，有助于胃、十二指肠溃疡与肝硬化引起的食管静脉破裂出血鉴别诊断。

2. 肝功能检验和血氨测定　有助于胃、十二指肠溃疡与门静脉高压症引起大出血的鉴别。

3. 做肾功能、电解质及酸碱平衡的测定；进行有关出血性疾病与血液病的实验室检查。

上消化道大出血后数小时，血尿素氮增高，1～2 天达高峰，3～4 天内降至正常。如再次出血，尿素氮可再次增高。尿素氮增高是由于大量血液进入小肠，含氮产物被吸收。而血容量减少导致肾血流量及肾小球滤过率下降，则不仅尿素氮增高，肌酐亦可同时增高。如果肌酐在 133 μmol/L 以下，而尿素氮大于 1428 mmol/L，则提示上消化道出血在 1000 ml 以上。

（四）特殊检查方法

1. 胃管检查　这种方法简单、易行，有较大的实用价值，安置胃管后根据从胃管抽吸的内容了解出血情况，如使用三腔二囊管则兼具检查和治疗作用。

2. 纤维内镜检查　对上消化道大出血应争取在初始复苏情况稳定时尽快进行，末次出血后 12 小时内行内镜检查阳性率可达 95%。

3. 选择性腹腔动脉造影　可经股动脉插管进行选择性腹腔动脉造影，病变部位可见造影剂渗出，该法适用于在内镜不能确定出血部位时使用，对上、下消化道出血的定位和病因诊断都有一定帮助，还可通过注射药物或栓塞治疗达到止血目的。

4. 胶囊内镜检查　对原因不明的消化道出血和小肠疾病具有诊断价值，特别是对小肠出血性病变的诊断具有独特的优越性。

5. 增强螺旋 CT 扫描　对消化道出血的出血部位检出率达 85%，部分患者可以观察到明显的造影剂外泄。

6. 放射性核素扫描　对上、下消化道出血的诊断价值已得到较为普遍认可。

在以上检查方法中，内镜检查应列为首选，当胃内积血过多，积血和血凝块不易清除难于进行内镜检查时，则应考虑采用选择性腹腔动脉造影检查。

【处理原则】

（一）紧急处理

应先建立有效的静脉补液通道，可先输入平衡盐溶液、生理盐水或胶体液。当血红蛋白低于 90 g/L，收缩血压低于 90 mmHg 时，应立即输入足够量的全血或悬浮红细胞。对肝硬化门静脉高压的患者要提防因输血而增加门静脉压继发再出血的可能性；要避免输血、输液量过多而引起急性肺水肿或诱发再次出血。

在处理患者过程中应进行中心静脉压的监测，以指导补液速度和补液量，注意保持呼吸道通畅并观察尿量，记录生命体征的变化，及时完成各项必要的实验室检查，填写抢救记录，随时对患者情况做出客观的估计，以便决定下一步的处理。

（二）明确出血原因、迅速采取针对性的止血措施

1. 对于胃、十二指肠溃疡大出血　一般可在内镜直视下于出血局部注射药物、喷洒凝血酶或使用电凝、激光止血。选择性腹腔动脉造影也为止血措施之一，在证实出血部位后经留置的导管注入垂体后叶素进行药物止血。此外还可经胃管灌注冷生理盐水加去甲肾上腺素、胃内灌注抗酸药碱化胃腔并使用质子泵抑制剂等药物。通过酌情选用以上措施多数出血可获控制；但对溃疡病史长、年龄偏大（60 岁以上）或出血不止、暂时停止后又出血者应积极进行手术治疗。手术方式基本有两种，一种为局部缝合止血，适用于一般情况不佳、不能耐受较大手术者，另一种方式为溃疡根治性手术，即在出血部位进行缝扎后进一步完成包括溃疡在内的胃大部切除术。

2. 对门静脉高压症引起的食管或胃底静脉破裂出血　应首选内镜直视下硬化剂注射疗法或对曲张静脉进行套扎术。如条件允许，可行经颈内静脉门静脉 – 腔静脉分流术（TIPS）。三腔二囊管压迫止血疗法是一种有效的、暂时控制出血的非手术治疗方法。半个世纪以来，此方法一直是治疗食管静脉曲张大出血的首选方法，近期止血率为 90%，适用于以下情况：①内镜下注射或套扎止血失败而患者因肝功能差又不能耐受手术者；②由于技术或设备的原因不能进行内镜止血等方法者；③作为手术前的准备。TIPS 是指经颈静脉插管至肝静脉后，穿刺肝实质至肝内门静脉分支，将可扩张的金属支架置入后建立肝内门静脉与下腔静脉之间的分流道，以使整个肝外门静脉系区域的压力显著降低，从而达到治疗胃食管静脉曲张破裂出血和腹水等门静脉高压并发症，对于 90% 以上的急性出血患者有效。药物止血被视为综合治疗中的

一种措施，包括垂体后叶素或人工合成的生长抑素类似药物（如奥曲肽）。两者均具有收缩内脏血管、降低内脏血流量、降低门静脉压力的作用。手术疗法应选择肝功能较好、能耐受手术打击的患者，但有些患者是经非手术方法止血失败的，这就增加了手术死亡率，因此在最初进行治疗方法的选择时，对肝功能较好的患者以积极采取手术治疗为宜，以免因非手术疗法止血失败而延误了手术时机。手术方式大体分为门静脉-奇静脉断流术和急症分流术两类，但要求患者具备较好条件，且手术死亡率高。

3. 对急性胃黏膜糜烂和应激性溃疡的出血　可于胃内灌注抗酸药、使用含铝化合物，并应用 PPI 以抑制胃酸分泌，减少胃酸对胃黏膜的刺激、腐蚀作用，亦可选用奥曲肽等。手术治疗用于难于控制的大出血或应激溃疡造成穿孔的病例，手术方式可为胃大部切除术或加行迷走神经切断术。

4. 对出血部位不明的上消化道大出血　在采用非手术疗法治疗难以奏效的情况下，开腹探查应是积极措施。在一般情况下，胃和十二指肠内多有积血，此时可在胃窦部前壁、胃大弯与胃小弯之间，沿胃长轴在少血管区分别向上、向下各切开 5 cm，吸净积存于胃内的血块，用生理盐水冲洗胃腔并顺序对贲门处、贲门下、胃底、胃体及胃窦区进行仔细检查。注意有无出血灶，胃内壁黏附的血块有可能为出血所在，有时一经清除血痂即见小动脉呈喷射样出血。对手术探查仍未发现病灶的病例原则上应避免盲目胃切除手术，可考虑术中内镜检查协助判断出血部位。

第二节　下消化道大出血的诊断及处理原则

下消化道出血（lower gastrointestinal hemorrhage）通常可分两种情况：慢性或间歇性的小、中量出血和急性大量出血，前者指有肉眼可见的血便，包括鲜血、果酱样和暗红色稀便，但尚未引起血流动力学改变；后者则指短期内的大量出血，常致休克而需紧急处理。下消化道的出血病灶 80% 以上是在结肠和直肠，最常见的病变是结直肠癌、肠息肉、炎症性肠病、肠憩室、肠血管性疾病等。由于下消化道的范围广泛，可引起出血的病种繁多，故其诊断常较上消化道出血更为复杂而困难。尽管应用了新诊断技术甚至手术探查，但仍有 5% 左右的下消化道出血病例未能找到其确切病因。

【病因】

下消化道大出血病因繁多，占第一位的是肠道肿瘤，其次为息肉、肠道炎症，常见的病因分析如下：

1. 肠道肿瘤

（1）大肠肿瘤：患者多出现血便或黏液血便情况，结肠癌多有贫血、乏力、消瘦、腹痛不适、腹部肿块、排便习惯与性状改变等；直肠癌主要为便血和排便习惯改变。

（2）小肠肿瘤：出血是小肠肿瘤的首发症状。小肠淋巴瘤可出现柏油样便，少数可大量出血。溃疡型小肠癌多数为慢性失血，黑便为主，病灶侵及大血管可致大量血便。小肠间质瘤引起的大出血少见。

2. 肠息肉及肠息肉病　一般为炎症或物理损伤导致，可见间断性少量暗红色或鲜红色血液附于粪便表面，若息肉脱落，可致大出血。

3. 炎症性肠病

（1）溃疡性结肠炎：主要位于左半结肠，常表现为黏液便或脓血便，也可发生急性出血。

（2）克罗恩病：回盲部多发，当溃疡侵蚀血管可引起大出血。

（3）急性出血性肠炎：好发于小肠，偶可累及大肠。腹泻、腹痛、大量血便，可发生腹膜炎，毒血症明显。

4. 肠道血管病变

（1）血管畸形：老年人多见，病变处肠壁黏膜下层血管扩张，可伴溃疡和出血。

（2）遗传性毛细血管扩张症、肠血管瘤也会有大出血的可能。

5. 结肠憩室　因合并慢性炎症而出现腹部隐痛及黏液血便，少数出现大出血等急症。

6. 其他　血液病、系统性红斑狼疮、类风湿关节炎、肠系膜血管栓塞也可导致大出血。

【诊断】

（一）临床资料

1. 病史　对便血患者应问明起病缓急、病期长短，发病前后有无急性腹痛、发热、排便习惯和粪便性状改变、便秘或腹泻，有无心血管、血液、消化道多发性息肉病等病史，有无近期服药史，观察血便的形式和出血的多少，这些对明确诊断有重要意义。

2. 体格检查　有口唇、面颊黏膜或皮肤色素斑块者提示为色素沉着息肉综合征；有皮肤瘀斑或关节肿胀者提示为过敏性紫癜或血友病等。腹部可触及疼痛包块者，可能为炎性病变，无痛则可能为回、结肠肿瘤。患者有肠鸣音亢进者病变一般在小肠，有腹胀者病变多在下段结肠或直肠。

3. 实验室检查　癌胚抗原（CEA）阳性者对大肠癌的诊断有一定帮助。

（二）诊断程序

1. 初步推断出血部位　根据出血的程度、便血的性质，以及是否伴有腹痛、呕吐或腹泻等症状，是否有排便次增多、里急后重等感觉，排便时是否有肛门疼痛或肛门脱垂等现象，能初步分析其出血部位，这样就可以针对病变的部位做相应的特殊检查以肯定其诊断。

2. 进行各种检查以求确诊

（1）直肠指检：是诊断下消化道出血的首要和必要步骤。约80%的直肠癌就是通过直肠指检时被发现的。

（2）纤维结肠镜检查：不仅可直接观察整个结肠的黏膜情况，而且可同时做活检和细胞学检查，并进行治疗，在急性出血后24小时进行检查，确诊率可达90%以上。

（3）小肠镜检查：内镜图像清晰并能进行活检，检出率达86%。但临床尚未普及。

（4）小肠分段气钡造影：可以较明确观察小肠有无病变，对小肠的微小病变也能获得较明确的诊断。

（5）选择性动脉造影：出血速度0.5 ml/min以上就能发现出血病变部位，可滴入血管收缩药物或注入栓塞剂止血治疗。

（6）钡剂灌肠检查：对结肠的憩室病和肿瘤的诊断有重要价值。

【治疗】

（一）治疗原则

下消化道出血的诊断一般应以定位为先，但一旦明确病变部位以后，治疗时就应根据病变的性质和出血的缓急行不同处理。

（二）治疗方法

下消化道出血的治疗主要是病因治疗，大出血时应积极抢救。

1. 紧急处理　迅速建立静脉通道，滴注平衡盐溶液或乳酸钠等渗盐溶液，同时进行血型鉴定，测量血压、脉率，记录尿量、观察周围循环情况，作为补液、输血依据。在纤维内镜下局部操作，可喷洒药物或局部注射止血。

2. 手术治疗　在出血原因和出血部位不明确的情况下，不主张盲目行剖腹探查，若有下列情况时可考虑剖腹探查术：①仍有活动性大出血并出现血流动力学不稳定，不允许做动脉造影或其他检查；②上述检查未发现出血部位，但出血仍在持续；③反复类似的严重出血。剖腹探查有较高的病死率及并发症发生率，因此是最后的选择。术中应全面探查，消化道应全程仔细触摸，并将肠道提出，结合在灯光下透照，有时可发现小肠肿瘤或其他病变。如果仍未发现病变（约占1/3），可采用经肛门和（或）经肠造口导入术中内镜检查。手术医生协助导引进镜，并可转动肠管，展平黏膜皱襞，使内镜医生获得清晰视野，有利于发现小而隐蔽的出血病灶。同时，手术医生通过内镜透照，有时亦可从浆膜面发现病灶。

3. 介入治疗　在选择性血管造影显示出血部位后，可经导管行止血治疗。

（1）动脉内灌注血管加压素：动脉插管造影发现出血部位后，经局部血管注入血管加压素，每分钟0.2单位，灌注20分钟后，行造影复查，确定出血是否停止。若出血停止，继续按原剂量维持12～24小时，逐渐减量至停用。然后在导管内滴注右旋糖酐或复方氯化钠溶液，证实无再出血后拔管。约80%的病例可达到止血目的。

（2）动脉栓塞：对动脉造影后动脉输注垂体后叶素无效病例，可做超选择性插管，在出血灶注入栓塞剂。本法主要缺点是可能引起肠梗死，对拟进行肠段手术切除的病例，可暂时止血。

4. 内镜治疗　急诊结肠镜检查如能发现出血病灶，可试行内镜下止血。具体方法有激光止血、电凝止血等以及对出血病灶喷洒肾上腺素、凝血酶等。

5. 病因治疗　针对不同病因选择药物治疗、内镜治疗、择期外科手术治疗。

（付　卫）

创伤和战伤

第 31 章

第一节 创伤的基本问题

一、创伤的概念

由于物理、化学、生物或其他因素对人体的组织结构或器官造成的形态破坏或功能障碍，包括精神因素引起的精神损伤，通称为创伤。创伤可引起程度不同的局部和全身反应。

创伤的常见致伤因素包括：物理性因素，如机械力、高温、冷冻、电流；化学性因素，如酸、碱、毒剂；生物性因素，如犬、蛇、虫咬蜇伤；精神因素，如过度喜、怒、哀、乐导致的精神损伤。平时最常见的是机械性因素引起的创伤，如汽车撞击、高处坠落、重物挤压、利器切割伤。战时常见的致伤因素有火器（枪弹、弹片）、火焰、低温、化学毒剂、冲击波、核辐射等。

创伤在平时和战时都很常见，进入现代，随着我国汽车业等机动车的发展，交通伤已成为平时创伤的主要因素。据报道中国交通事故每年约 50 万起，因交通事故死亡超过 10 万人，自 1899 年世界上第一个人被汽车撞死以来，到 1988 年的 90 年间，全世界共有 3200 多万人死于交通事故。天灾人祸会造成短时间内大规模创伤，2008 年 5 月 12 日汶川地震共造成 69227 人遇难，374643 人受伤，17923 人失踪。2015 年 8 月 12 日天津滨海新区危险品仓库爆炸造成 165 人遇难，798 人受伤，8 人失踪。

大量的创伤病例，促使医学家们不断地从实践中探索创伤的病因和病理生理改变，尽可能及时、有效、合理地救治创伤患者。

二、创伤的分类

（一）按致伤部位分类

按致伤部位可分为头颈部伤、颌面部伤、胸部伤、腹部伤、四肢骨盆伤、体表伤等。

（二）按致伤原因分类

1. 锐器和投射致伤

（1）刺伤（stab）：由尖锐物贯穿器官或（和）组织结构所造成的损伤，往往伤口小，深度根据用力大小而不同，伤口容易感染，较深的伤口易发生厌氧菌感染。刺伤对非接触组织往往无间接损伤。

（2）切伤和砍伤（incised wound and cut wound）：带刃锐器所致损伤。切伤指锐器切线运动造成的创伤，砍伤是锐器垂直运动造成的组织创伤。一般对非接触组织无间接损害。深切口易发生感染。

（3）火器伤（firearm wound）：火药为高速运动的物体，带着巨大的动能贯穿人体组织结构或器官，对其造成损伤，除直接损伤外，还造成非接触组织的间接损害，伤口易感染，并可有异物残留。

2. 钝挫伤（contusion）　钝器暴力作用于人体，造成抗裂强度较小的组织器官（如皮下脂肪、肌肉、小血管甚至内部脏器等）发生损伤，但无皮肤破裂。轻者表现为伤处肿胀、疼痛和皮下淤血，重者可发生深部肌肉撕裂、血肿形成，更重者可引起内脏破裂，造成内脏出血而致命。

（1）擦伤（rubbing）：致伤物与皮肤表面快速摩擦造成表皮的损伤，有少量渗血、局部水肿及轻度炎症反应。

（2）撕裂伤（laceration）：由于暴力牵拉作用造成组织裂开。受损组织深浅不一，创面不规则，创伤一般较重。

（3）震荡伤（concussion）：钝性暴力作用于人体后产生的生理功能障碍和轻微的器质性损伤，常见的有脊髓震荡、脑震荡、视网膜震荡等。

（4）撕脱伤（avulsion）：高速旋转的轮机或机器传送带将大片头皮撕脱或四肢、皮下组织与肌肉分离，脱离的组织常失去活性，深层组织损伤较轻。

（5）毁损伤（destruction）：指人体某一部位发生的严重缺损性损伤，如炸弹爆炸致肢体皮肤、肌肉、神经、血管及骨关节的严重损伤及缺损。

3. 挤压伤（crush injury）　四肢或肌肉含量丰富部位的软组织受重物强力挤压或长时间（6～8 小时及以上）压榨所造成的严重组织损伤。致伤物重力或动力巨大，造成皮下组织及肌肉、血管的大范围损害，受伤部位解除挤压后，发生广泛的组织出血、血栓形成、组织坏死和严重的炎症反应，导致受伤部位肿胀。伤后大量组织液渗出致组织高度肿胀，挤压血管造成肢体缺血，分割细胞外液造成有效循环血容量减少，大量失活的组织细胞崩解产物吸收后出现以肌红蛋白尿和高血钾为特征的急性肾衰竭，称为挤压综合征（crush syndrome）。

4. 扭伤（sprain）　外力作用于关节处使其发生过度扭转，引起关节囊、关节周围韧带、肌腱等软组织损伤，主要表现为受伤部位肿胀、疼痛、皮下淤血和关节活动功能障碍。

（三）按有无伤口分类

1. 闭合伤（closed injury）　受伤的组织结构与外界不相通，体表无伤口，伤处皮肤完整。深部组织器官损伤伤情不一定轻，应仔细检查与跟踪，避免遗漏内部脏器损伤，如肝、脾破裂，颅脑损伤等。

2. 开放伤（open injury）　伤处皮肤完整性遭到破坏，深部组织器官可能同时有损伤，受伤部位因伤口与外界相通，细菌侵入，感染机会增加。

（四）创伤中常用的名词概念

1. 多发伤（multiple injuries）　在同一伤因打击下，人体同时或相继有两个以上的解剖部位或脏器受到严重损伤。

2. 多处伤　同一部位或同一脏器的多处损伤。如体表多处裂伤、四肢多处骨折等。

3. 复合伤（combined injury）　一般是两种以上的不同致伤因素同时或相继作用于人体造成的损伤，如烧伤机械复合伤、烧伤冲击复合伤、放射冲击复合伤等。

4. 联合伤　同一致伤因素引起的两个相邻部位的连续性损伤，如胸腹联合伤等。

5. 合并伤　两处以上的损伤，除主要较重的损伤外的其他部位较轻的损伤。

6. 关节脱位和半脱位（luxation and subluxation of joints）　主要发生在肢体受暴力牵拉或受力失衡时。关节脱位是关节结构完全丧失正常的对合关系；关节半脱位是关节结构部分丧失正常的对合关系。

7. 骨折（fracture）　骨组织受到外力作用而造成的骨组织结构连续性或完整性破坏。由于骨质、受力、部位等的不同，骨折可有多种多样。根据骨折端是否与外界相通分为开放性骨折和闭合性骨折。

三、创伤的病理生理反应

人体创伤发生后，机体动员全身以维持生命、达到体内平衡和稳定、纠正创伤后全身损害以及避免局部伤情恶化的过程。创伤反应可分为全身反应和局部反应。

（一）全身反应

1. 内分泌系统　创伤后丘脑下部与垂体受中枢神经系统调节，直接分泌少量激素，同时产生各种促激素，如肾上腺皮质、甲状腺、性腺和胰腺等分泌各种相应的促激素，增加机体对创伤的应激能力，但过度又会对机体造成伤害。

2. 代谢　蛋白质损耗增加，血糖上升，脂肪代谢增加。

3. 循环系统　创伤后失血、失液导致血容量不足，机体为保证心、脑、肾等重要生命器官的血供，会将非重要组织器官血管收缩，减少血液灌流，同时心率加快，以维护血液循环稳定。如得不到及时治疗，血容量继续减少、组织器官灌流恶化，就会出现失血性休克甚至死亡。

4. 消化系统　严重创伤时胃十二指肠可并发应激性溃疡，肝功能亦减退。

5. 血液系统　严重创伤的大出血，先是血液凝固性增高，发生休克后，淤滞的血流和血液凝固性增高可引起弥散性血管内凝血的发展，继而凝血因子在此过程中被消耗。

（二）局部反应

1. 创面反应　表现为炎症发展过程，即白细胞、吞噬细胞活跃，产生抗体，并向伤处聚集，吞噬有害物质，并释放炎性代谢产物，局部组织水肿、渗出增多，代谢紊乱。

2. 伤处组织充血，血流加快，水肿、血液淤滞。局部红、肿、发热。

3. 局部释放的化学介质　组织释放 5- 羟色胺等化学介质，增加毛细血管通透性，促进白细胞的趋化作用。前列腺素等增强白细胞的趋化能力和吞噬能力。

四、创伤的修复

（一）创伤修复的过程

1. 增生阶段　创伤后组织裂隙被血凝块充填，血小板聚集。伤后 24 ～ 48 小时，在炎症反应的基础上开始有细胞增生，主要增生细胞是上皮细胞、成纤维细胞、血管内皮细胞。上皮细胞增生并向创面移行，修补创面；成纤维细胞增生，产生大量胶原纤维，填补创口组织缺损；血管内皮细胞增生，形成不规则的毛细血管网。组织细胞的增生是创伤修复的主要方法。

2. 塑形阶段　创伤修复初期，增生的组织细胞结构往往是不规则的。新生血管呈不规则网状；成纤维细胞、胶原纤维、纤维蛋白束不规则排列，抗裂强度小。随着机体状态好转和活动恢复，新生组织逐步变化调整，新生上皮组织逐渐成熟，不规则毛细血管网逐渐减少，变成正常的微循环血管系统；成纤维细胞减少，纤维细胞增多；胶原纤维从细短变为粗长，从不规则排列变为有方向性的排列，使组织抗裂强度增强，瘢痕逐步软化，使其更适应正常的生理功能需要。

（二）创伤愈合的分期

1. 一期愈合（primary healing）　缝合后顺利愈合的伤口，其组织损伤小，创缘整齐，组织层次对合好，间隙小，瘢痕组织较小。

2. 二期愈合（secondary healing）　开放或污染严重的创口，组织损伤大，创缘不整齐，伤口需经肉芽组织生长填平，上皮组织逐渐覆盖创面，愈合时间长，形成的瘢痕组织较大，此种愈合称二期愈合。瘢痕组织修复伤口的缺点是多层组织都集中于瘢痕组织上，甚至影响创伤组织的功能恢复，导致畸形。

3. 三期愈合（tertiary healing）　二期愈合过程中的创面，清创后再予缝合（延迟缝合）

所形成的愈合称为三期愈合。在战伤处理中较常见。

（三）影响创伤愈合的因素

创伤的愈合主要取决于创伤的严重程度和组织本身的再生能力，同时还受局部和全身诸多因素的影响。

1. 感染　最常见的影响因素。致病菌通过直接破坏局部组织细胞和引起全身炎症反应而影响创伤的修复。

2. 创口内异物或血肿　异物和血肿一方面易合并细菌感染；另一方面其机械阻碍作用可干扰创口内的组织细胞增生和塑形过程，影响创口修复。

3. 局部血液循环差　任何原因（休克、局部缺血等）造成创伤组织局部的血液灌流不足，都可使局部组织细胞缺氧并发生代谢异常，从而影响创伤修复，即使恢复组织灌流，也需清除缺氧所产生的组织产物。

4. 营养状况　低蛋白血症、维生素及微量元素缺乏，也影响创伤的修复。蛋白质的缺乏，影响创口修复所必需的物质供给，同时造成创口局部水肿。维生素 A、维生素 B 对保持细胞的完整性有重要意义。缺乏锌可能造成伤口愈合延迟。

5. 药物　肾上腺皮质激素可抑制创伤修复过程中的炎症渗出以及吞噬细胞的功能、蛋白质的合成、细胞增生和伤口收缩等，从而影响创伤修复。此外，抗凝血药易引起血肿，抗癌制剂抑制细胞增生、蛋白质合成以及射线等因素均不利于创伤恢复。

6. 全身性疾患

（1）低蛋白血症：可使创伤后恢复所需的各种急性蛋白质和氨基酸不足，组织恢复缓慢。

（2）糖尿病：可导致白细胞功能低下、动脉硬化影响微循环，易发生感染。

（3）变态反应性疾病：如支气管哮喘、类风湿关节炎、系统性红斑狼疮、结节性动脉周围炎等。

（4）年老体衰患者应激反应能力降低，代谢迟缓，影响组织修复。

（5）参与胶原等形成的维生素 C 及微量元素 Cu、Fe、Zn 等缺乏也影响创伤恢复。

五、创伤的诊断

（一）询问受伤史

尽可能了解受伤时的情况，如场所、致伤物、受伤当时有无昏迷等，以便为正确诊断和不遗漏创伤提供信息。

（二）临床表现

1. 全身情况检查　生命体征，如呼吸、脉搏、血压、体温等。判断有无休克，神志是否清楚。检查重要脏器功能，如心脏、脑、肺、肾功能。

2. 局部表现

（1）对开放性创伤需检查创口情况：①检查伤口的形状、大小、边缘、深度和部位，往往能判断创伤的原因和创伤的程度。②伤口污染情况，关系到伤口处理方法，对清洁伤口可清创后缝合。对严重污染的伤口不能缝合，需清创引流。③伤口内有无异物，伤口内的异物表浅时可直接看到，深在的异物需通过 X 线检查等方法确定。

（2）闭合性创伤的诊断往往较开放性创伤困难。对闭合性创伤应检查局部软组织有无肿胀、疼痛功能障碍，骨组织有无断裂，内脏器官有无损伤，局部有无压痛、叩击痛、反跳痛。检查中要重视对冲伤造成的创伤可能不在致伤物直接作用于人体的部位。

3. 辅助检查　辅助检查有时是正确诊断创伤必不可少的手段，但必须遵守一条原则：首先保证抢救患者的生命，在保证生命安全的前提下适时进行必要的辅助检查。

（1）实验室检查：血常规可提示有无贫血，有无感染。尿常规可提示有无泌尿系统损伤等。肝功能指标可提示肝功能损伤情况。血生化可帮助了解水、电解质平衡状况。

（2）诊断性穿刺和导管检查：胸腔穿刺可诊断血胸或血气胸，心包穿刺可明确有无心包积血。腹部穿刺可了解有无腹腔脏器损伤：空腔脏器破裂可抽出气体或消化道内容物，腹腔实质脏器破裂可抽出血性液体。留置导尿管可了解有无泌尿系统损伤，同时可根据尿量判断血容量情况。

（3）影像学检查：X 线检查常用于诊断骨折、气胸或血气胸、气腹等。CT 扫描可非常直观地判断实质脏器的创伤，尤其对颅脑损伤的诊断意义更大。超声、核磁共振、血管造影术等对脏器的创伤也有诊断意义。

（4）内镜检查：内镜检查创伤小、检出率高，既可诊断，又能治疗。目前广泛应用的有胃镜、肠镜、膀胱镜、关节镜、腹腔镜、胸腔镜、支气管镜等。

（5）探查手术：若诊断不明，或不具备检查条件，探查手术仍是闭合性损伤诊断的重要方法，也是紧急情况下抢救生命的重要手段。

六、创伤的治疗

（一）紧急处理

急救创伤发生时，首先判断患者有无危及生命的情况存在，如有应当紧急处理。

1. 解除窒息　有上呼吸道梗阻时，应设法排除，如清除呼吸道异物，防止舌后坠。必要时做气管切开，保证呼吸道通畅。

2. 保证呼吸功能　维持足够的通气量和肺泡换气功能。无自主呼吸时尽快进行口对口人工呼吸或气管插管辅助呼吸，对开放性气胸与连枷胸应紧急封闭伤口，将开放性气胸变成闭合性气胸。对张力性气胸和血胸可用穿刺套管排出伤侧胸腔内的气体和血液，恢复肺容积。

3. 保证循环功能　有活动性大出血时应设法立即止血，并根据失血量补充相应的血液和液体，以维持有效循环血容量。对创伤性休克患者可应用血管活性药物。对心搏骤停者应立即行胸外心脏按压、电除颤，甚至行开胸心脏直接按摩。

4. 创伤处理　紧急情况下，应对创伤部位尽快进行止血、包扎、固定处理，以便搬运，目的是减轻创伤刺激，防止再损伤，避免增加细菌污染。内脏的损伤应尽快进行手术处理。

（二）伤口处理

1. 伤口分类

（1）清洁伤口（cleaning wound）：无菌手术的切口，可直接缝合达到一期愈合。

（2）污染伤口（contaminated wound）：指伤口内有大量细菌沾染，但未形成感染。如为开放性伤口，早期（伤后 6～8 小时内）经过创口彻底清创、缝合，可达到一期愈合，若清创不彻底，伤口合并感染则成为感染伤口。胃肠道手术切口也属于污染伤口。

（3）感染伤口（infected wound）：指致病微生物在伤口内繁殖生长，并引起炎症反应的伤口。如手术切口的感染、脓肿切开引流口等，需经换药逐渐达到二期愈合或需延期缝合。

2. 伤口处理

（1）清洁伤口仅需缝合即可一期愈合。

（2）污染伤口需行清创术（debridement）。清创术的内容包括：清洗伤口周围皮肤，消毒周围皮肤，彻底止血，清除创口内异物和失活组织，切除伤口边缘组织，反复冲洗伤口，缝合伤口。

（3）对感染伤口也需进行清创术，创口必须进行引流。

（三）抗生素应用

原则上清洁伤口无需使用抗生素。对污染伤口可预防性应用抗生素，但彻底清创是预防感染的关键。对感染伤口应进行分泌物细菌培养，并测试敏感抗生素，在清创彻底、引流通畅的情况下应用敏感抗生素配合治疗。

视频：清创术

（四）全身治疗

全身治疗包括维持水、电解质和酸碱平衡，补充营养，保证热量和蛋白质的供给，抗休克并预防重要器官（脑、肺、肝、肾等脏器）的功能衰竭。

第二节　严重创伤救治体系建设

多发伤（multiple trauma）是指在同一致伤因子作用下，引起身体两处或两处以上解剖部位或脏器的创伤，其中至少有一处损伤可危及生命。严重创伤（severe trauma）是指任何可能导致持久残疾或死亡的创伤。造成严重创伤的病因主要包括交通伤、刀刺伤和枪伤等。快速的损伤控制手段和有效转运是救治伤者的关键。严重创伤通常按照身体部位来进行分类，其中40%是多发伤，30%是头部创伤，20%是腹部创伤，2%是肢体创伤。此外，还有一些分类方法按照创伤严重程度和损伤位置的组合来进行分类。

随着城市现代化的发展，在全球范围内，创伤已成为威胁人类生命健康的重要因素。中国是世界第一人口大国，随着城市化进程和社会经济的快速发展，中国的汽车市场和汽车保有量快速增长，使中国交通伤的死亡人数20余年来一直处于世界第一位。与此同时，随着城市建设工程的快速增加，高空坠落伤的发生率也居高不下。在所有疾病中，创伤致死及致残的情况日益严重，已经成为40岁以下人群的第一死亡原因。如何提高严重创伤的救治水平，是我国创伤医学界面对的巨大挑战。

欧美国家的创伤救治体系多以独立的创伤救治中心为基础，而中国的严重创伤患者多，中国各城市均没有类似的创伤救治中心，但中国综合医院发展已经与国际接轨，这些综合医院担负着绝大部分创伤患者的救治任务。创伤急救过程中存在很多问题：院前救治能力弱，急救反应时间长，院前急救与接诊医院间缺乏信息沟通，多数医院缺乏多发伤的专业救治团队，院前和院内急救人员均缺乏规范化培训，医院内缺乏顺畅的创伤救治流程，救治医师对损伤控制理念、手术时机及手术方案缺乏规范，从而导致整体的严重创伤死亡率明显高于发达国家。

建立"以综合医院为核心的闭环式区域性创伤救治体系"。根据我国医疗资源的分布情况，以及严重创伤救治的时限性特点，结合区域的面积、人口建立严重创伤救治体系。选定一个政府主辖区（人口为100万～200万）作为体系建设的区域单位，在这个区域内选取大型三级医院作为一级创伤救治中心，以区域内的5～6家二级医院为二级创伤救治中心，形成闭环式区域性创伤分检、转运救治流程，并根据患者伤情以最短的时间将患者转运至相应医院。

加强信息化建设。建立预警信息系统，解决院前、院内救治信息沟通不畅的瓶颈。完善院前与院内、院内急诊科与救治专科的创伤信息预警联动系统，将急救车上的伤者人数、伤情等信息迅速传送到救治医院，医院急诊科平台收到信息后值班人员根据具体情况，快速通知创伤救治团队的相关专家，实现多学科救治团队等待患者到来并快速实施救治的目的。

建立多学科创伤救治团队。利用中国综合医院各专科的发展优势，结合中国国情提出在综合医院组建由创伤骨科、神经外科、普通外科、麻醉科、重症监护科、影像科等多学科医师组成的创伤救治团队。同时，对相关专科人员进行严重创伤急救培训和演练。在充分利用中国现有综合医院优质资源的同时，在国际上率先实现了以综合医院创伤救治团队替代独立的创伤救治中心的新模式。

第三节　严重创伤早期评估和急诊处理

严重创伤发生后，迅速、准确的评估是患者得到救治及转运处理的基础，可有效降低患者的死亡率。评估的首要目标是确定患者的当前状态，对患者的病情有整体印象，同时迅速评估可能危及患者生命的情况，并开始紧急干预措施。如果时间允许，可进行二次检查，包括有无危及生命及危害四肢的创伤。二次检查通常会在转运过程中进行。

创伤救治"黄金 1 小时"：创伤发生与确定性治疗之间的一段时间十分关键，在此期间内，由于灌注减少，出血不受控制，组织氧合不足，全身都会发生损伤。如果在这期间内上述问题无法得到控制，患者存活的概率将显著降低。院前救治者需要尽快确认患者伤情的紧急程度，使患者能够在最短时间内得到确定性治疗。

在处理严重创伤时应具备轻重缓急的意识，因此，进行初级评估尤为重要。应首先明确哪些情况可在短时间内危及患者的生命，如气道梗阻、伴有呼吸困难的胸部损伤、严重的内出血或外出血。严重创伤患者评估和处理优先考虑采用 ABCDE 这五个基本步骤：A. 气道处理和颈椎固定；B. 呼吸（通气）和胸部损伤控制；C. 循环和出血；D. 神经功能障碍；E. 暴露 / 环境。迅速、有效地执行这几个步骤是为了减少评估所花费的时间，通常这些步骤不会超过 2 ～ 5 分钟，但如果患者存在多个危及生命的因素，则应同时进行。

一、气道处理和颈椎固定

缺氧是造成严重创伤患者死亡的主要原因之一。有效保证患者的通气及换气功能，可以维持患者的组织代谢和器官功能。有效的气道管理是院前创伤呼吸支持治疗的前提和基础。近年来，创伤气道管理强调早评估、早预防、早干预。救治团队应该分工协作，并进行全程、动态、反复的评估与干预，维持气道畅通，并将始终维持气道畅通作为目标。

对于严重创伤患者，应首先评估气道是否通畅，具体的评估方法包括视诊（患者有无烦躁、发绀、呼吸困难）、听诊（有无异常呼吸音）和触诊（气管是否居中）。快速检查患者的气道，以确保气道通畅（干净、开放），没有梗阻危险。如果与患者交流正常无障碍，则危险性不大，但应反复检查；对于存在严重颅脑外伤或意识障碍（格拉斯哥昏迷指数评分＜ 8 分）的患者，应及时给予人工通气。如果气道受损，应首先使用人工方法（仰头抬颏法或托下颌法）将其打开。如有必要，应清除血液、体内物质和异物，同时警惕舌后坠。之后，当有充足的医疗设备和时间时，可采用机械手段进行气道管理，包括经鼻或口腔气管插管、气管切开等。若不能维持其气道通畅及有效通气，进行快速诱导麻醉插管（rapid sequence intubation，RSI）是保证气道安全的明确方法。若 RSI 操作失败，立即通过基本的气道辅助通气手法和（或）通过声门上装置来维持气道通气，直到使用外科方法建立起稳定的气道通路。

在打开气道时，必须始终考虑颈椎损伤的风险。过度活动会造成或加剧神经系统的损伤。要解决这一问题，需要在打开气道和实施通气时，依靠人工方式将患者的颈部保持在中间位置。

二、呼吸（通气）和胸部创伤控制

在进行呼吸评估与管理时应再次进行气道评估检查，确认气道是否通畅。若患者的气道被打开，患者呼吸（通气）的质量和数量可以通过如下所述来评估：

1. 检查患者是否存在自主呼吸。

2. 如果患者没有自主呼吸，应立即开始使用面罩和补充供氧来帮助患者呼吸，然后再进行评估。

3. 确保患者的气道通畅，继续辅助呼吸并准备对口腔、鼻、声门上气道进行插管，或运用其他气道机械保护手段。

4. 如果患者可以呼吸，则可估算通气频率的充分性和深度来确定患者是否能呼吸充足的空气，确保患者不缺氧，血氧浓度高于 90%。

5. 快速观察患者的胸部起伏情况，如果患者神志清楚，则通过听患者讲话来评估其是否能毫无困难地说出完整的句子。

在评估严重创伤患者呼吸状态时，还需要对呼吸深度和呼吸频率进行评估。患者呼吸频率正常时可能会出现呼吸深度减小，此时患者的每分通气量会显著下降，导致缺氧发生。

此外，胸部创伤可干扰严重创伤患者的呼吸功能，这是导致严重创伤患者死亡的重要因素。在院前环境下，应通过临床评估手段来诊断气胸，以便进行伤情分类和诊治。在配备了超声设备的专家组在场且不会对后送造成延迟的前提下，可以考虑使用扩大的创伤重点超声评估法（extended focused assessment with sonography for trauma，eFAST）来增加临床评估的可靠性。当怀疑存在张力性气胸的患者存在血流动力学不稳定或严重的呼吸代偿时，立即行胸腔抽气减压术。如果患者存在开放性气胸，应使用简单的敷料封闭法来封堵胸廓破口，严密观察是否发展为张力性气胸。

三、循环的评估与管理

评估循环系统损伤是救治严重创伤患者的下一步，在对患者的初步检查中，必须确定并控制外部出血。如果存在大量外出血，甚至需要在呼吸问题解决前处理或同时处理，然后救治者才能从整体上对患者的心脏输出和灌注状态做出评估。

出血，不管是内出血还是外出血，都是严重创伤患者最大的死亡原因。患者大出血常由血管损伤及凝血功能异常所致。1/4 的创伤患者在早期发生凝血功能障碍，且死亡率可高达 80% 左右。针对创伤大出血，并非简单地处置失血，而是需要针对创伤大出血导致的一系列病理生理改变及由此引起的多器官功能障碍进行综合处置，从而改善患者的病死率。

救治者应首先控制出血，这是救治严重创伤患者中最重要的目标之一。可通过以下方法控制出血：

1. 直接压迫　对出血部位施加直接压力，如敷料（纱布等）或腹垫直接放置在出血部位，然后对其施加压力。

2. 止血带　通常被称为"最后手段"。如果直接压迫或者压迫敷料未能控制肢体出血，则应使用止血带。救治者可通过止血带极为迅速、有效地控制肢体的严重出血，在使用过程中应注意记录起止时间，避免长时间压迫导致肢体坏死。

怀疑高能量钝性损伤作用于骨盆后导致活动性出血时，应当使用特制的骨盆外固定带。如果条件允许，可使用骨盆外固定架（如 C 形钳）来稳定骨盆以减少出血。

救治者可以通过检查患者脉搏、肤色、温度、湿度、毛细血管充盈时间来确定其总体循环状态。其中，毛细血管充盈时间可通过按压甲床来检查，如果大于 2 秒，表示毛细血管床未得到充足的灌注。这一方法应与其他身体检查结果（如血压、心率等）相互参照。脉搏的检查可显示严重创伤患者是否有心动过速、心动过缓等症状，同时可反映收缩压的相关信息。

对严重创伤且存在出血的患者，若之前使用了影响凝血功能的药物，应当快速逆转抗凝剂的作用。对于入院的严重创伤患者，应当制订一套流程来快速识别是否使用抗凝剂并逆转其效应。严重创伤的成年患者（≥ 16 岁）并且存在活动性出血的情况，应立即使用凝血酶原复合物而非血浆来逆转维生素 K 拮抗剂的作用，向血液病专家寻求帮助指导逆转除维生素 K 拮抗剂之外的抗凝剂的作用。当创伤发生后，在未彻底控制出血之前，为维持基本血压，一般都采用液体治疗和（或）输血，有些患者常需输注大量液体或血液。严重创伤患者一般出血量较大，可危及生命，及早进行快速输血可维持血容量，改善微循环灌注，保证主要脏器的氧供。

四、神经功能障碍

经过前三项评估处理后，初步检查的下一步是脑功能的评估，是对脑氧合的间接测量。该项目评估的目的是为了判断患者的意识水平并确定是否有缺氧的可能。在评估期间，回顾事件发生经过有助于了解在伤害发生时患者是否失去意识，可能会涉及哪方面的损害，如中毒等，患者之前的症状是否会导致意识水平下降或行为异常。

如果患者意识水平下降，院前救治者应注意以下四种可能：

1. 脑氧合下降（由缺氧 / 低灌注引起）。

2. 中枢神经系统损伤。

3. 吸毒或酗酒。

4. 代谢紊乱（糖尿病、癫痫发作、心搏骤停）。

格拉斯哥昏迷评分（Glasgow coma scale，GCS）是一种用于判断意识水平的方法，在判断脑功能方面较为快捷，并且可以预测患者的预后。它还为一系列神经功能评估提供了基准。格拉斯哥昏迷评分包括 3 个部分：眼开合程度、最佳语言反应和最佳肢体运动反应。根据其中每个部位的最佳反应给患者进行评分。如果患者接受了插管，格拉斯哥昏迷评分则只限于眼球和肢体评分指数，用 "T" 表示无法评估语言反应。格拉斯哥昏迷评分最大值为 15 分，表示患者没有神经功能障碍，最低 3 分，表示预后很差。评分＜ 8 分提示存在严重损伤；9 ~ 12 分为中度损伤，13 ~ 15 分为轻度损伤。如果 GCS 评分为 8 分，救治者应考虑对患者进行主动气道管理。如果患者处于昏迷状态、丧失方向感或无法遵守指令，院前救治者可以快速评估患者瞳孔。

五、暴露 / 环境

开始评估时要做的一步是移除患者的衣物，因为暴露创伤患者是查找所有损伤的关键。"没有被暴露的身体部分将是受伤最严重的部分"，这个说法不一定总是正确的，但它足以提醒救治者对患者进行全身检查。另外，血液可能会汇聚在衣服上被吸收而被忽视。在严重创伤患者的处理中，体温过低是一个严重的问题。一旦伤员在充分暴露下完成初步评估，就应尽最大努力覆盖伤员帮助其保持体温。

第四节　严重创伤常用评分系统

创伤评分是对患者损伤严重程度评价的标准方法。1952 年 De Haven 首次提出创伤评分，用统一量化的标准来评价创伤的复杂性和伤情的严重程度，从而预测患者预后，如患者生存概率、残疾状况和远期生活质量等，以及指导和制订治疗方案。创伤评分分类有多种方法，按伤员的生理状态划分，如创伤指数（trauma index，TI）、修正创伤记分（revised trauma score，RTS）、院前指数（prehospital index，PHI）、格拉斯哥昏迷评分（Glasgow coma scale，GCS）等，根据这些评分对患者进行检伤分类并指导复苏，最后送到合适的创伤救治中心；按损伤解剖部位、特定伤情及相应的严重度划分，如简明损伤定级（abbreviated injury scale，AIS）等，AIS 以解剖学为基础，它依据损伤程度、身体区域对每一例患者伤情进行 6 个等级划分。以AIS 为基础的损伤严重程度评分（injury severity score，ISS）是医院内评分方案中应用最广的方法，它得到了国际上从事创伤救治机构的广泛使用。此外，按照使用场合分类，还可分为院前评分系统和院内评分系统。

一、院前评分系统

院前评分主要用于事故现场或救护车上，根据解剖、生理和致伤原因等数据来快速评估，决定该患者送往哪一级别的创伤救治中心，可以起到现场检伤分类、后送、收治和指导复苏等作用。目的在于区分严重创伤患者与一般创伤患者，从而对严重创伤患者实施及时、有效的救治。其具有直观、简便、实用、易掌握、省时、适合急救等优点，但缺点在于不够精确，判断预后的能力较差。常用的院前评分系统有 TI、PHI 等。

TI 评分主要是依据创伤的部位、患者的生理变化和创伤类型三方面估计测算的得分，按照严重程度分为 1、3、5、6 分（表31-4-1）。总分 5～9 分为轻伤，10～16 分为中度伤，＞17 分为重伤，对 TI 值＞10 分的患者应送至创伤中心救治。TI 值＞17 分的患者死亡率高达 50%。

表31-4-1　TI评分表

计分		1	3	5	6
受伤部位		四肢	躯干背部	胸腹部	头颈部
受伤类型		撕裂伤	刺伤	钝挫伤	弹道伤
循环状态	出血	有			
	收缩压（mmHg）		60～99	＜60	无血压
	脉搏（次/分）		100～140	＞140	＜50
意识		倦怠	嗜睡	半昏迷	昏迷
呼吸		胸痛	呼吸困难	发绀	呼吸停止

PHI 评分把四项生命体征的评分相加，总分 0～3 分为轻伤，4～20 为重伤，如有胸腹穿透伤，总分另加 4 分。适用于 15 岁以上的创伤患者（表 31-4-2）。

表31-4-2　PHI评分表

收缩压		脉搏		呼吸		意识	
（mmHg）	计分	（次/分）	计分	程度	计分	程度	计分
＞100	0	51～119	0	正常	0	正常	0
86～100	1	≥120	3	＞30次/分，费力或浅	3	模糊或烦躁	3
75～85	2	≤50	5	＜10次/分或需插管	5	言语不能理解	5
0～74	5						

注：胸腹穿透伤，总分另加 4 分

二、院内评分系统

伤员到达医院确定初步诊断后，根据其诊断（即解剖指标、生理指标等）评估伤员伤情的评分方法称为院内评分。目的是为院内救治提供指导，它可以起到指导治疗、预测预后、评价救治质量和控制质量等作用。其优点为具有可预测性，评估准确率较高，缺点是相对比较复杂，耗时较多，学习曲线较长。常用的院内评分有 GCS、AIS、ISS 评分，其中以 AIS-ISS 评分应用最为广泛。

GCS 评分是根据患者睁眼活动、语言表达、肢体运动情况制订的评分，三项相加计算总分，总分 15 分为正常，13～14 分为轻度昏迷，9～12 分为中度昏迷，3～8 分为重度昏迷（表31-4-3）。

表31-4-3　GCS评分表

睁眼（E）	计分	语言（V）	计分	运动（M）	计分
自动睁眼	4	正常交谈	5	按嘱动作	6

续表

睁眼（E）	计分	语言（V）	计分	运动（M）	计分
呼唤睁眼	3	答非所问	4	对疼痛刺激可定位	5
疼痛刺激睁眼	2	可说出单词	3	疼痛刺激肢体回缩	4
无睁眼	1	可发声	2	疼痛刺激肢体弯曲	3
		无发音	1	疼痛刺激肢体伸展	2
				无反应	1

知识拓展：AIS 评分表

病例 31-1

病例 31-1 解析

AIS 评分系统是目前使用最广泛的损伤严重程度评分系统。AIS 评分把人体按照解剖区域分为九个部分，分别是头部（包括颅脑）、面部、颈部、胸部、腹部（包括盆腔脏器）、脊柱、上肢、下肢（包括骨盆和臀部）和体表及其他部位。每一个部位按照伤情轻重分为 1、2、3、4、5、6 分，总分即为所有损伤部位 AIS 分数的总和。AIS 评分的优势在于解剖部位的定位准确，对每个部位的评分比较细致，缺陷在于总分单纯的累加无法真实地反映整体伤情的严重程度。

ISS 评分把人体分为六大部分，分别为头颈（含颈椎）；面部（含面颅）；胸部（含胸椎、横膈）；腹部、盆腔（含腰椎）；四肢和骨盆；体表和其他。每个部分的评分以 AIS 评分标准来判定，取六个部位中三处最高分值（不含 6 分）的平方和为总分，分值范围为 0 ～ 75 分。当某一区域的 AIS 分值为 6 分时，ISS 总分取最高分 75 分。ISS ＜ 16 分为轻伤；≥ 16 分且 ＜ 25 分为重伤；≥ 25 分为严重伤。ISS ＞ 20 分，病死率明显升高，ISS ＞ 50 分，存活者少。

综上所述，严重创伤患者的评分系统多种多样。评分的目的是通过快速、准确的评估，来提高救治的成功率和降低患者的致残率。在评分量表的应用过程中，我们需要结合我国创伤救治特点进行适当的改进，以期待为我国严重创伤患者的评估提供更符合国情的标准。

第五节　严重创伤院前救治流程

院前急救是急诊医学的一部分，是急诊医学最初和最重要的一环。院前急救的意义是在急危重症患者的发病初期就给予及时、有效的现场抢救，维持患者的生命，防止患者的再损伤，减轻患者的痛苦，并快速、安全地护送到医院进行下一步的救治，为院内急救赢得时间和条件，降低急危重症患者的病死率和致残率。院前创伤急救的目的是挽救生命，减少伤残。因此，及时、正确、科学、合理地处理严重创伤，是院前急救工作的基本要求。

一、现场环境评估

不论是面对单个伤员还是多名伤员，也不论现场环境如何复杂多变，急救人员、患者及周围人员的安全都是第一重要的。在很多重大事故的现场，往往因为实施救援时忽略了对现场环境安全的评估，致使事件的严重程度进一步扩大，伤亡人数不断增多，甚至造成救援人员在工作过程中受到不必要的伤害，此类惨痛的教训不胜枚举。故此，院前急救人员在进入事故现场前，一定要对现场环境进行彻底全面的评估，充分了解事件性质及救援的相关协作部门，以期在进入现场前有充足的医疗准备以及完备的个人防护措施。对现场环境的评估包括：

1. 接到指令前往事发现场途中应通过电话了解现场情况，包括事件性质、大体伤员数量、大致的事故严重程度、相关协作部门（如公安、消防）是否已经到达现场等，并根据了解到的情况尽可能地指导现场人员进行自救互救。

2. 到现场后迅速观察现场环境，明确事件性质，了解大致伤亡人数，伤情种类，并准备好必要的防护措施（口罩、手套、防护服、护目镜、防毒面具等）。选择合适的泊车位置，救护车车头尽量远离事故现场方向停放。

3. 明确警戒线、警戒标志是否齐备，观察现场是否仍有不确定的危险因素（明火、塌方、滚石滑坡、高压电线、燃气燃油泄露、高速行驶的机动车等），要确保现场环境的安全，这样才能保证急救人员自身、患者以及旁观者的安全。如果现场环境不安全，要去除危险因素，并迅速将所有患者转移至安全区。作为一名院前急救团队的人员，在实施救援的同时将团队成员置身险境是极不明智的行为。因此，不论何时何地何种情况，只有在确保自身生命安全的前提下，才有可能进行下一步的救援。现场评估这一环节或许并不需要多么深厚的医疗理论基础和高超的专业技能，但任何一名具有专业素养和丰富经验的院前工作人员都不会忽视其重要的地位，现场环境评估流程见图 31-5-1。

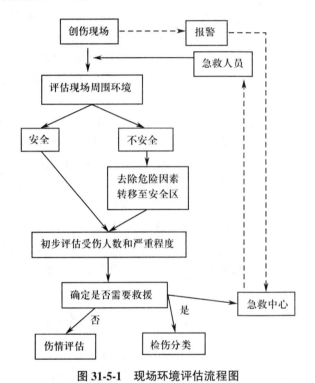

图 31-5-1　现场环境评估流程图

二、检伤分类

现场检伤分类的目的是合理利用事件现场有限的医疗救援人力、物力，对大量伤者进行及时有效的检查、处置，挽救尽可能多的生命，最大限度减轻伤残程度，以及安全、迅速将全部患者转运到有条件进一步治疗的医院。如果现场伤病员不多，且有充足的医疗救护力量，应对所有伤员同时进行检查、处理。如现场伤病员多，又没有足够的医疗救护人力、物力时，必须先对全部伤病员进行快速检伤分类，确定哪些有生命危险的情况应最先获得救治，哪些可暂不救治，现场检伤分类流程见图 31-5-2。

三、伤情评估与处置

如果创伤现场是单个伤病员，则经快速现场环境评估和处置后直接进行伤情评估；但如果是多个伤病员，则首先应进行检伤分类，然后先对重伤员进行伤情评估与处置，我们将这一流程简单归纳为 DRCAB 评估流程。在这一流程中，强调只进行必要的基本检查，只对可能立即危及生命的情况给予最简单、有效的处置，旨在保证伤员的基本生命安全。

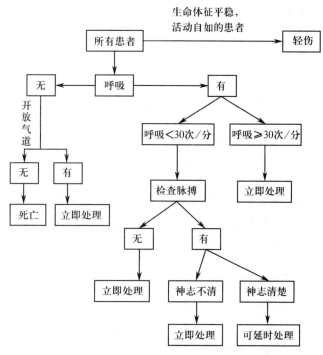

图 31-5-2　现场检伤分类流程图

（一）D—Danger

现场评估救护者、患者及周围人员的安全是第一重要的，这一理念我们不厌其烦地予以重申，救援人员在进入现场前一定要确保周围环境的安全。此外，对于伤员周围环境的审查往往会提示我们该伤员可能的受伤机制和伤情轻重。

（二）R—Response

意识状态的评估，迅速判断伤员是否清醒、是否有所反应。最好是根据 GCS 评分对伤员进行意识状态的评估。对于意识丧失、呼吸停止及大动脉搏动不能触及的伤员，立即进行心肺复苏。

（三）C—Circulation

循环状态的评估，主要包括脉搏、末梢循环，以判断伤员出血情况，同时也应迅速观察患者全身有无可见的活动性出血，并采取相应的止血措施，这是在创伤早期挽回伤者生命的重要手段。

（四）A—Airway

气道的评估，溺水、火灾、泥石流等通常引起患者不同程度的气道梗阻，特别是火场逃生的伤员，气道梗阻往往在数分钟到几小时的时间内迅速发生。此外，一部分重度颅脑损伤的患者以及受伤前曾饱食的伤员，往往在治疗过程中出现大量喷射性呕吐，从而导致吸入性的气道梗阻。而一旦出现气道梗阻而未能及时干预，患者往往会在几分钟内失去生命。作为院前急救医生，不仅需要对各种伤员的气道条件进行准确评估，还要清楚地认识到其有可能进一步加重的发展趋势，以便在创伤早期对患者的气道提前给予适当的保护。

（五）B—Breathing

呼吸的评估，包括呼吸频率、节律以及双侧的呼吸音是否对称，需要使用听诊器听诊双侧胸壁的肺尖、肺底四个听诊区。大部分气道通畅的患者都能够出现自主呼吸，但一部分患者的自主呼吸并不能维持其自身机体的氧供需求，这种情况下，就需要我们给予一些有效的呼吸支持手段——鼻导管吸氧、调氧面罩吸氧、储氧面罩吸氧、无创正压通气、间歇正压通气或徒手面罩加压气囊辅助通气等。通常来讲，即便有正常自主呼吸的严重创伤患者，我们仍然建议常规给予低流量的鼻导管吸氧，旨在尽可能提高患者血液中的氧含量，以便在创伤大量失血时能够维持机体的基本氧供。

初步评估：在进行快速DRCAB伤情评估之后，危及生命的情况已做处理，这时需要对伤员进行全面的初步评估，包括伤员的姓名、性别、年龄、体重、体位、表情、活动能力、出血情况以及身体各个部位详尽的检查。

二次评估：初步评估之后伤员的主要创伤已经得到了初步的处置。二次评估是为了检查出伤员的全部创伤，发现在初步评估时没能发现或没来得及处理的次要伤情，同时检查评定之前的治疗效果。强调全面、详尽，并对潜在危险做出适当的判断。

途中评估：在将伤员搬上救护车之后，伤员已经处于相对安全的环境中，首要的一项重要的工作就是与接收医院取得联系，建立绿色救治通道，简要地向院内急诊医务人员报告伤员情况，请求做好接诊准备，为伤员的院内救治争取宝贵的时间。同时，在途中要密切关注伤员生命体征的变化，以及止血包扎与固定情况，观察包扎敷料有无渗血。伤情评估与处置流程见图31-5-3，31-5-4。

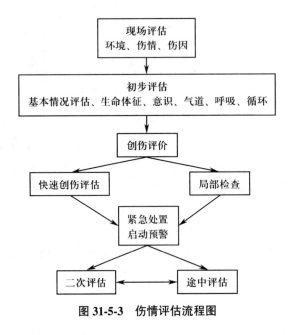

图 31-5-3 伤情评估流程图

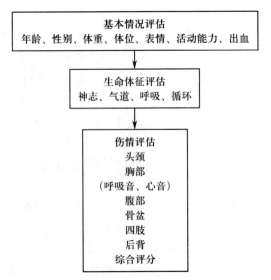

图 31-5-4 初步伤情评估流程图

第六节　严重创伤救治中的损伤控制

损伤控制技术的提出是创伤外科发展过程中的一个里程碑。其应用范围已覆盖至创伤及非创伤疾病的救治。它强调避免患者因损伤过重而发生不可逆损害，以达到提高生存率的目的。国外研究证实，原来认为已无法挽救的许多多发伤患者，通过损伤控制能得到成功救治。故损伤控制理念应在一线救治广泛推广。我国创伤救治过程中采用的是分级救治原则，伤员经过分类、早期救治后，进行转送。在创伤分级救治过程中，对严重创伤及复合伤的救治需要贯彻实施损伤控制理念。

损伤控制理念更注重创伤后维持生命体征稳定和控制病理生理损伤，它为创伤性休克患者的救治提供了新思路。它强调早期识别并及时纠正凝血异常、低温和酸中毒，并将这一理念贯穿于患者的整个救治过程中。时效救治是损伤控制理念的重要组成部分。入院治疗前的伤后 3 小时属于创伤的紧急救治阶段，根据救治时间的重要性和救治效果，分为伤后 10 分钟的"白金救治时间"、伤后 60 分钟"黄金救治时间"以及伤后 3 小时的院前期。近年来，白金救治 10 分钟已经引起越来越高的关注度，有统计数字表明，战创伤死亡的伤员有 2/3 在受伤 10 分钟内死亡，如果在 10 分钟内得到有效救治，至少有 1/3 可以存活下来。

战争是严重创伤救治最好的教科书，损伤控制理念都是在总结战争时期伤员救治经验基础上提出的，并且在战争中应用和实践。在伊拉克战争和阿富汗战争期间，仅有 10% 的伤员死亡，而在第一次海湾战争和越南战争中有多达 24% 的伤员死亡。严重的出血、张力性气胸、气道梗阻，这三大原因是严重创伤现场自救与互救阶段的重要救治内容，是在"黄金救治时间"内需要优先关注并及时处置的，直接影响着伤死率。

（一）最优先级

最优先级处理的可预防性死亡因素是严重创伤造成的大出血。大多数伤员在遭受严重创伤后可在短短几分钟内迅速死亡，一个非常重要的原因就是严重的大出血没有得到有效控制。因此，控制出血应是避免可预防性死亡最优先级的处置措施，这是通过战场救治检验和大量研究论证总结出来的，对降低死亡率具有重要意义的指导原则。

（二）第二优先级

第二优先级处置的可预防性死亡因素是张力性气胸。张力性气胸是指胸部开放伤后造成的气体不断积聚于胸腔而无法排出，从而使胸腔内压力急剧升高，导致对肺、心脏和大血管的压迫，严重影响正常的呼吸和循环，可使伤员迅速死亡。它的症状表现相对不典型，若处理不及时则后果十分严重。张力性气胸的急救及预防措施却相对简单，如遇到胸部开放性创伤的伤员，无论是否存在张力性气胸，都应以自救或互救方式迅速使用密封敷料将开放的创面牢固密封，即可有效预防张力性气胸的发生。此外，院前急救医护人员还应学习对张力性气胸的识别，如发现可疑张力性气胸的存在，应立即使用胸腔穿刺针进行急救。

（三）第三优先级

第三优先级需要特别关注并及时处置的可预防性死亡因素是气道梗阻。颌面颈部的创伤、气道烧伤、各种原因（尤其是颅脑外伤后）导致的无意识呕吐误吸、舌后坠等均可导致伤员气道梗阻，如不及时开放气道保持通畅，则可严重危及生命。气道保护采取的措施要求及时、有效、稳定，在急救、转运的整个过程中确保气道的稳定保护。如情况紧急可以采取手法开放气道，有条件的可以使用器具开放气道。

第七节　严重创伤中死亡三联征的防治

创伤后死亡三联征是指创伤后出现的包含凝血功能障碍、酸中毒及低体温的三联征表现，往往是由于创伤后出现的大量失血导致的。死亡三联征的出现代表着患者伤情极为严重，各重要脏器功能已经进入失代偿状态，如不能迅速控制病因，及时纠正，患者预后极差。三者与创伤、出血、休克相互影响，互为因果，最终导致患者多器官功能衰竭而死亡。创伤后的大量出血可以直接引起机体凝血功能障碍，而出血及创伤引起的休克使得器官灌注不足可导致代谢性酸中毒和低体温；反之，代谢性酸中毒和低体温会进一步加重凝血功能的障碍，导致出血进一步增多，从而形成恶性循环（图31-7-1）。本节将就此三个征象进行病因、病理生理机制及防治措施展开讨论。

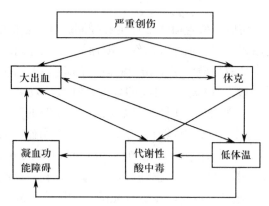

图31-7-1　创伤、大出血、休克与死亡三联征的关系

一、创伤后出血与凝血障碍

创伤后大出血引起的出血与凝血功能障碍是三联征中最为常见，而且最为重要的致死原因，是创伤后第一和第二死亡高峰出现的主要原因之一，如不能及时纠正，则会导致出血无法控制，患者出现多器官功能障碍而死亡。

（一）创伤后出、凝血功能障碍发生的病理生理机制

在生理情况下，凝血、抗凝和纤溶三个系统处于动态平衡之中。严重创伤等病理情况下可出现凝血系统的紊乱，如血小板计数减少、凝血因子消耗和稀释、纤维蛋白原浓度的下降和纤溶亢进等。创伤性凝血病是由大出血及组织损伤后引起的一组多元性凝血障碍，往往会出现凝血因子的消耗和稀释、低体温、酸中毒、休克、全身炎症反应、纤维蛋白溶解等病理改变，它们之间互相作用，形成恶性循环。

1. 创伤后出血是导致创伤性凝血病的核心　研究表明，组织损伤的严重程度与凝血功能障碍的程度呈正相关。凝血系统的主要功能是在内皮微小损伤后保持血管的完整性，血管的完整性对抵抗出血是非常重要的。然而，在严重创伤的患者中，血管的完整性会受到显著破坏，这会导致凝血系统的功能明显下降。

2. 凝血因子的过度消耗　在严重创伤的患者中，由于机体代偿会早期激活凝血系统，使得凝血因子大量消耗，凝血酶原时间和部分凝血活酶时间延长，血小板和纤维蛋白原也可能低于正常范围的下限。此外，休克也参与到凝血因子消耗的过程中，因为循环减慢可以延长凝血酶在循环中的持续时间，使凝血因子进一步消耗。

3. 血液稀释　血液稀释效应是指输入不含有凝血因子和血小板的液体，如晶体液、人工胶体液、白蛋白和浓缩红细胞等，会造成循环内剩余的血小板和凝血因子进一步被稀释，加重创伤性凝血功能障碍。

4. 休克与酸中毒　在严重外伤的患者中，休克的患者失血量会达血容量的30%～40%，这种程度的失血会伴随着三种明显的结果，即组织灌注不足、氧的运输下降、血小板和血浆蛋

白的丢失。休克的严重程度与凝血功能障碍之间有密切关系。早期创伤性凝血障碍只发生在伴有休克的患者中，此时并不伴有明显的凝血因子消耗；而没有发生休克的患者，即使受到较重的机械性创伤，在早期一般也没有凝血障碍。代谢性酸中毒往往与休克伴发，是由于机体组织灌注不足，机体缺氧糖酵解导致的，但恢复组织器官的液体灌注，又会由于稀释效应加重凝血功能障碍，所以休克和酸中毒两者互成因果，形成恶性循环，加重凝血异常。

5. 低体温与炎症反应　低体温诱发创伤性凝血病的可能原因是：①低体温可以使凝血相关酶的活性降低。②低体温会使血小板数量减少和功能下降，原因是当人体核心温度低于 30 ～ 34 ℃时，大量血小板滞留于肝和脾。

（二）创伤后凝血功能障碍的判断

尽早发现创伤性凝血功能障碍在控制疾病的发生与发展、防止并发症的出现等方面扮演了极其重要的角色。

1. 高度重视识别早期的高危因素　主要包括创伤严重性、失血量多少、休克时间长短、伴有颅脑损伤、活动性出血、大量液体输入等。

2. 患者入院后要尽早进行凝血、纤溶相关指标的检测　主要包括凝血酶原时间（PT）、活化部分凝血酶原时间（APTT）、凝血酶时间（TT）、纤维蛋白原、血小板计数、D- 二聚体、纤维蛋白降解产物（FDP）等。其中 PT 异常比 APTT 异常更常见，但 APTT 的变化对预测不良预后的特异性更好。

3. 血栓弹力图　医生不必在创伤早期过度依赖该指标来判断何种机制的出、凝血障碍，在严重创伤早期大量失血的阶段，各种凝血因子及血小板丢失和消耗严重，血栓弹力图有可能不能完全反映早期复杂的凝血功能障碍，从而贻误治疗的时机。医生可依据出血量经验性补充凝血底物及红细胞，同时等待血栓弹力图或凝血和纤溶指标，血常规等检查结果来指导血制品及凝血底物的补充。待行损伤控制性手术、介入或者保守止血治疗后，患者出、凝血情况有所改善时，可以依据血栓弹力图或凝血及纤溶指标来精确指导某种凝血底物缺乏的治疗，以免出现不必要的过度输注凝血物质而发生血栓。

4. 重视观察患者症状和体征　除了肉眼看到的出血部位，还应重视颅内、胸腹腔脏器、腹膜后等部位出血的体征，定时评估患者出血情况，及时调整治疗，以防病情反复。

（三）创伤后凝血功能障碍的防治

创伤后凝血功能障碍的防治主要包含控制危及生命的大出血，纠正凝血异常，改善机体内环境三个重要环节。

1. 控制出血　目前，"损伤控制复苏（damage control resuscitation，DCR）"的概念被广泛地接受和应用，显著降低了创伤患者的死亡率。损伤控制复苏是指对有创伤性凝血障碍和死亡倾向的严重创伤患者，在创伤极早期（外科手术前），针对"死亡三联征"等严重并发症，采取的一系列有效的防止和纠正措施。DCR 的主要内容包括：①允许性低血压复苏；②止血复苏；③损伤控制外科。DCR 的核心内容是尽早控制危及生命的出血。

损伤控制外科的概念是尽早恢复伤者的正常生理状态，防止严重并发症的发生，为外科修复提供充足的准备时间，而不是立即进行手术修复的一项新技术。损伤控制外科的原则是控制出血和减少污染，即积极处理原发创伤，尽快控制活动性出血，避免加重休克、酸中毒等其他并发症。

2. 纠正凝血功能障碍　凝血功能的纠正应建立在损伤控制的基础上，否则，对于真正大出血的患者，纠正凝血功能障碍无济于事。措施主要包括补充凝血底物，抑制纤溶功能亢进等。对于严重创伤的患者，应在早期使用血浆、凝血酶原复合物、纤维蛋白原等凝血底物。虽然有研究认为对严重创伤患者早期积极使用新鲜冷冻血浆并不能改善其结局，但目前对于需要大量输血的患者，国际上通常是输入比例为 1 ∶ 1 的新鲜冷冻血浆和浓缩红细胞。

当经过损伤控制外科、补充凝血底物、抗纤溶等诸多措施仍不能很好地控制患者出血时，或者患者已经进入弥散性血管内凝血（disseminated intravascular coagulation，DIC）的后期，医生可以尝试使用大剂量重组Ⅶ因子起到强力凝血的作用，一定程度上有可能控制急性期的大出血情况，但该药物的使用可能导致全身血栓形成而引起脏器功能衰竭，且出血的源头如果无法控制，则可能在药物消耗后再次开始出血，风险也极大，故而使用应慎重。

3. 改善内环境　在进行上述两方面治疗的同时，医生同样要重视严重创伤患者内环境的改善，做到允许性低血压的损伤控制性复苏，同时尽力纠正严重的代谢性酸中毒及低体温的情况。

二、创伤与低体温

创伤低体温是指患者的核心温度（core temperature，Tc）< 35 ℃。Tc 通常为直肠、食管、膀胱部位的温度。其中，以直肠测温较方便。

低体温可发生于创伤本身，也可以发生于因手术因素导致的伤口暴露面积过大、手术时间过长以及麻醉因素等。依据严重程度，创伤后低温可分为轻、中、重三级：Tc 介于 32.0 ～ 35.0 ℃为轻度低体温；Tc 介于 28.0 ～ 31.9 ℃为中度低体温；Tc < 28 ℃称为重度低体温。在中重度低体温状态下，机体将丧失体温调节能力，只能继续丢失热量或被动地接受外界热量，将严重影响患者的预后。目前对于创伤患者的救治要求严格预防体温过低的发生，一旦发生应该积极治疗。在相同损伤程度的患者，发生体温降低的比体温正常的患者的死亡率更高。如果机体核心体温降至 32 ℃，即使损伤不严重，死亡率也显著增加。

（一）创伤后低体温发生的机制

位于下丘脑的体温调节中枢通过复杂的信号通路发挥调节机制，实现产热和散热两个过程的平衡。目前，对于创伤环境下并发低体温的学说主要集中于两个方面："休克代偿学说"和"代谢衰竭学说"。

休克代偿学说：创伤后所导致的低体温与休克既同时存在，又相互影响。动脉充盈压过低或血氧分压过低，会下调下丘脑体温调节中枢的调定点，使机体的寒战反应、肌束震颤等耗氧产热活动减少，上述的生理性反应被认为是机体在创伤环境下对低体温环境的一种保护性机制。

代谢衰竭假说：创伤后器官、组织、细胞的低血流量和低灌注水平，特别是机体重要组织的摄氧、利用氧的能力明显下降，机体处于"饥饿状态"，代谢水平被动性降至最低水平，线粒体主动产生 ATP 减少，无法提供足够的能量水平维持体温正常的波动范围。

（二）创伤后低体温对各器官系统的影响

1. 低温对血液系统的影响　创伤后低温对血液系统的影响最为广泛，而且是导致患者失血量增加，休克加重而死亡的独立危险因素。

2. 低温对循环系统的影响　轻度低体温时，机体交感 - 肾上腺神经轴神经元兴奋，儿茶酚胺类神经递质释放增多，表现为心率加快、心排血量增加、外周血管收缩、血压升高等交感神经兴奋表现；中度低体温时，机体代偿平衡被打破，表现为心血管系统的抑制效应，如心肌收缩力、心排血量下降，心率减慢，血压降低；重度低体温时，心脏的节律细胞和传导细胞的心电活动受抑制，诱发心律失常。

3. 低温对呼吸系统的影响　轻度低体温时表现为肺的过度通气，肺交换能力增强，但随着体温的继续下降，低体温明显抑制脑干呼吸中枢的有效电活动，表现为呼吸频率减慢和呼吸幅度降低，肺通气和肺换气能力明显抑制，从而导致 CO_2 潴留。

4. 低温对神经系统的影响　Tc 过低会对机体造成损伤。当 33 ℃< Tc < 35 ℃时患者会出现中枢神经系统功能紊乱，包括冷漠、行为异常等；当 30 ℃< Tc < 33 ℃时会出现意识水

平的改变，如昏睡、意识模糊甚至昏迷；Tc=27 ℃时，患者病死率高达 90%。

5. 低温对其他器官系统的影响 低体温对泌尿、消化、免疫等器官和系统也会有不同的影响。如轻度低体温时，首先表现尿量增加，一方面与低体温时体表及非重要脏器血管收缩、动脉压升高、肾有效灌注充盈量增加有关；轻度低体温时肠道神经网络调节系统受到抑制，胃肠分泌功能及蠕动减弱。中、重度低体温时胃肠分泌、蠕动功能紊乱以及逆蠕动等不正常电活动可诱发急性肠梗阻、急性胰腺炎、胃溃疡。

（三）创伤后低温的监测与防治

1. 创伤后体温的监测 低温对预后具有不利的影响，因而对创伤患者进行体温监测尤为必要，尤其是对那些遭受严重创伤的患者。在紧急情况下最常使用口腔和直肠测温，但食管和膀胱温度更接近于体核温度。在实际监测中根据患者的具体情况可酌情使用。

2. 创伤后低温的治疗措施 给创伤患者复温可以采取被动方式，也可以采取主动方式。被动复温包括完善环境设施，让患者自主产热来纠正体核温度的降低。采用这一方式的复温率约为每小时 1.2 ℃。然而，被动复温可能导致无氧代谢和乳酸性酸中毒，医生应警惕该类并发症的发生，故而被动复温常用于平时健康并有完整热调节反应的低温患者。

对于严重创伤后低体温的患者，应积极给予主动复温。在治疗低体温时最重要的原则是纠正潜在的休克，因为纠正休克可以把氧耗和产热恢复正常水平，同时积极预防热量的进一步损失，从而保持主动复温的效果。

主动复温的措施主要包括体外复温和体核复温两种方式。对于体外复温，如应用加热毯、空气对流毯、反射毯、辐射加热罩、铝制太空毯等。因为皮肤的温度通常比核心血管处的温度低 10 ℃。对体温过低的患者，必须先把皮肤温度加热至高于核心温度，这样热量才会传递至核心区域。因此体外复温不会立即起效，体外复温往往不是严重创伤患者主要的复温方法。而对于体核复温，最常用的复温方式之一是吸入 41 ℃的潮湿空气，特别是机械通气的患者便于实施此种复温的方式。

当患者需要大量液体复苏时，简单的复温方式就是充足加热的静脉液体输注。注入体内的液体在调节温度过程中释放热量。因为低体温的外伤患者经常需要大量的液体复苏，根据身体和注入流体之间的温差，通过加温静脉输液来提供大量的热量。

三、创伤后代谢性酸中毒

严重创伤患者出现酸中毒的原因很多、很复杂，但究其根本主要是患者大量失血，出现失血性休克、组织灌注不足引起的代谢性酸中毒，有可能会与低体温合并存在，从而使酸中毒的表现更为明显。

纠正酸中毒主要依赖于组织器官灌注的恢复。故复苏时应选择中心静脉导管，可以选择颈内静脉、锁骨下静脉、股静脉等。液体复苏的程度需要根据终末器官的灌注水平来判断，包括足够的尿量、重要生命体征的恢复以及乳酸酸中毒的清除等。血乳酸水平的动态变化是反映复苏进展的重要指标。应该每 4 小时监测一次乳酸水平，直至连续 2 次监测值在 2 mmol/L 以下。进行液体复苏时，应谨慎选择液体的种类以避免酸中毒和继发凝血机制障碍的发生。同时，如果患者合并呼吸性酸中毒应及时纠正，给予正压通气，防止呼吸因素导致酸中毒加重。由于严重创伤后的代谢性酸中毒，最常见的原因是组织低灌注引起的，并不同于一般患者碱缺失引起的代谢性酸中毒，所以应慎重补充碱性液体来纠正酸中毒。医生应根据复苏情况及患者循环情况选择是否应用碳酸氢钠等碱性液体帮助纠正酸中毒，通常情况下，当 pH ＜ 7.2 时考虑需要输注碱性液体来纠正。对于大量失血的患者，医生在短期复苏后应尽快应用红细胞输注来加强机体携氧，防止大量输注非血制品导致血液稀释、器官损伤及酸中毒进一步加重的恶性情况发生。

　　严重创伤患者出现死亡三联征是患者病情进入终末期的重要表现，同时体现患者创伤的严重程度。在死亡三联征的治疗过程中，根本的原则在于损伤控制性的复苏和损伤控制手术的干预，防止医源性的低体温、酸中毒、凝血功能损害的发生。这是对创伤急救团队的严峻考验。

第八节　战伤救治原则和现场急救

　　战伤一般指在战斗中由敌方武器直接或间接造成的人员损伤，以及因战斗行动或战争环境而造成的损伤。战伤外科学是研究战争条件下战伤的发生、发展规律，以及伤员救治的理论、技术和组织方法的学科，是创伤外科学在战时的应用和发展。

　　战伤的特点：①大批伤员短时内出现；②伤因、伤类、伤型复杂；③伤情多变、伤势严重。

　　救治原则：在卫勤组织方面应遵循定点保障与机动保障相结合；分级救治、治送结合；救治与防护、防卫相结合的原则。在技术方面应按照先抢后救；全面检伤、科学分类；早期清创、延期缝合；先重后轻、防治结合；治疗的连续性和整体治疗的原则。

一、现场急救

　　战伤急救的基本技术主要有通气、止血、包扎、固定和搬运。

（一）通气

　　在战场救护中应清除伤员呼吸道内血块、泥土、呕吐物等，对昏迷患者应防止舌后坠阻塞呼吸道，始终保持伤员呼吸道通畅，防止窒息。呼吸道梗阻时可行环甲膜穿刺或切开。

（二）止血

　　止血方法包括：①指压出血大血管近端法；②加压包扎伤口法；③肢体关节屈侧加垫屈肢止血法；④填塞止血法；⑤止血钳钳夹止血法；⑥止血带止血法：用止血带缚扎肢体止血时要注明时间加标志，适时调整，一般不超过1小时，以免远端肢体缺血坏死。

（三）包扎

　　开放性伤口暂时包扎，出血较快的伤口应加压包扎，胸外伤影响呼吸要尽快用厚敷料封闭包扎，内脏脱（膨）出不要还纳，用可找到的有支撑保护作用的物品（如钢盔、缸、碗等）扣住脱（膨）出组织后包扎。

（四）固定

　　骨、关节损伤时需固定制动，减轻疼痛以及因骨折端错动造成的继发性损伤。战场上尽可能利用身边的各种物品（如弹箱、木杆、竹竿、枪支等）进行固定。战场固定属临时输送固定，应遵循以下原则：①尽可能将骨折肢体牵引正直。②固定范围应超过骨折部位的上、下关节。③骨隆凸部位用毛巾等柔软物品加垫保护。④捆绑不能太紧，以免影响肢体血运。⑤肢端外露，以便观察肢体血运。

（五）搬运

　　将伤员搬到相对隐蔽的位置，以便实施战场抢救。搬运方法有背、架、拖、兜爬等技术。搬运时，要注意防止昏迷伤员舌后坠引起窒息；颈椎受伤应固定头部并保持牵引力；脊椎损伤应避免身体弯曲和扭转。

二、伤员分级救治和后送

（一）战伤救治分级

　　一般情况下分为三级：火线抢救、紧急医疗救治和早期医疗救治。

　　1. 火线抢救　是战伤分级救治的起点，正确、及时的救治能挽救很多伤员的生命并为分级救治打好基础。火线抢救组多设在连营一级机构。其主要任务是：

（1）寻找伤员并临时搬运到安全、隐蔽的地方。

（2）实施及时、准确的战场紧急救治，简单、正确地处理创伤，止血、固定，保证呼吸道通畅。

（3）积极组织后送。

（4）做好自救、互救。

2. 紧急医疗救治 由团、旅一级卫生机构担任。其主要职责：

（1）前接从火线运回的伤员。

（2）组织分类收容。

（3）实施医疗救治：危重伤员抢救、血管结扎止血、气管切开、导尿、胸腔外伤封闭和引流、清创伤口、抗休克、纠正不正确包扎和固定、筋膜间隔综合征减压、低温保存后送可能移植的肢体、抗感染、烧伤创面的清洁、包扎，以及冲洗、清除化学、放射性沾染物等。

（4）做好伤员后送准备工作。

3. 早期医疗救治 相当于师一级医疗机构担当此任务。其内容有：

（1）前接伤员。

（2）检伤、分类、安置、救护。

（3）医疗救治：对危重伤员实施急诊手术，包括大血管修补、吻合，开放性气胸的手术封闭，腹部脏器的修补、切除，钻颅减压，烧伤治疗，抗感染等。

（二）组织后送

1. 组织后送以上一级医疗单位前接为主，前接后送密切配合，保证伤员得到及时、正确的救治。

2. 合理安排运输工具，保证后送安全。

3. 做好后送准备工作

（1）正确掌握后送适应证。

（2）认真填写后送伤员记录。

（3）掌握先重后轻的后送原则。

4. 后送途中做好保卫、防护和伪装工作，保证伤员后送安全。

第九节 火器伤、冲击伤和复合伤

一、火器伤

用火药作为动力来发射投射物（如子弹、弹片等）的武器称为火器，火器所致的损伤称火器伤（firearm wound）。

【致伤机制】

火器伤的致伤机制根据投射物的重量、速度、形状和受伤组织的结构不同而有较大区别。

1. 直接切割和挤压 具有前冲力的投射物射入体内后，在其前进的过程中直接离断、撕裂和击穿组织，形成所谓永久性伤道，称原发伤道。如果动能很大就会产生贯通伤，如果动能较小，会在贯通机体以前能量全部耗尽，投射物存留于体内产生非贯通伤。如果投射物沿切线方向擦过体表，则形成切线伤或体表挫伤。投射物碰到机体的致密部分而反弹，造成的损伤称为反跳伤。

2. 瞬时空腔 高速投射物进入人体后其侧冲力迫使原发伤道的周围组织迅速地向四周压缩与移位，形成一个比原发伤道或投射物直径大数倍至数十倍的椭圆形空腔。由于组织的弹性回缩，此腔随即迅速消失或萎陷，因其存在的时间仅在数毫秒以内，故称为暂时性空腔。

3. 冲击波效应　火器伤产生的冲击波以 1500 m/s 或以上的速度呈球形向四周传递。同时最容易沿着充满液体的管道（如血管）、实质性脏器（肝、脾、脑、肌肉等）传递，发生组织器官损伤。

【治疗】

火器伤的治疗原则上均需清创处理。清创术尽可能在受伤后 6 小时内进行。清创术前首先要全面检查伤员，先处理致命创伤，清创时要认真清洗伤口，切除失活组织，取出异物，彻底止血并严格遵守无菌技术要求。清创后大多伤口不做缝合，一般在清创术后 1 ～ 2 周创面干净、组织新鲜时进行延期缝合。对有感染的伤口应做引流。关于异物是否应当取出，应根据情况而定。取异物的适应证是：①位置浅表、异物较大时；②窦道或脓肿内的异物；③大血管或神经干上的异物；④关节囊或椎管内异物；⑤重要器官内或旁边的异物；⑥颅内异物。

二、冲击伤

冲击伤（blast injury）又称爆震伤，是指冲击波作用于人体所造成的各种损伤。

【致伤机制】

烈性炸药或核武器爆炸时，瞬间可释放出巨大的能量，使爆心处的压力和温度急剧增高，并借周围介质（如空气、水、土壤或钢板等）迅速向四周传播，由此形成一种高压和高速的波，即冲击波。冲击波在空气运行的过程中，形成了好似双层球形的两个区域：外层为压缩区，内层为稀疏区。压缩区内的空气因被压缩而超过正常大气压，超过正常的那部分压力叫做超压。冲击波在其高速运行中所产生的冲击力叫做动压。稀疏区内，空气因压缩时所产生的真空作用而高度稀疏，并朝向爆心侧做反向运动，该区内的空气低于正常大气压，低于正常的那部分压力称为冲击波的负压。冲击波主要通过超压和动压的作用而使人体致伤。冲击波的致伤效应有：

1. 原发冲击效应　指环境压力突然改变而使人员致伤，即超压致伤。主要造成听器、肺、胃肠道的出血、破裂等，亦可造成肝、脾等实质性脏器的出血和破裂。

2. 继发冲击效应　指某些物体（如石块、玻片等）在动压作用下具有动能，以继发投射物的形式打击机体而致伤，或是某些建筑物被冲击波破坏，坠落后打击机体而致伤，即间接冲击伤。主要造成体表撕裂、内脏出血、破裂和骨折等损伤。

3. 第三冲击效应　因动压作用使人体被抛掷或发生位移而致伤，即动压致伤。损伤类型与间接伤相似。

4. 混合冲击效应　包括因冲击波作用使热尘埃进入呼吸道，引起管腔阻塞和黏膜烧伤等损伤。

【临床表现】

1. 常为多发伤、伤类复杂　由于冲击伤致伤因素和致伤方式的多样性，其伤类和伤情往往是很复杂的，不仅有体表伤，还可能有骨折或脑外伤，以及存在肺、肝、脾、肠等内脏损伤。

2. 外伤轻而内伤重　体表损伤可能很轻，但内脏损伤已非常严重，甚至是致命伤。

3. 伤情发展迅速　重度冲击伤伤员，伤后可有短时间相对稳定期，代偿失调后病情可能迅速恶化。

【治疗】

1. 听器冲击伤　关键是防治感染，用消毒的干棉球和小镊清除外耳道血性液、污物，禁用药物滴入或冲洗。清洁后用乙醇棉球消毒，必要时以干纱布条引流，应用抗生素。对穿孔、破裂的鼓膜，待中耳炎治愈后再做修补。

2. 胸部冲击伤　卧床休息、保持呼吸道通畅、吸氧、防治肺水肿和保护心功能、防治出血和预防肺部感染。对合并有机械性损伤者应给予镇静、止痛，输血、输液，胸腔闭式引流或处理肋骨骨折。

3. 腹部冲击伤　应使伤员卧床休息，防止剧烈活动，条件允许时可观察 48 h 后再后送。对于确定或疑有腹内脏器损伤者应行剖腹探查术，术中全面系统检查各脏器且做相应处理。输液抗休克，应用抗生素预防感染。

4. 颅脑冲击伤　卧床休息，适当给予镇静药。意识丧失时须加强呼吸道护理。有颅内高压症时应用脱水疗法，需要时可行颅骨钻孔探查，清除血肿、止血等。

三、复合伤

战伤中，凡两种以上性质不同的杀伤因素（如放射线、热辐射、冲击波、化学毒剂、火器等）同时或相继作用于同一人体而造成的损伤，均称为战伤复合伤（compound wound）。

核爆炸复合伤分为放射复合伤（radial compound wound）和非放射复合伤（nonradio-active compound wound）两类。

【病理】

1. 放射复合伤的临床病理特点　放射复合伤常呈现不同程度的相互加重作用。其特点是：①死亡率增高；②造血组织破坏快速且重；③病程发展快；④感染严重；⑤烧伤、创伤、骨折愈合延缓；⑥休克和代谢障碍重。

2. 烧冲复合伤的临床病理特点　十万吨级以上的核武器爆炸时，主要损伤是烧冲复合伤。其临床病理特点如下：①病情重，死亡率高；②常发生休克，且较重；③心、肺损伤较重，多为肺出血，肺水肿，心肌断裂、坏死等；④感染较重；⑤血液和造血组织变化显著；⑥易发生肾衰竭。

【诊断】

核爆炸时，瞬间的能量释放会造成大批人员伤亡，因此，对核爆炸复合伤的诊断应考虑到群体损伤。诊断的重点和难点是内脏冲击伤和放射损伤。

1. 伤员周围环境　从周围环境破坏的情况可推断冲击波压力值及人员冲击伤伤情。

2. 体表烧伤　根据体表烧伤程度可大致推断出冲击伤的伤情。凡地面暴露人员发生中度以上烧伤，都要考虑可能复合有某种程度的冲击伤。

3. 早期症状　下列症状和体征有助于复合伤的诊断，烧伤伴有耳鸣、耳聋或伴有胸闷、咳嗽以至呼吸困难、出现血性泡沫痰者，表明烧伤复合有听器或肺冲击伤。早期出现恶心、呕吐、腹泻者，可能是以放射损伤为主的复合伤。

4. 实验室检查　根据血细胞检查结果，结合烧伤情况，常可正确判断复合伤的情况。白细胞总数增加，淋巴细胞绝对数不减少者，多为烧冲型；白细胞总数增加，淋巴细胞绝对数减少者，多为烧放冲型；白细胞总数减少，而中性粒细胞不减少者，多为严重的烧冲型或烧放冲型；白细胞总数及中性粒细胞均减少者，多为放烧冲型。

【治疗】

对各单一伤有效的救治措施原则上也适用于复合伤。同时，在治疗中还应考虑到复合伤的伤情特点，重点解决主要损伤，兼顾次要损伤。

1. 急救　与一般战伤急救基本相同，包括止血、包扎、骨折固定、后送、保持呼吸道通畅等。

2. 放射复合伤的治疗

（1）早期抗辐射处理：通过分类哨的检测对"超标"伤员进行清洗和消毒。对疑有体内沾染者要测定血、尿、粪等放射性沾染的剂量，沾污后 4 h 可口服碘化钾 100 mg。对胃肠道沾染者采用可催吐、洗胃、缓泻，还可用二乙烯三胺五醋酸三钠钙、乙烯二胺四醋酸二钠钙、二巯丙醇等促使沾染物排出。

（2）防治休克。

（3）抗放射治疗：对中度以上放射病（受照剂量在2Gy以上）者，按放射病治疗原则进行综合治疗。初期给予镇静、止吐、抗过敏药物；假愈期要注意保护造血功能，预防出血；极期重点是防治感染和出血，减轻造血组织损伤，补充营养，纠正水、电解质失衡；恢复期注意促进造血组织再生和创面修复。

（4）控制感染：放射复合伤感染较单一伤严重，发生较早。因此，伤后早期就应开始抗感染治疗。

（5）外科治疗：放射复合伤手术时应注意以下几点。①手术时机，除伤后因严重休克需进行复苏外，原则上应尽早手术，争取在极期来到前使伤口愈合。②创面的处理，基本原则和方法与一般烧伤相同，但应尽一切努力，在极期来到前消灭创面。③骨折的处理，放射损伤复合骨折的愈合缓慢，故固定时间常较单纯骨折延长1/4或1/2倍。

（6）放射性沾染创面的处理：除有严重休克或需做其他紧急处理外，原则上应优先和尽早处理有沾染的创伤或烧伤创面，其关键是做好创面的洗消和清创。

3. 烧冲复合伤的治疗　与一般单纯烧伤和冲击伤的治疗相同，但需特别注意以下几点：

（1）补液：烧冲复合伤时，液体丢失很多，因此需早期静脉输注大量的电解质溶液和胶体液，电解质溶液与胶体液量之比以1∶1为宜。

（2）保护心、肺功能。

（3）防治感染。

（4）保护肾功能：早期抗休克时要补充足量的液体，以免长时间低血压；对少尿伤员可酌情给予扩张肾血管的药物，或应用呋塞米等药物进行利尿。

（王天兵）

烧伤（burn）是由于热、电、放射线、酸、碱、刺激性腐蚀性物质及其他各种理化因素（除外暴力）作用于人体，造成体表及其下组织的损害、坏死，并可引起全身一系列病理改变的损伤。其中热烧伤最多见。

由于皮肤的热绝缘作用，可保护其下组织免受大部分热损伤。正常人出现痛觉和形成红肿的热阈为 314 mJ/（s·m²），组织温度超过 44 ℃可造成痛神经纤维终末端的组织蛋白质失活，痛的感觉将会消失。

第一节　烧伤的预防

一、加强防火、灭火的宣传教育，普及用电常识。

二、加强劳动保护和防火、灭火设备维护管理，注意安全操作，加强易燃品的保管，消除火灾隐患。

三、日常生活中注意开水、热物的妥善放置，以免幼儿和儿童烫伤。教育儿童不要玩火。

四、强调火灾中的自救、互救、逃逸。

第二节　烧伤的病理变化

一、局部变化

决定于热力的高低和与组织接触的时间。较轻烧伤，可使皮肤毛细血管扩张、充血，有炎性渗出，引起局部轻度红肿。较重的烧伤，损伤达真皮层，皮肤毛细血管通透性明显增高，血浆样液体大量渗出，在表皮和真皮间形成水疱，表皮细胞坏死。严重烧伤时，损害达皮肤全层或更深层的组织，引起组织脱水、蛋白质凝固，甚至组织炭化，坏死的皮肤形成焦痂。一个典型的烧伤创面，由于烧伤温度的差异，由外向内产生三个不同强度损伤的同心区。包括外周区（充血区）：呈红色，压之退色，数天内愈合；中间区（淤滞区）：呈深红色，早期压之退色，当微循环状况无改善，24 小时后，血流完全停止，这时压之不退色。提示真皮乳头层下血循环已发生障碍；中心区（凝固区）：毛细血管收缩，管腔内无红细胞，呈灰白色。烧伤创面均为立体构成，由浅至深亦由此三区组成，中间区（淤滞区）的转归可影响坏死创面是否加大、加深。

二、全身反应

主要取决于烧伤面积和烧伤深度。小面积的浅度烧伤，病情轻，创面愈合也快，常无明显的全身反应。大面积的深度烧伤，因大量血浆渗出到组织间隙或经创面丢失，使血容量急剧下降，严重者将发生低血容量性休克；大范围的烧伤创面，极易形成化脓性感染，甚至发生烧伤败血症；血容量不足、组织缺氧、损伤创面组织破坏及分解产生的毒素、感染毒素、应激反应使体内产生的炎症介质及内分泌失调等，都会引起肺、肾、心、肝、脑、胃肠系统等重要器官发生功能障碍，甚至导致多系统器官功能不全（multiple organ dysfunction syndrome，MODS）或多器官功能衰竭（multiple organ failure，MOF）。

第三节 烧伤的诊断

估计烧伤严重程度是判断伤情及进行烧伤治疗的重要依据。目前，对烧伤严重程度的估计主要是依据烧伤面积、深度及合并症来进行判断。如有无吸入性损伤，吸入性损伤显著加重了伤情的严重性，即使烧伤面积不大，亦应视为严重烧伤。

（一）面积诊断

烧伤面积估计；烧伤面积是指皮肤烧伤区域占全身体表面积的百分数。目前国内多用通过实测符合我国人体实际的简便的估计方法。吸入性损伤不计算面积，但在诊断中必须标明其严重程度。

1. 手掌法 不论年龄或性别，以患者自身单一手掌一面为1%。将手的五指并拢，即为身体表面积的1%。这种计算方法，对估计小面积烧伤、较散面积烧伤和特大面积烧伤很方便（图32-3-1）。

2. 中国新九分法 是由十分法和Wallace九分法结合中国人体表面积特点发展而来的，为我国烧伤专业广泛应用（图32-3-2，表32-3-1）。新九分法是为了便于记忆，将体表面积按区划分为11个9%的等份，另加1%，构成100%的体表面积，即成人头颈部为9%；双上肢为18%；躯干（包括会阴）为27%；双

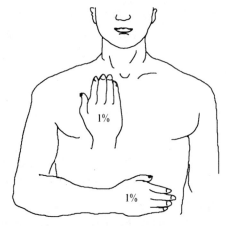

图32-3-1 手掌法估算烧伤面积

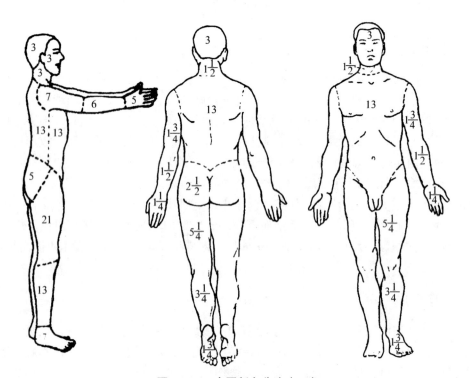

图32-3-2 中国新九分法（%）

下肢（包括臀部）为 46%，共为 11×9%+1% = 100%。

中国新九分法，上述为成年男性各部面积占比，成年女性的臀部和双足各占 6%。

儿童头大，下肢小，可按下式计算：

头颈部面积＝ [9 +（12 – 年龄)]%；双下肢面积＝ [46 –（12 – 年龄)]%。

表32-3-1 中国新九分法

部位		占成人体表面积（%)	
头颈	发部	3	9×1
	面部	3	
	颈部	3	
双上肢	手部	5	9×2
	前臂	6	
	上臂	7	
躯干	胸腹	13	9×3
	背腰	13	
	会阴	1	
双下肢	臀部	5	9×5＋1
	足部	7	
	小腿	13	
	大腿	21	

（二）深度诊断

烧伤深度的分类，目前普遍采用四度五分法，即Ⅰ度、浅Ⅱ度和深Ⅱ度、Ⅲ度、Ⅳ度。临床上习惯将Ⅰ度和浅Ⅱ度称为浅度烧伤；深Ⅱ度、Ⅲ度和Ⅳ度称为深度烧伤，见图 32-3-3。

病理变化和临床特征：

1. Ⅰ度烧伤 主要损伤表皮的角质层，亦可波及透明层和颗粒层，生发层健在，因而再生能力活跃。部分上皮细胞变性但未坏死，可恢复原有功能。临床表现为皮肤发红，故又称红斑性烧伤。有轻度肿胀和疼痛，干燥，无渗出及水疱。一般经 3～5 天，局部由红色转为淡褐色，表皮皱缩，脱落，露出愈合的红嫩光滑的上皮，不遗留瘢痕。有时有轻度色素改变，在短期内即可恢复正常肤色。因Ⅰ度烧伤对全身影响不大，故在制订输液计划和判断严重程度时不计算在内。

2. 浅Ⅱ度烧伤 累及表皮全层及真皮浅层。其特征是局部肿胀明显，渗液多，大量渗出物积聚于表皮与真皮之间，形成大小不等的水疱，可于伤后立即或 24 小时内形成，故又称水疱性烧伤。水疱内液体成分与血浆相似，仅蛋白质含量稍低，数日后可凝成陈样物。水疱破裂后，可见红润潮湿的创面，质地较软，温度较高，疼痛剧烈，感觉过敏，并可见无数扩张、充血的毛细血管网，呈脉络状。在伤后 1～2 天更为明显。这是因为真皮乳头层与网状层交界处的浅部（乳头下）血管扩张充血所致。上皮的再生，有赖于深部的生发层和毛囊、汗腺等皮肤附件上皮的增殖。如处理得当，无继发感染，一般经 7～14 天达一期愈合，不留瘢痕。由于色素细胞的破坏，有时有色素的改变。

3. 深Ⅱ度烧伤 损伤已达真皮深层，但残留有皮肤附件。由于人体各部分真皮的厚度不一，烧伤的深浅不一，故深Ⅱ度烧伤的临床变异较多。局部肿胀，表皮呈暗红色，一般不形成水疱，间或有较小的水疱。疱皮撕脱后，创面微潮，渗出不多，可见基底部呈苍白色，或白中透红，或红白相间。质地较韧，感觉迟钝，温度降低，有拔毛痛，并可见针孔或粟粒大小的红色小点，伤后1～2天更明显，压之不退色，创面干燥后，可见栓塞的真皮内血管网。如无严重感染，残存的毛囊、汗腺和皮脂腺的上皮增生覆盖创面，自行愈合，一般需3～4周。愈合的上皮比较脆弱，摩擦后易形成小水疱，常有瘢痕形成。如发生感染，残留的皮肤附件往往被破坏，变成浅Ⅲ度创面，称为临床Ⅲ度，需植皮方能愈合。

4. Ⅲ度烧伤 损伤达到皮肤全层。由于损伤程度不同，局部表现可为苍白、焦黄或焦黑色，皮肤失去弹性，触之坚硬如皮革，创面干燥无渗液，针刺无痛觉，发凉，无拔毛痛。透过焦痂常可见粗大树枝状皮下血管栓塞，多在伤后即刻出现，有时需待1～2天，焦痂干燥后方显出。Ⅲ度烧伤的坏死组织称为焦痂。直径2 cm以内的Ⅲ度创面，可由创周边缘上皮及创缘收缩而达到愈合，但遗留严重的瘢痕。较大的Ⅲ度创面，必须行自体皮移植方能愈合。

5. Ⅳ度烧伤 损伤累及皮下组织、肌肉、骨骼等，创面外观与Ⅲ度烧伤相似甚至显现组织炭化。修复创面应根据功能受损情况采取各种手段挽救功能。

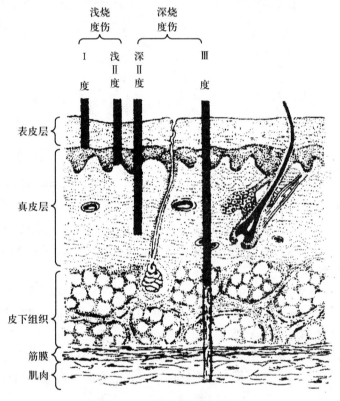

图32-3-3 烧伤深度的分类

（三）伤情程度判断

估计烧伤严重程度是判断伤情及进行烧伤治疗的重要依据。目前，对烧伤严重程度的估计主要是依据烧伤面积、深度及合并症来进行判断。为了对烧伤严重程度有一基本估计，作为设计治疗方案的参考，我国常用下列分度法：

轻度烧伤：Ⅱ度烧伤面积＜10%。

中度烧伤：烧伤总面积为10%～30%，或Ⅲ度烧伤面积＜10%。

重度烧伤：烧伤总面积为30%～50%；或Ⅲ度烧伤面积为10%～20%；或Ⅱ度、Ⅲ度烧伤面积虽不到上述百分比，但已发生休克等并发症、呼吸道烧伤或有较重的复合伤。

特重烧伤：烧伤总面积≥50%；或Ⅲ度烧伤≥20%；或已有严重并发症。

第四节　烧伤的临床分期

根据烧伤的病理生理特点，烧伤病程大致分为四期。但这是人为的分期，各期之间往往互相重叠，分期的目的是为了突出各阶段临床处理的重点。

一、休克期

组织烧伤后的立即反应是体液渗出，一般要持续 36 ～ 48 小时。小面积浅度烧伤，体液的渗出量有限，通过人体的代偿，不致影响全身的有效循环血量。烧伤面积大而深者，由于体液的大量渗出和其他血流动力学的变化，可急剧发生休克。烧伤早期的休克基本属于低血容量性休克，但与一般急性失血不同之处在于体液的渗出是逐步的，伤后 2 ～ 3 小时最为急剧，8 小时达高峰，随后逐渐减缓，至 48 小时渐趋恢复。正是根据上述规律，烧伤早期的补液速度应掌握先快后慢的原则。

伤后 48 小时内主要威胁患者生命的因素是休克，所以临床习惯称为休克期。液体复苏是早期处理最重要的措施。由于近代液体治疗的进步，多数患者可度过休克期，但要强调迅速纠正血容量不足和保持休克期平稳度过的重要性，否则很易暴发早期全身性感染。

二、水肿重吸收期

伤后 48 小时始，渗出于组织间的水肿液开始重吸收，临床表现为血压趋向稳定，尿液开始增多。局部渗液重吸收，若大量坏死组织分解产物与细菌毒素入血，患者可表现全身中毒症状和内环境紊乱。

三、感染期

烧伤水肿重吸收期一开始，感染就上升为主要矛盾。浅度烧伤如早期创面处理不当，则可出现创面周围炎症。严重烧伤由于经历低血容量甚至休克的打击，全身免疫功能处于低迷状态，对病原菌的易感性很高，早期暴发全身性感染的概率也高，且预后也最严重。我国救治烧伤的一条重要经验，即及时、有效预防和纠正休克，于是就有抗感染的含义。

感染的威胁将持续到创面愈合。烧伤的特点是广泛的生理屏障损害，又有广泛的坏死组织和渗出，是微生物良好的培养基。坏死组织未清除时要求创面无菌是不可能的。热力损伤组织，先是凝固性坏死，随之为组织溶解，伤后 2 ～ 3 周，组织广泛溶解阶段，又是全身性感染的另一高峰期。与此同时，与健康组织交界处的肉芽组织也逐渐形成，坏死组织如能及时清除或引流，肉芽组织屏障多数在 2 周左右形成，可限制病原菌的侵入。如处理不当，病原菌可侵入邻近的非烧伤组织。大面积的侵入性感染，痂下组织菌量经常超过 10^5/g，并可随时间推移而继续增多，细菌毒素大量入血，出现全身中毒的临床症状，称为"烧伤创面脓毒症"。创面表现为晦暗、糟烂、凹陷，出现坏死斑，即使细菌未侵入血液，也可致死。为此，近年多采用早期切痂或削痂手术，及时皮肤移植以消灭创面。若创面基本修复，并发症将明显减少。

四、修复期

组织烧伤后，炎症反应的同时，组织修复也已开始。浅度烧伤多能自行修复，深Ⅱ度烧伤靠残存的上皮岛融合修复；Ⅲ度烧伤靠皮肤移植修复。

修复期应注意对一些关节、功能部位进行预防挛缩、畸形的措施与锻炼。大面积深度烧伤的康复过程需要较长的时间，有的还需要接受整形手术。

第五节　烧伤的治疗

一、现场急救

现场急救的关键是迅速排除致伤原因，使患者尽快脱离现场，并及时给予适当的处理。

1. 迅速脱离致伤因素，被热液（开水、沸汤等）浸渍的衣服也应迅速脱去。灭火后可将烧（烫）伤局部浸泡在冷水中 0.5～1 小时，以减轻疼痛和损伤程度。

2. 对有危及患者生命的合并伤，如大出血。窒息、开放性气胸、急性中毒等，应迅速进行急救处理。

3. 对伤口覆盖或包扎，以免再受损伤或污染。

4. 口渴者，可口服淡盐水。但不可大量饮用，以免发生呕吐。更不宜单纯饮水，防止发生水中毒。对严重烧伤患者，如有条件，应尽快进行静脉输液。

5. 记录患者的伤情，包括初步估计的烧伤面积和深度以及现场的急救措施，便于分类和进一步治疗时参考。

6. **转送**　严格掌握转送时机，转送时要求呼吸道通畅、基本控制休克、无活动性出血等。

二、小面积浅度烧伤治疗

轻度烧伤主要为创面处理，包括剃净创周毛发，清洁健康皮肤。对小面积烧伤，一般多在门诊给予清创、包扎等处理。

Ⅰ度烧伤属红斑性炎症反应，无需特殊处理，能自行消退。如烧灼感重，可涂薄层牙膏或面霜减轻疼痛。

小面积浅Ⅱ度烧伤清创后，如水疱皮完整，应予保存，创面可用 1：1000 苯扎溴铵或 1：2000 氯己定清洗、移除异物。对浅Ⅱ度水疱皮应予保留，水疱大者，可用消毒空针抽去水疱液，消毒包扎。水疱皮可充当生物敷料，保护创面、减轻疼痛，且可加速创面愈合。如水疱皮已撕脱，可以无菌油性敷料覆盖，外层用吸水敷料均匀包扎，包扎范围应超过创缘 5 厘米。除非敷料浸湿、有异味或有其他感染迹象，不必经常换药，以免损伤新生上皮。如创面已感染，应勤换敷料，清除脓性分泌物，保持创面清洁，多能自行愈合。面、颈与会阴部烧伤不适合包扎处，则予以暴露。一般可不用抗生素。

对创面污染重或有深度烧伤者，均应注射破伤风抗毒血清，并用抗生素治疗。

三、大面积深度烧伤治疗

（一）处理程序

中、重度烧伤因可造成全身损害，应按下列程序处理：

1. 简要了解受伤史后，记录血压、脉搏、呼吸，注意有无呼吸道烧伤及其他合并伤，对严重呼吸道烧伤（如喉烧伤中度以上）者需及早行气管切开。

2. 立即建立静脉输液通道，开始输液。

3. 留置导尿管，观察每小时尿量、比重、pH，并注意有无血红蛋白尿。

4. 清创，估算烧伤面积、深度。特别应注意有无Ⅲ度环状焦痂的压迫，其在肢体部位可影响血液循环，躯干部烧伤可影响呼吸，应切开焦痂减压。

5. 按烧伤面积、深度制订第一个 24 小时的输液计划。

6. 广泛大面积烧伤一般采用暴露疗法。

（二）抗休克补液疗法

1. 常用补液公式

（1）以国内常用公式为代表：

Ⅱ、Ⅲ度烧伤面积（%）× 体重（kg）×1.5（ml）+2000（ml）=烧伤后第一个 24 小时的补液总量（ml）

胶体液和晶体液之比一般为 1∶2。Ⅲ度烧伤面积较为广泛者，可按 1∶1 掌握。计算中烧伤面积不受 50% 的限制。其余要求与胶体、晶体液公式一致。

（2）国内另一常用公式即根据适合烧伤青年的补液的南京公式。由于不需测量体重，计算方便，适于战时和平时抢救成批烧伤患者时应用。计算公式为：

Ⅱ、Ⅲ度烧伤面积（%）×100±1000 ＝烧伤后第一个 24 小时补液总量（ml）

公式中可变部分，按体重轻者减 1000 ml，体重重者加 1000 ml，区别对待。总量中，以 2000 ml 为基础水分补充。其余 1/3 用胶体液，2/3 用晶体液。临床使用中，不受烧伤面积超过 50% 的限制。其余要求也基本一致。

知识拓展：烧伤抗休克治疗补液公式

国内公式基本上以 Evans 和 Brooke 公式结合自己的经验发展而来，具有用液量较小的特点。南京公式以我国青年体表实测面积为基础，使用方便，适合战备要求。

2. 复苏的监测指标　临床指标：由于个体差异，烧伤引起的机体反应和代偿功能不可能完全一致。根据公式，按烧伤面积和体重计算出的补液量的可靠性只能是相对的。因此，按公式计算出的补液量并不能代表患者的实际需要，而是初步估计，作为起始补液的依据。补液的质、量和速度是否掌握得当，要看治疗中患者的反应。即根据治疗中患者有关的症状和体征的变化来评价复苏补液的效果。换言之，临床上需要监测这些有关的症状和体征，并以此为指标调整补液计划和掌握补液的质、量和速度。

（1）精神状态：反映中枢神经系统的功能状态。循环系统功能运转正常，脑循环灌注良好，供氧充足，脑组织能行使正常代谢功能，患者的神志清楚，安静合作。若脑灌注不良，缺血、缺氧，脑组织不能行使正常代谢和功能，患者表现为烦躁不安，缺乏理智，不能合作，继续发展，则表现神志恍惚，甚至昏迷。这些表现首先说明有脑组织缺氧，不能轻率地认为是不合作或者是因伤痛而表现为烦躁不安，更不能随便给予镇静药、止痛药，应详细分析中枢缺氧的原因。低血容量性休克，吸入性损伤引起的气道阻塞，一氧化碳中毒和脑水肿等均可表现出脑缺氧的症状。低血容量性休克是首先要考虑到的原因。在逐一排除其他原因的基础上，就可以明确诊断。对低血容量性休克治疗应加强补液。

（2）心率和脉搏：在血容量不足时，心脏搏动次数增加，以维持心排血量。最初心音和脉搏仍强，以后因心肌收缩力减弱而表现为心音遥远。一般维持心率在 120 次/分以下，心音强而有力。超过此标准常表示复苏补液不够，补液量不足。

（3）血压：血容量不足，将会影响循环功能，使组织灌注减低。早期，由于代偿功能发挥作用，小动脉收缩，使外周阻力加大，形成休克代偿期的血压升高，并由于舒张压增高而脉压小。待血容量进一步减少，血液灌注不良造成缺氧，毛细血管扩张，血流慢而淤滞，回心血量减少，使有效循环血容量严重不足，超越代偿能力，出现血压下降。

（4）尿量：血容量不足，抗利尿激素（antidiuretic hormone，ADH）分泌增加，肾远曲小管与集合管对水的重吸收增加，尿量减少。血容量不足还造成肾微循环血液灌注不良，导致肾小球滤过减少，尿量也随之减少。

（三）感染期治疗

烧伤全身性感染的成功防治，关键在于对感染的规律性认识。理解烧伤休克和感染的内在联系，及时预防、纠正休克，维护机体的防御功能。认识烧伤感染途径是多渠道的，包括外源性、内源性以及静脉导管感染等，才能全面予以防治。

1. 及时、积极地纠正休克，维护机体的防御功能，保护肠黏膜的组织屏障，对防止感染有重要意义。

2. 正确处理创面　烧伤创面特别是深度烧伤创面是主要感染源，应强调正确的外科处理。对深度烧伤的基本治疗措施是早期切痂、削痂植皮。

3. 抗生素的应用和选择　抗生素的选择应针对致病菌，及早用药。平时应注意创面细菌培养，以掌握创面的菌群动态和其药物敏感试验情况，一旦发生感染，应及时用药。一般烧伤创面的病菌为多菌种，耐药性较其他病区为高，病区内应避免交叉感染。对严重患者并发全身性感染时，可联合应用抗生素，抗菌谱尽量覆盖可能致病菌，从静脉滴注，待细菌学复查报告后，再予调整。

烧伤感染的主要致病菌是革兰氏阴性杆菌，该类细菌外膜中的内毒素大量释放，其致病作用除对细胞有直接损害外，更主要的是介导多种炎症介质的释放，导致感染性休克和多器官功能损害。这是当前抗感染的另一焦点。应缜密观察、监测，及时防治。选用抗生素应注意患者的肝、肾功能状态，以防止和避免大剂量用药的不良反应。

4. 营养的支持，水、电解质紊乱的纠正，脏器功能的维护等综合措施均属重要。营养支持可经肠内或肠外营养，尽可能用肠内营养法，因其接近生理，可促使肠黏膜屏障的修复，且并发症较少。

（四）创面处理与修复治疗

深度烧伤由于坏死组织多，组织液化，细菌定植很难避免，应正确选择外用抗生素。目前证实有效的外用药有 1% 磺胺嘧啶银霜剂、碘伏等。外用抗生素只能一定程度抑制细菌生长。烧伤组织由开始的凝固性坏死经液化到与健康组织分离，需要 2～3 周。在这一过程中，随时都有侵入性感染的危险，为此近年的治疗多采用积极的手术治疗，包括早期切痂或削痂，并立即行皮肤移植。已证明早期外科手术能降低全身性感染发病率，提高大面积烧伤的治愈率。因大面积深度烧伤患者健康皮肤所剩无几，需要皮肤移植的创面大，故手术治疗中最大的难题是自体皮"供"与"求"的矛盾。我国学者用大张异体皮开洞嵌植小块自体皮、异体皮下移植微粒自体皮，以及充分利用头皮为自体皮来源。如仍有自体皮供应不足的困难，则对大面积Ⅲ度烧伤的创面可分期、分批进行修复。

大面积Ⅲ度烧伤的植皮　当大面积创面植皮自体供皮区不足时，可采用自体皮与异体皮混合移植的方法。异体皮分为同种异体皮和异种皮。同种异体皮来自志愿提供皮肤的人体或新鲜的尸体；异种皮多取自小猪皮。异体或异种皮最终将被排斥，但可起到过渡性覆盖作用。同种异体皮临时覆盖的作用在 3 周左右，异种皮为 2 周左右，在过渡期，自体皮片可赢得增生、扩散的时间。常用方法有：

1. 大张异体皮开洞嵌植自体皮　取整张中厚异体皮均匀开洞，洞的大小与洞距约 0.5 cm，张力缝合于创缘，异体皮紧贴创面，使异体皮与创底建立暂时性的循环，2 天后打开观察，如异体皮颜色良好，则可在洞中嵌植自体小皮片。随着异体皮逐渐被排斥，自体皮逐渐扩增融合，一般可扩大至 6 倍或更多倍。

2. 自体微粒植皮　皮片的扩展主要依靠皮缘的细胞，同一面积的皮片如分割成小片，小片越多，周边越大，其向四周扩展率也越高。微粒植皮即将有限的自体刃厚皮片剪成很小的微粒，最大不超过 1 mm²，因粒小且量多，不可能逐粒排放，可将微粒皮置于生理盐水中，微粒皮的表皮面可自然向上（因表皮轻，真皮重，真皮亲水，有面向水分的倾向）。然后用绸布转移法，将微粒皮转移到异体皮上，使微粒皮的真皮面朝向创面。连同异体皮移植于创面。供需比可扩大至 8～18 倍。这是自体皮奇缺时可采用的自、异体皮移植术。

3. 网状皮片移植术　自体皮源相对充足，取中厚自体皮，以手工或机械方式均匀开洞，拉开成网状，可扩大 1～3 倍，缝合移植于创面。扩大倍数大时，其上应覆盖异体皮。

4. MEEK 植皮　取厚的自体皮，平铺于专用软木块上，真皮面朝向软木块，以专用切皮机将皮片切割为微小皮块，表皮面喷洒胶水，粘贴于聚酰胺双层纱布上，去除木块，纵向及横向牵拉，完成微小皮片等距扩展，其后将皮片真皮面对着创面实施移植。供需比可扩大3 ～ 9 倍。

关于解决大面积Ⅲ度烧伤自体皮严重不足的问题，有研究如何延长异体皮的存活时间，还有体外培养人表皮细胞以及含表皮细胞与真皮组织的复合皮，但尚待探索。

5. 皮瓣移植　皮瓣是由皮肤和皮下组织构成的自带血供的移植物。由于其血供良好且能提供组织覆盖，因此适用于肌腱、神经、血管裸露或基底血运差的创面。皮瓣按血供类型分为任意皮瓣和轴型皮瓣。二者的不同在于后者含解剖上的血管并由其提供皮瓣的血供。按移植形式可分为带蒂皮瓣与游离皮瓣，前者由蒂部供血并采用旋转、推进的方法转移到邻近的受区，也可直接转移到远处的受区，如采用胸部或腹部的皮瓣修复手部创面。但此种移植方法需在皮瓣移植 4 周左右，才能再次手术切断皮瓣蒂部。而游离皮瓣需经将皮瓣内的供应血管与受区血管吻合方能成活。临床可根据情况选择不同的皮瓣。

（五）其他治疗

重视合并症治疗，还应强调眼烧伤和眼角膜继发损伤的治疗；注意畸形的预防和矫正，减少和减轻残疾，以提高患者愈后生存质量；提高对烧伤后心理疾病的认识，积极预防和治疗，促进患者早日回归社会。

四、吸入性损伤的诊断与治疗

吸入性损伤（inhalation injury）以往称"呼吸道烧伤"，是较危重的部位烧伤，现改称"吸入性损伤"。其致伤因素不单纯由于热损伤，还由于热损伤造成的呼吸道梗阻导致通气功能障碍，以及燃烧时被吸入深达肺泡的烟雾，含有大量的化学物质，造成肺泡局部腐蚀和全身中毒，导致换气功能障碍。所以在火灾现场，死于吸入性损伤窒息者甚至多于烧伤，合并严重吸入性损伤仍为烧伤救治中的突出难题。对合并吸入性损伤者，从急救开始就应密切关注呼吸道的通畅，特别要注意易引起喉梗阻（laryngemphraxis）的喉烧伤（laryngeal burn）情况。

（一）存在吸入性损伤的诊断

1. 燃烧现场相对密闭。
2. 面、颈、口鼻周常有深度烧伤，鼻毛烧伤，声音嘶哑。
3. 呼吸道刺激症状，咳出炭末痰，呼吸困难，肺部可能有哮鸣音。

（二）喉烧伤的诊断

1. 轻度　患者临床表现只有咽部轻度不适，咽痛，喉镜检查烧伤喉黏膜充血，轻度肿胀，呈粉红色，会厌、杓状会厌襞偶有小水疱分布，声带呈粉色、白色，运动好，声门开大好。

2. 中度　患者临床表现为咽部堵塞感，音调有变化，吞咽不畅，呛咳。喉镜检查喉黏膜弥漫性充血或点状出血，黏膜肿，喉咽腔内壁有水疱发展。会厌水肿，抬举不好，声带、假声带肿胀，运动受限，双披裂水肿，掩盖梨状窝部分及声门后方，声门裂变窄呈尖锐夹角，分泌物增多，有的痰中有炭末。此型患者极可能出现喉梗阻。

3. 重度　患者临床表现憋气，声音嘶哑，呛咳，不能平卧，唾液较多，呼吸急促，有喉鸣音。喉镜观察黏膜苍白、黄白，肿胀，有较多黏稠分泌物，有炭末附着。其后水肿迅速加重，也可见有大小不等水疱。喉腔内有较多黑色炭末、分泌物及伪膜，喉的正常解剖标志难以分辨，会厌不活动，声带运动受限，表现出喉咽组织僵硬，无弹性，呼吸时隐约可见声门呈小孔洞样。此型患者均存在喉梗阻。

实验室检查：对所有吸入性损伤或怀疑吸入性损伤患者，立即行纤维喉镜检查和动脉血氧分压检测等实验室检查，判断其严重程度。

1. 胸部 X 线或者 CT 检查　是一种无创检查，可帮助初步判断吸入性损伤的有无和严重程度。

2. 纤维支气管镜或纤维喉镜检查　是一种微创检查，可直接看到气道烧伤情况，明确吸入性损伤诊断。

3. 呼吸功能检查　间接判断吸入性损伤的严重程度。

4. 血气分析、碳氧血红蛋白、全血氰离子浓度、血乳酸等实验室检查　有助于诊断吸入性损伤和判断损伤的严重程度。

（三）吸入性损伤的治疗

1. 对重度吸入性损伤，立即行气管切开，必要时早期呼吸机支持治疗。

2. 对轻、中度吸入性损伤患者，依照喉烧伤程度制订治疗方案。

（1）轻度喉烧伤：主要是保护喉黏膜，防止喉痉挛的发生。

（2）重度喉烧伤：立即施行气管切开术，避免喉梗阻导致窒息死亡。

（3）中度喉烧伤：保护喉黏膜，预防喉梗阻，必要时应有准备行气管切开术。

3. 中度喉烧伤气管切开指征为：

（1）喉咽腔水疱超越声门边缘，覆盖声门超过1/3。

（2）会厌活动受限，呼吸、发声时仍遮挡声门达1/2。

（3）声带开合受限，呼吸时声带张开角度＜15°（测量两声带延长线夹角）。

具备以上任何一条均须行气管切开术。

4. 氧疗　动脉血氧分压在60 mmHg以下需给氧。氧流量成人1～3 L/min，婴幼儿0.5～1 L/min，此法只适用于血氧分压中度下降患者。若采用一般的吸氧治疗效果不佳，往往需要采用呼吸机进行机械通气。应用机械通气，不但有助于治疗呼吸衰竭，而且可降低呼吸功消耗，缓解呼吸肌疲劳。

第六节　电烧伤及化学烧伤

一、电烧伤

电烧伤（electric burn）最常见于电工（特别是线路工）、建筑工、儿童意外伤害。当儿童爬上变压器，以及起重机、吊车、载重车，或碰撞金属电极、电视机天线、钓鱼竿等电线时均可发生电烧伤。少数是家庭意外伤害。

电烧伤包括电弧（electric arc burn）或闪光（flash burn）所引起的体表热烧伤，电流通过人体所引起的电接触烧伤（或真正的电烧伤）以及闪光损伤（lightning injury）。

1. 局部损害　电流通过人体有"入口"和"出口"，入口处较出口处重，入口处常炭化，形成裂口或洞穴，烧伤常深达肌肉、肌腱、骨周，损伤范围常外小内大；浅层组织尚可，但深部组织可夹心坏死，没有明显的坏死层面；局部渗出较一般烧伤重，包括筋膜腔内水肿；由于邻近血管的损害，经常出现进行性坏死，伤后坏死范围可扩大数倍。在电流通过的途径中，肘、腋或膝、股等屈面可出现"跳跃式"伤口。

2. 全身性损害　强电流通过全身可以直接造成神经中枢、脊髓、心、肺、胃肠、五官的损害，轻者有恶心、心悸、癔症、头晕或短暂的意识障碍，重者导致失明、聋、味觉异常、心律失常、心搏骤停、胃肠及膀胱穿孔、昏迷、四肢麻痹甚至瘫痪等一系列严重后果。这些表现可即刻出现，也可延迟出现。

【急救与治疗】

电弧烧伤的灭火方法与火焰烧伤相同。电接触烧伤时电流直接通过身体，不仅烧伤深，且可危及患者生命。急救人员应立即关闭电源开关，或用木棒、竹竿等不导电的物品，使伤者脱离电源，切不可用手拉患者或电器，以免急救者触电。对呼吸、心搏停止的患者，应立即进行有效的口对口人工呼吸和胸外按压。

1. 接诊患者后首先应了解受伤史，如电流强度、电压、电接触时间、伤后表现等，有助于判定伤情。

2. 如出现心搏、呼吸骤停，应立即进行人工心肺复苏，并持续心电监护至少 48 小时。要密切关注并发症的发生。

3. **液体复苏**　电烧伤后补液是必需的，深部组织损伤失液量大，同时，肌肉和红细胞的破坏量大，血红蛋白和肌红蛋白大量释放并沉积于肾小管，引起急性肾衰竭，因此有血（肌）红蛋白尿者除加大补液量外还需碱化尿液和利尿，尿量要求应达到 60 ～ 80 ml/h。

4. **局部损害的处理**　创面宜采用暴露疗法。对焦痂应切开减压，以缓解压迫，挽救血供，尽早做较彻底的探查，切除坏死组织。对血管损伤者，尽可能保护，必要时可行血管移植以保障远端血运，创面组织缺损较多时可用皮瓣转移修复。

5. **防止大血管破裂出血**　在床旁备止血带或止血包，如有大血管损伤导致大出血的可能时，应加强防范。如结扎血管后不致造成肢体坏死，可行预防性结扎。

6. **抗感染**　早期即应使用大量抗生素。因有深部组织损伤，应特别警惕厌氧菌感染（包括气性坏疽）。注射破伤风抗毒素是绝对指征。需常规注射破伤风抗毒素。

二、化学烧伤

当前，可导致烧伤的化学物质不止数千种。化学烧伤（chemical burn）不同于热力烧伤，某些化学物质在接触人体后，除立即损伤外往往在一个较长的时间内，继续在皮肤表面、深部和水疱下发挥其作用，所以损害是进行性的。组织损伤的范围与程度取决于化学物质的性质、剂量、浓度、接触时间的长短、穿透组织的能力及其所特有的损伤机制。由于化学物质的性能不同，局部损害的方式也不同。在局部损害中，除皮肤外，还可引起消化道、气道和眼的黏膜损伤。除化学物质液态或固态致伤外，气态亦可造成损伤。处理时应了解致伤物质的性质，才能采取相应的措施。一般认为酸烧伤比较表浅，因为酸使皮肤凝固性坏死而形成一层防止酸继续损害的痂壳，碱具有"皂化"脂肪的作用，故损伤较深。本节介绍一般的处理原则与常见的酸、碱烧伤及磷烧伤。

化学烧伤的急救处理，除复苏补液外，还应迅速脱离有害化学物质的场所；阻止化学物质继续损害人体，如有中毒发生，应立即采取解毒措施，促进毒物的排泄。

（一）酸烧伤

较常见的酸烧伤（acid burn）为强酸（硫酸、盐酸、硝酸）。其共同特点是使组织蛋白质凝固而坏死，能使组织脱水；很少有水疱，有皮革样成痂，一般不向深部侵蚀，但脱痂时间延缓。高浓度酸可引起局部疼痛性凝固性坏死。创面色泽因酸的种类而异，色泽改变与损伤的深浅有关，灰色、棕黄或黑色的有斑纹的创面往往提示创面损害较深，Ⅲ度烧伤创面硬，皮革样，呈内陷状。酸烧伤创面肿胀较轻，创面渗液极少，因此，不能以有无水疱作为判断酸烧伤深度的标准。急救时用大量清水冲洗伤处，随后同一般烧伤处理。

此外，有些腐蚀性酸烧伤，如苯酚（石炭酸），其脱水作用不如上述强酸，但可被吸收进入血循环而损害肾。石炭酸不易溶解于水，清水冲洗后，可以 70% 乙醇清洗。又如氢氟酸，其穿透性很强，能溶解脂质，继续向周围和深处侵入，扩大与加深的损害作用明显。立即处理仍为大量清水冲洗，随后用 5% ～ 10% 葡萄糖酸钙（0.5 ml/cm^2）加入 1% 普鲁卡因创周浸润注射，使残存的氢氟酸化合成氟化钙，可停止其继续扩散与侵入。

（二）碱烧伤

强碱包括腐蚀性最强的氢氧化钠（或钾）、氧化钠（或钾）和腐蚀性较弱的氧化钙（生石灰）、氨水等。碱烧伤（alkali burn）的致伤机制是碱有吸水作用，使局部细胞脱水；碱离子与组织蛋白质形成碱－变性蛋白质复合物，皂化脂肪组织，皂化时产生的热，使深部组织继续损伤。碱－变性蛋白质复合物是可溶性的，能使碱离子进一步穿透至深部组织，引起损害。强碱烧伤后，创面呈黏滑或肥皂样变化。碱烧伤后，应立即用大量水清洗创面，冲洗时间越长，效果越好，达10小时效果尤佳，但伤后2小时始处理者效果差。如创面pH达7以上，可用0.5～5%醋酸、2%硼酸湿敷创面，再用清水冲洗。

生石灰烧伤：生石灰遇水后生成氢氧化钙，并放出大量反应热，因此可引起皮肤碱烧伤和热烧伤，起相互加重的作用。烧伤创面较干燥，呈褐色，有痛感。而且创面上往往残存有生石灰。首先应将创面上残留的生石灰刷除干净，然后用大量清水长时间冲洗创面。深度碱烧伤适宜早期切痂与植皮。

（三）磷烧伤

磷烧伤（phosphorus burn）是有特点的化学烧伤。磷与空气接触即自燃，在暗环境中可看到蓝绿色火焰。磷是细胞质毒物，被吸收后能引起肝、肾、心、肺等脏器损害。急救时应将伤处浸入水中，以隔绝氧气，切忌暴露于空气中，以免继续燃烧。忌用油质敷料，因磷易溶于油脂，而更易被吸收。应用3%～5%碳酸氢钠湿敷包扎。深度创面尽早切除与植皮。磷烧伤应特别注意的是全身中毒问题。

1. 致伤机制 黄磷是蜡样黏度，半透明固体，比重为水的2倍，熔点低（44.2 ℃），不溶于水，易溶于有机溶剂（如二硫化碳可溶解80%）、脂肪和胆汁内，可经肠道和组织（皮肤、黏膜）吸收。易被氧化，34 ℃时即可自燃，可产生1000～1200 ℃高温；在室温下因可氧化而导致自燃，产生五氧化二磷。磷氧化产生的热及燃烧时高温引起热力烧伤；磷氧化后产生的P_2O_3及P_2O_5有脱水夺氧作用，且遇水形成磷酸和次磷酸，引起皮肤化学烧伤，这也是创面损伤继续加深的主要原因之一，黄磷是强烈的胞质毒（cytoplasmic toxin），迅速从创面或黏膜被吸收，由血液带至各脏器，引起损害及中毒；也可以磷蒸气经气道黏膜被吸收，引起中毒。

2. 烧伤后临床特点 磷烧伤创面有大蒜样臭味，在黑暗环境中可见到创面出现蓝绿色荧光现象。创面损害较深，Ⅱ度创面呈棕褐色，Ⅲ度创面呈蓝黑色。创面上无水疱形成，界限清晰，创面疼痛明显。

磷烧伤后早期可出现头痛、头晕和乏力；后期个别患者可出现烦躁不安。磷中毒者可出现肝区疼痛、肝大和黄疸，血清胆红素含量增加。可出现少尿，血红蛋白尿或管型尿，血清肌酐及血尿素氮含量升高，严重者发展为急性肾衰竭。磷蒸气吸入者，可出现呼吸短促，伴有哮鸣音，严重者出现肺水肿或窒息。可出现心率增快，甚至发生心律失常，心电图显示QT延长，S-T段下降，T波双相，QRS低电压或传导阻滞。有的患者出现应激性溃疡合并大出血。皮肤上也可出现小的出血点或瘀斑。

3. 处理 对磷烧伤患者应立即灭火和除去已污染的衣服，迅速脱离现场，用大量清水冲洗或浸于清水池中；在缺水情况下，可用浸水的湿布包裹创面，防止磷颗粒继续燃烧。

转送途中切勿让创面暴露于空气中，以免复燃。

进一步清创，先用清水或2%碳酸氢钠溶液冲洗创面，再用1%硫酸铜或3%硝酸银处理创面，使形成黑色的无毒的磷化铜（Cu_3P_2）或磷化银（Ag_3P），可使磷颗粒表面因之与空气隔绝，不再燃烧，更重要的是便于识别和从创面清除。最后再用3～5%碳酸氢钠中和磷酸，需时4～6小时。亦可用5%碳酸氢钠、2%硫酸铜、1%羟乙基纤维素混悬液，加1%硫酸十二酯（lauryl sulphate）局部使用，即减低了磷颗粒的表面张力，又促进燃烧磷的中和过程。

高浓度硫酸铜应用于磷烧伤创面可引起铜中毒，产生溶血性贫血。

磷烧伤后，创面一般采取包扎疗法，禁用任何油质纱布，防止磷元素溶解于油脂内被吸收。对于深度创面，争取于磷元素吸收前尽早切除坏死组织及损伤的肌肉组织，并立即植皮，这是防止磷中毒的有效措施。

第七节 冷 伤

冷伤（cold injury）是低温寒冷侵袭所引起的损伤。无论战时、平时均可发生。冷伤有两类：一类称非冻结性冷伤，由 10 ℃以下至冰点以上的低温、潮湿所引起，如冻疮（chilblain）、战壕足（trench foot）、浸渍足（immersion foot）等。另一类称冻结性冷伤，又称冻伤，由冰点以下的低温所造成，又分为局部冻伤和全身冻伤两种。

一、非冻结性冷伤

一般的低温（如气温 3～5 ℃）和潮湿的环境中即可发生。因此，不仅我国的北方地区，而且在华东、华中地区也较常见。冻疮在个体常有复发现象，一次发生后常易再发，并可能在每年同一季节内再发。此点提示与个体的皮肤抗寒能力降低有关。

冻疮常在不知不觉中发生，部位多在耳壳，手、足等处。局部发红或发紫、肿胀、发痒或刺痛，一部分可起水疱，然后糜烂或结痂。其预后良好。但未愈时，患者的工作、学习和睡眠受到影响。

战壕足、浸渍足等的病变比冻疮重。先有皮肤苍白、发麻；继而红肿、疼痛，起水疱。疱破创面渗液，可并发感染，治愈较慢，而且治愈后可能对寒冷敏感，患足有疼痛、发麻、苍白等反应。

战壕足和浸渍足过去多发生于战时，前者是长时间站立在 1～10 ℃的壕沟内所引起；浸渍足是长时间站在冷水中所引起。在平时这两种冷伤以及长时间将手浸在冷水中引起的"浸手"，也可在某种生产劳动或部队执勤的过程中造成。

【病理】

暴露于冰点以上低温的机体局部皮肤，发生血管收缩和血流滞缓，影响细胞代谢。待局部达到常温后，血管扩张、充血且有渗出，反应较大者在表皮下有积液（水疱）。有的毛细血管甚至小动、静脉受损后形成血栓，然后引起一些组织坏死。近年来研究证明组织缺血一再灌注可引起细胞凋亡，非冻结性冷伤也与细胞凋亡相关。另一方面，冻疮、战壕足等常有个体易感（发）因素，所以在相同的寒冷环境中只有一部分人发病。显然，容易发病的人应特别注意防护。

【预防】

冬季在野外劳动、执勤的人员，应有防寒、防水服装。患过冻疮的人、特别是儿童，在寒冷季节要注意手、足、耳等的保暖，并可涂擦某些防冻疮霜剂。肢端等易冻部位局部温度的保持，主要靠血液循环带来的热量，所以对一切能阻碍局部血流的情况，均应避免或纠正。

【治疗】

发生冻疮后，局部表皮存在者可涂冻疮膏，每日温敷数次。有糜烂或溃疡者可用含抗菌药和皮质醇的软膏，也可用冻疮膏，战壕足、浸渍足除了局部处理，还应有效改善肢体循环。

二、冻结性冷伤

局部冻伤（frostbite）和全身冻伤（冻僵）（frozen stiff）大多发生于意外事故或战时，人体接触冰点以下的低温，例如在野外遇到暴风雪、陷入冰雪中或工作时不慎受制冷剂（液氮、固体 CO_2 等）损伤等。环境低温是冻伤发病的最主要原因。局部防护不当，保暖不良，散热量大于局部获得的热量，局部温度持续下降到组织冰点以下，组织即会发生冻结。人的皮肤冻结温度平均为 –3.7 ℃（–4.3～–3.0 ℃）。风和潮湿也是促进冻伤发病的强力因素。风力会扰乱衣内的静止空气层，具有保护作用的体外相对静止空气层，也因被风驱散变薄。水的导热率比空气大 20 多倍，而水蒸发时也会吸收大量的热。这些均使体热散失剧烈增加。凡能阻碍局部血液循环，减少产热、增加散热的人体因素，均使冻伤易感性增高。如衣、鞋、手套过紧，长期静止不动，血管疾患，药物引起的小血管收缩等，均使局部血流不畅。全身疾病（包括精神障碍）、受伤、失血、过劳、营养不良、缺氧等，均能影响机体产热和御寒能力。在严寒中，烟、酒应有所节制。饮酒后皮肤血管扩张而散热过多，饮酒过量则能使体温调节功能障碍。烟草中的烟碱（尼古丁）有明显的收缩外周血管作用，使末梢部皮温降低。因人体组织对热的传导很差，冻伤的程度与局部暴露于寒冷的时间呈正比。

【病理】

人体局部接触冰点以下的低温时，发生强烈的血管收缩反应；如果接触时间稍久或温度很低，则细胞外液甚至连同细胞内液可形成冰晶。冻伤损害主要发生在冻融后，局部血管扩张、充血、渗出，并可有微栓或血栓形成；组织内冰晶及其融化过程造成的组织破坏和细胞坏死，促使炎症介质和细胞因子释放，引起炎症反应；加之组织缺血—再灌注造成细胞凋亡，构成了冻伤的病变。

全身受低温侵袭时，周围血管强烈收缩和寒战（肌收缩）反应，体温降低由表及里（中心体温降低），使体内重要器官组织功能降低，如不及时抢救，可直接致死。如果能急救复苏，由于血循环曾经接近或完全停滞，组织、细胞继发坏死和凋亡，可导致多器官功能障碍综合征。此外，还可能有局部冻伤的病变。

【临床表现】

1. 局部冻伤　由于局部受到冰点以下冷冻后，引起血管痉挛，组织缺血、缺氧，甚至发生坏死，比冻疮严重。在冰融之前，伤处皮肤苍白，温度低，麻木刺痛，不易区分其深度。复温后不同深度的创面表现有所不同，创面表现按其损伤深度可分4度。

（1）Ⅰ度冻伤：伤及表皮层。局部红肿，有发热、痒，刺痛的感觉（近似轻度冻疮，但冻伤发病经过较明确）。数日后表皮干燥脱落而愈，不留瘢痕。

（2）Ⅱ度冻伤：损伤达真皮层。局部红肿较明显，且有水疱形成，水疱内为血清状液或稍带血性。有自觉疼痛，但知觉迟钝。若无感染，局部可成痂，经2～3周脱痂愈合，少有瘢痕。若并发感染，则创面形成溃疡，愈合后有瘢痕。

（3）Ⅲ度冻伤：损伤皮肤全层或深达皮下组织。创面由苍白变为黑褐色，知觉消失。其周围有红肿、疼痛，可出现血性水疱。若无感染，坏死组织干燥成痂，然后逐渐脱痂和形成肉芽创面，愈合较慢而留有瘢痕。

（4）Ⅳ度冻伤：损伤深达肌、骨等组织。局部表现类似Ⅲ度冻伤，即伤处发生坏死，其周围有炎症反应，常需在处理中确定其深度。容易并发感染而成湿性坏疽；还可因血管病变（内皮损伤、血栓形成等）扩展而使坏死加重。治愈后多留有功能障碍或致残。

2. 全身冻伤　人体遭受严寒侵袭，使全身降温所致的损害，主要是血液循环障碍和细胞代谢紊乱。初起时，由于血管强烈收缩和肌痉挛，患者出现寒战、四肢发凉、皮肤苍白或发绀、疲乏、无力、打呵欠等表现。当体温由表及里渐降时，患者感觉迟钝、四肢无力、头晕、嗜睡，严重者神志不清，继而出现肢体僵硬、幻觉或意识模糊甚至昏迷、心律失常、呼吸抑制，最终发生心搏呼吸骤停。患者如能得到抢救，其心搏、呼吸虽可恢复，但常有心室纤颤、低血压、休克等；呼吸道分泌物多或发生肺水肿；尿量少或发生急性肾衰竭；其他器官也可发生功能障碍。

【预防】

1. 防冻教育　普及防冻知识，采取防冻措施，备好足够的防冻物资。

2. 耐寒锻炼　耐寒锻炼的原则是循序渐进、持之以恒、以动防冻。冬季应加强冷空气中锻炼；或加强冷水锻炼。

3. 防寒保暖　衣着应温暖合体，并注意保持干燥，潮湿时要及时更换或烤干。对身体的暴露部位（如手、耳、鼻等处）要加强防护，戴手套、口罩、棉帽等。

4. 增强机体抗寒能力 对在寒冷环境中作业的人员，饮食应有足够的热量，进食间隔时间不宜过长，做到热食、热饮。保证睡眠时间充足。禁忌大量饮酒，以免血管扩张，增加身体热量散失。

5. 预防冻伤事故的措施，还涉及野外工作、执勤中的通讯设置、基地的交通运输工具等。总之，有了充分的防冻准备，即使进入高寒地区和环境，也能预防冻伤发生。

【治疗】

1. 急救和复温 迅速使患者脱离低温环境。衣服、鞋袜等连同肢体冻结者，不可勉强卸脱，应用温水（40℃左右）使冰冻融化后脱下或剪开。目前认为最有效的冻伤急救处理方法是局部尚处于冻结状态时的温水快速复温法。水温保持 40～42℃为宜，持续到冻区软化，皮肤和甲床转红、皮温达 36℃左右即可。浸泡过久会增加组织代谢，反而不利于恢复。浸泡时可轻轻按摩未损伤的部分，帮助改善血循环。快速复温时疼痛剧烈应给镇痛药，复温后较早出现水疱，肿胀可更明显，但预后较佳。民间仍流行用雪搓、冷水浸泡和火烤等方法，这些方法不利于复温及其后的病程发展，故有害而无益。冻伤患者应尽快撤离寒冷环境，给以热饮、患部保暖。若无温水复温条件，可将患部置于自身或他人暖和体部进行复温。及时的复温，能减轻局部冻伤和有利于全身冻伤复苏。对心搏、呼吸骤停者要施行心脏按压和人工呼吸。

2. 局部冻伤的治疗 Ⅰ度冻伤创面保持清洁、干燥，数日后可治愈。Ⅱ度冻伤经过复温、消毒后，创面干燥者可加软干纱布包扎；有较大的水疱者，可将疱内液体吸出后，用软干纱布包扎，或涂冻伤膏后暴露；创面已感染者先用抗菌药湿纱布，随后再用冻伤膏。Ⅲ度、Ⅳ度冻伤多用暴露疗法，保持创面清洁、干燥；待坏死组织边界清楚时予以切除。若出现感染，则应充分引流；对并发湿性坏疽者常需截肢。Ⅲ度以上冻伤还常需全身治疗：①注射破伤风抗毒素。②由于冻伤常继发肢体血管的改变，如内皮损伤、血栓形成、血管痉挛或狭窄等，严重时加重肢端损伤程度或延迟创面愈合时间，故选用改善血循环的药物。常用的有小分子右旋糖酐、托拉苏林、罂粟碱等，也可选用活血化瘀中药。③注射抗生素抗感染。④Ⅲ度、Ⅳ度冻伤患者需要高价营养，包括高热量、高蛋白质和多种维生素等。

3. 全身冻伤的治疗 复温后首先要防治休克和维护呼吸功能。防治休克主要是补液、选用血管活性药等，对心房颤动、心室颤动者应积极除颤，还需考虑到脑水肿和肾功能不全，故又需选用利尿药。维持呼吸功能主要是保持呼吸道通畅、给予呼吸兴奋剂、防治肺部感染等。其他处理如纠正酸碱失衡和电解质失衡、维持营养等。全身冻伤常合并局部冻伤，故不可忽视创面处理。

第八节　咬螫伤

一、兽咬伤

家畜或野兽可能咬伤人体，以犬咬伤多见。

兽咬伤（animal bite）均有伤口或伤痕，并有致病微生物的沾染，因此可能继发感染。一般的咬伤所继发的感染，致病菌多为金黄色葡萄球菌、溶血性链球菌、大肠埃希菌、拟杆菌、破伤风梭菌等；较严重的感染是狂犬病病毒感染。病毒由患狂犬病的犬、猫或狼等咬伤或抓伤带入人体组织。

兽咬伤后应立即处理伤口。先用等渗盐水反复冲洗，用干纱布蘸干净伤口，以 70% 乙醇或碘伏消毒周围皮肤。对较深的伤需用 3% 过氧化氢冲洗，必要时稍扩大伤口，不予缝合，以利引流。给予破伤风抗毒素 1500 U 注射，并应用抗菌药如青霉素、甲硝唑等。同时，必须密切观察伤人的犬或猫，判别是否患有狂犬病。患狂犬病动物除了乱咬人和其他动物，还常表现低头垂尾、漫无目标地乱窜、不能正常地转头弯身、叫声低沉嘶哑等。发现后应及时隔离（暂不处死）。病死后可行病理检查、动物接种或免疫学检查以确定诊断。若动物存活2周以上，可排除狂犬病，肯定或高度怀疑为患狂犬病动物伤害的患者，应接受免疫治疗。先是被动免疫，在伤口周围注射狂犬病免疫球蛋白（RIG）。RIG有人源和动物源两种制剂，剂量应按说明书规定使用。一般用动物源制剂，应先做过敏试验；如果试验结果为阳性，需要肌内注射肾上腺素和苯海拉明，然后再注RIG。有人源RIG就不必先用抗过敏药，被动免疫以后用主动免疫的精制狂犬病疫苗。按世界卫生组织建议，疫苗可以皮内注射（类似卡介苗接种），伤后第3、7日在上臂三角肌部位皮下注射两点（每点0.1 ml），伤后第28、29日再注射一点（过去疫苗肌内注射，效果不满意）。

狂犬病发病后预后不良，因此预防极为重要，主要是加强对犬、猫的管理工作。此外，可以对婴儿接种白喉、破伤风、百日咳、脊髓灰质炎和狂犬病的联合疫苗。

二、蛇咬伤

蛇分无毒（普通）蛇和毒蛇两类（图32-8-1）。

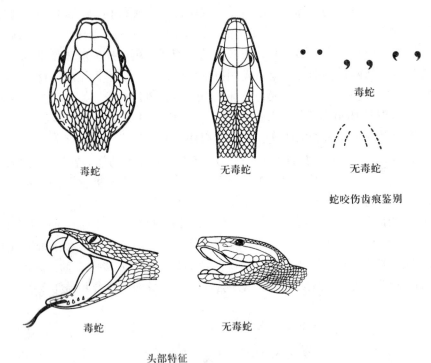

毒蛇　　　　　　无毒蛇　　　　　毒蛇

无毒蛇

蛇咬伤齿痕鉴别

毒蛇　　　　　　无毒蛇

头部特征

图 32-8-1　毒蛇及无毒蛇的鉴别

（一）无毒蛇

头部呈椭圆形，色彩斑纹一般不鲜明，无毒牙，牙痕小，呈锯齿状。普通的蛇咬伤（snake bite）只在人体伤处皮肤留下细小的齿痕，轻度刺痛，有的可起小水疱，无全身性反应。可用70%乙醇消毒，外加干纱布包扎，一般无不良后果。

（二）毒蛇

头部多呈三角形，色彩斑纹鲜明，有一对毒牙与毒腺排毒导管相通。毒蛇咬人时，毒腺周围肌群收缩，挤出毒液，通过毒牙注入人体。被咬伤处皮肤留下一对大而深的牙痕，因有蛇毒进入组织、并进入淋巴和血流，可引起严重的中毒，必须急救治疗。毒蛇咬人，但未有效注毒或注毒量极少，可不引起中毒症状，此时可称为毒蛇咬伤（poisonous snake bite）。若毒液注入量大，可引起神经系统症状或血液系统症状，称为毒蛇咬伤中毒。

（三）蛇毒

按毒理学分类，有作用于神经的神经毒（主要见于眼镜蛇科、海蛇科蛇毒中）和作用于血液循环的血循毒（主要见于蝰科和眼镜蛇科蛇毒中）。有些蛇毒两种性质兼有，属混合蛇毒（如眼镜蛇、蝮蛇、眼镜王蛇、南美白尾蛇的蛇毒）。从生物化学角度结合生物学活性来看，则可分为酶、神经毒性多肽和蛋白质、生物活性物质、膜活性多肽四类。

1. 神经毒　作用于中枢神经、周围神经及自主神经系统。能抑制中枢神经系统，尤其是延髓呼吸中枢。对周围神经系统的作用十分重要，主要阻断神经 – 肌肉接头处冲动的传导，导致骨骼肌尤其是呼吸肌的瘫痪。其阻断作用有两种：其一是箭毒样作用。眼镜蛇毒神经毒、α- 银环蛇神经毒、海蛇毒神经毒作用于突触后膜，对终板乙酰胆碱受体亲和力很大，可阻断神经终板受体，使乙酰胆碱不起作用，且不易洗脱，阻断作用属于竞争性抑制。其二是抑制运动神经末梢释放介质的作用。β- 银环蛇毒神经毒作用于突触前膜，抑制神经末梢释放乙酰胆碱；但对乙酰胆碱受体的功能无影响，这两类作用都能引起骨骼肌，特别是呼吸肌的麻痹，导致呼吸停止。

2. 血循毒　包括影响心脏、血管及血液系统的成分。心肌毒素是眼镜蛇科多数蛇毒中的一种碱性多肽，有广泛毒性作用。眼镜蛇毒、金环蛇毒、眼镜王蛇毒含有此类毒素，主要引起心血管功能障碍，中毒早期常有短暂的兴奋过程，如心率略高、血压上升、频发期前收缩。以后心脏逐渐转入抑制，血压缓慢而持续下降，心率也相应减慢，随之出现异位节律、心律失常、束支传导阻滞、心音减弱。严重中毒时血压降至休克水平。心肌损害明显，可出现单心音、奔马律，直至心室纤颤而停止搏动。心电图检查有 S-T 段下移，T 波平坦或倒置，Q-T 时间延长，R 波低电压等。中毒死亡原因多为心力衰竭。血循毒类蛇毒中还含有出血成分以及一些具有毒性作用的酶类。

被神经毒类毒蛇咬伤，因其毒素分子量小，吸收快，故全身症状出现较早而局部症状较轻。表现为软弱、疲乏、视物模糊、眼睑下垂、言语不清、吞咽困难、四肢麻木、感觉迟钝、嗜睡、昏迷。呼吸肌受抑制时，出现胸闷、呼吸困难，严重时呼吸停止。有时心肌受抑制而出现血压下降等循环衰竭表现。局部症状较轻，伤口麻木，常不引起注意。

被血循毒类毒蛇咬伤，因其分子量大，吸收较慢，局部症状出现早而全身症状出现较迟。有全身出血现象，如出现广泛皮下瘀斑，并可有眼结膜下出血，咯血、呕血、便血和血尿等，严重时，因休克、心力衰竭或急性肾衰竭而死亡。咬伤处皮肤留有一对大而深的牙痕，伤口剧烈疼痛，随即肿胀，并迅速向上扩散。皮下出现大片瘀斑，有血疱。伤口内有血性渗出物，有的出血不止。伤口常经久不愈，甚至肢体坏疽造成残废。

混合毒类毒蛇的毒腺内兼有上述两种毒素，但常以一种为主，如眼镜蛇以神经毒为主，而蝮蛇则以血循毒为主。

（四）实验室检查

实验室检查包括取毒牙痕中毒液与抗蛇毒血清进行琼脂免疫双向扩散检查，或用放射免疫法测患者体液蛇毒。

（五）鉴别诊断

毒蛇咬伤应与无毒蛇及其他有毒动物（如蜈蚣、毒蜂、蝎、海蜇等）螫咬区别。黄蜂螫伤仅有一很小的伤点，蚁咬伤多呈散在红点。蜈蚣咬伤的牙痕为横排两点，呈楔状，小而浅，两点间距离很近。无毒蛇咬伤只有上颌 4 列、下颌 2 列的锯齿状小牙痕。

（六）毒蛇咬伤的急救

急救原则是阻止蛇毒吸收和使蛇毒从局部排出。伤者切勿奔跑，以免毒素加快吸收和扩散。必须就地急救。

1. 在现场立即用条带绑紧咬伤处近心侧肢体，如足部咬伤者在踝部和小腿绑扎两道，松紧以阻止静脉血和淋巴回流为度。将伤处浸入凉水中。逆行推挤使部分毒液排出。也可啜吸伤口（吸者无口腔病变），边吸边漱口。在运送途中，仍用凉水湿敷伤口。绑扎应每 20 分钟松开 2～3 分钟（以免肢端淤血时间过长）。

2. 到达医疗单位后，先用 0.05% 高锰酸钾液或 3% 过氧化氢冲洗伤口，拔出残留的毒蛇牙。对伤口较深者切开真皮层少许，或在肿胀处以三棱针平刺皮肤层，接着用拔罐法或吸乳器抽吸，促使部分毒液排出。胰蛋白酶有直接解蛇毒作用，可取 1000～6000 U 加于 0.05% 普鲁卡因或注射用溶液 10～20 ml，封闭伤口外周或近侧，需要时隔 12～24 小时可重复。

（七）治疗

1. 蛇药　是治疗毒蛇咬伤有效的中成药，有南通（季德胜）蛇药、上海蛇药、广州（何晓生）蛇药等，可以口服或敷贴局部，有的还有注射剂，用法见说明书。此外，还有一部分新鲜草药也对毒蛇咬伤有疗效，如七叶一枝花、八角莲、半边莲、田基黄、白花蛇舌草等。

2. 抗蛇毒血清　有单价的和多价的两种，单价抗毒血清对已知的蛇类咬伤有较好的效果。用前须作过敏试验，结果阳性应用脱敏注射法。

3. 防治合并感染可用抗菌药。

4. 对各种器官功能不全或休克，必须采取相应的治疗措施。此外，治疗过程中禁用中枢神经抑制药、肌肉松弛药、肾上腺素和抗凝血药。

对重症患者应密切观察神志、血压、脉搏、呼吸和尿量变化，注意有无中毒性休克、急性肾衰、心力衰竭、呼吸衰竭以及内脏出血等严重并发症的发生。如蛇咬伤后 8 小时仍未排尿，经检查并非因血容量不足引起，应考虑是急性肾衰竭可能，需及早采用甘露醇利尿。每日给予肾上腺皮质激素，能提高机体对蛇毒的耐受性。患者呼吸困难、缺氧时，应及时给氧，使用呼吸兴奋剂，并准备好气管插管及人工呼吸机等器械。如呼吸抑制严重，需紧急插管，以机械人工呼吸法维持呼吸。每日给予足够热量和维生素 B、C，以增强机体抵抗力。但因蛇毒对心、肾的毒性较大，故不宜大量快速静脉输液。在补液过程中应注意心、肺情况，以防补液过量而发生心力衰竭和肺水肿。

三、虫螫伤

（一）蜂螫伤（bee sting）

毒蜂螫伤　经常螫人的蜂主要指膜翅目中的蜜蜂科、胡蜂科和马蜂科三大类。它们均为社会性昆虫，群栖于一大型巢内，蜂群内有蜂王、工蜂和雄蜂之别。若人类触动其巢，群蜂即同时螫刺，使其大量毒素注入人体引起强烈反应。蜜蜂和黄（胡）蜂的尾部有毒腺和刺，螫人时可将尾刺蜂毒推人皮肤。毒蜂带有剧毒性，其毒素多作用神经系统，刺激平滑肌收缩，有扩张血管、降低血压作用，也具有溶血作用。毒蜂螫后局部发生痛、红、肿，甚者在刺伤的中心组织坏死。全身表现为毒素作用和过敏反应，出现荨麻疹、恶心、呕吐、发热、胸疼。较重者，可有呼吸困难、哮喘、肌肉抽疼；严重者可引起脑水肿、肺水肿、过敏性休克、急性肾衰竭，以至死亡。

毒蜂螫后可用肥皂水、3% 氨水或 5% 碳酸氢钠液冲洗伤口，并用尖镊取出可见的尾刺，可以较快治愈。如果被蜜蜂群螫伤，则引起严重的症状。除了多处皮肤红肿，还有发热、头晕、恶心、呕吐、烦躁不安等，甚至可发生昏迷、尿少、呼吸困难、血压降低等危重症状。全身症状严重者，口服抗组胺药，皮下注射 1：1000 肾上腺素，支气管痉挛者可静脉注射氨茶碱。全身支持疗法包括吸氧、补液、维持循环和血压、防治急性肾衰竭等。

少数蜜蜂螫人后仅引起伤处的红肿疼痛，全身反应轻微。用 5% 碳酸氢钠液洗敷局部，伤处先用碳酸氢钠液涂洗和尽量取出蜂刺；再用南通蛇药的糊剂涂敷，并口服蛇药片。若蜂毒引起过敏反应，如荨麻疹、鼻塞、颜面水肿等，应用地塞米松、马来酸氯苯那敏等。出现危重症状者需要采取相应的急救措施。

黄蜂蜂毒的作用较剧烈，螫伤处红肿疼痛较重，常有全身反应，如同蜜蜂群螫伤后。伤处一般不留下尾刺。先用食醋纱条敷贴（不同于蜜蜂螫伤处理）；继用 3% 依米丁（吐根碱）1 ml 溶于注射用溶液 5 ml 注射于伤处；或用南通蛇药糊剂敷贴和片剂口服。有全身性危重症状时采取相应急救措施。

预防：养蜜蜂者应了解蜜蜂的生长、生活规律，认真处理取蜜、蜂巢移位搬运、蜂群分巢等，自身应有一定的防护衣着。教导青少年不可随便扰动蜂巢和捕捉蜂类，以免受伤。搜集黄蜂蜂巢更应有适当的工具和防护衣着。

（二）蝎螫伤（scorpion sting）和蜈蚣咬伤（centipede bite）

1. 蝎　属于蛛形纲，有尾刺，内有毒腺。头端具有钳状的爪，用以夹取小动物，并立即以尾刺螫毒致死。蝎约有 300 多种，分别隶属于 6 个科，虫体长达 15～20 cm，但大多体形小。蝎尾端有一钩刺，刺入时有蝎毒进入皮肤，可引起局部和全身性反应。人被螫后，局部剧烈疼痛、具烧灼感、发麻、红肿，并可能出现皮肤变色与坏死。全身性症状有头晕、头痛、流泪、畏光、恶心、流涎、体温降低或增高等；严重时可能出现心律失常、血压降低、内出血、肺水肿、肌肉痉挛、抽搐、精神障碍、偏瘫或失明、昏迷等。有的蝎毒毒性较弱，引起的全身症状较轻；有的蝎毒毒性很强，引起的症状严重。

治疗　一般毒性小的蝎刺螫后，只需用稀氨溶液涂于螫伤处，疼痛即可快速缓解；对严重的病例先在螫伤处冷敷，用 1% 碳酸氢钠液洗敷。对较深的伤口，用 0.25% 普鲁卡因液封闭后，以刀尖扩大口径，检查并取出残留的钩刺；可注入 3% 依米丁（吐根碱）1 ml 或复方奎宁 0.3 ml（均加注射用溶液 5 ml）；还可外敷雌黄和枯矾（各等份研末加水调成糊）。全身症状较重时，静脉滴注地塞米松或静脉注射葡萄糖酸钙，注射抗蝎毒血清，并进行其他对症疗法。

2. 蜈蚣　属于节肢动物门唇足纲。体呈长形，背腹扁平，分为头和躯干两部，躯干部由许多同型体节所组成。每一体节上有一对粗壮的附肢，头部有一对较长的触角，具单眼和复眼。第 1 对附肢发育呈钳状的颚肢，内有毒腺，能泄出具有麻痹作用的毒液，用于捕食和螫伤人皮肤。蜈蚣种类很多，大小不一，其大者长达 25 cm。蜈蚣常在夜晚爬到床上或衣服中，受到刺激时，因防御而咬人。螫人时使蜈蚣毒进入皮肤，伤处疼痛红肿，出现剧痛，局部组织可坏死，还可出现全身症状，如头痛、发热、呕吐、抽搐等。伤口可用肥皂水、3% 氨水或 5% 碳酸氢钠溶液冲洗，剧痛者用 0.25%～0.5% 普鲁卡因伤口周围封闭，口服镇痛药。出现全身症状时可予对症治疗。

（三）毛虫螫伤（caterpillar sting）

毛虫为蝶蛾类带毛刺的幼虫的统称。当毛虫接触人体，有毛刺刺入皮肤，由于毛刺内带有毒液，可引起皮肤炎症或并有其他症状。毛虫原栖居在树叶和枝条上，常见的如松毛虫在松枝上、桑毛虫在桑树和杨柳上、茶毛虫在茶树上等。树枝摇动时可落到草间、地面等处，也可能落在人体上。毛虫刺刺入皮肤处可有刺痒、灼热或疼痛，还可起小水疱、斑疹或丘疹，有的可引起畏寒、发热、食欲减退等。松毛虫刺伤可引起关节肿胀、疼痛（不发红）和活动障碍，X线检查可显示骨质有虫蚀状损害。然而治愈后骨关节可恢复正常。

治疗：先用透明胶纸尽量粘出毛虫刺，消炎止痒可用炉甘石洗剂、氧化锌糊剂或马齿苋鲜草（捣烂后）外敷。松毛虫刺伤后有发热、关节肿胀等，可口服苯海拉明、泼尼松（强的松）等和中药复方银翘散等。

预防：调查毛虫的分布和繁殖情况，发现时组织人力灭虫。在林区和茶场内工作，进入林周围闲游和在树荫下休息，都要注意环境中有无毛虫，并尽量减少皮肤的裸露面积，以免无意中被毛虫刺伤。

（四）水蛭咬伤（leech bite）

水蛭（蚂蟥）的头尾各有吸盘。前吸盘叮在人（也可叮牛、马等）的皮肤上，可用吸盘内腭齿咬伤皮肤，并分泌有抗凝作用的蛭素，能顺利地吸血，直至吸饱后脱离人体，而人体伤口暂时还不能止血。过去，水蛭咬伤较多，主要发生在水田作业时。使用裹腿、长筒靴以后就能防止此类损伤。但人们在水田、池塘中无防护时，就可能被水蛭咬伤。发现水蛭叮吸在身上，可用手轻拍其外周皮肤，或选用浓盐水、酒精、酱油、醋滴在蛭体上，使水蛭自行脱落。伤口流血可用干纱布压迫 5 分钟左右止血，出血仍不止时用止血剂。勿用手直接拉下蛭体，以免其吸盘留在伤口内。如果伤者已经硬拉下蛭体，应止血后仔细检查伤口；如有蛭吸盘残留，应设法摘出，加以呋喃西林等纱条包扎。

（张国安）

第 33 章

骨折的基本问题

第一节　骨折的定义、成因及分类

一、骨折的定义

骨的完整性破坏或连续性中断，称为骨折（fracture）。

二、骨的基础学

1. 骨的组织学类型

（1）松质骨（cancellous bone）：又称海绵骨或小梁骨。其再塑沿应力分布进行（Wolff 定律），骨转换率高于皮质骨（图 33-1-1）。

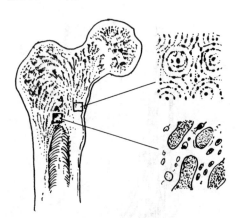

图 33-1-1　骨的组织学类型

（2）板层骨（lamellar bone）：皮质骨（cortical）构成全部骨骼的 82%，由多个骨单位（Haversian 系统）借中央管（Haversian 管）连接（图 33-1-2）。Haversian 管含有动脉、静脉、毛细血管和神经。

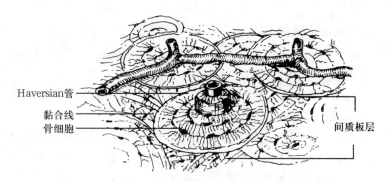

Haversian管
黏合线
骨细胞
间质板层

图 33-1-2　皮质骨的组织学形态

2. 骨组织的细胞

（1）成骨细胞（osteoblast）：形成骨，产生 I 型胶原。

（2）骨细胞（osteocyte）：占成熟骨的 90%，维持骨，控制矿物盐。

（3）破骨细胞（osteoclast）：使骨吸收，为多核巨细胞。

（4）骨祖细胞（osteoprogenitor）：转为成骨细胞。

3. 骨基质　骨是一种具有矿物成分和有机成分的复合结构。

（1）矿物成分：占骨干重的 60%，包括羟基磷灰石 [$Ca_5(PO_4)_3(OH)$] 和磷酸钙。矿物成分主要提供骨的强度、刚度和硬度特性。

（2）有机成分：占骨干重的 40%，包括胶原、蛋白聚糖、非胶原基质蛋白、生长因子和细胞酶，如转化生长因子（TGF-β）、胰岛素样生长因子（IGF）、白介素 1 和 6（IL-1 和 IL-6）、骨形态发生蛋白（BMPs）。有机或蛋白质成分主要由 I 型胶原蛋白组成，使骨具有抗拉强度和弹性。

4. 骨的血供

（1）滋养动脉系统：通过骨干滋养孔进入髓腔。

（2）干骺端－骨骺系统：发自周围血管丛。

（3）骨膜系统：覆盖在骨表面，在骨折愈合中有重要作用。

（4）纤细供血骨（tenuous blood supply）：腕骨、跗骨、股骨头等（图 33-1-3）。

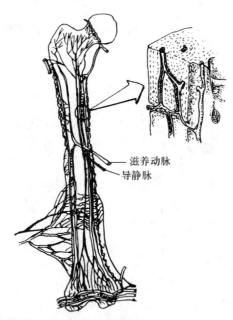

滋养动脉
导静脉

图 33-1-3　骨的血液供应

三、骨折的成因

1. 创伤骨折（traumatic fracture）

（1）直接暴力（direct force）骨折：打击、压砸、穿凿等暴力，特别是高能暴力造成的骨折。患者常伴有不同程度的软组织损伤。

（2）间接暴力（indirect force）骨折：成角、扭转、纵向传导、撕脱等暴力造成的骨折，包括肌肉、肌腱和韧带牵拉造成的撕脱骨折。

（3）应力（stress）骨折：又称疲劳骨折或行军骨折，长期、反复、轻微的暴力造成的骨折。

2. 病理性骨折（pathologic fracture）　在骨的肿瘤、炎症、骨质疏松等其他疾病基础之上，遇到轻微的外力，甚至没有外力只因自身的重力作用下发生的骨折。

四、骨折的描述

1. 骨的名称　肱骨、桡骨、舟骨、股骨、胫骨、腓骨等。

2. 骨折的位置　近端部分、骨干部分、远端部分。特殊的如干骺端。

3. 骨折的形态（完全骨折）

（1）长骨干骨折（图 33-1-4）

1）线性骨折（linear）：亦可称为单纯性骨折（simple）。线性骨折发生时，骨折对骨组织破坏的方向单一，骨碎裂为两块，骨折后近端、远端骨块较为完整，这种类型的骨折可称为线性骨折。我们可根据骨折线的方向将线性骨折分为：横形骨折、斜形骨折（骨折线与垂直于骨的长轴的线成角 ≥ 30°）、螺旋骨折。

2）粉碎性骨折（comminuted）：亦可称为楔形骨折（wedge），骨折后骨组织沿一条主要骨折线碎裂为多块，产生一块或多块楔形骨块，该种骨折可称为粉碎性骨折。仅产生一枚楔形骨块的粉碎性骨折亦可称为蝶形骨折。粉碎性骨折可根据粉碎程度（按 50% 划分）或蝶形骨块大小（按 50% 划分）进一步描述。

3）节段型骨折（segmental）：节段型骨折发生后骨组织将产生多条骨折线及多个骨块（或骨碎片），这种类型骨折可称为节段型骨折。节段性骨折可根据骨折线、骨块数量情况进一步分为：两处骨折、三处或多处骨折、纵向劈裂骨折及粉碎性骨折。

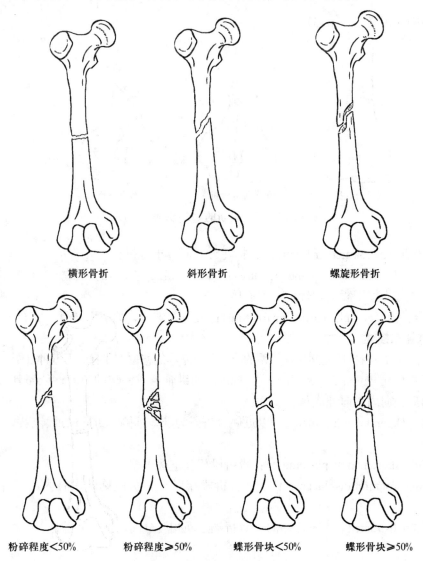

横形骨折　　　　斜形骨折　　　　螺旋形骨折

粉碎程度<50%　　粉碎程度≥50%　　蝶形骨块<50%　　蝶形骨块≥50%

图 33-1-4　股骨骨折的 OTA 分类

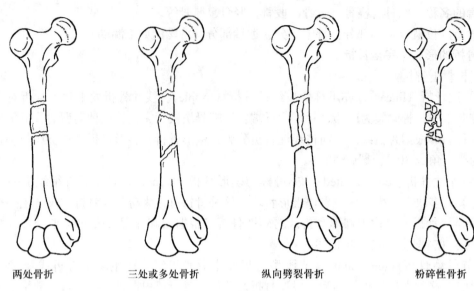

| 两处骨折 | 三处或多处骨折 | 纵向劈裂骨折 | 粉碎性骨折 |

图 33-1-4　股骨骨折的 OTA 分类（续）

（2）关节周围骨折（图 33-1-5）

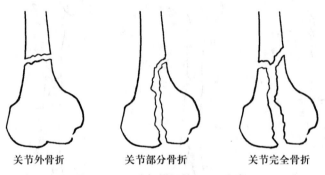

| 关节外骨折 | 关节部分骨折 | 关节完全骨折 |

图 33-1-5　端部骨折的 OTA 分类

1）关节外骨折（extraarticular fracture）：描述方式同骨干骨折。

2）关节部分骨折（partial articular fracture）：骨折线累及关节面的一部分，而关节的其余部分保持完整，并与支撑干骺端和骨干牢固连接。

3）关节完全骨折（complete articular fracture）：关节面破裂，关节面与骨干完全分离。

4. 常见形态补充描述

（1）移位：骨折后各骨折段之间相互关系的改变，其基本的移位方式有以下五种（图 33-1-6）：

1）成角移位（angulation displacement）：骨折段两纵轴形成一定的角度，依照其顶角的朝向称为向前、向后、向内、向外成角。

2）侧方移位（lateral displacement）：以近侧骨折段为准，远侧骨折段向前、后、内、外方移位。

3）短缩移位（shortened displacement）：骨折段相互重叠短缩。

4）旋转移位（rotation displacement）：远骨折段相对近骨折段旋转，有内旋、外旋和旋前、旋后之分。

5）分离移位（distracted displacement）：骨折端之间相互分离，形成间隙。

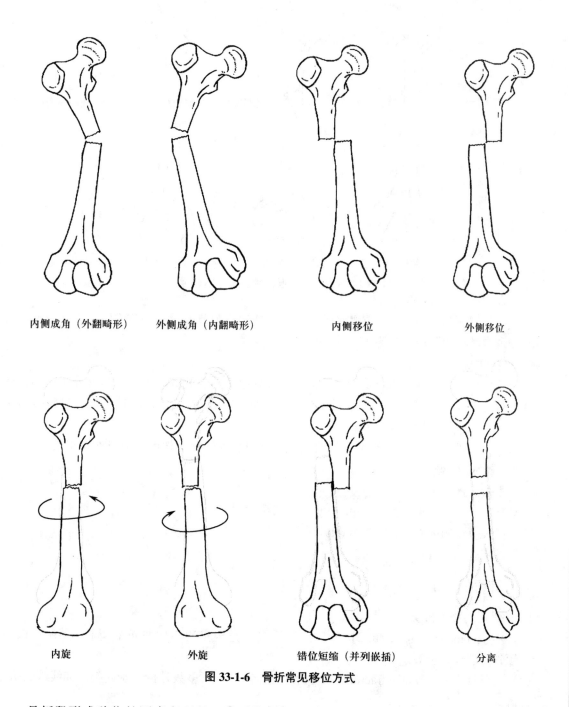

内侧成角（外翻畸形）　　外侧成角（内翻畸形）　　内侧移位　　外侧移位

内旋　　外旋　　错位短缩（并列嵌插）　　分离

图 33-1-6　骨折常见移位方式

　　骨折段形成移位的因素主要是：①受伤时外界暴力的性质、大小和作用方向。②伤肢肢体本身重量或附加重量（如用于固定的石膏）引起的分离。③肌肉牵拉，各不同骨折部位肌肉的起止点不同而发生不同方式的移位。④搬运或治疗不当也有可能造成甚至加重骨折的移位。

　　（2）骨缺损（bone loss）：骨的完整性被破坏，即使骨折复位、骨块复位后仍存在骨皮质不连续。骨缺损可根据缺损的骨量进一步描述：骨缺损＜ 50%，骨缺损≥ 50%，完全骨缺损（图 33-1-7）。

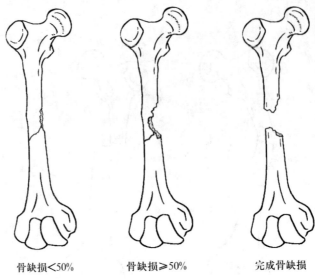

骨缺损＜50%　　　　骨缺损≥50%　　　　完成骨缺损

图 33-1-7　骨缺损 – 股骨骨折的 OTA 分类

（3）脱位（dislocation）：关节遭受外力作用，使构成关节的骨端关节面脱离正常位置，引起功能障碍者，称为脱位，分为半脱位和完全脱位。

5. 软组织损伤

（1）开放性骨折（open fracture）：骨折端经过软组织与皮肤或黏膜破口与外界相通的骨折称为开放性骨折。骶骨或尾骨骨折断端通过损伤的直肠与外界相通，耻骨骨折通过破裂的膀胱、尿道与外界相通，均被视为开放性骨折。

（2）闭合性骨折（closed fracture）：骨折处皮肤或黏膜完整，骨折端不与外界相通。

6. 特殊骨折类型

（1）手指：锤状指。

（2）腕关节：Colles 骨折、Smith 骨折、尺骨茎突骨折。

（3）髋关节：粗隆间骨折、股骨颈骨折。

（4）足部：琼斯骨折。

五、骨折的分类

1. 按骨折的程度分类

（1）不全（incomplete fracture）骨折：骨折线未完全贯通，如儿童的青枝（green stick）骨折、颅骨的裂纹骨折等。

（2）完全骨折（complete fracture）：骨折线完全贯通。大多数骨折属于此类，如线性骨折、节段骨折等。

2. 按骨折复位后是否稳定分类

（1）稳定骨折（stable fracture）：骨折端不易移位或复位后不易发生移位者，如不全骨折、嵌插骨折、横形骨折、压缩骨折等。

（2）不稳定骨折（unstable fracture）：骨折端容易移位或复位后容易发生移位者，如粉碎性骨折、螺旋骨折、多段骨折、蝶形骨折等。

知识拓展：开放性骨折的分类（OTA 2010 年）

思考题

思考题答案

第二节　骨折的诊断

【病史】

询问病史损伤的原因、暴力的大小、就诊前接受过何种处理和治疗，疼痛的部位，功能障碍的详细情况等。

【全身表现】

1. 休克　骨折本身所致休克的主要原因为出血性休克，多见于骨盆、股骨及多处骨折引起的骨折断端出血。并发血管损伤与内脏损伤导致的休克并非少见，切不可忽略。

2. 发热　一般骨折很少引起发热。多因骨盆、股骨骨折引起局部血肿吸收所致。骨折患者出现高热时，应考虑感染的可能。

3. 多发伤、并发症的全身表现。

【体征】

1. 畸形　骨折移位后，肢体可表现畸形，如旋转、成角、短缩等。

2. 异常活动　非关节部位出现不应该有的被动活动。

3. 骨擦感或骨擦音　骨折断端相互摩擦引起，但医生不可专门为此去试行检查。

具备上述三个专有体征之一者，即可确定骨折的诊断。

【非专有表现】

疼痛、肿胀、淤血、功能障碍、局部压痛、间接叩击痛等表现亦可出现，但这些表现在骨科许多其他疾病时也可存在，要综合分析、正确判断。轻微隐蔽的骨折不具备专有体征，应注意发现固定而局限的压痛，需要认真、耐心和细致检查。

【影像学检查】

骨折的最后诊断是由影像学检查证实的。但在影像学检查之前，必须经详细临床检查确定损伤部位，说明投照的中心和位置。正位、侧位 X 线检查是必需的，某些骨折还需其他特殊体位，如髌骨和跟骨的轴位、腕舟骨的蝶式位均有特殊要求。应注意 X 线检查可显示的伪骨折影和假阴性，后者常在一些原始无移位骨折或 X 线不能显示的骨折（肋软骨骨折或轻微骨折）发生，不能因 X 线检查阴性而除外骨折。CT 检查能补充 X 线检查的不足，其通过轴位、额状位、矢状位不同方向、空间变位的分析，可清晰、直观地再现骨折线的详细走行和骨折的移位。MRI 可显示骨和软组织损伤的异常信号，发现 X 线及 CT 检查不易判断和不能显示的骨损伤。

知识拓展：骨折的影像学检查

病例 33-1

病例 33-1 解析

第三节　骨折的并发症

一、休克

高能损伤和多发损伤或并发大血管损伤的骨折出血多，可导致低血容量性休克。

二、脂肪栓塞综合征

在所有发生骨折的患者中，有 90% 伴有可检测到的肺部脂肪栓塞，但只有少数患者会表现出脂肪栓塞综合征（fat embolism syndrome）的临床症状。脂肪栓子是由骨髓腔中的脂肪和骨髓渗入血管后形成的，在成年人的胫骨和股骨中至少存在着 130 ml 的液态脂肪，骨折发生的瞬间发生压力波，后者迫使脂肪从骨髓腔转入静脉循环中。脂肪栓子并非只由骨折诱导产生，有病例报道轻微骨挫伤也可以导致致死性的脂肪栓塞。进入静脉循环中的脂肪栓子回流至右心房和右心室，而后进入肺部的小血管中形成栓塞。来自骨髓的中性脂肪酸本身是无毒的，但其在肺中经过 12 ～ 72 小时的水解后形成脂肪酸，后者对肺组织具有非常大的毒性，可以引起肺泡毛细管基底膜的分解，进而导致出血性肺水肿产生及肺泡表面活性物质的降低。如果以上过程足够严重，可引发低氧血症，呼吸、心率加快，昏迷，瘀斑等临床症状，即所谓的脂肪栓塞综合征（FES）。在临床上，大多数发生 FES 的患者都能在 5 天内自愈，但也有 10% ～ 20% 的患者可因此死亡。

脂肪栓塞综合征的 Gurd 和 Wilson 诊断标准：

主要标准：呼吸系统症状与体征（低氧血症）；影像学改变；与头部外伤或其他情况无关的脑部症状；瘀斑。

次要标准：心动过速，心率加快＞ 110 次 / 分；发热，体温＞ 38.5 ℃；视网膜出现脂肪病变或出血点；肾脏病变；黄疸；实验室检测指标变化；血红蛋白含量突然下降；红细胞沉降率增快；脂肪巨球蛋白血症；尿中有脂肪滴，血中有脂肪滴，血细胞比容降低或血小板减少，红细胞沉降率增快。

诊断标准：患者需具备一项主要表现，四项次要表现和脂肪巨球蛋白血症。

三、深静脉血栓形成与肺栓塞

深静脉血栓形成（deep vein thrombosis，DVT）与肺血栓栓塞症（pulmonary thromboembolism，PTE）是引起骨科患者发病与死亡的最常见原因，多见于骨盆、下肢骨折、脊柱骨折并发脊髓损伤以及人工关节置换等大手术后，对可疑患者要注意有无疼痛、肿胀、发热、白细胞升高、Homan 征（小腿后侧的腓肠肌和比目鱼肌牵拉试验阳性，即用力背伸踝关节时感到小腿后方剧烈疼痛）。进一步检查包括静脉造影、B 超、多普勒成像。血浆 D- 二聚体测定对于排除本病有重要意义。早期活动锻炼及预防治疗对于降低本病的发生率十分重要。预防措施包括物理方法与低分子肝素、华法林、利伐沙班等药物应用。该病的确诊与治疗，要请血管外科和呼吸内科医师共同商定，溶栓、抗凝、取栓、滤网成形是主要治疗方法。

四、创伤后肺炎

创伤后肺炎（posttraumatic pneumonia）最好的防治方法是患者早期离床活动，对老年和久病患者采取积极措施，刺激呼吸，使用雾化吸痰，叩击胸壁。吸入性肺炎可发生于精神抑制、仰卧体位、胃肠动力减弱者。简单的预防方法是抬高床头，使用抗酸药和甲氧氯普胺。

五、重要内脏器官损伤

骨折可损伤邻近的器官和组织，出现并发损伤（accompanying injuries）。如肋骨骨折伤及胸膜和肺，骨盆骨折累及膀胱、尿道、阴道或直肠，脊柱骨折合并脊髓、神经损伤，膝关节骨折伤及腘动静脉等。必须认真判断，及时处理。

六、筋膜间隔综合征

筋膜间隔综合征（compartment syndrome）常发生于闭合的筋膜间隔，是一个或多个闭合的肌肉筋膜间隔内压力持续增高，血流受阻，导致间隙内容物主要是肌肉与神经干发生进行性缺血坏死，多见于小腿和前臂挤压伤，其原因包括开放和闭合性骨折、动脉损伤、烧伤、石膏固定过紧等，临床上可表现为“5P”综合征：疼痛（pain）（是最早、最可靠的指征）、苍白（pallor）、麻痹（paralysis）、感觉异常（paresthesia）、无脉搏（pulseless）。牵拉筋膜间隔肌肉引起被动运动痛。筋膜间隔压力在 15 ～ 20 mmHg 时需 12 ～ 24 小时重新评价；压力高于 20 mmHg，会影响毛细血管血流，引起组织坏死、缺血性挛缩，须住院处理。组织压力高于 30 mmHg 或舒张压低于 30 mmHg 应视为急症，须在起病 4 小时内紧急行筋膜切开术。需要注意的是，筋膜间隔综合征常合并肌红蛋白尿，需足量补液，促进排尿。

七、异位骨化

异位骨化（ectopic ossification）发生于软组织内，由血肿经机化后进一步骨化所致，肘关节多见，常发生在严重外伤、切开复位内固定、暴力手法复位后。骨化性肌炎为异位骨化之一，骨化发生于肌肉内。

八、活动范围受限

活动范围受限为组织创伤修复和长期固定所致。部分受限称僵硬（stiffness），完全受限称强直（ankylosing）。早期功能锻炼是恢复关节功能的有效方法。

九、骨坏死

骨坏死（bone necrosis）是由于骨折破坏了部分骨段的血运而发生的缺血性坏死。典型表现见于股骨颈骨折后并发的股骨头缺血性坏死。影像学表现为硬化、囊变、股骨头变形。

十、反射性交感神经性骨营养不良

反射性交感神经性骨营养不良（reflex sympathetic dystrophy）是骨折后反射性引起交感神经营养障碍，可出现骨折关节附近的骨质疏松，表现为疼痛、肿胀、僵硬、皮肤萎缩、温度和色泽异常。

十一、创伤性关节炎

创伤性关节炎（traumatic arthritis）为软骨损坏，软骨下骨硬化、囊性变，滑膜炎症。临床表现为关节活动后肿痛发作，多见于关节内骨折复位不良、关节外骨折畸形愈合。

十二、感染

感染多见于开放性骨折和闭合性骨折切开术后。60% ～ 70% 的开放性骨折被细菌污染，但是很少一部分发展为感染。感染的风险与软组织损伤的严重程度相关。感染可分为局部软组织感染与骨关节感染，骨的感染以慢性骨髓炎多见。当骨感染扩散并且到达皮肤表面时，会形成窦道，作为脓液排出的通道。当窦道形成时，提示感染已发展为局限的破坏性疾病。

十三、压疮

因严重创伤、骨折、截瘫、昏迷等长期卧床，身体骨突部位受压、局部血循环障碍引起。多见于骶尾部，大粗隆，内、外踝，足跟等处。

第四节　骨折的愈合过程及影响骨折愈合的因素

一、骨折愈合的过程

1. 分期

（1）炎症期：骨折不仅损伤细胞、血管和基质，而且破坏周围软组织，包括骨膜和肌肉，在骨折末端和骨膜下的骨髓腔形成血肿。骨折端由于血供中断，发生骨质坏死，血肿形成血凝块，产生激肽、前列腺素、非胶原蛋白及骨折修复所必需的调整和诱导细胞、多种生长因子，伤后 48 小时开始，骨折界面及周围组织充血、水肿、渗出、炎症细胞浸润，形成局部无菌性炎症。

（2）修复期：炎症期侵入血肿的中性粒细胞、单核细胞和巨噬细胞，逐渐将骨折端、髓腔、骨膜下的血凝块、坏死组织、死骨清除，周围的间质细胞进入血肿后分化为巨噬细胞和成纤维细胞，与新生毛细血管共同侵入血肿并演变成肉芽组织。肉芽组织内成纤维细胞合成和分泌大量胶原纤维，进一步转化成纤维结缔组织，纤维结缔组织连接骨端，临床上称为纤维性愈合。这一过程约需 2 周时间。同时，骨折断端附近骨膜内层的成骨细胞增殖分化，形成与骨干平行的骨样组织，并逐渐向骨折处延伸。骨内膜也发生同样的变化，但出现较晚。

骨内、外膜内层的成骨细胞增殖分化形成骨样组织并逐渐钙化形成新的网状骨，即膜内化骨，其紧贴骨皮质内、外，故称为内骨痂和外骨痂。骨折端间及髓腔内的纤维组织亦逐渐转化为软骨组织并随着软骨细胞的增生、钙化而骨化，成为软骨内化骨，在骨折处形成环状骨痂和髓腔内骨痂。在骨折愈合过程中，膜内成骨较软骨内成骨快，而膜内成骨又以骨膜外成骨为主。上述骨痂会合后，不断钙化加强，当其能达到抵抗肌肉收缩力、剪切力和旋转力时，则为骨折临床愈合，一般为 4～8 周。

（3）再塑期：原始骨痂为排列不规则的骨小梁，通过不断接受生理的应力刺激，骨结构才能按照力学原则重新排列。此即 Wolff 定律：骨结构随着所受的应力改变而变化。应力轴线之上的成骨细胞活跃，产生新骨；应力线之外的骨痂被破骨细胞清除，最后形成正常骨结构。此过程需 8～12 周。

2. 形式

（1）直接愈合：亦称 Ⅰ 期愈合，这是对坚强固定的反应，是稳定骨折的修复和再塑形模式。当骨折断端紧密接触并被坚强固定时，局部血运损害较少，骨质无吸收，骨折不形成骨痂而愈合。其愈合过程中断端皮质骨紧密接触，通过骨单位的扩张，板层骨经过骨折线直接形成。破骨细胞穿过骨折线后跟随着成骨细胞沉积新生骨，新生骨含有新生骨基质、骨细胞、血管和哈弗斯系统。在小间隙中细胞沿垂直长轴的方向形成板层骨；大间隙中，细胞的网织骨形成充填。当间隙愈合后，哈弗斯系统再开始塑形，重建正常皮质骨结构。

（2）间接愈合：亦称 Ⅱ 期愈合。这是对不稳定骨折即未坚强固定与断端活动的骨折的反应，是不稳定骨折的修复、再塑形模式；大多数骨折的愈合模式是以此形式发生、发展的，即通过内、外骨痂形成以及再塑使骨折愈合。

二、骨折愈合的标准

1. 局部无压痛及纵向叩击痛，无异常活动。

2. X 线检查显示骨折处有连续性骨痂通过，骨折线已模糊。

3. 拆除外固定后，如为上肢，能向前平举 1 kg 重物持续达 1 分钟；如为下肢，不扶拐能在平地连续步行 3 分钟，并不少于 30 步；连续观察 2 周骨折处不变形。

三、影响骨折愈合的因素

1. 创伤后骨折本身的因素

（1）骨折类型及数量：移位大的粉碎骨块、骨缺损、局部血供破坏；分离移位、侧方移位等将严重影响骨折的愈合。严重的关节内骨折可能因为跨关节力量大、固定失败或软骨下骨松质坍塌而移位，甚至形成继发性骨关节炎。

（2）骨折端的血液供应

1）骨折端的血供障碍：骨骼的血供来自进入髓腔的滋养动脉，干骺端及关节囊、韧带、肌腱附着于骨骼部的血管入孔和肌肉与骨膜间的动脉网，骨折时对这些结构造成破坏，导致血运障碍。胫骨骨折周围软组织包裹较少，血供则相对少；股骨头、手舟骨和距骨体的血供本身就较弱，没有严重软组织或者骨折分离的情况下也容易延迟愈合和不愈合。

2）多段骨折：长骨多段骨折意味着此类损伤吸收大量能量，损伤骨折二级结构，使骨干髓腔中段的滋养动脉断裂、骨膜血运损伤，严重影响骨折的愈合。临床上最常见的是胫骨的多段骨折远端的延迟愈合和不愈合；而股骨的节段骨折则会有较好的软组织包裹提供血供。

3）软组织损伤程度：包括骨折部位骨膜的广泛破坏及其外部的软组织损伤。严重、复杂骨折以及高能量损伤引起的骨折，多伴有骨折断端周围软组织的严重损伤，将延迟骨折的愈合。这是因为严重组织损伤形成较多坏死组织，妨碍了原生质细胞的转移和血管浸润，从而使原生质细胞数量减少，破坏了局部血液循环。

（3）软组织嵌入：肌肉、肌腱、筋膜、神经、血管等软组织嵌入两骨折断端，不仅影响骨折的复位，而且妨碍了骨折的愈合，多需切开清除。

（4）开放性骨折：开放性骨折造成严重软组织损伤、骨折移位，甚至导致严重的骨缺失。软组织广泛的撕裂和挤压致使骨折端血运遭到破坏；裸露的骨折端和软组织变干燥，可增加坏死组织的体积和感染的风险。对严重的开放性骨折引起的暴露应尽早使用带血管软组织瓣来覆盖。

2. 患者因素

（1）年龄：婴儿骨折愈合最快。在骨骼成熟之前，随着年龄的增长，骨折愈合速度减慢，这是因为儿童原生质细胞池中的新生细胞分化速度快，未分化的原生质组织池较成人大。同时儿童骨的再生能力亦强。当骨骼成熟后，随着年龄的增长，骨折愈合速度并无明显减慢，随着骨质疏松的进展，获得骨折碎片牢固固定的能力下降，会导致骨折碎片的移位和错乱排列，进而影响骨折的愈合。

（2）营养与健康状况：骨折的愈合需要大量的能量，创伤和手术也有导致营养不良的可能。研究表明长骨骨干骨折代谢需求量增加 $20\% \sim 25\%$，多发性骨折和感染可以使代谢需求量增加 50% 以上。如果营养无法满足可能导致病死率和外科的并发症增加，其中包括感染、伤口裂开、愈合异常和功能恢复缓慢。维生素 A、维生素 C、维生素 D 缺乏或微量元素（如 Fe、Mn、Cu、Zn 等）缺乏，均有碍于骨折愈合。某些疾病（如糖尿病、骨代谢病、贫血、HIV）可影响骨折愈合。低血白蛋白、低铁结合率、低淋巴细胞计数显著可增加骨折患者的术后并发症。抗凝血药、水杨酸类药物以及抗肿瘤药物可抑制骨折愈合。

（3）体内激素的作用：皮质类固醇激素能破坏骨折愈合，长期使用激素可致骨质疏松，增加髋部、桡骨远端、椎体、肋骨骨折的危险性。生长激素缺乏不利于骨折愈合。甲状腺素、降钙素、胰岛素和合成类固醇被认为能提高愈合速度。

（4）感染：可减慢或妨碍骨折愈合。感染使骨折愈合的耗能增加，导致正常组织坏死、水肿、血管栓塞，从而延缓骨折的愈合。

（5）吸烟：吸烟（以尼古丁为主）可影响骨的正常代谢和局部血液循环，抑制骨形成，造成骨折断端的吸收，并影响破骨细胞功能。

3. 治疗方法的因素

（1）复位不当：反复多次的粗暴手法复位会造成骨折本身与周围软组织的进一步损伤，使骨折更不稳定，骨折断端血运进一步破坏。手术复位时骨膜与软组织剥离过多、骨折端对位不良、骨折端间隙过大，均可影响骨折的愈合。若重要的骨外膜部分和其他软组织成分保持完整或能迅速恢复，则缺少骨碎片的对合将不会影响骨折愈合。

（2）外固定不稳固：不稳定固定是骨折延迟愈合或不愈合的常见原因。过度牵引、石膏固定不牢靠、外固定架固定不稳定等是非内固定引起的失败。无效固定后多活动可以延缓骨折愈合甚至导致不愈合。

（3）内固定的干扰：手术内固定方面，常见原因是金属板和髓内针长度不够，骨折复位不良，断端间隙大，大碎片未用拉力螺钉固定，未用导向器钻孔，金属板与骨不贴附，使用剪断变形螺钉。不稳定固定使骨折界面有活动，应力集中于断面，使骨吸收，不利于骨折的愈合。软组织和骨膜剥离过多，尤其是碎骨片被游离，成为死骨，需血运重建和爬行替代。去除过多碎骨片造成缺损和不稳定，均影响到骨折愈合。坚强的内固定可以改变骨骼的重塑，并减少骨密度，内固定取出术后骨的局部性缺损会增加其再骨折的可能性。

（4）功能锻炼不当：骨折部位负荷和微动能够刺激骨的形成。但稳定固定是功能锻炼的保证。相对不稳定势必限制功能锻炼的范围和强度。不稳定固定条件下的锻炼会导致界面移动，影响骨折愈合。

第五节　骨折的急救

骨折急救的目的在于抢救患者生命、保护患肢，安全而快速地转运，以获得进一步的治疗。在急救过程中，务必先评估患者的生命体征、神志、血流动力学等状况，其次进行骨折的初步处理，避免二次损伤的情况下固定保护患肢，尽快转运以求得高级生命支持和妥善的治疗。

1. 抢救生命　首先检查患者的呼吸、心搏、血压、神志和瞳孔等体征。如果伤者心搏骤停、呼吸停止，应立即检查呼吸道，保证气道（airway）通畅，行人工呼吸，保持足够的通气量，维持呼吸（breathing），以心脏按压确保有效的循环（circulation），即急救的ABC措施。如果伤者处于低血容量性休克状态，应以抗休克为主要任务。在有条件的情况下，如就近有诊所或救护车上有急救设备，应立即开放静脉，在完成止血后大量快速输入乳酸林格液或平衡盐溶液。对以颅脑外伤为主者，给予20%甘露醇200 ml，20分钟内滴入。

2. 伤口的包扎和止血　大多数伤口可以通过加压包扎止血，即便大血管出血也可持续手压敷料止血。如有气压止血带可利用，应记录所用的压力和开始的时间。禁用布带绳索止血，因压力不足可导致出血增多，压力过大会引起组织坏死、神经麻痹。若骨折断端戳出伤口并污染，如不威胁重要血管和神经，宜原位固定，避免复位将污染带入深处，待清创术后再行复位。若在包扎时，骨折端自行滑入伤口内，应做好记录，清创时进一步处理。掉到体外的较大骨片也不应放入创口，应随患者转运。

3. 妥善固定　在保证急救和转运的同时，应固定骨折肢体。凡疑有骨折者均按骨折处理，其目的是避免转运时增加软组织、血管和神经损伤，减轻疼痛，便于转运。若备有特制的夹板，最为妥善，否则宜就地取材，可用木板、棍棒或用头巾叠成三角巾加布带固定上肢骨折；骨折下肢亦可与健肢捆绑在一起；脊柱损伤宜用硬质担架或门板搬运；颈椎损伤应在头颈两侧用衬垫制动。

4. 迅速转运　患者经妥善固定后，应立即迅速运往就近医院治疗。注意转运安排应在现场急救的同时进行，救护车不应仅仅是运输工具，更应该是抢救场所。

知识拓展：挤压伤

第六节　骨折的治疗原则

骨折治疗的目的是尽可能恢复患肢功能，使外观上无畸形。骨折治疗的原则是复位、固定和功能锻炼。复位是为了重建解剖关系以重建骨的支架作用，具体治疗方法可分为非手术（闭合）复位与手术（开放）复位。固定是在复位的基础上保持复位后的解剖关系，具体方法亦分为非手术与手术，即外固定与内固定两大类。闭合复位多以外固定方法固定，切开复位多以内固定器材固定；但极个别情况下亦使用闭合复位结合内固定，如股骨颈骨折的治疗。功能锻炼是在确保复位和固定的情况下，更快地恢复患肢的舒缩功能，进而促进患肢血液循环，并防止肌肉萎缩、关节僵硬等。

一、骨折的复位

准确的复位可增加骨折的稳定，加快愈合，避免并发症。复位方法有手法复位、骨牵引或皮牵引复位、外固定架复位、切开复位。

（一）复位标准

1. 解剖复位　骨折经复位后恢复正常解剖形态，也是功能恢复的理想复位，实现对位和对线完全恢复正常。但实际上多数骨折，如移位的粉碎性骨折、肌肉丰厚、肿胀明显、肌肉牵拉等情况下，难以通过手法复位达到解剖复位。如为达到解剖复位而强行反复操作，反而会加重创伤，进一步破坏血液循环，损伤软组织，加重不稳定。切开复位时也不宜为追求解剖复位而过分剥离软组织，特别是碎骨片上的软组织和骨膜。因此，当条件不允许完成解剖复位时，施行功能复位即可。

2. 功能复位　因主观、客观条件所限，骨折复位达不到解剖复位时，允许有一定的复位差距，但在愈合后不致影响人体的功能，称功能复位。功能复位的标准，根据骨折段的移位方向确定为：①短缩基本纠正，成人不超过 1 cm，儿童不超过 2 cm。②旋转移位和分离移位必须完全纠正。③成角移位的纠正，与所属关节运动方向一致且与骨干生理弧度相同的成角小于10°。与关节活动方向垂直的成角移位不能自行矫正，必须完全纠正，此类型移位一旦形成，关节活动过程中负重不平衡，可继发创伤性关节炎。④侧方移位，长骨骨干横形骨折，骨折端对位不应少于 1/3，干骺端骨折对位不少于 3/4，对近关节处尽可能完全纠正。⑤关节内骨折应达到解剖复位。四肢各部位功能复位要求见表 33-6-1。

表33-6-1　成人不同长骨骨折复位最大容许畸形

骨	短缩	内翻或外翻成角	前后成角	移位	旋转
肱骨干	30 cm	30°	20°	50% 重叠	15°
桡骨干	须解剖复位				
尺骨干	须解剖复位	10°			
第 2、3 掌骨干	5 mm	20°			
第 4、5 掌骨干	5 mm	50°			
股骨干	10 m	8°	15°		15°
胫骨干		5°	10°		0°
第 2、3、4 跖骨干		45°	10°		
第 1、5 跖骨干		10°	10°		

（二）复位方法

1. 闭合复位　是治疗骨折的重要方法之一。闭合复位的方法主要是手法复位。另外，尚有撬拨复位、器械复位、牵引复位。多数骨折可通过闭合复位达到满意的复位效果。

（1）手法复位：在充分牵引下，沿损伤机制的相反方向通过一定的手法使骨折断端复位的方法即为手法复位。手法复位时必须轻柔，且复位前必须充分了解患者骨折情况及损伤机制，争取一次性复位成功，最大限度减少软组织损伤，进而促进骨折愈合。如复位难以达到解剖复位，亦不能为了追求解剖复位而多次尝试。

1）复位的时机：骨折后 2 小时内复位，较易成功；损伤轻，移位少，肿胀轻，复位易成功；病情危重，危及生命需复苏抢救时，暂缓手法复位；移位骨折端威胁血管和神经组织时，须尽快复位。对早期无条件手法复位者，应抬高患肢，牵引、夹板制动，以利肿胀消退后再行复位。

2）复位的步骤：①充分止痛或麻醉，某些骨折甚至可以不用麻醉，即可复位。常用血肿内麻醉、神经阻滞麻醉、全身麻醉。这对于减轻疼痛、阻断本体感觉的神经反馈、松弛肌肉都非常重要。②对准方向，牵引，牵引的方向是远侧骨折段对准近侧骨折段。充分的牵引是复位的前提。③复位操作，无论是牵引还是复位，均要遵循骨折远折段对近折段的原则来进行。复位手法要按逆损伤机制来进行，即根据骨折损伤时机制的相反方向进行复位（图33-6-1）。如Colles骨折因旋后外力与向背侧应力造成，故复位时应通过使骨折远折段旋前、屈曲的力量来完成。复位的手法还有反折、回旋、端提、分骨、扳正等。

（2）撬拨复位：在电视透视的监控下，将骨圆针穿过皮肤，达到骨折部位时对骨折撬拨复位。撬拨复位成功后，有时可用经皮骨圆针进行固定，针尾留于皮外，待日后拔除。操作过程中应严格遵循无菌原则进行。

（3）牵引复位：骨牵引是一种历史悠久且在现代骨折治疗中仍然使用的重要的治疗方法。它通过一枚骨圆针穿过骨骼，并在骨圆针两端配以牵引弓来施加牵引力，达到骨折复位的目的。适用于患肢严重肿胀的骨折，肌肉肥厚部位的骨折，患者全身情况差、不能耐受手术的骨折等。某些骨折在牵引复位期间辅以手法复位、小夹板固定可获良好效果。

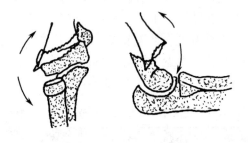

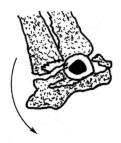

图33-6-1　伸直型尺偏型肱骨髁上骨折的移位病理

（4）外固定架复位：外固定架用于治疗骨折已有近150年的历程，它以螺纹钢针或光滑的钢丝分别通过针夹及环形组件与连杆相连接，从而使外固定器产生骨折复位、固定的作用。外固定架主要用来固定，但也有复位作用。

其他还有术中用的牵引手术复位床与骨折整复器复位等。

2. 切开复位　切开复位主要指通过切开骨折部位的皮肤及软组织，显露骨折断端，在直视下进行骨折复位。越来越多的骨折强调微创技术的应用，其主要目的是减少手术的二次损伤，特别是对骨折血运的破坏，避免影响骨折的愈合。

切开复位的适应证：①骨折断端嵌入肌肉、肌腱等软组织；②移位的关节内骨折，复位不理想对关节功能影响较大；③手法复位失败，无法达到功能复位；④合并重要的神经、血管、肌腱等损伤，需切开复位并处理损伤组织；⑤多处骨折，为了便于治疗，减少并发症，宜切开复位；⑥不稳定骨折及脊柱骨折合并脊髓损伤；⑦非手术治疗或手术治疗失败的骨折不愈合和骨折复位不佳；⑧经非手术治疗后功能较差的骨折，如股骨颈骨折，宜行手术治疗。

骨折切开复位可以更容易达到解剖复位，但是也会增加对骨折断端软组织及固缩的损伤，进一步破坏血运，影响骨折的愈合。同时，切开复位暴露了骨折断端，加之进一步的损伤也会降低局部抗菌能力，更易引发感染，严重者会导致化脓性骨髓炎。切开复位常采用内固定或外固定架固定，内固定可能存在电解腐蚀，导致骨折局部的无菌性炎症，进而影响骨折的愈合。内固定物在骨折愈合后需二次手术取出。

手术治疗势必会进一步加重创伤，因此手术需尽量减少感染风险及避免进一步破坏血运。骨折治疗不存在绝对的适应证和绝对的禁忌证，因此医生需要整体评估患者情况及各种治疗方式的风险和获益，与患者及家属充分沟通，共同选择最适当的治疗方式。

二、骨折的固定

骨折固定的目的：①保持整复获得的位置；②保证骨折的顺利愈合，避免延迟愈合、不愈合和畸形愈合；③保证功能锻炼正常进行；④有利于软组织损伤的修复，防止感染。

骨折固定的方法分为两大类，即外固定和内固定。

1. 外固定　骨折外固定有石膏、夹板、外固定架、牵引等方法。

（1）石膏固定：是沿用 200 余年历史仍有价值的传统固定方法，目前为止仍是最常用的一种骨折治疗方法。目前应用最广泛的是一些干骺端骨折和关节内骨折，如桡骨远端骨折、踝关节骨折。

1）石膏固定的优点：有良好的塑性能力，可使其按肢体形状贴附；利用三点挤压原理，增加固定的稳定作用（图 33-6-2）；由于接触面积较大，压强小，造成皮肤压疮机会少；固定可靠；可开窗检视处理伤口；利用楔形石膏切除矫正残留的成角畸形。

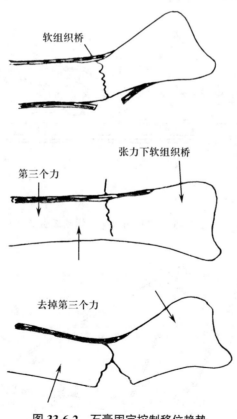

图 33-6-2　石膏固定控制移位趋势

2）石膏固定的缺点：无伸缩性能，不能适应肢体肿胀和消退的变化，过紧可造成血运障碍，过松则固定不牢靠，常需更换石膏；石膏固定的范围应包括骨折上、下关节，长久固定会造成关节僵硬、肌肉萎缩。

3）石膏固定的注意事项：除上述固定范围外，还包括适宜的水温保证石膏固化时间适宜；正确的缠绕方法，如衬垫及石膏须保持平整、松紧适度，勿用手指挤压尚未固化的石膏；保证良好的塑形；保持合理的关节位置；遵循三点固定的原则；密切观察肢端血运。

（2）夹板固定：原理与石膏固定类似，是利用与肢体外形相适应的特制夹板来固定骨折，以三点挤压的杠杆作用保持固定的稳定。夹板应松紧度适当，习惯上以布带上下垂直移动 1 cm 为准。应注意调整夹板松紧度，避免压疮或引起血运障碍。夹板固定范围一般不包括骨折上、下关节，仅适用于稳定的长骨骨折。

（3）持续牵引：如前所述，牵引是利用牵引力和反牵引力作用于骨折部，克服肌肉的收缩力，以达到复位和固定的目的。牵引既有复位作用，又有固定作用。持续牵引分为持续皮牵引和持续骨牵引。持续皮牵引利用胶布或乳胶海绵粘贴于皮肤或尼龙泡沫膜套进行牵引。

滑动牵引的牵引力为牵引重量，体重的分力作为反牵引力。例如 Thomas 架平衡滑动牵引，适用于股骨干骨折，将大腿置于 Thomas 架上，小腿放在 Pearson 附架上。整个支架被悬吊，有利于牵引过程中的膝、髋和踝关节的活动（图 33-6-3）。Braun 架牵引适用于胫、腓骨骨折。Russel 牵引是利用滑轮形成合力牵引（图 33-6-4）。Dunlop 牵引适用于肱骨髁上骨折（图 33-6-5）。Bryant 牵引适用于 3 岁以下小儿股骨干骨折（图 33-6-6）。

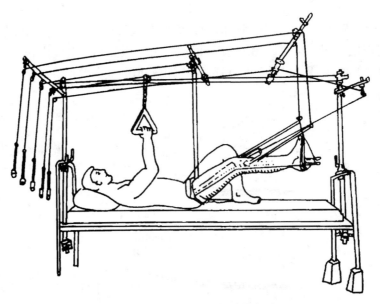

图 33-6-3　Thomas 平衡滑动牵引

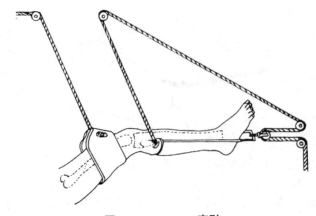

图 33-6-4　Russel 牵引

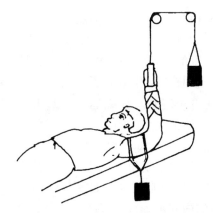

图 33-6-5　Dunlop 牵引治疗

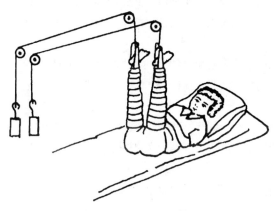

图 33-6-6　Bryant 牵引

　　固定牵引的作用力和反作用力为利用牵引架产生的牵引力和肌肉收缩力。肌肉发生多大的收缩力，牵引架两端即出现多大的抗肌肉收缩的反作用力。因有许多缺点，故已渐被弃用。

　　（4）外固定架：外固定架是另一种固定牵引方式。在骨折远近折段插入钢针，由单臂和双臂金属连接干或环形架连接，可用于调节牵引复位和固定。外固定架的优点：①固定可靠；②易于处理伤口；③不限制关节活动；④可早期功能锻炼。适用于下述情况：①开放性骨折；②闭合骨折合并广泛的软组织损伤；③骨折合并感染和骨折不愈合；④截骨矫形和关节融合术后。常用的有 Hoffman 外固定架（图 33-6-7）、Illizarov 外固定架（图 33-6-8）等。

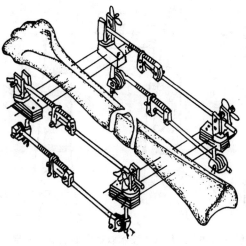

图 33-6-7　Hoffman 外固定架固定骨折

2. 内固定 传统的闭合复位外固定的方法仍然是可取的，而切开复位内固定的方法不仅复位可靠，而且固定牢靠。内固定的主要目的是最大限度地达到满意的复位，同时可以术后早期离床进行功能锻炼，从而尽快恢复患肢功能并尽可能完全恢复。然而内固定毕竟有手术创伤，存在着一些并发症或危险。因此要特别慎重，严格掌握手术适应证。下述情况是内固定的主要优势。

（1）有利于骨折尽快愈合：如骨折断端间有软组织嵌入、不稳定骨折以及股骨颈骨折等，须行手术复位固定才利于骨折愈合。

（2）有利于骨折合理的复位与功能恢复：如关节内骨折、手法复位失败的骨折、多段骨折的内固定。

（3）有利于骨折早期并发症的处理：当骨折合并血管、神经、脊髓、肌腱、皮肤等脏器损伤时，将骨折切开复位，同时对上述脏器进行探查、减压、修复，既利于骨折的治疗，又利于并发症的处理。

（4）有利于减少骨折晚期并发症的发生：如高龄、不适于长期卧床的患者术后可早期离床活动，减少静脉栓塞、肺炎、压疮等并发症。

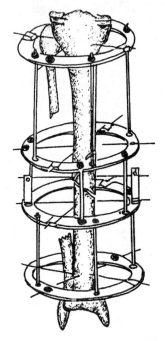

图 33-6-8　Ilizarov 外固定架
固定骨折

（5）有利于简化治疗方案，便于术后护理：如多处骨折的手术治疗。由于无菌技术和内固定方法和器材的进步，内固定的应用越来越广泛。主要的内固定方法有螺丝钉固定、金属板螺丝钉固定、髓内针固定。如前已述 AO/ASIF 为稳定的固定技术做出了卓越的贡献。以动力加压钢板（dynamic compression plate，DCP）固定简单骨折或蝶形骨折为例，说明其应用原则：手术暴露时，应限制切开剥离骨膜，尽可能减少对血供的破坏，采用巾钳式骨固定器有利于复位和固定。解剖复位使稳定性更为可靠，选择足够长度的接骨板和足够数量的螺丝钉，遵循张力带固定的原则，使钢板预弯，增加与骨的亲和力与稳定性；加压钢板产生轴向压力以获得稳定；用于加压的负荷螺丝钉仅可用于一个钻孔，其他钻孔必须使用中和导向器，尽可能使钻孔垂直骨面；正确使用拉力螺丝钉，使骨折端加压；测深以选择长度合适的螺丝钉，不能剪短螺钉，以免钉尖变形，破坏螺纹道；以丝锥预先攻丝，增加螺钉的把持力；钢板两端螺钉仅穿过一侧皮质，以缓解应力集中（图 33-6-9）。

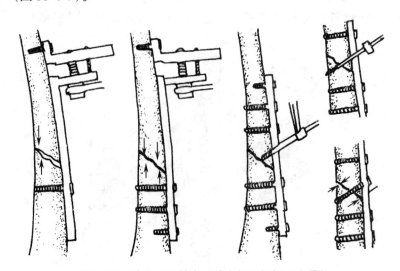

图 33-6-9　应用 AO 技术以动力加压钢板固定骨折

坚强的内固定或绝对稳定存在不少缺点，如应力遮挡、骨质疏松、破坏血运等，AO 的理论和原则始终在不断地更新和发展，目前 AO 更加强调微创技术，骨折的稳定性和骨折的生物学原理同等重要。运用桥接接骨板、髓内针以及有自锁装置的微创稳定系统（less invasive stabilization system，LISS）治疗长骨高能损伤、粉碎性骨折，其特点为暴露范围较传统手术小、额外创伤小，间接复位，遵循 AO 原则尽可能提供稳定（图 33-6-10）。

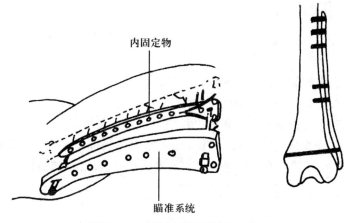

图 33-6-10　微创稳定系统（LISS）

三、功能锻炼

骨折，特别是关节内骨折，从遭受损伤到复位、固定，损伤部位及邻近关节或轻或重地出现关节僵直、肌肉萎缩、骨质疏松等，直至骨折愈合。如果不进行功能锻炼，将使功能出现严重障碍。故骨折一经复位、固定后，必须立即进行功能锻炼，以最大限度地恢复肢体功能，功能锻炼的作用有以下四个方面：①促进肿胀消退；②减少肌肉萎缩；③防止关节粘连强直；④促使骨折愈合过程的正常发展。

1. 早期功能锻炼　自伤后或术后 2 ～ 3 周之内的康复训练。内容为：①抬高患肢，消除肿胀；②固定肢体的肌肉行等长收缩；③邻近骨折部位关节以远关节的运动；④坚强固定的骨折，术后疼痛缓解后即可开始邻近关节的运动。

2. 中期功能锻炼　自伤后或术后 2 ～ 3 周开始，软组织愈合后形成粘连，骨折已纤维连接。此期功能锻炼的主要目的是恢复肌力与活动关节。可在医护人员帮助下或借助功能康复器逐渐活动骨折处的上、下关节。

3. 后期功能锻炼　此期从骨折临床愈合开始。功能锻炼的目的是增强肌力、克服挛缩与活动关节，尽快恢复各个关节的正常活动范围和肌力。

功能锻炼的具体方法包括主动运动、被动运动、手法按摩、物理治疗、内服外敷药物治疗等。应根据每一患者的创伤程度与复位固定方法，由骨折医师与康复医师共同灵活制订各自的康复治疗计划。

人体的运动均是在神经支配下的主动运动，因而在功能锻炼中，始终要坚持主动活动为主，被动活动为辅的原则。主动活动和被动活动是主从关系，主动活动是锻炼的根本，被动活动则是主动活动的准备和补充，被动活动不能替代主动活动。按摩、关节被动运动、起动与加强、挛缩肌肉的被动拉长、僵硬关节的手法治疗、关节功能练习器的使用，均是有助于主动活动的被动活动方法。

知识拓展：石膏治疗
不稳定骨折

知识拓展：应力遮挡
和 LISS 钢板

第七节　开放性骨折的处理原则

开放性骨折（open fracture）是指在直接或间接暴力作用下，骨折端经过软组织与皮肤或黏膜破口与外界相通的骨折。由于软组织损伤的程度不同、骨折及其污染的严重性不同，因此治疗方法及预后不同。

一、开放性骨折的特征

1. 致伤原因　复杂，高能量、直接暴力所致损伤最为严重，间接暴力致伤严重性也不能低估。

2. 皮肤与皮下组织破裂、挫灭、缺损、剥脱。

3. 骨与软组织被污染，引起感染的危险性大。

4. 骨折情况复杂，骨折端外露、粉碎、移位、缺损，血运差。

5. 合并其他部位损伤多见，40%～70% 患者常合并头部、心胸、腹部等部位的血管、神经、脏器损伤。肌肉、韧带、关节囊等组织亦可遭严重损伤，合并早期多发病多见。

二、开放性骨折的分类

目前世界范围普遍应用的是 Gustilo-Anderson 分型，该分类方法根据污染程度、软组织损伤情况及骨折情况等将开放性骨折分为三型，其中第三型又分为三个亚型（表 33-7-1）。

表33-7-1　开放性骨折的Gustilo-Anderson分型

类型		伤口	污染程度	软组织损伤	骨折损伤
I		＜1 cm	清洁	轻度	少许粉碎，损伤简单
II		＞1 cm	中度	中度，有一定程度的肌肉损伤	中度粉碎
III	III A	＞10 cm	重度	有严重的挤压伤	多为粉碎，但软组织可覆盖骨折端
	III B	＞10 cm	重度	软组织严重丢失	骨骺外露，需行软组织重建手术方能覆盖骨折端
	III C	＞10 cm	重度	软组织严重丢失，伴有需要修复的血管	骨骺外露，需行软组织重建手术方能覆盖骨折端

三、开放性骨折的治疗原则

开放性骨折治疗的最终、最重要的目标是尽早而全面地恢复肢体功能。根据此治疗目标制订以下治疗原则。

1. 反复彻底清创。

2. 使用内、外固定保持骨折端稳定。

3. 选择适合的创口闭合及引流。

4. 早期合理应用广谱抗生素。

四、开放性骨折的治疗方法

开放性骨折清创前应详细询问患者病史，了解创伤经过和性质，除外休克和危及生命的重要器官损伤，明确是否存在神经、肌腱、血管损伤，了解软组织损伤情况和污染程度，有条件时要做骨折部位的正、侧位 X 线检查，争取在 6～8 小时内完成清创。

1. 冲洗和清创　首先去除包扎和夹板，彻底检查神经和血管。麻醉、剃毛。肢体近端置气囊止血带，在出血多时充气加压，可暂不充气，以防进一步缺血。清创前做细菌培养，清除泥土、玻璃等异物，刷净油污。用大量等渗盐溶液彻底冲洗创口。

（1）冲洗目的：①冲掉血凝块、碎片，使伤口清晰，便于检视、清除异物和清创。②将无法看到的挫损的筋膜、脂肪或肌肉组织冲到视野内，以便切除。③使污染的血块、游离组织碎片从不可见的部位和深层间隙浮出。④使组织恢复正常色泽，便于判断其存活程度。减少细菌数量。

（2）冲洗方法：用无菌生理盐水冲洗创面是清创的重要步骤，为防止将污染物冲到深部，推荐使用脉冲加压冲洗。最后冲洗时可在 1 L 冲洗液中加杆菌肽 50 000 U 和多黏菌素 5000 000 IU。

（3）清创目的：①发现并清除异物，特别是有机物；②发现并切除无活力组织；③减少细菌污染；④修整创面，使之耐受残留细菌感染，完成无感染愈合。

（4）清创方法：仔细清除一切异物及切除无活力组织。清创不能除去全部细菌，仅能减少细菌数量，主要通过保留有活力的组织来减少细菌的繁殖。

1）皮肤清创：尽可能保留皮肤，但死亡损毁的皮肤必须修剪、切除。对可疑皮肤应观察48 小时，再次清创时，剔除坏死皮肤。皮下组织主要为脂肪，当血运不良且被污染时，须彻底清除，对缺损皮肤可利用截肢剩余皮肤或皮片、皮瓣移植修复。

2）筋膜：对挫伤或污染严重者应彻底切除。与传统认识不同，开放性骨折引起的筋膜间隔敞开减压并不完全，组织水肿、间隔压升高、血流减少可致严重后果，应行预防性筋膜间隔切开减压。

3）肌肉和肌腱：是细菌重要的培养基，一切失活的肌肉、肌腱均应彻底切除。肌肉活力的判断方法可用四个"C"描述：质地（consistency）、收缩性（contractility）、色泽（color）、出血性能（capacity to bleed）。可通过有齿镊轻柔夹捏引起收缩及动脉性出血来判断肌肉和肌腱有无活力。对每个肌束组必须从起点到止点全部检查，有时血管损伤会导致整块肌肉坏死，须完全切除。

4）骨：不宜试图通过小创口修剪骨端，盲目冲洗易致深部感染，甚至截肢。大部分开放性骨折至少有一个骨端穿破伤口，与外界环境接触，造成污染。因此，必须延长切口暴露骨折游离端并进行清创。髓腔内的泥土异物须清除，但不能用毛刷刷洗，避免污染深处。小的无活力碎片可用于植骨，大骨片即便无血运也要保留，以保证肢体骨的稳定、重建。严重污染的骨片应放弃，骨缺损以骨移植的方法来修补。

5）血管和神经：小血管出血须立即结扎以减少失血，毛细血管出血可压迫止血，大血管损伤须修复。修复的程序应为：迅速清创、复位、固定骨折、修复血管。一般而言，血运完全丧失超过 8 小时，应考虑截肢。

2. 骨折的固定　清创后，应在直视下将骨折复位，并选择合适的内固定方法将骨折固定。使用内固定的目的是：有利于伤口处理，便于术后护理和远期康复。开放性骨折采用内固定的原则是：在保证稳定的前提下，力求简单。固定时不应剥离骨端，特别是骨片上的软组织、骨膜。拉力螺丝钉用于螺旋骨折，宜附加外固定。使用髓内钉须慎重，勿使感染随针道蔓延至髓腔上下。对骨折粉碎、软组织损伤污染严重及超过 6 ～ 8 小时者，宜采用外固定架固定；骨牵引对处理开放性股骨干骨折和胫、腓骨骨折仍有重要价值。

3. 创口的闭合

（1）闭合时限：冲洗、清创和深部组织处理后，应力求关闭创口。一期闭合伤口的时限视受伤的环境条件、暴力大小、伤口范围、创伤深度、污染程度、骨折的严重性与移位情况、肢体血运、手术情况及气温等综合评价。如果损伤与污染严重，一般不超过 6 ～ 8 小时。否则保持创口开放，48 ～ 72 小时内，反复多次清创。无感染征象时，再行缝合。

（2）闭合方法

1）直接缝合：直接缝合必须保证无张力，更不能为了直接缝合方便，姑息清创。一般Ⅱ型以上伤口，直接缝合往往因渗血、组织损伤反应性肿胀，造成坏死和感染，因此决不能图省事行张力下勉强缝合。缝合张力较大时，宜做相应的减张切口，使原伤口低张力下缝合，减张切口处以中厚皮片植皮。

2）植皮术：如皮肤缺损不能直接缝合，可利用植皮术消灭创口。植皮术可分为：①游离皮片移植，适用于有健康软组织覆盖的创面；②皮瓣移植，软组织缺损伴肌腱、骨骼裸露时须行皮瓣移植，包括皮瓣转移、带蒂皮瓣移植、游离皮瓣移植等。

4. 抗生素的应用　反复清创、适当的伤口闭合与骨折的稳定是预防感染的最根本和首要步骤，而抗生素的使用极大地降低了开放性骨折的感染率。通常在低能量损伤中应用一种广谱抗生素，而当伤口损伤程度增加时，可加用一种氨基糖苷类抗生素。抗生素应在急诊室内开始使用，最迟也要在手术室内应用。目前抗生素应用期限为，对污染不严重的开放性骨折应用24～48小时即可；对复杂开放性骨折，抗生素可应用至伤口闭合后48小时。

第八节　开放性关节损伤的处理

一、处理的目的

预防感染，保护关节软骨和恢复关节功能。

二、处理的方法

1. 彻底清创　在清创前，先行伤口细菌培养和抗生素药物敏感试验。必要时扩大切口，以便充分暴露关节，摘除一切异物及脱落的软骨块，切除污染的滑膜和一切挫灭组织，再以大量生理盐水冲洗关节。彻底清创是预防感染的关键。关节清创的方法和要求与其他开放性损伤基本相同。

2. 创口的闭合　严密缝合关节囊，以保护关节软骨。根据创面污染情况，决定一期或二期缝合皮肤。伤口内可留置引流24～48小时，污染重或清创较晚的伤口，可行灌洗，平均应用3～5天。

3. 术后关节制动，以利于损伤修复和预防感染，并使用抗生素。

第九节　延迟愈合、不愈合、畸形愈合

一、骨折延迟愈合

【定义、诊断及临床表现】

因患者年龄、骨折部位及骨折类型而各有不同，骨折延迟愈合（delayed union of fracture）的定义和诊断标准不一。一般骨折延迟愈合是指特定年龄、特定部位和类型的骨折未能在其平均愈合时间（一般为3～6个月）内愈合。骨折延迟愈合和不愈合的主要差别是程度上的不同，可以认为骨折延迟愈合是骨折不愈合的先兆。

骨折延迟愈合临床表现为患者主诉骨折肢体局部疼痛，体格检查局部皮温升高，肿胀压痛，可有骨折端叩痛及轴向叩痛，活动及部分负重时可有疼痛。X线检查显示骨折端周围无连续性骨痂通过，骨折线明显存在；但骨折端无硬化与髓腔闭塞，骨端无明显骨吸收及缺损；部分病例可见固定物松动或失效，此时骨折端可形成刺激性骨痂。

【病因】

骨折延迟愈合与骨折不愈合病因相同，经常有多重因素共同作用，其中某项因素可能占据主导地位。几类重要的因素为：影响骨与软组织血运的因素，骨折固定存在的问题，感染因素，神经源性因素，全身性因素等。

【治疗方法】

骨折延迟愈合如无额外干预将有可能成为不愈合，严重影响生活质量，还可引起或加重全身其他疾病；对延迟愈合的干预也是预防骨折不愈合的重要手段。骨折延迟愈合的主要治疗方法有全身内分泌治疗、佩戴石膏或支具固定、电（磁）刺激治疗、超声波和体外冲击波等非手术治疗，植骨以及植入其他诱导成骨的物质、自体骨移植、扩髓髓内钉与再次稳定加压固定等手术治疗。可先考虑非手术治疗 4 ～ 12 周，如骨折仍无愈合迹象，则需考虑其他治疗手段。如判断延迟愈合是由于复位不良、内固定物松动或失效等因素，则需手术治疗，应清除骨折端内嵌入的软组织，准确复位，给予稳定的加压固定，必要时植骨。

二、骨折不愈合

【定义、诊断及临床表现】

骨折不愈合亦称骨不连，一般是指骨折后经过相当长的时间骨折两端未能达到骨性连接。与延迟愈合一样，骨折不愈合的定义与诊断标准尚不统一，经临床或影像学证实骨折已停止愈合且估计不会再愈合时，才能诊断骨折不愈合。美国 FDA 的标准是：骨折后至少 9 个月仍未愈合，或者连续动态观察 3 个月未见到骨折有明显的愈合迹象。而这个标准也不全面，未把部分没有机会逐渐愈合的骨折包括在内。因此骨折不愈合的诊断建立在临床医生对患者病情的评估，如果考虑骨折愈合进程已经停止或不加干预无愈合可能，则应诊断骨折不愈合，从而尽早进行干预，降低患者并发症发生率及致死致残率、尽早多恢复患肢功能，减轻患者心理负担，尽早恢复其社会功能。

骨折不愈合的表现与延迟愈合相似，除肢体局部的肿胀、疼痛、压痛叩痛外，还可存在反常活动；影像学表现可见骨折线持续存在，骨折端可有硬化与髓腔闭塞，骨端可有明显骨吸收及缺损，骨痂增生或缺如，其他影像学表现还有骨端萎缩，形成杵臼关节等。

【病因】

骨折正常愈合机制是理解骨折不愈合原因的基础。往往有多个因素共同作用导致骨折不愈合，其中某个可能为主导因素。这些骨折不愈合的易感因素主要分为两类：生物学因素和力学因素。生物学因素又分为局部和全身的，局部生物学因素包括软组织严重损伤或过度剥离，软组织嵌入，骨缺损，血管损伤血运差，神经损伤或神经源性因素，放射性骨病以及感染。全身生物学因素包括高龄，慢性病（糖尿病、慢性贫血等），代谢或内分泌异常，营养不良，服用药物（激素、非甾体消炎药、抗癫痫药等）以及吸烟。力学因素包括复位不良（对线对位差，过度牵引等），不恰当的固定（固定不足或固定太过坚强、不恰当的内固定物、不恰当的内固定物位置或技术失误等）。

【分型】

骨折不愈合的分型是决定治疗手段的重要依据。根据位置、是否感染以及血运情况可将骨折不愈合分为骨骺、干骺端以及骨干的不愈合，无菌性以及感染性不愈合，血管丰富型（肥大型）、乏血供型以及萎缩型不愈合，另外还有特殊的一类骨折不愈合为假关节形成。对于长骨骨干不愈合的病理分型，Weber-Cech 分型应用较为广泛，其根据骨折端是否具有血供及再生能力分为两大类，即富血供和乏血供型骨折不愈合。富血供型可进一步分为象足形、马蹄形和营养不良形骨折不愈合，而乏血供型又分为楔形、粉碎性、缺损性和萎缩性骨折不愈合。

【治疗方法】

骨折不愈合的治疗目的在于促进骨折愈合，并尽可能保留和恢复患肢功能，提高患者的生活质量。选择治疗方案时，首先应充分了解患者的病史、体格检查、影像学检查以及实验室检查，病史中需收集既往治疗的时间线，是否存在感染尤为重要，应根据患者的情况选择合适的治疗手段。治疗手段主要分为侵入性的和非侵入性的。侵入性的即手术治疗，包括钢板或髓内针内固定、植骨及诱导成骨类物质、带蒂自体骨移植、截肢等，但对于特殊类型的骨折不愈合有特殊的治疗方法及注意事项，如感染性不愈合常一期行清创外固定术，在采用Ilizarov外固定技术进行骨延长，如关节内的骨折不愈合也常采用关节置换术；截肢的选择应十分谨慎，当患肢神经血管损伤难以恢复，经过与患者及家属充分沟通后，确认安装义肢可获得更好功能时方可做出选择。非侵入性治疗手段近年来逐渐丰富，包括电（磁）刺激、低强度超声波、体外冲击波，以及局部注射自体骨髓、骨生长因子等，非侵入性治疗也可辅助手术治疗。

三、骨折畸形愈合

畸形愈合即骨折的非功能愈合，可能导致机体功能障碍和外观畸形。畸形愈合的原因主要是复位不佳、固定不牢。若新鲜骨折得到恰当处理，畸形愈合多可避免。畸形愈合引起的功能障碍可通过肌肉、关节的调节来代偿或部分代偿。代偿的机制：①通过相关关节代偿；②通过体位姿势代偿。③通过改变重心代偿。但代偿部位长期处于非功能位必将引起劳损，最后导致晚期并发症的出现：①关节劳损；②创伤性关节炎；③代偿部位的劳损；④迟发性神经炎；⑤自发性肌腱断裂。儿童具有强大的骨组织改造能力，其畸形愈合多可自行纠正，特别是当成角方向与关节活动方向一致时。对于成人患者，当骨折畸形愈合引起功能障碍，且保守治疗无效时，可选择手术治疗。手术方式包括矫形手术、关节置换、神经转位等，其中最主要的是矫形手术，只有出现创伤性关节炎、迟发性神经炎等晚期并发症时，才考虑关节置换、关节融合、神经转位等手术方式。矫形手术的原则是改善功能，兼顾外形，根据部位不同，矫形方式各异。

第十节　关节周围骨折

近年来提出了关节周围骨折的理念，这类骨折包括经关节面的关节内骨折和邻近关节的干骺端骨折。与骨干骨折相比，其重要特点是多累及干骺端的松质骨，松质骨的愈合过程不同于骨干骨折，涉及1个或2个关节的运动。在关节周围骨折的治疗过程当中，除了骨折愈合本身以外，相关的关节功能康复和功能状态也是治疗效果的重要评价指标。

一、关节周围骨折的愈合特点

关节周围骨折发生于长骨的两端靠近关节处，其损伤的结构基础为松质骨。松质骨作为骨组织的一种基本组成结构，有内表面积大、血运丰富、骨转换率高等特殊的结构及生理特点，决定了其在骨折后的愈合过程与骨干的皮质骨愈合必然有许多不同之处。关节周围骨折后松质骨区域愈合的过程是在周围机械环节刺激下，以松质骨解剖结构为基础，通过膜内成骨方式介导的直接愈合。

【愈合过程】

首先在经历了一个短暂而小范围的组织出血和吸收消散过程后，骨折区域内的骨髓基质细胞增生并向成骨细胞方向分化，分泌类骨质矿化后形成编织骨，同时伴有原有小梁表面成骨活动激活。在这两种因素的共同作用下，在骨折区域内形成连接性良好的初级编织骨性骨小梁。此时骨折已初步达到组织水平的愈合。随后启动初级编织骨性骨小梁的转化，这一转化过程以

知识拓展：骨折不愈合的危险因素

知识拓展：骨折不愈合的Weber-Cech分型

病例33-2

病例33-2解析

在编织骨表面出现排列规律的成骨细胞为标志。待转化过程大部完成后，骨重建激活，这一进程以出现基础多细胞单位（BMU）为标志，将新生成的板层化骨小梁向成熟的骨小梁改建。此时骨折达到功能愈合的水平。

【愈合分期】

整个过程可以分为四期：细胞增殖分化期（从骨折初始至 1 周左右，以 5 天左右为高峰），编织性骨小梁形成期（从骨折后 5 天开始至 3 周左右，以 2 周左右为高峰），编织性骨小梁板层化期（从骨折后 9 天开始至 4 周左右，以 3 周左右为高峰）和骨改建期（骨折 4 周以后）。

二、关节周围骨折的治疗

关节和骨干的生理和解剖特点有区别，因此在人体运动时发挥的作用不同，故而关节周围骨折的治疗理念与长骨骨干骨折治疗理念有明显区别。

【治疗原则】

解剖复位、支撑固定、充填植骨、早期活动、择期负重是关节周围骨折治疗的核心原则，其特殊性和意义在于：

第一，强调复位的准确，如为关节内骨折，应做到解剖复位，因为关节的功能首先取决于关节面的复位程度。如为干骺端骨折，虽不要求完全解剖复位，也要尽可能接近解剖复位。另外，一般的关节内骨折或干骺端骨折属于松质骨骨折，骨折块的血运相对较好，及时直视下复位，也不用担心骨折愈合的问题。第二，强调支撑固定，只有牢固的支撑固定，才能避免关节面的塌陷和移位，患者才可能早期活动。个别部位的骨折，还需要加压固定，如股骨颈骨折采用空心钉固定，其加压作用在治疗中有重要意义。第三，对于粉碎的复杂的关节周围骨折尤其是复位后有明显松质骨缺损的患者，强调充填植骨，以避免关节面的后期塌陷，同时也能促进骨折愈合。第四，强调术后尽早开始活动，以最大限度地恢复关节功能。第五，强调择期负重，尤其是对于起主要负重作用的下肢大关节，应根据骨折部位、类型、固定方式决定患肢的负重时间和强度。

【手术适应证】

1. 所有移位的关节内骨折，手法复位不能达到解剖复位（关节面骨折移位＞2 mm 或台阶＞1 mm）。

2. 除了桡骨远端移位的上肢明显移位的干骺端骨折，因移位的桡骨远端干骺端骨折经过保守治疗也可取得良好疗效。

3. 下肢所有移位的关节内骨折和干骺端骨折。

（姜保国　张培训）

视频：编者寄语

上肢骨关节损伤

第一节 锁骨骨折

【流行病学】

锁骨骨折（clavicle fracture）作为常见的骨折类型，占全身骨折的 2.6% ～ 10.0%，年龄上呈双峰分布，好发中青年及老年人，前者主要由中高能量的创伤（如车祸及击打外伤等）导致，老年者因骨质疏松等基础疾病原因，低能量损伤也可导致锁骨骨折，创伤机制可见于跌倒时锁骨区直接暴力撞击，以及上肢外展支撑躯体重量，由间接暴力导致。

锁骨骨折中，最多见的是中段骨折（69% ～ 82%），其次是外 1/3 骨折（21% ～ 28%），再次是内 1/3 骨折（2% ～ 3%）。

随着内固定材料和手术技术的进步，以及患者理念的改变，锁骨骨折患者的手术概率较前增高。

【相关解剖】

锁骨上表面附着胸锁乳突肌锁骨头、颈阔肌、三角肌前侧束，下面邻近重要解剖结构为臂丛神经、锁骨下静脉、腋静脉、肺尖等，锁骨通过内侧的胸锁关节、外侧的肩锁关节、与肩胛骨喙突之间的喙锁韧带相连接（图 34-1-1）。

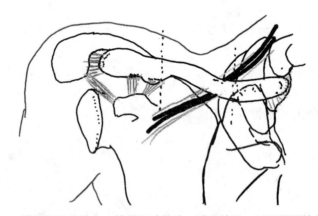

图 34-1-1 锁骨邻近的肺尖、锁骨下动静脉、臂丛神经，以及周围的关节连接

【诊断及分型】

（一）诊断

锁骨走行区肿胀，皮下淤血，可触及压痛，肩关节外展、内收、内旋、外旋都可引出疼痛。

X 线锁骨正位片是目前的首选诊断和分类方式，粉碎性骨折的治疗方案制订可参考 CT 扫描。

中外 1/3 骨折接近肩锁关节的病例，诊断中需与肩锁关节脱位等鉴别，双侧肩关节应力位

X 线检查可辅助鉴别外侧骨折是否伴有喙锁韧带损伤。

（二）分型

锁骨骨折目前的分型分类方法有 Allman 分型、OTA 分型、Robinson 分型，但在临床具体诊疗实践中大多采用 Allman 分型体系。而 Neer 分型、Rockwood 分型、Craig 分型将外 1/3 骨折进一步分类。Neer 分型在临床中则较为常用。Craig 分型将内侧端骨折再细分为 5 型。1995 年 Robinson 建议将锁骨骨折分为 3 类（即 Edinburgh 分型法）：锁骨中部 3/5、内 1/5 及外 1/5 骨折。此分型包括不常见的骨折，但与前述分型兼容性差，其实用性有待进一步验证，并不作为临床推荐。而 OTA 分型将锁骨骨折分为 3 型后又再细分为 3 个亚型。与骨折的位置无直接关联，在诊疗及预后判断的价值有限。

Allman 分型：Ⅰ型骨折，锁骨中段骨折，发病率最高；Ⅱ型骨折，外侧或远端 1/3 骨折，骨折不愈合的发病率最高；Ⅲ型骨折，内侧骨折，移位和骨折不愈合均少见（图 34-1-2、34-1-3）。

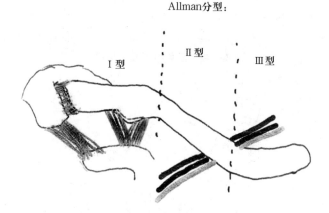

图 34-1-2　**Allman** 分型与锁骨的不规则外形相关

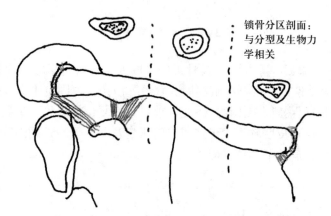

图 34-1-3　**锁骨分区剖面**　锁骨的不规则外形对应不规则剖面，影响其生物力学性质，在两种类型剖面过渡区域易发生骨折

Craig 分型为 Allman 分型的改良版，这种分型体系更为细致，并吸收和扩展了 Neer 关于锁骨远端骨折的分型；Robinson 等提出 Edinburgh 分型。骨科创伤学会（Orthopaedic Trauma Association，OTA）2007 年在 AO 分型的基础上提出了 OTA 分型。OTA 分型首先将锁骨定位为 15，锁骨内侧端骨折为 15-A，骨干部骨折为 15-B，锁骨外侧骨折为 15-C。

【治疗】

（一）保守治疗

1. 适应证　儿童青枝骨折、成人稳定无移位骨折，复位后对位 2/3 以上。青春期前的青少年及儿童骨骼生长迅速，塑形效果较好。如果能够耐受并具备较高依从性，保守治疗可以作为首选建议。

2. 保守治疗方案　外固定辅助手法复位，采用膝顶复位法后骨折断端矫正，三角巾/颈腕吊带悬吊3～6周，或8字绷带固定3～6周（图34-1-4、34-1-5）。

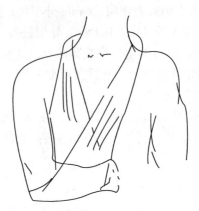

图34-1-4　三角巾行颈腕悬吊

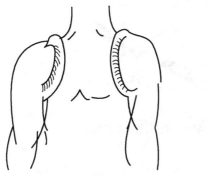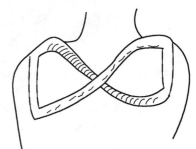

图34-1-5　8字绷带固定

3. 保守治疗的争议原因　除儿童青枝骨折外，成人锁骨骨折保守治疗骨折不愈合率高于手术治疗。8字绷带耐受性差，且存在腋窝周围软组织损伤。内固定手术骨折不愈合率及畸形愈合率低。患者需要长期保持固定体位，耐受性差；骨折复位易丢失，延迟愈合及不愈合可能性大。局部外固定材料压迫皮肤软组织可造成皮肤压疮及溃疡等。长期固定伤侧肢体可出现不同程度肌肉失用性萎缩、肩关节功能受限等。

（二）手术治疗

1. 适应证

（1）开放性骨折或合并血管、神经损伤的骨折。

（2）有喙锁韧带断裂的锁骨远端或外1/3有移位的骨折。

（3）虽经复位外固定但骨折移位明显。

（4）骨折不稳定出现骨不连接，并且出现疼痛等症状。

（5）软组织嵌入骨折端较大分离。

（6）锁骨骨折合并肩胛颈骨折，出现浮肩。

2. 手术治疗方案

对于部分情况，手术治疗尚存在争议，如锁骨远端骨折合并肩锁关节脱位、喙锁韧带断裂时最佳手术方案尚无定论。

（1）切开复位接骨板内固定。

（2）克氏针髓内固定。

（3）微型外固定架固定。

3. 切开复位内固定注意事项

（1）勿剥除附着有软组织的碎骨片，无血供的碎骨块可增加骨折不愈合风险。

（2）以恢复力线为基础，解剖复位为目的，固定应稳定可靠。如果用单根克氏针穿髓腔内固定，难以控制旋转，特别是不稳定骨折易出现延迟愈合或不愈合；有喙锁韧带断裂的锁骨远端或外 1/3 有移位的骨折，可用克氏针钢丝张力带、锁骨钩板或锁骨重建钢板行内固定。

（3）对于锁骨上神经的保护，游离保护的做法尚存在争议。

【并发症】

1. 延迟愈合和不愈合。

2. 锁骨下血管损伤。

3. 臂丛损伤。

4. 胸腔脏器损伤。

5. 肩关节功能障碍。

知识拓展：锁骨骨折的康复

第二节　肩锁关节脱位

【流行病学】

肩锁关节脱位（acromioclavicular joint dislocation）是上肢常见创伤，约占全身关节脱位损伤的 2%～16%，在肩部损伤中约占 12%。30～40 岁年龄段为高发人群，女性发病率较高，并以高能量损伤导致的 Rockwood Ⅲ 型和 Ⅴ 型损伤为主，作为多发伤的其中一种创伤较常见，存在一定的漏诊率。因肩锁关节既参与肩胛骨和躯干的连接，也参与肩关节的活动，当肩锁关节的完整性遭到破坏时，常引起各种肩部疼痛不适和肩关节功能障碍。主要的损伤原因是直接暴力，最常见于肩部内收位时肩外侧着地，直接外力引起。外力作用于肩峰，通过肩锁关节传至锁骨，可造成肩锁韧带和喙锁韧带损伤。间接外力也可造成肩锁关节脱位，一般为上肢伸展位摔倒，手部先着地，外力通过上肢传导到肱骨头及肩峰，使肩胛骨向上移位，并可牵拉损伤肩锁韧带。

【相关解剖】

肩锁关节由锁骨肩峰端与肩峰内侧面构成，内有纤维软骨盘作为衬垫。从正面看关节面由外上向内下倾斜约 50°，关节囊薄弱，关节囊增厚部分为肩锁韧带，有三角肌和斜方肌附着，并有喙锁韧带加强。肩锁韧带主要控制肩锁关节水平方向运动，而喙锁韧带则控制上下活动。肩关节外展活动中，锁骨有相应的活动，肩关节上举 180° 过程中，肩锁关节有 20° 的活动范围（图 34-2-1）。

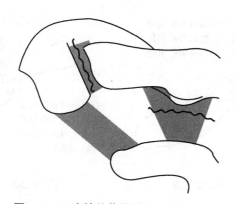

图 34-2-1　肩锁关节周围重要的稳定结构

【诊断及分型】

（一）诊断

肩部损伤后疼痛，因疼痛致活动受限，患侧托举可缓解疼痛，检查肩锁关节处可有凹陷。按压存在琴键样改变，坐位或站立位视诊两侧对比，患侧肿胀畸形明显。

X线是肩锁关节脱位诊断和分型的首选方式，必要时可选择Zanca位摄片及双侧肩锁关节对比摄片，轻度损伤诊断困难时采取双上肢竖直向下应力位摄片，MRI可更加直观地判断肩锁韧带与喙锁韧带的损伤情况。

（二）分型

Tossy 分型 Ⅰ型：肩锁韧带不完全断裂，喙锁韧带完整，X线检查表现为锁骨有轻度移位或无移位；Ⅱ型：肩锁韧带完全断裂，喙锁韧带牵拉伤，应力X线检查示锁骨外端直径一半上翘突出超过肩峰；Ⅲ型：肩锁韧带及喙锁韧带完全断裂，可出现琴键样体征，X线检查示锁骨远端完全移位。

Rockwood 改进 Tossy 分型 分为6型。Ⅰ型：肩锁韧带损伤至部分撕裂，喙锁韧带完整。Ⅱ型：肩锁韧带完全撕裂，喙锁韧带扭伤或部分撕裂。Ⅲ型：肩锁和喙锁韧带均断裂，三角肌和斜方肌附着点从锁骨远端撕裂。Ⅳ型：肩锁和喙锁韧带均断裂，三角肌和斜方肌附着点从锁骨远端撕裂，锁骨远端向后移位进入或穿过斜方肌。Ⅴ型：肩锁和喙锁韧带均断裂，三角肌与斜方肌在锁骨远端上的附着部均从锁骨外侧半上完全分离，锁骨远端向上严重移位于皮下。Ⅵ型：极度外展和外旋时导致的罕见损伤，锁骨远端移位到肩峰下方或喙突下方。肩锁韧带断裂位于肩峰下端时，喙锁韧带完整，而在喙突下端时，喙锁韧带则断裂，三角肌与斜方肌附着部也有不同程度的损伤。

【治疗】

（一）保守治疗

1. 适应证 Ⅰ型、Ⅱ型损伤。

2. 治疗方案 Ⅰ型损伤用颈腕悬吊带或三角巾固定2～3周；Ⅱ型损伤固定方法较多，如在锁骨肩峰端放置一个保护垫，用弹性带或胶布带压迫锁骨外端向下，使上臂和肩胛骨向上。4周后除去固定带，循序渐进地活动。

3. 保守治疗争议及原因 Ⅲ型损伤一般主张手术治疗。仍有人坚持非手术治疗，认为非手术治疗可以取得和手术治疗同样的效果，特别指出尽管留有畸形，关节功能可恢复正常。

（二）手术治疗

锁骨钩钢板固定是目前国内最常用的手术方案，利用接骨板远端钩状结构弹性固定锁骨远端与肩峰，术后肩关节功能恢复可，但存在肩部疼痛及内固定取出后再发脱位以及肩峰骨质吸收、肩关节功能障碍等风险（图34-2-2、34-2-3）。

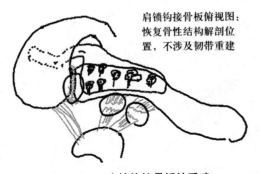

图34-2-2 肩锁钩接骨板的重建

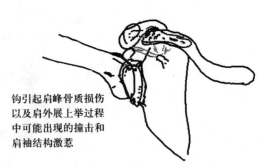

图34-2-3 可能存在的风险

喙锁韧带重建术目前在国内普及较快，但手术方案非常多，其设计依据为喙锁韧带是稳定肩锁关节最重要的结构，包括 1972 年 Weaver 和 Dunn 报告的喙肩韧带转位重建喙锁韧带、自体及异体肌腱移植重建、人工材料重建、Endobutton 钢板重建等。其术后并发症明显低于锁骨钩钢板技术（图 34-2-4、34-2-5）。

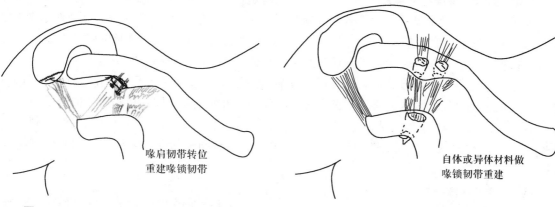

喙肩韧带转位
重建喙锁韧带

自体或异体材料做
喙锁韧带重建

图 34-2-4　Weaver & Dunn 转位重建手术　　　　图 34-2-5　自体或异体材料重建

喙锁固定　通过 Bosworth 螺钉及钛缆等固定锁骨远端及喙突，利于喙锁韧带无张力愈合，但不符合肩锁关节生物力学，目前应用少。

关节镜下重建技术　关节镜下双股线缝合技术及 Endobutton 技术重建喙锁韧带，手术创伤小，有利于关节囊及韧带的修复，符合生物力学要求，术后肩关节功能恢复较好。但学习曲线较长。

锁骨远端切除术主要用于慢性肩锁关节炎的治疗，急性损伤不考虑此方案。

手术治疗的注意事项：

目前的手术治疗方案设计通常基于生物力学的恢复，但是目前成熟的方案都不能完全重建喙锁韧带的生物力学，部分患者术后出现肩关节疼痛以及肩关节功能障碍。

术后伤侧上肢屈肘，用悬吊支具保护 2 周。术后疼痛 VAS 评分 3 分，即微痛下可耐受时，应早期开始康复锻炼，先行肩部肌肉等长锻炼。在康复医师指导下逐渐加强锻炼的强度，术后 4 天肩关节可行摆动锻炼，逐渐增强活动范围。术后 6 周内不要进行高强度锻炼和负重锻炼。

【并发症】

1. 高能损伤时，应注意有无臂丛损伤、骨折及胸膜和肺损伤，肩部疼痛是内固定术后最常见的并发症，影响患者肩部正常活动。

2. 锁骨钩钢板固定存在一些可能的并发症。

（1）胸锁乳突肌以及胸大肌等肌肉牵拉，锁骨远端活动导致钩钢板肩峰侧在水平面和冠状面的侧方活动以及矢状面的旋转等活动，易致内固定松动并产生疼痛症状。

（2）内固定不牢固易致修复的韧带不愈合。

（3）钩钢板可移位、脱出而导致内固定失败，关节再次脱位。

（4）神经及血管损伤。

（5）肩峰撞击，肩关节疼痛。

（6）取内固定时局部组织损伤大，脱位复发。

第三节　肩关节脱位

【相关解剖】

肩关节脱位（dislocation of shoulder）多发生在青壮年，最为常见，占全身关节脱位的

1/2。本节肩关节脱位是指盂肱关节的脱位。盂肱关节由肱骨头和肩盂构成。肩盂关节面小而浅，面积仅占肱骨头面积的 1/4～1/3。关节囊和韧带较大而且松弛、薄弱，故有利于肩关节活动，但缺乏稳定性。肩盂关节面朝向前下外，前侧关节囊更为薄弱，因此肩关节前脱位占盂肱关节脱位的 95% 以上，仅在此介绍肩关节前脱位。

【损伤机制、病理和分类】

肩关节前脱位最常见的暴力形式为间接外力，肘或手撑地摔倒，肩关节处于外展、外旋、后伸位，肱骨头突向前下方关节囊。外力足够大时可突破关节囊，发生常见的喙突下脱位。当肩关节极度外展、外旋、后伸时，肩峰作为支点通过上肢的杠杆作用可发生盂下脱位。

前脱位除了前关节囊损伤外，前缘的盂唇软骨撕脱也可造成肩胛下肌近止点处肌腱损伤，成为潜在的脱位复发的因素。肩关节脱位时，常合并肱骨大结节撕脱骨折和肩袖损伤。

根据脱位的方向分为盂下脱位、喙突下脱位、锁骨下脱位及胸内脱位；根据发病机制分为外伤脱位、病理性脱位、复发性脱位；根据脱位延续的时间分为新鲜脱位和陈旧脱位（超过 3 周）。

【临床表现和诊断】

1. 一般表现　外伤性肩关节前脱位患者伤后肩部疼痛，周围可有肿胀，活动受限。健侧手常用以扶持患肢前臂，头倾向患肩，以减少活动时肌肉牵拉引起的疼痛。

2. 局部特异性体征

（1）弹性固定：上臂保持固定在轻度外展前屈位，任何方向上的活动都会导致疼痛。Dugas 征阳性：患肢肘部贴近胸壁，则手不能触及对侧肩；反之，如患肢手部已放到对侧肩，则患肘不能贴近胸壁。

（2）畸形：从前方观察患者，患肩失去正常饱满圆钝的外形，呈方肩畸形。肩峰到肱骨外上髁的距离多增长。

（3）关节窝空虚：除方肩畸形外，触诊肩峰下空虚，可在腋窝、喙突下或锁骨下触到脱位的肱骨头。

【影像学评估】

影像学检查对于诊断肩关节脱位必不可少，可以了解脱位的病理，包括脱位的类型，还能明确是否合并骨折。

1. 对肩关节进行前后位、侧位和腋窝位的 X 线检查有利于确认肱骨头脱位的方向以及合并的骨折情况。

（1）腋窝 X 线检查：腋窝 X 线检查对于评估肱骨头和关节窝之间的关系非常重要。为了进行腋窝 X 线检查，患者的前臂需要外展，将片盒放在肩上方，放射球管直射腋窝。

理想的腋窝 X 线检查需要患肢外展 90°，但是，如果患者因疼痛无法将肢体摆放至外展 90°，那么只进行少量外展也是可以进行腋窝位 X 线检查的。

（2）Velpeau 腋窝位 X 线检查：Velpeau 腋窝位 X 线检查可以替代腋窝 X 线检查。患肢内收并内旋放置于胸前。患者站在或坐在放射床旁边，前倾 30°～45°。直接从肩关节上方垂直向下进行放射。

一般认为标准的腋窝 X 线检查要优于 Velpeau 腋窝位 X 线检查，因为后者会产生扭曲、放大的骨关节影响。但是这两种 X 线检查方法对于诊断肩关节脱位来说都是可以接受的。

（3）俯卧腋窝（WestPoint）和 StrykerNotch 位 X 线检查：俯卧腋窝（WestPoint）和 StrykerNotch 位 X 线检查被分别用于评估骨性 Bankart 损伤和 Hill-Sachs 损伤。

2. CT 和 MRI　CT 和 MRI 技术的出现很大程度上代替了传统的特殊体位 X 线检查。

CT 检查可以发现 Hill-Sachs 损伤和关节盂骨折等 X 线检查无法确诊的损伤。

MRI 主要用于确诊软组织结构的损伤，尤其是 Bankart 损伤、韧带 / 关节囊附着点损伤和肩袖撕裂。

【治疗】

治疗包括急性期的复位、固定和恢复期的功能锻炼。

（一）复位

新鲜脱位应尽早治疗。其损伤时间短，组织出血及肿胀反应轻，复位容易，可早期解除病痛。复位前应了解损伤病史和伤情，询问受伤机制、暴力大小，既往有无脱位。明确脱位类型，是否合并骨折，特别是肱骨头和肩盂的骨折。检查患者有无腋神经和臂丛神经损伤。早期复位时对肌肉不发达者可不用麻醉而获成功。如果脱位被及时处理，那么可以在不使用局部麻醉药物的情况下进行复位。但是如果患者不能放松或者肌肉处于痉挛状态，那么复位往往会比较困难而需要进行麻醉下复位。在骨科门诊或急诊室，肩关节脱位的麻醉方式有 2 种：关节内阻滞和程序化镇静。和镇静相比，利多卡因关节内阻滞可以提供同样的麻醉效果，并获得同样的复位成功率。镇静会存在较多的并发症，导致患者在急诊待的时间更长，同时花费更多。因此，对于肩关节脱位应该首选关节内麻醉，对于难复性脱位才可以使用镇静。切忌用暴力手法强行复位，以免损伤神经、血管、肌肉，甚至造成骨折。复位成功后，原有的关节囊处充实饱满，方肩畸形及 Dugas 征均应消失。新鲜肩关节脱位一般经闭合手法复位多能获得成功，经典复位方法如下。

1. Hippocrates 法　医生站于患者患侧，沿患肢畸形方向牵引，牵引缓慢持续，同时以足蹬于患侧腋窝，逐渐增加牵引力量，轻柔旋转上臂，可小心借用足作为杠杆支点，内收上臂多能完成复位。复位时，常能感到肱骨头滑动和复位响动。该方法目前较少使用，因为其存在较高风险的臂丛神经牵拉损伤。对伴有肱骨大结节骨折或有明显骨质疏松者，当牵引时间短而过早内收复位时，杠杆力可造成肱骨外科颈骨折或复位失败。

2. Kocher 法　包括四个步骤：①患者屈肘，沿畸形方向缓慢持续牵引患肢。②在保持持久牵引的前提下，外旋上臂。③持续牵引下上臂内收。④使上臂内旋，患侧手放于对侧肩上。上述每一步骤都应轻柔，保持持续牵引，不可强行使用暴力，如遇到阻力较大不应勉强，宜重新复位或改换复位方法，否则有引起肱骨外科颈骨折或神经、血管损伤的危险，亦有撕裂或撕断肌纤维的可能。

3. Stimson 法　患者呈俯卧位，患肢垂于床下，用布带将 5 ~ 10 磅（1 磅 = 0.454 千克）重物悬系于患肢手腕，自然牵拉 10 ~ 15 分钟，患肩肌肉因疲劳而逐渐松弛，肱骨头可在持续牵引中自动复位。有时需内收患侧上臂，或自腋窝向外上轻推肱骨头，或轻旋上臂多能复位。该悬吊复位法安全、有效。

4. Spaso 复位法（图 34-3-1）　最初于 1998 年被描述，患者呈仰卧位，医生站在患肢同侧，握持患肢将肩关节前屈 90°。先进行轻柔的纵向牵引，然后轻度外旋。患侧的肩胛骨内缘必须与床板接触以稳定关节盂。通常情况下，牵拉几分钟之后肩关节就可以自行复位，或者需要通过手法将肱骨头推向关节盂。文献报道的成功率在 68% ~ 88%。

5. 快速可靠安全复位法（FARES）　Sayegh 等描述了治疗肩关节前脱位的 Fast、Reliable 和 Safe（FARES）复位法。在该方法中，患者仰卧，医生站在患侧（图 34-3-2）。握持患肢使之外展伸肘，使前臂呈旋转中立位，术者在没有对抗牵引的状态下对患肢进行纵向牵引。在复位操作中，将患肢进行小范围的垂直抖动，然后将患肢

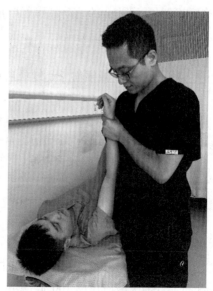

图 34-3-1　Spaso 复位法

缓慢外展，患肢外展至 90° 以后逐渐外旋患肢。通常外展 120° 时就会获得复位。这种方法要比传统的复位方法易于操作。

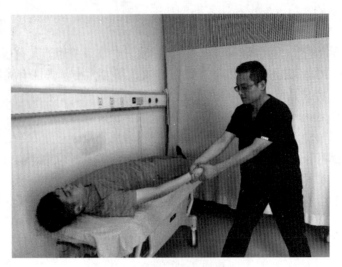

图 34-3-2　快速可靠安全复位法

如麻醉充分，手法复位正确，仍不能完成复位，则可采用手术复位。手术复位适应证：①闭合复位不成功，多有软组织阻挡；②肩盂骨折移位影响复位和稳定；③合并大结节骨折肱骨头复位成功后大结节骨折片不能复位；④肱骨头移位明显提示肩袖损伤严重，复位后不稳定；⑤陈旧性脱位。

（二）固定

复位成功不是治疗的完结，损伤的关节囊、韧带、肌腱、骨与软骨必须制动，以利修复。应使患肢内旋于胸前，腋窝垫一薄垫，以三角巾悬吊固定；40 岁以下患者宜制动 3～4 周；40 岁以上患者，制动时间可相应缩短，因为年长患者复发性肩关节脱位相对少见，而肩关节硬化却常有发生。年龄越大，制动时间越应减少，宜早期行功能锻炼。

（三）功能锻炼

肩关节的活动锻炼应始于制动解除以后，而且应循序渐进，切忌操之过急，老年患者固定时间短，更不能忍痛超限活动，否则会使已损伤修复不完善的软组织增加，形成更多的纤维组织和瘢痕，肩关节的活动障碍更严重。主动逐渐增加活动可慢慢撕开轻微粘连，使活动范围得到最大限度的恢复。

【并发症】

1. 严重的肩袖损伤　是复位后远期肩关节活动受限和不稳定的常见原因。

2. 肱骨大结节撕脱骨折　X 线检查多能明确诊断。肱骨头复位后，大结节骨折片多能同时复位。

3. 腋神经或臂丛神经损伤　常见，表现为肩主动外展受限，可有肩外侧皮肤感觉障碍。

4. 肩关节僵硬或强直　原因为原发损伤重，暴力手法复位，强制超限活动，复位后未行固定或固定时间过长。

5. 85% 的肩关节创伤性前脱位会合并 Bankart 损伤，即肩关节盂唇前下方附着点从盂唇上撕脱。而习惯性肩关节脱位的患者发生 Bankart 损伤的概率会更高。肩关节后脱位会造成盂唇后缘的反 -Bankart 损伤。

6. Hill-Sachs 损伤　即盂唇撞击所导致的肱骨头压缩骨折，占肩关节前脱位的 40%～90% 和习惯性肩关节脱位的 100%。影响前方肱骨头的反 -Hill-Sachs 损伤占肩关节后脱位的 86%。

7. 复发性肩关节脱位　原因包括损伤自身因素、发育缺陷、复位后未予制动。

复发性肩关节脱位（recurrent dislocation of shoulder joint）是由于撕裂的关节囊或盂唇未得到适当的良好修复，肩胛盂前缘或肱骨头后外侧有缺损的病理改变，以后轻微的暴力或日常生活中某些动作，如上肢外展及后伸动作、穿衣、举臂等动作，即可反复发生肩关节前脱位。对复发性肩关节前脱位均应采用手术治疗；手术方法以加强关节囊前壁或修复盂唇和关节的稳定性，防止或限制肩关节的外展、外旋活动。手术方法有下列几种：①肩胛下肌及关节囊重叠缝合术。② Bankart 手术。③肩胛下肌止点外移术。④肱二头肌长头腱悬吊术。

知识拓展：肩关节脱位的康复

第四节　肱骨近端骨折

【相关解剖】

肱骨近端骨折（fracture of proximal humerus）是指肱骨大结节基底部以上部位的骨折，包括肱骨外科颈骨折。

肱骨头近端外上突起的部分为大结节，向下形成大结节嵴，前下方突起的部分为小结节，向下延伸为小结节嵴。大、小结节之间为纵行的结节间沟。大、小结节与肱骨头之间的环状沟为解剖颈。肱骨近端与肱骨干之间稍微细缩的部分为外科颈，位于解剖颈下 2～3 cm，是骨松质和骨皮质交界处，也是易致骨折的部位。外科颈下方移行为肱骨干。肱骨头与肱骨干有 130°～135° 夹角构成颈干角，并有 20°～30° 的后倾角，是易导致骨折的解剖学因素。

知识拓展：肩袖

【损伤机制、病理及分类】

肱骨近端骨折因年龄差异、组织结构不同及暴力的多样性可产生不同的损伤病理。肱骨近端含有大量网状松质骨，老年患者因骨质疏松、脆弱，轻微外力即可造成骨折，多为间接暴力；年轻患者因骨结构相对强于关节囊和韧带，脱位相对多见，造成骨折者多为强大的直接暴力。Neer（1970 年）将肱骨近端骨折分为四个解剖部位：肱骨头、大结节、小结节和肱骨干。通过该分类判断骨折移位对旋转袖（也称肩袖）的影响、盂肱关节的生物力学性能及肱骨头的血运，用该方法判断预后，是目前公认的分类。该分类法以骨折的解剖部位和骨折片的数目为依据，具体分类方法如下。

Neer 分类骨折移位的标准为：相邻骨折块彼此移位大于 1 cm 或成角大于 45°，才被认为移位。而小于此数值者则为无移位或轻微移位。

1. 一部分骨折　包括大量的无移位或轻度移位的骨折，一个或多个裂隙或线性骨折。

2. 两部分骨折　指一个骨折块有移位，两部分骨折的大结节骨折或外科颈骨折常见，而两部分的小结节骨折或单独解剖颈骨折则罕见。

3. 三部分骨折　指三个主要骨折块移位：头、干（外科颈水平）和一个结节。

4. 四部分骨折　各骨折块均有移位，肱骨头可嵌入骨干，向外、前或后移位。

5. 骨折脱位。

6. 肱骨头劈裂骨折。

知识拓展：肱骨近端骨折的 AO 分型

【治疗】

1. 无移位或轻度移位骨折　即"一部分骨折"，由于骨折稳定，软组织损伤轻，一般不需整复，但有轻度移位的骨折也可给予复位。以三角巾或颈腕带固定 3～4 周。肩关节的活动锻炼以骨折的稳定程度和愈合情况而定，应循序渐进，以不引起疼痛为度。

2. 两部分骨折　由于仅有一个骨折块移位，一般可行闭合手法整复。整复前应仔细研究影像学图片，明确骨折块在三维空间的变化位置。以骨折远端对近侧段复位。尽可能判断骨折端压力侧和张力侧，以保持骨折复位后的稳定性。复位成功后用包扎、牵引、肩"人"字石膏或外展架固定，亦可经皮穿针固定。闭合复位不成功者，考虑其断端有软组织嵌入或骨折碎片阻挡，需行骨折切开复位内固定手术方法治疗。

3. 三部分骨折　常见为外科颈骨折合并大结节或小结节骨折。由于肌肉牵拉力量不均衡，肱骨头多有旋转移位，闭合复位难以成功，常需要行骨折切开复位内固定手术。骨折复位后使用钢板螺钉固定骨折端。常需要特殊的钢板，如"T"形钢板、肱骨近端解剖型锁定钢板等。手术操作时注意保护肱骨头血运及周围软组织，避免因损伤较大，破坏肱骨头的血运而导致骨折不愈合及延迟愈合，严重者甚至导致肱骨头坏死。

4. 四部分骨折　肱骨近端分离成四个部分骨折，肌肉等软组织损伤剥离较重，肱骨头血运多丧失。一般认为骨折切开复位内固定难以复位及有效固定，后期容易出现肱骨头坏死，可以行肩关节置换或反肩关节置换手术。

5. 骨折脱位　肩关节骨折脱位是一种严重损伤。肩关节脱位合并大结节骨折的患者，一般可以在肩关节脱位手法复位后，大结节骨折常获得满意复位；而肱骨外科颈骨折合并脱位时，可以先试行手法复位，如不成功时再采取切开手术。

【并发症】

1. 关节僵硬或强直　与损伤轻重有关。人为因素为反复暴力手法复位，手术粗暴，强制超限被动活动或过早活动，应针对上述原因防治。

2. 肱骨头坏死　多见于四部分骨折和解剖颈骨折，可以行肩关节置换手术。

第五节　肱骨干骨折

肱骨干骨折（fracture of the shaft of the humerus）指肱骨外科颈以下 1～2 cm 至肱骨髁上 2 cm 之间的骨折。肱骨干骨折发生率约占所有骨折发生率的 3%，好发于肱骨干中段，其次为下段，上段最少。由于桡神经在肱骨干中、下 1/3 处于桡神经沟内走行，故而此部位骨折易合并桡神经损伤。多数可进行非手术治疗。

【相关解剖】

肱骨干始于胸大肌止点上缘，下达髁上部位，中部前外面有三角肌止点，即三角肌粗隆，其后下为桡神经沟所在，桡神经和肱深动脉沿该沟由后内在肱骨中、下 1/3 交接水平穿外侧肌间隔转向前外。在肱骨中下部有营养动脉进入，自穿入点向两端分布，故而中段以下骨折，常因影响该动脉血供，而影响骨折愈合。

【损伤机制、病理和分类】

肱骨干骨折多为间接暴力损伤所致。根据骨折发生的部位与胸大肌及三角肌止点的关系可分为以下三型（图 34-5-1）。

1. 胸大肌止点以上骨折，骨折近折段由于肩袖的作用而外展、外旋。

2. 胸大肌止点以下三角肌止点以上骨折，即胸大肌、背阔肌和大圆肌牵拉近折段向内向前，受三角肌牵拉作用，骨折远折段被向外、向上牵拉。

3. 三角肌止点以下骨折，近折段因三角肌和喙肱肌牵拉向外、向上，远折段则因肱二头肌和肱三头肌牵拉向上。

【临床表现和诊断】

肱骨干完全骨折的诊断常因发生移位而产生明确的症状和体征，故而相对较为容易。该类型患者多有局部畸形、肿胀、疼痛、运动或感觉功能障碍甚至反常活动。而不全骨折或无移位骨折常需借助辅助检查，以明确诊断。

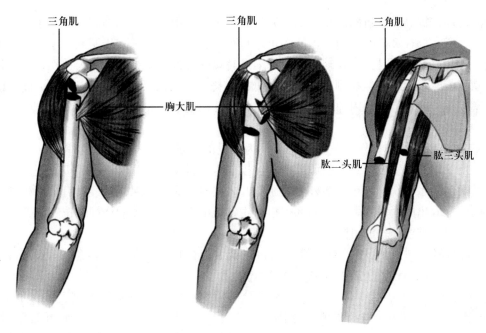

三角肌　三角肌　三角肌

胸大肌

肱二头肌　肱三头肌

图 34-5-1　肱骨干骨折的移位病理

【治疗】

1. 非手术治疗

（1）悬垂石膏：是肱骨干骨折治疗的经典方法，适合于肱骨干骨折移位，有短缩的斜形或螺旋骨折的治疗。石膏上缘至少高出骨折之上 2～5 cm，远端到腕部，屈肘 90°，并可根据吊带的长短纠正向内或外成角。注意石膏的重量，上肢必须持续保持下垂，夜间采取坐位或半坐卧位，定期 X 线复查。可接受的复位标准为短缩小于 3 cm，成角小于 20°，旋转小于 30°。

（2）"U" 形石膏：利用石膏绷带于上臂固定一个 "U" 形，"U" 形底为石膏包绕的肘部外侧，"U" 形的两条边分别位于腋下和三角肌。适用于复位后稳定或应用悬垂石膏及其他方法治疗肱骨干骨折之后的固定。

（3）夹板固定：由于其固定可靠性差且容易出现并发症，已较少应用。对于中 1/3 骨折成角短缩轻微者，可用两点挤压或三点挤压的方法，保持稳定。

（4）功能支具固定：其工作原理基于支具的水硬效应、肌肉的主动收缩及重力效应。功能支具固定从根本上取代了其他非手术治疗方法，成为非手术治疗的 "金标准"。目前，我们常于骨折后的前 7～10 天使用夹板或悬垂石膏，待疼痛、肿胀略有缓解后，更换为功能支具固定。

2. 手术治疗

（1）手术治疗的适应证：①保守治疗无法达到或维持功能复位者。②开放骨折受伤时间短，污染轻，软组织损伤不重。③多段粉碎骨折复位困难者。④骨折不愈合、延迟愈合。⑤病理性骨折。⑥合并神经、血管、多处损伤、其他疾病者。

（2）手术治疗方法：手术固定可根据骨折特点选择螺钉、金属板、带锁髓内针或外固定架。其中，钢板固定仍被认为是肱骨干骨折固定的 "金标准"。使用钢板螺钉内固定可使上肢早期负重，从而减少肩、肘的并发症。

手术方法：在臂丛或全身麻醉下，患者仰卧位，伤肢置于胸前或外展 90° 置于手术台上。上、中 1/3 的骨折通常采取前外侧入路（劈开肱肌）、后侧入路（劈开肱三头肌）或改良的后侧入路，适用于肱骨干中段、累及远端 1/3 的骨折。术中注意保护桡神经。在直视下解剖复位后行内固定。近年来，随着微创接骨板技术的发展，采用锁定加压接骨板有效地保护了骨折断端的血液循环，提高了骨折的治疗效果。开放骨折可用有限内固定加外固定。对于有桡神经损伤的患者，考虑桡神经嵌顿、撕裂可能的可进行神经超声检查，进一步明确手术指征。手术探查神经，若为完全离断且无明显缺损者，可一期直接吻合修复桡神经；若为挫伤，则可切开神经外膜减压，减轻继发神经病理改变。通常低能量桡神经损伤可 100% 得以恢复，而高能量损伤恢复率较差。在术后 1 周内即可进行肩和肘关节活动度锻炼。

【并发症】

1. 桡神经损伤　该损伤是肱骨干骨折较为常见的并发症。表现为垂腕垂指，主动伸直活动障碍。由于粗暴整复而导致的医源性桡神经损伤也时常发生，此时桡神经极易嵌入骨折断端之间。其次是手术误伤，当选择前外侧肱肌劈开入路时，必须确保桡神经没有被钢板螺钉所压迫。在内固定取出的手术中，由于局部疤痕增生，或前次手术导致的桡神经位置的变化，而增加二次手术对桡神经损伤的可能。

2. 血管损伤　骨折合并主要血管损伤，造成血液循环障碍是，常需急诊手术探查修复。对于血管有严重损伤者，还需采取血管移植术。

3. 延迟愈合和不愈合　延迟愈合和不愈合的原因在以前章节中叙述过。肱骨干不愈合，其发生较为罕见。其愈合障碍的常见原因有：①复位不佳、固定不牢靠，断端间存在相对运动。②肌肉收缩力量差，存在骨折端分离。③合并神经营养障碍等均为较常见的原因。

4. 臂丛损伤　多见于高能或严重的暴力撕扯损伤，较难自行恢复。

5. 关节僵硬和强直　常见原因为损伤严重、固定不佳、康复治疗不规范等。临床上应力求避免这些因素。早期活动是建立在牢度内固定基础上的，同时康复还应遵循循序渐进。

第六节　肱骨髁上骨折

肱骨髁上骨折

【相关解剖】

肱骨髁上骨折（supracondylar fracture of humerus）是指肱骨髁以上，内外两髁上 2 cm 松质骨与密质骨交界，骨干与髁交界处发生的骨折，此处极易发生骨折。尤以小儿最多见，占小儿四肢骨折的 3%～7%，肘部骨折的 30%～40%，其中 90% 左右为伸直型骨折。侧位观，肘部存在前倾角，其为肱骨干轴线与肱骨髁轴线之间的夹角。通常为 30°～50°。肱骨滑车上前为冠突窝，后为鹰嘴窝，是骨干与髁交界最薄弱处。肱骨下端关节面向外侧倾斜，当肘伸直时，形成前臂与上臂之间向外开放的钝角，将其补角记为携带角，正常为 5°～15°。携带角过小或成负角者，称肘内翻；过大称肘外翻。当屈肘 90° 时，肱骨内、外上髁与尺骨鹰嘴突三点连线，构成一等腰三角形（肘后三角）。而伸肘时，三点成一直线。肘后三角有助于肘部损伤的鉴别诊断。肱动脉、正中神经表面被坚韧的肱二头肌腱膜所覆盖，而其后方即为肱骨，一旦肱骨发生骨折，该神经血管束极易受到损伤。在肱骨内上髁的内后侧为尺神经沟，内有尺神经走行。外侧有桡神经穿过外侧肌间隔，转向肱骨外髁前外，均可因肱骨髁上骨折移位而受到损伤。在儿童期，肱骨远端有骨骺，其骨骺分离应注意判断，在化骨核出现前应与肘脱位鉴别。

肱骨髁上骨折在成人较为少见，多发生于 10 岁以下儿童，根据暴力的不同和骨折移位的方向，可分为伸直型和屈曲型。

【损伤机制、病理和分类】

伸直型与屈曲型肱骨髁上骨折临床表现不同，因此，整复与固定方法也有原则上的区别。

1. 伸直型肱骨髁上骨折多由间接暴力引起，占肱骨髁上骨折的绝大多数。当跌倒时，手掌着地，肘关节过伸及前臂旋前，暴力上传，于肱骨干与肱骨髁交界的薄弱处发生骨折。矢状面观近折段向前下移位，远折段向后上移位，前侧为张力侧，软组织损伤，骨膜断裂；后侧为压力侧，软组织铰链完整；横截面（轴位）上内旋。骨折线自后上方斜向前下方，骨折远端向后、上移位，近端向前移位，进而突向肘前窝。根据侧方暴力发生的远侧端向尺侧或桡侧移位又分为尺偏型（发生率约占 74%）和桡偏型，显示于额状面上（图 34-6-1）。

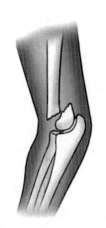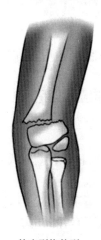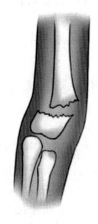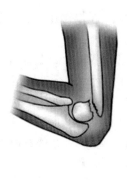

伸直型肱骨髁上骨折
矢状面的移位

伸直型桡偏型
肱骨髁上骨折

伸直型尺偏型
肱骨髁上骨折

屈曲型肱骨髁上
骨折

图 34-6-1　肱骨髁上骨折各型的移位病理

2. 屈曲型肱骨髁上骨折　肘关节屈曲位时跌倒，骨折远折段向前移位，近折段向后移位，后侧为张力侧，骨膜及软组织损伤；前侧为压力侧，软组织铰链松弛完整。骨折线和伸直型相反，自后下方斜向前上方。骨折近端向后移位，远端向前上方移位。

伸直型肱骨髁上骨折最常见，约占 95%，其中尺偏型更多见，故以肱骨髁上伸直型尺偏型骨折为例做介绍。

伸直型尺偏型肱骨髁上骨折

【临床表现和诊断】

儿童多有手着地受伤病史，肘部皮下出现瘀点、瘀斑，局部疼痛、肿胀，肘部为半屈位，肘后平坦，肘前饱满，应考虑到肱骨髁上骨折的可能。如为移位骨折，局部压痛明显，肘前方可扪到骨折断端，有骨摩感及假关节活动。此类患儿肘后三角关系正常（常可以此与肘关节后脱位相鉴别）。在诊断时，应特别注意有无血管、神经损伤。观察软组织肿胀程度，动脉搏动，手部感觉及运动功能等。正中神经损伤时，表现为桡侧三指半及手掌桡侧皮肤感觉障碍，拇指对掌、对指不能等；尺神经损伤时，表现为尺侧一指半感觉障碍，爪形手样畸形，尺侧两指的指间关节屈曲，掌指关节过伸，且分、并指受限。桡神经损伤症状与体征详见本章第五节。伸直型肱骨髁上骨折在严重时可损伤正中神经和肱动脉。肘部正、侧位 X 线检查是必需的，能帮助判断移位发生的情况，从而为治疗方法提供选择依据。

【治疗】

1. 手法复位外固定　对于受伤时间较短，没有血管、神经损伤的患者，可行手法复位加石膏或支具外固定。患儿在局部麻醉或臂丛神经阻滞麻醉下，可给予前臂中立位纵向持续牵引，纠正重叠畸形。复位时以远折段对近折段，缓慢、持续、持久地按畸形方向牵引，同时矫正后伸、尺偏和内旋畸形，并可利用软组织铰链调整复位。如各方位复位分解进行，由于断面交错不齐的阻碍，难以复位。保持屈肘位，拉拢屈侧断裂骨膜，紧张后侧完整骨膜。维持前臂旋前，松弛旋前圆肌，紧张肱桡肌和旋后肌，使外侧断裂骨膜拉拢，内侧完整骨膜紧张。经X线检查证实骨折尺骨鹰嘴头上方悬吊牵引对位对线良好，即可用外固定于屈肘位。复位过程中应特别注意提携角和前倾角的恢复。屈肘角度无绝对要求，以不影响血供且无感觉运动障碍来判断。一般情况下，屈曲角度越大，骨折复位后骨折端越稳定，但临床中发现，屈肘超过100°位时，由于局部水肿的原因，过度屈肘反而会压迫肱动脉。屈肘位石膏托固定4～5周，经X线检查证实骨折愈合后方可拆除石膏，辅以功能锻炼。

若伤后时间相对较长（骨折超过24～48 h），局部组织肿胀严重，则建议先卧床休息，抬高患肢，适当牵引治疗，待肿胀消退后进行手法复位。此期间需密切关注血液循环和神经损伤情况。

屈曲型肱骨髁上骨折治疗原则与伸直型者相同，但手法复位的方向相反，固定于伸肘位，多在屈肘约40°行外固定。

2. 手术治疗

（1）手术适应证：①手法复位失败，造成严重畸形愈合或不愈合可能者。②小的开放伤口，污染不重。③伴有血管、神经损伤的骨折。

（2）手术方法：在臂丛神经阻滞或全身麻醉下手术。在肱骨外下方切口，骨折端准确对位后用交叉克氏针行内固定。术后于功能位用长臂石膏托固定2～3周，去除石膏后，逐步康复治疗恢复活动度。

3. 闭合复位经皮穿克氏针固定。

4. 康复治疗　术后严密观察血液循环及感觉、运动功能。可在术后早期进行除肘关节以外的其他关节活动，帮助减轻软组织水肿。4～6周后可进行肘关节屈伸活动。

【并发症】

1. 神经损伤可能　有文献报道，肱骨髁上骨折中有3%～22%患者合并神经损伤。对所有儿童肘关节骨折均应高度怀疑神经损伤可能。尤以正中神经损伤较多见，原因多为碾挫、牵拉或挤压，断裂少见。大多数伤后可自行恢复，无须手术探查。一些学者建议，如若术后6～8周无完全恢复或神经电生理检查提示完全性损伤，则考虑手术探查并给予适当处理。桡神经和尺神经损伤也可以见到。

2. 肱动脉损伤可能　10%的肱骨髁上骨折合并有肱动脉损伤。往往在复位后，血液循环也恢复正常。故复位后要密切观察血液循环，特别是桡动搏动检查。必要时，需手探查。

3. Volkmann 缺血性挛缩　是肱骨髁上骨折最为严重的并发症。其病理为前臂肌肉因血流灌注障碍，肌肉坏死后纤维化，继而造成前臂肌肉挛缩，特别是前臂屈肌，造成手严重挛缩畸形。病因为肱动脉及其侧支损伤，损伤严重和反复暴力复位，绷带或外固定捆绑过紧。其中持续疼痛是早期重要的症状。如发现血运障碍，应紧急除去所有外固定物，伸直肘关节，以解除外在血管压迫，必要时施行深筋膜切开减压。手术指征为：被动牵拉痛；运动和（或）感觉消失；疼痛程度超过损伤程度；肢体动脉血供中断超过4小时等。

4. 骨折不愈合和畸形愈合　骨折不愈合常见于单髁骨折。骨折不愈合和骺板生长紊乱可导致关节提携角改变，常引起肘内翻畸形。肘内翻畸形的命名是额状面上所见到的变位，没有真正反映实际上的三维空间的畸形，除额状面上的内翻或向外侧成角外，矢状面上有向前成角，轴位或横截面上远折段内旋，这导致关节屈戌活动轴由额状面上内旋，使关节的屈戌活动从矢状面偏向额状面，加重了肘内翻形象。手术矫形必须考虑纠正三维空间存在的畸形，单纯纠正单一平面的畸形往往不够。

5. 关节僵硬或强直。

第七节　肘关节脱位

肘关节脱位（dislocation of the elbow）是肱桡、肱尺关节的脱位，较为常见，约占全身关节脱位总数的一半以上。

【相关解剖】

为适应肘部屈伸运动功能，肱骨远端内外宽厚，尺骨冠状突小，关节囊前后相对较薄，两侧有坚强的侧副韧带保护。尺骨极易向后移位，使得肘关节发生后脱位。后脱位是肘关节较为常见的脱位方式。肘关节脱位类型：肘关节后脱位、肘关节前脱位、肘关节侧方脱位、肘关节分裂脱位。下面仅介绍最为常见的肘关节后脱位。

肘关节后脱位

【损伤机制、病理和分类】

肘关节后脱位（图 34-7-1）多由于间接暴力造成。当肘关节处于完全伸直位时，前臂旋后位手掌撑地。由于肱骨滑车横向轴线并非水平，而是呈现向外倾斜的趋势，暴力于此处传导时，将分解成导致肘外翻及前臂旋后过伸的应力，此时由尺骨鹰嘴突发挥杠杆的支点作用，导致尺桡骨近端向后方脱位。当暴力巨大时，由于肌腱、关节囊及侧副韧带损伤，常可合并内上髁骨折。

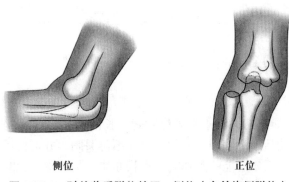

側位　　　　　正位

图 34-7-1　肘关节后脱位的正、侧位（合并桡侧脱位）

【临床表现和诊断】

1. 一般表现　伤后局部肿胀、疼痛以及肘部功能受限。

2. 特异体征　①畸形：肘部后突，可于皮下直接触及肱骨远端。肘后三角关系改变。②弹性固定：肘处于近乎伸直的半屈位，活动受限。③关节窝空虚：肘后空虚，可触及原本无法触及的鹰嘴半月形切迹。

3. X 线检查　该检查用以证实脱位的存在并发现可能合并的骨折。

【治疗】

1. 闭合复位　肘关节脱位一般均能通过闭合复位治疗。如受伤时间不长，可不用麻醉。助手沿原方向在前臂和上臂做牵引和反牵引，术者从后方用双手握住肘关节，用拇指向前下推压尺骨鹰嘴，同时纠正侧方移位，出现弹跳感则表示复位成功，此时肘关节可无障碍地做伸屈活动。

2. 外固定　用长臂石膏夹板固定肘关节于屈曲 90°，如果复位后的肘关节较为稳定，可在 5 ～ 10 天后开始适度锻炼，而相对不稳定的脱位需要在 2 ～ 3 周后去除固定，且也只能在保护下开展关节活动度锻炼。功能锻炼以主动关节活动为主，注意循序渐进，避免被动牵拉。

3. 手术适应证　包括多次闭合复位失败者或不适合闭合复位者；肘关节脱位合并尺骨鹰

嘴骨折或肱骨髁上骨折；陈旧性肘关节脱位；习惯性肘关节脱位。

【并发症】

1. 骨化性肌炎。

2. 神经损伤在肘关节脱位时一般很少发生，多为牵拉所致，可自行恢复。

第八节　桡骨头半脱位

桡骨头半脱位（subluxation of the radial head）常见于小儿的日常生活中，多由于家长牵拉上肢导致，故又称牵拉肘。脱位常发生在 5 岁以内，以 2 ～ 3 岁最为常见。

【损伤机制和病理】

多于大人在患儿跌倒瞬间猛然拉住患儿手致伤，或两个大人分别牵拉患儿双侧上肢悬吊、拉升等。发生机制多为处于伸直位的肘关节，在前臂旋前的同时突然受到牵拉所致。此时，环状韧带远侧缘在桡骨颈附着处的骨膜发生横行断裂。另外，从解剖而言，小儿的桡骨头大，其周径比桡骨颈大 30% ～ 60%，桡骨头横截面呈现矢状面直径大于冠状面的椭圆形。当前臂旋前时，因"头窝不匹配"，桡骨头容易从环状韧带的撕裂处脱出，并发生韧带嵌顿。当环状韧带滑脱小于桡骨头的一半时，较易复位。5 岁以后，桡骨头逐渐发育完善，环状韧带增厚，附着逐渐增强，今后将不易发生半脱位。

【临床表现和诊断】

发生桡骨头半脱位后，患儿常因疼痛而哭闹不止，不肯使用患肢，不让触碰患肢。检查发现前臂多呈旋前半屈曲位，关节活动受限，尤以旋后明显，局部有压痛，但可无肿胀或畸形。X 线检查并非该疾病诊断的金标准，常无明显阳性发现。牵拉史是该疾病诊断的关键，其次还需依靠患儿症状和体征。

【治疗】

1. 通过闭合复位多能成功。对于半脱位时间不长的患儿，可通过手法获得良好复位。此时可听到弹响，复位成功后，患儿因疼痛的消除而不再哭闹，并可使用患肢持物。但对于半脱位时间较长的患儿，复位后未必能听到弹响，症状亦非立刻消除，此时需加强观察。

2. 固定复位后无须特殊固定，用三角巾或布带悬吊患肢于功能位 1 周即可。

第九节　尺桡骨干双骨折

尺桡骨干双骨折（double fracture of shafts of ulna and radius）较为多见，占全身骨折的 6%左右，青少年占多数。

【相关解剖】

前臂骨由尺骨及桡骨组成。由尺骨近端的半月形切迹与肱骨远端的滑车部分构成肱尺关节，而桡骨头近端关节面与肱骨小头构成肱桡关节。近端桡骨的环状关节面与尺骨近端的桡骨切迹共同构成上尺桡关节。尺骨远端部分借助三角纤维软骨与近排腕骨共同形成尺腕关节，而桡骨远端部分与近排腕骨构成桡腕关节。桡骨远端的尺骨切迹（又称乙状切迹）与尺骨远端关节面构成下尺桡关节。

尺、桡骨之间由坚韧的骨间膜相连。骨间膜由致密的纤维组织构成，连接尺桡骨骨间嵴，分为掌侧纤维部分和背侧纤维部分。骨间膜掌侧部分起自尺骨骨间嵴，斜向近端止于桡骨骨间嵴；背侧部分则走行刚好相反。尺、桡骨虽均为长骨，但有一定的曲度，故而尺、桡骨之间距离不等，最宽处为 1.5 ～ 2 cm。既往研究表明，当前臂为中立位时，骨间膜最为紧张；而在前臂极度旋前或旋后位时，骨间膜反而最为松弛。当发生尺骨或桡骨单一骨折时，暴力往往可通过骨间膜从一侧骨干传达到另一骨干，引起尺、桡骨不同平面的双骨折。或是在一侧骨干发生骨折，而在另一侧骨的远、近端发生脱位。在尺、桡骨的骨干部分，分散有多块肌肉附着的起、止点。当骨折发生后，由于肌肉的牵拉作用和前臂自身的旋转运动，常使得骨折发生移位，也正是由于同一原因，使得单纯手法复位相对困难。桡、尺骨干在前臂的旋前、旋后运动中发挥着重要作用。当尺、桡骨干骨折愈合不良时，前臂的旋转功能将受严重影响。因此，治疗骨折时，重建前臂的长度、对线和旋转很重要，可以最大限度地保持前臂的动态功能。

【损伤机制、病理和分类】

尺、桡骨干发生双骨折通常由直接暴力、间接暴力或扭转瞬间产生的暴力引起。当然还包括复杂暴力因素等原因。无论何种暴力所致，都常伴有不同程度的软组织损伤。

1. 直接暴力　多见于重物、机械等的捶打或碾压，常导致发生于同一平面的尺、桡骨干横形、斜形或粉碎性骨折。此时多合并肌腱或肌肉组织的断裂，以及血管、神经等损伤。

2. 间接暴力　多由于暴力传导所致。如摔倒后撑地时，掌部所受暴力通过腕关节传导，作用于尺、桡骨。日常生活中，腕部通过桡骨传导的力量多于尺骨。同理，暴力传导过程中，更多的暴力将首先多作用于桡骨的中间段，残余力量将继续通过骨间膜的传导作用，影响尺骨，从而引起尺骨骨折。

3. 扭转暴力　接受暴力的同时，前臂发生旋转，导致在尺、桡骨不同平面发生螺旋骨折或斜形骨折。由于扭力作用，往往尺、桡骨骨折端会呈现相反的成角。例如，当桡骨向掌侧成角时，尺骨则往往向背侧成角。

骨折移位病理：骨折的移位通常基于暴力的强度、肌肉的牵拉作用和前臂的旋转运动等。由于肱二头肌、旋后肌、旋前圆肌、旋前方肌等肌肉起止点、收缩方向上的差异，导致发生于尺桡骨骨干不同水平骨折的骨折端的旋转方向、移位程度等均有不同。譬如，当骨折发生在桡骨的旋前圆肌和旋后肌止点之间时，此时桡骨的骨折近段由于旋后肌作用而旋后，而远折段则由于旋前圆肌而旋前。而当骨折发生在旋前圆肌止点和旋前方肌附着点之间时，此时桡骨骨折远段因旋前方肌的作用而旋前，而近段因旋后肌和旋前圆肌的协同作用而位于中立位。

【临床表现和诊断】

1. 一般表现　为前臂的肿胀、皮肤青紫、疼痛以及手及前臂功能障碍等，尤其是旋转活动受限等。

2. 特异体征检查　可发现局部畸形、骨擦感及异常活动。可听到骨擦音，而骨传导音减弱或消失。体格检查时应特别注意肌腱、神经、血管等重要软组织的合并损伤。

3. X 线检查　考虑发生前臂尺桡骨干双骨折行 X 线检查时，应特别考虑到 Monteggia 骨折（即孟氏骨折，尺骨干近端 1/3 骨干骨折移位，同时合并桡骨头脱位）及 Galeazzi 骨折（即反孟氏骨折、盖氏骨折，桡骨干远端 1/3 骨折移位，同时合并下桡尺关节脱位）的发生可能，故而检查时需包含腕、肘关节，以便发现可能的合并的脱位或骨折。

【治疗】

前臂骨折的复位效果会影响腕、肘关节的活动，尤其是前臂的旋转功能，故而对于这一类双骨干骨折的治疗，不等同于一般单纯长骨骨干骨折的治疗，而应当像处理关节内骨折一样处理。

1. 手法复位配合外固定　该治疗方法适用于移位不多的稳定骨折。如前述，尺桡骨干双骨折由于暴力的强度、作用方向、肌肉的牵拉作用以及受伤时候的体位、动作等不同，可发生成角、重叠、旋转移位（图 34-9-1）。不及时纠正，将影响前臂旋转功能。因此，对于双骨干骨折的治疗目标，在骨折端对位、对线良好的基础上，需注意防止骨折端畸形和相对旋转。对于成人，几乎不采用非手术治疗。手法复位要点包括：

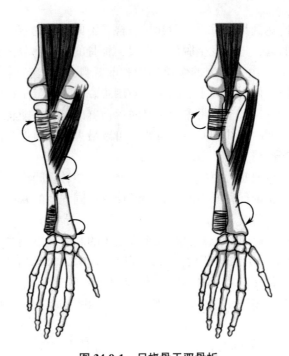

图 34-9-1   尺桡骨干双骨折

远、近折段因受肌肉牵拉，可发生不同程度的旋转移位

（1）充分的麻醉：手法复位宜在臂丛神经阻滞麻醉下进行，使肌肉松弛，减少复位困难。

（2）持续稳定的牵引：沿前臂纵轴向远近端做持续牵引，克服成角、重叠畸形。

（3）纠正旋转畸形：由于损伤、骨折水平不同的肌肉附着影响及体位因素，两骨折段旋转方向不一致，所以必须将骨折两断端置于相同的旋转位置以后，再复位。因此，对于存在旋转畸形的骨折进行复位时，首先必须明确以桡骨近段的旋转位置为参考。可根据肘关节的正位X线检查所示桡骨近段不同旋转位置的不同形态特征来判断桡骨近段处于何种旋转位置上。

（4）分骨：以双手拇、示指捏压于尺、桡骨的掌背侧，以增加两骨之间的骨间膜距离。利用骨间膜延伸能力差的特点，限制尺、桡骨间的相对距离，同时限定旋转方向，将远近端分别作为一个整体进行复位。

2. 外固定   在X线检查验证复位成功后可进行石膏或夹板外固定。

（1）石膏固定：手法复位成功并验证后，保持复位位置，特别注意旋转方位，可用单片或掌背侧两块石膏固定。待进行性肿胀消退后，可更改为管型石膏固定，固定时间在成人，一般为8周。

（2）夹板固定：同石膏固定的前期准备，不同的是考虑到前臂生理外形及夹板区别于石膏的特点，采用分别置于掌侧、背侧、尺侧和桡侧的4块夹板维持骨折的稳定。固定后应对患者行密切观察，避免压疮或筋膜间隔综合征的发生。

应强调的是，闭合治疗成人前臂骨折充满困难，治疗结果多不理想。近年来，对于成年人的前臂双骨折，多数主张积极手术治疗。

3. 切开复位内固定   当存在以下情况时可考虑行切开复位内固定术：①手法复位失败。②骨折为不稳定骨折：斜形、旋转、粉碎性骨折等。③受伤时间不长且创口污染不严重的开放性骨折。④合并神经、血管、肌腱损伤。⑤同侧肢体多发性损伤。⑥影响功能的畸形愈合方式。

手术方法：在臂丛神经阻滞或全身麻醉下手术。根据骨折发生的部位选择切口。一般而言，桡骨上、中段骨折时多采用前臂背侧入路，即Thompson入路。对其他部位的双骨折均可选择掌侧入路，即 Henry 切口。在体表能较为容易地找寻到尺骨嵴作为切口，以显露尺骨。在直视下暴露骨折端，准确对位。要求内固定稳定，用加压钢板螺钉或锁定加压接骨板固定，也可用髓内钉固定。最为普遍的还是钢板螺钉内固定。相对轻度污染的开放性骨折可在彻底清创、冲洗后Ⅰ期行复位内固定。对于重度污染的损伤，在行彻底清创、冲洗后，可选用夹板外固定或外固定架临时外固定，待创面情况满意后，Ⅱ期行开放复位内固定术。如果软组织条件不允许使用内固定，可使用髓内钉减少对创面的损伤以及置入金属内植物所不可避免的暴露和软组织损伤。

4. 外固定架　当存在以下情况时可首先考虑外固定架固定：①存在合并的压缩或粉碎性骨折；②Ⅱ度和Ⅲ度开放骨折及复杂骨折。

5. 康复治疗　无论保守或手术治疗，均应抬高患肢，并严密观察患肢颜色、皮温、肿胀程度，肢体末梢感觉及疼痛等，避免筋膜间隔综合征的发生。2 周左右进行手部、腕部活动，4 周左右进行肩、肘活动。在经过 X 线检查并证实骨折已愈合后，可去除外固定，并循序渐进地进行前臂旋转活动康复。

【并发症】

1. 骨折延迟愈合、不愈合或畸形愈合　骨折延迟愈合、尺骨桡骨畸形愈合或不愈合的主要原因是固定不确实，不稳定。畸形愈合对功能的影响较大，尤其是对前臂旋转功能的影响，应严格对复位和固定要求。当闭合复位不满意时，应及时放弃手法复位，采取手术复位内固定。

2. 前臂缺血性肌挛缩　当尺、桡骨因暴力作用发生骨折时，易出现前臂掌侧或背侧筋膜间隔内高压，从而导致肌肉和神经的急性缺血。主要原因为：①严重创伤、肌肉或骨折端出血量大，组织创伤反应严重、手术操作粗暴或由于反复多次手法复位，加重软组织损伤，导致筋膜间隔内容物体积快速增大。②外固定过紧等造成筋膜间隔容积骤减。应严密观察患肢颜色、皮温、肿胀程度，肢体末梢感觉及疼痛。一经确诊，应在早期彻底切开掌、背侧两个筋膜间隔行减压。术后注意抬高患肢，并配合使用脱水剂等。同时，应高度警惕由于坏死组织所产生的毒素进入血液循环而导致的严重并发症等。

第十节　桡骨远端骨折

桡骨远端骨折（fracture of distal radius）是指距桡骨下端关节面 2 ～ 3 cm 的骨折。其中，Colles 骨折（Colles fracture）是最常见的骨折类型，为伸直型桡骨远端骨折，常涉及桡腕关节和下尺桡关节损伤，常合并尺骨茎突骨折。Smith 骨折也称反 Colles 骨折。Barton 骨折是桡骨远端掌侧缘或背侧缘关节骨折，常伴脱位或半脱位；也有学者将背侧 Barton 骨折归入 Colles 骨折，将掌侧 Barton 骨折归入 Smith 骨折。

【相关解剖】

桡骨远端为解剖薄弱处，为松质骨与密质骨的交界处，此处极易发生骨折。桡骨远端关节面在侧位呈现由背侧向掌侧、在正位呈现由桡侧向尺侧倾斜的趋势，从而构成 10° ～ 15° 的桡骨掌倾角和 20° ～ 25° 的尺偏角。桡骨远端尺侧与尺骨小头桡侧构成下尺桡关节，尺骨小头环状关节面与桡骨的尺骨切迹构成上尺桡关节。前臂旋转活动的解剖学基础即上、下尺桡关节的关联性运动。尺、桡骨远端与近排腕骨共同形成腕关节。

【损伤机制、病理和分类】

（一）Colles 骨折（伸直型桡骨远端骨折）

1814 年，首先由 Abraham Colles 详细描述了此类骨折，故该类型骨折被命名为 Colles 骨折。它是桡骨远端的伸直型骨折，亦是最常见的骨折之一，占所有骨折的 6° ～ 7%，好发于老

知识拓展：桡骨远端骨折

年女性，有"老年性骨折"之称。

Colles 骨折多由间接暴力引起，多为肘部伸直、腕关节背伸位掌部着地，此时前臂多处于旋前位。Colles 骨折从矢状面看，向掌侧成角，远折段向背侧移位，掌侧为张力侧；从额状面看，向尺侧成角，远折段向桡侧移位，尺侧为张力侧；从轴位看，远折段旋后，或尺骨茎突骨折，或三角纤维软骨撕裂。Colles 骨折分类方法有多种，值得推荐的是 Frykman 法，分为 8 类，有助于判断预后。

(1) 关节外骨折，无尺骨远端骨折。

(2) 关节外骨折，合并尺骨远端骨折。

(3) 关节内骨折累及桡腕关节，但无尺骨远端骨折。

(4) 关节内骨折累及桡腕关节，合并尺骨远端骨折。

(5) 关节内骨折累及下尺桡关节，但无尺骨远端骨折。

(6) 关节内骨折累及下尺桡关节，合并尺骨远端骨折。

(7) 关节内骨折累及桡腕关节及下尺桡关节，但无尺骨远端骨折。

(8) 关节内骨折累及桡腕关节及下尺桡关节，合并尺骨远端骨折。

（二）Smith 骨折（屈曲型桡骨远端骨折）

Smith 骨折（Smith's fracture）为桡骨远端的一种屈曲型骨折，较伸直型骨折少见。常由于腕关节屈曲时，手及腕背侧着地受伤引起。更容易发生该型骨折的机制是摔倒时手掌伸直旋后。也可因腕背部受到直接暴力打击导致。骨折两段向背侧成角，骨折远段向掌侧移位，腕背侧为张力侧，骨膜断裂，掌侧为压力侧，软组织铰链完整。

（三）Barton 骨折

Barton 骨折是桡骨远端背侧或掌侧缘发生的骨折，其远侧骨折段连同腕骨和手半脱位，由 J.R.Barton 于 1938 年首先描述，并用他的名字命名，沿用至今，称为 Barton 骨折。

【损伤机制、病理和分类病因】

Barton 背侧缘骨折（dorsal Barton's fracture）：多为传达暴力引起，发生于腕关节背伸、前臂旋前时，掌部着地，暴力经腕骨传导，撞击桡骨远端关节面背侧发生骨折，腕和手也与桡骨远折段一起作为一个整体同时向背侧近侧移位，此时掌侧为张力侧，而背侧软组织铰链完整，三角纤维软骨势必合并损伤。

Barton 掌侧缘骨折（volar Barton's fracture）：发生于腕关节屈曲、手背着地，可产生桡骨下端掌侧关节面骨折，腕骨及手向掌侧移位（图 34-10-1），背侧为张力侧，掌侧软组织铰链完整，合并三角纤维软骨损伤。

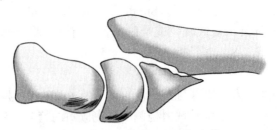

图 34-10-1 Barton 骨折移位病理

【临床表现和诊断】

1. Colles 骨折后局部疼痛、肿胀，常向近远端累及前臂远端和手，导致前臂旋转和手、腕活动受限。可出现典型的"银叉样"畸形（侧面观），或"枪刺样"畸形（正面观）（图 34-10-2）。体格检查多有局部压痛及关节活动受限。X 线检查可见骨折掌侧成角，骨折远端向桡背侧发生移位，可同时伴有三角纤维软骨损伤或下尺桡关节脱位。

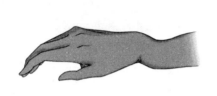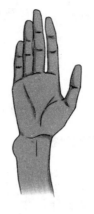

Colles骨折致"银叉"畸形　　　Colles骨折致"枪刺样"畸形

图 34-10-2　Colles 骨折

2. Smith 骨折伤后，多呈现局部疼痛、肿胀，腕背皮下出现瘀点、瘀斑，腕部下垂、活动受限。X 线检查可发现与 Colles 骨折相反的典型移位，骨折远段向桡掌侧移位，故称为反 Colles 骨折。

3. Barton 骨折　一般表现为肿胀、疼痛和功能障碍。Barton 背侧缘骨折可出现与 Colles 骨折相似的"枪刺样"畸形及体征。X 线检查可发现典型的移位。Barton 掌侧缘骨折产生的畸形类似于 Smith 骨折，仔细阅读 X 线检查结果，避免漏诊或误诊为腕关节脱位。为了更清楚地了解骨折情况，可做 CT 扫描及三维重建。

【治疗】

1. 手法复位外固定　较为常用，新鲜骨折即行手法复位，可采用局部麻醉辅助复位，但需注意无菌操作。行手法复位时，沿前臂纵向做持续牵引。术者一手握住患者拇指，另一手握住其余手指，术者双手拇指按压骨折远端，其余四指顶推骨折近端，在持续牵引下，对于 Colles 骨折需要同时纠正桡背侧移位。但对于 Smith 骨折，需反向纠正移位。重叠移位较多时，可适度加大成角，松弛桡背侧完整的软组织铰链，压齐断端皮质缘后折顶。保持腕关节掌屈、尺偏和旋前位置时，使用夹板或石膏固定 3 周，3 周后更换中立位固定。对于复位后不稳定者，宜用石膏管型固定保持复位。

2. 切开复位内固定　有以下情况，可考虑手术治疗：严重粉碎性骨折，累及关节面；手法复位失败，或复位成功，但无法稳妥固定的骨折，导致尺、桡骨关节面显著不平衡。根据需要选择钢板及螺钉、锁定加压接骨板（locking compression plate，LCP）。掌侧 LCP 钢板螺钉内固定系统的生物力学稳定性优于其他"T"形钢板。

【并发症】

1. 腕部神经损伤　正中神经最常受累，急性损伤多与骨折合并发生，为移位骨块压迫所致。尺管受压时尺神经也可受累，骨折复位满意、畸形矫正后，症状仍多能逐渐消退。

2. 拇长伸肌断裂　多见于受伤 4 周以后，原因主要为原发损伤，肌腱本身挫伤，继发营养障碍而坏死；其次是骨折移位使肌腱滑动的骨沟不平整，机械摩擦损伤。

3. 反射性交感神经营养不良综合征　也有人称 Sudeck 骨萎缩、骨折病等。临床表现为腕和手疼痛，肿胀和神经营养不良征象，软组织萎缩，皮肤薄、红，皮温低，多汗或少汗。骨质普遍疏松。本病多由骨折固定不稳定，活动过早过量使局部修复性炎症反应加剧持久所致。

4. 骨折畸形愈合　由于下桡尺关节脱位，三角纤维软骨不能原位修复，引起前臂旋转功能和腕活动障碍，故应重视复位准确和稳定的固定。

5. 关节僵硬　早期不注意活动，固定时间过长，导致关节僵硬、肌肉失用性萎缩等不良后果。桡骨远端骨折后，肩关节僵硬为常见并发症。

第十一节 掌指骨骨折

一、掌骨骨折（Metacarpal fracture）

（一）第一掌骨基底骨折

【分型】

根据 X 线表现，第一掌骨基底部骨折可分为以下 4 种类型：

Ⅰ 型 掌骨基底骨折合并第一腕掌关节半脱位或全脱位，又称 Bennett 骨折脱位。纵向和扭转暴力沿第一掌骨干作用于掌骨基底使掌骨基底发生骨折断裂分为基底部内侧钩和第一掌骨远折段，大鱼际肌、拇长屈肌和拇长展肌通过其止点向桡侧方向牵拉第一掌骨远折段，使该段向桡背侧脱位。又由于第一、二掌骨间掌侧韧带附着于第一掌骨基底部内侧，该韧带附着牢靠，使基底部内侧骨折块仍留在原来的位置（图 34-11-1）。

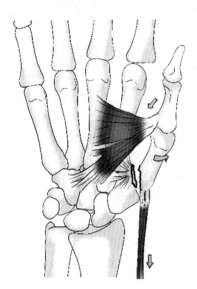

图 34-11-1 Bennett 骨折示意图

Ⅱ 型 掌骨基底粉碎性骨折合并第一腕掌关节半脱位，又称 Rolando 骨折。不同于 Bennett 骨折的是，其掌骨基底骨折部多呈粉碎性。

Ⅲ 型 骨折线不累及关节，在第一掌骨基底发生斜形骨折。Ⅲ A 型为骨折线由桡侧远端斜向尺侧近端；Ⅲ B 型，为骨折线由桡侧近端斜向尺侧远端。

Ⅳ 型 为多发于儿童的第一掌骨基底部骨折，骨折常发生于干骺端尺侧，骨折线通过骺板，但很少发生脱位。

【治疗】

第一掌骨基底骨折较易复位，但固定困难，因为肌腱的牵拉作用易发生再次脱位。采用管型石膏对掌骨底部施压，压垫处加压过大，可造成局部皮肤坏死；压力过小，对掌骨底部施压不够，容易发生再移位。持续牵引复后位，经皮克氏针内固定可以有效维持复位（图 34-11-2），以通过骨折线的 2 枚克氏针交叉固定骨折两断端，再以另外 2 枚克氏针通过第一、二掌骨以维持第一掌骨于外展位牵引，达到骨折固定及维持张力的效果。一般 4 ～ 6 周后骨折愈合，可拔除克氏针行主动功能锻炼。骨折块复位困难时，可考虑采用手术切开复位内固定。

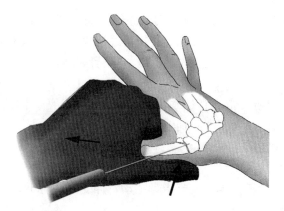

图 34-11-2 Bennett 骨折经皮克氏针内固定

（二）掌骨干骨折

掌骨干骨折较常见，多由直接暴力造成，可单发或多发，由于屈肌及骨间肌向掌侧和近端的牵拉作用，骨折向背侧成角。可进行手法复位，牵引骨折的手同时对抗屈肌腱及骨间肌的张力，在骨折背侧加压，纠正成角畸形，以石膏托或小夹板固定，需超过掌指关节，而指间关节无需固定，6周后拆石膏行康复训练。对于重叠横形骨折可影响手指屈伸功能，手法复位失败时，或多发性掌骨干骨折，由于软组织肿胀明显，难以手法复位时，应考虑及时切开复位，克氏针或钢板螺钉内固定。对拇指掌骨干的斜形骨折，可用骨牵引复位，或采用交叉克氏针固定。

掌骨骨折或指骨骨折，当骨折线累及关节面时，常伴有关节软骨损伤或关节囊、韧带损伤，后期可能发生关节不稳定及创伤性关节炎而出现关节疼痛或活动度受限，因此，对这类损伤治疗时宜采用克氏针、钢板螺钉系统或外固定支架等，到达骨折的坚强固定后，尽早开始关节的康复活动。

（三）掌骨颈骨折

在掌骨颈骨折中，最为多见的是第五掌骨颈骨折，其次为第二掌骨，受伤机制为握拳位击打物体时，掌骨头与物体直接撞击。骨折后因骨间肌的牵拉，掌骨头向近端掌侧移位，呈现背侧成角畸形。

侧副韧带附着于掌骨两侧缘偏背部，复位时如单纯纵向牵拉掌指关节，会增加侧副韧带张力，而该张力会阻挡已经发生掌侧移位的掌骨头复位。因此，复位时应该尽量减少掌指关节侧副韧带张力，使其处于松弛状态，建议屈曲掌指关节至90°后，在牵拉同时于骨折的近端向掌侧加压，纠正成角畸形。X线复查证实骨折复位后，以掌指关节及近节指间关节均屈曲90°位的石膏托固定，4周后去除石膏开始康复训练。

二、指骨骨折

（一）近节指骨骨折

指骨骨折（Phalangeal fracture）中以近节指骨骨折最为常见。受肌腱活动空间限制，近节指骨骨折发生移位后，阻碍屈肌腱滑动，此时极易发生粘连。复位时，先牵拉患指以增大断端间隙，并用手指在骨折处按压以纠正移位及成角畸形，固定的同时需固定掌指关节于屈曲45°、近指关节于屈曲90°。4～6周后复查X线，骨折线模糊时方可拆除石膏，行康复训练。手法复位失败、复位后不稳定者或是粉碎性骨折，可考虑手术，经皮交叉克氏针做内固定，也可切开复位用微型钢板、螺钉、不锈钢丝进行内固定或外固定支架行外固定。

（二）中节指骨骨折

中节指骨有指浅屈肌腱的止点附着，如骨折在该止点以远，则骨折端向掌侧成角，复位后应于屈曲位固定近端指间关节；如骨折发生于该止点近侧，则向相反方向成角，复位后应于伸直位固定近端指间关节。中年以上患者此类骨折可经皮克氏针做内固定或切开复位微型钢板固定，在早期可配合使用石膏托做功能位固定，以尽早行康复训练活动。

（三）末节指骨骨折

1. 爪粗隆及指骨干骨折 常为直接暴力所致，如门夹伤等。因此处无肌腱牵拉，骨折多无明显移位，加之若有指甲存留，可起到辅助外固定的作用，一般而言，不需固定。该处骨折即便不愈合，亦对手部功能影响不大。

2. 指骨基底部撕脱骨折 指骨基底部为伸肌腱止点所在，外伤时，基底部受伸肌腱的猛烈牵拉，易发生背侧撕脱骨折，导致末节指骨主动背伸受限。对于此类患者，临床上嘱其主动伸直手指时，末节呈锤状。

对于撕脱骨片较小者，可在该骨片所受牵拉力量最小的位置，即近节指间关节屈曲，而末端指间关节过背伸位固定。固定材料有石膏、金属夹板或热塑性板等，一般固定 6 ~ 8周。去除固定后，最初 1 ~ 2 周仅嘱患者主动屈伸患指，而禁止被动屈曲。对于此类患者，若行手术治疗，可将过小的撕脱骨片去除后，行伸肌腱止点重建术，术后配合石膏托或支具外固定。

对撕脱骨片较大者（超过关节面 1/3 以上）或闭合复位失败者，建议手术治疗，术后用石膏固定 6 周。

第十二节　手　外　伤

【损伤机制和分类】

手部急性外伤是常见的损伤，约占急诊外伤总数的 1/4。造成手外伤的原因很多，主要有下列几类：由于机器防护设备差造成的损伤，违反操作规程及注意力不集中，协作或配合不好，玻璃或刀等锐器切割类生活损伤，以及交通事故伤等。目前随着交通业的迅猛发展，由于交通事故等造成的手外伤数量有明显增加的趋势。

由于手部损伤原因不同，手部解剖结构复杂，重要组织多排列紧密，所致损伤的类型也多种多样，常为复合型损伤。常见有压砸伤、绞轧伤、撕脱伤、切割伤、热压伤、电击伤、挫裂伤等。

【手外伤急救】

对于初诊的手外伤患者，尤其是多发伤患者，需对损伤的严重程度及患者的生命体征进行评估，必要时进行紧急处理。对于创口出血的患者，先以无菌敷料包扎创口，并嘱其抬高患肢，必要时可利用按压的方法对出血部位进行局部加压。通常很少使用止血带进行局部止血，如必须使用，应有专人对止血带进行观察，并及时去除止血带。通常，急救处理过程中，为避免对神经、血管的损伤，切不可使用止血钳或缝线结扎来控制出血。

在此过程中可有序地对手外伤的创口范围、皮肤情况、创面深层损伤情况、感觉障碍、其他组织结构及脏器损伤等进行第一次初步检查。

对于离断指（肢）体，应尽快行再植手术。在转运过程中，应尽量将离断指（肢）体干燥冷藏。通常情况下，我们可将离断指（肢）体包裹于无菌干纱布内，再装入无渗漏塑料袋，置于 0 ~ 4 ℃的冰水混合物中（图 34-12-1）。

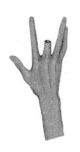
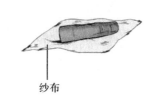
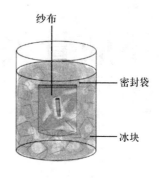

纱布

密封袋

冰块

纱布

图 34-12-1 离断指（肢）体保存

【治疗原则】

急性手外伤治疗的主要目的就是将一个污染的开放性伤口经过外科处理，变为清洁的闭合伤口，且最大限度地保存手部功能。急性手外伤的治疗原则为：

1. 清创 急性手外伤的创面都有不同程度的污染及组织损伤。清创包括：清除伤口内尚残留的异物；剪除伤口内失去活力的组织；进一步识别伤口内深部组织损伤的程度与范围；将参差不齐的创口边缘修整为整齐、清洁的创口，便于缝合。清创术是手部开放性损伤的主要治疗手段，只有仔细、彻底地清洁创面，才有可能达到最好的愈合效果。清创术的好坏不但直接影响到伤口是否会继发感染，而且是下一阶段功能重建的基础，因此任何一个外科医师都应重视和掌握清创术。

2. 闭合伤口 将创口闭合是预防感染最有效的措施，也是手外伤处理的重要原则。只有在彻底清创的基础上，将创口闭合才是行之有效的，否则将增加感染的发生概率。一般来说，手部开放性损伤 I 期闭合伤口的时限为伤后 12 小时之内，若已超过这个时间，则需要综合考虑患者年龄、致伤原因、合并的其他组织器官损伤程度、感染程度、当时当地的诊疗条件等，以决定是否仍能闭合伤口。需注意无张力闭合伤口且避免伤口缝合方向垂直经过关节。

对于皮肤缺损，可根据损伤类型、部位、大小等采用游离植皮，带蒂或游离的皮瓣移植等方式修复创面。

3. 矫正畸形 矫正畸形是指纠正骨折移位、成角，以及对关节脱位的复位。应尽量做到骨折的解剖复位及复位后牢固可靠的固定。

4. 修复损伤的组织 损伤的组织应尽早恢复其解剖连续性。只要情况允许，就应力争急诊进行断裂肌腱和神经的吻合、重要血管的修复以及骨折脱位的复位和内固定。

5. 术后康复 肌腱、血管、神经的修复以及骨折、脱位的复位、固定，术后早期均需配合制动。通常，肌腱修复术后应制动 3～4 周（根据屈伸肌腱、修复张力或修复方式的不同，可略有不同）；神经缝合术应保证修复后张力适应，术后制动 4 周；对于关节脱位的整复，术后需制动 3 周；骨折的制动要根据实际情况，确定所需要的制动时间和制动范围。还需注意制动造成重要软组织粘连以及关节僵硬的可能。因此，术后的康复训练非常重要，只有进行正确、有效的康复训练，才能最大限度地恢复手外伤后的手部功能。

（徐文东　魏　鹏）

下肢骨关节损伤

第一节　髋关节脱位

　　髋关节是人体最大的杵臼关节，其周围有坚强的韧带和强壮的肌肉群附着，关节的稳定性好。因此，只有高能量暴力才会导致髋关节脱位（hip dislocation）。按股骨头移位方向可分为后脱位、前脱位及中心脱位（图35-1-1）。其中后脱位最多见，占85%以上。后脱位可并发髋臼后壁骨折，前脱位常累及前壁，中心脱位是继发于髋臼骨折的向盆腔内移位。

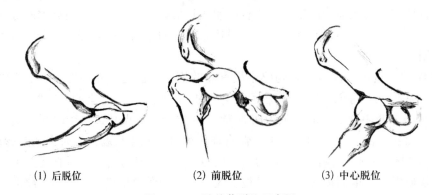

|（1）后脱位|（2）前脱位|（3）中心脱位|

图 35-1-1　髋关节脱位示意图

一、髋关节后脱位

【脱位机制】

1. 髋关节屈曲或屈曲内收内旋时，暴力沿大腿轴线传导到髋部，使股骨头从后方脱出关节囊。

2. 弯腰工作时，重物砸在腰背部，也可引起后脱位。

【分型】

1. 髋关节后脱位 Thompson-Epstein 分类法　临床上多根据并发损伤分为 5 型（图35-1-2）。

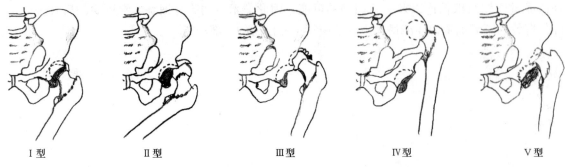

| Ⅰ型 | Ⅱ型 | Ⅲ型 | Ⅳ型 | Ⅴ型 |

图 35-1-2　髋关节后脱位 Thompson-Epstein 分型

Ⅰ型单纯髋关节后脱位，无骨折或只有小骨折片。

Ⅱ型髋臼后缘有单块大骨折片。

Ⅲ型髋臼后缘有粉碎性骨折，骨折块可大可小。

Ⅳ型髋臼缘及髋臼壁有骨折。

Ⅴ型合并股骨头骨折。

2. 髋关节脱位 Pipkin 分类法　Pipkin 将 Thompson-Epstein Ⅴ型（合并股骨头骨折）的髋关节后脱位进一步分为 4 个亚型，形成了合并股骨头骨折的髋关节后脱位 Pipkin 分类法（图 35-1-3）。此型占 6% ～ 16%。损伤可能为撞击、撕脱或者剪切作用所致。

Ⅰ型：髋关节后脱位合并头凹下方的股骨头骨折。

Ⅱ型：髋关节后脱位合并头凹上方的股骨头骨折。

Ⅲ型：Ⅰ型或Ⅱ型髋关节后脱位合并股骨颈骨折。

Ⅳ型：Ⅰ型或Ⅱ型髋关节后脱位合并髋臼骨折。

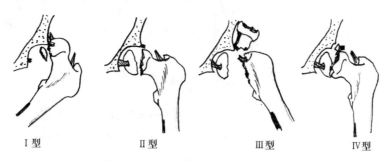

Ⅰ型　　　　Ⅱ型　　　　Ⅲ型　　　　Ⅳ型

图 35-1-3　髋关节后脱位 Pipkin 分类

【临床表现与诊断】

1. 有明显的强大暴力外伤史，常合并其他部位损伤。

2. 髋部有明显的疼痛、髋关节活动受限。

3. 脱位的特有体征　患肢短缩，髋关节弹性固定于屈曲、内收、内旋位，腹股沟区关节空虚，髂骨后可摸到隆起的股骨头，有大转子上移征象，即 Bryant 三角底边缩短，大转子平于或高过 Nelaton 线（图 35-1-4）。

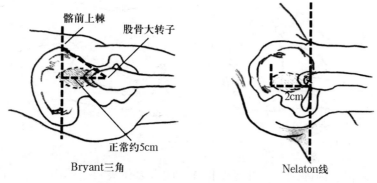

髂前上棘

股骨大转子

正常约5cm

Bryant三角

2cm

Nelaton线

图 35-1-4　Bryant 三角和 Nelaton 线

4. 可伴有坐骨神经损伤的表现（8% ～ 20%），需要常规检查。

5. X 线及 CT 检查可明确脱位类型和合并骨折移位情况。

【治疗】

1. 闭合复位　尽早关节闭合复位是治疗首选方法。需要麻醉下充分的肌肉松弛。常用的复位方法是 Allis 法（或称提拉法）（图 35-1-5）：患者仰卧，助手双手按住两侧髂嵴固定骨盆。

术者面对患者站立，先使髋、膝关节屈曲 90°，然后双手握住患者的腘窝，做持续牵引，也可用前臂套住腘窝做牵引，然后外展、外旋，此时可感到明显的弹跳和声响，表示股骨头进入髋臼，然后伸直患肢，若患髋畸形和弹性固定消失、关节活动恢复，说明复位成功。需要行影像学检查（X 线和 CT）确定有无中心性复位以及判断可能存在的骨折块复位情况。不可复性脱位占 2% ～ 15%。

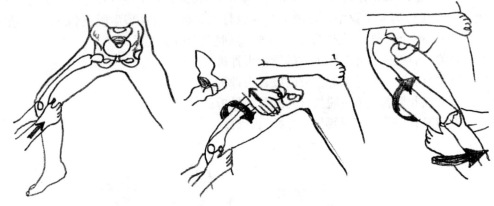

图 35-1-5　Allis 法

　　亦可采用 Bigelow 法，又称旋转法。患者仰卧，助手按住骨盆，术者一手握住踝部，一手以前臂上部托住腘窝，缓慢屈髋屈膝（60° ～ 90°），在持续牵引下做内收、内旋及伸直动作，左髋动作像一个问号"?"，右髋为反问号"⸮"，感到弹跳和声响即复位成功（图 35-1-6）。

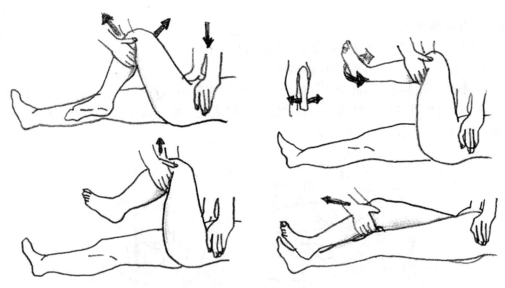

图 35-1-6　Bigelow 法

　　2. 手术切开复位及内固定　切开复位指征：闭合复位失败、非中心性复位者，合并股骨头和髋臼骨折片较大影响关节稳定者。

　　3. 合并伤的处理　髋臼后壁骨折块小，多随关节复位而复位，自行愈合，不影响关节功能，大的骨块移位，关节面不平整，应行切开复位内固定术。股骨头骨折块小、游离，影响关节复位时可手术取出，大的骨折块应复位固定。对合并坐骨神经损伤者，当脱位复位后，坐骨神经麻痹症状可逐渐缓解，若 3 个月后不见缓解，考虑神经原发性损伤或粘连、瘢痕压迫存在，应手术探查。

【康复与预后】

单纯髋关节脱位复位后，宜鼓励早期功能锻炼，但 4～6 周内限制运动范围；存在骨折及固定者应延迟负重时间。髋关节脱位并发症主要有：15%～20% 发生创伤后关节炎。髋关节脱位后，6 小时内复位者，股骨头坏死占 2%～10%。延迟复位增加坏死率，常发生于伤后 2 年内，但大部分发生在 1 年内。坐骨神经损伤的后遗症状，常表现为腓总神经支配区功能障碍。

二、髋关节前脱位

【脱位机制】

1. 车祸时，患者髋关节处于外展外旋位，膝关节屈曲，并顶在前面的障碍物体上。急刹车时膝部受力，经股骨干传导，使股骨头从髋关节囊的下方薄弱区脱出。

2. 高空坠落，大腿外展、外旋着地。髋后部受到直接暴力，导致髋关节前脱位。

【临床表现与诊断】

1. 强大暴力的外伤史。

2. 患肢呈外展、外旋、屈曲畸形。

3. 患髋疼痛，腹股沟处肿胀，可触及股骨头。

4. X 线及 CT 检查可了解脱位方向以及合并骨折情况。

【治疗】

1. 手法复位可采用 Allis 法复位。

2. 手术切开复位适用于手法复位失败者，合并骨折髋关节不稳定者，陈旧性髋关节前脱位。

3. 复位后患肢制动及功能锻炼与后脱位相同。

三、髋关节中心脱位

【脱位机制】

髋关节中心脱位（central dislocation of the hip），即暴力沿肢体纵轴传导至大转子及股骨头部或外力直接作用于大转子部，然后传至股骨头，再作用于髋臼，致使髋臼骨折，股骨头可突入臼内，严重者可突入盆腔。

【临床表现与诊断】

1. 车祸或高空坠落的强大暴力的外伤史。

2. 常伴有其他脏器损伤，严重可发生出血性休克。

3. 髋部疼痛及轴向叩痛，肿胀，活动受限。

4. 肢体短缩或内、外旋畸形，视股骨头突入内陷的程度而定。

5. 检查有无腹腔内脏的损伤及坐骨神经损伤。

6. X 线及 CT 检查可了解伤情，确定骨折 - 脱位的具体类型。

7. 主要和髋关节周围骨折鉴别，避免漏诊合并损伤。

【治疗】

对髋关节中心脱位宜采用骨牵引复位，牵引 4～6 周。对关节面不平整，牵引复位失败者采用手术切开复位内固定。如晚期发生严重的创伤性关节炎，可考虑人工关节置换术或关节融合术。

第二节　股骨颈骨折

股骨颈骨折（fractures of the femoral neck）指发生在股骨头下至股骨颈基底之间的骨折，因其大部分位于髋关节囊内，又称囊内骨折。股骨颈基底部骨折与股骨转子间骨折归属于关节囊外骨折。股骨颈骨折多发生在老年人，但高能量暴力同样可使年轻人发生骨折。因股骨头血供特点以及骨折难以获得满意的复位和稳定固定，容易发生骨折不愈合和股骨头缺血性坏死。老年人易发生全身并发症。

【解剖概要】

1. 股骨头、颈的解剖

（1）颈干角和前倾角：股骨颈的长轴与股骨干纵轴之间形成颈干角（neck of angle），为110°～140°，平均127°，儿童期的颈干角大于成人。若颈干角小于127°为髋内翻（coxa varus），大于127°为髋外翻（coxa valgus）（图35-2-1）。在重力传导时，力线并不沿股骨颈中心线传导，而是沿股骨小转子、股骨颈下沿传导。从矢状面观察，股骨颈有向前的12°～15°角，称为前倾角（anteversion angle），儿童的前倾角较成人稍大（图35-2-2）。

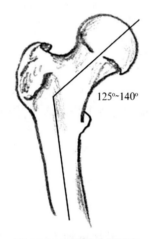

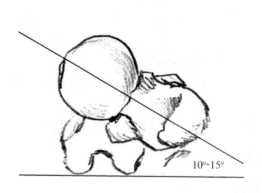

图35-2-1　股骨的颈干角　　　　图35-2-2　股骨颈前倾角

（2）股骨近端骨小梁和股骨距：将股骨头矢状面剖开后，可见两种不同排列的骨小梁系统，一种起自股骨干上端内侧骨皮质，向股骨颈上外侧放射状分布，最后止于股骨头外上方1/4的软骨下方，此为承受压力的内侧骨小梁系统。另一种起于股骨颈外侧皮质，沿股骨颈外侧上行，与内侧骨小梁系统交叉，止于股骨头内下方1/4处的软骨下方，此为承受张力的外侧骨小梁系统（图35-2-3）。

在股骨近端有一致密的、垂直方向的骨板，称为股骨矩。它起始于股骨干上端后内侧，向大转子方向延伸，与股骨颈后侧骨皮质融合为一体。股骨上部骨密度随年龄增大而降低。

2. 成人股骨头的血液供应　①股骨头圆韧带内的小凹动脉，发自闭孔内动脉，提供股骨头凹部的血液循环；②股骨干滋养动脉升支，沿股骨颈进入股骨头；③支持带血管：旋股内、外侧动脉的分支，是股

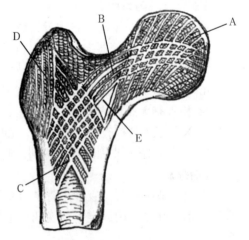

图35-2-3　股骨近端骨小梁

（A）初级压缩骨小梁，（B）初级张力骨小梁，（C）次级张力骨小梁，（D）次级压力骨小梁，（E）Ward's 三角

骨头、颈的重要营养动脉。旋股内侧动脉发自股深动脉，在股骨颈基底部关节囊滑膜反折处，分为髋外侧动脉，干骺端上侧动脉和干骺端下侧动脉进入股骨头。髋外侧动脉是股骨头最主要的供血来源，旋股内侧动脉损伤是导致股骨头缺血、坏死的主要原因。旋股外侧动脉也发自股深动脉，其分支供应股骨头小部分血液循环。旋股内、外侧动脉的分支互相吻合，在股骨颈基底部形成动脉环，并发出分支营养股骨颈（图35-2-4）。

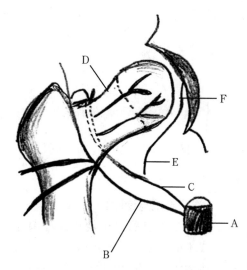

图 35-2-4　股骨头、颈的血液供应
（A）股深动脉，（B）旋股外侧动脉，（C）旋股内侧动脉，（D）支持带血管升支，（E）旋股内侧动脉闭孔支，（F）圆韧带动脉

【病因与分型】

股骨颈骨折绝大多数发生在中老年人，尤其在老年人多合并有骨质疏松，常为跌倒摔伤等间接暴力所致的低能量损伤。青壮年股骨颈骨折常为高能量直接暴力才能发生，且骨折端粉碎、不稳定多见。股骨颈骨折有多种分型方式：

1. 按骨折线走行部位分型（图35-2-5）

（1）头下型：骨折线位于股骨头下，旋股内、外侧动脉发出的营养动脉损伤，中断了股骨头的血液供应，仅有圆韧带动脉少量供血。故发生骨折不愈合及股骨头缺血性坏死的概率很高。

（2）头颈型：骨折线位于股骨颈中部，骨折线为外上斜行走向内下。剪切应力大而难获稳定性，易造成骨折不愈合或股骨头缺血性坏死。

（3）基底型：骨折线位于股骨颈大、小转子间连线处。此类型骨折对血供影响较小，骨折可以愈合。

2. 按骨折线倾斜角分型（图35-2-6）　根据骨折线与水平面的夹角，分为3型：Ⅰ型夹角≤30°；Ⅱ型夹角≤50°；Ⅲ型夹角为＞50°。Pauwels越大，说明骨折线越垂直，骨折端受到剪切应力越大，骨折越不稳定。

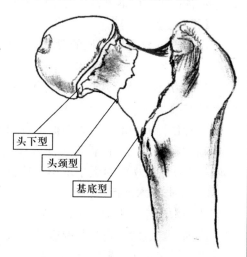

图 35-2-5　按骨折线走行部位分型

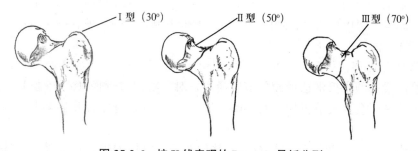

图 35-2-6　按 X 线表现的 Pauwels 骨折分型

3. 按骨折移位程度分型（图35-2-7）　1961年Garden将其分为4型。Ⅰ型为不全骨折，股骨颈下方骨小梁完整，包括外展嵌插骨折；Ⅱ型为完全骨折，但无移位；Ⅲ型为完全骨折，部分移位，Ⅳ型完全骨折，完全移位。

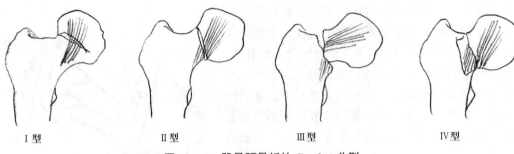

| Ⅰ型 | Ⅱ型 | Ⅲ型 | Ⅳ型 |

图 35-2-7　股骨颈骨折的 Garden 分型

【临床表现与诊断】

1. 症状和体征　中老年人轻微外伤后，髋部疼痛、压痛、轴向叩痛及活动痛，伤肢活动受限或不能活动。患髋内收，轻度屈曲，外旋 45°～60°、短缩畸形、大转子上移。肢体外旋畸形达 90°，需怀疑股骨转子间骨折。

2. 影像学检查　X 线骨盆正位、髋关节正位和侧位检查可显示骨折的部位、类型、移位情况，CT 检查能更进一步明确诊断。特别要注意患者的临床症状、体征与 X 线检查阴性但高度怀疑骨折，则 CT 或（和）MRI 检查可发现隐匿骨折。一般 2 周后骨折局部骨吸收 X 线才能显示骨折线，切不可轻易否定骨折的存在。

【并发症】

1. 股骨头坏死　坏死的股骨头可塌陷、变形，引起创伤性关节炎。其病理大致分为三个阶段，即坏死其、修复期和塌陷变形期。

2. 骨折不愈合　未经治疗的移位或不稳定骨折，骨折端存在剪切应力，多不能愈合。

【治疗】

股骨颈骨折的治疗原则根据患者的年龄及骨折特点和骨折分型，选择合适的治疗方案。卧床制动效果差，无移位骨折转变成移位者达 10%～27%，而且长期卧床易发生全身并发症而影响生命。现代医学对无手术相关禁忌证患者，都主张尽早手术，尽快离床活动。

（一）非手术治疗

非手术治疗适用于无明显移位、外展型或嵌入型及不完全骨折等稳定骨折而患者不愿手术者，或因年龄过大，自身状况极差，或合并有严重心、肺、肝、肾等功能障碍，不能施行手术治疗者。采用穿丁字鞋，下肢行皮牵引或骨牵引，但需注意长期卧床并发症。

（二）手术治疗

1. 青壮年股骨颈骨折　首选内固定治疗。骨折良好复位是关键，闭合复位失败可选择切开复位。股骨颈头下型骨折首选三枚空心螺钉加压固定，基底型骨折首选动力髋螺钉（dynamic hip screw，DHS）固定。陈旧性骨折、骨折不愈合、畸形愈合的患者可以选择带血循环的髂骨、腓骨等植骨，促进骨折愈合。

2. 老年股骨颈无移位稳定骨折可考虑内固定治疗，但需综合考虑年龄、骨折特点和股骨头的血供。移位股骨颈骨折常选择髋关节置换术，对年龄相对较轻（＜75 岁）、身体条件好、活动量多的患者采用全髋关节置换，对年龄较大（＞80 岁）身体合并症多者，采用人工股骨头置换。

3. 儿童股骨颈骨折少见，暴力相对大，移位明显，复位困难。一般采用手法复位，在 X 线透视引导下，用多枚克氏针或细螺钉内固定，损伤较少。对于外展或无移位骨折可采用牵引或单侧髋人字石膏固定治疗。另外，须密切观察有无股骨头坏死发生。

图片：股骨颈骨折手术治疗

第三节　股骨转子间骨折

股骨转子间骨折（intertrochanteric fractures of the femur）又称粗隆间骨折，多见于老年人。

【解剖概要】

股骨大、小转子间均为松质骨，转子间处于股骨干与颈的交界处，是承受剪切应力最大的部位，故此处容易发生骨折，由于股骨距的存在，决定了股骨转子间骨折的稳定性。

【发病机制】

老年人骨质疏松肢体不灵活，当下肢突然扭转跌倒或使大转子直接触地致伤，甚易造成骨折。转子间是骨囊性病变好发部位之一，因此需注意是否为病理性骨折。

【分型】

根据骨折部位、骨折线的形态及方法、骨折块数目等情况，有多种分类方法。

1. Evans 分型　基于骨折形态分为稳定骨折和不稳定骨折，主要区别在于后内侧皮质（股骨距）的完整性，Ⅰ、Ⅱ型为稳定型，Ⅲ、Ⅳ和Ⅴ型为不稳定型（图 35-3-1）。

Ⅰ型：单纯转子间骨折，骨折线由外上斜向内下，无移位。

Ⅱ型：在Ⅰ型的基础上有移位，合并有小转子撕脱骨折，但股骨距完整。

Ⅲ型：合并有小转子骨折，且累及股骨距，有移位，常伴有转子间后部骨折。

Ⅳ型：有大、小转子间粉碎性骨折，并可发生肌骨颈、大转子冠状面的爆裂骨折。

Ⅴ型：反转子间骨折，骨折线由内上斜向外下，可同时有小转子骨折，股骨距破坏。特殊之处在于骨折远端容易向内侧移位。

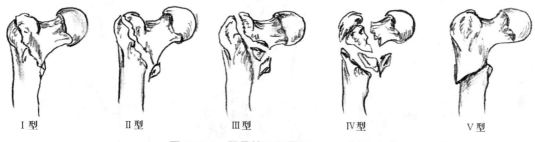

Ⅰ型　　　　Ⅱ型　　　　Ⅲ型　　　　Ⅳ型　　　　Ⅴ型

图 35-3-1　股骨转子间骨折 Evans 分型

2. Evans-Jensen 分型　是 Evans 分型基础上的改良，对识别某些特定的骨折类型及指导临床治疗策略非常重要（表 35-3-1，图 35-3-2）。

表35-3-1　改良的Evans分型（Evans-Jensen分型）

分型		描述
Ⅰ型	A	两部分无移位骨折
	B	两部分移位骨折
Ⅱ型	A	合并大转子骨折块的三部分骨折
	B	合并小转子骨折块的三部分骨折
Ⅲ型		四部分骨折

3. AO 分型　AO 学会将转子间骨折分为 3 型，每一组又分为 3 个亚型。

A1 型：两部分骨折，大粗隆外侧皮质完整，内侧皮质仍有良好的支撑。

A2 型：粉碎性骨折，内侧和后方骨皮质在数个平面上断裂，小转子粉碎，但外侧皮质保持良好。

A3 型：骨折线经过外侧及内侧皮质，股骨转子间骨折外侧皮质断裂，逆向骨折（图 35-3-3）。

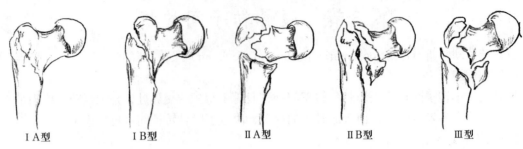

I A 型　　　I B 型　　　II A 型　　　II B 型　　　III 型

图 35-3-2　改良的 Evans 分型（Evans-Jensen 分型）

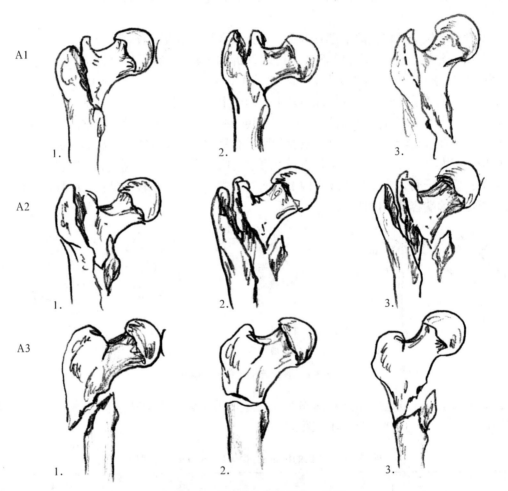

A1　　1.　　2.　　3.

A2　　1.　　2.　　3.

A3　　1.　　2.　　3.

图 35-3-3　股骨转子间骨折 AO 分型

【临床表现与诊断】

患者多为老年人，伤后患髋疼痛，不能站立或行走。下肢短缩及外旋畸形明显，无移位的嵌插骨折或移位较少的稳定骨折，上述症状比较轻微。检查时可见患侧大转子升高，局部可见肿胀、瘀斑及压痛等症状明显。叩击足跟部常引起患处剧烈疼痛。通常转子间骨折局部疼痛和肿胀的程度比股骨颈骨折明显，而前者压痛点多在大转子部，后者的压痛点多在腹股沟韧带中点外下方。往往需经 X 线检查后才能确定诊断，并根据 X 线检查结果进行分型。

【治疗】

股骨转子间骨折和股骨颈骨折均为髋部骨折，两者的主要区别见表 35-3-2。目前都主张在排除手术禁忌证情况下，尽早手术治疗，以达到尽早离床活动。

表35-3-2　股骨颈骨折和股骨转子间骨折的区别

	股骨颈骨折	股骨转子间骨折
年龄	相对年轻	年龄更大
部位	关节囊内（基底部例外）	关节囊外
行走能力	可能	不可能
疼痛	相对轻	明显
肿胀	可能没有	明显
瘀斑	少见	常见
压痛	腹股沟韧带中点	大转子部
外旋畸形	中度，45°～60°	明显，约90°
治疗	内固定，关节置换	多选择内固定或外固定
并发症	骨不愈合及骨坏死	骨畸形愈合

图片：股骨转子间骨折内固定

1. 非手术治疗　一般仅适用于存在严重合并症不能耐受手术的患者。常采用胫骨结节或股骨髁上外展位骨牵引，避免或纠正短缩畸形及髋内翻。非手术疗法卧床时间较长，10～12周后方可逐渐扶拐下地活动，卧床不起而引起危及生命的各种并发症多（如肺炎、压疮、泌尿系感染以及深静脉血栓），死亡率可达20%，近年来多主张早期手术治疗，有利于早期活动和负重。

病例 35-1

2. 手术治疗　适用于不稳定性骨折、手法复位失败者及陈旧性骨折畸形愈合者。目的是达到解剖复位，矫正畸形，坚强内固定，早期离床活动，避免并发症的发生。常用的内固定方式有钉板髓外内固定（dynamic hip screw，DHS）以及股骨近端髓内固定（proximal femoral nail anti-rotation，PFNA）。对于合并严重骨质疏松的粉碎性骨折，内固定无法牢固固定。对转子间骨折合并同侧髋关节骨关节病者，可酌情选择人工关节置换，但此方案应重视适应证的严格选择，不应作为常规方案。

病例 35-1 解析

第四节　股骨干骨折

股骨干骨折（fracture of femoral shaft）是指股骨粗隆以下至股骨髁以上部位的骨折。股骨是人体最长、最粗的管状骨，并且是下肢主要的负重骨之一，如果治疗不当，可引起长期的功能障碍及严重的残疾。

【解剖概要】

股骨干有轻度向前外的弧度，股骨干的后方股骨嵴（股骨粗线）是骨折切开复位的标志。腘动、静脉位于股骨下 1/3 以下的后方，故此处骨折时，骨折端常向后方成角，易刺伤腘动、静脉。

【发病机制】

股骨干骨折多由强大的直接暴力造成，如撞击、挤压、火器伤等，骨折多为横形或粉碎性骨折，同时软组织损伤较重，一部分骨折可由间接暴力所致，如扭转、杠杆作用或高处坠落等。骨折多为斜形或螺旋骨折。

【移位】

股骨干骨折的移位，受外力方向以及肌肉牵拉的影响，股骨上 1/3 骨折时，断端的移位方向较有规律，骨折近端因受髂腰肌，臀中、小肌和其他外旋肌群的牵拉而表现为屈曲、外展、外旋畸形，远端因受内收肌群的牵拉而向上、向内和向后移位。股骨中 1/3 骨折时，断端有重叠畸形，移位无一定规律，主要依外力的作用方向而言，远端因受内收肌群的牵引，一般向外成角畸形。股骨干下 1/3 骨折时，典型表现是近端内收、向前移位，远端因受腓肠肌的牵拉而向后屈曲（图 35-4-1）。

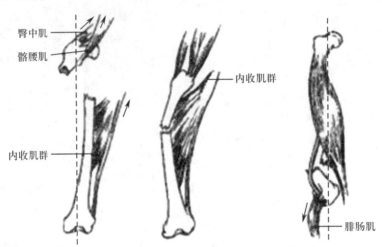

臀中肌
髂腰肌
内收肌群
内收肌群
腓肠肌

图 35-4-1　股骨干骨折的典型移位表现

【临床表现与诊断】

股骨骨折后出血多，肢体局部肿胀明显，特别是高能量损伤、开放粉碎性骨折出血量更多，常导致低血容量性休克。

伤后剧痛，大腿肿胀、皮下瘀斑，肢体短缩畸形，骨折远端常有外旋。骨折局部可见异常活动和骨擦音。

远 1/3 骨折需注意检查有无腘动、静脉和神经受损的体征。

X 线检查可明确骨折的部位、类型、移位情况。

高能量损伤常合并其他部位的损伤，尤其是股骨干上 1/3 骨折有时合并髋关节脱位、股骨颈或转子间骨折，此时髋部损伤常被忽视，应注意认真检查。

【治疗】

对于成人各种类型的股骨干骨折，目前多采用内固定治疗，有的应用外固定架，而对少年、儿童及婴幼儿的股骨干骨折，多数可用非手术方法达到治疗目的。股骨干骨折的治疗方法很多，不管选择哪种治疗方法，治疗原则都必须遵循：恢复肢体的对线、旋转和长度，保留血液供应以促进骨折愈合并防止感染，促进患肢及全身的康复。

1. 非手术治疗　适用于比较稳定的股骨干骨折，软组织条件差者。主要采用胫骨结节或股骨髁上骨牵引，矫正短缩畸形后，以手法复位，同时配合小夹板治疗。牵引方法很多，对成人可采用 Braun 架固定牵引或 Thomas 架平衡持续牵引。牵引过程中要定时测量肢体长度和进行床旁 X 线检查，调节牵引重量和了解复位情况。对 3 岁以下儿童的股骨干骨折采用双下肢垂直悬吊皮肤牵引治疗（图 35-4-2）。

牵引过程中要注意锻炼股四头肌，防止肌萎缩、粘连、关节僵直。当 X 线检查证实有牢固的骨愈合时，才可拆除牵引。

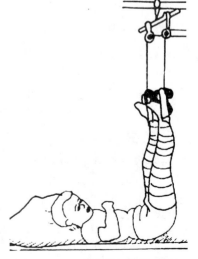

图 35-4-2　垂直悬吊皮肤牵引

2. 手术治疗

（1）手术治疗的适应证：

1）非手术治疗无效。

2）同一肢体或其他部位有多处骨折者。

3）合并有神经、血管损伤者。

4）不宜长期卧床的老年人。

5）陈旧性骨折、畸形愈合者。

6）无污染或污染很轻的开放性骨折者。

（2）手术方法：根据具体情况采用。

1）切开复位、加压钢板螺钉内固定。

2）切开复位、带锁髓内针固定。

3）切开复位或闭合复位，外固定支架固定。

4）切开复位或闭合复位，对不愈合及畸形愈合者同时进行植骨术。

第五节　髌骨脱位和骨折

一、髌骨脱位

髌骨脱位（dislocation of the patella）有外伤性脱位、习惯性脱位和固定性脱位，本节仅叙述外伤性脱位。

【发病机制】

外伤性脱位是暴力作用于髌骨的结果，可分为上脱位和外侧脱位两种。上脱位是髌韧带完全性撕裂。外侧脱位常见，因膝关节囊从髌骨内缘附着处撕脱，股四头肌腱膜扩张部的内侧部分和股内侧肌附着处也有撕脱。外侧脱位有时可见骨和软骨碎屑掉落在膝关节腔内形成游离体，也可同时伴有半月板和内侧副韧带损伤。

【临床表现与诊断】

1. 有外伤史。

2. 压痛，活动明显受限。

3. 外侧脱位时可自行复位；上脱位者可见髌骨位置偏高。

4. X 线检查可了解具体脱位情况及有无合并骨折。

5. 关节镜检查，有助于观察半月板损伤、侧副韧带深面及关节囊韧带损伤、软骨骨折等。

【治疗】

外伤性髌骨脱位应手术治疗，修复相应损伤的关节囊和韧带。

二、髌骨骨折

髌骨骨折占全部骨折损伤的 3%，髌骨骨折造成的重要影响为伸膝装置连续性丧失及潜在的髌股关节失配。

【应用解剖】

髌骨是人体中最大的籽骨，它是膝关节的一个组成部分。髌骨略呈三角形，尖端向下，被包埋在股四头肌腱内，其后方是软骨面，与股骨两髁之间软骨面构成关节。其下极为粗糙面，在关节外。髌骨后方的软骨面有两条纵嵴，中央嵴与股骨髁滑车的凹陷相适应，并将髌骨后软骨面分为内、外两部分，内侧者较厚，外侧者扁宽。内侧嵴又将内侧部分为内侧面及内侧偏面，髌骨下端通过髌腱连于胫骨结节。

切除髌骨后，在伸膝活动中可使股四头肌肌力减少30%左右，因此，髌骨能起到保护膝关节、增强股四头肌肌力、伸直膝关节的滑车作用。

【发病机制】

1. 直接暴力　外力直接打击在髌骨上，如撞伤、踢伤等，骨折多为粉碎性，其髌前腱膜及髌两侧腱膜和关节囊多保持完好，骨折移位较小。

2. 间接暴力　股四头肌剧烈收缩，形成牵拉性损伤。如突然滑倒时，膝关节呈半屈曲位，股四头肌骤然收缩，牵拉髌骨向上，髌韧带固定髌骨下部，而股骨髁部向前顶压髌骨形成支点，三种力量同时作用造成髌骨骨折。间接暴力多造成髌骨横形骨折，移位大，髌前筋膜及两侧扩张部撕裂严重。

【分类】

（1）髌骨横形骨折：髌骨中 1/3、髌骨下 1/3 骨折。

（2）髌骨粉碎性骨折。

（3）髌骨下极粉碎性骨折。

（4）髌骨上极粉碎性骨折：较少见。

（5）髌骨纵行骨折。

【临床表现与诊断】

1. 有外伤史。

2. 膝关节肿胀、瘀斑、疼痛，伸膝功能丧失。

3. 关节腔内积血（浮髌试验阳性）；有移位的骨折，可触及骨折端或骨折间隙。

4. 髌骨正、侧位 X 线检查可确诊。

【治疗】

髌骨骨折是关节内骨折，首选手术治疗。

1. 手术治疗

（1）切开复位内固定：固定方法很多，"AO"张力带钢丝固定为常用方法（图 35-5-1）。应最大限度地恢复其关节面的形态，力争使骨折解剖复位。关节面平滑，给予较牢固的内固定。应早期活动膝关节，恢复其功能，防止创伤性关节炎的发生。

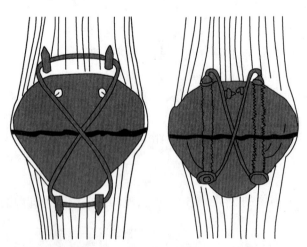

图 35-5-1　髌骨骨折的固定方法（张力带钢丝固定；钢丝穿空心钉张力带固定）

（2）髌骨部分切除术：适用于上、下极粉碎性骨折。将粉碎的上、下极骨块切除后，使股四头肌附着于髌骨下段，或将髌韧带附着于髌骨上段。术后需用长腿石膏固定并使膝关节伸直3～4周。拆除石膏进行功能锻炼，6周后可扶拐行走。

（3）髌骨全切术：适用于不能复位、不能行部分切除的粉碎性骨折。切除后要修复撕裂的扩张部及关节囊，并将股四头肌与髌韧带缝合。对不能做直接缝合者，可用股四头肌翻转修补缝合。

（4）抓髌器及外固定支架：适用于中部横形骨折。

2. 非手术疗法　仅适用于无移位和无法手术的髌骨骨折，用石膏或下肢支架固定 6 ～ 8 周。固定期间注意股四头肌锻炼，拆除固定后开始膝关节的伸屈训练。对膝关节腔内有出血者，可采用穿刺抽出积血后，加压包扎。

第六节　膝关节韧带损伤

国家改革开放 40 多年，体育场馆增多，交通运输繁忙，膝关节韧带损伤相应增多。运动损伤多为轻中度外力所致，多为一两条韧带损伤，如打篮球致前交叉韧带损伤，滑雪致后交叉韧带损伤或前交叉韧带损伤合并内侧副韧带损伤。交通损伤多为中重度暴力，多为多韧带损伤，如前、后交叉韧带损伤合并内、外侧副韧带损伤，严重者可发生膝关节脱位、胫骨平台骨折、股骨髁骨折、髌骨骨折、髌腱撕脱，可合并神经损伤和血管损伤。

【诊治原则】

总的原则是，先救命后治病，先处理骨折后处理韧带，先处理关节外韧带后处理关节内韧带。对膝关节脱位者应先行复位，及时检查血管、神经，处理血栓，评估神经功能。对骨折者要待软组织肿胀消退后，及时进行骨折复位、内固定。韧带损伤者，由于侧副韧带具有一定的自然愈合能力，而且与交叉韧带的术后康复不一致，故应先行支具外固定，4 周后去掉支具开始屈伸活动，待侧副韧带愈合，关节屈伸功能恢复到接近或达到正常后，根据关节稳定状态适时进行交叉韧带重建。对开放性损伤者，应及时清创，待感染风险降低后再按照以上原则进行处理。我们既应避免注意力集中在骨折的诊治上而漏诊韧带损伤，也应避免过度强调韧带损伤早期重建的重要性而过度治疗。

适时的分期分阶段的手术方案，患者的康复痛苦小，膝关节活动度和稳定性恢复好，感染和关节粘连等并发症少。急诊一次手术修复重建所有受损的结构，看似节省费用，实则术后康复困难，关节活动度恢复差，容易残留关节不稳，并发症也多。应和患者、患者家属、肇事方及保险公司等进行密切沟通，达成共识，对患者最有利。急性期不漏诊，后期及时补救，充分利用当前的检查手段，适时、适当的个体化的手术和康复方案考验医者的技术水平。

【应用解剖】

人类是进化为直立行走的生物。但膝关节的结构尚未进化完美进化过程就停滞了，而且现代人类寿命与物竞天择的时代相比显著延长，因此膝关节结构的天然缺陷显著高于其他关节，这是膝关节易受损伤和疾病高发的内因。韧带是关节囊增厚或分化形成的产物，是维持膝关节稳定的重要结构，骨骼、肌肉、关节囊、半月板也起着非常重要的作用。主要韧带包括前交叉韧带（anterior cruciate ligament，ACL）、后交叉韧带（posterior cruciate ligament，PCL）、内侧副韧带（medial collateral ligament，MCL）、外侧副韧带（lateral collateral ligament，LCL）、前外侧结构、后外侧结构，以及后内侧结构等。

ACL 起自髁间窝股骨外髁的内侧面，向前下方止于胫骨髁间嵴的前坡（图 35-6-1）。ACL 负责胫骨的前向稳定性，受到损伤将导致胫骨前移增加。ACL 损伤的韧带断裂部位多发生在股骨侧，断端缩

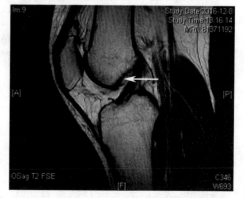

图 35-6-1　ACL 起自髁间窝股骨外髁的内侧面，向前下方止于胫骨髁间嵴的前坡

向胫骨侧，形如拖把，残留的部分纤维形成瘢痕，或附着到 PCL（图 35-6-2）。ACL 周围缺乏软组织包裹，缺乏血运，断端分离，所以缺乏自然愈合能力。支具固定难以使其愈合，手术原位修复也不能达到良好效果。ACL 重建是目前唯一可行的减少胫骨前向不稳的方法。在骨骺未闭合的少年，ACL 损伤的常见类型是髁间嵴撕脱骨折，损伤发生于 ACL 的远端，ACL 本身尚完好，早期进行骨折内固定，骨折愈合即可恢复胫骨的前向稳定（图 35-6-3）。ACL 按照功能解剖分为前内侧束（AM）和后外侧束（PL）两束或前内侧内束、前内侧外束和后外侧束三束，在不同屈膝角度负责胫骨的前向稳定性。天然 ACL 的纤维是点对点的，在关节屈伸过程中轮流张紧的过程是渐变的，较少蠕变，且具有一定的弹性（图 35-6-4）。而用于重建 ACL 的移植物具有蠕变性，经过预张后刚度较高（图 35-6-5）。现有移植材料与天然 ACL 具有不同的材料学特性，难以适应解剖结构所要求的天然力学特性，因此功能束的人为划分、双束重建和三束解剖重建的理论在实践中未获得理想的结果，而单束等长重建的疗效确切。前外侧结构损伤可加重胫骨的旋转不稳定，使发生 ACL 损伤的膝关节的胫骨前向不稳定更为显著，轴移更加显著。

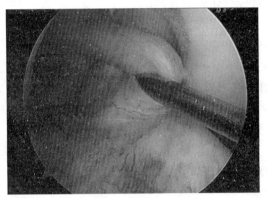

图 35-6-2　ACL 损伤的韧带断裂部位多发生在股骨侧，断端缩向胫骨侧

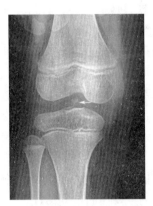

图 35-6-3　在骨骺未闭合的少年，ACL 损伤的常见类型是髁间嵴撕脱骨折

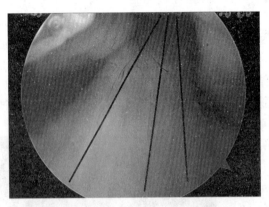

图 35-6-4　天然 ACL 的纤维是点对点的

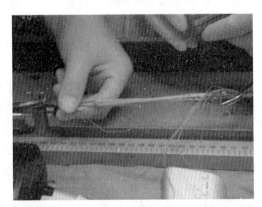

图 35-6-5　用于重建 ACL 的移植物具有蠕变性，经过预张后刚度较高

　　PCL 起自髁间窝股骨内髁的内侧面，向后下方止于胫骨后髁的上坡面（图 35-6-6）。PCL 负责胫骨的后向稳定性。PCL 损伤将导致胫骨后移增加。PCL 周围有软组织，但包裹不完全，血运不足以支持完全的自然愈合。无论是否采用支具固定，都会出现松弛愈合，MRI 上仍可见韧带，但失去防止胫骨后移的功能，手术原位修复也不能达到良好效果。PCL 重建也是目前唯一可行的减少胫骨后向不稳定的方法。胫骨后髁撕脱骨折，也可导致 PCL 控制胫骨后移

的功能失效，早期进行骨折内固定，骨折愈合即可恢复胫骨的后向稳定。PCL 按照功能解剖分为前外侧束（AL）和后内侧束（PM）两束，在不同屈膝角度负责胫骨后向稳定性。

　　MCL 是关节囊的增厚部分，薄而宽大，分为深浅两层，近端都起于股骨内髁，深层远端止点靠近胫骨的关节边缘，是控制膝关节外翻稳定的主要结构，浅层远端止点一直向远端延伸（图 35-6-7）。MCL 最重要的解剖特征是深层与内侧半月板密切相连（图 35-6-8）。MCL 周围有软组织包裹，血运良好，支具完全伸直位固定 4 周，多可使 MCL 自然愈合并恢复外翻稳定性。当交叉韧带损伤合并 MCL 损伤时，采用分期治疗，先用支具固定，MCL 多可避免手术。LCL 近端起于股骨外髁，远端止于腓骨小头（图 35-6-9）。来自外侧的直接暴力多致腓骨骨折而非 LCL 损伤。LCL 损伤多见于间接暴力，成为后外侧结构损伤和外侧关节囊损伤的一部分。侧副韧带损伤，如早期能够得到有效固定，多数也可维持侧方稳定性。

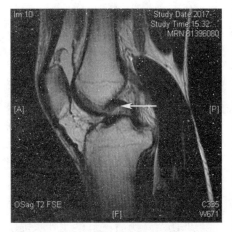

图 35-6-6　PCL 起自髁间窝股骨内髁的内侧面，向后下方止于胫骨后髁的上坡面

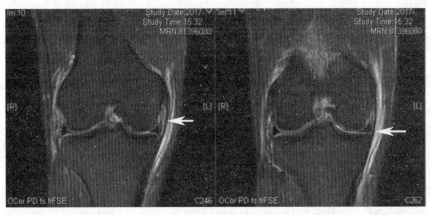

图 35-6-7　MCL 是关节囊的增厚部分，分为深浅两层，近端都起于股骨内髁，浅层远端止点向远端延伸，深层远端止点靠近关节边缘，是控制膝关节外翻稳定的主要结构

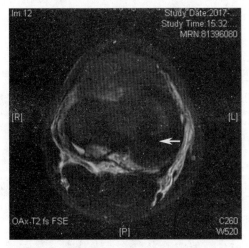

图 35-6-8　MCL 薄而宽大，最重要的解剖特征是深层与内侧半月板密切相连

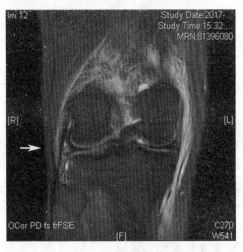

图 35-6-9　LCL 近端起于股骨外髁，远端止于腓骨小头

【损伤机制】

膝关节韧带损伤的机制极其复杂。外力的大小、方向和作用点是造成膝关节韧带损伤的外在因素。受伤瞬间膝关节的屈曲度、足部是否固定在地面、肌肉收缩的紧张度、身体的旋转和移动方向，是构成具体哪条韧带发生损伤的必要条件。膝关节的解剖结构、髁间窝的宽度、关节囊的松弛度、韧带的松弛度是构成韧带是否易损的内在因素。例如，打篮球时，如果鞋底与地面打滑，足部未形成固定，那么外力和身体的旋转和移动将使整个身体滑出，外力未必会集中到膝关节而造成韧带损伤；而当场地较好，鞋底摩擦力较大，足部相对固定在地面时，身体前移使膝关节过伸，将导致 ACL 损伤；如有髁间窝狭窄，或有韧带松弛，使膝关节超伸较大，则 ACL 损伤的机会将增加。

【临床及影像学检查】

外伤及外伤后关节迅速肿胀提示韧带损伤。详细问诊受伤经过对判断哪条韧带发生损伤有帮助。单一交叉韧带损伤，肿胀可很快消退。亚急性期来诊的患者容易被漏诊，骨科检查至关重要。

1. 步态　自行走来要首先观察患者的步态。拄拐、轮椅或担架来诊说明损伤较重。

2. 局部视诊　要注意观察关节肿胀，皮肤淤血，肢体远端血运，关节内、外翻和屈曲度。关节肿胀提示关节积血，提示交叉韧带损伤。皮肤淤血提示关节周围软组织损伤，要关注侧副韧带损伤。肢体远端血运不良提示血管损伤或血栓形成。关节出现内外翻提示多韧带损伤。关节处于屈曲状态，提示关节交锁或半脱位，或脱位。记录关节活动度。

3. 触摸足背动脉，检查小腿和足部皮肤感觉，初步判断是否存在血管神经损伤。

4. 浮髌试验　浮髌试验阳性提示关节积血。

5. 侧方稳定性检查　在伸直位做内、外翻侧方应力试验，阳性提示侧副韧带损伤。这项操作要谨慎。屈髋屈膝 90° 外旋小腿，阳性提示后外侧结构损伤。

6. 前后稳定性检查　屈膝 90° 做前后抽屉试验，屈膝 20° ～ 30° 做正反向 Lachman 试验，在肌肉松弛状态下做轴移试验。任何阳性发现均提示交叉韧带损伤。关节稳定性测量装置对临床科研有帮助。

7. X 线　X 线检查是基本的辅助检查，用于判断骨折，如髁间嵴撕脱骨折、Segond 骨折。在不具备 MRI 条件时，应力 X 线检查可辅助判断关节不稳。在有 MRI 条件时，避免使用应力片，以免加重损伤。

8. MRI　MRI 在中国十分普及，是必不可少的检查手段。检查目的不仅是发现韧带损伤，而且有助于评估膝关节软组织的总体损伤状态，了解积血量，了解是否合并半月板损伤、软骨损伤、骨挫伤，对判断预后很有帮助。

9. 膝关节镜检查　在具备 MRI 条件时，关节镜不用于单纯的检查手段。在必须进行其他膝关节手术时，关节冲洗可消除关节血肿，对支具固定后较快恢复关节活动度有助益。

10. 麻醉下关节稳定性检查　如有其他手术指征，在麻醉后可复查关节稳定性，包括屈膝 90° 位前后抽屉试验，屈膝 20° ～ 30° 位正反向 Lachman 试验，以及轴移试验。屈膝 90° 位后抽屉试验阳性与 PCL 损伤符合率高，轴移试验阳性与 ACL 损伤符合率高。

【膝关节镜下 ACL 重建术】

1. 常规镜检　用 30° 关节镜。将关节腔冲洗干净后，可见髁间窝空壁征，前交叉韧带上止点断裂，探钩探查韧带松弛。确定保留残束的量。残束或残端保留过多，会影响胫骨骨道内口的定位。

2. 制备移植物　虽然骨 - 骨愈合优于腱 - 骨愈合，但由于多数学者认为骨 - 腱 - 骨取材损伤较大，故目前移植物多取自体半腱肌腱和股薄肌腱。一条韧带损伤首选自体移植物。多韧带损伤可用同种异体移植物或人工韧带，对经济条件较差者也可选择取自对侧。

　　取腱的切口多取胫骨近端内侧横切口。过去取纵切口，易出现局部麻木，瘢痕也不美观。翻开缝匠肌筋膜，显露半腱肌腱和股薄肌腱。用取腱器切取肌腱，去掉脂肪和残余肌肉，折叠缝制成四股肌腱，长度 11 cm 左右。安置在预张器上预张，拉力 20 lb（1 lb=0.4536 kg）。测量肌腱直径，敷盐水纱布保湿。选取直径与肌腱相等的胫骨和股骨骨钻。对于一般身高者，胫骨定位器设定在 45°。如果患者过高或过矮，可调整角度以适应肌腱长度。股骨定位器选择偏心距比肌腱半径大 2～3 mm 的。

　　3. 建立骨道　ACL 胫骨定位器有多种，用双叉定位器环抱胫骨 ACL 残端，对于胫骨内口的定位比较准确，不易出现偏离（图 35-6-10）。胫骨外口设置在胫骨内侧面左右中央。先钻入导针，确定内口位置位于 AM 束的 M 点，然后用胫骨骨钻钻取胫骨骨道。镜下建立前内侧辅助入口，经该口置入股骨骨道定位器。屈膝 120°，股骨骨道内口设定在韧带原始附着区内，右膝 10 点半处，左膝 1 点半处，相当于 PL 束的 P 点。先钻入导针，穿出股骨侧皮肤，然后钻入股骨钻，钻取股骨骨道，达到固定方法所要求的深度。保持膝关节屈曲角度不变。

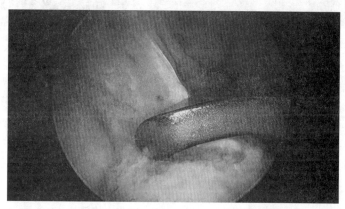

图 35-6-10　ACL 胫骨定位器有多种，用双叉定位器环抱胫骨 ACL 残端，对于胫骨内口的定位比较准确，不易出现偏离

　　4. 肌腱固定　根据术者所偏好的固定要求，在股骨骨道内设置横穿钉孔道或扣板孔道。经前内侧辅助入口将牵引线导入股骨骨道，再经胫骨骨道引出。拉住移植物，将肌腱拉入胫骨骨道，经关节腔再拉入股骨骨道（图 35-6-11）。先固定股骨侧，然后反复屈伸膝关节至少 20 次，检查韧带匹配度和韧带松紧度。用上述骨道定位法，露在胫骨外面的肌腱长度在整个膝关节的屈伸过程中几乎没有变化，在接近伸直位时，或有些许进入。说明韧带在关节屈曲活动过程中是等长的，不会产生显著的张力变化。在便于拧入胫骨螺钉的任意屈膝角度，避免韧带过张，给予韧带适度拉力，根据术者所偏好的固定要求，完成胫骨固定。

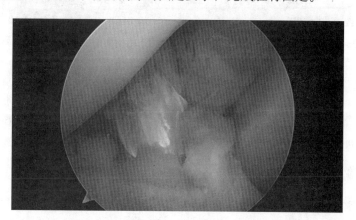

图 35-6-11　拉住移植物，将肌腱拉入胫骨骨道，经关节腔再拉入股骨骨道

【膝关节镜下 PCL 重建术】

1. 常规镜检 用 70° 关节镜。将关节腔冲洗干净后，可见 ACL 假性松弛，用探钩探查 PCL（图 35-6-12）。建立后内侧入口可更好地观察 PCL。

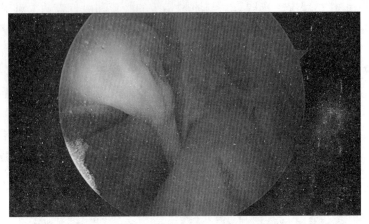

图 35-6-12　用 70° 关节镜观察，用探钩探查 PCL

2. 制备移植物 方法同 ACL 重建术。尽量使移植物更长，达到 12 cm 以上较好。

3. 建立骨道 保持屈膝 90° 位。用 PCL 胫骨定位器经髁间窝插入髁间窝后方，经后内侧入口插入关节镜观察胫骨内口定位，位于 PM 束的 M 点（图 35-6-13）。胫骨外口设置在胫骨内侧面内外缘中央。先钻入导针，确定内口位置适当，然后安置保护匙防护后方血管神经，用胫骨钻钻取胫骨骨道。根据术者所偏好的固定要求，在胫骨骨道内建立横穿钉孔。将股骨骨道内口设定在韧带原始附着区内 AL 束的 A 点，经前外入口钻取股骨骨道。切开股骨侧皮肤，充分显露股骨骨道外口。

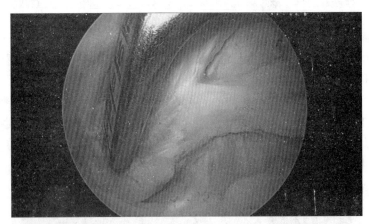

图 35-6-13　保持屈膝 90° 位。用 PCL 胫骨定位器经髁间窝插入髁间窝后方，经后内侧入口插入关节镜观察胫骨内口定位，位于 PM 束的 M 点

4. 肌腱固定 保持屈膝 90° 位。经胫骨骨道安置牵引线，环端经关节腔再经股骨骨道引出。拉住移植物，将肌腱拉入股骨骨道，经关节腔再拉入胫骨骨道（图 35-6-14）。先固定胫骨侧，然后反复屈伸膝关节至少 20 次，检查韧带匹配度和韧带松紧度。用上述建立骨道的方法，露在股骨外面的肌腱长度在整个膝关节的屈伸过程中几乎没有变化，说明韧带在关节屈伸活动过程中是等长的，不会产生显著的张力变化。根据术者所偏好的固定要求，给予韧带适度拉力，完成股骨侧固定。如果先固定股骨侧，再固定胫骨侧，则在胫骨侧拧入螺钉的力量相当于后抽屉作用力，易造成韧带松弛，所以先固定胫骨侧较好。

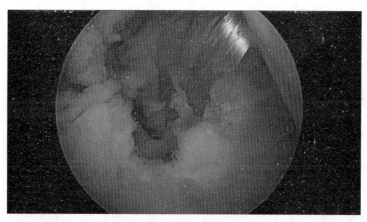

图 35-6-14　保持屈膝 90° 位。经胫骨骨道安置牵引线，环端经关节腔再经股骨骨道引出。拉住移植物，将肌腱拉入股骨骨道，经关节腔再拉入胫骨骨道

【康复要点】

1. 引流管　术后安置引流管，可减轻术后关节积血。关节积血可增加感染率。

2. 抗生素　目前指导意见是关节镜手术后不用抗生素。但韧带重建手术有移植物，感染风险显著增加，我们仍使用预防性抗生素。目前推荐使用的预防性抗生素是二代头孢，但二代头孢对金黄色葡萄球菌和表皮样葡萄球菌多为耐药，而这两种细菌是骨科感染的常见致病菌。因此我们首选克林霉素作为预防性抗生素。

3. 支具　如果术者在术中测试韧带不能满足等长要求，应嘱患者术后使用支具，分时段限制屈膝角度，避免屈膝时韧带张力过高，但使用支具会增加关节粘连和肌肉萎缩的风险。我们采用等长重建，患者不使用支具，通过自然恢复，关节即可恢复良好活动度，而无需进行屈膝锻炼。

4. 负重　严格使用双拐 3 个月是非常有必要的。在 ACL 重建术后，年轻、肌力好的患者，如果自我感觉恢复良好，也要使用双拐避免负重至少 6 周。PCL 重建术后严格使用双拐 3 个月较为可靠。

5. 分阶段恢复运动能力　术后 3 个月，患者关节消肿，股四头肌有力，屈曲达到 120°，双腿站立无痛，即可开始站桩练习，进行负重训练，进一步提高肌力，然后逐渐开始练习单腿站立。如果单腿站立关节稳定性良好，即可逐渐恢复正常行走。如行走恢复良好，即可逐渐完全恢复正常的日常生活，并可开始慢跑。术后 6 个月，患者可以开始快跑，练习跳跃，逐渐恢复一般性体育活动。术后满 1 年，复查 MRI，了解韧带一体化情况，逐渐恢复人盯人贴身的竞技性体育活动能力。

（倪　磊）

第七节　膝关节半月板损伤

人类有别于其他动物最重要的活动特征是直立行走，而膝关节适应直立行走的进化尚未达到完美，还存在不足。长期负重、活动量大和结构进化缺陷使膝关节成为全身大关节中最易受到损伤的关节。也正是因为膝关节在承重状态下要进行大量重复性的屈伸活动，使膝关节的股骨和胫骨接触面之间存在巨大的重复性摩擦负荷。半月板是逐渐进化而来缓解承重和摩擦负荷的重要结构，但双足直立行走的人类半月板在形态上与四足哺乳动物相比没有显著变化。内外

因的共同作用，使半月板损伤（meniscus tear）成为膝关节最常见的损伤。由于半月板是膝关节的特殊结构，因此半月板损伤即指膝关节半月板损伤。

【诊治原则】

由于半月板具有重要的减缓关节承重和摩擦负荷的重要功能，因此处理半月板损伤的基本原则是，能够缝合的避免切除，能够少切除的避免多切除。但能否拯救半月板，保存这个重要的缓和关节承重和摩擦负荷的功能结构，在于及时诊断和早期治疗。及时诊断的利器是MRI，早期治疗的工具是关节镜。患者积极就诊非常重要。医生善于使用MRI尽快明确关节内受损的具体结构，而不是给每一位膝关节疼痛的患者笼统地下一个至今定义不甚确切的"骨关节炎"的诊断而贻误手术治疗更为重要！

【应用解剖】

半月板是逐渐进化而来的负责承重和减缓摩擦的重要结构，组织学为纤维软骨，具有适度的润滑和变形能力。在形状上，负重面呈半月形，横断面呈三角形，在股骨关节面和胫骨关节面之间形成极佳的容适形状。每一侧膝关节有两个半月板，内侧的称为内侧半月板（medial meniscus），外侧的称为外侧半月板（lateral meniscus）（图35-7-1）。

为了便于描述，将每侧半月板人为地分为前角（anterior horn）、体部（body）和后角（posterior horn）。内侧半月板后角横径比前角大一倍，体部与内侧副韧带深层紧密连接牢固固定。这是半月板损伤中内侧半月板后角损伤往往疼痛显著且发

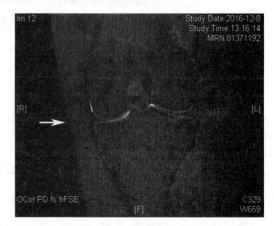

图 35-7-1　膝关节半月板

病率较高的解剖和力学基础。外侧半月板后外侧有腘肌腱裂孔供腘肌腱穿行，半月板与周围连接松弛活动度较大。这是半月板损伤中外侧半月板损伤往往易于发生交锁的解剖和力学基础。在黄种人，外侧半月板出现宽厚形态的发生率较高，称为盘状半月板（discoid meniscus）。按照宽厚程度，盘状半月板分为完全型（图35-7-2）和不完全型（图35-7-3）。宽厚的半月板活动度减小因而容适性减小，接触面大因而摩擦力增大，故发生损伤的概率增加。这是外侧半月板损伤多为盘状半月板损伤的解剖和力学基础。

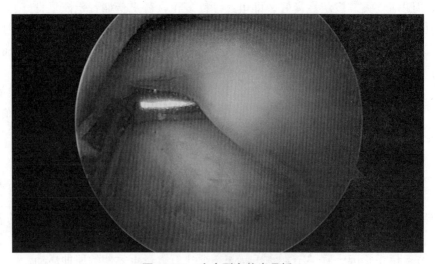

图 35-7-2　完全型盘状半月板

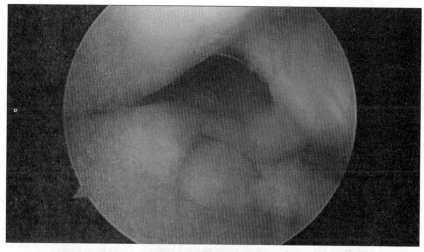

图 35-7-3　不完全型盘状半月板

按照血管分布，从中央向外围，将半月板分为白区、中间区和红区三部分。没有血液供应的白区和较少血液供应的中间区缺乏自然愈合能力，这是半月板损伤不得不切除一部分的客观原因。有限血液供应的红区具有一定的自我修复能力，对半月板红区损伤优先考虑膝关节镜下半月板缝合术（meniscus repair），愈合率约 90%，在损伤严重不具备缝合条件时，只能进行成形术，勉强缝合将导致二次手术，还需要进行成形术。

【损伤机制】

按照损伤机制，将半月板损伤分为外伤性半月板损伤、退变性半月板损伤（degenerative meniscus tear）和盘状半月板损伤。

外伤性半月板损伤有明确外伤史。当足部固定在地面身体移动旋转时，膝关节处于不同角度的屈曲状态，股骨髁挤压摩擦半月板，而半月板未能顺应变化，导致白区瓣状撕裂（flap tear）（图 35-7-4）。当膝关节受力导致前交叉韧带损伤时，胫骨前移，股骨髁相对后移，股骨髁对半月板的压力作用点发生在半月板横断面三角形的斜面上方甚至半月板之外，挤压力使半月板翻转内移，形成"桶柄状"撕裂（bucket handle tear）（图 35-7-5，35-7-6）。因此，半月板瓣状撕裂见于外伤性半月板损伤，而"桶柄状"撕裂见于既有外伤又有关节不稳的病例，见于前交叉韧带损伤或前交叉韧带损伤后的再次损伤。

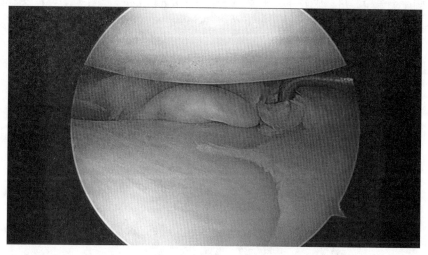

图 35-7-4　白区瓣状撕裂

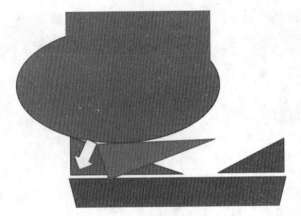

图 35-7-5　半月板"桶柄状"撕裂

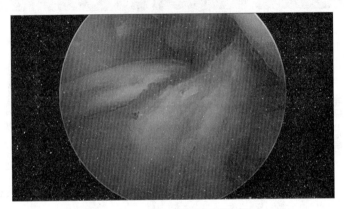

图 35-7-6　半月板"桶柄状"撕裂

半月板退变是人类运动器官自然进化停滞和人类寿命延长后显现的生理变化。在物竞天择的时代，人类寿命很少有超过 40 岁者。目前，在 40 岁以上人群，MRI 检查即可发现半月板发生不同程度的退变。半月板退变的典型结构改变是半月板内部脂肪化，纤维软骨组织被脂肪组织替代，在 MRI 上表现为半月板的空心化，呈现星状或线状高信号。当半月板发生退性行变后，对摩擦力的承受能力下降，是导致退变性半月板发生撕裂损伤的内因。由于内侧半月板后角较宽且固定于内侧副韧带，因此内侧半月板后角是退变性半月板损伤的好发部位。按照损伤形态，内侧半月板退变性损伤分为水平撕裂（horizontal tear）（图 35-7-7）、根部撕裂（root tear）（图 35-7-8）和中后 1/3 复合复杂性撕裂三种类型，分别具有不同的受伤机制。

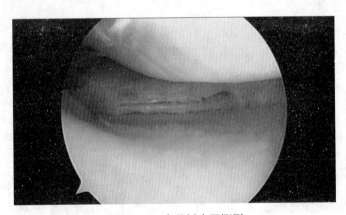

图 35-7-7　半月板水平撕裂

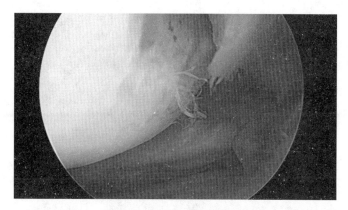

图 35-7-8 半月板根部撕裂

人类直立行走的特征是重复向前双腿交替负重。当足部前行着地时，对侧足逐步抬起，身体前移，膝关节负荷逐步加大，膝关节随着逐渐伸直，直至承担全部体重负荷。在这个过程中，股骨髁相对于半月板是逐渐伸直的，内侧半月板后角的上表面承受向后的剪切力，而内侧半月板下表面与胫骨边缘相对固定于胫骨平台。因此，半月板上、下表面移动方向相反，导致内侧半月板后角水平撕裂（图 35-7-9）。

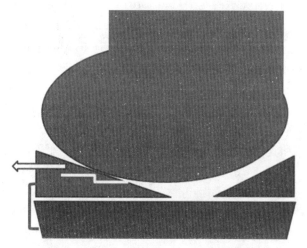

图 35-7-9 内侧半月板后角水平撕裂机制

膝关节退变还有另外两个结构的变化，一个是胫骨髁间嵴的增生，特别是髁间前嵴，在膝关节退变早期即可出现；另一个是关节软骨面的光滑度下降，特别是股骨内髁，甚至可见软骨剥脱。髁间前嵴增生使内侧半月板前角拉紧，使半月板受到推离胫骨平台的应力。股骨内髁退变使作用在半月板上表面的摩擦力增大。这两个力的共同作用集中到内侧半月板后角根部，导致内侧半月板后角根部撕裂，半月板移位、半脱位或脱位，推动内侧副韧带，常导致显著疼痛。

内侧半月板的结构特点是与内侧副韧带固着，而作用于内侧半月板后角的摩擦力是向后的，所以，半月板中后 1/3 交界处成为应力集中点（图 35-7-10），这个部分的损伤多见于长期慢性晚期的病例，撕裂的形态往往不规则，多为水平撕裂和瓣状撕裂混杂的复合复杂性损伤形式。

盘状半月板形态宽厚，承受的摩擦力大，因此常见的撕裂类型是水平撕裂，而且半月板越宽厚，发病年龄越小。完全型盘状半月板发生损伤的年龄可见于 3 岁幼儿，不完全型者在成人也不少见。

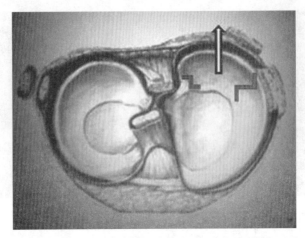

图 35-7-10　内侧半月板后角根部和中后 1/3 交界处成为应力集中点

【临床表现及影像学检查】

1. 外伤史　外伤史是重要病史，但发生半月板损伤因无外伤史而被医生漏诊者屡见不鲜。无外伤史不能成为否定半月板损伤的依据。

2. 疼痛　膝关节内侧疼痛提示内侧半月板损伤，外侧交锁提示外侧半月板损伤。

3. 压痛　关节间隙压痛是提示半月板损伤的最可靠的检查指标。

4. 旋转挤压试验　站立位 Thessaly 试验阳性，仰卧位 McMurray 征阳性，俯卧位 Apley 试验阳性均提示半月板损伤。

5. X 线检查　X 线检查要采用负重后前位，了解膝关节的 KL 分级，对判断关节退变程度非常重要。Kellgren-Lawrence X 线分级为：0 级，无骨关节炎表现；1 级，骨赘轻微；2 级，有骨赘，无关节间隙狭窄；3 级，关节间隙轻度狭窄；4 级，关节间隙明显狭窄。X 线检查还有助于发现关节游离体和其他骨性改变。关节造影诊断可靠性低，在具备 MRI 的条件下，关节造影已经少用。

6. MRI　MRI 是诊断半月板损伤最可靠的无创技术，临床普遍使用。根据 MRI 表现将半月板损伤分为三度：Ⅰ度，半月板内有星状高信号；Ⅱ度，半月板内有线状高信号；Ⅲ度，半月板内异常信号达到关节面、或分离、或间断、或脱离正常位置。Ⅲ度半月板损伤是半月板手术的绝对适应证（图 35-7-11）。

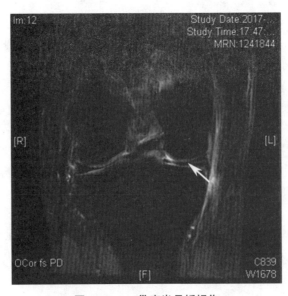

图 35-7-11　Ⅲ度半月板损伤

7. 膝关节镜　MRI 诊断半月板损伤具有高度符合率，因此目前几乎没有医生将关节镜检查单纯用于半月板损伤的诊断。由于关节镜下半月板手术具有镜视下诊断明确、微创，对半月板损伤进行缝合或成形手术的效果显著优于切开方式的同类手术，因此目前几乎没有医生再采用切开手术处理半月板损伤。

【膝关节镜下半月板缝合术】

1. 适应证　半月板红区垂直纵行撕裂、受伤时间短于 8 周、年龄小于 30 岁，是半月板缝合术的最佳适应证。愈合率可达 90%。其他情形可根据医生经验酌情采用缝合，或部分缝合部分成形，但愈合率低，残留疼痛及二次手术可能性大。

2. 完全镜下缝合技术　首先镜检明确撕裂位于红区，为垂直纵行（图 35-7-12）。然后用手动或关闭吸引的电动工具对损伤边缘进行打磨，使缝合接触面新鲜化。置入半月板缝合枪导槽，选取缝合进入的最佳角度。沿导槽插入安装上 RapidLoc 缝合钉的半月板缝合枪，刺入，扣动扳机打入第一枚锚线，退出缝合枪枪尖，移动 5 mm 间隔，刺入枪尖，将第二枚锚线上腔、击发。取出缝合枪。用探钩勾住第二枚锚线，拉紧第一枚锚线至适当张力，再拉紧第二枚锚线至适当张力（图 35-7-13）。根据撕裂长度，间隔 5 mm 可进行第二个及第三个缝合。缝合工具可根据具体的医疗条件由医生自主选择。

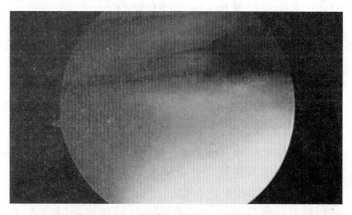

图 35-7-12　撕裂位于红区，为垂直纵行

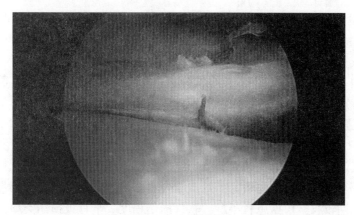

图 35-7-13　镜下缝合

3. 完全在镜下缝合适合于撕裂长度小于 2 cm 者，如撕裂过长或较大"桶柄状"撕裂，则根据需要用不可吸收线进行手工缝合加固。半月板缝合术亦称为半月板修补术。

【膝关节镜下半月板修整成形术】

1. 适应证　半月板瓣状撕裂、退变性半月板损伤和盘状半月板损伤。

2. 镜下修整成形术　首先镜检确定损伤类型，明确不可缝合或即使勉强缝合也会不愈合后，即可考虑进行镜下半月板修整。半月板修整是成形的第一步，用电动刨刀和手动工具将破损半月板的不规则边缘修整整齐。然后使用射频刀头对保留的半月板边缘进行处理，使边缘光滑。然后用探钩探查挽留半月板的稳定性，如果不稳定，还需要重复上述步骤，直到挽留的半月板是稳定的（图 35-7-14）。

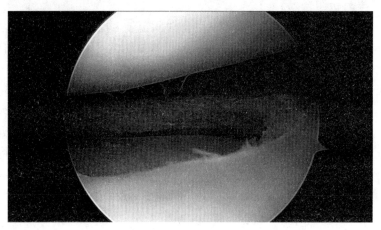

图 35-7-14　镜下修整成形

3. 半月板修整成形术　可简称半月板修整术、半月板成形术或半月板部分切除术。

【康复要点】

1. 加压包扎　术后无需安置引流管。加压包扎即可避免术后出血。但如果损伤累及半月板滑膜缘，早期负重可导致关节内伤口破损。少量出血可致关节肿胀、疼痛反复，使康复迁延。较多出血可致关节积血、积液，甚至伤口渗液。

2. 抗生素　目前的指导意见是关节镜手术不使用预防性抗生素，因此半月板修整成形术不用抗生素。但半月板缝合手术有移植物，使感染风险显著增加，建议使用预防性抗生素。目前推荐使用的预防性抗生素是二代头孢，但二代头孢对金黄色葡萄球菌和表皮样葡萄球菌多为耐药，而这两种细菌是骨科感染的常见致病菌。因此我们使用克林霉素作为预防性抗生素。

3. 支具　可缝合半月板多发生在前交叉韧带损伤病例，是否使用支具取决于韧带重建的方式。使用支具会增加关节粘连和肌肉萎缩的风险。如果患者能够不使用支具，通过自然恢复，膝关节即可恢复良好的活动度，而无需进行强化的屈膝锻炼。

4. 负重　对年轻、肌力好、半月板瓣状撕裂的患者可使用双拐避免负重 6 周。其他类型的半月板损伤，特别是退变性半月板损伤患者，严格使用双拐 3 个月是有非常必要的。

5. 分阶段恢复日常生活能力和运动能力　术后 3 个月，患者关节消肿，股四头肌有力，屈曲达到 120°，双腿站立无痛，即可开始站桩练习，进行负重训练，进一步提高肌力。然后逐渐开始练习单腿站立。如果单腿站立关节稳定性良好，即可逐渐恢复正常行走。如行走恢复良好，即可逐渐恢复正常的日常生活。半月板缝合者的分阶段康复同交叉韧带重建术。退变性半月板损伤的康复期较长，根据患者年龄、软骨损伤程度、半月板损伤类型、前 3 个月遵守医嘱的忠实度和第一阶段康复达标程度确定以后的康复进程。

（倪　磊）

第八节　胫骨平台骨折

胫骨平台骨折（tibial plateau fractures）约占所有骨折的 1%，占老年人群骨折的 8%。高能量创伤导致的骨折常发生于骨质较好的年轻人；低能量损伤导致的骨折常发生于骨质疏松的老年人。胫骨平台骨折为典型的关节内骨折，表现复杂多样，可导致不同程度的关节面劈裂、塌陷和移位，甚至合并严重的皮肤软组织、膝关节韧带及半月板损伤。治疗时必须针对不同的损伤类型，采取不同的治疗方法，以获得良好的效果。

【解剖概要】

胫骨平台是胫骨近端的关节部分，与股骨髁构成膝关节。内侧平台较大且凹，外侧平台较小且凸，外侧平台高于内侧平台。二者之间有胫骨髁，是交叉韧带和半月板附着的区域。在胫骨近端还有两个骨性隆起，一是胫骨结节，位于胫骨嵴前方，膝关节水平以下 2～3 cm，有髌腱附着；二是 Gerdy 结节，位于胫骨外髁的前外侧面，是髂胫束的止点。另外，胫骨平台从前往后约有 10° 的倾斜。胫腓之间组成上胫腓关节，位于胫骨的后外侧面。腓骨对胫骨近端有支撑作用，并且为外侧副韧带、腘肌腱和股二头肌腱提供附着位置。每一个平台的外侧部分都由半月板纤维软骨覆盖，外侧半月板覆盖的关节面比内侧更大，外侧平台骨小梁分布密度不及内侧平台密集，骨支撑力相对较弱。因此，外侧平台的骨折更为常见。当发生内侧平台骨折时，常需要更大的暴力，更易合并软组织损伤（如外侧韧带复合结构的撕裂，腓总神经或腘血管的损伤）。

【发病机制及类型】

胫骨平台骨折的受伤机制为：轴向负荷、侧方应力或两者的结合，而实际上则是股骨髁行使剪切和压缩的暴力作用于胫骨平台上，引起的骨折最常见的是爆裂性和压缩性骨折，或两者均有。单纯的爆裂性骨折更常见于较年轻的患者，因胫骨髁强硬的骨质能抵挡其上方的股骨髁的压缩力量。老年人骨骼承受压力的能力降低，多导致平台压缩性骨折。因此，受伤原因以交通事故汽车撞击、高空坠落或运动损伤为多见。老年人骨质疏松，外力虽轻微也可发生胫骨平台骨折。

胫骨平台骨折有很多分类方法，当前最广泛应用的一种为 Schatzker 分型（图 35-8-1）。

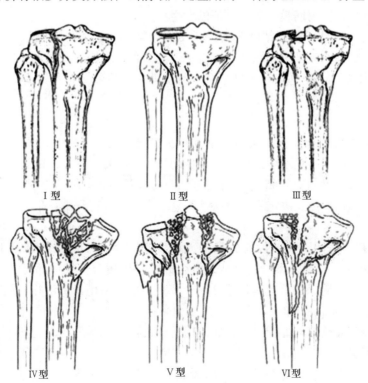

Ⅰ型　　　　　　Ⅱ型　　　　　　Ⅲ型

Ⅳ型　　　　　　Ⅴ型　　　　　　Ⅵ型

图 35-8-1　Schatzker 分型

Ⅰ型：外侧平台爆裂性骨折；无关节面塌陷，发生在松质骨致密的年轻人。

Ⅱ型：外侧平台爆裂塌陷，是外侧屈曲应力合并纵向负荷所致，常发生在 40 岁或以上者。

Ⅲ型：单纯外侧平台爆裂塌陷，可发生在关节面的任何部分，但常见于中心区塌陷。

Ⅳ型：内侧平台塌陷，因内翻和轴向负荷所致，常是中等或高能量损伤。

Ⅴ型：双髁骨折，伴不同程度的关节面塌陷和移位，常是内髁骨折合并外髁爆裂性骨折或爆裂塌陷。

Ⅵ型：双髁骨折合并干骺端骨折，常见于高能量损伤或高处坠落伤，X 线检查常呈爆裂样。

Ⅰ、Ⅱ、Ⅲ型骨折属于低能量损伤的骨折；Ⅳ、Ⅴ、Ⅵ型属于高能量损伤的骨折。

最近胫骨平台骨折较为流行的分型是基于 CT 扫描的胫骨平台的三柱分型（图 35-8-2）：A 点为胫骨结节，O 点为胫骨棘连线中点，C 点为腓骨头前缘，B 点为胫骨平台内侧嵴。胫骨平台被 OA、OB、OC 三条线分割为三个部分，分别定义为外侧柱、内侧柱和后侧柱，将累及皮质破裂定义为柱骨折。该分型有助于外科医生更好地理解骨折类型，从而指导手术入路及内固定的选择。

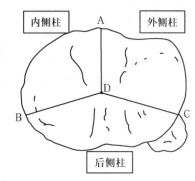

图 35-8-2　胫骨平台的三柱分型

【临床表现和诊断】

1. 症状和体征　患者膝部疼痛、肿胀，不能负重。骨折无移位者症状较轻，骨折部位常有明显压痛；有移位的骨折，骨折部常有明显血肿，渗入至关节腔及周围肌肉、筋膜和皮下组织中，造成膝关节和小腿上端严重肿胀，并伴有广泛瘀斑。由于严重肿胀，皮肤可产生张力性水疱。骨折移位可见局部畸形，有时甚至可触及骨擦音。此外需强调的是，胫骨平台可合并膝关节严重的软组织损伤，如半月板、侧副韧带和交叉韧带的撕裂。内侧平台的暴力损伤常有膝关节脱位，并有腓总神经或腘血管损伤。另外，小腿任何间隔的肿胀和肌肉的被动牵拉痛是间隔内压力增高的征象，警惕筋膜间隔综合征的发生。

2. 影像学检查　X 线检查可帮助明确诊断及了解骨折的类型和严重性，CT 检查能提供水平面、冠状面和矢状面的三维重建图像，更有利于判断骨折块粉碎及塌陷的程度和部位，可供选择手术方式时参考。MRI 更有利于韧带和半月板的损伤诊断。对怀疑有血管损伤的患者可行动脉造影。

【治疗】

关节内骨折的治疗目标：保持关节的活动性、稳定性，以及关节表面的对称性和轴向力线，减轻关节疼痛，以及防止术后创伤性关节炎的发生。胫骨平台骨折的远期预后有 4 个主要因素：①关节面的压缩程度，②髁部骨折的范围与分离程度，③骨干 - 干骺端的粉碎和分离程度，④软组织的损伤程度。决定手术时必须对这 4 个因素进行仔细评估，以选择最好的治疗方法。

1. 非手术治疗　适用于关节没有失稳的无移位或轻度移位的 Schatzker Ⅰ 型骨折或塌陷 ≤ 1 mm 的 Schatzker Ⅱ 型或Ⅲ型骨折，或患者合并内科疾病全身或局部无法耐受手术的，采用长腿石膏固定 4 ～ 6 周，负重应延迟至 2 ～ 3 个月。也可采用牵引治疗，用胫骨中下 1/3 骨牵引，将小腿置于 Thomas 架和副架上，通过牵引来控制小腿内、外翻位置，并可早期进行膝关节活动。对于轻度移位塌陷骨折，若有韧带损伤导致膝关节不稳定，则应修复韧带，骨折也考虑切开复位内固定。

2. 手术治疗　胫骨平台骨折为关节内骨折，故多主张早期手术治疗，对于 Schatzker Ⅰ～Ⅲ型骨折可用支撑钢板 - 螺钉内固定。对于合并塌陷者必须将塌陷骨块顶起，植骨支撑

（图 35-8-3）。Ⅳ型骨折为高能量损伤引起，需要支撑钢板固定，且多合并髁间隆起骨折，应同时用钢丝通过骨隧道固定。Ⅴ型、Ⅵ型骨折为双髁骨折，往往合并严重的软组织损伤，除了处理骨折，还要重视软组织的保护，应采用松质骨螺钉和双侧支撑钢板内固定（图 35-8-4）。胫骨边缘撕脱骨折多并发韧带损伤和不稳定，应认真对待。

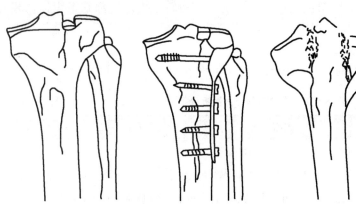

图 35-8-3　外侧胫骨平台骨折松质骨螺钉和支撑钢板内固定

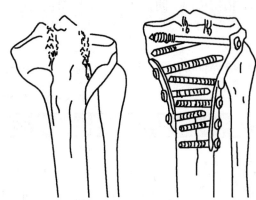

图 35-8-4　胫骨平台双髁骨折双侧支撑钢板内固定

病例 35-2

病例 35-2 解析

第九节　胫腓骨干双骨折

胫腓骨干双骨折（fracture of shaft of tibia and fibula）在长骨骨折中最多见，约占全身骨折的 12%。双骨折、粉碎性骨折及开放性骨折居多，软组织损伤重，治疗复杂。

【解剖概要】

1. 骨结构　胫骨骨干密质骨厚而坚固，抗压能力强。胫骨上 1/3 呈三角形，下 1/3 略呈四方形，胫骨中、下 1/3 交界处是三菱形与四边形骨干形态移行部，为骨折多发部位，所用支撑钢板必须适合该部位不规则形状。胫骨结节不与骨干轴线一致，稍靠外，应在定位髓内针打入点时加以考虑。胫骨前缘的锐性胫骨嵴是骨折复位的标志。胫骨的髓腔呈不规则的三角形，髓腔的狭窄部在中、下 1/3 交界处。腓骨承载体重的一小部分，腓骨干和腓骨近端的骨折对腓骨的功能影响较小。腓骨远端及外踝在踝关节的完整中起非常重要的作用，因此，对于胫腓骨骨折的患者必须评估踝关节的完整性。

2. 胫、腓骨的血供　胫后动脉的近端分支形成单一的营养血管供应胫骨干，其由胫骨上端后外侧穿入，向远近端走行，并与干骺端的血管相吻合。骨膜动脉沿途分出垂直小支传入密质骨外层。此外，胫骨中上端的前外侧及后侧有丰富的肌肉包绕，肌与骨膜之间侧支循环丰富。骨折移位破坏滋养动脉的血供，如果外周软组织也被严重剥离，会导致血供的严重不足，影响骨折愈合。

3. 骨间膜　骨间膜将胫骨的外侧嵴和腓骨的前内侧缘连接起来，它的主要纤维向下外走行。单一胫骨骨折时，腓骨借骨间膜的联系，对胫骨有支撑作用，但腓骨因屈从作用向外侧弯曲，胫骨上折段有下内方滑移趋势。因此，胫、腓骨干双骨折时，将胫骨、腓骨骨折同时固定，则更可靠。腓骨远端在维持踝关节的结构完整性方面有重要作用，它通过韧带联合以及骨间膜与远端胫骨紧密连接。这些韧带的断裂将使腓骨失去对距骨的支持。胫骨干骨折任何方向的移位（包括旋转和短缩），都将使踝关节承载的应力发生异常。

4. 筋膜间隔　小腿深筋膜与胫腓骨及骨间膜形成四个界限清楚的筋膜间隔，前间隔、外侧间隔、后浅间隔、后深间隔。前间隔内走行胫骨前肌、拇长伸肌、趾长伸肌及第三腓骨肌；

外侧间隔为腓骨长短肌；后浅间隔为小腿三头肌（腓肠肌、比目鱼肌、跖肌）；后深间隔为胫后肌、趾长屈肌、跗长屈肌及胫后血管和胫神经。小腿骨折并发血管及严重软组织损伤可引起筋膜间隔综合征。

【病因、病理和分类】

1. 损伤机制　间接暴力损伤机制包括弯曲（铰链）和扭转暴力。局部软组织损伤相对较轻，骨折为长斜、螺旋和蝶形骨块。直接暴力骨折的骨折线为横行和短斜行，高能损伤有复杂的高度粉碎的形态，伴有广泛软组织损伤。

2. 胫骨骨折分类　目前常用的为改良 Ellis 胫骨骨折分类（表 35-9-1）。

表35-9-1　改良Ellis胫骨骨折分类

骨折特征	轻度	中度	严重
移位	直径的 0 ～ 50%	51％ ～ 100%	100%
粉碎	无或轻微	0 或 1 个蝶形骨块	≥ 2 个游离骨块或呈节段性
伤口	开放Ⅰ级，闭合 0 级	开放Ⅱ级，闭合Ⅰ级	开放Ⅲ～Ⅳ级，闭合Ⅱ～Ⅲ级
能量（病史）	低	中度	高，挤压
机制（骨折类型）	螺旋形	斜形、横形	横形、成碎片

Tscheme 闭合分级：0 度为间接暴力致伤；Ⅰ度为低或中能量上，骨折局部软组织挫伤；Ⅱ度肌挫伤严重，深层皮肤擦伤，有筋膜间隔综合征高危性；Ⅲ度为广泛挤压，皮下组织脱套或撕脱，可有动脉损伤或确定的筋膜间隔综合征。

【临床表现与诊断】

1. 病史　了解受伤时间、机制、暴力种类、处理情况。一般疼痛、功能障碍明显，但儿童青枝骨折及成人腓骨骨折后可负重行走。

2. 检查　伤后局部肿胀明显，压痛局限，常见畸形、反常活动及功能障碍。除骨折体征外，还应特别注意软组织损伤的严重程度、有无血管及神经的损伤。对每个胫腓骨骨折的患者必须记录足背动脉和胫后动脉有无搏动，踝关节和足趾的背伸、跖屈以及足的皮肤感觉等神经系统的情况。足背动脉搏动存在及肢端温暖不能排除小腿血运障碍。可疑时，应测筋膜间隔内压及超声检查。

3. X 线检查　明确骨折的部位、类型、移位。投照应包括膝和踝关节。

【治疗】

治疗目的是为了使患者获得最大限度的功能恢复，消除旋转、成角、缩短畸形。对于闭合胫腓骨骨折的治疗有下列方法：①闭合复位以石膏、支具等制动；②闭合穿针，骨外固定器固定；③切开复位内固定；④闭合复位，髓内针固定。对于开放性骨折，选用上述方法之一固定骨折。对开放伤口则遵循下面原则：彻底反复清创，合理应用抗生素，早期关闭伤口（包括使用肌瓣及游离皮瓣），早期植骨治疗。

1. 非手术治疗　主要适用于稳定骨折。应熟悉骨折移位的病理、受伤的机制、骨折界面、软组织损伤的情况。在充分麻醉下，以合理的步骤及熟悉的手法，尽量达到解剖复位，反复多次甚至是暴力式的整复则决不可取。复位后长腿石膏外固定，利用石膏塑形维持骨折的对位、对线。牵引法治疗胫腓骨骨折使骨折端分离，患者需卧床，不能早期功能锻炼，所以牵引治疗已经很少在临床使用。它可作为一种临时的治疗措施，例如患者软组织严重损伤，在等待进一步治疗时可使用跟骨牵引。

2. 手术治疗

（1）外固定器固定：骨外固定器对开放性小腿骨折尤其有实用价值。在十分严重的开放性骨折，软组织广泛挫裂伤甚至缺损，骨折粉碎时，往往是唯一的选择。

（2）钢板内固定：多适用于骨折相对稳定及软组织损伤较轻的骨折。目前仍以动力加压钢板应用普遍，但常因追求解剖复位使骨折片软组织剥离，破坏血运。因此多主张生物固定，采用桥接接骨板、微创固定系统。由于胫骨内侧面仅有一层皮肤覆盖，缺乏肌肉保护，因此将钢板置于胫骨前外侧肌肉下。

（3）带锁髓内针内固定：应用带锁髓内针内固定治疗闭合或开放性胫、腓骨干双骨折已被广泛接受。可以闭合穿针，不破坏骨折端软组织，能保持骨的长度，控制旋转力，骨折固定稳固。术后第一天开始股四头肌等长收缩练习。固定稳定者，可立即开始用被动活动器活动。

病例 35-3

病例 35-3 解析

第十节　踝部骨折

踝部骨折（fracture of the ankle）是最常见的关节内骨折，多见于老年女性。

【解剖概要】

踝关节由胫、腓骨下端的内、外踝和距骨组成。胫骨下端后缘稍向后突出，称为后踝。由内、外、后三踝构成踝穴，距骨位于踝穴内。踝关节跖屈时，距骨体和踝穴的间隙大，活动度亦大，因此跖屈时，踝关节易扭伤。

【发病机制和分型】

踝部骨折多由间接暴力所致，多数是在踝跖屈时扭转发生，因暴力、姿势的不同可发生不同类型骨折。目前国际内固定学会 AO/OTA 分型（图 35-10-1）和 Lange Hanson 分型在临床最常用（图 35-10-2）。

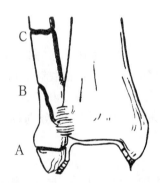

图 35-10-1　踝部骨折的 AO/OTA 分型

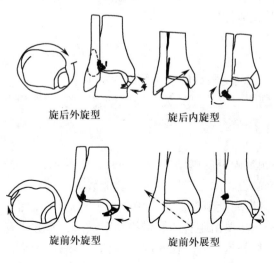

旋后外旋型　　　旋后内旋型

旋前外旋型　　　旋前外展型

图 35-10-2　踝部骨折的 Lange Hanson 分型

AO/OTA 分型根据骨折线位置划分，骨折线低于下胫腓水平为 A 型，处于下胫腓水平为 B 型，高于下胫腓水平为 C 型。Lange Hanson 分型根据受伤时足的位置和暴力方向划分为旋后外旋型、旋后内收型、旋前外展型和旋前外旋型，旋后外旋型最为多见。

【临床表现与诊断】

1. 明确的踝部外伤史。

2. 局部肿胀、压痛，可伴有骨擦感。

3. 踝部活动障碍，内翻或外翻畸形，合并距骨脱位时更明显。

4. X 线检查踝关节正、侧位和踝穴位，必要时加拍腓骨全长片和踝关节应力位片。

5. CT 检查可显示隐匿性骨折和关节面骨折情况。

【治疗】

1. 对无移位骨折者，用小腿石膏固定于踝中立位 4 ～ 6 周后，进行踝关节功能训练。

2. 对有移位骨折者，需手法复位达到解剖复位，石膏固定 6 ～ 8 周。

3. 踝部骨折为关节内骨折，多主张切开复位内固定。手术适应证：手法复位失败者；骨折不稳定，骨折块大于关节面 1/4 者；踝部多处骨折，下胫腓关节有分离者；关节内有游离骨块；开放性骨折或合并血管、神经损伤，清创、探查后行复位内固定。

内固定可选用松质骨螺钉或可吸收螺钉，也可用钢板或张力带钢丝固定。

图片：踝关节骨折切开复位内固定术

第十一节　踝部扭伤和跟腱断裂

一、踝部扭伤

【解剖概要】

踝关节有三个主要的韧带组织：①内侧副韧带又称三角韧带，分深层和浅层，起自内踝，呈扇形向下，止于足舟骨、距骨和跟骨；②外侧副韧带，起自外踝，分为距腓前韧带、跟腓韧带和距腓后韧带，分别止于距骨前外侧、跟骨外侧和距骨后方；③下胫腓韧带，分为下胫腓前韧带、下胫腓后韧带、下胫腓横韧带和骨间韧带，分别位于胫、腓骨下端的前方、后方和骨间，将胫、腓骨紧紧连在一起。

【发病机制】

踝关节跖屈时，足部突然发生内、外翻的暴力，内侧或外侧韧带牵扯过度使得踝部扭伤（sprain of the ankle），还可导致内、外踝的撕脱骨折，踝关节或下胫腓关节不稳定或脱位。下胫腓韧带损伤常伴发于踝关节骨折。

【临床表现与诊断】

1. 踝关节扭伤史。

2. 局部疼痛、肿胀，活动受限，内、外翻时疼痛加重。

3. X 线检查内、外翻应力位片可见关节间隙增宽，侧位片抽屉试验时可见距骨向前或向后半脱位。

【治疗】

1. 靴形石膏或弹力绷带固定内侧副韧带损伤时，将踝关节固定于内翻位，外侧副韧带损伤时，将踝关节固定于外翻位，固定 3 周后进行功能锻炼。

2. 手术治疗适用于韧带完全断裂、有撕脱骨折者或后期出现踝关节不稳定的患者。踝关节外侧不稳定是最常见的，主要由距腓前韧带损伤引发。手术方法有切开修补缝合、外侧支持带加强术、关节镜下韧带修补术。若受伤时间长，韧带萎缩，无法直接缝合，需取自体肌腱或人工肌腱重建。

二、跟腱断裂

【解剖概要】

　　腓肠肌和比目鱼肌向下合成坚强的跟腱，止于跟骨结节的后方（图 35-11-1）。跟腱的血供通过三个途经营养跟腱：远端来源于跟骨骨间膜血管；近端来源于腱腹联合处的肌支；中段即跟腱止点以上 2～6 cm 来源于腱周组织血管，此处血供差，是容易受损断裂及发生退行性变的部位。

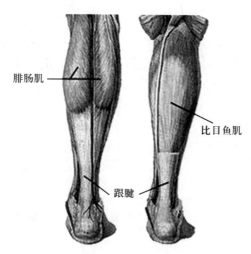

图 35-11-1　跟腱的解剖

（图中标注：腓肠肌、比目鱼肌、跟腱）

【发病机制】

　　直接暴力引起的跟腱断裂较为少见，包括后踝部的直接打击、冲撞和撕裂伤等，钝器或锐器暴力直接作用于跟腱使其部分或完全断裂，可发生于跟腱的任何位置。间接因素是引发跟腱断裂的主要原因，损伤机制与机械应力和腱周组织退行性变有关，在跟腱有损伤的基础上，跑、跳等运动时，因肌肉强烈收缩可致跟腱自发性断裂。由于跟腱组织退变等间接原因引起的跟腱断裂常发生在跟腱止点以上 2～6 cm 处。

【临床表现与诊断】

　　1. 中青年患者常有体育运动相关的病史，如滑倒、从高处跳下或突然起跳后，患者会有断裂感或突然感到跟腱部被踢中，甚至会听见"砰"的一声。

　　2. 新鲜损伤时表现为跟部疼痛；患足不能以足趾站立；检查局部肿胀、触痛，并能摸到跟腱连续性中断及凹陷，跖屈力弱，Thomposon 征阳性（俯卧位，捏患者小腿三头肌时，正常情况下可引起踝关节跖屈，若跟腱断裂，则踝部不能动，故需双侧对比）。

　　3. 超声检查　可显示跟腱纤维断裂或囊肿样变；磁共振检查更明确。

【治疗】

　　1. 非手术治疗　适用于闭合性不全断裂者、皮肤软组织条件差或基础情况差无法耐受手术的老年患者。踝关节极度跖屈，石膏固定 6 周，然后进行功能锻炼，穿跟腱靴保护下行走锻炼。非手术治疗后的跟腱再次断裂是最常见的并发症。

　　2. 手术治疗　适用于能够耐受手术的跟腱完全断裂、陈旧性断裂、开放性断裂者。开放性跟腱断裂，断端往往比较整齐，可直接清创后缝合修复。闭合性跟腱断裂常发生于跟腱止点以上 2～6 cm 处，断端呈马尾状，长短不一。可行切开后断端清理改良的 Kessler、Bunnell 法缝合，该方法的优点是缝合牢固，缺点是皮肤切口风险、踝关节过度跖屈、跟腱短缩、修复区膨大及线结反应等。对于皮肤条件差或要求美观患者可行经皮微创缝合，该方法的优点是切口风险小、美观，缺点是非直视下操作，腓肠神经损伤、再断裂风险较高。故对于有运动要求的年轻患者特别是运动员而言，切开显露后束缝合配合早期功能锻炼是有效的治疗方法（图35-11-2）。该方法的优点是有利于跟腱的解剖重建、避免跟腱的过度短缩，肌束确实贴合在一起，避免间隙过大导致肉芽增生。

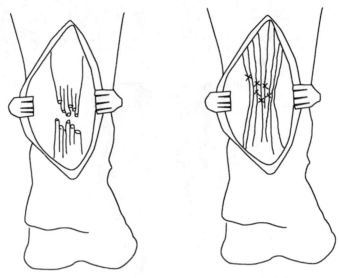

图 35-11-2   跟腱闭合性断裂，马尾状肌束缝合

第十二节   跟骨骨折

跟骨骨折（fracture of the calcaneus）是跗骨骨折中最常见的骨折，约占 60%。

【解剖概要】

跟骨长而略呈弓形，与距骨形成距跟关节，与骰骨形成跟骰关节。跟骨结节关节角（Bohler 角）正常为 25° ～ 40°，是跟骨结节与跟骨后关节突的连线与跟骨前、后关节连线形成的夹角。

【发病机制与分类】

高处坠落时，足跟着地是骨折的主要原因。也可因由下而上的暴力作用导致骨折，如足踏地雷、舰艇上浮、甲板作业人员足跟受到反冲力等，近年来交通事故造成的此类骨折亦增多。由于暴力的大小、方向、受力部位及骨质情况等可发生不同类型的骨折。

1. Essex-Lopresti 分型   是最早出现的分型系统，基于 X 线表现，将跟骨骨折分为舌状骨折和关节压缩骨折。

2. Sanders 分型   主要根据跟骨冠状面 CT 进行分型，仅适用于涉及跟骨后关节面的骨折。

Ⅰ型：所有无移位的关节内骨折。

Ⅱ型：后关节面两部分骨折，根据骨折线的位置分为 A、B、C 3 个亚型。

Ⅲ型：后关节面三部分骨折，按照 2 个骨折线的位置分为 AB、AC 或 BC 3 个亚型。

Ⅳ型：后关节面四部分骨折，为严重的粉碎性关节内骨折（图 35-12-1）。

【临床表现与诊断】

1. 有明确的外伤史。

2. 足跟部疼痛、压痛、肿胀、瘀斑，患者不能行走。

3. 跟骨内翻，增宽畸形。

4. X 线检查应摄跟骨侧位、轴位片，可明确骨折的类型、移位情况。

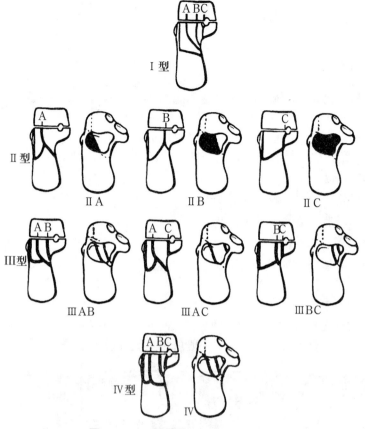

图 35-12-1　跟骨骨折 Sanders 分型

5. CT 检查更有助于诊断和了解关节面损伤情况。

6. 注意检查有无骨盆及脊柱的损伤。

【治疗】

1. 非手术治疗　非手术治疗包括手法复位加石膏固定、单纯牵引等，适合于无移位或微小移位的未波及距下关节的骨折，以及存在局部或全身禁忌证的患者。

2. 手术治疗

（1）撬拨复位加克氏针或螺钉固定：主要适用于舌状骨折及某些关节压缩骨折，术后须用石膏托外固定 4～6 周。

（2）外固定支架：适用于严重粉碎跟骨骨折或伴有严重软组织损伤的骨折，目前应用较多的是 Ilizarov 外固定器及改良的复合型外固定器。

（3）切开复位内固定：适用于：①关节内骨折，关节移位＞1 mm；②关节外骨折引起跟骨内外翻、短缩和增宽畸形（外翻＞10° 或内翻＞5°），合并或不合并周围软组织损伤，经保守治疗和撬拨复位无效者。

（4）跟距关节融合术：适用于波及距下关节（跟距关节）的严重粉碎性骨折。

（5）微创技术及距下关节镜：微创技术和距下关节镜在跟骨骨折治疗领域已经开始应用，并处于不断发展中。

图片：跟骨骨折内固定

病例 35-4

病例 35-4 解析

第十三节　足部骨折

一、跖骨骨折

【概述】

跖骨骨折（fracture of the metatarsal）多由直接暴力引起，多发生在第 2～4 跖骨。第二三五跖骨可发生疲劳骨折，间接暴力可造成跖骨干有螺旋骨折及第五跖骨基底撕脱骨折，多由扭转暴力引起。跖骨位于足的前部，其基底部与楔骨、骰骨组成跖跗关节（Lisfranc 关节）。

【临床表现与诊断】

1. 有明确的外伤史或长期慢性损伤史。
2. 足部疼痛、肿胀、瘀斑，患者不能行走。
3. 足部可有短缩或成角畸形。
4. 足部压痛和纵向叩击痛。

【治疗】

1. 手法复位，石膏固定。
2. 切开复位内固定用于手法复位失败者、陈旧性骨折或畸形愈合有功能障碍者。第 1 和 5 跖骨干用小钢板螺钉，第 2、3、4 跖骨干一般可用克氏针或钢板固定（图 35-13-1）。

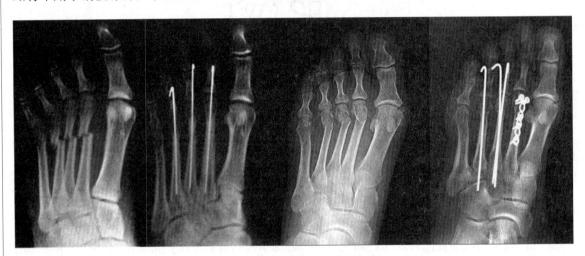

图 35-13-1　跖骨骨折的手术治疗

二、趾骨骨折

【解剖概要】

趾骨分为远节、中节（小趾无中节）、近节趾骨，趾间有关节囊及韧带连接，远节趾骨有屈、伸肌腱的止点。

【发病机制及分类】

趾骨骨折多为直接暴力所致，如重物直接打击或足踢硬物等。重物打击多为粉碎性骨折或纵行骨折，同时合并趾甲损伤，开放性骨折多见，踢硬物多导致横形或短斜形骨折。

【治疗】

对趾骨骨折（fracture of the phalanx of toe）无移位者行石膏固定，对开放性损伤要清创防止感染。对移位较大者用手术复位、克氏针或钢板内固定（图 35-13-2）。

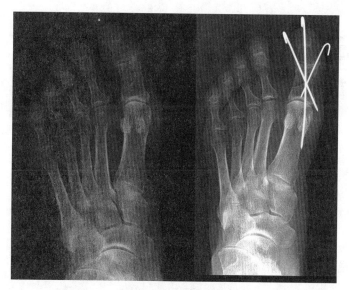

图 35-13-2　趾骨骨折的手术治疗

（俞光荣）

视频：编者寄语

脊柱和骨盆骨折

第一节　脊柱骨折

一、脊柱的解剖结构

（一）脊柱的应用解剖

　　脊柱由 24 个活动的椎骨以及固定的骶骨和尾骨所组成。从第 2、3 颈椎间开始，直至第 5 腰椎与第 1 骶椎间，都有一个椎间盘。脊柱周围有许多大小不一、长短不等的肌肉及韧带。脊柱有保护脊髓及胸、腹腔脏器，减缓震荡的功能，还可做前屈、后伸、左右侧屈及旋转等活动。不同部位脊椎关节突的方向不同，决定了其活动范围也不相同。颈椎关节突的关节面方向呈冠状位，与横断面呈 45°；胸椎关节突的关节面方向呈冠状斜行，与横断面呈 60°。腰椎关节突的关节面方向呈矢状位，与横断面呈 90°。在颈椎从枕骨到 C_7，每个节段的屈伸活动度平均是 13°，变化范围是 8° ~ 17°，在 C_7 ~ T_1 活动度是 9°，在 T_1 ~ T_6，每个节段的总体屈伸活动度是 4°。从 T_6 ~ T_7 到 T_{12} ~ L_1 节段，屈伸活动度自 5° ~ 12° 逐渐增加。腰椎的平均屈伸活动度是 15°（12° ~ 20°）。胸椎的侧弯活动角度比颈椎要小，颈椎每个节段的侧弯角度平均是 8°，而胸椎 T_1 ~ T_{10} 的侧弯活动是 6°，在胸腰段 T_{10} ~ L_1，侧弯角度平均增加到 8°。在腰椎，每节段侧弯活动角度减至 6°。

　　正常脊柱在额状面无曲度，在矢状面有生理曲度。胸段脊柱及骶骨凸向后方，出生后即存在，为原发曲度；颈段及腰段凸向前方，在幼儿抬头及直立时逐渐形成，为继发曲度。脊柱周围有很多肌肉，可启动和控制脊柱的运动、增强脊柱的稳定性和承受作用于躯干的外力。除肌肉之外，椎骨之间还有韧带连接，脊柱周围各韧带的功能为：联结椎骨；作为肌肉的后备力量，维持肌肉静态位置；控制并防止各方的过度运动。包括前纵韧带和椎体后部韧带，即后纵韧带、黄韧带、棘间韧带及棘上韧带等。胎儿 1 ~ 3 个月脊髓与椎骨长度一致。自胚胎第 4 个月起，脊髓与椎骨的生长不一致，椎骨生长速度快而脊髓慢，最终使脊髓节段和椎骨平面不相符。新生儿脊髓的下端平对第三腰椎；至成人则平对第一腰椎下缘，第二腰椎以下无脊髓，仅有脊髓发出的马尾神经。因而脊髓内部运动和感觉的分节及其神经的分出，均与相应的脊椎平面不符合。脊髓分节平面较相应椎体节段高，在颈椎高 1 个节段，在胸椎 $T_{1~6}$ 高 2 个节段，胸椎 $T_{7~11}$ 高 3 个节段。整个腰脊髓位于胸椎 $T_{10~12}$，骶脊髓位于胸椎 T_{12} 与腰椎 L_1 之间，即圆锥。

（二）脊柱的生物力学

　　脊柱是一种复杂的机械结构，其中椎体构成杠杆；椎间盘和关节突构成运动轴；韧带构成限制性结构；肌肉构成动力。了解脊柱的生物力学对全面分析和正确处理脊柱问题十分重要。每两个相邻的椎体及连接于其间的组织构成一个脊柱功能单位（functional spinal unit，FSU），包括椎间盘、椎间关节及韧带，但不包括肌肉，胸椎还包括两侧的肋骨头和韧带。

　　Holdsworth 首先提出脊柱的两柱理论：由椎体和椎间盘形成的承重柱和由后侧附件及韧带

结构形成的抗张力柱，即脊柱由前柱和后柱组成。前、后柱任何一柱的破坏都可能导致脊柱的不稳定。

Denis 的三柱理论在区分脊柱稳定方面取得了明显的进步。Denis 的三柱分类系统包括前柱（前纵韧带和椎体、纤维环的前 1/2），中柱（椎体、纤维环的后 1/2 和后纵韧带），后柱（包括骨性结构棘突、椎板、关节突和椎弓根）以及连接的韧带结构（棘上韧带、棘间韧带、黄韧带和关节囊）（图 36-1-1）。三柱理论强调中柱对维持脊柱稳定性的作用，但也有研究认为后柱对脊柱的稳定性起关键作用。Denis 提议当两柱或以上的结构损伤时应当考虑脊柱不稳定的存在。三柱理论目前是最为广泛使用且可能是评估脊柱稳定程度最好的工具。

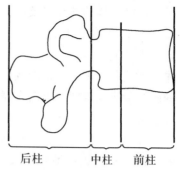

图 36-1-1 脊柱的三柱理论

另外，虽然这种基于脊柱解剖的三柱理论对判断脊柱的稳定性有所帮助，但是此分类方法中没有考虑脊髓及神经根的存在。虽然脊髓和神经根不能提供给脊柱稳定支持，但是在考虑脊柱稳定性时也不应该忽视。

（三）脊柱的三柱理论相关概念解释

生物力学稳定性（biomechanical stability）：体外生理负荷下进行生物力学测试，在生理范围内运动时脊柱所具有的限制各种脱位的能力。临床稳定性（clinical stability）：在生理负荷下脊柱具有的限制各种脱位的能力，使脊髓、马尾或神经根不受损伤或刺激，此外还可阻止因结构改变引起的不可忍受的畸形或疼痛。临床不稳定性（clinical instability）：在生理条件下脊柱丧失了维持其椎体正常排列关系的能力，这种能力使椎体正常排列既不刺激脊髓也不刺激神经根，而且后期结构上也不会出现不可接受的畸形或疼痛。应力（stress）：单位面积所承受的力的大小。应变（strain）：单位长度或角度的变化大小。扭力（torque）：与物体长轴平行而作用方向相反的两个力所产生的负荷，它可使不同轴面相对旋转。

二、脊柱骨折的分类

一个很好的分类系统不仅要考虑损伤的自然机制，还要考虑对预后的指导意义。其应该可以清楚地描述损伤，还能对治疗决定做出指导。分类系统应当易于记忆，而且对于以后研究能够提供交流的平台。分类亦应能够告知损伤的严重程度并能够告知预后。

Denis 通过对 412 例胸椎和腰椎骨折的病例进行分析，将这些骨折分为小骨折和大骨折。小骨折包括单独的关节突骨折、横突骨折、棘突骨折和关节突间骨折。四类大骨折包括压缩骨折、爆裂骨折、屈曲分离骨折和骨折脱位。

目前最为全面的分类系统是 AO 的分类系统，这是多中心统计分析 1400 例患者的平片和 CT 总结出来的。根据主要的损伤机制将骨折分为三型，每一型又分为三个亚型，每一亚型再分为三个次亚型及进一步的分级。在此分类中，损伤的等级是根据损伤的严重程度排列的，即损伤的严重程度从 A 到 C 逐渐加重，同样在各亚型及次亚型中也是如此。进一步的亚型主要用以区分骨折的位置、形态，以及区分骨、韧带损伤和移位的方向。

三、脊柱骨折的影像学检查

（一）X 线检查

脊柱 X 线检查的目的是对体格检查发现的受伤部位进行影像学检查，明确有无骨折。通过 X 线检查可大体观察脊柱的序列、骨折脱位程度，辅助确定损伤类型，确定进一步 CT 或 MRI 检查的部位。

1. 颈椎 X 线检查 侧位 X 线检查可观察的影像包括：四条曲线，即椎体前后缘连线、椎板与棘突交界的连线以及棘突尖的连线。正常情况下是连续圆滑的前凸曲线；椎体前软组织影像在颈 C_1 节段不超过 10 mm，$C_{3～4}$ 节段不超过 5 mm，$C_{5～7}$ 节段不超过 15 mm；环齿前间隙成人不超过 3 mm，儿童不超过 5 mm。还应注意观察椎体高度的丢失、旋转、移位以及椎体上下关节突平行关系的改变；棘突骨折和棘突间隙。前后位片可观察椎体的侧方移位，侧块的压缩骨折及椎体侧方的压缩骨折，棘突的旋转，椎体矢状面的骨折。张口前后位片可观察颅底、寰椎及枢椎，齿突两侧间隙，寰枢侧块关节对合关系，可发现寰椎爆裂骨折、齿突骨折。斜位片可显示一侧的椎间孔和对侧的椎弓，椎板呈叠瓦状排列，可较侧位片更好地观察颈胸交界部位，也可更好地观察关节突和椎板的脱位。泳姿侧位片一侧上肢上举过头顶，另一上肢后伸可显示颈胸交界部位的脊柱序列和损伤。屈伸应力侧位片适合于清醒无神经损伤表现的患者，可观察椎体有无滑移成角，有无椎体间的失稳。

2. 胸腰椎及骶尾椎 X 线检查　胸腰椎平片一般只用正、侧位检查，正位可观察侧凸，侧方移位，椎弓根的上下排列顺序，两侧椎弓根间距增宽提示中柱受累；侧位可观察椎体压缩，前后移位，棘突间分离，棘突间距增大提示后柱受累。骶尾椎的正、侧位片可显示骶尾骨的骨折脱位，但由于骨盆结构复杂，易出现假象或漏诊。

（二）CT 检查

其优势在于可精确显示骨性结构，进一步评价 X 线检查不确定的影像，详细显示骨性结构损伤情况，显示骨块和异物对椎管的侵占，为外科手术提供参考，在颈部可清晰显示枕骨髁、寰椎、齿突及各椎体的关节突椎板骨折。目前应用广泛的三维重建 CT 可以清晰描绘出复杂骨折和脱位形态，可任意断层以观察内部椎管情况。

（三）MRI 检查

MRI 的成像原理靠氢质子能量释放。这使得其成为检查中枢神经系统、脊髓的有力工具。其优点包括：①在任何平面上对脊髓成像；②与其他影像系统相比，MRI 对软组织，包括韧带组织的辨别具有较高的敏感度；③脊髓周围空间成像诊断血肿、骨折块、间盘组织和骨刺，且不需要使用造影剂；④直接显像脊髓，诊断挫伤、血肿、或裂伤。⑤以 MRI 影像为基础预测患者将来脊髓功能恢复状况。⑥观测脊髓血流状况，评估主要血管的供血情况，而不需要使用造影剂。⑦不需要使用造影剂了解脊髓形态。

在经常使用的成像方式中，我们常用的方式是：① T1 像了解基本的解剖结构；② T2 像反映病理过程和韧带结构；③矢状位了解血肿的存在状况及区分骨刺与间盘；④轴位 T1 像评估硬膜外空间、脊髓和椎间孔等结构；⑤ MRA 了解动脉供血及损伤情况；⑥ MRM 对脊髓及神经根成像清晰。

四、脊柱骨折的诊断步骤

详细了解受伤过程，仔细全面的体格检查是确定脊柱损伤部位和脊髓损伤程度的基础，辅以必要的影像学检查可明确诊断并为治疗提供参考依据。

（一）体格检查

首先观察气道有无阻塞；呼吸、循环功能是否正常，有异常表现时优先处理。由于患者常处于神志不清状态，或精神高度紧张状态，不能很好地配合，因此体格检查要按一定程序全面进行，包括颅脑、颌面部、颈部、胸腹部、会阴区、脊柱和四肢。发现危及生命的脏器和血管损伤要优先处理。脊柱检查要按视、触、动、量的顺序进行，神经学检查要按感觉、运动、反射和病理反射的顺序进行，详细记录并反复检查对比。对于脊柱损伤患者的检查要观察整个脊柱有无畸形、皮下淤血及皮肤擦伤，观察呼吸周期中胸腹部活动情况，吸气时胸廓活动正常提示肋间肌神经支配未受损，观察头部受伤部位可提示颈椎外伤机制。触摸棘突有无台阶或分离。对四肢的感觉、运动及反射功能检查，特别要注意骶段脊髓的功能检查，包括肛门周围皮肤感觉、肛门括约肌自主收缩功能、肛门反射和球海绵体反射。

（二）影像学检查的选择

见影像学检查内容。

（三）诊断

通过上述一系列检查，一般可以对脊柱损伤做出诊断，但合并其他部位的损伤时，还要通过相关科室会诊，进行必要的检查，最后对患者做出全面诊断。

五、治疗原则

（一）急救处理

遵循 ABC（airway、breathing and circulation）抢救原则，即维持呼吸道通畅，恢复通气，确保有效的气体交换，维持血循环稳定。要区别神经源性休克和失血引起的低血容量性休克而出现的低血压，低血压合并脉速慢时，多由脊髓损伤引起的迷走神经兴奋所诱发；脊髓进一步缺血。怀疑脊柱损伤患者移动时用硬板搬运，颈椎用支具固定，要用滚板或设法使躯干各部位保持在同一平面，避免扭曲和头尾端牵拉。

（二）脊柱损伤部位的处理原则

对脊柱损伤程度轻，不存在临床不稳定，不合并脊髓和神经根损伤者可采取保守治疗的方法，包括卧床休息、体位矫正和使用支具。对脊柱损伤程度重，存在临床不稳定，合并脊髓和马尾神经和神经根损伤，一般要采取手术治疗。

1. 颈段脊柱损伤

（1）上颈椎损伤

1）寰椎骨折：通常是轴向应力使枕骨髁撞击环椎侧块，作用力大小和方向不同可引起不同部位的骨折，寰椎可碎成 2～4 块。如爆裂骨折即前后弓同时骨折（Jefferson 骨折）、后弓骨折、寰椎侧块骨折、前弓骨折和横突骨折（图 36-1-2）。后弓骨折多合并枢椎齿突骨折或枢椎峡部骨折，前弓骨折多是颈长肌引起的撕脱骨折。

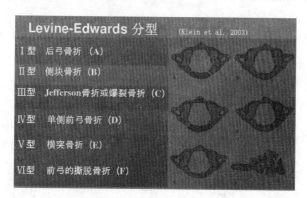

图 36-1-2　寰椎骨折的类型

寰椎骨折可伤及枕下和枕大神经引起神经症状，累及椎动脉可出现基底动脉供血不足。外伤后有剧烈头痛和颈痛，颈肌痉挛，颈部僵硬不能活动，患者需用手托头，方能稍变头部姿势。当枕大神经受累时，枕部有放射痛。有时伴有程度不等的脊髓损伤。颈部侧位 X 线检查和开口正位片可显示骨折移位，开口位片上寰椎侧块向两侧移位超过 7 mm 提示横韧带断裂；CT 扫描可清楚显示骨折的部位和移位的情况，特别是轴向扫描和重建图像可更清楚地显示侧块的移位；MRI 可显示横韧带的断裂。

诊断：根据上述临床表现和影像学检查对环椎骨折不难做出诊断，重要的是判断骨折本身的稳定性和颈椎 $C_{1\sim2}$ 之间是否有不稳定。

治疗：单独前弓或后弓骨折是稳定的，屈伸位X线检查排除$C_{1\sim2}$不稳定后，可用硬的颈椎支具保护6～8周。侧块骨折或爆裂骨折移位轻且无脊髓损伤时，可用头颈、胸石膏固定或头环背心固定12周。若骨折有明显移位或有脊髓损伤时，需用持续颅骨牵引复位，牵引重量从2～4.5 kg开始，定期行X线检查防止过度牵引，复位后维持牵引数周（一般要6周），待症状消失，换成头环背心固定，直至骨折愈合。或牵引复位后用经侧块关节的螺钉固定，此法可避免长期卧床牵引或穿戴头环背心。

2）枢椎齿突骨折：

单纯齿突骨折多由于外力作用于头部使颈部屈曲所致，如在浅水处跳水等。Anderson分型：Ⅰ型，齿突尖部撕脱骨折；Ⅱ型，齿突与椎体交界处骨折；Ⅲ型，骨折累及椎体（图36-1-3）。患者有外伤后颈痛史。颈部活动受限。有时症状可不明显，偶伴有神经症状。开口前后位X线检查可见齿突基底部有骨折线，侧位X线检查可显示有无前后移位及成角；轴向CT扫描可显示骨折线并可与齿突残存骨骺线鉴别。

治疗：Ⅰ型骨折是稳定的，可简单用支具固定颈部6～8周。Ⅱ型骨折不稳定，且不愈合率高，治疗的方法有头环背心固定和外科手术固定。手术治疗包括后方入路寰枢椎融合和前方入路齿突螺钉固定术。Ⅲ型骨折属稳定骨折，由于局部血运丰富，很少发生不愈合，可选用头环背心固定3个月，少数移位成角的骨折需要内固定。

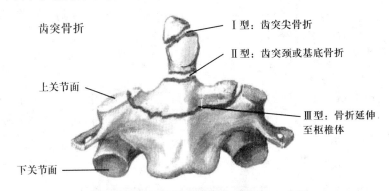

图36-1-3　枢椎齿突骨折的Anderson分型

3）创伤性枢椎滑脱（traumatic spondylolisthesis of the axis）也称Hangman骨折，以往见于绞刑时颈部过伸及牵引暴力作用使枢椎弓双侧峡部骨折并严重损伤$C_{2/3}$椎间盘和韧带，目前多见于交通事故和坠落伤。Levine分型：Ⅰ型，骨折移位小于3 mm，无成角，由过伸和轴向应力作用于颈椎引起，椎弓骨折但间盘和前、后纵韧带无损伤；Ⅱ型，骨折有明显移位和成角，C_3椎体上缘压缩，由过伸和轴向应力引起骨折，随后的屈曲应力使间盘受损，后纵韧带部分损伤，前纵韧带从C_3椎体剥离；ⅡA型，无移位但明显成角，由严重的屈曲牵张应力引起，非常不稳定，牵引可加剧不稳定；Ⅲ型，明显移位和成角，合并小关节脱位，由屈曲压缩应力引起（图36-1-4）。Ⅱ型最多见，Ⅰ型次之，Ⅲ型和ⅡA型少见。

治疗：Ⅰ型骨折稳定，但多合并有寰椎后弓和侧块骨折，用颈椎围领或Halo架固定8～12周，直至愈合。Ⅱ型骨折不稳定多合并C_3椎体上缘压缩骨折，可先牵引复位至分离小于4～5 mm，成角小于10°～15°，改用Halo架固定，手术治疗可先牵引复位再用椎弓根螺钉或颈椎前路钢板固定。ⅡA型骨折可用Halo架后伸压缩复位固定，也可采用椎弓根螺钉或颈椎前路钢板固定。Ⅲ型骨折一般采用外科手术的办法复位小关节，然后用椎弓根螺钉固定，或采取牵引和Halo架固定。

（2）下颈椎损伤：下颈椎损伤可由直接或间接暴力引起。直接暴力见于头部和颈部撞击伤；间接暴力见于骤然减速引起的损伤。常见的损伤应力有屈曲、压缩、旋转和伸展四种，但许多损伤是复合应力引起的。颈椎的损伤方式不仅与外力的大小和方向有关，而且与受伤时头颈的位置有关。

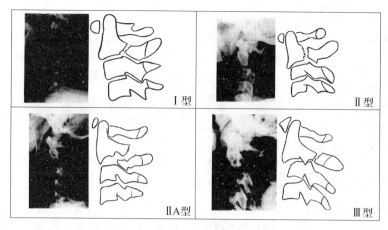

图 36-1-4 枢椎滑脱的 Levine 分型

1）分类：Allen（图 36-1-5）根据损伤机制将下颈椎损伤分为以下 6 型。屈曲压缩型，可有不同程度的损伤，包括椎体压缩、后滑，上位椎体的骨折和后方韧带的损伤；垂直压缩型，表现为椎体不同程度的爆裂骨折；牵张屈曲型，表现为不同程度的脱位，包括后方韧带损伤，棘突分离、单侧小关节脱位和双侧小关节脱位；压缩伸展型，表现为不同程度的椎弓骨折，包括单侧椎弓骨折、双侧椎弓骨折、双侧椎弓骨折合并椎体前脱位；牵张伸展型，首先表现为前

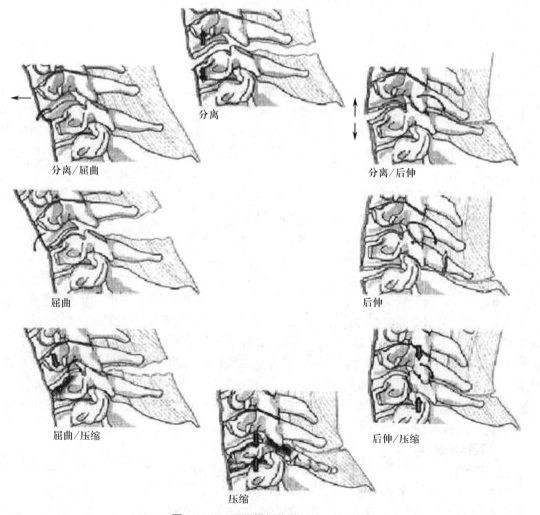

图 36-1-5 下颈椎损伤的 Allen 分型

方结构损伤，包括韧带损伤、椎间盘间隙增宽或椎体横向骨折，进一步表现为后方韧带损伤，椎体脱位；侧屈型，表现为单侧椎体椎弓骨折，进一步可表现为对侧韧带损伤，关节突分离。

2）颈椎损伤后稳定性的判断：可参考 White A 和 Panjabi M 的评分方法。前方结构损伤或丧失正常功能 2 分，后方结构损伤和丧失正常功能 2 分，椎体矢状面滑移超过 3.5 mm 2 分，椎体矢状面旋转超过 11° 2 分，牵拉试验阳性* 2 分，脊髓损伤 1 分，神经根损伤 1 分，椎间盘间隙狭窄 1 分，发育性椎管狭窄 1 分，估计仍有危险的应力负荷作用于颈椎 1 分，上述评分总和大于 5 分可提示颈椎损伤后不稳定。

*注：牵拉试验阳性，沿身体纵轴牵拉时，与牵拉前相比椎间隙变化超过 1.7 mm，成角改变超过 7.5°，牵引重量可达 1/3 体重，要有专业医生在场指导下慎重进行。

3）常见的颈椎损伤类型

①后方结构损伤：单纯后方骨性结构的损伤有棘突骨折、椎板骨折和横突骨折。这些骨折多数是稳定的，用颈围领固定 8～12 周即可，少数情况下骨折移位出现神经症状时需要牵引或手术。对后方韧带损伤轻者可用围领或支具固定 6～8 周，对重者行后路关节突钢板固定、椎板间植骨融合手术。颈椎的过伸损伤合并脊髓损伤，临床上往往表现为无骨折脱位，但有颈脊髓损伤表现，早期可行颈椎支具保护或颅骨牵引，应用肾上腺皮质激素和脱水治疗。对影像学检查显示脊髓压迫、椎管狭窄者应行后路椎板成形脊髓减压手术，包括椎板单开门和双开门手术。

②关节突损伤：单侧关节突骨折脱位多由侧屈旋转暴力引起，多发于 $C_{5\sim6}$ 和 $C_{6\sim7}$ 节段，包括三种情况，即关节突脱位、关节突骨折合并脱位、侧块骨折分离。临床表现有疼痛、神经根或脊髓损伤，棘突的变化不容易被触摸到，影像学检查可见椎体前移约 25%，关节突不对称。治疗应首先行牵引复位，闭合复位失败，则需要切开复位固定融合。如果影像学检查显示前方有间盘组织压迫脊髓，应行前方减压融合固定。单纯脱位复位后是稳定的，可用 HALO 架固定 12 周，小关节骨折时复位后不稳定，需要行后方侧块钢板固定融合。双侧小关节脱位由屈曲牵张暴力引起，多数不稳定，易合并脊髓损伤，后方结构损伤较重，椎间盘损伤可突入椎管，影像学检查可见椎体前移 50%。通过 MRI 检查判断前方椎间盘的损伤程度以及有无间盘组织突入椎管内，选择相应的治疗方法。对椎间盘损伤轻，且未突入椎管者，可行牵引复位。对复位后没有出现神经症状者行后方关节突钢板固定融合。复位成功后，如出现神经症状则要及时行 MRI 检查，发现椎间盘突入椎管者应行前方入路椎间盘切除植骨融合钢板固定。对不能闭合复位者行后方切开复位固定。若复位前发现有椎间盘组织突入椎管，则行前方间盘切除，再在麻醉下牵引复位，前方植骨融合钢板固定。

③椎体损伤：颈椎单纯压缩骨折由屈曲暴力或轴向应力引起，椎体前方压缩，后壁无损伤，后方韧带结构无损伤时该损伤是稳定的，可通过颈胸支具进行非手术治疗；椎体压缩＞1/3 时常合并有后方韧带损伤，骨折不稳定，适合经前方或后方融合固定手术。爆裂骨折时椎体前后壁均受损，后壁骨块可向椎管内移位，多合并不同程度的后方韧带损伤，若影像学检查显示棘突间隙增宽或合并关节突骨折，则提示该损伤不稳定。早期治疗措施是颅骨牵引，多数情况下爆裂骨折的前后纵韧带是完整的，颅骨牵引可稳定颈椎，又可使移位的骨块部分复位，脊髓获得间接减压。不伴有神经症状者，后方韧带完好时可非手术治疗，牵引复位后用 Halo 架固定 12 周，但 Halo 架不能维持轴向牵引，复位的骨块会再移位；合并后方韧带损伤者应行前路椎体次全切除，植骨融合钢板固定。爆裂骨折合并脊髓损伤者应行前路椎体次全切除，脊髓减压，植骨融合钢板固定手术。

2. 胸腰椎损伤

（1）保守治疗：保守治疗是胸腰椎骨折的一种基本治疗方法，适应证选择得当将会取得良好的治疗效果。Robert W.Bucholz 等认为对稳定的没有神经损害的椎体压缩骨折和爆裂骨折可以进行保守治疗。治疗方法包括：①骨折椎体高度丢失少于 10% 的不需要外部支具；②骨折椎体高度丢失在 30% ～ 40%，后凸角度在 20% ～ 25°，可以通过矫形支具固定。

胸椎位于有较大活动角度的颈椎和腰椎之间，其相对来说是固定的。这段脊柱使用外固定架更适合。肋骨、胸骨、肩胛带的保护更增加了这一节段的稳定性。但是，因为呼吸运动的存在，严格限制这一节段的运动是困难的。另外，旋转运动的控制要比屈伸运动控制困难得多。腰椎，特别是下腰椎，由于其多方向的活动度，是非常难进行外固定的。

胸腰椎外固定支架的作用是限制脊柱的运动，减少肌肉组织的活动，增加腹部压力稳定脊柱，减少脊柱的承重负荷。最有效的胸腰椎支具是 Jewett 设计的三点固定支具，其前侧在胸骨和耻骨联合，后侧在胸腰段。其可将脊柱固定于伸直位。这种支具允许脊柱过伸，但限制屈曲，重量轻，易于调节。Jewett 外固定架适用于 T_6 ～ L_3 节段的损伤。

运用胸腰椎支具治疗骨折在不同的医生之间有很大的区别。支具应该全天佩戴，无论是白天还是晚上。标准的支具在 L_4 以下和 T_8 以上作用将会减弱，所以在 L_4 以下应该加长到髋部，T_8 以上应加长到颈部。

（2）手术治疗

1）手术目的：与石膏支具外固定或者卧床治疗相比，手术治疗有几方面的优点。首先，对于那些不能耐受支具或者卧床的患者可以提供即刻的稳定。在一个多发创伤的患者，长期的卧床将可能产生严重的危及生命的并发症。及时的外科手术稳定可以允许患者早期坐起和康复治疗；其次，外科手术可以很好地恢复脊柱的序列，纠正畸形；最后，解除对神经系统的压迫。一些文献报道手术减压稳定可以增加神经损害的恢复概率，减少康复所需时间。

外科手术的首要目的是解决畸形，将脊柱曲线恢复到可以接受的序列，任何脊柱内固定系统要实现这个目标都要能够对抗脊柱的移位和纠正不稳定。内固定的选择要根据骨折的受伤机制和局部畸形情况决定。对伴有关节突脱位的患者复位时要注意避免间盘结构进入椎管，产生脊髓的损害。

外科手术的第二个目的是要重建脊柱的稳定性。内固定的选择对防止继发畸形显得非常重要。现代的内固定设计无论是前路还是后路都可以在尽量短的内固定节段上提供脊柱强有力的稳定支持。

外科手术的一个主要目的是适当的神经减压，以利于神经功能最大程度的恢复。减压可通过前路、后路、后外侧、经椎弓根入路、非直接方式，或以上两种方式的结合。通常损伤的类型和手术的时间决定减压的方式。

关于减压的作用也存在争论。突入椎管的骨块对神经的压迫可以通过间接的方法，即后路内固定的植入来获得。也可以通过直接的侧前方或前方入路椎管探查来解除压迫。没有统一的标准决定手术方式。间接的椎管减压通常是通过后侧器械来实现的。这些技术使用器械的牵引力及完整的后纵韧带牵拉将突入椎管的骨折块复位。

2）手术入路：治疗胸椎和腰椎骨折的手术入路存在很多争议。有很多因素影响着手术方案的制订。骨折的特点（包括损伤机制、骨折类型、骨折粉碎的程度、韧带损伤的程度、不稳定状态），损伤的节段，神经损害的程度，合并损伤情况，医生的经验等都决定着手术的方向。McAfee PC 等将后路手术的适应证分为三类：①绝对适应证，胸椎骨折伴有完全的神经损害；下腰椎骨折伴有硬膜撕裂；胸腰段骨折产生畸形，但没有神经损害。②相对适应证，没有神经损害的不稳定骨折；48 小时内的有椎管内压迫产生的神经损害；下腰椎骨折；不稳定屈曲分离损伤；剪切损伤；预期寿命时间短的病理骨折。③禁忌证，超过 10 天椎管内压迫造成的神经损害；轴向压缩和后凸畸形较少而椎管内骨折块后凸严重者。椎管后壁骨折块反转，松质骨面朝向硬膜。他们同时将前路的手术指征分为三类。①绝对适应证，爆裂骨折伴不完全神经损害，椎管侵占严重，后纵韧带和纤维环破裂；②相对适应证，T_{10} ～ L_3 不稳定爆裂骨折，无神经损害；T_{10} ～ L_3 节段不完全神经损害伴随椎管侵占。③禁忌证，L_4、L_5 的骨折；后凸角度超过 50° 的爆裂骨折，或有明确的三柱结构损伤。

Alexander R 等将骨折形态、神经损伤状态、后侧韧带复合体损伤程度结合起来，认为：①无神经损害的后侧韧带复合体损伤适于后路固定。如果同时伴有严重的椎体粉碎性骨折，则应当考虑前后路联合手术。②后侧韧带完整伴有神经损伤，多由椎体爆裂骨折引起。这种类型损伤主张采用前侧入路，可以更好地解除椎管腹侧的压迫。对于上胸椎和下腰椎此类型损伤，因为暴露和大血管的存在，后侧入路更适于此节段。③马尾神经不全损伤同时伴有后侧韧带复合体损伤。因为后侧韧带复合体的损伤存在，椎体的重建需要同时稳定后侧结构，在水平移位和分离损伤，首先需要后侧复位以恢复脊柱序列和稳定脊柱，然后决定解除前侧的剩余压迫。在严重的爆裂骨折同时伴有不完全的神经损伤和后侧韧带复合体的损伤，可考虑行 360° 减压稳定。④完全神经损伤，后侧韧带复合体完整。损伤多由椎体爆裂骨折引起。有学者认为只需要后侧稳定，恢复脊柱序列即可，椎管减压没有意义。另外一些学者认为单纯前路减压稳定，既可以恢复脊柱序列，同时减压又可以给脊髓恢复创造机会。⑤神经完全损伤，后侧韧带复合体断裂。因为没有挽救神经功能的必要性，所以行单纯后路复位，恢复脊柱序列既可。

按照 AO 分型（图 36-1-6），根据不同的骨折特点选择治疗方式。A1 型和 A2 型骨折，椎管后壁结构完整，后侧韧带复合体没有损伤，采用后入路校正椎体前缘压缩，椎体高度无需撑开，只需要利用椎弓根钉对椎体前缘撑开即可。A3 型骨折：①椎体后壁存在骨折，椎体高度丢失，选择后路椎弓根钉固定，但术前应进行 CT 和 MRI 检查，了解椎管侵占情况，测量邻近椎体高度。手术中椎体撑开分部进行，首先撑开椎体后缘，与邻近椎体对比达到撑开高度，避免过度撑开，在撑开的过程中，完整的后纵韧带和后侧纤维环可以将骨折块复位。然后，将椎体前缘撑开。当怀疑椎体后壁骨折块复位不满意时，有两种处理方式：a. 可进行术中椎管造影了解椎管侵占情况；b. 根据 CT 或 MRI 影像定位，在骨折块突入椎管处进行椎板开窗。或椎间开窗，以硬质神经剥离子绕过硬膜囊将骨折块推移复位。②发生于上胸椎和下腰椎 L_3、L_4、L_5 椎体的 A3 型骨折，选择后路固定技术。③发生于下胸椎及胸腰段的 A3 型骨折，椎体后壁骨折块粉碎，不能依靠牵引复位的，前侧入路减压和稳定；对于 T_1、T_2 椎体的爆裂骨折，前路劈开锁骨、部分胸骨的方法可以完成前路手术。

B 型损伤，B1 型损伤为后方韧带结构损伤，B1.1 型为前方经过间盘，出现屈曲半脱位、前脱位或伴有关节突骨折。选择后路手术治疗。B1.2 型损伤为后方经过韧带前方经过椎体产生 A 型骨折，脊柱的前、后柱同时受到破坏，出现脱位，选择后路手术治疗。如果椎体骨折出现后壁粉碎及翻转的情况，应考虑增加前路手术。B2 型骨折的后柱是骨性损伤，前方经过椎间盘、椎体。后路适应证是前柱横贯伤，间盘组织未进入椎管，骨折块未产生翻转的病例。前路手术适于椎体后壁骨折块翻转，间盘组织进入椎管的病例。B3 型损伤，由过伸剪切力引起，前方间盘损伤，脊柱稳定性差，过伸半脱位可选择后路手

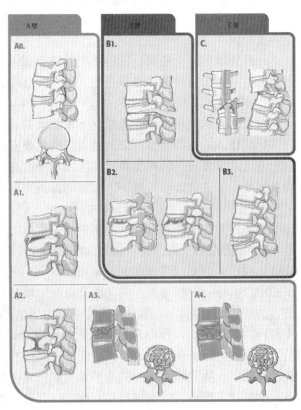

图 36-1-6　胸腰椎损伤的 AO 分型

术。对于过伸后脱位，选择前后联合入路。

C 型损伤，由轴向扭力造成，椎体本身骨折，附着的软组织撕脱，附件结构骨折。脊柱的稳定性破坏严重。因为内固定系统要提供足够的抗旋转力量，后路内固定是首选的方式，根据需要解除椎体骨折块、间盘的压迫情况决定是否增加前路手术。

后路椎板切减压适用于当椎板存在骨折，椎管内骨折占位需要进行椎管探查时，保留后侧韧带复合体对维持脊柱的稳定性有着重要意义。

通过对脊柱骨折的正确治疗，可能使大多数断裂的脊柱获得稳定和复位，然而，手术是存在风险的，可能会有严重并发症：①神经症状加重，其原因有手术操作损伤，如术中的骨折再移位造成的神经损伤；插入内固定物的神经损伤。②硬膜撕裂，可源于损伤或手术。一旦发现，应予以充分暴露，并进行硬膜修补。如修补不能实现，可用肌肉或筋膜覆盖。术中严密缝合伤口各层组织，伤口引流可放置 8 ～ 10 天再拔出，并关闭引流管口。③感染，感染发生后应早期进行伤口清创，尽量保留内固定物，行闭合灌洗引流，待引流液培养无细菌生长后，停止灌洗，2 ～ 3 天后再拔出引流。

（孙　宇）

第二节　脊髓损伤

脊柱骨折脱位最常见的并发症是脊髓损伤，常因脊柱的震荡、椎体和（或）附件骨折碎片的压迫、挫裂、穿刺或切割而引起。脊髓损伤多为脊髓受压、挫伤，较少为脊髓横贯性完全断裂。

由于损伤的结构和部位不同，损伤的程度轻重不一，临床表现也不完全相同。损伤节段以下的躯干和下肢的神经功能障碍，称截瘫。颈髓损伤引起上、下肢和躯干的神经功能障碍，称四肢瘫痪。脊髓圆锥或马尾损伤，则仅有会阴部的感觉障碍和排便失禁、尿失禁。

【病理生理】

脊髓损伤的病理生理改变包括两方面——原发性损伤和继发性损伤。原发性损伤发生于脊柱受外力冲击的瞬间，脊髓因过度屈曲、伸展或扭转而造成的直接损伤，以及受脱位的骨或间盘组织挤压而形成的间接损伤。脊髓的继发性损伤发生于早期神经组织直接损伤之后，由一系列生化机制引起。然而，在化学、细胞和组织水平发生的复杂变化尚未完全阐明。

（一）组织学改变

1. 脊髓轻微损伤和脊髓震荡　脊髓轻微损伤仅为脊髓灰质有少数小出血灶，神经细胞、神经纤维水肿，基本不发生神经细胞坏死或轴突退变。然后逐渐恢复，组织学上基本恢复正常。脊髓震荡，脊髓神经细胞结构正常，无形态学改变。

2. 不完全性脊髓损伤　伤后灰质中出血较少，白质改变不明显，神经组织水肿，以后逐渐消退。有神经元变性，损伤周围渗出，血管通透性增加，炎症细胞浸润。由于不完全脊髓损伤程度有轻、重差别，轻者仅中心小坏死灶，保留大部分神经纤维；重者可出现坏死软化灶，被胶质代替，保留部分神经纤维。

3. 完全性脊髓损伤　伤后脊髓灰质中多灶性出血，白质水肿；随后灰质中出血灶扩大，白质中也出现出血灶。组织水肿，神经轴索与髓鞘的间隙因水肿而扩大。前、后角细胞肿大，尼氏体消退，细胞崩解。然后神经轴索的线粒体退变，髓鞘分类散乱，进一步发生碎裂。随着时间延长，灰质大部或全部崩解、坏死，可见液化囊腔形成，神经元细胞不可见，周围白质部分残存，轴索及髓鞘崩解，成为空泡。总之，完全性脊髓损伤时，脊髓内的病变呈进行性加重，从中心出血至全脊髓出血、水肿，从中心坏死到大范围脊髓坏死，晚期脊髓为胶质组织代替，失去正常的神经结构。

（二）病理生理及生化机制

1. 微循环障碍 脊髓损伤后，由于直接损伤导致血管破坏，以及损伤后产生儿茶酚胺等作用于血管平滑肌的物质使血管收缩、小血管痉挛，同时前列腺环素 PGI_2 和血栓素 A_2（TXA_2）生成，引起脊髓微血管栓塞，导致脊髓的微循环障碍，脊髓更加缺血、缺氧。

2. 细胞膜离子通道的改变 脊髓损伤后，细胞膜破坏及钙通道激活使得细胞外液的钙离子向细胞内转移，并不断堆积，促使血管平滑肌收缩，导致血管痉挛及缺血；损害线粒体功能，激活神经蛋白酶，破坏微管及微丝蛋白，促使轴索退变；激活磷脂酶 A_2 等而产生花生四烯酸。花生四烯酸在代谢过程中生成前列腺素、氧自由基、血栓烷 A_2 和白介素等介质。这些介质进一步损伤细胞膜和微血管，导致微血管收缩，脊髓局部缺血、脂膜溶解和细胞死亡。

3. 炎症介质及神经递质等变化 脊髓损伤后，磷脂酶的激活使得花生四烯酸生成增多，并且前列腺素合成酶活性增加，导致产生大量炎性介质，加重局部组织损伤。另外，脊髓损伤后，兴奋性氨基酸（EAAs）、内源性阿片肽以及一氧化氮（NO）等的释放增加，可以加剧脊髓水肿和神经细胞的损伤。

4. 缺血–再灌注损伤及自由基反应 神经组织含有大量的脂质，脊髓损伤后出现低氧血症，再灌流后数分钟氧分压升高。氧分压升高导致氧自由基增加及脂质过氧化。同时外渗的血红素及破裂细胞成分中的铁离子又催化脂质过氧化反应，破坏脂膜的选择性和通透性，抑制如 Na^+-K^+ ATP 酶、腺苷酸环化酶和细胞色素氧化酶系统的活性。

5. 细胞凋亡 研究发现，脊髓损伤后，除了直接损伤造成的神经细胞损害外，还会诱发细胞凋亡。这种凋亡具有一定的滞后性和长期性。凋亡导致神经细胞数量减少，进一步加剧神经功能的损害。

【分类】

（一）脊髓震荡

脊髓神经细胞遭受强烈刺激而发生超限抑制，脊髓功能处于生理停滞状态，脊髓实质无损伤。临床上表现为损伤平面以下感觉、运动及反射完全消失。一般经过数小时至 2～3 周，感觉和运动开始恢复，不留任何神经系统后遗症。

（二）脊髓休克

脊髓与高级中枢的联系中断以后，断面以下的脊髓会有暂时的反射丧失，处于无反应状态，称为脊髓休克。表现为断面以下脊髓所支配的感觉丧失、骨骼肌张力和运动消失，外周血管扩张，血压下降，括约肌功能障碍及发汗反射消失，内脏反射减退或消失。脊髓休克是暂时现象，损伤后不久可逐渐恢复，一般持续 1～6 周，但也可能持续数月。脊髓休克恢复过程中，原始简单的反射先恢复，复杂高级的反射后恢复。反射活动恢复过程中最早出现的是球海绵体反射和肛门反射，并从尾端向头端方向恢复。反射恢复后，其他反射比正常时加强并广泛扩散。

（三）不完全性脊髓损伤

损伤平面以下保留某些感觉和运动功能，并具有球海绵体反射，为不完全性脊髓损伤。脊髓不完全性损伤分四种：

1. 前脊髓综合征 可由脊髓前侧被骨片或椎间盘压迫所致，也可由中央动脉分支损伤或被压所致。脊髓灰质对缺血比白质敏感，前角运动神经细胞较易发生选择性损伤。损伤好发于颈髓下段和胸髓上段。颈脊髓损伤主要表现为四肢瘫痪，而会阴部和下肢仍保留深感觉和位置觉。在不全损伤中，其预后最差。

2. 后脊髓综合征 较罕见，损伤平面以下运动功能和痛温觉、触觉存在，但深感觉和本体感觉消失，步态不稳，出现运动性共济失调。

3. 中央脊髓综合征　是最常见的不全损伤，主要发生在颈椎的过伸性损伤，可由移位的椎体或椎间盘压迫脊髓前中央动脉的正中分支所致，有时影像学检查看不到骨折或脱位。患者表现为四肢瘫痪，上肢重下肢轻，肛周感觉存在，早期可恢复括约肌功能，骶髓功能恢复包括足屈肌和伸肌的活动，接着是腰髓功能恢复，包括踝、膝和髋关节的活动，上肢功能恢复最少，取决于灰质的损伤程度。这是因为上肢皮质脊髓束的躯干纤维的组成位于中央，而下肢纤维位于周边，故上肢的症状重于下肢。

4. Brown-Séquared 综合征　是半侧脊髓横断，可由移位的骨片、椎间盘及硬膜外血肿的压迫所致；也可由脊髓前动脉的一侧分支被压或损伤，使半侧脊髓缺血所致。损伤水平以下，同侧肢体运动瘫痪和深感觉障碍，而对侧肢体痛觉和温度觉障碍。几乎所有患者都有部分恢复，包括排尿、排便功能和行走。

（四）完全性脊髓损伤

脊髓实质完全性横贯性损伤，损伤平面以下的最低位骶段感觉、运动功能完全丧失，包括肛门周围的感觉和肛门括约肌的收缩运动。

（五）脊髓圆锥综合征

脊髓圆锥指 $S_3 \sim S_5$ 脊髓节段，此处为脊髓末端，呈锥形，故称圆锥，位于 L_1 节段。当圆锥与腰骶神经根在同平面均损伤时，神经感觉、运动障碍平面在 L_1 节段。仅当圆锥损伤时，支配下肢神经的感觉和运动功能存在，而会阴、骶区表现为马鞍区感觉障碍，尿道括约肌、肛门括约肌、膀胱逼尿肌瘫痪，跟腱反射消失、肛门反射和球海绵体反射消失。

（六）马尾损伤

腰椎以下椎管内为马尾神经，损伤后表现为周围神经损伤。

【临床表现与诊断】

脊柱损伤合并脊髓损伤时要尽早对脊髓损伤作出定性和定位判断，定性是指损伤的完全或不完全性，定位指的是脊髓损伤的节段水平。

（一）脊髓损伤的定性

根据美国脊柱损伤协会（ASIA）的标准，完全性损伤是指损伤节段以下存在感觉或运动功能的节段不超过 3 个；不完全性损伤是指损伤节段以下存在感觉或运动功能的节段超过 3 个。对脊髓横贯性损伤，必须鉴别功能性脊髓震荡和实质性横断造成的脊髓休克（表 36-2-1）。前者为暂时性，后者为永久性，二者预后明显不同。损伤早期，二者可同时存在，以往认为颈髓损伤后，脊髓休克时间需 2～3 周。近年来认为颈髓休克时间相当短，不超过 24 小时。并认为最早恢复的神经功能为骶段的感觉、运动和反射，表现为肛门感觉、屈趾肌自主活动、肛门反射和球海绵体反射的恢复。24 小时后 99% 的患者出现骶反射，此时若仍没有感觉、运动功能的恢复，则损伤为完全性。伤后 24 小时内，如出现上述四项体征，尤其是球海绵体反射，则表示休克已过，上述四项体征保留或恢复越多，预后越好。如 24 小时内不出现上述四征，则可能为完全性损伤，仅少数有例外，如骶髓本身的损伤，此时球海绵体反射的反射弧被中断，因此不能作为脊髓休克期终止的判断标准。

表36-2-1　脊髓休克与脊髓震荡的鉴别

鉴别要点	脊髓休克	脊髓震荡
1. 脊髓损伤的类型	严重脊髓损伤	轻微脊髓损伤
2. 神经功能改变	感觉、运动、反射三者全部消失	感觉、运动、反射三者可消失，但有所保留
3. 截瘫程度	完全性截瘫	不完全性截瘫

续表

鉴别要点	脊髓休克	脊髓震荡
4. 肛周及肛门深感觉	丧失	保留
5. 肛门外括约肌自主收缩	丧失	保留
6. 球海绵体反射及肛门反射	多丧失，个别可保留	保留
7. 全身性反应	有低血压、低体温、心动过缓、心排血量下降、呼吸受限等	无明显全身性反应
8. 恢复时间	较长，数天或数周	短暂，时间一般不超过 48 小时
9. 恢复标志	球海绵体反射及肛门反射最早出现，其次为腱反射，从骶段向近端恢复	随意运动出现，感觉、反射恢复
10. 最终结局	不完全性脊髓损伤可恢复到不全瘫，完全性脊髓损伤仍为完全性瘫	恢复至正常水平

肛周感觉检查法：除用锐针检查痛觉外，还需用钝器检查触觉和深感觉，尤其需检查锐、钝刺激和鉴别能力。如存在，则提示脊髓损伤为不全损伤，预后良好。

屈趾肌的自主活动：如能自主屈趾，即使极为微弱，也表示脊髓休克已开始复原，脊髓损伤为不完全性。

肛门反射：针刺肛周皮肤，如肛周皮肤皱缩，或可从肛检手指感到肛门外括约肌有收缩者，意义同上。

球海绵体反射：挤压龟头或阴蒂，或牵拉在膀胱内的导尿管时，如球海绵体和肛门外括约肌有收缩者，意义同上。但因二者的收缩常不明显，改为手指插入肛管，测定肛门外括约肌的收缩。

（二）脊髓损伤的定位

从运动、感觉、反射和自主神经功能障碍的平面来判断损伤的节段。

1. 颈段脊髓损伤　一般分为上（颈 $C_{1\sim3}$）、中（颈 $C_{4\sim6}$）和下（颈 $C_{7\sim8}$ 及胸 T_1）三段损伤。

感觉障碍：锁骨上窝和两侧肩峰处的感觉，都由颈 $C_{3\sim4}$ 神经支配，而上肢由 $C_5 \sim T_1$ 所组成的臂丛神经支配，故在颈段脊髓中、下段横断伤中，锁骨以下的躯干和下肢感觉完全消失，而上肢则有区域性感觉障碍。

运动障碍：中、下段颈髓损伤后，躯干和下肢完全瘫痪，而上肢仅有部分瘫痪，称四肢瘫痪，损伤水平越低，上肢瘫痪越不完全。由于上肢肌肉都有特定的功能，并由特定的颈神经支配，颈髓损伤纵向定位的常用方法是检查每根颈神经所支配的最远侧肌肉的肌力。如 C_4 所支配的最远侧的肌肉为膈肌和斜方肌；C_5 为三角肌、肱二头肌、旋后肌和肱桡肌；C_6 为桡侧腕长、短伸肌和胸大肌的锁骨头；C_7 为桡侧腕屈肌、旋前圆肌、肱三头肌和指总伸肌；C_8 为尺侧腕屈肌、指浅和指深屈肌；T_1 为手的内在肌。例如：C_7 脊髓损伤者，肱三头肌瘫痪，失去伸肘功能，但肱二头肌为 $C_{5\sim6}$ 所支配，故屈肘功能正常，呈现典型的屈肘位瘫痪。因此，可根据特殊体位判定损伤部位。

反射改变：躯干和下肢的深、浅反射均消失。$C_{5\sim6}$ 节段横断者，肱二头肌和肱三头肌反射均消失；$C_{6\sim7}$ 损伤者，肱三头肌反射消失，而肱二头肌反射正常。脊髓休克期过后可出现病理反射，如 Hoffman 征等。

自主神经功能障碍：颈段脊髓损伤后，除脑神经内还保留交感神经纤维外，全身交感神经，包括支配心脏和血管收缩、皮肤和汗腺功能、肠道蠕动的交感神经纤维均被切断。由于皮肤汗腺和皮下血管网已失去出汗和血管收缩功能，因此患者已失去调节体温的功能，体温随环境改变而升降。

2. 胸髓损伤　主要表现为损伤平面以下的躯干下半部与两下肢的上运动神经元性瘫痪。胸髓损伤的定位诊断主要根据感觉消失的平面，腹壁反射也可供定位作为参考。上、中、下腹壁反射中枢分别为 $T_{7\sim8}$、$T_{9\sim10}$ 和 $T_{11\sim12}$ 节段，胸髓损伤仅影响部分肋间肌，对呼吸功能的影响不大。交感神经障碍的平面相应下降，体温失调较轻微。但仍有排便、排尿功能障碍。

3. 腰髓、脊髓圆锥和马尾损伤　腰髓和脊髓圆锥的总长度虽短，处于 T_{10} 至 $L_{1\sim2}$ 椎体之间，$L_1\sim S_1$ 段脊髓损伤后，下背部和腹股沟以下相应节段有感觉障碍。L_1 节段以上的损伤，下肢为上运动神经元性瘫痪。由于 $L_2\sim S_1$ 节段为很短的一段腰膨大，L_2 以下的损伤可使很多节段损伤，可表现为混合性或以下运动神经元性损伤为主，即软硬瘫混合征象。定位诊断也可从瘫痪的肌肉来确定。$L_{1\sim2}$ 节段支配髂腰肌；$L_{3\sim4}$ 支配股四头肌；$L_5\sim S_1$ 节段则支配伸髋、屈膝和足的跖屈、背屈肌肉。损伤水平在 L_4 节段以上者，膝、踝反射均消失；在 $L_5\sim S_1$ 水平者，则踝、跖反射消失。

骶髓 $S_3\sim S_5$ 和尾节称脊髓圆锥。损伤后，会阴部皮肤感觉减退或消失，呈马鞍状分布。由于膀胱逼尿肌受 $S_2\sim S_4$ 支配，可引起逼尿肌麻痹而成无张力性膀胱，表现为充盈性尿失禁，排便也失去控制，有性功能障碍。肛门反射和球海绵体反射消失。腰膨大在圆锥以上，故下肢功能无影响。

（三）脊髓损伤的影像学诊断

X 线检查和 CT 检查为常规检查，可发现脊髓损伤部位的脊柱骨折或脱位。但亦有病例未见异常，称为无放射线检查异常的脊髓损伤（spinal cord injury without radiographic abnormality，SCIWORA），多见于颈椎外伤。MRI 技术的应用，改变了 X 线检查和 CT 检查等不能观察到的脊髓形态学变化。脊髓损伤时，MRI 可观察脊髓信号强度、脊髓信号改变的范围和脊髓萎缩情况等。

（四）脊髓损伤的电生理检查

体感诱发电位检查（somatosensory evoked potential，SEP）和运动诱发电位检查（motor evoked potential，MEP）可了解脊髓的功能状况。SEP 代表测定脊髓感觉通道的功能，MEP 代表测定锥体束运动通道的功能。SEP 和 MEP 均不能引出者为完全性截瘫。

【分级】

根据神经结构中两个重要的组成部分，运动和感觉的损伤情况，医生采集和收取相关的资料对神经损伤进行分类。目前采用的脊髓损伤的分级标准有很多，应用较多的是 Frankel 脊髓损伤分级标准：

A. 完全性：损伤平面以下感觉、运动完全消失。

B. 不完全性：损伤平面以下有感觉，但无运动功能。

C. 不完全性：损伤平面以下有感觉、运动功能，但多数肌力小于 3 级。

D. 不完全性：损伤平面以下有感觉、运动功能，但多数肌力大于 3 级。

E. 感觉、运动功能正常。

目前得到应用的相对准确的分类方法是美国脊髓损伤联合会（American Spinal Injury Association，简称 ASIA）对脊髓损伤的分类方法。ASIA 的分类方法将神经损伤分为五级，级别为 A ～ E（表 36-2-2）。

表36-2-2　脊髓损伤的ASIA分级

级别	功能	脊髓损伤类型
A	在骶段（$S_4\sim S_5$）无任何感觉和运动功能	完全性损伤
B	在神经损伤平面以下，包括骶段（$S_4\sim S_5$）存在感觉功能，但无运动功能	不完全性损伤
C	在神经损伤平面以下，存在运动功能，大部分关键肌的肌力小于 3 级	不完全性损伤

级别	功能	脊髓损伤类型
D	在神经损伤平面以下，存在运动功能，大部分关键肌的肌力大于或等于3级	不完全性损伤
E	感觉和运动功能正常	正常

【治疗】

（一）急诊处理

对危及生命的损伤进行优先处理，在抢救过程中要对脊髓进行有效保护，包括损伤部位使用临时支具，正确搬运患者等。待全身情况稳定后要进行反复仔细的体格检查，检查手法必须轻柔，以避免增加脊髓损伤。如瘫痪水平持续上升，则表示脊髓持续有损伤。瘫痪水平不断下降者，则表示病情在好转，治疗有效，预后较好。

（二）非手术治疗

伤后6小时内治疗是关键时期，24小时内为急性期，抓紧尽早治疗时机。

1. 药物治疗

（1）脱水：主要应用甘露醇脱水，减轻脊髓损伤所致的局部水肿。

（2）肾上腺皮质激素：目前文献中多推荐早期大剂量使用甲泼尼龙，其作用机制为大剂量甲泼尼龙能阻止类脂化合物的过氧化反应和稳定细胞膜，从而减轻外伤后神经细胞的变性，减少细胞内钙离子蓄积，预防类脂化合物的作用及前列腺素 E_2 和凝血酶原 A_2 的形成，减少兴奋性氨基酸的释放，减轻组织水肿，改善脊髓血流量，预防损伤后脊髓缺血进一步加重，促进新陈代谢和预防神经纤维变性。甲强龙剂量，首次30 mg/kg体重，45分钟以上静脉输入，间隔45分钟，然后5.4 mg/（kg·h）持续静脉输入23小时。大剂量甲强龙在伤后8小时内应用，同时需进行心电监护，观察用药时可能出现的心率失常、循环性虚脱、心脏停搏等情况，同时警惕消化道出血等并发症。

（3）神经营养药物：如神经节苷脂可促进神经再生。单唾液酸四已糖神经节苷脂（monosialotetrahexosylganglioside，GM-1）对维持神经细胞膜正常功能及稳定性起重要作用。能激活ATP酶和磷酸化酶的活性，使神经细胞在缺氧情况下存活率提高，减轻一氧化氮的合成对神经细胞的损伤。伤后72小时内应用，GM-1 100 mg静脉注射，每天1次，一般可用3周。

（4）其他：如纳洛酮阻断内源性鸦片引起的低血压和脊髓缺血；促甲状腺素释放激素可减轻脊髓水肿。这些药物虽然在临床上有应用，但其促进脊髓损伤恢复的作用尚在研究中。

2. 高压氧治疗　于伤后数小时内进行，以增加脊髓血氧饱和度，改善脊髓缺氧。高压氧用0.2MPa氧压，每次1.5小时，10次为1个疗程。

（三）手术治疗

目的是保护残余存活的脊髓组织，减少或防止继发性损伤，尽可能促进脊髓的恢复。手术原则为：脊柱骨折的复位，应解除脊髓压迫，重建脊柱的稳定性。有以下情况者，需要切开复位内固定：①脊柱骨折脱位，有关节突交锁者；②骨折碎片或椎间盘组织突入椎管并有脊髓压迫者；③不稳定骨折。

（四）并发症的防治

绝大多数脊髓损伤患者死于并发症。但如能给以及时、有效的防治，又能给以良好的康复治疗，则可提高患者的生存质量和期限。

1. 高热与低温　颈髓横断损伤时，全身交感神经几乎已完全麻痹，皮下血管网舒张而不能收缩，汗腺停止活动而闭汗，因而无法调节散热，体温随环境温度的高低而起伏。高热并不发生在胸腰段脊髓损伤者，因为无全身交感神经的麻痹。预防和治疗以物理降温为主。由于交感神经已经麻痹，药物降温无效。预防和治疗低温以人工复温为主，温度不宜升得过急、过高。

2. 呼吸道感染和呼吸衰竭　常见于颈髓损伤的早期。损伤后，肋间肌和腹壁肌均已麻痹，呼吸仅靠膈肌维持。任何因素阻碍膈肌活动和呼吸道通畅者均可引起呼吸衰竭：①脊髓损伤或水肿继续上升至接近 C_4 节段者，肠胀气、便秘、急性胃扩张、肺气肿等是妨碍膈肌活动的体内因素。②胸、腹受体外因素压迫。③慢性支气管炎、肺炎有痰液阻塞气管。以上因素须积极防治才能避免发生呼吸衰竭。因呼吸肌麻痹排痰无力，长期卧床容易出现坠积性肺炎，预防和治疗措施有：①给氧、翻身拍背辅助排痰；②寻找和去除影响通气功能的因素；③必要时行气管切开。

3. 压疮　由于患者已失去皮肤感觉和主动翻身的能力，患者久卧一个姿势时，有骨突的部位，皮肤将长期被压、缺血、坏死，形成压疮。最常发生的部位有骶椎、脊柱棘突、肩胛骨、大转子、腓骨头等处。预防方法主要在于加强护理，骨突处的皮肤要维持清洁、干燥，用乙醇擦拭，施以轻柔按摩，每日数次，并用气垫或塑料海绵衬垫，不使骨突与床面直接接触。要勤于翻身，每 2 小时一次，如创面经久不愈，可通过植皮或转移皮瓣等整形外科手术修复创面。

4. 泌尿系统感染和结石　由于膀胱瘫痪，尿潴留，需长期使用留置导尿管，容易发生膀胱挛缩和尿路感染与结石。防治方法包括：①在严格无菌操作下，短期或间断使用导尿管，使排尿畅通。每日用生理盐水、3% 硼酸溶液或 0.1%～0.05% 呋喃西林溶液冲洗膀胱 1～2 次。②2～3 周后开始训练膀胱，先将导尿管夹闭，每 3～4 小时开放一次，使膀胱充盈，避免挛缩。在导尿管开放期间，训练患者用双手按压膀胱，帮助排尿，部分患者经过训练后可自主控制排尿，不再使用导尿管，对不能有效排尿者，需长期采用间歇导尿法或行膀胱造瘘。

（五）康复治疗

加强体能锻炼，尽早使截瘫患者用拐杖、支具或轮椅下地活动，减少常见并发症的发生，恢复肢体的重要功能。

（冯世庆）

第三节　骨盆骨折

【骨盆的解剖】

骨盆是位于脊柱和下肢骨之间的连接结构，由骶骨和两块未名骨（innominate bone）组成，未名骨由髂骨、坐骨和耻骨融合而成。骨盆分为前、后两部分，后部由骶骨和髂骨形成骶髂关节，关节前后侧均由韧带连接，前部由耻骨联合连接。此外，还有骶结节韧带和骶棘韧带维持骨盆的稳定。骨盆后部的主要功能是支持体重，坐位或站立时耻骨联合呈张力状态，后侧骶髂关节呈压力状态，单腿站立时则相反。完整的骨盆由髂耻线分成真、假骨盆两部分，假骨盆由骶骨翼和髂骨翼组成，由髂肌覆盖，内含腹腔内容物；真骨盆在髂耻线以下，侧壁由耻骨、坐骨和部分髂骨组成，包括闭孔膜、闭孔内肌及闭孔血管神经束；盆底由肛提肌和尾骨肌组成，有尿道、直肠及女性阴道通过；后壁两侧的骶髂关节处有腰骶丛及髂内、外血管通过。完整骨盆的稳定性包括旋转和位移两个方面，耻骨联合、骶棘韧带、后侧部分骶髂韧带及前侧骶髂韧带维持其旋转稳定，骶结节韧带和后侧部分骶髂韧带维持纵向稳定。

【骨盆骨折的病因及机制】

常见骨盆损伤的原因包括：①侧方或前后挤压伤；②肌肉强烈收缩，引起撕脱骨折；③直接暴力致伤。

（一）前后应力作用

前后应力作用使半骨盆外旋，以后侧韧带为轴，前方分离，应力持续作用可使盆底和骶髂前韧带断裂，因后侧韧带无受损，不存在垂直不稳定。

（二）侧向应力作用

侧向应力是引起骨盆骨折的最常见应力。作用力在骨盆后半时，髂骨后半通过骶髂关节压向骶骨，可使髂骨嵌入骶骨中，造成骶骨骨折，韧带组织损伤小，骨折稳定。若应力作用在骨盆前半，可致骨盆内旋，以骶髂关节前侧为轴，骶骨前侧压缩，后侧韧带断裂，应力继续作用则对侧骨盆出现外旋损伤，骨盆前部可以是耻骨支骨折或耻骨联合分离，此损伤是不稳定的。

（三）外旋外展应力作用

多发生于摩托车事故，应力作用于股骨干和髋关节，下肢外旋外展使半骨盆从骶骨上分离。

（四）剪切力损伤

剪切力作用多见于高能损伤，通常是垂直于骨小梁的暴力，导致骶棘和骶结节韧带断裂，骨盆垂直方向不稳定且有不同程度的移位（图 36-3-1）。

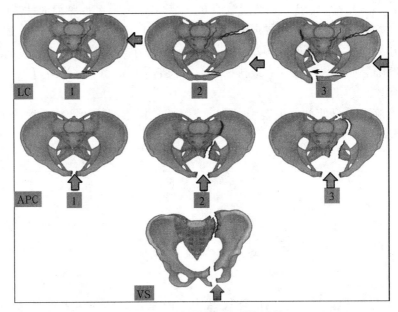

图 36-3-1　骨盆骨折的受伤机制

APC：前后压缩 antero-posterior compression；LC：侧方压缩；lateral compression

VS：垂直剪切 vertical shear

【骨盆骨折的分型】

骨盆骨折（fracture of pelvis）的 AO 分型（图 36-3-2）：

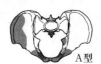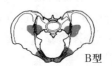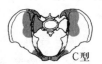

图 36-3-2　骨盆骨折的 AO 分型

由左至右分别为 A 型、B 型、C 型

A 型：骨盆稳定，后方结构完整，包括未名骨的撕脱骨折和直接暴力引起的骨折以及第二骶椎以下的骨折。

B 型：旋转不稳定，垂直稳定，后方结构部分损伤，包括单侧内、外旋损伤及双侧损伤，骶结节韧带保持完整，绝大多数后方韧带也保持完整。

C 型：后方结构完全损伤，各方向不稳定。

【骨盆骨折的诊断】

（一）病史及体格检查

询问受伤经过、损伤机制和暴力大小，直接撞击伤常合并严重的软组织伤，间接暴力不引起软组织伤。首先要进行全身检查，对患者的全身情况进行评价，特别是对呼吸道的通畅度、呼吸和循环功能进行评价并紧急处理，对危及生命的脏器损伤优先处理，全身情况稳定后对骨盆局部进行详细检查。骨盆的体格检查应按照视、触、动、量的顺序进行，观察局部有无畸形、开放伤口及皮下淤血等；触摸耻骨联合、骶髂关节、髂翼及坐骨结节等处，检查上述部位有无压疼、骨间隙以及血肿等；运动功能主要检查两侧髋关节的主动和被动活动情况；测量主要是观测两侧下肢是否等长。此外应进行骨盆分离和挤压试验（图 36-3-3），即检查者将双手置于两侧髂嵴上向外后方推压骨盆或向内对向挤压，可引起剧烈疼痛，或向内、向外的活动，由此判断有无旋转不稳定，推拉患侧下肢可观察有无垂直方向不稳定。不稳定的表现包括开放性骨盆骨折、阴囊囊肿、腰骶神经丛损伤。

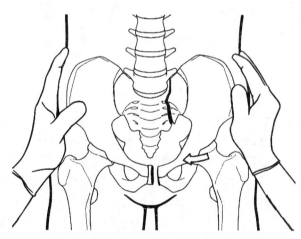

图 36-3-3　骨盆挤压试验

（二）影像学检查

1. 前后位 X 线检查　整体显示骨盆结构，可显示耻骨支的骨折和耻骨联合分离，还可显示骶髂关节、骶骨、髂骨以及第 5 腰椎横突的骨折。

2. 入口位 X 线检查　患者平卧，球管从头端指向尾端与片盒成 60° 角，与真骨盆入口垂直。可显示髂耻线、耻骨支、骶髂关节、骶骨翼和骶骨体等结构，也可观察骶髂关节后脱位以及骶骨和髂翼的向后移位，还可观察到髂骨的内旋、骶骨的嵌插骨折和坐骨棘的撕脱骨折。

3. 出口位 X 线检查　患者平卧，球管在足端，与片盒成 45° 角，可观察半骨盆是否有向上旋转、垂直移位。还可显示骶骨孔及其附近的骨折（图 36-3-4）。

4. CT　可详细观察骨盆后侧韧带结构的损伤，显示骶骨的骨折类型，骶髂关节的旋转和移位，有助于判断骨折类型。根据外伤史及临床检查和影像学检查不难做出诊断，但重要的是根据上述临床资料判断骨折的类型，骨盆的稳定性以及合并损伤，以便确定下一步的治疗方案。

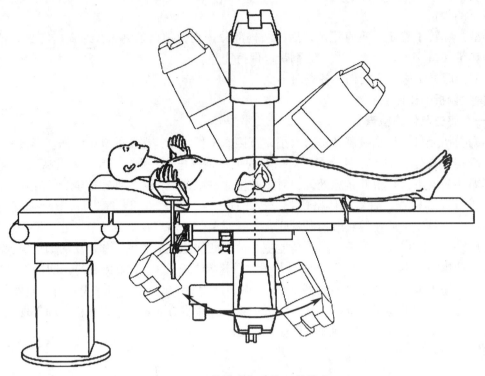

图 36-3-4　骨盆出入口位 X 线检查

【治疗】

骨盆骨折往往合并身体其他部位的损伤，骨盆骨折本身与合并的脏器血管损伤相比，后者更重要，且常危及生命。因此全身情况稳定后要优先对脏器损伤进行处理。合并其他损伤的骨盆骨折的处理程序：①快速进行全身评价，并进行相应监测和处理。②开放足够补液通道，快速补充血容量，纠正休克，稳定循环功能。如果循环不稳定，有持续活动出血征象，要及时进行探查止血。腹腔检查怀疑出血，应及时用外固定器暂时固定骨盆后紧急开腹探查止血；若腹腔检查未发现出血征象，应行血管造影以便发现出血点，及时进行栓塞止血。通常骨盆的持续出血来自骨盆背侧静脉丛，髂总、髂外、髂内等大血管也可以导致大出血。③全身情况稳定，脏器损伤得到优先处理后再对骨盆骨折进行局部处理，对不稳定的骨盆骨折可暂时用外固定架固定，以便其他脏器损伤的处理和搬运（图 36-3-5）。

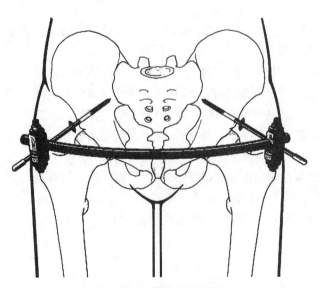

图 36-3-5　骨盆外固定架

有几种方法可以稳定损伤的骨盆，最古老的方式是抗休克衣。将充气的抗休克衣覆盖于下肢及腹部周围，直至血压稳定。患肢骨牵引可以有效地控制静脉丛出血。股骨髁上牵引或胫骨结节牵引，重量为 10 ~ 15 kg。使用骨盆前方的外固定架是稳定骨盆的标准方法。

骨盆骨折的治疗决策：①骨盆稳定，稳定骨折包括骨折分离小于 2.5 mm 的前后暴力骨折和侧方暴力骨折伴有低估压缩骨折。对此类骨折可保守治疗。②骨盆稳定，耻骨联合分离大于 2.5 mm 即为不稳定，是手术固定指征。对旋转移位，可采用切开复位内固定。③骨盆旋转不稳定，可行闭合复位外固定或切开复位内固定，特别是需要同时进行腹部和泌尿外科手术时，更适合做切开复位内固定。④骨盆旋转和垂直方向均不稳定时，一般要根据骨折部位决定，骨折通过骶髂关节采用切开复位内固定，骨折线在骶髂关节外通过髂翼或骶骨时，若不合并其他损伤则采用闭合复位外固定，若复位不满意或是多发创伤则采用切开复位内固定。

【并发症】

骨盆骨折常可引起严重并发症，而且其后果常较骨折本身更为严重，应高度重视。常见的有：

（一）腹膜后血肿

除骨盆骨折处出血外，髂内和髂外动、静脉的分支可被撕裂或断裂，引起大出血。巨大血肿可沿腹膜后疏松结缔组织间隙蔓延至肾区或膈下。患者可有腹胀及腹痛等腹膜刺激症状。大出血可引起出血性休克而致死。对腹膜后出血，应密切观察，进行输血、输液。若经积极抢救未能使休克好转，可经股动脉做两侧选择性髂内动脉栓塞术。可与抗休克治疗同时进行。盆腔内侧支循环丰富，结扎或栓塞两侧髂内动脉后，盆腔内可由多方面形成侧支循环，盆腔内脏器官血液供应可不受严重影响。

（二）膀胱或尿道损伤

骨盆耻骨支骨折时，骨折断端可刺破膀胱，在膀胱胀满时尤其容易发生。不同部位的损伤引起相应的尿外渗表现，应及时修复损伤部位并引流。

（三）直肠损伤

直肠上 1/3 位于腹膜腔内，中 1/3 仅前面有腹膜覆盖，下 1/3 全无腹膜。如破裂在腹膜反折以下，可引起直肠周围感染，常为厌氧菌感染。如破裂在反折以上，可引起弥漫性腹膜炎。

（四）神经损伤

骶骨或髂骨骨折以及骶髂关节脱位时，偶可损伤骶丛，有时可伴有括约肌功能障碍，下肢某些部位感觉减退或消失，肌肉萎缩无力或瘫痪。

（孙　宇）

周围神经损伤

第一节 概 述

周围神经损伤（peripheral nerve injury）属创伤范畴，但是一种特殊的组织损伤，临床较为常见，可造成严重的运动、感觉功能障碍，需要及时诊断，并针对致伤病因和周围神经损伤后的病理过程——传导阻滞、变性与再生，应用显微外科修复技术与神经生物学技术，创造一个适合周围神经成功再生的最佳条件，最大限度地恢复损伤神经的功能。

【病因】

周围神经损伤的致伤原因众多。但临床上最常见的病因是机械性损伤，如锐器性神经切割伤、骨折脱位所致的神经挤压伤与牵拉性损伤等。火器伤是战时的主要致伤因子，除了枪弹等高速投射物直接造成神经干机械性切割、挫裂外，还能造成间接的神经震荡伤和热损伤，为复合致伤原因损伤机制。化学性、物理性致伤因子是特殊环境下的病因。而医源性损伤是在外伤或疾病的治疗过程中处理不当所致的神经损伤，包括药物注射性神经损伤、手术误伤（如切割伤）、闭合性骨折与关节脱位复位固定时处理不当所致神经牵拉压迫伤、麻醉（或昏迷、昏睡时）的神经损伤、产伤性新生儿神经损伤等。至于代谢或结缔组织病、恶性肿瘤、内源性或外源性中毒也可引起周围神经损伤。

【病理与分类】

（一）病理生理变化

周围神经损伤，通常多见周围神经断裂伤，对于每一条神经纤维来说属于细胞损伤的范畴，即轴突损伤实质上是神经细胞整体的一部分损伤。周围神经损伤的病理生理反应，依据神经损伤的程度，可分为两种类型：①神经损伤部无轴突连续性丧失，仅有短暂神经传导阻滞。在病理上表现为节段性脱髓鞘与再髓鞘化；②轴突断裂，或同时伴不同程度的神经内结构损伤，导致神经损伤处轴突连续性中断，在病理上表现为轴突变性与继发的轴突再生。

1. 神经断裂后损伤部位反应 神经干横行断裂，两神经断端即发生回缩、分离，轴突连续性中断加上血 – 神经屏障的结构和功能破坏，受损轴突近侧末端与远段轴突大量 Na^+、Ca^{2+} 流入，大量 K^+、蛋白质外流丧失，其中 Ca^{2+} 内流破坏了轴突内部的内环境稳定，激活蛋白水解酶，细胞骨架崩解，轴突破坏，发生快速、严重的创伤性反应。损伤当日，两神经断端及其间隙即可见增殖的神经外膜成纤维细胞，以后又有增殖的施万细胞（Schwann cell）加入，在伤后第 3 天可见大量巨噬细胞积聚。在损伤部位，伤后 24 小时毛细血管通透性增加，在 7 ～ 14 天达高峰，随之神经断端间有结缔组织增生、瘢痕形成。

2. 远端神经的沃勒变性（Wallerian degeneration） 神经断裂后，损伤平面以下全长的远端轴突与神经细胞分离，失去轴浆流的营养，24 小时后开始发生溃变，48 小时轴突碎裂成碎片，神经传导功能丧失，神经支配的靶器官功能障碍。同时，施万细胞的大部分质膜——髓鞘被分解、碎裂，但施万细胞极少死亡，反而增殖，可以吞噬轴突与髓鞘碎片，巨噬细胞与施万细胞一起参加吞噬清除神经内膜基膜管内的变性碎屑，涉及变性神经纤维的全长。施万细胞还有分泌神经生长因子（nerve growth factor，NGF）等多种神经营养因子（neurotrophic factor，NTF）的活性，伤后 10～15 天增殖的施万细胞在远段神经基膜管内形成纵行连续的细胞索，称 Bungner 带。此后，基膜管内增生良好的施万细胞带维持一个时期的静止状态，等待再生轴突长入。若长时间无轴突长入，细胞带开始萎缩，纤维组织增生。2 年后退化成结缔组织，管道闭塞。

3. 神经元细胞体的逆行性变化 伤后 6 小时可发现神经元胞体内核仁移位至周边部，尼氏体裂解，细胞体形态增大、变圆。逆行性神经元的反应首先涉及细胞体的存活，其次涉及其结构、生化和功能性质的恢复，然后涉及再生轴突的变化。其最终结果表现为：①细胞死亡，这与损伤平面与胞体的距离及损伤程度有关，距离越近损伤越重，细胞体损伤反应越重，死亡、消失的神经元数量也越多；②神经细胞体结构、生化和功能上完全恢复；③不完全恢复（存留一些残余缺陷，从而影响细胞的功能）。应用神经生物学技术，保护损伤神经元胞体的存活有重要意义。

4. 近端神经的损伤反应 多局限于损伤平面以上数毫米之内（或从损伤处向上至第一侧支为止）。形态改变与远侧轴突沃勒变性相同，但方向相反。在 12～24 小时内可见近断端处轴突明显肿胀膨大。若母细胞体在逆行性反应中能存活、轴突再生，在膨大处表面出现许多丝足，形成大量的新生轴突枝芽生长锥，向远侧生长。若母细胞体变性坏死，损伤平面以上整个神经纤维也出现沃勒变性。

5. 继发的轴突再生 周围神经再生的活性在伤后 24 小时以近侧轴突断端发出的神经轴芽形式开始，再生轴突将跨越神经损伤部向远侧生长、延伸（每日 1～2 mm 的速度），以期取代已变性消失的轴突部分，髓鞘化成熟，最终与适宜的末梢器官重建突触联系，实现周围神经再支配组织的功能恢复。应用显微外科技术修复断裂神经的连续性，一定程度上提供了轴突再生的适宜的物理通道，但远、近端神经内部结构尤其是运动、感觉神经纤维的不完全匹配不利于轴突生长进入原有的或性质相同的神经基底膜管。因此，创造一个适宜轴突生长的最佳微环境，可提高近端再生轴突顺利长入远端性质相同的基底膜管的概率，加快再生轴突的生长速度与髓鞘化。有关周围神经再生室、神经趋化与营养作用、施万细胞、NGF 等 NTF、层粘连蛋白（laminin）、纤连蛋白（fibronectin）等细胞外基质（extracellular matrix，ECM）的研究，也有重要意义。

（二）分类

1. Seddon 分类 1943 年，Seddon 依据周围神经内在结构破坏程度，将周围神经损伤分为三类。

（1）神经失用（neurapraxia）：又称神经震荡、神经传导阻滞神经受伤轻微，如轻度牵拉、短时间压迫、邻近震荡的波及等。可发生节段性脱髓鞘、神经内肿胀，但不发生轴突变性，轴突连续性存在。表现为暂时失去传导功能，常以运动麻痹为主，感觉功能仅部分丧失。数日至数周常可恢复。

（2）轴突中断（axonotmesis）：可因牵拉、骨折、药物刺激、长时间压迫、寒冷或缺血等引起。神经轴突中断，损伤远侧段发生沃勒变性。但其周围的支持结构，尤其是神经内膜仍保持完整，可以引导近端再生轴突沿原来的远端神经内膜管长至终末器官，日后多可自然恢复功能。

（3）神经中断（neurotmesis）：多见于开放性损伤、暴力牵拉、神经缺血、化学性破坏等。神经完全断裂或是不能自发恢复的严重结构破坏，失去神经干，远段发生沃勒变性，神经断端出血、水肿，日后形成瘢痕。从近端长出的轴突，难以跨越完全离断间的瘢痕，神经功能无法恢复。因此，必须通过显微外科手术将两神经断端对合，恢复其连续性。

2. Sunderland 分类 1951 年，Sunderland 扩展了 Seddon 分类，强调了神经束结构的重

图片：Sunderland 周围神经损伤分类

图片：Mackinnon-Dellon 混合性Ⅵ度损伤

知识拓展：周围神经损伤的临床诊断

知识拓展：锥形手试验

要性，将周围神经损伤分为五度（图37-1-4）。

（1）Ⅰ度，同神经失用，轴突连续性存在，可有节段性脱髓鞘，轴突传导丧失。

（2）Ⅱ度，同轴突中断，轴突与髓鞘受损、神经内膜组织未受损。

（3）Ⅲ度，神经束内神经纤维损伤，但神经束膜完整、正常。

（4）Ⅳ度，神经束损伤断裂，仅神经外膜完整。

（5）Ⅴ度，神经干损伤断裂，失去其连续性。

3. Ⅵ度损伤分类概念　1988年，Mackinnon和Dellon提出了周围神经损伤的三维损伤模式，认为神经可以是同一程度一致性的损伤，也可以呈横向或纵向损伤（垂直或沿着神经干方向损伤），产生部分或混合损伤，如牵拉性神经损伤、跳跃性损伤。一条神经干可存在混合性损伤，即不完全性断裂的单条神经内同时有各种不同程度的损伤（Sunderland Ⅰ度～Ⅳ度）和神经外膜的破坏，可将其归为Ⅵ度损伤。

【临床表现与诊断】

（一）运动障碍

主动运动消失、肌肉呈弛缓性瘫痪，肌力、肌张力下降或丧失，出现特定的畸形外观。肌肉长时间失神经后，可出现明显的萎缩。运动神经不完全损伤多表现为肌力降低，完全性损伤则表现为肌力消失。

（二）感觉障碍

完全由一个神经支配的皮肤感觉区域即自主区麻木，痛觉、温度觉、触觉、两点分辨觉等感觉消失或减退。

（三）自主神经功能障碍

皮肤干燥、出汗减少或无汗；失神经支配时间长者肌肉萎缩，皮肤变薄、粗糙。放大镜（5倍）下直接观察有无汗点溢出，或将手指浸入水中观察有无皮肤皱纹出现，适用于儿童或昏迷患者神经损伤的评价。

（四）Tinel 征（神经干叩击试验）

周围神经损伤后，近侧断端可出现再生。再生的神经纤维开始呈枝芽状，无髓鞘，外界的叩击和解压可诱发其分布区疼痛、放射痛和过电感等过敏现象，即Tinel征阳性。

（五）急诊处理时的神经检查

可以在数分钟内重点检查主要运动运动与感觉自主区：①正中神经，拇展短肌（触笔试验）；示指末节指腹针刺痛觉。②尺神经，手指并拢分开（夹纸试验）；小指末节指腹针刺痛觉。③桡神经，拇指末节伸直。④腓总神经，踇趾背伸。⑤胫神经，踇趾跖屈。也可用锥形手试验（cone test），快速、简便检查正中神经、尺神经、桡神经的远侧功能方法。

（六）电生理检查

通过神经肌肉的电生理检查，能较好地反映出神经肌肉所处的功能状态，对确定周围神经损伤的部位、范围、程度，指导外科医师选择手术时机和术式，观察周围神经再生和恢复情况，评价手术疗效等方面均具有重要的作用。

知识拓展：周围神经损伤的电生理检查

知识拓展：周围神经损伤的影像学检查

（七）影像学检查

高分辨磁共振成像（MRI）能显示周围神经的结构、走行及其与周围组织器官的毗邻关系。当有臂丛神经根的损伤（如撕脱、断裂）时，MRI除能显示神经根的撕裂以外，还能同时显示合并存在的脊膜膨出、脑脊液外漏、脊髓出血、水肿等。

【治疗】

周围神经损伤治疗周期长、过程复杂，不仅涉及神经损伤处的修复、神经再生的促进、神经对效应器的有效再支配，而且还涉及损伤当时机体合并伤的处理、神经修复后效应器的功能康复、神经修复失败功能无法恢复时的功能重建等诸多问题。在创伤急救期，遵循创伤救治原则，周围神经损伤评价时抓重点、防漏诊。神经损伤的程度、类型和时间对神经损伤后功能的恢复影响较大，神经损伤应尽早治疗，以争取好的预后。

知识拓展：周围神经损伤处理简易流程图

（一）开放性周围神经损伤

急诊清创探查手术指征明确，对伤口清洁或污染轻、切面较整齐的锐器切割伤，神经无论是完全性还是不完全性损伤，都应争取在受伤后数小时内一期修复。若因伤口污染较重或复合组织损伤，不能确切了解神经损伤情况，可在伤后 1～4 周内行延迟一期修复。若损伤广泛（合并肌腱、骨骼损伤、皮肤缺损）、创面污染严重，火器伤、多发伤早期须先行创面修复超过 1 个月者，行二期神经修复手术。

（二）闭合性周围神经损伤

允许先行观察、非手术治疗，全面评估、积极诊断，酌情及时行手术探查、修复。根据周围神经损伤的病理分类，Ⅰ度、Ⅱ度损伤可自行恢复，无须手术治疗。对于神经断裂Ⅴ度损伤则有手术治疗的明确指征。但在实际工作中，治疗初期较难准确判断神经损伤类型，尤其是Ⅲ度、Ⅳ度或混合性Ⅵ度损伤的诊断与治疗更为棘手，原则上应尽早修复，伤后 1～3 个月内是神经修复的"黄金时期"。

闭合性骨折、脱位合并神经损伤，有以下几种情况需做急诊神经探查：①骨折、脱位本身有手术指征需行手术治疗时；②合并大血管损伤须行血管探查修复时；③出现筋膜间隔综合征伴有明显神经功能障碍时。

（三）周围神经显微修复技术

周围神经损伤，需要手术修复的主要问题有：①神经干连续性中断（Ⅴ度神经断裂伤）与神经缺损；②神经干连续性存在或部分存在的损伤（Ⅲ度、Ⅳ度或混合性Ⅵ度损伤）；③神经近脊髓胞体部的根性撕脱伤；④神经远端邻近效应器部的撕脱或毁损伤。对于不同程度的周围神经损伤，结合术中形态学鉴别和神经电生理检测，可选择相应的显微外科手术修复方法。

1. 传统神经缝合术　周围神经断离后，采用手术方法行端对端的缝合，以恢复神经干解剖学的连续性，包括外膜缝合术、束膜缝合术。外膜缝合术是指缝合神经外膜的对端缝合，而束膜缝合术是指将两断端同性质的神经束，按束分别对合、缝合其束膜。神经修复后，肢体在缝合处无张力的位置，用外固定保持 3～6 周，以防神经缝合口撕裂。

知识拓展：神经缝合技术与要点

2. 生物套管小间隙套接缝合技术　传统神经外膜缝合或束膜缝合技术无法解决损伤神经内部不同性质神经纤维的有效对接问题，生物套管小间隙套接缝合技术是将生物套管置于神经两断端之间，分别将神经外膜与套管进行缝合。生物套管为周围神经提供小间隙内的神经再生室，利用周围神经再生过程中的选择性再生现象，有效促进套管远近端不同性质纤维的有效对接，更好地恢复远端靶器官的功能，减少痛性神经瘤的发生。

知识拓展：生物套管小间隙套接缝合技术

3. 神经移植术　神经损伤修复，当行端端缝合不能保证吻合无张力时，宜取神经段移植于缺损处以消除张力，恢复神经干的解剖连续性。其手术指征：①一期修复时，神经缺损超过一定距离（一般为超过 2～2.5 cm），直接缝合有张力。②二期修复切除断端的神经瘤、胶质瘤后缺损较大，虽适当游离神经两断端，但对合仍有张力。③神经缺损较长，经神经改道后两断端仍有间隙，或神经缺损伴骨折，经缩短骨骼后神经缺损仍存在，勉强缝合仍有一定张力者。

4. 神经松解术　目的是将连续性存在的损伤神经束从周围的瘢痕组织及神经干内的瘢痕组织中松解出来，解除对神经纤维的直接压迫或使受压局部的血液循环改善，以利于神经功能的恢复。

第二节　上肢神经损伤

一、臂丛损伤

【解剖概要】

臂丛由第5、6、7、8颈（C）神经前支及第1胸神经（T）前支共5条神经根组成，分根、干、股、束、支5个部分，有腋神经、肌皮神经、正中神经、桡神经、尺神经5大分支。C_5、C_6神经根在前斜角肌的外缘处相合，形成上干；C_7神经根独立形成中干；C_8、T_1神经根组合形成下干，每干平均长度1 cm。神经根合干后即分前、后两股。上干与中干的前股合成外侧束，下干的前股独立形成内侧束，上、中、下三干的后股合成后侧束，这三个束分别位于腋动脉的外、内、后侧。各束在相当于喙突水平处分为神经支，外侧束主要分为肌皮神经（C_6、C_5）及正中神经外侧头（C_{5-7}，支配旋前圆肌、桡侧腕屈肌及手部桡侧半），内侧束主要分为尺神经（C_8、T_1）及正中神经内侧头（C_8、T_1，支配掌长肌、全部屈指肌及鱼际肌肌群三块半肌肉、桡侧两块蚓状肌），后侧束主要分为腋神经（C_5、C_6）及桡神经（C_{5-8}、T_1），正中神经内、外侧头合成正中神经。

【病因】

引起臂丛损伤的最常见病因及病理机制是牵拉性损伤。成人臂丛损伤大多数（约80%）继发于摩托车或汽车车祸，头肩部呈分离趋势，臂丛神经受到牵拉过度性损伤，轻者出现神经震荡、暂时性功能障碍，重者神经轴突断裂、神经根干部断裂，最重者可引起5个神经根自脊髓发出处断裂，完全丧失功能。新生儿臂丛损伤则见于母亲肩难产时，婴儿体重一般超过4 kg，头先露、使用胎头吸引器或使用产钳，致婴儿头与肩部分离、过度牵拉而损伤臂丛，多为不完全损伤。

工人工作时不慎使上肢被机器、皮带或运输带卷入后，由于人体本能反射而向外牵拉可造成臂丛损伤，向上卷入造成下干损伤，水平方向卷入则造成全臂丛损伤。

臂丛损伤也见于肩颈部枪弹、弹片炸伤等火器贯通伤或非贯通伤，刀刺伤，玻璃切割伤，药物性损伤及手术误伤等。此类损伤多较局限，但损伤程度较严重，多为神经根干部断裂，可伴有锁骨下、腋动脉和静脉等损伤。锁骨骨折、肩关节前脱位、颈肋、前斜角肌综合征、原发性或转移至臂丛附近的肿瘤也可压迫损伤臂丛神经。

【临床表现与诊断】

臂丛根干部损伤后，主要表现为损伤神经支配区主动运动、感觉功能障碍，临床可分为三种类型。

1. 上臂丛（C_{5-7}）损伤　腋、肌皮、肩胛上、肩胛下神经及肩胛背神经麻痹，桡、正中神经部分麻痹。肩关节不能外展与上举，肘关节不能屈曲，手指活动尚属正常，上肢伸面感觉大部分缺失。三角肌、冈上肌、冈下肌、胸大肌锁骨部、桡侧腕屈肌、旋前圆肌、肱桡肌、旋后肌等出现瘫痪。

2. 下臂丛（C_8T_1）损伤　尺神经麻痹，臂内侧皮神经、前臂内侧皮神经受损，正中、桡神经部分麻痹。手的功能丧失或发生严重障碍，肩、肘、腕关节活动尚好，患侧常出现Horner征。手内肌全部瘫痪、萎缩，骨间肌尤其明显，手指不能屈伸，拇指不能掌侧外展，前臂及手部尺侧皮肤感觉缺失。

3. 全臂丛损伤　早期整个上肢呈弛缓性麻痹，各关节不能主动运动，但被动运动正常；上肢感觉尤其肘以下全部丧失；Horner征阳性。晚期上肢肌肉显著萎缩，手指关节等常因关节囊挛缩而致被动活动受限。

【治疗】

臂丛损伤的治疗目的在于减少永久性残疾，恢复或改进上肢功能。

1. 非手术治疗　臂丛闭合性牵拉伤、压砸伤，一般可先经保守治疗 3 个月，神经失用、轴突中断或不完全损伤的神经功能有可能自行恢复。将伤肢保持在肩外展外旋、屈肘 90°、前臂旋后、腕背伸位，各关节行主动、被动功能锻炼。配合理疗、神经电刺激、针灸、神经营养性药物。注意保护伤肢，防止麻木手指烫伤等意外损伤。

2. 手术治疗　臂丛开放性损伤、切割伤、枪弹伤、手术伤及药物性损伤，应尽早探查、手术修复。臂丛闭合性牵拉伤、压砸伤，对已明确为节前损伤者应及早手术；对节后损伤者可先经保守治疗 3 个月，无明显恢复者，也要手术探查，酌情行神经松解、神经缝合或神经移植。对于臂丛根性撕脱伤，可采用神经移位修复术。对上臂丛损伤者可采用 Oberlin 术式等远端神经束选择性移位修复术，全臂丛损伤可采用健侧 C_7 神经移位等多组神经移位修复术。对于臂丛损伤虽经修复但疗效欠佳，或臂丛损伤晚期，可行肌腱移位、带血管神经蒂的肌肉移位、吻合血管神经的肌肉移植（功能性肌肉移植）等功能重建手术，以改善肢体功能。

二、桡神经损伤

【解剖概要】

桡神经由 C_5、C_6、C_7、C_8、T_1 神经纤维组成，是后束的延续终支，以运动纤维为主。在腋部行于腋动脉之后，肩胛下肌、大圆肌、背阔肌之前，在背阔肌下缘自腋部沿桡神经沟进入上臂，其间发出肱三头肌肌支；在桡神经沟中段穿出，于肱三头肌内外侧头之间，紧贴骨面由内上后方斜向外下前方，主干穿过臂部外侧肌间隙，在肱肌外侧缘和肱桡肌之间的浅沟内行向下方。主干在肘窝肱二头肌腱的桡侧 1 cm 附近、肱骨外上髁的前方分为浅、深两大终末支，在分支前发出肱桡肌肌支及肘关节支。桡神经浅支在肱骨外上髁的前外侧下降，行于旋后肌前表面、桡动脉外侧、肱桡肌深面。在前臂中 1/3 段仍位于肱桡肌之后，紧靠桡动脉及拇长屈肌的前面。桡神经浅支在腕上方约 7 cm 处经肱桡肌腱深面绕行至桡骨外侧，在拇长屈肌和拇短伸肌腱的浅面离开桡动脉至手背部穿过深筋膜，相继分出 4～5 支指背神经。桡神经深支（又称骨间背神经）绕桡骨颈的外侧部，横过旋后肌深、浅层之间达前臂背侧面。旋后肌深、浅层之间的前部有一些血管和腱膜组成称为旋后弓——Frohse 弓，桡神经深支易在此受压。深支在此段发出旋后肌支、指伸肌支、小指伸肌支、尺侧腕伸肌支和桡侧伸腕短肌支。此后桡神经深支与骨间背动、静脉行走于浅、深层指伸肌之间，在拇长展肌表面发出拇长展肌肌支、拇短伸肌肌支、拇长伸肌肌支及示指伸肌肌支，其终末支形成关节支。

【病因】

1. 开放性损伤　切割伤、枪弹伤、手术误伤等，如肱骨中段骨折切开复位、钢板内固定术。

2. 闭合性损伤　肱骨中下段骨折易损伤桡神经主干，上臂部药物注射可伤及桡神经，醉酒睡眠和极度疲劳后不良睡姿可造成桡神经压迫性损伤，桡骨头脱位可压迫损伤桡神经深支。

【临床表现与诊断】

1. 桡神经起始部（腋部）损伤　出现垂腕、垂指畸形，前臂伸肌群萎缩；伸 2～5 指掌指关节不能，拇指不能背伸和桡侧外展，处于内收位，伸腕不能，伸肘位前臂不能旋后。手背桡侧，拇指、示指及中指桡侧半感觉可减退或消失，以虎口部最为明显。肱桡肌萎缩，上臂伸肌群萎缩，伸肘功能障碍。

2. 桡神经上臂部损伤　仅伸肘功能正常，其他功能均有障碍。

3. 桡神经肘部损伤　伸肘功能正常，伸腕功能可正常，其他功能障碍。

4. 桡神经深支损伤　主要出现垂指畸形，2～5 指掌指关节不能伸直，拇指不能背伸和向桡侧外展。无感觉功能障碍。

【治疗】

1. 闭合性损伤 宜先采取保守治疗，合并骨折、脱位应先行骨折复位，若伴桡神经麻痹可先观察 1～3 个月，多数患者可以恢复。由于睡眠或手术时肢体位置不当、压迫所致的桡神经麻痹，一般预后良好，若保守治疗 3 个月无效，考虑手术探查，酌情行神经显微修复手术。

2. 开放性损伤 宜及早手术。彻底清创后，仔细探查桡神经。对桡神经断裂伤应一期修复，若污染重可考虑延期修复或二期修复。对神经缺损者可视具体情况做一期神经移位或二期修复。

三、正中神经损伤

【解剖概要】

正中神经由外侧束发出的正中神经外侧根（颈 5、6、7 神经根纤维）、内侧束发出的正中神经内侧根（由 C_8、T_1 神经根纤维组成）组成，外侧根主要支配旋前圆肌及桡侧腕屈肌，并含有较多感觉纤维支配手部感觉，内侧根主要支配掌长肌、全部屈指肌、大鱼际肌群及桡侧两块蚓状肌，并有少量感觉纤维共同支配手部感觉。正中神经主干沿腋动脉的外侧下行，至臂部中份时越过肱动脉前方向内移至肱肌前面继续下行，经肱二头肌腱膜的深面达肘窝，此段正中神经和肌皮神经之间常有交通支。然后正中神经在尺动脉近端前方跨过，主干进入旋前圆肌肱、尺两头之间，再继续下行于指浅屈肌和指深屈肌之间，在腕横韧带近侧出现于掌长肌腱桡侧和桡侧腕屈肌腱的尺侧。在肘窝和前臂段，正中神经发出肌支支配旋前圆肌、桡侧腕屈肌、掌长肌和指浅屈肌，骨间前神经发出肌支支配拇长屈肌和指深屈肌（示、中指部分）。正中神经在腕横韧带上方发出掌皮支，然后穿过腕横韧带或深筋膜至手掌，分布于大鱼际区、手掌的桡侧半。正中神经最后经腕管在屈肌腱的掌侧达手掌，分出正中神经返支支配拇短屈肌、拇短展肌、拇指对掌肌及拇收肌，发出第 1、2 蚓状肌肌支。感觉支分为：拇指固有神经，支配拇指的桡侧；第一指掌侧总神经及两支指固有神经，分布于拇指尺侧缘和示指桡侧缘；第 2、3 指掌侧总神经及各分两支指固有神经，分别分布于示指尺侧缘、中指桡侧与尺侧缘、环指桡侧。

【病因】

1. 开放性损伤 前臂、腕部切割伤尤为多见，常伴有屈指肌腱损伤、尺、桡动脉损伤和尺神经损伤，引起手部功能严重障碍。前臂开放性挤压伤也易引起正中神经损伤。战时多见于火器伤。

2. 闭合性骨折脱位 肘部骨折脱位、前臂尺桡骨骨折导致的前臂缺血性肌肉挛缩合并正中神经损伤也多见。桡骨远端骨折、腕关节脱位、月骨脱位、月骨周围脱位，易压迫、牵拉损伤正中神经。

3. 其他 也可见于药物静脉注射外渗引起正中神经损伤。

【临床表现与诊断】

1. 腕部正中神经损伤 临床多见，又称低位正中神经损伤。正中神经所支配的前臂肌肉完全正常，临床上仅表现为拇指不能向掌侧外展及对掌，鱼际区肌肉萎缩。拇指紧靠示指，手呈"猿掌"畸形。手掌桡侧半和桡侧 3 个半手指的感觉障碍，示指末节掌侧感觉消失。

2. 前臂部正中神经损伤 由前臂严重压砸伤或撕裂伤所致，可导致正中神经撕脱或大段缺损。除腕部损伤临床表现外，还有不同程度的拇指、示指屈曲障碍。

3. 臂部与肘部正中神经损伤 由于正中神经在肘上无分支，因此肘上损伤的临床表现与肘部损伤相同，又称高位损伤。除腕部损伤临床表现外，还有患肢前臂不能旋前，拇指、示指不能屈曲，前臂屈肌群萎缩，屈腕力下降且尺偏。

【治疗】

1. 非手术治疗　对骨折、脱位所致的正中神经损伤，可行骨折、脱位的闭合复位，然后固定，并严密观察神经恢复情况。3 个月无恢复时，则应手术探查。

2. 手术治疗　对开放性损伤正中神经断裂者，应在清创术中及时缝合损伤神经。闭合性损伤，非手术治疗 3 个月无恢复或 B 超诊断正中神经完全断裂，应尽早手术探查，酌情行神经松解、神经缝合等修复手术。

四、尺神经损伤

【解剖概要】

尺神经由 C_7、C_8、T_1 神经纤维组成，从内侧束发出，于腋动、静脉之间下行，伴肱动脉内侧达臂中部，然后穿过内侧肌间隙伴尺侧上副动脉向内下行，经肱三头肌内侧头前表面达肱骨内上髁和尺骨鹰嘴之间，伴尺侧下副动脉，尺神经在上臂段没有分支。然后进入内上髁后下方的尺神经沟内，发出关节支，随后主干行于肘关节尺侧副韧带后份和斜部的浅面，发出尺侧腕屈肌、深屈肌（3～5 指）及环、小指指浅屈肌肌支。在腕上 5 cm 处发出腕背支，支配手背尺侧半及环指尺侧、小指感觉。然后经腕尺管（Guyon's 管）进入小鱼际，在豌豆骨与钩骨之间，尺神经分成浅、深两支。浅支发出掌短肌肌支后，支配手掌尺侧半、环指、小指及中指尺侧半的皮肤感觉。深支与尺动脉深支伴行，经小指展肌和小指屈肌之间贯穿小指对掌肌，发出肌支支配 3 块小鱼际肌；然后转向桡侧，在指深屈肌腱深面发支支配全部骨间肌及第 3、4 蚓状肌，其终末支支配拇内收肌及拇短屈肌的尺侧头。

【病因】

多种损伤机制均可以造成尺神经损伤，如切割伤、撕裂伤、枪弹伤、挤压伤、牵拉伤、摩擦伤、缺血性损伤等。以前臂切割伤所致的尺神经损伤最为多见，肱骨内上髁骨折易并发尺神经损伤，肘部尺神经沟骨质增生、肘关节外翻畸形也是慢性尺神经损伤的一个原因。臂内侧埋入避孕药手术时也可损伤尺神经。

【临床表现与诊断】

1. 尺神经起始部至肘部以上损伤　临床表现如下：

（1）爪形手畸形：以环指最明显。Fowler 试验可阳性，即爪形手时压住手指近节背侧，使掌指关节位于平伸位。若此时爪形手消失，指间关节伸直即为阳性。

（2）手部骨间肌麻痹、萎缩：以第一背侧骨间肌最为明显。小鱼际肌麻痹、萎缩，第 3、4、5 蚓状肌麻痹，拇内收肌麻痹，手指外展、内收不能，夹纸试验阳性，以环指、小指最为明显。拇指不能内收，小指处于外展位不能内收，Warterng 试验阳性；Forment 征阳性。

（3）环指尺侧半、小指、手掌面尺侧半感觉消失。

（4）手背面尺侧半感觉消失。

（5）环指、小指远节指间关节屈曲不能，屈腕力量减小，手尺偏功能丧失，呈桡偏畸形。

2. 尺神经肘部以下至腕部损伤　出现以上（1）、（2）、（3）特征，（4）、（5）有可能出现。

3. 尺神经腕部以下损伤　仅出现以上（1）、（2）、（3）特征。

【治疗】

应根据尺神经损伤的原因及时治疗。如为神经断裂，应及时手术探查、缝合修复；如为肘关节严重外翻及内上髁骨折后骨痂增生，尺神经沟不平整，应行尺神经松解、前移术。尺神经损伤后，其支配的手内在肌功能恢复较为困难。

第三节　下肢神经损伤

一、坐骨神经及腓总神经、胫神经损伤

【解剖概要】

坐骨神经起自腰骶丛，由胫神经和腓总神经两部分组成。胫神经及腘绳肌支部分主要来源于 L_{4-5}、S_{1-3} 的前股，腓总神经主要来源于 L_{4-5}、S_{1-2} 的后股。腰骶丛发出后很快形成坐骨神经干，起始部横径约 2 cm，包于一个总结缔组织纤维鞘内，一般经梨状肌下孔出坐骨大孔离开骨盆，进入臀部，沿大腿后部下行，在股后侧中、下 1/3 分为胫神经和腓总神经。在腘部，胫神经与腘动脉、腘静脉伴行，沿腘窝中线下行至腘肌下缘进入比目鱼肌深面，然后与胫后动脉伴行，主要支配腘肌、腓肠肌、比目鱼肌、胫骨后肌、姆长屈肌、趾长屈肌、跖肌。胫神经经内踝后方踝管进入足底，分为足底内、外侧神经。腓总神经沿腘窝外侧股二头肌腱内侧向下，绕过腓骨颈分为深、浅两支，浅支称为腓浅神经，支配腓骨长、短肌；深支即腓深神经，支配胫前肌、姆长伸肌、趾长伸肌、第三腓骨肌和趾短伸肌。

【病因】

1. 坐骨神经损伤　臀部或股部开放性损伤，如枪弹伤、刀刺伤、髋关节周围手术误伤可损伤坐骨神经；闭合性骨盆髋臼骨折、髋关节后脱位、臀部肌内注射等也可损伤坐骨神经。

2. 胫神经损伤　多因膝关节骨折脱位、胫骨上段骨折所致，也可因开放性损伤所致。

3. 腓总神经损伤　腓总神经位置表浅，故损伤机会较多。腓骨头颈骨折、膝关节外侧脱位及不正当地使用石膏或夹板外固定均可造成腓总神经牵拉伤或压迫性损伤。

【临床表现与诊断】

1. 坐骨神经损伤　屈膝肌群瘫痪，屈膝无力；小腿、足部的全部肌群瘫痪，踝、足趾不能背伸、跖屈与内外翻；大腿后侧、小腿后侧及外侧和足底全部、足背外侧的感觉消失；膝、踝部腱反射消失。

2. 胫神经损伤　小腿后侧肌群瘫痪，踝、足趾不能跖屈，足不能内翻，呈仰趾外翻畸形，足底感觉消失。

3. 腓总神经损伤　胫前肌群、足部短伸肌瘫痪，踝、足趾不能背伸，第1、2趾背侧间区皮肤感觉障碍（腓深神经部分）；腓骨肌群瘫痪，足不能外翻，小腿外侧及足背外侧皮肤感觉障碍（腓浅神经部分）；呈"马蹄"内翻垂足畸形。

【治疗】

1. 对神经断裂诊断明确者，应及早手术探查修复损伤。术后将神经固定于松弛位。

2. 对神经受压者，应将伤肢固定于功能位，以防止关节畸形，附加神经营养性药物。

3. 对晚期神经功能恢复不良者，可行关节融合、肌腱转位等矫形手术，以改善功能。

二、股神经损伤

【解剖概要】

股神经源于 L_{2-4} 前支后股，在腰大肌至髂肌上 2/3 处汇合后，行于腰大肌与髂肌在腹股沟韧带上方的沟中，沿髂肌表面下行，分出髂肌支与腰大肌支；经腹股沟韧带深面肌腔隙的内侧份进入股三角，位于股动脉的外侧，发出耻骨肌支。在腹股沟韧带下方 3～4 cm 处先分为前、后两股，然后再分为许多肌支、皮支及关节支，支配缝匠肌、股四头肌等，隐神经支配小腿前内侧、踝前内侧、足内侧的皮肤感觉。

【病因】

下腹部火器弹片伤（或手术误伤）损伤股神经，可同时伴有小肠损伤，有时伴有髂血管的

损伤。骨盆骨折时可挫伤或牵拉损伤股神经。外伤性髂肌鞘内血肿可压迫导致股神经麻痹。单纯隐神经损伤则常是下肢静脉曲张手术的并发症。

【临床表现与诊断】

1. 高位股神经损伤　腹股沟韧带平面以上，髂腰肌及股四头肌均瘫痪，大腿不能屈曲，膝关节不能伸直，步态不稳，容易跌倒，上楼梯十分困难，不能跳跃，行走困难，大腿前侧肌群明显萎缩。股神经的感觉自主区很小，大腿区仅在髌骨内上方有一小块麻木区。隐神经支配区小腿内侧感觉障碍。若为股神经受压刺激，则出现大腿前侧和小腿内侧皮肤感觉区疼痛。

2. 低位股神经损伤　髂肌不瘫痪，屈髋正常。晚期患者股四头肌无力，可有阔筋膜张肌功能代偿部分功能，病变可能不明显。

【治疗】

对神经断裂诊断明确者，应及早手术探查修复损伤。尽量游离两神经断端，可屈曲髋关节，做直接端端缝合。术后用髋人字石膏固定于髋屈曲位 6 周。

第四节　周围神经卡压症

周围神经卡压症（nerve entrapment）（也称神经卡压综合征，nerve entrapment syndrome）是一种发生于神经行程特定区域的慢性压迫性神经损害，如神经经过肌腱起点处、穿过肌肉处、绕过骨性隆起处或行经纤维骨性鞘管处，因这些部位的组织较硬韧，神经本身可移动性较小，易受解剖通道缩窄处的慢性压迫，加上肢体活动对局部的牵拉摩擦导致神经损害，产生感觉或运动障碍。上述部位的一些局部病变，如腱鞘滑膜炎、肿物或先天性结构异常等，也常压迫神经致神经损害。全身性因素（如糖尿病、更年期、多发性神经炎及甲状腺功能不全等），可能使神经对缩窄压迫的敏感性增加，发生周围神经卡压症的机会升高。

一、腕管综合征

腕管综合征（carpal tunnel syndrome）是指任何原因造成腕管内压增高，以致压迫正中神经，产生神经功能障碍的疾病。临床较多见，30 ～ 60 岁女性为多。

【解剖概要】

腕管是三面为骨性、一面为韧带的纤维骨性隧道，其桡侧为舟骨、头状骨、小多角骨以及覆盖上述腕骨的韧带，掌侧为腕横韧带。腕管的剖面呈椭圆形，腕管内通过 9 条肌腱、1 条神经，即拇长屈肌腱、4 条指浅屈肌腱、4 条指深屈肌腱及正中神经。腕横韧带宽 1.5 ～ 2.0 cm，长 2.5 ～ 3.0 cm。韧带的中央部分相当于头状骨和第 3 掌骨基底部，此处最厚，约 0.2 cm。

【病因】

凡能引起腕管内各种结构体积增大或腕管容积减小的病变，均可能压迫正中神经，产生腕管综合征。本病好发于绝经期前后的妇女，常为双侧发病，与女性生理性激素改变相关。腕管局部因素包括：

1. 腕部损伤　桡骨远端骨折、舟骨骨折、月骨脱位等，其中以 Colles 骨折最为多见，腕部挫伤继发腕管内血肿也可引起本病。

2. 解剖变异　如指浅屈肌肌腹过低，蚓状肌肌腹过高，或先天性异常肌肉在腕管内占据有限空间，使腕管内容积减小，压力增高而压迫正中神经。

3. 腕管内及其邻近组织疾病　如腱鞘炎性病变，使腕管物体体积膨大压迫正中神经，前臂肌肉结核、色素沉着绒毛结节性腱鞘炎等均可使肌腱滑膜增厚，肌腱增粗。此外，腕管内腱鞘囊肿、脂肪瘤等占位性病变可直接压迫正中神经。

4. 慢性劳损　长期从事腕部伸屈及反复屈指活动者，使屈指肌腱与腕横韧带慢性磨损而增厚，压迫正中神经出现症状。

【临床表现与诊断】

1. 感觉障碍 患者常主诉拇指、示指、中指麻木、疼痛，有蚁走感。初起时症状较轻，然后逐渐加重，在夜间或清晨出现较多，有的患者在夜间发作或加剧。检查发现腕部以下正中神经支配区痛觉减退，少数有过敏，晚期可累及温觉与浅部触觉。

2. 运动障碍 在疼痛发生后数周或数月可出现拇指无力或动作不灵活，握力减弱影响功能。检查见拇短展肌肌力减弱，后期有大鱼际肌萎缩。个别病例晚期可有手指发凉、发绀，皮肤发亮，指甲增厚、脱落，局部出现水疱、溃疡以及少汗等自主神经系统的营养改变。

3. 屈腕（Phalen 征）阳性 屈肘、前臂上举，腕关节掌屈 90° 并维持 2 分钟后，患者有感觉异常。

4. Tinel 征阳性 在腕掌侧腕横韧带上缘处叩击时，患肢有放射性感觉异常。

5. 气囊止血带试验阳性 用止血带阻断手臂血液循环时，患指症状发作。

6. X 线检查 可以了解有无骨性关节炎及其他骨关节疾病。

7. 肌电图 示拇短展肌损伤电位，正中神经传导速度减慢。

【治疗】

1. 非手术治疗 早期可行理疗，口服神经营养类药物，可用石膏托或支具固定 2～3 周。局部封闭需慎重。

2. 手术治疗 目的一是阻止正中神经继续受压、功能障碍进一步加重，二是最大限度地恢复已受损神经的功能。

（1）手术适应证：①经 8～12 周非手术疗法无效者；②有明确致病因素者；③晚期病例症状严重者。

（2）手术方法：①腕管探查，手术切除腕管内可能存在的腱鞘囊肿、增生的滑膜；②腕横韧带切开，可将鱼际肌间腱膜及前臂远端深筋膜同时切开；③正中神经松解术。

二、肘管综合征

肘管综合征是指尺神经在肘部尺神经沟处受压而产生的一系列症状。可因骨折等造成肘外翻畸形牵拉、摩擦尺神经致伤，曾称为迟发性尺神经炎。

【应用解剖】

肘管是一个骨性纤维管，肱骨内上髁与尺骨鹰嘴间窄而深的尺神经沟构成肘管的前、后及外侧壁。尺侧腕屈肌起于肱骨内上髁与尺骨鹰嘴，两头之间有一纤维筋膜组织形如弓状，称为弓形韧带，组成肘管的内侧壁。尺神经通过肘管到前臂。肘管的大小随着关节的屈伸而不同，屈肘时鹰嘴和内上髁距离变宽，肘管后内侧的筋膜组织被拉紧，同时外侧的尺肱韧带向内侧凸出，肘管容积变小，此时尺神经易受压迫。

若尺神经因姿势性慢性受压，或骨折、畸形等造成肘外翻、摩擦牵拉尺神经，肿瘤、囊肿、骨赘、骨片、机化血肿、结节等直接压迫，肘管局部出血、水肿，组织纤维化，韧带增厚，神经鞘膜肥厚，致使肘管狭窄，尺神经受压。

【临床表现与诊断】

1. 麻木、感觉障碍 手部尺侧及尺侧一个半手指麻木、感觉减退、过敏或消失，针刺感或蚁走感，疼痛。但前臂内侧皮肤感觉正常。

2. 肌无力、肌肉萎缩 手部逐渐乏力，精细动作不灵活，握力减弱。病程长、严重者出现手内肌萎缩、爪形手畸形，拇收肌、骨间肌、小鱼际肌萎缩，夹纸试验阳性。

3. Tinel 征阳性 肘部尺神经沟内可触及变硬、滑动的尺神经，叩击尺神经出现放射痛及麻木感。

4. X 线检查　有外伤骨折史者可见陈旧性骨折畸形愈合、肘外翻或骨不愈合，骨性关节炎者可见骨赘增生。

5. 肌电图　尺神经传导速度减慢或潜伏期延长，可出现失神经自发电位。

【治疗】

1. 非手术治疗　无尺神经脱位或原因不明，但症状轻微者，只需改变习惯，避免肘部尺侧受压，辅以理疗，口服神经营养类药物，即有望治愈。

2. 手术治疗

（1）手术适应证：非手术治疗无效，或经过观察症状逐渐加重者；手内肌萎缩者。

（2）手术方法：肘管切开减压、尺神经松解、尺神经皮下或筋膜下前置术。对肱骨内上髁肥大或病变者，同时行肱骨内上髁切除术。

三、旋后肌综合征

桡神经深支在行经旋后肌弓（Frohse 弓）时，因受牵拉、摩擦或机械性压迫使其支配的肌肉发生不同程度的麻痹，出现伸拇、伸指功能障碍，也称骨间背侧神经卡压症。

【应用解剖】

旋后肌起于肱骨外上髁、尺骨上端的旋后肌嵴，肌束紧贴桡骨后外向前至桡骨上 1/3 的前面，分深、浅两层。旋后肌是旋后肌浅层近侧边缘呈腱性增厚的半环状纤维弓，起自肱骨外上髁，纤维弓向远侧 1 cm 再向上方呈弧形附着于外上髁内侧面。桡神经深支（骨间背侧神经）是一单纯运动性神经，在绕过桡骨颈部到前臂背外侧、进入旋后肌前，发出肌支支配旋后肌；穿过旋后肌弓进入旋后肌深、浅两层之间，在旋后肌下缘分成两支支配尺侧腕伸肌、各指伸肌腱和拇长展肌。

【病因】

手工业工人、运动员等因职业因素，前臂反复旋前、旋后运动，桡神经深支被卡压在紧张的 Frohse 弓边缘上，长期慢性磨损，局部水肿可导致神经粘连、压迫；外伤、类风湿关节炎等可使 Frohse 弓邻近组织水肿、炎性肿胀或瘢痕形成，压迫骨间背侧神经；桡骨小头向前脱位，顶压骨间背侧神经直接引起神经牵拉或受压。

【临床表现与诊断】

1. 疼痛　约 50% 患者主诉肘外侧、前臂近端疼痛，逐渐出现或突然发生，劳累或在旋前位屈腕、伸臂对抗旋后时疼痛加剧，休息时不见缓解，有夜间痛。

2. 伸拇、伸指障碍　伸拇、伸指力量减弱甚至消失，伸掌指关节活动也受限，尤其在最后 45° 伸直困难。严重者出现垂拇、垂指畸形，但无垂腕畸形，也无感觉障碍。

3. 压痛　压痛点最明显处在桡骨头、桡骨颈处，旋后肌附近沿神经走行方向压痛更明显。

4. 中指伸直试验阳性　伸肘位对抗中指伸直时，前臂肘外下方伸肌群处出现疼痛。该体征阳性提示桡侧腕短伸肌起始部的纤维缘压迫骨间背侧神经。

5. X 线检查　可显示有无骨折脱位直接压迫。

6. 肌电图　前臂伸肌群出现纤颤电位，桡神经运动传导速度减慢或潜伏期延长，但感觉传导速度正常。

【治疗】

一旦出现骨间背侧神经支配的肌肉麻痹，就应积极早期手术，行旋后肌腱弓切开减压、骨间背侧神经及其分支松解术。

四、梨状肌综合征

梨状肌综合征是坐骨神经在通过梨状肌出口时受到卡压或慢性损伤引起的一组临床症状。

【应用解剖】

坐骨神经在通过坐骨大孔出骨盆入臀部时，近 2/3 人的坐骨神经总干穿梨状肌下孔至臀部（Ⅰ型）；近 1/3 人的胫神经穿梨状肌下孔，腓总神经穿梨状肌肌腹（Ⅱ型）；约 6% 的人坐骨神经主要组成部分呈不同组合形式从梨状肌上孔、肌腹或下孔穿出。

【病因】

由于梨状肌与坐骨神经的解剖关系，梨状肌的变异，加上各种外伤、慢性劳损或疾病，导致梨状肌肥厚、纤维化，可引起坐骨神经卡压。

【临床表现与诊断】

1. 大腿后侧至小腿外侧或足底放射性疼痛、麻木感，患肢无力，可出现跛行。

2. 腘绳肌群、小腿及足部肌肉肌力减退，重者踝关节活动丧失、足下垂，小腿外侧及足部感觉减退或消失。

3. 臀区坐骨神经于梨状肌出口处叩击痛阳性，Tinel 征阳性。嘱患者伸髋、伸膝时做髋关节外旋动作，同时在患者足部予以对抗，患者出现臀中部及坐骨神经疼痛或加重，称梨状肌紧张试验阳性。

4. 直腿抬高试验可阳性，但患者无腰痛及腰部活动受限、压痛，注意与腰椎间盘突出症、腰椎椎管狭窄等鉴别。

5. 肌电图及电生理检查示坐骨神经传导速度减慢，潜伏期延长，重者肌肉失神经支配。

【治疗】

1. 非手术治疗　理疗，局部封闭。

2. 手术治疗　对保守治疗 3 个月者，可行神经探查、松解术去除坐骨神经卡压因素。

（顾立强）

运动系统慢性损伤

第**38**章

第一节 概 述

运动系统的慢性损伤是临床常见病损，远较急性损伤多见。骨、关节、肌肉、肌腱、韧带、筋膜、滑囊及其相关的血管、神经等，均可因慢性损伤而受到损害，表现出相应的临床征象。人体对长期、反复、持续的姿势或职业动作在局部产生的应力是以组织的肥大、增生为代偿的，超过代偿能力即形成轻微损伤，累积、迁延而成慢性损伤（图 38-1-1）。当人体有慢性疾病或退行性变时，可降低相对的适应能力；局部有畸形时，可增加局部应力；在工作中注意力不集中、技术不熟练、姿势不准确或疲劳等，均可使应力集中，这些都是慢性损伤的病因。手工业和半机械化产业工人、体育工作者、戏剧和杂技演员、伏案工作者及家庭妇女均是本类疾病的好发者。慢性损伤是可以预防的，应预防其发生和复发，并防治结合，以增加疗效。如果仅仅治疗而不采取预防措施，症状往往复发，反复发作者，治疗很困难。

【分类】

1. 软组织慢性损伤 包括肌、肌腱、腱鞘、韧带和滑囊的慢性损伤。

2. 骨的慢性损伤 主要指在骨结构较纤细及易产生应力集中部位的疲劳骨折。

3. 软骨的慢性损伤 包括关节软骨及骨骺软骨的慢性损伤。

4. 周围神经卡压伤 神经本属于软组织结构，因其功能特殊，损伤后表现及后果与其他软组织损伤不同，故单列为一类。

知识拓展：腰肌劳损

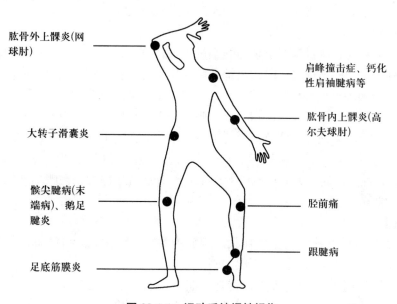

图 38-1-1 运动系统慢性损伤

【临床特点】

慢性损伤虽可发生在多种组织及器官，但临床表现却常有以下共性：①躯干或肢体某部位长期疼痛，但无明显外伤史；②特定部位有一压痛点或包块，常伴有某种特殊的体征；③局部炎症不明显；④近期有与疼痛部位相关的过度活动史；⑤部分患者有可能产生慢性损伤的职业、工种史。

【治疗原则】

1. 本病由慢性损伤性炎症所致，故限制致伤动作、纠正不良姿势、增强肌力、维持关节的不负重活动和定时改变姿势使应力分散是治疗的关键。

2. 理疗、按摩等方法可改善局部血液循环、减少粘连，有助于改善症状。局部涂擦外用非甾体消炎药或中药制剂后再以电吹风加热也可获得较好的近期效果。

3. 局部注射肾上腺皮质激素（醋酸波尼松龙、甲泼尼龙等）　有助于抑制损伤性炎症，减少粘连，是临床上最常用的行之有效的方法。

4. 非甾体消炎药　用于临床的非甾体消炎药有 40 余种，长期使用均有不同程度的不良反应，其中以胃肠道黏膜损害最多见，其次为肾、肝损害。

5. 手术治疗　针对某些非手术治疗无效的慢性损伤，如狭窄性腱鞘炎、周围神经卡压症及腱鞘囊肿等。对多数慢性损伤均有可能预防其发生。

对运动员、戏剧和杂技演员进行科学训练；流水线工作人员定时做工间操；长期固定姿势工作者，定时改变姿势等均有助于分散应力、改善血液循环，以减少局部累积性损伤。当慢性损伤症状首次发生后，在积极治疗的同时，应提醒患者重视损伤局部的短期制动，以巩固疗效、减少复发。

第二节　软组织慢性损伤

一、腰肌劳损

腰肌劳损是比较常见的引起腰背部疼痛的疾病，甚至在年轻的患者中也会存在，随着年龄的增长，发病率会增高，大概在 29 ～ 39 的人群中发病率最高。

【病因及病理】

躯干在负重活动时，位置越低所承受的重量越大，故腰部受力最大也最集中。躯干的稳定性主要在于脊柱，当脊柱结构失稳时，起辅助稳定作用的腰背肌将超负荷工作，以求躯干的稳定。长期如此，肌肉即产生代偿性肥大、增生。此外，长期弯腰工作者，腰部肌肉持续紧张，使得小血管受压，供氧不足、代谢产物积累，刺激局部而形成损伤性炎症，从而引起其他肌肉的对应补偿调节，启动系列补偿调节。因此可以随着时间而向上、下或对侧发展。

患者的病史都不太一致，有些疼痛持续几天至几年。但是70% ～ 80%的患者病程为2 ～ 3 个月。在急性期，症状类似于肌肉的痉挛。部分患者也因为急性腰部外伤治疗不当，迁延而成为慢性腰肌劳损。

【临床表现】

1. 无明显诱因的慢性疼痛为主要症状。腰痛为酸胀痛，休息后可缓解，但卧床过久又感不适，活动后又减轻，活动过久疼痛再次加剧。

2. 在疼痛区有固定压痛点，该点位置常在肌肉的起、止点附近，或神经肌肉结合处。在压痛点进行叩击，疼痛反而减轻，这是与深部骨疾病的区别之一。

3. 有单侧或双侧骶棘肌痉挛征。

4. 可能有脊柱后凸、侧凸或长期坐位、弯腰工作史。

临床的诊断一般依据腰背部疼痛在运动和工作时加重，在休息时缓解而得出。

【治疗】

1. 自我保健疗法　这是最主要的治疗方法，适当休息，定时改变工作姿势，避免弯腰持重物等是减轻症状。

2. 物理治疗　用手法、器械等推拿按摩进行局部治疗。

3. 局部注射封闭治疗　在压痛点上进行激素辅以局部麻醉药物的治疗。

4. 药物治疗　可以口服非甾体消炎药，局部运用肌肉松弛药和镇静药。

二、滑囊炎

滑囊是位于人体摩擦频繁或压力较大处的一种缓冲结构，其外层为纤维结缔组织，内层为滑膜，平时囊内有少量滑液。由于关节周围结构复杂，活动频繁，故人体滑囊多存在于大关节附近。这类滑囊人人均有，称为恒定滑囊。由于多种后天因素，如脊柱后凸畸形的棘突表面、皮下埋藏的内固定物尾端等，因局部摩擦增加，也可形成滑囊，称为附加滑囊。许多关节病变都可以引起滑囊炎，临床上以中老年女性坐骨结节滑囊炎和踇趾滑囊炎多见。

【病因及病理】

1. 骨结构异常突出的部位，由于长期、反复、集中的摩擦和压迫是产生滑囊炎的主要原因。如瘦弱的老妇久坐硬凳所致坐骨结节滑囊炎；跪位工作者的髌前滑囊炎。病理变化为滑囊水肿、充血、增厚呈绒毛状，滑液增多，滑囊壁纤维化等。

2. 滑囊在慢性损伤的基础上，也可因一次较大的损伤而使炎症加重，滑膜小血管破裂，滑液呈血性。

【临床表现】

无明显原因而在关节或骨性突起部逐渐出现一圆形或椭圆形包块，生长缓慢，可伴有疼痛。表浅者可扪及清楚边缘，有波动感，皮肤无炎症；部位深者，边界不清，有时被误认为是实质性肿瘤。按照发病的缓急，滑囊炎可以分为急性滑囊炎和慢性滑囊炎。还可以根据特点分为损伤性滑囊炎和感染性滑囊炎。

【治疗】

滑囊炎一般不需要特殊的治疗，慢性损伤性滑囊炎，经穿刺抽出囊内容物后注入激素，加压包扎，多可治愈。如有骨的畸形突起，应予切除。改变不适当工作姿势及穿松软的鞋等。对继发感染者，应行外科引流。

知识拓展：滑囊炎的分类

三、手和腕部的狭窄性腱鞘炎

手和腕部的腱鞘炎是常见的病症，好发年龄以中老年为主，以女性为多。有比较明显的职业性，家庭妇女、手工职业工作者等多见。

【病因及病理】

主要是由于手指长期的快速运动和摩擦而造成的，好发于腕部第一伸肌腱间隙，其间包括拇长伸肌腱和拇短伸肌腱。当这些肌腱穿过桡骨茎突反复运动时，局部会增厚和肿胀。腱鞘内的"骨-纤维隧道"就会变得狭窄，进而压迫本已水肿的肌腱。

【临床表现】

初期，患者的手或者腕部肌肉出现酸胀，在负重或运动剧烈时会加重。其次发展至持续性的疼痛和活动受限。而且，在局部有压痛，可以出现局限性肿胀。有些患者还可以触碰到手掌侧的硬结。症状严重者，关节活动受到明显限制，会出现"弹响"，或者伸直不能屈曲，或屈曲不能伸直。

【治疗】

1. 保守治疗 减少运动量和负重，必要时制动。

2. 药物治疗 采用非甾体消炎药口服或者局部使用。或者采用局部腱鞘内注射泼尼松龙或倍他米松，并辅以局部麻醉药。但是注射者需要有一定的经验，位置不正确时，可能会导致指端坏死。

3. 手术治疗 患者在以上治疗没有效果的情况下，需要采用腱鞘切除术。腱鞘切除术：局部麻醉后，在有压痛的结节处做一切口，牵开皮肤钝性分离，充分暴露腱鞘，用尖头刀切开增厚的腱鞘组织，并切除一部分腱鞘组织。这时，就会发现余下的肌腱组织可以自由滑动。

四、粘连性肩关节囊炎

【概念】

1934年由Codman提出了一种以肌肉痉挛和盂肱关节僵硬为表现的临床综合征。1946年，Neviase首次提出肩关节僵硬的本质是粘连性关节囊炎。但这个概念包括了由外伤等继发性因素引起的肩关节僵硬，因此人们又将排除继发性因素的关节僵硬叫做冻结肩或粘连性肩关节囊炎。

【病因及病理】

粘连性肩关节囊炎的发病原因至今仍然不明确，发病机制的观点有多种，其中包括炎症反应机制、纤维化机制、神经源性炎症机制等（图38-2-1）。

1. 炎症反应 粘连性肩关节囊炎中多种炎症因子的表达均高于其他肩关节疾病患者。Hand-GC 2007年发现大量炎症细胞存在于肩关节组织当中。而Fan JM也发现一些炎症因子在冻结肩的发病过程中过度表达，这些因子包括白细胞介素（interleukins，ILs）、肿瘤坏死因子（tumor necrosis factor-α，TNF-α）等。因此，就有人推测粘连性肩关节囊炎的发生与炎症因子表达升高有关系。

2. 关节囊纤维化 目前认为纤维化相关因子主要包括转化生长因子β（TFG-β）和基质金属蛋白酶家族（MMPs）。研究发现粘连性肩关节囊炎的患者有以上两种因子的表达，所以推测粘连性肩关节囊炎的主要病理改变是纤维化导致的。

3. 神经源性炎症 对于为何粘连性肩关节囊炎患者会如此疼痛，有些学者认为是一些疼痛相关蛋白质表达增加引起的。其中包括降钙素基因、P物质、蛋白基因产物9.5和生长相关蛋白43。

4. 内分泌因素 糖尿病患者中粘连性肩关节囊炎的发病率比常规人群要高，而且预后要比一般的患者更差。还有研究人员发现其和激素水平也相关。

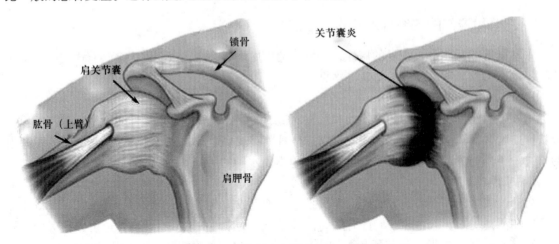

图38-2-1 关节囊炎症导致挛缩，活动受限

【临床特点】

1. 本病有自限性，一般在 12 ～ 24 个月自愈，但是 60% 的患者不能恢复到正常的功能。

2. 发病率为 2% ～ 5%，年龄在 40 ～ 60 岁多见，平均年龄为 50 岁左右，因此本病也有"五十肩"一称。

3. 根据发病特点分为三期　炎症期、冻结前期、冻结期和解冻期（图 38-2-1）。

【体格检查】

1. 肩关节主动活动受限，被动活动也受限。

2. 肌力的检测无降低（Jobe test 阴性，belly-press 阴性）。

【影像学检查】

1. X 线　无特殊表现。

2.. MRI　肩关节囊内液囊消失（图 38-2-2）。

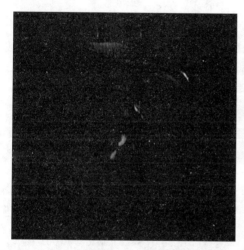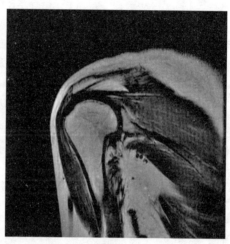

图 38-2-2　**MRI 显示粘连性肩关节囊炎的肩关节囊内液囊消失**

【鉴别诊断】

1. 肩袖损伤　发病年龄在 60 岁以上，肩部疼痛，主动活动受限，被动活动不受限，痛弧症阳性，MRI 有明显破裂表现。

2. 肩峰撞击症　肩关节前外侧疼痛，上举或外展至一定位置产生疼痛，X 线可见肩峰骨质增生，相对应的肱骨大结节处有磨损迹象，MRI 可见有肩袖损伤的影像。

3. 颈椎病　颈项部疼痛，有颈神经的刺激症状。肩关节活动正常，疼痛往往放射至手部。X 线可见颈椎间隙狭窄，MRI 可见有椎间盘突出或韧带增生。

【治疗】

①炎症期：一般采用非甾体消炎药治疗，结合自我训练；②冻结前期：可以采用药物治疗结合康复；③冻结期：可采用麻醉下手法松解或以肩关节镜手术治疗为主；④解冻期：以康复治疗辅助药物治疗为主。

1. 非甾体消炎药治疗　通常采用 NSAIDs 类药物进行治疗，治疗的周围要根据具体病程来决定。对于有些胃溃疡患者，需要加用胃黏膜保护剂或质子泵抑制剂。

2. 康复治疗　分为两个阶段，一个阶段是在冻结前期进行，主要的目的是采用低频、中频进行镇痛，消炎治疗。同时辅以手法来增强肩关节的功能。另一个阶段是手术以后的康复，主要是通过早期辅助的被动活动训练，到中期半负重的训练，到后期力量的训练。术后的康复时间大约需要 12 周（图 38-2-3）。

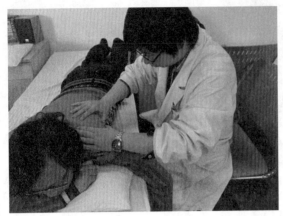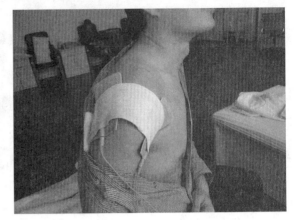

图 38-2-3　康复治疗

左：手法康复治疗；右：仪器康复治疗

3. 手术治疗　患者一般在冻结前期和冻结期都可以采用关节镜的治疗。治疗的效果相对来说比较好，能够比较快改善症状。手术中对粘连的关节囊组织进行一定范围的切除，对炎症的滑膜进行清理（图 38-2-4）。

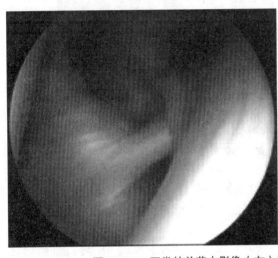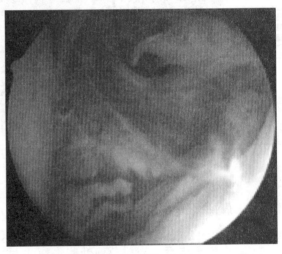

图 38-2-4　正常的关节内影像（左）和粘连性肩关节囊炎的关节内影像（右）

知识拓展：粘连性肩关节囊炎

第三节　骨的慢性损伤

　　骨的慢性损伤包括因韧带关节囊附着点的长期过度牵拉，退行性变所造成的肥大、增生和骨赘形成等；还包括由于损伤致骨血供障碍继发骨坏死，或由于应力集中而引起的疲劳骨折。前者除慢性积累损伤外，代谢、内分泌等因素也很重要。本节主要介绍疲劳骨折及慢性损伤所致骨缺血性坏死。

一、疲劳骨折

　　健康的骨组织发生骨折多是受到暴力所致。但在骨的某些相对纤细部位或骨结构形态变化大的部位易产生应力集中，当受到较长时间反复、集中的轻微损伤后，首先发生骨小梁骨折，随后组织进行修复。但在修复过程中继续受到外力作用，可使修复障碍，骨吸收增加。反复循环，终因骨吸收大于骨修复而导致完全骨折。

疲劳骨折（fatigue fracture）或应力骨折（stress fracture）好发于第 2 跖骨干和肋骨，第 3、4 跖骨，腓骨远端，胫骨近端和股骨远端也可发生。疲劳骨折中约 80% 发生于足部。

【病因】

虽然慢性损伤是疲劳骨折的基本原因，但发生在不同部位时，各有其前驱因素。如患者有先天性第 1 跖骨短小畸形，则足掌负重点就从第 1 跖骨头转移到第 2 跖骨头，但第 2 跖骨干远较第 1 跖骨纤细，故易发生骨折。由于这种骨折常发生在新兵训练或长途行军之后，故又称为行军骨折。老年人多患骨质疏松，如因慢性支气管炎而长期咳嗽，肋间肌反复强烈收缩可产生肋骨疲劳骨折。田径运动员和芭蕾舞演员的腓骨远端 1/3 和胫骨近端 1/3 容易发生疲劳骨折，这与小腿肌肉反复。猛烈收缩相关，也与足掌跳跃着地的间接暴力相关。

【临床表现】

1. 损伤部位出现逐渐加重的疼痛为其主要症状。 早期常为前足痛，这种疼痛在训练中或训练结束时尤为明显。

2. 体格检查 有局部压痛及轻度骨性隆起，但无反常活动。少数可见局部软组织肿胀。

3. X 线检查 在出现症状的 1～2 周内常无明显异常，3～4 周后可见一横行骨折线，周围有骨痂形成。病程长者，骨折周围骨痂有增多趋势，但骨折线更为清晰，且骨折端有增白、硬化征象。因此，当临床疑有疲劳骨折，而 X 线检查阴性时，其早期诊断方法是进行放射性核素骨显像。

知识拓展：短指症

【治疗】

疲劳骨折治疗方法与暴力骨折相似。由于骨折多无移位，故仅需局部牢固的外固定和正确的康复功能锻炼，经确诊应早期石膏固定 6～8 周，延迟治疗可以发生缺血性坏死。应注意的是，就诊较晚的疲劳骨折，因断端已有硬化现象，骨折愈合较为困难。合理治疗能获得良好效果但在恢复训练前必须制订妥善计划，纠正错误动作、姿势，避免多走路，以免再伤。老人肋骨疲劳骨折时，除了抗骨质疏松治疗外，还应治疗慢性咳嗽等原发疾病。

二、月骨缺血性坏死

月骨缺血性坏死又称 Kienbock 病，好发于 20～30 岁年轻人，此时骨骺已闭合，故不属于骨骺的慢性损伤，而是骨的慢性损伤。

【病因】

月骨位于近排腕骨中心，活动度大，稳定性较差。其血供主要依靠桡腕关节囊表面小血管和腕骨间韧带内小血管。对腕部活动频繁者，尤其是某些手工业工人、风镐振荡器操作者，长期对月骨产生振荡、撞击，使关节囊、韧带小血管损伤、闭塞，导致月骨缺血。而缺血的月骨骨髓内压力又增高，进一步使循环受阻，产生缺血性坏死，根据严重程度可将月骨缺血性坏死分为四期。

知识拓展：月骨缺血性坏死分期及桡腕关节融合术

【临床表现】

1. 起病缓慢，腕关节胀痛、乏力，活动时加重，休息后缓解。随疼痛加重，腕部逐渐肿胀、活动受限而无法坚持原工作。

2. 体格检查 腕背轻度肿胀，月骨区有明显压痛，叩击第 3 掌骨头时，月骨区疼痛。腕关节各方向活动均可受限，以背伸最明显。

3. X 线检查 早期无异常，数月后可见月骨密度增加，表面不光滑，形态不规则。骨中心有囊状吸收。周围腕骨有骨质疏松。

4. 放射性核素骨显像 可早期发现月骨处有异常放射性浓聚。

【治疗】

1. 早期可将腕关节固定在背伸 20°～30° 位。固定期间定期行 X 线或放射性核素骨显像检查，直到月骨形态和血供恢复为止，通常需 1 年左右。过早去除固定物，病变易复发。

2. 对月骨已完全坏死、变形者，可行月骨切除。缺损处可用骨填充或人工假体植入。对于体力劳动者，若桡腕关节骨关节炎已严重，应考虑桡腕关节融合术。

第四节　软骨的慢性损伤

一、髌骨软骨软化症

髌骨是全身最大的籽骨，上极与股四头肌腱相连，下极由髌韧带固定于胫骨结节，通过增加股四头肌的力臂来提升伸膝功能。其关节面与股骨内、外髁相互形成髌股关节，膝关节屈伸时髌骨在股骨内、外髁间由近到远呈"S"形滑动，称之为髌骨轨迹。髌骨受力平衡时才能在滑车沟内保持正确的运动轨迹。髌骨软骨软化症（chondromalacia patellae）是髌骨软骨面因慢性损伤后，软骨肿胀、侵蚀、龟裂、破碎、脱落，最后与之相对的股骨髁软骨也发生相同病理改变，而形成髌股关节的骨关节炎（图 38-4-1）。

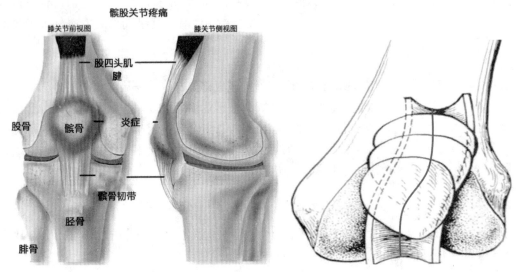

图 38-4-1　髌股关节解剖图示（左）及髌股关节髌骨运动轨道（右）

【病因】

1. 先天性因素　髌骨发育障碍、位置异常及股骨髁大小异常；或后天性膝关节内、外翻，胫骨外旋畸形等，均可使髌骨不稳定，在滑动过程中髌股关节面应力集中于某点，成为慢性损伤的基础。

2. 膝关节长期、用力、快速屈伸，可增加髌股关节的磨损，如自行车、滑冰运动员的训练，是本病的常见原因。

3. 髌骨软骨的营养主要来自关节滑液，各种原因所致滑液成分异常，均可使髌骨软骨营养不良，易受到轻微外力而产生退行性变。

【临床表现】

1. 青年运动员较多见，初期为髌骨下疼痛或膝前痛，开始训练时明显，稍加活动后缓解，过久训练又加重，休息后逐渐消失。随病程延长，疼痛时间多于缓解时间，以致不能下蹲，上、下台阶困难或突然腿无力而摔倒。

2. 髌骨边缘压痛　伸膝位挤压研磨或推动髌骨可有摩擦感，伴疼痛。单纯髌骨软骨损害时无关节积液，后期形成髌股关节骨关节炎时，可继发滑膜炎而出现关节积液，积液较多时浮髌试验阳性。病程长者多伴有股四头肌萎缩，尤其以股内侧肌最为明显。

3. X 线检查　早期无异常，晚期可见髌骨边缘骨赘形成，髌股关节面不平滑或间隙狭窄。X 线检查还可发现部分病因，如小髌骨、高位髌骨或股骨外低平等畸形。

4. 放射性核素骨显像　检查时，侧位显示髌骨局限性放射性浓聚，有早期诊断意义。

【治疗】

以非手术治疗为主。

1. 出现症状后，首先限制膝关节剧烈活动 1～2 周。同时进行股四头肌抗阻训练，增加肌肉强度有利于维持良好的髌骨轨迹，增加膝关节稳定性。

2. 肿胀、疼痛突然加剧时，应行冷敷，48 小时后改用湿热敷和理疗。

3. 关节内注射玻璃酸钠（透明质酸钠）可增加关节液的黏稠性和润滑功能，保护关节软骨，促进关节软骨的愈合和再生，缓解疼痛和增加关节活动度。通常每次注射 2 ml，每周 1 次，4～5 次为一个疗程。

4. 氨基葡萄糖有助于软骨中蛋白黏多糖的合成，既可止痛，又有利于软骨修复。

5. 关节内注射糖皮质激素虽然可以缓解症状，但由于抑制糖蛋白、胶原的合成，对软骨修复不利，无菌操作不严格时甚至发生关节细菌性感染导致严重后果，故应慎用。

6. 经严格非手术治疗无效或有先天性畸形者可手术治疗。手术目的：①增加髌骨在股骨髁滑动过程中的稳定性，如外侧关节囊松解术、股骨外髁垫高术等；②刮除髌股关节软骨上较小的侵蚀病灶，促进修复；③髌股关节软骨已完全破坏者，有学者采用髌骨切除方法减轻髌股关节骨关节炎的发展，但术后膝关节明显无力；④髌股关节人工关节置换手术。

二、股骨头骨软骨病

股骨头骨软骨病又称 Legg-Calve-Perthes 病（LCP），患者髋部扁平，为股骨头骨骺的缺血性坏死。股骨头骨骺的骨化中心在 1 岁以后出现，18～19 岁骨化融合，在此期间均可能发病。由于各种原因导致的成人股骨头缺血性坏死不包括在本病范畴。

【病因】

本病病因尚不清楚，可能与下列因素有关：①多数学者认为慢性损伤是重要因素，外伤使骨骺血管闭塞，从而继发缺血、坏死。从新生儿到 12 岁期间股骨头骨骺的血供有明显变化，在 4～9 岁仅一条外骺动脉供应骨骺，此时血供最差，即使轻微外伤也易发生血供障碍。9 岁后圆韧带血管参与股骨头骨骺的供血，发病率开始下降。②任何导致关节囊内压力和股骨上端骨内压力增高的疾病均可诱发该病，如滑膜炎可使关节囊内压力增高，也可使骨骺缺血，然而滑膜炎也可以是原发性疾病，或继发于本病，故尚不能可确定其因果关系。③一些研究证明该病与某些特定基因变异有关。

【病理】

股骨头骨骺发生缺血后，按病理进程大致分为以下 4 期：

1. 缺血期　此期软骨下骨内的细胞因缺血而坏死，骨化中心停止生长，髋软骨仍可通过关节滑液吸收营养而继续发育，因受刺激甚至较正常软骨增厚。病程较长，延续数月至 1 年以上，症状轻，易被忽视。

2. 血供重建期　新生血管从周围组织长入坏死的骨骺，逐渐形成新骨。如致伤外力持续存在，新生骨又将被重吸收，被肉芽组织所代替，因而股骨头易受压变形。此期可持续 1～4 年，是治疗的关键时期，如处理恰当，能避免发生髋关节畸形。

3. 愈合期　本病发展到一定阶段，骨吸收可自动停止，继之不断骨化，直到肉芽组织全部被新生骨所代替。在这一过程中畸形将继续加重，且髋臼关节面软骨也将受到损害。

4. 畸形残存期　此期病变静止，畸形固定。随着年龄的增长会出现髋关节的骨关节病。

【临床表现】

1. 好发于 3～10 岁的儿童，男女之比为 4～6：1，单侧发病较多，双侧发病者约占 10%，病程需 2～4 年。

2. 初期症状不明显，肢体易疲劳常为最初的症状。负重时髋部轻度疼痛，休息后消失，跛行与疼痛程度相关。部分患者以膝关节上方疼痛为主诉，应注意检查髋关节，以免误诊为膝部疾病。

3. Thomas 征阳性，跛行明显，臀肌及股部肌肉萎缩，髋屈曲内翻，造成患肢相对变短。随着扁平髋的形成，肢体的绝对长度亦较健侧缩短。成年后导致早期产生骨关节炎。

4. **X 线表现** 髋关节正位和外展位（蛙式位）的 X 线表现较为清晰，股骨头密度增高，骨骺碎裂、变扁，股骨颈增粗，髋关节脱位等。由于负重线的改变，成年后可早期看到骨关节炎的表现。

5. **放射性核素骨显像** 在病理性缺血期 X 线片显示阴性，而骨显像可发现放射性稀疏。用计算机对骨显像进行定量分析，患侧与健侧放射量的比值小于 0.6 则为异常，其早期诊断准确率大于 90%。

6. **关节造影** 关节造影可见股骨头内侧软骨增厚，这可能是因骨化中心停止发育而内侧的软骨细胞发生增殖所致。有助于观察关节软骨的大体形态变化，在愈合阶段对选择治疗方法有参考意义。

【治疗】

治疗的目的是保持一个理想的解剖学和生物力学环境，预防血供重建期和愈合期的股骨头畸形。治疗原则：①使股骨头完全被包容于髋臼内，消除髋臼外上缘对股骨头的压力；②减轻股骨头的压力，保持髋关节的活动范围良好。

1. **非手术治疗** 用支架将患者固定在外展 40°、轻度内旋位。白天带支架用双拐下床活动，夜间去除支架用三角枕置于两腿之间，仍维持外展、内旋位。支架使用时间为 1～2 年，定期行 X 线检查了解病变情况，直至股骨头完全重建为止。

2. **手术治疗** 包括滑膜切除术、股骨转子下内旋、内翻截骨术、骨盆截骨术及血管植入术等。针对病变的不同时期、患者不同年龄可选择不同的手术方法。上述方法多可缓解病情，但是难以完全恢复股骨头至正常形态，早期诊断和治疗是预防病残的关键。

【预后】

在大多数情况下，患有该病的儿童长期预后良好，成年后没有进一步的髋关节问题。如果产生股骨头畸形，可能导致症状。然而，如果髋臼能够完全包容变形的股骨头，则可避免问题的发生。在变形的头部不能很好地适应髋臼的情况下，成年后则可能产生髋部疼痛或导致早期关节炎的发生。

（王 蕾）

第一节　概　述

【流行病学】

颈肩痛是指因颈椎、颈项部肌肉韧带以及肩关节疾患导致的颈、肩、肩胛等处的疼痛，可伴有一侧或双侧上肢疼痛、颈脊髓损害的症状。流行病学调查显示颈肩痛的年发生率为27.1%～47.8%。

腰腿痛是指因骨骼肌肉病变导致下腰、腰骶、骶髂、臀部等处的疼痛，可伴有一侧或双侧下肢疼痛、马尾神经损害的症状。在成年人中，60%～80%在生活中有过下腰痛的经历，是仅次于上呼吸道疾患而就诊的常见临床症状，为45岁以下人群最常见的致残原因。

由于二者病因复杂、临床表现多样、病程长且发病率高，带来了沉重的社会、经济负担。

【生理解剖】

1. 脊柱功能单位　脊柱可以支撑人体，传导负荷，保护脊髓，并有多个方向的运动功能（图39-1-1）。每两个相邻的椎体及其连接结构（肌肉、韧带、椎间盘、小关节）组成一个活动单位，称为脊柱功能单位（functional spinal unit，FSU）。脊柱由颈椎、胸椎、腰椎、骶椎和尾椎五部分组成，其中颈椎、腰椎因其活动度大容易导致创伤、退行性变。在正常生理情况下，脊柱整体的负荷及活动合理地分布在每个脊柱功能单位，任何功能单位的解剖生理异常都会影响整个脊柱活动。

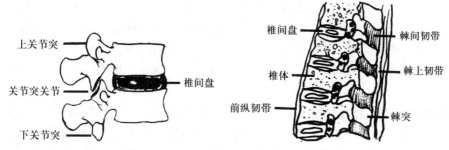

图 39-1-1　脊柱功能单位

2. 椎间盘　椎间盘是脊柱的重要连接结构，能吸收震荡，起着弹性垫的作用。正常的椎间盘由三部分组成：位于中央的黏胶样的髓核、位于外周的纤维环和位于椎间盘上、下的软骨终板（图39-1-2）。纤维环由约25层同心圆排列的胶原纤维板层组成，位于髓核的四周。纤维环的纤维束相互斜行交叉重叠，使纤维环成为坚实的组织，能承受较大的弯曲和扭转负荷。纤维环的前侧及两侧较厚，而后侧较薄。纤维环的前部有强大的前纵韧带，后侧的后纵韧带则较窄、较薄。因此，髓核容易向后方突出，压迫神经根或脊髓。髓核是一种弹性胶状物质，为纤维环和软骨板所包绕。髓核中含有丰富的黏多糖蛋白复合体、硫酸软骨素和大量水分，含水量高达70%～90%，具有良好的弹性及膨胀性。软骨终板是覆盖于椎体上、下面骺环中间骨面的透明软骨，有防止髓核突入椎体骨质的作用。其上有微孔，能为椎间盘及髓核提供营养并有助于代谢产物的排出。正常椎间盘中仅纤维环表层及软骨终板有小血管分布，纤维环内层及髓核无血管分布，加之椎间盘承担着身体的机械负荷，均会影响椎间盘细胞代谢和功能。

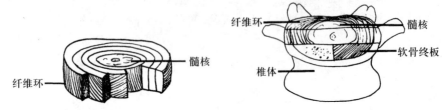

图 39-1-2　腰椎间盘结构示意图

3. 颈椎生理解剖　脊柱颈段由 7 个颈椎和 6 个椎间盘组成。第 1 颈椎又叫寰椎，没有椎体和棘突，由前、后弓和两侧块组成。第 2 颈椎又称枢椎，其椎体上方隆起形成齿状突，与寰椎的前弓构成寰枢关节。第 2～6 颈椎的横突有孔，称为横突孔，其间有椎动脉通过。颈椎椎体上缘侧后方有嵴状突起，称为钩突，椎体下缘侧后方呈斜坡状。下一椎体的钩突与上一椎体的斜坡构成钩椎关节（Luschka 关节、后弓体关节），这一结构为颈椎所特有。

颈椎椎体间由五个关节相连，即椎间盘、两侧钩椎关节和两侧关节突关节。后纵韧带在颈段较宽，其中部厚而坚实，故颈椎间盘正后方膨出者较少。但颈部后纵韧带退行性变而钙化却较胸、腰段多见，是导致椎管前后径狭窄，脊髓受压的一个重要原因。颈部的棘上韧带强韧，形成项韧带，有对抗颈椎前屈的作用。项韧带退行性变钙化也是颈痛原因之一。当颈椎退行性变而出现节段性不稳定时，该节段的项韧带常发生钙化，故项韧带节段性钙化也提示相应节段颈椎不稳定。

脊髓有三个生理性膨大，以下颈段的颈膨大为最大。颈膨大的左右径约为前后径的 2 倍；故使椎管变得相对狭窄，容易受到外来因素压迫。$C_{1～4}$ 神经的前支组成颈丛，支配颈部肌肉、膈肌及颈、枕、面部感觉。其后支形成颈后丛，以 C_2 后支发出的枕大神经与临床关系较大，当受刺激时可出现枕下肌痛及同侧头皮感觉异常。$C_5～T_1$ 脊神经前支组成臂丛，其分支支配肩胛部、肩关节、胸肌以及上肢肌肉和皮肤感觉，脊神经的皮肤支配虽然有一定重叠，但其主要分布区如下：上肢外侧为 C_5 支配区；拇指为 C_6 支配区；中指为 C_7 支配区；前臂内侧、环指、小指为 C_8 支配区；上臂内侧为 T_1 支配区。颈髓没有交感神经节前纤维，而是从上胸段脊髓发出，并上升、换元后形成颈交感神经节。以后发出节后纤维，分别与脊神经吻合，有的还与脑神经连接。颈部三个神经节共同发出节后纤维形成心脏支，以控制心律。故颈部交感神经受到刺激可表现出多器官、多系统症状和体征。

4. 腰椎生理解剖　脊柱腰段生理性前凸，而骶段后凸。当直立活动时，各种负荷应力均集中在腰骶段，尤其是两个相反弯曲的交界处，故该处容易发生急、慢性损伤及退行性变。腰椎依靠椎间盘、关节突关节、前纵韧带、后纵韧带、黄韧带、棘上韧带、棘间韧带、横突间韧带等将各脊椎连接而成。骶棘肌、腰背肌和腹肌等肌群协助增强其稳定性。脊髓在 L_1 椎管水平形成马尾神经，而腰神经则呈一定角度，向下、后、外经神经根管出椎间孔。因此，腰段椎管狭窄或小关节退行性变、增生使神经根管及椎间孔狭窄，均可刺激或压迫马尾神经、腰神经根而出现相应的症状和体征。

图片：主要皮神经分布平面示意图

【病因】

凡能引起颈椎和腰椎脊柱功能单位的病变均可以出现颈肩痛及腰腿痛。另外，其他脏器病变可以牵涉或放射至颈肩部及腰部导致颈肩痛及腰腿痛。故其病因繁多，大体可分为创伤、炎症、退行性变、肿瘤、先天性疾病等。

1. 创伤　包括急性损伤和慢性劳损。暴力作用于局部导致骨折、脱位、扭伤等急性损伤；

局部组织因长期、持续、反复的轻微累积和迁延形成慢性劳损，如椎旁肌肉劳损，第 3 腰椎横突综合征，棘上、棘间韧带损伤等。

2. 炎症　分为感染性炎症及非感染性炎症。各种微生物感染导致的炎症均能引起疼痛，如脊柱结核、椎体骨髓炎、硬膜外感染、蛛网膜炎。非感染性炎症可能是单纯局部的病变导致，亦可以为全身病变的局部表现所致，如筋膜炎、脊髓炎、神经根炎、强直性脊柱炎、类风湿关节炎、血管炎等。

3. 退行性变　人自出生后随着发育、生长、直立行走，脊柱不断的经受负荷、劳损甚至外伤而出现退变。脊柱功能单位的各组成部分均可发生退行性变，出现骨质疏松、关节突关节增生、椎体骨赘、韧带肥厚、后纵韧带骨化、椎间盘退变等。

4. 肿瘤　包括原发性肿瘤及转移性肿瘤。原发性肿瘤如血管瘤、骨巨细胞瘤、脊索瘤、脊髓及神经根肿瘤等；各种恶性肿瘤均可转移至脊柱，如前列腺癌、乳腺癌、肺癌、鼻咽癌等。

5. 先天性疾病　因先天发育异常，导致脊柱功能单位负荷分布不均，从而引起慢性劳损，如脊柱侧凸、后凸畸形，脊柱裂，脊膜膨出等。

6. 其他脏器病变　疼痛由病变脏器牵涉后放射至脊柱所致，如消化性溃疡、胰腺炎；上尿路结石、肾盂肾炎、肾挫伤；盆腔炎、卵巢囊肿蒂扭转等。

第二节　颈 椎 病

颈椎病（cervical spondylosis）是指因颈椎间盘退行性变，及其继发性钩椎关节、关节突关节等退行性变累及脊髓、神经、血管，并引起相应临床症状与神经功能障碍的疾病。

【病因】

颈椎病发病相关因素有退行性变、创伤、劳损、发育性椎管狭窄、炎症及先天性畸形等诸多方面。颈椎病的病理表现为颈椎间盘退行性变，但又与多种因素密切相关。

1. 椎间盘退行性变　正常人的椎间盘在 20 ～ 30 岁已经逐渐出现退行性变，为正常的老化过程。椎间盘是相邻椎体之间的主要连接结构，当其发生退行性变时，导致两相邻椎体间的不稳，进而引起关节突关节，钩椎关节，前、后纵韧带，黄韧带及项韧带增生、钙化来代偿，该时期可不出现临床症状；若椎间盘进一步发生退行性变，上述组织过度增生可导致椎管相对狭窄，最终出现压迫脊髓、神经、血管等的临床症状。

2. 损伤　急性损伤可使原来退行性变的颈椎间盘损害加重，从而诱发加重颈椎病；但颈椎骨折、脱位创伤所致的脊髓或神经根损伤则不属于颈椎病；慢性损伤则加速原来已有的退行性变，使其提前出现有关临床症状。

3. 发育性颈椎椎管狭窄　在胚胎及发育过程中椎弓根过短，使椎管矢状径小于正常，在相同退行性变时，正常人可不发病，但有椎管狭窄时可能出现压迫症状而发病。

【临床表现及其分型】

（一）颈型颈椎病

最常见，症状多较轻微，以枕颈部疼痛症状为主，可伴有颈部活动受限，颈部僵硬。因椎间盘退行性变，导致椎间隙松动与不稳，引起颈椎局部内、外平衡失调及椎旁肌反应性痉挛，且内、外平衡失调导致局部刺激直接作用于窦椎神经，从而出现颈部症状。当机体通过代偿使颈部建立新平衡后，症状消失。

临床表现为颈部酸、胀、痛等不适，以颈项部及肩部为主。患者常诉无法将头颈部置于舒适位置。多数患者颈部活动受限，少数患者有一过性上肢麻木，但无肌力下降。本病多发于青壮年，多数被认为落枕而被忽视。体格检查颈部一般无歪斜，生理曲度变直或消失，棘突间及棘突旁可有压痛。

X线检查示颈椎生理曲度变直或消失，椎体轻度退变。过伸及过屈位X线表现为颈椎活动度受限，约1/3的患者椎间隙松动，表现为椎体间轻度阶梯状，或椎间隙活动度变大。CT及MRI见椎间盘轻度退行性变，未见明显受压征象。

（二）神经根型颈椎病

在各型中发病率最高，为临床上最常见的类型。神经根型颈椎病是由于椎间盘退行性变、突出、颈椎节段性不稳定、骨质增生或骨赘形成等原因在椎管内或椎间孔处刺激和压迫颈神经根所致。

临床上开始多表现为颈肩痛，并向上肢放射，放射的范围与受压的神经根分布区域一致。皮肤可有麻木、痛觉过敏或减退等。当受压神经根受到刺激时可出现向上肢放射的触电样锐痛。体格检查时患侧颈项部肌肉紧张，头偏向患侧；受压神经根支配区域皮肤感觉过敏或减弱；同时可伴有上肢肌力下降，手指活动笨拙，病程长者上肢肌肉可有萎缩。腱反射早期因神经根受刺激而表现为亢进，后期因神经根损害而表现为腱反射减弱甚至消失。上肢牵拉试验（Eaton征）阳性：检查者一手扶患侧颈部，一手握患腕，向反方向牵拉，刺激受压神经根出现放射痛。压头试验阳性（Spurling征）：患者端坐，头后仰并偏向患侧，术者用手掌在其头顶加压，出现颈痛并向患侧上肢放射，霍夫曼征（Hoffmann）阴性。（图39-2-1、39-2-2）。

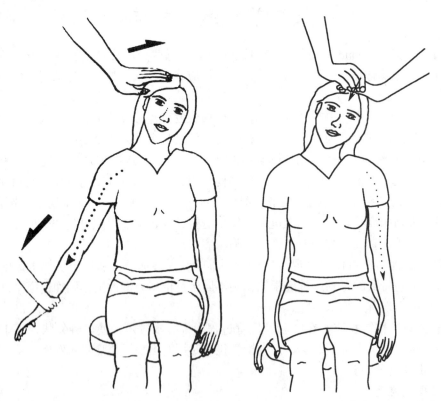

图39-2-1　上肢牵拉试验（Eaton征）　　　图39-2-2　压头试验（Spurling征）

X线检查见颈椎生理性前凸变直、消失甚至反向弯曲，椎间盘变窄，病变节段上、下位椎体前、后缘有骨赘形成；过伸过屈位见椎间隙不稳。CT及MRI见椎间盘向侧后方突出或者后方骨质增生，压迫神经根。神经肌肉电生理检查可发现相应的神经根受损（图39-2-3）。

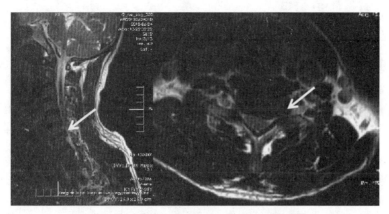

图 39-2-3　颈椎 MRI 表现（神经根型颈椎病）

矢状位（左）见 $C_{6/7}$ 椎间盘突出，硬膜囊受压，局部脊髓变性（如箭头所示）；

横断面（右）见髓核向左后方突出，神经根受压（如箭头所示）

（三）脊髓型颈椎病

脊髓型颈椎病的发病率占颈椎病的 10% ～ 15%，颈椎脊髓受压可造成肢体瘫痪，因而危害最严重。本病通常起病缓慢，以 40 ～ 60 岁的中年人为多见。合并发育性颈椎管狭窄时，患者的平均发病年龄比无椎管狭窄者小。

临床上主要表现为椎体束征。多先从单侧或者双侧下肢乏力、麻木、束带感开始，逐渐出现双下肢活动协调性差，步态笨拙，行走时踩棉花感。一般症状自下而上进展，表现为一侧或双侧先后出现麻木、疼痛、乏力，上肢症状可表现为不能使用筷子，写字颤抖等精细动作笨拙。体格检查时皮肤感觉平面常可提示脊髓受压平面，根据受压的部位出现相应不同肢体肌力下降，四肢腱反射亢进，下肢往往较上肢明显，可有踝阵挛和髌阵挛。腹壁反射、提睾反射可减弱或消失。上肢 Hoffmann 征阳性，单侧阳性更有意义。下肢 Babinski 征、Oppenheim 征、Gordon 征和 Chaddock 征均可阳性。后期可出现尿频或排尿、排便等功能障碍。

X 线检查见颈椎生理性前曲变直、消失，病变节段上、下位椎体前、后缘骨赘形成，椎间隙变窄；过伸过屈位检查见病变椎间隙不稳；发育性椎管狭窄者可测量椎管矢状径小于正常值。CT 对椎体后缘骨赘、后纵韧带骨化、黄韧带钙化及椎间盘突出的判断比较直观，术前 CT 评估，对指导手术具有重要意义。MRI 分辨率更高，能清晰显示受压的硬膜囊和脊髓，脊髓有变性者可见变性部位。神经肌肉电生理检查有助于发现受压迫的脊髓节段（图 39-2-4、39-2-5）。

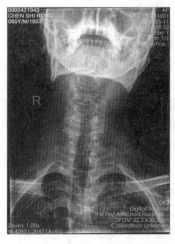
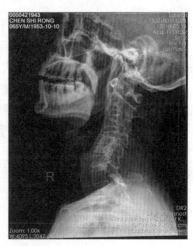

图 39-2-4　颈椎 X 线表现（脊髓型颈椎病）

颈椎正侧位片，$C_{5/6}$ 椎间隙消失，$C_{6/7}$ 椎间隙变窄

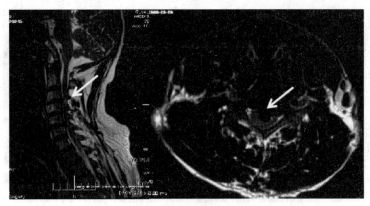

图 39-2-5　颈椎 MRI 表现（脊髓型颈椎病）

矢状位（左）示多节段椎间盘突出，硬膜囊受压呈"串珠状"，$C_{3/4}$ 水平脊髓信号改变（如箭头所示）；
横断面（右）示髓核向正后方突出，脊髓受压变形（如箭头所示）

（四）椎动脉型颈椎病

椎动脉型颈椎病是由于颈椎退行性变、钩椎关节增生骨赘等机械性压迫或颈椎节段性不稳定，导致椎动脉受挤压或刺激，使椎动脉狭窄、折曲或痉挛引起椎动脉血流减少，造成椎 - 基底动脉供血不足，同时还会并发椎动脉周围的交感神经纤维受到刺激，使椎动脉痉挛而出现椎动脉血流瞬间变化，导致椎 - 基底供血不足而出现症状。

临床表现为发作性眩晕、复视、恶心、呕吐、耳鸣或听力减退等症状。这些症状与颈部位置改变有关。椎动脉型颈椎病患者可因突发性眩晕而猝倒。本病的特异性表现为患者眩晕猝倒时意识清醒。患者眩晕猝倒多在头颈部处于某一特定位置时诱发。患者可偶有肢体麻木、感觉异常、一过性瘫痪及发作性昏迷等临床表现。椎动脉周围有大量交感神经节后纤维，椎动脉型颈椎病可出现交感神经症状，表现为心悸、心律失常、胃肠功能减退等。椎动脉型颈椎病患者可无明显体征，部分患者旋颈试验阳性（嘱患者头部略向后仰，做向左、向右旋转颈部动作，如患者出现眩晕等椎基底动脉供血不全，即为阳性），该试验有时可引起患者呕吐或猝倒，故检查者应密切观察以防意外。

X 线检查见颈椎椎体后外侧缘骨赘增生，生理曲度消失，椎间隙变窄，过伸过屈位检查可见椎间隙不稳。CT 及 MRI 见颈椎间盘退行性变，可行椎动脉 CTA 及 MRA 检查明确椎动脉是否局部受压。亦可行颈动脉彩色血管超声及脑血流多普勒超声检查，排除椎动脉及脑供血减少情况。

（五）交感神经型颈椎病

由于颈椎间盘退变和颈椎节段性不稳定等因素，对颈椎椎体周围交感神经末梢造成刺激，导致交感神经功能紊乱。交感神经型颈椎病症状多数表现为交感神经兴奋症状，少数为交感神经抑制症状。由于椎动脉表面富含交感神经纤维，当交感神经功能紊乱时常累及椎动脉，导致椎动脉的舒缩功能异常。因此，交感神经型颈椎病患者可同时出现全身多个系统症状，通常伴有椎 - 基底动脉系统供血不足的表现。交感神经型颈椎病患者临床表现症状多，客观体征少，患者感颈项痛，头痛、头晕，面部或躯干麻木、发凉，痛觉迟钝，易出汗或无汗，感心悸、心动过速或心动过缓。也可表现为耳鸣、听力减退、视力障碍。

X 线、CT、MRI 等影像学检查与颈型及神经根型颈椎病相似。

【诊断及鉴别诊断】

（一）诊断

根据临床症状、体征，特别是神经系统体格检查，以及 X 线、CT、MRI 等影像学检查一般能做出诊断，必要时可行椎动脉造影、神经肌肉电生理检查、彩色多普勒血管超声等辅助检查。

（二）鉴别诊断

1. 与颈型颈椎病相鉴别　应除外颈部扭伤、肩周炎、肩袖损伤、风湿性肌纤维组织炎、神经衰弱及其他非颈椎间盘病变所致的颈肩部疼痛。颈部扭伤为颈部肌肉扭伤所致，急性期因局部肌肉扭伤，在两肩胛内上方处压痛较剧烈，且可在扭伤侧触及条索状肌肉。

2. 与神经根型颈椎病相鉴别　应除外以上肢疼痛为主的疾病，如颈椎实质性病变（化脓性感染、结核、肿瘤等）、胸廓出口综合征、腕管综合征、肩周炎、网球肘以及尺神经、桡神经和正中神经等外周神经受损等。

（1）胸廓出口综合征：由于臂丛、锁骨上动脉、锁骨上静脉在胸廓出口或在胸小肌喙突止点区受压，引起上肢麻木、疼痛、肿胀；锁骨上窝前斜角肌处有压痛并放射至手部。两者鉴别在于胸廓出口综合征 Adson 试验阳性（嘱患者端坐、头后仰，深吸气后屏住呼吸，将头转向患侧，检查者一手抵住患者下颌，施加阻力。另一手触摸患侧桡动脉，如桡动脉搏动减弱或消失，则为阳性；将患者患侧上肢过度外展，肩抬平，出现桡动脉音减弱或消失者，亦为阳性体征）。X 线检查可发现颈肋或第 7 颈椎横突肥大。

（2）肌萎缩型侧索硬化症：是一种原因不明的运动神经元病变，表现为进行性肌萎缩，从手部向肢体近端发展，逐渐累及肘部及肩部。但无感觉障碍，神经肌肉电生理检查显示神经纤维传导速度正常。

3. 与脊髓型颈椎病相鉴别　应除外颈椎后纵韧带骨化症、肌萎缩型脊髓侧索硬化症、脊髓空洞症、脊髓结核、颅底凹陷症、多发性神经炎、椎管内肿瘤、继发性粘连性蛛网膜炎、共济失调及多发性硬化症等。

（1）后纵韧带骨化症：可出现与脊髓型颈椎病相同的症状和体征。但侧位 X 线检查可发现椎体后缘有线状或点线状骨化影，CT 及三维重建可显示其横断面及矢状面形状和压迫程度。

（2）椎管内肿瘤：可同时出现感觉障碍及运动障碍，病情进行性加重，对非手术治疗无效，行 MRI 检查可鉴别。

（3）脊髓空洞症：多见于青壮年，病情缓慢，早期出现上肢症状呈节段性分布。脊髓空洞症表现为浅感觉障碍，以温、痛觉丧失为主，而触觉及深感觉则基本正常，此现象称为感觉分离。通过 CT 及 MRI 检查可以发现两者差异。

4. 与椎动脉型颈椎病及交感神经型颈椎病相鉴别　应除外耳源性眩晕、眼源性眩晕、颅内肿瘤、神经官能症、内耳药物中毒、锁骨下动脉盗血综合征、冠状动脉供血不足等。

（1）耳源性眩晕：即美尼尔综合征（Meniere 综合征），由内耳淋巴回流受阻引起。本病有三大特点：发作性眩晕、耳鸣、感应性进行性聋。而颈性眩晕症与头颈转动有关，耳鸣程度轻。

（2）冠状动脉供血不足：与交感神经型颈椎病有相同的心前区疼痛、心律失常等表现，但冠状动脉供血不足没有上肢节段性疼痛和感觉异常。心电图检查有病理性改变，服用血管扩张药可缓解症状。

（3）锁骨下动脉盗血综合征：锁骨下动脉或头臂干的椎动脉起始处的近心段有部分或完全的闭塞性损害，由于虹吸作用，引起患侧椎动脉中的血流逆行，进入患侧锁骨下动脉的远心端，可出现椎 - 基底动脉供血不足的症状和体征。患者常表现为患侧上肢血压较健侧低，桡动脉搏动减弱或消失，患侧锁骨下动脉区有血管杂音。行血管造影可发现锁骨下动脉第一部分狭窄或闭塞，血流方向异常。

（4）神经官能症：患者常诉头痛、头晕及记忆力减退等一系列大脑皮质功能减退的症状，女性及学生多见，主诉多而客观检查无明显体征。

【治疗】

颈椎病是一种慢性退行性疾病，其治疗也需要根据不同程度以及不同病理类型而有所不同，分为非手术治疗与手术治疗。

（一）非手术治疗

非手术治疗可以起到稳定病情，减缓其发展速度，利于进一步增强手术疗效。

颈椎牵引术（坐位）适应证：轻度颈椎间盘突出及颈型颈椎病；早期脊髓型颈椎病；神经根型颈椎病；全身情况差，不能耐受手术者；手术恢复期患者。

1. 颈椎牵引术　适用于各型颈椎病，但脊髓型颈椎病患者 CT 表现显示椎管绝对狭窄者禁忌使用。坐、卧位均可进行牵引。根据不同的病情及损伤的不同程度、不同节段而采取不同的牵引重量，最大不超过 3 kg，否则容易引起压疮。牵引时间以患者背部肌肉能耐受为限，但最短时间不应少于 30 分钟。每日 2～3 次，每次 1 小时，2 周为一个疗程。

2. 制动法　主要用于限制颈项部过度活动，缓解肌肉痉挛。制动法包括石膏法及支具法，临床应用最多为支具法，其中可调型颈托及充气式颈托因有一定的撑开牵张作用，应用较多。

3. 理疗　可消除或缓解颈部肌肉痉挛，改善软组织血液循环。常用的理疗方法有冲击波疗法、超短波疗法、功能性电刺激疗法等。

4. 推拿与按摩　可应用于脊髓型以外的早期脊椎病患者。推拿按摩可以改变肌肉系统与神经血管系统的功能，调节功能失常的生物信息以使整个机体的功能平衡。但应注意手法需轻柔，否则反而会增加损伤。

5. 药物治疗　非甾体消炎药、肌肉松弛药、活血药及营养神经药物均为对症治疗。长期使用可产生一定的不良反应，故应短期、交替使用。当局部有固定压痛点时可行封闭治疗。如有典型神经根痛，可行硬膜外糖皮质激素注射治疗。

（二）手术治疗

手术治疗主要是为了解除颈髓及颈神经根的压迫，恢复颈椎的稳定性，维持椎间隙高度，获得正常生理曲度，恢复与脊髓相适应的椎管容量和形态，阻止病情进一步发展。

适应证：脊髓型脊椎病是绝对适应证；神经根型颈椎病、椎动脉型颈椎病进行性加重者；严重颈肩痛，非手术治疗无效，排除其他疾患后，诊断为颈椎不稳定者；各型颈椎病经 3 个月非手术治疗无效或进行性进展者。

1. 前路手术　适用于来自脊髓前方压迫所致的颈椎病；累及 1～2 个节段的颈椎病。其优点是切除突出的椎间盘，脊髓获得直接减压、植骨块融合后颈椎获得永久性稳定。

2. 后路手术　适用于病变累及三个以上节段；伴有发育性椎管狭窄；存在来自脊髓后方的压迫。主要是通过椎板切除或椎板成形术达到对脊髓的减压。减压后应辅以颈椎后路融合术。

3. 随着脊柱微创技术的发展，针对神经根型颈椎病，亦可选择显微镜通道下"锁孔"（Key-hole）技术以及全内镜技术行突出椎间盘髓核组织摘除、后路增生骨赘切除减压术。

病例 39-1

病例 39-1 解析

第三节　腰椎间盘突出症

腰椎间盘突出症（lumbar intervertebral disc herniation）是骨科常见病、多发病，是腰腿痛最常见的原因之一，是因椎间盘退行性变，纤维环破裂，髓核突出刺激或压迫腰神经根、马尾神经导致的疾病综合征。以 L_4 / L_5、L_5 / S_1 节段发病率最高。

【病因】

1. 椎间盘退行性变　是腰椎间盘突出症的病理基础。椎间盘在出生后继续发育，大约至 20 岁达顶峰，以后开始退变，椎间盘髓核及纤维环含水量减少，髓核中蛋白多糖成分降低，由纤维组织和软骨细胞所代替，椎间盘的弹性和抗机械性牵张负荷能力减退，导致纤维环容易产生裂隙。

2. 积累性损伤　属椎间盘突出的主要诱因，腰椎活动度大，在日常生活中弯腰、扭转的动作主要由腰椎完成，因此承受机械性负荷较大。在已经开始退变的椎间盘中，腰椎反复承受压缩、屈曲、扭转等机械性负荷，不但加速已有的退变，而且使纤维环裂隙逐步扩大，最终使退变髓核组织从裂隙的薄弱处突出。

3. 其他因素　包括职业因素，如驾驶员长期处于坐位和颠簸状态，从事重体力劳动，因机械性负荷较大，导致椎间盘早期退行性变；遗传易感因素；腰骶椎先天异常，如腰椎骶化以及关节突关节不对称，导致下腰椎承受异常机械性应力，加速椎间盘退行性变。

【病理分型】

根据病理类型及其转归，国际腰椎研究会（ISSLS）和美国矫形外科学会（AAOS）提出腰椎间盘突出 6 型分类法：

1. 退行性变型　周围纤维环发生退行性变，向四周轻度扩大，髓核变扁，纤维环膨出，临床无明显症状。

2. 膨出型　纤维环内层部分破裂，中层及外层纤维环向局部膨出。临床出现腰痛及酸胀感。

3. 突出型　纤维环内层、中层完全破裂，外层部分破裂。髓核内压力增高，顶起外层部分纤维环和后纵韧带，形成突起。

4. 脱出型（后纵韧带下型）　纤维环全层破裂，髓核从破裂处脱出，顶起后纵韧带形成局部突起。

5. 脱出型（经后纵韧带型）　全层纤维环及后纵韧带全部破裂，脱出的髓核组织达硬膜囊外。

6. 游离型　脱出物髓核组织穿破后纵韧带，从椎间隙平面向下或向上游离，亦可完全离开破口，游离进入椎管内。

图片：腰椎间盘突出的分型

【临床表现】

本病多见于 30 ~ 50 岁青壮年，男性多于女性。患者常有弯腰工作、提重物或长期坐位史，常在弯腰持重或扭腰动作后首次发病。腰椎各节段中，L_4 / L_5、L_5 / S_1 节段突出者占 90% 以上。

（一）症状

1. 腰痛及神经根性放射痛　是腰椎间盘突出症最常见的症状。多数人先有腰痛后有腿痛；部分患者腰痛和腿痛同时发生；亦有患者无腰痛，仅有腿痛。

（1）腰痛：是大多数腰椎间盘突出症患者最先出现的症状。由于纤维环外层及后纵韧带受到突出髓核刺激，经窦椎神经而产生下腰部感应痛，有时可放射到臀部。

（2）神经根性放射痛：以坐骨神经痛多见。典型的坐骨神经痛表现为从下腰部向臀部、大腿后方，小腿后外侧直至足部的放射痛。弯腰、咳嗽、打喷嚏、排便等增加腹部压力的动作可诱发或加重坐骨神经痛。活动及劳累后加重，卧床休息可缓解。有时患者为了缓解疼痛，多采取健侧卧位并屈髋屈膝。当高位腰椎间盘突出时（L_2 / L_3 节段、L_3 / L_4 节段）可诱发股神经痛，疼痛放射至大腿前外侧、膝关节前部及小腿前内侧；L_4 / L_5 节段椎间盘突出症患者，疼痛可放射至小腿外侧，足背及踇趾背侧；L_5 / S_1 节段椎间盘突出症患者，疼痛可放射至小腿后侧以及足跟部。

2. 马尾神经综合征　椎间盘突出、脱出或游离的髓核组织可压迫马尾神经，引起排便、排尿功能障碍，会阴部感觉异常以及性功能障碍。

（二）体征

1. 腰部活动受限　因腰痛导致腰肌反应性痉挛，腰部僵硬，各个方向活动受限，上、下床和坐起均感困难。临床上多以前屈、后伸活动受限明显。

2. 腰椎侧凸　为一种姿势性侧凸，目的是为了缓解疼痛。侧凸的方向与突出物和神经根的相对位置有关：突出物在神经根的外上方时弯向患侧；突出物在神经根内下方时弯向健侧（图39-3-1）。

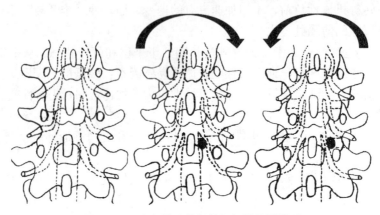

图 39-3-1　突出的髓核与神经根的位置关系

A.为正常脊柱；B.突出的髓核在神经根内侧，脊柱侧凸突向健侧症状缓解；
C.突出的髓核在神经根外侧，脊柱侧凸突向患侧症状缓解

3. 腰部压痛及放射痛　大多数患者在病变节段的棘突间有压痛，棘突旁侧 1 cm 处压之有沿坐骨神经的放射痛。

4. 下肢神经功能检查

（1）感觉异常：根据受压神经根支配的区域会出现不同皮肤节段的感觉变化。先为感觉过敏，后为感觉迟钝或消失。L_5 神经根受压累及小腿外侧及足背；S_1 神经根受压累及外踝、足外侧、足跟。

（2）肌力下降：L_3、L_4 神经根受压，伸膝肌力下降；L_5 神经根受压，趾背伸、足背伸肌力下降；S_1 神经根受压，趾跖屈、足跖屈肌力下降。

（3）反射异常：L_4 神经根受压，膝反射减弱；S_1 神经根受压，跟腱反射减弱；马尾神经受压，肛周反射减弱。

5. 直腿抬高试验及加强试验　直腿抬高试验是诊断本病重要的临床体格检查方法。嘱患者仰卧，使膝、髋关节伸直，将下肢徐徐抬起，正常可抬至 70° 以上，当抬高小于 60°，并出现坐骨神经痛时为直腿抬高试验阳性。在直腿抬高试验阳性时，缓慢降低患肢高度，待放射痛消失后再被动背屈踝关节，如出现放射痛则称为加强试验阳性。有时健侧腿直腿抬高时患侧神经根也可向下和向健侧牵拉产生根性放射痛，称之为健腿抬高试验阳性，多见于突出髓核大，压迫严重者（图39-3-2）。

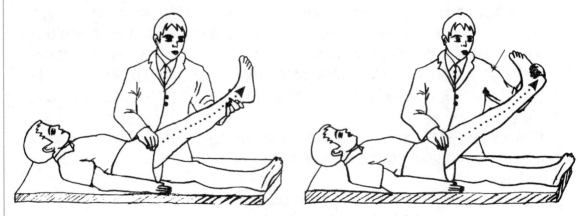

图 39-3-2　直腿抬高试验（左）及加强试验（右）

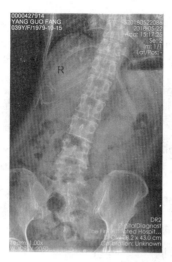
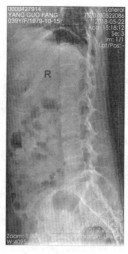

图 39-3-3　腰椎间盘突出症的 X 线表现

腰椎正侧位示腰椎侧弯，生理曲度变直

【辅助检查】

1. X 线检查　腰椎 X 表现大多数患者无异常变化，少数患者可有一些非特异变化，如侧弯畸形、椎间隙变窄、椎间隙活动度增加、椎间孔狭窄等（图 39-3-3）。因此不能单纯依靠 X 线检查作为确诊腰椎间盘突出症的依据。但可借助 X 检查排除腰椎其他疾病，如结核、肿瘤、脊柱滑脱等。

2. CT 及 MRI　两者均可以清楚地显示椎间盘突出的部位、大小、形态和神经根、硬膜囊受压移位的图像。CT 则同时能显示椎板及黄韧带肥厚、小关节增生肥大、椎管及侧隐窝狭窄等骨性改变；而 MRI 则能显示椎间盘退行性变的程度，椎间盘突出的类型，以及突入椎管内髓核碎块的位置（图 39-3-4）。

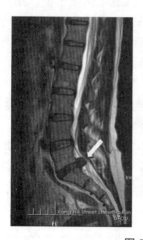
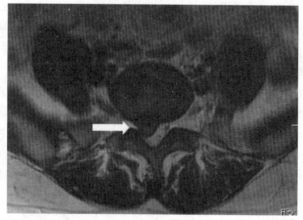

图 39-3-4　腰椎间盘突出症的 MRI 表现

矢状位（左）示 L_5/S_1 椎间盘突出，硬膜囊受压（如箭头所示）；

横断面（右）示髓核向右侧突出，神经根受压（如箭头所示）

3. 其他检查　包括神经肌肉电生理检查（如肌电图、感觉诱发电位、运动诱发电位）、B 超检查、实验室检查等，多用于鉴别诊断。

【诊断及鉴别诊断】

对典型的腰椎间盘突出症患者，依据详细、准确的病史询问、体格检查以及 X 线检查，一般可初步做出诊断。再结合 CT 或 MRI 检查，能准确地判断椎间盘突出节段、突出物大小及方向、神经根受压情况。但应注意与以下能引起腰痛或（和）坐骨神经痛的疾病相鉴别。

1. 腰椎管狭窄症 是腰椎管的中央、侧隐窝或椎间孔狭窄引起腰神经受压症状的疾病。约有 40% 以上的腰椎管狭窄症往往与腰椎间盘突出症同时存在。间歇性跛行是该病最突出的症状，即步行一段距离后下肢出现酸痛、麻木、无力，蹲下休息后症状缓解。检查时可无任何异常体征。少数患者可有根性症状。两者鉴别需用 X 线、CT、MRI 检查。

2. 椎间盘源性腰痛 是临床的常见病多发病，是由于椎间盘内部紊乱（如退行性变、纤维环内裂症、椎间盘炎等）刺激椎间盘内疼痛感受器引起的慢性下腰痛，不伴根性症状，无神经根受压或椎体节段过度移位的影像学证据。椎间盘造影时诱发腰痛是其典型的特征，可因此与腰椎间盘突出症鉴别。

3. 梨状肌综合征 为坐骨神经在臀部受到卡压的一种综合征，临床表现以坐骨神经痛为主，症状出现或加重常与活动有关，休息即明显缓解。直腿抬高试验及加强试验可阳性，"4"字试验阳性，可借此与腰椎间盘突出症相鉴别。

4. 腰肌劳损、腰骶关节劳损或骶髂关节劳损 患者可有一侧腰痛、臀部痛及股外侧疼痛，脊柱侧弯和活动受限等症状，多为腰椎脊神经后支受累。放射痛的症状和体征多不累及小腿和足部，无肌力、感觉及反射改变。

5. 腰椎结核 可产生腰痛及下肢痛，X 线表现为椎间隙狭窄、椎体骨质破坏等，CT 扫描能更清楚地显示病变。结核患者多有全身症状，如低热、盗汗、消瘦、贫血、红细胞沉降率加快等。

6. 腰椎肿瘤 包括椎体及附件肿瘤、神经纤维瘤、神经鞘瘤、脊膜瘤、畸胎瘤等。这些肿瘤均可压迫神经组织引起症状。累及骨性结构的肿瘤在 X 线和 CT 检查多可显示病变，非骨性组织肿瘤应首选 MRI 检查，必要时可做脑脊液和脊髓造影检查。

【治疗】

（一）非手术治疗

腰椎间盘突出症大多数患者可经非手术治疗缓解或治愈。其治疗原理并非将发生退行性变突出的椎间盘组织回复原位，而是改变椎间盘组织与受压神经根的相对位置或部分回纳，减轻对神经根的压迫，松解神经根的粘连，消除神经根的炎症，从而缓解症状。非手术治疗主要适用于：①年轻、初次发作或病程较短者；②症状较轻，休息后症状可自行缓解者；③影像学检查无明显椎管狭窄的患者。

1. 绝对卧床休息 初次发作时，应严格卧床休息，需佩戴腰椎支具下床活动，3 个月内不做弯腰持物动作。缓解后，应加强腰背肌功能锻炼，以降低复发率。

2. 牵引治疗 采用骨盆牵引，可以增加椎间隙宽度，减少椎间盘内压力，促进椎间盘突出部分回纳，减轻对神经根的刺激和压迫，需在专业医生指导下进行。

3. 理疗和推拿、按摩 可缓解肌肉痉挛，但注意暴力推拿按摩会导致病情加重，应慎重。

4. 皮质激素硬膜外注射 皮质激素是一种长效抗炎剂，可以减轻神经根周围炎症和粘连。一般采用长效皮质类固醇制剂＋2% 利多卡因行硬膜外注射，每周一次，3 次为一个疗程。激素硬膜外注射 2～4 周后可再用一个疗程。

5. 髓核化学溶解法 利用胶原酶或木瓜蛋白酶，注入椎间盘内或硬脊膜与突出的髓核之间，选择性溶解髓核和纤维环，而不损害神经根，以降低椎间盘内压力或使突出的髓核变小从而缓解症状。但该方法有产生过敏反应的风险，亦可增加椎管内神经根粘连，因此目前该治疗方法的应用已逐步减少。

（二）经皮髓核切吸术／髓核激光气化术

通过特殊器械在 X 线监视下进入椎间隙，将部分髓核绞碎吸出或激光气化，从而减轻椎间盘内压力，以达到缓解症状的目的，适合于椎间盘膨出或轻度突出患者，不适合于合并侧隐窝狭窄或者已有明显突出的患者及髓核已脱入椎管内者。

（三）手术治疗

1. 手术适应证　①病史超过 3 个月，严格保守治疗无效或保守治疗有效，但经常复发且疼痛较重者；②首次发作疼痛剧烈，尤以下肢症状明显，严重影响患者生活质量；③合并马尾神经受压表现；④出现单根神经根麻痹，伴有肌肉萎缩、肌力下降；⑤合并椎管狭窄者。

2. 手术方法　经后路切开，部分椎板和关节突切除，或经椎板间隙行椎间盘突出髓核摘除术。中央型椎间盘突出时，行椎板切除后，经硬脊膜外或硬脊膜内椎间盘突出髓核摘除术。对合并腰椎不稳、腰椎管狭窄者，需要同时行腰椎融合术。

近年来，显微镜下椎间盘摘除、显微内镜下椎间盘摘除、经皮椎间孔镜下椎间盘摘除等微创外科技术使手术损伤减小，取得了良好的效果。同时，随着对椎间盘退行性疾病的深入研究，摘除突出的椎间盘组织后，可进行纤维环的直接修复及缝合，也显著降低了复发率。因此，微创术式结合纤维环修复技术，势必成为未来椎间盘突出症又一重要治疗方式。

知识拓展：微创术式下腰椎间盘突出髓核摘除纤维环缝合术

第四节　腰椎管狭窄症

腰椎管狭窄症（lumbar spinal stenosis）是腰椎管的中央椎管、侧隐窝或椎间孔狭窄引起腰神经受压所致的疾病。根据病理学分类可分为先天性、特发性、退行性、代谢性，同时还包括创伤性及医源性因素。临床上多见为退行性腰椎管狭窄。

【病因】

退行性腰椎管狭窄症因椎间盘退行性变引起椎间关节相对不稳定和关节突关节的高活动度，导致椎间隙变窄，周围韧带松弛，机体为保持脊柱节段的稳定性，形成椎体间骨赘。小关节压力升高时，关节软骨损伤变薄，关节囊松弛，滑膜炎症，关节间稳定性减弱，滑动增加，从而加重椎间盘退行性变。同时，椎间隙的狭窄及伸展角度的增加可导致小关节，尤其是上关节突的肥大。使其与椎体后缘的矢状径减小，侧隐窝狭窄，下关节突增生向椎管内聚，导致中央椎管狭窄。随着关节退行性变的进展，关节突肥大导致脊柱局部节段强直，伴随椎板增厚及黄韧带的增生、肥大，可导致中央椎管狭窄。解剖上最终表现为椎管容积减小和神经卡压。静脉的淤滞和高压状态可能是引起间歇性神经性跛行的原因。

【病理分型】

根据腰椎管狭窄的部位分为：中央型椎管狭窄，当矢状径小于 10 mm 为绝对狭窄，10 ～ 13 mm 为相对狭窄；神经根管狭窄，腰椎神经根管为神经根自硬膜囊根袖发出，斜向下至椎间孔外口所经过的管道。各腰神经发出水平不同，故神经根管长度与角度各异。侧隐窝狭窄，侧隐窝分为三个区，即入口区、中间区和出口区。侧隐窝是椎管向侧方延伸的狭窄间隙。侧隐窝位于三叶形椎孔内，下位两个腰椎即 L_4 和 L_5 处。侧隐窝前后径正常为 5 mm 以上，前后径在 3 mm 以下为狭窄。

其他原因导致椎管狭窄：中央型腰椎间盘突出，导致中央椎管狭窄；腰椎爆裂骨折，椎体骨折块向后移位，导致中央椎管狭窄；腰部疾病，如腰椎滑脱、腰椎退变性侧凸等均可导致腰椎管狭窄症。

知识拓展：腰椎滑脱症并腰椎管狭窄症

【临床表现】

由于椎管狭窄多为退行性椎管狭窄，故发病以中老年及从事重体力劳动者为多。患者可有下腰痛多年，以后出现一侧或双侧下肢痛，因站立、行走后疼痛加重。

（一）症状

1. 间歇性跛行　是最经典的临床表现，即行走一定距离后，出现一侧下肢或双侧下肢麻木、疼痛、酸胀、无力等感觉，大多在股外侧后方至小腿外侧后方，停止步行或向前弯腰后，则下肢症状消失，再继续步行一定距离后，又出现上述症状，休息后消失。步行距离逐步缩短，严重者只能步行数百米或数十米便需坐下或蹲下休息才能缓解。

2. 坐骨神经痛　侧隐窝狭窄症压迫神经根，患者出现典型的坐骨神经痛，与腰椎间盘突出症相似，压迫 L_5 神经根时，从臀后、股外侧后方至小腿前外侧、足背麻木、疼痛。压迫 S_1 神经根时，麻木疼痛位于足外缘小腿外侧后方及股外侧后方至臀部，其与中央型腰椎管狭窄症的区别在于症状较持续并相对固定。

中央型椎管狭窄为腰骶部痛、双下肢疼痛、麻木、会阴麻胀感，排尿费力。腰椎椎管内马尾横截面积占腰椎横截面积的44%，当腰椎后伸时，椎管容积减小，而腰椎前弯时，椎管容积比直立或后伸时大10%，因此可解释患者双下肢症状在腰椎前屈、下蹲时缓解。

（二）体征

1. 中央型腰椎管狭窄症　检查时表现为症状重，体征轻，这是中央型椎管狭窄的一个特点。腰椎无侧弯，但腰椎前凸减小，腰椎前屈正常、背伸受限，腰椎后伸时，可感腰骶部痛。随着病程进展，狭窄程度增加，马尾神经受压严重可导致下肢小腿麻木及疼痛，但直腿抬高试验阴性，膝反射、跟腱反射存在，症状严重者，跟腱反射常消失。腰椎后伸试验，患者直立后做腰椎后伸，检查者扶住患者背部，协助其维持后伸，后伸 10～20 秒，由于腰椎后伸时，黄韧带内皱挤向椎管，出现一侧或双侧下肢酸胀疼痛麻木者，为阳性。

2. 侧隐窝狭窄症　体征类似腰椎间盘突出症，小腿部位神经支配区麻木，踇趾背屈肌力降低（ L_5 神经根），跟腱反射减低或消失（ S_1 神经根），直腿抬高试验可阳性。

【辅助检查】

影像学检查

X 线检查示腰椎退行性变，如骨赘形成、椎间隙狭窄、腰椎生理前凸减小。侧位检查还应观察有无退变性滑脱（图 39-4-1）。

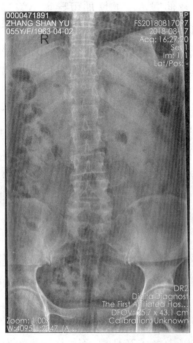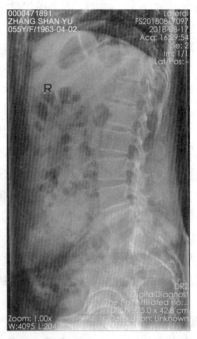

图 39-4-1　腰椎管狭窄症的 X 线表现

腰椎正侧位示 L_4 / L_5 节段椎间隙狭窄

腰椎 CT 平扫轴位片示腰椎间盘膨出，关节突关节增生，关节突内聚，椎管矢状径小于 10 mm，侧隐窝前后径小于 3 mm（图 39-4-2）。

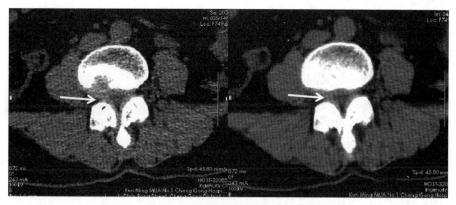

图 39-4-2　腰椎管狭窄症的 CT 表现

横断面示 L_4 / L_5 节段椎管狭窄，黄韧带及关节突增生，硬膜囊受压（如箭头所示）

腰椎磁共振 MRI 可显示腰椎椎管情况，如硬膜囊后方受压节段黄韧带肥厚，腰椎间盘膨出、突出或脱出，椎间孔狭窄，马尾有无异常等（图 39-4-3）。

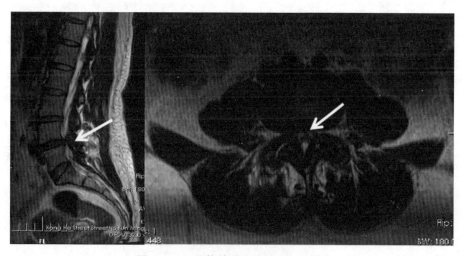

图 39-4-3　腰椎管狭窄症的 MRI 表现

矢状位（左）示 L_4 / L_5 节段椎管狭窄，硬膜囊受压（如箭头所示）；

横断面（右）示黄韧带及关节突增生，硬膜囊受压（如箭头所示）

【诊断及鉴别诊断】

依据详细、准确的病史询问、体格检查及 X 线检查，一般可初步做出诊断。再结合 CT 或 MRI 检查，能准确地判断是中央型腰椎管狭窄症还是侧隐窝狭窄症，还是二者混合型。腰椎管狭窄不会仅 1 个节段，常是多节段。L_4 受累最多，其次是 L_3、L_5。

应注意与以下疾病相鉴别：

1. 腰椎间盘突出症　腰椎管侧隐窝狭窄症和腰椎间盘突出症相似，主要鉴别在于体征较腰椎间盘突出症少，直腿抬高试验和加强试验常为阴性，CT 检查腰椎间盘膨出而非突出，并有关节突关节增生、内聚。临床上常有腰椎管狭窄合并腰椎间盘突出。

2. 腰椎关节突关节综合征　此种腰痛和下肢痛多见于中年女性，无明显外伤史，轻微腰部动作即引起突发腰痛和下肢痛，活动困难，而无下肢间歇性跛行。影像学检查无特殊征象。

3. 纤维组织炎　多因过度活动出汗后受凉或因上呼吸道感染后发病，常见疼痛部位在骶棘肌、臀肌，腰骶部纤维织炎时脊神经脊膜支受刺激可致腰痛和下肢牵涉痛。病程为数天至数年，但无下肢间歇性跛行。检查时腰背部肌肉保护性痉挛，皮下组织增厚，可触及痛性结节或条索感，可致腰痛或下肢痛，行局部封闭治疗则症状消失，影像学检查正常。

【治疗】

（一）非手术治疗

卧床休息，腰部理疗，必要时可行硬膜外封闭治疗。

（二）手术治疗

经非手术治疗无效，腰骶部疼痛较重，有明显间歇性跛行，影像学检查椎管狭窄严重，则行椎管减压术，包括神经根管狭窄的单侧减压，中央椎管狭窄的全椎板切除减压，同时行脊柱融合固定术。目前脊柱微创技术发展迅速，其特点为借助脊柱全内镜技术、通道技术及显微镜技术，达到减少椎旁肌破坏，尽量多地保留脊柱后柱稳定结构。

（李彦林）

视频：编者寄语

第一节 化脓性骨髓炎

化脓性骨髓炎（suppurative osteomyelitis）是化脓性细菌引起的骨膜、骨质和骨髓的炎症，如得不到及时正确的诊治，将严重危害患者的健康及劳动力，甚至危及生命。常见的致病菌以金黄色葡萄球菌为首位，约占75%，溶血性链球菌次之，约占10%。骨髓炎常见感染途径：①血源性：身体远处的原发感染灶，致病菌经血运到达骨组织，在身体抵抗力差或细菌高致病力的情况下发生骨髓炎。②创伤性：开放性骨折或骨科手术后，致病菌进入骨内繁殖，逐渐进展成化脓性病灶。③蔓延性：从邻近软组织感染病灶蔓延至骨骼，如指端感染引起指骨骨髓炎。感染途径不同，病变程度和治疗原则也有区别。本章主要叙述血源性化脓性骨与关节感染。

一、急性血源性骨髓炎

急性血源性骨髓炎（acute hematogenous osteomyelitis）多见于15岁以下的儿童，男性多于女性，好发于股骨、胫骨，其次为肱骨、桡骨以及腓骨。非长骨则以椎体、髂骨、跟骨为好发部位。

【病因和病理过程】

（一）病因

急性骨髓炎源于败血症，多发于儿童长骨的干骺端。长骨干骺端有很多终末小动脉，循环丰富，血流慢，细菌易于形成菌栓滞留繁殖。源于身体其他部位原发感染灶，如上呼吸道感染、中耳炎、毛囊炎等的致病菌在干骺端血管滞留后，当机体抵抗能力强时，可将病菌消灭于萌芽阶段，反之若机体抵抗能力差，则病菌迅速繁殖，侵蚀、破坏骨组织，引起急性炎症。

（二）病理过程

本病的病理变化主要分为脓液扩散、骨质破坏、死骨形成与反应性骨质增生四个过程。

【临床表现】

儿童多见。起病急，早期即可有明显全身中毒症状，多有弛张热，常出现寒战、脉速、烦躁、口干等，严重者可有谵妄、意识模糊，甚至中毒性休克。患肢局部剧烈疼痛，拒动，惧碰。局部早期可无明显肿胀，但皮温增高，有深压痛，数日后，形成骨膜下脓肿，表现为皮肤局部水肿、发红。脓肿穿破骨膜形成深部软组织脓肿后，疼痛可减轻，但局部炎症表现更为明显。当骨质广泛破坏，且包壳未形成时，则容易发生病理性骨折。

【辅助检查】

（一）实验室检查

早期白细胞计数和中性粒细胞明显增高，可伴贫血及红细胞沉降率增快。早期血液细菌培养阳性率高，已使用抗生素者血液细菌培养阳性率低。

知识拓展：急性血源性骨髓炎病理过程

（二）X线检查

在起病2周内多无明显异常，或可见软组织肿胀，故早期阴性结果不能排除急性骨髓炎。2周后可见局限性骨质疏松，虫蚀样骨破坏向髓腔扩散，骨皮质变薄及内层和外层不规则。3～4周后可见密度较高的骨坏死，骨膜反应性增生，形成密度不均的新生骨（图40-1-1）。

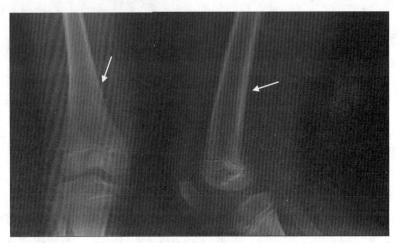

图40-1-1　急性骨髓炎早期X线表现

X线检查见股骨下段骨膜反应

（三）B型超声

对早期诊断深部软组织脓肿及骨膜下脓肿具有一定实用价值，可在超声引导下穿刺抽取脓液。

（四）CT扫描

较X线检查可提前发现病灶，有利于早期诊断。干骺端的骨质破坏呈低密度减低区，边缘不规整，病灶内可见低密度的脓液信号影。骨皮质的破坏表现为其连续性中断（图40-1-2）。

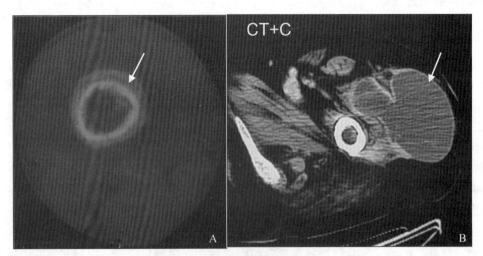

图40-1-2　急性骨髓炎的CT表现

A图示股骨周围层状骨膜反应，骨皮质虫蚀样破坏；B图示股骨周围软组织内脓肿形成

（五）磁共振成像（MRI）

对骨髓炎早期诊断和小脓肿的识别明显优于普通X线和CT检查，但在骨皮质破坏和死骨早期发现和识别方面，效果不及X线和CT（图40-1-3）。

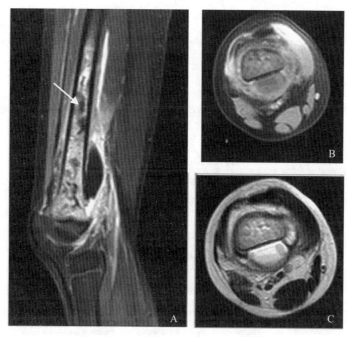

图 40-1-3　急性骨髓炎的 MRI 表现

股骨骨髓炎累及股骨中上段，骨髓腔及周围软组织炎性水肿，骨皮质内见斑片状低信号影，为死骨形成

（六）放射性核素骨显像检查

对骨髓炎早期诊断有重要价值，可用于鉴别骨髓炎和软组织病变。

（七）局部分层穿刺

选用穿刺套针，于压痛、肿胀最显著部位先穿入软组织内，如未抽得脓液，再穿至骨膜下，仍未获得脓液，可直达骨髓腔。

【诊断及鉴别诊断】

根据上述临床表现和辅助检查，一般较易诊断。只有在起病早期做出明确诊断并给予恰当治疗，才能避免发展成慢性骨髓炎。病因诊断在于找出致病菌，血培养及分层穿刺液培养具有很大价值，为提高阳性率可反复进行穿刺培养。

【治疗】

治疗的目标是迅速控制中毒症状，抑制炎症扩散，防止向慢性骨髓炎发展。早期诊断、早期正确应用有效抗生素和恰当的局部处理是治疗成功的关键。

（一）全身支持治疗

卧床休息，补充热量、维生素和蛋白质；对重症者可输注低分子右旋糖酐减低血液黏稠度；纠正酸碱平衡；少量多次输新鲜血液，增强抗病能力。

（二）抗生素治疗

早期正确使用抗生素是治疗的关键，以足量、有效、联合应用为原则制订治疗方案。本病致病菌多为耐青霉素的金黄色葡萄球菌、链球菌，应选用 β- 内酰胺类抗生素，并联合一种广谱抗生素。根据血液细菌培养及药物敏感试验结果，及时调整用药。

（三）手术治疗

旨在引流脓液，减轻毒血症，防止病变迁延成慢性骨髓炎。

1. 手术适应证　①骨膜下或髓腔已有脓液；②正确应用抗生素治疗 3 ～ 4 天不能控制症状者。

2. 手术方式　钻孔减压引流术或开窗减压。在干骺端压痛最明显处或肿胀明显处，做 4 ～ 5 cm 的纵向切口，切开骨膜，放出骨膜下脓肿内的脓液。如无脓液，则向两端各剥离

知识拓展：急性血源性骨髓炎的鉴别诊断

骨膜 2 cm（不宜过广，以免破坏骨密质的血液循环），在干骺端以 4 mm 口径的钻头钻孔数个。如有脓液流出，可将各孔连成一片，用骨刀去掉部分骨密质，称为骨"开窗"。进入脓腔，充分吸出脓液、脓栓及炎性坏死组织。术中不宜过度搔刮髓腔，以防感染扩散（图 40-1-4）。

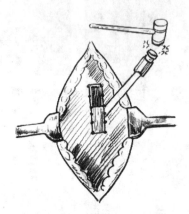

图 40-1-4　钻孔、开窗减压

3. 伤口处理　①闭式灌洗引流：在骨腔内放置两根引流管连续冲洗与吸引，关闭切口。置于高处的引流管以 1500 ～ 2000 ml 抗生素溶液连续 24 小时滴注；置于低位的引流管接负压吸收瓶。引流管留置 3 周，或体温下降，引流液连续 3 次培养阴性即可拔除引流管。②单纯闭式引流：对脓液不多者可放单根引流管接负压吸瓶，每日经引流管注入少量高浓度抗生素溶液。③ 延迟缝合：一期暂不缝合伤口，填充碘仿纱条引流，5 ～ 10 天后再做延迟缝合（图 40-1-5）。

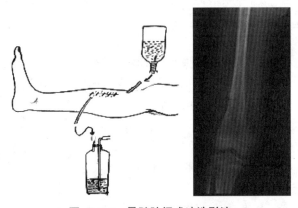

图 40-1-5　骨髓腔闭式冲洗引流

4. 术后处理　患肢固定，持续皮肤牵引或石膏托将肢体固定于功能位，以缓解肌肉痉挛，减轻疼痛，防止病理性骨折与脱位。

二、慢性化脓性骨髓炎

【病因】

大多数慢性骨髓炎（chronic osteomyelitis）是因急性骨髓炎治疗不当、不及时或病情发展的结果。如急性骨髓炎的致病菌毒力较低，或患者抵抗力较强，也可能起病初即为亚急性或慢性，并无明显急性期症状。

【临床表现】

（一）静止期

无全身症状，皮肤窦道可因纤维结缔组织充填而暂时闭合，或长期不愈合，炎性肉芽组织突出窦道口，产生少量分泌物。窦道口周围局部皮肤色泽暗，可有多处瘢痕，色素沉着。常见患肢增粗、肌肉萎缩、邻近关节活动受限等。儿童往往因骨骺破坏而影响骨骼生长发育，导致患肢出现弯曲畸形或两侧肢体长短不一。

（二）急性发作期

出现畏寒、高热、全身不适等急性感染症状，但较首次发作时轻。患肢疼痛，活动显著受限，窦道口周围皮肤红肿、压痛明显。原已闭塞的窦道口开放，亦可出现新的排脓窦道，排出多量脓液，有时排出死骨。待脓液排尽后，全身症状逐渐消失，局部体征消退，再次转入静止状态。

【辅助检查】

（一）X 线检查

早期阶段有虫蚀状骨破坏与骨质稀疏，并逐渐出现硬化区。骨膜掀起并有新生骨形成，骨膜反应为层状，部分呈三角状，形似骨肿瘤。新生骨逐渐变厚和致密，由于周围骨质致密，死骨通过常规正侧位 X 线检查可能不能被显示，需要改变体位。X 线检查示死骨表现为完全孤立的骨片，没有骨小梁结构，浓白致密影，边缘不规则，周围有空隙（图 40-1-6）。

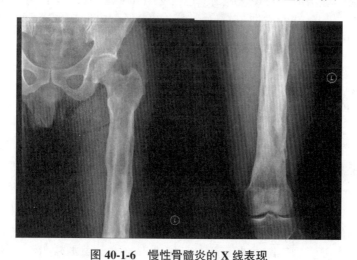

图 40-1-6　慢性骨髓炎的 X 线表现

X 线检查示股骨干周围骨包壳形成，股骨干增粗、变形

（二）CT 扫描

可以显示出脓腔与小型死骨，死骨为孤立的浓密骨块，被低密度的脓液所包围。对部分病例可经窦道插管注入碘造影剂以显示脓腔（图 40-1-7）。

（三）核磁共振成像（MRI）

慢性骨髓炎骨质增生硬化在 T1 加权像表现为髓腔内低信号，无信号的骨皮质影增厚和不规整，T2 加权像髓腔和骨皮质信号混杂，死骨表现为低信号，而无效腔和脓液则表现为高信号。

【诊断】

根据病史和临床表现，诊断不难。特别是有经窦道排出过死骨，则诊断更明确。X 线检查可以证实有无死骨，了解形状、数量、大小和部位，以及包壳生长情况。

【治疗】

彻底的病灶清除术是治疗慢性骨髓炎的主要方法。病灶清除术包括清除死骨、炎性肉芽组织及消灭感染的无效腔。

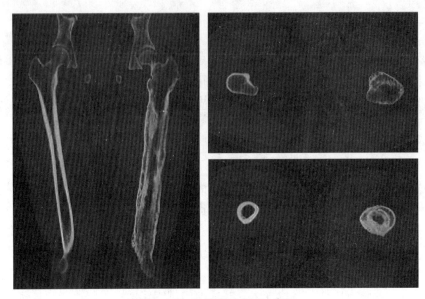

图 40-1-7　慢性骨髓炎 CT 表现
CT 示股骨干周围骨包壳形成，骨髓腔变窄，股骨干变形、增粗

1. 手术适应证　对死骨及无效腔形成、包壳完整和窦道流脓者均应手术治疗。

2. 手术禁忌证　①急性发作期不宜做病灶清除术，应以抗生素治疗为主，积脓时可切开引流；②包壳欠坚固时不宜做大块死骨清除术，以免发生病理性骨折。

3. 术前准备　①术前 2 天，根据窦道分泌物的细菌培养和药物敏感试验，联合应用两种有效抗生素，以防止致病菌因手术扩散；②增加营养、补充能量及蛋白质，增强患者对手术的耐受力和术后愈合能力；③备血：部分患者因死骨大且骨壳坚实，术中可能失血较多。

4. 手术原则　①清除病灶：认真阅读 X 线检查结果，在患肢选择到达死骨最便捷、安全的径路做切口，在骨壳上开洞，进入病灶内，吸出脓液，清除死骨与炎性肉芽组织，然后用含敏感抗生素的生理盐水冲洗干净。非重要部位的慢性骨髓炎，如腓骨、肋骨、髂骨翼等处，可将病骨整段切除，一期缝合伤口。已有窦道口皮肤癌变或足部广泛骨髓炎，骨质损毁不可能彻底清除病灶者，可施行截肢术。②消灭感染的无效腔：彻底的清创常留下大小不等的无效腔，需要做进一步处理。③伤口的闭合：对伤口应该行一期缝合，并留置负压吸引管。一般在术后 2～3 天内，吸引量逐渐减少，此时可拔出引流管。周围软组织缺少不能缝合时，可任其敞开，骨腔内填充凡士林纱布或碘仿纱条，以管形石膏固定，开洞换药。④急性发作时的处理：首先是应用抗生素治疗，用药原则与急性骨髓炎相同。已闭合的窦道口周围红肿、疼痛时，表示无效腔内脓液增多不能排出，应将窦道口切开，将脓液吸尽，并置硅胶管保持引流通畅。

5. 手术方式　①蝶形手术：在清除病灶后再用骨刀将骨腔边缘削去一部分，使其形成平坦的蝶状，以使周围软组织贴紧而消灭无效腔。本法只适用于无效腔不大，削去骨量不多的病例，现已经较少用。②肌瓣填充术：对无效腔浅而宽，周围肌肉丰富者，可将附近肌肉做带蒂肌瓣填塞以消灭无效腔。肌瓣有抗感染能力，且能促进无效腔内的成纤维细胞增生，达到瘢痕愈合（图 40-1-8）。③庆大霉素珠链填充术：将庆大霉素与聚甲基丙烯酸甲酯相混合，制成直径约 7 mm 的小珠，每个小珠约含庆大霉素 0.2 g，用不锈钢丝串成珠链，每串 30～60 粒。彻底清除病灶后，将珠链按顺序置入骨腔内，珠链尾部露在伤口外，再缝合伤口。珠链在体内缓慢释放有效浓度的庆大霉素约 2 周之久，珠链的缝隙内会有肉芽组织生长。2 周后即可拔去珠链（图 40-1-9）。④闭式灌洗：用于小儿患者病灶清除术后。可在伤口内留置 2 根塑料管，一根为灌注管，另一根为吸引管。术后经灌注管滴入抗生素溶液。头 24 小时内为防止血块堵塞，应加快滴入灌洗液。灌洗持续时间一般为 2 ～ 4 周，待吸引液转为清晰时即可停止并拔管。

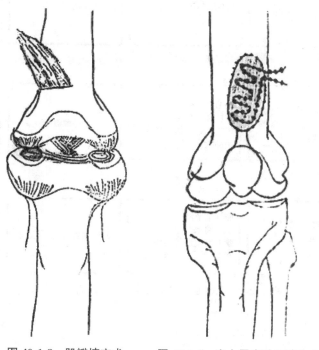

图 40-1-8　肌瓣填充术　　　图 40-1-9　庆大霉素珠链填充术

知识拓展：局限性骨脓肿

知识拓展：硬化性骨髓炎

知识拓展：创伤性骨髓炎

三、局限性骨脓肿

四、硬化性骨髓炎

五、创伤性骨髓炎

第二节　化脓性关节炎

化脓性关节炎（suppurative arthritis）是细菌等微生物引起关节感染导致的关节化脓性感染，多见儿童及年老体弱者，膝关节及髋关节常见。该病的早期诊断和早期治疗对患者关节功能的恢复具有重要意义。

【病因】

常见的致病菌为金黄色葡萄球菌，占 85% 以上，其次为溶血链球菌和大肠埃希菌等。

感染途径：①血源性感染，病原菌通过血流在关节滑膜毛细血管中沉积；②直接蔓延，已经感染的邻近病灶以及软组织炎症；③开放性损伤，外伤导致的直接接触；④医源性感染，关节穿刺或关节手术。本节只叙述急性血源性化脓性关节炎。

【病理】

细菌通过滑膜毛细血管侵入关节后，在关节滑液中定植，刺激炎症反应发生，导致关节腔内形成大量积液，出现关节肿胀及疼痛。随着炎症反应发展以及关节积液的性质改变，关节内各组织结构出现相应变化。根据细菌毒力、机体防御能力及感染的时限，有下述三种不同时期的改变（图 40-2-1）。

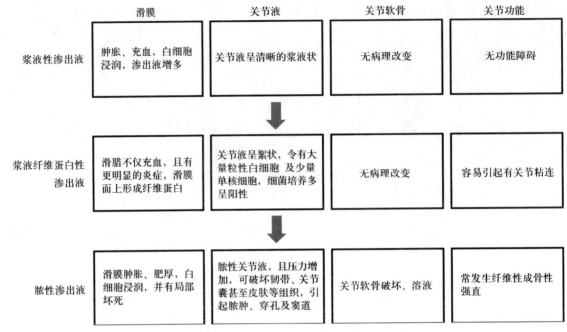

图 40-2-1　急性血源性化脓性关节炎的病理改变

【临床表现】

患者发病前大多有全身其他部位的感染或外伤史。一般只累及单个关节，以负重关节为主。病情常突然发作，出现关节疼痛、肿胀、活动受限。在成人和儿童，全身反应明显，体温可达 39 ℃以上，有寒战、全身不适、脉搏增快、血压下降等菌血症表现；但在新生儿和婴儿，全身反应常缺乏，还应包括易怒、焦虑、生长迟缓、心动过速及贫血等。

受累关节剧痛、活动受限。表浅关节局部皮肤红肿，皮温升高、压痛明显。膝关节病变时，浮髌试验阳性，但髋关节由于肌肉丰富，局部表现不明显。由于炎症刺激，关节周围肌肉痉挛，关节常表现为屈曲畸形，晚期可发生关节挛缩，甚至出现半脱位或脱位。

【辅助检查】

（一）实验室检查

①血液检查白细胞总数升高，中性粒细胞增多；红细胞沉降率增快；血培养可阳性；②关节滑液检查是诊断的关键，宜尽早进行。

（二）影像学检查

1. X 线　在疾病发展的早期基本表现正常，随着感染的持续进展，可从关节肿胀、关节间隙增宽，到关节软骨及骨质破坏、弥漫性关节间隙变窄，最终出现关节骨性或纤维强直及畸形等（图 40-2-2）。

2. CT 及 MRI　对于早期发现关节是否肿胀、骨与软骨是否有破坏、软组织是否有脓肿、骨髓是否水肿以及皮质是否中断具有重要意义（图 40-2-3）。

【诊断及鉴别诊断】

（一）诊断

根据局部与全身症状和体征，一般诊断不困难。关节穿刺及关节液检查对早期诊断很有价值，应行细胞计数及生化检测，同时做革兰氏染色明确细菌种类，并完善细菌培养及药物敏感试验。

（二）鉴别诊断

1. 关节结核　发病缓慢，低热、盗汗，局部红肿不明显。

2. 风湿性关节炎　常为多发、游走、对称性关节肿痛，往往伴有心脏病变，关节抽出液澄清，无细菌。

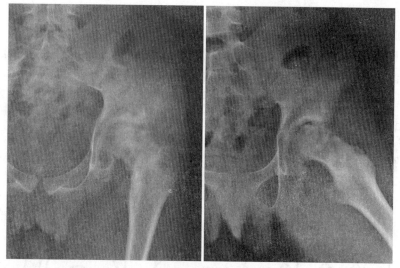

图 40-2-2　化脓性髋关节炎的 X 线表现

X 线检查示股骨头及髋臼骨质破坏，关节间隙变窄

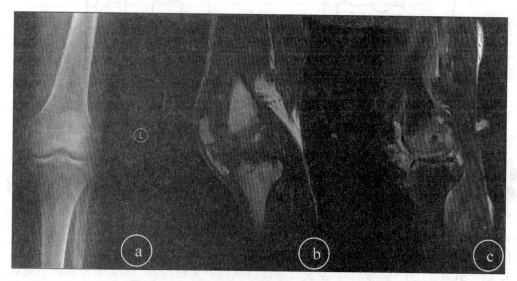

图 40-2-3　急性化脓性膝关节炎的中期影像学表现

X 线仅表现为关节间隙稍变窄，但磁共振则显示关节软组织明显肿胀，

骨髓水肿，关节软骨存在一定程度破坏

3. 类风湿关节炎　儿童病例亦可有发热，但关节肿痛为多发性、对称性。抽出液做类风湿因子测定，阳性率高。

4. 创伤性关节炎　没有发热，抽出液澄清或为淡血性，白细胞量少。

【治疗】

治疗原则：积极全身支持治疗；早期有效的抗生素治疗；充分有效的局部引流。

（一）全身治疗

①充足的休息和睡眠，必要时配合镇静、止痛药物；②合理的营养摄入；③ 对于高热患者宜采用降温治疗；④补充足够的液体，纠正脱水，密切观察电解质平衡，避免酸中毒；⑤发现有贫血和低蛋白血症情况时，应及时予以输血、补充血浆蛋白质等对症支持治疗。

（二）抗生素的应用

早期足量经验性应用广谱抗生素，及时根据细菌培养和药物敏感试验结果调整有效抗生素。全身及局部的症状、体征消失后可继续口服用药3～4周，以免感染复发。

（三）局部治疗

该病是一种严重的破坏性疾患，必须作为急症处理，治疗的目的是控制感染，预防畸形，最大限度地保留关节的正常解剖结构，恢复功能。

1. 局部制动　关节制动对控制感染和减轻疼痛是有必要的。制动方式首选牵引，因其可使关节充分制动，减轻负重区软骨压力，缓解肌肉痉挛。

2. 关节穿刺　穿刺抽液可降低关节内压力，明确关节滑液性质与细菌类型。用大量生理盐水冲洗关节腔，然后注入抗生素溶液，直至关节腔无渗液或冲洗液培养阴性，或症状及体征消失（图40-2-4）。

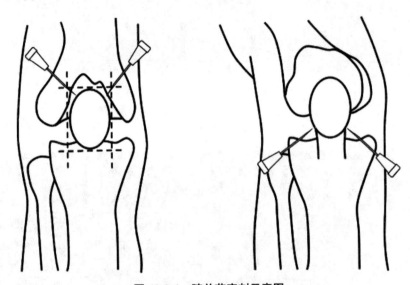

图40-2-4　膝关节穿刺示意图

3. 经关节镜灌洗　在关节镜直视下反复冲洗关节腔，清除脓性渗液、脓苔与组织碎屑。

4. 关节腔持续灌洗　经穿刺套管插入两根塑料管或硅胶管留置在关节腔。一根为灌注管，另一根为引流管。每天经灌注管滴入抗生素溶液，直至引流液清亮，培养无细菌生长后才可停止灌洗，局部症状和体征消失则可停止引流。

5. 切开引流　经上述治疗后，全身及局部情况仍不见好转者，或关节液黏稠引流者，应及时切开引流。

（四）恢复期的治疗

1. 功能锻炼　化脓性关节炎在急性期禁忌活动关节。通常全身及局部症状完全缓解后，患者即可开始主动进行关节活动锻炼，同时配合理疗和按摩，以促进关节功能的恢复。

2. 牵引　如化脓性关节炎就诊时已为恢复期，且关节已有不同程度的畸形，禁忌以强力手法矫正畸形。应予以持续牵引矫正，逐步进行关节功能锻炼。

（王文军）

第一节　骨关节炎

骨关节炎（osteoarthritis，OA）是指由多种因素引起的以关节疼痛为主要症状的退行性疾病。其发生与老龄、肥胖、炎症、创伤及遗传因素等有关，病理特点为关节软骨变性破坏、软骨下骨硬化或囊性变、关节边缘骨质增生、滑膜增生、关节囊挛缩、韧带松弛或挛缩、肌肉萎缩无力等，可导致关节疼痛、畸形与活动障碍。

骨关节炎常累及膝、髋、踝、手、颈椎和腰椎等关节。中老年患者多见，女性多于男性。65岁以上人群中患病率在50%以上，膝关节骨关节炎患病率农村高于城市、农村山区高于农村平原地区，而髋关节骨关节炎城市高于农村。随着年龄增长，髋、膝和手部患病率均增高。

【病因与分类】

骨关节炎发病的相关因素较多，女性、肥胖和关节损伤与膝关节骨关节炎发病有关；年龄、性别是髋关节骨关节炎发病的相关因素；年龄、性别及某些特殊职业是手部骨关节炎发病的危险因素。

骨关节炎可分为原发性和继发性两类。

原发性骨关节炎多发生于中老年，无明确的全身或局部诱因，与遗传和体质因素有一定的关系。

继发性骨关节炎可发生于青壮年，可继发于创伤、炎症、关节不稳定、慢性反复的积累性劳损或先天性疾病等。

【病理】

最早、最主要的病理改变是关节软骨变性。首先，关节软骨局部发生软化、糜烂，然后软骨下骨裸露，关节间隙变窄，磨损较小的外围软骨面出现增生，并在关节边缘骨化形成骨赘，继发滑膜、关节囊及周围肌肉的改变。

1. 关节软骨　早期出现软骨裂隙、不平及侵蚀，开始为局灶性，继而逐渐融合成片，继续发展则软骨全层剥脱。

2. 软骨下骨　软骨磨损最大的中央部位骨质密度增加，骨小梁增粗，形成"象牙质"改变；而周边软骨下骨萎缩、骨质疏松或囊性变。软骨下骨随着生物应力的变化不断再塑形，导致关节畸形（图41-1-1）。

3. 滑膜与关节　囊剥脱的软骨刺激更多富含黏蛋白的滑液渗出，使滑液变得黏稠、混浊，失去正常功能。同时，关节囊产生纤维变性和增生，进一步阻碍关节活动。

4. 肌肉病变　关节周围的肌肉因疼痛而长期处于保护性痉挛，使肌肉逐渐挛缩，关节活动减少，导致纤维性僵直畸形。

【临床表现】

1. 关节疼痛和压痛　疼痛在各关节均可出现，以髋、膝及指间关节最为常见。初期为轻度或间断性隐痛，休息后好转，活动后加重；常与天气变化有关，寒冷、潮湿环境可加重疼痛。晚期为持续性疼痛或夜间痛。关节局部压痛，伴有滑膜炎症、关节肿胀时尤其明显。

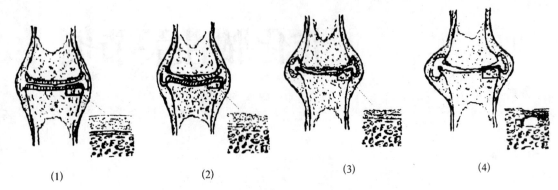

图 41-1-1 关节软骨和其下的骨组织病理变化示意图

（1）正常关节；（2）关节面软骨早期退行性变；（3）关节面软骨软化、糜烂；

（4）关节面软骨严重磨损、缺失，其下骨质硬化，髓腔内发生囊性变

2. 关节活动受限 常见于膝、髋关节，晨起时关节有僵硬、紧束感，活动后可缓解，一般持续几分钟至十几分钟，极少超过30分钟。随着疾病发展，可出现无力、关节绞锁、晚期关节受限加重，最终导致残疾。

3. 关节畸形 手部关节肿大变形，远端指间关节伸侧面的两侧出现骨性膨大，称Heberden 结节。近端指间关节伸侧出现骨性膨大，称Bouchard 结节。部分膝关节骨赘或关节积液也会造成关节肿大、屈曲挛缩及内、外翻畸形。

4. 骨擦音或骨擦感 关节软骨破坏、关节面不平，活动时出现摩擦或弹响，膝关节多见。

5. 肌肉萎缩 关节疼痛、活动度下降、软组织挛缩，可引起受累关节周围肌肉萎缩、关节无力。

【影像学表现】

1. X 线检查 为骨关节炎诊断的"金标准"。典型表现为，受累关节非对称性关节间隙变窄，软骨下骨硬化和（或）囊性变，关节边缘增生和骨赘形成。部分患者可有不同程度的关节肿胀、积液，部分患者关节内可见游离体或关节变形（图 41-1-2）。

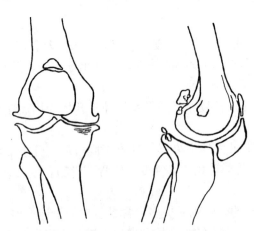

图 41-1-2 膝关节骨关节炎 X 线表现示意图

膝关节非对称性关节间隙变窄，软骨下骨硬化、囊性变，

关节边缘骨质增生和骨赘形成，呈膝内翻畸形

2. MRI 检查 受累关节软骨面变薄、缺损，骨髓水肿，半月板损伤及变性，关节积液及腘窝囊肿。一般用于早期诊断及鉴别诊断。

3. CT 检查 受累关节间隙变窄，软骨下骨硬化、囊性变，骨赘形成。多用于鉴别诊断。

【实验室检查】

血常规、蛋白电泳、免疫复合物及血清补体等指标一般在正常范围。伴有滑膜炎者可出现C 反应蛋白升高和红细胞沉降率轻度增快。继发性者可出现原发病的实验室检查异常。

【关节镜检查】

关节镜下可见滑膜绒毛明显增生、肿胀、充血，多呈细长羽毛状，绒毛端分支紊乱；有薄膜状物，并杂有黄色脂肪或白色纤维化绒毛；关节软骨发黄、粗糙、糜烂；可有骨质裸露；骨赘形成；半月板有不同程度的破坏。

知识拓展：髋关节、膝关节、指间关节骨关节炎新的诊断标准

【诊断与分期】

根据病史、症状、体征、X 线表现及实验室检查不难做出诊断。中华医学会骨科分会关节外科学组在 2018 年《骨关节炎诊疗指南》中对骨关节炎的诊疗标准做了进一步优化，提出了髋关节、膝关节、指间关节骨关节炎新的诊断标准。骨关节炎临床分期有多种方法，包括根据临床特点分期、根据 X 线改变分级和根据关节镜下关节软骨损伤分级等。

知识拓展：骨关节炎临床分期方法

【鉴别诊断】

1. 类风湿关节炎　两者大小关节均可受累，类风湿关节炎以近端指间关节和掌指关节的病变为突出，且关节肿痛、滑膜炎症较骨关节炎明显，晨僵时间长于 1 小时，很少出现Heberden 结节，类风湿因子阳性。

2. 风湿性关节炎　有链球菌感染史，并常于再次感染链球菌后复发，疼痛呈游走性，活动期红细胞沉降率增快，抗链球菌溶血素"O"阳性。X 线检查多无异常发现。

3. 强直性脊柱炎　多发生在年轻男性，主要症状为腰骶部酸痛，脊柱僵硬，活动受限。病变主要累及韧带附着部，X 线检查显示脊柱韧带钙化广泛，多自骶髂关节向上发展，呈竹节状，骶髂关节及椎间关节均有病变。

4. 膝关节非特异性滑膜炎　表现为反复出现的膝关节积液，浮髌试验阳性。膝关节肿胀程度与该关节疼痛及活动受限程度不一致，关节肿胀很严重，但关节疼痛却较轻，常表现为闷胀感。X 线检查仅表现为软组织肿胀。

5. 其他　根据患者年龄、临床表现、X 线特点等可将本病与痛风性关节炎、结核性关节炎、化脓性关节炎和大骨节病等相鉴别。

【治疗】

骨关节炎的总体治疗原则是依据患者年龄、性别、体重、自身危险因素、病变部位及程度等选择阶梯化及个体化治疗（图 41-1-3）。目的是缓解疼痛，延缓疾病进展，矫正畸形，改善或恢复关节功能，提高患者生活质量。

（一）基础治疗

对病变程度和症状较轻者，首选基础治疗。通过改变生活及工作方式，减轻疼痛、改善和维持关节功能，延缓疾病进展。

1. 健康教育　通过健康宣传教育指导患者，改变不良的生活及工作习惯，避免长时间跑、跳、蹲，减少或避免爬楼梯、爬山等，减轻体重。

2. 低强度有氧运动　游泳、骑自行车等。

3. 关节功能训练　包括关节被动活动、牵拉、关节助力运动和主动运动。如膝关节在非负重位下屈伸活动。

4. 关节周围肌肉力量训练　根据患者自身情况及病变程度指导患者进行股四头肌等长收缩、直腿抬高、股四头肌加强、臀肌训练、静蹲训练或抗阻训练。

5. 物理治疗　水疗、冷疗、热疗、经皮神经电刺激、按摩、针灸等治疗方法，可增加局部血液循环，减轻炎症反应。

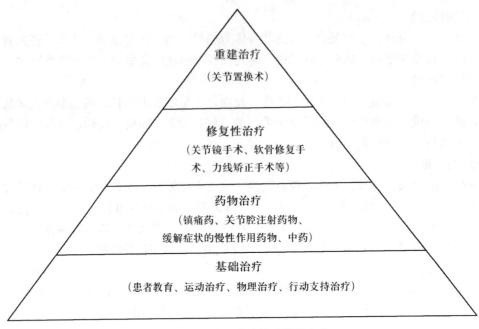

图 41-1-3　骨关节炎的阶梯化治疗

6. 行动辅助　采用手杖、拐杖、助行器等，减少受累关节负重。

（二）药物治疗

1. 非甾体消炎药　包括局部外用药和全身用药，最常用。

（1）局部外用药：可缓解关节的轻、中度疼痛，胃肠道不良反应轻微，注意局部皮肤不良反应，如氟比洛芬凝胶贴膏等。

（2）全身用药：应注意胃肠道溃疡、出血、肝损害、肾损害、阻断血小板聚集，以及心血管不良事件和中枢神经系统不良反应，应注意用药原则，合理选择药物，减少不良反应。如双氯芬酸钠、美洛昔康等。

2. 镇痛药　对非甾体消炎药治疗无效或不能耐受者，可使用对乙酰氨基酚、阿片类镇痛药与阿片类药物的复方制剂，但应注意阿片类药物的不良反应和成瘾性。

3. 关节腔内药物注射　对早、中期患者可根据个体情况于关节腔注射玻璃酸钠，以缓解疼痛，改善功能；糖皮质激素短期使用对缓解疼痛效果显著，但反复多次应用激素会对关节软骨产生不良影响，一般每年应用不超过 2～3 次，注射间隔时间不应短于 3～6 个月。须严格无菌操作及规范操作，以避免关节穿刺感染。

4. 缓解症状的慢性作用药物　可缓解疼痛、改善关节功能、延缓病程进展，可选择性使用双醋瑞因、氨基葡萄糖等。

5. 抗焦虑药　长期持续疼痛、对非甾体消炎药不敏感者，可短期内缓解疼痛、改善关节功能，但需注意口干、胃肠道反应等不良反应，需在专科医生指导下使用。

（三）手术治疗

对于非手术治疗无效、影响正常生活者，手术治疗可减轻或消除疼痛、改善关节功能和矫正畸形。应根据患者的年龄、性别、职业、生活习惯及患者要求等因素选择治疗方法。

1. 关节软骨修复术　适用于年轻、活动量大、单处小面积负重区软骨缺损的骨关节炎患者。

2. 关节镜下清理术　适用于部分中期伴有关节游离体、半月板撕裂移位、髌骨轨迹不良、滑膜病变、软骨面不适合等有机械症状者。

3. 截骨术　是保膝治疗方法之一，通过改变力线来改变关节的接触面。适用于青中年活动量大、力线不佳的单间隔病变、膝关节屈曲超过 90°、无固定屈曲挛缩畸形、无关节不稳及

知识拓展：非甾体消炎药的应用原则与注意事项

半脱位、无下肢动静脉严重病变者。

4. 关节融合术 多用于严重的慢性踝关节、指或趾间关节骨关节炎且非手术治疗无效者。关节融合后会造成关节功能障碍，已不作为大关节骨关节炎的常规治疗手段。

5. 人工关节置换术 人工关节置换术为治疗终末期骨关节炎成熟且有效的方法，能有效解除疼痛、矫正畸形、保留并改善关节活动功能，包括髋关节置换术、膝关节置换术、肩关节置换术、肘关节置换术及踝关节置换术等（图41-1-4）。

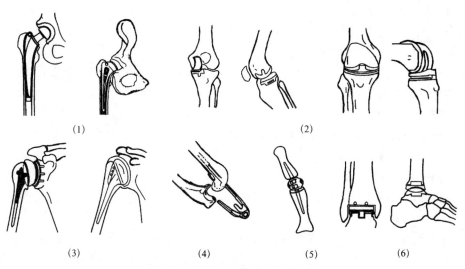

图41-1-4 人工关节置换术示意图
（1）髋关节置换术；（2）膝关节置换术；（3）肩关节置换术；（4）肘关节置换术；
（5）掌指关节置换术；（6）踝关节置换术

知识拓展：人工关节置换术的适应证和术式选择

知识拓展：髋关节置换术假体的选择

知识拓展：骨关节炎治疗进展

第二节 强直性脊柱炎

强直性脊柱炎（ankylosing spondylitis，AS）是一种原因不明、与HLA-B27相关、主要侵犯骶髂关节、脊柱、脊柱旁软组织以及外周关节的慢性炎症性疾病。临床主要表现为腰、背、颈、臀、髋部疼痛以及关节肿痛，严重者可发生脊柱畸形和关节强直，并可伴发前葡萄膜炎、主动脉瓣关闭不全、心脏传导障碍、肺上叶纤维化、神经系统受累及继发性肾淀粉样变等关节外表现。本病好发于青年，男性多于女性，两者比例约为10：1。

【病因与发病机制】

病因尚不清楚。其发病可能涉及遗传、感染、免疫、环境、创伤、内分泌等方面。

强直性脊柱炎具有遗传倾向，遗传基因在其发病中起主导作用，已证实强直性脊柱炎的发病和人类白细胞抗原B27（HLA-B27）密切相关。强直性脊柱炎患者中88%～96%可以测到HLA-B27，并有明显家族聚集倾向。但大约80%的HLA-B27阳性者并不发病，以及大约10%的强直性脊柱炎患者HLA-B27阴性，说明有其他因素参与。

强直性脊柱炎患者存在多种抗体和细胞免疫改变，具有自身免疫性特征。活动期血清IgG、IgM，尤其是IgA水平经常增高，提示该病涉及体液免疫。

患者血清中TNF-α、IL-17水平明显增高，且与疾病活动指数具有相关性。

外源性因素（如细菌感染、寒冷、潮湿、外伤等因素）可能诱发强直性脊柱炎。

【病理】

原发病变在肌腱及关节囊的骨附着处，呈慢性、侵蚀破坏性炎症，韧带骨化属继发性修复性病变。

一般病变始发于骶髂关节，逐步沿脊柱向上延伸，直至全脊柱融合强直。这种自下而上的类型称 Marie Strümpell 病。病变可停止在任何阶段或部位，也可同时向下蔓延，波及双髋，但很少累及膝关节和上肢关节。偶有病变始于颈椎，逐渐向下延伸者，此类型称 Bechterew 病，预后较差，易累及神经发生上肢瘫痪、呼吸困难。

骨化是由结缔组织胶原纤维化生所致。关节软骨破坏后，关节间隙消失，最后骨性强直。

强直性脊柱炎的早期表现和病理性标志之一为骶髂关节炎。椎间盘纤维环骨化、黄韧带、棘上韧带和棘间韧带骨化导致脊椎间融合，晚期呈典型的竹节状脊柱（图 41-1-5）。外周关节的滑膜炎在组织学上与类风湿性关节炎难以区别。肌腱末端病为本病的特征之一。主动脉根部局灶性中层坏死可引起主动脉环状扩张、主动脉瓣关闭不全。

此外，跟骨下部、耻骨、坐骨、髋骨、股骨大转子和肩胛骨的肌腱和韧带起止点无骨膜处可有浅表破坏，邻近松质骨有硬化和增生。

【临床表现与诊断】

本病有明显家族史，遗传有 HLA-B27 基因的个体易于发病，好发年龄在 16 ～ 30 岁，50 岁以后极少发病，男性约占 90%。

（一）症状

1. 一般症状　起病缓慢而隐匿，早期可有低热、厌食、乏力、消瘦等轻度贫血等全身症状。

2. 中轴关节表现　90% 的患者以腰骶或骶髂关节炎为首发症状。左右骶髂关节交替性疼痛，是早期特征性症状。早期腰背部、臀部和骶髂部疼痛、发僵，半夜痛醒，翻身困难，晨起脊柱僵硬，活动后可略缓解。腰骶部疼痛，可放射至大腿，但很少至膝关节以下，口服抗炎镇痛药物可明显缓解症状，腰骶部疼痛开始多在一侧、呈间断性，数月后可发展为双侧、持续性。病变沿脊柱向上或向下发展，出现相应部位疼痛，活动受限。随着病情进展，脊柱活动受限逐渐加重，直至强直。病变向上发展，可出现胸背疼痛，胸肋关节僵硬，呼吸扩张度减少，病变可累及颞下颌关节，使张口困难。患者常以躯干及髋关节屈曲方式来缓解疼痛，约 10% 的患者最终可强直于驼背及关节屈曲位，严重者无法平视前方（图 41-2-1）。

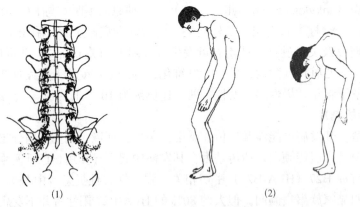

(1)　(2)

图 41-2-1　强直性脊柱炎

（1）强直性脊柱炎病理及 X 线表现：骶髂关节面模糊、间隙变窄、融合、强直、呈"竹节样"改变。

（2）强直性脊柱炎不同程度脊柱畸形外观：胸椎后凸，头部前伸，"驼背"畸形

3. 外周关节表现　以膝、髋、踝和肩关节受累居多，肘及手和足小关节偶有受累。以非对称性、少数关节或单关节及下肢大关节的关节炎为特征。髋关节受累表现为关节间隙狭窄、疼痛、活动受限、屈曲挛缩及关节强直，多为双侧受累，约 25% 的患者在 45 岁左右出现双髋强直。膝关节和其他关节的关节炎或关节痛多为暂时性，极少引起关节破坏和残疾。坐骨结

节、胸骨、胫骨结节和跟骨底部也可有疼痛。

脊柱强直、驼背畸形、关节强直是致残的主要原因。

（二）体征

早期在骶髂关节和椎旁肌肉处有深压痛。随病情进展可出现腰椎生理性前凸变小，脊柱或髋关节的活动度减小，甚至消失。晚期的典型体征是全脊柱强直：胸椎后凸，头部前伸，侧视必须转动全身。由于胸肋关节受累，胸围的呼吸差可减小。髋关节受累时可呈摇摆步态。临床上可通过颈椎旋转度、胸廓活动度、侧位腰椎活动度、"4"字试验等多种方法检查骶髂关节和脊柱病变进展程度。

（三）辅助检查

1. 实验室检查　活动期强直性脊柱炎患者红细胞沉降率增快，C 反应蛋白升高，HLA-B27 阳性率达 90% 左右，但大约 10% 的患者 HLA-B27 阴性，类风湿因子大部分为阴性。

2. X 线表现　特征性表现是骶髂关节模糊、融合和椎间隙边缘处的骨桥样韧带骨赘。

早期骶髂关节因缺钙和骨质吸收而出现不规则的关节间隙假性增宽。关节边缘不平，呈锯齿状，软骨下骨斑点状硬化，以后关节面逐渐模糊，关节间隙变窄，直至完全融合。

脊柱常因椎间隙、椎间关节囊和各韧带的骨化而强直，晚期呈"竹节样"，改变，以 $T_{10} \sim L_2$ 较常见。因骨质疏松而呈磨砂玻璃样的椎体在胸椎可有楔形变，在腰椎可呈上、下面凹陷的"鱼椎"。耻骨联合、胸骨柄 - 体联合处的软骨及肌腱的骨盆附着处也常骨化。

3. 骶髂关节 CT、MRI 等　对本病的早期诊断有较大帮助。

【诊断】

早期诊断可参照下述 1984 年修订的纽约诊断标准：

1. 临床标准　①下腰痛持续至少 3 个月，活动后可缓解；②腰椎在垂直和水平方向活动受限；③胸廓活动度较同年龄、性别的正常人减小。

2. 骶髂关节 X 线改变分期　0 级：骶髂关节正常；Ⅰ级：可疑或极轻微的骶髂关节炎；Ⅱ级：轻度骶髂关节炎（关节边缘模糊，近关节区域硬化，关节间隙轻度变窄）；Ⅲ级：中度骶髂关节炎（关节边缘明显模糊，近关节区域硬化，关节间隙明显变窄，骨质破坏明显）；Ⅳ级：骶髂关节融合或完全强直，伴或不伴硬化。确诊标准：具备单侧Ⅲ～Ⅳ级或双侧Ⅱ～Ⅲ级骶髂关节炎，加上临床标准 3 条中至少 1 条可确诊强直性脊柱炎。

【鉴别诊断】

1. 类风湿性关节炎　多见于女性，由手足发病，可为多关节、对称性、四肢大小关节均可发病，有类风湿结节形成，如侵犯脊柱，则只侵犯颈椎，无椎旁韧带钙化，且很少有骶髂关节病变；而强直性脊柱炎为全脊柱受累，类风湿关节炎患者血清 HLA-DR4、类风湿因子常为阳性，而强直性脊柱炎患者 HLA-B27 常阳性、类风湿因子常为阴性。

2. 骨关节炎　以中老年患者多见，特点是关节软骨变性破坏、软骨下骨硬化或囊性变、关节边缘骨质增生、滑膜增生、关节囊挛缩、韧带松弛或挛缩、肌肉萎缩无力等。常累及膝、髋、踝、手、颈椎和腰椎等关节，累及脊柱者常以慢性腰背痛为主要症状，但不发生关节强直及肌肉萎缩，无全身症状，X 线检查表现为骨赘形成和关节间隙变窄。

3. 非特异性腰背痛　非特异性腰背痛包括腰骶关节劳损、腰肌劳损、腰肌痉挛、脊柱骨关节炎、寒冷刺激性腰痛等，该类疾病没有强直性脊柱炎的炎性腰背痛特征，呈弥漫性腰痛，以腰部或腰骶部为重，脊柱活动不受限，红细胞沉降率、C 反应蛋白等炎性指标正常，骶髂关节 X 线或 CT 常无异常改变。

4. 髂骨致密性骨炎　多见于青年女性，主要表现为慢性腰骶部疼痛和发僵。无明显坐久、卧久疼痛的特点，除腰部肌肉紧张外，无其他异常。非甾体消炎药疗效不明显，X 线典型表现为在髂骨沿骶髂关节的中下 2/3 部位有明显的骨硬化区，呈三角形，尖端向上，密度均匀，不侵犯骶髂关节面，无关节狭窄或糜烂。骶髂关节 MRI 检查可能有一定帮助。

5. 脊柱结核　可通过 X 线检查进行鉴别，脊柱结核椎体边缘模糊不清，椎间隙变窄，椎体楔形变，可有椎旁脓肿出现，而无韧带钙化，骶髂关节结核为单侧受累。

【治疗与预后】

治疗的目的是缓解疼痛和发僵，控制或减轻炎症，保持良好的姿势，防止脊柱或关节变形，晚期通过矫正畸形关节，改善和提高患者生活质量。

（一）非手术治疗

本病目前尚无根治疗法。主要依靠早期诊断，使用抗炎药物控制炎症，减轻症状，教育患者维持正常姿势和最佳功能位置，防止畸形，注意脊柱畸形进展以及外周关节病变。

1. 心理教育　教育患者和家属了解疾病性质、病程、治疗措施及预后，增强抗病信心，取得理解和配合，合理休息，保持乐观，消除紧张、焦虑、抑郁和恐惧心理。

2. 功能练习　注意维持正常姿势和活动能力，行走、站立、坐位时应取挺胸收腹、双眼平视前方的姿势，维持脊柱挺直、增加腰椎前凸度，尽量改善已经减退的呼吸顺应性。睡硬板床，取仰卧位，避免促进屈曲畸形的体位。枕头高度应保持低位，一旦出现上胸或颈椎受累应停用枕头。参与力所能及的劳动和体育活动，防止脊柱畸形等。

3. 减少引起持续性疼痛的活动，定期测量身高　防止早期不易发现的脊柱弯曲。

4. 物理治疗　一般采用热疗，如热水浴等，可增加局部血液循环，使肌肉放松，疼痛减轻，有利于关节活动，防止畸形。

5. 药物治疗

（1）非甾体消炎药：为首选药物。常用的有美洛昔康、双氯芬酸钠、布洛芬乳膏等，能迅速改善腰背部疼痛和僵硬感，减轻关节肿痛，增加活动范围。

（2）改善病情抗风湿药：常用的有来氟米特、甲氨蝶呤、柳氮胺吡啶、沙利度胺等，可在一定程度上缓解和阻止疾病发展，起效慢，2～4 个月显效，疗程长，病情缓解后需长期维持治疗，不能使已经受损的关节恢复正常，应尽早使用。

（3）糖皮质激素：不良反应大，仅在合并急性虹膜炎或外周关节炎、用非甾体消炎药和改善病情的抗风湿药治疗无效，如炎症重，关节积液，器官病变时才考虑应用。甲基泼尼松龙冲击治疗可暂时缓解疼痛。

知识拓展：强直性脊柱炎药物治疗与进展

（4）生物制剂：常用的有英夫利昔单抗、依那西普，主要用于常规治疗无效者，在缓解症状方面有着较好的疗效。

（二）外科手术治疗

病情严重，驼背畸形影响平视者，可行手术矫正畸形，手术部位应为脊柱畸形最严重处。对少数椎管狭窄、有神经压迫症状者可行椎管减压术。

双髋关节活动受限影响日常生活，可选择人工全髋关节置换术，改善关节功能和生活质量。术前应评估呼吸系统对于手术风险及神经损伤的可能。

（三）预后

强直性脊柱炎以急性脊椎炎的轻、中度发作与近乎或完全静止期交替进行为特征的慢性进展性疾病，应长期随诊，如治疗适当，可不致残或仅致轻度残疾。少数患者病情难以控制呈进行性加剧，最终残疾。有难治性葡萄膜炎和继发性淀粉样变性的患者预后不佳。

第三节　类风湿关节炎

类风湿关节炎（rheumatoid arthritis，RA）是一种以滑膜增生、关节破坏为主要特征的自身免疫性疾病。其特点是慢性、全身性、侵蚀性外周关节滑膜炎，主要侵犯滑膜组织，继而引起关节软骨、周围韧带及骨质的破坏，关节病变呈进行性发展，最终造成关节破坏、畸形和功能障碍，可发生于任何年龄。我国大陆发病率为 0.42%，男女之比约为 1：4。

【病因】

病因尚未完全明确，可能与下述因素有关。

1. 基因易感性　近年研究表明，HLA-DR4 是类风湿关节炎发病的免疫与遗传易感基因之一，与本病有不同程度的相关性，在严重病例其相关性更为显著，提示该基因的结构、功能在类风湿关节炎发病中可能有重要作用。

2. 自身免疫　在某些致病因子（如病原微生物持续感染、寒冷、潮湿等）作用下，通过一系列免疫反应，使滑膜、软骨、韧带和肌腱损害。

3. 遗传因素　本病有明确的家族特点，其发病率比健康人群家族高 2～10 倍，同卵双胎则高 30 倍。近亲中类风湿因子阳性率比对照组高 4～5 倍。

4. 其他因素　链球菌或其他病原体感染、体质因素、精神因素、气候变化、劳损、分娩与类风湿关节炎发病有一定关系。

【病理】

类风湿关节炎为全身性疾病，除关节有病理改变外，还涉及心、肺、脾、血管、淋巴、浆膜等脏器或组织，而以关节的病理改变为主。其基本病理变化为关节滑膜的慢性炎症。开始为滑膜受累，然后波及肌腱、韧带等结缔组织，最后破坏关节软骨和骨组织，导致关节强直。

滑膜炎是最早的、最主要的病理改变。当滑膜炎症反复发作转为慢性时，关节软骨与滑膜接触部位发生小的局灶性坏死。滑膜内形成炎性肉芽组织，血管翳伸展到软骨表面，晚期关节面有肉芽组织和纤维组织粘连，形成纤维性强直，最后发展为骨性强直。由于关节周围肌肉挛缩，韧带、关节囊松弛，可导致关节半脱位畸形。在皮下可形成典型的类风湿结节，其结构为中央坏死区，周围为炎症细胞、成纤维细胞及纤维组织包裹和浸润（图 41-3-1）。

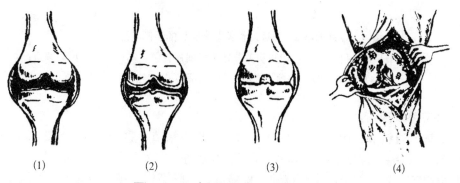

(1)　　　　　　　(2)　　　　　　　(3)　　　　　　　(4)

图 41-3-1　类风湿关节炎的病理过程

（1）关节滑膜受累，形成滑膜炎、关节腔积液；（2）关节软骨与滑膜接触部位局灶性坏死，血管翳伸展到软骨表面，关节软骨破坏；（3）关节面肉芽组织和纤维组织粘连，形成纤维性或骨性强直；（4）关节切开见滑膜血管翳伸展到软骨表面、关节软骨及软骨下骨破坏

【临床表现与诊断】

各年龄组都可患类风湿关节炎，多发生于 16～55 岁。女性多于男性，发病率之比约 2.5：1。

（一）前驱症状

起病前常有食欲减退、体重减轻、发热、无力、全身肌肉酸痛、贫血等表现。

（二）关节表现

1. 晨僵　早晨睡醒后，出现关节僵硬和全身发紧感，或关节开始活动时疼痛加重，活动一段时间后症状缓解或消失。

2. 多关节受累　开始为多关节疼痛，常由双手掌指关节或近侧指间关节发病，其次为膝关节。发病时受累关节常为 1～3 个关节，以后可发展到 3 个关节以上，受累关节多对称。

3. 关节肿痛　关节肿胀、疼痛、压痛、主动和被动活动受限，主要由滑膜增厚和关节腔积液所致，孕期可有所缓解。随肿胀逐步明显，疼痛也日益严重，反复发作后，受累肢体肌肉萎缩，关节呈梭形肿胀。

4. 关节活动受限或畸形　晚期关节活动受限，呈不同程度的畸形，掌指关节向尺侧偏斜、指间关节呈"鹅颈"或"纽扣指"畸形；腕关节常处于尺偏强直位；膝关节呈屈曲、内翻、外翻畸形，形成"X"或"O"形腿；髋关节呈屈曲外展位强直位（图 41-3-2）。

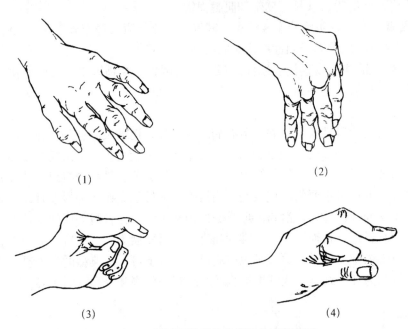

(1)　　　　　　　　　　　　　　　　　　(2)

(3)　　　　　　　　　　　　　　　　　　(4)

图 41-3-2　类风湿性关节炎常见的手部畸形

(1) 关节呈梭形肿胀畸形；(2) 腕关节处于尺偏强直位、掌指关节向尺侧偏斜；

(3) 指间关节"鹅颈"畸形；(4) 指间关节"纽扣指"畸形

（三）关节外表现

1. 皮下类风湿结节　10～20% 的病例可出现皮下结节，直径多为 2～3 mm，圆形，固定，质地硬，有压痛，常见于尺骨鹰嘴、手背、耳廓等，好发于关节炎活动期。

2. 肌腱损害　骨突部位因炎症侵蚀、粗糙可致肌腱磨损、腱鞘滑囊炎；类风湿结节直接破坏肌腱可致肌腱断裂；容量有限的腕管、滑车和伸肌支持带等部位因局部炎性肿胀、内压增高可致肌腱坏死。

3. 眼部病变　可有干性结膜角膜炎、巩膜炎、角膜周边溃疡等。

4. 肺部疾患　有胸膜炎、肺间质纤维化、肺实质结节等。

5. Filty 综合征　类风湿关节炎伴脾大，中性粒细胞减少，腿部色素沉着或溃疡。

6. 心血管疾病　有心包炎、心肌炎、心内膜炎、血管炎等，多不严重。

7. 血液系统疾病　表现为小细胞低色素性贫血，或有缺铁性贫血、溶血性贫血。

（四）辅助检查

1. 一般实验室检查　血红蛋白减少，白细胞正常或降低，淋巴细胞增加，红细胞沉降率增快，C 反应蛋白增高。

2. 特殊实验室检查

（1）类风湿因子：70%～80% 的病例可出现类风湿因子阳性。但类风湿因子阳性不是确诊类风湿关节炎的特异指标，系统性红斑狼疮、干燥综合征等其他自身免疫性疾病、一些感染性疾病（如细菌性心内膜炎、结核病等）也可阳性。同样，类风湿因子阴性也不能排除类风湿关节炎。

（2）抗环瓜氨酸多肽抗体（抗 CCP 抗体）、抗类风湿关节炎协同核抗原抗体（抗 RANA 抗体）：近年研究发现，血清抗 CCP 抗体阳性、抗 RANA 抗体阳性对类风湿关节炎的诊断特异性在 90% 以上，联合检测有助于辅助诊断。

3. 关节液检查 半透明或混浊，因蛋白质和细胞屑呈黄色或黄绿色，黏稠度降低，黏蛋白凝块脆性高，滑液中糖含量降低。白细胞总数在 $2 \sim 7.5 \times 10^9/L$，其中粒细胞占 50% $\sim$ 90%。细菌培养阴性。相差显微镜下，可见类风湿细胞。

4. X 线检查 早期可见关节周围软组织肿胀、骨质疏松、骨小梁排列消失、关节间隙因积液而增宽，以后软骨下骨囊性变，邻近骨组织呈磨砂玻璃样改变，关节间隙因软骨破坏而变窄。至晚期，关节间隙逐渐消失，出现畸形、脱位及骨性强直。

【诊断】

早期诊断对治疗和预后影响重大，根据患者的症状和体征，在条件允许的情况下，恰当选用实验室检查、X 线、超声、CT 和磁共振成像（MRI）等影像学检查做出诊断。

1987 年美国风湿病协会修订的诊断标准是：①晨僵至少 1 小时（≥6 周）；②3 个或 3 个以上关节肿胀（≥6 周）；③腕、掌指关节或近端指间关节肿胀（≥6 周）。④对称性关节肿胀（≥6 周）；⑤皮下类风湿结节；⑥手和腕关节的 X 线检查有明确的骨质疏松或骨侵蚀；⑦类风湿因子阳性（滴度＞1 ∶ 32）。具备以上 4 条或 4 条以上可确诊本病。

【鉴别诊断】

1. 强直性脊柱炎 多见于男性。首先侵犯双侧骶髂关节，并向上沿脊柱蔓延，继之可累及其他大关节，以髋、膝关节多见。X 线检查可见软骨下骨密度增高，有斑点状骨小梁消失。脊柱可呈竹节样改变。类风湿因子阴性，组织相容性抗原 HLA-B27 阳性率高。

2. 风湿性关节炎 好发于青少年，病前常有急性扁桃体炎或咽喉炎。有游走性四肢大关节肿痛，不出现骨侵蚀，不遗留关节畸形，可出现皮肤环形红斑，侵犯心脏，可有心电图改变。血清抗链球菌溶血素"O"效价高，类风湿因子阴性。水杨酸制剂疗效显著。

3. 骨性关节炎 中老年发病，无全身症状。脊柱及髋、膝关节发病较多。X 线检查可见关节边缘有唇样骨质增生和骨赘形成。红细胞沉降率正常，类风湿因子阴性。

4. 痛风性关节炎 多见于中老年男性。典型表现为夜间突发关节红、肿、热、痛，以第一跖趾关节受累多见，间歇发作。

【治疗】

类风湿关节炎的治疗原则为早期、规范治疗，定期监测、随访，治疗目的为控制病情、缓解症状，减轻痛苦，降低致残率，改善患者的生活质量。

（一）一般治疗

急性期应卧床休息，症状缓解期可适当活动。慢性期可参加适度劳动，配合功能锻炼。可采用理疗以改善局部症状。注意饮食营养，摄入足量的蛋白质和维生素。

（二）药物治疗

1. 非甾体消炎药 如吲哚美辛、布洛芬、萘普生、尼美舒利、美洛昔康、塞来昔布等，应注意药物的不良反应。

2. 改善病情的抗风湿药 如甲氨蝶呤、来氟米特、柳氮磺吡啶、青霉胺、氯喹、硫唑嘌呤、环磷酰胺、环孢素等，须合理使用，注意药物的不良反应。

3. 糖皮质激素 能迅速缓解症状，但不能阻断病程进展和进行性关节破坏，长期应用所产生的不良反应及医源性损害超过了类风湿关节炎本身的危害。如能严格掌握适应证，在早期小剂量应用或与改变病情的药物联合应用，可使炎症尽快得到控制，而不至于错过治疗时机，一旦慢性作用药物起效，应立即减少激素的剂量并逐渐撤除。

4. 生物制剂　抗 TNF-α 单克隆抗体可改善临床症状及实验室检查指标，不良反应少。IL-1 受体阻断药能与靶细胞上的 IL-1 受体结合，阻断 IL-1 的生物活性而取得疗效。目前处于临床观察或临床试用阶段。

5. 中药治疗　雷公藤有抑制淋巴细胞、单核细胞及抗炎作用。不良反应有月经减少、停经、精子活力及数目降低、皮肤色素沉着、指甲变薄软、肝损害、胃肠道反应等。

（三）云克治疗

应用非激发状态的放射性同位素 ^{99} 锝亚甲基二磷酸盐注射液，静脉给药，10 天为一个疗程，缓解症状较快，不良反应较小。

知识拓展：类风湿关节炎的药物治疗进展

（四）手术治疗

目的是延缓病情发展，矫正畸形，减轻疼痛，恢复关节功能。常用手术方法：

（1）滑膜切除术：该手术可以减少关节液渗出，保护软骨及软骨下骨，减轻症状。也可在关节镜检的同时，用大量生理盐水反复加压冲洗关节腔，清除致痛因子，同时切除病变滑膜，剥离血管翳。

（2）关节成形术或全关节置换术：对于晚期症状严重、出现畸形、关节功能丧失的患者，可根据不同个体情况考虑掌指关节成形术、人工髋关节或膝关节置换术等，常能获得满意的疗效。

第四节　痛风性关节炎

痛风性关节炎（gouty arthritis）是痛风的主要临床表现之一，是由于长期嘌呤代谢障碍、血尿酸增高引起尿酸盐沉积在关节囊、滑囊、软骨、骨质和其他组织中而导致病损及炎症反应，多见于 40 岁以上男性，好发于蹈趾的跖趾关节，也可发生于其他较大关节，尤其是踝部与足部关节，特点是高尿酸血症、痛风性急性关节炎反复发作、痛风石沉积、特征性慢性关节炎，重者可出现关节残疾、关节畸形和肾功能不全。

【病因与发病机制】

各种影响尿酸生成、转运、清除和分解过程的因素均可能引起高尿酸血症甚至痛风。

1. 遗传因素　该病具有家族性发病倾向，有阳性家族史者占 10%～20%，而患者近亲中有高尿酸血症者约占 25%。大多数属常染色体遗传，少数为性染色体遗传。

2. 环境因素　包括饮食习惯、生活方式、体重和精神应激因素等。如高蛋白质饮食和酗酒可增加尿酸的生成。痛风易发于男性和绝经期妇女，可能与雄激素使细胞器的磷脂膜对尿酸钠的敏感性比雌激素强，容易引起细胞反应有关。

由于关节内尿酸堆积，尿酸盐微结晶沉积于骨关节而诱发急性关节炎症，如反复发作可成为慢性痛风性关节炎，导致关节畸形。关节炎症的急性发作不一定与高尿酸血症呈平行关系，可能是由于血尿酸水平快速波动所致。

【临床表现与诊断】

痛风有四大临床表现：无症状的高尿酸血症、急性痛风性关节炎、痛风石和慢性痛风性关节炎、肾病变。

1. 临床症状与体征　反复发作的急性关节炎常是痛风的最初临床表现。主要发生于中老年男性和绝经后女性，而前者占绝大多数。本病是 40 岁以上男性中最常见关节炎，发病高峰在 50 岁。饮酒过度和高嘌呤饮食、外伤、劳累、感染等可诱发本病。发病初期为下肢单关节受累，大部分首发于第一跖趾关节，其次为跖跗关节，多关节发病时往往不对称。

多数患者无前驱症状，少数患者发病前可有全身不适、低热、脉速、头痛、关节周围刺痛、肝大、多尿和白细胞增多、红细胞沉降率增快等。典型的首次急性发作多起于午夜，起病急骤，如刀割样，难以忍受，关节及周围组织出现明显红、肿、热、痛和功能障碍，大关节受累时可有关节积液。症状可持续数天和数周，能自行缓解，受累区域皮肤可成暗红色、皱缩、轻度瘙痒和脱屑，但能逐渐恢复。间歇期长短不一，可数月至数十年，甚至终身不复发，但多数患者在一年内复发，且逐渐趋于频繁和广泛，直至关节破坏。

如关节炎反复发作，未得到适当治疗则可进入慢性期，形成慢性痛风性关节炎，表现为持续性慢性疼痛。开始尿酸盐在关节内及其周围软组织中沉积引起慢性炎症反应，导致骨质侵蚀破坏和周围组织纤维化，受累组织不规则肿胀和进行性僵硬、强直和畸形，最终关节功能丧失。还可形成皮下结节（图 41-4-1）。本病可累及多个关节，而极少数患者的脊柱小关节和肋软骨也可受累，表现为轻微的胸痛、腰背痛和肋间神经痛等。

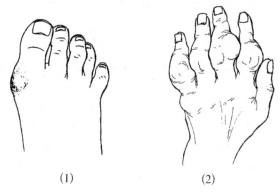

（1）　　　　　　　　　　（2）

图 41-4-1　痛风性关节炎手、足部表现

（1）第一跖趾关节红肿、剧痛常为首发表现；（2）手部痛风石沉积、关节畸形，累及多个关节

2. 实验室检查　血清尿酸含量在急性期多升高，但也有病例在急性期血清尿酸完全正常，部分患者可有红细胞沉降率加快和白细胞增高。

急性期关节腔穿刺抽液检查，在显微镜下可见大量针状尿酸盐结晶体，是诊断本病的金标准。皮下结节活检证实为痛风石（尿酸盐结晶）也可作为诊断依据。

3. X 线检查　早期仅有软组织肿胀，晚期近关节端可见圆形和不规则形穿凿样透亮区，也可呈虫蚀样、蜂窝状或囊状，周围骨质密度正常或增加，界限清楚。可见关节面不平，关节间隙狭窄（图 41-4-2）。

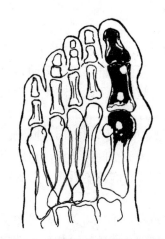

图 41-4-2　痛风性关节炎的 X 线表现

近关节端圆形或不规则形穿凿样改变，呈虫蚀样，周围骨质密度增加，
界限较清楚，关节面不平，关节间隙狭窄

急性痛风性关节炎应与急性化脓性关节炎、丹毒与蜂窝织炎、创伤性关节炎、风湿性关节炎、假性痛风性关节炎和吉他结晶沉积性关节病等相鉴别。

慢性痛风性关节炎应与类风湿关节炎、银屑病性关节炎和结核性关节炎等相鉴别。除发现尿酸盐结晶为主要依据外，秋水仙碱治疗有特效也有助于鉴别诊断。

【治疗】

本病的治疗原则是及时控制急性发作，预防反复发作，纠正高尿酸血症，以预防尿酸盐沉积造成的关节破坏及肾损害，必要时手术剔除痛风石，对毁损关节进行矫形或行人工关节置换术，以提高生活质量。

1. 控制饮食、改变生活方式　避免食用高嘌呤食物，如动物内脏、蚝、蛤、蟹等，戒酒，尤其是啤酒，多吃碱性食物，多饮水以保持尿量充足，也可服用碳酸氢钠碱化尿液以利于尿酸排出；不宜使用利尿药、阿司匹林等抑制尿酸排泄的药物；避免过度劳累、情绪紧张、湿冷和关节损伤，穿舒适的鞋；配合物理治疗可减轻症状、改善功能。

2. 药物治疗　目前尚无根治性药物，药物治疗的目的在于尽快终止急性发作、预防复发、防止关节和内脏损害。常用的有：秋水仙碱、非甾体消炎药、促进尿酸排泄药物（如丙磺舒、苯磺吡酮）和抑制尿酸生成药物（如别嘌醇等）。

3. 外科治疗　只有少部分药物治疗无效的患者需要手术治疗。其手术适应证包括：①痛风石影响关节功能，侵犯肌腱或压迫神经；②皮肤窦道形成；③手指、足趾坏死或畸形。手术方法有关节镜手术、病灶清除术和人工关节置换术。手术有可能诱发急性暴发或病情加重，术前 3 天和术后 7 天给予秋水仙碱和非甾体消炎药，控制血清尿酸在正常范围，可以预防急性暴发或病情加重。

知识拓展：痛风性关节炎治疗药物的选择与注意事项

第五节　血友病性骨关节炎

血友病为一组遗传性凝血因子缺乏而引起的出血性疾病。按缺乏因子的不同分为 A 型（第Ⅷ因子缺乏）、B 型（第Ⅸ因子缺乏）和 C 型（第Ⅺ因子缺乏）。A 型和 B 型为 X 性染色体隐性遗传，仅男性发病，女性为携带者，有明显的骨与关节出血倾向。C 型为常染色体显性遗传，男女均可发病，此型病例少见，出血较轻，罕有骨与关节受累。

血友病性关节炎（hemophiliosteoarthrosis）是血友病患者关节腔内频繁出血导致软骨退行性变和滑膜炎症，关节出现纤维化损害，引起关节挛缩、变形，进而引起肌肉萎缩，运动受限、骨质疏松和残疾。

【病因】

当上述凝血因子含量低于正常的 15% ～ 20% 时为中、重型血友病，可发生关节内出血，血液刺激滑膜，引起炎症反应。由于凝血功能障碍，无明显原因或轻微损伤即可引起反复发作的关节内出血，最终导致骨关节炎。凝血因子缺乏越重，症状越重。

【病理】

血友病性关节病的病理改变主要由骨关节反复出血所致。

关节内出血早期引起关节软组织和关节间隙增宽。滑膜充血、渗出、增生和绒毛形成，滑膜细胞增生，淋巴细胞和浆细胞浸润。吞噬细胞吞噬、分解红细胞，形成含铁血黄素，沉积于胞质、滑膜表面和深层组织中。

反复出血可使关节囊和滑膜增殖及纤维化，关节软骨边缘腐蚀，血管翳覆盖软骨使软骨营养障碍，坏死脱落，软骨中心区出现地图状破坏。积血中的血浆素溶解软骨、破坏软骨，致软骨下骨裸露、硬化，并出现多发性囊性变。关节囊纤维化和硬化使关节挛缩、畸形或纤维性强直。关节运动受限可引起肌肉萎缩、失用性骨质疏松。

软组织、骨膜下、骨内出血可形成假性肿瘤，生长不规则或骺板提前融合，导致骨骼畸形。骨内、软骨下出血还可引起骨质溶解或囊性变以及关节旁的囊性病灶。此外，骨膜下也可发生血肿，并迅速钙化。

【临床表现】

关节内出血好发于膝关节，也可累及踝、肘、肩，很少波及小关节。5 岁以下儿童较少发病，以后出血多次反复，10 岁以后发病逐渐减少。

根据病理过程可将本病分为三期：

一期为出血期，关节内突然急性出血而疼痛、压痛、皮温高，关节迅速肿大，有波动感，呈保护性僵直状态，有时伴发热、白细胞增高，易被误诊为化脓性关节炎，禁忌穿刺或切开，否则有生命危险。血肿吸收缓慢，需要 3 ～ 6 周。

二期为炎症期，关节内反复出血，关节囊及滑膜增厚，继发关节肿胀、运动受限，运动时伴有骨擦音；软骨侵蚀、吸收以及血液干扰软骨营养，可致关节间隙狭窄；骨和骨膜下出血可致软骨下囊肿及血友病性假肿瘤、溶骨性破坏，病灶也可呈膨胀性改变，常合并软组织肿块和骨膜反应，增生的骨膜遭受破坏，易发生病理性骨折，且不易愈合。

三期为退行性变期，关节内积血吸收，炎症逐渐消退，轻者关节功能逐渐恢复，重者出现继发性骨性关节病或遗留关节屈曲挛缩畸形，关节运动严重受损、肌肉萎缩、失用性骨质疏松，甚至严重致残。

【诊断】

首次发作常不易诊断，轻微外伤造成关节血肿或既往有出血倾向者，应考虑血友病，并追问既往史。同时，实验室检查提示凝血因子（Ⅷ、Ⅸ、Ⅺ）水平降低及凝血时间延长，结合凝血活酶生成试验等即可证实诊断。除外关节病变，该病在筋膜下、肌肉内、骨膜下及骨内都可出血，造成血友病性囊肿。

X 线检查于不同时期表现不同，根据严重程度和进展分为五期：

Ⅰ 期：软组织肿胀，多次发作出血后软组织肿胀加重。

Ⅱ 期：骨质疏松，近关节骨质疏松与关节肿胀共存，骨发育过程中受累骨骺过度生长，髁膨大。

Ⅲ 期：骨病变，骨侵蚀、不规整，软骨下骨囊肿，关节间隙维持，滑膜增厚并因含铁血黄素沉积密度增高。

Ⅳ 期：软骨破坏，关节间隙变窄合并骨异常，间隙狭窄多对称，累及全关节面。

Ⅴ 期：关节破坏，软骨和骨病变严重，关节间隙消失，骨明显侵蚀、不规整，多发囊性透光区，可有骨赘、骨硬化，严重骨骺过度生长、挛缩。

【预防与治疗】

患者不宜参加剧烈运动并严格避免外伤，不轻易手术，必须手术时须补足相应凝血因子，避免用刺激胃肠道的药物。

发病时应卧床休息，抬高患肢并冷敷，以减少出血，减轻疼痛。必要时行暂时性外固定。

积极进行血友病的内科治疗。凝血功能恢复后如关节肿胀仍不减轻且疼痛，以及有压迫神经、血管或穿破皮肤的危险时，可用细针穿刺减压。若同时注入肾上腺皮质激素，可减轻炎症反应。

放射性核素关节腔注射 ^{32}磷、^{90}钇、^{186}铼用于早期患者，具有确切的疗效。

输新鲜血或血浆，提高凝血因子水平。使用凝血药、类固醇、抗纤维溶解蛋白止血。炔诺酮能减少出血，提高凝血因子水平。忌用阿司匹林等抑制血小板功能的药物。

关节内注射透明质酸酶有助于血肿吸收。

当关节有挛缩畸形时，可行小重量持续皮牵引和轻柔按摩。

　　晚期在保障外源性凝血因子补充的基础上，可以行人工关节置换手术。若行手术治疗，应在术前、术中及术后补充凝血因子，并监测凝血功能的变化。

（王文格）

骨与关节结核

第一节 概 述

结核病可能是影响人类最古老的疾病之一，骨与关节结核（tuberculosis of bone and joint）曾是一种常见的感染性疾病。近百年来，随着科学技术的进步，生活水平的提高，抗结核药物不断出现，骨与关节结核的发病率明显下降。但近些年随着人口快速增长、人口流动增加、社会老龄化以及耐药菌的出现，该病发病率有回升趋势，应引起高度重视。

【发病特征】

1. 患病率 我国是全球 22 个结核病高负担国家之一，结核病患者数量居全球第二位，仅次于印度。结核病感染率占全国人口的 44.5%，其中活动性肺结核的患病率为 367/10 万，耐药率高达 46%，结核病患者中约有 5% ~ 10% 患骨与关节结核。据国外报道，30% 的 HIV 阳性患者中有结核分枝杆菌双重感染。

2. 好发部位 多在活动多、负重大、易遭受慢性劳损以及干骺端终末血管血流缓慢的部位，其中 50% 发生于脊柱，膝关节结核和髋关节结核约各占 15%，其他关节结核仅占 10%。

3. 年龄 好发于儿童和青壮年，男、女无差异。

4. 病原菌 病原菌主要以人型结核分枝杆菌为主，极少数为牛型结核分枝杆菌致病（3.8%）。

5. 感染途径 骨与关节结核是最常见的肺外继发性结核，原发灶大多数为呼吸道结核，少数为消化系统、泌尿系统结核。结核分枝杆菌由原发病灶经血行、淋巴播散到全身各组织，绝大部分被机体消灭，只有少部分侵入骨与关节组织中。若机体一般情况良好，则进入静止期，无任何临床症状；当机体抵抗力下降时，静止在微小病灶内的结核分枝杆菌将重新活跃起来，迅速繁殖，形成骨或关节结核。

【病理】

（一）基本病理变化

结核病是一种慢性特异性化脓性炎症，具有渗出、增殖和坏死三种基本病理改变，亦称为三个病理分期。渗出期机体处于急性变态反应状态，病灶充血、水肿、渗出，炎症细胞浸润。增殖期由类上皮细胞、朗汉斯（Langhans）巨细胞、外周局部聚集的淋巴细胞，以及少量反应增生的成纤维细胞浸润形成特异的结核结节。结核灶呈淡黄色，均匀细腻，质地较实的干酪样坏死，是坏死期特异性表现。一个病灶在不同病程中，可能以一种病理改变为主，但多数情况下，三种病变同时存在。

（二）病理类型

骨关节结核依其病变部位可分为骨结核、滑膜结核和关节结核。发病初期，病灶局限于长骨干骺端或骨端，或者病变始于滑膜，关节软骨面完好。如果及时治疗，结核病变被很好地控制，关节功能可不受影响。如果病变进一步发展，结核病灶便将破向关节腔，使关节软骨面受到不同程度损害，形成全关节结核，遗留各种关节功能障碍。若全关节结核不能得到控制，可穿破皮肤形成瘘管和窦道，引起继发性感染（图42-1-1）。

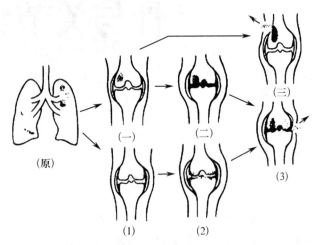

图42-1-1　全关节结核

上面：（一）单纯骨结核；（二）全关节结核；（三）单纯骨结核形成窦道

下面：（1）单纯骨膜结核；（2）全关节结核；（3）全关节结核，穿破皮肤形成窦道

（三）转归

1. 转向愈合　病灶主要通过吸收消散、纤维化、纤维包裹和钙化方式逐渐愈合。①吸收消散：为渗出性病变的主要愈合方式。渗出物通过淋巴道吸收，病灶可缩小或完全吸收。一些小的死骨可通过肉芽组织的侵蚀或脓液的消化而吸收，较大的死骨可通过肉芽组织和脓液的侵蚀或消化变为小的死骨，随脓液排出。②纤维化、纤维包裹及钙化：增生性结核和较小的干酪样坏死灶（1～2 mm）可通过纤维化的方式达到愈合，大的干酪样坏死病灶通过纤维包裹、钙化的方式愈合。

2. 转向恶化　当机体抵抗力低下或未经规范治疗，原有的结核病变可进一步发展，在病灶周围出现渗出性炎症，继而发生干酪样坏死。干酪样坏死灶亦可发生液化，甚至引起播散。

【临床表现】

（一）全身症状

骨关节结核起病隐匿、缓慢，早期主要为结核病的全身表现，如低热、乏力、盗汗、体重减轻、消瘦、食欲缺乏、贫血等症状。少数起病急骤，可有高热、毒血症症状，一般多见于儿童患者；另有少数患者无全身症状，临床易被忽视，应予重视。

（二）局部表现

1. 骨与关节结核　多为单发病灶，很少对称或多发。

2. 疼痛　初期多不明显，病变发展可刺激邻近的神经，引起局部疼痛，当发展为全关节结核时疼痛加剧。关节常处于半屈曲状态，以缓解因积液、肿胀而引起的关节疼痛，成人多因熟睡时失去肌肉痉挛的保护而引起疼痛加重，儿童常表现夜啼。

3. 关节肿胀　肘、腕、膝、手与踝关节浅表部位可出现肿胀，而位置较深的脊柱与关节肿胀不易发现。晚期，脓肿移行至体表时，可表现为潮红，局部皮温增高。

4. 寒性脓肿及窦道　关节结核进一步发展，大量脓液、结核性肉芽组织、死骨和干酪样坏死组织在病灶部位积聚，由于缺乏红肿、发热等急性炎症反应，故称为"冷脓肿"或"寒性脓肿"（cold abscess）。脓肿经组织间隙流动，形成病灶之外的脓肿，也可以向体表破溃形成窦道，经窦道流出米汤样脓液，有时还有死骨及干酪样坏死物质流出。脓肿也可与内脏器官沟通形成内瘘，如与食管、肺、肠道或膀胱相通，可咳出、随粪便或尿液排出脓液。冷脓肿破溃时，产生混合性感染，局部出现急性炎症反应。若混合感染不能控制，可引起慢性消耗、贫血、全身中毒症状；严重时可致肝、肾衰竭甚至死亡。脊柱结核患者大多有寒性脓肿形成，脓肿可局限在病灶，也可远离病灶形成流注脓肿。

5. 功能障碍及畸形　功能障碍可由疼痛所引起，亦可因神经、脊髓损伤引起。若结核脓肿、肉芽组织、死骨直接压迫脊髓可引起截瘫，脊柱病理性骨折和脱位，以及后凸畸形。关节结核患者，在病变初期为减轻患部疼痛，关节常处于被迫特殊体位，如膝、肘关节呈半屈曲位，踝关节下垂位，髋关节外展外旋位。晚期病变静止时可有多种后遗症，如关节功能障碍、关节挛缩和脊柱后凸畸形、肢体不等长等。

【实验室检查】

1. 血液检查　病变活动期，红细胞沉降率（ESR）明显增快，C反应蛋白明显升高，而静止期则正常。ESR与C反应蛋白是观察病变是否稳定的重要指标，但并非结核病的特异性表现。患者可有轻度贫血，约10%的患者白细胞可升高。

2. 结核分枝杆菌培养和组织学检查　脓肿穿刺菌培养或病变部位组织学检查是确诊结核感染的重要途径，70～90%的病例可确诊。涂片抗酸染色阳性率仅为11%～20%，故阴性时不能除外骨关节结核。典型的组织切片上可见结节样肉芽肿和干酪样坏死。

3. 结核菌素试验（PPD）　结核菌素试验阳性表示受试者曾感染过结核分枝杆菌或接种过卡介苗，但不能判定目前是否罹患结核感染。骨关节结核患者中14%的病例结核菌素试验可为阴性，如在感染早期或机体免疫力低下、HIV阳性时均可呈阴性反应，因此结核菌素试验阴性时不能完全除外活动性结核的存在。

【影像学检查】

1. X线检查　对诊断骨与关节结核十分重要，但起病6～8周后X线表现有改变，故无法早期诊断。早期表现为区域性骨质疏松、软组织肿胀、关节滑膜附着处的虫蚀样破坏。后期骨病灶中央破坏、残留小骨碎屑、关节间隙变窄。最后可出现脓肿影、死骨、空洞、软组织中的钙化与病骨边缘硬化。

2. MRI检查　早期可确定骨和软组织病变的范围，以及病变区域是否有脓肿形成，还可以观察脊柱结核有无脊髓受压和变形，是诊断、鉴别诊断和治疗的重要依据。

3. CT检查　可确定病变的部位、大小、范围、钙化及硬化，同时可显示周围骨骼、软组织结构。CT检查对于骨骼优于MRI，还可在CT引导下穿刺活检。

4. 放射性核素扫描　放射性核素骨扫描（ECT）定性诊断率低，阳性率为65%～87.5%，其敏感性高，但特异性低，在骨与关节结核应用较少。

5. B超　可探测软组织脓肿的大小、位置、数目以及肿胀的性质，并可在其引导下穿刺活检，对骨关节结核的诊断、手术入路的制订有重要的参考价值。

【治疗】

（一）全身治疗

1. 支持疗法　注意休息、避免劳累、日光照射以及合理的营养可改善和控制症状进一步发展。

2. 全身抗结核治疗　骨与关节结核的药物治疗应遵循早期、规律、全程、适量和联合应用的原则。

（1）抗结核药：常用的一线抗结核药是异烟肼（INH）、利福平（RIF）、吡嗪酰胺（PZA）、乙胺丁醇（EMB）、链霉素（SM）等。抗结核药必须联合应用，严重者可三联或四联同时应用。异烟肼+利福平或联合吡嗪酰胺+乙胺丁醇均是常用的方案。异烟肼晨起顿服，成人300 mg/d。利福平晨起顿服，成人450 mg～600 mg/d。吡嗪酰胺常与其他药物合用，以缩短疗程。乙胺丁醇晨起顿服，成人750 mg/d，儿童慎用。由于链霉素对第8对脑神经毒性作用强烈，现已不建议将链霉素作为首选。用药期间要定期检查肝、肾功能，发现异常时应及时调整化疗方案。

（2）化疗期限：根据化疗期限分为以下两种。第一种为标准化疗，亦称长程化疗，整个疗程1.5年，是目前抗结核治疗的主要手段。第二种为短程化疗，疗程为6～9个月，近年来无论是在肺结核还是在骨关节结核的治疗中均取得显著效果。对于再次治疗或耐多药患者，可依据以往用药史和药物敏感试验结果，制订个体化化疗方案。

（二）局部治疗

1. 局部制动　可通过支具、石膏、牵引以及手术内固定等多种形式制动，时间一般为1～3个月。制动的目的是保证病变部位休息，以利于病灶愈合、减轻疼痛、预防和治疗病变部位畸形、防止病理性骨折和脱位及其他继发损害。

2. 局部穿刺注射　主要适用于早期单纯性滑膜结核患者。该治疗用药量小，局部药物浓度高，全身反应轻。常用药物为链霉素或异烟肼，或两者联合使用。用药剂量为链霉素0.25～0.5 g，异烟肼100～200 mg，每周1～2次，视关节积液量而定。穿刺液减少转为澄清，表明治疗有效。若未见好转，应选择其他方法。

3. 手术治疗

（1）病灶清除术：将骨关节结核病灶组织包括脓液、死骨、结核性肉芽组织、干酪样坏死物质、坏死的椎间盘、空洞、硬化壁以及病变性骨折等彻底清除，称为病灶清除术。由于手术可能造成结核分枝杆菌血源性播散，术前应进行2～4周的全身抗结核药物治疗，待无手术禁忌时方可施行手术。

病灶清除术的手术适应证：①骨与关节结核有明显的死骨；②有较大的寒性脓肿形成；③经久不愈的窦道；④单纯骨结核或单纯滑膜结核药物治疗效果不佳；⑤脊柱结核引起脊髓受压。

（2）脓肿的处理：寒性脓肿一般不宜做切开引流，以免引起窦道不愈。当合并有混合感染、体温高、中毒症状重而全身情况差，或寒性脓肿即将破溃而患者又不能耐受病灶清除术时，可先行脓肿潜行穿刺，待全身情况改善后，行病灶清除术时一并彻底清除。

（3）其他手术：①矫形、减压、植骨融合、内固定手术联合病灶清除术；②关节融合术；③关节置换术，但要严格把握适应证；④截骨融合术，用以矫正畸形。

手术禁忌证：伴有其他脏器的各种疾病，不能耐受手术者。

治愈标准：①全身症状消失；②局部症状消失，无疼痛，窦道闭合；③X线检查或B超检查显示脓肿消失，骨质疏松好转，无死骨与空洞，植骨愈合；④红细胞沉降率与C反应蛋白重复检查正常；⑤治疗结束，随访3年未发作，但仍需定期复查。

第二节　脊椎结核

一、脊椎结核

脊椎结核在公元前3000年的木乃伊中就有发现。公元前450年希波克拉底医书中已有记载，而1779年Pott的记录最为完整，故脊椎结核又称Pott病。

【发病率和疾病分布】

脊椎结核占所有骨与关节结核的50%，曾多见于儿童，现青壮年居多，女性略多于男性。常受累的椎体为腰椎，其次是胸椎和颈椎，骶椎和颈椎结核相对少见，但颈椎结核截瘫发生率较高。

【病理】

依据病变部位不同，将脊椎结核分为四型（图42-2-1）。

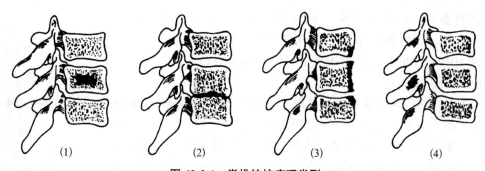

图 42-2-1　脊椎结核病理类型

（1）中心型　（2）骨骺型　（3）骨膜下型　（4）附件型

1. 中心型　病变源自椎体中心骨松质，椎体破坏后塌陷呈楔形。

2. 骨骺型　最常见，往往相邻椎体骺部同时受累。X 线检查显示椎体终板受损并伴椎间隙狭窄。

3. 骨膜下型　常见于胸椎椎体前缘。脓肿位于前纵韧带和骨膜下部，纵向广泛延伸，多椎体前缘被破坏。这种类型应与胸主动脉瘤侵蚀椎体相鉴别。

4. 附件型　是指病变原发于棘突、横突、椎板、椎弓及椎弓根、上关节突、下关节突的脊椎结核。应与椎体附件肿瘤特别是脊椎转移瘤相鉴别。

椎体破坏后形成的寒性脓肿可有两种表现：①椎旁脓肿，脓液汇积在椎体旁，可在前方、后方或两侧。还可以向后方进入椎管内压迫脊髓和神经根。②流注脓肿，椎旁脓肿积聚至一定量后，压力增高，将穿破骨膜沿肌筋膜间隙向远处流注，在远离病灶的部位出现脓肿。

【临床表现】

1. 全身症状　一般发病缓慢，主要表现为疲乏无力、食欲减退、午后低热、盗汗和消瘦等全身中毒症状，常被患者忽略而发现较晚。

2. 局部疼痛与放射痛　脊椎结核的局部症状多为轻微的持续性钝痛，劳累后加重，休息后缓解。当神经根受到刺激与压迫时可出现不同部位的放射痛。

3. 姿势异常与畸形　由于疼痛致使椎旁肌肉痉挛而引起姿势异常。颈椎结核患者常表现为斜颈、头前倾、颈短缩和双手托下颌。挺胸凸腹的姿势常见于胸腰椎或腰骶椎结核。

4. 运动受限　脊椎结核患者早期即可出现"腰背僵"的症状，病变部位脊柱各向运动均受限。

5. 拾物试验　嘱患者弯腰取物，若因不能弯腰而屈膝、屈髋，下蹲伸手拾物，称为拾物试验阳性（图 42-2-2）。

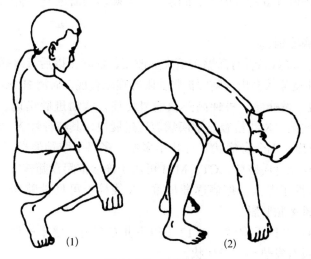

图 42-2-2　拾物试验

（1）阳性　（2）正常

6. 寒性脓肿　就诊时 70% ~ 80% 脊椎结核患者并发寒性脓肿，除体格检查发现寒性脓肿外，X 线、CT、MRI 及 B 超等检查均可显示。增强 MRI 显示的线条状脓肿壁高信号影对寒性脓肿流注途径更具诊断价值（图 42-2-3）。

（1）颈椎结核：脓液常突破椎体前方的骨膜和前纵韧带，汇积在颈长肌及其筋膜后方。C₄ 以上病变脓肿多位于咽腔后方，称咽后壁脓肿；C₅ 以下病变的脓肿多位于食管后方，称食管后壁脓肿。颈椎结核的脓肿流注途径：①向前经口腔排出；②向后进入椎管压迫脊髓；③向两侧进入肌间隙；④向下流注于锁骨上窝或纵隔区。

（2）胸椎结核：常局限于椎旁，可经肋横突间隙向背部延伸，进入肌间隙或皮下；亦可沿肋间神经血管束流向胸背部，形成胸壁脓肿；偶可穿入肺、胸腔。

（3）腰椎结核：脓液穿破骨膜后汇积在腰大肌鞘内而形成腰大肌脓肿。深层的腰大肌脓肿可穿破腰筋膜流注到两侧腰三角。脓液也可沿腰大肌流注至股骨小转子，再经过股骨上端后方到大腿外侧，沿阔筋膜流注到膝关节附近。腰大肌脓肿也可向下流注形成髂窝、臀部、腹股沟及髋关节前方脓肿。

（4）骶椎结核：脓液汇积在骶前形成骶前脓肿或沿梨状肌经坐骨大孔到股骨大转子附近。

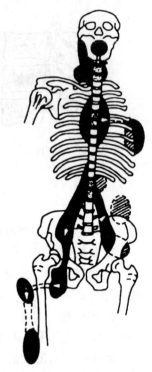

图 42-2-3　脊椎结核寒性脓肿流注途径

【影像学检查】

1. X 线检查　早期表现特点不明显。当椎体骨质 50% 以上受累时，才会出现椎体骨质稀疏，椎间隙变窄的表现。中心型病变表现为中央变薄和骨质破坏，后期可出现椎体塌陷，但椎间隙多无明显改变，难与肿瘤相鉴别，偶见腰大肌内脓肿吸收后残留的钙化表现。

2. MRI　可显示正常信号的椎间盘。结核感染和化脓性感染在形态学上所显示的变化是不同的，但其 T1、T2 信号与化脓性感染较相似。增强 MRI 可用于区别脓肿与肉芽组织，如果仅在病灶周围信号增强提示为脓肿，而病灶均匀增强则是肉芽肿的表现。

3. CT　CT 检查对了解软组织病灶的界限及骨质破坏的程度有一定帮助。

【诊断】

根据病史、症状、体征、实验室与影像学检查，结合红细胞沉降率增快、C 反应蛋白升高，结核菌素试验结果阳性等应考虑本病的诊断，但确诊仍需进一步病灶及软组织活检。

【鉴别诊断】

本病需与下列疾病鉴别。

1. 强直性脊柱炎　多数患者有骶髂关节炎症改变，症状多以后背疼痛为主。X 线检查无骨破坏与死骨形成，胸椎受累后会出现胸廓扩张受限等临床表现，血清 HLA-B27 多数为阳性。

2. 化脓性脊柱炎　发病急，可伴高热及明显疼痛，病情进展迅速，脊柱活动明显受限，早期血培养可检出致病菌。X 线检查显示疾病表现进展快，其特征性 X 线表现可供鉴别。

3. 腰椎间盘突出症　无全身症状，青壮年多见，多以下肢神经根受压症状为主，红细胞沉降率正常。X 线检查无骨质破坏，CT、MRI 可用于确诊椎间盘髓核突出。

4. 脊柱肿瘤　多见于老人，疼痛逐渐加重。X 线检查可见骨破坏，后期可累及椎弓根，椎间隙正常，通常无椎旁脓肿影。

5. 嗜酸性肉芽肿　多见于胸椎，以 12 岁以下儿童多见。整个椎体均匀性压扁成线条状，上、下椎间隙正常，没有发热等全身症状。

6. 退行性脊椎骨关节病　为老年性疾病，椎间隙变窄，邻近的上、下关节突增生、硬化，没有骨质破坏与全身症状。

【治疗】

脊椎结核的治疗目的是：消除感染、恢复神经功能、重建脊柱稳定性和防止脊柱畸形。

1. 全身支持治疗　与肺结核及其他肺外结核的治疗原则相同。

2. 抗结核药物治疗　对少数无手术适应证、病灶破坏较轻的病例可单纯以抗结核药治疗。对有手术适应证的病例，术前应规范抗结核治疗 2～4 周，待患者全身情况好转、可耐受手术时施行手术治疗。术后再按长程或者短程、超短程化疗方案继续抗结核治疗。

3. 病灶清除术　结核病灶彻底清除是控制感染的关键，应把死骨和干酪样坏死物完全清除。对于有神经症状者应施行神经根减压术。脊椎结核大多从前路进行病灶清除，因其暴露广泛，可在直视下操作，从而易于彻底清除。对少数椎体结核亦可选择后路手术，如胸椎结核可经肋横突入路进行病灶清除术。

4. 减压、矫形、植骨、内固定手术　脊椎结核病灶破坏引起的缺损、塌陷、空洞、后凸畸形、脱位、病理性骨折均可破坏脊柱结构的稳定性，如不及时矫正，则可遗留严重畸形与功能障碍。这种改变应用抗结核药及其他的制动方法效果往往并不理想，因而常需要进行畸形矫正、植骨、内固定手术，使脊柱达到结构与功能的稳定。

5. 局部制动手术　内固定是局部制动最重要的方法，效果可靠，对邻近正常关节功能影响较小。其他局部制动方式如各部位的脊柱支具、卧硬板床、石膏等均是常用的制动方式，用于术前、术后的辅助制动与保守治疗的全程制动。

手术适应证：①脊椎结核有较大的死骨、脓肿、空洞以及经久不愈的窦道形成；②脊椎结核病灶压迫脊髓引起截瘫；③脊柱不稳；④需要矫正的畸形；⑤诊断不明不能排除肿瘤者；⑥耐药特别是耐多药者。

二、脊椎结核并发截瘫

脊椎结核中截瘫的发生率约为 10%，以胸椎中下段居多，约为 80%，然后依次为颈椎、颈胸椎和胸腰椎结核，第一腰椎以下罕见。

【类型及其发病机制】

按照病变的特点，将脊椎结核并发截瘫分为两型（图 42-2-4）。

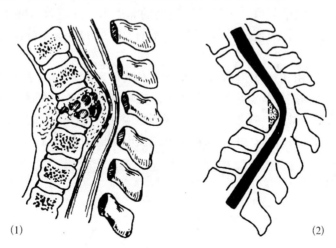

图 42-2-4　脊椎结核

（1）活动型截瘫；（2）静止型截瘫

1. 活动型截瘫　在早期或病变活动期，由寒性脓肿、干酪样坏死物质、肉芽组织、死骨、坏死的椎间盘等直接压迫脊髓所致，及时手术减压效果良好。

2. 静止型截瘫 在晚期或病变愈合期，由增厚的硬膜、椎管内肉芽组织纤维化及纤维组织增生对脊髓形成环状压迫，或由椎体破坏引起脊柱后凸畸形，或椎体病理性脱位造成椎管前方骨嵴等使脊髓受压或磨损而导致脊髓纤维变性，引起截瘫。此外，脊髓血管发生栓塞导致脊髓变性、软化，虽无外部压迫因素，也可发生截瘫，此类患者预后不良。

【临床表现和诊断】

活动型截瘫，通常有全身中毒症状，可用于区别其他病因的截瘫。静止型截瘫患者的全身症状多不明显。

1. 运动障碍 患者先有脊椎结核，后出现截瘫，少数病例以截瘫为首发症状。截瘫进展多较缓慢，早期先是脊髓传导束功能障碍，表现为下肢肌肉自发抽动、步态笨拙、无力、易跌倒。截瘫进展的过程，多由痉挛性轻瘫转变为痉挛性伸直型截瘫，随后为痉挛性屈曲型截瘫，这时提示锥体系和锥体外系传导完全受压迫。严重时，患者由痉挛性截瘫迅速转变为弛缓性截瘫。

2. 感觉障碍 往往在肢体运动障碍较重之后，才出现不同程度的感觉障碍。肢体运动障碍和感觉障碍也可同时出现。

3. 神经反射 神经反射的变化：原有的正常生理反射随病变发展表现异常，如截瘫平面以下的浅反射（如腹壁反射和提睾反射）减弱或消失；上肢肱二、肱三头肌腱反射，下肢髌腱和跟腱反射亢进；弛缓性截瘫患者腱反射可减弱或消失；痉挛性截瘫患者还可表现为腱反射亢进和髌阵挛、踝阵挛。

4. 病理反射 多因锥体系传导障碍而引起。Babinski 征、Chaddock 征、Oppenheim 征、Gordon 征、Hoffmann 征可出现阳性。

5. 括约肌及自主神经功能障碍 患者排便、排尿功能障碍出现得较晚。早期表现为排尿困难，晚期可发展为完全不能排尿。排便功能障碍的最初表现为便秘和腹胀，也可出现失控现象。自主神经功能障碍则表现为截瘫平面以下的皮肤干燥无汗，当截瘫恢复后，患者的排汗功能也随之恢复。病变晚期即使截瘫不恢复，截瘫平面以下也可出现反射性排汗。

CT 和 MRI 可以清楚地显示病灶部位脊髓受压情况。MRI 还可显示 T1、T2 加权像上脊髓信号的变化，有助于判断预后。

【治疗】

1. 活动型截瘫 不完全截瘫，可以进行短期的非手术治疗。若截瘫不见好转，可行前路病灶清除、脊髓减压、植骨融合、内固定手术。术前及术后的全身支持及抗结核治疗与脊柱结核相同。

2. 静止型截瘫 多由机械压迫所致，多需手术治疗。所采用的手术方法除前路减压外，对后凸畸形严重者可行前路松解、后路截骨矫形术或单纯后路截骨矫形术治疗。

上述两种类型截瘫经减压、矫形后，必须根据适应证，选择恰当的前路或后路内固定，以便使脊柱达到稳定。若条件允许，手术须在体感诱发电位监护下进行，以免损伤脊髓。

（王 凯 王 博）

病例 42-1

病例 42-1 解析

第43章

运动系统畸形

运动系统畸形是骨科系统常见病和多发病，本章主要讨论非神经源性畸形，即先天性畸形和姿态性畸形。

第一节 先天性畸形

一、先天性肌性斜颈

先天性肌性斜颈（congenital muscular torticollis，CMT）是由胸锁乳突肌内纤维瘤病导致的疾病。

【病因】

尽管在几个世纪前，对先天性肌性斜颈就有所认识，但其病因仍不清楚。先天性肌性斜颈的病因有几种假说，包括宫内胎儿位置异常、感染、产伤、血管损伤等。另有研究认为先天性肌性斜颈可能是患儿在子宫内或围产期发生筋膜隔综合征所引发的后遗症。

【临床表现】

女性多于男性，右侧较左侧常见。病变可累及整块肌肉，但更多的病变是只累及胸锁乳突肌的近锁骨附着端。少部分患儿一出生便可触摸到胸锁乳突肌硬结，大部分患儿通常在出生后2周内可以在患侧胸锁乳突肌中下段触摸到一个质硬的椭圆形或圆形硬结，限制婴儿颈部活动，被动牵拉有痛苦表情，硬结一般在1～2个月内达到最大尺寸，之后保持不变或逐渐缩小，通常在患儿出生1年内自行消失，如果硬结不消失，则肌肉将永久性纤维变性、挛缩，导致斜颈畸形，患儿头向健侧转、向患侧倾，颈活动受限，颜面不对称，患侧短平，鼻唇沟浅，双眼、双耳不在同一平面，严重者前、中斜角肌，颈阔肌，颈动脉鞘均有挛缩，挛缩的胸锁乳突肌胸骨头、锁骨头或二者附着点突起（图43-1-1）。

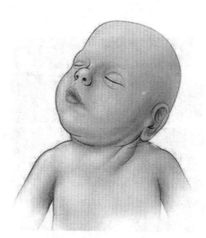

图 43-1-1　先天性肌性斜颈患儿

【鉴别诊断】

应与骨性斜颈（如半椎体、附件联合、融合椎、寰椎后弓缺如）相鉴别，与视力、听力不均衡，姿势不良，颈部外伤或炎症所引起的斜颈相区别。自发性寰、枢椎旋转半脱位的斜颈为突发，伴有疼痛。婴儿良性阵发性斜颈为周期性发作，且患侧与健侧常发生交替转换。

【治疗】

治疗原则是早发现、早治疗。超声检查有助于发现并预测哪些患儿需要接受手术治疗。大多数纤维变性改变局限于胸锁乳头肌中下 1/3 的患儿往往不需要手术治疗，经保守治疗后即可康复；而整个胸锁乳头肌受累的患儿大多需要手术松解方可痊愈。年龄小于 1 岁的患者有 80%～90% 可通过保守治疗痊愈。专家认为，只有在婴儿期，先天性斜颈才考虑行保守治疗，患儿超过 1 岁后先天性斜颈通常不会自愈，如果患儿肌肉在 1 岁后仍紧张挛缩，应行手术治疗，1 岁以内治疗的效果优于 1 岁以后再进行治疗，而且只要在 12 岁以前进行了手术治疗大多可以获得满意的疗效，因为面部和骨骼的不对称在之后的生长发育中可以自行矫正。应该指导其父母按摩肿块，推拉患儿的头部，以牵拉胸锁乳突肌。即轻柔地将头向健侧倾，直至耳可接近肩，然后将头逐渐向患侧转。亦可通过矫形帽吊带矫正。在婴儿期没有手术切除病变的理由，应在纤维化演变完成后再进行手术。

轻度畸形患儿可行单极松解术（只松解胸锁乳突肌的胸骨头与锁骨头肌腱附着点），在乳突附近分离胸锁乳突肌时注意避免损伤副神经，可以适度地过度矫正。行单极松解术后，可能会产生与深部结构粘连的瘢痕组织，使胸锁乳突肌的锁骨头和胸骨头重新形成附着点，易导致斜颈或面部不对称的矫形失败。手术瘢痕与深部组织结构粘连在年幼的患者中较为常见，故手术应延迟到 4 岁后进行。对于严重畸形或单极松解术失败的患儿需要行双极松解术。不仅需要松解胸锁乳突肌的胸骨头、锁骨头，还需要松解胸锁乳突肌的乳突头，另外需重视对颈阔肌、附近筋膜及肌肉挛缩带进行松解，术后放置厚敷料保持头处于过度矫正的位置，这样做可以预防畸形复发。术后尽早开始物理治疗，包括早期的手法牵伸颈部以保持颈部处于过度矫正的位置。手法牵伸应每日 3 次，持续 3～6 个月。术后 6～12 周内可进行枕颌牵引或使用颈托固定。考虑到美容的因素，对畸形不太重的女孩可采取胸锁乳突肌延长的办法，以保持术后颈部"V"形轮廓。

二、先天性并指、多指畸形

（一）并指

并指（syndactyly）又称"蹼状指"，由于胚胎发育过程中手指未能分开所致，是较常见的手部先天性畸形。在出生婴儿中的发病率约为 1/2000，半数患儿为双侧性并指，男女发病比例约为 3∶1。约 10% 的患者有家族遗传病史，有家族史的并指畸形中最常见的为中指、环指并指。病情轻重差别很大，从不全并指到完全并指，从单纯并指到多指并指（图 43-1-2）。

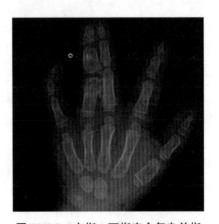

图 43-1-2　中指、环指完全复杂并指

【病因】

本病多数因遗传基因异常或胚基分化受损，而导致肢体部分分化障碍。在胚胎期的第7～8周，如果胚胎受到轻微的损伤，肢芽的生长和发育会减慢，最终导致掌板分化障碍。遗传学研究显示中指、环指并指多数为常染色性显性遗传。

【临床表现】

并指的临床表现多种多样，中指环指并指最为多见（50%），其次是环指小指（30%）、示指中指（15%），拇指和示指并指最少见（5%），约半数患儿有双侧并指。

根据并连的程度可分为完全、不全并指和复合并指；完全并指是自指蹼到指尖都连在一起，不全并指为两指自指蹼到指尖部分组织相连，复合并指即并指合并其他畸形，如同时伴有手指周缘发育不良、数目变异、短指或裂手并指。

根据并连组织的结构可分为单纯性并指（也叫软组织性并指）和复杂并指（也叫骨性并指）。单纯性并指是指两指间只有软组织相连，在软组织桥中，相邻指的血管神经束可分别存在或变异，指总血管、神经的分叉低位。不等长手指并指，随着生长发育，长指可出现屈曲畸形。复杂并指是指相邻指不仅有软组织连接，还有指骨间的融合，以末节指骨及指甲融合较常见。

【治疗】

先天性并指畸形通常需要手术治疗，手术的目的在于建立满意的指蹼形状和避免手指继发屈曲挛缩。对功能影响不大、不明显妨碍发育的并指不宜过早手术。手术宜在3～4岁以后进行。在等待合适的手术年龄时，指导父母按摩指蹼，伸展指间皮肤，以利于后期手术。手术分为手指分离、连接部指蹼重建和指向对缘皮肤重建。分指手术成功的关键是设计好指间"Z"形皮瓣及指蹼重建皮瓣，全层游离植皮要充分，术前要考虑到共用的肌肉、肌腱、神经、血管、骨骼以及指甲等（图43-1-3）。

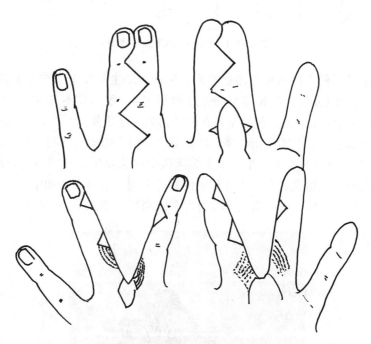

图 43-1-3　左指和中指、环指皮肤并指、指间"Z"形皮瓣与指蹼重建皮瓣设计、分指后背侧及掌侧观（虚点示全层游离植皮区）

知识拓展：Apert综合征

（二）多指

多指（polydactyly）又称重复指，是指正常手指以外的手指、手指的指骨、单纯软组织成分或掌骨等的赘生物，是临床上最常见的手部先天性畸形，约占先天性上肢畸形的39.9%。男女发病比例约为 3：2，右手与左手发病数之比约为 2：1，拇指多指发病率约占总数的 90%以上。多指分为三种主要类型：桡侧拇指重复（分叉拇指）；中央示指、中指或环指重复；尺侧小指重复。

【病因】

多指的病因尚未明确。部分病例为遗传因素，且有隔代遗传现象。药物、外伤、病毒感染等环境因素对胚胎发育过程中的影响，都可成为致畸因素。肢芽胚基分化早期受损害是导致多指畸形的重要原因。

【临床表现与分型】

多指畸形有桡侧多指、中央多指、尺侧多指，桡侧多指最为多见，中央多指最为少见。多余指可有完整外形，甚至难以区分哪一个是固有指，哪一个是多余指。也可能只有部分骨骼、肌腱，较固有指细小，或没有指骨仅是皮赘，根据赘生指所包含的组织成分不同可分为：软组织多指、单纯多指、复杂性多指。

根据多余指发生的水平，Wassel 将拇指多指分为 7 型：Ⅰ，远节指骨分叉型；Ⅱ，末节指骨复指型；Ⅲ，近节指骨分叉型；Ⅳ，近节指骨复指型；Ⅴ，掌骨分叉型；Ⅵ，掌骨复指型；Ⅶ，三节指骨型（图 43-1-4）。

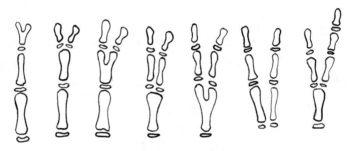

图 43-1-4 Wassel 拇指多指分型

尺侧小指多指是黑种人最常见的多指畸形，黑种人新生儿发生率约为 1/300。根据重复的程度，最初 Stelling 和 Turek 将后轴多指分成 3 种类型：1 型，仅有软组织重复；2 型，包括骨组织在内的部分重复指；3 型，包括掌骨在内的指列完全重复。后来，Temtamy 和 Mckusick 简化了分型，A 型为发育完全的多指指体；B 型为以蒂与小指相连的赘生指。Pritsch 等人基于骨解剖结构特点将 A 型分为 5 个亚型。中央多指很少单独发生，常伴有复杂的并指畸形，最典型的类型是 2 型中轴多指隐藏在中指和环指的并指中间。示指多指和中指、环指多指并指畸形可能是常染色体显性遗传，可伴有足部多趾和并趾畸形（图 43-1-5，43-1-6）。

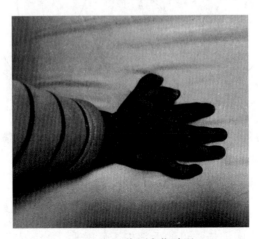

图 43-1-5 桡侧多指畸形

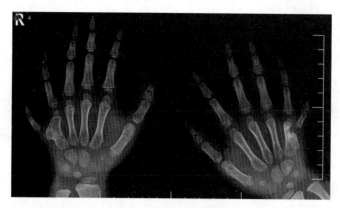

图 43-1-6 尺侧多指畸形

【治疗】

多指畸形的手术治疗不仅是为了达到美容效果，更重要的是重建手部功能。单纯性多指行多指切除以及局部皮肤整形；复合性多指除多指切除外，还需进行多余的掌骨全部或部分切除。同时，有时需要进行关节、骨骼畸形的矫正、关节韧带修复和皮肤整形。除了简单赘指外，不宜过早手术。简单切除效果不佳，会随生长出现侧倾，关节不稳定，手指的捏握功能不同程度受到影响。术前要全面了解关节的稳定性及术后可能出现的问题，关节的活动度、手指的长度、多指发出的平面、骨骼关节与肌腱附着情况，区分固有指与多余指，才能决定是切除多余指、修复固有指，还是合二为一，同时要考虑是否需要缩窄增宽的关节面、重建韧带和进行肌腱转移等。多指切除术应注意切除彻底，避免遗留畸形，同时学龄前患儿手术时需注意不要损伤骨骺，以免影响发育。

知识拓展：尺侧复肢畸形

三、发育性髋关节发育不良

发育性髋关节发育不良（developmental dysplasia of the hip，DDH）所指的病理状态包括髋关节股骨头的脱位、半脱位与髋臼发育不良，既往称为先天性髋脱位（congenital dislocation of the hip，CDH）或发育性髋关节脱位（developmental dislocation of the hip，DDH）。发育性髋关节发育不良的发病率约占存活新生儿的1‰，我国发育性髋关节发育不良的发生率为1‰～3‰，北方多于南方，内陆多于沿海。左髋发病率多于右髋，双侧同时发病也多于单一髋关节发病，女性发病率约为男性的5倍。

【病因】

发育性髋关节发育不良可能由多因素所致，目前提出的学说包括机械因素学说、激素诱发关节松弛学说、原发性髋臼发育不良和遗传学说等。支持遗传学说的证据为不同国家、地区、人种发生率有明显差异，有报道指出70%发育性髋关节发育不良的患儿有阳性家族史，且父母一方患病，子女发病率为常人的10倍。臀位分娩中发育性髋关节发育不良的发生率明显高于非臀位产儿。臀位产使髋关节在异常的屈曲位置上遭受机械压力，容易引起股骨头脱位。出生后的机械因素也不可忽视，例如部分地区习惯用襁褓服包裹婴儿，迫使髋关节处于伸直位，可增加DDH的发病率。韧带松弛引起发育性髋关节发育不良的依据是妇女在分娩过程中需要松弛素使盆腔韧带松弛的同时，也使得子宫内胎儿以及出生后新生儿的韧带松弛，从而导致其股骨头脱位。松弛素可以透过胎盘进入胎儿体内，而且女性对松弛素更易感，从而更易发生DDH。

【病理改变】

患儿髋关节脱位越高、年龄越大，病理改变越明显。髋臼浅、方向改变，髋臼上缘缺损、臼唇软骨内翻。股骨头发育小、不规则，二次骨化中心出现晚（正常于出生后4～6个月出现），股骨近端前倾角加大（正常新生儿15°～30°，成人7°～10°，患儿可以明显加大甚至超过60°）。圆韧带被拉长、变宽或缺如。关节囊肥厚、葫芦样变形，关节周围肌肉、韧带挛缩。

【临床表现】

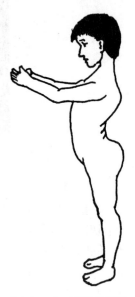

发育性髋关节发育不良的临床表现因患儿的年龄不同而存在较大的差异。新生儿和婴儿可能仅有髋臼发育不良，没有髋关节脱位，在数周或数月后才发展成为髋关节脱位。常因症状不明显而被家长忽略。3～4个月单侧发育性髋关节发育不良患儿双侧腹股沟、大腿内侧及臀部皮肤皱纹不对称，患侧皮肤皱褶加深增多，双侧发育性髋关节发育不良者表现出会阴增宽。牵拉患侧下肢时有弹响声或弹响感，患儿会哭闹。6～18个月患儿的股骨头脱出髋臼，由于内收肌挛缩使脱位的髋关节外展受限，家长常会发现在更换尿布时，髋关节被动外展较困难。进入行走年龄的儿童，学站、学走稍晚，容易摔跤。会走以后，单侧脱位表现短肢跛行，双侧脱位站立时挺腰撬臀（图43-1-7），行走时左右摇摆呈"摇摆"步态。青春期前后出现患侧髋、膝不适，易疲劳、疼痛。

图 43-1-7　双侧发育性髋关节脱位站立时姿态

【诊断】

超声普查对于早期发现和诊断新生儿发育性髋关节发育不良具有非常重要的作用，可以作为一种常规筛检方法。但仍有学者指出超声诊断结果高度依赖超声科医师，对于DDH容易过度诊断，出生后6周内的超声检查结果并不确切，应结合体格检查结果综合判断。

临床的常规检查主要包括Ortolani试验、Barlow试验、Allis征（又称Galeazzi征）、Trendelenburg征、望远镜试验（telescope test）和Thomas征。Ortolani试验和Barlow试验只用于检查新生儿和小婴儿。对可以站立的患儿可检查Trendelenburg征。望远镜试验主要出现在幼儿。大龄患儿可出现固定屈曲畸形（Thomas征阳性）。

Ortolani（"弹进"）试验：患儿仰卧，检查者一手拇指置于股骨内侧上段正对大转子处，其余四指置于股骨大转子外侧，另一手牵拉患肢并屈髋、屈膝和外展髋关节，同时置于大转子外侧的四指将大转子向前和内侧推压，可以听到弹响，有脱位的髋被复位的感觉，即为阳性。

Barlow（"弹出"）试验：患儿仰卧，在髋关节内收的位置上，检查者用拇指向外、后推压，可感觉股骨头自髋臼脱出，稍一牵拉又可复位，即为阳性。表示存在髋关节半脱位、不稳定或有脱位可能。

Allis征（又称Galeazzi征）阳性：即平卧位屈膝、靠拢双内踝，双膝不等高（图43-1-8）。双侧髋关节脱位可表现为对称性异常。

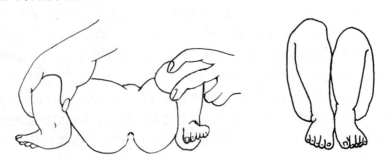

图 43-1-8　左侧蛙式征、Allis征阳性——左髋脱位

Trendelenburg征：单足站立，对侧屈髋、屈膝，正常负重侧臀中肌收缩会使对侧骨盆上提，反之，因臀中肌松弛而下降，即Trendelenburg征阳性（图43-1-9）。

望远镜试验（Telescope test）：患儿取平卧位，下肢伸直，检查者一手握住小腿，沿身体纵轴向上推，另一手摸着同侧大转子，如触及有活塞样活动感觉，为阳性。以幼儿体征更为明显。

Thomas 征：患儿取平卧位，健侧髋膝关节尽量屈曲，使大腿贴着躯干，双手抱住膝关节，并使腰部贴于床面。如患髋不能完全伸直，或虽能伸直但腰部出现前凸，则 Thomas 征阳性。

尽管 X 线检查对诊断新生儿期 DDH 并非十分可靠，但是 X 线检查可以提示严重的髋臼发育不良或畸胎型髋脱位，随着患儿年龄增大和软组织挛缩，X 线检查变得越来越有助于诊断和治疗。二次骨化中心未出现前，Perkins 象限是诊断依据，象限由双髋臼中心连线（Hilgenreiner 线）与髋臼外缘垂线构成，正

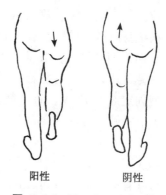

阳性　　　　阴性

图 43-1-9　Trendelenburg 征

常股骨近端位于内下象限，位于外下象限为半脱位，位于外上象限为脱位。髋臼中心与外缘连线与 Hilgenreiner 线的交角为髋臼指数（或称髋臼角），新生儿为 30°～40°，以后逐年减小，1 岁＜25°，12 岁减少至 15° 以下，角度增大说明髋臼发育不良（图 43-1-10）。正常自闭孔上缘至股骨颈内侧缘是一条平滑的弧线，此弧线中断提示脱位或半脱位。自股骨头中心与 Hilgenreiner 线画一垂线，再与髋臼外缘画一直线，两条线的交角为 CE 角，表示臼对头的包容状态，正常＞20°，脱位时可呈负角（图 43-1-11）。此外，还应测量颈干角与前倾角。

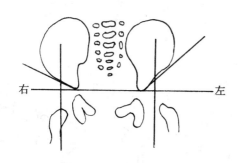

图 43-1-10　Perkin 象限

右侧：正常，髋臼角＜30°；

左侧：半脱位，髋臼角＞40°

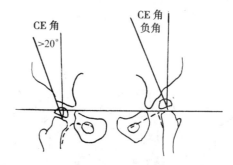

图 43-1-11　CE 角

右侧：＞20°；左侧：负角 Shenton 线（虚线）；右侧连续，左侧不连续

【鉴别诊断】

应与病理性髋脱位（pathologic dislocation of the hip）（新生儿髋关节感染极易造成髋关节脱位，脱位的股骨头未受到破坏，易与 DDH 相混淆）、麻痹性髋脱位（paralytic dislocation of the hip）及其他全身畸形并发的髋关节脱位（如多发关节挛缩 Arthrogryposis）相鉴别。

【治疗】

治疗越早，效果越好。对于从出生后至 6 个月龄的新生儿，治疗目的是稳定髋关节，可用宽尿布、连衣挽具和髋屈曲矫形器等，将髋关节维持在屈曲、外展、外旋位，多可自行复位（图 43-1-12），连衣挽具治疗的成功率为 85%～95%。如复位后髋臼仍发育差，可以继续应用髋单条外展支具维持头与臼的对应关系，刺激臼的发育。连衣挽具应全天穿戴，直至获得髋关节稳定为止，即 Barlow 试验及 Ortolani 试验阴性。如未早期发现或保守治疗失败，6～18 个月的婴儿首选麻醉下闭合复位、人字管型石膏固定。复位应在全身麻醉下施行，闭合复位前，应切开或经皮切断内收长肌，必要时同时切断髂腰肌腱，以轻柔的 Ortolani 手法复位。建议使用碘海醇行关节造影，若造影显示股骨头软骨缘于髋臼内壁间隙＞4 mm，提示头臼间有软组织嵌顿，阻碍复位。对此类患者应该放弃闭合复位，改用经前侧、前内侧或内侧入路行切开复

位。复位后人字管型石膏固定髋关节屈曲 95°、外展 40°～50°、旋转中立位共 2 个月后一般在全身麻醉下更换石膏，继续外展位石膏管型或支具固定 3～4 个月。18 个月至 36 个月的幼儿期是切开复位、股骨短缩旋转截骨和（或）骨盆截骨手术治疗的适应年龄，首选重建性骨盆截骨术，主要有髂骨截骨术、三联截骨术、髋臼成形术、Dega 截骨术。术后采用髋人字管型固定 8～12 周，直至截骨愈合，内固定可于术后 12～24 个月取出。5 岁以上患儿为防止关节坚硬，可行石膏固定 3 周继双下肢外展皮牵引 3 周。嘱患者行避免关节负重活动训练至术后 3～6 个月。对大龄儿童、青年甚至部分成年人，可采用骨盆内移截骨术，以减轻症状（图 43-1-13）。股骨头缺血坏死、再脱位、关节僵硬是术后最常见的并发症。成年人发生严重的退行性骨关节炎，引起明显疼痛时，可以行全髋关节置换术（图 43-1-14）。

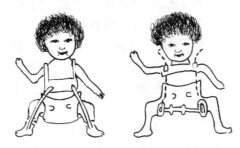

图 43-1-12 　Pavlik harness、髋屈曲矫形器

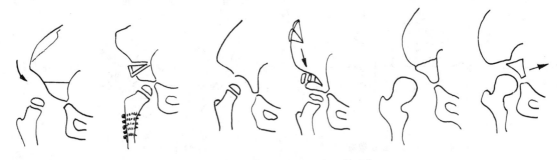

图 43-1-13 　髂骨截骨术、髋臼成形术、
骨盆内移截骨术示意图

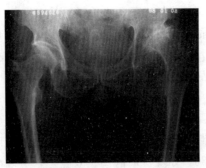
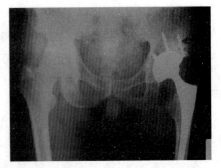

图 43-1-14 　左图为髋臼发育不良患者伴脱位及严重骨性关节炎发生；
右图为行全髋关节置换术后 3 年

四、先天性马蹄内翻足

先天性马蹄内翻足（congenital equinovarus），又称先天性畸形足（congenital clubfoot），是最常见的足畸形，男性多于女性，约半数为双足畸形，发生率约占存活新生儿的 1‰。

【病因】

马蹄足内翻的病因仍存在争议，目前有多种学说：一种理论认为距骨内的原始胚芽缺陷引起距骨持续性跖屈和内翻，并继发多个关节及肌肉肌腱复合体的软组织改变；另一种理论认为是多个神经肌肉单位内的软组织原发性异常引起了继发性骨性改变。有学者已经证明了患者的足内、外翻肌 Ⅰ、Ⅱ型肌纤维分布异常，患足的长度及宽度可能比正常足短 0.5 ～ 1 倍。

【病理改变】

马蹄内翻足的 4 种主要病理改变是高弓足以及跖屈、内翻和内收畸形。畸形的严重程度不一，可以为轻度的跖屈、内翻畸形，也可以是整个足处于跖屈和内翻的位置伴前足内收和高弓畸形。

【临床表现】

前足内收、内翻，后足跖屈、内翻，高弓，足外柱较内柱长。随年龄增长畸形加重。距骨颈偏向跖内侧，舟骨移位至距骨颈内侧，并旋转与内踝相接触，距跟关节矢状面下垂、冠状面内翻、水平面内旋。小腿三头肌（跟腱），踝关节后关节囊，三角韧带，跟腓韧带，距舟、舟楔、楔跖内侧及跖侧关节囊、跖筋膜及足底小肌肉、胫后肌、趾长屈肌、趾长屈肌、趾外展肌挛缩（图 43-1-15）。

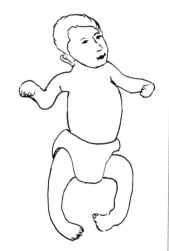

图 43-1-15　先天性马蹄内翻足（双侧）

【诊断】

出生后即呈现畸形，诊断不难，但应与脑瘫、多发关节挛缩、脊髓脊膜膨出、神经性肌病、神经源性损伤所致的足畸形相鉴别。

【治疗】

马蹄内翻足的初期治疗为非手术治疗，包括系列手法按摩、矫正夹板和连续石膏矫形。矫正顺序为首先矫正前足内收，继之矫正足跟内翻，最后矫正后足跖屈畸形。具体手法是将足跟握持在手心，另一手用拇指、示指、中指捏持前足，将前足外展、外翻，待前足畸形过度矫正后，再将踝关节背伸，同时将跟骨外翻。连续石膏矫形亦按上述顺序，出生后就可开始，最佳治疗年龄为出生后 1 周内，每周都要进行轻柔的手法矫形和石膏固定，可以每周更换 2 次矫形石膏，1 个月后每 2 周更换一次，3 个月后每 3 周更换一次。2 个月前用长腿石膏后托于 90° 屈膝位固定，2 个月后用长腿石膏管型制动（图 43-1-16）。矫正过程必须循序渐进，否则会出现摇椅足；必须禁忌暴力，否则会损伤软骨造成永久性僵足。Denis Brown 矫形器（图 43-1-17）可通过逐渐将足外旋、减小足底板与垂直臂角度，达到矫形目的。此矫形器更多用于维持矫形位置。半岁以上者保守治疗往往难以奏效。

捏持矫正足畸形、石膏绷带一直缠绕住捏持手指，然后翻折石膏露出趾端，塑形矫正畸形。

马蹄内翻足的手术适应证为经过系列手法按摩和石膏矫形治疗后，畸形仍没有得到矫正者。手术方法必须适合于患儿年龄和需要矫形的畸形程度。手术治疗以软组织松解应用最广，从最简单的跟腱延长、后关节囊松解、跖底松解，到更为彻底的后内侧松解（图 43-1-18）、后内外侧松解（Mckay）（图 43-1-19）。松解后足骨性畸形未能充分矫正者，可辅以关节外截骨——骰骨截骨、跟骨截骨术矫正。胫前肌止点外移有利于恢复动态肌力平衡。大龄患儿 10 岁以后，只能通过三关节融合（距跟关节、距舟关节、跟骰关节）矫正畸形。此外，还可运用伊利扎诺夫（Ilizarov）技术矫形，逐渐矫正畸形。

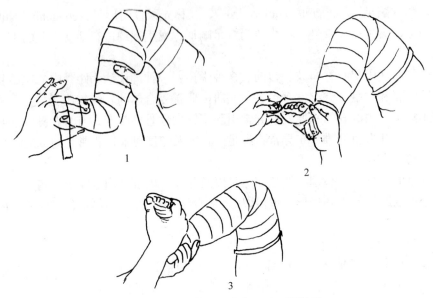

图 43-1-16　先天性马蹄内翻足石膏矫形

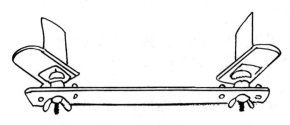

图 43-1-17　Denis Brown 矫形器

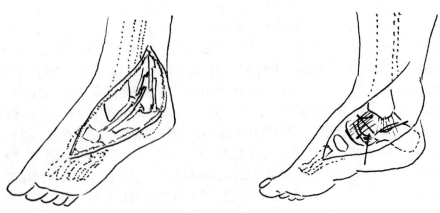

图 43-1-18　后内侧松解
延长跟腱、胫后肌腱，切断胫舟、胫跟、跟舟韧带

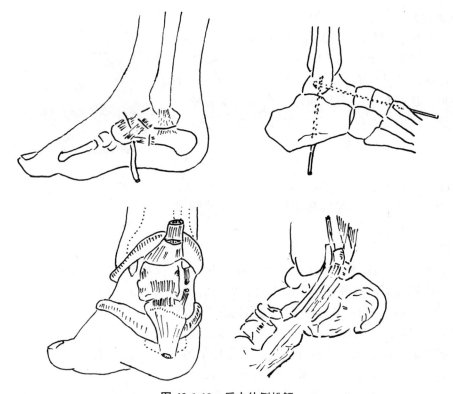

图 43-1-19 后内外侧松解

冠状面延长跟腱，延长胫后肌腱、趾长屈肌腱、长屈肌腱；

切断三角韧带背侧距舟、跖侧跟舟韧带和关节囊

第二节　姿态性畸形

一、平足症

平足症（flat foot）俗称扁平足，通常指足部内侧纵弓低平或消失，常伴足跟外翻、距下关节轻度半脱位、跟腱短缩等畸形。易变性平足比较柔软，在非负重的情况下，足弓的外观正常。如果在非负重的状态下也不存在可接受内侧纵弓，往往为病理性平足，通常较僵硬（痉挛性平足）。新生儿、小婴儿足底软组织丰富且关节松弛，没有纵弓是正常现象。初学步时，步横距大，足轻度外翻亦属正常。2 岁以后纵弓形成，如仍不出现则属于平足。本病发生率约为 1‰，男女发病率之比为 2：1。

【病因】

发病可分为先天性和继发性因素，该病有明显的遗传特点。先天性因素主要包括：①跟骨外翻畸形。②垂直距骨。③足舟骨结节过大。④儿童骨骺未融合或有足副舟骨（accessory navicular bone）；其中足副舟骨（图 43-2-1）是平足常见的原因，正常人群中 10% 存在，2% 有症状。⑤先天性足部韧带、肌肉松弛等，均可导致扁平足。继发性因素主要包括：①长久站立或负重导致足弓的韧带疲劳进而逐渐松弛；②足部疾病，如类风湿关节炎、骨结核等；③穿鞋不适，走路姿势不正确，导致足过度前倾，足纵弓遭到破坏；④体重过大，缺乏锻炼，导致小腿、足部肌肉萎缩，不能维持足弓张力。

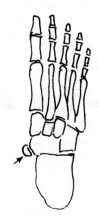

图 43-2-1 副舟骨

（如箭头所示）

【临床表现】

开始表现为易变性平足（flexible flatfoot），站立全足负重时足纵弓消失，足趾站立时纵弓恢复（图43-2-2）。以后逐渐加重，足纵弓消失，跟骨轻度外翻、前足于距舟关节外展、踝背伸活动范围减小，继而出现易疲劳、腿痛等症状。体格检查可见足腰部肿胀，足印肥大，全足宽阔、低平，跟舟韧带部压痛。

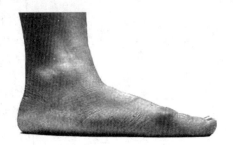

图43-2-2　易变性平足

【诊断】

易变性平足容易诊断，但需与病理性平足（如先天性垂直距骨、跗骨桥）引起的痉挛性平足，以及脑瘫、脊膜膨出引起的继发平足相鉴别。

【治疗】

对于轻型患者，可以采取非手术疗法。易变性平足者应及早应用足纵弓垫（图43-2-3），并主动练习踝背伸肌力，以利于足弓的发育。副舟骨常导致临床症状，也应先试行保守治疗，应用足纵弓垫，多数症状可以缓解。少数保守治疗失败者可行副舟骨切除胫后肌腱附着修整术。其他任何矫正易变性平足的手术均应以缓解可引起功能障碍的疼痛为目的，只有在各种保守治疗均无效的情况下方可采用，手术方法包括 Miller 手术和三关节融合术。僵硬性平足经常由足的先天性骨畸形引起，常产生严重的症状，仅仅通过改变鞋具的保守治疗难以达到缓解症状的目的，因此，往往需要针对不同情况采取手术治疗。

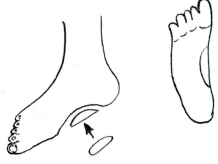

图43-2-3　应用足纵弓垫矫正平足

二、踇外翻

第一跖骨内翻（第一与第二跖骨间夹角＞10°），踇趾斜向外侧（外翻角＞15°），称为踇外翻（hallux valgus），多见于中年女性，男女发病率之比为 1 ∶ 25。

【病因】

踇外翻的发生和诸多因素有关，其中与机械因素有密切的关系，如儿时穿小鞋、成人穿尖头鞋和高跟鞋等。与遗传因素（如第一跖骨过长或过短，胫后肌附着异常，扩展至收肌斜头、短屈肌腓侧）有关。平足与外翻互为因果。

【临床表现】

早期踇趾的跖趾关节内侧及跖骨头内侧囊炎处肿胀、疼痛，呈现外翻畸形，后期囊炎变为骨样硬度疣样肿物，第二趾受挤压出现畸形，行走困难，足的负重关系完全改变。典型外翻畸形包括：第一跖骨内翻、趾外翻、囊形成、第一跖趾关节炎，畸形严重者，第二趾有时被挤到足趾背侧形成锤状趾样畸形（图43-2-4）。

体格检查时要在患者负重和不负重两种状态下检查畸形情况，以便了解患者在平时生活中踇外翻的真正情况。

【诊断】

容易诊断，轻度外翻与平足往往并存，需辨认哪一个是造成畸形的主要原因。第一跖趾关节是痛风易侵犯部位，检查血尿酸值有助于与痛风性关节炎相鉴别。X线检查患者负重时的正侧位像以测量第一

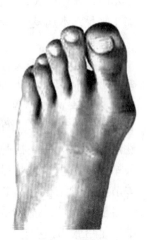

图43-2-4　踇外翻畸形

与第二跖骨间夹角，瞬趾外翻角。

【治疗】

治疗可分为保守治疗和手术治疗。对于早期病变，症状较轻的患者，可以采取保守治疗，主要包括：①改变穿鞋习惯，穿合适的鞋；②镇痛药物止痛；③理疗。避免不利于足正常发育与正常负重关系的机械因素，可以明显减少外翻的发生与加重。对于症状较重，保守治疗无效的患者，可以采取手术治疗。手术的基本目的是切除囊炎和骨性突起，矫正瞬趾畸形，但是很难完全消除症状。被推荐用于治疗外翻的手术有 100 多种，软组织手术主要包括 McBride 手术（图 43-2-5）和各种改良 McBride 手术等；骨和软组织的联合手术主要包括 Keller 关节切除成形术（图 43-2-6）和改良 Keller 手术等；跖骨截骨术主要包括各种第一跖骨远端截骨术（如 Mitchell 手术及 Chevron 截骨）和第一跖骨近端截骨术（如弧形截骨术、Chevron 截骨术、Ludloff 截骨术和 Scarf 截骨术）。其他手术方法还包括内侧楔骨截骨术、近节趾骨截骨术（Akin 截骨术）和第一跖趾关节融合术等。

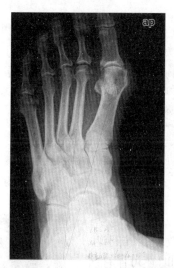
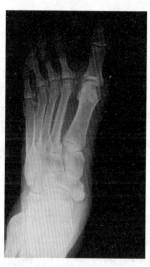

图 43-2-5　McBride 手术矫正外翻畸形

左图为术前 X 线表现，右图为术后 X 线表现

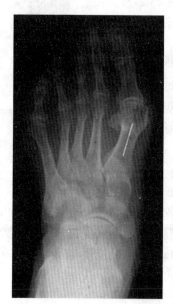
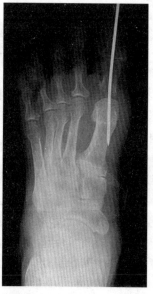

图 43-2-6　Keller 手术矫正外翻畸形

左图为术前 X 线表现，右图为术后 X 线表现

知识拓展：接骨板固定第一跖趾关节融合术手术步骤

近年来，还有学者开展了跖趾关节重建的研究，研究设计了一种专门为跖趾关节设计的双柄可屈伸绞索式假体，该假体的植入可以改善足趾的外观，维持足趾长度，保证其稳定性。

三、脊柱侧凸

正常情况下，脊柱在额状面上不应有任何弧度，一旦向两侧出现弧度，则称脊柱侧凸（scoliosis）。国际脊柱侧凸研究学会（scoliosis research society，SRS）对脊柱侧凸的定义：应用 Cobb 法测量站立正位 X 线像上脊柱侧方弯曲，如角度大于 10°，则定义为脊柱侧凸。总体上脊柱侧凸可分为结构性与非结构性两大类。非结构性脊柱侧凸即脊柱内部结构没有破坏，包括姿态性、代偿性、抗痛性、癔症性脊柱侧凸。结构性脊柱侧凸又分特发性、先天性、神经肌肉性和骨源性脊柱侧凸等。此处只重点介绍特发性脊柱侧凸。特发性脊柱侧凸（idiopathic scoliosis）最常见，占全部脊柱侧凸的 80%。

【分型】

按发病年龄可分为：①婴幼儿型，于出生后至 3 岁发病，较少见，男性多于女性，多表现为胸椎左凸，70% ～ 90% 的病例可以自行矫正，少数继续加重。②儿童型，3 ～ 10 岁发病，多数发病于 6 岁以前，类型多样，但以胸椎右凸较多见，一般进展缓慢。③青少年型，10 ～ 16 岁发病，多为胸椎右凸，或胸腰段右凸。进展速度不一，有的青春期很快加重，有的缓慢加重。个别病例发病于骨生长停止后，极少见。

【病因】

特发性脊柱侧凸的病因不明，但侧凸的发展可能与以下因素有关：女孩多于男孩；月经初潮前；双弧侧凸多于单弧侧凸；胸椎侧凸多于腰椎侧凸；较为严重的侧凸。

【病理改变】

脊柱侧凸的病因很多，但是病理变化相似。主要包括：椎体、棘突、锥板及小关节的改变，肋骨的改变，椎间盘、肌肉和韧带的改变和内脏的改变。脊柱侧凸同时还可伴有前凸与后凸，特发性脊柱侧凸以侧凸为主，伴有明显的旋转畸形。多数病例只有一个主弧线，近、远端各有一个代偿弧线。少数病例存在两个弧线，无主次之分（图 43-2-7）。由于椎体向凹侧旋转，导致凹侧肋骨互相分开，造成胸廓的扭曲、成角畸形，凸侧后背隆凸，凹侧前胸突起，弯腰时尤为明显，呈现典型的"剃刀背"畸形（图 43-2-8）。剃刀背越高，说明脊柱旋转角度越大。棘突偏向凹侧。凹侧韧带、肌肉挛缩，凹侧椎体受压呈楔状变形，凹侧椎板和椎弓变短、增厚。严重者肺受压，肺活量明显减小，心脏移位，右心室肥厚、扩张，腹腔内脏器向盆腔下垂。

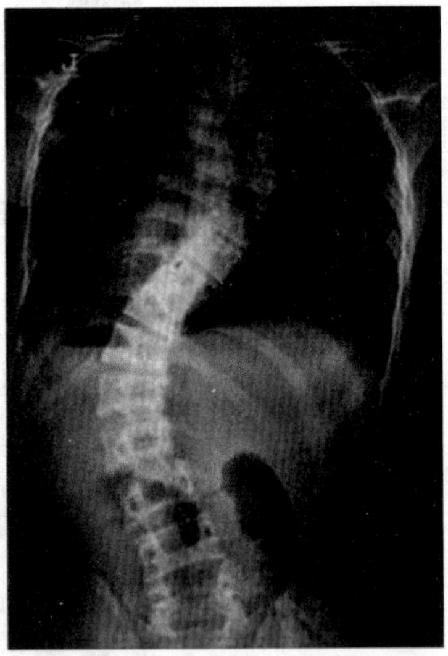

图 43-2-7 脊柱侧凸的 X 线表现

【临床表现】

婴幼儿型脊柱侧凸多数弧度在 1 ～ 2 年内消失，少数于 7 ～ 8 岁消失，弧度不消失且逐渐加重的患儿多身材矮小，侧凸常伴有后凸，幼儿型双曲线者有明显加重趋势。儿童型多数侧凸弧度进展缓慢，甚至不随生长加重，少数进展较快，青春期发展尤其快。青少年型脊柱侧凸可伴有脊柱前凸，其进展速度与发生年龄有关，发生于青春期以前者，其发展速度快于发生于青春期以后的病例。

【诊断】

详细的病史询问、体格检查和相关的辅助检查对于脊柱侧凸的诊断十分重要。病史的采集要包括与脊柱畸形有关的一切问题，如患者健康状况、年龄和性成熟情况，还要包括其母亲当

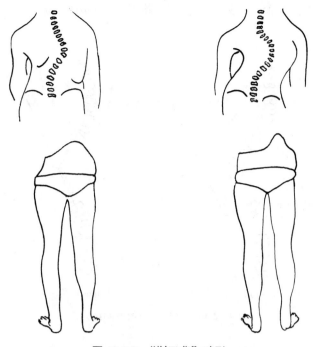

图 43-2-8　"剃刀背"畸形

脊柱侧凸越严重，弯腰时畸形越明显

时的妊娠情况及家族史。体格检查中，对每一例脊柱侧凸除记录侧凸部位与凸向外（如胸椎右凸可以用"右胸"描述，胸椎左凸、腰椎右凸双曲线则记录为"左胸右腰"），还应检查脊柱的活动度，特别应记录俯卧位、站立位、牵引状态下侧凸弧线的变化，以判断脊柱的柔韧度。测量和记录患者的站高和坐高，测量结果应和以后的结果相比较，从而确定患者的整个身高以及这些变化是否由下肢的生长或躯干的增长或缩短所引起。检查有无神经症状。特别要注意与其他性质的脊柱侧凸相鉴别。

X 线测量：通过站立前后位 X 线检查测量侧凸角度与椎体旋转程度。X 线检查范围至少要包括第一胸椎和第一骶椎。不论是确定脊柱侧凸的严重程度，还是制订手术计划，或是进行治疗前后的比较，均需要进行准确的测定。本节选取两种经典的测量法进行脊柱侧凸的测定。终椎是指向所测量的侧凸凹侧倾斜角度最大的椎体。总的来说，自侧凸的顶椎开始，下终椎下方或上终椎上方的椎间隙在侧凸的凹侧开始增宽。在侧凸范围内，凸侧的椎间隙常宽于凹侧。

Cobb 角测量法：最常用，定位上、下终椎，划出上终椎上表面与下终椎下表面所引出的垂线的交点，两条垂线的夹角即侧凸的角度（图 43-2-9）。

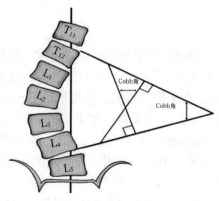

图 43-2-9　Cobb 角测量法

　　Ferguson 角测量法：很少用，划出上、下终椎及顶椎的中心点，三点连线形成的差角即侧凸的角度（图 43-2-10）。

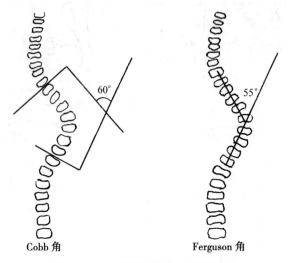

Cobb 角　　　　　　　　　　Ferguson 角

图 43-2-10　脊柱侧凸角度测量方法

　　椎体旋转度的测量：通常采用 Nash Moe 法：根据正位 X 线椎弓根影像移位的情况将椎体旋转分为 5 度。0 度：双侧椎弓根对称。Ⅰ度：双侧椎弓根均向凹侧移位，但均在椎体轮廓内。Ⅱ度：凸侧椎弓根接近中线，凹侧椎弓根近消失。Ⅲ度：凸侧椎弓根达到中线，凹侧椎弓根消失。Ⅳ度：凸侧椎弓根越过中线（图 43-2-11）。

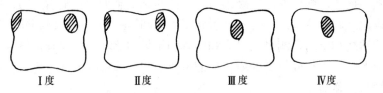

Ⅰ度　　　　　　Ⅱ度　　　　　　Ⅲ度　　　　　　Ⅳ度

图 43-2-11　Nash Moe 椎体旋转度判定方法

　　脊髓造影可以用来排除先天性脊柱侧凸中的神经系统畸形。CT 对脊椎、脊髓、神经根病变的诊断具有明显的优越性，可以显示 X 线无法清晰显示的部位。MRI 对椎管内病变的分辨率强，有利于明确病变的性质，如水肿、压迫、血肿、脊髓变形等。

　　此外，肺功能检查中肺活量的减少和侧凸的严重程度呈正相关。电生理检查可以评估脊柱侧弯的患者有无神经、肌肉系统障碍，主要包括肌电图检查、神经传导速度测定和诱发电位检查等。发育成熟度在评价脊柱侧凸的治疗中也尤为重要，主要包括第二性征、骨龄、椎体骺环和髋臼 "Y" 形软骨。

【治疗】

　　对于不同类型的脊柱侧凸，视畸形严重程度、进展速度、患儿年龄决定治疗方法。幼儿型脊柱侧凸理想的治疗方法是使幼儿处于俯卧位。对自愈性侧凸患者只需要观察，每 4～6 个月进行体格检查和 X 线检查一次，直至侧凸自愈。对进展性侧凸患者可以通过合适的胸腰骶矫形器或颈、胸、腰、骶矫形器阻止进一步发展。如果佩戴矫形器仍不能阻止侧凸进一步发展，可以行小范围融合术，如皮下 Harrington 器械内固定或皮下多钩节段性器械内固定。少年型和青少年型脊柱侧凸的治疗原则基本一样。对侧凸小于 20° 的年轻患者可以每 6～12 个月检查一次，对侧凸较大的患者应该每 3～4 个月检查一次。如果发现侧凸大于 25° 且有进展（每6 个月增加 5° 以上），应考虑支具治疗（图 43-2-12），支具治疗要求正规治疗，每天至少佩戴

22 小时。如果出现以下情况，应考虑手术治疗：生长期儿童脊柱侧凸不断加重；青春期的严重畸形（＞ 50°）伴有躯干不对称；非手术方法不能缓解的疼痛；胸椎前凸，明显的外观畸形。根据具体情况可以采用不同的手术入路（后路、前路和联合方法）、内固定器械（Harrington 棒、Lugue 杆等）（图 43-2-13）和脊柱融合技术。

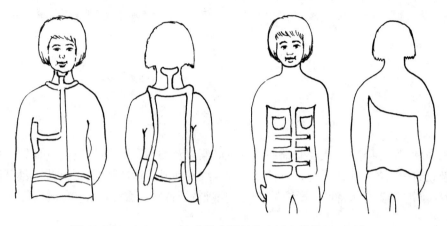

图 43-2-12　Milwaukee 支具、矫形背心矫正脊柱侧凸示意图

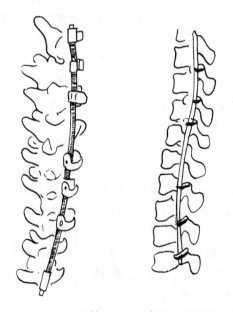

图 43-2-13　Harrington 棒、Luque 杆矫正脊柱侧凸示意图

（禹宝庆　张　旭）

骨肿瘤

第一节 概　述

　　骨肿瘤与软组织肿瘤是一大类骨骼肌肉系统肿瘤以及类肿瘤疾患的总称，可以发生在骨内或起源于骨及软组织的各种组织成分，包括原发性、继发性或转移性肿瘤。每种肿瘤具有不同的好发年龄、发病部位，其临床特点、影像学表现、病理特征各异，治疗方法和预后也各不相同。

一、分类

　　原发性骨肿瘤主要是根据肿瘤组织的形态结构，特别是肿瘤细胞所显示的分化类型及所产生的细胞间物质类型进行分类，有些还需要参考细胞的超微结构或免疫组化特征，主要包括软骨源性肿瘤、骨源性肿瘤、纤维源性肿瘤、造血系统肿瘤、富于巨细胞的破骨细胞肿瘤、脊索样肿瘤、血管性肿瘤、肌源性肿瘤、脂肪源性肿瘤、未明确肿瘤性质的肿瘤、杂类肿瘤等。在此基础上，结合肿瘤的生长特性，将各种骨肿瘤分为良性、中间性和恶性。详细分类可见最新的第 4 版《WHO 骨与软组织肿瘤分类》。继发性骨肿瘤则为骨外组织或其他骨的肿瘤经血液、淋巴系统等途径转移至骨而发生的骨破坏性疾病。

二、流行病学

　　因为骨与软组织肉瘤是一组少见的异质性肿瘤，而且大部分统计学资料是根据死亡病例得到的，并不能够完全代表全部肿瘤，所以其准确发病率常难以统计。在美国，每年新增6000 ～ 7000 例软组织肉瘤和 2500 例原发于骨的肉瘤。总体上，发生于骨和软组织的肿瘤不足成人恶性肿瘤的 1%，占儿童恶性肿瘤的 15%。在原发恶性骨肿瘤中，骨肉瘤发病率最高，约占 35%，占 25% 的软骨肉瘤紧随其后，尤因肉瘤只占 16%。在美国和欧洲，骨肉瘤的发病率大约为每年 2 个新发病例 /100 000 人。

三、病因学

　　骨肿瘤的发生是一个极其复杂的过程，单个分子或基因的改变通常不能导致肿瘤。许多不同的基因对各种传导通路均有影响。一方面，这些基因出现变异可能导致相似的功能结果，产生相似的肿瘤。另一方面，任何肿瘤均同时存在多种传导通路的改变。骨与软组织恶性肿瘤的病因目前仍不是很清楚，但是这些肿瘤不同的发病方式提示可能有不同的病因。发病的危险因素包括放疗史、化学物品（如氯乙烯、砷）接触史、免疫缺陷、慢性组织感染（异体的内固定物、淋巴水肿），以及一些前驱病变，包括神经纤维瘤病、Paget 病、骨梗死和遗传性肿瘤综合征（遗传性视网膜神经胶质瘤、Li-Fraumeni 综合征、Gardner 综合征）等。

（一）骨肉瘤的病因学研究

　　骨肉瘤的发生、发展过程与多种重要基因的改变有关，这些基因包括抑癌基因的失活，染色体区域的获得、丢失或重排，以及信号转导通路的异常调整等。*Rb1* 和 *p53* 抑癌基因与骨肉瘤细胞周期的调节及发病机制密切相关。与 Rb1 和 p53 通路改变的相关变异基因还包括 *MDM2* 基因、*CDK4* 及肿瘤生长因子 β（TGF-β）。HER2/neu 的过表达，Paget 病患者 NF-kB 信号通路中受体激活剂（RANK）的改变以及色素沉着综合征患者 *RECQL4* 基因的突变都与骨肉瘤的发生有关。*RANK* 是参与调整骨骼重塑过程至关重要的基因。此外，RANK 信号通路的改变也与骨的 Paget 病密切相关。一些重要的信号通路、蛋白质或细胞因子也在骨肉瘤发展过程中起着重要的作用，并可对以后的治疗提供指导意义。以 Wnt 通路为例，该信号通路能控制破骨细胞和成骨细胞的分化，对骨的发育和维持内环境平衡至关重要。同时，Wnt 信号通路也与骨肉瘤的转移有着密切联系。研究发现，骨肉瘤细胞系中使用 GSK3β 抑制剂可激活 Wnt 通路，而此时骨肉瘤细胞的增殖能力被抑制，并且获得成骨分化能力。一些研究也发现使用基因或药物治疗的方法下调 Wnt 通路可加强骨肉瘤细胞的侵袭力和移动能力，相关的临床观察也发现肺转移率明显增高，生存率明显降低。其他研究还发现人类骨肉瘤细胞 Wnt 抑制剂因子 1 的表观沉默现象，应用靶向阻断小鼠基因能加速骨肉瘤的进展。目前，关于上调还是下调 Wnt 通路才能促进骨肉瘤的形成及其恶性行为的具体机制并不明确。骨肉瘤还存在表观遗传学方面的改变，其细胞通常保持启动子超甲基化状态作为抑制基因表达的方法，以获得和维持肿瘤的表型。这种超甲基化状态能沉默多种抑癌基因的功能。有研究分别对 30 例正常标本和骨肉瘤标本进行基因的甲基化异常对比检测发现，在骨肉瘤标本中，*RASSF1A*、*MGMT*、*GSTP1*、*APC*、*DAPK1* 及 *CDH1* 基因出现高甲基化，而且进一步研究发现，高甲基化的程度与患者的预后有关。在骨肉瘤中，也发现存在多种异常表达的 microRNA。Maire 等通过 microRNA 微阵列分析发现，与成骨细胞相比，骨肉瘤细胞存在 38 种 microRNA 差异性表达。研究报道 microRNA-145 在骨肉瘤中低表达，在骨肉瘤细胞中诱导 microRNA-145 的表达可下调 VEGF 表达，从而抑制骨肉瘤侵袭能力和血管形成能力。

（二）尤因肉瘤的病因学研究

尤因肉瘤具有特异性融合基因，位于 22 号染色体的 *EWS* 基因与位于 11 号染色体的 *ETS* 转录因子家族融合而形成 *EWS-ETS* 融合基因，主要为 *EWS-FLI1*（约占 85%）。*EWS-FLI1* 与 RNA 解旋酶 A（RHA）能够形成尤因肉瘤发病所必需的转录复合体，可以调节转录的合成与降解，是尤因肉瘤重要的发病机制。EWS-ETS 基因重组产生了包括 EWS 蛋白的 N′ 端及 ETS 转录因子 C′ 端 DNA 结合域的嵌合融合基因。EWS 部分含有一个为强力转录活化因子的关键络氨酸残基。当 FLI1 蛋白提供的 DNA 结合域与 EWS 结合结合后，EWS-FLI1 融合蛋白获得强力的转录激活能力。因此，EWS-ETS 蛋白被认为是异常转录因子而发挥其致癌能力。*EWS-FLI1* 基因调节靶基因转录的准确分子机制并不清楚。*EWS-FLI1* 和 *FLI1* 基因能够在靶基因的启动子部位与高亲和力的 ETS- 结合部位（ACCGGAAG/aT/c）结合。但是，融合基因中 EWS 的 N′ 端较野生型 *FLI1* 基因 N′ 端具有更强的转录活性。目前，当 EWS 的靶基因启动子缺乏经典高亲和力 ETS 结合部位时，重复的 GGAA 微卫星体被认为是 *EWS-FLI1* 基因的反应元件。尽管 FLI1 和 EWS-FLI1 在体内及体外都能够结合微卫星体，但是只有 *EWS-FLI1* 基因可以通过这些反应元件活化转录。这些发现提示融合蛋白仅仅与靶基因结合不能产生致瘤作用，融合蛋白活化靶基因是获得致癌性的关键机制。

四、骨肿瘤的诊断

骨肿瘤需要结合临床表现、影像学表现、病理学表现进行综合诊断。同时还应注意骨肿瘤有比较明显的年龄部位分布。例如，骨肉瘤多发生于 20 岁以下的青少年，80% 发生于长骨干骺端；软骨肉瘤多见于成年人，发病率随着年龄增长而递增，50% 以上的软骨肉瘤发生在长骨末端，骨盆和肋骨为其次好发的部位；尤因肉瘤常见于 10 ～ 20 岁人群，容易累及骨干；而骨转移瘤则多见于老年患者，容易累及股骨、肱骨、脊柱。

（一）临床检查

骨肿瘤患者的病史和体格检查通常缺乏特异性。患者的年龄是最重要的有助于鉴别诊断的信息。常见的良性骨肿瘤和发育性病变，如骨软骨瘤、单纯性骨囊肿、软骨母细胞瘤、组织细胞增生症、骨样骨瘤，主要见于正在生长发育的骨。发生于青少年患者的恶性肿瘤有骨肉瘤、尤因肉瘤和转移性神经母细胞瘤。骨巨细胞瘤则多发生于 20～40 岁成人。而 40 岁以上的患者，最大的可能是转移性癌或骨髓瘤。疼痛在几乎所有的恶性肿瘤中是最早和最常见的症状，可能呈间歇性，只在休息时明显，逐渐变得剧烈且影响睡眠。骨肿瘤的第二个主要症状是肿胀，肿胀可能持续相当长的时间，这种情况主要见于良性肿瘤，肿胀可不引起其他不适。在恶性骨肿瘤中，肿胀发展迅速。肿瘤发展到一定程度会引起表面皮肤的变化，如皮肤绷紧发亮、静脉充盈明显、温度升高、出现条纹，最后导致破溃。邻近关节的肿瘤会导致活动受限。对可疑为转移癌或有多发骨病变（如多发性遗传性骨转移骨瘤病）的患者，需要询问既往病史、家族史。总结骨肿瘤的病史和临床表现，重点包括：①患者的年龄；②症状持续的时间，良性病变通常存在很长时间，恶性肿瘤的症状则多为数周或数月；③生长速度，肿块增长迅速（如数月或数周）者恶性肿瘤的可能性大；④疼痛，良性病变多无疼痛，恶性肿瘤常引起疼痛；⑤外伤史，骨膜反应有可能为骨痂；⑥感染发热病史，骨病变应排除骨髓炎；⑦个人或家族肿瘤史，对有前列腺、肺、肾、乳腺或甲状腺癌症病史的患者，骨病变应首先排除骨转移。

（二）影像学检查

1. X 线检查 对于评估骨肿瘤的组织学来源是最为可靠一种检查，是进一步影像学检查诊断的基础。大体上来说通过 X 线检查结果可以作出如下决定：①不需要进一步的随诊（如非骨化性纤维瘤、无症状的纤维异样增殖症）；②一段时间后复查（如不需治疗的单纯性骨囊肿、嗜酸性肉芽肿、内生软骨瘤）；③需要立即活检并且治疗（如成软骨细胞瘤、巨大的有症状的骨囊肿、间室内的动脉瘤样骨囊肿）；④当病变不确定或者需要活检时，则要进一步的影像学检查和分期（如嗜酸性肉芽肿和尤因肉瘤、内生软骨瘤和低度恶性软骨肉瘤、胫骨的纤维异样增殖症和造釉细胞瘤）或者是肿瘤的性质需要进一步的分期（全部骨的原发恶性肿瘤、需要分期的非恶性肿瘤，如骨巨细胞瘤、大的动脉瘤样骨囊肿以及侵袭型良性椎体肿瘤）。

2. CT 及 MRI 可以为骨肿瘤的诊断提供进一步的信息。CT 对于显示钙化、骨膜反应以及骨皮质的变化方面有优势。MRI 有非常好的对比信号，因此在判断软组织肿块范围及髓腔内的侵犯长度方面有明显优势，而且同时能够提供水平位、冠状位以及矢状位的影像学资料，为制订活检和手术方案提供非常好的帮助。

在评估是否为单发骨病变时，应常规采用锝 ^{99m} 标记的磷酸盐和锝 ^{89m} 标记的双磷酸盐进行骨扫描检查。尽管骨扫描也可以显示骨内病变的侵犯范围，但在判断髓内病变与正常骨髓方面与 MRI 检查结果不一致，并且不能确切地判断间室外的肿瘤范围。放射性核素摄取增加高度非特异。任何骨的病理过程导致新骨形成（反应性或肿瘤性），血供增加，骨代谢异常以及正常的生长，均可能会有放射性核素摄取增加。因此，骨扫描在判断肿瘤的类型以及区别良、恶性肿瘤方面并没有特异性。

（三）病理检查

活检对于骨肿瘤分期和制订手术方案非常重要，除非能够通过其他方法判断肿瘤的性质，否则应该对全部病例进行活检。对于进行根治性手术，放疗或者化疗的病例，也不应进行活检。常用的活检方式为：①采用骨核心活检针的穿刺活检；②切开或切除性活检。应由参加最终肿瘤切除手术的骨肿瘤医生开展活检操作，由有骨肿瘤诊断经验的病理医生进行诊断。

五、骨肿瘤的手术治疗原则和方法

（一）骨肿瘤的外科分期（Enneking 分期）

手术切除是治疗恶性骨与软组织肿瘤的主要方法。由于手术种类较多，需要一个外科分期系统以指导治疗，并进行治疗结果的比较。现在常用的骨肿瘤外科分期系统由 Enneking 等制订（表44-1-1），基于外科等级（grade，G）、肿瘤局部范围（tumor，T）和有无局部或远隔转移（metastasis，M）。外科等级可分为低级（G_1）和高级（G_2）；肿瘤范围分为间室内（T_1）和间室外（T_2）。良性肿瘤分期用阿拉伯数字 1，2，3 表示：1 期（静止）病变，临床上无症状，放射学及组织学所见良性（G_0），位于完好的囊内（T_0），可以在间室内或间室外，没有转移（M_0）；2 期（活动）病变，组织学上也是良性（G_0），位于囊内（T_0），没有转移（M_0）；3 期（侵袭）病变，组织学良性（G_0），超出包囊外（T_0），有时扩展到间室外（T_1），一般无转移（M_0），偶尔可发生转移（M_1）。恶性肿瘤分期用罗马数字 Ⅰ、Ⅱ、Ⅲ 表示，每一期又分为 A（间室内）和 B（间室外）两组，以区分位于自然屏障内或外。该系统综合了骨与软组织肿瘤患者的临床发展、影像学特征；明确了肿瘤发展阶段，按局部复发及远隔转移的危险性分出层次级别，为外科治疗提供依据；将肿瘤分期与手术指征、辅助治疗联系起来；为肿瘤的手术或非手术疗法效果进行比较，提供医学参数。

表44-1-1　骨肿瘤的Enneking分期

良性	1. 静止性	
	2. 活动性	
	3. 侵袭性	
恶性	Ⅰ. 低度恶性无转移	
	A. 间室内	B. 间室外
	Ⅱ. 高度恶性无转移	
	A. 间室内	B. 间室外
	Ⅲ. 低度或高度恶性有转移	
	A. 间室内	B. 间室外

1. 外科等级　反映肿瘤生物学行为及侵袭性程度，包括卫星灶形成、区域性转移和远隔转移。这些危险性体现在手术后的局部复发和转移。外科等级取决于肿瘤的组织学形态、放射线表现和临床病程等。根据这些情况，病变可分成良性（G_0），低度恶性（G_1）和高度恶性（G_2）。

2. 肿瘤局部范围　肿瘤局部范围或外科解剖部位（T）是指病变是否局限在一个解剖的间室内，即在限制肿瘤扩展的自然屏障内。恶性肿瘤位于在解剖间室内还是间室外，对预后是重要的因素。自然的结缔组织屏障包括皮质骨、关节软骨、关节囊、腱鞘囊等。由于所有的主要血管、神经位于间室外空隙内，侵犯它们的病变，容易快速且不受限地扩展。间室内的定位是"骨内、关节内、皮下、骨旁和筋膜内"，起源于间室外组织或从间室内病变扩展到间室外的属于间室外病变，切除不完全常导致复发。

3. 转移　肿瘤转移与预后和手术计划有关。肉瘤转移的主要部位是肺，局部淋巴转移少见。转移提示病变失控，预后极差。

（二）外科手术方式

外科分期是为了更好地选择手术方式。肿瘤的手术边界按切除平面及组织学所见分为 4 种（表44-1-2），每种手术又可分为保留肢体切除和截肢。

表44-1-2　肿瘤手术边界

种类	切除平面	组织学所见
囊内切除	肿瘤内手术	边界有肿瘤组织
边缘切除	在反应区内囊外	反应组织可有显微卫星肿瘤
广泛切除	超越反应区正常组	正常组织可有跳跃
根治切除	正常组织间室外	正常组织

外科分期对手术的设计有很大帮助。良性 1 期病变病程是静止的，囊内切除无复发。良性 2～3 期病变病程活动，囊内手术或边缘囊外手术后有一定复发风险，需要辅助治疗，广泛切除能大幅度降低复发率（表 44-1-3）。ⅠA 期低度恶性间室内肉瘤有症状，生长慢，间室内切除有较高复发率。ⅠB 期低度恶性间室外病变，广泛切除复发率低。Ⅱ期肿瘤在没有辅助治疗的帮助下，常需要根治性间室外切除才获得较低复发率（表 44-1-4）。

表44-1-3　良性肿瘤分期与手术种类

分期	分级	部位	转移	能控制的手术
1	G_0	T_0	M_0	囊内切除
2	G_0	T_0	M_0	边缘切除或囊内切除加有效辅助治疗
3	G_1	$T_{1\sim2}$	$M_{0\sim1}$	广泛切除或边缘切除加有效辅助治疗

表44-1-4　恶性肿瘤分期与手术种类

分期	分级	部位	转移	能控制的手术
Ⅰ A	G_1	T_1	M_0	广泛性切除
Ⅰ B	G_1	T_2	M_0	广泛切除或截肢（累主要神经血管时）
Ⅱ A	G_2	T_1	M_0	根治性切除或广泛切除加有效辅助治疗
Ⅱ B	G_2	T_2	M_0	根治性切除
Ⅲ	$G_{1\sim2}$	$T_{1\sim2}$	M_1	根治性切除原发灶，手术处理转移灶或姑息处理

病例 44-1

（三）保肢手术的适应证

慎重选择合适的患者进行保肢手术是确保良好预后的基础，这要求必须认真评估患者的影像学检查结果（如高分辨率的肿瘤局部 MRI，全身骨扫描以及胸部 CT 等）以及病理学结果（穿刺病理等）。保肢术的主要适应证是：① Enneking 分期 Ⅱ A 期，对化疗反应好的 Ⅱ B 期，主要神经、血管未受累；②全身情况及局部软组织条件允许，可以达到广泛性切除；③无转移病灶或转移病灶可以治愈；④患者有强烈的保肢愿望。总之，是施行截肢还是保肢手术，主要看肿瘤的分期与肿瘤对化疗的反应，尤其是后者更为重要。新辅助化疗的有效实施是保肢术的关键环节，建议在新辅助化疗后重新进行肿瘤分期。值得提醒的是，对于预计生存期不长的患者，在经济允许的情况下应尽量施行姑息性保肢手术来提高生活质量。

一个成功的保肢术包括以下 3 个阶段：①在确保恰当切除边界的前提下实现肿瘤的切除；②实现骨结构的稳定重建；③实现良好的软组织覆盖。Campanacci 指出肢体骨与软组织肿瘤现阶段有 85% 患者可保肢，而且保肢术后肢体功能基本良好，78% 的患者肢体功能令人满意。

尽管骨与软组织肿瘤的化疗方案及外科技术不断进步，仍有约 15% 的患者不适合保肢手术，需截肢。目前认为保肢的禁忌证主要有：①肿瘤侵犯主要的神经和血管，仅仅血管受侵犯不是绝对禁忌证，可由人工血管或血管移植重建血供，只有同时累及主要神经造成术后肢体功能差才排除保肢的可能。②肿瘤广泛污染周围组织，不恰当的活检或者病理性骨折后可造成肿瘤细胞广泛污染邻近组织，往往是截肢的指征，但目前有效的化疗可使得一部分此类患者能接受较为安全的保肢手术，只是必须谨慎设计软组织切除的范围和皮瓣的形状。③局部软组织情况差，肿瘤切除后软组织条件不好者不是截肢的绝对适应证，可通过皮瓣、肌皮瓣等的移植重建局部软组织。④无法控制的感染，肿瘤过大破溃穿出皮肤或者活检时无菌术不严格可造成感染，如果术前不能控制感染或者术中无法完整切除，则需要考虑截肢。因此，对于截肢术的选择同样需慎重，必须明确诊断和严格掌握适应证，同时也应考虑截肢术后的心理治疗与假体制作、安装。

病例 44-2

第二节　原发良性骨肿瘤

一、骨瘤

骨瘤（osteoma）是骨面上突出的良性肿物，内部为间充质细胞产生的正常成熟的骨结构，即致密的正常骨。病灶几乎全都在颅骨和下颌骨。多发性骨瘤伴有结肠息肉、软组织纤维瘤和皮肤的皮样囊肿，被称为 Gardner 综合征。

【临床表现】

骨瘤的发病年龄以 30 ～ 50 岁多见，男女发病比例为 2 : 1，发病部位 70% 在额窦和筛窦内，少见于胫骨等长短管状骨。一般表现为无痛性生长缓慢的骨性肿块。发生于颅骨者偶尔向颅内生长，可引起呼吸困难、嗅觉丧失或突眼、复视、失明、头痛或精神异常等。

【影像学表现】

普通的 X 线表现有两种类型：一种为致密型，肿瘤骨密度高，呈圆形或椭圆形，边缘清晰，周围无反应性软组织肿胀，无骨膜反应；另一种为疏松型，骨密度低，肿瘤常较大，周围有硬化带。

【病理学表现】

大体所见：致密型骨瘤多从骨表面突出生长，肿瘤边界清晰，呈带蒂或不带蒂的局限性膨胀，表面光滑或呈小叶状，无软骨帽。组织学检查可分为：①致密或象牙骨瘤，由致密的板层骨组成，粗大并呈镶嵌状，无哈弗斯系统，几乎无骨髓组织。②小梁状或海绵状骨瘤，位于骨中央（骨内膜性）或周围（骨外膜性），主要结构为松质骨小梁，小梁间隙有脂肪性骨髓，骨瘤周围为密质骨。

【治疗】

无症状的骨瘤可不予治疗，有邻近组织构成压迫出现相应症状者，可行手术切除，切除包括少量正常骨质。术后很少复发。

二、骨样骨瘤

骨样骨瘤（osteoid osteoma）由异常骨样组织、成骨细胞组成，其外包绕着反应性骨质。是常见良性骨肿瘤，仅次于骨软骨瘤和骨化性纤维瘤，约占良性骨肿瘤的 11%。

【临床表现】

本病可见于各年龄组，但多见于 11 ～ 20 岁，男性多于女性。好发部位为股骨与胫骨，其次为脊柱附件和肱骨。80% 患者具有特征性的症状，患区有持续性剧烈疼痛，夜间加重，服用水杨酸制或非甾体消炎药可缓解。

【影像学表现】

病变大多数位于骨干皮质内，呈小的圆形或椭圆形的放射透明巢，直径很少超过 1 cm，常有致密的反应性硬化骨包绕。CT 对发现瘤巢最有价值，可显示一个局限的小的低密度瘤，周围包绕着大范围的高密度反应骨的形成，需与疲劳骨折、骨髓炎、骨脓肿、骨岛鉴别（图 44-2-1）。

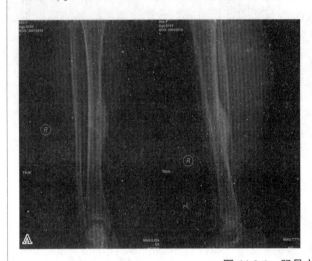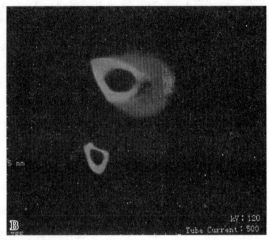

图 44-2-1　胫骨中段骨样骨瘤
X 线检查（A）及 CT 轴位片（B）显示反应性皮质增厚，中心可见瘤巢

【病理学表现】

大体标本上，病变呈圆形或椭圆形，颜色为红棕色，直径大小约 1 cm 或更小，周围由致密的反应骨包绕。

组织学上，骨样骨瘤由界限清楚的交织成网状的不规则的骨小梁和骨样矿化基质组成，可见局灶性骨母细胞在骨小梁边缘排列，有大量扩张毛细血管的纤维血管结构供血，骨样骨瘤的疼痛是由大量瘤巢内的无髓神经轴索传导的。

【治疗】

骨样骨瘤的标准治疗是完整切除瘤巢，外科治疗极为有效，可以立即完全消除症状。也可采用射频消融方法对瘤巢进行处理。不能手术的患者，可以口服水杨酸盐等非甾体消炎药物止痛，并予以观察，有报道自愈者。

三、骨软骨瘤

骨软骨瘤（osteochondroma）即外生性骨疣，可分为单发性与多发性两种。在良性骨肿瘤中，骨软骨瘤最常见。

（一）单发性骨软骨瘤

【临床表现】

单发性骨软骨瘤是发生在骨表面的骨性突起，常见于儿童或青少年，男性多见。肿瘤生长缓慢，疼痛轻微或完全无症状，局部探查可触及一硬性包块，无压痛。骨软骨瘤在长骨的干骺端，特别是股骨下端、胫骨上端、肱骨上端最为好发。下肢发病多于上肢。骨盆、肩胛骨、脊柱相对少见。位于关节附近的可引起关节活动受限，也可以邻近神经、血管而引起压迫症状。骨软骨瘤患者常可发生骨折引起局部疼痛，骨软骨瘤的恶变率约为 1%。

【影像学表现】

典型的影像学表现是在骺板附近骨表面的骨性突起，与受累骨皮质相连部可有窄蒂和宽基底两种，但其特点是受累骨与骨软骨瘤皮质相连续，其间没有间断，病变的松质骨与邻近的骨干髓腔相通。骨软骨瘤的生长趋向与肌腱或韧带所产生力的方向一致，一般是骨骺端向骨干方向生长。肿瘤表面有透明软骨覆盖，称为软骨帽，其厚薄不一。薄者，X 线不易显影；厚者则可见菜花样致密阴影，但边界清楚（图 44-2-2）。软骨帽的厚薄与生长年龄相关。年轻的患者，软骨帽可相对较厚，成年时则较薄。儿童软骨帽超过 3 cm 时才考虑恶变可能，而成年人软骨帽超过 1 cm 则有恶变的可能。

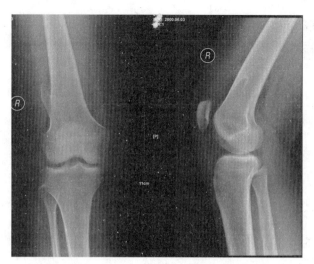

图 44-2-2 股骨下端骨软骨瘤的 X 线表现
显示股骨外生性肿物，与骨皮质相连

【病理学表现】

肿瘤的纵切面中，显示三层典型结构：①表层为血管稀少的胶原结缔组织，与周围骨膜衔接并与周围组织隔开。②中层为灰蓝色的透明软骨，即软骨帽盖，类似于正常的软骨，一般为几毫米厚。③基层为肿瘤的主体，外缘为皮质骨与正常骨相连，内部为松质骨，与宿主骨髓腔相通。组织学检查：镜下主要观察骨软骨瘤的软骨帽盖，软骨帽类似于骨骺生长板，具有增生带和柱状带，但结构较紊乱。

【治疗】

对无症状或发展缓慢者可以不做手术，密切观察。外科手术指征为：成年后持续生长；出现疼痛；影响关节活动；肿瘤较大影响外观；有邻近骨骼、血管、神经压迫；位于中轴部位，如骨盆、肩胛骨、脊柱等；怀疑有恶变倾向。手术时应做骨软骨瘤的膜外游离，充分显露，并于基底部周围的正常骨边缘做整块切除。基底部切除过少，局部可遗留有骨性突起。软骨帽切除不净，易于复发。位于中轴骨骼（脊柱、骨盆、肩胛骨、胸廓骨骼）的骨软骨瘤，即使没有恶变征象，手术切除也应相对广泛，以减少术后复发及恶变。

（二）遗传性多发骨软骨瘤

遗传性多发骨软骨瘤（hereditary multiple osteochondroma）主要有三个特征：①具有遗传性；②骨短缩与畸形；③易恶变为软骨肉瘤。与单发性骨软骨瘤相比，其发病率之比为 1 : 10。发病年龄较单发性骨软骨瘤早，20 岁以后少见。男性多于女性，发病率之比约为 3 : 1。多发性骨性包块通常较对称是本瘤最重要的症状和体征（图 44-2-3）。约 2/3 的患者具有明显的遗传性。在一个家族中，如果某个男性发病，而他的子女不会发病；相反，在同一家族中即使某个女性患者表面上正常，她也有可能将此病传给后代。多发性骨软骨瘤与单发性骨软骨瘤一样，随人体生长，骺闭合后也停止生长。

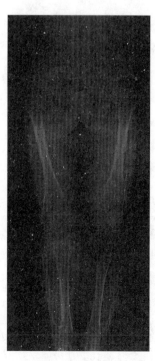

图 44-2-3 双侧下肢多发骨软骨瘤的 X 线表现

多发性骨软骨瘤手术切除效果好，局部复发率与单发性相同，但由于其多发性，外科治疗难以做到全部切除，故多采取观察随访。本病的恶变率明显高于单发者，多为单个肿瘤恶变为周围性软骨肉瘤。文献报道其恶变率为 5%～25%。需长期随访观察，一旦恶变，应及时处理。

四、内生软骨瘤

（一）单发内生软骨瘤

【临床表现】

内生软骨瘤（enchondroma）为良性骨内肿瘤，由分化良好的软骨小叶组成。它可能是一种起始于软骨的错构瘤。发病率高，仅次于纤维组织细胞瘤和外生骨疣。男女发病率相同，临床上可见于任何年龄组。病变 2/3 位于手部的短管状骨，大部分位于近节指骨，其次为掌骨、中节指骨以及远节指骨。很少一部分位于足管状骨。单发软骨瘤在长管状骨发病率约占 25%，上肢多于下肢，主要为肱骨和胫骨，此外亦见于躯干骨和髂骨，多无症状。内生软骨瘤生长缓慢，体积小，几乎无血管，故长期无症状。若有症状，主要是因为部位表浅，如手部的管状骨易因骨膨胀刺激引起局部肿痛，或因病理骨折引起疼痛。而在四肢长骨，大部分内生软骨瘤均无症状，多因其他疾病或病理性骨折在 X 线检查时被发现。

【影像学表现】

内生软骨瘤表现为边界清楚的溶骨区，有时由于肿瘤软骨的分叶状结构形成多环状，肿瘤生长较慢，有硬化边缘，骨皮质变薄，有轻度膨胀（图 44-2-4）。位于长骨的内生软骨瘤在干骺端呈中心性或偏心性生长，大小不等，以溶骨为主，可伴有钙化阴影，需要与低度恶性软骨肉瘤相鉴别。CT 检查病变表现为烟圈样或爆米花样，比 X 线检查更能明确钙化的情况。MRI 能清晰显示髓腔内侵犯范围。骨扫描可提示病变处浓聚。肿瘤生长活跃阶段，浓聚更明显。

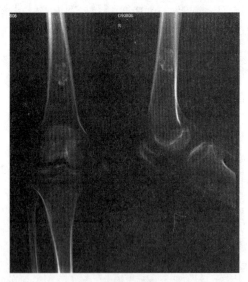

图 44-2-4　股骨中下段内生软骨瘤的 X 线表现

可见髓腔内钙化性软骨肿瘤病灶

【病理学表现】

大体标本上，肿瘤组织由白而亮的透明软骨形成分叶状，几乎无血管成分。组织学上，为分化良好的成熟软骨组织，软骨细胞分布疏松，呈圆形，核浓染，细胞群成串排列，多为单核，双核细胞罕见。病变区域内可有黏液组织，可见梭形细胞与黏液。

【治疗】

手部的内生软骨瘤若无症状可以暂不处理，也可刮除植骨治疗。由于刮除时可能有肿瘤组织残留，所以手术时如能将硬化边缘一并切除则效果更好，残腔可用乙醇、苯酚等处理，以减少术后复发。位于长骨的，肿瘤较小、无症状、已钙化的内生软骨瘤亦无需治疗。体积较大、有症状的、溶骨性病变，则需刮除。对于复发的病例，考虑有恶变可能，需行广泛切除。

（二）多发内生软骨瘤 / 内生软骨瘤病

多发内生软骨瘤病（enchondromatosis）于 1899 年由 Ollier 首先描述，故称为 Ollier 病，与多发骨软骨瘤不同。本病无遗传倾向。病变同单发内生软骨瘤相似，但呈多发性、不对称性分布，多在身体一侧发病，男性多于女性（图 44-2-5）。与单发性软骨瘤不同，多发内生软骨瘤潜伏期短，近 90% 的病例发生在 30 岁以前。引起症状的多发内生软骨瘤需外科治疗，有时需切除或截肢，特别是发生于一列或多列指。骨畸形可通过截骨矫正。对有骨折倾向者，可以进行病灶切除，做相应内固定。对疑有恶变的病例，可行广泛切除。多发内生软骨瘤容易发生恶变，恶变率为 30%～50%，通常恶变为软骨肉瘤，也有纤维肉瘤、恶性纤维组织细胞瘤、骨肉瘤。

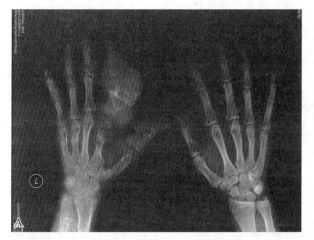
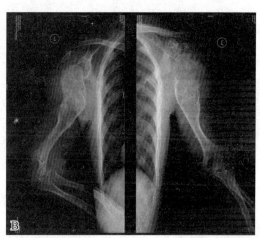

图 44-2-5 多发内生软骨瘤病的 X 线表现
左侧上肢（A）手及肱骨（B）多骨受累

（三）Maffucci 综合征

Maffucci 综合征（Maffucci's syndrome）是一种以多发的内生软骨瘤合并软组织血管瘤为特点的、少见的先天性、非遗传性中胚层发育不良。Maffucci 综合征男女发病率相同，发病年龄及部位分布特点与 Ollier 病相同。除了有 Ollier 病所具有的临床体征外，还具有软组织多发血管瘤的表现，肢体短缩、畸形常是最易见到的体征。本病易恶变为软骨肉瘤。治疗原则同多发内生软骨瘤病。

五、滑膜软骨瘤病

滑膜软骨瘤病（synovial chondromatosis）发生于具有滑膜组织的关节囊、滑囊内。其病因可能为滑膜深层未分化间叶细胞分化为软骨体或骨软骨体，当其与滑膜相连的蒂断裂后，则形成关节腔内游离体。

【临床表现】

本病发生于 14～60 岁，但多见于 20～40 岁，男性多于女性，发病比例约为 2∶1。发病部位以膝关节最多见，髋、肩、肘关节次之。临床症状以关节疼痛、肿胀、关节绞锁、运动障碍为主。体格检查关节活动时可出现各种不同的声响，有时可出现关节绞锁，关节积液多少不等，有的可触及肿块。

【影像学表现】

X 线检查可见关节内或其邻近的黏液囊内较多钙化的游离体，大小不一，数目不定，呈圆形或不规则形，但有约 5% 的游离体未钙化不能显影，可通过 CT 或 MRI 确诊。骨软骨体可对邻近骨造成压迫性破坏。

【病理学表现】

大体上，病变的滑膜肥厚，关节腔内可见大量游离体，呈白色、透亮、光滑、大小不等。镜下见滑膜内出现软骨性结节，含孤立或成群软骨细胞。软骨细胞数量多、体积较大、核肥大，常见双核与多形核细胞，与Ⅰ级或Ⅱ级软骨肉瘤相似。滑膜下纤维组织增生，毛细血管扩张，有的部位软骨基质有钙化或骨化。

【治疗】

手术治疗应彻底清除游离体，彻底切除病变滑膜。由于游离体隐藏在关节壁隐窝内，所以有时不能彻底清除，这些遗留的游离体日后可被吸收变小或消失。对疑为滑膜软骨瘤病者，如果术中发现滑膜正常，只需将关节内游离体摘除，而不需切除滑膜，这些游离体并非来自滑膜，可能来自骨关节病。滑膜软骨瘤病偶见有恶变为软骨肉瘤的报道。

第三节　原发恶性骨肿瘤

一、骨肉瘤

骨肉瘤（osteosarcoma）一般指传统成骨肉瘤，是原发髓内高度恶性的肿瘤。由梭形细胞细胞直接产生骨样基质为特点的恶性肿瘤。

【流行病学】

骨肉瘤是最常见的原发恶性骨肿瘤，统计发病率为 4 ～ 5/1000 000。青少年高发，最常见于 10 ～ 20 岁阶段，60% 发生在 25 岁以下。西方人种约有 30% 的患者发病年龄在 40 岁以上，多继发于骨的 Paget 病、放射性骨病、多骨性的骨纤维异样增殖症。男性好发，男女发病率的比值为 3 ∶ 2。身材高大的人群有更高的发病率。

【临床表现】

传统骨肉瘤好发于四肢长骨，尤其是膝关节周围（约占 50%），包括股骨远端和胫骨近端，其次是肱骨近端（约占 25%）。肿瘤主要累及干骺段（91%），少量发生于骨干（9%）。尽管长骨是原发传统骨肉瘤最常见的发病部位，但是非长骨（如下颌骨、盆骨、脊柱和颅骨等）的病变随年龄的增长发病率可能增长。可以出现多中心或跳跃性的病灶。

临床症状主要是疼痛和局部软组织肿块。疼痛可放射至邻近关节，初期疼痛多为间断性隐痛，随病情发展疼痛逐渐加重，多发展为持续性疼痛，休息、制动或者一般止痛药无法缓解，夜间痛明显。体格检查所见，疼痛部位触及质硬的软组织肿块，可伴有关节活动受限，明显增大的肿块可使邻近关节内积液。可有局部发热和表浅静脉怒张。病理性骨折发生在 5% ～ 10% 的患者中，多见于以溶骨性病变为主的骨肉瘤。实验室检查可以正常，部分患者可有血浆碱性磷酸酶、乳酸脱氢酶中度至明显升高，与肿瘤细胞的成骨活动有关，并可提示预后。如果手术完整切除肿瘤后，碱磷酶可能降至正常水平，但肿瘤复发或转移，可再度升高。

【影像学表现】

早期 X 线表现常不明显，容易漏诊。经典骨肉瘤病变多起源于髓内，随病变发展破坏骨皮质，而后侵入骨旁软组织。肿瘤内大多数细胞的分化方向决定了骨肉瘤的影像学表现，有骨样、软骨样、成纤维样或者纤维组织样增殖，伴有不同程度的反应骨形成（图 44-3-1）。一般根据 X 线变化将其分为三型：①硬化型，由肿瘤骨和钙化软骨形成；②溶骨型，肿瘤破坏但无明显的肿瘤骨形成；③混合型，肿瘤既有硬化，又有溶骨性表现。肿瘤呈浸润性破坏，边界不清并有皮质破坏及骨膜反应。肿瘤可穿破骨皮质进入软组织，产生大小不等的肿块及骨膜反应。其中较为特征性的骨膜反应被称为 Codman 三角。它是由穿破皮质的肿瘤组织所顶起的正常骨外膜产生反应骨所形成。骨膜反应也可以表现为垂直于骨皮质呈放射样平行排列的针状表现，即日光放射征。CT 扫描和 MRI 可在术前判断肿瘤的范围上提供帮助（图 44-3-2，44-3-3）。Tm^{99}核素骨扫描可能提供关于骨转移、多中心和系统疾病的信息。动脉造影除了可以显示肿瘤肿瘤与主要血管的关系外，还能够判断肿瘤对于化疗的反应。术前化疗可能会减少和局限肿瘤新生血管。

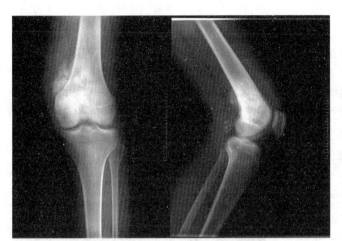

图 44-3-1　股骨下段骨肉瘤的 X 线表现

可见成骨性破坏、骨膜反应及软组织包块形成

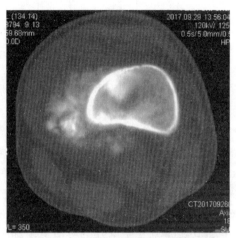

图 44-3-2　股骨下段骨肉瘤的 CT 表现

轴位片可见肿瘤性成骨及软组织包块

【病理学表现】

　　大体标本所见，肿瘤呈髓内起源，多数为鱼肉状，成骨性病变可以显示为质硬瘤骨形成，常突破骨皮质，伴有软组织肿块。传统骨肉瘤被认为是一种"梭形细胞肉瘤"。它是一种倾向于退行性和多型性的肿瘤，大多数病例都由两种或是两种以上不同形态的细胞组成。组织学上，骨肉瘤含有肿瘤样类骨质，呈致密的粉红色多型性细胞间物质。肿瘤细胞常出现间变，伴有异型细胞核和双着丝点。肿瘤可以有向成软骨细胞或成纤维细胞分化的区域，但只要存在小片区域的肿瘤骨样基质区域就可以诊断为骨肉瘤。传统骨肉瘤可分成三种主要亚型：成骨型（50%）、成软骨型（25%）和成纤维型（25%）骨肉瘤。还有一些特殊类型骨肉瘤，包括血管扩张性骨肉瘤、小细胞性骨肉瘤、低毒恶性中央性骨肉瘤、继发性骨肉瘤、骨旁性骨肉瘤、骨膜性骨肉瘤和表面高度恶性骨肉瘤。

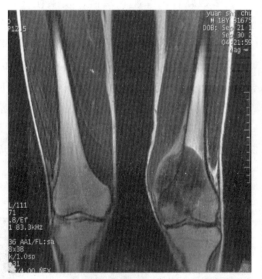

图 44-3-3　股骨下段骨肉瘤的 MRI 表现

在 T2 像上清楚显示肿瘤髓内及软组织侵犯范围

【治疗及预后】

　　对骨肉瘤应采取以手术为主的综合治疗，包括手术、化疗、放疗等。规范的治疗方法是新辅助化疗及手术广泛切除。新辅助化疗（术前化疗、效果评估、术后化疗）的目的是消灭微小转移灶，提高保肢率。这种治疗方法的应用使得 5 年总体生存率上升到 60% 以上，可使得85% 的患者免于施行截肢术。最终的生存率与术前化疗的反应相关。这些患者中，如果 90%

以上的肿瘤细胞发生坏死（化疗后坏死率Ⅲ～Ⅳ级），长期生存率就可达到 80%～90%。对术前化疗反应良好的患者可以进行肿瘤广泛切除的保肢治疗；截肢通常适用于肿瘤巨大、主要血管神经受累、软组织条件差，以及复发的患者。放疗对多数骨肉瘤不敏感，仅用于无法切除的病例。尽管骨肉瘤转移可发生在许多部位，但是肺转移还是最为常见的系统性疾病，约 80% 的患者在肿瘤发现前肺内可能就已经存在微小转移灶。骨骼是其次好发的转移部位。对转移灶采取积极的综合治疗措施，可以明显提高晚期骨肉瘤患者的生存率。

二、软骨肉瘤

软骨肉瘤（chondrosarcoma）是软骨分化的恶性肿瘤，约占全部原发性骨组织肉瘤的 1/4，是骨肉瘤以外的常见原发恶性骨肿瘤。软骨肉瘤根据起源，可以分为原发性和继发性；根据位置可以分为外周型和中心型；根据病理形态可以分为普通型、间叶型、透明细胞型及去分化型。

【临床表现】

男女发病率之比约为 3 ：2。大多数患者发病年龄大于 50 岁，发病高峰在 40～70 岁。常见发病部位是骨盆（髂骨为最常见），随后是在股骨近端、肱骨近端、股骨远端和肋骨。首发症状往往为疼痛，开始为钝痛，呈间歇性逐渐加重。其次为局部缓慢增长的肿块，可有压痛及局部皮温增高，关节活动受限等表现。根据肿瘤的生长部位，肿块压迫可引起不同的临床症状。

【影像学表现】

多数软骨肉瘤生长缓慢，发生在长骨干骺段和骨干的原发软骨肉瘤呈现梭形膨胀，病灶内多有散在分布的点状射线透明区和环状不透明（矿化）区（图 44-3-4）。常见皮质骨侵蚀和破坏，伴有软组织肿物形成。CT 扫描可提示基质钙化及皮质破坏图（图 44-3-5）。由于软骨肉瘤含水量较高，常在 MRI 上呈现 T2 像高信号表现（图 44-3-6），检查有助于描绘肿瘤的范围和明确软组织受累情况。

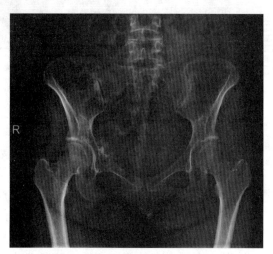

图 44-3-4　骨盆软骨肉瘤的 X 线表现
右侧髋臼可见肿瘤钙化区域

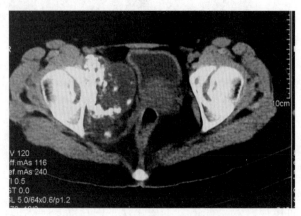

图 44-3-5　骨盆软骨肉瘤的 CT 表现
轴位片显示肿瘤内部钙化情况

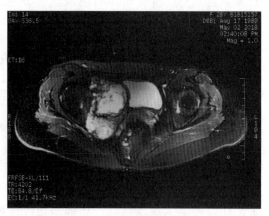

图 44-3-6　骨盆软骨肉瘤的 MRI 表现
T2 像轴位片显示肿瘤呈水样高信号

【病理学表现】

大体标本所见，低、中度恶性软骨肉瘤有大量的蓝灰色软骨基质产物，可有黏液变性。组织学上，软骨肉瘤细胞通常呈轻度到中度的异型性，大小和形态上存在异型性，并有一个大的浓染的核，常见双核结构。侵犯皮质骨和（或）髓腔内是与内生软骨瘤相鉴别的重要特征。黏液样变或是软骨基质液化在软骨肉瘤中常见的特征。肿瘤中大的多核软骨细胞以及肿瘤对宿主松质骨的侵袭方式是软骨肉瘤的重要诊断依据。基于肿瘤细胞核的大小，核的染色（浓染）和细胞数目，软骨肉瘤分为Ⅰ～Ⅲ级。Ⅰ级：肿瘤细胞数目中等，有浓染的、大小一致的圆核。偶尔可发现双核细胞。与内生软骨瘤的细胞学相似。Ⅱ级：肿瘤细胞数目较多，核的异形程度、浓染程度和核的大小都较大。Ⅲ级：病变的细胞数目更多，细胞的多形性和异形性都要高于第二级。容易见到细胞有丝分裂。大多数原发软骨肉瘤都是Ⅰ级（约占 60%）或Ⅱ级（35%），Ⅲ级软骨肉瘤报道较少（3%～5%）。

【治疗及预后】

软骨肉瘤对放、化疗不敏感，治疗首选广泛手术切除。外科边界不但取决于肿瘤的病理分级，也取决于肿瘤所在部位的局部条件，例如肿瘤的皮质骨侵犯范围以及软组织肿块的情况。多数软骨肉瘤分化较好，但是切除不彻底易导致局部复发。肿瘤生长缓慢，向周围软组织扩展，早期转移少见。转移的病例一般为高度恶性。最常见的转移部位为肺，其他少见部位包括骨、肝、淋巴结转移。

预后因素包括切除边界、分级、肿瘤坏死程度、有丝分裂程度和黏液样肿瘤基质等，与复发和转移的风险增加有关。组织学分级是预测局部复发和转移最重要的因素。一级软骨肉瘤患者 5 年生存率是 89%，而二级和三级肿瘤患者的联合 5 年生存率为 53%。约 10% 复发的肿瘤在恶性程度上有所增加。

三、尤因肉瘤 / 原始神经外胚层肿瘤

尤因肉瘤 / 原始神经外胚层肿瘤（Ewing sarcoma/PNET）被定义为具有不同程度神经外胚层特点的小圆细胞肿瘤，被归类为未明确肿瘤性质的肿瘤。尤因肉瘤指在光镜或电镜下、免疫组化中缺乏神经外胚层特征的肿瘤，而原始神经外胚层肿瘤则指具有丰富神经外胚层特征的肿瘤。

【流行病学】

尤因肉瘤 / 原发性神经外胚层肿瘤并不常见，约占原发恶性骨肿瘤的 6%～8%，少于骨髓瘤、骨肉瘤、软骨肉瘤。但它是儿童常见骨骼和软组织肉瘤。尤因肉瘤 / 原发性神经外胚层肿瘤好发于男性，男女发病比例约为 1.4 ∶ 1。近 80% 的患者小于 20 岁，而发病高峰年龄为 10～20 岁，大于 30 岁的患者很少见。尤因肉瘤 / 原发性神经外胚层肿瘤很少见于美国和非洲的黑人，中国人的发病率同样较低。

【临床表现】

肿瘤好发于长骨的骨干和干骺端，盆骨和肋骨也是常见的累及部位，而脊柱、肩胛骨则较少被累及。主要症状为局部疼痛、肿胀，逐渐加重。局部肿块具有红、肿、热、痛的特点。患者全身情况差，常伴有发热、贫血、厌食和消瘦，白细胞计数增高，容易与急性骨髓炎相混淆。

【影像学表现】

尤因肉瘤在影像学上应与骨肉瘤、神经母细胞瘤、骨髓炎、嗜酸性肉芽肿等疾病鉴别。其在 X 线上常表现为一个巨大的、边界不清的肿物，呈渗透性或虫蚀样骨破坏，伴洋葱皮样多层骨膜反应是特征之一，肿瘤的皮质也可以厚薄不均（图 44-3-7）；而在 CT 及 MRI 上缺乏特征性表现，但可用于肺部及髓内转移的检查。

【病理学表现】

大体标本上呈质稀的鱼肉样改变。组织学上，大多数肿瘤是由形态一致的具有圆形核的小圆形细胞组成。这些细胞不规则，具有明显的核仁和完好的染色体，但缺乏清晰的或嗜酸性的细胞质，细胞质膜也不清楚。在这种细胞的胞质中，含有 PAS 染色阳性的糖原。1959 年，首先有人报道在尤因肉瘤胞质中发现糖原颗粒，而在恶性淋巴瘤中没有这一成分，以此可以作为鉴别上述两种肿瘤的简单方法。

【基因学】

尤因肉瘤患者家族是以染色体的改变 t（11；12）为特征的，这在 85% 的病例中都能观察到。染色体 t（11；12）断裂点的分子克隆揭示了染色体臂 22q12 上 *EWS* 基因的 5′ 端和染色体 11q24 上 *FLI* 基因的 3′ 端的融合，其中 *FLI* 基因是 ETS 家族融合基因的一员。另外，还发现有 10% ～ 15% 的病例存

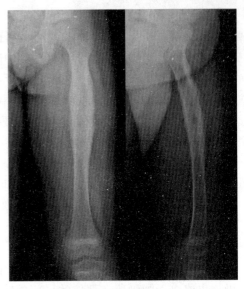

图 44-3-7　股骨中段尤因肉瘤的 X 线表现

可见溶骨破坏及洋葱皮样骨膜反应

在基因改变 t（21；22）（q22；q12），融合基因 *EWS* 迁移到染色体臂 21Q22 上的 ETS 和 ERG 上。几乎所有尤因肉瘤都会表达一定形式的融合基因 EWS/ETS。

【治疗及预后】

尤因肉瘤 / 原始神经外胚层肿瘤对于放、化疗比较敏感，因而放、化疗是常规的治疗措施。对于肿瘤发生在四肢的患者应进行手术切除，对于位于脊椎、骨盆的病例是否应进行手术治疗存在争议。在现代治疗技术的支持下，尤因肉瘤 / 原始神经外胚层肿瘤的预后已有了很大提高，目前的生存率已达到 50% 左右。比较重要的预后因素包括肿瘤的分期、解剖部位、肿瘤大小。在诊断时已发生转移，生长在脊椎、盆骨上的肿瘤，提示预后不良。

第四节　骨巨细胞瘤

骨巨细胞瘤（giant cell tumor of bone，GCT）是常见的原发性骨肿瘤，约占骨原发性肿瘤的 4% ～ 5%，其来源尚不清楚。好发年龄为 20 ～ 40 岁，性别差异不明显。全身骨骼均可发病，发生于长骨者约占 80%，多见于股骨下端及胫骨上端，其次为桡骨远端、肱骨上端和脊柱。极少数为多中心性骨巨细胞瘤。骨巨细胞瘤是中间性质的肿瘤，具有局部侵袭性和刮除后容易复发的倾向。20% ～ 40% 的骨巨细胞瘤有持续进展的潜在恶性，5% ～ 10% 的患者要经历肉瘤恶变，甚至在外观上还没有恶变就已发生远处转移。

【临床表现】

主要症状为疼痛、局部肿胀和关节活动受限。5% ～ 10% 的患者可以出现病理性骨折，并作为首发症状。由于病变在骨端，接近关节，所以在早期有时被误诊为关节炎。轻者局部间歇隐痛及肿胀，病变进展者有局部肿胀变形、关节活动受限等。穿破骨皮质者有软组织肿块、皮肤紧张发亮、静脉曲张、皮温升高等表现。

【影像学表现】

X 线检查在诊断骨巨细胞瘤时有重要参考价值（图 44-4-1）。长管骨表现为骨端偏心性、溶骨性、膨胀性破坏，有些呈"皂泡样"改变。病灶边缘清楚，周围骨皮质变薄，肿瘤较大并有侵袭性者，可出现骨皮质连续性中断及周围软组织肿块，除非伴有病理性骨折，否则很少有骨膜反应。位于短管骨、扁平骨及不规则骨的骨巨细胞瘤 X 线检查无特征性表现，根据病

灶边缘的不同，Campanacci 确立了骨巨细胞瘤在放射线学上的分级系统：1 级，"静止性"，损伤灶边界清晰，四围环绕硬化带，几乎没有骨皮质的累及；2 型，"活动性"，肿瘤有明显的边界，没有骨硬化，骨皮质变薄、膨胀；3 型，"侵袭性"，肿瘤边界不清，经常有骨皮质的破坏和软组织的侵袭。

CT 在轴位上对骨巨细胞瘤骨质破坏情况及周围软组织侵犯显示更为清晰（图 44-4-2）。骨巨细胞瘤在 MRI 的 T1 像上多为均匀的低信号或中等信号，在 T2 像上呈不均信号，病变的边缘显示比较清楚。当病灶内有坏死、囊性变合并出血时，T1 和 T2 像均为高信号改变，并可见液 – 液平面表现。

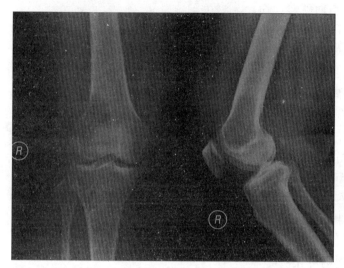

图 44-4-1　股骨远端骨巨细胞瘤的 X 线表现
可见肿瘤膨胀、偏心、溶骨性破坏

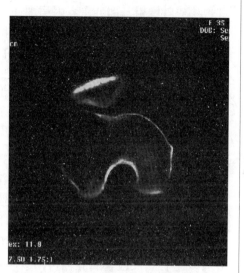

图 44-4-2　股骨远端骨巨细胞瘤的 CT 表现
轴位片可见病灶边缘清楚，骨皮质变薄

【病理学表现】

大体标本上，骨巨细胞瘤呈棕褐色质脆表现，病灶内含有陈旧出血及囊性变。组织学上，骨巨细胞瘤由多核巨细胞及单核细胞组成，巨细胞常在病变各处均匀分布。巨细胞可以含有 10 个以上的核，甚至可以多达 50 个以上。单核细胞呈圆形或椭圆形，核的形状与巨细胞的核相似，染色质呈稀疏状，有一到两个小核仁，胞质不明显，细胞之间几乎没有胶原，核分裂象多见，但没有不典型性。以往根据基质细胞及多核巨细胞的分化程度及数目多少来对骨巨细胞瘤进行病理分级，但由于并不能准确反映其生物学行为及预后，因此已不再使用。

【治疗】

骨巨细胞瘤以手术治疗为主。病灶内刮除加骨水泥填充或植骨是四肢长骨骨巨细胞瘤的主要手术方式。为降低复发率，应对刮除后的残腔采用磨钻打磨及化学或物理方法进行辅助处理。对于脊柱、髋臼等解剖复杂部位的肿瘤，以及复发性、软组织包块巨大的骨巨细胞瘤，应进行边界外的整块切除并重建以恢复功能。对肺部转移的患者，近年来主张行肺楔形切除或单纯肿瘤摘除，可获得较好效果。由于放射治疗有诱发恶变可能，因此一般只应用于不可切除且难以控制的病例。骨巨细胞瘤化疗通常无效。近年来，针对 RANK/RANKL 通路的抑制剂 Denosumab 被证实可以通过抑制破骨细胞活性来抑制骨巨细胞瘤的生长，但由于其并不能对肿瘤细胞起到杀灭作用，因此存在耐药及停药后复发等问题。

第五节　未明确肿瘤性质的肿瘤

一、单纯性骨囊肿

单纯性骨囊肿（simple bone cyst）也称为骨囊肿，是一种常见的好发于儿童和青少年的骨良性病变，多见于四肢的长管状骨。

【临床表现】

本病多无任何症状，有的局部有隐痛，还可见局部包块或骨增粗，部分患者因病理性骨折而就诊。临床分型：①活动型，年龄在 10 岁以下，囊肿与骨骺板接近，距离小于 5 mm。说明病变正处在不断发展过程中，任何方法治疗，都易复发。②静止型，年龄在 10 岁以上，囊肿距骨骺板较远，距离大于 5 mm，表明病变稳定，治疗后复发率较低。

【影像学表现】

X 线表现为纯溶骨性病变，皮质变薄膨胀，周围没有骨膜反应及软组织包块。囊肿为邻近骨骺板的干骺部中心性病变，长轴与骨干方向一致。有的因囊肿壁上形成骨嵴，X 线表现显示为多房性影像（图 44-5-1）。发生病理性骨折可显示为细裂纹或完全骨折，并有少量骨膜反应，囊腔内可出现不规则骨化阴影，骨折可致游离骨片落入囊内形成"落叶征"。CT 可用于非典型部位的诊断，而 MRI 显示较低的 T1 加权信号及高信号的 T2 像。

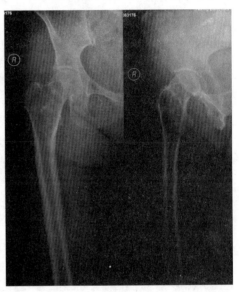

图 44-5-1　股骨上端单纯性骨囊肿的 X 线表现
可见病变呈溶骨性、膨胀、多囊性改变

【病理学表现】

大体上，骨囊肿为囊性结构，其中有澄清或半透明的液体，当合并有病理性骨折时，囊液则为血性。在显微镜下，无特殊的组织学表现，壁的骨质为正常骨结构，囊肿的覆盖膜为结缔组织，大多数单房性骨囊肿含有肉芽组织灶、陈旧性出血、纤维素、钙盐沉着、胆固醇、吞噬细胞及少数炎症细胞。活动性和潜伏性骨囊肿在组织学上是相似的。

【治疗】

治疗的目的在于彻底清除病灶，消灭囊腔，防止病理性骨折及畸形的发生，恢复骨的坚固性。刮除植骨手术是静止型骨囊肿的首选治疗方法，复发率低；对于儿童、特别是活动型者，则应采用保守治疗，对合并病理性骨折者，可待骨折愈合后再行进一步治疗。

二、纤维异样增殖症

纤维异样增殖症（fibrous dysplasia）是发生于形成骨间充质的发育畸形，骨的发育停止在未成熟的编织骨阶段，而不能形成正常的骨小梁，病变可分为单发型、多发型和 Albright 综合征，即多发型的伴有内分泌障碍和皮肤色素沉着斑及骨骼生长停滞者。

【临床表现】

纤维异样增殖症多是生长骨的病变。但临床上出现症状的年龄差异很大，而多骨病变者都是年轻患者。主要症状是轻微的疼痛、肿胀以及局部压痛，常见反复病理性骨折导致肢体弯曲畸形。发生在股骨的可致髋内翻或成角，短肢畸形，严重的呈"牧羊拐"畸形，出现跛行。发生在颅骨的可出现眼球及额部突出的特殊面容。偶可发生在脊柱，多为腰椎，颈胸椎受累则更少见，可产生后凸、侧弯畸形。

【影像学表现】

X 线检查显示，单发型主要表现为骨皮质变薄形成缺损，在管状骨多发生在骨干或骨骺端，沿长轴方向发展，呈模糊的髓腔内放射透明（低密度）区，被形容为"磨砂玻璃状"（图 44-5-2）。多发型常累及数骨，并可侵犯邻近骨。四肢长骨病变常累及骨的全部，髓腔宽窄不均，其增宽处皮质骨变薄并扩张。少数病例可恶变，X 线表现具有溶骨性破坏，皮质中断突破，Codman 三角，软组织肿块等恶变征象出现。

【病理学表现】

大体上，为具有砂砾感的苍白致密组织。显微镜下，在细小的骨小梁结构间有成束的成纤维组织，其中富含组织成纤维细胞，有时排列成轮辐状，有时含多核巨细胞。骨样组织和骨小梁一般比较稀疏，周边无骨母细胞排列。

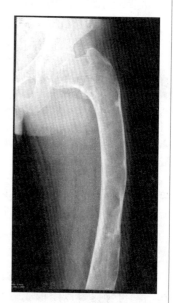

图 44-5-2　股骨纤维异样增殖症的 X 线表现

呈"磨砂玻璃"样改变及"牧羊拐"畸形

【治疗】

本病目前尚无特殊治疗方法，多数单发型只需观察。外科治疗多用于预防病理性骨折和矫正畸形。手术多采取刮除植骨内固定，主要适于成人局限性和有症状的纤维异样增殖症。由于容易复发，对儿童最好行有限的治疗，对畸形者行截骨矫正和内固定。多发型一般不宜手术，但对畸形严重、影响肢体功能的，可采用手术治疗。

三、动脉瘤样骨囊肿

动脉瘤样骨囊肿（aneurysmal bone cyst）既可以是原发的病变，也可是其他疾病反应过程的一部分，如包含在骨巨细胞瘤和骨肉瘤等病变内。

【临床表现】

本病好发于青少年（10～20 岁），女性多见。病变常见于长管状骨（50%）和脊柱（20%～30%）。症状表现为进行性局部疼痛和肿胀，发生于脊柱的痛较明显，可出现椎体骨折和脊髓压迫。

【影像学表现】

X 线检查显示病变好发于长骨干骺端，呈纯溶骨性破坏及膨胀，边界清楚，可由骨性间隔构成多房改变。早期病变轻度膨胀，边缘清楚；进展期呈明显骨质破坏，骨壳中断，有突入软组织的包块，此时易与恶性肿瘤混淆；稳定期骨壳较厚且不规整，骨的反应性增生明显；愈合期呈进行性钙化骨化，病变缩小。脊柱的动脉瘤样骨囊肿既可侵犯后弓，也可累及椎体及邻近椎体。CT 扫描可显示病变内的液平面，MRI 可显示其特有的海绵样外观和富于血管的特性。在血管造影中，病变染色强烈，造影剂保留时间较长，可发现异常扭曲的血管或窦状或静脉瘘形成。

【病理学表现】

大体上，病变呈充血的囊腔，有完整骨膜附于病变骨上，其囊壁可以为薄骨壳，也可以仅由一层骨膜构成。显微镜下，可见到典型海绵状结构，由充满血液的腔隙组成，其间有致密纤维组织分隔，腔隙内含有不凝固的血液。其腔隙可大可小，其中除血液外，还可有血浆、细胞及骨质碎片，无血管及内皮组织相衬。真正的动脉瘤样骨囊肿组织是构成血腔壁及间隙的组织，为纤维性组织，富有小毛细血管及多核巨细胞，其中亦可散在红细胞及白细胞。

【治疗】

动脉瘤样骨囊肿的发展过程是多种多样的。有时表现为侵袭性的生长，而有些病例，病变生长缓慢并且逐渐成熟直到自然消失。手术切除是治疗的主要方法，单纯切刮术后的复发率较高，需仔细刮除并用苯酚、无水乙醇等来灭活囊壁。当手术困难并有大出血的可能时，可采用放射治疗，但有诱导恶变或损伤骨骺造成肢体畸形的问题。还可选择性栓塞肿瘤营养血管，以促进病变成熟及骨化。

四、嗜酸性肉芽肿

嗜酸性肉芽肿（eosinophilic granuloma）是朗格汉斯细胞组织细胞增多症（Langerhans cell histiocytosis）中仅累及骨骼的病变，具有局部侵袭性。

【临床表现】

本病好发于儿童及青年，男女发病比例约为2∶1，可累及全身任何骨，但多好发于扁平骨和脊柱，以及长骨骨干或干骺区。病变可单发或多发，以单发者较多见。常偶然发现，有时出现炎性表现、肿块或病理性骨折。椎体压缩骨折引起背痛是脊柱病变最常见的症状，也又因脊髓受压迫而产生相应神经症状。多有红细胞沉降率加快，外周血嗜酸性粒细胞计数可增高。

【影像学表现】

X线检查显示，长骨破坏自髓腔开始，沿纵轴发展，呈梭形、长圆形边缘清晰整齐的缺损，可穿破骨皮质形成较厚的反应骨。脊柱病变可为单发或多发，早期为椎体溶骨性破坏，后期可发生椎体对称性塌陷，呈楔形或钱币状，谓之"扁平椎""铜钱征"，在MRI上能够获得更清楚的显示（图44-5-3）。发生在扁骨如颅骨的嗜酸性肉芽肿，常呈大小不等的单个圆形、类圆形穿凿样骨破坏，并可相互融合呈"地图样"大片溶骨破坏区，边缘较清晰锐利。CT检查可有效显示骨质破坏、骨膜反应和病灶边缘。MRI检查的表现呈多样性，最常见的是局灶性病变的周围，来自骨髓或软组织的、大范围边界不清的信号，呈长T1W1、长T2W1的特点。

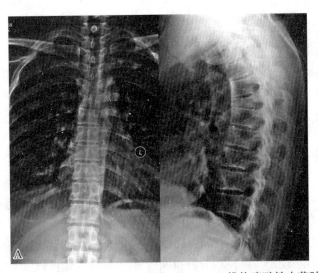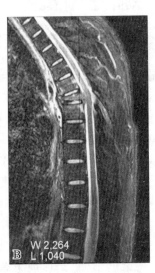

图 44-5-3　T₆ 椎体嗜酸性肉芽肿

图 A X 线检查及图 B MRI 矢状位 T2 增强像显示"扁平椎"

【病理学表现】

大体上，发生于髓腔内，呈实体性，为棕红色、黄褐色或灰白有光泽，骨皮质呈膨胀性改变，周围硬化。镜下见，病变组织由嗜酸性粒细胞和朗格汉斯细胞组成，排列松散，胞质嗜酸性，核呈圆形、不规则或分叶状，有典型核沟。免疫组化示朗格汉斯细胞CDIa（Leu6）、S-100阳性，少数细胞CDIc阳性。在病灶中可散在大量嗜酸性粒细胞及多核巨细胞、中性粒细胞、淋巴细胞、浆细胞等，并可见灶性坏死及纤维化。

【治疗】

本病有一定的自限性，有自愈的可能，但部分患者尤其是婴幼儿病情仍可进展。病灶刮除或切除适用于有病理性骨折危险，脊柱病变导致畸形或脊髓压迫，以及可能出现恶变者。对于脊柱、眶骨、下颌骨等手术治疗比较复杂的部位，应权衡利弊，酌情采用放射治疗或化疗。脊柱病变可先应用支具固定保护。

（郭　卫）

胸部损伤

第一节　概　述

一、历史

胸心血管外科作为外科学一个分支和组成部分，其专科发展不到一个世纪，但胸部创伤外科治疗的历史则与外科学同步。早在公元前 3000 年，古埃及著作《Smith Papyrus》中就记录了 3 例胸部贯通伤病例，2 例保守治疗，1 例伤及颈部食管者被成功进行了食管缝合修补。诗人荷马在对公元前 950 年特洛伊战役的记载中就描述了大量的胸外伤。事实上，胸外科很多极有价值的发现均来自于战争。Theodorl 在 13 世纪推动了胸外伤清创和一期闭合技术；拿破仑的军医 Larrey 于 1767 年发现了及时闭合开放性胸外伤的重要性；德国外科医生 Rehn 首次采用环形（荷包式）直接缝合法闭合心脏贯通伤，并于 1896 年成功治愈了第一例心脏贯通伤患者。

几个世纪以来，战争所致胸外伤的死亡率稳步下降，从美国南北战争时期的 63% 降到朝鲜战争、越南战争时期的 9%。现代外科技术的进步，如手术技术的提高、早期快速伤员转运和复苏、胸腔闭式引流、准确的诊断方法、直接的手术修补以及抗生素的使用、输血及输液技术的完善和麻醉学的发展，使伤员存活的机会越来越大。

自 20 世纪 90 年代至今，常见伤情种类为工农业生产、交通和自然灾难所致钝性胸部创伤。和平时期全球每年因工农业生产、交通、生活意外伤害和自然灾难死亡约 350 万人，经济损失高达 5000 亿美元。汽车问世百年以来，车祸伤致死 3000 万人，已超过第二次世界大战死亡人口总数 2800 万；和平时期胸部创伤占全部创伤的 10% ～ 25%，25% 的创伤死亡与胸部创伤有关。面向未来，人口增长、年龄老化、工农业规模化生产、交通运输发展和频发自然灾害所致意外伤害和社会动乱、局部战争所致人为伤害依然有增无减，大量医疗服务中意外继发性损害也有所增加，胸部创伤救治仍将是临床医学面临的挑战。

二、发病率及死亡率

在美国，外伤每年致死 15 万人，是 40 岁以下人口中最常见的死亡原因，其中约 25% 与胸外伤有直接关系。在入院的第一小时内，胸内大血管和神经系统损伤是导致死亡的首要原因。总的来说，胸外伤患者的死亡率约为 10%。胸外伤的治疗方法直截了当而且成效显著；及时的复苏措施、高效的辅助检查手段及简捷的治疗方法可使绝大多数患者转危为安。需正规开胸治疗的病例仅占胸部闭合性损伤的 10%，占贯通伤的 15% ～ 30%。应该强调的是，正是伤后第一小时（所谓的"黄金第一小时"）的初步处理为患者的生存赢得了时间。

三、解剖特点

胸腔被壁层胸膜分隔成不同的腔隙：胸膜腔、心包腔和纵隔。外伤后这些腔隙可与腹膜腔或颈部结构出现沟通，不同间隙损伤后表现不尽相同。例如，血胸和心包积血的临床表现有很大的不同。成人每侧胸膜腔可容纳 3 L 血液，大量失血会导致失血性休克；心包腔内急性出血100 ml 即会对静脉回流和心室舒张产生明显阻碍，导致心包压塞和休克。胸壁和胸膜的完整性对呼吸功能至关重要。胸膜腔负压，胸壁骨骼、肌肉的协调性以及气道的通畅对维持呼吸是必需的条件。因此，胸壁缺损导致开放性气胸会严重破坏呼吸功能，气管堵塞、气胸、血胸以及严重的连枷胸均可致命，需要及时、妥善处理。

四、病理生理

病理生理改变取决于损伤的机制。胸外伤可简单地分为闭合伤和贯通伤。

（一）闭合伤

1. 闭合伤常由加速或减速伤造成，如坠落、打击、体育运动、车祸或爆炸等。损伤的严重程度与所受外力的大小及动能呈正比。最常见的闭合性胸外伤是肺挫伤及肋骨、胸骨骨折，所造成肺泡出血的范围以及肺实质的损伤程度与胸壁所受钝性打击的力量大小呈正比。

2. 严重的闭合伤也可发生于胸廓的非接触性撞击，如爆炸导致的气压伤（爆震伤），这种外力通常损害含气的空腔器官（如肠、鼓膜和肺）。严重爆震伤的典型表现是休克和低氧血症。休克的重要原因是肺出血导致通气 / 血流比值失调和心肌抑制从而发生心源性休克，其基本的病理生理改变是肺缺乏代偿性血管收缩。

3. 严重闭合性损伤的另一受伤机制是扭转或旋转外力，巨大的外力导致胸内器官自其胸膜附着处撕脱下来，如主动脉弓峡部、主支气管、膈肌以及心房等的损伤都是典型例证。

（二）贯通伤

贯通伤典型的病理生理改变是造成沿运动轨迹解剖结构的撕裂伤。最常见的胸部贯通伤是刀刺伤和枪伤。子弹的动能取决其质量和速度，这种巨大的能量足以损伤弹迹周围的细胞和组织，损伤的范围取决于子弹的大小、旋转及翻滚等因素。子弹速度越快，伴发损伤也越重，一枚速度超过 1000 m/s 的子弹破坏力是速度不及 200 m/s 的低速子弹的 36 倍。

五、病史采集和物理检查

在外伤诊疗中，准确的病史询问和正确的体格检查是至关重要的。但对于已行气管内插管并正在复苏的患者，病史采集可能遇到困难。应从其亲属处尽量获得最基本的信息，如过敏史、常用药物史、既往病史、妊娠史，伤前最后饮食和外伤过程等。对外伤过程的回忆，无论是来自患者本人还是有关辅助医务人员，均对伤情评估意义重大。特殊类型的车祸常与特定的损伤类型有关，迎面撞车提示胸壁、肺、心、主动脉峡部严重的闭合性损伤；被侧面撞击的乘客或行人提示上腹部实性器官闭合伤的可能性很大，同时还有伴发主动脉破裂的可能；自车中飞出或同车中已有死亡者的患者往往合并有致命的多器官损伤。贯通伤患者的病史也很重要，刀刺入的方向、打击的部位、子弹的口径以及中弹次数等都对诊断有帮助。

在进入急诊室后必须立即监测生命体征，有助于估计失血量；作为一般规律，低血压伴神志淡漠更支持胸腔或腹腔内大出血，而不是神经系统损伤或创伤性精神障碍。在复苏过程中，应定期检查反映血流动力学的指标，如心率、血压等。

气道、呼吸和循环是最先要检查和评估的。评价呼吸从三个方面入手：呼吸频率、胸廓完整性以及膈肌运动方式。喘鸣的出现提示上颌损伤或气管损伤；气体不断自颈部贯通伤口逸出或出现皮下气肿，是气道破裂的典型表现。外伤后咯血是一项重要体征，常提示肺实质或支气管损伤；大咯血（＞ 500 ml）偶见于肺部大血管的损伤。严重的胸壁浮动或大块胸壁缺损所致的开放性气胸均可迅速造成呼吸衰竭。巨大冲击伤瞬间造成上腔静脉受压或钝性心脏破裂可导致创伤性窒息，其特征性的表现是上腔静脉回流区充血、瘀斑和水肿。

双肺听诊对气胸或血胸的诊断具有重要意义。呼吸音消失提示气胸或血胸，可靠性在95%以上。在急救现场或病情处于不稳定状况下，往往不待X线检查即可紧急行胸腔闭式引流。一旦病情平稳下来，就应开始进一步的详细检查。详细触诊整个胸廓，了解有无胸壁浮动，了解肋骨、胸骨、锁骨及软组织情况。

六、病床旁急救措施

保持气道通畅，维持有效呼吸是急救成功的前提。如果通气不足，则需经口气管内插管。遇有颈椎骨折时，气管内插管操作要格外小心，需助手持续行颈椎牵引。如果存在严重上颌损伤的气道阻塞，则可行环甲膜切开术。对肺爆震伤患者，机械通气时应尽量避免过度正压，以免导致肺泡进一步损伤。

使用大号输液针头维持静脉通道。严密监护心率和心律。对于心脏贯通伤病例，正常的窦性节律是预后良好的征兆，显著心律失常伴随CK-MB升高是提示心肌挫伤最简单、准确的信号。

常规留置Foley导尿管并实时记录尿量。理想的尿量是1 ml/（kg·min），说明心排血量及组织灌注量正常。留置胃管进行胃肠减压可预防误吸，同时胃管又能为诊断膈肌破裂或纵隔血肿提供有价值的证据。

一旦临床考虑可能有血胸或气胸，应立即放置胸腔闭式引流管。大多数胸外伤患者经胸腔闭式引流术即可治愈。开放性气胸需要立即用敷料闭合伤口，再留置闭式引流管。选择腋中线第5肋间放置胸腔引流管，并记录初次引流量和漏气程度。持续大量漏气和大量血胸是开胸探查主要适应证之一。对活动性血胸应更多地采用胸腔镜或开胸手术，而不是留置第二根胸腔引流管（图45-1-1）。

知识拓展：常用的创伤严重程度评分ISS

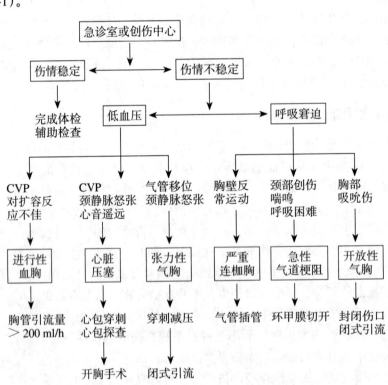

图45-1-1　急诊室胸部创伤救治流程

七、辅助检查

（一）胸部X线检查

X线检查是首选和最重要的检查，但在病情危重需紧急床旁开胸或有明显气胸或血胸需立即行胸腔闭式引流术时，则应推迟进行。观察胸部 X 线检查结果应讲究顺序，务求全面、细致。应包括胸膜腔、横膈、肺实质、纵隔、骨性胸廓等。气胸有时很轻微，需要对比深吸气相和深呼气相胸部 X 线检查结果时才能察觉；也有的气胸在外伤后几个小时才延迟出现。多数情况下，外伤所致气胸容易诊断。大量气胸伴全肺不张（"肺坠落征"）或主支气管中断（"支气管截断征"）提示气管或支气管破裂。直立位胸部 X 线检查显示肋膈角消失伴液面影可明确诊断血胸或血气胸；但依据平卧位胸部 X 线检查作出诊断比较困难，因此原则上应选择直立位胸部 X 线检查。依据胸部 X 线检查判断膈肌损伤困难较大；膈肌抬高常提示腹部异常，而膈肌低平甚至倒置则表示有张力性气胸存在；创伤性膈肌破裂并不常表现为腹腔脏器疝入胸腔，而是更多地表现为膈肌轮廓消失和胸腔积液。肺实质挫伤（contusion）胸部 X 线检查的表现多种多样；早期挫伤典型表现类似靠近骨折处肺实质内的不规则占位，不按解剖结构分布，呈所谓"地图"状分布。有时，大面积肺挫伤或肺内大的血肿，可表现为大片高密度影而与血胸相混淆。纵隔气肿（mediastinal emphysema）是气管、支气管或食管破裂的征兆之一。尤其是闭合伤，气道破裂远多于食管破裂，气管镜检查常能确诊。纵隔血肿提示主动脉破裂的可能，纵隔影增宽、主动脉结轮廓消失、胸膜顶密度增高、左主支气管受压、食管或气管右偏，均提示主动脉峡部破裂的可能。但仅凭这些影像学征象尚不足以确诊，如纵隔增宽在胸外伤中并不少见，据此诊断主动脉损伤的敏感性和特异性均低于 50%；胸部大血管损伤约 30%缺乏影像学改变证据。

（二）超声检查

超声检查也是胸、腹外伤患者的重要检查项目。检查范围应包括：双侧胸腔、心包腔、腹腔及盆腔。超声可诊断＞ 20 ml 的心包积液及心包压塞。有经验的超声科医生诊断心包积液的准确率可高达 95% 以上。然而，如果心包破裂致心包内液体流入胸腔或伴有血胸时，超声也可有假阴性。此外，过度肥胖、机械通气、过度通气以及皮下气肿也可影响超声检查的准确性。此时，可通过经典的剑突下心包穿刺术对这些疑难病例作出诊断。尽管如此，由于便携性和对体腔积液诊断的敏感性等优势，超声检查已可代替一部分 X 线检查。

（三）CT 扫描

CT 正被越来越多地应用于胸外伤的检查，可迅速了解胸腔内损伤情况，锁定损伤的危急状况，便于及时处理。CT 对于鉴别纵隔血肿和大血管破裂出血有极高的准确性。螺旋 CT 加血管内注射造影剂可清晰地显示血管结构，对大血管穿孔及纵隔血肿诊断敏感性和特异性均高于 90%，总体准确性接近主动脉造影，可为大部分患者进行准确的筛查或诊断，仅极少数仍不能确诊者需行血管造影检查。CT 扫描对轻度或局部胸肺创伤的检出敏感性和显示病变的准确性均优于常规胸部 X 线，显示胸部结构的清晰度也明显优于常规胸部 X 线，CT 扫描可以清晰显示肺血管 - 支气管束至胸膜下 1 ～ 2 cm 处，清晰显示肺小叶结构，对诊断肺挫伤、血胸及气胸均具有明显优势。

（四）其他检查

1. 动脉血气分析　为胸外伤极其重要的检查项目，严重低氧血症或高碳酸血症是机械通气的指征。血清 pH 和碱剩余反映休克的严重程度，严重或持久的酸中毒（pH ＜ 7.2 或碱剩余＞ 12 mEq）是休克失代偿的表现，死亡率显著升高。

2. 血清学检查　如 CK-MB 对可疑心脏挫伤有一定价值。单纯 CK-MB 升高意义不大，但如果伴随心律失常等 ECG 改变则可确诊心肌挫伤。

3. 食管超声检查　常用于怀疑心脏、大血管损伤的患者。食管超声可发现心房（室）壁运动异常、瓣膜破裂或间隔缺损。超声下易于显示主动脉峡部，可准确诊断主动脉破裂。但其大的分支（如无名动脉等）由于受到气管等结构的阻挡而不易探及。目前，经食管超声的诊断价值尚存在争议，对闭合伤所致主动脉破裂的准确率在 60% ～ 98%。

4. 血管造影　是诊断胸内大血管损伤的金标准，准确率近100%。但是同样存在患者转运的问题，而且检查时间较长，也需要造影剂。

八、胸外伤的急诊开胸手术原则

急诊胸腔镜或开胸探查是最终的诊断和治疗方法。在最初的紧急复苏抢救后，应尽快评估有无开胸探查指征。提示需开胸探查的指征包括：高度怀疑心脏损伤、复苏后血循环不稳定、大量血胸（＞1500 ml）或活动性出血（200～300 ml/h或以上）、怀疑气管或食管损伤等。条件允许应争取在手术室进行手术。训练有素的器械护士、良好的照明、充足的手术器械及优选双腔气管插管麻醉是抢救成功的重要因素。急诊室开胸受患者体位的影响通常选择前外侧切口，多选择第4或第5肋间进胸。急诊开胸的目的首先是明确诊断，其次可对缺损进行直接修补。打开心包后还可进行心脏直接按压，增加心肺复苏的成功率。

知识拓展：传统开胸与VATS的优劣对比

第二节　肋骨骨折

肋骨是构成骨性胸廓最主要的成分，由于面积最大，因而外伤时首当其冲，直接暴力和间接暴力如挤压伤（地震压伤、高速子弹或弹片伤等）均可导致肋骨骨折（rib fractures）。肋骨骨折的发生率在胸部创伤中占第一位，文献报道发生率为61%～90%。

【发病机制】

肋骨共12对，后方与胸椎横突及肋横突关节相连，前方通过肋软骨与胸骨相接。其中第1～3肋前有锁骨、后面有肩胛骨遮挡，第8～10肋前端软骨融合成肋弓，而第11、12肋前端游离形成浮肋。解剖结构特点决定了骨折部位及后果的微妙差别。第4～7肋由于较长且前后固定，骨折的发生率最高；第8～10肋由于软骨的弹性而较少骨折；第11、12肋由于一端游离，故挤压伤时绝少骨折，然而一旦骨折则常伴随肝、脾等腹腔脏器的损伤；第1～3肋骨折最少见，但往往发生于严重的暴力损伤，并多伴随严重的内脏伤；如第1肋骨骨折的死亡率可高达17%，合并连枷胸发生率可达30%。Albers认为第1肋骨骨折常伴有多发肋骨骨折和心、肺、气管等重要脏器损伤，其中58%伴有主动脉损伤。

【病理生理】

单根或多根肋骨的单处骨折一般不会对呼吸产生严重影响，如果无内脏并发症，处理上较简单。而多根多处肋骨骨折则使该处胸廓丧失了骨性支撑，导致吸气时受胸膜腔内负压影响局部胸壁凹陷，呼气时受胸膜腔内正压推挤而凸起。这种与正常呼吸时胸廓运动截然相反的运动称为"反常呼吸"，亦称为连枷胸或胸壁软化（图45-2-1、45-2-2）。

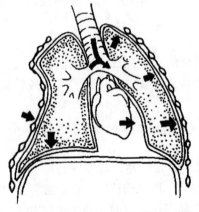

图 45-2-1　胸壁软化反常呼吸模式图
吸气时胸膜腔内负压使软化胸壁凹陷

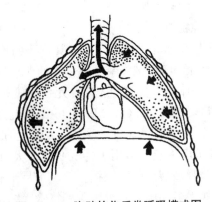

图 45-2-2　胸壁软化反常呼吸模式图
呼气时胸膜腔内正压，使软化胸壁向外凸出，形成反常呼吸

一般来说，4 根以上多处肋骨骨折形成的连枷胸（flail chest）多可引起严重的呼吸、循环障碍。反常呼吸使吸气时潮气量减小而呼气时残气不能排出，导致严重的低氧血症和高碳酸血症。由于双侧胸膜腔内的相对压力随着呼吸运动的周期而变化，导致纵隔随呼吸左右摆动，造成腔静脉扭曲及胸膜腔内负压的绝对值减小，影响回心血流，继而引发循环功能紊乱，导致休克迅速加重。

【临床表现及诊断】

肋骨骨折与四肢骨折的表现有相似之处，如局部疼痛、骨擦音和骨擦感及反常运动等，诊断并不困难。肋骨骨折的诊断依据是胸部外伤史。

1. 疼痛随咳嗽、打喷嚏而加重。

2. 体检可见局部压痛，有时可触及骨擦感或"阶梯"感。用双手挤压胸廓，可引起骨折处的剧痛（胸廓挤压试验阳性）。

3. 连枷胸患者可观察到反常呼吸，严重者伴有发绀、呼吸困难、呼吸道分泌物增多以及休克等表现。

4. X 线检查可见肋骨骨皮质的中断移位，也可同时了解有无合并胸内脏器损伤。应当注意的是，应定期复查 X 线，以排除延迟性气胸、血胸及肺不张等。

5. CT 可发现 X 线容易漏诊的线性骨折，可发现 X 线显示与肩胛骨重叠的隐匿性骨折，同时可明确胸腔内合并损伤的情况。

【治疗】

肋骨骨折本身一般不需要特殊治疗，将在数周内自行愈合。治疗的目的是尽量减少骨折所致并发症，如疼痛、肺不张、低氧血症和肺炎。特别令人关注的是老年人（55 岁以上）的肋骨骨折，年龄较大的肋骨骨折患者死亡率和胸部并发症发病率是损伤程度相似的年轻患者的 2 倍。多根多处肋骨骨折表现为连枷胸的肋骨骨折必须紧急处理。

（一）单纯肋骨骨折

多为单根单处或多根单处骨折，无反常呼吸，亦不合并其他胸内脏器损伤。治疗目的主要是缓解疼痛，防止肺部并发症，如肺不张、肺感染等。具体措施为：

1. 胸带外固定后嘱患者深呼吸，将多头胸带自下向上呈"叠瓦"样包扎。此法简便易行，止痛效果确实，有利于患者咳痰，防止肺部并发症。

2. 口服或肌内注射止痛药物。

3. 肋间神经或痛点神经封闭可用 0.5% 布比卡因 10 ml，注射于骨折处上、下各一根肋骨的肋间神经。

4. 口服或静脉滴注化痰药物，稀化痰液使之易于咳出，防止肺不张和肺部感染。

（二）连枷胸

1. 吸氧。

2. 保持气道通畅，雾化吸入，体位排痰，必要时行纤维支气管镜吸痰甚至气管切开。

3. 止痛　因骨折范围广，故可采用连续硬膜外镇痛泵止痛。待数日后症状缓解再改为口服或肌内注射止痛药物。

4. 抑制反常呼吸　根据病变范围和严重程度，可采取如下方法：

（1）局部加压包扎：使软化胸壁固定在凹陷位，但容易遗留胸壁局部畸形。

（2）机械通气：又称"呼吸内固定法"。此法最早由 Avery 于 1956 年提倡应用，国外应用较广泛。但由于连枷胸多伴有肺挫伤，而正压通气又可加重肺的损伤，故近年来这种方法引起了争议。当临床上出现其他方法所不能纠正的呼吸衰竭（$PaO_2 < 60$ mmHg 和（或）$PaCO_2 > 50$ mmHg）时，机械通气仍不失为一种有效的急救措施。气胸是机械通气的禁忌证，在实施机械通气之前务必先放置胸腔闭式引流管。

（3）手术内固定：用钢丝、克氏针或专门的肋骨固定钢板进行固定，多用于需行开胸探查的病例。既往认为此法创伤大，一般不主张单独采用，而是在开胸手术时同时施行。随着麻醉技术、微创技术及快速康复外科的发展，现在手术内固定逐渐升温。一般遵循以下指征：①呼吸机依赖、有明显反常呼吸的连枷胸患者，没有严重的肺挫伤及颅脑损伤；②肋骨骨折断端运动导致或加剧患者疼痛，镇痛治疗失败；③胸壁塌陷、软化导致胸壁疝，肋骨骨折断端错位明显，限制肺复张或刺入肺；④症状明显的肋骨骨折不连；⑤开胸手术的其他指征。

胸骨骨折

胸骨骨折（sternal fracture）较少见，在胸部创伤中不足 5%，导致胸骨骨折的原因主要是直接暴力。临床表现为胸前区剧痛，咳嗽、打喷嚏时加重，局部有压痛和畸形"阶梯感"。

胸骨骨折误诊率较高。原因是常合并肋骨骨折等其他改变，而且后前位胸部 X 线检查很难看到骨折线。诊断的关键还在于提高警惕，X 线检查常规拍摄侧位相，则极少漏诊。胸骨骨折本身可能临床意义并不大，但往往意味着致命的大血管、心包、心肌等的损伤，必要时应进一步仔细检查。

无移位的骨折一般经卧床休息和止痛等处理，2 ～ 3 周后即可痊愈。有移位时则采用悬吊牵引法或手术钢丝内固定法。

第三节　创伤性气胸

【概述】

各种原因引起的胸膜腔内积气称为气胸（pneumothorax）。气胸可根据发生的原因简单地分为自发性（spontaneous）、创伤性（traumatic）和医源性（iatrogenic）三类。在胸部损伤中，气胸的发生率仅次于肋骨骨折。气胸的形成多由于胸壁和壁层胸膜破损，胸膜腔与外界大气相通，外界空气直接进入胸腔；或由于肺实质或气管、支气管破裂，空气自气道内逸入胸腔所致。

【病理生理】

根据病理生理特点一般分为闭合性、开放性和张力性气胸三类。三者在疾病的发生、发展以及治疗方法上都大相径庭，因此应区别对待。

（一）闭合性气胸

闭合性气胸多为肋骨骨折的并发症，肋骨断端刺破肺表面，空气漏入胸膜腔所造成。气胸形成后，肺处于半萎陷状态，破口随即自行闭合，不再继续漏气。肺萎陷在 30% 以下者为少量气胸，对既往健康者呼吸和循环功能影响较小，多无明显症状，但 COPD 等肺功能差的患者则可有明显呼吸困难症状。肺萎陷超过 30% 甚至更多者为大量气胸，患者出现明显胸闷、胸痛症状，气管向健侧移位，伤侧胸部叩诊呈鼓音，听诊呼吸音减弱甚至消失。胸部 X 线检查可显示胸腔积气和肺萎陷，有时尚伴少量积液。

（二）开放性气胸

刀刺伤或枪弹等所致的胸壁开放伤口，使胸膜腔与外界相通，空气随呼吸自由出入胸膜腔。开放性气胸的病理生理特点为：①伤侧胸膜腔负压消失并与外界大气压相等，肺由于自身弹性而完全萎陷，两侧胸膜腔压力不等而使纵隔移向健侧，使健侧肺扩张亦受限。②吸气时，健侧胸膜腔负压升高，与伤侧压力差增大，纵隔向健侧进一步移位；呼气时，两侧胸膜腔压力差减小，纵隔移回伤侧，这种反常运动称为纵隔扑动。纵隔扑动还使腔静脉扭曲受压，影响静脉血流，引起循环功能严重障碍。③吸气时健侧肺扩张，吸进气体不仅来自呼吸道进入的外界空气，也来自伤侧肺排出的含氧量低的气体；呼气时健侧肺呼出气体不仅从上呼吸道排出体外，同时也有部分进入伤侧肺。含氧低的气体在两侧肺内重复交换形成无效腔通气，进一步加重缺氧（图 45-3-1，45-3-2）。

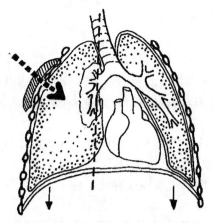

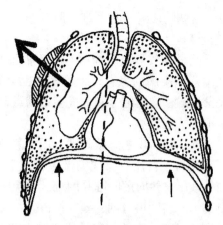

图 45-3-1 开放性气胸呼吸时纵隔移位模式图

开放性气胸，吸气时外界空气经胸壁伤口进入
胸膜腔，纵隔向健侧移位

图 45-3-2 开放性气胸呼吸时纵隔移位模式图

开放性气胸，呼气时气体自胸膜腔经胸壁裂口
排出体外，纵隔向患侧移位

临床上患者出现严重呼吸困难和发绀，循环障碍甚至休克。胸壁伤口开放者，呼吸时能听到空气出入胸膜腔的吹风声。体检发现除与大量闭合性气胸表现类似外，胸部 X 线检查还可示伤侧肺完全萎陷，气管和心脏等纵隔器官向健侧偏移，透视下可见纵隔扑动。

（三）张力性气胸

张力性气胸又称高压性气胸，常继发于大而深的肺裂伤、支气管破裂或胸壁活瓣伤口。裂口与胸膜腔相通且形成活瓣，吸气时空气可从裂口进入胸膜腔内，而呼气时活瓣关闭，胸膜腔内积气不断增多，压力不断升高，严重压迫伤侧肺使之萎陷，并将纵隔持续推向健侧，挤压健侧肺，产生急性呼吸和循环功能严重障碍（图 45-3-3、45-3-4）。胸膜腔内的高压积气被挤入纵隔，经颈部扩散到面部、胸部、腹部甚至四肢，形成皮下气肿。

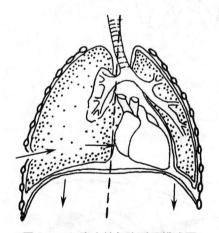

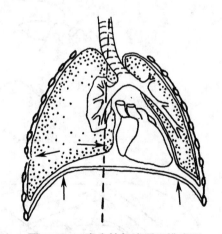

图 45-3-3 张力性气胸呼吸模式图

张力性气胸，吸气时气体自胸壁或肺裂口进入胸膜腔

图 45-3-4 张力性气胸呼吸模式图

呼气时裂口关闭，气体不能自胸膜腔排出

临床上，患者极度呼吸困难，端坐呼吸，发绀，继而出现烦躁、谵妄直至昏迷。体格检查可见广泛皮下气肿，伤侧胸部胀满，肋间隙增宽，呼吸幅度减低，叩诊呈鼓音，听诊呼吸音消失。胸部 X 线检查显示皮下积气，肺纹理消失，气管和心影明显偏向健侧。胸膜腔穿刺有高压气体向外冲出。抽气后症状好转，但不久又见加重，可进一步帮助明确诊断。

【诊断】

根据外伤史，体检发现胸壁伤口，患侧叩诊鼓音，呼吸音减弱或消失，结合胸部 X 线检查所见，气胸的诊断多不困难。但应进一步判断伤情以指导治疗。

【治疗】

少量闭合性气胸（＜30%）多不需治疗，可于1～2周内自行吸收；但伴有严重肺气肿等慢性重症肺疾病的患者，少量气胸也会有严重呼吸困难，通常需要放置胸腔闭式引流管治疗。大量气胸，胸膜腔穿刺抽气多不满意，应行胸腔闭式引流术，促使肺及早膨胀，同时应用抗生素预防感染。

开放性气胸需现场急救处理。用无菌敷料（如凡士林纱布）外加厚棉垫或其他相对干净的织物封盖伤口，再用胶布或绷带包扎固定，使开放性气胸转变为闭合性气胸，然后穿刺胸膜腔，抽气减压，暂时解除呼吸困难。送至医院后，立即给氧和输血补液，纠正休克，并做胸腔闭式引流术。然后再清创、缝合伤口。

张力性气胸是胸外伤中最危急的一类病症。急救处理原则是立即排气，降低胸腔内压力。在危急状况下可用粗注射器针头从第2肋间锁骨中线处刺入胸腔，达到排气减压效果。在患者转送过程中，于插入针的接头处，缚扎一橡胶手指套，将指套顶端剪一细长开口，起活瓣作用，即在呼气时能张开裂口排气，吸气时闭合；或用一长橡胶管或塑料管一端连接插入的针接头，另一端放在无菌瓶水面下，以保持持续排气（图45-3-5）。对于胸壁较大活瓣伤口导致的张力性气胸，可采用塑胶皮片配合胶布覆盖为一边开放的四边形简单排气活瓣装置（图45-3-6）。胸腔排气的同时应用抗生素，预防感染。经闭式引流后，一般肺小裂口多可在3～7日内闭合。长期漏气者应进行剖胸修补术。如胸膜腔插管后，漏气仍严重，患者呼吸困难未见好转，往往提示肺、支气管的裂伤较大或有较大的支气管断裂，应及早行胸腔镜检查或剖胸探查，修补裂口，或行肺段、肺叶切除术。

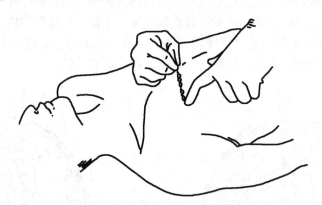

图 45-3-5　锁骨中线第二肋间针刺排气

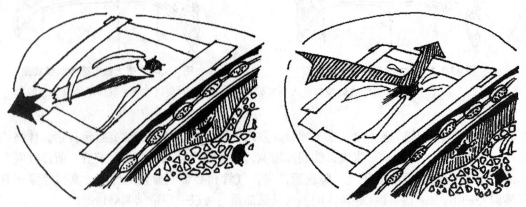

图 45-3-6　塑胶皮片配合胶布制作排气装置

吸气时胶片贴覆于胸壁，阻止气体进入胸腔，呼气时胶片鼓起而排出胸腔内气体

创伤性气胸的胸腔镜检查或剖胸探查的手术适应证：

（1）已行胸腔闭式引流 1 周，仍有漏气或肺膨胀不全，怀疑肺有较大裂伤者。手术首选电视胸腔镜探查及肺修补。

（2）气胸合并胸腔内活动性出血。

（3）怀疑有气管或支气管大的裂伤或断裂。

自 20 世纪 90 年代开始发展起来的电视胸腔镜技术已日臻成熟。镜下术野可放大数倍，细微结构显露清晰，便于发现病变。手术设备尤其是内镜切割缝合器的使用，使镜下肺修补术和肺切除术变得容易而快捷。最大的优点是切口仅长 1～2 cm，创伤极小。但胸腔镜手术对麻醉要求高，准备时间较长，而且非直视下操作，不适于血压不稳定怀疑大出血病情危急的患者。临床工作中应灵活掌握适应证，力求为患者提供最佳的治疗。

第四节　创伤性血胸

血胸（hemothorax）即胸膜腔积血，是严重的胸部创伤之一。出血部位不同，临床表现和处理方法亦有差别：

（1）心脏或胸部大血管损伤，出血量大而快，患者往往当场死亡。

（2）胸壁血管由于来自体循环，故出血不易自行停止，往往需手术止血。

（3）肺组织的裂伤出血，由于肺循环压力低，因而多可采用非手术保守治疗。

【病理生理】

急性大量失血可引起失血性休克，造成循环障碍。大量血胸可压迫肺组织导致呼吸困难。积血是良好的细菌培养基，贯通伤易继发感染造成脓胸。胸腔内陈旧血凝块刺激纤维素渗出和机化，日后可形成纤维胸，严重限制通气功能。

【临床表现及诊断】

血胸的临床表现取决于出血量和出血速度。出血量＜ 500 ml 者为少量血胸，患者一般无明显症状和体征。出血在 500～1500 ml 者为中等量血胸，患者可表现出明显的内出血体征，如面色苍白、四肢湿冷、呼吸困难等表现。出血量＞ 1500 ml 者为大量血胸，表现为严重呼吸困难和休克。

X 线检查可见伤侧内低外高的弧形积液影。如为血气胸，则可见一气 - 液平面（图 45-4-1～45-4-3）。

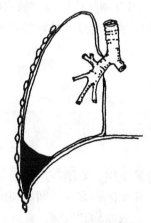
图 45-4-1　少量血胸

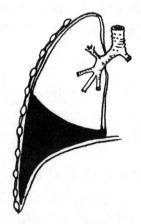
图 45-4-2　中等量血胸

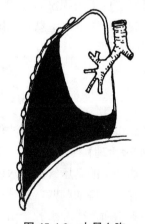
图 45-4-3　大量血胸

根据外伤史，体检发现胸壁伤口，胸部 X 线检查可见胸腔积液征象，诊断性胸腔穿刺抽出不凝血即可确诊血胸。

【治疗】

血胸的治疗原则为：防治休克、止血、清除胸腔积血以及处理并发症。首选胸腔闭式引流术。如首次引流完成后不再继续引流则说明出血可能已经自行停止，但应复查 X 线了解胸腔内情况，排除引流管被血凝块堵塞造成的假象。如果有下列表现，则有手术探查适应证：

1. 进行性出血 ①脉搏逐渐增快，血压持续下降；②经输血补液后血压不回升或升高后又迅速下降；③血红蛋白、红细胞计数和血细胞比容等重复测定，持续降低；④胸膜腔穿刺因血凝固抽不出血液，但连续胸部 X 线显示胸膜腔阴影继续增大；⑤胸腔闭式引流量首次＞1000 ml 或引流＞200 ml/h，连续 3 h。

2. 血胸已凝固，胸管引流不畅时，应尽早行血肿清除术，因为血凝块是细菌良好的培养基，可继发脓胸，而且可继发纤维胸，严重限制肺的膨胀。手术时机应限制在受伤后 2 周以内。凝固的血块或早期的纤维板清除首选胸腔镜，效果确切，创伤轻微；陈旧的纤维板则只能开胸解决。

第五节　创伤性窒息

创伤性窒息（traumatic asphyxia）由严重胸部挤压伤所致，常见于地震房屋倒塌、矿井塌方、车祸辗轧或遭人畜踩踏等。

【病理生理】

创伤性窒息产生的机制是，在胸部受到挤压的瞬间受伤者声门紧闭，气道和肺内空气不能外溢，使胸腔内压力骤升，迫使上腔静脉内的血液倒流挤回上半身，引起头、肩、上胸部组织内毛细血管破裂，血液外溢，造成广泛点状出血。由于所受的暴力巨大，患者多同时伴有其他胸部损伤，如肋骨骨折、气胸、血胸或心脏挫伤等。

【临床表现】

临床表现为呼吸困难，神志淡漠。体检可见头颈部皮肤出现紫红斑，严重者肩部、上胸部亦可有瘀斑和出血点。眼结膜和口腔黏膜可见出血点。可有鼻腔、外耳道出血、鼓膜穿破、耳鸣和暂时性耳聋。有时可有视网膜或视神经出血，造成视力障碍，以至失明。颅内静脉破裂时患者可发生昏迷甚至死亡。

【治疗原则】

治疗上主要是对症治疗，吸氧、抗休克、止痛及镇静等治疗。首先进行氧疗，如鼻导管或面罩吸氧。皮下组织瘀斑、出血点等多能自行恢复，无须处理。当有颅脑症状疑有脑水肿时，应进行脱水疗法。对窒息者立即行心肺复苏、人工心脏按压和辅助呼吸抢救。对胸部其他损伤予以相应处理。

第六节　肺爆震伤

肺爆震伤是由爆炸冲击波作用于呼吸系统所产生的一系列特殊的病理生理改变。

【病理生理】

爆炸产生的高压气浪或水波浪猛烈冲击胸部时可使胸壁撞击肺组织，紧随高压后的负压波亦可使肺再次碰撞胸壁，致肺挫伤，肺毛细血管出血，小支气管和肺泡破裂，肺间质和肺泡内广泛性渗出而产生肺水肿，引起呼吸困难。严重者可有肺裂伤，导致血胸和气胸。此外，气体还可进入肺循环引起气体栓塞。若大量栓子进入脑动脉和冠状动脉，可立即造成死亡。

【临床表现】

临床表现以咯血、咳血性泡沫痰、呼吸困难等为主，严重者出现呼吸衰竭。听诊肺内充满湿啰音。脑气栓者可有神经症状，如抽搐、昏睡甚至昏迷。

胸部 X 线检查除显示肺实质内斑片状浸润影改变外，还常有气胸、血胸等征象。

【治疗原则】

治疗上应给予充分氧疗，清除呼吸道内分泌物，保持气道通畅。如有呼吸功能不全，则行呼吸机辅助呼吸，但应注意合并血胸、气胸者应先予闭式引流术。常规应用抗生素预防肺部感染。

第七节　急性呼吸窘迫综合征

【概述】

急性呼吸窘迫综合征曾有许多名称，如休克肺、弥漫性肺泡损伤、创伤性湿肺、成人呼吸窘迫综合征（adult respiratory distress syndrome，ARDS）。其临床特征为呼吸频速和窘迫，进行性低氧血症，X 线呈现弥漫性肺泡浸润。本症与婴儿呼吸窘迫综合征颇为相似，但其病因和发病机制不尽相同，为示区别，1972 年 Ashbauth 提出成人呼吸窘迫综合征（adult respiratory distress syndrome）的命名。已报道引起 ARDS 的原发病多达 100 余种，涉及临床各科。导致急性呼吸窘迫综合征的原发病或高危因素可分为两类。肺内原因包括：肺炎、误吸、肺挫伤、淹溺和有毒物质吸入；肺外因素包括：全身严重感染、严重多发伤（多发骨折、连枷胸、严重脑外伤和烧伤）、休克、高危手术（心脏手术、大动脉手术等）、大量输血、药物中毒、胰腺炎和心肺转流术后等。据统计创伤合并感染时本征发生率高达 38% ～ 78%；创伤性休克后本征发生率高达 85%。本综合征的死亡率曾高达 53% ～ 73%，但随着现代医学的发展，尤其是 ICU 的建立和呼吸机的广泛使用，近年来死亡率有明显下降。

【病因及病理生理】

常见的致病因素有严重创伤、大手术、休克、烧伤、败血症、腹膜炎、胰腺炎、体外循环、大量输血、误吸、多发性骨折以及长时间吸入高浓度氧等，均可造成肺弥漫性损伤。其基本病理改变是肺间质充血、水肿，肺泡壁内透明膜形成，肺泡上皮细胞变性、坏死，毛细血管内皮细胞肿胀，小血管中血栓形成。病理生理改变主要是肺泡毛细血管膜损害，液体渗出形成肺泡及间质水肿，导致弥漫的微小肺不张，通气 / 血流比值降低，产生右向左分流，导致难治性低氧血症。低氧血症导致肺表面活性物质减少，肺顺应性下降，破坏了正常的肺压力 - 容积关系，致使肺泡进一步萎陷，引起更大范围的肺不张，加重了低氧血症，产生恶性循环，自然病程极难扭转。

休克时血流速度明显减慢，红细胞在毛细血管内呈缗钱状排列，使血液黏稠度升高，细胞易黏附于血管壁，发生微血栓，继而发生 DIC，使病情进一步恶化。

【临床表现】

本综合征发病急，多于创伤后 24 小时内发病，但也有迟至 2 ～ 3 日后发病者。开始表现为急性发作的呼吸急促，继而进行性加重，呼吸频率在 35 次 / 分以上，端坐呼吸不能平卧，口唇明显发绀。一般氧疗难于纠正缺氧状态。后期可出现混合性酸中毒，损害循环系统，诱发心动过缓和心律失常。当 CO_2 潴留严重时，伤员出现神志恍惚、谵妄、抽搐以至昏迷。晚期缺氧严重，生理功能严重紊乱，导致呼吸、循环甚至多器官功能衰竭而死亡。

动脉血气分析早期即可发现血氧分压进行性下降，血浆 pH 值下降，而二氧化碳分压并无明显升高。

胸部 X 线检查早期并无特异性改变，只是显示肺纹理增多。此后逐渐出现特征性的斑片状或大片阴影等肺间质或肺泡渗出性改变。

【诊断】

如果呼吸频率＞28次/分或（和）呼吸窘迫；血气分析在海平面呼吸空气时PaO_2＜60 mmHg；PaO_2/FiO_2（氧和指数）＜300；胸部X线检查显示肺纹理增多，斑片状阴影或大片阴影等肺间质性或肺泡性病变，又能排除慢性肺疾病或急性左心衰竭，则可诊断为ARDS。

本综合征目前尚无早期特异诊断方法，而一旦出现典型的X线表现，则治疗上困难明显增加。故目前临床上对高危患者提倡短期内重复动脉血气分析检查，如有一般氧疗难以纠正的低氧血症出现，则可诊断并及早进行干预，打破恶性循环，提高治愈率。

【治疗】

创伤后急性呼吸窘迫综合征是一种严重的并发症，病情晚期用呼吸机行呼气末持续正压通气（PEEP）治疗亦难挽救生命，故需强调预防和早期诊断。对创伤患者首要的是注意抗休克、控制感染、避免高浓度吸氧和对原发伤的积极治疗。胸部创伤患者常伴有肺挫伤，对晶体液的输入量十分敏感，极易发展成ARDS，治疗此类伤员时要注意严格限制晶体液。

如临床高度怀疑ARDS诊断，则应及时行气管内插管或气管切开，呼吸机辅助通气。在不影响血流动力学的前提下加用PEEP模式，提高肺泡内压，使肺泡复张，并减少水肿液的渗出。

目前认为，强效利尿药和大量皮质醇激素短期治疗是另一种有效方法，对水肿液的排出和稳定溶酶体酶、保护血管内皮有积极的作用。一般采用地塞米松40～60 mg静脉注射，或用泼尼松龙80～120 mg，6～8小时1次，以后视病情可减量或停用。一般用2～3天，否则影响创面愈合，降低机体免疫功能。

此外，呼吸道的精心护理对病情的转归也有重要影响。气道的湿化、体位引流以及有效的吸痰（必要时每日行纤维支气管镜彻底吸痰），都会对患者的迅速康复有所帮助。

知识拓展：ECMO在ARDS中的应用

第八节　气管、支气管断裂伤

气管、支气管断裂伤是一种严重胸外伤，在复合伤中并非少见。据报道，在胸部闭合伤中，支气管损伤占3%～6%。支气管断裂患者的死亡率高达30%，死亡多与并发症有关。气管及大支气管损伤可由闭合性胸部外伤（如车祸、坠楼所致的减速伤或挤压伤）引起；亦可由贯通伤导致，如枪弹、锐器或支气管镜检查所致损伤。气管、支气管由于其解剖位置紧邻心脏及大血管等重要脏器，由枪弹或锐器所致者，大多数因合并胸内大血管损伤而早期死亡。

【发生机制及病理生理】

暴力直接冲撞胸部，躯体突然减速而胸内脏器（如肺）仍继续向前运动，在支气管根部产生一种旋转的扭力。加上反射性声门紧闭，气道内压急剧升高导致弹性较小的气管、支气管破裂。破裂后立即出现大量气胸及肺完全不张，痰液进入胸腔，如处理不及时则可产生经久不愈的脓胸。急性期后，裂伤形成瘢痕愈合，产生气道狭窄，甚至完全阻塞，引起严重的通气障碍。狭窄或阻塞远端的肺不张，可长达几个月或数年之久而不发生感染。但有时阻塞远端也可以发生感染而产生肺脓肿及支气管扩张等。

【临床表现和诊断】

急性期有明显憋气症状，可见大量皮下气肿及发绀，伤侧胸廓饱满，叩诊呈鼓音，呼吸音消失。数小时后，由于继发感染可出现发热症状。急性期患者胸部X线表现为大量皮下气肿，单侧（偶见双侧）气胸，肺门下移，全肺完全不张，形成"肺坠落征"。纤维支气管镜检查可以明确诊断。

慢性期表现可有胸闷、气促和发绀等。对慢性病例的诊断，一般也不困难。首先有胸部外伤史，结合临床表现及X线检查可见肺不张的影像。支气管碘油造影及支气管断层相可以清楚显示支气管近心端的盲袋状改变或气管的狭窄部。现代螺旋三维重建 CT 可重建气管或支气管影像，对病变的显示更加清晰，不仅可以明确诊断，对手术的选择亦有重要意义。

【治疗原则】

气管或支气管小于 1 cm 的裂口，临床症状稳定，可行保守治疗。目前对此类患者多主张行气管切开，一是降低大气道阻力，减少漏气；二是便于吸痰等呼吸道护理。

气管或支气管的断裂伤应及时手术探查，争取早期直接修补。若仅为气管或支气管部分撕裂伤，可以间断缝合修补；若为完全断裂，应做对端吻合术。对于诊断困难者，可先通过胸腔镜对胸腔进行探查和伤情评估，指导开胸手术。

少数裂伤被血凝块堵塞而漏诊，日后可并发慢性支气管狭窄，导致远端肺不张影响肺功能，或并发阻塞性肺炎，经久不愈。如果狭窄范围不大，则应争取手术。原则是尽量保肺，避免肺切除，采用气管或支气管端端吻合。

慢性气管或支气管狭窄，如果狭窄段过长，手术风险大，也可考虑放置气道支架。首选硅胶支架，放置取出都比较方便。镍 - 钛合支架刺激肉芽组织增生导致再狭窄的发生率较高，因此临床上应严格掌握适应证。

第九节　胸腹联合伤

【概述】

外界暴力同时损伤胸腔和腹腔脏器，称为胸腹联合伤。战时多见于枪弹和弹片等的贯通伤。和平时期多见于闭合伤，如车祸、建筑物倒塌和重物撞击胸部等，可导致膈肌破裂和腹内脏器损伤。第 4 前肋间平面以下穿透伤可同时造成膈肌穿孔和腹内脏器（如肝、脾或胃肠道）损伤。上腹和下胸部的挤压伤伴随反应性声门紧闭，导致腹内压瞬间升高，使腹腔脏器破裂或通过破裂的膈肌，部分腹腔脏器被挤入胸腔，造成所谓创伤性膈疝。除引起一系列的呼吸、循环功能紊乱外，还可使疝入胸腔内的腹内脏器发生嵌顿、扭转、绞窄以至穿孔，产生严重感染和中毒性休克症状。创伤性膈肌破裂以左侧者为多，右侧因肝的屏障作用，发生率较低。

【临床表现】

胸腹联合伤常伴有身体其他部位多发伤，伤情复杂多样，患者死亡率高。胸腹联合伤的临床表现因受损部位的不同而表现各异。受伤后破坏了胸腔与腹腔的完整性和稳定性，导致呼吸、循环功能紊乱，如呼吸困难、发绀、休克以及颈部、胸部皮下气肿。腹部实质脏器损伤可有内出血表现，休克往往更为严重。空腔脏器伤则出现急性腹膜炎、中毒性休克。凡胸外伤后有腹部伤症状、体征或腹部伤出现胸部症状者，均应考虑胸腹联合伤并有膈肌破裂存在。左侧膈疝致肠管疝入胸腔，可造成胸闷、气促，偶可出现不全肠梗阻表现；下胸部局部叩诊呈鼓音，听诊偶可闻及肠鸣音。

【诊断】

应根据外伤史、症状和体征、辅助检查全面了解伤情，综合分析迅速作出诊断。情况紧急不容许过多检查者，应边抢救边检查。致伤原因和体表伤口所在位置、伤道走行方向有助于判断体内受伤的组织与脏器，如锐而长的刀具斜刺入下胸部，可同时刺破膈肌穿入肝或胃、脾、肠管等。胸部贯通伤的入口和出口凡有一处在前侧第 4 肋间平面以下者，均有可能造成胸腹联合伤。

胸、腹腔出血可经诊断性穿刺而较易确诊。膈肌破裂的胸部 X 线检查显示膈肌轮廓模糊，伴有胸腔积液，典型者可见膈上出现肠气影。如诊断困难，以往采用腹腔内注射空气法显示膈肌帮助诊断，但效果不理想。也可采用钡剂灌肠法了解结肠位置，但不适用于肠破裂或一般情况差的患者。目前主张积极采用电视胸腔镜手术进行诊断和对伤情作出全面的评估。

全面了解伤情，早期诊断是抢救胸腹联合伤取得成功的关键。不能只满足于对胸部或腹部一个部位伤情的诊断，而忽视了同时存在联合伤的可能，这样才能提高治愈率。

【治疗】

胸腹联合伤的伤情复杂，患者死亡率高，治疗上应分清主次，全面考虑。

首先应进行抗休克治疗，纠正低血容量。置入胃肠减压管以防由胃、肠麻痹所引起的胃急性扩张。根据胸部伤情置入胸腔闭式引流管，以免在进行胸部或腹部手术时麻醉诱导前发生张力性气胸。

对胸腹联合伤的手术治疗顺序应根据伤情而定。对有胸穿入伤或肋骨骨折、血气胸的患者，应行胸腔闭式引流。只有胸内大出血、心包压塞、气管断裂才是紧急开胸的适应证。

肝或脾破裂大出血，或空腔脏器穿孔发生弥漫性腹膜炎者，只要呼吸能够维持，即可在有胸腔闭式引流的基础上，先开腹控制内出血或弥漫性腹膜炎。对胸腹联合伤伴有膈肌破裂者，应首先处理腹内脏器损伤。如发现腹内脏器突入胸腔，则尽快还回原位，修复膈肌破口，这是改善呼吸、循环功能的重要手段。

术后处理除继续抗休克外，还应在膈下留置引流管，保证胃肠减压通畅，合理使用抗生素，注意水、电解质平衡，防止并发症。

视频：编者寄语

（马少华）

胸壁疾病

第一节　胸壁畸形

胸骨和肋骨发育不良主要包括漏斗胸、鸡胸、Poland 综合征等。

一、漏斗胸

【病因及疾病特点】

漏斗胸（pectus excavatum）是一种胸骨凹陷性畸形，表现为肋软骨连同胸骨对称或非对称向内凹陷，呈舟状或漏斗状，一般胸骨体剑突交界处凹陷最深（图 46-1-1）。漏斗胸是最常见的胸部畸形，占所有胸壁畸形的 90%。病因不清，多数学者认为此畸形是由于肋软骨发育异常或下部肋软骨过度增生，向内下凹陷牵拉胸骨向后形成的。本病约 40% 的患者伴有家族史，少数伴有先天性心脏病马方综合征。本病发病率男性高于女性，男女发病比例大致为 4：1。漏斗胸患者胸廓容积减小，患者常有胸闷和运动耐量降低，重症患者因胸骨向后移位，推压心脏向左移，右心室受压，心排血量降低，少部分患者有心脏杂音和二尖瓣脱垂。同时，患者因为形体缺陷多伴有心理疾患。

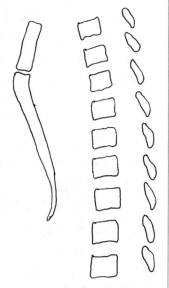

图 46-1-1　漏斗胸

【临床表现和诊断】

大部分患儿在出生时即可发现漏斗胸，但多数患者在两三岁后逐渐出现明显体征和症状，青春期前身体快速发育时常导致病情加重，可因胸壁内陷压迫心、肺产生不同程度的心悸、气促甚至一定程度的呼吸困难。患儿易患呼吸道感染，活动能力受到限制。患儿特征性表现为凹胸、凸腹、胸扁而宽、颈肩前冲、脊柱侧凸。少数患儿听诊胸骨左缘可闻收缩期杂音或心律失常。用力呼气量和最大通气量明显减少。心电图常有心脏向左移位和顺时针方向旋转，侧位 X 线示下段胸骨明显向后凹陷，与脊柱的距离缩短，重者接近脊柱前缘。胸部 CT 是观测漏斗胸最准确和直观的方法，包括肋软骨下陷的程度、范围、胸骨扭转的角度都可以清楚地显现，便于测量各种径线和设计手术方案。

用胸骨最凹处胸内横径除以最凹处胸骨到脊柱前缘的距离称为 Heller 指数，临床上经常用来表示漏斗胸的严重程度，Heller 指数大于 3.25 为中、重度漏斗胸。

【治疗和预后】

严重的漏斗胸常导致患儿出现心、肺功能受限的症状，同时造成患儿心理疾病。对于 Heller 指数大于 3.25 的有明显症状的中、重度漏斗胸患儿，可以考虑手术纠正。手术的目的不仅是改善身体外观、减轻或消除漏斗胸对心、肺功能的限制，而且非常重要的是去除漏斗胸对患儿心理产生的不良影响。手术时机以学龄前后为最佳，此时胸廓柔软、顺应性好，手术效果满意，严重的不对称凹陷患者或成年患者因胸壁僵硬会影响手术纠正的效果。

既往漏斗胸纠正手术方法有：①胸骨抬举术（Ravitch 手术），手术原则是切断膈肌与胸骨、剑突的附着部分，充分游离胸骨和肋软骨；将所有下陷肋软骨切除，保留骨膜，然后上抬胸骨，对弯曲畸形的胸骨可楔形切断，最后将胸骨妥善固定。该手术的创伤较大，目前已较少应用。②Nuss 手术，近 20 年来开展的一项微创漏斗胸手术方法。手术在胸腔镜观察下，在胸骨后方放置特殊金属钢板，钢板固定在两侧胸壁，将下凹的胸骨顶起来纠正胸壁畸形，无需切除肋软骨，手术损伤小，钢板于 3 年后取出。Nuss 手术及其改良术式现已经成为矫正漏斗胸的主流方法，但需要二次手术取出钢板，目前已有医生在尝试可吸收固定材料。

非手术方法包括采用前胸放置特殊设计的真空泵，利用负压吸引上抬下凹的胸骨，适用于轻度漏斗胸患者。

二、鸡胸

鸡胸（pectus carinatum）是一种主要表现为胸骨或肋软骨前凸的胸壁畸形。

【临床表现和诊断】

鸡胸是第二常见的胸壁畸形，约占所有胸壁畸形的 7%。病因不十分清楚，多数人认为与漏斗胸相似，但胸骨被异常增生的肋软骨推挤向前。此病与遗传有关，因为家族中有胸壁畸形患者，鸡胸的发生率也明显增高。临床上大多数患儿在 10 岁左右发现胸壁异常，但症状相对较轻（图 46-1-2）。患者很少有心、肺受压的症状，部分患者可有支气管喘息症，尤其在运动中。大部分患者因胸壁畸形，精神负担重。体征主要是胸廓前后径增大，胸骨体向前凸出畸形，肋软骨向前凸出或凹陷。

【治疗和预后】

鸡胸的纠正包括锻炼健身塑形、佩戴动力胸部按压矫形器（dynamic thoracic compressor，DTC）按压以及手术纠正。对于病情轻的患者，健身锻炼增厚胸部肌肉对遮盖畸形有一定的帮助。DTC 是一个轻便的装置，用于中、

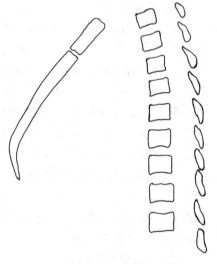

图 46-1-2   鸡胸

重度患者，穿戴后拧紧两侧的螺丝可以对凸出的胸骨或肋软骨进行渐进性的挤压，同时结合锻炼和游泳，对大多数青少年患者有较好的疗效。对于保守治疗疗效不佳或病情严重者可以考虑手术矫治，手术要点类似漏斗胸 Ravitch 手术，切除双侧畸形肋软骨加胸骨成形（离断剑突、切除过长的胸骨下端、胸骨前板做横行截骨）。近 10 年来亦有医生采用 Nuss 手术技术，将矫形钢板置于胸骨上方下压，取得很好的效果。钢板于 2～3 年取出。

三、Poland 综合征

Poland 综合征是一种少见的先天性胸壁畸形，最先由 Poland 医生于 1841 年报道，主要表现为胸壁结构发育不良或未发育并伴发同侧手指畸形，此病一般多发于身体右侧。

【临床表现和诊断】

Poland 综合征病因不清，基本病理为胚胎时期上肢芽发育障碍所致。临床症状集中于躯体及上肢，男性多见，一般为单侧，极少双侧发病。主要特点为胸大肌下半部和胸小肌缺失，60% 患者伴有同侧不同程度的肋骨及肋软骨缺失或发育不良，导致胸壁畸形，女性患者可能有同侧乳房发育不良或缺失，或乳头发育不良及移位。尽管有胸肌的缺失，但一般无上肢功能运动障碍，可能是由于其他上肢肌肉功能代偿。

【治疗和预后】

Poland 综合征的外科治疗主要是出于美观整形的目的。手术方法是取同侧下胸部正常的肋骨或对侧肋骨修补缺失的肋骨及肋软骨，将同侧背阔肌瓣移位至胸前胸大肌缺失的位置，使前胸对称。女性患者的纠正手术可以等到对侧乳房完全发育后进行，同期行病侧的乳房再造术。

第二节　Tietze 综合征和肋软骨炎

胸痛是临床常见症状，最常见的病因来自胸壁肌肉骨骼系统。

【疾病特点和病因】

Tietze 综合征即痛性非化脓性肋软骨肿胀，是一种伴有疼痛的非化脓性肋软骨肿大的疾病，临床少见。临床相对常见且症状类似的是肋软骨炎，表现为肋软骨疼痛及压痛，但没有肋软骨肿大。两个病的病因和相互关系不明，有人认为本病可能与病毒感染有关，此外还可能与劳损、慢性损伤等有关。

【临床表现和诊断】

病程长短不一，可为数月至数年，时轻时重，反复发作。情绪激动、过度劳累可诱发。发作时局部疼痛是最主要的症状，咳嗽、上肢活动或转身时疼痛加剧，体检局部有压痛。Tietze 综合征发病多为年轻人，常表现为单一的肋软骨痛，且伴有肋软骨肿大隆起。肋软骨炎患者年龄多超过 40 岁，90% 的患者有多个肋软骨受累，但没有肋软骨肿大。

Tietze 综合征和肋软骨炎的诊断主要依靠症状和体征，需要与其他导致胸痛的胸壁肌肉拉伤或滑动肋综合征相鉴别，后者胸痛主要表现在第 8、9 肋，尤其是第 10 肋肋弓部，体格检查时用手指勾住患侧肋弓沿胸壁上提可诱发胸痛。

X 线检查因肋软骨不能显影，故对诊断无帮助，胸部 CT 或 MRI 检查部分患者有肋软骨肿大，同时可排除胸内病变、肋骨结核或骨髓炎等。

【治疗和预后】

Tietze 综合征和肋软骨炎都是自限性疾病，可自行消退，预后良好。症状明显者可采用对症治疗，如适当休息放松、减少上肢活动、口服镇痛药。对疼痛较重者可局部普鲁卡因加氢化可的松封闭或于肋软骨肿大处骨膜刺孔减张等，有一定效果。若长期应用各种治疗无效，且症状较重或不能排除肿瘤可能，可将 Tietze 综合征患者肋软骨切除。

第三节　胸壁结核

【疾病特点和病因】

胸壁结核（tuberculosis of chest wall）是指胸骨、胸壁软组织、肋骨的结核病变，多表现为寒性脓肿或慢性胸壁窦道。本病多继发于肺、胸膜或椎体结核感染，在综合医院已经很少见到。

结核病蔓延至胸壁的途径一般有三种：

1. 淋巴系统　肺内或胸膜的结核可经淋巴系统至胸壁淋巴结，在胸骨和脊椎旁形成脓肿，然后自肋间穿出蔓延至胸壁。

2. 直接传播　肺或胸膜的结核病灶可直接穿破胸膜扩展侵入胸壁。

3. 血行传播　结核分枝杆菌经血液循环而侵入肋骨或胸骨，造成骨质感染和破坏，进而穿破骨皮质累及胸壁软组织。

【病理】

胸壁结核初期是在壁层胸膜外形成寒性脓肿，继而穿透肋间肌蔓延至胸壁浅部皮下层，往往在肋间肌层内外各有一个脓腔，其间有孔道相通。由于肋间通道很窄，因此胸壁结核可在胸膜外和皮下层之间形成哑铃状或葫芦状脓肿（图46-3-1）。有的脓肿穿通肋间肌之后，因重力累积作用，逐渐向外向下沉降至胸壁侧面或上腹壁。病变继续扩展，可穿破皮肤，形成结核性瘘管。当继发化脓性感染时，则形成混合性感染。

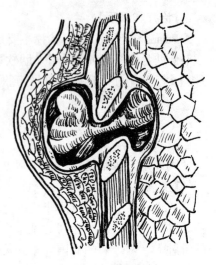

图46-3-1　胸壁结核

【临床表现】

胸壁结核患者全身症状多不明显。若原发结核病灶尚有活动，则可有疲倦、盗汗、低热、虚弱等症状。大多数患者仅表现为胸壁局部无红、热、痛的脓肿，故称为寒性脓肿。脓肿呈半球形隆起，基底固定，肿块多有波动。若继发化脓性感染，可出现急性炎症症状，局部触痛明显。若脓肿穿破皮肤，常排出水样混浊脓液，无臭味，伴有干酪样物质，经久不愈，形成溃疡或窦道，皮缘往往呈潜行凹陷。

【诊断和鉴别诊断】

对于胸壁无痛性肿块，或先有肿块后形成瘘管经久不愈者，首先应考虑胸壁结核的可能性。胸部X线检查特别是胸部CT除可发现有无肺、胸膜结核外，还可见肋骨或胸骨不规则的骨质破坏和缺损，同时可与其他胸壁肿瘤相鉴别。但X线检查阴性并不能排除胸壁结核的诊断。若有慢性瘘管或溃疡，可做活检明确诊断。若肿块波动明显，可行诊断性穿刺。若抽出无臭稀薄白色脓液或干酪样物质，涂片及细菌培养阴性，多可确定诊断。穿刺部位应选在脓肿的上方，避免垂直刺入而致脓液沿针道流出形成瘘管。

鉴别诊断应与化脓性肋骨炎或胸骨骨髓炎及胸壁放线菌病相鉴别。

【治疗】

由于胸壁结核是全身结核的一部分，故应重视全身抗结核治疗，同时还应注意休息和加强营养。有活动性结核者不宜立即手术治疗。对胸壁结核性脓肿，在上述全身治疗基础上，可试行穿刺，排脓后注入抗结核药。

手术治疗胸壁结核的关键是彻底切除病变组织，包括受侵的肋骨、淋巴结和有病变的胸膜，切开所有窦道，彻底刮除坏死组织和肉芽组织，清洗后用邻近的肌瓣充填残腔，并可撒入链霉素粉剂控制感染。术毕加压包扎，防止渗出液积聚，必要时安放引流。术后继续抗结核治疗，以防复发。

单纯寒性脓肿不应切开引流，但如果合并化脓性感染伴急性炎症，可先切开引流，待化脓性感染控制后再考虑进一步清除结核病灶。

第四节　胸壁肿瘤

【疾病特点和病因】

胸壁肿瘤（tumor of chest wall）一般是指胸壁深部软组织的肿瘤，包括骨骼（肋骨及胸骨）及深部肌肉的肿瘤，但不包括皮肤、皮下组织、浅层肌肉或乳腺的肿瘤。

胸壁肿瘤可分为原发性和转移性两类。原发性肿瘤又可分为良性和恶性两种。据文献统计，原发于胸壁骨组织的肿瘤占全身原发骨肿瘤的5%～10%，良、恶性大约各占一半，其中20%发生于胸骨且几乎全部为恶性，80%发生于肋骨。胸壁肿瘤约50%是由其他部位的原发肿瘤转移而来的。转移至胸壁的原发肿瘤有肺癌、乳腺癌、肾癌、胃癌、食管癌、结肠癌等。

原发胸壁肿瘤的病因尚不明确。

【病理】

胸壁肿瘤的病理类型较多，有些分类也不完全统一。常见的良性骨肿瘤有软骨瘤、骨软骨瘤、骨纤维异常增殖症、非骨化性骨纤维瘤等，其中软骨瘤是最常见的肋骨良性肿瘤。恶性骨肿瘤则有浆细胞骨髓瘤、软骨肉瘤、尤因肉瘤、骨软骨肉瘤、骨肉瘤、恶性骨巨细胞瘤、等。起源于深部软组织的良性肿瘤有神经纤维瘤、脂肪瘤、纤维瘤、血管瘤等，恶性者有恶性纤维组织细胞瘤、神经纤维肉瘤、横纹肌肉瘤、脂肪肉瘤、血管肉瘤等。

【临床表现】

胸壁肿瘤早期可无任何症状，有时只在体检时偶然发现。主要临床表现是胸壁包块，局部疼痛是主要症状，尤其以恶性肿瘤及肋骨转移瘤为著。有些肿瘤由于向胸内生长，外表并不明显，因此容易被忽略，直至出现胸内脏器压迫症状才被发现。生长迅速的肿瘤，有时可发生中心坏死、溃破、感染或出血，引起更为严重的症状。如是晚期胸壁恶性肿瘤，可发生远处转移而引起相应症状，还可伴有体重减轻、气促或贫血等症状，同样的情况也见于转移性胸壁肿瘤。

【诊断和鉴别诊断】

胸壁肿瘤的诊断主要根据病史、症状、体检和肿块的特点并结合发病年龄。生长比较迅速、边缘不清、表面有扩张血管、疼痛等，往往是恶性肿瘤的表现。肿块坚硬如骨、增大缓慢、边缘清楚，多属良性骨或软骨肿瘤。若同时出现其他部位肿瘤或胸壁多个肿瘤，则应考虑转移性肿瘤的可能。骨纤维异常增殖症多见于儿童和青少年，而尤因肉瘤则多见于老年患者。X 线检查有助于诊断及鉴别诊断，特别是胸部 CT，对判断肿瘤部位、大小和周围组织侵犯都很有帮助，胸骨和肋骨 CT 成像能对胸壁骨肿瘤提供更多的形态细节。如有明显的软组织肿块并有骨质破坏，常提示恶性肿瘤。若有广泛骨质破坏，但又有放射状新骨形成，则可能为骨肉瘤。

胸壁肿瘤常需与胸壁结核、肋骨或肋软骨畸形、主动脉瘤、胸内肿瘤等鉴别。必要时可做肿瘤针刺活检或切取活检明确诊断。但取活组织检查最好与切除计划联系起来同期进行。

【治疗】

原发性胸壁肿瘤不论良性或恶性，在条件许可下均应及早行手术治疗。转移性胸壁肿瘤一般不是外科手术的适应证，但如有以下情况也可采用手术切除：一是不能鉴别原发或转移肿瘤时，二是原发病变已经切除，且胸壁转移较局限时。对恶性肿瘤应做彻底的胸壁整块切除，其切除范围前后应超过肿瘤边缘的 5 cm，上下应包括正常的一段肋骨及其骨膜，还应包括肌肉、骨骼、肋间组织、壁层胸膜和局部淋巴结。如病变侵及肺，可同期进行肺切除。切除后胸壁缺损面积大者宜同期行胸壁重建，目的是保持胸壁的坚固，防止胸壁软化和反常呼吸，维持正常的呼吸生理和心、肺功能。胸壁重建的方法有多种：①自体组织，如缺损较小可取自身肋骨、髂骨重建胸壁的稳定性，或用转移带蒂肌瓣（胸大肌、背阔肌等）、游离阔筋膜片、带血管蒂的大网膜等予以修复缺损；②人工合成材料，若缺损较大，利用自体组织无法达到满意的效果，可采用人工合成材料（如金属板、Marlex 网、3D 打印材料等）做修补术。胸壁肿瘤切除术后的常见并发症包括排痰困难和呼吸道感染。

对一些对放射线敏感的肿瘤（如尤因肉瘤）可行放疗。对横纹肌肉瘤，手术结合化疗可以显著提高患者的生存期。对某些不能接受手术的胸壁恶性肿瘤或复发患者，放疗和化疗有一定缓解作用，是综合治疗的重要组成部分。

（区颂雷）

视频：编者寄语

第47章 胸膜腔感染

第一节　急性脓胸

【定义】

脓胸（empyema）是指脓性渗出液积聚于胸膜腔内的化脓性感染。

【病因和病理】

急性脓胸大多为继发性感染，最主要的原发病灶多在肺部。

胸膜腔感染的途径有以下几种：

1. 直接侵入　肺部化脓性病灶直接侵入胸膜腔或病灶破裂污染胸膜腔，或胸部开放伤或穿透伤，带菌异物感染胸膜腔，引起渗液和化脓；手术后胸膜腔感染或血胸继发感染；因脏器破裂，例如食管穿孔或外伤性气管断裂引起胸膜腔感染。

2. 经淋巴途径　邻近器官的化脓性感染，如膈下脓肿、肝脓肿、纵隔脓肿、化脓性心包炎或肋骨骨髓炎等经淋巴道侵犯胸膜腔。

3. 血源性播散　全身败血症、菌血症或脓毒症时，致病菌经血液循环进入胸膜腔。

脓胸的致病菌多来自肺内感染灶，少数来自胸内和纵隔内其他脏器或身体其他部位病灶（如膈下感染），也可以是支气管胸膜瘘、食管自发性破裂、气管创伤性断裂或纵隔畸胎瘤等原发病继发胸膜腔感染。临床最常见的致病菌为金黄色葡萄球菌，肺炎球菌较少见，也可以是多种致病菌的混合感染，致病菌包括厌氧性链球菌、梭状杆菌、铜绿假单胞菌、螺旋菌等。如果脓液中含有坏死物，具有恶臭、毒血症状严重，称之为腐败性脓胸。

胸膜感染后，可引起大量渗出液。早期脓液较稀薄，含有白细胞和纤维蛋白，呈浆液性。若此期内能排出渗液，肺易复张。随着病程进展，脓细胞及纤维蛋白增多，渗出液逐渐由浆液性转为脓性，纤维蛋白沉积于脏层、壁层胸膜表面。初期纤维素膜附着不牢固，质软而易脱落，以后随着纤维素膜的不断加厚，韧性增强而易于粘连，并使脓液局限化。纤维素在脏层胸膜附着后将使肺膨胀受限。

临床上脓胸有各种命名方法：按疾病发展过程可分为急性和慢性脓胸；按致病菌则可分为化脓性、结核性和特异病原性脓胸；按波及的范围又可分为全脓胸和局限性脓胸（含包裹性脓胸）。若伴有气管、食管瘘，则脓腔内可有气体，出现液平面，称为脓气胸。脓胸可穿破胸壁，成为自溃性脓胸或外穿性脓胸。

【临床表现和诊断】

急性脓胸的主要症状是由急性炎症和胸腔积脓所引起的。患者常有高热、脉快、呼吸急促、食欲缺乏、全身乏力、胸痛等。积脓较多者有胸闷、咳嗽、咳痰等症状。严重者可伴有发绀和休克等表现。体检时可见患者不能平卧，患侧呼吸运动减弱，肋间隙饱满增宽。叩诊患侧呈浊音，气管和心浊音界偏向健侧。听诊时患侧呼吸音减弱或消失，触觉语颤减弱。局限脓胸的体征则在相应的病变部位，而在叶间或纵隔面脓胸者体检可以无阳性体征。

通过胸部影像学检查可以明确诊断脓胸。胸部 X 线检查可见到患侧呈现大片浓密阴影，纵隔向健侧移位。如脓液在下胸部，可见一由外上向内下的斜行弧形阴影。脓液不多者，有时可同时看到肺内病变。伴有气胸时可出现气 - 液面。若未经胸腔穿刺而出现液面者，应高度怀疑有气管瘘或食管瘘。局限脓胸 X 线检查显示患处呈包裹性阴影。目前胸部 X 线检查已少用，通常用胸部 CT 扫描诊断脓胸，其优点是可以帮助确定脓胸的量和具体部位。超声检查能明确脓胸的范围和准确定位，有助于脓胸诊断和穿刺。胸腔穿刺抽得脓液，可诊断为脓胸。首先观察其外观性状，质地稀稠，有无臭味。其次是做涂片镜检、细菌培养及药物敏感试验，以指导临床用药。细菌性脓胸患者血常规检查可发现白细胞计数增多，中性粒细胞比例增高。

【治疗】

急性脓胸的治疗应从全身支持、控制感染和排出脓液三个方面进行。

（一）全身支持

全身支持包括适当休息，补充维生素，注意营养，维持水和电解质平衡，纠正贫血等。

（二）控制感染

控制感染主要是根据药物敏感试验，选择最有效的抗生素。

（三）排出脓液

排出脓液可减轻中毒症状，同时促使肺复张，是治疗急性脓胸的重要环节。临床常采用胸腔穿刺术或胸腔闭式引流术。

1. 胸腔穿刺术　对于脓胸早期脓液较稀薄者，可采用胸腔穿刺抽脓（图 47-1-1）。胸腔穿刺前应做 B 超或胸部 CT 扫描准确定位。尽可能一次性将积脓抽尽。体弱而大量积脓、纵隔移位较严重的患者可以分期抽液，以免体力不支而发生意外。胸腔穿刺术的注意事项：①决定穿刺前要对患者的健康状况、病史和体格检查、是否存在瘘管、用药情况和过敏体质等，做全面的了解和充分的评估。对年老体弱的患者尤其要重视。②术前器械和药品的准备要考虑到应急的需要。一旦发生休克，可以立即进行急救。③穿刺时患者应采取适合的体位，因患者需要坚持较长时间的操作。④穿刺部位要准确，一般在脓腔底的上一肋间为宜。穿刺部位过低时，针头易被沉淀物堵塞，且膈肌

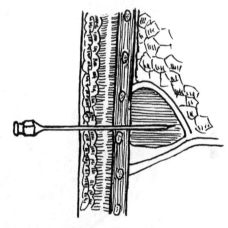

图 47-1-1　胸腔穿刺术

上升也会影响脓液排出。穿刺部位过高时则不能抽到脓液，因此有液平面者要在液平面下穿刺。⑤抽液时要用力均匀，缓慢而稳定。负压过高容易使针头被脓块堵塞；有时过快也会导致虚脱和休克。⑥抽液时应尽量避免气体进入脓腔内。急性脓胸因纵隔尚未固定，注入空气将影响胸膜腔内负压的调节，产生类似张力性气胸的症状。⑦进针不能靠近胸骨边缘，以免损伤肺门血管和纵隔内大血管而引起大出血。如发现抽出物为全血，应当立即退出针头，嘱患者安静躺下，严密观察血压、脉搏等变化。穿刺进针一般取锁骨中线以外，相对比较安全。

2. 胸腔闭式引流术

（1）适应证：①反复胸腔穿刺抽液，感染仍不能控制，或积液产生较快者；②脓液稠厚不易抽出者；③发现有大量气体，疑有支气管胸膜瘘或食管瘘存在者；④腐败性脓胸者。

（2）操作方法

1）经肋间插管法：引流位置主要依胸部 CT 扫描或 B 超定位，一般选在脓腔的最低处。常采用半卧位，胸腔试验性穿刺抽得脓液后，局部麻醉下切开皮肤 1 ～ 2 cm，用止血钳沿肌纤维方向钝性分离肌层和深筋膜。紧靠下一肋骨上缘插入引流管，接上水封瓶后观察水柱波动

情况，如水柱能随呼吸而上下摆动或有脓液排出，说明引流管在胸腔内（图 47-1-2）。将引流管固定于皮肤上。负压不宜超过 15 cmH$_2$O。术后应保持引流管通畅，防止扭曲。如发现引流不畅，水柱不动，或脓液量骤然变少，应及时检查引流管位置并予以纠正。目前也可用胸腔穿刺套管针置管，方法简单，适合急诊手术。

2）经肋床插管法：对于经肋间插管后毒血症仍不能控制者或脓液太稠不能排出者，应考虑行经肋床插管以改善引流情况。但应注意过早开放可引起开放性气胸，一般来讲应在经肋间插管法胸腔闭式引流术后 2～3 周进行，这时脓胸经闭式引流术已经局限，纵隔已固定。手术方法为在脓腔相应部位切开皮肤及肌肉，切除长 3～4 cm 的一段肋骨，将肋间神经血管前后端予以结扎。然后经肋床切开胸膜（图 47-1-3A），并剪取一条胸膜做病理检查。继而以手指探查脓腔，如有分隔应予以打通，以利引流。吸净脓液后置入粗大有侧孔的引流管（内径约 1.2 cm），并以缝线将引流管妥善固定，其外端连接水封瓶闭式引流（图 47-1-3B）。切口周围

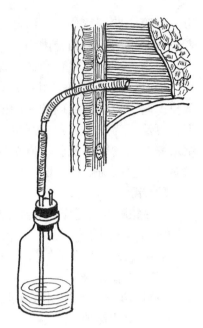

图 47-1-2　胸腔闭式引流术

用凡士林纱布保护皮肤，定期更换敷料。1～2 周后逐步外撤引流管，直至脓腔消失。排除了支气管瘘的存在后，可做脓腔冲洗并定期测量脓腔容积，待脓腔容积小于 10 ml 时可拔除引流管，瘘管可自行愈合。

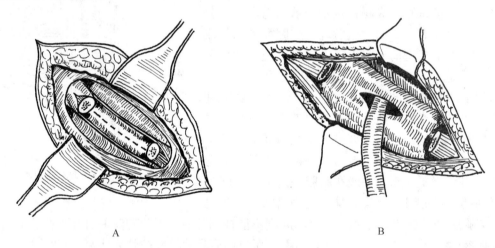

图 47-1-3　经肋床插管法胸腔闭式引流术

3. 经胸腔镜脓胸清除术　这是一种较新的治疗方法，其优点是：①微创；②可在直视下清除所有脓液及多房性脓腔；③脓液黏稠时可行冲洗；④术中可清除早期形成的纤维素膜，有利于肺复张。方法为全身麻醉下行气管双腔插管，于脓腔最低位置做第一切口，置入胸腔镜探查胸腔情况，包括有无肿瘤、结核、异物、食管或呼吸道瘘。于脓胸的顶部做第二切口，置入吸引器吸净脓液，用卵圆钳或骨膜剥离器刮除胸壁和肺表面的脓苔和纤维素膜。大量生理盐水冲洗。于第二切口置细管作为术后冲洗入路，第一切口置引流管。术后持续冲洗脓腔，使肺复张并与壁层胸膜粘连。

经过以上各种疗法，急性脓胸一般应能治愈。不论用穿刺或手术引流，当脓液排出后，肺均可逐渐膨胀，两层胸膜靠拢，空腔逐步消失。如脓腔长期不能闭合，则成为慢性脓胸。

第二节　慢性脓胸

【病因】

导致慢性脓胸的原因较多：①急性脓胸诊断较晚，未能及时治疗；②急性脓胸处理不当，如引流太迟或因拔管过早、引流管过细、引流位置不恰当或插入太深等原因导致排脓不畅；③脓腔内有异物存留，如弹片、死骨、纱布或棉球、引流管残端等，使胸膜腔内感染难以控制；④合并支气管胸膜瘘或食管瘘而未及时发现和处理；⑤胸膜毗邻的慢性感染病灶，如膈下脓肿、肝脓肿、肋骨骨髓炎等反复传入感染，致脓腔不能闭合；⑥有特殊病原菌存在，如结核菌、放线菌等慢性炎症所致的纤维层增厚，肺膨胀不全，使脓腔长期不愈；⑦手术后肺膨胀不全，胸内残腔不闭合，纤维层增厚，继发感染也能成为慢性脓胸的原因。由于医疗条件的改善，慢性脓胸的发病率在大城市较低，而在边远地区相对较高。

【病理】

慢性脓胸的特征是壁层和脏层胸膜纤维性增厚。急性脓胸后期，毛细血管及炎症细胞形成肉芽组织纤维蛋白沉着机化，在壁层、脏层胸膜上形成厚而致密的纤维板，构成脓腔壁。脏层胸膜纤维层机化和收缩，使肺被紧裹而不能膨胀。脓腔内有脓液沉淀物和肉芽组织存在，脓腔不能闭合，形成无效腔。一般纤维层在肺表面和上部较薄，而在壁层、膈面和肋膈角后方较厚，有达 2～3 cm 以上者，呈胼胝状，称为纤维板。肺长期萎缩造成支气管变形，排痰不畅，可以导致支气管扩张和纤维化。胸壁因长期运动受限而致肌层退化变薄、肋骨聚拢、肋间隙变窄、胸廓内陷，牵拉纵隔向患侧移位，并限制胸廓的活动性，从而减低呼吸功能。此外，还可能伴有明显的杵状指（趾）。

【临床表现和诊断】

慢性脓胸患者常有长期低热、食欲减退、消瘦、贫血、低蛋白血症等慢性全身中毒症状。有时还有气促、咳嗽、咯脓痰等症状。体格检查时见患侧胸廓塌陷，呼吸运动受限，肋间隙明显变窄，叩之呈浊音，呼吸音减低或消失。气管移向患侧。曾做胸腔引流术者胸壁可见引流口瘢痕或瘘管。胸部 CT 扫描可见胸膜明显增厚、胸廓收缩、肋骨变细并靠拢，膈肌上升、纵隔移位以及肺容积减小。

慢性脓胸的诊断主要根据病史、体格检查和胸部影像学检查。若未做过引流，需做胸腔穿刺，培养脓液，明确致病菌种。未经胸腔穿刺而脓腔内出现液平面者，应考虑存在支气管胸膜瘘的可能。若疑有支气管胸膜瘘，应慎用或禁忌脓腔造影或瘘管造影。

【治疗】

慢性脓胸的治疗目的：①改善患者的全身状况，消除慢性中毒症状和营养不良等；②尽量消除致病因素和消灭胸膜间无效腔；③恢复肺功能。

1. 全身治疗　慢性脓胸患者常有身体虚弱，营养不良，应积极纠正贫血和低蛋白血症。脓腔穿刺抽液做细菌学检查和药物敏感试验测定，合理选用抗生素。

2. 改进胸腔引流　如曾经行胸腔闭式引流，应针对引流不畅的原因，如引流位置不当、引流管过细等给予改进。或在适当部位另做胸腔开放引流术，切口宜大，使引流畅通无阻。脓腔内用盐水纱布填塞，既能避免脓腔形成间隔，也可帮助吸引脓腔渗液，使肉芽创面保持清洁健康。但每天更换敷料要清点纱布数目，并防遗漏死角，使脓腔逐渐收缩。手术时可探查脓腔内有无异物，并可将脓腔壁组织送病理学检查。部分脓腔较小的患者可能因此获得治愈。也可使较大的脓腔缩小，为下一步治疗创造条件。

3. 消灭胸膜间无效腔

（1）胸膜纤维板剥脱术：适用于病期不长、肺内无病变且肺能完全复张者。而对纤维板较厚、肺内有广泛病变（如结核性空洞或支气管扩张等）或肺压缩时间太长已纤维化者，均不宜行胸膜纤维板剥脱术。

手术基本原理是从肋床将壁层胸膜上的纤维板与胸壁分离，再将脏层纤维板与肺分离，下达膈面，使整个脓腔完整切除，被压缩的肺得以复张。如分离困难，可在脏层胸膜的纤维板用锐刀做"井"字切口。将纤维板分块切除。壁层纤维板也可分块切除。肺表面若漏气严重，可以缝合或用其他生物材料覆盖。肺不能完全膨胀或留有残腔，应加做胸廓成形。通过手术可以促进肺复张，从而消除脓腔，可以最大限度地保存肺功能，这是治疗慢性脓胸较为理想的手术。

（2）胸廓成形术：目的是消除胸廓局部的坚硬组织，使胸壁内陷，以消灭壁层和脏层胸膜间的无效腔。这种手术要切除包括肋骨在内的壁层胸膜纤维板，但需保留肋间神经血管、肋间肌和肋骨骨膜。这些保留的胸壁软组织可做成带蒂的移植瓣用来填充脓腔和堵塞支气管胸膜瘘。若脓腔较大，还可利用背阔肌、前锯肌做带蒂肌瓣或大网膜充填。手术创伤通常较大。

肋骨的切除范围应包括脓腔顶上 1 ~ 2 根，下至脓腔底部；从肋骨头向前，超越脓腔前缘 2 cm，保留肋间肌和骨膜（图 47-2-1）。然后切开脓腔，将增厚的壁层纤维板切除，使胸壁软组织能够充分塌陷，从而消灭胸膜间无效腔。

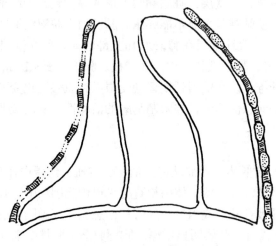

图 47-2-1　胸廓成形术

如脓腔大而患者体质虚弱不能耐受一次性手术，肋骨切除可以分期进行，间隔期约 3 周。但肋骨切除必须先上后下，使脓腔由上而下地逐步压缩。否则，脓腔就难消灭，往往需要再次手术，而再次修正手术的损伤程度远远超过首次手术。

下胸部脓胸的胸廓成形术效果不理想，术后畸形亦较严重，因此除局部范围较小者外，一般都不采用。因为这种手术后肋间神经被切断，腹直肌松弛，患侧上腹部常相应膨出，患者常有不适感。

肋骨前段切除过多、过长，残端常向外顶出，压迫皮肤，引起疼痛。保留第二肋骨常会阻碍胸廓塌陷，脓腔不能完全消灭。肋骨后端切除要尽可能彻底，否则也因脊柱旁沟残留脓腔而使手术失败。

（3）胸膜肺切除术：当慢性脓胸合并有肺内广泛病变时，或伴有不易修补的支气管胸膜瘘时，切除纤维板和患肺可以一次完成，达到治愈的目的。这一手术创伤大，出血多，必须严格掌握适应证和时机。患肺切除后如遗留残腔，要及时处理，常用的方法是胸廓成形术。

脓胸伴有支气管胸膜瘘者较为常见，一经诊断明确，应当及时进行胸腔引流术，待感染控制后再做进一步处理。常用的方法是支气管瘘修补，肌瓣填塞，并行胸廓成形术。术后保持引流通畅和彻底消灭残腔是手术成功的关键。

第三节　结核性脓胸

【病因】

结核性脓胸（tuberculous empyema）是因结核杆菌感染胸膜，引起胸膜渗出造成的。绝大多数是由于肺结核病灶破裂所致，如肺表面空洞，或干酪灶侵及脏层胸膜，或结核性淋巴结炎溃破等。结核性胸膜炎的积液继发感染也造成脓胸。做肺结核的切除手术污染胸膜腔可并发术后结核性脓胸。脊椎骨结核伴有寒性脓肿，肋骨或肋软骨结核等均可延及胸腔导致结核性脓胸。极少数情况是因为结核杆菌经血液循环感染胸膜造成的。

【病理】

结核性脓胸的早期积液是浆液性的，经过一个较长的时期后，逐渐成为脓性。病肺破裂时因同时有其他细菌感染，成为混合性脓胸。结核性脓胸的病程长，形成的纤维层厚而坚实，并常有钙化。脓胸范围可以局限，也可为全脓胸。纤维层的瘢痕组织收缩，使肋间隙变窄，肋骨断面呈三角形，其基底在外侧，肋间肌也萎缩和纤维化，严重者可导致脊柱凸向健侧。

长期不治的结核性脓胸，脓腔可从肋间组织溃破，形成自溃性脓胸。瘘口流出稀薄脓液，经久不愈。

【临床表现及诊断】

一般起病缓慢，患者可有午后低热，伴有轻微胸痛、胸闷、干咳、疲乏无力、食欲减退、夜间盗汗、消瘦等症状。如积脓过多，可有胸闷、气促症状。伴有支气管胸膜瘘时可出现刺激性咳嗽，咳嗽与体位有关，卧于健侧时患者咳嗽频繁，且呼吸困难。但如瘘口很小，亦可无上述症状。继发感染时症状如急性脓胸。由于支气管胸膜瘘的存在，经支气管引起结核性播散时，病情更为恶化。

如患者病程缓慢，胸腔脓液稀薄，或肺部有结核病灶者诊断比较容易。确诊是在渗出液中找到结核分枝杆菌，但很多结核性脓胸中不易找到抗酸杆菌。凡是渗出液中淋巴细胞较多，化脓菌培养阴性者，都应将结核性脓胸列为第一个可能的诊断。脓腔壁病理学检查，发现典型的结核性病理特征者诊断可以确立。

胸部 CT 扫描不仅可了解脓腔积液情况，而且可以检查同侧和对侧肺部有无病变和病变情况，对诊断和治疗是有必要的。有大量积液时，同侧肺内病变可被掩盖。

【治疗】

肺结核的早期正确治疗可减少结核性脓胸的发生率。

脓胸发生后，治疗方法基本上和慢性脓胸相同，但抗结核药的应用是必不可少的。在早期只有浆液性渗出时，用休息、营养等疗法，加以链霉素、异烟肼、对氨基水杨酸钠、利福平和乙胺丁醇等两三种药物联合应用，渗出大多能自行吸收。有大量渗出物时，可做胸腔穿刺抽液术，以解除肺的压迫。但一般情况下，除诊断性抽液外，应少做穿刺，以免引起继发性感染。穿刺抽液后应注入链霉素 0.5 ~ 1.0 g。继发性化脓菌感染时要积极引流，并同时用抗炎和抗结核药物治疗。可疑支气管胸膜瘘时禁忌胸腔冲洗。经过上述治疗不能治愈时，需要考虑外科治疗。

外科治疗的方法和慢性脓胸相同，但应同时考虑有无肺内活动性结核病变。有活动性肺结核时，外科手术应当暂缓进行，只有在混合性脓胸用抗生素和穿刺抽液不能控制继发感染时，才采用胸腔闭式或开放引流术。

如肺内无活动性结核病变，又无支气管狭窄，估计肺可能膨胀，可做胸膜纤维板剥脱术。在不存在继发感染情况下，只要手术彻底，术后肺膨胀良好，可望一期愈合。即使有继发性感染，经过抗生素和引流术的治疗，也常能获得一期愈合。如肺不能完全复张，或考虑到复张后肺内病灶有复发和恶化可能，应做同期或分期胸廓成形术。

肺内病灶需要切除时，如有空洞或较广泛的干酪灶，尤其是伴有排菌者，应施行胸膜肺切除。脓胸伴有支气管胸膜瘘者也是胸膜肺切除的适应证。

术后加强抗结核药物治疗，一般同时应用两种以上药物维持治疗至少半年至 1 年，可以预防复发或结核病的播散。

结核性脓胸较顽固，尤其是有耐药菌株感染的病例，由于结核性感染不能得到控制，有时需要多次手术才能达到治愈的目的。因此，决定治疗方案时必须周密地进行分析和研究，根据不同情况，采用最有效的手术方法。

（李　辉）

第一节　肺　大　疱

【概述】

肺大疱是比较常见的肺部疾病。根据其病理主要分为两类，一类是肺泡破裂融合而形成的肺实质内肺大疱（pulmonary bulla），通常是多发的，直径大小不一，大者甚至可占据一侧胸腔容积的一半以上。另一类是肺泡破裂致脏层胸膜下积气而形成的胸膜下肺大疱（bleb），可单发或多发，多位于肺尖部，直径多在 1～2 cm 以下。这种并非严格意义上的肺大疱，它的破裂是导致自发性气胸的主要原因。肺大疱通常无症状，在胸部 CT 检查或破裂伴发自发性气胸后才被发现和诊断。

【病因及病理】

肺大疱的发病机制一般认为是细支气管的炎症阻塞、小气道的活瓣机制等导致肺泡内压力持续增高，囊壁破坏融合而形成；也有一些肺大疱与先天基因突变有关。大疱壁是破坏的肺组织，气腔内常有残留肺泡间隔形成的纤维分隔，基底部常有小支气管开口，这种肺大疱多伴有肺气肿。依据肺大疱的形态及与正常肺组织的关系，常将其分为 3 型。Ⅰ型：窄基底肺大疱，突出于肺表面，并有一狭窄的蒂部与肺实质相连，常单发，也可见多个大疱呈簇状集中分布，常见于肺上叶，壁薄，易破裂形成自发性气胸。Ⅱ型：宽基底表浅肺大疱，位于肺实质表层，肺大疱腔内可见结缔组织间隔，可见于任何肺叶。Ⅲ型：宽基底深部肺大疱，结构与Ⅱ型相似，但部位较深，周围为肺组织，大疱可伸展至肺门，可见于任何肺叶。

【临床表现】

患者的症状与大疱的数目、大小以及是否伴有基础肺部疾病密切相关。较小的、数目少的单纯肺大疱可无任何症状，有时只是在胸部 X 线或 CT 检查时偶然被发现。体积大或多发性肺大疱可导致不同程度的胸闷、气促等症状。少数肺大疱患者有咯血和胸痛。肺大疱主要并发症是自发性气胸或血气胸，少数患者可继发感染。

【诊断】

胸部 X 线和 CT 检查是诊断肺大疱的常用方法。X 线表现为肺野内大小不等、数目不一的薄壁空腔，腔内肺纹理稀少或仅有条索状阴影。大的肺大疱周围可有因受压而膨胀不全的肺组织。胸部 CT 检查可进一步明确大疱的数目、大小以及是否伴有其他肺部疾患。

【治疗】

肺大疱是一种不可逆的肺部病损。无症状的肺大疱一般无需治疗。符合下列情况者需要手术治疗：①肺大疱破裂引起自发性气胸或血气胸者；②肺大疱体积大，尤其是体积占据胸腔容积 1/3 以上的巨型大疱，邻近肺组织被明显压迫，患者有喘憋症状者；③肺大疱合并反复感染或咯血者。

手术方法：目前绝大多数的肺大疱手术均可在胸腔镜下完成。体积较大的肺大疱应于其基底部正常肺组织处完整切除；难以完整切除的肺大疱，可以切开肺大疱，仔细缝合漏气部位，

部分切除多余的大疱壁，缝合切缘。位于深部肺组织内的肺大疱，除非巨大或合并感染，否则可不用处理。较小的位于肺组织表面的肺大疱可行结扎、缝扎或电凝灼烧处理。如受累肺叶几无正常肺组织，也可根据患者呼吸功能情况考虑做肺叶切除术。合并复发性气胸的肺大疱患者，建议同期行胸膜固定术，以期产生胸膜腔粘连，减少自发性气胸复发概率。

第二节　自发性气胸

【概述】

自发性气胸（spontaneous pneumothorax）是区别于外伤性和医源性气胸的临床常见气胸。各种年龄均可发病，尤其好发于 20 岁左右体型瘦高的男性。正常人群的发病率约为 9/10 万。自发性气胸容易反复发作，第一次发病后，同侧再发的概率约为 20%；同侧复发后第三次再发的概率增至 50%。自发性气胸又分为原发性自发性气胸（primary spontaneous pneumothorax）和继发性自发性气胸（secondary spontaneous pneumothorax）两类。前者就是通常所说的自发性气胸，常由胸膜下肺大疱（bleb）破裂所致；后者是指继发于肺气肿、肺结核、肺间质纤维化、肺部感染或肺肿瘤等疾病的自发性气胸，相对少见。

【病因及病理】

年轻人自发性气胸多数与肺尖部、下叶背段、叶裂游离缘的胸膜下肺大疱破裂有关。这类胸膜下肺大疱是肺泡破裂致脏层胸膜下积气而形成的，通常在胸部 CT 检查或破裂伴发自发性气胸后才被发现和诊断，可单发，也可多发，其形成可能与胸膜腔压力梯度和肺发育及营养状况等有关。少数患者术中未能发现胸膜下肺大疱，可能是大疱破裂后脏层胸膜破口重新闭合造成的。中年以上的自发性气胸多数是肺实质内的大疱破裂造成的，但需要警惕肺癌、肺结核等其他病变继发气胸的可能。

【临床表现】

自发性气胸的临床表现为突发胸痛、胸闷、气促、咳嗽、呼吸困难等。通常几小时后胸痛可减轻。发病 24 小时以后，虽然可能存在明显的肺不张，但大多数肺功能好的年轻患者除运动耐力下降外其他临床症状有时可明显减轻。体征包括气促、发绀，气管向健侧移位，患侧胸廓膨隆，触觉语颤减弱或消失，叩诊呈鼓音，听诊呼吸音减弱或消失。少数自发性气胸会危及生命，这包括张力性气胸、血气胸、双侧同时发生的气胸等。

【诊断和鉴别诊断】

胸部 X 线检查是诊断自发性气胸的主要方法。患者患侧可见无肺纹理区，肺组织向肺门方向压缩，多可清晰地看到受压的肺边缘，偶有部分患者可以看到肺尖部的胸膜下肺大疱。体积大的肺大疱胸部 X 线检查也可显示局部肺野透亮度增高，需要与气胸进行鉴别。鉴别要点是，气胸患者胸部 X 线示透亮度更高，局部完全无肺纹理，且肺组织向肺门方向压缩，弧度与肺大疱相反；肺大疱表现为肺野内大小不等、数目不一的薄壁空腔，腔内肺纹理稀少或有条索状阴影，肺大疱周围可有因受压而膨胀不全的肺组织；病史上气胸常为突发起病，病情变化快，而肺大疱病情发展较慢。胸部 CT 是有效的鉴别手段（图 48-2-1、48-2-2）。

【治疗】

初次发病的自发性气胸，如肺压缩小于 30%，可休息、观察，待其自行吸收；如肺压缩大于 30%，应穿刺抽气，或行胸腔闭式引流。多数经过引流后可自行愈合。符合下列情况者需要手术治疗：①复发的自发性气胸。②虽为首次发病，但有下列情况之一者，即张力性自发性气胸、自发性血气胸、双侧同时发生的自发性气胸、有明显肺大疱的自发性气胸、有效引流超过 72 小时仍有大量漏气、肺无法复张者、特殊职业者（如飞行员、潜水员、运动员等），或长期生活在没有医疗急救条件下的人员（如野外工作者、偏远地区居民等）。手术禁

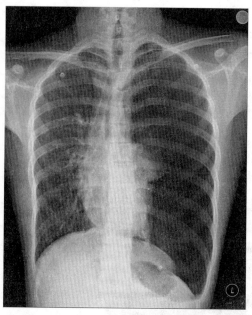

图 48-2-1 气胸的影像学表现

局部完全无肺纹理，且肺组织向肺门方向压缩

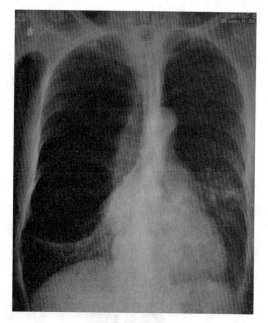

图 48-2-2 肺大疱的影像学表现

肺野内大小不等、数目不一的薄壁空腔，腔内肺纹理稀少或有条索状阴影，肺大疱周围可有因受压而膨胀不全的肺组织

忌证包括严重心、肺功能障碍，不能耐受全身麻醉或胸部手术者。目前首选胸腔镜下肺大疱切除术。手术中应全面探查胸腔，处理所有有潜在破裂可能的肺大疱。同时，为防止复发可加做胸膜固定术，使脏、壁层胸膜粘连在一起，封闭胸膜腔。常用的方法有壁层胸膜摩擦固定术和壁层胸膜切除术。

病例 48-2

第三节　支气管扩张

【概述】

支气管扩张（bronchiectasis）是多种原因造成的肺和支气管慢性化脓性疾病。细支气管反复炎症和梗阻导致其管壁弹性纤维及肌层的破坏是形成这种局限性或弥漫性扩张的病理基础。该病多见于青壮年，多数患者 20 岁之前开始发病。支气管扩张通常发生于第三、四级支气管分支，炎症依次损坏管壁纤毛柱状上皮、弹性纤维和平滑肌、软骨等，并以纤维组织替代，支气管遂呈柱状或囊状扩张。

支气管扩张的病因分为先天性和获得性（又称感染性）两大类。先天性因素包括先天性囊性支气管扩张、选择性免疫球蛋白 A 缺乏症、原发性血丙种球蛋白缺乏症、囊性纤维化、α 抗胰蛋白酶缺乏症等。获得性支气管扩张的病因包括感染、支气管腔内梗阻和外压性梗阻、中叶综合征、结核瘢痕以及获得性丙种球蛋白缺乏症等。前者多为弥漫性扩张，后者以局限性为主。继发于结核的支气管扩张一般位于上叶；而继发于细菌或病毒感染的支气管扩张通常位于双肺下叶、舌段、中叶。

【临床表现】

典型的临床表现为反复发作的呼吸道和肺部感染、咳嗽、咳脓痰、咯血。囊性支气管扩张患者的排痰量较大，并有体位性排痰的特点。合并感染时痰量激增，通常呈黄绿色脓性黏痰，甚至有恶臭。咯血是支气管扩张的另一常见症状，通常为鲜血。少量咯血来源于感染受损的气道黏膜；大咯血，尤其是致命性咯血通常由于增粗的支气管动脉受损破裂所致。也有少部分支气管扩张患者可以无症状或仅有无痰性咳嗽。这些患者一般属上叶支气管扩张。大部分患者的生长发育和营养状况较差，病程久者可能有贫血、营养不良或杵状指（趾）等。部分患者患侧胸廓可能略塌陷，呼吸运动幅度减小，病变部位叩诊呈局部浊音，听诊可查到干、湿啰音，管性呼吸音或哮鸣音，合并感染时更为明显。

【诊断】

胸部X线检查显示轻度支气管扩张可无明显异常，随着病情发展可出现肺纹理增多、紊乱，或呈网格、蜂窝状改变。胸部CT表现为局限性炎症浸润，肺容积减小，支气管远端呈现柱状或囊状扩张。高分辨CT薄层扫描对支气管扩张诊断的敏感性与特异性均很高，三维重建图像可以精确显示病变范围与程度，是目前支气管扩张最重要的检查手段，基本替代了以往采用的支气管造影术。虽然纤维支气管镜检查通常无阳性发现，但可以排除其他合并疾病。对于未明确病变部位的严重咯血患者，为抢救生命，应急诊行纤维支气管镜检查，明确出血部位，指导手术切除范围（图48-3-1）。

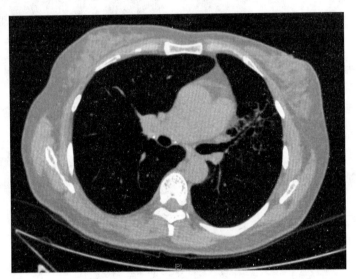

图 48-3-1　左肺上叶舌段支气管扩张

支气管远端呈柱状或囊状扩张

【外科治疗】

目前支气管扩张的治疗措施主要包括内科治疗、外科治疗和支气管动脉栓塞治疗。内科治疗包括消除潜在病因、治疗并存疾病、控制感染、促进排痰、解除气道痉挛。支气管动脉栓塞可用于治疗支气管扩张引起的大咯血，尤其是针对不能耐受手术或病变广泛不适合手术者，支气管动脉造影显示出血来自支气管动脉的患者，栓塞疗效更佳。外科治疗是治疗支气管扩张的主要手段之一，其原则是切除病变组织，消除肺部感染、出血病灶。

手术适应证：①患者体质好，心、肺、肝、肾等重要器官功能正常，可以耐受手术；②规范内科治疗6个月以上症状无减轻；③病变相对局限；④症状明显，如持续咳嗽、咳大量脓痰、反复或大量咯血。

手术禁忌证：①患者体质差，心、肺、肝、肾等功能不全，不能耐受手术；②双肺弥漫性病变；③合并肺气肿、哮喘或肺源性心脏病。

术前准备：①心、肺、肝、肾功能检查，评估患者手术耐受性。②近期高分辨CT检查，确定病变范围，决定手术方式。③纤维支气管镜检查，用以排除支气管内异物或肿瘤，同时对咯血患者，可协助判断出血部位，指导手术切除范围。④控制感染和减少痰量，超声雾化吸入、体位引流排痰、呼吸训练等治疗，争取每日排痰量在 50 ml 以下。⑤痰细菌培养和药物敏感试验，以指导临床用药。⑥支持治疗，给予高蛋白质、高维生素饮食，纠正营养不良和贫血。

手术方法：根据病变情况选择不同手术方式。常用的手术方法包括肺段切除术、肺叶切除术、多叶甚至一侧全肺切除术。大多数患者适合胸腔镜肺叶切除术治疗，少部分胸腔及肺门区紧密粘连者需要开胸肺切除治疗。此外，肺移植是重度支气管扩张可供选择的治疗手段之一。局限性支气管扩张手术疗效较好，弥散性病变手术效果相对较差。

第四节　肺　结　核

【概述】

肺结核（pulmonary tuberculosis）的外科治疗开始于 19 世纪后期，当时人们应用肺萎陷疗法治疗肺结核空洞并取得了成功，从而开创了外科治疗肺结核的新纪元。20 世纪 40 年代以前，萎陷疗法在全世界广泛应用，挽救了无数生命。随着链霉素（1944 年）、异烟肼（1950 年）及利福平（1963 年）等高效抗结核药物的临床应用，通过联合化疗，绝大多数患者获得了治愈，需要通过外科干预的结核患者已经很少。目前，外科治疗只是肺结核综合治疗的组成部分之一，围术期必须给予足量、有效的抗结核药物配合治疗。

【手术适应证和禁忌证】

经过正规抗结核药物治疗后，若肺部出现局灶性不可逆的损害或结核相关严重并发症，可考虑手术治疗。主要包括：空洞性肺结核，难以完全吸收的结核球（图 48-4-1），耐多药结核（multidrug resistance tuberculosis，MDR-TB），支气管内膜结核引起的部分或全肺不张（图 48-4-3），结核继发曲霉菌感染（图 48-4-2），肺结核外穿并发包裹性脓胸，毁损肺，反复咯血，气胸等。需要强调的是，手术治疗是一种局部治疗，结核病灶越局限，手术风险越小、效果越好。当全身抗结核治疗效果不佳时，应积极考虑外科治疗，避免贻误最佳手术时机。禁忌证包括：全身症状明显的进展期肺结核；合并肺外其他脏器结核且病情尚未控制者；一般情况很差或高龄患者；肺功能不能耐受开胸和肺切除者；合并严重心、肝、肾等重要脏器功能障碍者。

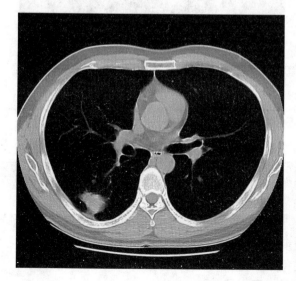
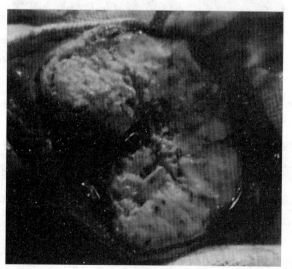

图 48-4-1　结核球

结核球单纯在影像学上有时难以与肺癌鉴别。男性 30 岁，病史 2 年，

抗结核治疗后病变吸收不明显，行手术切除，标本切除呈干酪样，为典型结核表现

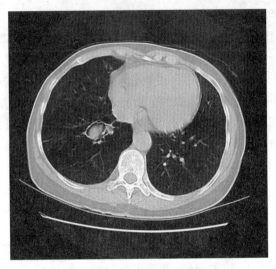

图 48-4-2　结核继发曲霉菌感染

患者以咯血为主要症状，CT 表现为移动性新月影，曲菌球位于空洞内，
下缘紧贴空洞下壁，上方被气体填充，表现为新月形气体密度影，可随体位变化

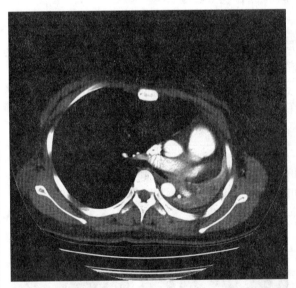 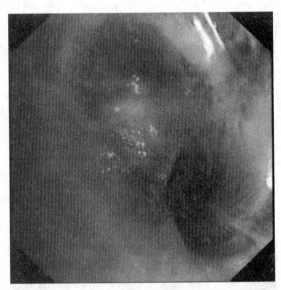

图 48-4-3　支气管内膜结核导致左侧肺不张

气管镜下可见左肺上下叶支气管开口闭锁，黏膜尚红润，提示支气管内膜结核

【术前准备和术后处理】

术前需要正规抗结核内科治疗至少 2 个月，降低结核分枝杆菌活性，使痰涂片转阴、病灶局限。肺结核是一种消耗性疾病，除常规肺切除需进行心、肺功能评估外，术前还要重视营养状况评估，营养不良者需进行营养支持、锻炼。常规行支气管镜检查，若发现有内膜结核，应继续抗结核治疗，直到病情控制稳定。术后继续营养支持，抗结核治疗至少 6 ～ 12 个月，防止结核的复发播散。结核的发生和发展与人体免疫力、营养状况密切相关，术后需改正不良生活习惯，注意营养平衡，积极进行体育锻炼，避免结核复发。

【手术治疗】

肺周边的结核瘤，可以通过胸腔镜或开胸行肺楔形切除术。结核空洞及范围较大的结核病变，应行肺叶切除术或一侧全肺切除术。胸廓成形术是在骨膜下切除数根肋骨，使胸壁软化、下陷，从而压迫结核空洞使空洞萎陷闭合或消灭较大胸膜残腔。此术式会造成术后脊柱畸形、胸壁反常呼吸运动等并发症，目前已很少使用。

【并发症】

随着经验的积累和围术期处理水平的提高，术后并发症的发病率已显著降低。比较严重的并发症有支气管胸膜瘘，有效治疗支气管残端内膜结核，预防和控制胸膜腔感染以及保护好支气管残端血供是预防的关键措施。一旦发生，早期可重新手术修补瘘口，较晚者应充分引流，控制感染，加强支持治疗，促进闭合。脓胸是结核病术后另一常见并发症，处理办法基本同慢性脓胸，充分引流、营养支持是关键。术后结核播散已显著减少，术前认真准备，把握好手术适应证和手术时机，术后继续正规抗结核治疗是预防术后结核播散的主要措施。

第五节　肺棘球蚴病

【概述】

肺棘球蚴病是人类最古老的疾病之一，早在公元 1 世纪的文献中就已有记载。大多数病例是由细粒棘球绦虫的蚴体侵入人体所致，在肝、肺等脏器中形成囊肿，并造成各种并发症。

【流行病学】

包虫病高发国家包括乌拉圭、阿根廷、智利、阿尔及利亚、突尼斯、塞浦路斯、土耳其、希腊、伊朗、澳大利亚、新西兰。包虫病是我国西北牧区较常见的寄生虫病，在我国新疆、内蒙古、西藏、甘肃、青海、宁夏等地区发病率较高。

【病理特征】

细粒棘球绦虫的终宿主是犬，牛、马、羊及人均为中间宿主。成虫寄生在犬的小肠内，虫卵随粪便排出。人、畜吞食被虫卵污染的食物，卵壳经胃液消化后，孵化为蚴，穿过消化道黏膜进入门静脉系统，大多数滞留在肝内，少数随血液循环进入肺及其他器官组织。包虫囊肿含有外囊及内囊，内囊又可分为内、外两层：内层为生发层，能产生很多子囊和头节，内囊含有囊液。外层为无细胞、多层次、乳白色、半透明、粉皮样膜。包虫囊肿在肝最为多见，约占 75%。肺包虫囊肿占 10%～15%，多为单发性囊肿，右肺比左肺多见，下叶比上叶多见。此外，包虫囊肿也可以发生在脑、心包、胸膜、纵隔、肌肉、脾、肾等器官或组织。

【临床表现】

年轻人好发，75% 的患者年龄在 30 岁以下，多来自疫区。肺包虫囊肿生长缓慢，可多年无症状。囊肿长大或出现并发症时，便产生咳嗽、咯血、胸痛、气急、发热等症状；当囊肿破入支气管后，患者先有剧烈咳嗽，继而咳出大量透明黏液；若囊肿破入胸膜腔，则形成液气胸，进而可发展成脓胸，部分患者可出现皮疹、呕吐、腹痛、支气管痉挛等严重过敏反应，甚至休克、死亡。体征早期不明显；较大的包虫囊肿，病变区叩诊呈浊音，呼吸音减低或消失；巨大囊肿可压迫纵隔，并可致气管及心脏移位。

【诊断】

1. 患者居住或到过包虫病流行区，有牧羊犬接触史。

2. X 线检查或 CT 扫描早期表现为密度均匀、边界清楚的圆形或椭圆形块影；如囊肿破裂分离后可出现顶部新月形透亮区、顶部两层弧形透亮带、水上浮莲征以及类似肺大疱的 X 线征象。

3. 超声检查显示肺内有囊性病变。

4. **实验室检查**　血常规显示嗜酸性粒细胞比例增高，有时可达 25%～30%。棘球蚴补体结合试验（Weinberg 反应）阳性率约 75%；棘球蚴液皮内试验（Casoni 试验）阳性反应率可达 70%～90%。如患者剧烈咳嗽，内囊可被咳出，痰液中可找到头节。怀疑肺包虫囊肿时，禁忌穿刺，以免囊液外渗引发过敏反应和棘球蚴播散等严重并发症。

【治疗】

外科手术仍是治疗肺棘球蚴囊肿唯一有效的治疗方法。内囊摘除术适用于无并发症的肺包虫囊肿，肺叶或肺段切除术适用于并发感染造成周围肺组织病变、肺不张或位于中叶的包虫囊肿。无论选择何种术式，均应做到全部摘除内囊，防止播散，最大限度地保留肺功能，迅速闭合残腔。

【预防】

在棘球蚴病流行区进行宣传教育，注意饮食卫生、饭前洗手和保护水源；调查掌握病变流行情况，对牧犬投驱虫药；对肉食动物的饲养和对屠宰场加强管理，阻断传染链；加强对动物内脏，尤其是感染动物内脏处理的管理，包括焚烧、深埋、长时间煮沸等。

第六节　肺　癌

【概述】

肺癌（lung cancer）大多数起源于支气管黏膜上皮，因此也称为支气管肺癌。肺癌在 100 多年以前（20 世纪初）还是一种十分罕见的疾病，当时全世界文献检索证明确实为肺癌的病例仅 200 余例。随着社会的工业化进程和吸烟人数的急剧增多，肺癌发病呈上升趋势。目前，在北美国家肺癌已成为男性及女性因肿瘤死亡的首位因素，在发达国家和我国大城市中，肺癌在男性人群中的发病率已居各种肿瘤的首位。近年来，女性肺癌的发病率也明显增高。在 20 世纪末，肺癌已成为全人群恶性肿瘤死因的首位。

【病因】

肺癌的病因至今尚不完全清楚。但已有证据表明，香烟中含大量致癌物质，长期大量吸烟是肺癌最重要的致病因素。肺癌发病还与吸烟的方式有关，单纯吸烟的发病率高于吸雪茄或通过烟嘴吸烟者。每天吸烟的量、开始吸烟的年龄以及吸烟的时间长短都与肺癌发病率的高低有关。被动吸烟同样是肺癌的致病因素。

工业污染和空气污染是肺癌的又一常见致病因素。长期接触某些工业物质（如石棉、氡、铬、镍、砷、硬金属粉末、二氯甲醚、甲醛、氯乙烯、多环芳烃）者，肺癌的发病率较高，提示这些物质可能有致癌性。城市居民肺癌的发病率高于农村地区，可能与汽车尾气和其他工业废气的排量大，空气污染严重有关。

遗传因素在肺癌发病中的作用也得到了证实。一级亲属中有肺癌患者的人罹患肺癌的风险增加。研究显示均衡了年龄、性别以及吸烟习惯后，肺癌患者的近亲中罹患肺癌的风险增加。慢性肺部疾病也是肺癌发病的危险因素之一，COPD 和肺结核等慢性肺部疾病患者肺癌发病率明显高于无肺部疾病的患者人群。其他因素，如性别、机体免疫状态、饮食和营养情况等，对肺癌的发病也有一定的影响，但存在一定争议。

【病理及转移】

肺癌起源于支气管黏膜上皮或肺泡上皮。癌肿可向支气管腔内或（和）周围结构浸润生长，并可通过淋巴、血行转移扩散。肺癌的分布：右肺多于左肺，上叶多于下叶。传统上，把起源肺段支气管开口以近，位置靠近肺门的肺癌称为中心型肺癌；起源于肺段支气管开口以远，位置在肺的周围部分的肺癌称为周围型肺癌。

1. 病理分类　根据病理组织学分类肺，癌通常分为小细胞肺癌和非小细胞肺癌两大类。由于小细胞肺癌在生物学行为、治疗、预后等方面与其他类型差别巨大，因此临床上将小细胞肺癌以外的肺癌统称为非小细胞肺癌（non-small cell lung cancer, NSCLC）。目前肺癌病理分类采用的是 2015 年世界卫生组织（WHO）肺肿瘤组织学分类（表 48-6-1），常见的肺癌有腺癌、鳞状细胞癌、小细胞肺癌、大细胞肺癌四种。

表48-6-1　肺肿瘤组织学分类（WHO 2015）

上皮性肿瘤	非典型类癌	软骨瘤
腺癌	浸润前病变	血管周上皮样细胞肿瘤
贴壁型	弥漫特发性肺神经内分泌细胞增生	淋巴管平滑肌瘤病
腺泡型	**大细胞癌**	血管周上皮样细胞肿瘤，良性
乳头型	**腺鳞癌**	透明细胞瘤
微乳头型	**肉瘤样癌**	血管周上皮样细胞肿瘤，恶性
实体型	多形性癌	先天性支气管周肌纤维母细胞瘤
浸润性黏液腺癌	梭形细胞癌	炎症性肌纤维母细胞瘤
浸润性黏液/非黏液混合型腺癌	巨细胞癌	上皮样血管内皮瘤
胶样型腺癌	癌肉瘤	胸膜肺母细胞瘤
胎儿型腺癌	肺母细胞瘤	滑膜肉瘤
肠型腺癌	**其他未分类癌**	肺动脉内膜肉瘤
微浸润型腺癌	淋巴上皮样癌	伴 EWSR1–CREB1 易位的肺黏液样肉瘤
非黏液型	NUT 肿瘤	肌上皮肿瘤
黏液型	**唾液腺型肿瘤**	肌上皮瘤
浸润前病变	黏液表皮样癌	肌上皮
非典型腺瘤样增生	腺样囊性癌	淋巴组织细胞肿瘤
原位腺癌	上皮肌上皮癌	黏膜相关结外边缘区淋巴瘤
非黏液型	多形性腺瘤	淋巴组织 (MALT 淋巴瘤) 弥漫大细胞淋巴瘤
黏液型	**乳头状瘤**	淋巴瘤样肉芽肿病
鳞状细胞癌	鳞状上皮乳头状瘤	血管内大 B 细胞淋巴瘤
角化型鳞癌	外生型	肺朗格汉斯细胞组织细胞增生症
非角化型鳞癌	内翻型	Erdheim–Chester 病
基底样鳞状细胞癌	腺样乳头状瘤	**异位起源性肿瘤**
侵袭前病变	混合性鳞状细胞和腺样乳头状瘤	
原位鳞状细胞癌	**腺瘤**	生殖细胞肿瘤
神经内分泌肿瘤	硬化性肺细胞瘤	畸胎瘤，成熟型
小细胞癌	肺泡性腺瘤	畸胎瘤，未成熟型
复合性小细胞癌	乳头状腺瘤	肺内胸腺瘤
大细胞神经内分泌癌	黏液性囊腺瘤	黑色素瘤
复合性大细胞神经内分泌癌	黏液腺腺瘤	脑膜瘤，非特指型
类癌	**间叶性肿瘤**	**转移性肿瘤**
典型类癌	肺错构瘤	

（1）腺癌：是目前最常见的肺癌，约占所有肺癌的一半，女性相对多见。约2/3的腺癌为周围型，来源于周围小气道、细支气管或肺内瘢痕。肺腺癌的浸润前病变包括不典型腺瘤样增生（atypical adenomatous hyperplasia，AAH）和原位腺癌（adenocarcinoma in situ，AIS）。浸润性腺癌常见的五种亚型包括：贴壁型、腺泡型、乳头型、微乳头型和实性型。不同亚型的肺腺癌预后有所不同，其中贴壁型预后最好，微乳头型和实体型预后最差。腺癌易发生种植转移和早期的远处转移，常合并有胸膜结节和恶性胸腔积液。

（2）鳞状细胞癌：20世纪80年代之前是最为常见的肺癌，目前发病率已被腺癌超越。与吸烟关系密切，老年男性占多数。肿瘤大多起源于较大的支气管，常为中心型肺癌，癌性空洞常见，近年来周围型鳞癌逐渐多见，原因尚不明确。部分分化较好的中央型鳞癌位于支气管腔内，呈外生性生长，此类肿瘤患者早期容易出现刺激性咳嗽，因此肿瘤发现通常较早，预后较好。

（3）大细胞癌：相对少见，与吸烟有关。老年男性、周围型多见。肿块往往较大，常见中心坏死性空洞。显微镜下特点是圆形到多边形大细胞，胞质丰富，排列松散，核大。大细胞癌分化程度较低，肿瘤转移发生较早，最易发生脑转移，预后较差。

（4）小细胞癌：约占所有肺癌的15%，与吸烟关系密切，男性、中心型多见。主要起源于较大支气管黏膜下腺的神经内分泌细胞。肿瘤细胞小，未分化，恶性程度高，倍增时间短，可较早地出现淋巴和血行的广泛转移。在2015 WHO肺肿瘤组织分型中小细胞癌、大细胞神经内分泌癌、典型类癌和非典型类癌这四种都具有神经内分泌分化的肿瘤被统一划分为神经内分泌癌。部分小细胞癌能够分泌多肽类激素，导致出现库欣综合征一类的副肿瘤症状。小细胞肺癌通常对放射和化学疗法很敏感，但可迅速耐药，预后差。

2. 转移途径

（1）淋巴转移：是肺癌常见的扩散途径。其中小细胞肺癌最容易发生淋巴转，常在原发肿瘤很小时即已经发生广泛的淋巴转移。癌细胞经支气管和肺血管周围的淋巴管道，先侵入邻近的肺段或肺叶支气管周围的淋巴结，然后到达肺门或隆凸下淋巴结；或经气管旁淋巴结，最后累及锁骨上前斜角肌淋巴结和颈部淋巴结。纵隔和锁骨上以及颈部淋巴结转移一般发生在原发灶同侧，但也可以在对侧，即交叉转移。肺癌也可以在肺内、肺门淋巴结无转移情况下发生纵隔淋巴结转移，为跳跃转移（图48-6-1）。

（2）血行转移：血行转移是肺癌的晚期表现，其中小细胞癌和腺癌的血行转移较鳞癌更为常见。常见转移器官包括肺、肝、肾上腺、脑、骨骼等。

（3）直接扩散：肿瘤通过侵犯胸膜直接扩散，在胸膜腔内种植转移。周围型肿瘤距胸膜较近，比较容易发生肿瘤直接扩散。

【肺癌TNM分期】

肺癌的分期对临床治疗方案的选择具有重要指导意义。1944年，Denoix首次提出用原发肿瘤（T），区域淋巴结（N），远处转移（M）来概括描述肿瘤的解剖范围。国际抗癌联盟（UICC）于1966年制订了最早的肺癌分期标准。目前肺癌使用的是2017年第8版肺癌AJCC/UICC分期（表48-6-2，48-6-3）。该分期适用于非小细胞肺癌和小细胞肺癌，以前小细胞肺癌所用的"局限期"和"广泛期"两分法已逐渐不适用。

表48-6-2　AJCC/UICC肺癌国际分期中TNM的定义（第8版）

T(原发肿瘤)	
TX	未发现原发肿瘤，或者通过痰细胞学或支气管灌洗发现癌细胞，但影像学检查及支气管镜无法发现
T0	无原发肿瘤的证据

续表

T(原发肿瘤)		
Tis		原位癌
T_1		肿瘤最大径≤ 3 cm，周围包绕肺组织及脏层胸膜，支气管镜见肿瘤侵及叶支气管，未侵及主支气管
	T_{1mi}	微浸润腺癌 (肿瘤直径≤ 3 cm，贴壁生长为主，浸润部分直径≤ 5 mm)
	T_{1a}	肿瘤最大径≤ 1 cm(不常见的表浅扩散型肿瘤，不论体积大小，侵犯限于支气管壁时，虽可能侵犯主支气管，仍为 T_{1a})
	T_{1b}	肿瘤最大径＞ 1 cm， ≤ 2 cm
	T_{1c}	肿瘤最大径＞ 2 cm， ≤ 3 cm
T_2		肿瘤最大径＞ 3 cm， ≤ 5 cm；或者有以下任一条件：①侵犯主支气管，但未侵及隆凸；②侵及脏层胸膜；③有累及肺门区域的阻塞性肺炎或者部分或全肺肺不张
	T_{2a}	肿瘤最大径＞ 3 cm， ≤ 4 cm
	T_{2b}	肿瘤最大径＞ 4 cm， ≤ 5 cm
T_3		肿瘤最大径＞ 5 cm， ≤ 7 cm，或者直接侵犯以下任何一个器官：壁层胸膜、胸壁 (包含肺上沟瘤)、膈神经、心包；同一肺叶出现孤立性癌结节
T_4		肿瘤最大径＞ 7 cm；或者无论大小，侵及以下任何一个器官：膈肌、纵隔、心脏、大血管、气管、喉返神经、食管、椎体、隆凸；同侧不同肺叶内孤立性癌结节
N(区域淋巴结)		
N_X		区域淋巴结无法评估
N_0		无区域淋巴结转移
N_1		同侧支气管周围和 (或) 同侧肺门淋巴结以及肺内淋巴结转移，包括直接侵犯而累及的
N_2		同侧纵隔内和 (或) 隆凸下淋巴结转移
N_3		对侧纵隔、对侧肺门、同侧或对侧前斜角肌及锁骨上淋巴结转移
M(远处转移)		
M_X		远处转移无法评估
M_0		无远处转移
M_1		远处转移
	M_{1a}	恶性胸腔积液 / 心包积液或胸膜 / 心包结节，以及对侧肺叶出现癌结节
	M_{1b}	胸腔外单发转移
	M_{1c}	胸腔外多个器官或单个器官多处转移

a：许多肺癌胸腔积液是由肿瘤引起的，少数患者胸腔积液多次细胞学检查阴性，既不是血性也不是渗液，如果各种因素和临床判断认为渗液和肿瘤无关，那么不应该把胸腔积液纳入分期因素

表48-6-3 AJCC/UICC 肺癌TNM 分期

T/M		N_0	N_1	N_2	N_3
Tis		0			
T_1	T_{1a}	I_{A1}	ⅡB	ⅢA	ⅢB
	T_{1b}	I_{A2}	ⅡB	ⅢA	ⅢB
	T_{1c}	I_{A3}	ⅡB	ⅢA	ⅢB

续表

T/M		N_0	N_1	N_2	N_3
T_2	T_{2a}	IB	IIB	IIIA	IIIB
	T_{2b}	IIA	IIB	IIIA	IIIB
T_3		IIB	IIIA	IIIB	IIIC
T_4		IIIA	IIIA	IIIB	IIIC
M_1	M_{1a}	IVA	IVA	IVA	IVA
	M_{1b}	IVA	IVA	IVA	IVA
	M_{1c}	IVB	IVB	IVB	IVB

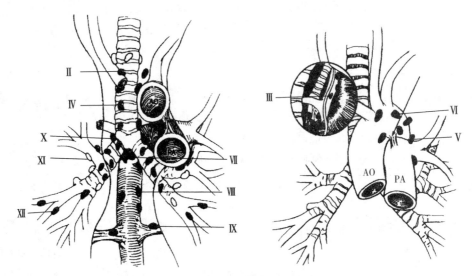

图 48-6-1　肺部淋巴结分布图

Ⅰ. 最上纵隔淋巴结　Ⅱ. 气管旁淋巴结　Ⅲ. 血管前和气管后淋巴结　Ⅳ. 下部气管旁淋巴结
Ⅴ. 主、肺动脉旁淋巴结　Ⅳ. 主动脉旁淋巴结　Ⅶ. 隆凸下淋巴结　Ⅷ. 食管旁淋巴结
Ⅸ. 下肺韧带淋巴结　Ⅹ. 肺门淋巴结　Ⅺ. 叶间淋巴结　Ⅻ. 肺叶淋巴结　ⅩⅢ. 肺段淋巴结
AO. 主动脉　PA. 肺动脉

【临床表现】

肺癌的临床表现与肿瘤的部位、大小、是否压迫或侵犯邻近器官以及有无远处转移等情况密切相关。

早期肺癌特别是周围型肺癌往往无任何症状，大多在行胸部 X 线检查或胸部 CT 检查时发现。随着肿瘤的进展，出现不同的症状。临床常见症状包括咳嗽、血痰、胸痛、发热、气促。其中最常见的症状为咳嗽，癌肿在较大的支气管内生长，常出现刺激性咳嗽。当癌肿继续长大阻塞支气管，继发肺部感染，痰量增多，伴有脓性痰液。血痰常见于中心型肺癌，通常为痰中带血丝或间断地少量咯血，大量咯血少见。肺癌的症状没有特异性，凡超过 2 周经治不愈的呼吸道症状尤其是血痰、干咳，或原有的呼吸道症状发生改变，要警惕肺癌的可能性。

局部晚期肺癌压迫或侵犯邻近器官时可产生下列症状和体征：①压迫或侵犯膈神经，引起同侧膈肌麻痹；②压迫或侵犯喉返神经，引起声带麻痹，声音嘶哑；③压迫上腔静脉，引起上腔静脉梗阻综合征，表现为面部、颈部、上肢和上胸部静脉怒张，皮下组织水肿；④侵犯胸膜，可引起胸膜腔积液，常为血性积液，导致气促；癌肿侵犯胸膜及胸壁，还可引起持续性剧烈胸痛；⑤癌肿侵入纵隔，压迫食管，可引起吞咽困难；⑥肺上沟瘤，亦称 Pancoast 瘤（Pancoast tumor），侵入纵隔和压迫位于胸廓入口的器官或组织，如第一肋骨、锁骨下动脉和静脉、臂丛神经、颈交感神经等，产生剧烈胸肩痛、上肢静脉怒张、水肿、臂痛和上肢运动障碍，也可引起同侧上睑下垂、瞳孔缩小、眼球内陷、面部无汗等颈交感神经麻痹综合征（Horner 综合征）。

远处转移的临床表现按侵入的器官不同可有不同，脑转移可引起头痛、恶心或其他神经系统症状和体征；骨转移可引起骨痛、血液碱性磷酸酶或血钙升高；肝转移可导致右上腹痛，肝大，碱性磷酸酶、谷草转氨酶、乳酸脱氢酶或胆红素升高；皮下转移时可在皮下触及结节。

副肿瘤综合征（paraneoplastic syndromes，PNS）：部分肺癌病例，由于肿瘤产生内分泌物质，临床上呈现非转移性的全身症状，如肥大性骨关节病（杵状指、骨关节痛、骨膜增生等）、库欣综合征、肌炎与皮肌炎、男性乳房增大、高钙血症、抗利尿激素分泌异常综合征等。这些症状在切除肺癌或者肺癌治疗有效后可以消失。

【诊断】

肺癌是预后最差的肿瘤之一，只有在病变早期得到诊断及合理治疗，才能取得较好的疗效。对于长期吸烟、久治不愈的干咳或痰中带血的患者，以及影像学检查发现肺部有肿块阴影者，无论有无症状，均应考虑到肺癌诊断的可能，要进一步进行相关检查，排除肺癌可能。

1. 肺癌相关常用辅助检查方法

（1）胸部正侧位 X 线检查：是常用的筛查方法，可发现大部分肺内病灶。中心型肺癌早期 X 线检查可无异常征象。当癌肿阻塞支气管，受累的肺段或肺叶可出现肺炎征象。支气管管腔被癌肿完全阻塞，可产生相应的肺叶或一侧全肺不张。癌肿转移到肺门及纵隔淋巴结可出现肺门阴影或纵隔阴影增宽，不张的上叶肺与肺门肿块联合可形成"反 S 征"影像。纵隔转移淋巴结压迫膈神经时，可见膈肌抬高，透视可见膈肌反常运动。气管隆嵴下肿大的转移淋巴结，可使气管分权角度增大。晚期病例还可看到胸膜腔积液或肋骨破坏。

（2）计算机体层扫描（CT）：胸部 CT 图像避免了病变与正常组织互相重叠，可发现一般 X 线检查隐藏区（如肺尖、脊柱旁、心脏后、纵隔等处）的病变。因其薄层扫描，密度分辨率很高，可以显示直径更小、密度更低的病变。CT 不但可以显示病灶的局部影像特征，还可以评估肿瘤范围、肿瘤与邻近器官关系、淋巴结转移状况，为制订肺癌的治疗方案提供重要依据，也是发现早期肺癌的最有效手段。肺癌常见的 CT 征象有：分叶征、毛刺征、空泡征、支气管充气征、肿瘤滋养动脉、血管集束征、胸膜凹陷或牵拉征、偏心空洞等征象。部分早期肺腺癌在 CT 中可表现为磨砂玻璃阴影（ground glass opacity，GGO）。中央型肺癌 CT 表现为肺门肿块，还可表现支气管内占位、管腔狭窄、阻塞，管壁增厚，同时伴有肺门增大及阻塞性肺炎或肺不张等改变（图 48-6-2）。

（3）正电子发射体层扫描（PET）：PET 检查是利用正常细胞和肿瘤细胞对放射性核素标记的脱氧葡萄糖的摄取不同而显像，恶性肿瘤的糖代谢高于正常细胞，表现为局部放射性浓聚。可用来进行肺结节的鉴别诊断、肺癌分期、转移灶检测、疗效评价、肿瘤复发转移监测等。近年来发展的 PET-CT，结合了 PET 与 CT 的优点，弥补了 PET 对病灶精确定位的困难，提高了诊断的效能及准确性。

（4）磁共振成像（MRI）：并非肺癌诊断的常用检查手段，但对肺上沟瘤（Pancoast 肺癌）需显示胸壁侵犯及锁骨下血管和臂丛神经受累情况，以及是否存在脑转移，MRI 可提供更准确的诊断信息。

（5）超声检查：超声检查对于肺癌分期具有重要意义，除腹部超声（主要是肝和肾上腺）外，胸腔积液定位、锁骨上区淋巴结超声检查等也是重要的辅助检查手段。

（6）骨扫描：采用 ^{99m} 锝标记的二磷酸盐进行骨代谢显像是肺癌骨转移筛查的重要手段。

2. 肺癌的病理学检查方法

（1）痰细胞学检查：肺癌脱落的癌细胞可随痰液咳出，痰细胞学检查找到癌细胞，可以明确诊断。中央型肺癌，特别是伴有血痰的病例，痰中找到癌细胞的机会较高。临床可疑肺癌

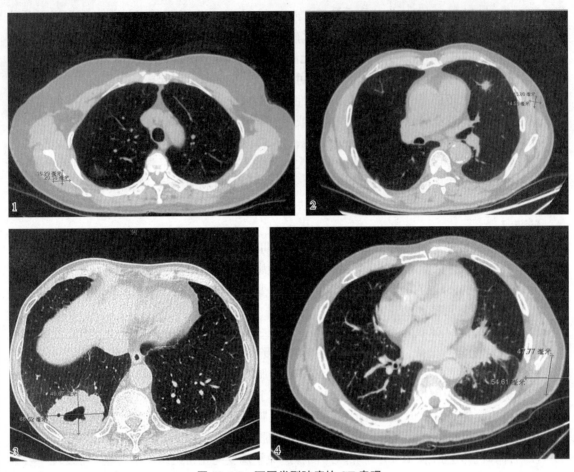

图 48-6-2   不同类型肺癌的 CT 表现

1. GGO；2. 周围性结节；3. 癌性空洞；4. 中央型肺癌

者，应连续送检痰液 3 次或 3 次以上做细胞学检查。

（2）支气管镜检查：临床怀疑的肺癌病例应常规进行支气管镜检查。其主要目的是：①观察气管和支气管中的病变，并取得病理组织；②病灶准确定位，对制订手术切除范围、方式有重要意义；③发现可能存在的气管内第二原发癌。近年新出现的自发荧光电子支气管镜技术能进一步提高对肉眼未能观察到的原位癌或隐性肺癌的诊断率。

（3）支气管内超声引导针吸活检术（endobronchial ultrasound-guided transbronchial needle aspiration，EBUS-TBNA）：是近年来出现的新技术，可对纵隔或肺门淋巴结进行细针穿刺针吸活检，已广泛应用于肺癌病理组织获取和淋巴结分期。与纵隔镜检查相比，它具有更加微创的优势。

（4）纵隔镜检查：可直接观察气管周围、隆凸下区域淋巴结情况，并做组织活检，明确纵隔淋巴结有无转移。由于纵隔镜是在直视下取材，取材量大，诊断准确率高，因此目前纵隔镜仍然是诊断上述区域纵隔淋巴结转移的金标准，但需要全身麻醉、局部切口，因此较 EBUS-TBNA 创伤大。

（5）经胸壁针吸细胞学或组织学检查：对于肺部的病变，尤其是靠近周边的肿块，常规的痰细胞学或支气管镜等检查难以确诊的病例，可考虑 CT 或 B 超引导下进行经胸壁穿刺针吸活检，有引起气胸、出血、针道种植转移可能。

（6）胸腔积液检查：对于怀疑肺癌转移所致胸腔积液，可抽取胸腔积液做细胞涂片检查，寻找癌细胞。

（7）转移病灶活检：怀疑转移的体表淋巴结（如锁骨上淋巴结），或皮下结节，以及肾上腺和部分骨骼的转移灶，可切取病灶组织或穿刺抽取组织做病理检查，以明确诊断。

（8）胸腔镜检查：临床高度怀疑肺癌，在其他检查未能取得病理诊断时，可考虑电视胸腔镜检查（video-assisted thoracoscopic surgery，VATS），全面探查胸腔内情况，针对胸膜病变、肺的弥漫性病变、肺外周小结节、肺门纵隔淋巴结等进行活检，明确病理诊断及分期，并可同时完成治疗性切除手术。

【鉴别诊断】

1. 肺结核

（1）肺结核球：易与周围型肺癌混淆。但肺结核球多见于青年，病程较长，发展缓慢。好发于上叶尖后段或下叶背段，肿块密度欠均匀，常有稀疏透光区和钙化点，周围肺组织内常有散在的"卫星灶"。

（2）肺门淋巴结结核：有时被误诊为中心型肺癌，但它也多见于青少年。患者常有结核中毒症状，且很少有咯血史。高分辨率增强 CT 检查、PET 扫描、纵隔镜或胸腔镜活检以及试验性抗结核治疗观察都有助于鉴别诊断。

2. 肺部炎症

（1）支气管肺炎：肺癌常导致阻塞性肺炎，易被误诊为支气管肺炎，但后者发病较急，感染症状比较明显，抗感染治疗后，症状迅速消失，肺部病灶也较快吸收。对于成人反复发作的局限性阻塞性肺炎要保持警惕，必要时应行支气管镜等检查，以排除肺癌可能。

（2）肺脓肿：肺癌的癌性空洞应与肺脓肿，尤其是慢性肺脓肿鉴别。肺脓肿患者有明显感染症状，大量脓性痰，X 线检查表现多为薄壁空洞，内壁光滑，常有液平面，空洞多与支气管相通，脓肿周围的肺组织或胸膜常有炎性变；而肺癌通常是偏心厚壁空洞，内壁不规则。

3. 真菌感染　可以表现为肺内结节，一般抗感染治疗无效，比较难与肺癌鉴别。多见于免疫状况差或免疫抑制人群；患者有时可以有发热、咳嗽、咳痰等不适症状；CT 表现为晕环征，曲霉菌感染结节位置可随体位变动而变化；可以形成空洞，典型表现为薄壁空洞，新月征（霉菌球）；多靠近外周，增强不强化。

4. 肺部其他肿瘤　周围型肺癌要与肺细胞瘤（旧称"硬化性血管瘤"）、肺错构瘤、纤维瘤等病变相鉴别。一般肺部良性肿瘤生长缓慢，病程较长，大多没有症状，影像学表现多呈圆形，密度均匀，轮廓整齐，多无分叶和毛刺，可以有钙化点。

5. 纵隔淋巴瘤　易与中心型肺癌相混淆，但其生长更快，患者常有低热、厌食的症状，有时伴有其他部位表浅淋巴结肿大。X 线表现为两侧气管旁和肺门淋巴结肿大，肺内病变不明显。纵隔镜检查即可明确诊断。

【治疗及预后】

肺癌的治疗方法主要有外科手术治疗、放射治疗、化学药物治疗、靶向治疗等。非小细胞肺癌则依据确诊时的 TNM 分期治疗（表48-6-4）。小细胞肺癌远处转移早，除早期（$T_{1\sim2}N_0M_0$）患者适于手术治疗外，其他应以非手术治疗为主。

表48-6-4　非小细胞肺癌分期治疗原则

分期	一般治疗原则
Ⅰ A	手术治疗
Ⅰ B	手术治疗，部分患者可考虑术后辅助化疗（如肿瘤＞4 cm）
Ⅱ A	手术治疗＋术后辅助化疗
Ⅱ B	手术治疗＋术后辅助化疗
Ⅲ A	多学科综合治疗：化疗、放疗＋/－手术治疗
Ⅲ B	多学科综合治疗：化疗、放疗
Ⅳ	化疗，根据基因突变情况考虑靶向治疗

1. 手术治疗   早期肺癌外科手术治疗通常能达到治愈效果。手术治疗的适应证是Ⅰ、Ⅱ期和部分ⅢA期（如 $T_3N_1M_0$）的非小细胞肺癌。对已明确纵隔淋巴结转移（N_2）的患者，手术可考虑在（新辅助）化疗/放化疗后进行。ⅢB、Ⅳ期肺癌，手术不应列为主要的治疗手段。除考虑肿瘤因素外，患者心、肺等重要器官需有足够的功能储备以耐受手术。

一般而言，肺癌手术方式首选解剖性肺叶切除和淋巴结清扫。但由于肿瘤或患者耐受性因素，又有扩大切除和局部切除。扩大切除，指需切除范围不仅局限于一个肺叶的术式，如联合肺叶切除、支气管袖状肺叶切除术、肺动脉袖状肺叶切除术、肺动脉支气管双袖式肺叶切除术，以及一侧肺切除（全肺切除）等。扩大切除的风险高于标准肺叶切除，因此手术适应证的筛选宜谨慎。局部切除术，指切除范围小于一个肺叶的术式，包括肺段切除术和楔形切除术。其优点是可以保留更多有功能的肺组织，但与标准的肺叶切除相比局部复发率增加，主要用于非常早期的肺癌（直径＜2 cm 以磨动玻璃为主的病变）和耐受不良的老年患者。目前大多数的肺癌手术可以在电视胸腔镜下完成。与传统开胸直视下手术相比，电视胸腔镜手术治疗肺癌，疗效相近或略好，但创伤明显减轻，恢复快，正逐步替代大部分传统开胸手术，成为肺癌外科治疗的主要手段。

2. 放射治疗   放射治疗是肺癌局部治疗的手段之一。一些早期肺癌患者，因高龄或心、肺等重要器官不能耐受手术者，新的放射治疗手段可作为备选的治疗手段。对有纵隔淋巴结转移的ⅢA期以上肺癌，全剂量放射治疗联合化疗是主要的治疗模式；对有远处转移的肺癌，放射治疗仅用于对症治疗，是姑息治疗方法；手术后放射治疗用于处理术后切缘残留或部分晚期病例。放射治疗也可用于控制肺癌的症状，如阻塞性肺不张、上腔静脉阻塞综合征或骨转移引起剧烈疼痛等。在各种类型的肺癌中，小细胞癌对放射疗法敏感性较高，鳞癌次之。放射范围和剂量根据病情而定，通常为 40～60Gy。肺癌脑部的局限转移灶，也可采用 γ 刀放射治疗。

3. 化学治疗   肺癌的化学治疗分为新辅助化疗（术前化疗）、辅助化疗（术后化疗）和系统性化疗。肺癌的标准化疗方案是铂类药（顺铂或卡铂）与下列药物之一的两药联合方案，包括长春瑞滨、紫杉醇、吉西他滨、多西他赛、培美曲塞二钠、依托泊苷、托泊替康等。方案的选择取决于病理类型和患者情况。身体耐受差也可选择单药化疗。术后辅助化疗疗程一般是 4 个周期，系统化疗最多不超过 6 个周期，更多周期的双药化疗不能带来生存上的获益。

4. 靶向治疗   针对肿瘤特有的基因异常进行的治疗称为靶向治疗。它具有针对性强、疗效好且不良反应小的特点。目前肺癌的分子靶向治疗靶点包括表皮生长因子受体（epidermal growth factor receptor，EGFR）基因突变、EML4-ALK（靶点棘皮动物微管相关蛋白样 4- 间变淋巴瘤激酶）融合基因、ROS1 基因重排等。针对 EGFR 基因某些突变的靶向药物（如吉非替尼、厄洛替尼等），可使有相应突变的患者疾病控制率达 70% 以上。肺癌靶向治疗药物迄今已发展了三代，新药物的特点是有更强的特异性和克服前代药物的获得性耐药。

5. 免疫治疗及对症支持治疗   免疫治疗是新近出现的一种治疗手段，其采用程序性细胞死亡蛋白受体（programed cell death protein 1，PD-1）或其配基（PD-L1）的单克隆抗体，阻断由 PD-1/PD-L1 通路引起的淋巴细胞免疫抑制，达到杀伤肿瘤的目的，也被称为免疫检查点（check point）抑制剂，目前已有多个药物上市。免疫检查点抑制剂可单用或与（放）化疗联用，可使得部分晚期肺癌患者达到远期存活，但目前其疗效预测仍不理想。肿瘤 PD-L1 表达和肿瘤（基因组）突变负荷是比较受关注的疗效预测指标。

6. 预后   肺癌总体预后差，肺癌预后与 TNM 分期密切相关。总体而言，Ⅰ期肺癌的 5 年生存率约 80%，Ⅱ期 5 年总生存率约 60%，Ⅲ期 5 年总生存率约 40%，Ⅳ期患者 5 年总生存率不到 15%。近年来随着靶向治疗和免疫治疗的出现，晚期肺癌患者的 5 年生存率有了一定的提高。

病例 48-3

病例 48-4

第七节 气管与支气管肿瘤

【概述】

气管肿瘤发病率低，分为原发性气管肿瘤和继发性气管肿瘤。原发性气管、支气管肿瘤根据起源不同分为起源于黏膜上皮的鳞状上皮细胞癌、腺癌、乳头状瘤；起源于黏膜上皮或黏膜腺上皮的嗜银细胞类癌；起源于黏膜腺体的腺样囊性癌、黏液表皮样癌；起源于间质组织的平滑肌瘤、错构瘤、血管瘤等。继发性肿瘤均为恶性肿瘤，多为邻近器官恶性肿瘤直接侵犯所致。原发性气管，支气管肿瘤根据恶性程度可分为：恶性肿瘤，主要有鳞状上皮细胞癌、腺癌；低度恶性肿瘤，主要包括腺样囊性癌、黏液表皮样癌和类癌；良性肿瘤，主要有平滑肌瘤、错构瘤、乳头状瘤等。

气管肿瘤无论是良性还是恶性，症状主要都是由阻塞通气引起的，包括呼吸困难，哮喘、咳嗽，也可因肿瘤破裂出现痰中带血或咯血。诊断主要依靠 CT 及支气管镜组织学检查。CT 可显示肿瘤的部位、大小、范围以及有无外侵。气管镜可明确病理，判断肿瘤是否能够切除，制订切除重建的方式以及麻醉方式。

手术切除是气管肿瘤最有效的治疗方法。其他治疗方式包括放疗、支架、激光和冷冻治疗等。手术的主要目的为彻底切除病变和消除梗阻，解除通气障碍。根据肿瘤的病理性质、部位、大小采用不同的手术方式，包括肿瘤摘除、气管侧壁切除、环状切除吻合术、隆凸切除重建术以及气管袖状切除术。经硬支气管镜手术可完整摘除大部分良性肿瘤，对于恶性肿瘤也可消除气道梗阻，姑息性解除通气障碍，为后续切除重建创造条件。

【常见气管、支气管肿瘤的特点】

1. 鳞状上皮细胞癌（squamous cell carcinoma） 占原发性气管恶性肿瘤的 40%～50%。多发生于气管下 1/3，恶性度高。可表现为突起型病变，亦可为溃疡型，呈浸润性生长，可侵犯喉返神经和食管。发生在气管近端的肿瘤，需要和喉部肿瘤侵犯气管鉴别；肿瘤累及食管时，需要和食管癌侵及气管鉴别。

2. 腺样囊性癌（adenoid cystic carcinoma） 占原发性气管恶性肿瘤的 10%～15%，故亦称圆柱形腺瘤。起源于腺管或黏膜分泌腺，生长较为缓慢。肿瘤常发生在气管下段或主支气管根部，在支气管腔内形成息肉样病变，但肿瘤可沿血管供应呈浸润性生长，在气管腔内沿纵向或者横向延伸，远处转移出现晚。症状包括咳嗽、喘鸣，咯血并不常见。

3. 黏液表皮样癌（mucoepidermoid carcinoma） 较少见。肿瘤起源于肺叶支气管或主支气管黏膜分泌腺，常呈息肉样，局限生长于支气管腔内，表面黏膜完整。恶性程度高低不一，可分为低度及高度恶性，高度恶性者可转移至区域淋巴结及血行转移，低度恶性者可侵透支气管壁而不侵犯血管且无转移。常有支气管刺激症状，如咳嗽、喘息、咯血及肺炎和肺不张。治疗应根据肿瘤性质，低度恶性肿瘤应行彻底切除＋淋巴结活检，高度恶性者治疗方案同肺癌。

4. 类癌（carcinoid tumor） 大多数起源于气管、支气管壁黏液分泌腺的嗜银细胞，属神经内分泌肿瘤（APUD 系统）。肿瘤低度恶性，生长缓慢。肿瘤突入支气管腔，可带蒂或无蒂，表面覆盖完整黏膜，质地软，血管丰富呈暗红色或红色，易出血。临床症状主要为肿瘤占位效应所致的咳嗽、气促、哮喘、胸痛。部分患者可出现类癌综合征即皮肤发红、心动过速、晕厥、腹痛、腹泻、支气管痉挛、右心瓣膜病变等。手术切除是唯一有效的治疗方法。

5. 乳头状瘤（papilloma） 多见于儿童，成人少见，起源于气管、支气管黏膜，呈不规则的乳头绒毛样突起。支气管镜下可见乳头状瘤呈菜花样、淡红色、质脆易出血，基底部宽或有细蒂。体积小的良性乳头状瘤可经纤维支气管镜摘除，激光治疗；亦可经气管切开摘除。体积较大、基底较宽和怀疑恶变者，应行气管袖状切除或气管侧壁局限性切除。

第八节　肺良性肿瘤

【概述】

肺良性肿瘤是临床上比较少见的一类肿瘤，其中错构瘤和硬化性肺细胞瘤（旧称硬化性血管瘤）最常见（图48-8-1）。肺错构瘤是由支气管壁各种正常组织错乱组合而形成的良性肿瘤，多见于男性青壮年，好发于肺的边缘部分，靠近胸膜或肺叶间裂处的肺实质内。肿瘤生长缓慢，具有完整的包膜，极少发生恶变。一般以软骨及腺样组织为主，此外，还可以含有纤维组织、平滑肌和脂肪等。肺细胞瘤旧称硬化性血管瘤，新近研究提示其主要细胞成分来源于原始肺上皮，且具有单克隆源性，为肿瘤细胞。常发生于中年妇女，可分为四型：乳头状型、实质型、血管型和硬化型。其他肺良性肿瘤则极为罕见。

【临床表现】

一般不出现症状，往往在胸部X线检查时发现。偶可因肿瘤位于支气管腔内或阻塞支气管引起咳嗽、肺炎、喘憋、咯血等症状。

【诊断】

诊断主要依靠影像学检查。胸部X线检查肿瘤多呈圆形、椭圆形或分叶状块影，边界清楚，可以有钙化点，生长缓慢。CT扫描更有助于诊断，特别是增强扫描，CT值变化不明显，对鉴别诊断较有意义。气管镜检查对于位于支气管腔内的肿瘤很有价值，同时还能明确支气管内有无其他合并疾病。经皮穿刺活检的阳性率低，造成气胸、出血等并发症的概率较高，现已较少进行。胸腔镜肺楔形切除肿瘤活检术是目前最可靠的诊断和鉴别诊断方法。

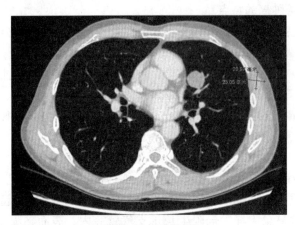

图48-8-1　错构瘤

圆形，边界清楚，表面光滑

【治疗】

手术切除是绝大多数肺良性肿瘤最有效的治疗措施。根据肿瘤的部位、大小采用不同的手术方式。位于肺表浅部位，且肿瘤较小者，可施行肺楔形切除术。对于错构瘤等包膜十分完整者，也可做肿瘤摘除术或剜除术。若肿瘤位于气管或主支气管内，可考虑经硬支气管镜行肿瘤摘除术。当肿瘤较大或位置深时，则应行肺叶切除或一侧全肺切除术。传统的手术入路是开胸手术，随着电视胸腔镜技术成熟，大部分肺良性肿瘤可以通过这一微创手术完成。

病例48-5

第九节　肺转移性肿瘤

【概述】

对于绝大多数恶性肿瘤，肺是最好发的转移部位。常见的原发肿瘤包括来源于胃肠道、肾、前列腺、甲状腺、乳腺、骨、软组织、皮肤等处的癌肿和肉瘤。肿瘤肺转移发生的时间早晚不一，大多数病例在发现原发癌肿后的 3 年内发现肺部转移灶；但亦有少数病例可以在原发肿瘤治疗后 10 年以上才发生肺转移；还有部分病例，先发现肺转移病变，进一步检查才发现原发癌肿。由于恶性肿瘤治疗后生存时间的延长及定期复查，肺转移瘤的发生率和发现率在逐渐增高。

【临床表现】

大多数患者是在术后例行性胸部 X 线检查时被发现肺部转移瘤的，一般没有明显的临床症状。主要症状包括咳嗽、血痰、发热和呼吸困难等。

【诊断】

目前尚无特异的诊断方法。胸部 X 线检查是发现和诊断转移瘤的主要手段，通常表现为周围型、多发、大小不一、密度均匀、轮廓清楚位于肺实质内的圆形或类圆形肿物。CT 扫描，尤其是高分辨率的薄层 CT 检查可以发现更小和更隐蔽的转移灶，为治疗方案的制订提供了更多参考信息（图 48-9-1）。部分血清学指标（肿瘤标志物），如 CEA、AFP、CYFRA21-1 等，有一定价值。少数病例，肺内只有单个转移病灶，X 线表现与周围型原发肺癌相似。根据肺部 X 线和胸部 CT 表现，结合原发癌症的诊断或病史，一般可对肺转移性肿瘤做出初步诊断，但确诊还需病理证实。

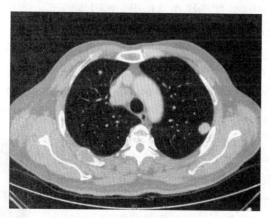

图 48-9-1　肝癌肺内转移
周围多发大小不等实性结节

【治疗】

肺部转移性肿瘤一般是恶性肿瘤的晚期表现。手术治疗适应证包括原发灶得到比较好的治疗或控制；转移灶局限于肺内且可以被全部切除；患者的全身情况和心、肺功能良好者，能耐受手术。两侧肺广泛散在转移或多脏器转移等不适合外科治疗。手术方法根据病情而定，可选择肺楔形切除术、肺段切除术、肺叶切除术或非典型的局限性肺切除术等，手术入路通常采用电视胸腔镜下完成。手术疗效受多种因素影响。肺转移瘤不能完全切除，预后较差；原发瘤切除到转移瘤出现的间隔时间越长，预后越好；转移灶的数目越多，预后越差；机体免疫状态、原发瘤的生物学行为对术后疗效也有很大影响，其中结肠癌的肺转移瘤切除后，预后相对较好。

（王　俊）

食管疾病

第一节 腐蚀性食管烧伤

【概述】

腐蚀性食管烧伤（erosive burn of the esophagus）通常指误服强碱或强酸导致的食管灼伤，虽然发生率不高，但后果极为严重，最终可导致食管瘢痕性狭窄。腐蚀性食管烧伤的病理变化与腐蚀物的种类及性质相关。强碱可产生较严重的溶解性坏死，损伤往往穿透黏膜和黏膜下层，多伤及肌层，严重者可侵蚀食管旁组织，引起食管坏死穿孔。强酸产生蛋白质凝固性坏死，侵及深肌层者较少。固体物质的损伤常位于口腔及咽喉部，进入食管较少。液体可很快通过食管到达胃腔，破坏面广并且深，引起瘢痕性狭窄较重。

【病理】

误咽腐蚀剂可伤及口咽、食管、胃。灼伤程度与腐蚀剂的浓度及接触的时间有关。根据灼伤程度，可分为三度：①Ⅰ度，病变仅限于食管壁浅层，黏膜和黏膜下层充血、水肿，上皮脱落，未累及肌层，愈合后不产生瘢痕狭窄；②Ⅱ度，病变较深，伤及肌层，发生黏膜深度溃疡，愈合后常产生瘢痕狭窄；③Ⅲ度，食管全层受累，延及食管周围组织，甚至可坏死穿孔。病理过程是：灼伤后数日，由于局部水肿和炎症的反应，出现早期食管梗阻症状。伤后1～2周，急性炎症消退或坏死组织自行脱落，吞咽梗阻减轻。2～3周后，由于瘢痕形成，再次出现吞咽梗阻，并逐渐加重。

瘢痕狭窄的好发部位为食管的三个生理性狭窄，即食管入口、气管分杈平面及食管下段。慢性炎症反应使食管与其周围组织紧紧粘连。狭窄段近端食管将扩张、肥厚。

【临床表现】

误服腐蚀剂后，立即引起口、唇、咽部剧痛，胸骨后强烈灼痛感，随即有反射性呕吐、拒食。灼伤严重者可有高热或昏迷等毒性症状。食管瘢痕引起的梗阻常进行性加重，甚至唾液也难下咽。患者常有营养不良、脱水和贫血。若为小儿则生长发育将受影响，还可并发吸入性肺炎、感染、肺不张等。食管穿孔时常有胸骨后剧痛、纵隔气肿、积液。

【诊断】

根据病史及症状即可作出诊断。如有胸骨后痛、背痛或腹痛，并伴有腹肌紧张，应排除食管或胃穿孔。声音嘶哑、呼吸困难或哮鸣可能为喉水肿。对食管已有瘢痕狭窄者，上消化道造影检查能明确狭窄的部位与程度（图49-1-1）。急性

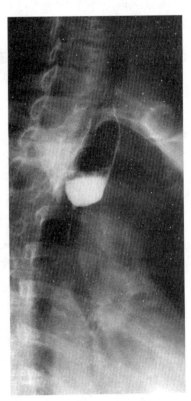

图 49-1-1 腐蚀性食管烧伤的上消化道造影表现

期食管镜检查是禁忌的，瘢痕期进行食管镜检查是有必要的，可了解狭窄部位、程度及病理变化。

【治疗】

1. 早期处理　确定无食管和胃穿孔时，应立即口服植物油或蛋白液，以保护食管和胃黏膜，纠正低血压和低血容量。有呼吸困难者及时行气管切开。立即放置胃管，避免食管闭锁。有急腹症者应立即剖腹探查，仔细检查胃及腹段食管。早期可使用肾上腺皮质激素及抗生素以减轻炎症反应及预防感染，在愈合过程中可减轻纤维组织增生及瘢痕形成。对不能进食者，应给予静脉补液；能进食应尽早进食。经上述处理，部分病例伤情可逐渐好转，食管不致发生明显狭窄。如 2～3 周后发现有早期狭窄征象，可放置一根内径较大的硅胶管于狭窄段，留置 3 周以上，目的是保持食管管腔通畅，预防狭窄，防止粘连。

2. 瘢痕期处理　烧伤后 2～3 周，组织愈合，逐渐形成瘢痕，并出现食管狭窄。对于早期出现的食管狭窄或狭窄段较短的病例，应进行食管扩张治疗。但食管扩张应在伤后 3～6 周后进行，过早扩张可使瘢痕增生加重，甚至穿孔。食管扩张应定期重复施行。对于严重长段狭窄及扩张失败者，常采用手术疗法。可以切除食管狭窄部分，利用胃、结肠或空肠行食管重建术，也可将狭窄段食管旷置，行旁路手术。瘢痕性狭窄患者一般情况都较差，手术损伤又大，故应在术前积极改善患者营养及全身情况。

第二节　贲门失弛缓症

【概述】

贲门失弛缓症（achalasia）又称贲门痉挛或巨食管。它是指在吞咽动作时，食管体部缺乏蠕动，食管下括约肌弛缓不良而致继发食管扩张的一种疾病。本病从 1674 年由 Willis 首次报道以来至今已有 300 余年历史，但从 19 世纪后叶才对本病有了较为普遍的认识。从 20 世纪初开始至今，人们对本病的认识不断地得到提高，而外科治疗方法更是不断发展。1913 年 Heller 采用贲门前后壁黏膜外肌层切开治疗贲门失弛缓症取得成功；1923 年 Zaaijer 改良了 Heller 术式为一侧食管前壁黏膜外肌层切开术，即现在我们通常称的 Heller 术式。

【病因和病理】

迄今未完全明了。多数患者食管壁肌层间神经节发生变性或数目减少，胆碱能神经功能减退，食管蠕动减弱或消失，贲门不能松弛，以致食物淤积，食管扩张及肥厚，有时黏膜充血、发生炎症，甚至溃疡。长期食物淤积，慢性刺激食管，可在少数患者诱发癌变。

【临床表现】

本病多见于青壮年，偶见于儿童。主要症状为吞咽不畅，胸骨后饱胀不适。吞咽困难时重时轻。重时下咽受阻，伴有呕吐，吐出食管内潴留的食物。有时并发呼吸道感染。

【诊断】

对贲门失弛缓症，要结合临床症状再做下列辅助检查：

1. 胸部影像学检查　胸部影像学检查是诊断贲门失弛缓症的主要依据，它能准确地反映本病的特征。在胸部 X 线检查时，由于吞咽的食物及空气不能顺利地进入胃内，有近半数病例出现胃泡缺如的现象。对重度食管扩张，特别是食管呈屈曲或"S"形时，胸部正侧位 X 线检查可见到纵隔增宽和液平面即扩张的食管。上消化道造影检查按病程发展程度可分为三期：①早期，食管轻度扩张，食管下括约肌不松弛及开放，呈"纺锤形"或"鸟嘴状"进入膈下，狭窄段长 2～5 cm，边缘光滑，管壁柔软，可略有扭曲，腔内有细而平行的黏膜存在；②中期，食管中度扩张，内有较多潴留物，食管下端呈圆形或漏斗状狭窄，狭窄对称，边缘光滑（图 49-2-1）；③晚期，食管高度扩张伴有延长和迂曲，严重时食管可扩张到正常横径的 4～5

倍，形成巨大食管。

2. 食管镜检查　条件具备时应对所有贲门失弛缓症患者施行食管镜检查，特别是在以下情况：①临床症状及胸部影像学检查不确诊者；②对可疑有其他食管良、恶性疾病者，特别是可疑有癌变或合并癌者；③单纯采用食管镜扩张术者；④ Heller 术后诊断有反流性食管炎。

3. 食管测压检查　食管测压检查是诊断贲门失弛缓症的最准确和特异的方法。其特征是：①吞咽后食管体部正常蠕动消失；②食管下括约肌不松弛或松弛不完全；③食管内静息压正常或上升。

4. 放射性核素检查　放射性核素闪烁照相检查诊断贲门失弛缓症的特征为液团通过食管延迟，全部有潴留，甚至患者在直立位时亦如此。液团在食管近、远端之间来回摆动，现已少用。

5. 其他食管功能检查　对贲门失弛缓症的患者还可进行其他食管功能检查，如酸灌注试验、酸清除试验、标准酸反流试验及 24 小时食管 pH 监测等。但这些试验对诊断无特异性。

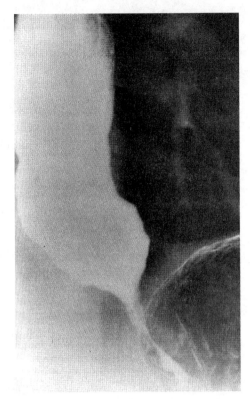

图 49-2-1　贲门失弛缓症上消化道造影表现

贲门失弛缓症还应与下列疾病鉴别：①弥漫性食管痉挛，其病变特点很像贲门失弛缓症，但胃食管连接部对吞咽动作弛缓反应良好。诊断主要依靠食管测压。②贲门癌或食管下段癌，一般情况下鉴别并不困难，但是，有时浸润型癌肿引起的狭窄段较为光滑规则，可造成和本病鉴别的困难。诊断上主要依靠上消化道造影、食管镜检查和活检。③精神性贲门失弛缓症（emotional achalasia），本症多发于年轻的神经质患者，女性多见。在临床症状上很像贲门失弛缓症，但在上消化道造影检查时很少有食管扩张。食管镜检查正常。

【治疗】

1. 非手术疗法　病程短且病情轻者，可用解痉镇静药，并少食多餐，细嚼慢咽，避免吃过热或过冷食物，饭后散步等。对一部分患者采用水囊强力扩张疗法，可缓解症状。

2. 手术疗法　通常采用食管下段贲门肌层切开术（Heller 手术）。手术适应证：①小儿及青少年贲门失弛缓症；②重症贲门失弛缓症，食管明显扩张且屈曲明显；③有反复性吸入性肺炎病史；④精神性贲门失弛缓症，长期保守治疗无效者；⑤无法行扩张者或扩张失败者；⑥与贲门癌无法鉴别者。

手术常经左胸径路或腹部入路。近年，随着腔镜外科的发展，绝大多数 Heller 手术可经胸（腹）腔镜进行，创伤小、恢复快。经胸腔镜手术步骤为游离下段食管，经膈肌食管裂孔将贲门提入胸内，切开食管及贲门肥厚肌层至黏膜下层，并向胃底部括约肌延长，避免切破黏膜或损伤迷走神经（图 49-2-2）。术后并发症包括：①黏膜破裂，约占手术的 10%。一旦发

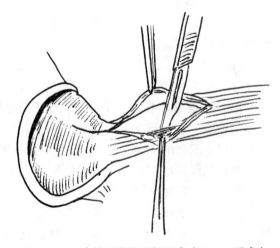

图 49-2-2　食管下段肌层切开术（Heller 手术）

生则按脓胸处理，除用抗生素外，应早期做胸腔闭式引流术，禁食，加强支持治疗，一般黏膜裂口可于 2 周左右愈合。如食管瘘长期不愈合，亦可考虑做瘘修补或食管部分切除及胃食管吻合术。②胃食管反流，多在术后晚期发生，治疗上可对症处理。

第三节　反流性食管炎

【概述】

反流性食管炎（reflux esophagitis）是指因胃食管连接部抗反流功能障碍而导致的胃及十二指肠内容物逆流到食管引起的食管黏膜损伤，以及继而出现的一系列临床症状和消化道炎症表现。临床最常见的为酸性反流性食管炎，近年人们逐渐认识了碱性反流性食管炎。

【流行病学及病因学】

反流性食管炎是西方国家的一种常见病和多发病，发病率约为 8%。以往认为反流性食管炎在亚洲国家不很常见，但据近年香港一项调查结果显示，在中国人群中反流性食管炎并不十分少见。

反流性食管炎的常见原因包括食管裂孔疝、原发性食管下括约肌关闭不全、妊娠、胃食管手术后、先天性畸形以及其他原因。研究证实，胃食管反流是多种因素造成的上消化道动力障碍性疾病。诸多发病因素中，往往不是某一种因素单独致病，而是多种因素并存，相互协同或产生连锁反应，甚至形成恶性循环，加重了对食管的损害。

【病理】

反流性食管炎的损伤程度和范围取决于食管黏膜与胃酸接触时间的长短、胃酸的性质和食管上皮细胞对反流内容物的易感性。其病变程度与相应的病理形态学特征各不相同。通常可将其分为早期（病变轻微期）、中期（炎症进展及糜烂期）和晚期（慢性溃疡形成及炎症增生期）。

【临床表现】

反流性食管炎最常见的症状是胸骨后灼热感、胸痛、吞咽困难，此外，还可引起如发声困难、咳嗽、癔球感、喉炎、声音嘶哑、呛咳、窒息、支气管炎、哮喘样发作、吸入性肺炎、肺不张、肺间质纤维化等食管外症状。

【诊断和鉴别诊断】

反流性食管炎的临床表现轻重不一，轻者可无症状或症状轻微，常被忽视。重者除常见症状外还可表现为心绞痛样胸痛和其他并发症的表现，如出血、狭窄等，使诊断较困难。因此，对有以下临床表现的患者应予以高度警惕：①严重胃灼热症状；②临床表现不典型的心绞痛样症状；③反复发作的哮喘或肺部感染。

反流性食管炎的诊断并不困难，多数可通过上消化道造影、内镜及食管功能检查作出明确诊断。临床应根据需要选择检查方法。消化道的影像学检查可以发现胃食管反流和食管炎症。但上消化道造影所见的胃食管反流程度与反流性食管炎的严重程度并不平行。食管镜检查及活检可以明确诊断和判断严重程度，对鉴别诊断和疗效观察也很有帮助。通过食管压力测定虽不能诊断反流性食管炎，但对了解食管下括约肌功能及引起胃食管反流的原因很有帮助。24 小时食管腔内 pH 监测是诊断反流性食管炎最敏感和特异的方法，可以了解食管腔内 pH 的动态变化，特别是通过对所测参数的综合分析，确定临床症状与酸反流之间的关系。其他检查还包括酸灌注试验、酸清除试验、食管闪烁照相术及胃电图等，但因其特异性和敏感性较差，目前临床较少应用。

反流性食管炎还应与下列疾病作鉴别：食管癌和贲门癌、心绞痛、某些腹部疾病、贲门失弛缓症及其他原因造成的食管炎。

反流性食管炎的主要并发症包括食管狭窄、食管溃疡、Barrett 食管及恶性变。

【治疗】

反流性食管炎的治疗包括非药物治疗、药物治疗、食管扩张治疗和手术治疗。各种治疗的目的是：①减轻或消除胃食管反流症状；②减轻反流物对食管黏膜的损伤，增加食管防御功能，预防和治疗严重并发症；③防止胃食管反流复发。

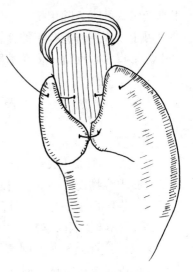

图 49-3-1　胃底折叠术

反流性食管炎的治疗策略可按以下步骤进行：

（1）内科治疗控制症状及防止复发：反流性食管炎一经确诊，即应进行系统的内科治疗，包括非药物治疗（体位、饮食结构及生活方式的调整）和药物治疗（黏膜保护剂、抗酸剂、抑酸剂和胃肠动力药）。对于无并发症的患者，严格的内科治疗常可治愈。

（2）对内科治疗无效或出现并发症的患者应行外科抗反流手术——胃底折叠术（图 49-3-1）。

（3）食管恶性变应手术切除病变食管。

第四节　食管憩室

【概述】

食管壁的一层或多层从食管腔内向外突出，形成与食管腔相通的囊状突起，称为食管憩室（esophageal diverticulum）。

【分类】

根据解剖位置，食管憩室可分三类：①咽食管憩室；②食管中段憩室（气管旁憩室）；③膈上憩室。

【病因和病理】

咽食管憩室是指食管上段后壁中线咽下缩肌及环咽肌之间有一小三角区，缺少肌纤维，食管黏膜可在此解剖薄弱区膨出形成憩室。憩室壁主要由食管黏膜及黏膜下结缔组织构成。憩室小者仅 1～2 cm，大的可长达 10 cm。

食管中段憩室常因纵隔淋巴结炎症侵入邻近食管壁，引起粘连瘢痕收缩后，将局部食管壁向外牵拉，形成假性憩室。憩室颈较大，不致淤积食物，也较少发生梗阻。但有时可并发炎症或出血，甚至癌变。

膈上憩室是指食管下段先天性肌纤维缺少形成薄弱区，在兼有食管裂孔疝、贲门失弛缓症或食管炎患者，可因食管腔内压力增高，导致黏膜自薄弱区膨出，形成膈上憩室。本病好发于下段食管右后方。

【临床表现】

咽食管憩室多见于年龄较大的患者。早期可无症状。憩室长大后进食时可有食物在颈部受阻感。憩室内食物过多时，可压迫食管产生较显著的吞咽困难。患者常嗳恶臭气，有时呕吐出淤积于憩室内的腐臭食物。饮水时喉内有水气混杂音。巨大憩室可压迫喉返神经而致声音嘶哑。如反流物吸入肺内，可并发肺部感染。

食管中段憩室常无明显症状。多在上消化道造影检查时发现。憩室有明显炎症者，可有吞咽不畅，胸、背疼痛，甚至少量呕血。

膈上憩室主要症状为胸骨后闷胀、烧灼感或食物反流。并发炎症或溃疡时，多有背痛或呕血。

【诊断】

咽食管憩室颈部（常为左侧）可触到一肿块，质软，压之有水气混杂音。上消化道造影检查可确诊。食管中段憩室和膈上憩室主要依靠上消化道造影检查或食管镜检查确诊（图49-4-1）。

【治疗】

临床上无症状者不需手术。如果并发出血、穿孔或有明显症状，应手术治疗。麻醉前应尽量清除憩室内食物。咽食管憩室采用颈部胸锁乳突肌前切口，游离憩室，予以切除后分层缝合食管壁切口。对症状不明显，年老且有心、肺功能不全者不宜手术，可于进食时推压憩室，以减少憩室内食物淤积。食管中段憩室需开胸或胸腔镜下手术，游离被外牵的食管憩室并予以切除。对于膈上憩室的病例，如症状进行性加重，应在处理贲门或膈肌疾病的同时切除憩室。

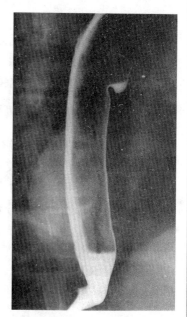

图 49-4-1　食管中段憩室的上消化道造影表现

第五节　食管良性肿瘤

【概述】

食管良性肿瘤（benign tumors of the esophagus）较少见，约占食管肿瘤的1%以下，其中约70%为食管平滑肌瘤，其他包括食管囊肿、息肉、纤维瘤等。还有一类为食管间质瘤，通常指除了平滑肌瘤或神经性肿瘤之外的间叶来源的食管肿瘤，多为良性，但也有部分为潜在恶性。

【分型】

食管良性肿瘤按肿瘤的发生部位可分两型：①腔内型肿瘤（又称黏膜型），发生于黏膜或黏膜下，向食管腔内生长，多有蒂，其中以息肉最为多见，其次还有纤维瘤及脂肪瘤等。②壁内型肿瘤（又称黏膜外型），发生于食管黏膜外肌层中，无蒂，最多见为平滑肌瘤。食管平滑肌瘤，以食管下段或中段多见，多为单发，形状规则呈卵圆形，大小不一，位于肌层，很少累及黏膜。

组织学分型包括：①上皮细胞型，乳头状瘤、息肉、腺瘤等；②非上皮型，平滑肌瘤、纤维瘤、脂肪瘤等；③异位组织，胃黏膜、胰腺等。

【临床表现】

食管良性肿瘤绝大多数无明显临床症状。其症状取决于肿瘤的部位、大小和生长速度。无论是腔内型还是壁内型，如肿瘤较大均可出现吞咽困难、呕吐。有些可有疼痛或出血症状。

【诊断】

对可疑食管良性肿瘤的病例，均应行上消化道造影及内镜检查确诊。食管良性肿瘤的上消化道造影特点为钡剂在肿瘤部位稍有停滞，有光滑、锐利的充盈缺损，黏膜无破坏（图49-5-1）。腔内型肿瘤食管镜检查可见肿瘤的部位、外观、活动度、蒂的附着点及其宽窄。壁内型肿瘤可见腔外物挤压食管壁，平滑肌瘤有滑动感，食管黏膜正常完整。如诊断较明确，切忌取活检，以免造成黏膜与肿瘤发生粘连，导致日后手术中黏膜破损。

食管间质瘤的影像学表现与平滑肌瘤无明显区别，其诊断主要依据病理免疫组化结果。

【治疗】

对于部分肿瘤小而且无症状的壁内型肿瘤可以观察。对腔内型肿瘤均应考虑手术切除。少数带蒂者如蒂基底较小，可经内镜摘除。如肿瘤较大或内镜下处理瘤蒂有困难，则应手术摘除，根据具体情况可选择开胸或胸腔镜手术，于蒂部切除肿瘤，然后缝合食管黏膜及肌层，并用邻近组织或胸膜覆盖（视频）。对蒂基底过宽者或无蒂者应行食管切除术，用胃或结肠重建食管。对于体积较大、症状较重的平滑肌瘤，以手术摘除为好，多可将肿瘤自肌层剥出。对个别巨大型肿瘤或有恶变倾向的食管间质瘤，则需行食管部分切除及食管重建术。如手术完善，治疗效果好，复发者罕见。

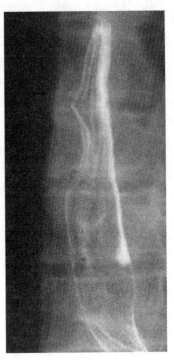

图 49-5-1　食管平滑肌瘤的上消化道造影表现

第六节　食　管　癌

【概述】

食管癌（carcinoma of the esophagus）是指发生于食管黏膜上皮的癌性病变，是一种常见的上消化道恶性肿瘤。据统计，全球每年约有46万人死于食管癌。

现已证实早期食管癌的手术治疗切除率为100%，5年生存率可达90%以上。但目前大多数患者就诊时已为中、晚期，远期疗效欠满意。因此，应强调早期诊断、早期治疗。同时必须多学科协作，采用手术与放射治疗、化学药物治疗相结合的综合性治疗，使食管癌的治疗效果不断提高。

【流行病学】

食管癌发病率的地区性差异非常大，高发地区和低发地区的发病率相差近60倍。高发地区包括亚洲（包括中国部分地区、伊朗、哈萨克斯坦、土库曼斯坦、沙特阿拉伯和埃及等）、东南非洲、法国北部和南美洲（包括波多黎各、古巴、智利等）。在美国食管癌发病率较低，仅占所有恶性肿瘤的1%和所有上消化道肿瘤的6%。我国为世界上食管癌高发地区之一，并且其发病有鲜明的地域分布特点，高发区主要在华北的山区，河南、河北、山西、江苏等地，集中在太行山南麓，以晋冀豫三省交界处为中心，向四周呈同心圆状扩展。

20世纪50年代以来，我国对食管癌进行了较广泛的调查和研究，如华北三省一市（河北、河南、山西、北京）181个县市，5000万人口的普查，对其地理、水文、土壤、生活习惯及发病率等进行了调查，发现食管癌的发病因素随不同地区而异。例如太行山两侧发病率高，而且山区的发病率高于丘陵区，丘陵区高于平原区，发源于或流经高发区的河流沿岸居民死亡率也高。

【解剖生理】

1. 解剖　食管上端起自环状软骨下缘，相当于第6、7颈椎交界处。下端止于胃的贲门，约在第 11 胸椎水平处。成人食管长 25 ～ 30 cm，由门齿至食管入口部约为 15 cm，由门齿至气管分叉处约 26 cm，由门齿至食管末端长 40 ～ 45 cm。

　　根据美国癌症联合会（AJCC）和国际抗癌联盟（UICC）食管分段标准（第八版），食管癌可分为颈段、胸段和腹段三部分。颈段起自食管入口（环状软骨水平）至胸骨切迹，内镜下测量其下界距门齿约 20 cm；胸段起自胸骨切迹至膈食管裂孔上缘，全长约 25 cm。胸段食管又可分为上、中、下三段。胸上段自胸骨切迹至奇静脉弓下缘，内镜下测量距门齿约 25 cm；胸中段自奇静脉弓下缘至下肺静脉下缘，内镜下测量距门齿约 30 cm；胸下段为下肺静脉下缘至食管裂孔上缘，内镜下测量距门齿约 40 cm；腹段起自食管裂孔上缘至胃食管交界处，距门齿约 42 cm（图 49-6-1）。肿瘤位置的判定以原发肿瘤中心所在部位为准。

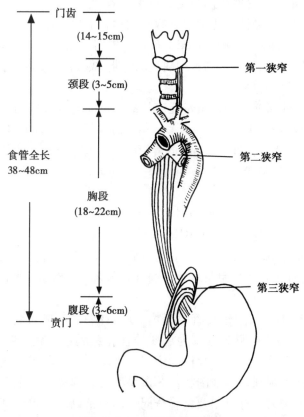

图 49-6-1　食管分段示意图

　　2. 组织结构　食管黏膜为鳞状上皮，黏膜下层中有淋巴管、血管及神经丛。食管肌肉分为两层，内层为较厚的环行肌，外层为较薄的纵行肌。上段食管为横纹肌，下段为平滑肌，中段则由两种肌肉混合构成。食管没有浆膜层，而由疏松纤维被覆，因此愈合能力相对较差。

　　食管的血供呈分段和多源的特点：颈段动脉多来源于甲状腺下动脉或锁骨下动脉。食管胸中上段的右侧来源于第 2、3 肋间动脉的右支气管动脉，左侧来源于主动脉弓和胸主动脉的左支气管动脉；食管下段左、右侧分别来源于胸主动脉的食管固有动脉和右胸第 2 ～ 6 肋间动脉的食管支。腹段食管则主要来源于胃左动脉和右膈下动脉。

　　食管的淋巴引流纵横交错，食管黏膜、黏膜下层和外层淋巴交汇成网，黏膜下层的淋巴丛主要沿食管纵轴引流，故食管癌向纵轴扩散范围较广。主动脉弓以上淋巴结引流到颈深淋巴结。主动脉弓以下的食管淋巴除向上汇入气管、支气管旁淋巴结外，也可注入食管旁淋巴结及贲门部淋巴结，进而引流入腹腔和胃、胰淋巴结。一般食管淋巴结引流并不受食管分段的局限，可以直接转移到远位的淋巴结内，临床称为"跳跃式转移"。

【病因】

食管癌的发病原因虽无定论，但某些高危致病因素已得到证实。

1. 亚硝胺类化合物　亚硝胺类化合物是公认的化学致癌物，动物实验已证明亚硝胺可以诱发食管癌。在一些食物和饮水中亚硝酸盐在酸性条件易形成胺，食物添加剂、酸菜以及卷烟烟雾中均含有亚硝基化合物。食管癌高发区粮食和饮用水中亚硝胺的检出率比低发区高。

2. 真菌毒素　霉变食物的致癌作用已在动物实验中得到证明，玉米、小米、花生易为真菌污染（如黄曲霉菌、白地真菌等）并能促进亚硝胺的合成，可以诱发致癌。

3. 食管慢性疾病　长期的慢性食管炎症、贲门失弛缓症、食管裂孔疝、憩室、反流性食管炎、腐蚀性食管瘢痕狭窄、Barrett 食管等疾病的食管癌发生率较高，可能与食管黏膜遭受长期刺激和损伤有关。目前认为这些疾病为癌前病变。

4. 饮食习惯　食物的机械性、化学性刺激刺激食管上皮，可引起食管病理生理改变，与其他致病因素协同致癌，如嗜好烈酒、烟草、炎症与创伤（如食物过硬、过热、进食过快、长期饮烈性酒、口腔不洁或龋齿）等。膳食中缺乏动物脂肪、新鲜蔬菜、水果等，造成多种维生素缺乏，也与食管癌的发生有关。

5. 微量元素　我国的研究发现，微量元素的缺乏可能与食管癌的发生有一定关系，食管癌高发区的饮水、粮食和蔬菜中的钼、锰、铁、氟、溴、氯、锌、硒、磷、碘的含量均偏低。

6. 遗传因素　资料表明，25% ～ 60% 的食管癌患者有家族史，临床上也有家族多人患食管癌的案例，这些情况可能与遗传有关，尚待进一步研究。

【病理及分期】

从发生部位来讲，食管癌以中段最为多见，下段次之，上段较少。

从病理组织学来讲，高发区（例如中国）以鳞癌为主，占 95% 以上，而非高发区（美国和欧洲）的腺癌已超过鳞癌，占 50% 以上。胃食管交界部腺癌可向上延伸累及食管下段。食管小细胞癌少见。其他非上皮类的食管恶性肿瘤（如癌肉瘤、肉瘤、恶性淋巴瘤、恶性黑色素瘤等）也较少见。

早期食管癌病灶很小，局限于食管黏膜内（原位癌）。临床可将其病理形态分为四型：①隐伏型，全部为原位癌，肉眼观察仅为癌变处食管黏膜色泽较深或黏膜粗糙，无明显异常，只能靠脱落细胞学阳性或组织切片作为依据；②糜烂型，黏膜表面轻度糜烂，四周轻度隆起，边界清楚，形状不规则，呈地图状；③斑块型：黏膜隆起，呈粗糙斑块状，黏膜皱襞变粗或中断，病变范围较大，有时累及食管全周，与正常黏膜分界清晰；④乳头型，肿瘤呈乳头状或息肉状明显隆起，向腔内突，体积小，边界清晰。黏膜红肿、隆起、凹陷或糜烂，也可形成颗粒样斑块。癌肿长大，逐渐累及食管全周，可突入腔内，还可穿透食管壁，侵入纵隔或心包。

晚期食管癌根据病变形态可分为四型：①髓质型，食管呈管状增厚，肿瘤浸润食管壁全层，形成不规则的食管狭窄，肿瘤表现为深浅不一的溃疡，瘤体灰白色，向腔内、腔外生长并累及周围器官，此型最为多见，约占 60%。②蕈伞型，癌肿呈卵圆形或蘑菇状向腔内生长，边缘隆起外翻，界限清楚，表面有浅溃疡，肿瘤多侵犯食管壁的一侧，较少累及周围器官，此型也较多见，约占 15%，手术切除率高。③溃疡型，癌肿形成凹陷的溃疡，边缘不齐，穿入食管壁，深入肌层甚至引起食管穿孔，常累及周围组织，肿瘤侵犯食管壁的一侧，阻塞程度较轻。此型约占 12%。④缩窄型（又称硬化型），癌肿呈明显的环形狭窄，累及食管全周，常较早出现梗阻，其上端食管扩张，病变范围一般均在 5 cm 以下，但临床症状显著，此型约占 10%。

美国癌症联合会（AJCC）和国际抗癌联盟（UICC）食管癌 TNM 分期标准（第 8 版）见表 49-6-1。

表49-6-1　食管癌和胃食管交界癌国际TNM分期标准第8版（AJCC/UICC）

分类	标准
1. T（原发肿瘤）分期	
Tx	肿瘤不能确定
T_0	无原发肿瘤证据
Tis	重度不典型增生（定义为恶性细胞未突破基底膜）
T_1	肿瘤侵及黏膜固有层、黏膜肌层或黏膜下层
T_{1a}	肿瘤侵及黏膜固有层或黏膜肌层
T_{1b}	肿瘤侵及黏膜下层
T_2	肿瘤侵及食管肌层
T_3	肿瘤侵及食管外膜
T_4	肿瘤侵及食管周围结构
T_{4a}	肿瘤侵及胸膜、心包、奇静脉、膈肌或腹膜
T_{4b}	肿瘤侵及其他邻近器官，如主动脉、椎体或气管
2. N（区域淋巴结）分期	
Nx	区域淋巴结转移不能确定
N_0	无区域淋巴结转移
N_1	1～2枚区域淋巴结转移
N_2	3～6枚区域淋巴结转移
N_3	≥7枚区域淋巴结转移
3. M（远处转移）分期	
M_0	无远处转移
M_1	有远处转移
4. 腺癌 G 分期	
GX	分化不能确定
G_1	高分化，＞95%的肿瘤组织由分化好的腺体组成
G_2	中分化，50%～95%的肿瘤组织显示腺体形成
G_3	低分化，肿瘤组织由片状和巢状细胞组成，其中形成腺体结构的细胞成分＜50%
5. 鳞癌 G 分期	
Gx	分化程度不能确定
G_1	高分化，有明显的角化珠结构及较少量的非角化基底样细胞，肿瘤细胞呈片状分布，有丝分裂少
G_2	中分化，呈现出各种不同的组织学表现，从角化不全到角化程度很低，再到角化珠基本不可见
G_3	低分化，主要由基底样细胞组成大小不一的巢状结构，内有大量中心性坏死；由片状或铺路石样肿瘤细胞组成巢状结构，其中偶见少量角化不全细胞或角化细胞

早、中期食管癌的扩散主要是壁内途径，可沿黏膜下向食管全长及上、下扩散，同时也向肌层浸润，因食管癌无浆肌层，因此肿瘤容易侵入邻近组织，颈段食管癌可侵及喉、气管，胸段食管癌可侵及支气管、肺门、奇静脉、胸导管、胸主动脉、下肺静脉、心包、膈肌、贲门等。

癌转移主要经淋巴途径：上段癌可转移至锁骨上及颈部淋巴结；中段及下段癌常转移至食管旁淋巴结以及气管分叉处和腹主动脉旁淋巴结；也可上行转移至锁骨上淋巴结。血行转移可至肺、肝、肾、骨等，但发生较晚。

【临床表现】

食管癌为一种进展性疾病，在疾病的不同阶段，其临床表现也不相同。

早期病例无吞咽困难，但有的病例可有咽下食物哽噎，食物通过缓慢，胸骨后针刺样疼痛或烧灼和食管内异物感。随病情发展，症状逐渐加重。

中、晚期食管癌的典型症状为进行性吞咽困难；先是难以咽下干硬的食物，尚可经水送下，随后发展为仅能进半流质饮食、流质饮食，终至滴水不进。患者逐渐消瘦及脱水。当癌肿引起食管痉挛、水肿及炎症消退，或部分癌肿脱落后，梗阻症状可暂时减轻。

晚期食管癌的临床表现除吞咽困难外，多为肿瘤的并发症和压迫症状，如压迫气管可导致咳嗽、呼吸困难。侵犯食管外组织可出现持续胸痛或背痛。侵犯喉返神经，可发生声音嘶哑。癌肿侵入主动脉，可引起大呕血。如侵入气管，形成食管-气管瘘，或由于高度阻塞致食物反流入呼吸道，可引起进食时呛咳及肺部感染。远处转移时则表现为锁骨上淋巴结肿大、肝肿块、腹水及胸腔积液等。恶病质患者可表现为极度消瘦和衰竭。

【诊断】

食管癌的诊断主要依据症状、体征及实验室检查结果。

1. 上消化道造影   这是诊断食管癌最主要的方法之一，对于中期食管癌其确诊率可达95%以上。对可疑病例，均应做上消化道造影检查。食管癌的典型上消化道造影表现为局限性黏膜皱襞增粗和断裂，充盈缺损或龛影，局限性管壁僵硬、狭窄，近端食管扩张（图49-6-2）。早期食管癌上消化道造影不易发现，如用稀钡浆并多轴透视，或气钡双重造影，可发现一些食管黏膜相变化（包括黏膜增粗、中断、迂曲，食管壁僵硬及局灶性小充盈缺损），有助于发现早期食管癌。

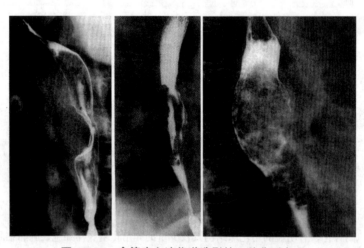

图 49-6-2   食管癌上消化道造影的三种典型表现

2. 胸、腹 CT 扫描   近年来还可采用电子计算机断层扫描（CT）了解食管癌向腔外扩展情况和有无纵隔、腹内脏器或淋巴结转移，对决定手术有参考意义（图49-6-3）。

3. 纤维胃镜检查＋组织活检   能直接观察食管黏膜的病变情况，明确病灶部位、大小，了解食管壁的僵硬程度、扩张、狭窄或蠕动情况，通过刷检及活体组织切片能明确诊断，对中晚期食管癌的确诊率可达100%，对早期食管癌的诊断也比上消化道造影检查有明显优越性。对临床高度怀疑而又不能明确诊断的病例，应尽早做胃镜检查，并做活体组织检查。

4. 超声内镜检查   是近年应用的一项新技术，在判断食管癌的浸润深度和局部淋巴结情况方面与其他检查方法相比有不可替代的优势。

5. 正电子断层扫描（PET）　在确定食管癌有无远处转移上有绝对的优势，对 T 分期参考价值不大，但对 N 分期有一定参考价值。

6. 腹部超声检查　可以判断腹腔脏器有无转移及腹腔淋巴结转移情况，有助于判断病期和指导治疗。

【鉴别诊断】

早期无吞咽困难者应与食管炎、食管中段牵引型憩室、食管静脉曲张相鉴别。已有吞咽困难者，应与贲门失弛缓症、食管良性狭窄及食管良性肿瘤相鉴别。

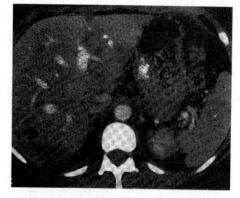

图 49-6-3　食管癌肝转移的腹部 CT 扫描表现

知识扩展：超声内镜在食管癌中的应用

【治疗】

食管癌应强调早期发现、早期诊断和早期治疗。根据食管癌的病变部位、长度、范围，治疗可选择外科手术、放射治疗、化学药物治疗及综合治疗等。针对临床大多数患者就诊时已为中晚期病例的现状，目前主张采用多种方式联合应用的多学科综合治疗。

1. 外科治疗　外科手术目前仍是治疗食管癌首选方法，对控制局部病灶效果最好。应根据病变大小、部位、侵犯程度、病理分型及全身情况选择手术，手术包括根治性切除及姑息性切除。

（1）手术适应证及禁忌证：根据国家卫生与健康委员会公布的"中国食管癌诊疗规范（2018 年版）"对食管癌外科手术的适应证规定如下：① $T_{1a}N_0M_0$（AJCC/UICC 分期第八版，下同），建议行内镜下黏膜切除或黏膜剥除术。② $T_{1b-3}N_{0-1}M_0$，首选手术治疗。③ $T_{3-4a}N_{1-2}M_0$，应进行新辅助放化疗（含铂方案的化疗联合放射治疗）。治疗后重新评估可切除者。④ 食管癌放疗后复发，无远处转移，术前评估可切除，也可选择挽救性食管切除术。

禁忌证：① T_{4b} 或 N_3 或 M_1；②临床及上消化道造影示食管癌病变广泛或累及邻近器官（如气管、肺、纵隔等）者；③已有锁骨上淋巴结等远处转移者；④有严重心、肺或肝功能不全者；⑤严重恶病质者。

（2）手术方法：根据病变部位及患者具体情况而定。手术治疗的目的是尽可能达到 R_0 切除（显微镜下达到完全切除）。原则上切除食管大部分，然后行食管重建。中、晚期食管癌常浸润至病变毗邻食管黏膜下，食管切除范围应在距肿瘤边缘 5 ～ 8 cm。食管癌切除的手术入路包括单纯左胸切口、右胸和腹部两切口、颈 - 胸 - 腹三切口、胸腹联合切口，以及不开胸经食管裂孔钝性食管拔脱术等不同术式。目前临床常用经右胸的两切口或三切口入路，因其更符合肿瘤学原则。吻合部位根据肿瘤部位而有所不同，食管下段癌可在主动脉弓下或弓上（图 49-6-4），食管中段则应在主动脉弓上（图 49-6-5），上段癌则应在颈部吻合。食管重建大多采用胃，其次可采用结肠或空肠替代食管（图 49-6-6）。食管癌根治术中淋巴结清扫是非常重要的，目前常用的方法包括颈、胸、腹三野或胸、腹二野淋巴结清扫。

对于晚期食管癌，不能行根治或放射治疗，进食较困难者，可做姑息性减状手术，如食管腔内置管术、胃造瘘术、食管胃转流或食管结肠转流吻合术。

以腔镜技术为代表的微创外科已广泛应用于食管外科，目前常用的方法为胸、腹腔镜联合食管癌根治术。

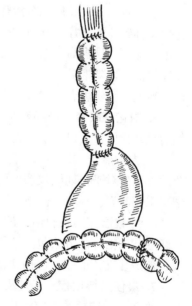

图 49-6-4　食管癌切除、胃食管主动脉弓下吻合

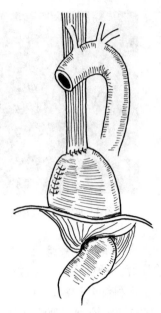
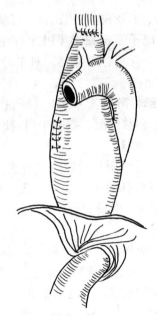

图 49-6-5　食管癌切除、胃食管主动脉弓上吻合　　　　图 49-6-6　食管癌切除、结肠代食管

食管癌手术并发症主要为吻合口瘘。其他并发症包括吻合口狭窄、乳糜胸、喉返神经损伤以及心、肺并发症等。

（3）手术效果：手术切除率为 80%～90%，手术死亡率为 2%～3%，5 年生存率为 25%～40%，早期食管癌 5 年生存率为 90% 以上。

2. 放射治疗　放射治疗是治疗食管癌的重要手段之一，适用于无法手术的晚期食管癌患者，或拒绝手术者。对恶病质、食管穿孔、食管气管瘘、纵隔炎及大出血的病例，应禁忌放射治疗。术前放疗可提高切除率，减少术中癌的播散。对于术前检查发现病变位置较高、瘤体较大、外侵较多、估计手术切除困难的患者均可行术前放疗。术后放疗常用于姑息手术的患者。一般认为术后放疗可提高局部控制率，但对改善远期生存率无意义。

3. 化学治疗　对于预防和治疗肿瘤全身转移，化疗是目前唯一确切有效的方法。近年来，化疗已逐步成为食管癌综合治疗的重要组成部分，常与其他疗法综合应用，以提高疗效。术前化疗又称新辅助化疗，其目的一是控制食管原发灶，使肿瘤体积缩小，降低临床期别，以利于手术切除；二是提高对微小转移灶的控制，以减少术后复发和播散。术后辅助性化疗是指食管癌经根治性切除术后，为了进一步消灭体内可能存在的微小转移灶而加用的化疗。姑息性化疗可使晚期食管癌患者症状缓解，延长生存期。

4. 放化疗联合　局部晚期食管癌但无全身远处转移可以进行新辅助同步或序贯放、化疗，然后重新评估疗效以决定是否行外科手术治疗或继续根治性放、化疗。

5. 内镜治疗　近年来，随着内镜介入治疗学的发展，内镜在食管癌的治疗中占越来越重要的地位。对于早期原位癌，可采用内镜直视下黏膜剥除或切除术。对晚期食管癌可根据不同情况采用激光、高频、微波、冷冻、局部注射、放置支架等治疗。

6. 补救治疗　补救治疗的范围包括局部复发以治愈为目的的介入治疗和没有治愈可能的缓解症状的治疗。方法包括外科手术、放疗、化疗以及近距离放疗、激光治疗、光动力学疗法或其他最佳支持治疗，包括食管扩张术、镇痛、肠内营养以及止血治疗。

7. 最佳支持治疗　最佳支持治疗是对无法接受外科手术、放疗及化疗的患者，为缓解症状、改善生活进行的相应治疗。例如对于梗阻患者，可能需要放置食管支架、激光切开松解、光动力学治疗、放疗（外放射或腔内放疗）或者以上方法的联合应用。对于需要营养支持的患

知识拓展：食管癌内镜治疗

者，需尽可能保证肠内营养。可应用放疗加镇痛药控制疼痛。

综上所述，任何单一的治疗方法均不理想，目前对食管癌的治疗采取以手术治疗为主，结合放疗、化疗、药物治疗以及冷冻、激光、微波等多学科综合治疗。特别强调早期诊断、早期治疗才能进一步提高远期疗效。

【预防】

食管癌预防的目的是降低发病率和死亡率。首先从病因学和发生学预防，包括建立防治基地，控制及减少饮水和食物中的亚硝胺及真菌污染，推广酸胺肥料，改善不良饮食习惯；提高营养水平，增加饮食中维生素的含量，阻断亚硝胺类致癌物的形成。积极治疗食管上皮增生，处理癌前病变，如食管炎、白斑、息肉、憩室、瘢痕性狭窄、贲门失弛缓症和裂孔疝等。增强体质，提高机体抗病能力，注意合理营养，节制烟、酒。健全抗癌组织，加强现场防治点工作。要降低死亡率，最关键的措施是早期发现、早期诊断和早期治疗，对高发区人群进行普查和随访。我国已在高发地区开展群防群治、宣传教育和普查工作，取得了较好成绩，今后应该继续努力。

病例 49-1

（李　辉）

纵隔肿瘤及囊肿

第一节　概　述

　　纵隔（mediastinum）是位于两侧胸膜腔之间、胸骨之后、胸椎之前的腔隙，上为胸腔入口，下为膈。此间隙内有许多重要的组织器官，包括心包、心脏、大血管、气管、支气管、食管、胸导管、迷走神经、膈神经、交感神经链和丰富的淋巴组织。由于组织器官胚胎来源复杂，所以纵隔内可发生多种肿瘤和囊肿，而且具有特定的好发部位。

　　为了临床诊断方便，可将纵隔进行分区。将胸骨角与第4、5胸椎间隙连一直线，把纵隔分为上、下两部。目前最常用的是 Shield 三分法，即前、中、后纵隔。前纵隔为胸骨后、心包和大血管前间隙；中纵隔又称内脏纵隔，是前纵隔与脊柱前纵韧带之间的间隙；后纵隔为脊柱两旁（又称脊柱旁沟）（图 50-1-1）。

　　纵隔肿瘤有其特定的好发部位。前纵隔自上而下以胸内甲状腺肿、胸腺瘤、畸胎瘤和心包囊肿多见，后纵隔多为神经源性肿瘤，中纵隔常见气管支气管囊肿、食管囊肿和淋巴源性肿瘤。

　　原发性纵隔肿瘤大部分是良性的。肿瘤发生部位和患者年龄对判断肿瘤类型和良、恶性有重要意义。成人前上纵隔肿瘤多为胸腺瘤，后纵隔肿瘤多为良性神经源性肿瘤；儿童前上纵隔肿瘤多为恶性淋巴瘤，后纵隔肿瘤多为恶性神经母细胞瘤。

　　纵隔肿瘤的症状包括两类，一类是肿瘤增大压迫周围脏器引起的症状，如胸闷、胸痛、前胸部不适、咳嗽、呼吸困难甚至吞咽困难等。另一类是某些肿瘤所特有的症状，如胸内甲状腺肿可合并甲状腺功能亢进症，胸腺瘤可合并重症肌无力和单纯红细胞再生障碍性贫血等，畸胎瘤侵犯心包可致心包积液，侵犯支气管可咳出毛发和油脂样物，某些神经源性肿瘤可伴有分泌儿茶酚胺所产生的症状等。

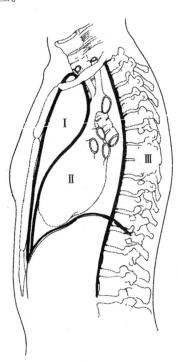

图 50-1-1　Shield 纵隔分区（三分法）

知识拓展：纵隔肿瘤的影像学表现

　　一般来讲，原发性纵隔肿瘤一经诊断即应行手术切除。其理由是：第一，肿瘤不断增大压迫邻近脏器会引起相应的症状；第二，有些肿瘤单从临床和放射学检查难以区分良、恶性；第三，有些原发良性肿瘤可以发生恶性变；第四，某些肿瘤因炎症粘连浸润或破溃入周围脏器，使以后的手术切除更加困难；第五，目前常通过电视胸腔镜切除病变，较以往开胸或正中胸骨切开入路手术创伤减轻。

第二节　胸内甲状腺肿

　　19 世纪后半叶文献上即有描述颈部甲状腺向下延伸到胸腔的报道，此后有关胸内甲状腺肿的临床、放射学及病理特点的报道陆续出现。但是它的命名一直存在争论。以往将病变从颈部甲状腺增大延续至胸腔者称为部分性胸内甲状腺肿；病变完全在胸腔内而颈部未触及甲状腺者则称为胸骨后甲状腺肿。还有一种少见的胸内甲状腺肿为胸内异位或迷走甲状腺，它是胚胎发育过程中的变异，异位甲状腺可见于自舌尖到膈之间的任何部位。在临床上纵隔内异位甲状腺较少见，最常见的仍然是颈部甲状腺延伸到胸腔的胸内甲状腺肿，据统计约 20% 颈部甲状腺肿大伴有胸内甲状腺肿。胸内甲状腺肿约占纵隔肿瘤的 10%，是相当常见的一类纵隔肿瘤。

【临床表现】

　　胸内甲状腺肿常因压迫周围脏器而产生各种症状。主要症状有咳嗽、气促、背部或胸骨后疼痛，合并甲状腺功能亢进时可有相应的症状。因甲状腺肿造成上腔静脉梗阻者极为少见。体格检查时可触及颈部肿大的甲状腺，而更多见的是患侧甲状腺区空虚感，嘱患者仰卧增加腹压时，于胸骨切迹处可扪及胸内甲状腺肿向上膨出。

【诊断】

　　胸部 X 线检查可发现上纵隔内锁骨上、下椭圆形略有分叶的致密影，中间可有钙化。大多数病例在胸部 X 线检查时可发现气管受压移位，透视下可见肿块随吞咽上、下移动。胸部 CT 可以更准确地显示胸内甲状腺肿的部位、大小以及与周围脏器的关系。放射性核素扫描常可显示甲状腺肿的轮廓并帮助确定肿块的性质。T_3、T_4 以及基础代谢率的测定可判断甲状腺功能，对诊断合并甲状腺功能亢进症者有一定的价值。

【治疗】

　　胸内甲状腺肿一经诊断，即应手术切除，以解除对周围脏器的压迫。对合并甲状腺功能亢进者，术前需先予药物准备，方法同颈部甲状腺肿。

　　胸内甲状腺肿经颈部手术切除的主要并发症与颈部甲状腺手术相同，如喉返神经损伤、喉上神经损伤、术后出血、伤口内血肿、切口感染等。特别需要注意的是，当甲状腺肿巨大时也可以引起气管软化突然发生窒息，要做好气管切开的准备。

知识拓展：胸内甲状腺肿摘除

第三节　胸腺肿瘤

【解剖及生理】

　　胸腺是人体重要的免疫器官，起源于胚胎时期第 3（或第 4）鳃弓内胚层，是原始前肠上皮细胞衍生物，随胚胎生长发育而坠入前纵隔。胸腺分左、右两叶，中间以峡部相连，上极连接甲状腺下部，下极平第 4～6 肋间水平，其外被覆薄层纤维结缔组织，此结缔组织又将每叶胸腺分成许多小叶，每个小叶由皮质和髓质组成。一般胸腺长 5～6 cm，宽 3～4 cm，厚 1 cm，初生时重 15～20 g，青春期最重可达 40 g，以后随年龄增大有生理性退化（主要是皮质内小淋巴细胞大量减少），胸腺被结缔组织和脂肪所代替。

　　胸腺动脉来自胸廓内动脉和心包膈动脉分支，两侧胸腺中央静脉汇入左无名静脉，神经由迷走神经和交感神经支配。

　　在胚胎 10 周左右胎儿胸腺内开始出现人体最早的淋巴细胞，而脾和淋巴结的淋巴细胞约在胚胎 12 周出现。胸腺淋巴细胞以 T 淋巴细胞为主，主要调节人体的细胞免疫。

胸腺瘤

【分类】

胸腺瘤（thymoma）是胸腺最常见的肿瘤，胸腺瘤的分类有多种方法，以往最常用的是 Rosai 和 Levine 的分类，以胸腺瘤占 80% 以上的细胞成分命名，分为上皮细胞型、淋巴细胞型和上皮淋巴细胞混合型。另一分类法为 Muller-Hermelink 法，将胸腺瘤分为皮质型、髓质型和混合型，皮质型又分为皮质为主型和"单纯"皮质型 2 个亚型。此外，WHO 分型目前应用最为广泛，2015 年国际癌症研究机构发行了第四版 WHO 胸腺分型（表 50-3-1）。

表50-3-1　WHO（2015）胸腺瘤形态学分型

分型	生物学行为
A 型胸腺瘤，包括非典型变异型	3
AB 型胸腺瘤	3
B1 型胸腺瘤	3
B2 型胸腺瘤	3
B3 型胸腺瘤	3
微结节性胸腺瘤伴淋巴样间质	1
化生性胸腺瘤	3
其他罕见类型胸腺瘤	
微小胸腺瘤	0
硬化性胸腺瘤	3
脂肪纤维腺瘤	0

0 代表良性；1 代表不确定、交界性或生物学行为未定；3 代表恶性

2015 年新版分类将之前肿瘤学国际疾病分类编码为 1（代表不确定、交界性或生物学行为未定）的常见类型胸腺瘤，全部改为 3（代表恶性）。胸腺瘤的侵袭力程度还需要依据临床表现和外科手术时的发现。如手术时发现肿瘤有完整的包膜，在包膜内生长，与周围脏器无粘连浸润，手术容易摘除的，其侵袭力较弱。反之，如肿瘤浸出包膜，侵犯周围脏器或组织（心包、胸膜、肺和血管等），或发现已有胸内种植或胸膜转移，则侵袭力较强。

【临床表现】

1. 胸腺瘤主要发生在成人，儿童少见，平均诊断年龄在 45 ～ 52 岁（5 ～ 80 岁）。

2. 50% ～ 60% 胸腺瘤患者无任何症状，通常在体格检查时偶然发现。

3. 25% 以上患者有瘤体侵犯或压迫邻近纵隔结构所引起的胸部局部症状，包括咳嗽、胸痛、呼吸困难、吞咽困难、反复发作的呼吸道感染等。声音嘶哑、膈肌麻痹并不常见，提示恶性可能。

4. 侵袭性胸腺瘤转移多局限在胸腔内，可伴胸腔积液，引起呼吸困难、胸痛、胸部不适等症状。

5. 全身症状　18% 的胸腺瘤患者有一般性全身症状，如体重减轻、疲劳、发热、盗汗等非特异性症状。胸腺瘤特有的表现是合并某些综合征，可能与胸腺瘤并发的疾病多达 30 多种疾病，如重症肌无力、单纯红细胞再生障碍性贫血、低球蛋白血症、肾病综合征、类风湿关节炎、皮肌炎、红斑狼疮、巨食管症等。胸腺瘤切除后这些疾病在部分患者能出现不同程度的缓解。

【诊断和检查】

X线检查是发现及诊断纵隔肿瘤的重要方法。胸部X线检查正位相，胸腺瘤常表现为一侧纵隔增宽或突向一侧胸腔的圆形或椭圆形致密影，突向右侧多于左侧，也可见突向双侧胸腔。少数胸腺瘤可见条状、点状、块状或不成形的钙化。胸部CT能准确地显示肿瘤的部位、大小、边缘情况，突向一侧还是双侧、有无周围浸润以及辅助判断外科可切除性等，具有重要的临床价值。磁共振脂肪抑制技术有助于区分肿瘤与周围脂肪组织，对胸腺瘤的侵犯范围及治疗方式的选择有重要的参考价值。此外，磁共振检查可见瘤内纤维间隔和结节，有助于鉴别胸腺瘤与胸腺囊肿。

【疾病分期及预后】

目前对于胸腺瘤的分期以1981年Masaoka临床分期系统应用最广，该分期的预后价值较好，1994年又对上述分期进行了改良，成为改良的Masaoka分期（表50-3-2）。

知识拓展：Masaoka 分期的历史演变

表50-3-2　改良的Masaoka分期

分期	定义
Ⅰ期	肉眼见完整包膜，无镜下包膜外侵犯
Ⅱa期	镜下包膜外侵犯
Ⅱb期	肉眼见侵犯正常胸腺或纵隔脂肪组织，或肉眼见与邻近纵隔胸膜、心包粘连，但并未侵透纵隔胸膜或心包
Ⅲ期	肉眼见侵犯邻近结构（如心包、大血管或肺）
Ⅳa期	胸膜或心包转移
Ⅳb期	淋巴或血行转移

【治疗】

Ⅰ~Ⅲ期的胸腺瘤治疗原则是一旦发现，即行手术切除，手术是唯一可能根治的方法。不论侵袭性或非侵袭性胸腺瘤，手术范围均应采取胸腺全切术，是否完全切除是患者预后的重要指标。Ⅳ期胸腺瘤首选化疗，Ⅳa期胸腺瘤如果初期化疗有效，可考虑手术。也可以考虑试用胸部放疗作为联合治疗。

1. 手术治疗　手术治疗是胸腺瘤最常使用的治疗方式，由此实现治愈的机会也最大。完整切除对胸腺瘤的预后至关重要。所以，手术前影像学检查应充分评估胸腺瘤的可完整切除性。

知识拓展：胸腺瘤的切除范围和常见的手术方式

2. 放射治疗　辅助放射治疗对于侵袭性胸腺瘤的价值已被证实，已作为术后的常规治疗。Masaoka分期Ⅱ期及以上胸腺瘤，即使为R0切除，也建议术后辅助放疗，如果为R1或者R2切除，则强烈建议术后辅助放疗。

3. 化学治疗　近10年来已明确认识到胸腺瘤是化疗敏感的肿瘤，但由于胸腺瘤的发病率低，目前尚缺乏可靠的大样本量临床研究数据结果。目前认为以顺铂为主的联合化疗方案最为有效。

对于局部复发的胸腺瘤，如果可能，均应二次切除，多数患者二次手术效果满意，仍可长期存活，术后需加放疗。而远处转移者采用化疗较好。

<h2 style="text-align:center">第四节　畸胎类肿瘤</h2>

【概述】

畸胎瘤（teratoma）是由不同于其所在部位组织的多种组织成分构成的肿瘤，可发生在身体的许多部位。纵隔畸胎瘤来自于胚胎期一种多能细胞，是由胚胎时期部分鳃裂组织随着膈肌下降而进入纵隔，在身体发育过程中，增殖发展而成。

畸胎类肿瘤包括畸胎瘤和囊肿，肿瘤常含有多种组织成分。过去将其分为3种，只含外胚层组织者称为类上皮囊肿，含有外胚层及中胚层组织者称为皮样囊肿（dermoid cyst），有外、中及内三个胚层组织时称为畸胎瘤。

畸胎瘤含有三种胚层的成分，可含有来自外胚层的皮肤、毛发、毛囊、汗腺、皮脂样物、神经胶质组织或牙齿，来自中胚层的平滑肌、软骨和脂肪，以及来自内胚层的呼吸道和消化道上皮和胰腺组织。

大多数畸胎类肿瘤是良性的，少数实性畸胎瘤可发生恶变。儿童时期畸胎瘤多含未成熟组织，故恶变可能性大；成人畸胎瘤多为成熟组织，恶变机会相对较小。

畸胎瘤可发生在任何年龄组患者，但最常见于20～40岁的成人，性别分布无明显差别，最多见于前纵隔，亦有少数位于后纵隔。

【临床表现】

良性畸胎瘤的症状主要由于肿瘤压迫和阻塞邻近器官所致。临床上最常见的症状是胸痛、咳嗽、前胸部不适和呼吸困难。最具特征性的症状是咳出毛发和油脂样物，提示畸胎瘤已破入支气管。当破入心包腔时可造成急性心包压塞，破入胸膜腔可致急性呼吸窘迫。体格检查很少发现明显的阳性体征。

【诊断】

X线检查是诊断畸胎瘤的重要方法。X线检查可见前纵隔肿物影，其轮廓清晰但密度不均，如发现钙化或脂肪密度影则有助于诊断。CT扫描可以协助判断肿瘤的侵犯范围，以及邻近组织结构的受侵情况。若有脂肪液平，可作为畸胎瘤诊断的补充依据。

【治疗原则】

畸胎瘤一经确诊则均应手术切除，解除压迫，防止发生恶变及其他并发症。一般都可以可经胸腔镜切除，肿瘤大且反复炎症与周边器官粘连严重者可能需开胸手术。

第五节　纵隔神经源性肿瘤

【概述】

神经源性肿瘤（neurogenic tumors）是纵隔中最多见的肿瘤之一，国外资料显示神经源性肿瘤占纵隔肿瘤的20%，仅次于胸腺瘤；综合国内14组报告共2720例纵隔肿瘤，其中神经源性肿瘤占26%～47%，居第一位。

纵隔神经源性肿瘤可来自肋间神经、迷走神经和交感神经。按细胞来源一般可分为4类：①神经鞘瘤；②神经纤维瘤；③神经节细胞瘤、神经母细胞瘤、神经节母细胞瘤；④副交感神经节细胞瘤。

神经源性肿瘤多数位于后纵隔，少数可发生在前纵隔。多数肿瘤为良性，主要来自于周围神经，如神经鞘瘤和神经纤维瘤或两者混合。恶性者占3%～19%，包括神经母细胞瘤、神经节母细胞瘤等。

【诊断】

胸部X线检查可发现位于后纵隔圆形或卵圆形密度均匀、边缘锐利的阴影，少数位于前纵隔。部分肿瘤内可见局灶性钙化或囊性变，肿瘤有时可侵蚀肋骨或椎骨。应常规行胸部CT扫描或磁共振检查，以显示肿瘤大小、部位及纵隔受侵犯的程度，更重要的是能发现部分瘤体位于椎间隙内的"哑铃"形肿瘤，手术时应彻底切除。

知识拓展：纵隔神经源性肿瘤的发生来源

【治疗】

良性神经源性肿瘤首选胸腔镜切除，恶性者可采用开胸手术切除。

第六节 纵隔支气管囊肿

【概述】

纵隔支气管囊肿（bronchogenic cysts）是一种少见的纵隔病变，发生率不高，占全部纵隔肿瘤和囊肿的 5.7% ～ 6.3%，可发生在各个年龄组，最常见于 30 ～ 40 岁成年人，男性略多。

支气管囊肿由胚胎时期气管支气管树异常分化所形成，在呼吸系统发育过程中，如肺芽异常分化，则形成支气管囊肿；如异常肺芽出现较早且与呼吸道失去联系，则形成肺外支气管囊肿，即纵隔支气管囊肿；如异常肺芽出现较迟并与支气管壁仍保留有一定的联系，则形成肺内支气管囊肿，被肺实质所包围。随着囊肿上皮的分泌物增多，常致使其逐渐增大形成一闭合的充满黏液的囊腔。纵隔支气管囊肿常见于气管旁、隆突下、肺门和食管旁。

【临床症状】

临床症状取决于囊肿大小。较大囊肿可压迫气管、支气管或食管，出现胸闷、胸痛、咳嗽、喘息、呼吸困难、反复发作呼吸道感染或吞咽不适等。由于囊肿压迫引起上腔静脉梗阻、肺动脉狭窄、二尖瓣狭窄症状的也偶有报道。囊肿与气管、支气管相通时可引起继发感染，如囊内积存大量感染性液体占据一侧胸腔，则可造成急性呼吸窘迫，需急诊处理。小的支气管囊肿可无症状，仅在 X 线检查时才被发现。

【诊断】

诊断依赖于胸部 X 线检查。支气管囊肿在后前位胸部 X 线表现为自纵隔突出的半圆形或椭圆形阴影，密度均匀一致，边缘光滑锐利，当与支气管相通时可见气 – 液平面。胸部 CT 检查对支气管囊肿具有较高的诊断价值。临床上支气管囊肿和食管囊肿是不易鉴别的：从起源上，两者均起自胚胎前肠，部分支气管囊肿可附于食管壁上或嵌于食管肌层，最终鉴别依赖于病理组织学诊断；支气管囊肿壁内多衬假复层柱状纤毛上皮，壁内可有软骨及腺体，而食管囊肿壁内衬鳞状上皮，囊壁有固有的环行及纵行肌层。两者治疗原则均为手术摘除。

【治疗】

支气管囊肿一旦诊断，即应手术摘除，但方法视病变情况而异。对孤立无粘连的支气管囊肿，可通过电视胸腔镜或开胸完整摘除。当支气管囊肿嵌入食管肌内时，可行囊肿剜除术。如囊肿因反复继发感染与周围脏器严重粘连，难以完整切除囊壁时，为避免术中损伤大血管造成出血，可先放出囊内液体，减轻对邻近脏器的压迫，再行囊肿切除，残余囊壁用碘酊涂抹，以清除感染并破坏上皮的分泌功能。

第七节 纵隔淋巴瘤

【概述】

纵隔淋巴瘤（lymphomas）是以纵隔肿块为首发表现而无全身淋巴结肿大的病变，临床上并不多见，据估计仅占 5% ～ 10%。常见的纵隔淋巴瘤是全身淋巴瘤累及纵隔后的表现，48% ～ 80% 位于前纵隔，其余的位于中纵隔，后纵隔淋巴瘤很少见。

【临床表现】

70% 纵隔淋巴源性肿瘤有症状，产生机制包括局部压迫和全身反应。主要症状包括咳嗽、胸痛、发热、体重减轻、呼吸困难、皮肤瘙痒、上腔静脉梗阻、心包压塞及呼吸窘迫等，常合并胸腔积液。

【诊断】

胸部 X 线检查一般可以发现位于前上纵隔的圆形、卵圆形或分叶状块影，是肿大的淋巴结融合所致，但胸部 X 线检查的特征是非特异性的。CT 检查可见纵隔内尤其是气管周围多发巨大淋巴结影，但与纵隔淋巴结结核或结节病不易鉴别。

【治疗原则】

纵隔淋巴源性肿瘤的治疗主要是非手术性的，但取得病理诊断很重要，可以指导放疗和化疗。常规 EBUS-TBNA 取材量较少，常不能满足淋巴瘤病理分型的需要，因此需要纵隔镜或胸腔镜活检。

（吴　楠）

第51章

心脏血管疾病的外科治疗

第一节 先天性心脏病

一、动脉导管未闭

【病理】

动脉导管未闭（patent ductus arteriosus，PDA）为位于左肺动脉起始部与左锁骨下动脉以远的降主动脉之间的动脉交通，一般在出生后 2～3 周内闭合，亦有 12% 的婴儿 8 周后仍未关闭，但大部分于 1 年以内闭合。仅有约 1% 的婴儿存在永久性动脉导管，早产儿动脉导管闭合延迟。动脉导管未闭的肺循环血流量明显增加，并且没有右心室的缓冲调节，早期即可出现肺血流量增多、反复肺部感染等表现；随着长期的左向右分流，肺血管内膜增厚，肺动脉压力升高。右心负荷随肺动脉压力的增高而加重，一旦高于主动脉压，便可产生右向左分流，临床表现为发绀，即艾森曼格综合征。

【诊断】

Gibson 于 1900 年首次描述了儿童 PDA 的连续性机械样杂音，位于胸骨左缘第二肋间。胸部 X 线表现有肺血流量增多，肺动脉段凸出。超声心动图检查可确诊。对合并有肺动脉高压的患者应做右心导管检查以了解肺血管阻力状况。

【治疗】

1. 手术指征

（1）PDA 一经确诊，在无严重肺循环高压产生右向左为主分流的情况下均应手术治疗。

（2）对早产患儿可试用保守治疗，前列腺素抑制剂（如阿司匹林、硝酸异山梨酯等）对早产儿有效，可促进动脉导管闭合。

（3）对出现充血性心力衰竭的患儿应尽早手术治疗。

（4）对合并细菌性心内膜炎的患儿应首先控制感染，感染不能控制或有假性动脉瘤形成时，应及时手术。

2. 手术方法 目前治疗 PDA 亦有三种方法，即传统的外科手术、外科微创封堵术和导管介入封堵术。

知识拓展：动脉导管未闭的治疗

二、房间隔缺损

【病理】

房间隔缺损从发生学上分为原发孔型和继发孔型两大类。

左向右分流型先天性心脏病由于异常通道的持续存在，都出现了血液从心脏"高压"系统（左心系统）向相应的"低压"系统（右心系统）持续的异常分流，其分流产生的原因都是由于两系统间的压力差引起的。但是房间隔缺损是一个例外，因为跨房间隔压力差极小，其分流的原因主要是右心室顺应性较左心室高，并且肺循环阻力较体循环阻力低。这种左向右分流都导致了肺循环血流量增多、左心室和（或）右心室负荷增大，继而顺序出现左心衰竭和（或）右心衰竭，最终导致肺动脉压升高、艾森曼格综合征，出现发绀。房间隔缺损虽然其分流量可达体循环的 50% 以上，但是由于右心房、右心室代偿性肥厚、扩张，其临床症状出现较晚并且较轻，表现为缓慢进展的心力衰竭症状和肺动脉高压，部分患者甚至终身没有症状。然而房间隔缺损一旦出现症状，即提示全心力衰竭，最常见的是劳力性呼吸困难和心悸。

继发孔型房间隔缺损根据其部位可分为以下类型：①中央型（卵圆孔型），位于房间隔中部，相当于卵圆窝部位，约占继发孔型房间隔缺损的 70%；②下腔型，位于房间隔的后下方，没有完整的下缘，与下腔静脉口相延续，没有明显的界线；③上腔型（静脉窦型），位于房间隔的后上方，与上腔静脉相延续，无明显界限。常合并一支或两支上肺静脉异常引流至上腔静脉；④混合型，兼有上述两种以上类型的继发孔型房间隔缺损；⑤冠状静脉窦型，属于无顶冠状静脉窦综合征的一部分。

【诊断】

1. 多数患儿无症状，仅于体格检查时发现。典型的心脏杂音为：心底部（胸骨左缘第 2、3 肋间）柔和的喷射样收缩期杂音，伴第二心音固定性分裂，以及胸骨左缘吸气时舒张中期隆隆样杂音。

2. X 线检查　如左向右分流量大，则表现为肺血流量增多，心脏不同程度增大。

3. 心电图　多见电轴右偏，不完全性右束支传导阻滞。

4. 超声心动图检查　可显示房间隔连续中断，彩色多普勒可显示房水平的彩色分流束。必要时可采用声学造影确诊。

5. 对于合并明显肺动脉高压的患者，应行右心导管检查。以确切测定肺动脉压力及肺血管阻力，确定有无手术指征。右心导管检查时，导管可通过房间隔缺损进入左心房，从而确定诊断。

【治疗】

1. 手术指征

（1）1 岁以上患儿房间隔缺损自然闭合率很小，一经确诊均应考虑手术治疗。理想的手术年龄在 4～5 岁。

（2）成年患者有明确的左向右分流者，不论年龄大小都可行手术治疗，文献中有 60 岁以上房间隔缺损手术治疗的报道。

（3）安静时肺/体循环血流量之比小于 1.5；肺/体循环收缩压之比大于 0.8，有右向左分流，临床出现发绀的患者不宜行手术治疗。

2. 治疗方法　传统的治疗继发孔房间隔缺损的方法为体外循环下心内直视修补术。

知识拓展：房间隔缺损的治疗

三、室间隔缺损

【病理】

1. 室间隔缺损是由于先天性室间隔发育不全造成的左右心室之间的异常交通，产生心室水平左向右分流。

2. 室间隔缺损根据其解剖部位可分为单纯膜部、膜周部、肌部、圆锥部和嵴下部五类。

3. 室间隔缺损按其大小与主动脉的比例又可分为大、中、小三型：室间隔缺损口径与主动脉瓣口大小相当为大型，较早出现肺动脉高压；中型又称限制型，室间隔缺损口径为主动脉瓣口的 1/3～2/3；小于主动脉瓣口 1/3 的为小型，右室收缩压无明显增高，肺/体循环血流量之比小于 1.75。

4. 室间隔缺损存在的左向右分流，造成右心室负荷加重，右心室收缩压升高，进而引起肺循环高压。长期的动力性肺高压可发展成为器质性肺高压，肺血管阻力升高，最终可导致艾森曼格综合征。

5. 直径小于 5 mm 的膜部 VSD 在 1 岁以内有较高的自然闭合率，可达 30% 左右。主要依靠周边纤维化、三尖瓣黏附和局部心肌肥厚的作用。

6. 室间隔缺损的患者并发细菌性心内膜炎的概率约为 0.3%，常累及瓣膜组织。

【诊断】

1. 室间隔缺损的症状视其大小及部位而不同。小室间隔缺损患者可无症状，仅在体格检查时发现，大室间隔缺损患者出现症状早，婴儿期即可引起心力衰竭。

2. 室间隔缺损典型的心脏杂音为肋骨左缘第 3、4 肋间收缩期杂音，第二心音分裂，当其变为单一时，常提示肺血管阻力升高。无肺动脉高压时可有显著的第三心音及心尖部舒张期隆隆样杂音，提示大量血液通过二尖瓣。

3. X 线示肺血流量增多，心影增大并有肺动脉段凸出。

4. 心电图可以是正常心电图，随心室的分流量增加，表现为左心室肥厚和双心室肥厚。

5. 超声心动图表现为过隔血流和间隔回声中断，可明确显示室间隔缺损的大小及位置。

【治疗】

1. 手术指征

（1）室间隔缺损大而且伴有顽固的充血性心力衰竭的婴幼儿应尽早手术治疗。

（2）有大量左向右分流（肺 / 体循环血流量之比大于 2 ∶ 1）患儿，应在 2～3 岁时行手术治疗。

（3）2 岁左右的幼儿，无症状或症状轻，肺 / 体循环血流量之比在 2 ∶ 1 左右，无肺动脉高压，可择期手术。

（4）小的室间隔缺损，无肺动脉高压，可暂时不予手术。若合并细菌性心内膜炎，在感染控制后仍未闭合者，即便是小室间隔缺损，也应手术治疗。

（5）成人室间隔缺损，合并肺动脉高压，肺血管阻力升高，如果肺 / 体循环分流量之比大于 1.5，仍有手术机会。

（6）明显的肺动脉高压表现，临床出现发绀、缺氧。心导管检查示全肺阻力大于 10wood 单位 /m²，肺 / 体循环阻力比值大于 0.75，肺 / 体循环血流量之比小于 1.3，均不宜手术。

2. 治疗方法　目前治疗室间隔缺损有三种方法，即传统的体外循环下心内直视修补术、外科微创封堵术和导管介入封堵术。

知识拓展：室间隔缺损的治疗

四、主动脉缩窄

【病理】

1. 本病为左锁骨下动脉以远与动脉导管主动脉起始部之间主动脉峡部的缩窄，占先天性心脏病发病率的 5%～8%，列常见先天性心脏病的第 8 位。男性高于女性。

2. 动脉导管未闭为主要合并畸形，其他还有主动脉瓣二瓣化畸形、室间隔缺损及二尖瓣异常。

3. 病理分型　①导管旁型：主动脉缩窄位于动脉导管处；②导管前型：指动脉导管位于主动脉缩窄远端；③导管后型：动脉导管位于主动脉缩窄的近端，此型血管缩窄部位较长且常伴有主动脉弓发育不良。

4. 本病自然预后不良，婴儿期患儿死亡率约 5%，如合并严重心内畸形，则死亡率可高达 80%～100%。主要死亡原因为充血性心力衰竭。本病婴幼儿期以后的存活患者约为 50%，20 岁前自然生存率约 75%，50 岁时约为 50%，60 岁时自然生存率仅 2%～3%。死亡原因包括有细菌性心内膜炎、主动脉内膜炎及主动脉破裂、左心衰竭和脑出血等。

【诊断】

1. 主动脉峡部缩窄　在儿童及成人临床症状较少，主要为体质差、发育迟缓、头痛、眩晕、心悸等；上肢血压较高而下肢血压低是本病的重要体征，表现为患者下肢乏力和间歇性跛行，背部上端可闻及收缩期杂音。

2. 对于主动脉缩窄合并二尖瓣降落伞型畸形、主动脉瓣上环形狭窄及主动脉瓣下狭窄的情况，临床上称之为 Shone 综合征。

3. 胸部 X 线检查 上纵隔影可因左锁骨下动脉扩大而增宽；因缩窄的凹陷及缩窄部近远段动脉血管的扩张，而表现为"3"字影；8 岁以上患者可见在第 3～6 肋下缘对称性血管肋骨切迹。

4. 超声检查 二维超声心动图胸骨上窝主动脉长轴可显示主动脉弓结构，通常可看到左锁骨下动脉以远的狭窄嵴；连续多普勒可测出狭窄后最大射流速度，表现频谱峰值后移，射血时间延长，经改良 Bernoulli 公式推算出缩窄段两端的压差。

【治疗】

1. 手术指征

（1）重度缩窄伴有左心衰竭或有动脉导管闭合趋向，合并左向右分流畸形时，应为急症手术处理主动脉峡部缩窄的指征。

（2）已产生高血压合并症，上、下肢压差＞6.7 kPa（50 mmHg）或伴有明确心内畸形，单纯主动脉弓缩窄而上肢血压大于 20.0 kPa（150 mmHg），均为择期手术治疗指征。

（3）单纯的主动脉缩窄应争取在 4～8 岁时手术，此时主动脉的横截面积达成人的 50% 以上，主动脉对端吻合术后再狭窄的可能性可以减小。

2. 手术方法 侧支循环发育不良时，应用低温、临时血管桥、左心转流等方法保护脊髓、肾上腺和腹膜脏器，以免阻断降主动脉时发生缺血性损害。

（1）缩窄段切除及端端吻合术。

（2）左锁骨下动脉蒂片成形术。

（3）补片成形术。

（4）缩窄段切除及人工血管移植术。

（5）人工血管旁路移植术。

（6）球囊扩张术。

五、主动脉窦动脉瘤破裂

【病理】

主动脉窦畸形可以是先天性或后天获得性。先天性主动脉窦瘤破裂约占先天性心脏病的 0.31%～3.56%，常局限与一个窦，以右窦为多见，由主动脉窦局限性瘤样膨出而形成。基本病变为紧靠瓣环上的主动脉窦壁变薄膨起扩大，可能是由于缺乏正常弹性组织和肌层所致，最终瘤壁会破裂入心腔产生临床症状。瘤壁破裂 80% 在 20～40 岁，多数破入右心室（56.6%～84.2%），其次是右心房（13.3%～35%），也有少数破入心包腔、心室间隔及肺动脉。

【诊断】

1. 患者可以在体格检查时，或因合并细菌性心内膜炎或由于窦瘤产生压迫症状时，得到主动脉窦瘤诊断。但大多数患者是在 30～40 岁，窦瘤破裂后才被发现，此时于胸骨左缘可闻及连续性杂音，常伴有急性充血性心力衰竭。有个别患者由于窦瘤破入室间隔，则三度房室传导阻滞常是这些患者的主要就诊原因。

2. 超声心动图 可明确显示扩大的主动脉窦，测量出主动脉窦的大小。若窦瘤破裂，彩色多普勒可显示由主动脉窦到破入心腔的五彩分流束。

3. 心血管造影 主动脉窦瘤破裂前显示为扩张的窦瘤，破裂后则主动脉造影显示造影剂有主动脉射入某一心腔。

【治疗】

1. 手术指征

（1）已经破裂的主动脉窦瘤，一经确诊即应手术治疗，以避免可能继发的心脏并发症。

（2）主动脉窦瘤未破裂，但有主动脉瓣关闭不全或合并室间隔缺损。

（3）主动脉窦瘤未破裂，但因瘤体较大，引起明显的右室流出道狭窄症状。

2. 治疗方法　手术于低温体外循环下进行，一般选择由窦瘤破入的心腔切口，有时需同时行主动脉切口暴露窦瘤，窦瘤囊壁切除后基部破口用补片或直接缝合修补。

六、法洛四联症

法洛四联症是最常见的先天性心脏畸形之一，每万次分娩中发现患此症的婴儿为 3～6 例，在先天性心脏病中占 12%～14%，在发绀型心脏畸形中则居首位，占 50%～90%。1988 年 Fallot 对此症的四种病理解剖和临床特征进行了全面的阐述，故后人称之为法洛四联症。目前从婴儿到成人均可采用四联症的矫正手术，手术死亡率为 0～5%，晚期死亡率为 2%～6%，长期效果满意和良好者占 8%～90%，姑息性手术仅用于周围肺动脉和左心室发育差的患者。

法洛四联症的诊断仅限于 Fallot 所提出的四种病理解剖：①肺动脉狭窄；②高位室间隔缺损；③主动脉骑跨；④右心室肥厚。四联症室间隔缺损的形成存在两种情况：①左肺动脉圆锥发育良好时，室间隔各部（可分圆锥部、窦部和小梁部）发育完整，由于圆锥隔向前移位而与位置较正常窦部室间隔未对合而形成的间隙，称为嵴下型室间隔缺损。②在肺动脉圆锥发育不全时，则有圆锥隔的部分或完全缺如，称为肺动脉下型室间隔缺损。

【病理】

法洛四联症有两个主要的病理解剖改变，即肺动脉狭窄（又称右心室流出道阻塞）和室间隔缺损。主动脉骑跨与室间隔缺损的位置有关，右心室肥厚是右心室流出道阻塞的后果。

1. 右心室流出道阻塞　关于四联症右心室流出道阻塞的分类尚不统一，根据胚胎学和手术所见，法洛四联症右心室流出道堵塞的病理解剖，有的是胚胎发育畸形，如漏斗部、肺动脉瓣和瓣环、肺动脉干及其分支狭窄；有的则是血流动力学异常所致的继发性改变，如右心室体部异常肉柱、漏斗部和肺动脉瓣下形成纤维环、流出腔内膜增厚和纤维化，以及肺动脉瓣增厚和钙化等。

2. 室间隔缺损

（1）嵴下型缺损：此型缺损位于主动脉下，较单纯室间隔缺损靠前，而且也较大。其上缘为圆锥隔并邻近主动脉右冠状瓣和（或）无冠状瓣在瓣环上的一段光滑的右心室前壁，后下缘为三尖瓣隔瓣与窦部室间隔。

（2）肺动脉下型缺损：此型缺损与嵴下型缺损的不同点在于后者为室间隔对位异常而遗留的间隙，室间隔的漏斗部、窦部和小梁部完整无缺，而前者为圆锥室间隔部分或完全缺如而致的真正室间隔缺损。但两者均属对位异常的室间隔缺损，故在肺动脉下型室间隔缺损修复后必须做跨瓣环的右心室流出道补片，否则就会产生严重的右心室流出道阻塞。肺动脉下型缺损亦位于主动脉下，其前缘或是肺动脉瓣环，或者缺损与肺动脉环之间有一条纤维肌肉柱。

3. 主动脉骑跨　在法洛四联症中，主动脉骑跨包括三种内容：①主动脉瓣顺时针转位，较正常位置转向右侧；②主动脉瓣右侧移位，比正常骑跨于右心室上较多；③圆锥室间隔向右前移位，所以主动脉起源于两心室，骑跨于室间隔缺损之上。如骑跨在 90% 以上，需做心内隧道，故在心血管外科被列入右心室双出口范围内。

4. 右心室肥厚　法洛四联症的右心室肥厚是肺动脉狭窄的后果，也可能与右心室压力高和室内分流有关。在婴幼儿右心室肥厚较轻，目前多数主张经右心房切口和（或）肺动脉切口施行矫正手术。年龄越大，则肥厚程度越重，甚至超过左心室厚度，应经右心室切口施行手术。在成人右心室肥厚严重，常因长期缺氧和供血不足而变硬和纤维化，即使在冠状动脉灌注心停搏液也不能松弛，造成心内修复手术的困难。

5. 合并畸形　最多见的为房间隔缺损或卵圆孔未闭。其次为右位主动脉弓和双上腔静脉，少数合并完全性房室间隔缺损、动脉导管未闭、右位心、左心室发育不全、冠状动脉畸形、冠状动脉肺动脉瘘、主动脉瓣和三尖瓣关闭不全以及右心室憩室等。

【临床表现】

法洛四联症的临床表现，在很大程度上取决于肺动脉狭窄的严重程度，狭窄越重，则临床表现也就越重。

1. 症状

（1）发绀：是主要症状。除肺动脉闭锁在生后立即出现发绀外，大多数在出生后3～6个月动脉导管未闭后出现明显发绀，但也有在儿童或成人才出现发绀。发绀在运动或哭闹时加重，在平静时减轻。

（2）呼吸困难和活动耐力差：多在出生后6个月出现，有时产生发绀或发绀和缺氧发作。缺氧发作在发绀型先天性心脏病中，以法洛四联症最为多见，常发生在婴幼儿和儿童期，且又以单纯漏斗部狭窄而肺动脉发育良好无侧支循环者常见。其特点为呼吸困难，发绀加重，昏厥，有时昏迷、抽搐和心搏骤停而致命。

（3）蹲踞：是患者的特征性姿态，在成人罕见。肺部血流下降的任何因素，均可引起蹲踞。蹲踞时，发绀和呼吸困难减轻，并可防止缺氧发作，其发生机制可能与体循环血管阻力和静脉回流增加有关。

（4）其他：临床上很少出现心力衰竭，除非有肺动脉瓣缺如、室间隔缺损的一部分为隔瓣所闭合或发生高血压。高血压在成人法洛四联症比较多见，可能因肾长期缺氧而致肾素分泌增多有关。

此外，法洛四联症可发生许多并发症，如在缺氧发作时，因脑缺氧致命或产生脑损害，以及脑脓肿、脑静脉血栓形成、脑栓塞、亚急性细菌性心内膜炎或肺结核等。

2. 体征

（1）生长和发育：一般法洛四联症患者，生长和发育正常。生长发育缓慢，主要发生在严重肺动脉狭窄的病例。儿童和成人患者生长发育矮小，往往伴有左心室发育不全。

（2）杵状指、趾：是法洛四联症常见的体征，多发生于发绀出现后数月至1～2年，逐渐加重。严重程度与低氧血症有关，也可表达肺动脉狭窄的严重程度。

（3）心脏检查：大多数法洛四联症患者的心前区无畸形，沿胸骨左缘触诊可发现有肥厚右心室的搏动增强。

听诊的特点，是肺动脉压低，肺动脉第二心音明显减弱，甚至消失，以及右心室流出道阻塞产生收缩期杂音。右心室流出道阻塞引起的典型收缩期射血性杂音，常在胸骨左缘第3、4肋间最响，杂音的高低与肺动脉狭窄的严重程度有关。狭窄越重，则杂音越低、越短。平时杂音响，但在活动后明显减低或消失，多为单纯漏斗部狭窄。在肺动脉闭锁，则无此杂音。如杂音在胸骨右缘最响，应疑为右位心。

3. 实验室检查　法洛四联症患者往往有红细胞计数、血红蛋白和红细胞压积升高，并与发绀轻重成比例。有严重发绀的患者，血小板计数和全血纤维蛋白明显减少，血块收缩能力差，有时凝血和凝血酶原时间延长。但以上凝血检查的异常很少妨碍手术。尿蛋白有时阳性，甚至高在 +++ 和 ++++，多见于成人法洛四联症，特别是有高血压者。

4. 放射检查　胸部后前位 X 线检查显示靴形心和肺部血管细小，是法洛四联症颇有参考价值的资料。心腰陷凹是肺动脉干减小的结果。心腰陷凹越深和肺部血管纹理越细，则肺动脉干和其分支发育越差。心影近乎正常和心左缘肺动脉段突出者，多为仅有漏斗部狭窄的轻或中型法洛四联症，且有流出腔较大和肺动脉发育良好。

5. 心电图检查 均匀电轴右偏和右心室肥厚，常伴右心房肥大。20% 有不完全右束支传导阻滞。法洛四联症的心电图特点在于经历多年而右心室肥厚无进展，而单纯性肺动脉狭窄者则有进行性加重。

6. 超声心动图检查 可显示主动脉骑跨、室间隔缺损类型、室内分流的方向、有无合并完全性房室间隔缺损以及左心室功能指标和左心室腔大小。但不能直接证实右心室流出道阻塞的部位和严重程度，仅从测量右肺动脉的宽度来推测肺动脉发育情况。此外，还可能显示右心房和右心室增大，而左心室小。

7. 心导管术和选择性右心室造影检查 对所有需要手术的法洛四联症患者，都要做心导管术和选择性右心室造影检查。这不仅能确定法洛四联症的诊断，排除类似法洛四联症的疾病，而且能了解室间隔缺损的位置，特别是肺动脉狭窄的部位和严重程度以及周围肺动脉发育情况。这对病例选择、手术计划、术后估计等都可提供重要的依据。对极少数病例由于缺氧性发作频繁不能进行心导管术和选择性右心室造影时，可根据临床资料，特别是胸部 X 线检查判明肺动脉发育情况，并进行早期甚至急症心内修复手术。

【诊断】

一般诊断不难，如早期出现发绀、呼吸困难和活动耐力差、蹲踞，胸骨左缘有收缩期射血性杂音和肺动脉区第二心音减弱，红细胞计数、血红蛋白和血细胞比容升高，动脉血氧饱和度降低，心脏呈靴形，肺部血管纹理细小，以及超声心动图显示有主动脉骑跨和室间隔缺损等。但有许多发绀型先天性心脏病需与法洛四联症鉴别。

【治疗】

1. 矫正性手术 法洛四联症矫正性手术是修复此症的两种主要畸形，即妥善解除右心室流出道阻塞和完全闭合室间隔缺损，以及同时处理合并畸形。胸骨正中切口建立体外循环，经右心房或右心室切口，剪除肥厚的壁束和隔束肌肉，疏通右室流出道，用补片修补室间隔缺损，将骑跨的主动脉隔入左心室，用自体心包片或人工血管片加宽右心室流出道、肺动脉环或肺动脉主干及分支。

2. 姑息性手术 在心内修复手术开展和未获得满意效果以前，曾先后应用锁骨下动脉与肺动脉吻合、降主动脉与肺动脉吻合、闭式漏斗部切除、闭式肺动脉切开、上腔静脉与右肺动脉吻合或升主动脉与肺动脉吻合等手术，目的是使肺部血流增多，改善发绀等症状。由于心脏外科的进展，法洛四联症心内修复手术逐年增多，从婴儿到成人采用心内修复者，均能取得满意效果，而姑息性手术逐年减少，仅适于肺动脉过于窄小、左室发育不全以及婴幼儿法洛四联症合并肺动脉闭锁的病例。对后者先施行姑息性分流手术，以后在 3 岁左右做右心室到肺动脉带瓣管道。由于姑息手术后，还需施行心内修复手术，所以在姑息性手术中，最常用的是锁骨下动脉与肺动脉吻合，其他手术很少应用或弃用。

第二节　感染性心内膜炎

感染性心内膜炎（infective endocarditis，IE）是指各种病原菌经血流直接侵犯心内膜、心瓣膜或大血管内膜所致的感染性疾病。

【流行病学】

感染性心内膜炎的实际发病率依不同国家和地区有较大的差异，欧美国家的统计为 3/10万～ 10/10 万，随年龄增长而增高，男性高于女性（约为 3：1）。

【病因】

感染性心内膜炎的病因与宿主和入侵微生物之间有复杂的相互关系，涉及内皮组织损伤程度、宿主免疫系统状态、血流动力学异常相关机制、心脏解剖特点、致病微生物分泌酶和毒素特性以及引起菌血症的全身情况等多方面因素。通常认为内皮组织损伤和菌血症是感染性心内膜炎发生的重要始动因素。

约 70% 心内膜炎发生在原有心脏疾病的基础上，30% 的感染性心内膜炎发生于无基础心脏疾病的患者；严重的败血症，长期静脉内导管留置、静脉药物滥用，不正规大量抗生素应用引发的真菌感染，血液透析患者，静脉注射使用毒品等均是常见危险因素。

感染性心内膜炎的病原微生物主要包括：金黄色葡萄球菌、草绿色链球菌沙门菌属、立克次体属、疏螺旋体属和念珠菌属。

【病理生理】

心脏内皮组织的损伤使内皮下致血栓性胶原暴露，导致血小板和纤维蛋白沉积形成，非细菌性血栓性心内膜病变，继而菌血症的病原微生物黏附于此局部，最终形成感染性赘生物。因此，感染性赘生物是原发性心内膜炎最重要的病理改变。赘生物初为血小板和纤维蛋白形成的无固定形团块，病原体黏附后其聚集的细菌和中性粒细胞会导致内膜组织的弹性蛋白和胶原崩解以及瓣膜结构破坏；赘生物内病原体的不断聚集和繁殖使赘生物体积迅速膨大延展，加剧瓣膜组织的破坏，导致穿孔、缺损和瓣膜关闭功能不全；赘生物本身的膨大使组织易碎脱落，导致肢体或脏器的栓塞，可以在赘生物局部或通过栓塞过程造成多发性的脓肿。应该注意的是，较大的感染性赘生物一旦形成，其中的感染性病原菌便可以通过一些黏附机制"寄生"于宿主细胞并避开或削弱机体免疫系统及抗生素对病原菌的杀灭效能。同时，致病病原菌可以不断释放入血，形成持续感染的基础。

【临床表现】

1. 发热及全身感染征象 感染性心内膜炎的发热多表现为持续、反复，热型不规则，发热史多持续 1 周以上，患者常伴全身酸痛乏力、食欲缺乏、消瘦和贫血貌等全身感染毒性症状。

2. 心脏听诊 感染性心内膜炎导致的瓣膜组织结构破坏常直接导致瓣膜的关闭功能不全，心脏听诊可闻及伴随发热症状后心脏瓣膜区新出现瓣膜反流杂音或原有瓣膜反流杂音的加剧。

3. 充血性心力衰竭相关症状 感染性心内膜炎病原菌及赘生物产生的瓣膜结构破坏（瓣叶穿孔、腱索断裂、瓣体茎部脓肿的瓣环侵蚀等）可以产生和（或）加剧急性瓣膜关闭不全，使左心功能因超负荷而引起充血性心力衰竭，患者可以表现为心悸、气促、咳泡沫痰，不能平卧，双肺听诊湿啰音，双下肢水肿，少尿等全心衰竭症状和体征，以感染性主动脉瓣关闭不全的充血性心力衰竭发生率最高，其次为感染性二尖瓣关闭不全。

4. 体循环和肺循环栓塞 感染性心内膜炎产生的栓塞可发生于疾病进程的任何阶段，以体循环栓塞最多见。栓塞最易发生部位依次为脑、脾、肾三大器官，其次有周围动脉、冠状动脉、眼动脉，还可以由于感染性栓子导致骨髓炎或骨脓肿。

5. 外周皮肤损害 皮肤损害是感染性心内膜炎的典型表现，但目前临床实践中却不常见，主要体征是 Janeway 点，Osler 结节，手掌、足底出血点，甲床鞭裂出血、口腔或球结膜瘀斑。

【辅助检查】

1. 血培养 血培养阳性是感染性心内膜炎诊断及病原学确定的最主要最直接证据，在感染性心内膜炎诊断过程中，血培养的进行要遵照如下原则以尽可能提高阳性率。

（1）最好在应用抗生素之前进行。

（2）抽血时机以患者出现寒战为最佳，必要时采集动脉血或骨髓细菌培养。

（3）强调多次培养，通常为连续 3 次血培养（采血间隔 > 12 小时以上），如为阴性，应该再增加 3 次（采血间隔 > 24 小时）。

（4）静脉采血部位在每次采血时不同。

（5）血培养时要分别同时做需养、厌氧菌培养和药物敏感试验，无细菌生长也要培养 3 周以上。

（6）警惕真菌感染，酌情进行真菌培养。

2. 超声心动图　感染性心内膜炎应用超声心动图的确诊率常可高达 90%，是关键的影像学检查方法。超声心动图主要用于观察赘生物、瓣膜及其附属结构损伤状态、心肌脓肿、心室功能、血流动力学改变等影像学证据，不仅对于感染性心内膜炎诊断，而且对于判断预后和临床相关治疗具有重要作用。

3. 实验室检查　主要表现有贫血、白细胞计数上升、红细胞沉降率加快、C 反应蛋白升高、镜下血尿或（和）蛋白尿等。

4. 其他　心电图无改变或可以有缺血、传导阻滞或心律失常。胸部 X 线检查示心影扩大，肺部出现单或双侧的散在性浸润病变（可能的肺栓塞表现）或片状点性表现（肺部炎症）。

【诊断】

感染性心内膜炎的诊断由于涉及病原学、菌血症、器质性心脏损害及栓塞的多脏器侵及等而呈现临床表现多样化，易与多种疾病的诊断相混淆。目前根据美国心脏协会（AHA）和美国心脏病学院（ACC）指南而改良的 Duke 诊断标准是临床重要的感染性心内膜炎诊断参考。

修订的感染性心内膜炎 Duke 诊断标准

Ⅰ　主要标准

A　微生物学：从病理标本中分离出典型微生物，或从阳性血培养中找到典型致病微生物（所有 3 次或 1 小时内 4 次中有 3 次血培养阳性，或间隔 12 小时以上的连续 2 次血培养阳性或单次伯内特考克斯体培养阳性（或 Ⅰ 期 IgG 滴度大于 1 ∶ 180）

B　心内膜受损证据：新出现的瓣膜反流杂音或超声心动图阳性发现（心脏内或植入装置团块、环周脓肿，或人工瓣新发的裂开）

Ⅱ　次要标准

A　感染性心内膜炎的易感因素

1　既往有感染性心内膜炎病史者

2　静脉药成瘾者

3　人工瓣膜

4　二尖瓣脱垂

5　发绀型先天性心脏病患者

6　其他心脏疾病可以导致心腔内发生湍流

B　发热（体温＞ 38 ℃）

C　血管现象（如栓塞事件、真菌性动脉瘤、Janeway 点）

D　免疫现象（如血清学标志物升高、肾小球肾炎、Osler 结节或 Roth 斑）

E　有病原微生物存在但未达到主要标准，或血清学证据显示有典型生物组织感染

【治疗】

1. 抗生素治疗　合理、及时的抗生素应用是感染性心内膜炎的主要治疗措施，主要遵循如下原则：

（1）及时、早期应用。

（2）强调抗生素有效、足量应用。

（3）保证足够的治疗时间，在治疗有效、体温恢复正常后仍应继续抗生素治疗 4 ～ 6 周。

2. 手术治疗

（1）手术适应证与手术时机：感染性心内膜炎治疗通常早期多为心脏内科接收管理。感染

性心内膜炎依致病微生物性质不同，对抗生素治疗效果不同，以及患者自身各种病理生理变化的不同而在非外科手术治疗过程中可以有较为严重的病情恶化趋势，则及时的心脏外科治疗参与往往是关系患者近、远期治疗、预后，甚至生命的关键。

依据国际相关治疗指南，心脏外科的手术适应证一般包括：①感染性心内膜炎合并充血性心力衰竭；②抗生素治疗 1～2 周，感染症状无明显控制，血培养阳性；③已证实为高毒性或高耐药病原体或没有较好地针对性治疗病原体（真菌、假单胞菌、耐药肠道细菌）导致的心内膜炎；④赘生物直径＞10 mm 或抗生素治疗期间有赘生物扩大或有明确脏器栓塞发生；⑤超声心动图证实如瓣膜穿孔或严重损毁，心肌组织瘘管、瓣周脓肿等存在；⑥进行性肾功能不全。

（2）手术原则和方式

1）彻底清除感染组织，正确处理瘘管、脓肿空腔。

2）纠正原发畸形，重建瓣膜功能。

（3）手术后的抗生素治疗：对手术中切除的感染病灶组织应该常规进行病原微生物组织培养及药物敏感试验、病理学检查，这是指导手术后合理用药的重要措施。通常患者术前已行正规、合理抗生素治疗，术中细菌培养阴性，则术后静脉应用抗生素 1～2 周，而术前已正规合理抗生素治疗，则术后静脉应用抗生素 2～4 周。对术中细菌培养阳性患者，术后应该持续静脉应用抗生素 4～6 周。

（4）并发症与预后：感染性心内膜炎手术治疗后的并发症总体与常规心脏瓣膜外科并发症相似。但以人工瓣膜置换术方式治疗发生并发症比例为高，较严重的并发症如下。

1）人工瓣膜感染性心内膜炎。

2）瓣周漏。

3）急性败血症及多器官功能衰竭。

第三节　二尖瓣狭窄和（或）关闭不全

一、二尖瓣狭窄

【病因】

多种原因可造成二尖瓣狭窄（mitral stenosis），我国以风湿病为最常见的原因，约占 95%。近年来，由于加强了对风湿热的防治，瓣膜病的发生率有下降趋势。在风湿性心脏瓣膜病中，最常累及二尖瓣（62%），主动脉瓣（21%）次之，三尖瓣（7%）少见，肺动脉瓣罕见。可单独损害一个瓣膜区，亦可同时累及几个瓣膜区。

【病理】

二尖瓣瓣叶弥漫性纤维增厚，交接粘连融合，造成瓣口狭窄。严重的瓣叶挛缩、变硬和钙化，并与腱索和乳头肌融合，形成漏斗状狭窄，瓣叶活动受限，常伴有关闭不全。伴有心房颤动者，可在左心房内形成血栓。根据瓣膜的形态变化和病变程度，可将其分为隔膜型和漏斗型两种。

【病理生理】

正常成人二尖瓣口面积为 4～6 cm²，当瓣口面积减少至 2.0 cm² 时，即可导致血流动力学改变，形成舒张期湍流，引起舒张期杂音。瓣口面积缩小至 1 cm² 时，血流梗阻明显增加，左心房压、肺静脉压及肺毛细血管压力升高。当压力超过 30 mmHg（正常血浆渗透压）时，血浆渗出血管外，可引起急性肺水肿。左心房扩大可以引起房性心律失常，包括期前收缩、心动过速、心房颤动等。

随着肺静脉压的升高，在肺静脉和支气管静脉间形成侧支循环。侧支循环的形成使支气管黏膜下静脉曲张，在咳嗽时突然破裂，产生咯血。晚期由于肺静脉和肺毛细血管压力持续升高，血管壁增厚，管腔狭窄，肺小动脉痉挛收缩，可以阻止大量血液进入肺毛细血管床，可降低肺水肿的发生率。但由于肺小动脉阻力升高，肺动脉压力也显著升高，肺动脉收缩压可上升至 80 ～ 90 mmHg 以上，使右心室后负荷增加，产生右室扩大和肥厚，终致右心衰竭。

【临床表现】

1. 临床症状　取决于瓣口狭窄程度和心功能代偿情况。当瓣口面积缩小至 1.5 cm^2 时，活动后出现症状，休息时消失。当瓣口面积小于 1.0 cm^2 时，左心房排血不足，肺淤血，肺顺应性减低，临床上出现气促、咳嗽、咯血、心悸、乏力等症状。气促是二尖瓣狭窄患者最早出现和最常见的症状。前者是肺淤血的表现，后者是心排血量不足的反应。气促通常在活动后出现，其轻重程度与活动量大小有密切关系。重度狭窄患者在剧烈活动、肺部感染、妊娠、心房颤动等情况下，可诱发阵发性气促、端坐呼吸和急性肺水肿。咳嗽多在睡眠时或劳动后，肺淤血加重时出现，为痰中带血。急性肺水肿则为大量血性泡沫痰。

2. 体格检查　肺淤血患者常有面颊发红，口唇轻度发绀，即所谓二尖瓣面容。多数病例在心尖区可扪及舒张期震颤。第一心音亢进和舒张期隆隆样杂音为二尖瓣狭窄特有的体征。第一心音亢进，说明二尖瓣前叶尚有良好弹性。胸骨左缘第 3、4 肋间可闻及开瓣音是由左心房与左心室存在压差，瓣膜弹性尚好，在舒张期向左室开放突然受限所致。重度狭窄，第一心音亢进和开瓣音常消失，肺动脉瓣区第二心音亢进，甚至产生心音分裂。

3. 心电图检查　轻度狭窄患者，心电图可以正常。中度以上狭窄者，电轴右偏，P 波增宽，呈双峰或电压增高。肺动脉高压病例，可出现右束支传导阻滞或右心室肥大。久病患者可有心房颤动等心律失常。

4. X 线检查　轻度狭窄可无明显异常，中度以上狭窄常见左心房扩大，压迫食管有局限性压迹，且向后移位。扩大的左心房在心右缘呈现双房影。主动脉段缩小，肺动脉段隆出、肺间质水肿的患者，在肺野下部可见横向条状阴影，称 Kerley 线。长期肺淤血者，双下肺可见致密的粟粒形或网状阴影。

5. 超声心动图检查　M 型超声可发现二尖瓣叶呈同向运动和城墙样改变，可明确瓣口狭窄和增厚，但不能准确评估狭窄程度。二维超声可明确瓣口狭窄程度、瓣叶厚度和活动性，并可检查心腔大小、左房内有无血栓、其他瓣叶情况和估测肺动脉高压的程度，排除左心房黏液瘤等情况。经食管超声用以补充体表超声所不能得到的信息。

6. 心导管检查　一般不需实施心导管检查。对不典型患者或伴有重度肺动脉高压以及怀疑有冠心病的患者应做心导管检查及冠状动脉造影。很多单位常规对 50 岁以上或者 40 岁以上合并冠心病高危因素者进行冠状动脉 CT 或者造影检查。

【诊断】

根据病史、临床表现、体征以及 X 线、心电图和超声心动图检查即可诊断。

鉴别诊断靠超声心动图排除左房黏液瘤和三房心。

【治疗】

目的是解除瓣膜狭窄所产生的机械梗阻，改善血循环状态，改善症状，延长患者生命，提高生活质量。对无症状或心功能 I 级患者，可随访观察。对无二尖瓣关闭不全或身体虚弱不能耐受开胸手术者也可行经皮二尖瓣交界扩张术。

1. 手术适应证　①症状明显，心脏扩大，心功能 II 级以上，二尖瓣狭窄中度以上，伴有或不伴有二尖瓣关闭不全。②二尖瓣狭窄合并心房颤动、左房血栓形成，应尽早手术。③合并其他瓣膜病，或合并冠心病需进行旁路移植手术。④风湿活动期，应在控制 3 个月后手术。

2. 术前准备　术前予以适当洋地黄、利尿药、β 受体阻断药，纠正水、电解质失衡，可提

高活动耐量，改善全身症状后手术。

3. 手术方法　二尖瓣狭窄手术包括成形术及瓣膜置换手术两大类，成形术对患者心脏功能恢复好，不用终身抗凝药物治疗。如果病变难以成形，如瓣叶钙化、瓣下结构粘连严重，需进行瓣膜置换术。二尖瓣成形的基本原则：恢复二尖瓣的生理功能，主要是保存和恢复前瓣叶的有效面积和生理活动度，完全还原正常解剖结构比较困难。

4. 手术效果　手术死亡率为 2% ～ 4%，主要与术前患者心脏功能有关。术后绝大多数患者症状改善明显，心功能可以由术前的 NYHA Ⅲ～Ⅳ级恢复到Ⅰ～Ⅱ级。

二、二尖瓣关闭不全

【病因】

二尖瓣关闭不全（mitral insufficiency）的病因较多，我国以风湿性心脏病为常见原因，通常合并二尖瓣狭窄；二尖瓣退行性变、二尖瓣脱垂是目前欧美国家引起二尖瓣关闭不全的最常见原因，但是近年来在我国呈现越来越多的趋势；缺血性心脏病，如冠心病导致腱索断裂、乳头及功能不全；感染性心内膜炎；扩张型心肌病；其他，如先天性二尖瓣叶裂、马方综合征等均可引起二尖瓣关闭不全。

【病理】

因病因不同，病理改变也不一样。风湿性二尖瓣关闭不全使瓣叶和腱索增厚、挛缩，瓣叶活动受限，瓣环扩大，对合不良。其他病因可导致瓣环扩张、腱索断裂、乳头肌功能不全、二尖瓣叶黏液样变性、瓣叶冗长、二尖瓣脱垂、瓣叶穿孔等改变。法国著名心脏外科专家 Carpentier 将二尖瓣关闭分为 3 型：Ⅰ型，瓣叶活动正常；Ⅱ型，瓣叶活动过度（瓣叶脱垂）；Ⅲ型，瓣叶活动受限。又将Ⅲ型分为两种亚型：Ⅲ a 型，开放受限（风湿）；Ⅲ b 型，关闭受限（心肌病）。

【病理生理】

慢性二尖瓣关闭不全是典型的左心室容量负荷过重。左心室收缩时，一部分血液反流入左心房，左心房血量增多，压力升高，左心房代偿性扩张和肥厚。早期心脏舒张末期容量增加，可通过 Frank Staring 机制，左心室射血量增加，以保证足够的心排血量；另一方面左心室代偿性肥厚，以避免容量增加，引起左心室舒张末期压力升高。所以，在代偿期患者肺淤血出现晚，很多患者基本无症状。但长时间的容量负荷过重，左心室必将进一步扩大和变薄，二尖瓣环也相应扩大，使二尖瓣关闭不全加重，左心室长时间容量负荷过重，终将产生左心衰竭。同时，左心房长期压力升高，导致肺静脉淤血，肺循环压力升高，最后引起右心衰竭。

急性二尖瓣关闭不全常见于急性二尖瓣腱索断裂，其病理生理及临床特点与慢性二尖瓣关闭不全有明显不同。急性二尖瓣关闭不全时，左心房与左心室间突然出现一个异常通道，左心室没有等容收缩期。左心房除接受正常的肺静脉回流外，还突然接受大量的反流血，势必导致左房压和肺静脉压急剧升高，可达 40 ～ 70 mmHg，发生急性肺水肿。同时左心室舒张期血容量突然增加，难以代偿，左心室舒张末压急剧升高，左心室迅速衰竭，出现血流动力学失代偿表现。临床症状较重，而此时左心房、左心室增大不明显。由于急性肺水肿，肺动脉压升高，可在短时期内导致右心衰竭。

【临床表现】

1. 临床表现　与病变程度、进展快慢和是否有并发症相关。轻度病变，可无症状。中度以上病变，可出现乏力、心悸和劳累后气促等症状，常合并有心房颤动。晚期则出现肺动脉高压和右心衰竭症状。二尖瓣关闭不全患者有时病变很重，心脏扩大很明显，但由于肺淤血出现晚，因此症状并不明显。临床上一旦症状出现，病情可在短时间内恶化，出现端坐呼吸、夜间阵发性呼吸困难，甚至急性肺水肿，最后出现肺动脉高压和右心衰竭的表现，亦有部分患者并发心内膜炎、心律失常或猝死。急性二尖瓣关闭不全，病程与病因有关，病情常迅速加重，以突发端坐呼吸、急性肺水肿为主要表现。可在数小时或数天内出现左心衰竭、休克。随后可出现肝大、腹水和周围水肿等右心衰竭表现。

2. 体格检查　心尖冲动增强并向左下移位。心尖可听到吹风样全收缩期杂音，向左腋中线传导。第一心音减弱或消失，肺动脉瓣区第二心音亢进、分裂。晚期患者出现右心衰竭、肝大、腹水等体征。急性二尖瓣关闭不全有心房性或心室性奔马律，第二心音强于第一心音，收缩期杂音低而柔和。在重症急性二尖瓣关闭不全，患者左心衰竭，心排血量下降，也可没有杂音。

3. 心电图检查　轻度患者可以正常，中度以上患者显示 P 波增宽，电轴左偏，左心室肥大。部分患者出现心房颤动心律。

4. X 线检查　左心房、左心室扩大，肺淤血，左心缘向外下移位。

5. 超声心动图　二维超声可直接观察二尖瓣前、后叶闭合情况，并依此判断关闭不全的程度，显示左心房、左心室大小。

6. 心导管检查　行左心室造影，心脏收缩时，造影剂反流入左心房，左心室射血分数降低。

【诊断】

根据体征结合心电图、X 线和超声心动图检查即可确诊。对可疑病例，可做左心室造影检查。

【治疗】

二尖瓣关闭不全的患者，由于左心室代偿功能较强，早期多无症状，心功能Ⅰ～Ⅱ级，反流程度轻，可随诊观察。当症状一旦出现，左心室已失代偿，病情发展迅速，应及时手术。

1. 手术适应证　①急性二尖瓣关闭不全患者；②中、重度二尖瓣关闭不全，伴有或不伴有左心室功能下降；[EF ＜ 60% 和（或）LVESD ＞ 55 mm]；③新发心房颤动，肺动脉压力升高（运动状态下 ＞ 60 mmHg）。

2. 手术方式　①瓣膜成形术；②二尖瓣置换术。

3. 手术效果　手术死亡率为 1% ～ 3%，主要与术前心脏功能和患者身体状况有关。成形手术远期生存率及并发症发生率优于瓣膜置换术。大多数患者通过手术心功能得到改善，恢复日常生活和工作。

第四节　主动脉瓣狭窄和（或）关闭不全

一、主动脉瓣狭窄

【病因】

常见的有主动脉瓣先天性二瓣化畸形，占成人主动脉瓣狭窄（aortic valve stenosis）患者的 50% 以上；风湿性主动脉瓣病变常合并主动脉瓣关闭不全及二尖瓣病变，占 30% ～ 40%；单纯主动脉瓣狭窄较少；老年钙化性主动脉瓣狭窄，多发生在 60 岁以上的患者。

【病理】

病因不同，病理改变略有不同。先天性主动脉二瓣化畸形和老年性主动脉瓣狭窄，以瓣叶钙化变形为主，交界钙化融合较重，通常不易分清界限，钙化可延及瓣环及室间隔。风湿性病变瓣叶增厚、变形、交界融合，使瓣口呈圆锥状，瓣叶亦可钙化。

【病理生理】

正常主动脉瓣口面积为 3 cm^2。由于主动脉瓣狭窄，左心室排血受阻，左心室后负荷加重。早期，左心室收缩力强，代偿功能好，并不产生明显血流动力学改变。当瓣口面积减小到 1 cm² 以下时，跨瓣压差可达 50 mmHg，左心室收缩压增高。运动时血流量增加，压差随之增大。随着瓣口面积的逐渐缩小，跨瓣压差进行性增大。左心室壁逐渐肥厚，终于导致左心衰竭。然后出现肺静脉高压，肺水肿，心排血量减少，主动脉平均压降低，可出现体循环和冠状动脉供血不足的症状。心肌的缺血、缺氧可至心肌纤维化。由于心肌肥厚，心肌耗氧增加，心肌供氧和氧耗矛盾加深，患者可发生心室纤颤或猝死。主动脉与左心室压力阶差，可反映主动脉瓣狭窄程度。一般认为，轻度狭窄，平均跨瓣压差＜25 mmHg；中度狭窄，跨瓣压差为25～50 mmHg；重度狭窄，跨瓣压差＞50 mmHg。

【临床表现】

1. 临床症状　轻度狭窄者没有明显症状。中、重度狭窄者可有三大典型症状，即心绞痛、晕厥和劳力性呼吸困难。以心绞痛为主要表现的占 50%。Paquay 等发现主动脉瓣狭窄伴有典型心绞痛，64% 合并有冠状动脉病变。晕厥常发生在运动后，认为与运动时主动脉瓣狭窄跨瓣压差升高，心排血量增加与运动时所需能量之间失匹配有关。劳力性呼吸困难与左心室功能失代偿，左心房压及肺静脉压升高，引起肺淤血有关。少数重症患者可在症状出现后，偶发心室纤颤或猝死。

2. 体格检查　心界向左下扩大，心尖部可见抬举性搏动。胸骨右缘第 2 肋间可扪到收缩期震颤，可闻及粗糙喷射性收缩期杂音，向颈部传导，第二心音延迟并减弱。重度狭窄患者脉搏细小，血压偏低和脉压缩小，收缩期杂音可减弱或消失。

3. 心电图检查　80%～90% 患者有电轴左偏及左心室肥厚、劳损，ST 段及 T 波改变，10%～20% 患者有左束支传导阻滞，20% 患者并发心房颤动。

4. 超声心动图检查可见主动脉瓣叶增厚或变形，可见钙化或结节，活动受限，瓣口狭窄，左心室扩大及肥厚。

5. 心导管检查　可通过测定主动脉瓣的跨瓣压差，明确狭窄程度。对 45 岁以上患者应行冠状动脉造影检查，排除冠状动脉病变。

6. X 线检查　早期左心室呈向心性肥厚，心影大小正常。晚期左心室扩大，心影增大，呈靴形心外观，升主动脉可显示狭窄后扩张，可见主动脉瓣钙化。

【诊断】

根据病史、体征，结合心电图、X 线和超声心动图可以确诊。必要时行心导管检查。

【治疗】

1. 手术适应证　①瓣口面积＜0.7 cm²，或跨瓣压差＞50 mmHg，不论有无症状，均应手术。②主动脉瓣狭窄的患者出现心绞痛、晕厥或充血性心力衰竭，不论狭窄程度如何，均应手术。

2. 手术方法　①经皮穿刺球囊扩张术；②经皮支架瓣膜技术；③瓣膜置换术。

3. 手术效果　手术死亡率为 5%～10%，主要与术前心功能状态相关。主动脉瓣置换术后 5 年生存率可达 75%～85%，90% 患者心功能改善，可恢复到 Ⅰ～Ⅱ 级。

二、主动脉瓣关闭不全

【病因】

引起主动脉瓣关闭不全（aortic insufficiency）的病因较多。在我国，风湿性心脏病仍然是最常见原因，占 24%～40%，常合并二尖瓣病变。其他，如马方综合征（Marfan syndrome）、细菌性心内膜炎、先天性主动脉瓣畸形、夹层动脉瘤也可引起主动脉瓣关闭不全。

【病理】

不同病因引起的主动脉瓣关闭不全的病理改变不同，病程进展速度也不一样。风湿病引起主动脉瓣叶增厚、挛缩和变形，造成关闭不全；马方综合征引起瓣环扩大，瓣叶菲薄，对合不良；其他原因可因瓣叶脱垂、穿孔等而引起主动脉瓣关闭不全。

【病理生理】

1. 慢性主动脉瓣关闭不全　舒张期血液自主动脉反流入左心室，左心室既接受左心房的血流也同时接受来自主动脉反流的血液，左心室容量负荷过重，舒张末期室壁张力增加，左心室代偿性肥厚、扩张。左心室扩张肥厚，在心脏功能代偿期，左心室排血量增高，可以满足机体的需要，患者可长期无症状。但长期的主动脉瓣关闭不全，左心室功能必将失代偿，左心室舒张末期容量增高，左心室舒张末压增高，引起左心房压及肺静脉压升高，导致左心衰竭。由于主动脉舒张压低，冠状动脉灌注压下降，加上左心室壁张力增高，氧耗量加大，出现心绞痛。

2. 急性主动脉瓣关闭不全　急性主动脉瓣关闭不全与慢性主动脉瓣关闭不全的血流动力学改变所导致的临床症状和体征存在着明显差异，自然病程也不同，在选择治疗手段上也不同。急性主动脉瓣关闭不全由于病程进展迅速，左心室来不及发生代偿性扩张和肥厚，大量血液反流到左心室，使左心室舒张末压突然升高，引起左心房压和肺静脉压升高，引起肺淤血，在早期就出现急性肺水肿和左心衰竭症状。由于大量反流，使心排血量相对减少，引起反射性交感神经兴奋，心率加快，外周血管阻力增加。因此，心动过速是急性主动脉瓣关闭不全的主要体征之一。

【临床表现】

1. 症状　慢性轻度主动脉瓣关闭不全，可多年无症状。中、重度主动脉瓣关闭不全早期症状有心悸、心尖部搏动感和胸部冲撞感。左心功能失代偿时，有乏力、劳力性呼吸困难、端坐呼吸和夜间阵发性呼吸困难，且常于 1～2 年进行性恶化，随时可发生急性肺水肿，随后出现右心衰竭。严重主动脉瓣关闭不全，由于心肌耗氧量增加，冠状动脉灌注不足，可发生心绞痛。

2. 体征　轻度主动脉瓣关闭不全，心脏大小及心尖冲动可位于正常范围。中、重度主动脉瓣关闭不全，心尖冲动向左下方移位，可触及抬举性搏动，心浊音界向左下扩大。主动脉瓣第一、二听诊区可听到舒张期泼水样杂音，呈高调、递减型，向心尖部传导。周围血管征包括舒张压降低，脉压增大，颈动脉搏动，水冲脉，股动脉枪击音。晚期出现右心衰竭表现。

急性主动脉瓣关闭不全，除舒张期泼水音外，其他体征有心率增快，脉压可正常或缩小，出现第三心音，第一心音降低。肺水肿时双肺可闻及湿啰音，多无周围血管征。

3. 心电图检查　慢性主动脉瓣关闭不全，60%～80% 患者表现电轴左偏，左心室肥厚、劳损。急性主动脉瓣关闭不全，常有窦性心动过速，ST 段、T 波非特异性改变，有时出现心肌缺血改变。

4. X 线检查　慢性主动脉瓣关闭不全，特征性表现是心影向左下扩大，心胸比例扩大，主动脉结隆起，升主动脉和弓部增宽。急性主动脉瓣关闭不全，心影大小正常，但常有肺淤血的表现。

5. 超声心动图检查　可直接观测到主动脉瓣病变，对病因诊断有重要意义。还可检查主动脉瓣反流量的大小和关闭不全的程度。测定左心室容积和判断左心室功能。

6. 心导管检查　大多不需行心导管检查。疑有冠心病时，可进行逆行升主动脉造影及冠状动脉造影检查。

【诊断】

根据典型体征，结合心电图、X 线和超声心动图可以确诊。

【治疗】

慢性主动脉瓣关闭不全患者如无症状，有较好运动耐力，左心室功能正常（左室射血分数、收缩末期内径正常），不考虑手术治疗。

1. 手术适应证　①有症状的主动脉瓣关闭不全，出现劳力性呼吸困难、心绞痛等症状，是绝对适应证。②无症状的患者，心胸比例超过0.55，左心室舒张末期内径超过55 mm，应手术。③无症状，左心室舒张末期内径50～54 mm，每半年随访一次，LVESD 45～49 mm，则每年随访一次，小于45 mm则每2年随访一次，如果左心室大小达标或出现左心衰竭，应予手术。④急性主动脉瓣关闭不全，患者可在数天或数周内出现心力衰竭或猝死，应该及时手术。

2. 手术方法　①瓣膜成形术②主动脉瓣置换术。

3. 手术效果　手术死亡率为2%～8%，与术前左心室功能损伤程度相关。术后心功能明显改善，左心室缩小。5年生存率可达85%。

第五节　多瓣膜心脏病及合并继发性三尖瓣关闭不全

一、多瓣膜心脏病

在心脏瓣膜病中，两个或两个以上的瓣膜同时受累称多瓣膜心脏病（multiple valve cardiac diseases）。

【病因及病理】

1. 风湿性心脏病是多瓣膜疾病中最常见的病因。病理学证实，二尖瓣病变合并主动脉瓣病变者约占44%；入院患者中二尖瓣疾病发病率超过50%，合并不同程度三尖瓣关闭不全。在临床上，多瓣膜病变的发病率低于病理学数字。病理改变二尖瓣以狭窄为多，主动脉瓣以关闭不全为多。这两种组合相对多见，其他组合相对少见。但二尖瓣和主动脉瓣的病理改变可以是狭窄和关闭不全两者并存。

2. 马方综合征是第二位病因，60%患者同时有二尖瓣及主动脉瓣受累。

3. 感染性心内膜炎需外科治疗的患者，约14%涉及多个瓣膜。

4. 退行性病变及钙化与年龄有关，75岁以上者约有1/3出现不同程度主动脉瓣及二尖瓣退行性病变及钙化，严重时可引起多瓣膜病变。

【病理生理】

在多瓣膜病变中，两个或两个以上瓣膜同时受累，引起的病理生理改变十分复杂，并非是简单的叠加，而是一种综合性改变。一般来说，一种瓣膜病变的表现会掩盖另一瓣膜病变的典型表现。通常多瓣膜病变患者的临床表现更接近于近端（上游）瓣膜病变的表现。如二尖瓣狭窄合并主动脉瓣关闭不全时，症状类似二尖瓣狭窄，但也会受不同瓣膜病变严重程度的影响。

【诊断】

多瓣膜病变引起的血流动力学变化更加复杂，给临床诊断带来一定的困难。除了病史仔细体格检查外，还应结合心电图、X线、超声心动图等检查进行综合判断，必要时行心导管及造影检查，大多数可在术前获得准确诊断。如有必要，还可在术中探查，同期处理，避免增加手术死亡率和被迫进行二次手术。

【治疗】

1. 手术适应证　①风湿性心脏病，两个或两个以上的瓣膜重度以上损害，心脏扩大，主张手术治疗。②马方综合征引起主动脉瓣关闭不全、二尖瓣关闭不全不适于成形者，需同时行二尖瓣与主动脉瓣置换术，升主动脉扩张明显者需要同期进行人工血管置换术。③感染性心内膜炎，在药物不能控制感染时或者有明显赘生物，应尽早手术。感染能够控制，但仍有难以纠正的心力衰竭，在感染控制4～6周后手术。

病例51-1

知识拓展：多瓣膜病变常见的组合、病理生理特点和临床表现

2. 手术方法　①主动脉瓣、二尖瓣双瓣置换术，三尖瓣病变以成形手术为主，多主张使用人工瓣环成形可以获得更好的远期效果。②三个瓣同时置换。

3. 手术效果　多瓣膜手术效果良好，双瓣置换术手术死亡率在 5% ～ 8%，大多数患者术后心功能明显改善，5 年生存率为 70%。三瓣膜置换术手术死亡率在 10% ～ 25%，主要与患者心功能损害较重有关，5 年生存率为 53%。

二、继发性三尖瓣关闭不全

继发于左心瓣膜病变引起三尖瓣环扩大的相对性三尖瓣反流，而非三尖瓣本身的器质性改变的病变称继发性三尖瓣关闭不全（secondary tricuspid insufficiency）。

【病因和病理】

各种病因（风湿性最多见）引起的左心瓣膜病变，尤其是二尖瓣或联合瓣膜病，常引起明显的肺动脉高压，右心室负荷增大，右心腔扩大，三尖瓣环随之扩大，收缩期瓣环不能回缩，致使三尖瓣叶不能合拢而形成三尖瓣关闭不全，瓣叶本身多正常。在慢性左心瓣膜病变中，合并三尖瓣反流者可达 30% ～ 40%。

【病理生理】

三尖瓣关闭不全时，右心室收缩，血液反流入右心房，引起搏动性周围静脉高压，体循环血液回流受阻，内脏淤血，肝大、腹水、双下肢水肿。右心室舒张时，反流至右心房的血液又返回右心室，右心室舒张末容量负荷增加。但同时由于三尖瓣反流肺动脉血流量减少，可部分缓解肺动脉高压，患者症状反而减轻。

【临床表现】

1. 症状　三尖瓣关闭不全症状进展缓慢，早、中期多无明显症状，重度三尖瓣关闭不全可出现活动后心悸、下肢水肿、活动耐量下降、腹胀、食欲下降、呼吸困难、咳嗽、咳痰等症状。

2. 体征　心界扩大，心前区收缩期抬举感，三尖瓣听诊区吹风样收缩期杂音，深吸气时加强。颈静脉怒张、搏动增强，肝大、腹水、双下肢水肿。

3. 心电图检查　P 波高尖，心电轴右偏，右心室肥厚，可见不同程度的右束支传导阻滞。

4. X 线检查　右心房、右心室增大。因合并左心瓣膜病变，左心扩大，肺血流量增加。

5. 超声心动图检查　可显示三尖瓣病变程度、反流量，了解左心瓣膜病变情况和右心房、右心室增大。对鉴别器质性和功能性三尖瓣关闭不全有重要意义。

6. 心导管检查　右心导管可见右心房压升高，静脉波明显。右心室造影可显示反流程度、部位。

【诊断】

根据病史、临床症状、体征、X 线、超声心动图，多数病例可以确诊。

【治疗】

1. 手术适应证　继发性三尖瓣反流手术通常在左心瓣膜手术同期进行。轻、中度三尖瓣反流，无症状者多数可以不需手术。以下情况应考虑手术治疗：①轻、中度三尖瓣反流，三尖瓣环明显扩大（舒张期 ≥ 40 mm 或 > 21 mm/m^2），同时伴有左心瓣膜病变需手术治疗者。②重度三尖瓣反流，伴有左心瓣膜病变需手术治疗者。

2. 手术方法　根据瓣膜病理改变程度、反流程度、术中探查所见，在技术可行的情况下首选三尖瓣成形术。具体办法有 De Vega 环缩术、三尖瓣成形术（Keys 手术）、Carpentier 环成形术等。尽量避免三尖瓣置换术，即使必须施行，多数学者也认为应该尽量选择生物瓣。因为右心系统血流相对缓慢，机械瓣置换容易发生血栓栓塞。

3. 手术效果　大多良好，远期随诊成形效果也大多疗效满意。术后有部分三尖瓣反流复发，常与肺动脉高压持续存在有关。人工瓣环成形术疗效优于缝线环缩术，5 年三尖瓣反流复发率分别为 10% 和 20% ～ 35%。

第六节　人工心脏瓣膜的基本知识及其应用、发展与局限性

一、人工心脏瓣膜的基本知识及其应用

人工心脏瓣膜（prosthetic valve）的基本概念：人工心脏瓣膜为一个单向阀门，在功能上与人体天然的心脏瓣膜相同，在形态结构上与天然心脏瓣膜并不要求完全相同。但人造心脏瓣膜应可以代替心脏瓣膜的功能，有良好的单向阀门作用，保证血流通过时阻力较小，无明显反流，且较容易移植到原瓣膜位置上。

1. 人工心脏瓣膜由三个基本部分组成　①瓣叶（阀体）（poppet）；②瓣架（stent）；③缝环（sewingring）。

2. 人工心脏瓣膜的分类

（1）机械瓣：人工机械瓣由金属材料和（或）合成材料制成，患者需要终身抗凝治疗，以避免血栓和栓塞并发症。

（2）生物瓣：生物瓣来源于人体同种移植物以及牛或猪的组织，术后仅需短期抗凝，无需终身抗凝治疗。

二、人工心脏瓣膜的发展与局限性

1. 人工心脏瓣膜的发展　人工心脏瓣膜的发展和临床应用是心脏瓣膜外科不断发展的结果。早在 1923 年 Cutler 就首先施行了心脏瓣膜外科手术、二尖瓣交界狭窄切开术。但是闭式瓣膜手术不能彻底改变瓣膜的病理损害，疗效有限。1956 年，Lillehei 首先在体外循环下切开心脏，在无血情况下直接对二尖瓣狭窄做成形术。1960 年，Starr 成功地进行了球形瓣膜二尖瓣原位置换手术，为人工心脏瓣膜进入临床开创了新纪元。人工机械瓣经历了 20 世纪 60 年代初的笼球瓣、笼碟瓣，20 世纪 70 年代的侧倾碟瓣（俗称单叶瓣）和 20 世纪 80 年代的双叶瓣的四代发展，其血液动力学性能明显改善，结构稳固，耐久性可达 30 ～ 100 年，溶血少，栓塞率低。但机械瓣相关的并发症并未彻底解除，长期存活率并不令人满意。

生物瓣是 1962 年 Ross 首次应用同种新鲜主动脉瓣进行主动脉瓣置换，开创了生物瓣临床应用的新纪元。由于机械瓣仍存在着尚未克服的缺点，生物瓣的研究作为人工心脏瓣膜第二大系列，从未终止过。早期由于生物瓣的退变、钙化及撕裂，使生物瓣短期坏损。生物瓣的发展一度陷入低潮。1968 年 Carpentier 提出用戊二醛处理生物瓣的方法，明显延长了使用寿命，随后，经过不断的改良，使生物瓣寿命可达 10 ～ 20 年。生物瓣为中心血流型，血液动力学性能良好，血栓栓塞率低，患者不必终身抗凝，与瓣膜有关的并发症明显低于机械瓣。患者可以获得更好的生活质量。因此，尽管其耐久性问题至今未能获得满意的解决，但生物瓣在临床应用的地位，依旧无法用机械瓣替代。目前国外生物瓣的使用占 30% ～ 50%，并有逐年增加的趋势，对一些大于 65 岁以上老年患者仍是最佳的选择。另外，生育期年轻女性也有因为妊娠分娩时降低血栓风险的需要而进行生物瓣置换，但是在分娩后的几年到十几年后生物瓣毁损后需要进行二次手术置换瓣膜。

2. 机械瓣的局限性

（1）血栓形成及血栓栓塞。

（2）溶血与溶血性贫血。

知识拓展：生物瓣与机械瓣的分类

（3）机械瓣功能障碍。

（4）抗凝问题。

3. 生物瓣的局限性　主要是耐久性远不够理想。

第七节　冠状动脉缺血性心脏病

冠状动脉缺血性心脏病（coronary artery ischemic heart disease），亦称冠状动脉粥样硬化性心脏病（atherosclerotic coronary artery heart disease），或称冠状动脉硬化性心脏病，总称为获得性缺血性心脏病（acquired ischemic heart disease），通常称为冠心病，主要是指由于冠状动脉系统的痉挛、狭窄和闭塞而引起心肌缺血、缺氧并具病理基础的一组临床特异症状（如心绞痛、严重心律失常、心源性休克、心力衰竭，甚至室间隔穿孔、心肌破裂）而致死亡的疾病。

【病理与病理生理】

冠状动脉粥样硬化是全身动脉硬化进程的一部分，是全身动脉硬化在冠状动脉的表现。主要病理变化为冠状动脉的细胞内外基质的脂质沉着、积聚、扩大，形成浅黄色隆起于内膜的斑块。此种斑块由于其基底部可能出现组织退变、脂肪组织崩解而呈"粥"样，即粥样斑块。粥样斑块可发生钙沉着、溃破或出血，不同程度的凝血块阻塞了冠状动脉的内腔，形成狭窄。相应部位的心肌缺血即冠心病心绞痛，取决于狭窄程度。不严重的狭窄，除再出现血管痉挛外，不会出现心绞痛。

正常人在静息状态时冠状动脉的血流量占心排血量的 4%～5%（250 ml 左右），剧烈运动后可增至 10% 以上。冠状动脉血流量受血压水平，特别是舒张压的影响。因为冠状系统主要灌注是在左心舒张期。心室收缩期冠状动脉亦受挤压，只有少量的血灌注。低舒张压是影响冠状动脉血流的主要因素，在冠状动脉发生狭窄时本已减少的血流量进一步降低，加重了局部心肌缺血、缺氧，导致心肌细胞氧分压降低，并破坏了机体冠状动脉系统的生理调节功能与心脏各部位心电负荷的稳定性。临床上则可出现不同程度的心绞痛和心律失常。长时间的严重局部缺血造成局部心肌坏死，室间隔穿孔，乳头肌断裂，心肌梗死及破裂、出血，心包压塞或心室纤颤而导致死亡或猝死。

【临床表现】

心肌的急性或进行性缺血临床上可出现三种表现：心绞痛（angina pectoris）、心肌梗死（myocardial infarction）、猝死（sudden death）。

1. 心绞痛　稳定型心绞痛（stable angina）或称典型心绞痛（classic angina），患者多在劳力活动或情绪激动或过饱食后，出现心前区的压迫感、胸闷、钝痛或剧痛并向左肩放射，稍事休息或平静或口服硝酸甘油后即消失，亦称劳力型心绞痛，占冠心病的大多数，约 80% 以上。但有 15%～20% 的患者并无此典型症状，即疼痛不严重亦不向肩部放射，反复发作，日久出现左心衰竭等症状。也有一些患者已存在心肌缺血但无症状（silent ischemia）。此类心肌缺血需采用 24 小时心电监测才能发现。长期病变会导致进行性心力衰竭等临床表现。不稳定型心绞痛（unstable angina）临床表现介于典型心绞痛与心肌梗死之间。舌下含硝酸甘油只能减轻而不能消除，但无心肌梗死的体征和心电图。产生此类心肌缺血的病理基础可能是由于动脉硬化的斑块破裂或（和）血栓形成所致。此时如能及时解除，则可消除心肌缺血，否则必然造成心肌梗死或死亡。患者应急诊住院，由心内科医师全面处理。

2. 心肌梗死　在已有冠状动脉粥样硬化或一定程度狭窄的血管腔内，极易出现血栓形成或粥样硬化斑块破溃脱落或局部形成血栓，因而会完全或大部阻断血管血流并致相关区域的心肌严重缺血、迅速坏死，称为心肌梗死。这是冠心病最严重的并发症。梗死的面积越大，穿透心肌越深，则越容易出现穿孔、急性左心衰竭及心源性休克。

3. 猝死　猝死指的是出现急性疼痛后1小时内死亡。其原因可能是骤然心室纤颤或心脏循环骤停或急性穿透性梗死而致心肌破裂。如能立即进行电除颤、急救与心肺复苏，则有不少患者可被抢救。

【诊断】

冠心病的诊断首先是临床病史及症状。典型的患者根据病史、年龄和临床表现，一般均可诊断。心电图及负荷试验检查和心肌酶的典型表现可进一步证实，并可作为判断治疗效果的指标。胸部X线检查和超声心动图可明确前述并发症和心功能。最准确的诊断方法是冠状动脉造影术，也是针对冠状动脉本身疾病治疗和（或）选择手术方法的最根本标准。

【鉴别诊断】

1. 急性主动脉夹层　动脉瘤急性发作的心前区或上胸部剧痛并放射，这种心绞痛与主动脉夹层动脉瘤难以鉴别。二者的鉴别主要是心肌缺血心绞痛时血压往往降低，心电图呈缺血性改变，X线检查多数为正常、纵隔影不增宽。相反，主动脉夹层动脉瘤患者在剧痛的同时经常伴高血压，心电图无心肌缺血表现，胸部X线检查多数可见纵隔增宽或主动脉影膨大。根据这些一般的鉴别资料，再开始更进一步的检查，如CTA、MRA等。

2. 反流性食管炎与滑动性贲门裂孔疝　此类疾病常也表现为胸前灼痛、钝痛或阵发性胸部钝痛和灼痛，需要与冠心病鉴别。在心电图、超声心动图及心肌放射性核素扫描均正常时，可进行食管镜检查。

3. 胆绞痛、胆石症、颌关节滑膜炎和牙痛　此类疼痛症状往往也是心绞痛的一种表现。临床上在一定条件下（如年龄、高血压等疾病）则可能会诊断为心绞痛加冠心病。因此，对表现有此类症状的患者，切不可忽略胆绞痛、胆石症、颌关节滑膜炎与牙痛引起的疼痛，反之亦然。

【治疗】

冠心病的治疗是综合治疗，是心血管内、外科医师协同参与的治疗。药物治疗是最基本的方法。根据不同类型不同患者可以进行药物治疗，或进行介入治疗，一定条件下需外科治疗。在外科治疗中也脱离不了一定的内科药物配合治疗。当前冠心病的治疗方法可归纳为药物治疗、介入治疗和外科治疗三大类。

1. 药物治疗　多适用于相对单纯或全身许多器官难以接受任何操作的患者。

2. 介入治疗

（1）球囊扩张术。

（2）血管内支架置入术。

（3）激光打孔心肌再血管化。

知识拓展：冠心病介入治疗方式

3. 冠心病的外科治疗

（1）冠状动脉旁路移植术（coronary artery bypass grafting，CABG）的手术适应证

1）左主干病变：左主干狭窄＞50%和三支病变，包括左前降支均存在＞50%的狭窄，或左前降支和左回旋支起始端明显狭窄≥70%以及易于发生大面积心肌梗死的病变，无论临床有无或轻微心绞痛，均应手术治疗。

2）稳定型心绞痛：对药物治疗无效者或造影显示三支病变伴有左前降支狭窄＞50%；左主干狭窄＞50%；左前降支近端狭窄＞70%；心绞痛明显。

3）不稳定型心绞痛：加强药物治疗暂时缓解，但很快复发或加强药物治疗无效，心绞痛亦属Ⅲ～Ⅳ级者。

4）急性心肌梗死：急性心肌梗死在溶栓和PTCA失败后或伴有心瓣膜疾病者，包括左主干或三支病变者应进行急诊CABG。

5）PTCA时的严重并发症，如冠状动脉内膜撕脱形成夹层、出血形成血肿和急性血管闭

塞等，应行急诊 CABG。

6）CABG 术后再次出现心绞痛症状，冠状动脉造影证明桥血管已堵塞或狭窄＞ 50% 者，应行二次 CABG 或心肌再血管化手术或二者并用。

7）冠状动脉病变引起的致命性的室性心律失常。

8）严重的三支病变、合并相关瓣膜病变以及复杂的解剖情况不适于其他治疗者。

（2）CABG 的手术禁忌证

1）冠状动脉狭窄的远端血管直径＜ 1 mm。

2）狭窄或阻塞血管供应的心肌区域已完全无存活细胞，无"存活心肌细胞"为相对手术禁忌证。一是要采用正电子心肌断层显像（PET）检查加以验证；二是要根据左心室的功能与狭窄涉及的支数和条件，不能一律概括为禁忌证。

3）心绞痛不严重但存在长时间的重症心功能不全。手术带来的益处很有限。

4）左心室功能不全是否为手术禁忌证是个有争议的问题。争议的核心是左心室功能不全程度缺乏一致原则。过去认为左心室舒张末压（LVEDP）＞ 20 mmHg，射血分数（EF）≤ 25% 即不宜手术。但近年来提出对 EF ≤ 20% 的手术适应证尚需认真研究。如果 EF 的低下是由于梗死后瘢痕或室壁瘤所引起，PET 又证明局部有存活心肌只是因缺血不能发挥功能，则应考虑手术。

5）合并存在的多系统疾病、体质虚弱、中枢神经系统疾患或癌症，在此视为相对禁忌证。

（3）CABG 的术前准备

1）质量优良的冠状动脉造影是 CABG 成功与效果良好的基本条件。术前必须再度认真阅片与分析，做出旁路移植的计划。

2）完整的手术设备及辅助设备：包括光源、放大镜及手术器械。这也是手术成功的最基本条件。

3）患者的术前准备：术前对患者全身状况、心脏功能以及冠状动脉各分支情况再做全面评估，可进行头部 CT 扫描、颈动脉超声、乳内动脉超声、包括髂血管在内的下肢动脉和静脉超声，明确手术危险因素，充分改善心功能，纠正心律失常，降低与预防术后的心力衰竭和低心排血量综合征的出现。适度进行呼吸功能锻炼及调整。

（4）CABG 的手术方式与技术：冠状动脉与主动脉旁路移植术即切除一段患者的肢体浅静脉在体外循环停搏或非体外循环不停搏条件下把静脉逆行与冠状动脉狭窄的远侧端与升主动脉分别做端侧吻合。多处狭窄可采用多支桥血管分别行端侧吻合，也可行序贯式吻合法达到管桥供血的目的。即用静脉桥行侧侧吻合，由于静脉桥的通畅率不够满意，应尽可能行动脉桥即游离左胸廓内动脉与前降支狭窄远端直接吻合的方法。效果明显优于静脉。对部分患者也可行全动脉化的旁路移植手术，即采用桡动脉，左、右胸廓内动脉，胃网膜右动脉等自体动脉作为桥血管，而得到全部桥均为动脉移植，可提高长期通畅率，取得更好的临床效果。

（5）CABG 的效果：CABG 的手术效果早已十分肯定。手术死亡率已降至 1%～ 3%。动脉化的 5 年通畅率高达 97.9%，10 年通畅率仍达 83%（Chaveg 1991）。大隐静脉桥 5 年、10 年通畅率分别为 74% 和 41%。当然，应当看到 CABG 只解决了已形成的狭窄问题，并未解决动脉粥样硬化的进程，手术后仍需心内科定期检查，并针对糖尿病、高脂血症、高血压等相关问题进行处理。最理想的根本的治疗是解决动脉硬化的问题。

（孟　旭　张海波）

第52章 体外循环与体外生命支持技术

第一节 体外循环概述

一、概念

体外循环（extracorporeal circulation，ECC），又称心肺转流（cardiopulmonary bypass，CPB），是心内直视手术得以实现的前提和基础，是指利用人工装置将回心静脉血引至体外，进行气体交换（氧合和排出二氧化碳）、调节温度和过滤后，再输回体内动脉的生命支持技术。在体外循环转流下，血液可不经过自身心、肺进行气体和血液交换，可阻断心脏血流，并切开心脏进行心内操作。

二、历史

体外循环的根源可以追溯至19世纪80年代。1812年，Cesar-Julian-Jean LeGallois探索用血液灌注死亡动物的组织和器官，使其表现出暂时恢复的生命现象。19世纪中叶Charles Eduard Brown-Sequard观察到用死刑犯的血液灌注死者肢体后尸僵可以消失。其后的研究者则致力于如何将血液进行氧合。

John Gibbon与妻子Maly Harrison投身于体外循环设备的研究（图52-1-1），研制出能够用于临床的体外循环设备。

直到1953年5月6日，Gibbon成功地在体外循环下对一名18岁女孩施行了房间隔缺损修补术。至此，世界上第一例体外循环下心内直视手术宣告成功。

随着低温技术、血液稀释技术应用于临床，氧合器、滚压泵及离心泵、热交换器等相继被发明出来，经过迭代，形成我们今天熟悉的体外循环，显著改进了体外循环的效果，有力促进了心脏外科的发展。

三、工作原理

体外循环的基本功能是将血液从心脏和肺引出，再输入全身动脉系统。因此，其必须能够代替肺（气体交换）和心脏（驱动血液循环）功能。

典型的体外循环中，静脉血液在重力驱动下（或者有负压辅助），通过静脉插管从上、下腔静

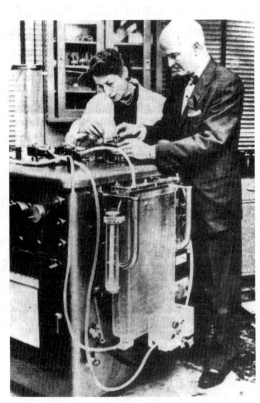

图 52-1-1 Gibbon 和妻子 Mary

脉（或者右心房）引流至体外循环机。经人工肺（又称氧合器）进行气体交换后，灌注泵（滚压泵或离心泵）驱动血液经动脉插管回输至循环系统。心外吸引又称右心吸引，在机械泵驱动下，利用负压回吸术野血液（或液体），保证术野清晰。心内吸引又称左心吸引，一般通过左心插管，在滚压泵驱动下，吸引左心血液，起左心减压作用。空气氧气混合器负责调节输入氧合器的气体比例，达到适当的血气交换效果。通常在动脉路进入插管前安装动脉过滤器，以过滤栓子，防止气栓等微栓进入体内。对于需要停止心脏搏动的手术，还需通过单独的滚压泵进行心脏停搏液灌注。其他体外循环常用技术包括变温技术、血液浓缩技术以及各种安全性监测等。体外循环管路组成见图 52-2-1。

第二节　体外循环设备与实施

体外循环设备是实施体外循环的基础，主要包括体外循环机、氧合器、管道与插管、滤器、监测设备等（图 52-2-1）。

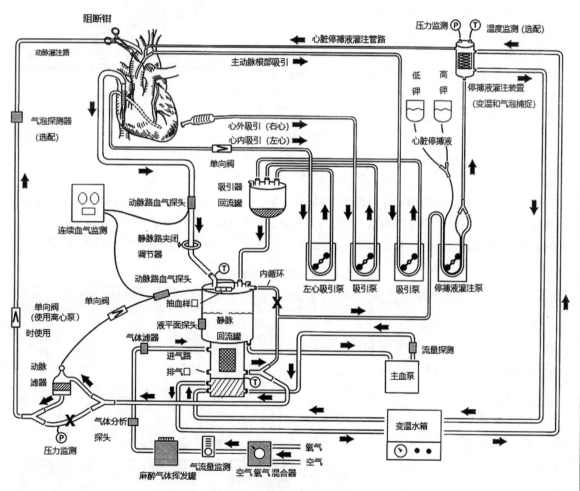

图 52-2-1　体外循环管路组成

一、体外循环设备

（一）体外循环机

体外循环机是开展体外循环不可缺少的机械设备，包括机械泵、安全性监测装置、空气氧气混合器、变温设备等。

机械泵　是体外循环机的主要部分。

按用途分为主泵和副泵，其中主泵驱动血液单向运动，代替或部分代替心脏做功。副泵用以吸引及脏器保护液（心脏停搏液）的灌注。

根据泵的驱动原理临床常用的是滚压泵和离心泵。

（1）滚压泵：滚压泵由泵管和泵头组成。根据泵头数量，滚压泵可以分为单泵头、双泵头、多泵头。目前普遍应用双泵头，由210°的半圆形泵槽和两个呈180°分布的泵头组成。保证始终一个泵头压紧泵管，通过挤压泵管来驱动泵管内液体前进，持续产生血流（图52-2-2）。

泵流量与泵管内径、泵头行程及转速有关。公式为：

每分钟泵流量 = π × 泵管内半径的平方 × 滚压泵内泵管长度 × 转速（rpm）

泵管要求有很好的弹性和抗挤压能力，常用的泵管主要有硅胶、硅塑和聚氯乙烯三种。泵头对泵管的挤压程度称为"压紧度"。合理的压紧度有助于降低血液破坏程度及提高泵流量的精确度。

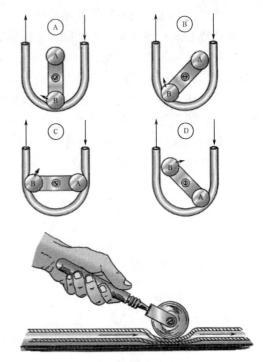

图 52-2-2　滚压泵原理

（2）离心泵：离心泵系根据离心力原理设计，包括离心杯及驱动装置两部分。离心杯包括光滑的塑料外壳、叶片式叶轮和内置磁铁。三者依靠特殊工艺紧密结合。其中内置磁铁在驱动装置带动下使叶片式叶轮高速旋转，速度越快，产生的离心力越大，液体在离心力作用下在离心杯侧壁形成压力，而由侧壁开口流出；同时在离心杯中央形成低压区，液体随叶片转动进入离心杯，从而产生有效的液体流量。驱动装置通过磁力与离心杯中磁铁耦合，带动离心杯内叶片的旋转，达到驱动目的。离心泵为非闭塞性、前负荷依赖性和后负荷依赖性（表52-2-1）。

表52-2-1　离心泵与滚压泵的区别

离心泵	滚压泵
流量部分与后负荷呈负相关（如动脉压）	流量与后负荷无关
流量与转速无直接相关，需使用流量计测定流量	流量 = rpm × 每转流量
当泵速减低或停泵时，血液会发生倒流	可以模拟搏动血流
动脉端不会打崩	如果动脉管路阻塞会造成管路打崩
不会泵入大量空气（但少量空气也可能造成危害）	可能泵入大量气体
血液破坏小	必须调节压紧度
更安全	耐用（可能释放塑料颗粒）；使用时间过长可能破损
都需要注意根据静脉回流量调整	

（二）氧合器

氧合器又称人工肺，是体外循环的主要部件，主要功能为将静脉血氧合成动脉血，同时排出二氧化碳。目前常用有鼓泡式和膜式氧合器两种。

1. 鼓泡式氧合器　简称鼓泡肺。氧合原理为纯氧经发散装置与静脉血混合，形成微血泡，再经去泡处理成为含氧丰富，去除部分二氧化碳的动脉血（图52-2-3）。鼓泡式氧合器具备结构简单、氧合性能好、价格低等特点。但易于引起血液破坏，安全时限短等，目前已经较少应用。

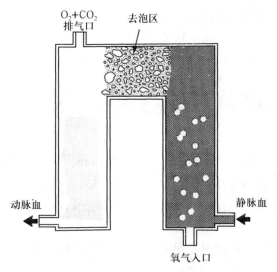

图 52-2-3　鼓泡式氧合器原理

2. 膜式氧合器　又称膜肺，与鼓泡肺不同，模仿生物肺氧合的特点，血液和气体不直接接触，而是通过特质薄膜完成气体交换。中空纤维膜式氧合器的工作原理如图 52-2-4 所示。与鼓泡肺相比，膜式氧合器具有如下优点：良好的气体交换能力；对血液损害较小；降低栓塞发生率；可进行长时间支持；改善脏器功能，目前临床上基本使用膜式氧合器。

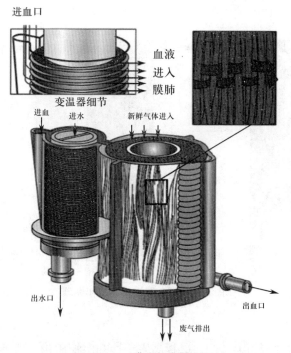

图 52-2-4　膜式氧合器原理

（三）管道与插管、滤器与血液浓缩器

体外循环中血液的转运有赖于体外循环管道与插管。

1. 管道　体外循环管道设置考虑以下因素：①患者的安全，保证手术安全性，如在保证体外循环灌注及引流等基本要求的条件下管径尽可能小、管道短，以减少预充量和异物接触面积；②根据手术需要设计不同类型管道；③方便操作，在常规及紧急情况下能快速安装、连接及处理。④设计应考虑与血液接触表面的生物相容性。

体外循环管道主要包括：①动脉管，通过该管道将血液和（或）其他液体输入机体；②静脉引流管，引流静脉系统；③心外吸引管又称右心吸引管，吸引术野血液到静脉储血器；④心内吸引管又称左心吸引管，从左心插管引流出血液，进行左心减压及保护。⑤心脏停搏液灌注管，通常包括变温设备，停搏液通过其变温再进行心脏灌注。⑥连接管道，连接灌注泵、静脉储血器、氧合器、微栓过滤器等组件的管路。⑦滚压泵泵管，安装于滚压泵内，滚压泵泵头通过挤压泵管，推动泵管内血液前进。

2. 插管　体外循环插管是体外循环系统与自身循环系统之间的桥梁。①动脉插管，包括升主动脉插管、股动脉及其他部位动脉插管；②静脉插管，包括上下腔静脉插管、腔房二阶插管、外周静脉插管，根据体重选择插管；③心内吸引插管，又称左心引流插管；④心脏停搏液灌注插管，包括冠状动脉顺行灌注插管及经冠状静脉窦逆行灌注插管；⑤其他插管，如单独脏器灌注插管。

插管的选择要根据患者实际情况，保证灌注流量或引流量能够保证临床要求，避免因插管型号选择不合适而造成插管部位的损伤。

3. 滤器　体外循环中可能产生包括固体栓子及气体栓子在内的微栓子。在体外循环管路安装滤器可有效去除栓子，包括动脉滤器、回流室滤器、预充滤器、白细胞滤器等。

4. 血液浓缩器　又称血液超滤器，基本原理是通过一个半透膜的滤器，将血液中的水分子和可溶性小分子物质与血液内细胞成分和血浆蛋白分开并滤出（图52-2-5）。与血液透析不同，无需透析液，其滤过的驱动力为跨半透膜的静水压差，即跨膜压差。通常允许的压差范围 $100 \sim 500$ mmHg。半透膜的孔径直接决定滤出液成分，通常允许滤过分子量2万道尔顿以下的成分通过，滤出液成分相当于原尿。

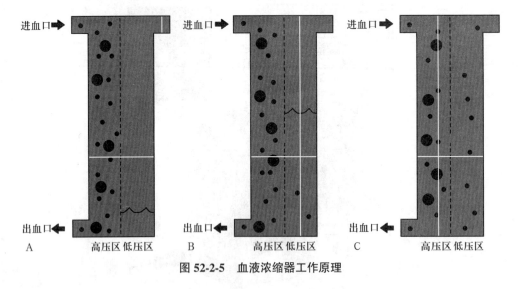

图 52-2-5　血液浓缩器工作原理

（四）监测设备

体外循环过程中需进行相关监测，以提高安全性和医疗质量。体外循环机的固有监测设备通常包括管理压力监测、液体平面监测、微栓监测、温度监测等。

二、体外循环实施

体外循环基本过程包括：体外循环准备阶段、前并行阶段、心脏停搏阶段和后并行阶段。特点和注意事项如下：

（一）体外循环准备阶段

体外循环准备阶段包括术前准备：①患者病情访视，评估患者全身状况和心血管病变程度，制订个体化体外循环方案；②与外科医师沟通，了解有无特殊要求；③进行术前物品准备；④检查体外循环可能用到的仪器有无故障，药品是否充足；⑤患者进入手术室后连接体外循环管路，使用液体预充管路，仔细排气；⑥全身肝素化后，监测激活全血凝固时间大于 480 秒方可开始体外循环；⑦在外科准备进行体外循环插管前，确认所有体外循环设备运转正常，管路安装正确。

（二）前并行阶段

体外循环开始至心肌血运阻断前的阶段。此阶段是机体自身循环呼吸向完全由人工心肺机辅助的过渡，为心脏停搏做好准备。此阶段逐渐增加灌注流量至全流量，完全进行静脉引流。全流量为在相应体温下，保证机体充分氧供的流量安全范围。

（三）心脏停搏阶段

自心脏停搏液灌注完毕，进行心内操作至恢复心肌血供，心脏复搏的阶段。此阶段的机体呼吸、循环功能完全被人工心肺机替代。内环境调节尤为重要。

（四）后并行阶段

自心肌血运恢复，心脏复跳到停止体外循环的阶段。通常逐渐夹闭静脉回流管，减少静脉回流，减少体外循环流量，由体外循环代替机体呼吸、循环功能，过渡到完全自身呼吸循环，完全停止体外循环。此期间需严密监测患者自身心、肺功能是否能够承受，调节内环境，达到停止体外循环标准。完全停止体外循环，使用鱼精蛋白中和肝素后，拔除主动脉插管。

第三节　体外循环病理生理

体外循环过程中，机体血液与非内皮的人工表面接触、平流灌注、低温、血液稀释等为非生理过程。了解其病理生理过程，有助于提高体外循环水平，改善患者预后。

一、低温

人体正常体温（直肠温度）为 36.9 ～ 37.9 ℃，口腔温度比直肠温度低约 0.3 ℃。人工控制的低温常应用于体外循环。

体外循环应用低温的生理基础在于，低温降低代谢和氧耗，提高机体对缺血、缺氧的耐受，有助于细胞高能磷酸盐的储存，减少兴奋性神经递质的释放，有助于降低泵流量，从而减轻血液破坏，提供清晰术野，是体外循环期间脏器保护的重要措施。

传统上将体温低于 35 ℃称为低温，32 ～ 35 ℃为浅低温，26 ～ 31 ℃为中低温，20 ～ 25 ℃为深低温，低于 20 ℃为超深低温。目前临床又将低于 14 ℃称为超深低温，14.1 ～ 20 ℃为深低温，20.1 ～ 28 ℃为中低温，28.1 ～ 34 ℃为浅低温，多应用浅、中低温体外循环。

低温对重要脏器的影响有利有弊，包括：①神经系统，低温使脑氧耗下降，脑血流量下降，同时脑灌注压下降。低温对脑电图有明显的抑制作用；②呼吸系统，低温使肺阻力增加，氧解离曲线随温度的下降而左移，O_2 解离减少，CO_2 溶解增加；③心血管系统，低温对心脏抑制，表现为抑制窦房结功能，冠状动脉血流和心肌耗氧量随温度降低而减少，中心静脉压随温度下降而增高，外周阻力增高；④肾，肾血流量下降，肾小血管阻力增高，肾小球血流量减少，尿量随温度下降先升后降，尿量增多的原因是冷利尿。

二、血液稀释

体外循环中的血液稀释指外源性液体输入血管内，或在计划性放血后，输入非血液制品而形成的血液稀释，称为"人为性血液稀释"或"控制性血液稀释"。其目的在于：①减少血液破坏；②降低血液黏度，改善微循环；③改善血流动力学；④改善血液携氧能力。

氧含量与血细胞比容呈线性相关，适度的血液稀释虽然降低了单位血容量的携氧能力，但机体通过以下方式代偿，实际上增加了体外循环中的总体供氧，病理生理学特点为：①血液稀释对抗低温情况下血液黏滞度的增加；②降低外周血管阻力；③降低血红蛋白与氧的亲和力，对抗低温造成的氧解离曲线左移，有利于向组织供氧。

三、酸碱平衡及电解质

细胞外液的生理 pH 值为 7.35 ～ 7.45。然而体外循环过程中诸多因素均可造成酸碱平衡紊乱，需给予相应处理。

（一）酸碱平衡紊乱的类型及原因

1. 代谢性酸中毒 原因为：①酸性物质产生过多或清除障碍；②稀释性酸中毒；③输入过多酸性物质。

2. 代谢性碱中毒 原因为：①各种原因造成的 H^+ 丢失；②低钾血症造成的 H^+ 移入细胞内；③ HCO_3^- 过多。

3. 呼吸性酸中毒 原因为：氧合器通气量偏低或吸入氧浓度过低。另外，自体肺循环恢复，但无肺通气者，可造成呼吸性酸中毒。

4. 呼吸性碱中毒 原因为：由于氧合器通气量偏高造成。并行循环时，呼吸机通气过度也可引起。

（二）电解质代谢紊乱

1. 低钾血症 血清钾浓度低于 3.5 mmol/L。

（1）原因：①血液稀释；②随尿液丢失过多；③钾离子在细胞内、外的转移。

（2）处置：①以血气分析为基础，结合病史和心电图表现；②根据参考公式补钾，补钾量＝ 0.3× 患者体重（kg）×（预期的钾浓度 − 实际钾浓度）；③补钾效果不明显，应注意镁离子浓度。

2. 高钾血症 血清钾浓度高于 5.5 mmol/L。

（1）原因：①假性高钾，血标本被含钾液污染、抽标本时机及血标本处理不当等均可造成假性高钾；②外源性钾过多；③肾排泄减少；④糖尿病胰岛素分泌障碍造成钾离子从细胞外向细胞内转移障碍；⑤酸中毒；⑥血液破坏造成细胞内钾离子释放。

（2）处置：①防止假性高钾血症；②预防高钾血症，如使用新鲜血液预充、体外循环中维持酸碱平衡稳定、减少负压吸引对血液的破坏；③利尿排水；④应用钙剂和胰岛素处理高钾；⑤零平衡超滤。

3. 低钙血症 血清蛋白浓度正常时，血清钙浓度低于 2.2 mmol/L。

（1）原因：①血液稀释；②碱中毒；③枸橼酸过多或清除障碍。

（2）处置：①根据血气分析诊断；②纠正低钙原因。

4. 高钙血症 血清蛋白浓度正常时，血清钙浓度大于 2.75 mmol/L。

（1）原因：医源性补钙过量。

（2）处置：利尿、糖皮质激素、透析等。

5. 低镁血症 血清镁含量低于 0.75 mmol/L。

（1）原因：①血液稀释；②摄入不足；③排出过多；④输入库存血。

（2）处置：体外循环中根据血气分析补镁。

（三）围体外循环期的抗凝与拮抗

体外循环需用肝素抗凝，防止血栓形成及凝血功能紊乱，体外循环结束后则需采用鱼精蛋白等药物拮抗肝素的抗凝作用。

1. 抗凝　最常用肝素进行抗凝。肝素是由氨基葡萄糖、葡糖醛酸和硫酸聚合而成的酸性黏多糖，几乎对凝血过程的每个环节均有抑制作用，尤其是通过抗凝血酶Ⅲ（AT Ⅲ）而使凝血酶灭活的作用更为强大。初始剂量为 200 ～ 400IU/kg。体外循环抗凝的常用监测为激活全血凝固时间。<480 秒时需追加肝素，以达到满意的抗凝效果。

2. 肝素拮抗　体外循环结束后，通常应用鱼精蛋白拮抗肝素。鱼精蛋白呈强碱性，能与酸性肝素紧密结合，使肝素与 AT Ⅲ分离。原则上鱼精蛋白拮抗肝素可采用 1∶1 的比例。

需要注意的是，肝素及鱼精蛋白均有其缺陷，肝素可能诱发血小板减少综合征，鱼精蛋白则可能引发严重的过敏反应，更加安全的抗凝及拮抗剂还需进一步研究。

3. 体外循环后凝血障碍　由于体外循环造成的血液破坏、凝血功能紊乱及炎症反应，体外循环后可能存在不同程度的凝血障碍，表现为术后非外科性出血的增加。

（1）原因：①血小板功能低下；②血小板减少；③肝素中和不完全；④凝血因子丢失；⑤鱼精蛋白中和过量；⑥纤维蛋白溶解亢进；⑦弥散性血管内凝血（DIC）；⑧凝血障碍性疾病。

（2）处置：①进行病因诊断；②补充血小板及相应的凝血因子；③如为肝素不足，补足肝素；④如为纤溶亢进，进行抗纤溶治疗；⑤其他对症治疗。

第四节　重要脏器保护

体外循环为可控制性的非生理过程，此期间虽然有体外循环为全身供血供氧，但仍存在不同程度的缺血损伤及缺血再灌注损伤。因此，如何进行重要脏器的保护，一直是体外循环研究的热点。

一、心肌保护

心脏手术中的心肌损伤，包括缺血缺氧损伤及缺血再灌注损伤。

【分类】

根据心脏是否停搏，可将心肌保护分为：

1. 非停搏心肌的保护　在体外循环的前并行和某些非停搏心脏手术期间，心脏并未停搏，心肌做功及耗氧均较高。此期间的心肌保护重点在于：①保证心肌血流灌注，防止过低温度、低血压及内环境紊乱造成的心室纤颤；②心内引流充分，防止心腔过度膨胀增加心肌耗氧。

2. 停搏心肌的保护　停搏心肌保护的两种基本方法为心脏停搏和低温。

（1）低温：低温对心肌的保护性原理在于低温降低心肌耗氧，提高心肌对缺血、缺氧的耐受性。心脏停搏则直接降低了心肌氧耗，约降低 80%。

（2）心脏停搏液的分类及灌注方式：

1）停搏液的分类：根据心脏停搏液的基本原理分为去极化停搏液和超极化停搏液。根据液体类型分为晶体停搏液和含血停搏液。其中晶体停搏液依据所含离子成分和浓度不同可以分为钠、钙接近正常的"细胞外液型"和低钠微钙的"细胞内液型"两类。①细胞外液型常用 st.Thomas 液，以含高浓度钾停搏液灌注心肌，使心脏停搏于舒张期，心肌电 - 机械活动静止。要求低温，灌注后使心脏完全处于低温，可降低心肌组织在缺血期间的代谢率和耗氧量，心肌缺血耐受能力增强。②细胞内液型的代表为 HTK 液，是一种以细胞内液电解质为基础的心脏停搏液，是依靠低钠微钙的平衡作用使心脏停搏。含血停搏液则是将晶体停搏液与适量血液混合制成，在保证心脏停搏效果的前提下，其内含有的红细胞可为心肌细胞供氧，血液缓冲系统同样增加心肌保护效果。

2）停搏液的灌注方式：根据手术方式和心肌保护的实际需要选择灌注方式。根据停搏液的灌注途径分为顺行灌注、逆行灌注和顺 - 逆行结合灌注。其中顺行灌注分为：①主动脉根

图片：晶体停搏液与含血停搏液的比较

部灌注，停搏液从主动脉根部经冠状动脉窦顺行灌注；②冠状动脉窦直视灌注，因解剖异常而无法从主动脉根部有效灌注的患者，需切开主动脉根部，由左、右冠状动脉窦直视灌注；③血管桥灌注（桥灌），对行冠状动脉旁路移植者，可通过已经与心脏端血管吻合的血管桥进行灌注，缩短心肌缺血时间。冠状静脉窦逆行灌注是因冠状动脉严重狭窄而无法有效灌注停搏液者，通过冠状静脉窦逆行灌注停搏液，在保护左室心肌方面优于顺行灌注。

二、脑保护

脑组织对缺血极为敏感，诸多因素均可造成不同程度的脑损伤，尤其是涉及主动脉弓部的手术中，脑保护尤为重要。

（一）脑损伤因素

1. 术前基础疾病　如高龄、术前中枢神经系统缺血病史、脑血管疾病、高血压、糖尿病等。

2. 术中因素　平流灌注、低温及平均动脉压等均可能破坏脑血管自主调节机制，造成脑部低灌注。体外循环中的血气管理方法也可能造成血液二氧化碳分压的波动，从而影响脑灌注。

3. 固体或气体栓子　手术操作中可能有栓子进入脑血管，造成脑栓塞，尤其是涉及主动脉的手术。

4. 中深低温　尤其是深低温可严重影响凝血机制，造成脑血管自主调节机制丧失、氧解离曲线左移，造成组织利用氧困难等。

（二）脑保护原则

1. 保证充分灌注　通过变换灌注方式，保证脑部供血。

2. 低温　通常在大血管手术需开放主动脉弓部的情况下，需使用中、深低温进行脑保护，某些情况下需脑部完全停止循环，但需注意低温同时也可能造成脑损伤。

3. 采取不同血气管理方法　pH 稳态和 α 稳态管理。

4. 加强脑保护监测　如经颅多普勒超声、脑电图、近红外光谱等。

5. 药物　如糖皮质激素等。

图片：不同血气管理的特点

三、肾保护

体外循环中肾损伤多数是一过性和可恢复的。但是严重的肾损伤即急性肾衰竭是体外循环心脏直视手术后的严重并发症。

1. 危险因素　①术前因素：高龄，慢性肾功能不全和心功能不全；②术中因素：CPB 的持续时间、低灌注压及平均动脉压、溶血、微栓；④术后因素：术后血流动力学不稳定。

2. 保护原则　①治疗原发肾疾患，改善肾功能；②术中维持充足的心排血量和肾血流量，避免大量应用缩血管药物；③适当的血液稀释，改善微循环；④改进体外循环设备，减轻炎症反应；⑤如有溶血，碱化尿液。

四、血液保护

1. 体外循环对血液系统的影响　①血小板功能下降；②血小板数量下降；③红细胞膜的结构和特性损伤；④血液在前述因素的影响下，产生凝血机制紊乱。这些因素既可影响血液中的有形成分，又可激活与大量消耗凝血因子。

2. 损伤机制　①血液与非内皮表面接触，触发凝血级联反应及炎症反应；②应用肝素及鱼精蛋白；③机械剪切力及负压对血细胞的破坏等因素；④低温；⑤血液稀释。

3. 血液保护方法　①术前自体供血，手术前计划性自体献血，予以适当的保存，以备手术时应用。但患者再生 1 单位红细胞需 2 周时间，因而不适用于 2 周内需手术的患者；②快速等容血液稀释法；③术中自体血液回收，是应用最为广泛的自体输血方法，目前经常被应用于体外循环下心脏外科手术和非心脏手术中；④逆行自体血预充法，是一种避免体外循环时血液过度稀释的方法，使体外循环结束时维持较高的血红蛋白值，从而减少输血的机会；⑤抑制炎症反应，包括应用生物涂层管路等减少非内皮异物表面与血液的接触；⑥药物，包括抗纤溶药、糖皮质激素等的应用。

第五节　机械循环辅助

体外生命支持技术（extracorporeal life support，ECLS）机械循环辅助是应用机械装置，长时间但仍属临时性的对衰竭的心、肺进行功能支持的总称。本节重点描述①体外生命支持技术，也称体外膜氧合（extracorporeal membrane oxygenation，ECMO）；②心室辅助装置（ventricular assist device，VAD）（图 52-5-1），单独使用血泵进行心脏支持。目前最常用于临床的是 ECMO 及 VAD。在应用的普及程度上讲，ECLS 通常指 ECMO。本节主要介绍 ECMO 及 VAD。

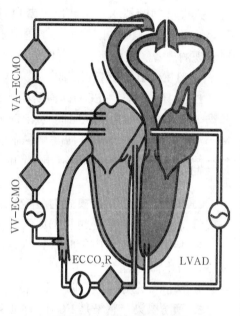

图 52-5-1　ECLS 常用模式

图片：临床常用的人工机械辅助泵及驱动装置

一、ECMO

（一）ECMO 的类型

ECMO 技术依据其辅助插管方式和目的，主要有以下三种类型：静脉－动脉 ECMO（veno-arterial extracorporeal membrane oxygenation，VA-ECMO）、静脉－静脉 ECMO（veno-venous extracorporeal membrane oxygenation，VV-ECMO）和动脉－静脉 ECMO（arterial-venous extracorporeal membrane oxygenation，AV-ECMO）。

1. VA-ECMO　可同时辅助循环和呼吸，为患者提供足够的氧供和稳定的血流动力学支持。VA-ECMO 按照其转流途径，可分为周围 VA-ECMO（外周血管插管）和中心 VA-ECMO（右心房和升主动脉插管）。周围 VA-ECMO 辅助时临床常用的插管位置有：股静脉－股动脉和右颈内静脉－右颈动脉，前者主要用于成人，后者主要用于婴幼儿。

（1）适应证：尽管进行了理想的传统治疗，仍然伴有较高死亡率的严重心、肺功能衰竭的患者。

（2）应用指征：心指数 $< 2\ \text{L}/(\text{m}^2 \cdot \text{min})$ 持续 3 小时；代谢性酸中毒（碱缺失 $> 5\ \text{mmol/L}$ 持续 3 小时）；低血压（新生儿平均动脉压 $< 40\ \text{mmHg}$，婴幼儿 $< 50\ \text{mmHg}$ 和儿童 $< 60\ \text{mmHg}$，且持续 3 小时）；少尿 [尿量 $0.5\ \text{ml}/(\text{kg} \cdot \text{h})$，且持续 3 小时] 和心脏术后脱离人工心肺机困难者（心脏畸形矫治满意）。

（3）禁忌证：随着 ECMO 辅助材料的不断改良和临床实践经验的积累，ECMO 辅助禁忌证也正在发生改变。绝对禁忌证包括重度主动脉瓣关闭不全和急性主动脉夹层。相对禁忌证包括：①已经存在影响生活质量的既往史（中枢神经状态、终末期肿瘤、抗凝中的全身出血风险）；②年龄和患者体型无法应用现有设备；③无效医疗：患者病情太重，传统治疗时间太长，诊断为绝症。

2. VV-ECMO　适用于心脏功能良好，仅存在肺部病变需要呼吸功能辅助治疗的患者。VV-ECMO 辅助期间可代替肺功能，为机体提供氧合血，最大限度地减少呼吸机相关性肺损伤。

（1）适应证：新生儿肺部疾患引起的呼吸衰竭，如胎粪吸入性肺炎综合征、透明膜式人工肺病、先天性膈疝和新生儿顽固性肺动脉高压等；各种原因导致的常规呼吸治疗方法失败的严重急性呼吸窘迫综合征，如创伤、感染性、手术后和围肺移植手术期等。

（2）应用指征：目前没有统一量化的应用指标，患者处于急性、潜在可复性、威胁生命的、对传统治疗无效的呼吸衰竭时，可应用 VV-ECMO。

（3）禁忌证：体重低于 2 kg，胎龄不足 32 周的新生儿；机械辅助通气已超过 14 天；不可逆性肺部疾病，如广泛肺纤维化；其余同 VA-ECMO 辅助禁忌证。

3. AV-ECMO 又称体外二氧化碳去除（extracorporeal carbon dioxide removal，$ECCO_2R$）或介入性肺辅助技术，是利用患者自身动 - 静脉压差推动血液流动来进行气体交换的，属于无泵驱动型 ECMO。该技术主要适用于心脏功能尚可，而呼吸功能衰竭主要以 CO_2 潴留为主要表现的患者。较小流量即可使二氧化碳分压降至正常范围。

（二）ECMO 的管理原则

1. 抗凝 肝素是 ECMO 辅助期间最常用的抗凝剂，应持续泵入，维持适当的 ACT 水平，并结合活化部分凝血酶原时间（APTT）、抗凝血因子 Xa 水平、凝血功能测定结果以及患者病情等综合判断所需的抗凝强度，在血栓栓塞风险与出血并发症之间找到合适的平衡点。当遇到有抗凝禁忌、心脏手术后有出血倾向，ECMO 流速大于 2 L/min 时，可不给或无出血时再给肝素。

2. 辅助流量 V-A 模式时，应保持心指数 > 2.0 L/（$m^2 \cdot min$），SvO_2 > 70%；VV 模式一般维持在 4 L/min，也可根据血气分析调整，使 SaO_2 > 90%。

3. 呼吸机管理 应使肺得到休息，降低呼吸机条件，同时应用一定的呼吸末正压保持肺膨胀，防止肺萎陷。

4. 镇静 充分镇静，防止患者躁动引起插管脱出。

5. 预防感染 感染是 ECMO 辅助期间的常见并发症之一，应积极预防和控制。

（三）ECMO 的撤除

目前循环辅助患者并没有统一的 ECMO 撤机指征和时机。患者心脏功能恢复的表现有：①低剂量血管活性药物即可维持循环稳定；②自身脉压 ≥ 20 mmHg。经过 ECMO 的有效支持后，呼吸辅助患者的撤机原则包括：①动脉和混合静脉血氧饱和度恢复正常；②气道峰压下降，肺顺应性改善；③胸部 X 线改善；

（四）ECMO 相关并发症

ECMO 的并发症可以分为与 ECMO 相关机械并发症和与患者相关并发症两大类。

1. ECMO 相关机械并发症 ①血泵问题：电源脱落或停电、电池故障、机械故障、泵头泄露和泵内血栓形成等；②人工肺故障：血浆渗漏、血栓形成、气栓产生和漏血等；③变温箱故障：过度加热、不变温和低温等；④管路问题：管路进气、漏血、血栓形成或迸开。

2. 患者相关并发症 ①出血：是 ECMO 辅助最常见的并发症，也是影响 ECMO 辅助生存率的主要并发症，尤其是在心脏术后心源性休克患者中发生率最高。常见出血部位是消化道、心脏手术切口及插管部位。②血管并发症：建立 ECMO 辅助时，插管操作粗暴或患者血管条件较差，造成血管穿孔、窦道或夹层形成。③下肢缺血：经股静脉 - 股动脉插管进行辅助时，影响下肢血液供应，或 ECMO 辅助之前患者合并下肢血管粥样硬化病变等。安装远端灌注管，积极测压可减少下肢缺血的发生。另外，撤除 ECMO 辅助，缝合血管时，造成血管狭窄、血栓形成也可引起下肢缺血。④溶血：患者 ECMO 辅助期间突然出现血红蛋白尿，且测定血浆中游离血红蛋白浓度较高。检查 ECMO 环路，必要时更换 ECMO 插管或环路。注意碱化尿液，积极预防肾衰竭。⑤左室顿抑：ECMO 为循环衰竭患者提供稳定血流动力学辅助的同时，可增加衰竭左心室后负荷，造成左心室射血困难，肺淤血。左室顿抑临床表现为脉压减小，甚至消失。ECMO 辅助期间仍然需要使用较低剂量血管活性药物，维持左心室具有一定的收缩功能。左心室顿抑严重时，需联合主动脉内球囊反搏（intra-aortic balloon pump，IABP）辅助治疗。必要时安置左心引流管，进行左心引流减压，彻底排空左心室。

二、心室辅助装置

虽然 ECMO 可进行全心肺辅助，但其无法进行左心室辅助，而且应用时间较短。对于需长期机械循环辅助患者或等待心脏移植者，需使用心室辅助装置。多种可植入式 VAD 已经应用于临床，它不仅用于心脏移植的过渡、心肌功能恢复，而且越来越多地应用于心力衰竭患者的永久性治疗。

图片：心室辅助装置

（一）分类

目前在临床上应用或试用的 VAD 通常分为可置入型和非置入型。

根据血流搏出方式又可分为搏动泵和非搏动泵。实际应用时还有短期辅助（数天至数周）、中期辅助（数周至数月）和长期辅助（数月至数年）之分。一般来说，非置入型装置主要用于短期心脏辅助，可置入型装置多用于长时间心脏辅助治疗。

（二）适应证

①等待心脏移植的过渡期：帮助等待供体的患者，或有急性感染、多器官功能障碍综合征等不能立即进行心脏移植的患者顺利度过过渡期；②临时辅助过渡到长期辅助，等待下一步治疗；③作为心肌恢复的桥梁；④永久性治疗：主要用于不适合心脏移植的终末期心力衰竭患者。

（三）并发症

①植入式 VAD 常见并发症包括出血、右心衰竭、血栓形成、气栓、感染，泵失灵等。②非植入式 VAD 常见并发症包括出血、溶血、肾衰竭、感染、肝功能不全、呼吸功能不全、多器官衰竭、非血栓性神经系统疾病、血栓性神经系统疾病等。

总之，自体外循环诞生 50 余年来，体外循环设备不断更新，新技术、新概念层出不穷，质量不断提高。体外循环相关技术不仅在心血管外科领域发挥重要作用，也延伸到医学其他学科。同时，也应该看到体外循环技术和设备仍然存在局限性，相信随着相关研究及材料学的发展，必然会减少体外循环及机械循环辅助的相关并发症，使之发挥更大作用。

（侯晓彤）

视频：编者寄语

胸主动脉瘤与主动脉夹层

第一节　胸主动脉瘤

【概述】

主动脉由内膜、中膜及外膜组成（图 53-1-1、53-1-2）。主动脉中膜由弹性纤维、胶原纤维、平滑肌细胞和基质组成的 45～55 层弹性模所构成，这种结构使得血管能够在正常情况下维持一定的弹力和张力。左心室收缩产生的部分动能转化为主动脉壁势能，舒张期势能又转变为前向血流的动能，有效维持左心室与主动脉的联动。主动脉疾病从形态学上主要包括狭窄性疾病、扩张性疾病及主动脉夹层，其中以主动脉瘤及主动脉夹层较多见。主动脉瘤（aortic aneurysm）是指由于各种原因，使主动脉呈局限性或弥漫性扩张的病理性扩张性疾病，并形成"瘤样"包块。主动脉瘤的一般定义为该部位正常血管直径 1.0～1.5 倍以上的扩张。正常成人主动脉根部平均直径 2.9±0.4 mm，升主动脉直径 2.6±0.3 mm，降主动脉直径小于 30 mm。胸主动脉瘤包括主动脉根部动脉瘤、升主动脉瘤、主动脉弓部瘤、胸部降主动脉瘤以及累及至膈下的胸腹主动脉瘤。

【病因和病理生理】

胸部主动脉瘤的发生由多因素导致，归纳起来主要为退行性、先天性、机械性、自身免疫性及感染性五大方面。

（一）退行性（动脉粥样硬化性）

因血脂代谢异常、胆固醇沉积于血管内膜形成粥样斑块，粥样斑块侵蚀主动脉壁，破坏主动脉中层成分，弹性纤维发生退行性变致使动脉壁薄弱，形成动脉瘤。常与高血压、吸烟及脂质代谢异常有关。

（二）先天性或遗传性

马方综合征作为一种遗传性结缔组织病，是最典型的主动脉瘤诱发因素。因第 15 号染色体突变导致原纤维糖蛋白合成缺失，主动脉的抗张能力减弱，主动脉扩张形成动脉瘤。组织病理学的变化主要为主动脉中层囊状变性、弹性纤维断裂和中层纤维化。先天性主动脉瓣二瓣化畸形作为一种先天性病变，是最常

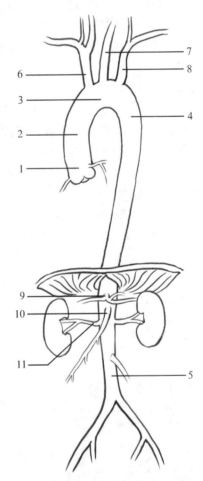

图 53-1-1　正常主动脉及其分支解剖示意图

1. 主动脉根部；2. 升主动脉；3. 主动脉弓；4. 胸降主动脉；5. 腹主动脉；6. 无名动脉；7. 左颈总动脉；8. 左锁骨下动脉；9. 腹腔动脉；10. 肠系膜上动脉；11. 肾动脉

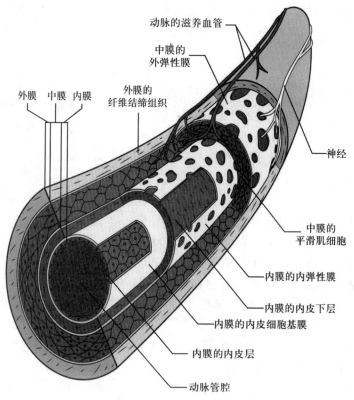

外膜　中膜　内膜

外膜的
纤维结缔组织

动脉的滋养血管

中膜的
外弹性膜

神经

中膜的
平滑肌细胞

内膜的内弹性膜

内膜的内皮下层

内膜的内皮细胞基膜

内膜的内皮层

动脉管腔

图 53-1-2　正常血管结构示意图

见的主动脉瘤诱发因素。这种畸形常合并主动脉壁结构异常，如中层囊性变性、退行性变，致主动脉壁的强度减弱，形成动脉瘤。其他综合征，如路易斯－迪茨（Loeys-Dietz）综合征、埃勒斯－当洛（Ehlers-Danlos）综合征亦是因不同基因染色体的突变或缺失导致主动脉壁结构的异常，从而形成动脉瘤。

（三）机械性

1. 胸部钝性伤或减速伤　暴力作用于体表或高速运动突然停止时，主动脉内血流因惯性冲击血管壁，血管内膜与弹性纤维断裂，血液外溢并被周围纤维组织和气管包裹而形成假性动脉瘤。

2. 医源性损伤　心脏手术时主动脉根部插管处愈合不良、介入导管损伤及人造血管－主动脉吻合口处的主动脉壁损伤，均可引起医源性的假性动脉瘤或主动脉夹层。

3. 主动脉狭窄后扩张　主动脉瓣狭窄或主动脉缩窄，狭窄远端主动脉内血流形成湍流冲击血管壁，引起主动脉扩张，逐渐形成动脉瘤。

4. 主动脉夹层动脉瘤　主动脉夹层分离后，假腔壁比较薄弱，在持续压力作用下，假腔逐渐扩张、扩大，形成巨大的主动脉夹层动脉瘤。

（四）自身免疫性

部分以多系统受累为基本表现的自身免疫性疾病，可引起主动脉壁的损伤，诱发主动脉扩张或主动脉狭窄，例如白塞病（Behcet disease）可导致主动脉瓣关闭不全和主动脉根部扩张；大动脉炎（arteritis）、川崎病（Kawasaki disease）则多引起主动脉狭窄，少数也可引起主动脉扩张。

（五）感染性

感染可导致胸主动脉瘤形成，常源于主动脉外感染或心内膜炎。细菌在动脉硬化、损伤或其他病变的内膜处繁殖并侵入中层，破坏平滑肌和弹性纤维，从而形成真性或假性动脉瘤。梅毒是早年引起主动脉根部瘤最主要的原因，随着抗生素的广泛应用，此类主动脉根部动脉瘤已罕见。致病菌以链球菌、葡萄球菌和沙门菌属为主。

【分类】

（一）按解剖部位分类

1. 主动脉根部动脉瘤　病变位于主动脉根部，累及主动脉瓣环、主动脉窦、窦管交界和近端主动脉，常合并冠状动脉上移、主动脉瓣关闭不全、左心室扩大以及心肌肥厚。多见于主动脉退行性变、马方综合征、主动脉瓣二瓣化畸形及先天性主动脉窦瘤（图53-1-3左）。

2. 升主动脉瘤　病变位于升主动脉，累及窦管交界上方至无名动脉开口近端的主动脉。多见于主动脉粥样硬化和主动脉瓣二瓣化畸形（图53-1-3右）。

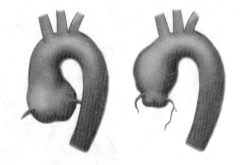

主动脉根部动脉瘤　　　　升主动脉瘤

图53-1-3　主动脉根部动脉瘤和升主动脉瘤

3. 弓部主动脉瘤　病变位于主动脉弓部，累及无名动脉开口至左锁骨下动脉开口的主动脉。多见于主动脉粥样硬化，以及创伤引起的假性动脉瘤。

4. 胸部降主动脉瘤　病变位于降主动脉，累及左锁骨下动脉开口远端至膈肌水平的主动脉。多见于动脉粥样硬化和慢性主动脉夹层动脉瘤。

5. 胸腹主动脉瘤　病变位于降主动脉及腹主动脉，动脉瘤累及左锁骨下动脉开口远端至髂总动脉近端。多见于动脉粥样硬化和慢性主动脉夹层动脉瘤。

知识拓展：胸腹主动脉瘤 Crawford 分型

（二）按病理特点分类

1. 真性主动脉瘤　指主动脉壁和主动脉瘤壁全层均有病变性扩大或突出而形成的主动脉瘤，虽然组织学上有破坏，但可辨认出3层结构。

2. 假性动脉瘤　指主动脉管壁被撕裂或穿破，血液从此破口流出而被主动脉邻近的组织和血栓包裹形成的血肿。不仅组织学上可见主动脉壁破坏，且主动脉瘤的瘤壁无动脉壁结构。

3. 主动脉夹层　指主动脉内膜或中层局部撕裂并纵行剥离，主动脉形成真、假双腔结构，假腔长时间受高压血流持续压迫而逐渐扩张形成的动脉瘤。组织学上可见剥离的内膜片及扩张的假腔，瘤壁由不完整的主动脉中膜及外膜，或仅由主动脉外膜构成。

（三）按动脉瘤形态分类

1. 梭形主动脉瘤　以主动脉为中心向周围扩张似纺锤，两端为正常或近似正常的主动脉，中间呈瘤样扩张，多见于动脉硬化引起的主动脉瘤。

2. 袋形或囊状主动脉瘤　主动脉管壁在一侧出现局部破坏、变薄而抗张力减弱，再因血液流体力学的冲击而局部膨出，形成袋形膨出，常见于梅毒性、细菌性或真菌性主动脉瘤，有多发倾向。

3. 混合型主动脉瘤　主动脉呈广泛弯曲扩张，形态多样，常见于缩窄性大动脉炎时的主动脉瘤，也见于动脉硬化性主动脉瘤。

【病程与预后】

胸主动脉瘤从总体上讲自然发展过程险恶，预后不良，其主要原因包括主动脉破裂、急性主动脉夹层形成、主动脉瓣关闭不全诱发的心力衰竭、主动脉瘤压迫致呼吸道梗阻等。根据病因不同，胸主动脉瘤年平均增长 0.1 ～ 0.42 cm，未治疗的胸主动脉瘤，患者 5 年死亡率约为81%。接受手术治疗其预后可明显改善。创伤性动脉瘤形成后若不治疗，则大部分因破裂致死，经手术治疗，则其预期寿命可能达正常人的水平。

【临床表现】

（一）症状

部分患者发病早期可无明显症状，在体检时偶然发现。随着动脉瘤的增大，压迫或阻塞动脉瘤周围的组织和器官时，可出现相应的症状和体征。

1. 疼痛　主要表现为背部、肋部或腰部疼痛，多为钝痛或刺痛。上述疼痛多为持续性，可因呼吸运动或体力活动而加剧。

2. 压迫症状　瘤体压迫气管或支气管可引起喘鸣、呼吸困难或咳嗽，如压迫支气管导致远端分泌物潴留，可发生阻塞性肺炎。如瘤体直接侵蚀支气管或肺实质，可引起咯血。压迫交感神经节可引起 Horner 综合征。压迫上腔静脉可出现上腔静脉阻塞综合征的表现。

3. 心功能不全与心绞痛　心功能不全与心绞痛主要表现在升主动脉根部动脉瘤的患者，此类患者常伴有严重的主动脉瓣关闭不全。心绞痛的原因：一是由于严重的主动脉瓣关闭不全，导致舒张压过低而产生冠状动脉供血不足引起；二是合并冠状动脉粥样硬化性心脏病。

（二）体征

体格检查所发现的体征与病因有密切关系。升主动脉瘤或（和）主动脉弓部瘤压迫上腔静脉，可出现上腔静脉压迫综合征。如动脉瘤压迫一侧喉返神经，可致声带麻痹。伴有主动脉瓣关闭不全者，听诊主动脉瓣区可闻及舒张期杂音，并伴有周围血管征——水冲脉、枪击音和毛细血管搏动征。主动脉弓部瘤影响颈部血管，压迫星状神经节则可出现 Horner 综合征。胸腹主动脉瘤可在腹部触及搏动性肿块。对于引起主动脉瘤的遗传性、先天性、自身免疫性疾病，体格检查还可发现相应疾病的其他体征，如马方综合征可合并晶状体脱位、扁平胸、漏斗胸或鸡胸等。

【辅助检查】

（一）计算机体层摄影血管造影

计算机体层摄影血管造影（computed tomography angiography，CTA）作为主动脉疾病诊断的金标准，除了诊断之外，还可以显示主动脉疾病的部位与累及范围，以及主要分支动脉和其血液供应的脏器影像。在目前的诊疗过程中，CTA 诊断主动脉瘤的敏感性达 100%，特异性达 98%～99%（图 53-1-4）。

（二）超声心动图

超声心动图作为主动脉瘤的诊断工具，检查时可直接观察到瘤体部位主动脉内径明显增宽，瘤体处主动脉壁厚薄不均，回声强弱不等，瘤体处主动脉运动减弱以至消失。同时，作为心脏结构与功能的评估工具，它还可用于评价心脏大小、射血分数、瓣膜运动、是否存在心包积液等，对于疾病严重程度的评估、手术方案的制订以及远期预后的评判具有重要意义。该方法的优点是无创、经济、便捷，是筛查主动脉瘤最适合的检查方法。

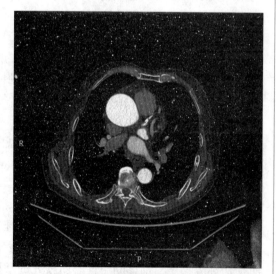

图 53-1-4　主动脉根部动脉瘤计算机体层摄影血管造影（轴位）

（三）磁共振血管成像

磁共振血管成像（magnetic resonance angiography，MRA）是诊断主动脉瘤另一个非常重要的工具，敏感性、特异性与 CTA 几乎一致。而与 CTA 检查相比，MRA 可以更清楚地从内膜和周围组织中区分出动脉与静脉，同时可以进行血流定量测量，还可诊断主动脉瓣病变和心功能不全。检查过程中患者无需屏气，有利于一些肺功能障碍患者的检查。但缺点是扫描时间较长，对于循环状态不稳定的急诊患者有一定限制。同时，磁场周围有金属时干扰成像，不适用于体内有金属置入物的患者。另外，该方法不能显示血管壁或内膜片的钙化情况（图 53-1-5）。

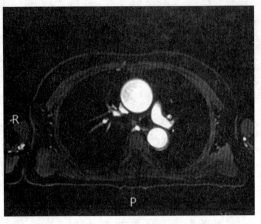

图 53-1-5　升主动脉瘤磁共振血管成像（轴位）

（四）主动脉造影

主动脉造影既往是诊断主动脉瘤的金标准。但因其属于有创性检查，操作复杂，时间较长，同时二维投影图像影像空间分辨率和像素分辨率均较低，患者受到辐射及造影剂使用量较大。除介入治疗需要外，现已被 CTA 和 MRA 所取代，临床上较少采用。

（五）胸部 X 线检查

这属非特异性检查方法，诊断价值有限。部分异常包括：纵隔影增宽，主动脉病变增宽、延长，严重者可见瘤样扩张；主动脉外形不规则，有局部隆起。

（六）心电图

无特异性，有主动脉瓣关闭不全的患者可出现左心室肥厚或高电压。

【诊断及鉴别诊断】

（一）诊断

主动脉瘤因症状、体征缺乏特异性，目前确诊主要依靠影像学检查。主动脉 CTA 为目前诊断主动脉瘤的金标准。对于真性主动脉瘤，主动脉 CTA 发现主动脉局部或弥漫性扩张超过正常管径的 1.5 倍即可诊断；对于假性动脉瘤，主动脉 CTA 可见明确的主动脉外龛影；对于主动脉夹层动脉瘤，主动脉 CTA 可见真、假腔，且假腔明显扩张。需指出的是，主动脉瘤多在患者体检时发现，因此胸部 X 线对主动脉瘤的筛查仍有一定意义。

（二）鉴别诊断

主动脉瘤应与纵隔内病变及引起胸痛的病变相鉴别。

1. 纵隔肿瘤　邻近心脏和胸主动脉的肿瘤，其症状、体征和 X 线征象与胸主动脉瘤相似，可引起误诊。后纵隔神经源性肿瘤体积较大时可与降主动脉瘤混淆，但应用超声、CT、MRI 检查不难鉴别。

2. 中心型肺癌　不典型的中心型肺癌向纵隔内生长，与主动脉弓、降主动脉关系紧密，不易与该部位的动脉瘤区别，但胸部 CT、MRI 可予以鉴别。另外，肺癌患者呼吸道症状更典型，并可取病理检查明确诊断。

3. 食管癌　中下段食管癌与降主动脉瘤同在后纵隔内，X 线检查时可混淆。但食管癌患者有吞咽困难的症状，食管钡餐造影和纤维食管镜检查可以明确诊断。

4. 急性冠状动脉综合征　急性冠状动脉综合征多表现为心前区压榨性疼痛，心电图、心肌损伤标志物是目前诊断急性心肌梗死的常用手段，其诊断金标准为冠状动脉造影。

5. 肺栓塞　肺栓塞患者多伴有严重的呼吸困难与咯血。肺栓塞通过血气分析、血 D- 二聚体、胸部 X 线、深静脉超声可有较强提示，其诊断金标准为肺放射性核素通气 – 灌注扫描。

【治疗】

胸部主动脉瘤的主要治疗策略包括一般治疗、内科治疗、外科治疗与远期治疗等。一般治疗包括积极戒烟、监测和控制血压及动脉粥样硬化危险因素的控制。

（一）内科治疗

高血压是主动脉瘤扩张的危险因素，有效控制血压可降低主动脉瘤壁的张力，是主动脉瘤内科治疗的主要手段。对主动脉瘤患者，应将血压和心率分别控制在 130/80 mmHg 和 70 次 / 分以内。

（二）外科治疗

外科手术是目前治疗主动脉瘤的主要手段，其方式包括主动脉人工血管置换（开放式手术）、主动脉成形（开放式手术）、经皮主动脉覆膜支架置入（介入手术），需根据主动脉瘤的分型、脏器供血受累情况及合并症设计个体化的手术方案。

1. 手术适应证

（1）升主动脉的退行性动脉瘤、慢性主动脉夹层、真菌感染性动脉瘤或假性动脉瘤，如升主动脉或窦部直径≥ 5.5 cm，即应行开放式手术治疗。若升主动脉瘤径增长率超过 0.5 cm/年，即使主动脉内径小于 5.5 cm，也应进行开放式手术治疗。马方综合征或其他遗传性疾病，升主动脉直径达 4.0 ～ 5.0 cm 时，需要进行开放式手术治疗。需进行主动脉瓣成形或置换术的患者，其升主动脉或根部直径＞ 4.5 cm 时，应于手术中同期进行主动脉根部成形术或升主动脉置换术。

（2）单纯退行性或粥样硬化型弓部动脉瘤，如直径≥ 5.5 cm，应进行开放式手术治疗。

（3）降主动脉直径≥ 5.5 cm 或＜ 5.5 cm，但增长率超过 0.5 cm/ 年的慢性降主动脉瘤，特别是合并马方综合征等结缔组织病者，需行开放手术治疗。降主动脉直径≥ 5.5 cm 的退行性或创伤性主动脉瘤，以及囊状动脉瘤或假性动脉瘤，一旦确诊，即需行介入手术治疗。

2. 主动脉根部动脉瘤的外科手术　主动脉根部瘤手术的要点包括主动脉瓣的修复或置换、主动脉根部置换及冠状动脉移植。根据不同的病情，术式可有不同选择，常见的主动脉根部置换术式包括 Bentall 手术、Cabrol 手术、David 手术等。

3. 升主动脉瘤的外科手术　升主动脉瘤的手术方式包括升主动脉人工血管置换术（图 53-1-6）及升主动脉成形术，其中主要是进行升主动脉的人工血管置换，即切除异常扩张的主动脉至正常组织，并做端端吻合人工血管进行置换。

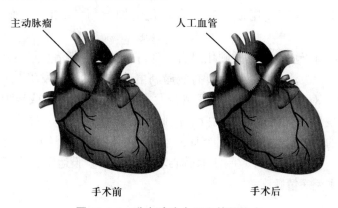

主动脉瘤　　　　　人工血管

手术前　　　　　　手术后

图 53-1-6　升主动脉人工血管置换术

4. 弓部主动脉瘤的外科手术　主动脉弓部动脉瘤的手术，由于涉及头臂血管动脉的重建，除根据病变累及范围进行人工血管置换外，还需注意中枢神经系统的保护，避免其损伤导致严重的并发症。

5. 降主动脉瘤的外科手术　对降主动脉瘤患者可根据病情采用经皮降主动脉覆膜支架置入术（图 53-1-7）治疗。但对于瘤体巨大、病变范围广、主动脉严重扭曲的患者仍需采用降主动脉人工血管置换术。

6. 胸腹主动脉瘤的外科手术　由于胸腹主动脉瘤累及范围广，涉及多个胸腔、腹腔脏器，因此胸腹主动脉瘤的外科手术治疗一直是大血管外科的难点。目前胸腹主动脉瘤的治疗方法同样包括开放式手术和介入手术。究竟采取何种治疗方法，主要取决于动脉瘤本身的病理特征以及患者对手术的耐受性。

7. 围术期并发症　主动脉手术因操作难度大、涉及多脏器血液供应，围术期并发症并不少

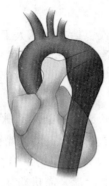
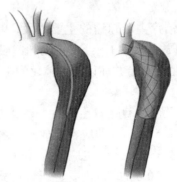

胸部降主动脉瘤　　　　　　经皮胸主动脉覆膜支架置入术

图 53-1-7　胸部降主动脉介入手术

见，常见的围术期并发症主要包括出血、心功能不全、呼吸功能不全、神经系统并发症、急性肾衰竭、消化系统并发症、多脏器功能障碍综合征等，一经发现需尽早处理，否则易导致不良预后。

（三）远期治疗

主动脉手术患者的远期治疗包括药物治疗与再手术治疗，其主要意义是预防、治疗未处理区域的新发主动脉瘤，或治疗手术并发症。

1. 药物治疗

（1）一般治疗：积极控制血压、心率依然是术后患者必要的治疗，其控制目标为血压130/80 mmHg 以内、心率 70 次 / 分以内。β 受体阻断药可同时降低心率与血压，对患者有积极意义。此外，降压还可使用血管紧张素转化酶抑制药（ACEI）、血管紧张素受体阻断药（ARB）。

病例 53-1

（2）对因治疗：对于主动脉粥样硬化患者，他汀类药物降脂治疗可延缓病情进展。对于自身免疫性疾病患者，积极治疗原发病，可有效遏制主动脉瘤的再次发生。

2. 再手术治疗　对已经发生未处理区域新发主动脉瘤的患者，或出现严重手术并发症的患者，需根据病情决定是否再次手术治疗。因此术后患者的复查，对于治疗方案的制订尤为重要。主动脉手术的患者，建议术后 3 个月、半年、1 年及此后每年进行主动脉相关影像学检查，如超声心动图、主动脉 CTA，评估术后心功能、心脏瓣膜运动、人工血管以及未手术区域主动脉现状等，避免病情贻误。

第二节　主动脉夹层

【概述】

急性主动脉综合征是一种起病急骤、病情凶险、进展快、死亡率极高的主动脉疾病，包括主动脉夹层、主动脉壁内血肿及穿透性动脉粥样硬化溃疡（图 53-2-1），其中以主动脉夹层最多见，病情最严重。主动脉夹层是指由于各种原因造成主动脉壁内膜出现撕裂口，主动脉腔内高压血流经内膜撕裂口进入主动脉中层，纵行剥离而形成的血管疾病。如果未能及时诊断和治疗，死亡率极高。主动脉夹层的年发病率为 3 ～ 4/10 万。未经治疗者 24 小时内死亡率为30%，1 周内死亡率为 74%，而 1 个月内死亡率高达 90%。死亡原因主要包括：主动脉夹层破裂所致的心包压塞、失血性休克；主动脉瓣关闭不全所致的心力衰竭；主动脉分支受累导致的脏器灌注不良综合征等。

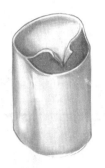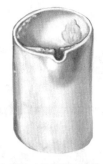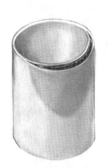

主动脉夹层　　　　穿透性动脉粥样硬化溃疡　　　主动脉壁内血肿

图 53-2-1　急性主动脉综合征

【病因与病理生理】

（一）病因

主动脉夹层的发生主要由主动脉壁承受能力下降以及血流动力学变化所导致，但主动脉壁承受能力下降的发病机制至今尚未完全明确。其常见病因包括：

1. 主动脉粥样硬化　因主动脉壁内层表面正常结构脂质化、钙化，在高速血流或高血压的影响下，内膜发生破溃，形成溃疡或直接导致主动脉夹层。

2. 遗传性或先天性　因主动脉中层的胶原和弹性纤维发生变性，失去原来的组织特性，受血流及血压影响，出现内膜破口并撕裂。以常染色体遗传病马方综合征及先天性心脏病主动脉瓣二瓣化畸形为典型代表。

3. 机械性

（1）胸部钝性伤或减速伤：车祸等外伤时，暴力作用于体表或高速运动突然停止，主动脉内血流因惯性冲击血管壁，血管内膜与弹性纤维断裂，诱发主动脉夹层产生。

（2）医源性损伤：心血管造影检查或主动脉插管建立体外循环等在主动脉腔内的操作或主动脉壁的操作均有可能导致主动脉夹层的发生。

4. 其他原因　妊娠后期并发妊娠高血压、大动脉炎、主动脉缩窄等均可并发主动脉夹层。

（二）病理生理

主动脉单发或多发内膜破口的形成，以及动脉管壁的剥离，是主动脉夹层的基本病理发展过程。管壁剥离后形成双腔主动脉，真腔为原始血流通道，管腔最内层为主动脉内膜；假腔为剥离后形成的新通道，管腔最内层主要为主动脉中膜。主动脉夹层的死亡原因主要包括：主动脉外膜破裂出血所致的心包压塞、失血性休克；主动脉瓣关闭不全所致的心力衰竭；主动脉分支受累导致的脏器灌注不良综合征等。

【解剖与分型】

主动脉夹层的分型按发病后时间分为急性、亚急性和慢性 3 种类型。急性主动脉夹层是指发病后 2 周以内，这一时期夹层破裂死亡率很高；慢性主动脉夹层是指发病 2 个月后，这一时期主动脉夹层破裂风险性明显降低，但假腔可以逐渐扩大，形成主动脉夹层动脉瘤；亚急性期是介于上述两者之间的分期。

主动脉夹层的分型按内膜破口的部位分为 DeBakey Ⅰ型、Ⅱ型和Ⅲ型（也称 DeBakey 分型），或按照病变累及范围分为 Stanford A 型和 B 型（也称 Stanford 分型）

（一）DeBakey 分型法

Ⅰ型：内膜破口位于升主动脉，夹层累及升主动脉和主动脉弓，范围广泛者可同时累及胸降主动脉和腹主动脉；Ⅱ型：内膜破口位于升主动脉，夹层剥离范围仅局限于升主动脉；Ⅲ型：内膜破口位于左锁骨下动脉开口以远，升主动脉和主动脉弓未受累。夹层剥离局限于胸降主动脉者为Ⅲa 型，夹层累及腹主动脉者为Ⅲb 型（图 53-2-2）。

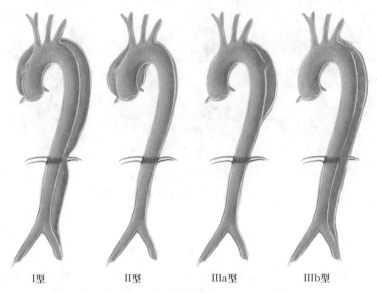

I型　　II型　　IIIa型　　IIIb型

图 53-2-2　主动脉夹层的 DeBakey 分型

（二）Stanford 分型

A 型：凡夹层累及升主动脉者均为 A 型，包括 DeBakey
I 型和 DeBakey II 型；B 型：夹层仅累及胸降主动脉者为 B
型（图 53-2-3）。

【临床表现】

急性主动脉夹层患者由于症状、体征不典型，常容易被
误诊、漏诊，因此，在询问病史与体格检查过程中需谨慎判
断，避免贻误病情。

知识拓展：冠状动脉受
累的 Neri 分型

（一）症状

1. 绝大多数的患者可表现为突发前胸、后背或腹部撕
裂样或刀割样疼痛，呈持续性，难以忍受。疼痛有放射性，
一般沿主动脉长轴向下传导。疼痛同时可伴有烦躁不安、大
汗淋漓等表现。

2. 主动脉夹层剥离可以造成主动脉瓣交界撕脱，引起
急性主动脉瓣关闭不全，患者出现急性左心衰竭表现，如呼
吸困难、咳粉红色泡沫痰等。

A型　　B型

图 53-2-3　主动脉夹层的 Stanford
分型

3. 脏器缺血

（1）神经系统缺血表现：当主动脉弓部三大分支受累时，可出现头晕、晕厥等症状，严
重者可出现偏瘫、昏迷等表现。夹层累及肋间动脉或腰动脉，影响脊髓供血时，可出现截瘫
症状。

（2）肢体缺血表现：主动脉夹层扩展至髂动脉、股动脉，可以出现急性动脉闭塞表现，即
下肢发凉、发麻、突发剧烈疼痛。

（3）肠道、肾缺血表现：肠系膜上动脉受累可引起肠道缺血表现，出现肠绞痛、肠梗阻等
症状。肾动脉受累时可以出现肾区疼痛、少尿、血尿等，甚至出现急性肾衰竭。

4. 主动脉夹层破裂引起急性心包压塞或血胸时，可出现突发呼吸困难。

（二）体征

1. **生命体征**　主动脉夹层患者既往多有高血压病史，发病时受疼痛刺激可出现血压高、
心率快、呼吸急促等表现。若出现心包压塞或冠状动脉供血受阻引起心肌梗死，则可有血压

低、心率快等表现。

2. 主动脉瓣关闭不全　可有舒张期反流性杂音、毛细血管搏动征及股动脉枪击音等。

3. 分支血管受累表现　无名动脉、左颈总动脉、左锁骨下动脉、髂动脉受累可有双侧肢体血压不等、动脉搏动减弱或消失（如触诊双侧颈动脉搏动不对称）、肢体皮温降低、活动障碍等表现。脏器缺血也可有相应体征，如肠鸣音消失等。

4. 主动脉夹层破裂引起急性心包压塞时，可出现面色青紫、颈静脉怒张、奇脉等体征。主动脉夹层破入胸腔引起血胸时，体格检查可见患者肋间隙饱满，叩诊呈实音；听诊时呼吸音减弱；胸腔穿刺时抽出血液。主动脉夹层破入食管、气管可出现呕血、咯血等表现。

【辅助检查】

急性主动脉夹层患者的一般检查缺乏特异性，诊断必须依据影像学检查，临床应用的主要方法如下。

（一）计算机体层摄影血管造影检查

计算机体层摄影血管造影（CTA）技术是当今诊断主动脉夹层的"金标准"。在诊断主动脉夹层时的特异性和敏感性均可达到 100%。其作用在于不仅可以明确诊断主动脉夹层及其范围，而且可以明确夹层破口的位置、主动脉分支血管始于真腔或假腔或存在双腔供血，对外科手术的治疗方法选择具有重要的指导意义。在有条件的单位，如能同时做冠状动脉冠状动脉CTA，明确有无冠状动脉病变，则更具有临床指导价值。缺点是需应用碘造影剂，对过敏体质、老年或肾功能不全者可引起比较明显的不良反应（图 53-2-4、53-2-5）。

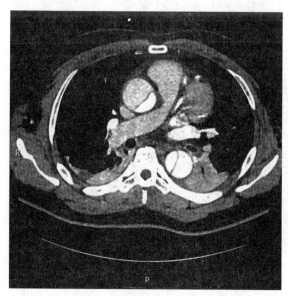
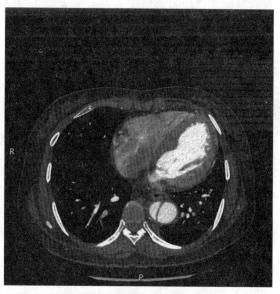

图 53-2-4　A 型主动脉夹层计算机　　　　图 53-2-5　B 型主动脉夹层计算机
　　体层摄影血管造影（轴位）　　　　　　　　体层摄影血管造影（轴位）

（二）超声心动图检查

超声心动图检查是诊断急性主动脉夹层最简单、有效的方法，其敏感性可达 77%，特异性可达 93%。超声心动图的使用还可以避免搬运患者而增加夹层破裂的风险。因此，这也是急性胸痛时高度怀疑急性主动脉夹层首选的检查方法。此外，超声心动图可用于评价心脏大小、射血分数、瓣膜运动、是否存在心包积液等，对于疾病严重程度的评估、手术方案的制订以及远期预后的判断具有重要意义。

（三）磁共振血管成像检查

磁共振血管成像（MRA）检查可达到 CTA 检查的同样目的，且无需使用碘造影剂。但 MRA 检查所需时间较长（30 分钟以上），急性期患者常难以配合，同时容易延误病情。因此，MRA 对于急性主动脉夹层的诊断并非首选的方法，比较适合含碘造影剂过敏或慢性主动脉夹层患者的检查（图 53-2-6）。

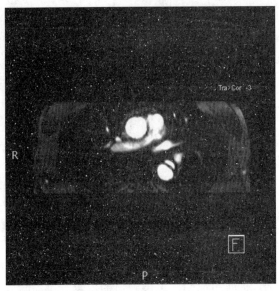

图 53-2-6　B 型主动脉夹层磁共振血管成像（轴位）

（四）主动脉造影检查

通过动脉穿刺，血管内置入导管，在 X 线投影下进行主动脉显影，可动态观察主动脉夹层破口位置、大小和主动脉夹层累及范围、重要分支动脉供血情况。但其属于有创操作，过程复杂，检查时间长，并由于是二维投影显像，空间分辨率和像素分辨率均较低，目前多用于介入治疗前的影像学依据。

（五）胸部 X 线及心电图

胸部 X 线检查可以观察到纵隔增宽、胸腔积液的表现。心电图检查一般无缺血性改变，对有基础高血压者，可以有左心室肥厚和劳损，主动脉夹层累及冠状动脉导致心肌梗死时，心电图可有 ST 段改变。

（六）实验室检查

主动脉夹层患者可有血 D- 二聚体水平升高、白细胞升高，血红蛋白下降及低氧血症；累及重要脏器时可有相应的异常实验室指标，如累及冠状动脉时可导致心肌缺血，继而心肌酶异常。

【诊断与鉴别诊断】

（一）诊断

由于急性主动脉夹层死亡风险极高，快速诊断对患者有重要意义。但因主动脉夹层症状、体征缺乏特异性，故对于有高危因素的患者，应高度怀疑主动脉夹层的存在。血 D- 二聚体水平升高也有较强的提示意义。目前确诊主要依靠影像学检查。主动脉 CTA 见内膜破口、内膜片与真、假腔存在即可诊断主动脉夹层。同时，可依据破口位置或夹层累及范围进行主动脉夹层的分型。

（二）鉴别诊断

因主动脉夹层、急性心肌梗死、肺栓塞均可表现为胸痛，且病情凶险，初诊时往往因误诊导致不良预后。但其临床特点稍有区别，主动脉夹层多表现为胸骨后撕裂样剧痛且发病时血压明显增高，急性心肌梗死多表现为心前区压榨性疼痛，肺栓塞多伴有严重的呼吸困难与咯血。心电图、心肌损伤标志物是目前诊断急性心肌梗死的常用手段，其诊断金标准为冠状动脉造影。肺栓塞通过血气分析、血 D- 二聚体、胸部 X 线、深静脉超声可有较强提示，其诊断金标准为放射性核素通气 - 灌注扫描。需指出的是，A 型主动脉夹层累及冠状动脉时，可继发急性心肌梗死，引起漏诊、误诊，因此，对病情不明确的剧烈胸痛，需谨慎鉴别，必要时可先行 CTA，同时评估肺动脉、主动脉与冠状动脉。除此之外，反流性食管炎也可引起胸痛等不适，可根据反酸、胃灼热等症状，结合上消化道造影或电子胃镜明确诊断。

【治疗】

（一）急性主动脉夹层的一般处理

急性主动脉夹层初期内科治疗合理和恰当可以显著降低发病后 48 h 内的死亡率，其主要处理原则如下。

1. 镇静与镇痛　起病初期以剧痛为首要表现，并伴有恐惧、濒死或严重焦虑。镇痛可以有效缓解疼痛，消除患者恐惧。同时也有利于降低应激反应和动脉压，从而降低夹层破裂的风险。

2. 降低血压，减慢心率　患者初诊时往往有比较严重的高血压。对于有高血压患者，应该尽快应用药物将收缩压控制在 120 mmHg 以下。主动脉夹层患者心率控制目标为 70 次 / 分以内。

3. 心包、胸腔积液或积血的处理　患者有较大量心包积液或积血，或大量左侧胸腔积液或积血时，提示夹层破裂的风险大，应尽早手术处理。如患者血液循环和呼吸功能比较稳定，不必进行心包或胸腔穿刺引流，以免心包或左胸腔内压力降低，诱发夹层破裂。

4. 卧床休息和保持排便通畅　无论是 A 型还是 B 型夹层患者，急诊入院后都应卧床休息，尽可能减少搬动患者。初期应禁食、禁水，观察胃肠道运动，静脉补充液体。同时要十分重视应用缓泻药，保持排便通畅，以避免患者卧床休息时排便不习惯或困难、排便时间长和费力而诱发夹层破裂。

5. 积极补充血容量　急性主动脉夹层患者为避免进食刺激主动脉诱发破裂，需禁食、禁水。长时间禁食、禁水可导致血容量不足，此时应积极通过静脉通路补充血容量，避免低血容量引起的反射性心动过速诱发主动脉夹层破裂等。

6. 就近诊治　主动脉夹层患者的搬运可增加破裂风险，因此应尽早就近选择有诊治能力的医院完善检查，必要时行手术治疗。

（二）外科治疗

1. 手术指征　急性 A 型主动脉夹层在急性期内破裂死亡率很高，尽管外科手术治疗风险性仍然很高，但手术死亡率要明显低于非手术治疗。因此，对急性 A 型主动脉夹层患者原则上应尽快手术治疗，而对亚急性或慢性主动脉夹层者，可以限期手术治疗。

2. 手术禁忌　原则上对急性 A 型主动脉夹层均应积极、尽早进行手术治疗。

（1）严重的凝血功能障碍者。

（2）已有腹腔内脏器缺血坏死表现者，如有急腹症或肠道出血。

（3）头颅 CT 证实已有颅内出血或大面积缺血病灶者。

3. 手术方式

（1）A 型夹层：①主动脉根部的处理，根据主动脉根部受夹层累及的程度，可选择主动脉根部重建、Bentall 手术（主动脉根部置换）、David 手术（保留主动脉瓣的根部置换）等。②升主动脉及其远端的处理，多数 A 型主动脉夹层，升主动脉和弓部均可受累，可根据具体病情，选择单纯升主动脉置换、升主动脉 + 部分主动脉弓置换或升主动脉 + 全主动脉弓置换。降主动脉夹层常采用自膨式支架型人造血管，放置于降主动脉真腔内，实现真腔扩张和降主动脉内膜破口封堵作用，即支架象鼻置入手术（图 53-2-7）。

（2）B 型夹层：目前 B 型夹层的治疗，以药物治疗为基础，

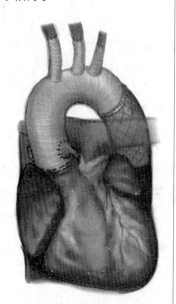

图 53-2-7　Bentall+ 四分支人工血管全主动脉弓置换 + 降主动脉支架象鼻置入术

手术方式可根据 B 型夹层病情不同，分为经皮降主动脉覆膜支架置入术、开放性降主动脉支架象鼻置入术、开放性降主动脉置换术等（图 53-2-8）。

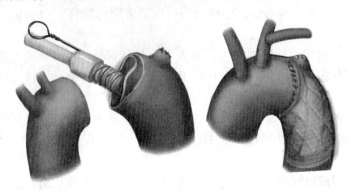

图 53-2-8　开放性降主动脉支架象鼻置入术

（3）围术期并发症：主动脉夹层外科治疗，围术期并发症种类繁多、变化迅速，处理策略需根据病情及时、准确判断后制订。由于疾病本身病理特点和累及分支动脉导致的供血异常等诸多因素，常见的围术期并发症主要包括出血、心功能不全、呼吸功能不全、神经系统并发症、急性肾衰竭、消化系统并发症、多脏器功能障碍综合征等。一经发现需尽早处理，否则易导致不良预后。急性主动脉夹层患者，术前因主动脉瓣关闭不全引发急性心力衰竭，或分支血管受累引发不同程度的脏器缺血性损伤，可显著增加手术风险，围术期并发症较慢性主动脉手术更为多见。

（三）远期治疗

主动脉夹层术后患者的远期治疗包括药物治疗与再手术治疗，其主要意义包括预防未处理区域新发主动脉夹层、预防残存主动脉夹层假腔扩张及破裂、治疗残存主动脉夹层假腔扩张，以及治疗手术并发症。

1. 药物治疗

（1）一般治疗：积极控制血压、心率依然是术后患者必要的治疗，其控制目标与术前一致，即收缩压控制在 120 mmHg 以下。主动脉夹层患者心率控制目标为 70 次 / 分以内。β受体阻断药、血管紧张素转化酶抑制药（ACEI）、血管紧张素受体拮抗药（ARB）、钙通道拮抗药（CCB）均是安全可选的降压、降心率一线用药。

（2）对因治疗：主动脉粥样硬化患者，他汀类药物降脂治疗可稳定正常主动脉粥样斑块，用于预防主动脉夹层产生。

2. 再手术治疗　对未处理区域新发主动脉夹层、残存主动脉夹层假腔明显扩张或出现严重手术并发症的患者，需根据病情决定是否再次手术治疗。因此术后患者的复查，对于治疗方案的制订尤为重要。对接受主动脉手术的患者，建议术后三个月、半年、一年及此后每年进行主动脉相关影像学检查，如超声心动图、主动脉 CTA，评估术后心功能、心脏瓣膜运动、人工血管以及未手术区域主动脉现状等，避免病情贻误，危及生命安全。

（张宏家　贡　鸣）

腹主动脉和周围血管与淋巴管疾病

血管外科疾病种类繁多，主要病理改变是血管的狭窄、闭塞、扩张、破裂以及静脉瓣膜关闭不全等。临床表现各有异同，常见症状和体征有疼痛、肿胀、感觉异常、局部肿块、皮肤温度和色泽改变以及皮肤营养性改变等。主要疾病包括：动脉硬化闭塞症、动脉瘤、动脉夹层、血栓闭塞性脉管炎、大动脉炎、颈动脉体瘤、下肢静脉曲张、原发性下肢深静脉瓣膜关闭不全、深静脉血栓形成、动静脉瘘、淋巴水肿等。

第一节　腹主动脉瘤

腹主动脉瘤（abdominal aortic aneurysm，AAA）的定义为腹主动脉扩张至其动脉直径的 1.5 倍以上。临床工作中为了方便计算，也有学者将腹主动脉瘤定义为腹主动脉最大直径大于等于 3 cm。腹主动脉瘤常见于 50 岁以上人群，且随着年龄增长，发病率不断升高。国外统计数据显示，小于 60 岁的 AAA 发病率＜0.1%，60 ～ 70 岁为 0.7%，大于 70 岁为 5% ～ 10%，男性发病率约为女性的 6 倍。

知识拓展：腹主动脉瘤的流行病学

【病因及病理生理】

（一）病因

腹主动脉瘤的病因主要是动脉粥样硬化，约占 95%，其他为创伤性、医源性、感染性、动脉壁中层退行性变、先天性、非感染性主动脉炎及梅毒等。

（二）病理

动脉瘤一般为单个球形或梭形，病理上可分为三类（图 54-1-1）。

1. 真性动脉瘤　瘤壁层结构完整。

2. 假性动脉瘤　无完整动脉壁结构，瘤壁由动脉内膜或纤维组织构成，瘤腔与动脉管腔相通，临床多见于创伤性动脉瘤。

3. 夹层动脉瘤　动脉内膜破裂后，动脉血流经动脉内膜及中膜间穿行，使动脉壁分离、膨出，瘤体远端可与血管腔再通，呈夹层双腔状。动脉瘤内可形成附壁血栓；可继发感染；瘤壁薄弱处可破裂，引起严重出血。

（三）分类

根据瘤体侵犯部位的不同，可分为两大类。

1. 高位腹主动脉瘤　位于肾动脉水平以上膈段的腹主动脉瘤，也称胸腹主动脉瘤。

2. 腹主动脉瘤　临床上多见的是位于肾动脉水平以下的腹主动脉瘤，也称肾下腹主动脉瘤。

知识拓展：腹主动脉瘤的危险因素

【临床表现】

腹主动脉瘤患者多见于男性，以北京安贞医院一组住院 205 例腹主动脉瘤患者为例，男女发病率之比为 8.23 ：1（183/22），平均年龄为 71±15 岁，高龄患者越来越多，最高年龄为 94 岁。多数患者为体检或无意中发现腹部有搏动性肿物，无其他症状。有一些患者会有腹

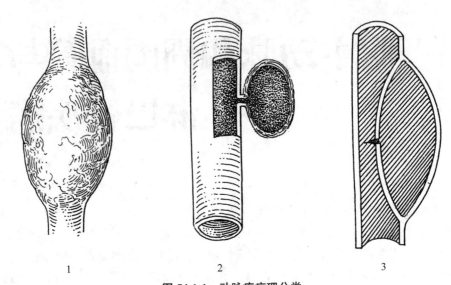

图 54-1-1   动脉瘤病理分类

1. 真性动脉瘤   2. 假性动脉瘤   3. 夹层动脉瘤

痛，均多位于脐周及中上腹部。如果为突发的疼痛，则要警惕有夹层动脉瘤形成及动脉瘤破裂的可能。当动脉瘤侵犯腰椎时，可有腰骶部痛。此外，患者常有下肢急、慢性缺血的症状。有时动脉瘤增大，甚至穿入十二指肠或空肠，即可发生上消化道出血；瘤体增大后压迫胆总管可出现黄疸；压迫十二指肠可引起肠梗阻；腹腔动脉和肠系膜上动脉缺血时，可引起餐后疼痛；压迫输尿管可引起肾盂积水、肾绞痛或血尿；压迫膀胱，可能有尿频、尿流呈波动状等。最危险的是瘤壁越来越薄，当血压增高、外伤等因素刺激时，容易引起瘤壁破裂，导致失血性休克，甚至威胁生命。

　　腹主动脉瘤患者在腹部体格检查时检出率并不高，与动脉瘤大小、患者肥胖程度、检查者经验密切相关。另外，通过体格检查判断动脉瘤大小的准确性很差，动脉瘤直径往往被高估。最主要的体征是在脐周围或中上腹部扪及有膨胀性搏动的肿块，瘤体直径为 3 ～ 20 cm。病变早期瘤体没有压痛，当增大到一定程度时，可有不同程度的压痛，并可听到收缩期杂音和触及震颤感。有时瘤体肿大到一定程度，瘤内血栓不断形成可以引起下肢缺血症状，如下肢血压下降，胫后动脉和足背动脉搏动减弱或消失，或瘤体内血块或钙化碎片脱落，堵塞下肢动脉引起急性下肢缺血症状。瘤体压迫髂静脉，可引起下肢肿胀。压迫精索静脉可引起精索静脉曲张。腹主动脉瘤的患者常伴有高血压、冠心病和脑血管疾病等，检查时要注意全身情况。

　　【诊断与鉴别诊断】

　　（一）检查方法

　　1. 超声检查   超声检查由于其无创且经济的特点，是腹主动脉瘤的筛查和诊断首选辅助检查，根据扫描图像可以了解腹主动脉瘤的直径大小，瘤腔内有无血栓形成及血栓部位、大小、范围以及动脉瘤腔内通道的口径大小，动脉瘤壁的厚度、完整性及搏动的幅度，了解腹主动脉瘤上下端腹主动脉的腔径大小、规则及钙化程度，还可以了解腹主动脉壁是否存在夹层，及真、假腔的血运情况；了解髂动脉管腔是否有瘤样扩张，如有则合并有髂动脉瘤，可以对手术后患者进行随诊。

　　2. 计算机断层成像（CT）   对肾上腹主动脉瘤、胸腹主动脉瘤以及累及髂总动脉的腹主动脉瘤在诊断和测量上有明显的优越性，从影像学上它可得到胸腹段的各个横切面的图像，以便了解瘤体与脏器的关系。高速螺旋CT也可以合成三维的动脉瘤图像（图 54-1-2）。

　　3. 腹主动脉造影（DSA）（图 54-1-3）   过去被列为常规检查，但现在认为腹主动脉瘤腔内常有附壁血栓，造影并不能了解动脉瘤的全貌，因而 DSA 已不作为动脉瘤的常规检查。

知识拓展：腹主动脉瘤
超声检查

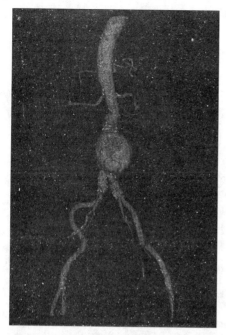

图 54-1-2　肾下型腹主动脉瘤 CTA 影像

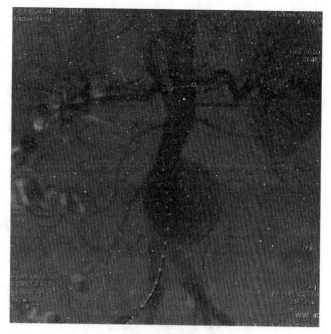

图 54-1-3　肾下型腹主动脉瘤动脉造影

4. 磁共振血管造影（MRA）　能清晰显示主动脉瘤的形态，除横断面外还可以得到矢状面的图像及合成的二维、三维图像，对诊断动脉瘤和动脉瘤夹层等极有帮助。

5. 其他　为了确保手术成功，对患者的全身状况也要有全面的了解。行超声心动图及肺功能检查以了解心、肺功能，放射性核素肾图了解肾功能，对既往有心肌缺血的患者还应做心肌放射性核素显像，必要时须做冠状动脉造影及颅脑 CT 等。

（二）诊断

腹部脐周或中上腹扪及有膨胀性搏动的肿物，伴有腹痛及下肢急性或慢性缺血症状者。腹部触诊瘤体有轻度压痛，一些病例可以听到血管杂音及震颤，即可怀疑腹主动脉瘤，进一步行彩色超声检查、CT 检查或核磁共振检查，显示腹主动脉瘤直径大小，近远端动脉是否正常和动脉瘤与邻近组织的关系，必要时行腹主动脉造影，以进一步明确诊断。

（三）鉴别诊断

在检查腹部搏动性肿块时，要除外迂曲过长的腹主动脉。迂曲过长的腹主动脉常位于中线的左侧，而腹主动脉瘤的边缘应在中线的两侧。另外，还需除外腹膜后肿块和胰腺肿瘤，这两种肿瘤有传导性搏动感，但没有膨胀感，腹主动脉瘤有特殊的膨胀感。

【治疗】

腹主动脉瘤的手术治疗包括腹主动脉瘤切除人工血管转流术（open surgery repair，OSR）和腹主动脉瘤腔内修复术（endovascular aneurysm repair，EVAR）。腹主动脉瘤的手术适应证包括：①当腹主动脉瘤瘤体直径＞5 cm 时需行手术治疗。由于女性腹主动脉直径偏细，如果瘤体直径＞4.5 cm，就应该考虑手术治疗。②不论瘤体大小，如果腹主动脉瘤瘤体直径增长速度过快（每半年增长＞5 mm），都需要考虑尽早行手术治疗。③不论瘤体大小，如出现因瘤体引起的疼痛，都应当及时手术治疗。腹主动脉瘤破裂的相关因素除瘤体直径外，还有高血压、慢性阻塞性肺病、长期吸烟、女性及阳性家族史等。

（一）开放手术治疗

开放手术既往一直是治疗腹主动脉瘤的金标准（图 54-1-4，54-1-5），但近年来腹主动脉瘤血管内动脉瘤修复术（endovascular aneurysm repair，EVAR）发展迅猛，对开放手术的统治地位造成很大冲击。自 1951 年首次报道应用人工移植物治疗 AAA 后，开放手术已经走过了

视频：腹主动脉瘤腔
内修复术

60 年的历程，技术已经相当成熟，也积累了相当多的经验，远期疗效十分理想。

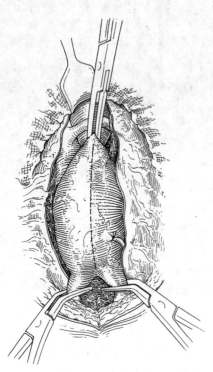

图 54-1-4　肾下型腹主动脉瘤，无创血
管钳阻断肾下腹主动脉和双髂动脉

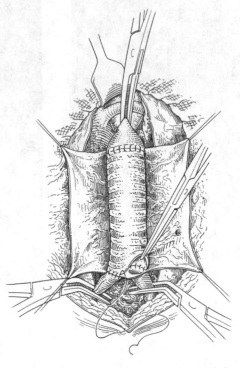

图 54-1-5　切除腹主动脉瘤，行人工血管腹
主动脉间移植术置入

（二）腔内治疗

　　EVAR 在 1991 年首次应用于临床后，发展迅速，技术及器材不断改进，并已经有多个随机对照研究的结果，显示其在降低围术期死亡率等方面具有比较明显的优势。近年来腔内血管技术发展迅速，其优点是创伤小，不需要开腹手术，术后恢复快，对心、肺功能要求低。腹股沟区做小切口，或经皮穿刺股动脉，在导丝和导管的引导下，将覆膜支架置入动脉瘤的腔内，覆膜支架固定在动脉瘤近远心端正常腹主动脉或髂动脉上，将动脉瘤置于腹膜支架之外，达到闭合瘤腔及治愈的目的。但其有严格的适应证（图 54-1-6）：腔内治疗的适应证应当与手术治疗原则一致。但它还有以下具体要求：要求瘤颈直径在 18～32 mm，长度在 15 mm 以上，瘤颈与肾上腹主动脉扭曲成角小于 60°、与瘤体扭曲成角应小于 90°，瘤颈附壁血栓应小于半周，梯形瘤颈肾下 1 cm 内直径变化应小于 3 mm。应至少保留一侧髂内动脉，如必须封堵双侧髂内动脉，则应间隔 1～2 周分次进行。近年，随着腔内技术的进步和腔内器材的改进，腔内治疗的指征也在扩大。对原来为腔内治疗禁忌的情况，如瘤颈长度小于 1.5 cm，可以使用开窗或分支型覆膜支架治疗。开窗型支架是在腹主动脉覆膜支架的肾动脉开口部位开窗，通常还需要在肾动脉内放置支架，以便能够精确地进行开窗支架的定位。分支型覆膜支架则是真正分支的模块型支架，这些分支覆膜支架可以置入内脏动脉中，重建内脏动脉，用于治疗累及内脏动脉的复杂腹主动

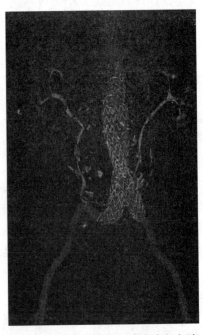

图 54-1-6　肾下型腹主动脉瘤和左髂
动脉瘤，腔内血管隔绝术

脉瘤。远端髂内动脉的重建，早期最常用的方法是通过腹膜后入路行髂内动脉–髂外动脉端侧吻合术或者髂外动脉–髂内动脉人工血管转流术。现在可通过三明治技术、翻山烟囱技术、髂内动脉分支支架（IBD）等纯腔内方法重建髂内动脉，特别是新出现的 IBD 技术，将来可能会使远端锚定区不再是 EVAR 手术的问题。这些新的技术和耗材均需根据患者特点进行定制，且操作复杂，对技术要求高。目前尚缺乏大宗病例的报道，但是随着支架系统新技术的成熟和临床应用，针对复杂主动脉瘤的腔内器材设计上将更趋合理，技术操作将更趋安全、简单，将会有越来越多的复杂性主动脉瘤得到血管腔内修复治疗。腔内治疗后要严格进行随访，通常采用 B 超及 CTA 随访，以了解有无内漏等情况。

知识拓展：腹主动脉瘤治疗方式

（三）定期随诊

经过普查发现的腹主动脉瘤，如果瘤体直径＜ 4 cm，建议每 2 ～ 3 年进行一次彩色多普勒超声检查；如果瘤体直径在 4 ～ 5 cm，需要严密监测，建议每年至少行一次彩色多普勒超声或 CTA 检查。一旦发现瘤体＞ 5 cm，或监测期间年瘤体增长速度≥ 1 cm，需要尽早手术治疗。

【预防与护理】

腹主动脉瘤的主要病因是动脉硬化，为预防本病的发生，必须从预防动脉硬化着手，限制动物脂肪的摄入，限制高胆固醇类食物的摄入。同时戒烟、戒酒对防治动脉硬化有一定的好处。一旦腹主动脉瘤形成，就更要严格戒烟、戒酒，不宜剧烈活动，避免生气急躁，保持排便通畅，控制血压在 130/80 mmHg 以下，以避免腹主动脉瘤的破裂，但最主要的是及时到具有血管外科的大型医院就诊。此外，服用肠溶阿司匹林、双嘧达莫及胰激肽释放酶等药物防止继发血栓形成和改善下肢缺血。手术前要进高蛋白质饮食；手术后要注意观察血压、脉搏，注意伤口渗血。如果心、肺功能都很好，手术后没有渗血，应鼓励患者早期下床。如肺功能较差，则应鼓励患者咳嗽和活动。

病例 54-1

（陈　忠　王　盛）

第二节　外周动脉硬化闭塞症

动脉硬化性病变是老年人最常见的疾病，为全身性疾患，发生于大、中型动脉，可以是冠状动脉、肢体动脉、颈动脉和肾动脉等。病变导致动脉壁增厚变硬和管腔狭窄、闭塞，引起肢体或脏器慢性缺血或急性缺血的临床表现。慢性动脉闭塞性疾病（arterio sclerosis obliterans，ASO）的发病率在我国有明显增高趋势，已经成为血管外科的常见疾病。

动脉硬化闭塞如果发生在冠状动脉，可以导致冠心病；病变累及颈动脉和颅内动脉，可导致脑卒中；病变累及内脏动脉，可以引起内脏的供血不全；病变发生在腹主动脉及其以下的动脉，则可引起下肢供血不足；发生在锁骨下动脉及无名动脉，则可以引起上肢及脑供血不足。

【病因和病理】

病因尚未完全确定，目前研究表明本病为多种因素作用于不同环节所致，这些因素称为危险因素或易患因素，包括：年龄、性别、高脂血症、高血压、吸烟、糖尿病、肥胖、精神紧张、高脂高热饮食、遗传、微量元素、血管通透性增高、胰岛素抵抗、血液中一些凝血因子增高等。脂肪浸润学说、血小板聚集和血栓形成学说，以及平滑肌细胞克隆学说均对发病机制有不同阐述，目前学者多支持损伤反应学说。

病理变化主要累及体循环系统的大、中型动脉，肢体动脉、颈动脉、肾动脉、肠系膜动脉和脾动脉等均可受累，而肺循环动脉极少被累及。病变多为数个组织器官的动脉同时受累。动脉分叉或弯曲部位有明显的成角、动脉后壁固定不动以及股内收肌腱收缩的刺激，使局部动脉内血流形成涡流，容易造成血管内膜损伤，均是动脉硬化性闭塞症的好发部位（图54-2-1）。主要病理表现为动脉中层和内膜粥样硬化斑块形成，动脉腔内可以有继发血栓等，导致动脉管腔狭窄或闭塞，也可以扩张形成动脉瘤。动脉管腔狭窄或闭塞，在侧支循环不能代偿的情况下，引起组织或器官缺血，甚至坏死。在动脉狭窄的基础上，可造成急性动脉血栓形成；动脉硬化斑块或血栓脱落，造成动脉栓塞，均可以导致急性缺血。

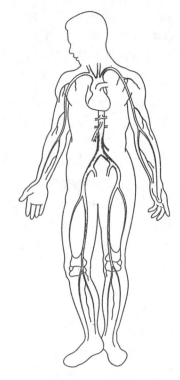

图54-2-1　动脉硬化闭塞症动脉病变好发部位示意图

本节主要介绍动脉硬化闭塞症常见累及的颅外段颈动脉、锁骨下动脉、肾动脉、主动脉、髂动脉和下肢动脉。此疾病只要及早诊断，大多可以通过外科或腔内治疗的手段，获得满意的疗效或明显改善症状。

一、颈动脉狭窄

颈动脉狭窄可以导致脑缺血症状，甚至缺血性脑卒中。脑卒中是目前我国人群的主要致死原因之一，其在总死亡病例中所占比例，城市为20%、农村为19%。在脑卒中的病例中，缺血性病变和出血性病变的比例约为4∶1。约30%的缺血性脑卒中是由于颅外段颈动脉狭窄病变所导致。症状性颈动脉狭窄，且狭窄率大于70%的患者，其2年卒中发生率高达26%。因此，治疗颈动脉狭窄对延长患者寿命及提高生活质量甚为重要。

【病因和病理】

颈动脉狭窄的病因90%为动脉硬化闭塞症，其余10%包括纤维肌性发育不良、头臂型多发性大动脉炎、创伤性闭塞、炎性血管病、放射性血管炎及淀粉样变性等。

动脉硬化闭塞症性颈动脉狭窄，好发部位为颈总动脉分叉处，特别是颈动脉球，其次为颈总动脉起始段；斑块可分为纤维性斑块和复合性斑块两类。①纤维性斑块：早期的动脉硬化斑块为附着于动脉内膜的脂质沉积，其中主要成分是胆固醇。同时斑块周围的炎症反应又伴发血管壁纤维增生，覆盖于斑块表面。②复合性斑块：纤维性斑块经不断变化最终成为复合性斑块，通常具有溃疡形成、附壁血栓或斑块内出血等特点。斑块进展造成血管内膜层破裂，粥样物质碎屑释放入动脉腔内。

颅外段颈动脉病变引起脑缺血症状主要通过以下两种机制：斑块或血栓脱落形成栓子致颅内动脉栓塞；狭窄造成远端脑组织血流低灌注。近年来研究表明，颈动脉管腔狭窄引起缺血及低灌注导致脑卒中的发生率极低，绝大多数脑缺血病变为斑块成分脱落导致的栓塞。许多患者伴有颅外颈动脉严重狭窄甚至闭塞时临床上并未出现明显的症状。严重狭窄的病例（狭窄率＞80%）易于突发血栓形成，导致颈内动脉完全闭塞，致残、致命。

【临床表现】

1. 短暂性脑缺血发作（transient ischemic attacks，TIA）　短暂的偏瘫，短暂性单眼失明或单眼黑矇、失语、头晕、肢体无力和意识丧失等，临床症状持续时间在24 h以内，通常＜1 h，无脑梗死表现，能完全消退。

2. 可逆性缺血性神经功能障碍（reversible ischemic neurologic deficit，RIND）　神经功能缺损持续在24 h以上，但于7 d内完全消退的脑缺血发作。

3. 缺血性卒中（ischemic stroke）　脑缺血性神经障碍恢复时间＞7 d或有卒中后遗症，

并具有相应的神经系统症状和体征以及影像学特征。

部分患者颈动脉区可闻及血管杂音。神经系统检查可以有相应的体征。眼底检查可在眼底动脉分叉处见到微栓，多为胆固醇结晶。病变位于颈总动脉起始段者，可以有颈动脉搏动减弱甚至消失。

【诊断】

1. 检查方法

（1）数字减影血管造影（digital subtraction angiography DSA）：目前仍是诊断颈动脉狭窄的"金标准"。此检查有助观察主动脉弓的形态、颈动脉病变的情况（狭窄部位、程度、范围、流出道情况以及有无溃疡等）、椎动脉、颅内动脉及前后交通的建立情况等。但 DSA 检查可能引起并发症，如医源性血管损伤、造影剂过敏和造影剂肾毒性反应，尤为重要的是其脑血管意外并不罕见。

（2）彩超 - 多普勒双功能仪：为目前最佳的颈动脉无创检查仪，可以准确显示颈动脉的通畅情况，还能够显示有无继发血栓形成及血液流速、血流方向、阻力指数和狭窄率等。诊断颈动脉通畅程度的准确性在 95% 以上。彩超检查还可以较为准确地判断动脉硬化斑块的性质，为治疗方案的制订和判断预后提供比较可靠的资料，同时也是疾病筛查和随访的有效手段。

（3）经颅多普勒（transcranial doppler，TCD）：可以了解颅内动脉的血流速度、血流方向和频谱，以判断颅内动脉有无狭窄，同时可以评价前、后交通建立的情况等。

（4）CT 血管造影（computed tomography angiography，CTA）和 MR 血管造影（magnetic resonance angiography，MRA）：无创性的血管成像技术，能极清晰地显示颈动脉及其分支的三维形态、结构，并且能够重建头臂动脉和颅内动脉影像。可以直观、确切地显示动脉的走行、通畅情况、斑块、脑实质病变、有无动脉瘤或夹层形成等。对诊断和确定治疗方案极有帮助。临床上可部分替代 DSA 检查，但成像的准确性与仪器的硬件、软件以及操作者等因素密切相关。

2. 诊断　通过临床表现和必要的影像学检查，可诊断颈动脉狭窄，明确的病因学诊断需依靠病理检查。

【治疗】

颈动脉狭窄的治疗目的在于改善脑供血，纠正或缓解脑缺血的症状；降低缺血性脑卒中的发生率。治疗方法有保守治疗、手术治疗和腔内治疗。

1. 保守治疗　对于颈动脉狭窄性病变，严格的抗血小板和他汀类药物治疗是目前公认的有效的治疗方法。可以延缓病变进展，降低脑卒中发生率。对没有禁忌证的患者，无论手术与否，都应给予抗血小板药物治疗。目前常用的抗血小板聚集药物包括阿司匹林和氯吡格雷。由于出血风险增加，因此是否需要双联抗血小板治疗需要严格评估。推荐用法用量：阿司匹林 50 ～ 325 mg /d；氯吡格雷 75 mg /d。

他汀类药物可起到降低血脂、恢复内皮功能和稳定斑块的作用。无脂质代谢紊乱的患者亦能获得益。用药时要注意肝功能的监测。如无禁忌，应常规服用。

同时，注意针对高血压、糖尿病、高脂血症、吸烟、酗酒、肥胖等危险因素的控制，以及中等强度的体育锻炼。

2. 手术治疗

（1）手术适应证：绝对指征，①6 个月内 1 次或多次短暂性脑缺血发作，且颈动脉狭窄度 ≥ 70%。②6 个月内 1 次或多次轻度非致残性卒中发作，症状或体征持续超过 24 小时且颈动脉狭窄度 ≥ 70%。相对指征，①无症状性颈动脉狭窄度 ≥ 70%。②有症状性狭窄度范围是 50% ～ 69%。③无症状性颈动脉狭窄度 < 70%，但血管造影或其他检查提示狭窄病变处于不稳定状态。同时要求有症状患者围术期总卒中发生率和死亡率 < 6%；无症状患者围术期总卒中发生率和死

亡率＜3%；患者预期寿命＞5年。

（2）手术禁忌证：多为相对禁忌证。颅内血管畸形、急性或亚急性脑梗死、全身情况差无法耐受外科手术者、颈内动脉颅外段完全闭塞者。

（3）手术时机的选择：对急性脑梗死患者多建议在发病4～6周后手术较为安全，但是对于近期出现症状发作，影像学检查提示为不稳定斑块者可推荐选择2周内手术。双侧颈动脉病变，建议两侧手术间隔至少2周。双侧病变，狭窄严重和（或）有症状侧优先手术。

（4）麻醉：包括局部麻醉与全身麻醉，目前推荐使用全身麻醉。

（5）手术术式：颈动脉内膜切除术（carotid endarterectomy，CEA）适用于病变范围为颈总动脉分叉部和（或）颈内动脉起始段，颈总动脉通畅、远端颈内动脉通畅者。手术取胸锁乳突肌前缘斜切口，纵切式内膜切除术沿颈总动脉纵向切口，延至颈内动脉病变部位以远，完整剥除增生的内膜和血栓，无创血管缝线连续外翻缝合动脉切口，开放颈动脉阻断前注意确切排气。还可采用外翻式内膜切除术（图54-2-2）。

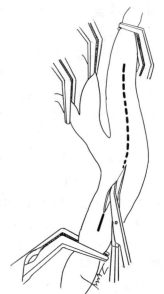

图54-2-2　外翻式内膜切除术

术中酌情应用颈动脉内转流管，保证颅内供血；但不主张常规应用内转流管。颈动脉完全阻断后测量颈内动脉反流压力，多建议小于50 mmHg者应用内转流管；有报道对反流压力低于40 mmHg者建议应用内转流管；也有报道对反流压力大于30 mmHg者，不应用内转流管手术的成功经验。纵切式内膜切除术酌情行颈动脉切口补片成形缝合，以避免或降低术后再狭窄的发生。

3. 颈动脉血管成形和支架置入术（carotid artery angioplasty and stent placement，CAS） 近年来已广泛地应用于治疗颈动脉狭窄病变。对于无法耐受外科手术打击的患者，此时腔内治疗应作为首选；对于有气管切开、颈部瘢痕、颈动脉区接受过放射治疗、既往有脑神经损伤史的颈动脉狭窄病例，CAS较CEA更具有优势；对于病变累及双侧颈动脉、甚至椎动脉和（或）颅内动脉者，患者可能难以耐受外科手术时的颅内缺血（即使是术中应用内转流管的情况下），CAS较CEA可能更具有优势。

（1）治疗禁忌证：①绝对禁忌证，颈动脉内附壁血栓形成者；腔内方法无法到达的病变者（主动脉弓分支严重扭曲或解剖特殊、无合适的入路动脉）；颈动脉严重狭窄（＞99%）或迂曲，导丝无法通过病变段者；颈动脉瘤附近的病变。②相对禁忌证，颅内血管畸形；急性、亚急性脑梗死；血管造影禁忌证（严重的造影剂过敏反应、肾功能不全或衰竭）；严重钙化性病变，扩张困难者；不稳定斑块者。

无脑保护的颈动脉腔内治疗围术期神经系统并发症高达5%～10%。因此，行CAS术时，推荐使用脑保护装置（embolization protected device，EPD）。目前临床上应用的血管腔内脑保护方式有两种：病变近端脑保护和病变远端脑保护。

知识拓展：脑保护装置

【术后并发症】

1. 缺血性脑卒中 在CEA和CAS术中、术后均可以发生。斑块和血栓脱落导致的栓塞、颈动脉阻断导致脑缺血以及颅内动脉血管痉挛等因素是导致此并发症的主要原因。不是所有的脑梗死都发生在手术同侧，后循环、对侧颅内或者多部位脑缺血均可以出现。精细的操作，术中严格的抗凝治疗和术前、术后常规应用抗血小板药物，严密的血压监控，以及他汀类降脂药物和良好的血糖控制，均能降低以上风险。

2. 高灌注综合征 在CEA和CAS术中、术后均可以发生。可有颅内高压表现，症状以头痛多见，多为术侧，也可以为双侧；严重者可以出现颅内出血。体格检查可发现球结膜水肿。严格控制血压、应用脱水药物、酌情应用皮质激素和抬高床头可以有效降低或减轻此并发症。

3. 术后颈动脉再狭窄　是 CEA 和 CAS 术后常见的并发症，动脉硬化病变的进展是其最主要原因。未规律服用抗血小板及他汀类药物、吸烟、女性、糖尿病和高脂血症是其危险因素。可以酌情行 CEA 或 CAS 治疗。

4. 急性颈动脉血栓形成　是 CEA 和 CAS 术后最严重的并发症之一，会导致严重的脑卒中，致残、致命。其发生原因与手术操作、颈动脉血管条件、是否接受严格的抗凝和抗血小板治疗以及患者的凝血机制等多种因素相关。

5. 颅神经损伤　包括舌下神经、喉上神经和迷走神经损伤等。见于 CEA 术后，患者可出现相应的神经损伤症状和体征。

6. 颈部切口出血和血肿　见于 CEA 术后，严重者可以导致窒息。

7. 腔内治疗相关并发症　包括穿刺部位血肿、假性动脉瘤、动 - 静脉瘘形成等。

8. 心率减慢和血压降低　由 CAS 术中、术后颈动脉窦刺激所导致。及时应用升压药物和阿托品是治疗的关键。

总之，颈动脉狭窄的病情复杂，治疗风险大，治疗难度高。无论选用何种治疗方法，都应仔细、慎重。

（陈　忠　寇　镭）

病例 54-2

二、腹主动脉、髂动脉硬化闭塞症

主动脉 - 髂动脉硬化闭塞症是临床上很常见的动脉硬化闭塞症，多见于中老年患者，男性居多，发病率呈逐渐增高趋势。早在 20 世纪 40 年代，一些学者开始对主动脉 - 髂动脉及下肢动脉硬化闭塞症有了初步认识并开始进行手术治疗。1940 年 Leriche 首先对腹主动脉、髂动脉硬化闭塞症进行了较系统的描述，称之为 Leriche 综合征，主要包括双下肢跛行、阳痿及股动脉搏动消失。Dos Santos 和 Wylie 分别于 1947 年和 1952 年报告成功地进行了主动脉 - 髂动脉内膜剥离术治疗主动脉 - 髂动脉闭塞症，随后各种针对性手术和介入治疗方法相继产生。

【临床表现】

本病的发病年龄多在 45 岁以上，男女发病比例为 6 ～ 8 : 1。初起症状是患肢发凉、麻木、感觉异常、间歇性跛行等，进一步发展可出现静止痛及组织坏疽、缺血性神经病变、皮肤色泽改变、皮肤附属器营养障碍、失用性肌萎缩及关节僵硬等症状。主动脉 - 髂动脉闭塞的男性患者常有阳痿。

1. 下肢缺血临床分期

（1）按 Fontaine 分期法分为四期：

（Fontaine Ⅰ 期）：发凉、发麻、不适。

（Fontaine Ⅱ 期）：间歇性跛行。

（Fontaine Ⅲ 期）：缺血性静止痛。

（Fontaine Ⅳ 期）：溃疡、干性坏疽、湿性坏疽。

（2）按 Rutherford 分期法分为六期：

0 期：无症状，平板运动试验或反应性充血试验正常。

1 期：轻度跛行，能完成平板运动试验；但是运动后踝压＞ 50 mmHg，比静息值低至少 20 mmHg。

2 期：介于 1 期和 3 期之间。

3 期：中度跛行，不能完成标准的平板运动试验，运动后踝压＜ 50 mmHg。

4 期：重度跛行，安静时踝压＜ 40 mmHg；踝或跖脉搏波形记录（PVR）平稳或者几乎没有搏动；趾动脉压＜ 30 mmHg。

5 期：缺血性静止痛，安静时踝压＜ 60 mmHg；踝或跖脉搏波形记录（PVR）平稳或者几乎没有搏动；趾动脉压＜ 40 mmHg。

6 期：组织缺失，安静时 AP ＜ 60 mmHg；踝或跖 PVR 平稳或者几乎没有搏动；TP ＜ 40 mmHg。

2. 体格检查

视诊：肤色苍白、发花，皮肤皱缩、干燥有鳞屑，趾甲增厚，体毛脱失，肢体肌肉萎缩等。严重缺血者肢体感觉、运动功能丧失、垂足、局部皮肤溃疡甚至肢体坏疽。

触诊：皮温凉、厥冷，闭塞部位远侧的动脉搏动减弱或消失，末梢血管充盈时间延迟。

【诊断】

根据下肢跛行等下肢缺血表现及男性阳痿等盆腔缺血表现可做出初步判断，另外，还需进行下列辅助检查。

1. 彩色多普勒超声检查（colour duplex scanning） 便于早期普查和精确测量动脉闭塞部位、狭窄程度、病变范围、血流速度。

2. 彩色多普勒血流图（color doppler flow imaging） 利用肢体节段性动脉收缩压的测定，和踝 / 肱指数（ABI）的比较，可准确地评价下肢血流量、缺血的部位和程度。

3. 核磁共振血管成像（MRA） 能够重建周围动脉的三维图像，便于了解病变部位，尤以大、中口径的动脉效果为好，末梢动脉效果较差。

4. 计算机断层扫描血管成像（CTA） 效果与 MRA 相似，创伤小，便于广泛应用。

5. 数字减影血管造影（DSA） DSA 是将注射造影剂后的图像减去之前软组织的图像，便于观察自躯干到双足的全部周围动脉，精确显示病变部位和范围。

同时需要与同样具有下肢缺血表现的其他疾病鉴别诊断，包括：急性下肢动脉栓塞、血栓闭塞性脉管炎、多发性大动脉炎（Takayasus arteritis，TA）、雷诺综合征（Raynauds syndrome，RS）、特发性动脉血栓形成（并发于真性红细胞增多症和系统性红斑狼疮、结节性动脉周围炎、类风湿关节炎等结缔组织病）、手术或动脉损伤、椎管狭窄、坐骨神经痛、末梢神经炎、神经营养性溃疡、痛风、关节炎等疾病。

【治疗】

1. 一般治疗和药物治疗 主要是控制和治疗动脉硬化闭塞症的危险因素，如戒烟、控制高血压、降血脂治疗、控制血糖等。此外，患者还应在医生的指导下进行运动训练。目前有多种药物对治疗下肢缺血有效，包括沙格雷酯、西洛他唑、前列腺素等。

2. 腔内治疗 球囊血管成形术（percutaneous transluminal angioplasty，PTA）和支架置入术，即血管腔内治疗技术，已经在临床广泛开展，其治疗动脉粥样硬化下肢闭塞性疾病具有效果良好、创伤小、恢复快、住院周期短等特点，已经成为主动脉 – 髂动脉硬化闭塞症的首选治疗手段。髂动脉的腔内治疗技术已经相当成熟，治疗效果良好，远期通畅率高。PTA 及支架置入术治疗髂动脉狭窄的成功率接近 95%。近期文献对髂动脉完全阻塞性病变采用血管腔内支架放置疗法给予了高度评价。髂动脉和远端腹主动脉的广泛病变，也逐渐被考虑采用经皮血管腔内技术或联合血管腔内技术和常规手术方法修复血管通路（包括腔内移植物的置入）。在某些情况下，如血管内有血栓形成，必须预先行血栓溶解术或取栓术，而当阻塞长度为 5 cm 或更短时，可直接进行 PTA 和支架置入。

3. 手术治疗 手术方法包括动脉血栓内膜剥脱术，动脉旁路移植术，腰交感神经切除术等。其中动脉旁路移植术是目前主要治疗方式，主要途径包括：解剖途径旁路移植术和解剖

知识拓展：运动训练

外途径旁路移植术。解剖途径旁路移植术是指腹主动脉－髂（股）动脉人工血管旁路移植术。解剖外途径旁路术包括：腋动脉－股动脉人工血管旁路移植术和股动脉－股动脉人工血管旁路移植术。

　　主动脉－髂（股）动脉人工血管移植术，虽然创伤大，但远期通畅率最高，对于风险较低、年龄较轻的患者，特别是病变范围广，腔内治疗效果不佳的患者，应以主动脉－髂（股）动脉人工血管移植术为首选。股动脉－股动脉旁路移植术适用于全身状况差、仅有单侧髂动脉病变、对侧髂股动脉良好的高龄患者。腋动脉－股动脉人工血管旁路移植术远期通畅率不高，仅适合于救治高危患者的下肢严重缺血，近年来随着腔内技术的不断发展，已基本代替了这一术式的应用。

（陈　忠　王　盛）

知识拓展：主动脉-髂（股）动脉人工血管移植术

病例 54-3

三、股动脉－腘动脉和膝下动脉硬化闭塞症

　　动脉硬化闭塞症导致股动脉－腘动脉和膝下动脉病变是血管外科的常见病和多发病，临床上也统称为腹股沟韧带以远动脉病变，可以导致下肢间歇跛行和严重肢体缺血（通常属于 Fontaine 分级Ⅲ级和Ⅳ级，Rutherford 分级 4 ～ 6 级）。

　　与主动脉－髂动脉闭塞性病变相比，腹股沟韧带以远动脉病变由于动脉直径较细，解剖上存在跨关节部位，压力低，流出道差，且呈多节段性，多血管广泛受累，且病变多由糖尿病性动脉硬化闭塞症所致，病变钙化严重。因此，无论是腔内治疗还是外科手术治疗，其通畅率均较主动脉－髂动脉病变明显降低。

　　对于间歇性跛行的患者，股浅动脉狭窄或闭塞是间歇性跛行最常见的原因。股深动脉与腘动脉多有丰富的侧支循环建立，孤立的股浅动脉闭塞很少引起更进一步的缺血。3 ～ 5 年间的严重临床恶化率（20%）和截肢率（5%）比较低，因此干预性治疗的主要目的是改善生活质量。

　　严重肢体缺血的病例更多见于膝下动脉病变，是由于血管广泛受累，缺乏超越这些病变的侧支循环所致。严重肢体缺血的预后比间歇性跛行要差得多，有报道其 1 年内截肢率为 25%，另外还有 25% 的患者死于心血管并发症。

　　因此，腹股沟韧带以远动脉病变是血管外科治疗的难点。

【治疗】

　　1. 戒烟　众所周知，吸烟对动脉硬化而言是一项慢性刺激，并有增加外周血管疾病在男性和女性发病率的危险。动脉阻塞疾病的严重程度与吸烟数量呈正比。因此，戒烟对于延缓病情发展、提高动脉重建术后的通畅率是有必要的。

　　2. 功能锻炼　通过有计划的运动训练是间歇性跛行最佳的初始治疗方法。该疗法的益处超越了对跛行症状的缓解。规律的有氧训练能够通过改善胰岛素敏感性、降低血压及降低胆固醇的水平来降低心血管病的风险。踏车或步行是针对跛行最有效的锻炼方式，阻力式训练对合并其他心血管疾病的患者可能有效，但只是步行的补充而不是替代。每周 3 ～ 4 次，每次 30 ～ 45 分钟，每个疗程不少于 12 周。在每次训练的时候，应该鼓励患者坚持到疼痛无法忍受的地步，然后稍加休息使疼痛缓解，随后继续重复训练。每次锻炼时该循环应持续进行，随着无痛行走间歇的延长，训练的强度也应该逐步增加，提高踏车的等级和（或）速度来加大运动负荷量，保证在训练的时候有足够的疼痛刺激。随着行走能力的提高，一些心脏症状和体征也可能会出现（如心律失常、心绞痛、ST 段压低），此时应该由临床医师进行重新评估。

3. 内科药物治疗

（1）严重肢体缺血患者较跛行患者有更高的高血压、冠心病、糖尿病以及心律失常等疾病伴发率，由此带来的是有更高的 5 年死亡率。因此对于伴发疾病的诊断和治疗尤为重要。

（2）抗血小板治疗：抗血小板治疗并不能改善下肢缺血的症状，但是对于延缓动脉硬化病变的进展以及提高下肢动脉血管重建术后通畅率的价值是确定的。75 ～ 325 mg/d 剂量的阿司匹林还可以明显降低心肌梗死和脑卒中的风险。氯吡格雷是阿司匹林的替代药物。对于风险很高的患者，联合使用阿司匹林和氯吡格雷可能有效，但需要评价出血的风险。

（3）改善下肢缺血症状的药物治疗：仅有 2 种药物（己酮可可碱和西洛他唑）被美国 FDA 批准作为治疗间歇性跛行的药物。其他药物包括：萘呋胺（5- 羟色胺拮抗剂）、左卡尼汀（在骨骼肌代谢的分子水平增加能量生成的底物利用度）、HMG-CoA 还原酶抑制剂（他汀类，不仅降低卒中、心肌梗死等相关死亡的风险，还能够延长跛行距离）、前列腺素等。低分子肝素抗凝治疗急性重症肢体缺血临床上确实有效，但缺乏大量临床研究数据证实。

4. 外科治疗　包括各种动脉旁路移植术和截肢手术。

动脉旁路移植术要求同时具有良好的动脉流入道和流出道。移植血管可以采用带支撑环的 PTFE 人工血管和自体大隐静脉，股 – 腘动脉旁路移植术（膝上）可以选择人工血管；膝下的旁路移植术多选择自体大隐静脉。应用大隐静脉者包括两种经典术式，即倒置大隐静脉旁路移植术和原位大隐静脉移植术。原位大隐静脉旁路移植术更适用于腘动脉远端及胫动脉的重建手术，需要瓣膜刀彻底破坏大隐静脉的瓣膜，该手术的优点为：远、近端血管口径和其相吻合的动脉口径基本相等；远端可与踝部或足背动脉进行吻合；大隐静脉的滋养血管没有被破坏，可减轻血管内皮损伤，有利于防止移植血管狭窄。

5. 腔内治疗　单纯球囊扩张对于长段病变的通畅率较外科手术差，支架置入术后其保肢率和远期通畅率等同于甚至优于外科手术，而且具有微创和可以反复施行以处理再狭窄的优势；腔内治疗还可以重建足弓的动脉。因此，腔内治疗已经逐渐成为治疗腹股沟下外周动脉疾病的首选治疗方法。新型器材的应用（例如直径小的长球囊导管、微创斑块切除系统、钝性微分离导管、穿越内膜返回真腔导管系统）和新技术的应用（例如远端动脉逆行穿刺开通技术等广泛应用于临床），显著提高了病变动脉的开通率、保肢率和近、远期的通畅率。但是腔内治疗的远期通畅率仍不令人满意，药物涂层球囊和支架、生物可吸收支架目前已逐渐应用于临床，有望明显提高远期通畅率。

（陈　忠　寇　镭）

病例 54-4

四、锁骨下动脉盗血综合征

锁骨下动脉盗血综合征（subclavian steal syndrome，SSS）最早由 Fisher 于 1961 年在新英格兰杂志上提出，是指锁骨下动脉或无名动脉近心端狭窄或闭塞，导致脑血流经 Wills 动脉环，再经同侧椎动脉"虹吸"引流，使部分脑血流逆行灌入患侧上肢，从而引起脑局部缺血，主要是椎 – 基底动脉供血不足所致的一组综合征。

【病理和病因】

主要病理改变发生在锁骨下动脉或无名动脉，是椎动脉起始部近段的狭窄或闭塞，发病率左侧高于右侧，锁骨下动脉高于无名动脉。病因以动脉硬化为主，其他原因包括大动脉炎、先天性畸形、主动脉夹层、外伤、放射性损伤、纵隔肿瘤、医源性和肋骨畸形。

【临床表现】

临床表现主要可以分为肢体表现和神经系统表现。

1. 患侧肢体症状　患侧肢体供血不足，典型的表现为上肢乏力、苍白、麻木、疼痛、脉弱或无脉，在运动时表现最明显。患侧血压低于正常侧血压 20 mmHg 以上，锁骨上窝可以听到血管杂音。

2. 神经系统症状　患者出现眩晕、晕厥、复视、共济失调，也可以出现两侧的感觉或运动障碍、构音困难等。缺血症状可以间断出现。上肢运动可以临时减少椎动脉的血液供应，导致大脑后部缺血加重，出现症状。

【诊断】

1. 彩色多普勒超声检查　是快速、简便、无创伤的诊断方法，可以看到锁骨下动脉斑块或阻塞、血流减慢等。能发现椎动脉的血液逆流和颈动脉、锁骨下动脉任何严重的狭窄或闭塞性病变。

2. CT 血管造影（CTA）及核磁动脉血管成像（MRA）　可以直观地显示锁骨下动脉及主动脉弓的形态，为手术方式的选择提供参考和依据。

3. 锁骨下动脉和主动脉弓动脉造影　可以清晰显示患侧锁骨下动脉或椎动脉的狭窄或阻塞情况，但为有创检查，一般不单独作为检查手段，可同期行腔内治疗。

4. 经颅多普勒超声检查（TCD）　目前经颅多普勒超声已被广泛用于临床，能发现脑血管狭窄或闭塞的颅内外血流动力学异常，为脑血管病提供客观的诊断依据。

【治疗】

治疗锁骨下动脉盗血综合征的目的是恢复椎动脉的顺行血流，从而缓解中枢神经系统缺血带来的症状，同时改善上肢血供。治疗方法包括腔内治疗和手术治疗。

1. 腔内治疗　经皮锁骨下动脉腔内血管成形及支架置入术，为锁骨下动脉盗血综合征的首选治疗手段，创伤小、安全、术后恢复快。可以选择经股动脉路径或同侧上肢动脉路径，根据患者影像学形态特点进行选择，即使完全闭塞者也有较高的开通成功率。如开通不成功，则选择外科手术。

2. 手术治疗

（1）颈动脉－锁骨下动脉旁路移植术或颈动脉－锁骨下动脉转位术：采用锁骨上横行切口，显露颈动脉及锁骨下动脉，用人工血管分别行端－侧吻合。如果闭塞段距离椎动脉尚有一定距离，可以将锁骨下动脉在椎动脉近心端切断后与颈动脉行端－侧吻合，即颈动脉－锁骨下动脉转位术。此术式仅需一个切口，术后恢复快，但术前需证实同侧颈动脉没有明显的狭窄及闭塞性病变。

（2）腋动脉－腋动脉人工血管旁路移植术：采用移植物从胸骨上方的皮下隧道，在左右腋动脉之间进行旁路移植。采用该术式的先决条件是对侧腋动脉必须没有血管闭塞性病变。此术式需做两个切口，人工血管较长，且会影响日后有可能的开胸手术，因此目前一般不作为首选术式。

病例 54-5

（陈　忠　王　盛）

五、肾动脉狭窄

肾动脉狭窄是由多种病因引起的一种肾血管性疾病，临床上主要表现为肾血管性高血压和缺血性肾病。Goldblatt 于 1934 年首先提出肾血管性疾病和高血压之间存在关联，此后 Bright 等也进行了类似的研究，为肾血管性高血压的研究奠定了基础。

【病因】

随着人口老龄化的发展，动脉粥样硬化成为肾动脉狭窄最常见的原因，病变多发生于肾动脉开口或近端 1/3 内。其他病因包括纤维肌性结构不良、多发性大动脉炎、先天性肾动脉发育不良、肾动脉栓塞、肾动脉血栓形成、肾动脉外源性压迫（如肿瘤）等。

【发病机制】

肾对血压的调节系统包括分泌升压物质的肾素－血管紧张素－醛固酮系统和分泌降压物质的激肽释放酶－激肽－前列腺素系统。

【临床表现】

大部分肾动脉狭窄的患者除高血压外没有明显症状，只是在体格检查或影像学检查被偶然发现，或因顽固性高血压就诊时检查发现，严重肾动脉狭窄患者可出现肾功能不全甚至肾萎缩。肾血管性高血压主要表现为无法用药物控制的高血压，舒张压增加更明显。高血压病程时间往往较短，但进展迅速；或有较长高血压病程，但突然恶化。无高血压的家族史，一般降压药物治疗效果不佳。部分患者在上腹部正中或脐部两侧各 2～3 cm，偶有在背部第 2 腰椎水平处，可听到粗糙、响亮的收缩期杂音，或收缩期和舒张期均有的连续性杂音。

【诊断】

对病史较短的高血压患者，药物难以控制，应考虑肾动脉狭窄的可能，并通过相应的辅助检查来确认。

1. 血浆肾素活性检测　包括外周血浆肾素活性检测及肾静脉肾素活性检测，是肾血管性高血压首选的筛选试验之一。外周血浆肾素活性升高提示有肾血管性高血压的可能，应进一步行分肾静脉肾素活性检测。

2. 超声检查　是目前诊断肾动脉狭窄最常用的筛查方法。检查特异性高，能显示肾动脉解剖结构、肾内血流动力学和肾体积，临床一般通过测量肾动脉的管径和血流动力学指标，进行肾动脉狭窄的筛选和随访。

3. CTA 及 MRA　是无创伤的诊断方法，对肾动脉狭窄的敏感性和特异性均在 90% 以上，并可以提供主动脉和肾动脉的详细信息，为腔内及手术治疗提供依据。

4. 肾动脉造影　为诊断的金标准。可以明确病变部位、范围及严重程度，可在造影的同时行腔内治疗。

【治疗】

1. 药物治疗　对于肾血管性高血压患者应服用降压药物治疗，包括 β- 受体阻断药及钙拮抗药等。血管紧张素转换酶抑制药对双侧肾动脉狭窄或单功能肾（自然或人工移植）属于绝对禁忌证。对单侧肾动脉狭窄所致的肾素依赖性高血压，可考虑用转换酶抑制药。

2. 腔内治疗　经皮穿刺肾动脉成形及支架置入术，是本病首选的治疗手段。一般选择经股动脉穿刺，造影明确病变后对狭窄部位进行扩张及支架置入。对病因为动脉粥样硬化及纤维肌性结构不良者效果良好，对大动脉炎患者效果欠佳。若肾动脉开口完全阻塞或其远端分支有多发狭窄或缺血侧肾重度萎缩，则不宜行 PTA 及支架置入术。

3. 外科手术　对于无法或不适合行腔内治疗的患者，可以考虑外科手术进行肾动脉重建，以恢复肾的血供，包括旁路移植术及自体肾移植术。如果以上治疗都失败，血流重建术与血管成形术都无法使高血压或血液灌注的情况好转，使用肾切除术切除病变肾有可能显著改善患者高血压情况。

（陈　忠　王　盛）

病例 54-6

第三节　其他外周动脉疾病

一、肢体动脉栓塞

动脉栓塞（arterial embolism）是指栓子自心脏或近侧动脉壁脱落，或自外界进入动脉，被血流推向远侧并停顿在口径与栓子大小相似的动脉内，造成血流阻塞而导致肢体或内脏器官缺血以致坏死的一种病理过程。特点是起病急骤，症状明显，进展迅速，预后严重，需积极处理。

知识拓展：动脉栓塞血栓的来源

【病因和病理生理】

动脉栓塞的栓子可由血栓、动脉硬化斑块或碎片、细菌性纤维素凝集物、空气、肿瘤组织、脂肪、折断的导丝、导管类、羊水等组成，但以血栓最为常见。

病理变化包括以下方面：

1. 栓塞动脉的变化

（1）动脉痉挛：栓塞刺激动脉壁，通过交感神经、血管舒缩中枢反射引起远端血管及邻近侧支动脉强烈痉挛，更加重肢体缺血。痉挛程度越明显，缺血越严重。

（2）继发性血栓形成：动脉本身滋养血管也可发生痉挛造成动脉壁血供障碍，血管内皮细胞受到损害，内膜退行性变，血小板、纤维蛋白黏附于动脉内膜上，继发性血栓形成。这种血栓与动脉内膜紧密粘连较难摘除，摘除时容易损伤内膜造成再度血栓形成，这是动脉栓子摘除后主张用抗凝疗法的病理基础，而栓塞近端动脉的继发性血栓是由于血流滞缓造成的。正常的轴流发生紊乱，血液中有形成分沉积，血液发生凝固而形成血栓。因此这种血栓与内膜粘连较松，较易摘除。一旦发生伴行静脉的继发血栓形成，肢体血流循环障碍加重，易致坏疽。

2. 受累肢体的变化　为组织缺血、缺氧所致。周围神经对缺氧最敏感，其次是肌肉组织。因而疼痛和麻木为肢体动脉栓塞后的最早表现，至感觉消失时，组织很可能已发生坏死。

3. 心血管系统和全身的影响　多数患者合并有心血管系统疾病，动脉栓塞后更加重心血管功能紊乱。重者造成血压下降甚至休克和心搏骤停。另外，肢体坏疽、继发感染、毒素吸收和剧烈的疼痛，均对全身造成不良影响。

【临床表现】

动脉栓塞的肢体常具有特征性的所谓"5P"征：疼痛（pain）、麻痹（paresthesia）、运动障碍（paralysis）、无脉（pulselessness）和苍白（pallor）。

1. 疼痛　剧烈疼痛是主要症状。部分患者可仅感酸痛，个别患者可无疼痛感觉。疼痛部位开始在栓塞处，以后渐向远处伸延。随栓子移动，疼痛部位可以移动，如腹主动脉骑跨，栓塞开始常有剧烈腹痛，然后很快转为双下肢痛，而腹痛消失。栓塞部位的疼痛则与局部血管压力骤增和血管突然扩张有关。

2. 麻痹、运动障碍　患肢远端呈袜套样感觉丧失区，这是由于周围神经缺血引起功能障碍。其近端有感觉减退区，感觉减退区平面低于栓塞部位的水平。再近端可有感觉过敏区。患肢还可有针刺样感觉，肌力减弱，甚至麻痹，可出现不同程度的手足下垂。当出现感觉消失和麻痹时常提示已经或将要出现肌肉坏死。少数患者发病后首先出现的症状是患肢麻木。

3. 苍白、厥冷　由于组织缺血，皮肤乳头层下静脉丛血液排空，皮肤呈蜡样苍白。如果血管内尚积聚少量血液，在苍白皮肤间可见散在青紫斑块。肢体浅表静脉萎瘪。皮肤厥冷，肢体远端尤为明显。皮温可降低 3～4 ℃（图 54-3-1）。

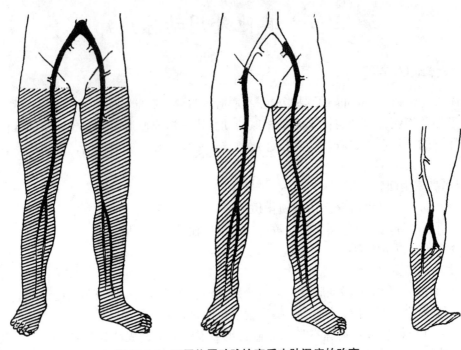

图 54-3-1 不同位置动脉栓塞后皮肤温度的改变

阴影表示温度降低区，较栓塞部位低

4. 动脉搏动消失或减弱 栓塞部位的动脉有压痛，栓塞以远的动脉搏动消失或减弱。有时由于血流的冲击，使动脉搏动传导到栓塞远端的动脉，所以远端动脉可扪及传导性搏动。偶尔，因栓塞不完全，仍有部分血流通过动脉，远端可触及减弱的动脉搏动。栓塞近端动脉可出现弹跳状强搏动或称之为水冲脉（water hammer pulse）。但当动脉痉挛严重或形成继发血栓时，栓塞近端搏动也可减弱。

【诊断和检查】

凡具器质性心脏病、动脉硬化，尤其是有心房颤动或有动脉栓塞史的患者，如突然发生肢体疼痛伴急性动脉缺血表现和相应动脉搏动消失，也即具有"5P"征者，急性动脉栓塞的诊断基本成立。皮温降低的平面要比栓塞平面低一掌宽（如动脉栓塞）至一个关节（如股动脉栓塞），而皮肤颜色改变，感觉、运动障碍的平面常较栓塞部位低一至两个关节平面。临床上通常也较易判断栓塞的部位：如有双下肢剧烈疼痛和无脉患者，如腹主动脉远侧（相对于脐部）不能触到搏动，则腹主动脉骑跨栓塞的可能性很大；一侧下肢剧痛，肢端无脉患者，当股动脉搏动不可触及时，常为同侧髂股动脉栓塞；当股总动脉搏动好时则为股浅动脉、腘动脉及其分支的栓塞；上肢可依此类推。

进行以下检查有利于诊断和治疗：多普勒（doppler）血流仪可以判断栓塞的确切部位，并可测算节段性动脉收缩压和踝/肱比值，是确诊的主要检测手段。彩色超声可进一步了解阻塞段近远端的血管条件，明确动脉栓塞的部位，CTA可以准确地显示病变部位及形态，都是目前常用的检查手段。动脉造影可更准确地了解病变的范围和性质，但并不作为诊断时的常规检查（图54-3-2）。磷酸肌酸酶（CPK）明显升高时，提示已可能发生肌肉坏死。在确定诊断的同时，还应针对引起动脉栓塞的病因做相应的检查，如心电图、超声心动图、血液生化和酶学检查等，以利于制订全身治疗的方案。

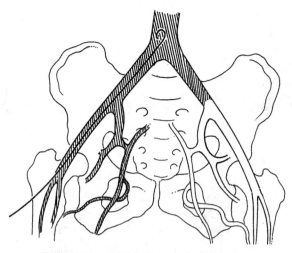

图 54-3-2　左髂动脉栓塞动脉造影示意图

阴影表示造影剂通过，在栓塞处骤然中断

【鉴别诊断】

1. 动脉血栓形成　发生在动脉原有病变（如动脉硬化、动脉炎等）基础上的继发性血栓形成，临床表现与动脉栓塞非常相似，但常具有下列特点：病史中有慢性肢体缺血症状，如间歇性跛行、肢体发凉、麻木等；肢体可存在慢性缺血体征，如毛发脱落、趾（指）甲增厚变形和肌肉萎缩等；常有其他部位动脉硬化征象。当诊断困难时应行动脉造影检查，血栓形成者在中断的动脉主干的近心端常可见较丰富的侧支循环影像，而动脉栓塞者往往不存在这样的影像特征。对血栓形成的病例，常不能仅以取栓手术使之治愈，而常需行腔内治疗或血管旁路移植术，且多作为限期手术，而非急诊手术。

2. 股青肿（phlegmasia cerulea dolens）　极少数可与动脉栓塞相混淆。当动脉痉挛严重时，可出现患肢苍白或发紫、发凉，末梢动脉搏动减弱或消失。但多伴有患肢肿胀明显，浅静脉充盈等与急性缺血显然不同的表现，多易鉴别。

【治疗】

肢体动脉栓塞后，治疗的早晚与肢体的生存有密切关系。一旦诊断明确，即应尽可能早地进行治疗。动脉栓塞患者常伴有心血管疾病，栓塞后又可加重心血管系统的负担，甚至发生心力衰竭。因此，在积极准备手术的同时，详细了解和适当治疗心脏疾患，是保证手术成功的关键之一。

1. 手术治疗——栓子摘除术（embolectomy）　1911 年 Lahey 首先实行栓子摘除术治疗动脉栓塞，1963 年 Fogarty 发明取栓导管，显著提高了手术的安全性和成功率。其优点是手术简单可行，取栓较彻底，手术时间短、出血少、对患者打击小（图 54-3-3）。动脉栓塞取栓术的最佳时机是 12 小时以内，除以下 4 种情况，手术应尽早进行：①趾或指动脉等微栓塞。②皮肤坏死分界面已经明确存在，肢体已经坏疽，即使取栓也不能避免截肢或降低平面者。③病情垂危，失去手术价值者或不能耐受手术打击者。④严重心、肾功能不全，如急性心肌梗死、心力衰竭、休克及高血钾，应先纠正休克，改善心、肾功能。术后肝素抗凝也是保持动脉通畅的重要措施。可以用标准化抗凝或 24 小时持续静脉滴注，维持 ACT 在 200 秒以上。

但是需要指出的是，手术本身的成功，并不意味患者的痊愈、肢体的保全和生命的延续，往往手术当天肢体血供恢复正常了，一般情况也不错，但是一两天之后患者情况急转直下，生命危在旦夕甚至丧失生命的也屡见不鲜。这也说明为什么有些学者提出 Fogarty 球囊导管使手术成功率有了极大地提高，但是高危患者的死亡率未见明显下降。肌肾综合征、缺血－再灌注损伤、筋膜间隔综合征是术后危及生命且影响肢体存活的最严重的并发症。有学者认为术后早期血液滤过治疗能明显减少并发症发生，提高患者生存率。

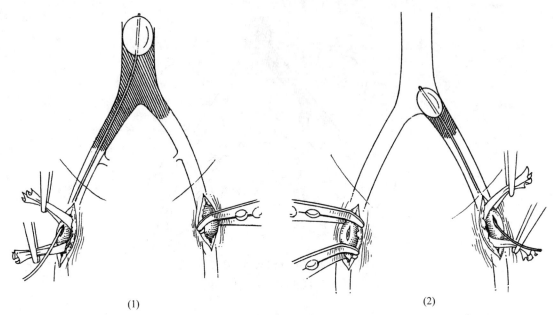

(1)　　　　　　　　　　　　　　　　(2)

图 54-3-3　腹主动脉骑跨取栓示意图

(1) 无创钳阻断一侧股动脉，行 Fogarty 导管取栓术

(2) 一侧取栓成功后，对侧股动脉同法取栓

2. 腔内治疗　随着腔内耗材和技术的发展，腔内治疗也已成为动脉栓塞治疗的选择之一，主要包括导管溶栓术（catheter-directed thrombolysis，CDT）和经皮机械性血栓清除术（percutaneous mechanical thrombectomy，PMT）。能显著减少手术创伤和出血，特别适用于手术风险高，不能耐受开放手术的患者，但这两种术式对栓子的处理效果不佳，往往需要同期进行支架置入，造成远期通畅率减低。

3. 非手术治疗　其目的是防止栓塞后血栓形成、解除动脉痉挛和建立侧支循环、溶解血栓；作为术前或术后辅助治疗。

肢体局部处理：一般下垂 15°，室温保持 27 ℃左右；缺血肢体局部发凉时切忌热敷及冷敷，加温可加重肢体缺氧程度，加快缺血肢体组织的坏死；冷敷则使血管收缩，进一步减少血供，使病情加重。警惕再栓塞的发生：患者发生急性动脉栓塞后，左心房、左心室内常残存附壁血栓，手术前后均可发生再栓塞，大块的栓塞可突然致死。应用肝素或口服抗凝药物。

（陈　忠　王　盛）

二、多发性大动脉炎

多发性大动脉炎（takayasu arteritis）是累及主动脉及其主要分支动脉、肺动脉的慢性非特异性炎症性疾病。日本人 Takayasu 于 1908 年首先详细报道一例 21 岁女性患者眼底病变，并且因白内障而失明的病例，故本病又名 Takayasu 病。

多发性大动脉炎的发病率不高。Restrepo 在 1969 年综合 14 个国家 22 000 例尸检报告，发现大动脉炎的发病率为 0.61%，但本病一般不致死，所以实际发病率要高于此。多发性大动脉炎其发病率有明显的地区性差异，以日本、中国、印度等东南亚国家最高，其次为墨西哥等南美洲地区。我国由 Brown 在 1929 年报道第一例，目前较大宗病例报道是阜外医院 1990 年报道的 500 例。

【病因】

病因迄今尚未明确，可能与下列因素有关：

1. 自身免疫因素　患者血清 α、γ 球蛋白升高，免疫球蛋白尤其是 IgA、IgM 升高，C 反应蛋白等升高、类风湿因子常呈阳性。抗主动脉抗体活动期阳性率可达 90%。在静止期可下降或转为阴性。患者的抗内皮细胞抗体 AECA（anti-endothelial cell antibodies）常呈阳性，滴度与正常人有显著差异。有患者发病前常有链球菌、结核分枝杆菌等的感染史，可能为感染性变态反应导致大动脉抗原抗体反应，使主动脉壁产生炎症反应，但不具有特异性。动脉病变处 CD8 T 细胞占多数。

知识拓展：AECA 的特点

2. 遗传因素　近年来，HLA 基因与多发性大动脉炎的关系越来越受到重视。中国、日本和印度等国均有本病发生在孪生姐妹或母女等同一家族成员中的报道。流行病学调查显示多发性大动脉炎的患者某些 HLA 基因高表达，如 HLA-B52、HLA-B39 等。HLA 具有多态性，不同地区、不同种族的多发性大动脉炎患者 HLA 的基因型会有差异。在日本以 HLA-B52 最显著，在南美洲 HLA-DR6、HLA-B39 等与多发性大动脉炎关系密切，泰国为 HLA-A31、HLA-B52，印度为 HLA-B5。有资料显示 HLA 基因型与临床表现有一定的联系，以 HLA-B52 表达的患者主动脉反流、缺血性心脏病、肺梗死多见，HLA-B39 表达者肾动脉狭窄较多。在我国除个别报道外，此方面研究尚不多。HLA 与本病遗传易感性的关系，值得进一步研究。

3. 性激素　本病好发于青年女性，男女发病比例为 1：3。1978 年 Numano 等发现女性多发性大动脉炎患者 24 小时尿雌激素含量高于正常女性。性激素可影响免疫调节功能，也能影响血管内皮黏附因子的表达。长期服用雌激素类药物可损伤主动脉及其分支的血管壁，引起内膜纤维增厚，中膜纤维组织变性、坏死，弹性纤维断裂等类似多发性大动脉炎的病理改变。

【病理】

多发性大动脉炎可在主动脉全程任何部位发生并可累及所有主动脉的一级分支；肺动脉和其叶段分支。大多数病例（80%）可累及 2 支以上的动脉分支，以头臂动脉（尤以左锁骨下动脉多见）、肾动脉、胸腹主动脉多发。肺动脉病变常较轻。有冠状动脉被受累的报道。

病变早期或活动期以肉芽肿型炎症为主。动脉全层均有炎症细胞浸润。外膜可与周围组织形成粘连，纤维增生。中层基质增多，弹性纤维肿胀断裂破坏。平滑肌坏死，肉芽组织形成，淋巴细胞、浆细胞浸润，中层还常有上皮样细胞和朗汉斯巨细胞形成结节样改变，增生纤维化使管壁变厚，纤维收缩及内膜增厚使整段动脉变细狭窄，壁内亦可有钙化。动脉壁内中层坏死变薄可有局部扩张或动脉瘤形成。

【临床表现】

临床上青少年发病率较高，尤其是女性，多在 12～30 岁左右出现症状，但最小者可在出生后 2 个月发生，亦有 40 岁以上出现症状者。临床表现呈多样性，轻者可无症状，重者可严重影响生活质量，甚至危及生命，包括动脉狭窄或闭塞导致相应组织和脏器的缺血表现、心脏以及肺动脉高压等多种表现。临床表现与病变部位及病程不同时期（急、慢性和早、晚期）有关。根据多发性大动脉炎分型不同叙述如下。

1. 头臂型　病变导致无名动脉、颈总动脉、锁骨下动脉严重狭窄或闭塞时，可导致颅脑缺血症状，可有耳鸣、视物模糊、头晕、头痛、记忆力减退、嗜睡或失眠、多梦等；也可有短暂性脑缺血性发作，重者可有发作晕厥甚至偏瘫、昏迷和脑梗死；可以有视力下降，偏盲、复视甚至突发性失明，眼部缺血还可以导致角膜白斑、缺血性白内障、视网膜萎缩等。当无名动脉或锁骨下动脉第一段严重狭窄或闭塞时，因椎动脉盗血导致后循环缺血和加重颅脑缺血症状；同时出现上肢供血不足的症状，有脉搏减弱或无脉，血压测不出或明显降低；严重者有手指发凉、酸麻、乏力，上肢肌肉萎缩，因上肢有丰富的侧支循环形成，罕见有肢体或指端坏死发生。在锁骨下动脉椎动脉开口以远段受累时，则只有上肢缺血表现。

2. 胸腹主动脉型   病变位于降主动脉和（或）腹主动脉，导致胸腹主动脉狭窄、闭塞或瘤样扩张。而导致狭窄之前血压高，狭窄之后则供血不足。可继发肾血管性高血压。可出现下肢间歇性跛行，下肢动脉搏动减弱或消失，多无肢体坏死。很少见肠道、脊髓供血障碍，表现为进食后腹部不适、腹痛，排尿、排便失禁或下肢暂时性无力。因后负荷增大，可引起主动脉瓣反流，严重者可出现心力衰竭。

3. 肾动脉型   多为肾动脉主干的狭窄或闭塞，有时可侵及肾内动脉，可以导致肾血管性高血压。严重时可产生高血压危象。肾区可听到血管杂音。

4. 肺动脉型   病变可累及肺动脉主干和叶、段动脉。症状较轻且出现较晚，可有轻度或中度肺动脉高压的表现，如心悸、气促等，肺动脉区可闻收缩期杂音。此型多与其他类型并存。

5. 混合型   同时有上述两型或两型以上者。冠状动脉受累者少见，可导致心肌缺血。

【辅助检查】

1. 实验室检查   多发性大动脉炎病变活动期，患者红细胞沉降率明显增快、C反应蛋白呈阳性、白细胞轻度增高、α及γ球蛋白升高、免疫球蛋白IgG升高，抗链球菌溶血素"O"、类风湿因子和结核菌素试验可以为阳性。目前临床上用红细胞沉降率来判断是否为疾病的活动期。有肾血管性高血压者，血肾素、血管紧张素和醛固酮升高。

2. 彩色超声多普勒检查   可以显示动脉的影像，测定病变动脉的血流、管壁及管腔情况，了解动脉狭窄和阻塞的部位、范围和程度。动脉壁全层增厚为大动脉炎特征性超声表现，重者表现为管腔闭塞。彩超在临床上应用很广泛，可以作为筛选检查和随诊手段。经颅超声多普勒可评价颅内动脉的血供情况和血流方向等。

3. 眼底检查   包括常规眼底检查、眼底荧光素造影和电子视网膜照相等。头臂型多发性大动脉炎可致角膜白斑、白内障、虹膜萎缩、视网膜萎缩或色素沉着、视神经盘萎缩、动静脉短路、静脉出血等。

4. CTA和MRA   能清晰显示主、肺动脉和分支动脉的病变，以及流出道的情况。对诊断和确定治疗方案极有帮助，可部分替代动脉造影检查（图54-3-4）。

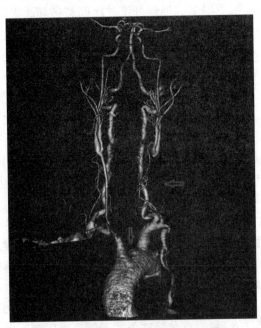

图54-3-4 多发性大动脉炎头臂型

左侧颈总动脉闭塞、右侧颈总动脉狭窄，双侧锁骨下动脉狭窄闭塞（椎动脉开口以远）；

左侧颈内动脉、颈外动脉显影良好

5. 数字减影血管造影（DSA） 仍是最主要的检查手段。可以详细地了解病变的部位、范围、程度、类型和侧支循环形成情况，为手术和腔内治疗提供最有价值的影像学依据。由于大动脉炎有多发的特点，造影前通过无创的检查方法了解降主动脉、腹主动脉、肾动脉等大动脉有无病变，必要时分段选择性造影来验证。造影时延期成像有重要的意义，仔细寻找通过侧支血管显影的狭窄段以远的动脉主干影像，是行动脉重建手术最可靠的依据。

6. 同位素肾图、肾显像 对肾动脉狭窄者，可用于了解肾灌注及肾功能。

【诊断和鉴别诊断】

美国风湿病学会（American College of Rheumatology，ACR）制订的多发性大动脉炎诊断标准需要符合 6 项中的至少 3 项（表 54-3-1），即可达到 90.5% 的诊断敏感度和 97.8% 的特异性。

表54-3-1　美国风湿病学会多发性大动脉炎诊断标准

标准	定义
发病年龄小于 40 岁	相关症状的发生或进展时年龄小于 40 岁
肢体运动障碍	一个或多个肢体的肌肉运动后出现疲劳进展或恶化，尤其上肢出现症状
上肢动脉搏动减弱	一侧或双侧上肢动脉搏动减弱或消失
压差大于 10 mmHg	上肢收缩压差大于 10 mmHg
锁骨下动脉或主动脉杂音	一侧或双侧锁骨下动脉或降主动脉、腹主动脉听诊可闻及杂音
血管造影异常	主动脉及其主要分支动脉，影像学检查表现为非动脉硬化性、非肌纤维性发育不良所导致的狭窄或闭塞；通常是局灶或节段性病变

多发性大动脉炎急性期的判定标准沿用 NIH（National Institute of Health）制订的标准。①全身系统症状：发热，肌肉骨骼痛（非其他原因造成）；②红细胞沉降率加快；③动脉缺血或血管炎表现：跛行，脉搏细弱或脉搏消失，血管杂音，任意上、下肢血压不对称等；④典型的血管造影特征。

【治疗】

治疗包括保守治疗、手术治疗和腔内治疗。原则是控制疾病的活动期，防止病变发展和改善脏器和肢体的供血。

1. 保守治疗 对多发性大动脉炎活动期的患者，原则上不应该手术或腔内治疗，应给予皮质激素、免疫抑制剂等药物治疗直至病情稳定。如患者缺血症状严重，可以考虑在最小药物剂量，且红细胞沉降率和 C 反应蛋白（CRP）正常的情况下行外科手术或腔内治疗，以降低感染风险以及动脉重建术后再狭窄或假性动脉瘤发生的风险。合并有结核等感染性疾病时，给予抗感染治疗。红细胞沉降率和 CRP 仍是监测大动脉炎活动期的主要化验指标。应用阿斯匹林和氯吡格雷等抗血小板药物是有必要的，同时也是外科手术或腔内治疗后预防再狭窄的有效措施。

2. 腔内治疗 已广泛应用于多发性大动脉炎，具有创伤小、操作较简单和可以反复施行等优点。对于青春期和年龄更小的患者，腔内治疗可以反复进行，适应了生长发育的要求，是首选的治疗方法。其治疗效果与狭窄段长度有关，短段者疗效好。腔内治疗多发性大动脉炎再狭窄率较动脉硬化性疾病高，由于支架置入术后远期通畅率不佳，多数学者不建议施行支架置入术，可以反复施行单纯球囊扩张术以解决术后再狭窄。

3. 手术治疗 手术治疗的原则是重建动脉血供，术式多采用病变近、远端的正常动脉行旁路转流术，使手术简化，并可保留已建立的侧支循环，疗效满意，是首选的手术方法。手术时机应在大动脉炎活动期被完全控制，而且器官功能尚未丧失时。常用的术式有：升主动脉 -

颈总动脉或锁骨下动脉旁路移植术（图 54-3-5）、锁骨下动脉－颈总动脉旁路移植术、腋动脉－腋动脉旁路移植术、胸主动脉－腹主动脉旁路移植术、腹主动脉－肾动脉旁路移植术及自体肾移植术等。

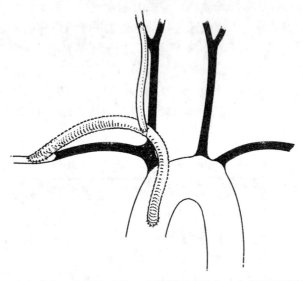

图 54-3-5　升主动脉－右颈内动脉、右锁骨下动脉人工血管旁路移植术示意图

【预后】

多发性大动脉炎是慢性、进行性疾病，有自然缓解及复发的可能。病变处常有丰富的侧支循环，很少发生器官或肢体缺血、坏死。多数患者自然或治疗后转为非活动期。预后与高血压的程度、肾功能和脑供血有关，尸检发现死亡原因可为脑出血、脑梗死、肾衰竭、心力衰竭、动脉瘤破裂和肺栓塞等。

（陈　忠　寇　镭）

三、血栓闭塞性脉管炎

血栓闭塞性脉管炎（thromboangitis obliterans，Buerger's Disease）是一种累及血管的炎症性、阶段性和周期性发作的慢性闭塞性疾病。主要侵袭下肢中、小动静脉。好发于男性青壮年。此病在我国曾是下肢缺血的主要原因，现在随着人民生活水平的提高，此病的发病人数也逐渐减少，同时下肢缺血的主要病因已由血栓闭塞性脉管炎转变成动脉硬化闭塞症。

【病因及病理生理】

1. 病因　本病尚无明确病因，可能与多种因素有关，大致可以分为两方面：

（1）外界因素：吸烟、寒冷与潮湿的生活环境、慢性损伤和感染。

（2）内在因素：自身免疫功能紊乱、性激素和前列腺素失调以及遗传因素。上述因素中最重要的是吸烟，绝大多数患者有吸烟史。烟碱能使血管收缩，烟草浸出液可致实验动物的动脉发生炎性改变。戒烟可使病情缓解，再度吸烟病情常复发。其次，在患者的血清中有抗核抗体和免疫球蛋白（IgM、IgG、IgA）及 C_3 复合物存在，可见免疫功能紊乱在发病中的重要性，目前它已引起更多的关注。

2. 病理进展过程

（1）通常侵袭中、小动脉，并且伴有游走性浅静脉炎表现。

（2）病变呈阶段性分布，两段之间的血管比较正常。

（3）活动期血管呈全层非化脓性炎症；管腔被血栓堵塞。

（4）后期炎症消退，血栓机化，有新生毛细血管形成。动脉周围有广泛纤维组织形成，常包埋静脉和神经。

（5）虽然有侧支循环形成，但不足以代偿，因而神经肌肉和骨骼等均可出现缺血性改变。静脉受累时的病理表现与动脉大体相同。

【临床表现】

本病起病隐匿，进展缓慢，常呈周期性发作，经过较长时间后症状逐渐明显和加重。初期患者可感到患肢发凉、怕冷，或轻度麻木，活动后稍感疲乏，反复出现游走性浅静脉炎。随着病情进展，患者出现下肢间歇性跛行，患肢局部呈现营养障碍的表现，皮温降低，皮色苍白，趾甲生长迟缓、变厚，汗毛稀少。病情进一步发展则出现患肢静止痛和组织坏疽。

【诊断及鉴别诊断】

1. 诊断　诊断要点包括：①青壮年男性多见，多在寒冷地区或寒冷季节发病，多有吸烟嗜好；②患肢有不同的慢性缺血性症状；③有游走性浅静脉炎史；④患肢足背及胫后动脉搏动减弱或消失；⑤除吸烟外，一般无高血压、高血脂、糖尿病等易致动脉硬化的因素。

辅助检查手段包括动脉彩超、多普勒血流图、CTA 及动脉造影等，可以帮助明确诊断。

2. 鉴别诊断　血栓闭塞性脉管炎应与其他动脉缺血性疾病相鉴别。

（1）动脉硬化性闭塞症：发病年龄在 45 岁以上；常伴有冠心病、高血压、高脂血症或糖尿病；病变部位常位于大、中动脉，X 线显示动脉壁有钙化斑块。

（2）多发性大动脉炎：多见于青年女性；活动期常有红细胞沉降率加快，免疫球蛋白升高；动脉造影可见主动脉及其主要分支开口处狭窄或阻塞。

3. 糖尿病足　有确定的糖尿病史或确定的糖尿病阳性的检查结果。

【治疗】

1. 一般及药物治疗　严禁吸烟，防止受冷、受潮和外伤，但切忌热敷，以免组织需氧量增加而加重症状。疼痛严重者，慎用成瘾的药物。运动训练可改善侧支循环，增加跛行距离。严重缺血患者可用 Buerger 运动法：先平卧抬高患肢 45° 以上，维持 1 ～ 2 分钟，再在床边下垂 2 ～ 3 分钟，然后放置水平位 2 分钟，并做足部旋转、伸屈活动，反复活动 20 分钟，每天数次。应用扩张血管及抑制血小板聚集的药物，如前列腺素 E_1（PGE 1）、肠溶阿司匹林、沙格雷酯、西洛他唑等。根据辨证论治的原则用中医中药进行治疗，选用有效抗生素抗感染治疗。

2. 高压氧舱疗法　用来改善组织缺氧状态。

3. 手术疗法　目的是增加肢体血供和重建动脉血流通道。

（1）腰交感神经切除术：适用于腘动脉远侧动脉狭窄或闭塞，处于第一、二期的患者。先行腰交感神经阻滞试验，如阻滞后皮温升高超过 1 ～ 2 ℃，提示痉挛＞闭塞因素，可考虑腰交感神经切除术。

（2）旁路移植术：包括人工血管和自体大隐静脉旁路移植术，它适用于主干动脉闭塞，但闭塞动脉的近、远侧仍有通畅的动脉通道者。

（3）取栓和血管内膜剥脱术：适用于新鲜血栓形成及短段的动脉阻塞者。

（4）静脉动脉化：适用于腘动脉远侧三支动脉均已闭塞者。

（5）腔内治疗：病变血管的球囊扩张支架置入能改善即刻肢体缺血症状，但往往远期通畅率不高。

（6）截肢或截趾术：适用于组织坏死已有明确界限者。

病例 54-9

（陈　忠　王　盛）

四、雷诺综合征

雷诺综合征（Raynaud's syndrome）是一种遇冷或情绪紧张后，以阵发性肢端小动脉强烈收缩引起肢端缺血改变为特征的疾病，又称肢端血管痉挛症。病变部位先苍白、发凉，继而青紫、冰冷、疼痛，再转为潮红，然后复原为典型症状。本病并非少见，多见于青壮年女性。本病在我国北方地区发病率较高。1862 年法国 Mauric Raynaud 首先报告本病，此后他首先指出血管神经的功能性紊乱、肢端血管痉挛、末梢循环障碍是本病的发病本质。故将本病命名为雷诺病（Raynaud's syndrome）。以后的学者研究发现其他疾病也可引起类似的临床表现，并将其他疾病引起的这一临床表现，称为继发性雷诺现象（secondary Raynaud's phenomenon）。近年来，研究表明大多数患者都伴有其他系统性疾病（如脉管炎等），目前将这种皮肤颜色和温度的改变统称为雷诺综合征。

【病因和病理】

雷诺综合征的病因至今尚未明了，但与下列因素有关：寒冷刺激，患者对寒冷刺激特别敏感；情绪波动、精神紧张。发病时患者血液中肾上腺素与去甲肾上腺素含量明显增高，应用交感神经阻滞药物可缓解症状。内分泌紊乱，病情可在月经期加重，妊娠期症状减轻。自身免疫性疾病、动脉阻塞性疾病、胸廓出口综合征、中枢或周围神经系统疾病、真性红细胞增多症、慢性肾衰竭、药源性因素以及特殊的生活工作环境（慢性震动性创伤、冻伤和慢性低温损伤等）均可导致雷诺综合征。疾病早期，指（趾）动脉并无器质性改变。晚期出现动脉内膜增厚，弹性纤维断裂及动脉中层增厚，动脉管腔狭窄，腔内血栓形成，管壁有炎症细胞浸润。

【临床表现】

雷诺综合征多见于女性青壮年，男性少见，常在情绪激动或寒冷刺激下发病。患者对寒冷刺激敏感，多数在冬季发病，气候转暖时症状可自行缓解。重症患者对温度的变化更为敏感，在夏季受到冷刺激也可发病。以苍白、青紫和潮红的顺序出现，是典型的临床表现。小动脉强烈痉挛，动脉血流中断，导致手指呈苍白色，伴有发凉、麻木和刺痛；代谢产物积聚，小静脉和毛细血管扩张，发绀；最后血流恢复，反应性充血，手指转为潮红，患指可有烧灼样胀痛。通常诱因解除后，皮色恢复正常的时间为数分钟到几十分钟。尺、桡动脉（足背动脉）搏动正常。发作间期可无明显症状、体征。长期慢性缺血可致手指（趾）皮肤粗糙，指甲增厚、变型，重者皮肤可有溃疡及坏死、关节僵直等。

【检查和诊断】

检查方法主要有以下几种：

1. 冷激发试验　根据患者遇冷易发病的原理，利用冷刺激诱发犯病。方法是先在 20 ℃左右的室温下，测定双手皮肤的温度，然后让患者将双手浸泡在 0 ℃的冷水中 1～2 分钟，诱发出现症状，可有皮肤颜色的改变及感到疼痛，此方法的诱发率在 60% 左右。

2. 手指复温时间测定　利用冷激发试验，用皮温测量仪器测定发病手指的温度，计算手指温度恢复的时间。正常人恢复时间多小于 15 分钟，雷诺综合征患者多超过 20 分钟。

3. 指动脉压力测定　利用多普勒血管检查仪测定指（趾）动脉的血压，描记波形。若两个手指间的血压差大于 2.0 kPa（15 mmHg）或指动脉与桡动脉之间的压差大于 4.0 kPa（30 mmHg），则说明指动脉血流不畅，有闭塞。应用冷刺激试验，测量受凉前后手指的血压，血压降低 20% 以上为阳性。需要说明的是，冷刺激试验不能完全诱发患者发病，敏感性大约 50%～60%。根据典型的临床表现即可诊断。同时还要根据病史进行相应的检查，以作出病因学诊断。

【治疗】

病情轻的患者，注意全身和肢体局部保暖；避免情绪波动；吸烟者必须戒烟，往往能够取得满意疗效。药物治疗可以应用 α 受体阻断药（妥拉唑林、哌唑嗪等）和肾上腺素能神经元阻断药（利血平等）治疗；前列腺素 E_1（PGE1）有扩张血管和抗血小板作用，低分子肝素也有抗凝作用，对治疗雷诺综合征都有较好的疗效；烟酸及胰激肽释放酶等血管扩张药也有治疗作用。多数患者保守治疗后症状明显缓解。

对内科治疗无效者，可考虑手术治疗。指动脉交感神经切除术：在指根部显露指动脉，剥离并切除动脉外膜，即完全切断支配该指动脉的交感神经末梢，解除血管痉挛，达到治疗的目的。

（陈　忠　王　盛）

病例 54-10

第四节　腔静脉与周围静脉疾病

腔静脉与周围静脉疾病按照病理机制可分为血栓栓塞性疾病和反流性疾病，其中静脉血栓栓塞性疾病包括下肢深静脉血栓形成、肺栓塞、血栓性浅静脉炎、腔静脉阻塞综合征，均属于因静脉血栓形成，静脉回流受阻而引发的疾病；静脉反流性疾病包括下肢静脉曲张、原发性下肢深静脉瓣膜功能不全，均属于因瓣膜功能不全，静脉血液反流而引发的疾病。

知识拓展：腔静脉阻塞综合征

一、巴德 - 吉亚利综合征

巴德 - 吉亚利综合征（Budd-Chiari syndrome）是指肝后段下腔静脉或（和）肝静脉狭窄或完全闭塞的病变。临床上主要表现为肝脾大、进行性肝功能损害和大量腹水，严重患者可有上消化道出血，呕血和黑便，晚期患者均并发肝硬化。1845 年 George Budd 首先报道了原发性肝静脉阻塞的综合征，此后 Hans Chiari 又报道了肝静脉内膜炎性闭塞征。1878 年 Osler 首次报道下腔静脉纤维性阻塞性门静脉高压症。此后将这些类型的肝后性门静脉高压的疾病命名为布 - 加综合征。

【病因】

病因仍不十分清楚。在亚洲国家中，最常见的原因是先天性因素所致的下腔静脉近心端或肝静脉入下腔静脉入口处形成完全性或不完全性隔膜而引起的阻塞。在欧美国家，该病多由下腔静脉或肝静脉的血栓形成引起，并以单纯肝静脉阻塞为主。另外，周围结构的外源性压迫也可导致该病，如肝癌、肾和肾上腺肿瘤、腔静脉内皮瘤、平滑肌肉瘤。近年的研究发现，巴德 - 吉亚利综合征的患者中至少有 35% 的病例合并有易栓症。

知识拓展：易栓症

【病理分型】

根据病理性质、病变的部位和范围等可有各种方法的病理分型。作者认为病理分型不宜过分复杂，以有利于指导诊断和治疗为原则，大致可分为如下三型：

1. 下腔静脉局限狭窄或阻塞型　此型最为常见，病变主要在下腔静脉的近心端。其中包括：①单纯下腔静脉隔膜型，此型临床多见，隔膜为先天性原因，隔膜可呈完全闭塞状或隔膜呈孔状、筛状。此型大多肝静脉无阻塞。②下腔静脉局限性狭窄，病变局限于入右心房处的近心端下腔静脉，以短段狭窄为特征。病因大多为血栓形成，同时可伴肝静脉阻塞。③下腔静脉局限阻塞型。短段下腔静脉近心端完全的阻塞，大多为静脉血栓形成，可导致下腔静脉和门静脉高压。

2. 下腔静脉弥漫性狭窄或阻塞型　大多由于广泛血栓形成造成。①肝段和肝后段下腔静脉长段狭窄或阻塞伴肝静脉阻塞。②下腔静脉长段狭窄或阻塞但肝静脉血流仍可汇入阻塞段以远的下腔静脉内，也就是说肝静脉本身无阻塞。

3. 肝静脉狭窄或阻塞型　此型病变仅限于肝静脉，下腔静脉通畅。根据病变的位置和程度，又分为：①肝静脉开口狭窄或阻塞型。②肝静脉长段狭窄或阻塞型。

（三）临床表现

青壮年发病多见，先天性因素的患者发病年龄较小。少数患者起病急，病情发展快，此类患者病情更凶险，治疗不及时可危及生命。本病男性多于女性，男女发病率之比约为 2∶1。根据病变的部位和范围的不同，临床表现也不同。单纯肝静脉阻塞型，临床表现为门静脉高压。下腔静脉阻塞者，同时有门静脉高压和下腔静脉高压的临床表现。

1. 门静脉高压表现　顽固性大量腹水，甚至胸腔积液。低蛋白血症，电解质平衡失调，恶病质，少尿等。因腹水所致腹部膨隆，长期低蛋白血症导致极度消瘦。尤以四肢骨瘦如柴最明显，结合巨大膨隆的腹部，典型病例呈"蜘蛛人"样特征。肝脾大，脾功能亢进，食管、胃底静脉曲张，重症患者可出现上消化道出血。晚期可出现肝功能损害，导致肝性脑病、肝性脑病和肝肾综合征，甚至肝、肾衰竭，直至死亡。

2. 下腔静脉高压表现　主要表现为胸腹壁静脉曲张，腰背部尤为明显，血流方向向上。下肢肿胀亦常见，可伴有下肢静脉曲张，出现静脉性溃疡和色素沉着。此外，还可有食欲缺乏，甚至恶心、呕吐等胃肠道淤血症状。

【检查和诊断】

1. 彩色超声多普勒　可显示肝脾大，呈瘀血性改变；腹腔积液。可以显示下腔静脉和（或）肝静脉狭窄、阻塞；门静脉、肠系膜上静脉、脾静脉通畅且增宽；奇静脉和半奇静脉开放；对有些慢性病例可以探查到有粗大的侧枝静脉由肝静脉或下腔静脉汇入到奇静脉，是主要的无创检查方法。

2. 下腔静脉造影术　股静脉穿刺，下腔静脉造影术是诊断巴德－吉亚利综合征最可靠的检查手段。对于下腔静脉右心房入口处闭塞的病例，应同时上肢静脉穿刺，行下腔静脉对端造影术。下腔静脉造影可以显示病变的部位、范围、侧支循环情况、有无血栓形成等，下腔静脉测压是有必要的，测压时应了解病变近心端（或右房压）和远心端两端的压力，其压差是手术治疗依据之一。

3. 经皮经肝穿刺肝静脉造影　在其他手段不能确定肝静脉是否通畅时可行此项检查。可同时行肝静脉测压。此项检查有出血的风险，技术要求高，需谨慎进行。

4. 食道钡餐造影　可确诊有无食管、胃底静脉曲张，从而判断是否有门静脉高压及其程度。

5. 核磁共振静脉成像或 CT 静脉成像　可以作为下腔静脉、肝静脉和门静脉系统影像学检查的手段，由于侧支循环丰富，成像效果多不满意。

根据临床表现和影像学检查多可以做出明确诊断。需要与导致门静脉高压的疾病，如各种病因导致的肝硬化等疾病进行鉴别；需要与下腔静脉阻塞综合征等导致下腔静脉高压的疾病鉴别。

【治疗】

治疗包括内科治疗、腔内治疗和外科治疗。对上述治疗无效的患者，可考虑行肝移植。

1. 内科治疗

（1）改善患者的一般情况，为外科手术或腔内治疗准备。一般均须行保肝，利尿，纠正水、电解质平衡失调、纠正低蛋白血症，定期正确放腹水减轻心、肺负担，预防上消化道出血，治疗肝性脑病，支持治疗等；营养心肌治疗，以降低术后回心血量增加而导致心功能不全的风险。

（2）抗凝治疗：如无禁忌证，对所有患者均建议抗凝治疗。在无抗凝治疗禁忌和严重并发症的情况下，应维持长期抗凝治疗。既往消化道出血并不是抗凝治疗的禁忌证，但在治疗前应给予预防消化道再次出血的治疗。首先应用低分子肝素抗凝，后续口服药物抗凝，监测国际标准化比值（INR），使其维持在 2～3。抗凝治疗期间出血风险较高。

（3）溶栓治疗：只应用于明确有急性血栓形成并导致病情明显加重的患者，要严格评估溶栓治疗的预期效果和出血的风险，谨慎施行。不建议常规应用。

2. 腔内治疗

（1）下腔静脉球囊扩张术和支架置入术：仅适用于下腔短段病变且无继发血栓形成者。如果单纯球囊扩张效果较佳，则支架置入术不是必需的。肝段的下腔静脉病变，有些病例为肝的尾状叶压迫所导致，此时单纯行球囊扩张治疗，多效果欠佳，术中、术后很容易出现再狭窄。在此位置放置支架则容易影响肝静脉的血流，可能导致急性的肝静脉血栓形成和闭塞，而造成门静脉高压的症状急遽加重。

（2）下腔静脉穿刺破膜术：仅用于下腔膜状闭塞病变且无继发血栓形成者。破膜成功后行下腔静脉球囊扩张，必要时行支架置入术。

（3）肝静脉开通术和扩张术、肝静脉支架置入术：适用于肝静脉病变，下腔静脉通畅者。可以经股静脉、颈静脉途径，以及经皮肝穿刺途径。对于同时伴有下腔静脉病变者，同时要行下腔静脉的重建。

（4）、经颈静脉肝内门腔静脉分流术（TIPS）：具有良好的即刻开通率与有效性。术后再阻塞率较高。建议应用重症、无法耐受手术的病例。

3. 外科治疗

巴德 - 吉亚利综合征的病例多为长段的下腔静脉闭塞，并伴有肝静脉闭塞，因此不适于腔内治疗。外科治疗目前仍然是治疗巴德 - 吉亚利综合征的主要手段，可以有效降低门静脉压力。

（1）巴德 - 吉亚利综合征根治术：即直视下切除或矫正肝静脉、下腔静脉腔内病变，直接解除局部血管的狭窄闭塞，恢复正常解剖结构，从而解除下腔静脉和门静脉高压，是符合生理的手术方式。与转流术式相比较，可避免或减轻术后肝性脑病或肝性脑病等的发生。需要开胸、开腹或胸腹联合切口；多需要体外循环辅助，手术创伤大、出血多。

（2）肠系膜上静脉 - 右心房人工血管旁路移植术：应用直径 16 mm 带支持环的 PTFE 人工血管，可有效降低门静脉高压，远期疗效佳，为临床上常用的手术术式。脾静脉 - 右心房人工血管旁路移植术降低门静脉压力效果差于肠系膜上静脉 - 右心房人工血管旁路移植术。肠系膜上静脉 - 颈内静脉人工血管旁路移植术适于不能行右侧开胸者，远期通畅率欠佳。

（3）下腔静脉 - 右心房人工血管旁路移植术：仅适用下腔静脉近心端闭塞，肝静脉通畅且与远心段下腔静脉相通者。

（4）门静脉 - 腔静脉分流或肠系膜上静脉 - 腔静脉分流术：仅适于病变局限在肝静脉，且下腔静脉通畅者。

（5）脾静脉 - 肾静脉分流术、脾 - 肺固定术、经右心房手指破膜术等均疗效不佳，目前临床上少有应用。

（陈　忠　寇　镭）

病例 54-11

二、下肢深静脉血栓形成

深静脉血栓形成（deep venous thrombosis，DVT）指血液在深静脉腔内异常凝结，阻塞管腔，导致静脉回流障碍。下肢深静脉血栓形成更多见，其并发的肺栓塞可威胁生命，造成的下肢深静脉瓣膜功能不全可严重地影响工作和生活。

【病因和病理】

1946 年，Virchow 提出了静脉血栓形成的三大因素，即血流滞缓、静脉壁损伤和血液高凝状态。

1. 静脉血流滞缓　下肢肢体制动，血流滞缓，下肢深静脉血栓形成有较高的发病率。手术与血流缓慢亦有密切关系。手术时患者制动，仰卧和麻醉使周围静脉扩张，术后长期卧床等，都能使下肢深静脉血流减慢。

2. 静脉壁损伤　静脉壁损伤可以激活内源性凝血系统及血小板集聚，促使血栓形成，常见的损伤原因可归纳为以下数种：①化学性损伤；②机械性损伤；③感染性损伤。

3. 血液高凝状态　血液组成成分改变而处于高凝状态，是酿成静脉血栓形成的基本因素之一，其中首推各种大型手术，此外，先天性抗凝因子缺乏的易栓症、严重脱水、口服避孕药物等许多因素都可以导致血液高凝。

【临床表现】

临床上常见的为两类，即小腿肌肉静脉丛血栓形成和髂静脉－股静脉血栓形成（图 54-4-1）。

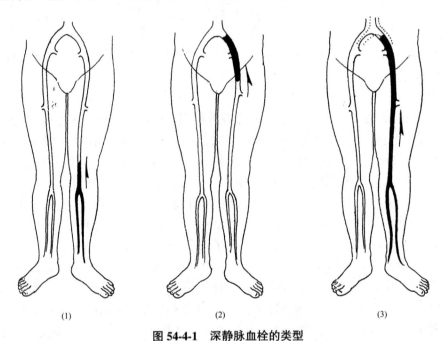

图 54-4-1　深静脉血栓的类型
（1）周围型　（2）中央型　（3）混合型

1. 小腿肌肉静脉丛血栓形成　也称为周围型，是手术后深静脉血栓形成最常见的类型。同时，也可以有原发于肌肉静脉丛的血栓形成。许多患者并无症状，或者极为轻微。临床表现包括小腿部疼痛、压痛及轻度肿胀，若在膝关节伸直位，将足急剧背屈，使腓肠肌与比目鱼肌伸长，可以激发血栓所引起的炎症性疼痛，出现腓肠肌部疼痛，称为 Homans 征阳性。

2. 髂静脉－股静脉血栓形成　指髂总、髂外到股总静脉的范围内有血栓形成，又可分为：

（1）原发性髂静脉－股静脉血栓形成：也称为中央型，左侧多见，为右侧的 2～3 倍。起病急骤，有三个特征，即疼痛和压痛、肿胀、浅静脉曲张。

（2）继发性髂静脉－股静脉血栓形成：也称为混合型，血栓起源于小腿肌肉静脉丛，通过顺行性扩展生长，累及下肢整个髂静脉－股静脉系统。表现为起病方式大多隐匿；症状开始时轻微，直到髂静脉－股静脉受累，出现典型症状才被发现；足靴区营养性变化，包括脱屑、瘙痒、色素沉着、湿疹、溃疡形成等。

（3）股青肿（phlegmasia cerulea dolens）：这是下肢深静脉血栓形成最严重的类型，严重者可出现静脉性坏疽。

血栓脱落可随血流进入并堵塞肺动脉，引起肺动脉栓塞的临床表现。

【检查和诊断】

1. 检查方法

（1）彩色超声多普勒：是首选且能确诊的方法。它可显示病变的深静脉管腔内有实质性回声，部分或全部占据血管腔。急性期管腔明显增宽，血栓为实质性低回声。慢性期管腔变细，管壁增厚，血栓为实质性较强回声。探头加压后，静脉管腔不能被压瘪，深吸气时静脉管腔变化不明显，静脉频谱周期性消失。

（2）经足背静脉顺行静脉造影：曾经为诊断 DVT 的金指标。但因为有创；有造成血栓脱落导致肺动脉栓塞的风险；造影剂黏稠度高，加重病情的风险，临床不常规应用。DVT 常见的造影表现为深静脉显影完全中断，或造影剂呈不规则细线状通过从而勾画出血栓的轮廓。代偿增粗的侧支循环向对侧或近心端引流。

（3）血浆 D- 二聚体测定：D- 二聚体是反映凝血激活及继发性纤溶的特异性分子标志物，诊断急性 DVT 的灵敏度较高（＞99%），有重要参考价值。可用于急性 VTE 的筛查、特殊情况下 DVT 的诊断、疗效评估、VTE 复发的危险程度评估。

（4）肺通气血流灌注扫描：根据肺通气像与血流灌注像的对比，明确是否有肺动脉栓塞以及部位和范围等。

2. 诊断　急性期根据下肢突发肿胀、疼痛、浅静脉曲张及全身反应等临床表现，慢性期根据既往下肢突发肿胀的病史及浅静脉曲张、足靴区湿疹、色素沉着，甚至淤积性溃疡，结合彩色超声多普勒检查，诊断深静脉血栓并不困难。

3. DVT 的临床分期　急性期：发病后 14 天以内。亚急性期：发病 15 ～ 30 天。慢性期：发病＞ 30 天。

【治疗】

1. 抗凝治疗　是 DVT 的基本治疗，虽不能直接溶解已形成的血栓，可抑制血栓蔓延，有利于促进早期血栓的自身纤溶和管腔再通，从而减轻症状，降低 PE 发生率和病死率。

（1）普通肝素：治疗剂量个体差异较大，使用时必须监测凝血功能，一般采用静脉持续给药或者皮下脂肪注射，每 8 h 一次。可引起血小板减少症，在使用的第 3 ～ 6 天应复查血小板计数；HIT 诊断一旦成立，应停用普通肝素。

（2）低分子肝素：出血性不良反应少，HIT 发生率低于普通肝素，使用时大多数患者无需监测凝血功能。临床按患者体重给药，每次 100 U/kg，每 12 小时 1 次，皮下注射，肾功能不全者慎用。

（3）维生素 K 拮抗剂（如华法林）：是长期抗凝治疗的主要口服药物，效果评估需监测凝血功能（国际标准化比值）INR。治疗剂量范围窄，个体差异大，药效易受多种食物和药物影响。为低分子肝素或普通肝素的后续治疗手段，INR 稳定在 2.0 ～ 3.0 并持续 24 h 后停用低分子肝素或普通肝素，继续用华法林治疗。

（4）直接 X a 因子抑制剂：治疗剂量个体差异小，无需监测凝血功能。单药治疗急性 DVT 与其标准治疗（低分子肝素与华法林合用）疗效相当。

对高度怀疑 DVT 者，如无抗凝治疗禁忌证，在等待检查结果期间可行抗凝治疗，根据确诊结果决定是否继续抗凝。

抗凝治疗疗程：①继发于一过性危险因素的初发 DVT 患者，建议抗凝治疗 3 个月。②危险因素不明的初发 DVT 患者，抗凝时间 6 ～ 12 个月或更长。③伴有癌症并首次发生的 DVT，及反复发病的 DVT 患者和易栓症患者，建议长期抗凝，但需定期重新进行风险、效益评估。

2. 溶栓治疗　不是必需的治疗。对于急性期中央型或混合型 DVT 患者，在全身情况好、出血风险较小的前提下，首选导管接触性溶栓。系统溶栓疗效较差、出血风险可能较大。溶栓治疗同时和之后必须行抗凝治疗。

3. 手术治疗　同样不是必需的治疗。Fogarty 导管经股静脉取出髂静脉血栓，小腿挤压驱栓或顺行取栓取出股静脉腘静脉血栓，可迅速解除静脉梗阻。多推荐用于发病 7 天以内的中央型或混合型 DVT 患者，且严格抗凝治疗无效者。出现股青肿时，可以考虑手术取栓。

4. 腔内治疗　成功行导管溶栓或切开取栓后，造影发现髂静脉狭窄＞ 50%，建议首选球囊扩张，对效果不理想者可考虑行支架置入术。

5. 下腔静脉滤器置入术　下腔静脉滤器（inferior vena cava filter，VCF）置入术目前已经被认为是安全和有效地预防肺动脉栓塞（pulmonary embolism，PE）的方法。不推荐常规应用。建议将滤器放置在肾静脉开口之下的正常下腔静脉内。

知识拓展：VCF 置入术的指征

VCF 置入术的相关并发症包括：VCF 打开不全或折断、脱落、移位倾斜，下腔静脉穿孔，下腔静脉血栓形成，肺动脉栓塞等。

6. 其他治疗

（1）静脉血管活性药物：如黄酮类、七叶皂甙类等，可促进静脉血液回流、减少渗出、增加静脉血管张力，从而改善症状。

（2）物理治疗：包括加压弹力袜和间歇气压治疗（又称循环驱动治疗）。两者均可促进静脉回流，减轻淤血和水肿，是预防 DVT 发生和复发的重要措施。抬高患肢，避免长时间站立和蹲坐，有助于促进下肢静脉回流而改善症状。

【并发症和后遗症】

1. 下腔静脉血栓形成　下肢深静脉血栓形成向近侧扩展，可累及下腔静脉，导致下腔静脉综合征。

2. 肺动脉栓塞　新形成的下肢深静脉内的血栓，很容易脱落，从而酿成肺栓塞的危险。抗凝治疗和下腔静脉内放置下腔静脉滤器可有效降低肺栓塞的发生率。

3. 下肢深静脉血栓形成后综合征　血栓形成的静脉，由于血栓阻塞、静脉瓣膜功能破坏，导致下肢静脉回流障碍和静脉高压淤血，造成一系列临床表现，包括肢体沉重不适、胀痛，下肢肿胀，浅静脉曲张，皮肤变薄，汗毛稀疏，足靴区色素沉着、抓痒、湿疹，最终形成经久不愈的溃疡。

（陈　忠　寇　镭）

病例 54-12

三、单纯性下肢静脉曲张

单纯性下肢静脉曲张（lower extremity varicose veins）为隐静脉 – 股静脉瓣膜功能不全所引起，亦称原发性大隐静脉曲张。单纯性下肢静脉曲张多见于大隐静脉，也有大、小隐静脉同时发病，单纯小隐静脉曲张较少见。下肢静脉曲张发病率随年龄增长而升高，国外统计女性患者多于男性，而在我国男性发病率高。如果不经治疗，随着病程的延长下肢会出现色素沉着、湿疹甚至经久不愈的溃疡，在晚期严重者有截肢的可能（图 54-4-2）。

【病因及病理生理】

浅静脉壁薄弱、静脉瓣膜缺陷以及静脉内压力增高，是引起浅静脉曲张的主要原因。静脉壁薄弱和静脉瓣膜缺陷，与遗传因素有关。血柱的重力以及任何加强重力作用的后天性因素，如长期站立或坐立工作、重体力劳动、肥胖、妊娠、慢性咳嗽、习惯性便秘等，都可以使瓣膜

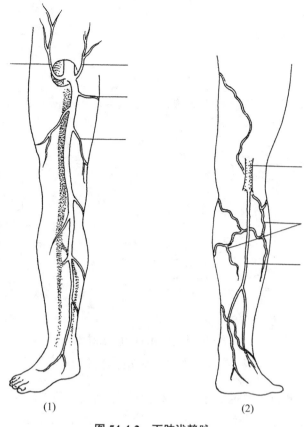

图 54-4-2　下肢浅静脉

（1）大隐静脉及其分支　（2）小隐静脉及其分支

正常关闭功能受到损坏。如果循环血量超过回流的负荷，亦可造成压力升高，静脉扩张，从而形成相对性关闭不全。当隐静脉 – 股静脉连接处的大隐静脉瓣膜遭到破坏而关闭不全后，就可影响其远侧和交通静脉的瓣膜，甚至通过属支而影响小隐静脉。静脉瓣膜和静脉壁离心越远，强度也越差，但静脉压力却是离心越远而越高。因此，下肢静脉曲张远期进展要比开始阶段迅速，而曲张静脉在小腿部远比大腿部明显。

【临床表现】

单纯性下肢静脉曲张以大隐静脉曲张为多见，单纯的小隐静脉曲张较为少见。主要临床表现为下肢久立、坐位或行走后患肢有明显的胀满感、胀痛和肿胀，夜间休息后症状可有缓解，有晨轻暮重的特点，并且浅静脉呈代偿性曲张。如果病情继续发展，足靴区交通支瓣膜被破坏后，可出现踝部和足背部轻度肿胀，且此处皮肤将发生脱屑、变薄、增硬、粗糙、色素沉着等营养性变化甚至出现经久不愈的溃疡；外伤后还会引起曲张静脉破裂出血；静脉曲张也容易并发血栓性浅静脉炎，出现局部红、肿、热、痛，可扪及红肿的索条，有压痛。

【诊断】

1. 临床物理检查

（1）大隐静脉瓣膜功能试验（Trendelenburg 试验）：患者取平卧位，下肢抬高，使静脉排空，在大腿根部扎止血带，压迫大隐静脉，然后让患者站立，10 秒钟内释放止血带，如出现自上而下的静脉逆向充盈，提示大隐静脉瓣膜功能不全。应用同样原理，在腘窝部扎上止血带，可以检查小隐静脉瓣膜功能。如果在放开止血带前，止血带下方的静脉在 30 秒内充盈，则表明有交通支瓣膜功能不全（图 54-4-3）。

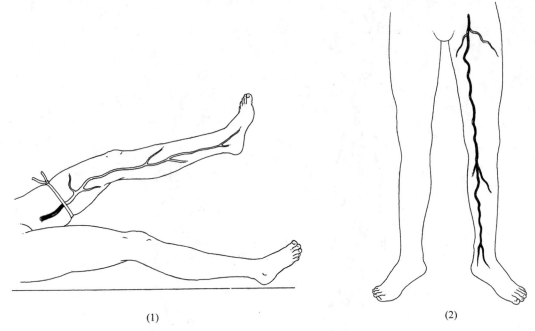

(1)　　　　　　　　　　　　　　　　　(2)

图 54-4-3　Trendelenburg 试验

（1）大腿根部扎止血带　（2）松开止血带后，止血带下方的静脉迅速充盈

　　（2）深静脉通常试验（Perthes 试验）：用止血带阻断大腿浅静脉主干，嘱患者用力踢腿或做下蹲运动连续 10 次。此时小腿肌肉泵收缩迫使静脉血液向深静脉回流，使曲张静脉排空。如在活动后浅静脉曲张更为明显，张力增高，甚至有胀痛，表明深静脉不通畅（图 54-4-4）。

　　（3）交通支瓣膜功能试验（Pratt 试验）患者仰卧位，抬高患肢，在大腿根部扎止血带。然后从足趾向上至腘窝缠第一根弹力绷带，再自止血带处向下，扎上第二根弹力绷带。嘱患者站立，向下解开第一根弹力绷带，同时向下继续缠第二根弹力绷带，如果在两根弹力绷带的间隙内出现曲张静脉，则意味着该处有功能不全的交通静脉（图 54-4-5）。

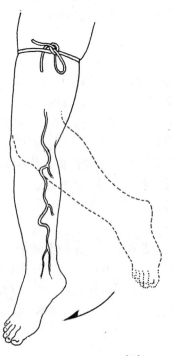

图 54-4-4　Perthes 试验

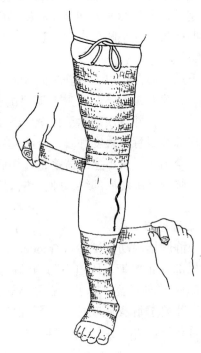

图 54-4-5　Pratt 试验

2. 彩色多普勒超声　彩色多普勒超声检查下肢深静脉是否通畅以及是否存在反流现象。在检查下肢深、浅静脉是否有反流时，为了准确诊断，一定要站立位检查。因为血管彩超在定位检查下肢静脉管腔及管壁结构的同时，还可以同步、动态地检查静脉反流情况，因此血管彩超在某种程度上几乎可以代替静脉造影。

3. 多普勒血管检查　多普勒血管检查在检查下肢静脉交通支反流方面较血管彩超敏感。在检查深静脉是否通畅或深浅静脉是否存在反流时，虽然它也能显示反流时间和反流速度，但因为不能显示管腔的二维结构，故诊断的准确率略逊于血管彩超。

4. 下肢深静脉造影　对于单纯性大隐静脉曲张而言，无损伤性检查已能基本确诊本病，故很少进行造影检查。只有在无损伤检查不能作出明确诊断或者怀疑深静脉血栓及原发性深静脉瓣膜功能不全时，才进行造影检查。

知识拓展：顺行性深静脉造影

【鉴别诊断】

单纯性下肢静脉曲张的诊断，必须排除下列几种疾病才能确诊：

1. 原发性下肢深静脉瓣膜功能不全　各种症状相对严重，较早出现足靴区色素沉着及溃疡。如果用多普勒血流检查、血管彩超两种无创检查发现深静脉反流较严重，并且结合症状、体征怀疑该病时，应做下肢深静脉造影，它能够观察到深静脉瓣膜关闭不全的特殊征象。

2. 下肢深静脉血栓形成后遗综合征　在深静脉血栓形成的早期，浅静脉扩张属于代偿性表现，伴有肢体明显肿胀。在深静脉血栓形成的再通过程中，由于瓣膜遭到破坏，静脉血流逆流及静脉压升高导致浅静脉曲张，并伴有活动后肢体肿胀。如鉴别诊断仍有困难，应做下肢静脉造影检查。

3. 下肢动静脉瘘　动静脉瘘患者皮温升高明显，局部有时可扪及震颤或有血管杂音，浅静脉压力明显上升，静脉血含氧量增高。先天性动静脉瘘的患肢常比健肢长且粗。

【治疗】

单纯性下肢静脉曲张的治疗可有下列三种方法。

1. 一般及药物治疗　适用于病变轻、妊娠期妇女或者不愿手术和不能耐受手术的患者。这些治疗只能够减轻症状，而不能治愈本病。

（1）休息时尽量抬高患肢，避免长时间站立、坐位和习惯性便秘等。

（2）对于需要长时间站立、坐位者和妊娠妇女，可以穿循序减压（弹力）袜及弹力绷带治疗，它具有远端高而近端低的压力差，促进静脉血由足部向近心端回流，使曲张静脉处于萎瘪状态。

（3）药物治疗：可以使用减轻下肢水肿、改善微循环及预防血栓形成的药物。

2. 手术治疗　是本病的根治方法。

手术治疗的适应证为：

（1）大、小隐静脉瓣膜重度功能不全，伴有交通支瓣膜关闭不全而深静脉通畅且瓣膜功能良好者为绝对适应证。

（2）大、小隐静脉瓣膜重度功能不全，伴有交通支瓣膜关闭不全而深静脉通畅且瓣膜功能轻 – 中度不全者为相对适应证。

（3）全身状况好且能耐受手术者。

手术方法包括三个方面：高位结扎大、小隐静脉；由大隐静脉远端置入剥脱器顺行剥脱曲张的大、小隐静脉主干及曲张属支。结扎功能不全的交通支静脉，这对有溃疡者或色素沉着者尤为重要（图 54-4-6）。

（陈　忠　王　盛）

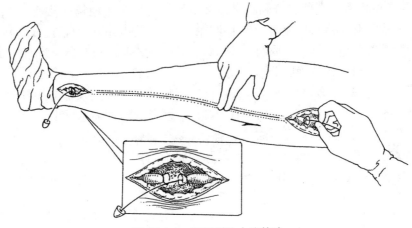

图 54-4-6　顺行剥除大隐静脉

四、动静脉瘘

动脉和静脉之间的异常交通称为动静脉瘘（arteriovenous fistulas）。它可发生于人体任何部位，但以肢体为多见因血管发育异常所导致的称为先天性动静脉瘘（congenital arteriovenous fistulas）；后天性动静脉瘘大多数由创伤引起，故又称损伤性动静脉瘘（traumatic arteriovenous fistulas）。

（一）先天性动静脉瘘

1. 病因和病理　先天性动静脉瘘（congenital arteriovenous fistulas）是在胚胎发育期由于原始丛状血管结构持续存在而形成大小、数目不同的动静脉瘘。病理上常分三种类型：①干状动静脉瘘，瘘口位于动静脉主干之间，常有杂音、震颤和静脉曲张；②瘤样动静脉瘘，瘘口位于细小的动静脉分支之间，伴有局部血管瘤样团块；③混合型，兼有以上两种病理改变。先天性动静脉瘘常累及细小动静脉，病变呈多发性，虽属良性病变，却呈浸润性生长，常可逐渐累及邻近的组织和器官，如肌肉、骨骼、神经等。

2. 临床表现　先天性动静脉瘘常见于下肢。婴幼儿时期一般无明显临床表现，在发育期临床症状逐渐明显：可有患肢增长、增粗；下肢不对称可引起跛行、骨盆倾斜、脊柱侧曲；局部皮温升高；常伴有大小不等的暗红色的先天性血管瘤，平坦或突出于皮肤表面；可以听到血管杂音，触诊有震颤，分流量少者可不明显；浅静脉曲张，皮肤色素沉着、湿疹及溃疡形成；肢体远端可出现缺血性溃疡甚至坏死；多数患者心功能正常，少数病程长者可出现心脏扩大、心力衰竭。

3. 诊断与鉴别诊断　根据症状和体征可作出临床诊断。辅助检查有助于明确诊断：周围静脉压和静脉血氧测定可发现静脉压升高，静脉血氧含量增加；彩色多普勒超声检查可了解动静脉血流速度、频谱、静脉瓣膜功能等，但由于瘘口细小，很难发现；动脉造影可明确显示病变部位及病变范围，在动脉期可见静脉早期显影，动静脉分支异常密集增多或呈团状阴影。本病需要与血管瘤、先天性静脉扩张症、下肢浅静脉曲张等鉴别。

4. 治疗　保守治疗包括适当的卧床休息，抬高患肢，避免外伤，防止感染，穿弹力袜等以缓解症状。

病变局限的先天性动静脉瘘手术疗效好。大多数先天性动静脉瘘瘘口细小、数量多，病变范围广泛，同时累及周围组织，无法完全手术切除。手术治疗仅能达到短期减轻症状的目的，术后很容易复发。手术适应证：动脉造影显示病变局限者；病变发展迅速者；出现心力衰竭、神经压迫性疼痛者；出现溃疡、出血等并发症者；引起肢体功能障碍者；内脏先天性动静脉瘘。

手术方法：

（1）动静脉瘘切除术：对局限性或浅表动静脉瘘，可行局部切除术或将受累的肌肉一并切除，注意要保存肢体的功能。

（2）动静脉瘘结扎和栓塞术：手术目的在于减少动、静脉分流，改善症状。对病变广泛者，可分期手术治疗。注意预防肺栓塞、肢体坏死等并发症。

（3）下肢长度有明显差异，在骨骺未闭时可行骨骺固定术等抑制骨骼生长。对病变严重、反复出血或影响心脏而不能单纯行切除术或栓塞和结扎术者以及肢体功能严重受损，反复出现溃疡或缺血坏死者，可行截肢术。

（二）损伤性动静脉瘘

1. 病因和病理生理　损伤性动静脉瘘（traumatic arteriovenous fistulas）四肢较常见，瘘口一般单发。大多数损伤性动静脉瘘由贯通伤引起，闭合性骨折、医源性损伤也是常见原因。毗邻的动静脉同时受伤，在数天后就可形成直接交通，称直接瘘。如动静脉创口之间有血肿，血肿机化后形成贯通于动静脉间的囊状或管状交通，称间接瘘（图 54-4-7）。

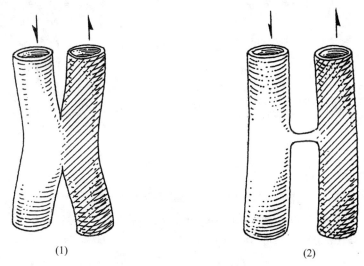

图 54-4-7　损伤性动静脉瘘
（1）直接瘘；（2）间接瘘

2. 临床表现　局部出现搏动性肿块，大多数伴有震颤及粗糙的持续性杂音，并沿血管走行传导；压迫瘘口，震颤和杂音可以减弱或消失；远端动脉搏动可有所减弱；局部皮温升高，而肢端远侧皮温正常或降低；浅表静脉明显迂曲扩张，肢体肿胀，皮肤色素沉着，静脉瘀血性溃疡；由于肢体缺血出现麻木、疼痛，可有缺血性溃疡、坏死等；分流量大、病程长者可出现胸闷、心悸、气促等心功能不全表现。

3. 诊断和鉴别诊断　根据病史和临床表现可作出初步临床诊断。下列检查有助于明确诊断：静脉压测定和静脉血含氧量测定；彩色多普勒超声检查多可以观察到明确的瘘口；动脉造影多可以显示明确的瘘口，是确定诊断和制订治疗方案的依据。损伤性动静脉瘘有时易与损伤性假性动脉瘤混淆，彩色超声检查和动脉造影可以明确诊断。

4. 治疗　损伤性动静脉瘘的动静脉压差大，一旦形成瘘，则难以自行闭合，一般均需手术治疗。一旦诊断明确，原则上应争取早期手术以避免或减少全身和局部循环障碍（图 32-4-8）。

（1）手术治疗：理想的手术方法是切除瘘，分别修复动、静脉。切除瘘口后，动静脉行侧面修补，端端吻合或以自体静脉或人工血管重建动、静脉。当动静脉瘘不能直接切除时，可经动静脉管腔内修补瘘口。对于非主干血管，可施行四头结扎术（图 54-4-8）。

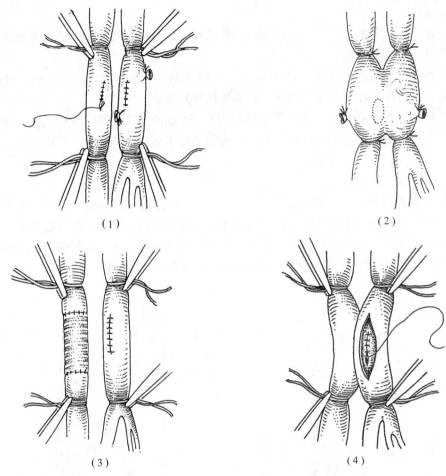

图 54-4-8　损伤性动静脉瘘的 4 种手术方法

(1) 瘘切除，直接修补动、静脉　(2) 动静脉瘘四头结扎术
(3) 瘘切除，静脉直接修补，动脉用人工血管移植　(4) 切开动脉或静脉，经血管腔内修补瘘口

（2）介入治疗：近年来随着介入技术的发展和栓塞材料的改进，栓塞术已成为动静脉瘘的首选治疗手段。介入栓塞治疗动静脉瘘较手术治疗的优越性除众所周知的操作简便、创伤小、并发症少、疗效确切外，更重要的还是在解除症状的同时可以最大限度地保留具有功能的脏器组织。大部分动静脉瘘通过栓塞治疗都可以达到完全栓塞，彻底改善原有的症状。而多发弥漫型动静脉瘘，仅能进行部分栓塞，改善患者的症状，达到姑息治疗的目的。

（陈　忠　王　盛）

第五节　下肢淋巴水肿

病例 54-14

　　淋巴系统疾病包括炎症、瘤样疾病及淋巴回流障碍三类。炎症又按发病部位分为丹毒（皮肤网状淋巴管炎）、急性淋巴管炎及淋巴结炎。瘤样疾病有先天性良性淋巴瘤、单纯性淋巴管瘤、海绵状淋巴管瘤、囊状淋巴管瘤（又称囊状水瘤）及手术或创伤引起的淋巴囊肿。淋巴回流障碍即淋巴水肿（lymphoedema）。由于淋巴液回流障碍致淋巴液在皮下组织积聚，继而引起纤维增生，脂肪组织纤维化，后期肢体肿胀，且皮肤增厚、粗糙，坚如象皮，故又称"象皮肿"，可发生于外生殖器和四肢，以下肢为最多见。本节只介绍下肢淋巴水肿（lymphoedema of lower limb）。

【病因和病理】

发病的原因可分为两大类：原发性淋巴水肿由淋巴管发育异常所致，大多数是淋巴管发育不良，少数为淋巴管异常增生扩大。继发性淋巴水肿因某些疾病原因造成淋巴管阻塞，如感染（链球菌感染、丝虫感染）。丝虫感染曾是淋巴水肿的主要病因，现已渐趋减少。因癌肿施行放射治疗和淋巴结清扫术后等引起的淋巴水肿，或肿瘤压迫所致的淋巴水肿有增多趋势。不论病因如何，淋巴管阻塞引起的病理变化都大致相同。开始是阻塞远侧的淋巴管扩张，瓣膜破坏，淋巴液淤积。淤滞的淋巴液蛋白质含量增高，在组织间隙积聚、浓缩，为细菌感染提供了条件。反复的淋巴管炎不仅进一步加重阻塞，而且促进皮内和皮下组织纤维化的进程。脂肪组织被大量纤维组织替代，使皮肤及皮下组织极度增厚。

【临床表现】

主要表现为一侧肢体肿胀，开始于足踝部，以后涉及整个下肢。早期，富含蛋白质的淋巴液在组织间隙积聚，形成柔软凹陷性水肿，皮肤尚正常。晚期，由于组织间隙中积聚的蛋白质浓缩、皮下组织的炎症和纤维化等原因，因此水肿呈非凹陷性，皮肤增厚、干燥、粗糙、色素沉着，出现疣或棘状物。淋巴水肿的程度可分为：①轻度，肢体呈凹陷性水肿，抬高肢体后，可减退或消失，皮肤无纤维化样损害。②中度，水肿压之不再凹陷，抬高肢体水肿消退不明显，皮肤有中度纤维化。③重度，出现象皮肿样皮肤变化。继发性淋巴水肿常有复发性淋巴管炎和逐渐加重的淋巴水肿。淋巴管炎发作时，局部红肿、疼痛，淋巴结肿大，有压痛，常伴有突发性寒战和高热。

【检查和诊断】

可通过放射性核素淋巴显影、淋巴造影、同位素淋巴内烁造影、磁共振成像、磁共振淋巴造影等方法进行诊断。其中放射性核素淋巴显影是一种安全、非侵入性、符合生理且对淋巴管内皮无损伤的方法。该技术不仅能观察淋巴管形态，而且可以观察周围淋巴管的功能，提供的资料更为可靠，现已取代直接淋巴管造影术，是淋巴水肿最常用、最重要的诊断方法。CT、MRI 等可观察淋巴结及病变组织皮肤厚度等。而多普勒超声检查及静脉造影可了解静脉系统状态，对肢体淋巴水肿的鉴别有一定价值。磁共振淋巴造影还可用于鉴别淋巴管畸形和血管畸形的关系。

【治疗】

灭蚊和丝虫病的防治，是预防丝虫感染引起淋巴水肿的主要措施。对于溶血性链球菌感染所造成的淋巴管炎，初次发作时，就要彻底处理，抗生素的用量要足够，疗程适当延长。足癣是致病菌侵入的一个常见因素，应予积极处理。

1. 非手术疗法　包括抬高患肢、穿弹力袜、肢体间歇加压治疗，药物治疗及中药，限制水、盐摄入，使用利尿药，预防感染以及烘绑疗法。烘绑疗法有电辐射热治疗器和烘炉法两种。温度一般调节在 80 ～ 100 ℃，每日 1 次，每次 1 小时，20 次为一个疗程。同时使用弹力绷带将患肢加压包扎，每个疗程相隔 1 ～ 2 个月。一般在治疗 2 ～ 3 个疗程后，患肢组织松软，肢体逐渐缩小，丹毒样发作明显减少。通过反复热效应刺激，使局部组织代谢活动加强，促进淋巴管的再生与淋巴回流的恢复。

2. 手术疗法　目前淋巴水肿的手术治疗主要包括两个方面，即重建淋巴回流功能与减轻淋巴负荷。两者可以分开单独进行，也可以一次手术同时进行。目前应用的减轻淋巴负荷的手术疗法有如下四种：全皮下切除植皮术、真皮皮瓣埋藏术、带蒂大网膜移植术和淋巴管、静脉吻合术或淋巴结－静脉吻合术。其中淋巴管、静脉吻合术或淋巴结－静脉吻合术治疗效果较佳，为目前常用的手术方法。在切口远侧约 10 cm 处皮下注射稀释 2 倍的青天蓝或 Evans 蓝，借染料通过淋巴管回流而得到显示和定位后，找到淋巴管和附近的小静脉，应用显微外科技术进行吻合，使淤滞的淋巴液可以借静脉而回流。也可以在腹股沟区横断淋巴结，近心端截面与邻近的静脉吻合。但手术切除创伤大，可能发生淋巴漏、瘢痕增生、皮肤破溃等并发症，而且病损组织难以完全切除，需多次手术。

抽吸法治疗淋巴水肿属于手术减轻淋巴负荷方法的一种，将压迫疗法和抽吸法结合起来，取得了良好的效果。国内应用负压抽吸法治疗肢体淋巴水肿，临床实践证明其切口小、创伤轻微、早期安全有效。然而单纯抽吸法治疗淋巴水肿，不能建立有效的淋巴回流通路，对其有效性尚有疑虑，其远期效果缺乏随访报道。

3. 其他治疗　自 1996 年首个淋巴管内皮细胞特异性受体 VEGFR-3 抗体被发现后，对淋巴管形成的分子机制取得了较快的进展。目前已知 VEGF-C、VEGF-D 与受体 VEGFR-3 结合后可诱导淋巴管新生。通过基因治疗诱导淋巴管新生，从而恢复淋巴管的生理通畅性，具有一定的发展前景。

（陈　忠　王　盛）

病例 54-15

视频：编者寄语

第55章

泌尿及男性生殖系统疾病的检查和诊断

泌尿系统（urinary system）及男性生殖系统（male genital system）疾病的检查和诊断与其他疾病相似，以完整的病史和系统的体格检查为基础，选择必要的特殊检查以明确诊断，决定治疗的方法。诊断力争快、准、省，尽可能减轻患者负担，其目的是为了患者得到更好、更及时的治疗。目前，超声、CT、MRI 及内镜等检查手段在泌尿外科的应用越来越普遍。另外，临床医生在进行诊断的同时也可以进行治疗，如内镜检查及治疗。这都有助于提高临床医生对疾病的诊断能力。

第一节　病史和常见症状

一、病史

在诊断中病史十分重要，完整的病史应包括三部分，主诉、现病史、既往史和家族史，每部分都将为患者的诊断和治疗提供重要的阳性或阴性发现。必须问清可能诱发疾病的原因、疾病主要症状特点及发展变化情况、伴随症状、诊治经过、发病以来的一般情况，以及与本次疾病虽无紧密联系但仍需治疗的其他疾病情况。

二、常见症状

泌尿系统常见的症状有：与排尿或尿液相关的症状；尿道分泌物；局部和放射痛；性功能症状以及全身症状和胃肠道症状。后两者为非特殊性表现。

（一）与排尿相关的症状

1. 尿路刺激症状

（1）尿频（frequency）：正常膀胱容量男性约 400 ml，女性约 500 ml。正常成人白天排尿 5 ～ 6 次，夜间 0 ～ 1 次。尿频是指排尿次数增多或伴有每次尿量减少，严重者几分钟排尿一次，每次尿量仅数毫升。在正常的生理状态下，排尿次数与饮水量多少、气候冷暖、出汗多少、精神紧张状态等有关。病理性尿频的原因包括：尿液产生过多；功能性膀胱容量减少；膀胱不能排空。每次尿量正常而排尿次数增多，见于糖尿病、尿崩症、原发性醛固酮增多症、急性肾衰竭多尿期等。功能性膀胱容量减小可见于膀胱黏膜受炎症细胞及炎症因子刺激，急性、慢性膀胱炎，特异性和非特异性膀胱炎，均有膀胱黏膜充血、水肿，甚至形成溃疡，刺激膀胱而导致尿频；膀胱容量减少如因膀胱结核或间质性膀胱炎引起，病程较长时，长期炎症细胞刺激及组织修复，形成广泛的纤维化，最终可导致膀胱挛缩，尿频症状十分严重。由男性前列腺增生、女性膀胱颈硬化等原因导致的下尿路梗阻，可引起膀胱顺应性降低，膀胱黏膜敏感性增高，导致尿频，首先表现为夜尿增多。此外，膀胱周围性病变盆腔脓肿、阑尾炎、子宫肌瘤、妊娠时增大的子宫、输尿管壁内段结石等原因，以及膀胱周围的炎症或占位病变，刺激和压迫膀胱均可引起尿频。

（2）尿急（urgency）：尿急是指一种突发的、强烈的排尿欲望，即有尿意就迫不及待地排尿，很难被主观的抑制而延迟排尿。当膀胱容量和功能正常时，有尿意时可延迟排尿。但是当有炎症刺激、膀胱顺应性降低、膀胱功能异常等情况时，排尿则不能受主观意志控制，重者出现急迫性尿失禁。以尿急为特征，伴有尿频和夜尿，可伴有或不伴有急迫性尿失禁的综合征称为膀胱过度活动症（overactive bladder，OAB）。OAB 病因不明，临床上很多疾病可出现 OAB 症状，如泌尿系感染及良性前列腺增生。

（3）尿痛（urodynia）：尿痛是指排尿初、中、末或排尿后感尿道疼痛。疼痛为烧灼或刀割样疼痛，初始或终末加重，常由膀胱、前列腺、尿道炎症引起。排尿终末剧痛常为膀胱内，特别是膀胱三角区病变。尿痛与尿频、尿急相伴随，同时出现，称为膀胱刺激症状。

2. 尿路梗阻症状

（1）排尿困难（dysuria）：膀胱以下尿路梗阻，如包皮口或尿道各个部位狭窄，均可引起排尿困难。表现为排尿费力、排尿等待、尿线无力、尿后滴沥及尿线分叉、中断、变细等。临床上最常见的原因是膀胱出口梗阻，以良性前列腺增生最为常见。

（2）尿潴留（urinary retention）：指膀胱内充满尿液而不能正常排出。按其病史、特点分急性尿潴留和慢性尿潴留两类。急性尿潴留起病急骤，膀胱内突然充满尿液不能排出。常见于膀胱出口以下尿路的梗阻。腹部及会阴部手术后的患者因不敢用力排尿也会发生，常需急诊处理。慢性尿潴留起病缓慢，病程较长，下腹部可触及充满尿液的膀胱，但患者不能排空膀胱，由于疾病的长期存在和适应，痛苦反而不重。

3. 尿失禁（urinary incontinence） 排尿不能控制，尿液自行流出，可分为四类：①持续性尿失禁，又称真性尿失禁，是由于尿道括约肌及膀胱失去控制尿液排出的功能，尿液持续地昼夜从膀胱或泌尿道瘘中流出。先天及后天的神经性病变、外伤及手术导致的尿道括约肌损伤均可造成真性尿失禁。常见于前列腺手术引起的尿道外括约肌损伤。②充溢性尿失禁，又称假性尿失禁，是指膀胱排空障碍，导致膀胱过度充盈引起尿液不断溢出，常见于前列腺增生导致的尿潴留。③压力性尿失禁，多发生于中老年女性患者，当腹压增加（如咳嗽、喷嚏、提重物、大笑）时，尿液不自主排出。常见于多次分娩或绝经后的妇女，由阴道前壁和盆底支持组织张力减弱或缺失所致。④急迫性尿失禁，严重尿频、尿急时不能控制尿液流出表现为尿失禁，常见于急性膀胱炎，尿急不能控制，也可因为上运动神经元病变所致。

4. 遗尿（enuresis） 遗尿是睡眠时的不自主排尿。3 岁以前儿童遗尿多为生理性。对于大于 6 岁仍有遗尿的儿童，就应进一步检查。泌尿系统病变（如神经源性膀胱、感染、后尿道瓣膜、远端尿道狭窄等病理因素）可引起遗尿，此外大脑皮质发育迟缓、睡眠过深、遗传等因素也可引起遗尿。

（二）尿液改变

1. 血尿（hematuria） 血尿是指尿中有红细胞，包括镜下血尿和肉眼血尿。肉眼血尿（gross hematuria）为肉眼能见到血色的尿液，1000 ml 尿中含 1 ml 血液即呈肉眼血尿。通过显微镜见到的血尿为镜下血尿（microscopic hematuria），镜下每高倍视野有 3 个以上红细胞有意义。血尿是泌尿系统疾病重要的症状之一，但血尿程度与疾病的严重程度不呈正比。

根据血尿在排尿过程中出现的时间分为初始血尿、终末血尿、全程血尿，三种血尿提示不同部位病变出血所致。①初始血尿，血尿见于排尿初期，临床相对少见，病变位于尿道或膀胱颈部，通常是由于炎症感染引起。②终末血尿，血尿见于排尿终末，病变多继发于后尿道、膀胱颈部或膀胱三角区，因为排尿终末时膀胱颈部收缩，挤出残余的尿液，此类血尿多由炎症引起。③全程血尿，血尿见于尿液全程，最常见，病变位于肾、输尿管和膀胱。

注意血尿同时伴有的相关症状和体征，血尿与活动的关系，血尿颜色及血块形状和大小等，对疾病的诊断和鉴别诊断有较大帮助。血尿伴肾区剧烈绞痛，常为上尿路结石或血块引起肾盂及输尿管痉挛所致。无痛肉眼血尿甚至伴血块，尤其是中老年人群，可能为泌尿系统肿瘤引起，如合并蚓状血块，提示血凝块在输尿管中凝结后排出，提示出血部位为上尿路。血尿伴膀胱刺激症状（尿频、尿急、尿痛等）可能为泌尿系统炎症或结核。

此外，并不是肉眼所见的红色尿液均是血尿，有些药物及食物（如甜菜根、食物添加色素、酚酞、环磷酰胺、别嘌醇、双香豆素等）也引起尿色变红，但尿中无红细胞。

2. 其他尿液性状异常　①脓尿，尿沉渣显微镜检查每高倍视野超过 5 个白细胞为异常，常提示泌尿系统感染，包括非特异性细菌感染，大肠埃希菌为常见致病菌；也包括非特异性炎症，如结核和淋球菌感染。②气尿提示尿道可能与消化道相通，见于结肠癌、Crohn 病等。③乳糜尿，多数为血丝虫病阻塞淋巴管引起，也可以是乳糜血尿。

3. 尿量改变　正常人 24 小时尿量为 1000～2000 ml。无尿和少尿是由肾排出量减少引起。导致尿量减少的因素可有肾前性、肾性和肾后性。对于泌尿外科必须首先了解是否存在尿路梗阻造成少尿或无尿。24 小时尿量少于 400 ml 为少尿，少于 100 ml 为无尿。多尿是指 24 小时尿量可达 3000～5000 ml。

（三）尿道分泌物

黄色、黏稠的脓性分泌物是淋球菌性尿道炎的典型症状。而非特异性尿道炎则多表现为少量水样、白色稀薄的分泌物，常由衣原体、支原体性尿道炎所致。慢性前列腺炎患者常在清晨排尿前或排便后尿道口有少量黏稠分泌物。血性分泌物提示尿道肿瘤。

（四）疼痛及放射性痛

疼痛也是泌尿外科疾病常见的症状，泌尿生殖系统引起的疼痛可以较严重，并且常与泌尿系统梗阻和感染有关。泌尿系肿瘤一般不会引起疼痛，除非肿瘤产生梗阻或者侵及周围的神经才能导致疼痛。疼痛可以是病变器官局部疼痛，也可以是放射痛。

1. 肾区及输尿管走行区的疼痛　肾绞痛为泌尿系统疾病导致疼痛最为常见的急症，当肾盂输尿管连接部或输尿管由于小结石、血块等引起的急性梗阻，肾盂、输尿管平滑肌痉挛时，常发生肾绞痛，疼痛为阵发性，剧烈难忍，患者辗转不安，大汗，伴有恶心、呕吐，可伴有放射痛，疼痛从脊肋角直至下腹部，也可放射至膀胱、睾丸，女性可放射至阴唇，多为间断发作，间歇期可无任何症状。疼痛期间可伴有消化道症状，由于腹腔神经节的反射刺激以及泌尿系统和消化系统器官（肝、十二指肠、胰头、胆囊、结肠等）相邻，可以伴有腹胀、腹痛甚至恶心、呕吐等消化道症状。右输尿管中、下段结石可以表现为右下腹痛，可误诊为阑尾炎；输尿管下段结石位于输尿管膀胱入口处，常引起膀胱刺激症状，如尿频、尿急等。此外，多数肾疾病（如肿瘤、结核、肾积水、多囊肾、鹿角状结石）患者一般不痛或隐痛，但在肿瘤引起梗阻或侵犯周围器官或神经时可引起疼痛。

2. 膀胱区疼痛　常由尿潴留膀胱过度充盈或感染引发，急性尿潴留疼痛感明显，但慢性尿潴留导致膀胱增大至平脐水平，可不引起疼痛或仅感轻微疼痛不适。非特异性炎症、结石、异物等引起膀胱区疼痛。细菌性或间质性膀胱炎引起的疼痛通常更为剧烈，膀胱充盈时加重，排尿后减轻。

3. 前列腺痛　常继发于炎症，由炎症所致组织水肿和被膜牵张所致，疼痛不局限，主要表现为会阴部疼痛，也可表现为下腹、腹股沟、肛周等部位疼痛。急性细菌性前列腺炎常伴发尿路刺激症状及尿潴留，并伴有高热、寒战等全身症状。

4. 阴囊痛　可因创伤、炎症和睾丸扭转引起，可以放射至下腹甚至脊肋角；精索静脉曲张引起的疼痛通常为钝痛，不伴有放射痛。睾丸肿瘤、鞘膜积液、精液囊肿时一般不痛。附睾炎也可有放射痛。附睾痛很常见，可伴有睾丸痛，有时并无炎症，原因不清楚。阴囊痛还可能由阴囊壁自身炎症引起，如毛囊炎、皮脂腺囊肿等。

5. 阴茎痛　非勃起状态时发生，常由膀胱或尿道炎症引起，表现为尿道口放射痛。也可由包皮嵌顿引起，是因阴茎远端包皮和阴茎头回流障碍，局部水肿、淤血所致。勃起状态时发生，见于阴茎异常勃起。

（五）肿物及包块

肾病变引起上腹部肿物可能由肾肿瘤、肾积水和多囊肾引起。颈部肿大淋巴结可以来自睾丸肿瘤、前列腺癌、肾癌、尿路上皮癌等转移。腹股沟部肿物可能与膀胱癌、阴茎癌以及梅毒等性病有关。阴囊内肿物可能由鞘膜积液、腹股沟斜疝、精液囊肿、附睾囊肿、附睾炎和睾丸肿瘤等疾病引起。

（六）其他症状

外生殖器皮肤病变常见于性传播病变，如梅毒、下疳等，也可能见于包皮龟头炎、疱疹、固定性药疹（某种药物如磺胺、解热药等引起）、阴茎癌等。血精多数为精囊炎引起，也可没有炎症反应，即特发性精囊炎。前列腺导管癌也可以血精为首发症状。

第二节　泌尿及男性生殖系统疾病检查

泌尿及男性生殖系统疾病检查可以分为一般体格检查、实验室检查、影像学检查和器械检查。

一、体格检查

全面、系统的体格检查是泌尿及男性生殖系统疾病诊断不可缺少的部分，体格检查可以使诊断程序简化，能够让泌尿科医生为患者选择最合适的检查方法。首先要观察患者有无面色苍白、黄疸等皮肤改变。应注意患者的营养状况，恶病质常提示恶性疾病，肥胖常提示潜在内分泌系统疾病。检查患者有无水肿，有无锁骨上及腹股沟等淋巴结肿大等。泌尿及男性生殖系统检查可以顺序进行，肾上腺疾病必须检查全身系统。与其他系统体格检查一样，泌尿系统的体格检查仍要用到视、触、叩、听这四种基本的检查方法。

（一）肾

视诊：注意肋脊角、腰部或上腹部有无隆起，脊柱有无侧凸。

触诊：患者取仰卧位，放松腹壁，检查医师一手放于脊肋角，一手在同侧上腹部，进行双手触诊。如有肾肿物，推动脊肋角可发现肿大活动的肾。正常肾一般不易触及，但儿童或消瘦女性在深吸气时可触及右肾下极，左肾通常不易触及，除非左肾异常增大。疑有肾下垂时，应取立位或者坐位检查。

叩诊：注意脊肋角有无压痛、叩击痛，如肿大的肾前有结肠，腹部叩诊常有鼓音，应注意其硬度，表面是否光滑，是否可随呼吸活动。

听诊：上腹部两侧和腰部听诊，有无血管杂音，肾动脉狭窄者可闻及血管杂音。

（二）膀胱

当膀胱过度充盈时，视诊可见耻骨上区膨隆。膀胱一般不能触及，当尿量达到 150 ml 以上时，膀胱可在耻骨联合水平上被触及。叩诊是检查膀胱是否充盈的重要方法。由耻骨联合逐步向上叩诊，叩诊呈浊音或实音，提示尿潴留。经直肠或已婚女性阴道双合诊，可能发现膀胱肿瘤，但已不作为常规检查方法。

（三）阴茎及尿道外口

视诊：应注意包皮口、尿道口、阴茎头有无脓性分泌物、肿物及狭窄。注意尿道口的位置。尿道口位于阴茎的腹侧或阴囊、会阴部为尿道下裂；极少位于背侧为尿道上裂。应注意女性尿道口有无肿物及分泌物，腹壁用力时有无溢尿，阴道前壁有无膨出的膀胱。触诊：阴茎体部有无硬结，应注意阴茎海绵体硬结症（Peyronie 病）。炎症引起尿道狭窄常伴包皮、阴茎头瘢痕，尿道似索条状。另外，还应注意尿道有无结石及压痛。

（四）阴囊及其内容物

检查时患者应取站立位。

视诊：阴囊皮肤是否有红肿、增厚、肿大、溃疡、肿物及静脉曲张。触诊：双手检查双侧阴囊，触及睾丸、附睾、精索，注意大小、质地、形状及压痛。阴囊内肿物首先明确是疝还是鞘膜积液，疝或交通性鞘膜积液平卧位有可复性，可以退回腹腔。鞘膜积液有波动感，不能触及睾丸，透光试验阳性。睾丸肿物为实性，较大时有沉重感，由于有白膜包绕，表面可以光滑。睾丸内多数实性肿物为恶性肿瘤，而几乎所有的精索肿物都是良性的。附睾头常有精液囊肿，表面光滑、呈圆形。附睾炎、结核多数在附睾尾部，质硬、不规则，结核可以和阴囊皮肤粘连，附睾及输精管呈结节状或串珠状常为结核。精索检查必须要求患者取站立位，观察有无精索静脉曲张，Valsalva 动作时有无加重，平卧后是否消失。如阴囊内睾丸缺如，应检查同侧腹股沟有无未降睾丸或下腹部肿物。

（五）前列腺、精囊及直肠

患者取膝胸位、站立弯腰位、侧卧位和平卧位。检查者手指套涂上足够润滑剂，可以通过交谈，缓解患者紧张情绪，轻柔、缓慢地将示指放入患者肛门、直肠进行直肠指诊（digital rectal examination，DRE）。重点注意前列腺大小、质地，有无结节、压痛，中央沟是否变浅或消失。正常前列腺呈栗子状大小，质软，有弹性，可触及中央沟，表面光滑，无结节。直肠指检时可以感觉肛门括约肌张力，如括约肌松弛常为神经系统病变。前列腺按摩方法：检查患者前先排空膀胱，进行直肠指诊，自前列腺两侧向中央沟，自上而下纵行按摩 2-3 次，再按摩中央沟一次，将前列腺液挤入尿道，并由尿道口滴出，直接收集前列腺液送检。前列腺痛可能与急性炎症时前列腺肿大有关，在急性前列腺炎时不应进行前列腺按摩。精囊位置较高，一般不易摸到全部，但精囊有巨大囊肿或肿瘤时可以摸到。通过直肠指诊可发现良性前列腺增生、前列腺癌等。直肠指诊的同时应检查直肠内有无异常病变。

（六）女性尿道、阴道

患者取截石位。视诊：观察尿道口情况，注意其大小、位置以及有无肉阜或肿物、有无阴道膨出等。通过增加腹内压（如咳嗽），观察是否漏尿。触诊：在检查阴道前壁时，同时检查尿道、膀胱颈和三角区。

二、实验室检查

泌尿系统是形成和排尿的通道，尽管影像技术有了进步，尿液检查仍是最基本且必不可少的。

（一）尿液

1. 尿液采集　做尿液检查应收集新鲜尿样。通常以中段尿为宜。尿容器要清洁。男性包皮过长者应翻起包皮，清洗龟头。女性应清洗外阴，月经期间不宜收集尿液送检。尿培养以清洁中段尿为佳，也可采取导尿或耻骨上膀胱穿刺获取无污染的尿液标本。感染的尿臭而混浊，清亮的尿极少是有感染的。

2. 尿常规检测项目　检测包括 pH、蛋白、糖、酮体、红细胞、白细胞等。沉渣显微镜检查仍不可少，新鲜尿离心后，涂片，用显微镜观察，红细胞每高倍镜视野多于 3 个为镜下血尿，白细胞每高倍镜视野不应多于 5 个，此外不应有管型。应用相差显微镜观察离心后尿液的红细胞形态，有助于鉴别血尿的来源，来源于肾小球的红细胞变形明显同时含有红细胞管型和蛋白，来源于肾小管间质和尿路上皮的红细胞形态均一，无红细胞管型。

3. 尿细菌学检查　革兰氏染色尿沉渣涂片检查可以初步筛查细菌种类，指导临床用药。尿细菌培养、找结核分枝杆菌（抗酸杆菌）对诊断很重要。结核分枝杆菌检查因细菌量小且间歇排出，一般应连续检查 3 天。尿是细菌生长理想的基质，细菌培养应注意避免污染，细菌计数超过 10^5/ml，有临床意义。

4. 尿脱落细胞学检查 尿脱落细胞学检查在尿路上皮肿瘤诊断中具有重要意义，一般应连续检查 3 天新鲜晨尿，如为阳性，提示可能有尿路上皮肿瘤。常采用荧光显微镜对尿脱落细胞吖啶橙染色后检测或者行流式细胞仪检测（flow cytometry，FCM）。

5. 肿瘤标志物检测 可检测许多尿路上皮肿瘤标志物，如膀胱肿瘤抗原（bladder tumor antigen，BTA）、端粒酶、核基质蛋白（NMP-22）、膀胱癌特异性核基质蛋白 -4（BLCA-4）、尿纤维蛋白降解产物（FDP）等，有助于尿路上皮癌的诊断。

（二）前列腺液

约 30% 的前列腺炎患者其前列腺液并无异常，但多数患者前列腺液内白细胞超过 10 个 / 高倍镜视野，有时脓细胞成团块状，可见磷脂小体数量减少。通过前列腺按摩收集前列腺液送检。若未能获取前列腺液，可于按摩后收集 10～15 ml 初段尿液送检，比较按摩前后白细胞数，为间接检查。对怀疑细菌性前列腺炎者应同时进行前列腺液细菌培养和药物敏感试验。

（三）尿道分泌物

尿道分泌物（urethral secretions）涂片，简单、易行，进行革兰氏染色，在多形核白细胞内找到革兰氏阴性双球菌为阳性，提示淋球菌感染。进行淋球菌培养是淋病确诊的重要依据。当涂片及培养均为阴性时，应行直接免疫荧光抗体法或培养法进行支原体和衣原体的病原学检查。

（四）前列腺特异抗原

前列腺特异抗原（prostate specific antigen，PSA）为前列腺腺泡和导管上皮分泌的含有 237 个氨基酸的单链糖蛋白，分子量 30KD，血清正常值为（0～4）ng/ml，PSA 值升高可能存在前列腺癌，是前列腺癌的血清标志物。但是 PSA 是前列腺特异抗原，不是前列腺癌特异抗原，因此良性前列腺增生的患者 PSA 也可能升高。此外，直肠指检、前列腺按摩、经直肠超声、导尿、急性尿潴留等均可引起 PSA 增高。PSA 也是前列腺癌治疗后观察的重要指标。

（五）精液分析

精液标本收集采用手淫、性交体外排精或取精器取精的方法来获取。精液分析前应 4～7 天无排精或手淫。精液常规分析包括颜色、量、pH 值、稠度、精子状况及生化测定。

三、影像学检查

影像学检查是泌尿及男性生殖系统疾病诊断不可缺少的部分，影像学资料可以反映器官解剖及功能病变情况。

（一）超声

超声检查无创、经济、方便，已被广泛应用。超声为形态学检查，不能用于评价器官功能。目前半数以上肾肿瘤是通过超声检查发现的。超声检查可以发现泌尿系统畸形、囊肿、肿瘤、结石等，甚至胎儿肾积水。肾囊肿超声表现为无回声，而肾肿瘤常为低回声，但肾血管平滑肌脂肪瘤因含有脂肪成分常表现为高回声或中高回声，而结石或钙化则表现为强回声。超声可用于辅助外科治疗，例如超声引导经皮穿刺肾造瘘、超声引导下前列腺穿刺活检、囊肿穿刺并注入硬化剂，超声也可用于引导前列腺穿刺活检、前列腺粒子植入（前列腺癌内放疗）。多普勒超声可显示器官血液供应情况、血管走行等，对血管栓塞、睾丸扭转、阴茎勃起功能障碍等有特殊诊断价值。但超声会受到很多因素限制，包括体位、肠气、伤口等，结果也会受到仪器和操作者经验的影响。

（二）X 线检查

X 线检查曾是泌尿外科最重要的影像学检查。X 线于 1895 年被发现，次年即应用于泌尿系统疾病诊断。但随着技术的发展，X 线检查部分被 B 超、CT、MRI 等影像学技术和各种内镜代替。但目前尿石症、肾盂和输尿管内病变、血管病变、部分膀胱、尿道病变仍离不开 X 线检查。许多介入诊断和治疗也要通过 X 线进行。

1. 尿路平片　包括肾、输尿管、膀胱检查，是泌尿系统 X 线检查的基础。泌尿系统 X 线平片一定要足够大，包括肾上缘、膀胱及耻骨联合。平片可显示肾大小、位置、形态是否正常，有无异常的钙化影。平片可发现结石，也可发现肾结核钙化。注意检查输尿管走行区及膀胱区有无可疑结石影，老年人前列腺也可有钙化斑；还可显示脊柱、肋骨、骶髂关节、髋关节、软组织（腰大肌影）有无异常，如脊柱裂、脊柱侧弯、肿瘤骨转移等。腰大肌影消失，提示腹膜后炎症或肾周感染。

2. 排泄性尿路造影（intravenous urography，IVU）　可检查双肾实质、肾盏、肾盂、输尿管和膀胱，甚至包括尿道，可以可同时了解泌尿系统器官的功能和形态改变。造影前应询问有无碘过敏史，有无妊娠，对于患有糖尿病、高血压、肾病或有肾病家族史的患者应常规行血肌酐检查。造影前必须做肠道准备，造影前 3 小时应禁食。造影剂包括碘剂和非碘剂。造影剂先做皮肤试验检查有无过敏反应。造影剂有肾毒性，肾功能不全者应减少造影剂剂量或避免排泄性尿路造影。排泄性尿路造影常需压迫腹部的输尿管部位以提高上尿路影像质量。摄片时间一般为 5 分钟、15 分钟、30 分钟、45 分钟，肾功能良好者 5 分钟即显影，当肾积水等原因导致肾功能减退时，可以延长 1 ～ 2 小时甚至 4 小时摄片。妊娠及严重肾功能不全者为禁忌证。

3. 逆行尿路造影（retrograde pyelography，RP）　经膀胱镜逆行插入输尿管导管至患侧输尿管或肾盂，逆行注入造影剂后摄片。随着 CT 等影像学技术的发展，逆行造影近年应用逐渐减少，适用于 IVU 中肾盂输尿管显影不佳或因造影剂过敏不能行 IVU 的患者。逆行输尿管肾盂插管前先观察输尿管喷尿状况，有无血尿、脓尿或乳糜尿，然后插管，留尿检查尿常规和必要的特殊检查（如肿瘤细胞、结核杆菌、细菌培养等）。必须注意逆行尿路造影是有创检查，在检查中应严格无菌操作，对输尿管梗阻患者应避免逆行感染，严重的可造成肾积脓、脓毒症，对于逆行造影中发现较为严重的梗阻，应考虑放置输尿管支架管。

4. 顺行尿路造影（antegrade pyelography）　即肾穿刺造影，一般在超声引导下实施。目前已很少应用，可以在排泄性和逆行尿路造影难以进行时应用。尤其是尿路梗阻性病变和肾积水时，穿刺首先可以直接获得肾盂尿，可行常规、细菌学、细胞学检查，也可注入造影剂检查肾盂输尿管情况。肾穿刺造影可在超声指引下进行，也可同时放入导管引流尿液，尤其适用于有感染的和功能受损的肾。肾穿刺造影在造影剂内可酌情加入抗生素，以防感染。肾穿刺也可用于鉴别肾盏憩室和肾囊肿。

5. 膀胱尿道造影　静态膀胱造影主要观察膀胱容量、轮廓及连续性，用于评价术后和外伤后有无膀胱外渗。排尿期膀胱尿道造影可观察膀胱及后尿道，逆行尿道造影主要用于检查男性前尿道病变。一般采用逆行经尿道口或通过尿管注入造影剂，必须注意有尿道狭窄时注入压力不宜过大，否则造影剂可逆流进入阴茎海绵体、静脉及淋巴管内。逆行膀胱造影应先测膀胱残余尿，注入造影剂时注意有无输尿管反流。

6. 淋巴造影　经足背淋巴管注入碘油，显示腹股沟、盆腔、腹膜后淋巴结和淋巴管，显示膀胱癌、阴茎癌、睾丸肿瘤、前列腺癌的淋巴结转移及淋巴系统梗阻，近年来已极少应用，CT 及 MRI 可以发现肿大淋巴结及乳糜尿的通路。

7. 输精管、精囊造影　经输精管穿刺、切开或经尿道镜射精管插管造影，检查输精管、精囊及射精管。主要用于不育症，有时也用于诊断不清的血精病例。

8. 血管造影　用于检查血管疾病，可用于检查肾血管病变，经皮从股动脉插入主动脉到肾动脉，检查肾动脉狭窄及肾肿瘤的造影剂染色情况，并可用于肾动脉及动静脉瘘的栓塞止血治疗。如应用数字减影动脉造影可减去骨骼、肠管影，血管更清晰。经皮股静脉插管下腔静脉造影可以了解肾癌静脉内扩展情况。由于超声、CT 及 MRI 的进步，而血管造影由于操作比较复杂、有创，因此应用较少。目前多数血管造影用于与介入相关的操作，包括血管成形、选择性动脉栓塞、动脉溶栓等。

（三）计算机断层扫描（CT）

CT 的主要诊断依据是器官和病灶的形态、组织密度以及增强前后的组织密度变化，用于诊断泌尿生殖系统肿瘤分期、肾损伤、感染、结石、血尿的原因，还可行 CT 血管成像用于肾血管评估。平扫可以发现肾周钙化、出血、尿外渗。注入对比剂增强可以检查肿物 CT 值的变化，对诊断有重要价值。单纯肾囊肿囊液 CT 值均匀且小于 20Hu，增强时 CT 值无改变。对于复杂性肾囊肿，CT 多用于观察囊壁厚度、囊肿密度、钙化程度、是否存在分隔以及囊内病灶强化程度。肾实性肿瘤增强时 CT 值增强超过 20Hu，多为恶性肿瘤，但实性肿瘤中如观察到脂肪密度，多为肾血管平滑肌脂肪瘤。CT 尿路成像（CTU）已被广泛应用到临床，传统的 IVU 等 X 线检查有被取代的趋势。

（四）磁共振成像（MRI）

磁共振成像可用于诊断肾、肾上腺、膀胱、前列腺、精囊、睾丸和阴茎病变。磁共振血管成像不需要静脉注入造影剂，即可见到肾动脉狭窄、静脉内血栓、癌栓。MRI 增强用钆（Gd）注射，过敏反应少，无肾毒性，可用于肾功能不全患者。磁共振尿路成像即水成像（MRU），不必注射造影剂，即可获得清晰的尿路影像，对不能耐受造影剂的尿路梗阻患者尤为适用，可以代替逆行尿路造影。磁共振血管成像（MRA）是一种无创的血管三维成像技术。适用于肾动脉瘤、肾动 - 静脉瘘、肾动脉狭窄、肾静脉血栓的检查与诊断。MRI 可以获得横断面、矢状面、冠状面 3 个切面，优点是可避免接触射线和碘，但体内有金属夹、起搏器、金属支架的患者不能进行 MRI 检查。单纯肾囊肿 MRI T1W1 加权像为低信号，T2W1 加权像为高信号，且囊肿无分隔，囊壁无增厚，囊液无强化。肾肿瘤 MRI T1W1 加权像为等信号或低信号，T2W1 加权像为略高信号，肿瘤强化，但低于正常肾实质，不同的肾肿瘤强化不同，肿瘤中不强化部分常为坏死或囊性部分。

（五）放射性核素影像学检查

放射性核素影像学检查不影响正常的生理功能，兼顾解剖和生理两个方面，但偏重于生理功能检测。由于放射性核素用量小，几乎无放射性损害。按照器官的生理功能选择不同的放射性药物，可以获得：①肾、输尿管、膀胱的大体形态结构；②肾的血供情况；③分侧肾功能，计算肾小球滤过率；④上尿路系统引流情况，肾盂积水的程度，鉴别梗阻的原因是机械性梗阻还是动力性梗阻；⑤移植肾的血供及功能，有无排异及尿瘘；⑥肾上腺皮质和髓质放射性核素显像对肾上腺疾病诊断有重要价值；⑦阴囊显像常用于怀疑睾丸扭转或精索内静脉曲张等。⑧骨扫描用于检查前列腺癌、肾癌等是否有骨转移。

各种影像学检查评价：超声无创、简易、经济，常作为首选，尤其适用于健康体格检查，但超声对于疾病诊断的特异性较差，对于超声检查发现异常者，如非单纯肾囊肿、泌尿生殖系统实性占位，行 CT 或 MRI 等检查以进一步明确诊断。尿路结石首先应做 X 线及超声检查，对诊断不明确者应进一步行 IVP 检查，但 CT 平扫诊断结石较静脉肾盂造影更敏感。IVP 和逆行性尿路造影对诊断尿路上皮肿瘤很重要，但 IVP 中发现肾盂、肾盏受压拉长或肾盂输尿管膀胱内充盈缺损者都应进一步行 CT 或 MRI 等检查以进一步明确诊断。CT 薄层扫描及重建对于诊断泌尿系统肿瘤尤其是小肿瘤更有意义。

四、器械及内镜检查

泌尿外科是医学上最早应用内镜检查的学科，如膀胱镜、尿道镜、肾盂输尿管镜等，有硬镜，也有可屈性的软镜。除检查以外也可同时进行治疗，尤其是电切镜已广泛用于前列腺、膀胱肿瘤切除及碎石等，并可通过内镜放入导管、支架等。

（一）膀胱尿道镜

标准的膀胱尿道镜由外鞘、桥接器及目镜构成，目镜有 0°、30° 及 70° 视角。根据粗细划分成不同规格，8～12 F 适用于儿童，16～25 F 适用于成年人。可用于尿道及膀胱的检查，同时可以用活检钳取病理标本，输尿管置管等操作。此外，电切镜还可以进行尿道、前列腺及膀胱疾病治疗的复杂操作。尿道狭窄、膀胱炎或膀胱容量过小时不能做此检查。

（二）输尿管镜和肾镜

输尿管镜分为硬性和软性两种类型，通过尿道、膀胱置入输尿管及肾盂。肾镜通过经皮肾造瘘进入肾盏、肾盂，可直接观察输尿管、肾盂内情况。输尿管镜和肾镜可用于上尿路结石的碎石取石，观察上尿路病变情况，切除或电灼肿瘤，取活体组织行病理学检查等。对于未纠正的全身出血性疾病，严重心、肺功能不全，未控制的泌尿道感染等患者应为禁忌。

（三）尿动力学测定

借助流体力学及电生理学方法研究和测定尿路输送、储存及排出尿液的功能。可用于分析排尿障碍的原因，选择治疗方式及评价疗效。目前临床上主要用于诊断下尿路梗阻性疾病（良性前列腺增生）、神经源性排尿功能异常、尿失禁及遗尿症等。

（四）前列腺穿刺活检

前列腺穿刺活检是诊断前列腺癌最可靠的检查。在经直肠超声引导下，检查者可以经直肠或者会阴两种途径对可疑病灶进行穿刺，获取病理组织。前列腺穿刺应在 PSA 和前列腺核磁共振检查之后进行，适用于直肠指检或影像学检查发现前列腺结节或 PSA 异常的患者。

（徐　勇　牛远杰）

第 56 章 泌尿、男性生殖系统畸形

第一节 概 述

一、泌尿男性生殖系统畸形流行病学

泌尿男性生殖系统畸形种类繁多，如肾发育不良、异位肾、马蹄肾、肾盏憩室、肾盂输尿管畸形、输尿管开口膨出、膀胱畸形、勒氏囊肿、脐尿管囊肿、尿道上下裂、隐睾等。文献中少有报道有关泌尿男性生殖系统畸形总发生率情况，但仅仅就可能引起肾积水的泌尿系统畸形而言，每 1000 名新生儿中就存在 3～6 个肾输尿管畸形患儿。泌尿男生殖系统畸形的发生率见表 56-1-1。

表56-1-1 部分泌尿男生殖系统畸形发生率一览表

文献	相关疾病	发生率
M.Rodrigues[1]	肾输尿管畸形	3～6/1000 新生儿
J.E.Bergman[3]	尿道下裂	1.9/1000 新生儿
Sae Chul Kim[4]	隐睾	1.7/1000 新生儿
Ida N.Damgaard[5]	隐睾	5.4%（出生时），1.5%（出生后 3 个月）
Sae Chul Kim[4]	尿道下裂	0.33/1000 新生儿
Csaba Siffel[6]	膀胱外翻	5.5/10 万新生儿

二、泌尿男性生殖系统胚胎发育学及其畸形的机制

肾及输尿管均起自中胚层，输尿管起自中胚层的中肾管（Wolffian 管），而肾发育自肾间质（metanephric mesenchyme）。肾能否正常发育并上移至正常水平取决于一系列基因的正常表达，如 LIM1 正常表达而激活 PAX2 使得肾间质中肾管得以正常发育。肾及输尿管发育过程中需要相关基因的控制，如控制肾管发育的 PAX2 基因及控制输尿管发育的 MET 通路等。任何基因分子机制的突变均可导致肾位置异常（如盆腔肾）、肾旋转不良、马蹄肾等，而输尿管将会出现双肾盂输尿管畸形、输尿管异位开口、肾盂输尿管连接部狭窄、膀胱输尿管反流等。

膀胱及尿道发育自内胚层的尿生殖窦。尿生殖窦前部（或称前尿道膀胱管）发育成膀胱，上部萎缩为索条状，脐韧带；下部发育成男性盆腔尿道或女性尿道全长。而尿生殖窦后部发育成男性的阴茎部尿道，或女性阴道下部及阴道前庭。

无论是男性还是女性，生殖腺发育均来自生殖嵴，并受到来自原始性索的支持细胞支持。男女性别分化取决于 SRY 蛋白（the sex-determining region of the Y chromosome，即 Y 染色体性别决定区蛋白），SRY 蛋白决定了性索细胞分化为睾丸支持细胞（Sertoli cells），而胚胎早期睾丸支持细胞分泌的雄激素促使男性生殖系统的健康发育；支持细胞同时分泌米勒管抑制物

（Müllerian-inhibiting substance，简称 MIS），抑制米勒管发育成女性器官，一旦缺乏 SRY 蛋白或 MIS，米勒管则发育成输卵管、子宫及阴道上部。男性的输精管和精囊发育自中肾管，而前列腺及尿道发育自尿生殖窦。而女性因缺乏 MIS 和雄激素，wolffian 管（中肾管）退化，旁肾管（Müllerian duct，即米勒管）发育成输卵管、子宫和阴道上部。男女外生殖器发育自生殖结节（由来自泄殖腔膜的尿生殖膜皱褶融合而成），形成男性阴茎或女性阴蒂。男女性外生殖器异常的分子机制来自对包括外生殖器发育异常的多发器官发育异常综合征，如 CHD7 突变所致的 CHARGE 综合征等。

泌尿生殖系统畸形的发病机制极为复杂，涉及多个原始胚层的发育异常，其所涉及的分子机制远不被人们所认识，因此人类目前尽管能通过胚胎分子生物学研究对其进行早期诊断，但仍未找到可能预防泌尿生殖系统畸形发生的方法。

第二节　肾、输尿管先天畸形

【病理生理】

肾输尿管先天畸形包括肾数量畸形（多见孤立肾或肾发育不良）、异位肾或旋转不良、马蹄肾、肾血管畸形及输尿管畸形（完全或不完全双肾盂输尿管畸形以及异位开口）等。

1. 肾发育不良　双肾完全不发育胎儿一般难以存活，临床多见单侧肾不发育（即孤立肾）。双侧肾不发育罕见，据报道约为 0.21/1000 新生儿；而单侧肾发育不良可高达 0.8%。随着新生儿筛查普及，可能会有更多单侧肾发育不良被发现。单侧肾发育不良的诊断重点在于全面了解患者是否存在其他先天畸形。肾扫描不但能了解是否为孤立肾，也能较为准确判断是否存在异位肾的可能。生殖系统和心、肺系统的系统检查也有助于全面判断患儿先天畸形的状态。一侧肾发育不良的典型影像学表现为一侧肾窝未能发现肾而对侧肾则呈现代偿性增大。先天孤立肾并非一成不变，有研究显示随访 30 年后需要血液透析的风险高达 50%。对于先天孤立肾患者需要每年检测血压及尿微量白蛋白，对于血压升高者长期服用 ACEI 有助于延缓孤立肾功能的损害。

2. 异位肾　多位于盆腔或髂窝，也可异位于对侧，甚至胸腔。双侧异位肾罕见，仅占异位肾患者的 10%。56% 的异位肾伴有肾积水，产生肾积水的原因多与肾盂输尿管连接部（占 70%）或膀胱输尿管开口异常有关（占 30%）。异位肾肾动脉可来自主动脉分叉处或髂总动脉及其以下的动脉分支。异位肾患者大约 15% 伴有生殖系统异常，男性可见隐睾，双尿道及尿道下裂，而女性可见子宫或阴道发育异常。多数异位肾并无正常，除非患者出现肾积水或结石而表现为局部疼痛或不适。异位肾主要与肾下垂鉴别，平卧起立时前者位置固定而后者则出现 2～3 个椎体距离的移动。异位肾如果不出现严重积水或泌尿系结石，一般无需特殊处理，一旦出现需要外科处理，对异位肾的血管和输尿管进行详细检查以避免出现任何意外。

3. 马蹄肾　是肾融合畸形中最为常见的一种。90% 为下极融合而成，肾盂及输尿管位于马蹄肾峡部腹侧，常有双肾盂或双输尿管畸形并存。马蹄肾峡部可有肾组织，也可为纤维结缔组织，并通常位于腹主动脉及腔静脉的前方，罕见在这些血管的后方。因峡部的限制，两肾均存在一定程度的旋转不良并呈八字形，这也是标志性影像学特征。马蹄肾动脉仅 30% 为单支动脉，多为双支或多支动脉，多支动脉的存在使得马蹄肾因严重积水而行肾切除时带来额外的风险。峡部血管可来自两侧肾动脉分支或主动脉，尽管动脉不大，但并无规律，在游离峡部时需尤为小心。先天性卵巢发育不全女性 60% 均伴有马蹄肾，而马蹄肾患者也可同时合并其他系统的畸形，但最为常见的是合并输尿管发育畸形。目前的影像学技术诊断马蹄肾并不困难，40% 的患者常因肾积水或结石产生症状而获得诊断，但大约 60% 的马蹄肾患者终身并无症状而无需治疗。马蹄肾患者偶有肾肿瘤或肾盂癌发生，除因血管畸形带来的手术风险外，处理与通常肾肿瘤或肾盂癌相同。

4. 肾盏憩室　肾盏憩室可为先天，也为可肾皮质囊肿或反复上尿路感染而后天获得。肾盏憩室多位于上盏，可因盏颈狭窄而逐渐增大或结石形成，并出现反复感染或绞痛。影像学筛查多为超声，行 CT 或 MRI 能更准确。对于憩室逐渐增大并有症状或合并结石者需要治疗，通常可采用穿刺消融治疗小的肾盏憩室，对于合并结石者需要经皮肾镜碎石术，也可通过输尿管行输尿管软镜碎石，并扩张盏颈以引流憩室。

5. 肾盂输尿管畸形　常见的肾盂输尿管先天畸形有双肾盂输尿管、输尿管连接部狭窄、输尿管异位开口、输尿管末端膨出及先天性膀胱输尿管反流。除输尿管异位开口可因尿瘘而主要表现为影响患者生活质量之外，其他肾盂输尿管畸形或并未造成肾积水而对患者影响，或因肾积水可能损害患者的肾功能。不同类型的畸形引起肾积水的机制不同。对于双肾盂输尿管而言，由于连接于下极肾盂的输尿管开口于肾管（wolffian 管）过低、过早插入正发育中的膀胱，因此输尿管开口尽管位于正常位置，但多出现膀胱输尿管反流；而连接于上极肾盂的输尿管，因其输尿管发育自肾管的更高位置，其输尿管开口往往与肾管遗迹相连，异位开口于男性膀胱颈、输精管或精囊，女性则开口于阴道前庭，少见开口于阴囊囊肿（Gartner 管囊肿），双肾盂输尿管开口位置的规律也常称之为 Weigert-Meyer 定律。

【临床表现】

除非有良好的新生儿体检，一般的肾输尿管畸形都是出现肾积水、结石所引起的疼痛、血尿、反复泌尿系感染、尿失禁或甚至肾衰竭时才被发现，即使对新生儿进行了筛检，一些先天畸形也是因出现合并症才能被发现。因畸形造成的肾积水等合并症发展缓慢，直至成年才确诊的也不在少数。也有不少成年患者则因其他疾病做影像学检查时偶尔发现肾输尿管畸形。

【体格检查】

对于可疑肾输尿管畸形所致的肾积水患儿需进行详细的体格检查，检查内容包括有无腹部包块、有无慢性尿潴留、有无包茎狭窄、有无腰骶部包块及皮肤异常（常为脊膜膨出表现）、有无隐睾与阴茎发育异常和肛门发育异常等。

【影像学检查】

（一）腹部 B 超

新生儿最为常见的影像学筛选检查。腹部超声检查仅能判断因肾及输尿管畸形所致的肾积水。如无明显肾积水，通常也不做进一步的确诊性影像学检查。对于有肾积水的新生儿，首先需做 CTU 或 MRI 进一步判断有无输尿管积水及其他泌尿系畸形。如仅为肾积水，则提示为肾输尿管连接部狭窄，并需密切随访，通常 2 年后只有近 20% 的患儿需要手术处理。如果患者同时存在慢性尿潴留或反复泌尿系感染，或肾积水进展很快，应了解有无较为常见的尿道瓣膜畸形，这类畸形一旦延迟诊断，往往会明显损害患儿的肾功能。

（二）CT 增强扫描

CT 平扫所获得的信息并不多于腹部超声筛检，只要肾功能正常，一般建议腹部增强 CT 检查，该检查不但能清楚显示是否存在肾输尿管积水，还能了解有无明显的肾输尿管畸形，以及这些畸形与肾积水可能的相关性。

（三）MRI 增强扫描

MRI 检查作用大致与 CT 相同，对于肾功能明显受损患儿有独特的诊断作用，在无造影剂时仍能显示肾盂输尿管及膀胱形态，有助于判断肾输尿管积水可能的原因及梗阻的部位。

（四）肾动态扫描

肾动态扫描主要用于分肾功能检查。如需要判断两侧肾功能情况，可采用该检查。如需要进一步判断轻度肾积水是否会影响将来肾功能，则需行利尿 - 肾动态扫描。

【实验室检查】

（一）尿常规

尿常规往往可除外泌尿系感染及结石等常见疾病，患儿存在泌尿系感染本身也提示可能存在某种有明显临床意义的先天性畸形。一旦尿常规可见白细胞增多，应做尿培养＋药物敏感试验，以了解细菌感染的类型和敏感抗生素，为进一步控制感染提供证据。

（二）血常规

通常对于有高热或菌血症的肾输尿管畸形患儿有一定临床意义，一旦血白细胞明显升高，也需做血培养以便进一步诊治。

（三）生化全项

主要用于判断肝、肾功能情况，尤其是肾功能判断，为进一步选择 CT 或 MRI 影像学检查项目提供依据。

【特殊检查】

（一）尿动力学检查

对于发现有肾输尿管积水并伴有慢性尿潴留或排尿困难的患儿，尤其是有脊膜膨出、后尿道瓣膜及肛门闭锁等可能引起神经源性膀胱者，需行尿动力学检查。重点观察膀胱顺应性及逼尿肌收缩力。有条件者可行影像尿动力学检查，可同时判断肾输尿管积水是否与膀胱输尿管反流有关。无此条件者也可通过膀胱造影判断。

（二）膀胱镜检查

双肾输尿管积水且伴有反复泌尿系感染及慢性尿潴留，因尽快除外后尿道瓣膜。此时多采用小儿膀胱镜或输尿管镜直接观察尿道，一旦确诊应尽快行经尿道后尿道瓣膜切除术。

【诊断】

因天性畸形的多器官性，肾输尿管畸形诊断需要全面考虑患者泌尿系可能存在的畸形，通过超声筛查，CT 增强或 MRI，多能较为准确地判断有无先天囊性肾病、异位肾、融合肾（主要为马蹄肾）、双肾盂输尿管完全或不完全畸形、肾盂输尿管连接部狭窄等先天性肾输尿管相关畸形和肾功能情况，为进一步是否需要治疗或确定治疗方案提供依据。

【治疗】

（一）治疗干预的基本原则

肾输尿管畸形存在形式多种，因此治疗原则也各异，难以一并言之。基本原则为如未能造成肾输尿管积水或损害肾功能，或引起其他症状（如输尿管异位开口引起漏尿等），一般仅定期随访。先天性肾囊性肾病则病情更为复发，一般不能治愈，需终身随访并及时了解肾功能的变化，但该类患者成年后多需血液透析治疗。

肾数目异常、异位肾、融合肾、肾输尿管连接部狭窄或双肾盂输尿管畸形等患者，如诊断时即有肾积水，即使轻度者也因定期随访，并不急于手术纠正。但定期随访中发现肾积水逐渐加重，尤其是利尿肾动态扫描或利尿肾图提示存在机械性梗阻，则是手术干预的时机，否则在随后几年内肾功能会受到损害。

患儿因存在以上畸形，并出现反复泌尿系感染，因肾积水出现局部症状，也提示该类畸形所导致的肾积水将严重到可能影响肾积水的程度，也是手术干预指征之一。

（二）治疗方案的制订

是否治疗取决于肾输尿管畸形是否产生肾积水、肾功能损害、反复泌尿系感染及相关症状。但手术治疗的方法则因畸形类型的不同各异。

1. 异位肾　通常异位肾并无症状，或新生儿体检筛查或成年后检查偶尔发现。异位肾常因输尿管走行异常而出现肾积水甚至合并泌尿系结石（也常是术后发现异位肾的原因之一）。一旦异位肾出现肾积水或泌尿系结石，治疗基本原则就是尽可能保留异位肾（除非为异位肾肿瘤），并根据影像学定位以解除梗阻及碎石取石治疗。

2. 融合肾　最为常见的融合肾为马蹄肾，由于马蹄肾峡部（两肾下极融合部分）位于肾盂输尿管的后方，常因此而出现输尿管梗阻，并发肾结石或肾积水。一旦出现这种情况多需要外科处理，在切开取石多需要对输尿管后方的峡部进行部分切除手术，否则因梗阻因素继续存在而很快导致结石复发。极少情况下出现峡部肾癌，手术原则是尽可能完全切除包括肿瘤在内的峡部组织，切除一侧肾对肿瘤控制并无更大的帮助。

3. 肾盂输尿管连接部狭窄　应是肾输尿管畸形中最为常见的畸形，通常影像学表现为肾盂明显扩大但输尿管并无积水，同时伴有肾盏扩张（如肾盏不扩张则多为先天较大的肾外型肾盂）。临床上最为争议的是肾盂输尿管连接部狭窄的手术干预指征。目前对于小儿肾输尿管连接部狭窄者其手术指征为：①肾图显示患肾 GFR ＜ 40%，＞ 10%（如＜ 10% 则提示为无功能肾）；②超声定期复查显示肾盂前后径持续增宽（即肾积水持续加重）；③肾盂积水为Ⅲ、Ⅳ期。对成年人而言，因反复一侧上尿路感染或出现患侧肾区疼痛而发现肾输尿管连接部狭窄者也建议手术干预。

手术方式一般要求将扩张肾盂修剪至大致正常，狭窄段输尿管切除并与修剪后的肾盂行端端吻合术。目前手术多为微创方式，无论经腹腔镜或机器人辅助手术均能获得极佳疗效。

4. 肾盏憩室　该病是指小肾盏有一小管道与其周围的小囊相通。小囊被覆移行上皮可以多发，位于肾的任何部位，但更多见于上极。经肾盂造影诊断，需与其他获得性疾病鉴别，如皮质脓肿、乳头坏死及结核。CT 也许有助于诊断。肾盏憩室可全无症状，由于引流不畅可并发结石，导致疼痛、感染及血尿。除非出现反复泌尿系感染或憩室结石，本症很少需手术，必要时在软输尿管镜碎石或经皮肾镜碎石后，可分离肾盏颈部，将囊肿切开。

5. 双肾盂输尿管畸形　90% 完全性肾盂输尿管畸形符合 Weigert-Meyer 定律，即上肾盂连接的输尿管开口于正常输尿管开口位置的下方且常合并输尿管异位开口，而下肾盂连接的输尿管则开口于正常输尿管开口位置。如无肾积水，通常视为正常，但因异位开口位于阴道或前庭，则可引起漏尿或开口狭窄出现上肾盂输尿管积水。手术处理原则是尽可能行异位开口输尿管的膀胱植入术。对于明显积水者，可行上肾盂肾部分切除以防对全身肾皮质挤压造成肾功能损害。对于不全双肾盂输尿管畸形，常因融合处狭窄造成一支甚至双支输尿管梗阻及肾积水，这类畸形处理有一定难度，通常选择梗阻输尿管行切断并与全程通常的输尿管进行端侧吻合，手术的风险在于并不能保证这种吻合能 100% 成功而导致全肾积水或最终行患肾切除术。

6. 输尿管口膨出　输尿管口膨出指输尿管末端开口处膨大，因常合并开口狭窄而伴有患侧肾积水，行影像学检查可获得诊断。典型的影像学表现为 CTU 及 MRU 显示输尿管末端扩张，偶有合并扩张部结石，而且膨出的大小随膀胱内压力发生变化。输尿管末端膨出本身一般不会引起严重的问题，但如果同时合并开口狭窄，则末端膨出部会持续增大，并影响同侧上尿路引流而导致肾输尿管积水，最终损害患侧肾功能。膀胱镜检查是该疾病的诊断性检查，在检查时应在放空灌注液期间持续观察可疑膨出的输尿管开口，在膀胱压力减低时输尿管末端膨出显得更为明显，同时注意膨出部输尿管开口，伴有肾输尿管积水者通常伴有开口狭窄。

伴有肾输尿管积水的输尿管末端膨出一般需要手术干预。终极的解决措施是行患侧输尿管膀胱再植术；但通常建议先行经尿道输尿管开口膨出下部部分切除术，以扩大狭窄的输尿管开口，改善患侧上尿流引流，但术中常可见因长期扩张，输尿管末端扩张明显，多已失去抗反流作用，因此该术式最常见的合并症即为膀胱输尿管反流。一旦因反流而致肾输尿管积水持续加重，则建议行输尿管膀胱再植术。

7. 腔静脉后输尿管　腔静脉后输尿管是临床较为少见的一种输尿管走行异常，输尿管常在腔静脉后方绕至腔静脉的左侧并在腔静脉前方再次迂回至正常走行。这类畸形在患儿刚出生时一般无肾积水，因此新生儿超声筛查常难以发现。随着时间推移，腔静脉后方的输尿管段因腔静脉的长期压迫造成发育异常（通常表现为管壁平滑肌萎缩）或狭窄，逐渐导致肾积水加重，出现腰痛而获得临床诊断。目前主要的诊断性检查为核磁水成像或与腹部增强 CT 相结合。尽管静脉肾盂造影能显示输尿管绕行走行特征，但多需要留置输尿管支架才能保证显影，目前已逐渐弃用。

腔静脉后输尿管是否需要治疗取决于肾积水的进展，对于 III 以上肾盂扩张者或反复患肾感染及腰痛，是手术干预的指征。手术的基本原则切除切除腔静脉后方受压的输尿管段并移植正常走行位置，行输尿管端端吻合术。随着微创技术的发展，这类手术多能经腹腔镜或机器人辅助腔镜等微创手术解决。

第三节　膀胱及尿道先天畸形

较为常见的膀胱及尿道先天畸形包括重复膀胱、膀胱外翻、米勒管囊肿、脐尿管囊肿、尿道上下裂及包茎等。其他一些多器官畸形还有脊膜膨出或脊髓发育不良所致的神经源性膀胱尿道功能障碍。这些畸形膀胱会影响膀胱储尿、排尿功能，导致严重的临床下尿路症状，也会因此而影响上尿路的功能，同时很多畸形更影响外观和生育功能。

1. 重复膀胱　极为少见，常合并重复尿道，或仅仅表现为膀胱内残留纵隔。如不影响膀胱储尿、排尿，一般不需要处理。检查尿流率及残余尿量评估，如存在多量残余尿量或存在排尿障碍，则需要行尿流动力学评估（尤其是影像尿流动力学检查）。如纵隔两侧相通，常不会存在储尿、排尿问题，如一侧尿道梗阻，可经尿道破除膀胱纵隔以改善膀胱储尿、排尿。一旦存在逼尿肌收缩力或顺应性明显受损，则依据神经源性膀胱的原则进行治疗。

2. 膀胱外翻　也极为少见，但因下腹前壁缺损，膀胱残余直接暴露体外并持续漏尿而严重影响患儿的生活质量，常同时存在尿道上裂。膀胱外翻对男女患儿影响也有明显差异，男性患儿常同时存在尿道上裂及阴茎发育不良，导致终身残疾。

膀胱外翻修补是泌尿外科最具挑战的手术之一。修复步骤包括膀胱修复、下腹前壁修复及尿道修复。膀胱修复时需评估缝合膀胱后膀胱容量的大小，膀胱壁是否有纤维化。一般而言，将膀胱壁与腹壁各层组织游离，缝合膀胱前壁即可。如膀胱壁纤维化或膀胱残余容量过小，则需同时行肠道膀胱扩大术（此类手术后常需要终身自行导尿）。由于下腹前壁缺失，通常情况下难以直接缝合关闭下腹伤口，常用方法为取大腿带蒂肌皮瓣翻转，从腹股沟皮下拉至下腹修补缺失的腹壁。对男性患儿而言，最为挑战性的是尿道修补，需要重建阴茎结构，将位于双侧阴茎海绵体上方的尿道游离并移至下方，卷成管状尿道，同时需要对合分离的耻骨联合。只有如此，才能最大限度地恢复尿道控尿、排尿功能，但阴茎发育不良难以修补，患者终身存在小阴茎而影响生育和性功能。女性膀胱外翻的手术主要涉及膀胱修复和下腹前壁修复，尿道的修复远比男性简单且更易成功。

对于难以修复的膀胱，也可行残余膀胱切除并行尿流改道，同时进行下腹前壁修复。是否能恢复到正常的膀胱尿道功能，主要取决于膀胱外翻的范围及残余膀胱的大小。

3. 米勒管囊肿　因该畸形结构为米勒管遗迹，故仅见于男性。米勒管囊肿多位于前列腺背侧，其开口于两侧精囊之间并开口于前列腺精阜处。MRI 一般能做出准确的影像学诊断，严重者会因囊肿压迫造成尿频、尿急，甚至排尿困难。无症状的米勒管囊肿并不需要外科干预，但有时因开口狭窄或闭合，随着年龄增长，囊肿会逐渐增大，甚至可增大到脐部水平。手术的要点是经腹腔在膀胱后壁处游离囊肿直至其根部开口处（即两侧精囊之间的前列腺背侧），离断并结扎，否则囊肿会逐渐复发直至再次需要手术干预。

4. 脐尿管囊肿　多位于膀胱顶部，因其与膀胱关系密切而成为泌尿外科的一种疾病，并非少见但原则上并非泌尿系畸形。脐尿管囊肿常因体检或因张力所致下腹不适行影像学检查而获得诊断。并无共识建议是否获得诊断后一定需要外科干预，鉴于脐尿管癌为一种高度恶性肿瘤，并可能与脐尿管囊肿感染所致的慢性炎症有关，建议有症状者应行外科干预。手术入径多经腹膜外及耻骨后，切除脐尿管囊肿和相关脐韧带。目前多采用经腹或腹膜外腹腔镜或机器人辅助腹腔镜完成。

5. 尿道下裂　是男性患儿较为常见的外生殖器畸形，为胚胎发育期尿道沟闭合不全所致。尿道下裂按尿道口位置，可分为四型：①阴茎头、冠状沟型；②阴茎体型；③阴茎阴囊型；④会阴型。由于阴茎下弯的程度与尿道口位置不成比例，有些前型尿道下裂却合并严重的阴茎下弯。严重的尿道下裂需与真性或假性两性畸形相鉴别。

尿道下裂的手术治疗目标：①阴茎下弯的纠正（否则难以完成性生活）；②通畅的管状尿道的恢复；③尿道开口应位于阴茎的最远端或龟头尿道开口的正常位置（否则影响阴道内射精）。

（1）阴茎下弯的纠正：传统而言，需要切除阴茎腹侧白膜表面的纤维结缔组织带以纠正阴茎下弯，但近年来多数学者主张通过缩缝阴茎背侧白膜多能更好地纠正阴茎下弯。采用缩缝白膜纠正阴茎下弯的好处是可保留腹侧原位残余尿道壁卷管成形，以形成管状尿道。

（2）管状尿道成形：有数百种术式，包括采用包皮内板带蒂皮管、阴囊纵隔带蒂皮管、游离口腔黏膜、游离皮肤。一般而言，带蒂管状尿道成形成功率高，尿道狭窄或尿道瘘发生率低，而游离管状尿道反之。目前最为常用的术式是利用包皮内板形成带蒂内管作为尿道进行修复，内板的长度及宽度一般能满足以上四型的尿道下裂的一期修复；对于一期修复失败者或没有足够的包皮，可采用阴囊纵隔蒂皮肤形成管状尿道行尿道修补。至于采用何种术式需根据手术经验和尿道缺失的长度决定。需要强调的是术者需具备多种术式能力，采用保证完成良好的尿道修复成形术。

（3）尿道开口成形：基本原则是尿道开口应该位于阴茎的最远端，以便将来能完成阴道内射精。一般情况下可于龟头尿道开口处剖开部分龟头，将尿道开口与龟头切缘缝合固定，形成龟头顶端开口。对于龟头过小，不利于做龟头顶端尿道开口者，可将尿道开口于冠状沟处，尽管不利于外观，但也能确保阴道内射精而方便生育。

第四节　男性外生殖器畸形

【病理生理】

男性外生殖器畸形包括包茎伴包皮口狭窄、隐睾、隐匿性阴茎等。

1. 包茎及包皮口狭窄　包茎是男性小儿最为常见的一种畸形之一。尽管多数患儿随着生长发育，包茎逐渐缓解，但对同时包皮口狭窄并引起排尿困难，则应及时处理，以防导致膀胱排尿功能发育出现异常。同时，包茎也偶尔造成包皮嵌顿，需急诊处理。对于婴幼儿，甚至在无麻醉下采用止血钳扩张狭窄的包皮口即可解决包茎，但对于幼儿或青少年，尤其是常合并包皮炎者，需要行包皮环切术。包皮环切术一般建议在患儿2岁以后实施。近年来的研究发现包茎的及早解决有助于患儿的阴茎正常发育。

2. 隐睾　隐睾可分为回缩睾丸、异位睾丸、腹腔内睾丸，甚至睾丸缺乏。通常婴儿6个月以后隐睾自行降入阴囊内的概率极低。对新生儿细致体检即可发现阴囊内有无睾丸，一旦未发现一侧或双侧睾丸，应在婴儿6个月内获得准确诊断。CT或MRI多能准确定位隐睾的位置。以HCG为主的激素喷雾治疗疗效极低，成功率不到20%，而且睾丸的位置越高，成功率越低。一旦保守治疗失败，应在患儿1岁以内，最晚为1岁半之内实施睾丸下降固定术，晚于该时期则睾丸将出现不可能的功能损害（包括分泌激素及生精功能），也不能降低将来睾丸癌的风险。

　　对于影像学难以发现的隐睾，慎重诊断睾丸缺失，除非探查或腹腔镜探查未能找到睾丸及其相关的血管结构，才能可靠诊断睾丸缺失，否则一旦遗漏萎缩的睾丸，则成年后睾丸癌的风险急剧升高。

　　3. 隐匿性阴茎　隐匿性阴茎原则上并非一种先天畸形，指阴茎隐匿于皮下，阴茎外观短小，包皮口与阴茎根距离短。如果用手将阴茎周围皮肤后推，可显示正常的阴茎体。很多隐匿性阴茎继发于肥胖儿下腹部尤其是耻骨前脂肪堆积者。

　　隐匿性阴茎的治疗及手术年龄有很大争论。肥胖儿性隐匿阴茎经减重或生长发育后可明显改善；在成年人中罕见隐匿性阴茎。所以如不合并包茎、能上翻包皮显露阴茎头，可不必手术。

病例 56-1

（杨　勇）

第 57 章

泌尿系统损伤

泌尿系统损伤是临床常见的疾病，男性多于女性，最常见于男性尿道，其次为肾、膀胱。输尿管损伤较为少见。由于肾、输尿管、膀胱受周围组织的保护，一般情况下不易损伤。临床常见的泌尿系统损伤往往由于高空坠落、骑跨伤、交通事故、钝器伤、刀刺伤、医源性损伤等原因，导致尿道、肾、膀胱及输尿管损伤，包括肾挫伤、肾破裂伤、输尿管损伤、膀胱挫裂伤、膀胱破裂、尿道损伤、尿道断裂等。泌尿系统损伤可合并胸、腹、盆腔等脏器的损伤。

泌尿系统损伤的临床表现主要是局部疼痛不适、出血、血尿、尿外渗。大量出血者可导致休克。血肿和尿外渗可继发感染、尿路梗阻、尿瘘等并发症，及时、有效地处理损伤是保证治疗效果和防止并发症的关键。

第一节　肾　损　伤

肾位于腹膜后间隙内，其前方有腹腔脏器，后方有腰大肌、脊椎及胸廓软组织，外侧有第 10 ～ 12 肋，上方有膈肌的保护。此外，肾周围有丰富脂肪组织构成的脂肪囊及肾周筋膜，且肾有一个椎体上下的活动度，可以缓冲外力，肾通常不易受损。但肾质地脆，遇到暴力后可引起肾损伤，常是严重多发伤的一部分。男性发病率高于女性，中青年发病率高于其他年龄段。

【病因】

肾损伤（renal trauma）的病因主要是外伤暴力，包括交通事故、高空坠落、锐器损伤、钝器损伤。近些年来，由于输尿管镜手术、经皮肾镜手术、腹腔镜手术及体外冲击波碎石技术在泌尿外科的广泛应用，医源性损伤也日益成为肾损伤的重要原因。另外，部分病理性肾，如肾错构瘤、肾动脉瘤，在无明显的外力作用亦可能发生自发性肾破裂。

（一）闭合性损伤

大多数肾损伤由于钝性闭合性损伤所致，可因直接暴力（撞击、跌打、高空坠落）引起，钝性外力直接作用于腹部、腰部或背部，造成肾实质的损伤；也可由间接暴力（运动中突然加速或者减速，高空坠落后双足或者臀部着地、爆震冲击等）致使短时间内肾剧烈移位，造成肾实质裂伤、肾血管内膜撕脱等损伤。

（二）开放性损伤

开放性损伤由枪、刀刃等锐器损伤引起，常伴有胸、腹部等脏器损伤，肾损伤包括穿入伤及贯通伤。锐器伤往往与锐器的长短、粗细、损伤部位等密切相关。枪击伤引起的肾损伤往往伴有延迟性出血、尿外渗、感染等风险，同时弹道周围的继发性组织损伤亦是造成患者出血、感染风险增加的因素。此类损伤较重，出血多，需紧急手术治疗。

（三）病理性肾自发破裂

当肾有肿瘤、囊肿等病变时，特别是巨大的肾血管平滑肌脂肪瘤与肾动脉瘤，可在无外力或轻微外力作用下，导致肾破裂出血及尿外渗。

（四）医源性损伤

医源性损伤是指在疾病诊疗过程中发生的肾损伤。在医疗操作中，如肾穿刺活检或肾穿刺造瘘术，可能引起肾包膜下血肿；腔内泌尿外科检查或治疗时也可能出现肾损伤，如体外冲击波碎石、经皮肾镜碎石术、输尿管镜碎石及腹腔镜手术可造成肾实质裂伤及包膜下出血。

【病理】

（一）急性期肾损伤

根据肾的生理解剖，无论开放或闭合性肾损伤，其病理变化都发生在肾实质、肾盏、肾盂及肾蒂（动、静脉损伤），创伤可能涉及单一部位，也可涉及两个或三个部位。根据损伤的部位及程度可分为以下几个分级。

Ⅰ级：镜下或肉眼血尿，局限的包膜下血肿，无肾实质裂伤。

Ⅱ级：肾周血肿局限于腹膜后，肾皮质裂伤＜1 cm，无尿外渗。

Ⅲ级：肾皮质裂伤＞1 cm，无集合系统破裂或肾实质损伤与集合系统不相通，无尿外渗。

Ⅳ级：肾实质全层破裂，与集合系统相通；主要的肾动脉、静脉内膜损伤导致出血或血栓。

Ⅴ级：肾实质多处全层裂伤、肾碎裂伤；肾门撕脱伤、肾蒂断裂伤。

（二）晚期病理变化

晚期病理变化包括由于持久尿外渗形成的尿囊肿；血肿、尿外渗引起腹膜后纤维化，导致肾盂输尿管交界处狭窄，最终形成肾积水、肾功能受损甚至丧失。开放性肾损伤可引发肾动静脉瘘或假性动脉瘤。肾蒂损伤亦可致血管内膜断裂形成血栓、管腔狭窄，部分因肾周围纤维化导致肾动脉受挤压，同样发生肾动脉狭窄产生高血压。严重者肾失去功能。

【临床表现】

1. 休克　主要由于失血性休克与创伤性休克造成。严重肾损伤（如部分肾断裂伤、肾蒂断裂伤）可因急性大出血或合并其他重要脏器损伤，发生严重失血性休克，以致危及生命。创伤性休克往往由于肾损伤时的外力造成腹腔神经丛强烈刺激，导致血管张力下降、心功能下降，造成患者暂时性血压下降所致。

2. 血尿　血尿是泌尿系统损伤最直接的证据。肾挫伤时大多数患者会出现血尿，一般血尿程度较轻微。肾部分断裂伤累及肾盂、肾盏时血尿较重，可有血块。血尿与肾损伤严重程度不呈比例，5%～10% 肾损伤患者没有出现血尿的症状。某些重度肾损伤，如肾蒂损伤、肾动脉撕脱伤可无血尿出现，有血块堵塞输尿管或输尿管断裂时，也可无血尿。

3. 疼痛　剧烈的外伤后，往往伴有剧烈的腰痛。疼痛可由患者的外伤所导致，亦可以由于肾被膜的血肿造成的牵张力导致，还可由于肾损伤后尿外渗刺激周围组织所导致。当血块堵塞输尿管时，由于肾盂及输尿管痉挛，可产生肾绞痛。当合并腹腔脏器损伤时，可出现腹部疼痛及腹膜刺激症状。患者出现腹膜刺激征，不一定预示着腹腔脏器的损伤，肾损伤患者的腹膜刺激征亦可能由于血肿进入腹膜腔或者尿外渗刺激腹膜所导致。

4. 腰腹部包块及皮下瘀斑　由于出血及尿外渗至肾周围组织，可使腰部肿胀，局部形成包块，有时在肋缘下可触及，外伤侧常有瘀斑或擦伤。

5. 全身症状　肾周血肿及尿外渗可继发感染形成肾周围脓肿或腹膜炎，临床出现发热或脓毒症等全身中毒症状。如合并其他脏器损伤，如肠道损伤可出现腹膜刺激征，肝损伤可导致腹腔内大量积血与失血性休克，胸腔损伤可导致患者呼吸急促、呼吸困难、发绀等症状。

【诊断】

（一）病史及临床表现

对于外伤史患者，需详细了解外伤时的情况，以及有无体表损伤，体表损伤的部位、程度。刀刺伤需详细询问刀具的大小，插入的深度与部位、刀具的外形。枪击伤需寻找子弹的入口与出口，枪支的类型与被子弹击中的次数。高坠伤等闭合性损伤需了解受伤时现场的状况。

当下胸部、腹部或背部受伤后，特别是锐器损伤后患者有血尿时，无论是肉眼血尿还是镜下血尿，均应考虑有肾损伤的可能性，但肾损伤严重程度与血尿症状不呈正比，严重胸、腹部外伤症状可掩盖泌尿系统损伤。故应尽早收集尿液标本，必要时导尿，同时结合其他体征（如患侧肾区叩痛、上腹部包块等）确定诊断，以免贻误治疗。

（二）体格检查

对于怀疑肾损伤的患者，需尽快判断患者的生命体征是否平稳。定时收集患者心率、血压、呼吸、意识等信息。如患者出现神志模糊、皮肤苍白、呼吸急促、血压进行性下降、尿量减少等情况时，应高度怀疑失血性休克的可能。对于开放性损伤的患者，详细观察身体受伤的部位及其他可疑失血的部位，判断受累器官及疾病严重程度，利器损伤需观察利器插入的部位、深度、利器的大小，利器有无随呼吸规律性移动、周围有无尿液或血液渗出。

（三）实验室检查

对于肾损伤的患者，需尽早送检血常规及尿常规标本。血常规可判断患者失血的状态，动态血常规检测可判断患者失血的速度，对患者治疗方式的选择至关重要。血常规中白细胞升高可能由于应激反应造成，亦可能由于肾外伤合并感染造成。出血较多时血常规中血红蛋白与血细胞比容持续性降低，提示有活动性出血。

尿常规检查可见有红细胞，白细胞增高警惕有感染灶存在。

（四）影像学检查

对于闭合性损伤患者合并肉眼血尿、镜下血尿伴有休克倾向的，均应行肾影像学检查，尤其是增强CT。对于任何程度血尿的开放性损伤也均需行影像学检查。但对于病情危重者不能为行影像学检查明确诊断而耽误手术时机。

1. 超声 超声检查是目前最为便捷的影像学检查手段。其不仅可提示肾损伤的部位及程度，有无包膜内或肾周围血肿、尿外渗，同时还可判断肾血管有无损伤及损伤的程度。反复超声检查可判断肾血肿或肾周血肿的增长速度。

2. CT 肾损伤首选的影像学检查是增强CT，具有较高的敏感性及特异性，为分级提供最有效的信息，可清晰显示肾实质损伤、血肿和尿液外渗及范围，并可了解与周围组织和腹腔内其他脏器的关系。增强CT还可初步了解双肾功能，对需切除患侧肾者更有帮助。

3. 静脉肾盂造影 此检查可同时显示双侧肾情况，当造影剂有外溢表现时，提示肾损伤可能造成尿外渗。

4. 肾动脉造影 当CT怀疑肾动脉损伤或定位肾动脉出血时可应用肾动脉造影，同时可行相应肾动脉栓塞达到止血治疗的目的，尤其是血尿持续加重、血红蛋白明显下降的孤立肾损伤时。若肾动脉不显影，提示肾蒂有损伤或有血栓形成，应紧急手术，该检查属于有创检查，且受设备因素限制。

5. MRI 诊断肾损伤的作用与CT相似，但对血肿的显示比CT更具特征性。

【治疗】

肾损伤的处理与损伤程度直接相关。

（一）紧急治疗

对有内脏出血、休克的患者，积极抗休克、心肺复苏，维持生命体征平稳，为下一步诊断及治疗争取时间。同时明确是否合并其他器官损伤，做好手术探查的术前准备。

（二）非手术治疗

适用于轻度肾挫伤或肾部分断裂伤（Ⅰ～Ⅱ级肾损伤）、肾周血肿局限，无进行性增大趋势，经抗休克治疗生命体征稳定，未合并胸、腹部脏器损伤者。患者绝对卧床休息2～3周，3个月之内不宜从事体力劳动，个别患者在半年之内可反复出现肉眼血尿。密切监测生命体征：观察血压、脉搏、呼吸、体温、腰腹部包块、尿色的变化，定期检测血红蛋白及血细胞比容。补充血容量，包括补液、输血、应用止血药物、维持水和电解质平衡。应用抗生素预防感染。应用止痛药（如吗啡等）。定期行 B 超或 CT 检查，了解肾周血肿、尿外渗吸收情况。

（三）手术治疗

经非手术治疗无效、急性大出血，特别是合并其他脏器损伤的患者，往往有休克表现，积极、有效地纠正休克是首要的抢救措施，并应及时手术。

1. 开放性损伤，特别是锐器合并有其他脏器损伤，应一并探查，包括清创、缝合、修补、引流。

2. 闭合性损伤　Ⅰ～Ⅱ级闭合性肾损伤采取保守治疗往往能够避免手术，Ⅴ级肾损伤，或者Ⅲ～Ⅳ级肾损伤合并下列情况需要手术：①抗休克治疗后生命体征无明显好转。②血尿进行性加重。③血红蛋白与红细胞比容继续降低。④腰腹部包块明显增大。⑤合并有胸、腹腔脏器损伤或有腹膜炎症状。

3. 手术方式　单纯肾破裂伴肾蒂损伤：若生命体征平稳，可行肾缝合修补或肾部分切除、肾蒂血管修补术，以达止血目的。与此同时，应对肾周围组织进行清创，清除血肿及外渗尿液，彻底清洗创面并放置引流管，术后应用抗生素预防感染。

1）肾切除术：应严格掌握手术适应证。①肾严重碎裂伤，大出血无法控制者；②严重肾蒂伤或肾血管破裂无法修补或重建者；③肾内血管已有广泛血栓形成者；④肾创伤后感染、坏死、继发大出血者。肾切除前应了解对侧肾功能，对于解剖性或功能性孤立肾患者，应设法保留患肾，确实无法保留者，应在肾切除后及时行肾透析治疗或同种异体肾移植术。

2）切口的选择：最好采用经腹途径实施手术，可同时行腹腔脏器探查术。若无其他腹腔脏器创伤，且对侧肾完好不需要探查术时，也可采取腰切口。

（四）介入治疗

目前超选择肾动脉栓塞术对于部分Ⅲ～Ⅳ级肾损伤，肾保守治疗失败后，出现血流动力学不稳定，或血红蛋白进行性降低、肾周血肿进行性长大，可选择介入肾动脉栓塞术。

（五）并发症的处理

早期有肾周血肿、尿外渗形成的尿囊肿、继发感染后形成肾周脓肿。少量积液可自行吸收，当有脓肿形成时应行经皮穿刺或切开引流术。远期并发症包括输尿管狭窄、肾积水以致最终失去功能，亦可产生肾血管性高血压。以上均由于肾周围炎性粘连纤维化而致，必要时应行手术治疗，包括成形术、肾切除术或肾血管重建术。

病例 57-1

病例 57-1 解析

第二节　输尿管损伤

输尿管位于腹膜后，由于周围组织的良好保护，且有很大的活动范围，因此外界暴力导致的输尿管损伤少见，输尿管损伤（ureteral trauma）多为医源性损伤。损伤后易被忽略，多延误至出现症状才被发现。

【病因】

（一）手术损伤

输尿管损伤可发生于多种手术中，尤其是盆腔手术（如子宫手术和肛肠手术）和腹腔手术（大血管移植）。由于解剖复杂，特别是在出现大出血匆忙止血钳夹、结扎时较易发生损伤。肿瘤周围粘连、挤压导致输尿管走行改变，术中无法有效区分。腹膜后纤维化等会使手术分离困难，较易误伤。另外，随着腔镜手术的增加，输尿管损伤发生率也明显增高，特别是腔镜下子宫切除或者子宫附件的处理。预防输尿管损伤的有效办法就是术前详尽了解其解剖位置及与周围组织的毗邻关系，术中充分显露视野。对于部分高风险患者，术前置入输尿管支架管可以有助于术中辨认输尿管。手术损伤的类型包括结扎、离断，输尿管局部缺血、坏死后可导致漏尿或者瘢痕狭窄。

（二）器械检查及治疗

输尿管镜的广泛应用也导致输尿管损伤激增；镜检导致损伤的风险因素包括反复激光碎石，套石篮取石，手术时间长，术者经验不足及输尿管本身内径过小，有炎症、放疗史或迂曲狭窄。输尿管镜损伤类型包括撕裂、穿孔、内膜撕脱、离断甚至脱套。

（三）放射性损伤

膀胱、子宫、直肠癌术后辅助放射治疗，可引起放射性输尿管损伤。损伤表现为近膀胱端输尿管局限性狭窄，输尿管管壁硬化，最终导致纤维化、管腔狭窄、输尿管梗阻。

（四）外伤性损伤

外界暴力所致的损伤罕见，主要是枪伤、刀伤直接损伤输尿管。此外，从高空坠落时可以使肾盂输尿管连接部撕裂或断离，可不出现血尿并且术中探查时易漏诊。

【临床表现】

输尿管损伤的临床表现取决于损伤类型、发现时间、单侧或双侧输尿管损伤、是否继发感染、尿瘘的部位以及是否合并其他重要脏器的损伤等。

1. 血尿　是输尿管损伤最常见的表现，常见于输尿管镜操作导致损伤后。一般血尿会自行缓解、消失。需要注意的是，血尿的程度与输尿管损伤程度并不呈比例。25%～45% 刀、枪伤造成的输尿管损伤不出现任何形式的血尿，输尿管完全离断时可无血尿。

2. 尿外渗　可发生于损伤时或数日后，也可能发生于腔镜手术数周后（多见于能量器械致输尿管缺血、坏死、穿孔），尿液由输尿管损伤处漏至腹膜后间隙，形成尿囊肿，引起腰背部、腹部疼痛，腹胀，局部包块。若尿外渗进入腹腔，则形成尿性腹膜炎，出现腹膜炎典型体征，甚至可出现脓毒症（如寒战、高热）等全身中毒症状。

3. 输尿管损伤后未能及时发现或者处理可能形成尿瘘，瘘管如与腹壁、阴道或肠道相通，形成尿瘘，反复感染，经久不愈。

4. 输尿管结扎后会引起结扎段以上梗阻，患侧很快产生腰胀、腰痛、肾区叩击痛、发热等症状。如果是单独肾或者双侧输尿管结扎，则出现术后无尿。

5. 输尿管镜操作导致输尿管内膜撕脱或者脱套，则可以在输尿管镜前端视野出现不随输尿管镜位置移动而改变的固定镜像，甚至可以在输尿管镜退出尿道口见到撕脱的输尿管，这是可以在术中即明确诊断的输尿管损伤。

【诊断】

输尿管损伤主要是医源性损伤。因此，在手术中应十分警惕不要误伤，一旦损伤应及时处理。

1. 对术中怀疑有输尿管损伤者，可以用 5 ml 或者 10 ml 针头向肾盂内注射 1～2 ml 亚甲蓝，根据输尿管走行区有无亚甲蓝溢出而判断有无损伤，或者根据溢出部位判断损伤部位。

2. 术后怀疑输尿管损伤者，可以考虑下列检查。

（1）静脉肾盂造影：显示造影剂梗阻或有外溢现象则可证实。

（2）逆行肾盂造影：通过膀胱镜向患侧输尿管插管后注入造影剂，有造影剂外溢或变细、中断现象，提示输尿管损伤。

（3）CT：早期输尿管损伤 CT 平扫不能提供太多有用信息，建议行增强 CT，可以发现造影剂外漏。损伤时间较长后可以根据 CT 平扫提供的尿外渗、梗阻所致的肾积水，肾周、腹膜后间隙、腹腔是否有积液判断有无输尿管损伤，但是仍然建议行增强 CT 或者 CTU（图 57-2-1）。

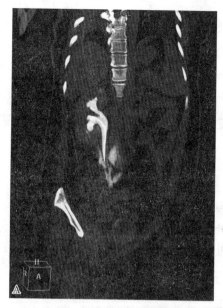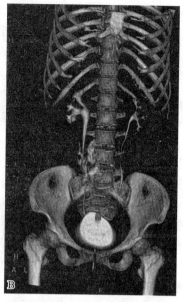

图 57-2-1　输尿管损伤

A. CT 提示输尿管中段造影剂外渗；B. CTU 显示输尿管中段连续性中断。

（4）输尿管阴道瘘应与膀胱阴道瘘鉴别，可经导尿管向膀胱内注入亚甲蓝。阴道内有蓝色液体流出时提示膀胱阴道瘘。输尿管阴道瘘时，阴道内流出的为澄清液体。

【治疗】

恢复尿路通畅，保护患侧肾功能是治疗输尿管损伤的目的。原则上应在处理其他严重并发症后处理输尿管损伤，术前应先抗休克治疗。应尽早修复输尿管，保护肾功能，充分引流外渗的尿液，避免继发感染。

（一）术中、术后早期发现的输尿管损伤的治疗

1. 输尿管逆行插管造成小的挫伤无需特殊处理。但对输尿管镜造成的穿孔，应留置输尿管支架管，引流数日后再拔除。

2. 在手术中发现输尿管被钳夹、有小的穿孔时，及时放置输尿管支架管；当被误扎时及时行损伤段松解；如有坏死应行损伤段切除再吻合；如有部分断裂或完全断裂，应行修补或损伤段切除再吻合。

3. 上段及中段输尿管损伤，如需要行输尿管端端吻合，手术原则：①小心游离输尿管，减少外膜剥离，避免输尿管血供缺乏；②充分修整输尿管至边缘有出血；③将输尿管断端修剪成斜面，修补输尿管，减少狭窄可能性，并保证吻合两端无张力，留置输尿管支架管，3～4 周之后通过膀胱镜拔除；④经腹手术，可采用大网膜包裹输尿管；⑤行输尿管吻合术时应同时放置腹膜后外引流管，使外渗的尿液充分引流。

4. 对于下段输尿管损伤，有条件者可行输尿管膀胱吻合术。损伤段较长不能吻合时，可将膀胱侧壁部分做成瓣状与输尿管吻合。

5. 输尿管损伤段较长时，可将肾游离下移，同时游离膀胱角行腰大肌悬吊，以缩短膀胱和肾的距离，再行吻合术。如输尿管损伤段过长不能施行吻合，可酌情行输尿管皮肤造瘘、自体肾移植术、肠管替代输尿管术。

（二）后期并发症的治疗

1. 尿瘘的处理　目前对于手术时机仍有争议，延迟手术存在引流不畅甚至输尿管完全梗阻，有导致肾功能丧失的风险，所以大多数学者建议早期治疗。因为早期处理可降低输尿管狭窄致肾功能损伤的可能性，缩短患者住院时间，减少治疗费用，同时也可消除尿瘘给患者带来

的身体和精神的伤害。

2. 对于术后早期未能及时发现的输尿管损伤，输尿管可形成局部狭窄或完全梗阻致肾积水，此时可逆行置输尿管支架管或者行球囊扩张后再留置输尿管支架管，依不同情况决定留置时间；对局部病变不能及时解除者可先行肾穿刺造瘘术，改善肾功能，术后 7 ～ 14 天后再顺行安置输尿管支架管；对于狭窄严重或置管不成功者，可留置肾造瘘管至少 6 周后行开放手术，具体可以参见早期并发症的处理；对重度肾积水肾已失去功能或感染者，行患肾切除术。

病例 57-2

病例 57-2 解析

第三节　膀胱损伤

膀胱属于腹膜间位空腔脏器，是一个肌膜性囊状器官，其位置、大小、形状、肌壁厚度与膀胱充盈程度有关。空虚的膀胱位于骨盆深处，受到周围筋膜、肌肉、骨盆及其他软组织的保护，因而一般不易受外界暴力损伤。当膀胱处于充盈状态时，膀胱体积增大，膀胱的顶部可高出耻骨联合，失去骨盆的保护，而且膀胱充盈后膀胱壁变薄、张力变大，当受到各种外力作用时可发生膀胱损伤（bladder trauma），引起一系列病理改变及临床症状。儿童骨盆浅、发育尚未成熟，膀胱稍有充盈即可突出至下腹部，因而相比成人更易受损伤。

【病因】

（一）开放性损伤

开放性损伤见于锐器伤、子弹穿入伤或贯通伤，可合并腹腔或盆腔脏器损伤，如同时合并直肠损伤则形成膀胱直肠瘘，合并阴道损伤则形成膀胱阴道瘘。

（二）闭合性损伤

闭合性损伤较开放性损伤多见，多在膀胱充盈时受暴力作用所致，多见于机动车碰撞，也可由摔伤、撞伤或者下腹受击打所致。由于筋膜紧密连接，骨盆骨折易导致膀胱破裂，骨折断端也可以直接刺破膀胱。

（三）医源性损伤

盆腔、下腹部及阴道手术均可能引起医源性膀胱损伤。超过半数的医源性膀胱损伤由非泌尿外科手术引起，最常见于妇产科的盆腔、阴道和分娩手术，其次是普通外科和泌尿外科。剖宫产手术、腹股沟疝修补术、腹腔镜手术安置 Trocar 操作、膀胱镜检查，经尿道行前列腺切除、膀胱肿瘤切除等均可导致膀胱损伤。

（四）自发性膀胱破裂

自发性膀胱破裂不多见，其发生原因包括膀胱本身的病变、膀胱出口及以下部位的梗阻、神经源性膀胱、放射性膀胱炎和化疗药物导致的膀胱炎等。

【病理】

（一）膀胱挫伤

膀胱挫伤是指仅伤及膀胱黏膜层或肌层，膀胱壁完整，没有全层损伤，如膀胱镜检查或经尿道电切手术而致，局部为黏膜出血。外伤而致的膀胱浆肌层损伤表现为膀胱壁血肿及腹壁血肿。临床无尿外渗，但可以有血尿，是膀胱损伤中最常见的病理类型，一般不引起严重后果。

（二）膀胱全层破裂

膀胱全层破裂分为腹膜外型及腹膜内型。

1. 腹膜外型　多见于骨盆骨折，多由膀胱前壁损伤引起。膀胱全层破裂但腹膜完整，尿外渗到膀胱周围及耻骨后间隙，亦可沿盆筋膜达盆底或沿腹膜后间隙至肾周。少量尿外渗可自行吸收，大量尿外渗引流不彻底可继发盆腔感染或脓肿。

2. 腹膜内型　膀胱充盈状态下，下腹部受直接暴力或锐器贯通伤，可造成膀胱顶部、后壁全层损伤。腹膜内型膀胱壁全层破裂伴腹膜损伤，与腹腔相通，尿外渗至腹腔可形成尿性腹膜炎。

3. 混合型　同时合并腹膜内型和腹膜外型，常为火器伤或利器贯通伤，可合并腹部其他脏器损伤。

【临床表现】

膀胱挫伤的临床表现多为不同程度的血尿。膀胱破裂的临床表现则明显重于膀胱挫伤，临床症状与裂口的大小、位置及是否并发其他器官损伤有关。最常见的两种症状和体征是血尿和腹部压痛。此外，如为医源性膀胱损伤，则临床表现为尿外渗、可见的裂伤、手术区域可见清亮液体、导尿管操作及腹腔镜手术过程中尿袋内有血液和（或）气体。

1. 血尿和排尿困难　肉眼血尿是膀胱破裂患者最常见的症状，大约95%的患者会出现。当尿液外渗到膀胱周围刺激膀胱时，患者会有频繁尿意，但当血凝块堵塞膀胱出口时，会出现不能排尿或尿量减少及血凝块随尿液排出。

2. 腹痛　耻骨上疼痛是常见症状之一。腹膜外破裂时，外渗的尿液及血液经破裂口积聚于膀胱周围导致下腹部膨隆，引起盆部及下腹部出现疼痛及肌紧张，有时疼痛可放射至会阴部及下肢。腹膜内破裂时，尿液经膀胱破裂口流入腹腔，疼痛由下腹部开始随着尿液扩散至全腹，可出现腹肌紧张、压痛、反跳痛等腹膜炎体征。

3. 尿瘘　开放性膀胱损伤与周围器官之间相通形成尿瘘时，可见患者尿液从伤口流出，若同时合并有膀胱直肠瘘或膀胱阴道瘘，可见伤口处有气体逸出或粪便排出，或者直肠或阴道内有尿液流出。

4. 感染与休克　合并骨盆骨折时所致大出血或膀胱破裂若合并其他器官损伤，易引起失血性休克，膀胱破裂引起尿外渗进入腹腔可导致尿性腹膜炎，亦可外渗至腹膜外膀胱周围组织中，致使组织坏死、化脓，引起严重的蜂窝组织炎，严重者如未及时处理，可发生败血症及继发感染性休克。

【诊断】

（一）病史与体格检查

患者常有明确的下腹部或骨盆外伤史、手术或器械操作史，突然出现腹痛、血尿及排尿困难，合并有骨盆骨折者耻骨前方有明显压痛，少数可有骨擦音。直肠指检直肠前壁有饱满感，提示可能为腹膜外型膀胱破裂。全腹压痛、反跳痛伴肌紧张，有移动性浊音，肠鸣音减弱以致消失，提示可能为腹膜内膀胱破裂。但在并发多器官损伤、早期伴有休克或昏迷时，膀胱损伤易被忽视而漏诊，因此在诊断时需警惕合并膀胱损伤。

（二）辅助检查

1. 膀胱造影　膀胱造影是诊断膀胱损伤最常用、最有价值的方法，膀胱造影可用于对损伤部位、损伤类型及损伤严重程度做出初步判断，是诊断非医源性膀胱损伤和可疑医源性膀胱损伤的首选方法。膀胱造影需向膀胱内注入稀释对比剂至少350 ml，膀胱不被充盈时有外溢提示有膀胱破裂，诊断的准确率达到100%。腹膜外型膀胱破裂时造影剂可分布于膀胱周围、耻骨后间隙或盆底，盆腔内造影剂呈火焰样浓集是腹膜外渗出的特征性改变（图57-3-1）；腹膜内型膀胱破裂时造影剂则分布于腹腔内，常显示造影剂衬托的肠袢。若阴道中或直肠中出现对比剂影，则提示发生膀胱阴道瘘或膀胱阴道瘘。因此，可根据造影剂外渗

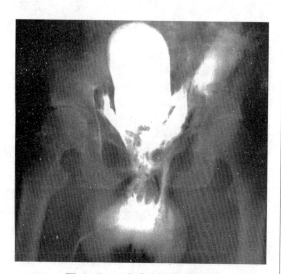

图 57-3-1　腹膜外型膀胱破裂
膀胱造影示腹膜外型膀胱破裂伴造影剂外渗至阴囊

情况，判断有无膀胱破裂、破裂类型及破裂程度，但外渗造影剂的量与膀胱损伤的程度或破孔的大小并非完全一致，有时也会因伴有巨大血凝块填塞破口而导致膀胱造影呈现假阴性结果。同时，部分患者如合并尿道断裂，导致无法置入导尿管，可考虑行耻骨上膀胱造瘘完成检查。对于需开放手术行膀胱造瘘的患者，可于术中行膀胱探查，无需为明确诊断而行膀胱造影。

2. 膀胱镜 对于手术造成的医源性膀胱损伤，膀胱镜检查是术中检查膀胱内损伤的首选方法。膀胱镜可以直视下观察膀胱破裂口，能了解膀胱损伤的部位与膀胱三角、输尿管口的位置关系。若膀胱镜检中出现膀胱不张则提示穿孔较大。常规的术中膀胱镜检查可以明显增加术中膀胱损伤的检出率，但是术后膀胱损伤的检出率未受影响。

3. CT 能发现膀胱损伤处膀胱壁结构不清、连续性中断，伴有周围积液时，则提示尿外渗。但CT不能发现较小的膀胱破口，也不能鉴别腹腔积液是来自膀胱破裂，还是腹腔其他脏器的损伤。同时，无论是CT普通扫描还是CT增强扫描，其诊断的准确率均低于膀胱造影，因此不推荐将CT单独作为诊断膀胱损伤的首选方法。但CT无需在排尿后再次扫描，还能评估是否合并腹部其他器官损伤、膀胱颈损伤及膀胱损伤是否伴有骨折碎片，因此合并多器官损伤时，CT膀胱造影对诊断膀胱破裂仍具有独特优势。

【治疗】

膀胱损伤常合并其他器官的受损，因此在诊治膀胱损伤时，应重视合并症。治疗上，应稳定患者生命体征，优先处理最危及生命的合并症，并根据膀胱受伤的机制、严重程度、破裂类型，选择合适的治疗手段。膀胱破裂的处理原则包括早期防治休克、后期完全尿流改道、膀胱壁缺损修补、膀胱周围及其他部位的尿外渗引流。

（一）非手术治疗

1. 膀胱挫伤 膀胱挫伤的患者病情较轻，一般无需特殊处理。可卧床休息、多饮水，同时使用抗生素预防感染，部分患者观察数天或留置导尿管数天后，膀胱挫伤便可自愈。为保证充分引流尿液，推荐使用较大管径的尿管（20～24 Fr）。但治疗过程中需警惕是否漏诊、是否合并口径较小的膀胱破孔。

2. 膀胱破裂 对于部分简单的腹膜外型膀胱破裂，如果条件允许，可仅使用导尿管行保守治疗。采用大孔径导尿管充分引流，保留约2周，破裂可自行愈合，但是在拔除导尿管之前仍建议行膀胱造影检查。保守治疗期间，密切观察尿液外渗的变化，少量的尿液外渗，可自行吸收，大量的尿液外渗仍应尽早手术处理。对于经尿道膀胱/前列腺及其他手术术中未发现的医源性简单型腹膜内膀胱损伤，在排除腹膜炎及肠梗阻后，也可考虑保守治疗同时行腹腔引流。

3. 抗生素 对于膀胱挫伤、部分简单型腹膜外型膀胱破裂在保守治疗时，除保证充分引流膀胱内尿液外，还应积极使用抗生素预防或治疗感染，建议从受伤开始一直使用到拔出导尿管后3天。

（二）手术治疗

1. 对于病情较重需手术治疗者，术前应积极抗休克治疗，输液、输血、止痛、纠正电解质紊乱。

2. 对于开放性或闭合性腹膜外膀胱损伤 合并以下情况的，需要立即行手术修补：外伤导致的腹腔内损伤、膀胱引流不畅或者有大量血凝块、膀胱颈损伤、直肠或者子宫损伤、开放性骨盆骨折、骨盆骨折需要切开复位内固定、膀胱内发现骨碎片、其他需要剖腹探查者。当膀胱破裂伴大量尿外渗及出血时，也应尽早手术治疗。腹膜外膀胱破裂时，取下腹部正中切口，推移腹膜，清除外渗的尿液及血肿后行膀胱修补。

3. 对于所有外伤所致的腹膜内膀胱损伤或穿刺伤，均应立即行膀胱修补。对腹膜内型膀胱破裂，应行腹腔探查，并处理其他脏器（如肝、脾、肾、肠、肠系膜等）的损伤。行膀胱修补并行耻骨上膀胱造瘘，彻底清洗腹腔，引流膀胱周围外渗的尿液及血肿，使用抗生素预防或控制感染。对任何膀胱修补均应探查双侧输尿管开口，观察有无清亮尿液流出或者采用输尿管插管保证双侧输尿管的完整性。对任何靠近输尿管开口或合并输尿管开口及壁内段的膀胱损伤均应留置输尿管支架管或行输尿管膀胱再植。如有膀胱阴道瘘，则当即修补阴道并缝合膀胱，行耻骨上膀胱造瘘，愈合后再拔除造瘘管。膀胱直肠瘘时，除修补膀胱并行耻骨上膀胱造瘘外，还应行肠造瘘，至少 3 个月后再行还纳术。

4. 术中发现的医源性膀胱穿孔主要是闭合性的。尚未在术中明确的医源性膀胱损伤，需鉴别是腹膜内还是腹膜外损伤。对于腹膜内医源性膀胱损伤，标准方式是外科手术探查与修复。对于腹膜外医源性膀胱损伤，仅在较大的穿孔或有膀胱外并发症时行手术探查。若发生医源性膀胱损伤，及时的诊断和早期处理是十分重要的。

病例 57-3

病例 57-3 解析

第四节　尿道损伤

尿道损伤（urethral injuries）在泌尿系统损伤中最为常见，好发于男性青壮年。轻度损伤治疗效果良好，重度损伤处理比较困难且早期处理不当易发生尿道狭窄或尿失禁。尿道狭窄可致膀胱残余尿增加，最终导致上尿路积水、肾功能损害。

根据损伤部位分为前尿道损伤和后尿道损伤。前尿道损伤又分为：球部尿道损伤、阴茎体部尿道损伤。后尿道损伤包括尿生殖膈以上的前列腺部和膜部尿道损伤。前列腺部尿道完全位于盆腔内，周围有前列腺包绕，由耻骨前列腺韧带系于耻骨联合，外伤较难伤及前列腺部尿道。临床上更多见的后尿道损伤是膜部尿道损伤。

根据损伤程度，（泌尿外科急诊临床实践）又对前、后尿道损伤进行了统一分型（表57-4-1）。

表57-4-1　尿道损伤分型

分型	损伤程度	表现
Ⅰ 型	挫伤	尿道口滴血 / 流血，尿道造影未见异常
Ⅱ 型	牵拉伤	尿道延长，尿道造影无造影剂外渗
Ⅲ 型	部分断裂	尿道造影有部分造影剂外渗，膀胱内亦有造影剂
Ⅳ 型	完全断裂	尿道造影有部分造影剂外渗，膀胱内无造影剂，尿道分离＜ 2 cm
Ⅴ 型	完全断裂	尿道分离＞ 2 cm；或合并前列腺、阴道损伤

一、前尿道损伤

【病因与病理】

男性前尿道损伤较后尿道损伤更多见，主要发生于球部，该段尿道位于会阴部且固定。当会阴部骑跨伤时，将尿道挤向耻骨联合下方，引起尿道球部损伤。损伤包括黏膜挫伤、不完全断裂伤及完全断裂伤。如行扩张尿道或膀胱镜检查引起的出血及水肿多为尿道挫伤，可以自愈且一般不会发生尿道狭窄。尿道部分断裂伤可引起尿道周围血肿和尿外渗，完全断裂使近远两端分离退缩、血肿较大、排尿困难以致发生尿潴留，用力排尿时产生尿外渗。

尿道球部断裂后，血液及尿液渗入会阴浅筋膜包绕的会阴浅袋，使会阴、阴囊、阴茎肿胀，有时向上扩展至腹壁。会阴浅筋膜的远侧附着于腹股沟部，近侧与腹壁浅筋膜深层相连续，后方附着于尿生殖膈，尿渗液不会外渗到两侧股部。阴茎部尿道损伤时，如深筋膜完整，血液及尿外渗仅局限于阴茎筋膜内，此时阴茎肿胀。如深筋膜破裂则尿外渗范围扩大，范围与球部损伤相同（图 57-4-1）。血肿及尿外渗一旦发生，应尽早清创引流，否则会发生严重的皮下感染、蜂窝组织炎以致脓毒症。

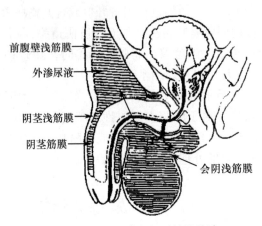

前腹壁浅筋膜
外渗尿液
阴茎浅筋膜
阴茎筋膜
会阴浅筋膜

图 57-4-1 尿道球部断裂的尿外渗

【临床表现】

1. 尿道外口滴血及血尿 为前尿道损伤最常见的症状。前尿道损伤患者在不排尿时即有血液从尿道口滴出或溢出，或出现尿初血尿，特别是伤后第一次排尿有尿初血尿，强烈提示有前尿道损伤的可能。前尿道黏膜挫裂伤可出现较大量的血尿，前尿道完全断裂有时反而仅见少量血尿。

2. 疼痛 伤后尿道处疼痛，尤以排尿时明显。

3. 排尿困难 尿道挫伤后由于黏膜充血、水肿，血块堵塞及因疼痛而致括约肌痉挛，引起排尿困难，球部断裂后可发生尿潴留。

4. 血肿及尿外渗 骑跨伤可致会阴部、阴囊部血肿，皮肤青紫。尿道断裂后因排尿困难，尿液可从断裂处外溢渗入周围组织中，包括耻骨前、阴茎皮下、阴囊及会阴部。血肿及尿外渗可继发感染，重则发生脓毒症。开放性尿道损伤可形成尿瘘。

【诊断】

1. 病史及体格检查 患者有比较明确的外伤史，包括医源性损伤。有尿道口滴血，特别是骑跨伤者会阴部有皮肤出血斑及皮下血肿、尿外渗。

2. 导尿在严格无菌操作下，如果导尿管顺利置入膀胱且有尿液流出，说明尿道的完整性没有被完全破坏。一旦插入，导尿管至少保留 1 周。若导尿管不能顺利置入，说明尿道有断裂，此时不应勉强反复试插，否则会加重创伤。

3. X 线检查 尿道造影可显示尿道断裂损伤的部位和程度，尿道断裂有造影剂外溢，单纯尿道挫伤无此现象。

【治疗】

1. 紧急处理 尿道球部海绵体大量出血可致休克，应立即局部压迫止血，抗休克治疗，积极准备手术。

2. 单纯尿道挫伤及轻度裂伤虽有尿道溢血，但一般不需特殊治疗，尿道连续性存在可自愈。应用抗生素预防感染，给予止血药等对症治疗，鼓励患者多饮水以利排尿，必要时留置导尿管 1 周。

3. 前尿道断裂 无法判断损伤类型时，先行耻骨上膀胱造瘘术，如有条件可在膀胱镜下先安置导丝，再安置导尿管，后期行尿道修复重建术。若内镜进入尿道遇到明显阻力或视野不清，切忌继续进镜，否则容易加重尿道损伤。2～4 周后行膀胱尿道造影检查，确认无造影剂外渗后可拔除导尿管；膀胱造瘘管则需至少保留 6 周。若患者在拔除造瘘管后可以经尿道自主排尿，则可在 1 ～ 2 周后拔除造瘘管；反之，则需一直保留造瘘管，等待 3 ～ 6 月后行 II 期尿道修复重建术。

4. 前尿道开放性损伤后，推荐立即行 I 期尿道修复术。

5. 并发症的处理

（1）尿外渗：应在尿外渗区做多个皮肤切口，深达浅筋膜，彻底清创引流，预防感染发生。

（2）尿道修复后尿道狭窄：轻者可定期行尿道扩张，严重狭窄应行再次手术治疗，将狭窄段瘢痕清除重新吻合尿道或腔内技术结合激光切割、冷刀等切开瘢痕组织。

（3）尿瘘：尿漏、尿外渗未及时引流时，可继发感染形成尿道周围脓肿，破溃后可形成尿瘘，狭窄时尿液流出不畅也可形成尿瘘。前尿道狭窄所致的尿瘘常发生在会阴部或阴囊部，应在解除狭窄的同时切除瘘管。

病例 57-4

病例 57-4 解析

二、后尿道损伤

【病因与病理】

后尿道常见的损伤部位是膜部，尿道膜部穿过尿生殖膈，后者含横纹肌括约肌，它附着在耻骨下支。当骨盆骨折时，尿生殖膈移位产生剪切样暴力，使薄弱的尿道膜部撕裂，甚至在前列腺尖部撕裂，耻骨前列腺韧带撕裂致使前列腺向上后方移位。碎骨片或骨折断端刺破耻骨后血管丛可引起大量出血。尿道断裂后尿液沿前列腺尖处外渗，在膀胱周围、耻骨后间隙形成血肿及尿外渗（图 57-4-2）。

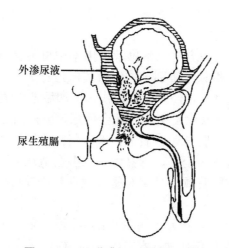

外渗尿液

尿生殖膈

图 57-4-2　尿道膜部断裂所致尿外渗

【临床表现】

1. 休克　后尿道损伤伴随骨盆骨折，耻骨后静脉丛大量急剧出血可导致休克。也可合并其他脏器损伤，如肝破裂、脾破裂、肠或肠系膜血管损伤、股骨骨折，加重失血性休克。

2. 疼痛　主要是下腹部疼痛、肌紧张、有压痛，腹腔脏器损伤者均伴有急腹症表现。

3. 排尿困难　尿道膜部断裂后，前列腺移位使尿道连续性破坏，因此患者排尿困难，甚至尿潴留。

4. 尿道口溢血　尿道口无流血或仅有少量血液流出。

5. 血肿及尿外渗　尿道膜部断裂后出现会阴、阴囊部尿外渗及血肿。

【诊断】

1. 病史及体格检查　有明确的下腹部损伤特别是骨盆骨折史，患者出现急性尿潴留，应考虑有后尿道损伤。直肠指检，直肠前壁有柔软饱满感，特别是前列腺正常位置发生改变或触不到前列腺尖部，有时可触到破碎的骨片更应考虑尿道膜部断裂。如有直肠损伤，可有指套染血。

2. X线检查　骨盆X线示有骨盆骨折、耻骨支断裂、耻骨联合移位。对怀疑有后尿道损伤的患者，可行逆行尿道造影。若尿道造影正常，应插入尿管，以排除膀胱损伤。

【治疗】

1. 紧急处理　后尿道损伤多合并骨盆骨折及其他重要脏器损伤，如颅脑、胸部、腹部器官的重度损伤，对以上脏器的损伤应先进行治疗，积极纠正休克及电解质紊乱，待伤情稳定后再处理后尿道损伤。骨盆骨折患者需平卧，勿随意搬动患者，否则会加重损伤。

2. 危重患者有尿潴留时，一般不宜插入导尿管，避免加重局部损伤，可行耻骨上膀胱穿刺造瘘引流尿液。

3. 手术治疗

（1）耻骨上膀胱造瘘术：耻骨上膀胱造瘘是男性后尿道损伤的首选标准处理方式。该术式简单，对患者干扰小是其优点，该方法适于危重患者。但由于前列腺移位，尿道连续性被破坏，且血肿、尿外渗引流不充分，远期尿道狭窄发生率较高，仍需再次手术。

（2）留置导尿管：应根据后尿道造影结果，决定是否留置导尿管。后尿道挫伤、牵拉伤患者，只需留置导尿管。后尿道断裂患者，通常不建议在无膀胱镜直视下盲目安置导尿管，这样容易加重尿道损伤，使尿道破裂程度加重，尿道分离距离延长。

（3）尿道会师复位术：此手术靠牵引力将已断裂的尿道复位对合，可采用开放手术或内镜下尿道会师，开放手术已逐渐被内镜下尿道会师所取代。此术式未做一期尿道端端吻合，由于前列腺发生移位，损伤部位周围血肿、瘢痕形成，术后发生尿道狭窄可能性较大，对部分病例仍需长期扩张尿道或再次手术。

（4）Ⅰ期手术修复重建：该方法已不推荐，因术中可能会触碰血肿导致出血，使手术视野模糊，加上组织水肿，不利于辨别结构以游离尿道行无张力缝合。同时游离尿道、清创可能会导致尿道外括约肌以及神经、血管损伤，增加后期尿道狭窄（69%）、性功能障碍（56%）、尿失禁（21%）等并发症发生率，还会使尿道、膀胱、盆腔组织纤维化加重，不利于Ⅱ期手术修复重建。但对膀胱颈、底损伤者，仍需Ⅰ期手术修复重建，术后留置导尿管，并保留耻骨上膀胱造瘘管3个月。骨盆骨折大多会造成尿道外括约肌损伤，患者后期能否自主控制排尿主要依靠膀胱颈，早期对膀胱颈进行修补可以降低后期尿失禁、感染或瘘管形成的风险。

（5）开放性后尿道损伤治疗：推荐Ⅰ期手术清除异物、修复重建尿道，必要时可小范围清创。建议做腹正中切口，避免损伤血肿；术中还需仔细检查膀胱有无受损；最后可安置导尿管将膀胱内液体经造瘘口引流。如果有威胁生命的其他脏器损伤，推荐Ⅰ期耻骨上膀胱造瘘，Ⅱ期行尿道修复重建手术。

4. 并发症的处理

（1）后尿道直肠瘘：应先行结肠暂时性造瘘，3个月之后再行瘘修补术。

（2）感染：为损伤后早期严重并发症，由于组织损伤及尿外渗继发感染可导致局部脓肿、坏死、盆腔脓肿、耻骨骨髓炎、尿瘘等。

（3）尿道狭窄：是主要并发症，轻者需定期扩张尿道，严重者需再次手术。对严重狭窄者可经尿道镜下冷刀或激光切开狭窄部。如损伤严重并发尿道闭锁，建议外伤后3个月，待尿道断裂处的瘢痕组织达到稳定时，再行经会阴部开放性手术、尿道端端吻合术，术中应彻底切除瘢痕组织，避免再次尿道狭窄。

女性后尿道损伤发生率明显低于男性，一旦发生，出血多易发生休克，易产生后遗症，如尿道缺损、尿道阴道瘘及尿失禁或尿道狭窄等。治疗强调行一期尿道吻合术以恢复尿道功能。对出现尿道阴道瘘者可先行膀胱造瘘，部分瘘口较小者可自行愈合，3 个月后若不愈合可择期行尿道阴道瘘修补术。

（魏　强）

病例 57-5

病例 57-5 解析

第58章 泌尿、男性生殖系统非特异性感染

第一节 概　述

泌尿、生殖系统感染是常见疾病，是仅次于呼吸道及消化道的感染性疾病。在不同的性别和年龄均可发病，其临床表现和预后差异较大。在我国，泌尿生殖系统感染约占院内感染的20.8%～31.7%。通常情况下，尿路中无细菌生长，但当细菌毒力增强、宿主防御力下降时，细菌接种、定植和感染就会发生。尿路感染（urinary tract infections，UTIs）是尿路上皮对细菌入侵的炎症反应，可发生菌尿和脓尿。菌尿是尿液中发现细菌，可伴或不伴有临床症状。脓尿是尿液中发现白细胞，每高倍镜视野下 > 5 个，通常提示尿路上皮对细菌、结石和异物的炎性反应。尿路感染同时伴有尿路畸形、梗阻等因素时为复杂性尿路感染。最常见的泌尿生殖系统感染是细菌感染，女性更多见，约 50% 的女性在一生中至少会经历一次尿路感染。尿路感染受性别、年龄等影响，孕妇、糖尿病、脊髓损伤、免疫缺陷、多发性硬化病等患者感染概率增加。通常细菌是来源于肠道菌群的兼性厌氧菌，主要是由革兰氏阴性杆菌（如大肠埃希菌、变形杆菌、克雷伯杆菌）和革兰氏阳性球菌（如葡萄球菌、肠球菌等）；其次是固有的厌氧菌（如拟杆菌、消化链球菌等）。大肠埃希菌是最常见的致病菌，是 85% 的社区获得性和 50% 的院内获得性尿路感染的致病细菌。

在急性感染中，多为单一病原体感染。在慢性感染中多为两种病原体以上的复合感染，如在神经源性膀胱、膀胱直肠瘘、长期留置导尿管时。1956 年 Kass 在普查各群体尿路感染发病率时指出，若每毫升尿液有 10^5 以上菌落形成单位（cfu），称之为菌尿；若为 10^4 cfu/ml 以下为污染标本；若为 $10^4 \sim 10^5$ cfu/ml，为可疑感染。数十年来，人们常将此标准在流行病学以及临床上广泛应用，许多学者根据后续的研究对这一概念进行了补充修改，20%～40% 的有临床症状的女性患者，尿液中菌落仅为 $10^2 \sim 10^4$ cfu/ml，这与患者尿频导致细菌在尿道中停留时间短达不到充分倍增有关，因此，对于有典型症状的尿路感染患者，尿液中菌落为 10^2 cfu/ml 也可证实诊断。有菌尿而无脓尿通常提示细菌定植而非尿路感染，有脓尿而无菌尿通常需要进一步评估除外结核、结石和肿瘤。尿路感染临床症状可轻微，尿频、尿急和尿痛等，也可出现寒战、高热伴发菌血症，出现脓毒症休克甚至患者死亡。新抗生素的使用减少了并发症的出现，并降低住院率，这对非复杂性尿路感染通常是有效的，但如何早期发现和诊断复杂感染的病例对泌尿外科医生仍然是个挑战。

【病因及病理生理】

泌尿、生殖系统的细菌感染一般可有 4 个途径：

1. 上行感染　是最常见的途径，肠道细菌先在会阴部定居、繁殖，污染尿道外口，沿尿道进入膀胱、肾盂、肾实质。女性因为尿道短，并且有肠道细菌侵入会阴和阴道前庭，因此容易发生尿路感染。有学者证实，性生活是女性发生尿路感染的重要诱发因素。

2. 血行感染　除结核、肾脓肿、肾周围感染外，泌尿生殖系统感染经血行扩散并不常见。结构和功能有异常者（如尿路梗阻）更容易并发尿路感染。

3. 淋巴源性扩散　通过淋巴途径发生泌尿生殖系统感染较罕见。有学者推测，病原菌可经直肠、结肠、淋巴到达前列腺和膀胱，通过子宫周围淋巴到达女性泌尿、生殖系统，但临床上较难证实。

4. 其他器官感染灶的直接侵犯　如腹腔内脓肿，特别是炎症性肠病，女性急性盆腔炎，膀胱旁脓肿和泌尿生殖系统瘘尤其是膀胱阴道瘘、膀胱肠瘘可以侵及尿路引起感染。

第二节　上尿路感染

一、急性肾盂肾炎

肾盂肾炎是常见病，分急性和慢性两种。女性多于男性，主要有两种感染途径：

1. 血行感染　少见，多继发于口腔金黄色葡萄球菌感染的患者，细菌随血流到肾小管，再由肾小管蔓延到肾盂。

2. 上行感染　常见，细菌可由输尿管进入肾盂，再侵入肾实质。尿路梗阻和尿液滞留是急性肾盂肾炎最常见的诱因。当用器械检查或经尿道手术时，会阴部的肠道细菌可经尿道、膀胱、输尿管至肾。可能侵及一侧，也可以侵及两侧。70% 以上的肾盂肾炎由革兰氏阴性杆菌所引起。大肠埃希菌的菌株最常见，其次是变形杆菌、克雷伯杆菌、产气杆菌和铜绿假单胞菌等。大肠埃希菌的 P 型菌毛，是引起肾盂肾炎最重要的毒素。细菌进入膀胱引起膀胱炎后，炎症、水肿等因素可影响膀胱输尿管连接处的功能，导致膀胱输尿管反流，促使感染尿液逆流而上。细菌释放的内毒素可作用于输尿管平滑肌，使其蠕动减弱，致输尿管尿液淤滞，管腔内压力增高，形成生理性梗阻。最后细菌可逆行而上进入肾盂。由于感染途径不同，炎症初发部位也不同，肾盂、肾实质都有炎症，称之为肾盂肾炎。

【病因及病理生理】

临床上，急性肾盂肾炎（acute pyelonephritis）患者中，女性多于男性，由于雌性激素水平影响膀胱黏膜的屏障作用，因此青春期前女孩和绝经后妇女容易发生肾盂肾炎。其次，女性在性生活后容易发生膀胱炎，继而发生上行感染引起急性肾盂肾炎。妊娠期妇女，输尿管受到膨大子宫的压迫，易引起梗阻，而且孕期黄体酮升高，输尿管平滑肌松弛，并有暂时性输尿管膀胱反流，也易引起肾盂肾炎。

【临床表现】

1. 症状　血行性急性肾盂肾炎起病快而急，患者常伴有腰痛、寒战、高热，可伴有头胀、头痛、恶心、呕吐。上行性急性肾盂肾炎患者除了有膀胱炎症状，即尿频、尿急、尿痛、血尿和腰痛外，还可有突发的脓毒症和胃肠道症状。腰痛是所有成人急性肾盂肾炎不可缺少的诊断症状。幼儿常主诉腹部局限性不适和腰部反复发作的局限性不适。

2. 体征　高热 38.5 ~ 40 ℃、脉搏快。患侧肾区肌肉强直，肋脊角有明显叩痛、输尿管点压痛及肋脊角叩击痛明显，腹胀明显。可有肌抵抗，肾区触诊不满意。

【诊断与鉴别诊断】

结合病史、症状、体征，以及实验室检查明确诊断，还要行影像学检查进一步明确感染的部分、范围等，并除外梗阻导致的复杂感染，对于持续 6 天以上接受抗生素治疗后仍有发热的肾盂肾炎患者，更应行影像学检查除外是否继发肾和肾周脓肿。

1. 实验室检查　血常规呈现以中性粒细胞为主的白细胞增多，红细胞沉降率加快，C- 反应蛋白增高，降钙素原上升。尿常规检查可见尿中大量白细胞，通常呈团块状，还有少量白蛋白和红细胞。在尿沉渣中可见到大量的颗粒管型或白细胞管型，提示急性肾盂肾炎。细菌学检查尿沉渣涂片革兰氏染色可见到致病菌。为选择合适抗生素，应进行尿细菌培养及药物敏感试验。尿细菌培养阳性，计数每毫升＞10 万。血培养可提示菌血症。无并发症的急性肾盂肾炎患者，肾功能一般是正常的。

2. X 线检查　没有特异性表现，有时可见尿路结石。如腰大肌影或肾轮廓异常，常提示肾脓肿或肾周脓肿。排泄性尿路造影最常见的影像学异常是肾增大，这是广泛肾水肿的结果。炎症反应可以引起肾皮质小血管受损，有时可发现肾盂显影延迟并减弱，偶尔输尿管上段和肾盂轻度扩张积水，是由细菌内毒素抑制输尿管蠕动造成的。因结石梗阻致感染的肾盂肾炎需要特殊关注，特别注意有无结石，及时去除结石梗阻。急性期禁忌行逆行或排泄性尿路造影，以免炎症扩散。

3. CT　平扫与增强扫描显示肾轮廓增大。增强扫描时，急性局灶性肾盂肾炎的患者可见肾实质楔形低密度区。CT 对于透光结石、肾周脓肿，脓肿穿刺道的选择均有提示和诊断意义。

4. B 超　可见肾肿大，肾皮质与髓质界限不清，可见散在的低回声区，可同时检查是否伴有结石、积水、肾盂积脓和肾周脓肿的发生。

【鉴别诊断】

急性肾盂肾炎需要与下列疾病鉴别：①急性胰腺炎，血清淀粉酶升高，实验室检查结果显示尿液一般不含脓细胞。②肺底部肺炎，肺炎引起胸膜刺激致肋下疼痛，X 线检查可明确诊断。③急性阑尾炎、胆囊炎、憩室炎，腹痛虽然与急性肾盂肾炎易混淆，但通常无脓尿。④急性膀胱炎，患者无发热，且疼痛在下腹部。⑤急性局灶性或多灶性肾盂肾炎，大量白细胞浸润至一个或多个肾段，症状与急性肾盂肾炎相似，但通常更为严重，半数患者有糖尿病，易发生脓毒症，影像学表现呈楔形变。⑥气肿性肾盂肾炎，由产气菌致病，影像学检查可见到肾实质和肾集合系统内大量气体影。

【治疗】

病情较轻的急性肾盂肾炎患者可以门诊治疗。有明显中毒表现者需住院观察、治疗。对上尿路严重梗阻者需使用安全、简单的方法解除梗阻，包括输尿管支架管置入术和经皮肾穿刺造瘘术。急性肾盂肾炎的治疗包括支持治疗和抗生素治疗。

1. 支持治疗　包括休息直至症状消退，对疼痛、发热和恶心患者给予对症处理，重要的是给予足够营养，补充液体，保证体内水、电解质平衡，维持尿量每日 1500～2000 ml，利于促进体内毒素的排出。

2. 抗生素的使用　感染严重或有并发症出现时，需静脉注射抗生素。使用抗生素前送尿液沉渣涂片染色、尿细菌培养和血培养，明确病原菌并做药物敏感试验。在细菌培养结果出来之前，应按经验选择药物抗感染治疗，如氨基糖苷类、头孢霉素、氟喹诺酮类或妥布霉素加氨苄西林静脉给药。若病菌对这些药敏感，则应持续 1 周。然后改用口服抗生素。如果患者存在脓毒症征象或合并脓毒症休克，应早期应用碳青霉烯类抗生素，同时抗休克治疗。若存在梗阻或伴感染性结石，必须早期确认并进行有效处理。

3. 对伴有肾功能不全的患者，应使用对肾毒性小的抗生素。如药物主要经肾清除，应减小剂量。慎用氨基糖苷类抗生素。肾衰竭时，肾无法在尿中浓聚抗生素，因此细菌很难被清除。对治疗无效者，若治疗后 48～72 小时未见好转，应注意是否有并发症的可能。如有尿路梗阻则应尽快解除梗阻，有时需要行排泄性尿路造影或加强 CT 检查。尿路梗阻可也降低抗生素在尿液中的浓聚，由此引起的急性肾盂肾炎会导致菌血症与不可逆转的肾损害。

知识拓展：脓毒症的诊断标准

二、肾脓肿

肾脓肿（renal abscess）是由化脓性物质积聚并局限于肾实质内而形成的。

【病因】

肾实质感染中约 80% 的致病菌是金黄色葡萄球菌，多由皮肤破损经血液进入肾实质，也可来自其他部位（如上呼吸道）感染，偶见于有尿路梗阻或输尿管反流的患者，糖尿病和血液透析是常见诱因。1/3 患者是糖尿病患者。如今，随着抗生素的广泛应用，革兰氏阳性菌引起的脓肿逐渐减少，革兰氏阴性菌逐渐成为主要的病原菌。尿路上行感染是革兰氏阴性菌引起肾皮质脓肿的主要途径。2/3 革兰氏阴性菌感染所致肾脓肿与肾损伤或肾结石有关。

【病理】

感染首先引起肾局灶性小脓肿。这些小脓肿可集合成多房性脓肿，有的融合成大的脓腔，甚至破溃达肾周。多数肾脓肿是单侧（97%）、单个病灶（77%），并且多发生在右侧肾（63%）。

【临床症状】

本病突然发作，患者可有畏寒、高热、萎靡不振、腹部或季肋部疼痛和菌血症，颇似急性肾盂肾炎。但早期脓肿未侵及集合系统时，尿常规实验室检查结果常阴性，患侧肋脊角胀痛、隆起，有明显压痛，脊柱向患侧弯曲。

【诊断】

急性肾脓肿的诊断，主要依据病史、症状和体征，还需进行下列检查。

1. 实验室检查　血白细胞计数升高、核左移，如脓肿有血行来源的阳性球菌，尿培养阴性或与脓腔内培养的细菌不同。当脓肿含有革兰氏阴性菌时，尿培养结果通常与脓肿细菌一致。急性肾脓肿患者血肌酐、尿素氮可以正常，偶有升高。糖尿病患者可出现尿糖或高血糖。

2. B 超　是发现脓肿的最便捷方法。急性期可见脓肿的边界不清，内有散在回声，且周围肾实质水肿。脓肿形成后可见边界清楚的团块。CT 能很好地显示脓肿的轮廓，在增强前后都可见脓肿特征性的边界清楚的占位表现，对鉴别肾脓肿和其他肾感染疾病很有价值。

3. 超声或 CT 引导下的病灶穿刺　有助于确诊并明确病原体，既可以进行引流，又提供了治疗方法。

【治疗】

肾脓肿的治疗原则是及时静脉应用抗生素，必要时穿刺引流病灶。对直径 < 3 cm 的脓肿可以采用单一静脉抗生素治疗。对 3～5 cm 的肾脓肿可先采用抗生素治疗，如果病情进展，及时行脓肿穿刺引流。对于 5 cm 以上的脓肿首选穿刺引流，有时需要多通道引流甚至肾切除。对于怀疑金黄色葡萄球菌引起的脓肿推荐苯唑西林或萘夫西林，对青霉素类药物过敏者推荐万古霉素。对于革兰氏阴性菌引起的脓肿应静脉给予三代头孢、氨基糖苷类或碳青霉烯类抗生素。治疗期间应复查超声和 CT，直到脓肿吸收，应努力寻找病原菌并除外并发疾病（如肾周脓肿）的可能。

三、肾周脓肿

肾周脓肿（perinephric abscess）是指位于肾被膜与肾周筋膜间的脂肪组织中的脓肿，通常由肾皮质脓肿破裂或来自于血行感染。

【病因】

肾周脓肿按照感染途径分为 4 种。①肾源性，即肾盂内感染逆流或肾脓肿感染蔓延至肾周围间隙，多伴有梗阻存在；②血源性，占肾周脓肿病因的 1/3，体内其他部位感染病灶尤其是皮肤感染后经血行播散；③肾周血肿继发感染形成脓肿（图 58-2-1）；④局部蔓延，来自肾邻近组织的感染，肠道、胰腺、胸腔感染等。

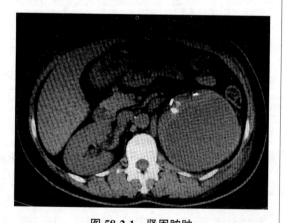

图 58-2-1　肾周脓肿

女性，48 岁，肾结石术后被膜下血肿继发感染形成肾周脓肿

病原菌多为大肠埃希菌、变形杆菌和金黄色葡萄球菌。

【临床症状与体征】

肾周脓肿的临床表现与急性肾盂肾炎类似，但发病较为缓慢和隐匿，症状通常持续 5 天以上。1/3 以上的患者无发热，约半数患者的腹部或季肋部可触及肿块。患者常有腰部钝痛，患侧肾区有叩痛。可出现寒战、发热等症状，患侧腰部和上腹部疼痛，肋脊角叩痛明显，腰部肌肉紧张和皮肤水肿，患侧下肢屈伸及躯干向健侧弯曲时均可引起疼痛。患侧膈肌抬高，活动受限；有或无胸膜渗出，但患者可主诉胸痛，下肢屈伸及躯干向健侧侧弯时，均可引起胸痛。

【诊断】

1. 实验室检查 可发现白细胞计数增多、脓尿和血清肌酐增高。血细菌培养阳性率明显高于尿培养，但只有约 40% 患者能明确致病菌。肾周脓肿易被误诊，单纯急性肾盂肾炎的治疗通常抗炎 4～5 天即可好转，但肾周脓肿在抗炎后仍持续存在发热等症状。因此，对于抗炎治疗效果不佳的急性肾盂肾炎或肾脓肿，应考虑同时有肾周围脓肿的可能。

2. X 线检查 典型影像学表现为腰大肌影消失，肾轮廓模糊、肾区密度增加及肾周包块，膈肌抬高。透视可见患侧膈肌活动受限。有时可见患侧肺下叶浸润，胸膜积液，膈肌升高。肾周围脓肿在 B 超检查时表现多样，可以是肾周脂肪囊为混合回声的强回声团块，也可是无回声团块占据整个肾。CT 对肾周脓肿具有特殊的意义，能够清楚地显示脓肿范围以及脓肿与相邻脏器的关系，CT 也有助于穿刺通道的选择。

【鉴别诊断】

肾周脓肿容易被误诊为急性肾盂肾炎、胸膜炎、膈下脓肿、腹膜炎和腰椎结核引起的腰大肌脓肿等。详细的病史询问及必要的影像学等检查有助于诊断。

【治疗】

随着诊断和治疗技术的进步，肾周脓肿的预后已有明显改善。肾周脓肿的治疗与肾脓肿治疗略有不同，目前主要的治疗方案有 4 种：

1. 抗生素治疗 适用于脓肿尚未形成或脓肿小于 3 cm 可能自行吸收，且患者一般状况良好者。

2. 对大于 3 cm 的脓肿应在超声或 CT 引导下穿刺引流。

3. 脓肿切开引流 适用于脓肿较大且伴有多房分隔。

4. 肾切除术 适用于脓肿伴无功能肾。

第三节 下尿路感染

一、急性细菌性膀胱炎

感染通常是由尿道扩散到膀胱的，高发人群包括学龄期少女、育龄妇女、前列腺增生男性和老年人。女孩和成年女性患此病的概率要远高于男孩及成年男性。腺病毒感染在儿童也可导致出血性感染，该病毒感染在成人少见。

【病因及发病机制】

急性细菌性膀胱炎（acute bacterial cystitis）的感染途径有上行感染、血行感染、淋巴感染和直接感染 4 种方式，其中绝大多数为上行感染所致，致病菌中大肠埃希菌最常见，其次是葡萄球菌、变形杆菌、克雷伯杆菌、肠球菌等感染。急性膀胱炎早期，膀胱黏膜充血、水肿、中性粒细胞浸润，可有斑片状出血，以膀胱三角区及尿道内口最明显。伴随疾病发展，膀胱黏膜脆性增加，表面呈颗粒状，易出血，局部有浅表性溃疡，经治疗后可痊愈。

【临床表现】

急性细菌性膀胱炎可突然或缓慢发生，排尿时尿道有烧灼样疼痛、尿频，多伴有尿急，严重时出现急性尿失禁症状。有时会伴有尿液混浊，血尿，在排尿终末时明显。耻骨上膀胱区有压痛，单纯急性细菌性膀胱炎一般无发热及全身症状。女性患者急性细菌性膀胱炎发生在新婚后，又称蜜月性膀胱炎。

【诊断】

急性膀胱炎诊断除了病史、症状、体征外，还需做尿液实验室检查。尿常规检查中常有大量红细胞和脓细胞。尿涂片可初步明确细菌性质，应同时行细菌培养、菌落计数和抗生素敏感试验，为后续治疗提供依据。患者血常规可以正常，或白细胞中度升高。肌酐与尿素氮正常，如伴有泌尿系统疾病，可出现两者结果异常。急性细菌性膀胱炎时忌行膀胱镜检查。

【鉴别诊断】

1. 结核性膀胱炎　症状逐渐加重且顽固，普通尿培养阴性，尿液内结核分枝杆菌可为阳性，膀胱镜检查可见结核结节或溃疡。

2. 间质性膀胱炎　尿液澄清，极少患者尿液中有少量脓细胞，无菌尿，膀胱充盈时有剧痛，耻骨上膀胱区可触及饱满而有压痛的膀胱。

3. 尿道综合征　有典型的尿路刺激症状，多次新鲜清洁中段尿培养阴性，感染性尿道综合征时可检测到衣原体和支原体等，非感染性尿道综合征多与精神因素及过敏有关。

4. 其他疾病　包括阴道炎、性传播疾病引起的尿道炎等。

【治疗】

急性细菌性膀胱炎患者需休息，多饮水，避免刺激性食物，并可用颠茄、阿托品、地西泮，膀胱区热敷、热水坐浴等缓解膀胱痉挛。用碳酸氢钠或枸橼酸钾等碱性药物，降低尿液酸度，缓解膀胱痉挛。对病原菌的治疗，需采用抗生素类药物，常用药物包括青霉素类、氟奎诺酮类、氨基糖苷类、头孢菌素类、磷霉素等。对于非复杂性的女性膀胱炎患者推荐 3 天的抗生素治疗，而对于非复杂性的男性膀胱炎患者推荐 7 天的药物治疗。联合用药较单一用药效果更佳。90% 的女性患者在药物治疗 72 小时后症状消失或明显好转，对于治疗后症状消失的年轻女性不需要进行随访，而对于男性和老年女性患者应复查尿液常规和尿培养检查。

二、慢性细菌性膀胱炎

【病因与病理】

慢性细菌性膀胱炎（chronic bacterial cystitis）常是上尿路感染的继发病，也是某些下尿路病变（如前列腺增生、尿道狭窄、膀胱内结石和膀胱内异物等）的继发病。在女性，如处女膜伞、尿道口处女膜融合、尿道旁腺囊肿感染也是重要的诱因。

慢性细菌性膀胱炎的病理变化和急性细菌性膀胱炎相似，主要以炎症浸润为特点，但黏膜充血较轻，出血和渗出较少，化脓性变化较多，膀胱黏膜苍白变薄，部分呈颗粒状或束状，表面凹凸不平，有小结节和小梁形成。有少部分患者因膀胱壁纤维化导致膀胱容量减小。

【临床表现】

慢性膀胱炎患者可以无症状或有不同程度的膀胱刺激症状，且经常反复发作。通常无明显体征或出现非特异性体征。

【诊断】

慢性细菌性膀胱炎的诊断需进行全面、详细的泌尿生殖系统检查，以明确有无慢性肾感染。

1. 实验室检查　血和肾功能均正常，典型的表现有菌尿，但是也可为轻的脓尿，尿培养通常为阳性。

2. X 线检查　除非有其他泌尿生殖系统问题，X 线检查通常正常，排泄性、逆行肾盂造影和膀胱排尿造影可以证实某些疾病，如尿路梗阻、膀胱输尿管反流、萎缩性肾盂肾炎、膀胱肠瘘、膀胱阴道瘘。

【鉴别诊断】

1. 结核性膀胱炎　与慢性细菌性膀胱炎引起的尿频、尿急、尿痛易混淆。临床上通过尿液分析、细菌培养、尿中找结核分枝杆菌，必要时行尿路造影，以除外尿路结核。

2. 间质性膀胱炎　患者尿液澄清，无细菌，只有少部分患者尿液中有少量脓细胞。膀胱充盈时疼痛明显，耻骨上膀胱区可触及充盈的膀胱。

【治疗】

全身支持疗法、保持排尿通畅、增进营养、提高机体免疫力。找出病原菌，依靠药物敏感试验选择有效的抗生素。处理致病因素，如梗阻、神经系统引起的尿潴留、阴道炎、尿道口处女膜融合、处女膜伞等。

三、细菌性尿道炎

细菌性尿道炎（bacterial urethritis）是一种常见疾病，分为急性细菌性尿道炎与慢性细菌性尿道炎。

【病因与病理】

尿道炎多见于女性，大肠埃希菌为常见的致病菌，其次为链球菌与葡萄球菌。尿道炎常因尿道口或尿道内梗阻所致，如包茎、后尿道瓣膜、尿道狭窄、结石或因邻近器官炎症蔓延所致。化学性刺激、器械检查或留置导尿管亦可引起尿道炎。

尿道急性炎症时，尿道外口红肿、边缘外翻，黏膜表面常被浆液性或脓性分泌物所黏合，有时有浅表溃疡。镜下可见黏膜水肿，其中有白细胞、浆细胞、淋巴细胞浸润，毛细血管扩张明显，尿道旁腺充血或被成堆脓细胞所填塞。

慢性炎症时，尿道炎性病变主要在后尿道、膀胱颈和膀胱三角区，有时蔓延整个尿道。尿道黏膜粗糙呈暗红色颗粒状，经久未愈者尿道出现瘢痕狭窄，尿道外口变小，镜下可见淋巴细胞、浆细胞和少数白细胞及成纤维细胞增加。

【临床表现】

急性期男性患者尿道外口有黏液性或脓性分泌物，女性患者尿道分泌物少见。排尿时均有尿道痒、烧灼感、尿频、尿急、尿痛。晚期出现尿线细、排尿时间延长、排尿困难、尿道外口狭窄、炎症性尿道狭窄、尿道瘢痕质硬呈条索状。

【诊断】

急性期根据病史、症状、体征及尿道分泌物涂片检查和细菌培养结果不难确诊。晚期可行尿道造影，以了解狭窄的程度及范围。

【鉴别诊断】

首先与淋病性尿道炎鉴别。淋病性尿道炎是特异性感染，在不洁性生活后 2 ～ 5 天发病，尿道有脓性分泌物，涂片染色可见分叶粒细胞内有革兰氏阴性双球菌；其次应与非淋病性尿道炎及滴虫性尿道炎区别。前者主要是与衣原体、支原体感染相鉴别，非淋病性尿道炎患者有不洁性行为史，尿道刺痒、尿痛，尿道口有少量稀薄液体。有时晨间仅有黏液痂膜封住尿道外口或内裤有污秽。尿道分泌物涂片每高倍镜视野有 10 ～ 15 个白细胞，找到衣原体或支原体的包涵体，而无细胞内革兰氏阴性双球菌。后者女性容易在阴道内找到滴虫，男性不易找到滴虫，常需在包皮下、尿道口分泌物、前列腺液以及尿液中检查有无滴虫，从而做出诊断。

【治疗】

细菌性尿道炎治疗采用抗生素和化学药物联合用药。如喹诺酮类和磺胺药联合应用，效果满意。急性期应避免性生活，否则会延长病程，慢性期应注意炎性尿道狭窄的发生，必要时可行尿道扩张。

第四节　男性生殖系统非特异性感染

男性生殖系统非特异性感染可累及生殖器官和泌尿系统的任何部位，是具有相似的临床表现的一组疾病。

一、急性细菌性前列腺炎

【病因与发病机制】

急性细菌性前列腺炎（acute bacterial prostatitis）是由病原体微生物感染引起的整个前列腺的急性炎症。前列腺导管系统开口于后尿道，外周区导管平行进入后尿道，因此更容易被感染。疲劳、上呼吸道感染、过度饮酒、性欲过度等均能诱发急性细菌性前列腺炎。

急性细菌性前列腺炎致病菌大多是革兰氏阴性杆菌，如大肠埃希菌、金黄色葡萄球菌、肺炎克雷伯杆菌、变形杆菌和铜绿假单胞菌。大多数是单一病原菌感染。

前列腺炎可能的感染途径：①由尿道炎引起的上行感染；②感染尿液逆流到前列腺管；③由邻近的器官炎症（如直肠、结肠、下尿路感染）通过淋巴系统引起前列腺炎；④通过血行途径感染，如呼吸道、皮肤、软组织的感染源通过血行引起前列腺炎。

【临床表现】

全身症状表现为全身感染中毒症状，如高热、寒战、乏力，严重时可出现败血症，感染性休克。排尿症状表现为尿频、尿急、排尿疼痛、尿道烧灼感等，可伴有脓性尿道分泌物。前列腺炎症水肿严重时，可压迫尿道前列腺部，引起排尿不畅、尿线变细，尿滴沥，严重时可引起排尿困难继发尿潴留。局部症状包括下腹部、外生殖器、会阴区疼痛，直肠胀痛不适，直肠刺激症状引起排便，排便后尿道流出脓性分泌物。急性炎症未得到控制，可引起炎症扩散至精囊，引起急性精囊炎。炎症细胞通过前列腺与精囊的淋巴管在骨盆交通，经淋巴管进入输精管，导致输精管炎或附睾炎。前列腺炎继续发展可形成前列腺脓肿，脓肿可向尿道或直肠破溃。

【诊断】

急性细菌性前列腺炎的诊断主要依靠病史、体格检查和血、尿的细菌培养结果。对患者进行直肠指检是必需的，但禁忌行前列腺按摩。

1. 实验室检查　血象检查见白细胞核左移，尿中有红、白细胞和菌尿，尿培养有病原菌。

2. 器械检查　急性期应避免行经尿道的检查，如因急性尿潴留需要引流膀胱，最好行局部麻醉下经耻骨上穿刺造瘘，应避免经尿道留置导尿管。

【鉴别诊断】

急性前列腺炎需与急性上尿路感染等疾病相鉴别。急性非特异性肉芽肿性前列腺炎必须与急性单纯性前列腺炎进行鉴别。急性嗜酸细胞肉芽肿性前列腺炎主要发生在有严重过敏史或支气管哮喘者，诊断要靠组织学活检。急性前列腺炎可通过活检与前列腺癌进行鉴别。经适当治疗，炎症反应可以消退，可触诊到恢复正常的前列腺。

【治疗】

急性前列腺炎患者首选治疗是抗感染治疗，同时应给予全身支持疗法，补液利尿、退热止痛、卧床休息、热水坐浴。抗感染治疗前先做中段尿培养和药物敏感试验。由于急性前列腺炎呈弥漫性炎症，组织血管通透性增加，提高了药物从血浆进入前列腺组织内的浓度，因此抗生素选择相对较多，一般选用广谱抗生素，包括青霉素类、三代头孢菌素、氨基糖苷类或喹诺酮类药物。

二、慢性细菌性前列腺炎

慢性细菌性前列腺炎（chronic bacterial prostatitis）是由一种或多种特殊细菌病原微生物引起的前列腺非急性感染，直接来自血行感染的较多。致病菌多为革兰氏阳性球菌，也有革兰氏阴性杆菌为主的感染，如大肠埃希菌、变形杆菌感染，也有两者混合感染情况。目前有证据表明支原体、脲原体和衣原体也可以引起前列腺感染，但相对少见，临床表现呈多样性。

【发病机制与病理】

慢性细菌性前列腺炎致病因素主要是病原体感染。主要发病机制是尿路感染患者发生尿液逆流，病原体进入前列腺引起感染。长期反复下尿路感染和存在前列腺结石可能是病原体持续存在和感染反复发作的重要原因。急性前列腺炎未治愈也可以迁延为慢性前列腺炎。慢性细菌性前列腺炎组织学上有特殊所见，炎症反应更局限，在腺泡内及其周围有不等的浆细胞和巨噬细胞浸润，但这些改变无特异性，不能作为慢性前列腺炎的诊断依据。

【临床症状】

1. 症状　慢性细菌性前列腺炎的症状是多种多样的，有些患者无症状，诊断仅靠偶然发现菌尿。多数患者有反复发作的下尿路感染症状，出现尿频、尿急、夜尿增多，排尿不尽，尿滴沥。在排尿终末或排便后有乳白色前列腺液排出，称为尿道滴白。部分患者有会阴部、骨盆区、耻骨上外生殖器疼痛，有时射精后疼痛是突出症状。慢性前列腺炎常有急性发作。偶有肌痛，伴有骨关节痛等其他症状。

2. 体征　直肠指检触诊前列腺较正常增大或略小，表面不规则，两侧叶不对称，有时可能触及局限性硬结或囊性隆起，并有压痛。前列腺内大的结石，可以有结石相碰的捻发音，可有血精，而尿道口分泌物少见。有时合并继发性附睾炎。

【诊断】

多数患者有反复发作的排尿异常和会阴、骨盆区、下腹部疼痛症状，下尿路感染症状，反复发作持续3个月以上是慢性前列腺炎的主要特征。除了上述病史、症状和体征外，还应做下列检查帮助确立诊断。

1. 实验室检查　前列腺按摩前应先做尿常规和尿沉渣检查，了解尿路感染情况。除非继发附睾炎或慢性前列腺炎的急性发作，否则血常规是正常的，前列腺按摩液中可出现白细胞升高。许多学者与医师认为前列腺液每高倍镜视野超过10个白细胞属不正常。多数学者同意每高倍镜视野＞15个白细胞是脓细胞过多。前列腺液中大量巨噬细胞的存在与前列腺炎显著相关。

取患者初始10 ml尿（尿道尿）、后来的中段尿（膀胱尿）、前列腺按摩得到的液体分泌物以及按摩后排出的第一个10 ml尿（前列腺部标本）分别进行镜检和细菌培养，经过比较分析，有助于感染灶的定位诊断。

若膀胱尿标本是无菌的，或近乎无菌，感染灶可能在前列腺或尿道。若尿道标本细菌数明显多于前列腺部标准（至少10个/高倍镜视野），则感染灶定位于尿道。相反，若前列腺部标本细菌明显多于尿道部标准（至少10个/高倍镜视野），则感染灶定位于前列腺。

2. B超检查　经直肠B超可观察到完整的前列腺图像。腺体呈现不同的超声征象，如高密度、中密度回声提示腺体淀粉样变和纤维化，无回声提示炎症，光点回声提示有钙化或结石。超声检查慢性前列腺炎缺乏特异性表现，因此不列为常规检查项目。

3. 器械检查　膀胱镜、尿道镜无特殊所见，尿道前列腺部红肿、有或无炎症性息肉样突起。这些并不是诊断慢性前列腺炎的特异性所见。内镜主要用于除外其他并发症，如前列腺增生、尿道狭窄和膀胱的感染。

【鉴别诊断】

急性或慢性前列腺炎症状仅提示有前列腺炎，然而根据尿道、膀胱尿、前列腺分泌物标本涂片或培养，一般可以进行感染灶定位。合并有前列腺炎症的膀胱炎与慢性前列腺炎易混淆。肛门疼痛如肛裂、血栓痔可引起会阴疼痛，甚至尿急，因此应做体格检查以明确诊断。

【治疗】

慢性前列腺炎以抗生素治疗为主。药物的选择除了按照前列腺液和尿细菌培养结果选择应用敏感药物外，还应考虑药物穿透前列腺包膜进入前列腺内的能力。药物穿透前列腺包膜进入前列腺体内的能力取决于药物和血浆蛋白结合率、离子化程度以及药物化学特性、酸碱度和水溶性 / 脂溶性。

喹诺酮类属于两性离子，在不同酸碱环境中均可发挥作用。尤其在前列腺组织中浓度高于血浆浓度，是慢性前列腺炎首选的抗生素药物，也可以选择红霉素、多西环素、头孢菌素等药物。

目前治疗慢性细菌性前列腺炎的有效药物不断推陈出新，曾经常用的磺胺类药物已很少应用。治疗慢性前列腺炎还可加用 α 受体阻断药，以缓解后尿道和盆底肌痉挛，常用药物有阿夫唑嗪、多沙唑嗪、坦索罗辛等。治疗周期至少为 3 个月。

知识拓展：前列腺炎的分型

三、急性附睾炎

急性附睾炎（acute epididymitis）是男性生殖系统非特异性感染中的常见疾病，多见于中青年，自然病程约 4 周。急性附睾炎可累及睾丸或影响睾丸血运，导致睾丸萎缩，严重者导致不育。附睾炎症可以偶因创伤或无菌尿液由尿道经输精管反流所致，也可通过淋巴管或血液途径感染。

【发病机制和病理】

附睾炎早期是蜂窝织炎，炎症多从附睾尾部开始，蔓延至附睾体部和头部，侵及睾丸时，引起附睾、睾丸炎。在断面可见到小脓腔，鞘膜常分泌浆液性液体（炎症性积液），它可能变成脓性。纤维化后则导致附睾管腔阻塞。在急性期，附睾呈肿胀和变硬，精索变粗，睾丸肿胀、充血，炎症进一步加重罕见。炎症消退后输精管周围纤维化，输精管可发生阻塞，造成梗阻性无精。

【临床表现】

1. 症状 急性附睾炎发病较急，患侧阴囊坠胀不适，局部疼痛较重，影响活动。疼痛可放射至同侧腹股沟区及下腹部，可伴有全身不适及发热。

2. 体征 患侧腹股沟部精索和下腹部是柔软的，患侧阴囊增大，皮肤红肿。若有脓肿，皮肤可能发干、变薄，脓肿可能自然破溃。急性附睾炎患者附睾早期肿大、变硬，轻者附睾与睾丸可以分开，较重者几小时后睾丸与炎性附睾就变成一个肿块。

【诊断和鉴别诊断】

根据病史、症状和体征诊断附睾炎并无困难，但应与睾丸扭转、附睾结核等疾病鉴别。

睾丸扭转多见于青少年，急性发病，夜间起病多见，睾丸、附睾疼痛，增大，超声提示血流减少或消失。附睾结核罕有疼痛和明显的发热。在触诊时通常附睾与睾丸可分清。附睾结核输精管可呈串珠样。前列腺有硬结，同侧精囊粗厚。尿液或前列腺液培养可找到结核分枝杆菌。睾丸肿瘤一般为无痛性肿块，仔细触诊可将肿块与睾丸分开，阴囊超声和 CT 有助于鉴别诊断。

【治疗】

1. 一般疗法 急性期卧床休息 3 ～ 4 日，并将肿大、沉重的睾丸托起，口服解热镇痛药，有助于减轻不适。早期冰袋局部冷敷可预防肿胀，晚期可热敷，有助于炎症消退，减轻疼痛与不适感。

2. 特殊疗法 经性传播的急性附睾炎治疗上采用大环内酯类抗生素联合皮质激素，治疗周期长，可取得良好疗效。非性传播的急性附睾炎常由大肠埃希菌和铜绿假单胞菌引起，多见于中老年男性，可依据细菌培养与药物敏感试验结果来选择抗生素，疗程 4～6 周。如有脓肿形成，则需切开引流。

四、慢性附睾炎

慢性附睾炎除在急性发作时有症状外，通常无特异症状。通常是严重急性附睾炎的终末期，尽管症状轻微，但也可以是反复发作后的结果。慢性附睾炎由于纤维增生导致部分或整个附睾硬化。组织学上常见广泛的瘢痕与附睾管闭塞，组织被淋巴细胞与浆细胞浸润。仅观察到患者阴囊内有一肿块。附睾增厚肿大，质地可硬可软，触诊时易与睾丸分开。精索增粗，输精管直径变粗，前列腺变硬，并且有的区域可能纤维化。

附睾结核（又称结核性附睾炎）酷似非特异的慢性附睾炎。输精管呈串珠样，同侧精囊可变厚，有"无菌"的脓尿，尿中找到结核分枝杆菌可以诊断附睾结核。尿路造影可以显示结核侵犯尿路的典型改变。膀胱镜检查在膀胱表层可见结核性溃疡。睾丸肿瘤时睾丸有肿块。然而仔细触诊可以发现增厚的附睾或硬的、感觉迟钝的睾丸肿瘤。远处转移时可在腹股沟扪及肿大淋巴结。

慢性附睾炎的确诊最终要靠病理学检查。当疑有慢性附睾炎加重时，用适合的抗生素是有必要的。如果保守治疗无效，可切除附睾。双侧慢性附睾炎可致男性不育。

（田　野）

第59章

泌尿、男性生殖系统结核

20世纪90年代，由于对结核病的忽视、移民及难民增加、人类免疫缺陷病毒（HIV）感染和艾滋病（AIDS）的流行、耐药结核病例增加等因素影响，全球结核病的发病率呈明显回升趋势。据统计，目前全球每年新发结核病例800万～1000万，有300万人死于结核病，我国结核病人数位居世界第二。需要强调的是，无论是致病菌种属，还是临床表现，现在的结核病与传统概念的结核病相比有一定变化，泌尿、男性生殖系统结核也不例外，仍是临床诊疗工作的重点。

【病因、发病机制和病理】

（一）病因

泌尿、男性生殖系统结核是最常见的肺外结核病之一，其中以肾结核最为多见。肾结核的主要原发病灶为肺结核病灶，少数来自骨、关节、肠、淋巴的结核病灶。大量实验研究、尸检和临床观察证实，血行播散是肾结核的主要感染方式。肾或前列腺可能是泌尿、男性生殖系统结核的原始部位，其感染途径可为上行（前列腺到膀胱）或下行（肾通过膀胱、前列腺到附睾）。睾丸结核可由附睾结核直接侵及。

（二）发病机制

结核病的发病是人体与结核分枝杆菌相互作用的结果，其病变进展的速度和程度取决于结核分枝杆菌的毒力和机体的免疫状态。

初次感染后，结核分枝杆菌经血流进入双肾皮质，在肾小球毛细血管丛中形成微结核病灶。机体抵抗力正常时，在感染3～4周后，细胞免疫及迟发型变态反应建立，多数结核分枝杆菌被杀死，病灶相继吸收、愈合，此病变较轻微，不出现临床症状，仅可引起结核分枝杆菌尿，被称为"病理型肾结核"。只有少数小儿及免疫力低下的成人直接由原发感染发展成结核病。尸检发现，结核病患者的病理型肾结核病灶相当普遍，80%累及双肾。

少数病理型肾结核在全身或局部抵抗力低下时，残留病灶中的结核分枝杆菌增殖，进而发展为肾髓质结核，由于机体已感染致敏，组织破坏显著，出现轻重不一的临床症状，被称为"临床型肾结核"。一般从病理型肾结核发展到临床型肾结核需要经历2～20年。

肾髓质结核病灶通过结核分枝杆菌尿经直接蔓延可累及全身，向下累及输尿管、膀胱、尿道及生殖道。

男性生殖系统结核多数是由泌尿系统结核经射精管口直接蔓延感染所致，少数与肾结核相同，经血行感染，为身体其他器官结核病灶的继发性病变。泌尿系统结核50%～75%合并男性生殖系统结核。附睾、前列腺和精囊结核亦常同时存在。

（三）病理

1. 肾与输尿管　大体检查，轻度进展期肾结核常有明显的肾周围炎，而肾表面正常，但常可见黄色质软区域。切片检查示受累区域充满干酪样物质，肾实质结构广泛破坏，正常肾组织中可见小脓肿，肾盂、肾盏和输尿管壁变厚，肾盏脓肿引流区常出现溃疡。输尿管可因狭窄而完全闭塞并引起"自截肾"（图59-1-1）。此时肾可出现纤维化，功能丧失。这种情况下通常膀胱尿正常且无临床症状。

结核病灶出现在肾小球附近，胞质透亮、核空的组织细胞聚集，邻近细胞融合形成上皮样细胞结节，结节周围可见多核巨细胞。该病理反应是结核人体改变的病变基础。病变可通过纤维化愈合，或病灶相互融合，达到肾表面发生溃疡，形成空洞。结核病灶中央可发生退行性变及干酪样坏死，形成结核脓肿，脓肿可侵犯并穿透集合管（图59-1-2）。在此过程中，肾实质可发生进行性破坏。根据结核分枝杆菌侵袭力与患者抵抗力的平衡与否，病变可表现为干酪样坏死、空洞、纤维化瘢痕等病变的各种组合（图59-1-3）。

显微镜下干酪样坏死为无结构样团块，周围组织结构破坏伴纤维化及小圆细胞和浆细胞浸润，并可见上皮样细胞及典型的多核巨细胞。抗酸染色常可显示结核分枝杆菌。肾盂和输尿管壁可见相似的病变。

肾盂与输尿管常有肉眼或镜下可见的钙化灶。虽然在有血吸虫感染时可发生钙化，但钙化仍强烈提示肾结核。10%的肾结核患者可继发肾结石。

严重的进展期肾结核，肾实质可完全被干酪样坏死或纤维化代替，可发展成肾周脓肿，但很少见。

2. 膀胱　早期可表现为黏膜炎症，但为非特异性改变。膀胱对结核的侵袭具有很强的抵抗力。晚期可形成结核病灶，表现为白色或黄色隆起结节，周围有晕状充血带，特别是在膀胱镜下更易发现。膀胱壁纤维化，膀胱容量严重减小时可发生尿液反流（图59-1-4）。

显微镜下，结节为典型的结核病变。结节破溃可形成深的不规则的溃疡，这一阶段容易引起膀胱刺激症状。愈合时膀胱肌壁可纤维化。

3. 前列腺和精囊　大体可见前列腺和精囊表面纤维化质硬结节或区域，常见坏死灶。少数病例可钙化愈合。前列腺中大的钙化灶提示结核侵犯（图59-1-5）。

4. 精索、附睾和睾丸输精管受累肉眼即可见，呈纺锤状肿胀提示结核，慢性病例特征性的表现为串珠样改变。附睾肿大变硬，常可与睾丸分离，偶尔与睾丸粘连（图59-1-6）。显微镜下可见典型结核病变，输精管明显退行性变，除非附睾脓肿直接侵犯睾丸，睾丸常不受累。

【临床表现】

1. 症状　肾结核没有典型的临床特点。即使到晚期，主要症状也仅表现为膀胱炎。在没有特殊并发症的患者表现为萎靡不振、疲倦不适、低热、夜间盗汗，甚至没有膀胱刺激症状。这种病例只有在规范的收集尿标本和检查时，才能获得线索。在有活动性结核的患者中，不到一半的患者发现有泌尿生殖系统结核。

（1）肾与输尿管：由于病程缓慢，肾结核通常完全无症状。偶然肾区有钝痛、血块，继发结石，结核灶残屑通过时可能引起肾或输尿管绞痛。偶尔腹部可扪到无痛性包块。

（2）膀胱：肾结核最早期的症状是累及膀胱，如烧灼感、尿频、夜尿次数增多，偶有血尿来自肾或膀胱。晚期，膀胱刺激症状严重。如出现溃疡，在膀胱饱满时，耻骨上有痛感。

（3）生殖系统：前列腺和精囊结核通常无症状，这些部位结核最开始的线索是附睾结核。附睾结核是无痛性或仅有轻微疼痛肿胀。脓肿可能经阴囊自然破溃，附睾结核个别病例发病急骤，而且与急性非特异性附睾炎十分相似。

2. 体征　泌尿生殖系统外的结核证据可能表现为肺、骨、淋巴结、扁桃体、肠道的结核。

（1）肾：通常患侧肾不增大而且无触痛。

（2）外生殖器：可发现粗而无触痛或仅有轻微触痛的附睾，精索增粗呈串珠状，阴囊可有附睾结核引起的破溃窦道，在晚期如触诊未能将附睾与睾丸分清，则意味着附睾结核已侵及睾丸。附睾结核罕有鞘膜积液，有特发性鞘膜积液应进一步检查以除外附睾炎、睾丸肿瘤。阴茎、尿道结核罕见。

（3）前列腺与精囊：触诊时前列腺与精囊可能正常，通常前列腺质硬有小结节，受累的精囊通常有硬结节、增大，而且固定。若有附睾结核，同侧的精囊常出现上述的改变。

【诊断】

泌尿、男性生殖系统结核在早期常缺乏典型的临床表现，是最易被误诊的泌尿外科疾病之一。因此，临床医生需警惕本病存在的可能。以下情况是提示泌尿、男性生殖系统结核的重要线索：①慢性泌尿系统感染进行性加重，经抗生素长期治疗无效者；②青壮年反复出现无痛性夜尿增多或原因不明的血尿；③有结核病接触史，或有肺/生殖系统（尤其是附睾）结核证据。一旦怀疑本病，需进行下列检查帮助诊断。

1. 实验室检查　尿的实验室检查是诊断泌尿、男性生殖系统结核的重要线索。

（1）持续尿培养和尿沉渣亚甲蓝染色为无细菌性脓尿，24 小时尿沉渣标本抗酸快速试验，至少阳性率达 60%，然而这必须经过培养阳性方可确定。结核患者 15%～20% 有继发的化脓性感染；这种病例"无菌脓尿"就不太可靠。若临床上经规范治疗无效，并持续脓尿，必须做细菌学和 X 线检查，以除外尿路结核。

（2）从晨间第一次尿中培养结核分枝杆菌，可获得较高的阳性率。若阳性即应做敏感试验。若阴性就应重复多次培养。细胞计数可能正常，或在晚期病例表现为贫血、红细胞沉降率加快。在受累的前列腺中可以找到证据。除非双侧肾功能受损，一般肾功能正常。若疑有结核应做结核菌素试验。若为阳性，尤其在成人难以确诊；若为阴性而其他均正常，则否定结核病的诊断。

2. 影像学检查

（1）B 超检查：操作简便、价廉、快速，可作为初筛手段。多数学者认为，出现以下 B 超现象应提示肾结核的可能：①原因不明的肾积水，肾盏扩张，集合系统不规整，合并强回声钙化灶；②肾实质出现形态异常无回声区，局限于一极或累及整个肾，而难以用肾囊肿解释者；③输尿管增粗，管壁回声增强，与肾积水不呈比例；④膀胱体积正常或缩小，壁厚呈毛糙态，常伴有对侧输尿管扩张和肾积水。

（2）X 线检查：主要包括胸部 X 线检查和腹部 X 线检查。胸部 X 线检查可排除陈旧性或活动性肺结核。腹部 X 线检查可显示肾区以及下尿路的钙化灶。晚期肾结核，腹部 X 线检查可见呈肾形态的分叶状钙化灶。

（3）静脉尿路造影（intravenous urography，IVU）：是早期肾结核最敏感的检查方法，典型表现为肾盏破坏，边缘不整，呈虫蚀样。中晚期肾输尿管结核典型 IVU 表现为：①一个或多个肾盏变形、消失，或与肾盏连接的脓肿空腔形成；②肾盂纤维化、变小、形态不规则，多个肾盏扩张；③输尿管僵直且多段狭窄，典型者呈串珠样狭窄及其上段输尿管扩张；④肾功能损害及自截肾；⑤IVU 可用于评价膀胱的情况，如小而挛缩的膀胱、不规则灌注缺损或膀胱不对称（图 59-1-7）。

（4）CT 检查：多个泌尿外科疾病诊疗指南推荐，CT 检查是临床诊断泌尿系结核的"金标准"，在显示肾和输尿管的解剖方面优于 B 超和 IVU。CT 冠状面扫描能清楚显示整个肾横断面图像，对肾实质及肾盂、肾盏的形态结构显示良好，且有很高的密度分辨率。它对发现钙化和伴随的淋巴结病变更敏感（图 59-1-8-1、图 59-1-8-2）。对于肾内异常空洞的清晰显示是 CT 的一个突出优点（图 59-1-9）。CT 同样可以清晰显示自截肾，尿路钙化，输尿管积水，增厚的肾盂壁、输尿管壁和膀胱壁。

CT 软件可提供三维重建图像，增强后的延迟相模拟 IVU，可以清晰显示整个泌尿系轮廓，准确判断肾、输尿管、膀胱及其周围组织结构的变化。

CT 还可以鉴别其他泌尿、男性生殖系统改变，如肾上腺、前列腺、精囊的干酪样坏死。

（5）磁共振尿路造影（magnetic resonance urography，MRU）：作为诊断尿路疾病的新方法，是了解上尿路梗阻的无创性检查。结核病患者严重肾功能不全、碘过敏、IVU 显影不良时可选用 MRU。但 MRU 分辨率不高，对肾实质及输尿管壁的改变显示不如 CT，不能明确显示肾功能状况，尤其对小的钙化和小病灶显示不敏感，对梗阻部位周围病变的显示不够理想。对无尿路扩张积水者不能显示，体内有金属物体者不能做该项检查。

3. 膀胱镜检查　即使尿中找到结核分枝杆菌，IVU 由于有典型的肾损害，所以进行膀胱镜检查也是有必要的，它能证实疾病的范围，显示典型的结核结节或溃疡，必要时可进行活检。但膀胱容量小于 100 ml 时难以看清膀胱内情况，不宜进行此项检查。

【鉴别诊断】

慢性非特异性膀胱炎或肾盂肾炎极像结核，特别是 15%～20% 尿路结核患者合并有化脓性细菌的感染。若非特异性感染经规范治疗无效，则应寻找结核分枝杆菌，无痛性附睾炎提示结核。膀胱镜检查见膀胱壁有结核结节或溃疡，证实为结核。尿路造影通常是最可靠的。

急性或慢性非特异性附睾炎易与结核混淆，因为结核的发作偶尔会很痛。非特异性附睾炎在精囊触诊有改变者罕见，但是附睾结核时却常可以见到。尿培养有结核分枝杆菌可以确诊。

非细菌性膀胱炎通常是急性发作，常先有尿道分泌物。虽然是无菌性脓尿，但是无结核分枝杆菌。膀胱镜可见溃疡呈急性样改变，而且病变表浅。虽然尿路造影可以显示轻微输尿管积水，甚至肾积水，但是不会像肾结核那样看到肾盏的溃疡。间质性膀胱炎以尿频、夜间尿频和膀胱充盈性耻骨上疼痛为特征，尿中通常没有脓细胞，也没有结核分枝杆菌。

X 线检查见多发肾小结石与肾钙化，从钙化的类型有助于诊断结核。肾结核，钙化在肾实质，继发肾结石偶见。坏死性乳头炎，可能累及一侧或双侧肾的全部盏，累及单个盏的罕见，显示肾盏的改变（包括钙化）似结核，但详细的细菌学检查可以除外结核。

髓质海绵肾显示为髓质远侧到肾盏散在小的钙化，肾盏是尖的。然而，无结核的其他任何特征。尿路血吸虫病极像尿路结核。膀胱症状、血尿均有，膀胱挛缩导致严重的尿频。在血吸虫病流行的区域应警惕本病。通过尿中可找到虫卵，膀胱镜检查与尿路造影所见可以做出鉴别诊断。

【并发症】

1. 肾结核肾周脓肿在腰部可有大的包块。腹部 X 线检查可以显示异常的双肾和肾窝影，B 超和 CT 有助于诊断。若继发非特异性感染，可出现肾结石；尿毒症仅见于双肾受累的终末期。

2. 输尿管结核瘢痕狭窄形成是典型的结核表现之一，并且好发部位是输尿管膀胱壁段，它会引起肾积水进行性加重，输尿管完全闭塞，导致肾无功能（自截肾）。

3. 膀胱结核损害严重时，膀胱壁纤维化并挛缩。输尿管狭窄与反流可引起肾积水。

4. 生殖系统结核受累者附睾、输精管发生闭塞，若为双侧，则可导致不育。附睾脓肿可以破溃至睾丸，可穿透阴囊壁或两者均有。

【治疗】

结核病的治疗是全身性的治疗，即使是只在泌尿生殖系统发现结核，也应假定有某部位活动的病灶。这就意味药物治疗是基础，手术切除感染灶只是整体治疗的一部分。

泌尿生殖系统结核的一般治疗：保证最佳的营养在泌尿生殖系统结核治疗中如同全身其他部位结核治疗一样十分重要，膀胱刺激症状重者应对症治疗。

1. 肾结核　应有严密的抗结核药物治疗方案。联合用药是可取的。下列药物是抗结核的一线药物：

（1）异烟肼（isoniazid）：200～300 mg，口服，每天一次。

（2）利福平（rifampin）：600 mg，口服，每天一次。

（3）乙胺丁醇（ethambutol）：25 mg/kg，每天一次，2 个月后改为 15 mg/kg。每天一次，口服。

（4）链霉素（streptomycin）：1 g，肌内注射，每天一次。

（5）吡嗪酰胺（pyrazinamide）：1.5 ～ 2 g，口服。每天一次。

上述 5 种药物除乙胺丁醇为抑菌药外，其余都是杀菌药。国际防结核和肺病联合会（International Union Against Tuberculosis and Lung Disease，IUATLD）推荐的标准化短程化疗方案（三联化疗）是前 2 个月为强化阶段，每日口服异烟肼、利福平和吡嗪酰胺，后 4 个月为巩固阶段，每日口服异烟肼和利福平。但对复发性结核，巩固阶段应为 6 个月。成人剂量为异烟肼每天 300 mg，利福平每天 450 mg，吡嗪酰胺每天 1500 mg。对少数病情严重者及复杂病例（复发性结核、应用免疫抑制剂及 HIV/AIDS 者）可适当延长巩固阶段，可能需要 9 ～ 12 个月治疗。链霉素虽是一线抗结核药物，但因为有耳、肾毒性，而且不能强化化疗效果，故现在一般不作为首选药物，仅在结核分枝杆菌对常规药物耐药时使用。

服用上述药物时，应将全部剂量于餐前半小时一次服完。如果细菌学和 X 线检查证实为双侧肾结核，则只能考虑药物治疗。仅下列情况例外：①严重的败血症，疼痛或一侧肾出血（可能需要行肾切除，作为治标的或为救命的方法）；②一侧明显是晚期肾结核而且对侧轻微受损，将病变严重的一侧予以切除。

2. 膀胱结核　继发于肾或前列腺的膀胱结核，对泌尿生殖系统感染灶有效治疗后，可以有治愈的倾向。膀胱溃疡不宜采用经尿道的病灶电凝，可用单氧化氯荧光素膀胱滴注以促进愈合。对严重膀胱挛缩者，需要行膀胱次全切除后尿路改道，如回肠膀胱成形术、回盲部膀胱成形术、乙状结肠膀胱成形术，以增加膀胱容量。

3. 附睾结核　它不是孤立的一种病，常伴随前列腺、肾结核。附睾破溃到睾丸较罕见，常用药物治疗。若治疗数月后脓肿与阴囊窦道仍存在，即应手术切除。

4. 虽然有些医生主张，前列腺精囊受到结核侵犯时行整个前列腺、精囊切除，但是大多数学者主张药物治疗。通过标本检查细菌以决定治疗期限。

5. 其他并发症　肾被结核严重破坏时，偶有出现肾周脓肿。脓肿必须引流，并行肾切除，以免出现破溃形成窦道。长期抗结核治疗是有必要的。若累及一侧输尿管发生狭窄，输尿管扩张后有 50% 病例得到改善。对输尿管膀胱壁段功能不全者，应行输尿管膀胱再吻合术，选择膀胱壁相对正常处，行抗反流方式的吻合；强调在药物治疗过程中应行尿路造影随诊观察。

【预后】

泌尿生殖系统结核的预后与疾病范围程度有关，在治疗期间每 6 个月一次，然后 10 年内每年一次行尿液检查，若复发即应对治疗方式进行检查。不一定都需要肾切除，在治疗过程中，可能发生输尿管狭窄或膀胱挛缩，恰当的手术治疗是有必要的。

（徐　涛）

泌尿系统梗阻

第一节　概　述

泌尿系统梗阻（urinary tract obstruction）在泌尿外科疾病中占重要地位。其本身不是独立的泌尿系统疾病，而是泌尿系统本身或其周围器官疾病引起泌尿道的阻塞，影响尿液的产生和流出，最终导致肾功能损害。泌尿系统梗阻按病因分为先天性梗阻和后天性梗阻；按发病时间分为急性梗阻和慢性梗阻；按梗阻程度分为部分性梗阻和完全性梗阻；按梗阻的部位分为上尿路梗阻和下尿路梗阻。

【病因】

梗阻病因分为两类：一类是尿路内、外部机械性阻塞所致的梗阻，如结石、结核、肿瘤等；有些医源性损伤也是机械性梗阻，如手术和器械检查造成的损伤，盆腔肿瘤放射治疗后的反应等（图 60-1-1）。另一类是尿路神经、肌肉功能紊乱所致的动力性梗阻，如神经源性膀胱功能障碍、巨输尿管症等。

不同年龄和性别泌尿系统梗阻的原因有一定差别。婴幼儿以先天性疾病较多见，如先天性肾盂输尿管连接部狭窄、后尿道瓣膜等；成年人以泌尿系统结石、损伤、肿瘤或结核等较常见；老年男性前列腺增生最常见；老年女性以膀胱颈硬化症较常见。妇女与盆腔内疾病有关，如晚期卵巢癌压迫输尿管。

泌尿系统不同部位梗阻原因也有差别。

（一）肾盂和肾盏部梗阻

肾盂输尿管连接部狭窄是上尿路梗阻最常见的原因。狭窄可以是先天性狭窄、异位血管、纤维束或交界部环状肌缺乏等。此外，肾盂高位出口、瓣膜、肾下垂、马蹄肾、重复肾等都可导致连接部狭窄。后天性病变（如肿瘤、结石、损伤、炎症等）也可阻塞压迫肾盂、肾盏等。

（二）输尿管梗阻

输尿管梗阻最易发生于输尿管上端和下端。先天性畸形，如输尿管囊肿、异位开口、腔静脉后输尿管均可阻塞输尿管；巨输尿管症因影响输尿管蠕动，使尿液滞留，为输尿管动力性梗阻。后天性梗阻以结石为最常见原因。输尿管炎症、肿瘤亦可引起梗阻；泌尿系统邻近器官病

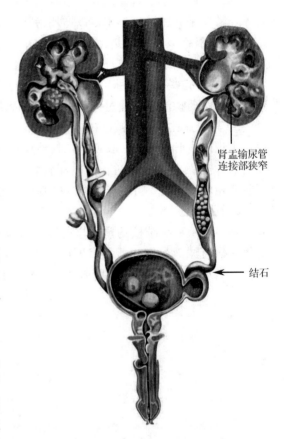

肾盂输尿管
连接部狭窄

结石

图 60-1-1　泌尿系统梗阻的常见原因

变也可侵犯压迫输尿管引起梗阻，如前列腺癌、结肠癌、子宫颈癌、盆腔脓肿或腹膜后纤维化等；有些医源性损伤亦造成输尿管梗阻，如盆腔手术意外损伤输尿管、盆腔放射治疗等。膀胱有些病变可破坏输尿管口抗反流作用，导致尿液反流至输尿管，造成输尿管梗阻。另外，妊娠时黄体酮作用可使泌尿系统平滑肌松弛，影响输尿管蠕动；增大的子宫压迫膀胱、输尿管，右侧卵巢静脉横过输尿管均可导致输尿管梗阻，影响尿液流出。

（三）膀胱梗阻

主要病变部位在膀胱颈部，即膀胱出口梗阻（bladder outlet obstruction，BOO）。机械性梗阻有前列腺增生、膀胱颈硬化症（纤维化）、膀胱结石和膀胱肿瘤等；动力性梗阻由神经或逼尿肌功能障碍引起，如截瘫。

（四）尿道梗阻

尿道梗阻中尿道狭窄最常见，常由尿道损伤引起。近年来，淋菌性或非淋菌性尿道炎引起炎症性尿道狭窄逐渐增多。尿道结石、结核、肿瘤、息肉、憩室都可导致尿道梗阻。尿道周围组织肿瘤、炎症或阴道闭锁性囊肿也可压迫尿道。先天性后尿道瓣膜是男婴尿道梗阻的重要原因。

【病理生理】

尿路梗阻引起的基本病理改变是梗阻以上尿路的扩张，可分为急性梗阻期、代偿期和失代偿期。慢性不全梗阻无明显急性期表现。

上尿路急性梗阻期，肾小管腔压力增高，蠕动增加反射性引起肾小球滤过率降低；代偿期平滑肌增生，管壁增厚和蠕动增强；失代偿期梗阻压迫和牵拉血管，肌肉萎缩、管壁扩张变薄，纤维组织增生，蠕动减弱或消失。

上尿路梗阻后，肾盂内压增高，压力传导到肾盏、集合管、肾小管、肾球囊，梗阻严重时可影响肾实质。随压力增加，肾实质萎缩，肾盂壁变薄，最终全肾成为无功能尿囊。

下尿路急性梗阻期，膀胱扩张充血；慢性梗阻代偿期，膀胱肌肉增生，肌束形成小梁，输尿管间嵴增生。失代偿期膀胱扩大，肌束间薄弱部分向外膨出形成假性憩室，输尿管口抗反流作用降低，上尿路扩张。

知识拓展：肾内"安全阀"的作用

肾的病理变化与梗阻程度及病程长短也有关系。急性完全性梗阻时，肾萎缩明显，肾盂扩张不明显，肾体积不大；慢性不完全性梗阻时，肾萎缩较缓慢，肾增大明显。有时肾积水容量达 2000 ml 以上。

尿路梗阻最危险的是细菌通过尿液逆流进入血循环，尤其当梗阻造成尿路感染，尿液中存在大量细菌时更容易发生，严重时导致菌血症。

尿路梗阻引起肾功能改变与梗阻部位有关。上尿路梗阻引起单侧肾功能改变，梗阻部位越接近肾，肾积水出现越早；下尿路梗阻有膀胱缓冲，肾积水出现较迟，但影响双侧肾功能。肾功能改变主要表现在肾小球滤过率、肾血流量、尿浓缩和尿酸化功能，而对尿稀释能力影响较小。

第二节　肾积水

肾积水（hydronephrosis）是指肾盂排出尿液受阻，肾盂压增高，导致肾盂、肾盏扩张和肾实质萎缩。尿路梗阻最终都将导致肾积水，梗阻部位越高越易发生。如果成人肾积水量超过 1000 ml，或小儿超过 24 小时尿量，称为巨大肾积水。有时肾积水间歇性发作，称为间歇性肾积水。

【临床表现】

根据原发病因、梗阻部位和程度不同，临床表现也有差异。先天性疾病（如肾盂输尿管连接部狭窄、肾下极异位血管压迫等）造成的肾积水发展缓慢，早期无特殊表现，达到一定体积后才出现腰部不适，并在腹部出现肿块。后天性疾病（如结石、肿瘤、结核及损伤）引起的肾积水，临床表现主要为原发疾病的症状和体征。当合并感染时，表现为原发病症状加重。近年来，超声检查常可发现无临床症状的肾积水。

慢性肾积水有时是以肾功能不全为首发症状的，表现为恶心、呕吐、食欲减退或水肿、贫血等；有时双侧梗阻或孤立肾梗阻可造成无尿。

【诊断】

肾积水的诊断内容应包括：确定肾积水的存在，判断梗阻的部位、梗阻的病因和程度、并发症及肾功能损害情况。

体格检查可在肾区触及增大肾，其紧张度不一。单纯性肾积水表面光滑，轮廓清楚，活动度较好。继发于肾结核、肾结石、肾肿瘤等其他疾病的肾积水，肾触诊由于原发病不同而有差别。

实验室检查包括血液检查，了解肾功能及其他内环境的改变情况。尿液除常规检查外，依据病情还可行尿细菌学检查和肿瘤脱落细胞检查。

尿路造影在诊断中具有重要意义。排泄性尿路造影在肾积水早期表现为肾实质显影时间延长。由于肾积水时肾小球滤过率降低，肾小管内尿液流出缓慢，重吸收水增加，造影剂浓缩，肾皮质显影良好，肾盂内造影剂较少，因此出现浓肾影，这是急性梗阻的特点。随肾盂、肾盏造影剂充盈，可见肾盏杯口状结构消失。肾积水进一步加重，肾盏向外凸出形成杵状。严重肾积水时，需要行大剂量延缓排泄性尿路造影。排泄性尿路造影显影不良或不能行排泄性尿路造影时，可行逆行尿路造影。膀胱造影及膀胱反流造影可用于神经源性膀胱障碍的诊断，呈典型的"宝塔"像。MRI水成像技术使肾积水清晰显影，可判定尿路梗阻部位。近年来，螺旋CT加密扫描，后期经计算机三维成像处理，可以清楚显示梗阻部位及性质，可以部分代替尿路造影。

超声、CT、MRI可用于鉴别增大肾是积水还是实质肿物，同时也可发现引起尿路梗阻的病变。特别是超声作为无创操作，已成为肾积水的常规检查项目。肾图检查还有助于了解肾功能。

【治疗】

要根据肾积水的病因、发病缓急、并发症和对肾功能的影响程度，同时结合患者的年龄和身体状况等综合进行。

（一）病因治疗

去除病因，尽量保留肾单位是肾积水治疗最理想的方法。手术方法根据原发病性质制订。如输尿管结石可行体外冲击波碎石或输尿管镜取石术或输尿管切开取石术等。先天性肾盂输尿管连接部狭窄可做肾盂成形术。若梗阻未造成肾不可恢复的病变，去除病因后可获得良好效果。

（二）肾造瘘术

若病情危重或病因暂时无法去除，可行肾造瘘，引流尿液，改善肾功能，待全身状况好转后再实施去除病因的手术。若不能去除病因，肾造瘘将成为永久性治疗措施。

（三）肾切除术

若患肾无功能或合并严重肾积脓，对侧肾功能正常时可切除病肾。

第三节　良性前列腺增生

良性前列腺增生（benign prostatic hyperplasia，BPH）亦称前列腺增生，或前列腺增生症，是引起中老年男性排尿障碍最为常见的一种良性疾病。主要表现为组织学上的前列腺间质和腺体成分的增生、解剖学上的前列腺增大（benign prostatic enlargement，BPE）、尿流动力学上的膀胱出口梗阻（bladder outlet obstruction，BOO）和以下尿路症状（lower urinary tract symptom，LUTS）为主的临床综合征。

【病因】

确切病因尚未完全清楚，可能是由于上皮和间质细胞增殖和细胞凋亡的平衡性破坏引起。其中，雄激素及其与雌激素的相互作用、基质和上皮细胞的相互作用、生长因子、炎症细胞、神经递质及遗传因素可能起到重要作用。它们单独或相互结合发挥作用。

老龄和睾丸功能是前列腺增生发病的基础。增生随年龄增长而加重，前列腺发育需要睾丸雄激素参与，青春期前睾丸切除不出现前列腺增生，说明睾丸与前列腺增生有关；睾丸主要产生睾酮和双氢睾酮，它们不仅促进细胞增生和分化，同时也能抑制细胞凋亡；在增生的前列腺中随年龄增长雄激素受体含量增加。双氢睾酮是由睾酮在 5α 还原酶作用下转化来的，其与雄激素受体结合能力比睾酮强，结合后更稳定，因此在前列腺增生发病中作用比睾酮大。

雌雄激素间平衡失调学说主要来自动物实验，其对人类良性前列腺增生有何影响尚待证明。

【病理】

正常前列腺分为前纤维基质区、移行区、中央区和外周区（图 60-3-1）。虽然移行区只占前列腺体积的 5%，但前列腺增生首先出现在围绕尿道周围的移行区，这与前列腺癌多数起源于外周带不同。人类前列腺解剖特点之一是缺乏弹性的前列腺被膜，它在前列腺疾病中起到重要作用。由于被膜限制，增生的前列腺只能向尿道和膀胱突入，增加尿道阻力，导致排尿困难。前列腺大小与梗阻程度并不完全一致。其他因素对症状的影响比体积影响更大，如尿道动力性阻力、前列腺被膜和解剖的多样性等（图 60-3-2）。

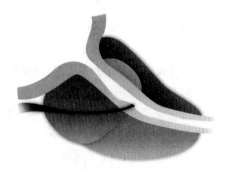
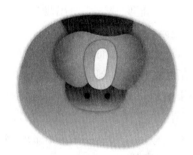

图 60-3-1　前列腺解剖

前列腺增生的病理生理变化是膀胱出口梗阻及随后引起的膀胱、输尿管和肾的病理变化。梗阻由机械性和动力性因素引起。机械性尿道阻力来自前列腺体积的增大，同时增大的前列腺使后尿道拉长、受压变形、增加排尿阻力；动力性梗阻由前列腺内平滑肌收缩引起，目前研究认为该平滑肌含丰富的 α_1 肾上腺素能受体。

膀胱对梗阻反应是适应性的。许多症状与梗阻后引发的膀胱反应有关，而不是与梗阻有直接关系。膀胱变化有两种形式：一种是逼尿肌不稳定（detrusor instability，DI）和低顺应性膀胱（low compliance bladder）。机体为克服阻力，膀胱逼尿肌代偿性增生，膀胱小梁形成（trabeculation）。小梁间空隙突出成囊状，严重时形成膀胱憩室（diverticulum of

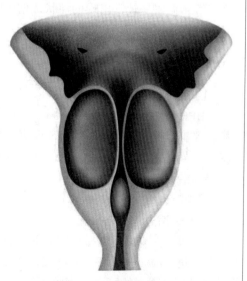

图 60-3-2　前列腺增生

bladder）（图60-3-3）。形成小梁的逼尿肌内胶原增加，收缩蛋白表达增加，细胞外基质增加，结果出现膀胱逼尿肌不稳定。临床表现为尿频和尿急。另一种为逼尿肌功能受损。若梗阻不能解除，膀胱代偿功能失调，平滑肌将萎缩、膀胱壁变薄、膀胱扩张；膀胱高度扩张及输尿管间嵴增生，可导致输尿管末端活瓣作用丧失和狭窄。输尿管口反流和梗阻可造成肾积水和肾功能损害。急性尿潴留不能认为是逼尿肌受损严重的结果，而是梗阻进行到一定程度的结果。梗阻后膀胱内尿液潴留易引起尿路感染和膀胱结石。

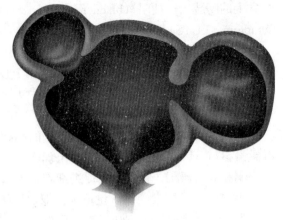

图 60-3-3　膀胱憩室

【临床表现】

虽然病理性前列腺增生发生率较高，但是患者可能无临床症状，一般50岁以后出现。症状与前列腺增生大小无直接关系，而取决于梗阻的程度、病变发展的速度以及是否合并尿路感染和膀胱结石。

（一）膀胱刺激症状

夜间尿频常是前列腺增生患者最初的症状，其产生与梗阻引起膀胱逼尿肌不稳定有关。夜间迷走神经兴奋性增强，平卧后尿液对三角区刺激增加，都可能是夜间尿频的原因。随梗阻加重，白天也出现尿频。发展到一定程度后膀胱残余尿量增多，有效容量缩小或合并感染及膀胱结石后，尿频更加明显，甚至出现尿急和尿痛。

（二）梗阻症状

进行性排尿困难是前列腺增生最重要的症状，有时易被忽略。轻度梗阻时，排尿踌躇、排尿迟缓、断续和间歇性排尿。梗阻加重后排尿费力，射程缩短，尿线细而无力，终呈滴沥状。梗阻进一步加重，排尿时膀胱不能排空，出现残余尿。过多的残余尿可使膀胱失去收缩能力，逐渐发生慢性尿潴留，并可出现充盈性尿失禁。前列腺增生的任何阶段中都可能因气候变化、饮酒、劳累、憋尿、情绪紧张等使前列腺突然充血、水肿而发生急性尿潴留。

（三）其他症状

与BPH相关并发症有关，主要包括血尿、尿路感染、膀胱结石、急性尿潴留以及肾功能受损等。血尿是较常出现的症状，增生时前列腺表面血管迂曲、扩张，易破裂。合并膀胱结石时，可有排尿中断。晚期可出现肾积水和肾功能不全表现。有时患者是以腹股沟疝、脱肛或内痔等就医。这些都是长期排尿困难，依靠增加腹压排尿引起的，可掩盖前列腺增生的症状，造成诊断和治疗上的错误。

（四）BPH的临床进展性

BPH的临床进展性是指随着病程延长，BPH患者的主观症状和客观指标进行性加重的趋势。评价指标主要包括：LUTS加重导致患者生活质量下降、最大尿流率进行性下降、反复血尿、反复尿路感染、膀胱结石、急性尿潴留以及肾功能损害，BPH患者接受外科治疗是疾病进展的最终表现形式。

【诊断】

（一）病史和体格检查

老年男性有进行性排尿困难时，首先须考虑前列腺增生的可能。老年男性有膀胱炎、膀胱结石、腹股沟疝、脱肛、内痔或肾功能不全时，须排除有无前列腺增生。体格检查注意排尿后下腹部有无膨胀的膀胱。直肠指检（digital rectal examination，DRE）可触到侧叶增大的前列腺，中叶增生触诊不清。增生的前列腺体积增大，表面光滑，质韧有弹性，中间沟消失或隆起。

（二）实验室检查

1. 尿常规　有时有镜下血尿；合并尿路感染时，白细胞增多，有时有脓细胞。

2. 当根据病史或体格检查怀疑肾功能受损，或存在肾积水，或考虑手术治疗时，需要做肾功能检查，判断前列腺增生对肾功能的影响。主要评价指标是血清肌酐、肾小球滤过率（eGFR）。

知识拓展：IPSS 评分

3. 血清前列腺特异抗原（PSA）测定　血清 PSA 并非前列腺癌特有，前列腺癌、BPH、前列腺炎都可以使血清 PSA 升高。

（三）尿流动力学检查

对存在 LUTS 症状的患者推荐优先做尿流率检查，临床最有意义的是最大尿流率。尿量＞150 ml 的情况下进行检查较为准确，一般最大尿流率＜15 ml/s 说明排尿不畅，＜10 ml/s 则提示梗阻严重。但是尿流率检查特异性不强且不恒定，最大尿流率降低在逼尿肌功能受损时也出现。因此，更准确评价梗阻程度的方法是尿流动力学检查。尿流动力学检查包括充盈期膀胱测压、尿道压力图、压力 / 流率同步检查、排尿性尿道压力图和压力 / 尿道括约肌肌电图，必要时配合影像尿流动力学检查。

（四）影像学检查

超声检查可直接探测前列腺大小及内部回声，同时也可检查肾是否受累；经腹部超声检查可了解膀胱壁的改变以及有无结石、憩室或占位性病变；经直肠超声扫描诊断更准确，还可预测前列腺的体积，对可疑病变还可以行前列腺穿刺取病理活检。腹部 X 线检查在合并膀胱结石时有意义。膀胱造影可以观察到耻骨联合上突入膀胱的前列腺。前列腺 CT 和 MRI 检查可了解前列腺与周围脏器的关系，尤其怀疑肿瘤时有助于明确分期及有无局部转移。

（五）尿道膀胱镜检查

对怀疑 BPH 患者合并血尿、尿道狭窄、膀胱内占位性病变时建议行膀胱镜检查，可直接观察前列腺大小及表面情况，也可观察尿道或膀胱颈梗阻特点、膀胱颈后唇抬高情况、膀胱内小梁情况、膀胱结石、膀胱肿瘤、尿道狭窄部位和程度等。

（六）残余尿量

正常残余尿量＜5 ml。当膀胱出口梗阻时残余尿可以增加。

【鉴别诊断】

前列腺增生应与其他膀胱颈梗阻性疾病相鉴别，如膀胱颈硬化症、前列腺癌、膀胱肿瘤、尿道狭窄和神经源性膀胱功能障碍等。

1. 膀胱颈硬化症（膀胱颈挛缩）　由于慢性炎症引起膀胱颈纤维增生。临床表现与前列腺增生相似，但发病年龄较轻，患者 40 ～ 50 岁出现病状；直肠指检前列腺体积不大。

2. 前列腺癌　直肠指检前列腺结节状，质地坚硬；血清 PSA 升高；经直肠活组织或针吸细胞学检查对诊断有意义。

3. 膀胱癌　位于膀胱颈附近时，临床亦有膀胱出口梗阻的症状，但血尿更明显，膀胱镜检查容易鉴别。

4. 神经源性膀胱功能障碍　临床表现与前列腺增生相似，但神经源性膀胱功能障碍患者常有明显的神经系统损害的病史和体征，并同时有肛门括约肌松弛和反射消失。应用尿流流动力学检查均可明确鉴别。

5. 尿道狭窄　有尿道损伤、感染等病史，必要时行尿道造影。

【治疗】

前列腺增生是老年人的自然疾病，临床处理首先要考虑两个问题，即前列腺增生患者是否需要处理和如何处理。

（一）等待观察

前列腺增生的症状有时进展缓慢，甚至长时间内无变化。因此，若无临床症状或症状较轻，可以等待观察，不予治疗。通常对 IPSS ＜ 7 分者，或 IPSS ＞ 8 分但生活质量尚未受到明显影响的患者可观察等待，密切随访，如症状加重，则选择适宜的治疗方法。

（二）药物治疗

前列腺增生的治疗药物很多，主要包括 5-α 还原酶抑制剂、α 受体阻断药、M 受体拮抗药、植物药类。

1. 5α 还原酶抑制剂　通过抑制体内睾酮向双氢睾酮的转变，从而降低前列腺内双氢睾酮含量，达到缩小前列腺体积，改善下尿路症状的目的。目前临床常用药物为非那雄胺、度他雄胺。一般服药 3 个月后发挥作用，6 ～ 12 个月后获得最大疗效，可缩小前列腺体积，增加尿流率，减少急性尿潴留的风险和手术的需要。

2. α_1 受体阻断药　主要通过阻滞分布在前列腺和膀胱颈部平滑肌表面的肾上腺素能受体，松弛平滑肌，减小尿道阻力，改善 LUTS 储尿期和排尿期症状。根据尿路选择性分为非选择性 α 受体阻断药（酚苄明）、选择性 α_1 受体阻断药（特拉唑嗪、阿夫唑嗪、多沙唑嗪）、高选择性 α_1 受体阻断药（坦索罗辛、萘哌地尔）。非选择性 α 受体阻断药（酚苄明）有明显的不良反应（体位性低血压等），目前临床应用的药物主要为 α_1 受体阻断药。一般服药数小时至数天即可改善症状。

3. M 受体拮抗药　通过阻断膀胱逼尿肌表面的毒蕈碱（M）受体（主要是 M_2、M_3 型，M_2 受体数量更多，但 M_3 受体在膀胱的收缩过程中起更重要的作用），缓解逼尿肌过度收缩，降低膀胱敏感性，改善 BPH 患者储尿期症状。托特罗定、索利那新是目前临床常用的药物。研究表明，此类药物可改善尿频、尿急、夜尿等储尿期症状，减少急迫性尿失禁的发生。需注意，尿潴留、胃潴留、窄角性青光眼及对 M 受体拮抗药过敏者禁用；残余尿量＞ 150 ml 时此类药物需谨慎使用。

4. 植物制剂　如普适泰等适用于 BPH 及相关 LUTS 症状的治疗。有研究结果提示其疗效和 5-α 还原酶抑制剂、α 受体阻断药相当，且没有明显不良反应。

此外，除上述单药治疗外，还有 α_1 受体阻断药联合 5-α 还原酶抑制剂、α_1 受体阻断药联合 M 受体拮抗药的联合药物治疗。目前研究表明，联合药物治疗临床疗效优于单独药物治疗。

（三）手术治疗

当 BPH 导致患者排尿困难严重影响生活质量或出现以下并发症时，应考虑手术或微创治疗：反复尿潴留、反复血尿、反复泌尿系感染、膀胱结石、继发性上尿路积水（伴或不伴肾功能损害）。手术除考虑解除膀胱出口梗阻外，还要注意患者的全身情况，尤其是心、肺、肾功能。膀胱造瘘术适用于身体状况较差、不能耐受前列腺切除术的患者。

经典外科手术方法有经尿道前列腺电切术、经尿道前列腺切开术、开放性前列腺摘除术。

经尿道前列腺电切术和经尿道前列腺切开术：前者主要用于治疗前列腺体积在 80 ml 以下的 BPH 患者，后者适用于前列腺体积小于 30 ml 且无中叶增生的患者。

术中需注意经尿道电切综合征的发生。

开放性前列腺摘除术：主要适用于前列腺体积大于 80 ml 的患者，特别是合并膀胱结石或合并膀胱憩室需一并手术者。有两种常用术式：①耻骨上前列腺切除术；②耻骨后前列腺切除术。

腹腔镜前列腺切除术：对于前列腺体积大于 80 ml，无明显中叶增生的患者可以采用，创伤小、出血少、恢复快，术后无需膀胱冲洗且能保留顺行射精功能。对于合并膀胱结石或膀胱憩室的患者尤其适用。

知识拓展：经尿道电切综合征

知识拓展：经尿道激光手术

知识拓展：前列腺热疗

（四）其他治疗

前列腺段尿道悬吊术、前列腺热疗、前列腺支架、经尿道前列腺气囊／水囊扩张等手术方式在临床也有一定的应用，但长期效果尚需进一步的临床评估。

第四节 急性尿潴留

急性尿潴留（acute retention of urine，AUR）是一种因突发无法排尿导致尿液滞留于膀胱内的临床综合征，可由下尿路梗阻、膀胱神经受损和（或）膀胱逼尿肌功能受损等多种病因引发，是泌尿外科常见急症之一。

【诊断】

1. 病史询问 下尿路症状的特点；手术史、外伤史，尤其有无盆腔手术史；既往有无尿道狭窄、尿道结石、下尿路感染、糖尿病、神经系统疾病，男性尤其注意询问有无前列腺增生病史，女性注意询问有无盆腔压迫性疾病、盆腔脏器脱垂；用药史。

2. 体格检查 耻骨上区可见膨胀的膀胱，压之有尿意及疼痛感，叩诊浊音常提示存在尿潴留。

3. 超声检查 可以帮助明确泌尿系扩张积水情况，帮助评估导致急性尿潴留的病因。

4. 尿常规 急性尿潴留解除后进行，明确有无尿路感染、血尿、蛋白尿及糖尿等。

5. 其他 怀疑尿道狭窄、结石或膀胱内占位性病变引起急性尿潴留时，可行膀胱镜检查，CT/MRI 用于超声不能明确的盆腔占位及中枢神经系统病变。

【治疗】

病因明确并有条件及时解除者，应立即去除尿道结石或尿道异物等病因，恢复排尿。

对病因不明或无法立刻解除病因者，应优先缓解尿潴留。应及时引流尿液，首选置入导尿管，失败者可行耻骨上膀胱造瘘（图 60-4-1）。一般需留置导尿管 3～7 天，同时服用 α_1 受体阻断药可提高拔管成功率。若拔管后再次发生尿潴留，应择期手术治疗。

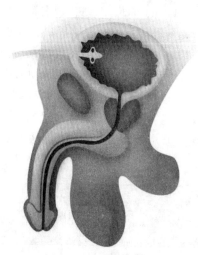

图 60-4-1 耻骨上膀胱造瘘

第五节 先天性肾盂输尿管连接部梗阻

先天性肾盂输尿管连接部梗阻（ureteropelvic junction obstruction，UPJO）定义为由于各种先天性因素导致肾盂内尿液向输尿管排泄受阻，伴随肾集合系统扩张并继发肾损害的一类疾病。但是，肾集合系统的扩张并不等于存在梗阻，一般认为梗阻是指尿液排泄受到影响，如不加以处理将出现肾损害的状况（图 60-5-1）。

【流行病学】

先天性 UPJO 是小儿肾积水的主要原因，可见于各个年龄组，约 25% 的患者在 1 岁内被发现，50% 于 5 岁前被诊断。近年来，随着产前 B 超检查的普及，约 60% 的患儿肾积水在胎儿期即被发现。先天性 UPJO 的发生率没有确切的统计学资料，在欧美国家新生儿发病率是 1/1 500～1/500，男女发病比例为 2：1。

【病因】

引起先天性 UPJO 的病因很多，其确切病因尚不十分明确，大致可归纳为 3 类。

1. 管腔内狭窄　主要有肾盂输尿管连接部狭窄、瓣膜、息肉和肾盂输尿管高位连接等。其中狭窄是肾盂输尿管连接部梗阻最常见的原因（占 87%），主要表现为 UPJ 处肌层肥厚、纤维组织增生。高位肾盂输尿管连接可由胎生各种畸形所致，亦可为继发性病变引起，多伴肾旋转不良。

2. 管腔外压迫　最常见的原因来自肾动脉主干或腹主动脉供应肾下极的迷走血管或副血管，跨越肾盂输尿管连接部使之受压。此外，还有纤维索带压迫或粘连等导致肾盂输尿管连接部扭曲。

3. 动力性梗阻　梗阻原因是由于肾盂输尿管交界肌层排列失常或胶原纤维过多，阻碍蠕动波传导。神经分布异常及平滑肌发育缺陷也是造成功力性梗阻的原因。

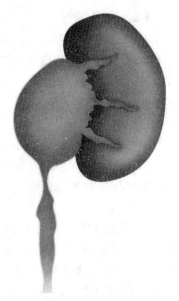

图 60-5-1　肾盂输尿管连接部狭窄

【临床表现】

UPJO 的临床表现根据确诊年龄而异。疼痛、肉眼血尿及尿路感染多见于儿童期，绝大多数患儿能陈述上腹或脐周痛，大龄患儿还可明确指出疼痛来自患侧腰部。伴恶心、呕吐者，常与胃肠道疾病混淆。大量饮水后出现腰痛是该病的另一特点，因利尿引起肾盂突然扩张所致。婴儿阶段常以扪及上腹部肿物为主要临床表现。部分患者可合并肾结石，出现肾绞痛症状。扩张的肾盂受到外力作用发生破裂，表现为急腹症。扩张的集合系统压迫肾内血管导致肾缺血，反射性引起肾素分泌增加，可引起高血压。双侧肾积水或单侧肾积水晚期可有肾功能不全表现。患儿生长缓慢、发育迟缓、喂养困难或厌食等（表 60-5-1）。

表60-5-1　国际前列腺症状评分表

在最近 1 个月，您是否有以下症状？	无	在 5 次中					症状评分
		少于 1 次	少于 半数	大约 半数	多于 半数	几乎 每次	
1. 是否经常有尿不尽感？	0	1	2	3	4	5	
2. 两次排尿间隔是否经常小于 2 小时？	0	1	2	3	4	5	
3. 是否经常有间断性排尿？	0	1	2	3	4	5	
4. 是否有排尿不能等待现象？	0	1	2	3	4	5	
5. 是否有尿线变细现象？	0	1	2	3	4	5	
6. 是否需要用力及使劲才能开始排尿？	0	1	2	3	4	5	
7. 从入睡到早起一般需要起来排尿几次？	没有	1 次	2 次	3 次	4 次	5 次	
症状总评分 =							
		高兴	满意	大致满意	还可以	不太满意	苦恼 很糟
如果在您今后的生活中始终伴有现在的排尿症状，您认为如何？	0	1	2	3	4	5　6	
生活质量评分（QOL）							

【诊断】

（一）B 超

B 超是最常用的筛检手段。

1. 产前 B 超　多数先天性肾积水可以用超声检出。通常胎儿肾在妊娠 16 ～ 18 周时能够通过超声检查发现，妊娠第 28 周是评价胎儿泌尿系统的最佳时期。B 超发现肾盂增大而不伴输尿管扩张，需考虑 UPJO 可能。

2. 出生后 B 超　对胎儿期 B 超诊断肾积水者应在出生后密切复查。新生儿患者一般推荐在 48 小时后进行，以避开因暂时的生理性脱水而导致的无尿期。但对于严重病例（双侧肾积水、孤立肾、羊水过少等）则应出生后立刻行 B 超检查。患儿出生后的 B 超检查即使未发现肾积水，也应该于 4 周后再次复查。

（二）肾图

肾图是最常用的评价肾排泄功能受损严重程度的诊断方法，可测定肾小球滤过功能和显示上尿路是否存在梗阻。

（三）排泄性膀胱尿道造影

约有 25% 的 UPJO 患儿同时存在与肾盂扩张无关的膀胱输尿管反流。当 B 超发现肾积水伴输尿管扩张或双侧肾积水时应进行此项检查。

（四）静脉肾盂造影

静脉肾盂造影（intravenous pyelography，IVP）可显示扩张的肾盂肾盏，造影剂突然终止于 UPJ 时，其下输尿管正常或不显影。

（五）螺旋 CTA、MRU/MRA

CTA 对是否存在异位血管骑跨 UPJ 诊断的敏感性为 91% ～ 100%，特异性为 96% ～ 100%。对碘造影剂过敏或上尿路解剖结构复杂者，也可选用 MRU/MRA 检查。但上述检查费用昂贵，不作为常规检查。

（六）肾盂压力 - 流量测定

有一定创伤性，操作较繁琐，仅作为备选手段。

【鉴别诊断】

新生儿肾积水中，需要与 UPJO 相鉴别的疾病还有膀胱输尿管反流、后尿道瓣膜、输尿管疝、膀胱憩室及神经源性膀胱等。

【治疗】

（一）产前治疗

肾积水在产前阶段确诊之后，最重要的是让患儿父母充分理解病情。积水很严重的肾仍然能够具有一定的肾功能，其预后也是充满希望的。但严重发育不全或者发育异常的肾预后较差。胎儿期肾积水程度的定量评估可能有助于预测出生后是否需要干预治疗。

（二）非手术治疗

非手术治疗主要是控制尿路感染，而对 UPJO 本身是无效的。非手术治疗者 B 超检查应于出生后 3 个月、1 岁、2 岁、5 岁、10 岁进行复查，发现肾积水加重或肾皮质变薄需复查肾图以评价肾功能。一旦肾功能明显受损或肾发育不良，就需要采取干预治疗。

（三）外科手术治疗

外科手术的目的：解除肾盂出口梗阻，从而最大限度地恢复肾功能和维持肾的生长发育。

手术方式主要有两大类：①离断性肾盂成形术。②腔内肾盂切开术。

病例 60-1

病例 60-1 解析

表60-5-2 排尿日记

姓名	年龄				年 月 日
排尿时刻	实际排尿时长（min）	尿量（ml）	伴随尿急、尿痛、血尿症状	尿失禁时间	饮水量（ml）包括餐饮
0点					
…					

（邢念增）

第一节 概 述

尿石症（urolithiasis）亦称尿路结石，是泌尿系统最常见的疾病之一。肾结石和输尿管结石统称为上尿路结石，膀胱结石和尿道结石为下尿路结石。作为一种古老的疾病，我国古医书《黄帝内经》《中藏经》等均有记载，称之为"石淋""砂淋"。流行病学资料显示，我国尿路结石的发病率为1%～5%，而在南方地区，肾结石的发病率甚至已突破10%。近年来饮食结构明显改善，但泌尿系结石的发病率和复发率仍居高不下。泌尿系结石可导致尿路感染、尿路梗阻、肾功能损害甚至恶性变。目前，尿路结石的病因及形成机制尚未完全阐明。随着现代影像学、腔镜技术、碎石设备的不断发展，诸多先进的微创治疗手段得以实施，泌尿系结石的预防和治疗效果得到了显著改善。

【结石成分及理化性质】

泌尿系结石的化学成分具有复杂多样性，主要包括草酸钙结石、磷酸盐结石、碳酸盐结石、尿酸结石、胱氨酸结石等，其中以草酸钙结石最为常见。草酸钙结石分为一水草酸钙、二水草酸钙，前者呈褐色，桑葚状，质地坚硬，后者呈白色，表面有晶莹的刺状突起，质地松脆。磷酸钙结石易碎。磷酸镁铵结石、碳酸磷灰石为感染性结石的主要成分，常形成位于肾盂、分支进入肾盏的鹿角形结石。纯尿酸结石和胱氨酸结石在X线检查时不被显示，称阴性结石。临床上混合性结石明显多于单一成分结石。红外光谱或X线衍射等方法进行结石成分分析，有助于泌尿系结石的防治。

【结石形成机制】

泌尿系结石的形成机制尚未完全明了，其病因可能与环境、饮食、种族、遗传等因素相关。目前，有众多学说试图阐明结石形成机制，如Randall斑形成、过饱和结晶、结石基质、晶体－肾小管上皮细胞相互作用、重金属离子、晶体抑制物质、游离颗粒和固定颗粒、易感基因等学说，这些理论都是从某一环节和过程，以不同的角度去解释尿路结石的形成机制，还无法形成一个完整的病因学理论体系。尽管如此，泌尿系结石的形成离不开尿液成石物质的过饱和、抑制成石物质减少/促进成石物质增多、肾小管上皮细胞损伤后结晶物质的滞留等重要因素。近年来，随着基因技术的迅猛发展，多种基因被认为与肾结石或肾钙质沉着症有关，基因的多态性与泌尿系结石的相关性研究受到重视。

【结石形成的影响因素】

结石形成的影响因素很多，种族、遗传、环境、饮食习惯、机体代谢异常、尿路梗阻、泌尿系感染、异物、药物使用等均是结石形成的重要影响因素。

1. 流行病学因素 在人群分布上，近年来尿路结石发病率男性高于女性的分布差异有缩小趋势。白种男性人群结石发病率最高，黑人发病率较低。在地区分布上，热带和亚热带地区人群尿路结石多发。我国结石的发病南北差异较大，南方尿石症的发生率明显高于北方。高温天气、气候湿热、人体水分蒸发过多、尿液高度浓缩等，均促进尿盐沉淀产生结石。不同的职业人群结石发病率也不同。长期高温环境、高度紧张状态下工作的人群易患尿路结石。随着饮食结构的改变，饮食中动物蛋白质、精制糖增多，纤维素减少，促使上尿路结石形成，发病率增高。

2. 代谢因素 甲状旁腺功能亢进、肾小管酸中毒、痛风、家族性胱氨酸尿症、长期卧床、多发性骨髓瘤、小肠切除及高血压、糖尿病、肥胖等引发的代谢异常可导致尿液中钙、草酸、尿酸、胱氨酸排出量增加，尿中抑制晶体生长和聚集的物质含量减少，如枸橼酸、镁、焦磷酸盐、肾钙素、酸性黏多糖等。尿量减少促使盐类和有机物质呈过饱和状态。尿液 pH 值改变后，在酸性尿液中形成尿酸结石和胱氨酸结石。产生脲酶的细菌分解尿液中的尿素产生氨，碱化尿液，使处于相对过饱和状态的磷酸盐及尿酸铵等易于沉积，细菌、感染产物及坏死组织构成结石核心，形成感染性结石。

3. 尿路因素 尿路异常包括泌尿系结构异常及泌尿系感染等情况。解剖结构异常可导致机械性尿路梗阻，如髓质海绵肾、肾盂输尿管连接部狭窄、重复肾输尿管畸形、马蹄肾及肾旋转不良、肾盏颈狭窄、输尿管狭窄、膀胱颈部狭窄等。神经源性膀胱、先天性巨输尿管、膀胱输尿管反流等导致动力性尿路梗阻。无论机械性或动力性尿路梗阻，均可出现尿液潴留，导致泌尿系感染，促进结石形成。尿路梗阻、尿路感染和异物形成是诱发结石形成的主要局部因素，梗阻、感染、结石三者互为因果，相互促进。

4. 药物因素 药源性肾结石占所有肾结石的 1% 左右，易被忽视。引起肾结石的药物大多有共同特点：药物日剂量高；疗程长；药物或代谢物大量随尿液排泄，溶解度低；罕见的药物晶型等。药源性肾结石一类为能够诱发结石形成的药物，包括钙剂、维生素 D、维生素 C、乙酰唑胺、呋塞米、糖皮质激素等，其代谢产物形成含钙或嘌呤的结石。另一类药物溶解度低、尿液浓缩后以药物原型析出构成结石，包括磺胺类药物、氨苯蝶啶、茚地那韦、抗感染药物（如头孢曲松钠）等。

【病理生理】

结石对人体产生的病理生理影响，与结石大小、部位、数目、是否伴发梗阻和感染及程度、结石滞留时间、结石成分等因素密切相关。①尿路结石可直接刺激尿路黏膜引发黏膜充血、水肿、糜烂，长期嵌顿的结石刺激可诱发局部恶性变。②绝大多数形成于肾乳头的结石，脱落后可停留在尿路任何部位并继续生长，表现为肾盏结石、肾盂结石、输尿管结石等。部分膀胱结石始发于膀胱。③结石一旦排出受阻，可导致相应部位尿潴留，引起肾盏肾盂扩张、积水。结石在移动过程中，更易滞留、嵌顿于输尿管三个生理狭窄处，导致输尿管扩张、肾积水。梗阻后的肾积水可导致肾盂内压、集合管和肾间质内压升高，肾血浆流量和肾小球滤过率下降，若存在持续重度梗阻，

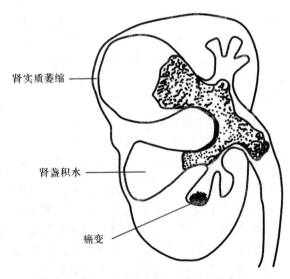

肾实质萎缩 ————

肾盏积水 ————

癌变 ————

图 61-1-1 肾结石的病理生理改变

可严重损害肾功能，导致肾实质萎缩。双侧上尿路结石或孤立肾结石造成的完全尿路梗阻，可引起急性或慢性肾功能不全，甚至发展为尿毒症。④结石梗阻易导致尿路感染，形成肾积脓、肾周围炎，加重肾损伤（图 61-1-1）。

（王志勇）

第二节　上尿路结石

上尿路结石（upper urinary tract calculi）包括肾结石（renal calculi）和输尿管结石（ureteral calculi）。上尿路结石约占全部尿路结石的 90%，男女发病比例为 2～3：1，左右两侧发病率相近，双侧上尿路结石的概率约 10%。肾结石常原发于肾，输尿管结石多为肾结石在排出过程中停滞于输尿管较窄处所致，原发输尿管结石少见。

肾盂结石与输尿管结石有相似的病理生理及临床表现，都可能造成上尿路梗阻，导致相关症状及肾功能损害。上尿路与下尿路的不同之处在于上尿路通常为两侧，因此，上、下尿路结石的临床表现不同。单侧上尿路结石如梗阻不严重，患者可无症状，但长期不全梗阻可造成患侧肾积水、肾功能受损，甚至患肾功能完全丧失；如果对侧肾功能正常，则可掩盖患侧的病情。另外，由于上尿路容积小，与下尿路有膀胱缓冲不同，急性梗阻可造成明显症状。

【临床表现】

（一）症状

肾输尿管结石临床表现多样，包括疼痛、血尿、发热、无尿、肾功能不全的相关症状、消化道症状、下尿路症状、排石等。患者可以出现其中一种或多种症状。症状的发生与结石的部位、大小、形状、所造成的上尿路梗阻的程度和缓急、肾功能情况，以及是否合并感染等因素有关。有些患者没有症状，在体检时通过 B 超等影像学检查发现。

1. 疼痛　疼痛多为一侧腰腹部疼痛，性质可为钝痛或绞痛。肾绞痛（renal colic）是上尿路结石急性发作的典型症状。一般在运动后或夜间突然发生一侧腰部剧痛，程度剧烈如"刀割样"，患者辗转反侧、坐卧不宁、表情痛苦，疼痛可以牵涉同侧腹股沟、男性的阴囊、睾丸，或女性的阴唇部位。同时可伴有恶心、呕吐、腹胀、冷汗等消化道及全身症状。肾绞痛通常是由于肾盏结石排入肾盂、输尿管，堵塞于肾盂、肾盂输尿管连接部、输尿管狭窄部位，造成该侧上尿路急性梗阻，肾盂内压突然升高，导致剧烈疼痛。肾绞痛可间断发作，每次发作持续数小时，可自行缓解，缓解期没有任何症状。如果结石造成慢性不全梗阻，患侧上尿路缓慢扩张积水，患者可出现患侧腰部胀痛、钝痛。肾盏结石堵塞盏颈，可造成局部肾盏扩张，也可表现为胀痛。长期结石刺激继发肿瘤时，可伴有疼痛。

2. 血尿　90% 有症状的肾、输尿管结石患者出现血尿。大部分为镜下血尿，1/3 为肉眼血尿。血尿多在运动后或疼痛后出现。有时血尿是唯一症状。

3. 发热　上尿路结石梗阻合并感染可造成肾积脓，患者可表现为高热、寒战。有些上尿路结石患者以高热为主要症状。

4. 少尿、无尿　结石引起双侧上尿路急性完全性梗阻，或孤立肾上尿路急性完全性梗阻时，可出现少尿、无尿等表现。

5. 肾功能不全症状　上述少尿、无尿如处理不及时，会导致患者急性肾功能不全。结石引起双侧上尿路或孤立肾上尿路慢性不全梗阻，也可导致慢性肾功能不全。肾功能不全造成水、钠潴留，电解质紊乱，出现水肿、心力衰竭、高血压、恶心、呕吐、贫血、乏力等表现。

6. 下尿路症状　结石合并泌尿系统感染时，可表现出尿急、尿频、尿痛等尿路刺激症状。肾绞痛时，患者可出现短期排尿困难症状。输尿管结石下移至输尿管壁段时，还可出现尿急、尿频、排尿困难、里急后重等症状。

7. 腹部包块　结石慢性梗阻造成巨大肾积水，或长期结石刺激导致恶变时，可能出现患侧腹部膨隆、包块。

8. 排石　部分患者以排出结石来就诊。

肾绞痛及血尿，是上尿路结石急性发作的典型症状。患者可能出现上述部分症状。有些症状并不典型，如有些患者仅表现为无痛性全程肉眼血尿，需要与泌尿系统肿瘤鉴别；有些患者恶心、呕吐、腹胀等消化道症状明显，可能被误诊为肠梗阻；有些患者以肾功能不全症状就诊，被诊断为尿毒症而采取血液透析治疗。

（二）体格检查

对怀疑上尿路结石的患者，应该进行全面体格检查。通常，非急性发作时，上尿路结石的体征不明显。肾绞痛发作时，肾区叩击痛明显。此时，腹部常无腹膜炎的体征。巨大肾积水或合并肿瘤时，可见腹部膨隆，触及肿大的肾。

（三）实验室检查

1. 尿常规　结石患者尿液中常见 RBC。尿 WBC 增高，尤其当尿亚硝酸盐升高时需警惕泌尿系统感染。尿 pH 值在结石诊断中也有意义。晨尿 pH > 6.5 时需考虑肾小管酸中毒的可能。感染性结石患者尿 WBC 升高，尿 pH 呈碱性。

2. 血常规　肾绞痛发作时，血 WBC 可轻度升高，一般不超过 $13 \times 10^9/L$。合并感染时，WBC 可明显升高。

3. 血生化　可了解肾功能指标（如血肌酐、尿酸、尿素氮）和电解质情况（如血钙、钾、钠、氯、二氧化碳结合力等）。

4. 细菌学检查　如果怀疑尿路感染，可行尿培养寻找致病菌及敏感抗生素。结石合并感染的常见细菌为大肠埃希菌，感染性结石的细菌多为奇异变形杆菌。患者高热时，可行血液培养检查。根据敏感抗生素结果，指导治疗。

5. 代谢评估检查　24 小时尿成分分析，包括尿量、pH、钙、磷、镁、尿酸、磷酸、胱氨酸、枸橼酸、草酸等；相应的血液检查，包括血钙、磷、镁、尿酸、血清甲状旁腺激素（parathyroid hormone，PTH）检查等。肾小管酸中毒可表现为低血钾、高血氯、二氧化碳结合力降低。甲状旁腺功能亢进的表现：高血钙、低血镁、高血 PTH。血尿酸升高是痛风的表现。结石成分分析，也是代谢评估的重要内容。

（四）影像学检查

1. 超声　由于快捷、费用低、易重复、无辐射，超声是上尿路结石的常用筛查方法。在超声下结石表现为强回声，后方伴声影。超声发现肾结石的敏感性较高，可以发现小结石及 X 线透光的尿酸石。还能发现是否存在肾积水、测量肾大小及皮质厚度等。超声的主要缺点是由于受肠管和髂骨遮挡，不易探测输尿管中下段，可能漏诊部分输尿管结石。检查结果与医生的经验有关，常不能提供全面的影像资料供临床分析。

2. X 线检查　90% 的尿路结石在 X 线检查表现为与骨骼类似的致密影（图 61-2-1，图 61-2-2）。不同成分尿路结石 X 线检查密度高低顺序为：草酸钙结石＞磷酸钙结石＞磷酸镁铵结石＞胱氨酸石，纯尿酸结石透 X 线，在平片上不显影，称为 X 线阴性结石。X 线检查简单易行、直观、辐射剂量低，可用于不透 X 线结石的定位及随访。不要将 X 线检查与普通腹部平片混淆，二者拍摄条件与范围不同。X 线检查诊断尿路结石特异性较低，需要与其他病变的致密影鉴别，如胆囊结石、盆腔静脉石、阑尾粪石，以及肾结核、淋巴结、动脉、血管瘤等相关钙化。传统上，鉴别胆囊结石与右肾结石可以采用侧位 X 线检查，现在可以利用 B 超进行。X 线检查提供的肾实质及集合系统信息有限。

3. 尿路造影　包括静脉尿路造影（intravenous urography，IVU）、肾造瘘管造影和逆行上尿路造影，可以显示尿路形态、X 线检查怀疑的结石与集合系统的关系，还可以判断有无尿路畸形、梗阻及肾积水（图 61-2-3）的程度等。尿酸结石在造影剂衬托下呈现充盈缺损。IVU 可以通过尿路显影情况来判断两侧肾功能情况。IVU 的缺点是不能了解肾实质病变的细节、肾功能差时尿路显影不佳或不显影、辐射剂量较高。对肾功能不全者慎行 IVU，对甲状腺功能亢进及对造影剂过敏者禁行 IVU，可行肾造瘘管造影和逆行尿路造影。逆行尿路造影需通过膀胱镜进行，是一种有创检查。

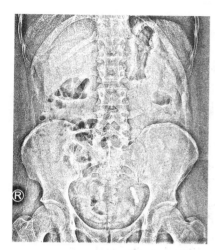

图 61-2-1　KUB 显示左输尿管下段结石

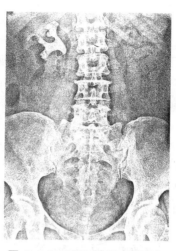

图 61-2-2　KUB 显示右肾鹿角
形结石

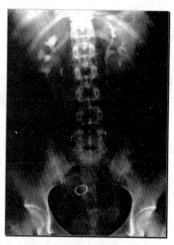

图 61-2-3　IVU 显示右输尿管
结石及右肾积水

4. CT　诊断尿路结石的敏感性、特异性均较高，可以发现 0.5 mm 以上的结石。尿酸结石在 CT 上也可以清晰显示（图 61-2-4）。CT 平扫可作为上尿路结石的一线诊断方法，其辐射剂量低于 IVU。CT 还可以通过测量结石的 CT 值来推断结石成分、硬度，为选择治疗方法提供依据。一般草酸钙结石的 CT 值常超过 1000 Hu，尿酸结石的 CT 值 300～500 Hu。结合 CT 增强，还可以判断肾实质病变、肾功能、尿路梗阻及肾积水情况。三维重建可显示尿路形态，称为 CT 尿路造影（CT urography，CTU）。CT 增强的缺点与 IVU 类似，尿路显影情况与肾功能有关、辐射剂量较高，对肾功能不全者慎行，对造影剂过敏者禁行。

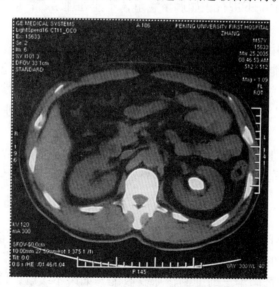

图 61-2-4　CT 平扫显示左侧肾盂结石

5. MRI　怀疑上尿路结石者，一般不选 MRI 检查，因其对尿路结石的敏感性较低。对于不能行 IVU、CT 的患者，可行 MRU 检查。MRU 只反映集合系统形态，不反映肾功能情况。

6. 放射性核素检查　肾动态检查可以测定分肾功能、肾小球滤过率、上尿路梗阻的性质等。如怀疑甲状旁腺功能亢进，可进行甲状旁腺显像、骨密度测定等检查。

上述影像学检查各有特点，要根据患者的病情，合理进行选择。

【诊断及鉴别诊断】

（一）诊断

肾绞痛与血尿出现时，应当首先考虑上尿路结石的可能。但因为有些上尿路结石患者的症状不特异，需要综合病史、体格检查、实验室检查及影像学检查做出全面诊断。病史采集包括此次就诊的症状，既往的发作、治疗过程，以及家族史、饮食与饮水习惯、服药史、工作性质及环境等内容。

诊断有三个目的。第一，明确是否存在尿路结石以及结石具体情况，包括结石的部位、数目、大小、形状、成分及硬度等。其次，还要关注结石的继发表现，如有无肾积水、肾积水程度、总肾功能与患肾功能，是否合并尿路感染等。第三，结石的病因及尿路解剖情况。患者是否存在高草酸尿、高钙尿、痛风、甲状旁腺功能亢进等导致结石的因素。导致尿液引流不畅的尿路解剖异常也是结石的病因之一，还影响结石治疗方式的选择。此外，患者的全身情况，如心、肺功能及凝血功能、造影剂过敏史、是否妊娠等情况，也影响患者的检查及治疗。

（二）鉴别诊断

凡是能引起上尿路急性梗阻的原因都可以导致肾绞痛，原因不仅只有上尿路结石，还有输尿管狭窄、血块及脓块堵塞等原因，需要与肾盂输尿管连接部狭窄、肾下垂、输尿管肿瘤、息肉、感染等鉴别。右侧腰腹痛需与胆囊结石鉴别。右下腹痛需要与急性阑尾炎鉴别。单纯血尿患者需要与尿路肿瘤进行鉴别。恶心、呕吐、腹胀需要与肠梗阻鉴别。尿急、尿频、尿痛、发热的患者需要与其他泌尿系统感染鉴别。

【治疗】

上尿路结石的治疗原则是：缓解症状、去除结石、解除梗阻、保护肾功能、预防复发，核心是保护肾功能。肾绞痛、急性感染、少尿、无尿、肾功能不全者，需要急诊处理。去除结石的治疗要在病情稳定的情况下进行，如病情急重，不能处理结石，应尽快放置输尿管支架管或肾造瘘管来引流尿液。去除结石的具体方法要根据结石的部位、数目、大小、硬度及梗阻程度来决定。需要强调，去除结石并不是治疗的主要目的，通过去除结石，解除尿路梗阻、保持尿路通畅，从而保证肾功能不受肾后性梗阻的影响，才是最终目的。对没有症状的肾盏结石，可以严密观察。也不要只关注于结石的治疗，还要重视病因治疗及预防复发。

双侧上尿路结石的处理策略，可以在保护肾功能的原则指导下进行判断。总肾功能正常，先处理梗阻严重的一侧；总肾功能异常，先处理肾功能较好的一侧。一般来说，一侧输尿管结石，对侧肾结石，先处理输尿管结石，因为输尿管结石经常造成梗阻。如果双侧肾结石或输尿管结石病情接近，可以先处理症状重的一侧，或容易处理的一侧。在保证安全的前提下，可以同时取出双侧结石。

（一）急诊治疗

1. 肾绞痛　肾绞痛时，可以给予非甾体消炎药，如吲哚美辛栓剂 100 mg，经肛门给药。通过阻断前列腺素介导的疼痛传导路径、减弱输尿管平滑肌收缩，降低肾盂内压，缓解疼痛。也可以使用平滑肌松弛剂间苯三酚抑制输尿管收缩。如果不缓解，可以给予阿片类中枢镇痛药，如吗啡、哌替啶等。胆碱能 M 受体阻断药（如阿托品）以及其他药物（如钙离子拮抗药、黄体酮等）有一定疗效。

2. 感染　上尿路结石合并感染、高热时，应行血培养、尿培养检查，同时按照覆盖革兰氏阴性杆菌经验性给予抗生素治疗，待细菌学检查回报结果再选择敏感抗生素。如抗生素治疗无效，患者有感染性休克的风险，应及时放置输尿管支架管或行肾造瘘来引流尿液。

3. 少尿、无尿及肾功能不全　因结石导致上尿路急性或慢性梗阻造成少尿、无尿及肾功能不全时，应尽快留置输尿管支架管或行肾造瘘，引流尿液，保护肾功能。急性梗阻导致的肾功能不全，在引流后可能恢复正常。

（二）保守治疗

结石自发排出率随结石增大而降低。排石治疗适应于 ≤ 5 mm 的结石，总体自发排出率约80%。保守治疗方法包括：大量饮水、适当运动、辅助药物。保持每天尿量超过 2000 ml，并观察尿液颜色，尿中是否有结石排出。常用辅助药物为：非甾体消炎药，如双氯芬酸钠 25 mg每日 2 次，可以减轻疼痛及输尿管水肿；钙离子拮抗药硝苯地平、输尿管平滑肌松弛剂间苯三酚，可以减轻输尿管平滑肌张力，缓解疼痛；α- 受体阻断药（如坦索罗辛或阿夫唑嗪）等可以松弛输尿管平滑肌，利于结石的排出；中药也有排石作用。保守治疗过程中，要严密观察病情，疼痛是否反复发作、是否合并感染、肾功能及肾积水情况有无变化等，如有异常需要及时治疗。观察时限一般不超过 6 周。

（三）溶石治疗

适应证为纯尿酸石及胱氨酸结石。治疗策略为：减少尿中尿酸、胱氨酸的排出；增加尿量、碱化尿液，增加其在尿液中的溶解。碱化尿液的药物为枸橼酸盐类药物，如枸橼酸氢钾钠、枸橼酸钾等，以及碳酸氢钠。

1. 尿酸结石 低嘌呤饮食，限制牛、羊肉及动物内脏、水产品等。别嘌呤类药物可以减少尿酸的排出。碱化尿液使尿 pH 值保持在 6.5 ~ 6.8。每日尿量保持在 2.5 升以上。

2. 胱氨酸结石 低蛋氨酸饮食，限制肉、蛋、奶制品的摄入。碱化尿液使尿 pH 值保持在7.2。每日尿量保持在 4 L 以上。药物有青霉胺、硫普罗宁等。

（四）外科治疗

保守治疗无效的 ≤ 5 mm 结石，以及 ≥ 6 mm 的上尿路结石，需要外科治疗。30 年来，尿路结石的外科治疗技术得到迅速发展。大部分上尿路结石可以通过体外冲击波碎石、输尿管镜手术及经皮肾镜手术等微创技术得到治疗。传统的开放手术已经很少应用。

1. 体外冲击波碎石 体外冲击波碎石（extracorporeal shock-wave lithotripsy，ESWL）是尿路结石治疗方法的巨大突破。利用冲击波源发出的冲击波通过聚焦，在 X 线或超声定位下，将焦点对准结石将其击碎。该技术的优势是患者不需要侵袭性操作，成人通常可以不需要麻醉，可在门诊进行，费用较低。适应证为常见输尿管结石及 5 mm ~ 2 cm 的肾结石。并发症有肾破裂、出血、排石造成梗阻、肾萎缩等。过大结石可能需要多次碎石，损害肾功能；产生的大量结石碎片，在排出过程中堆积于输尿管，形成"石街"，造成急性上尿路梗阻。禁忌证为妊娠、凝血功能障碍、急性尿路感染、远端输尿管狭窄、育龄期妇女输尿管下段结石以及不能进行定位的患者等。

2. 输尿管镜碎石术（ureteroscopic lithotripsy，URL） 输尿管镜是直径 2 ~ 3 mm 的细长镜子，设计有照明部分、观察镜及操作腔道，有硬性输尿管镜与软性输尿管镜之分。将硬性输尿管镜经尿道、膀胱插入输尿管，利用钬激光、气压弹道等碎石技术将结石击碎。软性输尿管镜用于治疗输尿管上段结石及肾结石，可以利用取石网篮将碎石取出。输尿管镜技术的优势是利用人体天然腔道治疗结石，没有刀口及尿路切口，损伤较小。适应证为输尿管结石及 ≤ 2 cm 的肾结石。并发症有输尿管损伤、穿孔、撕脱、狭窄、肾破裂、感染等。禁忌证为结石远端尿路狭窄及闭锁者。

视频：输尿管镜碎石术

3. 经皮肾镜取石术（percutaneous nephrolithotomy，PCNL） 需要先建立从皮肤到肾集合系统的操作通道，再置入肾镜找到肾结石，利用钬激光、超声、气压弹道等碎石技术将结石击碎取出。适应证为 > 2 cm 的肾结石，以及 ESWL、输尿管镜无法处理的输尿管上段结石。对于远端尿路梗阻的输尿管中下段结石，可以通过经皮肾通道，顺行软性输尿管镜进行治疗。PCNL 可以通过多通道、分期手术、联合输尿管软镜、ESWL 等技术处理复杂上尿路结石。PCNL 与开放手术相比，在治疗较大肾结石方面，具有微创、结石取净率高、恢复快、住院时间短等优势。PCNL 技术要求较高，操作较复杂。并发症有周围脏器损伤、出血、感染、集合系统损伤等。禁忌证为凝血功能障碍、急性尿路感染等。

4. 腹腔镜手术及开放手术　适应证为微创治疗无效、巨大肾结石、结石合并尿路畸形、狭窄、肿瘤需要同期处理、患肾功能丧失或合并肾积脓需行肾切除等。手术方法包括肾盂或输尿管切开取石术、肾实质切开取石术、肾部分切除术、肾切除术等。既往需要行开放手术的病例，现在大部分也可以通过腹腔镜手术来完成。

【病因治疗及预防】

（一）病因治疗

对于上尿路结石有明确病因者，在去除结石的同时，应当积极治疗原发疾病。对甲状旁腺腺瘤引起的原发性甲状旁腺功能亢进者，应切除甲状旁腺腺瘤。肾盂输尿管连接部狭窄、巨输尿管、腔静脉后输尿管、输尿管开口异常等常需要手术矫正。尿酸结石患者常患有痛风，需要配合药物治疗控制。感染结石患者需要积极抗感染治疗。某些遗传性疾病可行相关治疗，如原发性高草酸尿症患者如肾功能严重受损，可行肝肾联合移植。

草酸钙结石、磷酸钙结石等病因复杂，包括原发性高草酸尿症、高钙尿症、高尿酸尿症、低枸橼酸尿症、肾小管酸中毒等疾病，对原发疾病的治疗比较困难，重点在于预防。

（二）预防

尿路结石治疗后复发率很高，10年内复发率高达50%以上。因此，预防措施非常重要。一般预防方法包括大量饮水、控制饮食、适当运动。每日饮水2500～4000 ml，保持24小时尿量2000 ml以上，可以使结石复发率降低50%。运动可以促使较小结石从肾盏黏膜脱落并排出。对于草酸钙结石患者，限制草酸含量高的食物摄入，如限制苋菜、菠菜、空心菜、草莓、巧克力等。一般补钙不增加草酸钙结石的发生，注意补钙应在进食同时进行。相反，当钙摄入不足时，由于在肠道内钙与草酸结合不足，导致过多草酸吸收入血，增加尿中草酸排出，反而增加草酸钙结石的发生。尿钠过多可以促进含钙结石的形成，因此应适当限盐。

第三节　下尿路结石

下尿路结石包括膀胱结石（vesical calculi）和尿道结石（urethral calculi）。膀胱结石与肾结石的成因有很大不同。膀胱结石分原发性和继发性两种。原发性膀胱结石较少，主要见于边远贫困地区男童，与营养不良和低蛋白饮食有关。继发性膀胱结石多见，主要由前列腺增生、尿道狭窄、膀胱憩室、神经源性膀胱、膀胱异物、长期留置导尿管及上尿路结石排入膀胱所致。尿道结石大部分来自上尿路结石，偶尔可在尿道狭窄、尿道憩室或有异物时于尿道内形成，多见于男性。尿道结石易嵌顿于尿道前列腺部、舟状窝、尿道外口处。

【临床表现】

膀胱结石主要症状是尿频、尿急、排尿疼痛、时轻时重的排尿困难。排尿时结石若堵塞膀胱颈口，可突发尿流中断，伴发剧痛，改变体位后可继续排尿，疼痛缓解。膀胱结石常合并尿路感染。因结石的机械性刺激，可出现终末肉眼血尿。老年男性膀胱结石多继发于前列腺增生。尿道结石主要表现为阴茎头或会阴部突发的剧烈疼痛、排尿困难、尿滴沥、尿痛、血尿，严重时可出现尿潴留。

【诊断】

根据典型症状和影像学检查，下尿路结石诊断并不困难，同时还能明确病因。

1. X线检查　可清晰显示膀胱内或尿道高密度结石影。

2. B超检查　可见膀胱内强回声团，后方伴声影，其位置随体位而改变。

3. 膀胱镜检查　能直接观察到结石，明确结石大小、数量，同时还能发现前列腺增生、膀胱颈纤维化、异物等病变，是最可靠的诊断方法。

4. 沿尿道可直接扪及前尿道结石，经直肠可触及后尿道结石。自尿道外口置入金属探子亦可触及结石。

【治疗】

治疗原则是取出结石、解除梗阻、控制感染。绝大多数膀胱结石需要外科治疗。

1. 经尿道碎石取石术　直径 2～3 cm 或不能自行排出的膀胱结石，既往多应用经尿道大力碎石钳机械碎石，易造成膀胱及尿道黏膜损伤、出血，患者痛苦明显。近年来，经尿道膀胱镜下超声、气压弹道、激光碎石取石术得以广泛应用。这些微创技术简单、安全、高效、痛苦小，激光还可同时对结石病因进行相应治疗。

2. 体外冲击波碎石　适用于体积较小的膀胱结石治疗。因膀胱空间大，结石易移动，需要经常调整结石定位，且碎石后易出现排石困难或尿道石街，临床已较少采用。

3. 膀胱切开取石术　适用于结石直径＞4 cm、结石坚硬、有经尿道膀胱镜操作禁忌、需同时处理并发的膀胱憩室等患者。

4. 尿道结石的治疗　应根据结石大小、位置等决定治疗方式。尿道舟状窝处结石或前尿道结石，通过注入尿道麻醉润滑剂，可将结石推挤出尿道或用止血钳伸入尿道钳夹出结石。切忌盲目粗暴操作。后尿道结石在注入麻醉润滑剂后，以尿道探子将结石推入膀胱，按膀胱结石给予处理。若结石固定，不能推入膀胱，可经尿道镜行弹道碎石或激光碎石，尽量不做尿道切开取石。

（王　刚）

泌尿系统肿瘤

第一节　肾　肿　瘤

一、肾癌

肾癌通常指肾细胞癌，占成人恶性肿瘤的 2% ～ 3%，占原发肾恶性肿瘤的 80% ～ 90%。肾细胞癌少见于儿童，在 10 ～ 20 岁时其发病率与肾母细胞瘤相当。尽管肾细胞癌的患病年龄趋于年轻，但该病的发病高峰在 50 ～ 70 岁人群，男女发病率之比为 2 ∶ 1，无明显的种族差异。

【病因】

肾细胞癌的病因不清。当前所广泛接受的肾癌环境危险因素包括：吸烟、高血压、肥胖。吸烟可以使肾癌的发病风险增高 1.4 ～ 2.5 倍，与烟草消费相关的肾癌在男性患者中约占 20% ～ 30%，女性患者中占 10% ～ 20%。其他潜在的环境危险因素还包括：病毒、芳香烃类化合物、重金属等，但并未得到充分证实。终末期肾病是肾癌发生的重要危险因素，而遗传因素对肾细胞癌的发生也具有重要的作用，如 Von Hippel-Lindau 病，此病发病早，多器官受累，通常双侧肾发病。

【病理】

绝大多数肾癌属于散发性肾癌，发生于一侧肾，常为单发，10% 左右为多发。肿瘤多位于肾上、下两极，常有假包膜与周围肾组织相隔。双侧先后或同时发病者仅占散发性肾癌的 2% ～ 4%。遗传性肾癌则常表现为双侧、多发性肿瘤，且发病年龄早。

传统上认为肾细胞癌起源于近曲肾小管上皮，但当前认为起源于近曲小管的只有透明细胞癌和乳头状细胞癌，而其他类型的肾癌，如嫌色细胞癌和集合管癌，则起源于肾单位管路系统更远的部分。肿瘤一般呈圆形或卵圆形，除集合管癌和具有肉瘤样分化等特殊的病理类型外，大多数表现为非浸润性生长，肿瘤与正常组织之间存在由纤维组织和挤压变形实质构成的假包膜。多数肾癌呈外生性生长，从而导致肾轮廓的改变。透明细胞癌是最为常见的病理亚型，肿瘤组织的大体标本外观呈黄色或橘黄色，因为肿瘤组织中充满大量的脂类成分。

2016 年 WHO 将肾细胞癌分为透明细胞癌、乳头状细胞癌、嫌色细胞癌、低恶潜能多房囊性肾肿瘤、集合管癌、肾髓质癌、遗传性平滑肌瘤病及肾癌相关性肾细胞癌、MiT 家族易位性肾癌、琥珀酸脱氢酶缺陷性肾癌、获得性囊性疾病相关肾细胞癌、黏液管状及梭形细胞癌、透明细胞乳头状肾细胞癌、管状囊性肾细胞癌、未分类肾细胞癌。基因分析发现，乳头状细胞癌 Ⅱ 型是具有相似病理形态学表现的多种疾病的集合，每种疾病具有不同基因表达异常，预后差异性巨大。

【转移机制】

肾细胞癌可以通过局部进展而直接侵犯肾周脂肪组织以及肾窦脂肪与集合系统，也可直接侵犯同侧肾上腺以及突破肾周筋膜而累及周围脏器；肿瘤直接侵犯静脉系统形成瘤栓是肾透明细胞癌的重要特点，严重者瘤栓可经肾静脉、下腔静脉延伸至右心房。肾细胞癌的另一转移途径为血行转移，可以通过静脉系统扩散至其他脏器。淋巴转移也比较常见，可累及肾门淋巴结、腹主动脉 / 下腔静脉旁淋巴结及纵隔淋巴结。肾癌转移的两大特点为：①转移部位的多样性；②原发灶症状隐匿而转移灶症状显著。全身各个器官系统均可发生转移，但最常见的转移部位是肺，其他常见部位还有肝、骨骼、淋巴结。有相当一部分转移性肾癌患者因转移灶症状就诊（如病理性骨折、骨痛、定向障碍等），通过系统性检查，最终发现原发灶在肾。

【肿瘤分级与分期】

以往常用 1982 年 Fuhrman 四级分类，有助于对患者的肿瘤学预后进行评估。1997 年 WHO 推荐将 Fuhrman 分级中的 Ⅰ、Ⅱ 级合并为一级即高分化，Ⅲ 级为中分化，Ⅳ 级为低分化或未分化。

肿瘤分期：肿瘤分期是根据肿瘤的大小、侵犯部位、与邻近器官的关系、远处转移等因素划分的。目前国际上普遍采用的肾细胞癌分期方法为 2010 年 AJCC 的 TNM 分期（表 62-1-1，62-1-2）。

表62-1-1　2010年AJCC肾癌的TNM分期

分期	标准
原发肿瘤（T）	
T_X	原发肿瘤无法评估
T_0	未发现原发肿瘤
T_1	肿瘤局限于肾内，肿瘤最大径 ≤ 7 cm
T_{1a}	肿瘤局限于肾内，肿瘤最大径 ≤ 4 cm
T_{1b}	肿瘤局限于肾内，4 cm＜肿瘤最大径 ≤ 7 cm
T_2	肿瘤局限于肾内，肿瘤最大径＞ 7 cm
T_{2a}	肿瘤局限于肾内，7 cm＜肿瘤最大径 ≤ 10 cm
T_{2b}	肿瘤局限于肾内，肿瘤最大径＞ 10 cm
T_3	肿瘤侵及主要静脉、肾上腺、肾周围组织，但未超过肾周筋膜
T_{3a}	肿瘤侵及肾周脂肪组织和（或）肾窦脂肪组织，但未超过肾周筋膜；及肿瘤侵入肾静脉或肾段分支静脉（含有肌层）
T_{3b}	肉眼见肿瘤侵入膈下下腔静脉
T_{3c}	肉眼见肿瘤侵入膈上下腔静脉或侵犯腔静脉壁
T_4	肿瘤浸润超过肾周筋膜（包括直接连续性侵犯同侧肾上腺）
区域淋巴结（N）	
N_x	区域淋巴结转移无法评估
N_0	无区域淋巴结转移
N_1	有区域淋巴结转移
远处转移（M）	
M_X	远处转移无法评估
M_0	无远处转移
M_1	有远处转移（包括同侧肾上腺转移）

表62-1-2　2010年AJCC肾癌临床分期

分期	肿瘤情况		
I	T_1	N_0	M_0
II	T_2	N_0	M_0
III	T_{1-2}	N_1	M_0
	T_3	N_x	M_0
IV	T4	N_x	M_0
	T_x	N_x	M_1

【临床表现】

肾因为隐藏于腹膜后间隙，一般没有症状且难以触及。随着断层成像技术的普及，当前因体检或其他器官系统症状检查而发现的无症状偶发性肾癌所占比例持续增高。与肾癌相关的症状可分为：肿瘤局部症状、下腔静脉梗阻症状、副肿瘤综合征、转移灶相关症状。

1. 肿瘤局部症状　腰痛可以由肿瘤破裂出血和血块通过输尿管引起，也可由肿瘤局部进展侵犯周围组织引起。经典的"肾癌三联征"，即：腰痛、肉眼血尿、触及腹部肿块，已经非常罕见，这些患者往往已属晚期，所以又称"晚期肾癌三联征"。肾细胞癌一个并不常见但非常重要的临床表现是自发性肾周出血，在病因不明的肾周血肿患者中，约50%的患者为肾肿瘤，最常见为血管平滑肌脂肪瘤和肾细胞癌。

2. 下腔静脉梗阻症状　肿瘤形成瘤栓进入下腔静脉，可以导致血液回流障碍，是肿瘤进展的表现。常见症状包括双侧下肢水肿以及精索静脉曲张，此精索静脉曲张平卧位无法缓解，可借此与单纯精索静脉曲张鉴别。

3. 副肿瘤综合征　10%～20%的患者存在副肿瘤综合征，表现为高血压、贫血、体重减轻、恶病质、发热、红细胞增多症、肝功能异常、高钙血症、高血糖、红细胞沉降率增快、神经肌肉病变、淀粉样变性、溢乳症、凝血机制异常等改变。

4. 转移灶相关症状及全身症状　肾癌转移灶症状可以非常显著，而原发灶症状极其隐匿。肺转移可引起咳嗽、呼吸困难；骨转移可以导致骨痛及病理性骨折；脑转移可以导致头痛、定位体征等。

【辅助检查】

1. 实验室检查　贫血、血尿、红细胞沉降率增快比较常见。贫血的发生率约30%，其原因并非失血、溶血等因素所致。这种贫血常是正常色素性贫血。当肿瘤被切除后贫血能够逐渐恢复。

2. 影像学检查

（1）超声检查：是一种无创性检查方法，可作为肾肿瘤的筛查手段。肿瘤一般呈低回声或等回声，而囊肿为无回声，错构瘤为强回声。B超检查能够准确区分肿瘤与囊肿。

（2）静脉尿路造影（IVU）：该检查可观察的直接征象有肾影轮廓改变、集合系统侵犯以及肿瘤钙化；间接征象主要指肿瘤增大推挤集合系统而导致的集合系统形态改变。此外，还可以帮助判断单侧肾的功能状况。但其无法提供解剖细节、肿瘤与周围组织的关系、区域淋巴结状况等，所以应用范围越来越小，基本被增强CT检查取代（图62-1-1）。

（3）CT扫描：平扫时肿瘤表现为低密度或等密度，增强扫描肿瘤的强化特点表现为"快进快出"，动脉期迅速强化而后降低。除了有助于判断肿瘤性质，CT扫描还能够提供详细的解剖细节、肿瘤与周围组织的关系、区域淋巴结状况等，有助于肿瘤的分期，也有助于手术方式的选择（图62-1-2）。

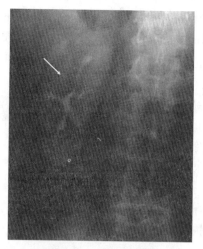

图 62-1-1　右肾上极肿瘤

静脉尿路造影显示右肾中盏及上盏被肿瘤推挤移位导致形态改变（如箭头所示），属肿瘤的间接征象

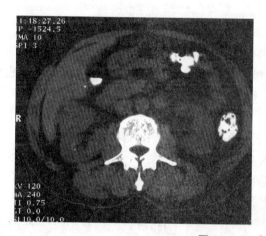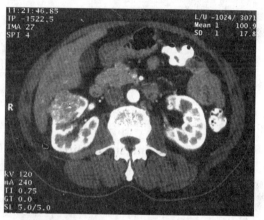

图 62-1-2　右肾透明细胞癌

肿瘤外生性生长导致肾轮廓改变；CT 平扫肿瘤呈等密度（左图），增强扫描动脉期肿瘤显著强化（右图）

（4）MRI：其能够提供的信息与 CT 类似，但其在血管显像中有独特优势，如下腔静脉显像等，对于考虑肿瘤合并瘤栓的患者应行 MRI 检查，有助于了解瘤栓的范围（图 62-1-3）。

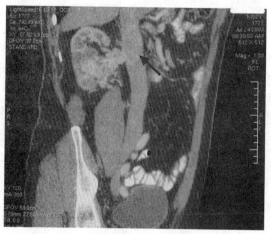

图 62-1-3　右肾肿瘤 MRI 冠状位成像

可见右肾肿瘤侵犯静脉系统形成瘤栓，瘤栓自右肾静脉延伸进入下腔静脉（箭头）

（5）其他检查：正电子发射断层扫描（positron emission tomography，PET）或 PET-CT 检查费用昂贵，主要用于发现远处转移病灶以及对化疗或放疗的疗效评定。核素肾动态显像可以帮助了解单侧肾功能。肾血管造影已经很少用于肾癌的诊断，往往用于肾癌的栓塞治疗以及肾部分切除术后出血的栓塞止血。

3. 肾肿瘤穿刺活检　当前认为，肾肿瘤穿刺活检的假阴性率不足 1%，而诊断准确率超过 80%，所以其临床应用逐渐增加。其并发症发生率极低，显著肾周血肿、气胸发生率不足 1%，而针道种植极为罕见。对于影像学表现不典型，诊断存在疑问或患者个人意愿强烈的患者可以考虑肿瘤穿刺活检。但对考虑尿路上皮癌或肿瘤浸润生长的患者需谨慎。

【鉴别诊断】

根据临床症状和影像学检查一般较容易确诊。常需要鉴别的肾肿物有肾血管平滑肌脂肪瘤（又称肾错构瘤）、肾囊肿、肾脓肿、肾淋巴瘤、黄色肉芽肿性肾盂肾炎等。

【治疗】

1. 根治性肾切除手术　适用于局限性肾癌及局部进展期肾癌，是可能使肿瘤得到治愈的手段之一。手术范围包括肾周筋膜、肾周脂肪、肾、近端输尿管。如同时合并静脉系统瘤栓，应行瘤栓取出术。

大型临床随机对照研究发现，淋巴结清扫并不能改善肾癌患者的预后，所以当前并不常规清扫腹膜后淋巴结。但对于术前影像学检查或术中探查发现淋巴结异常的患者应行淋巴结切除，有助于精确病理分期。目前，只有当肾癌直接侵犯肾上腺或术前影像学检查发现肾上腺存在异常改变的患者才切除同侧肾上腺。

腹腔镜肾根治性切除术创伤小、术后恢复快。根据文献报道，腔镜手术的肿瘤学预后不逊于开放手术。也有腔镜手术治疗肾癌合并瘤栓患者的报道，但其预后有待观察。

2. 肾部分切除术（partial nephrectomy，PN）

PN 的绝对适应证：肾癌发生于解剖性或功能性的孤立肾，根治性肾切除术将会导致肾功能不全或尿毒症的患者，如先天性孤立肾、对侧肾功能不全或无功能者以及双侧肾癌等。

PN 的相对适应证：肾癌对侧肾存在某些良性疾病（如肾结石、慢性肾盂肾炎）或其他可能导致肾功能恶化的疾病（如高血压、糖尿病、肾动脉狭窄等）患者。

除绝对和相对适应证，PN 还广泛应用于对侧肾功能正常的局限性肾癌。其肿瘤学预后与根治手术相当，且可降低术后慢性肾疾病的发生率（chronic kidney disease，CKD）。当前主流指南均推荐：对于局限性肾癌，只要技术可行，首选 PN。该术式已经是 T_{1a} 期肾癌的标准治疗方式之一。

PN 可经开放性手术或腹腔镜手术进行，二者预后无显著差异，并发症发生率相当。

3. 能量消融治疗　对于因高龄或合并疾病较多而不能耐受手术的患者，可以尝试采用射频消融（radio-frequency ablation，RFA）、高能聚焦超声（high-intensity focused ultrasound，HIFU）或冷冻消融（cryoablation）进行治疗。肿瘤大小也是影响病例选择的一个重要因素，一般推荐用于 < 3 cm 的肿瘤。

4. 主动监察随访　当无症状的偶发性肾小肿瘤发生于高龄、身体状况差而无法耐受手术的患者，或拒绝手术治疗的患者时，可选择观察。根据不同机构的报道结果，大多数肾小肿瘤生长缓慢（中位生长率为 0.12 ～ 0.34 cm/ 年），转移发生率较低（在 2 ～ 4 年的随访期内，转移发生率为 1.2% ～ 2%）。所以，对于经严格选择、不适合手术和能量消融治疗的患者，主动监察随访也是一个合理的治疗策略。

5. 放疗　肾癌对放射线不敏感，单纯放疗效果不佳，其主要用于脑、骨骼或肺转移灶的姑息治疗，可缓解疼痛、改善生存质量。

6. 转移性肾癌的治疗　针对血管内皮生长因子（vascular endothelial growth factor，

VEGF）受体的多靶点酪氨酸激酶抑制剂是转移性肾癌的一线治疗方案，典型代表药物包括舒尼替尼、帕唑帕尼、卡博替尼等，可以显著延长患者疾病无进展时间和总体生存时间。

免疫检测点抑制剂是转移性肾癌的新治疗选择，主要以 T 细胞受体 PD-1 和 T 淋巴细胞相关抗原 4（CTLA-4）为靶点，利用单克隆抗体对其进行阻断，以恢复肿瘤特异性 T 细胞免疫。因为临床效果显著，伊匹单抗联合纳武单抗已被推荐作为中高危转移性肾癌的一线治疗。

【预后】

肾癌的预后主要取决于肿瘤分期、细胞分级和病理亚型，其他影响因素还包括肉瘤样分化、肿瘤坏死、淋巴血管侵犯等（表 62-1-3）。

表62-1-3　根治术后不同病理亚型肾癌的总体预后

生存时间	5 年（%）	10 年（%）	15 年（%）	20 年（%）
透明细胞癌	71（69-73）	62（60-64）	56（53-58）	52（49-55）
乳头状癌	91（88-94）	86（82-89）	85（81-89）	83（78-88）
嫌色细胞癌	88（83-94）	86（80-92）	84（77-91）	81（72-90）

二、肾母细胞瘤

肾母细胞瘤（nephroblastoma），又称 Wilms 瘤，是小儿最常见的肾原发恶性肿瘤，占 15 岁以下儿童泌尿生殖系统肿瘤的 80%，约 75% 的肾母细胞瘤病例年龄在 1～5 岁，高发年龄为 3～4 岁，少数患者为双侧病变，男女发病无显著差异。

【病因】

后肾胚基异常增生，未能正常分化成肾小管和肾小球可能是肾母细胞瘤的病因。约 10% 的患者与一些先天异常和综合征有关，如 WAGR 综合征、Denys-Drash 综合征等。肾母细胞瘤的发生主要是由于肿瘤组织的体细胞突变引起的，可能相关的基因如 11p15 区域基因、*WT1*、*WTX* 等。

【病理】

肾母细胞瘤可发生于肾实质的任何部位。肿瘤起源于间叶组织，典型的肾母细胞瘤镜下可见由原始肾胚芽、上皮和间质构成。组织学分型依据上述三种成分的比例多少进行分型，少数肿瘤可能发生间变。肿瘤增长极快，柔软，切面均匀呈灰黄色，可有囊性变和块状出血。肿瘤与正常组织无明显界限，早期即侵入肾周围组织，但很少侵入肾盂、肾盏。肿瘤以淋巴、血行转移为主，也可侵入肾静脉内形成癌栓。淋巴转移先至肾蒂淋巴结，血行转移多至肺、肝、脑等。

【临床表现】

大多数肾母细胞瘤患儿以腹部肿块就诊，虚弱的婴幼儿腹部有巨大包块是本病的特点。早期常无症状，绝大多数是在给小儿洗澡、穿衣时发现。于上腹季肋部可触及肿瘤，肿瘤表面光滑，质地中等硬度，有一定活动度，一般无压痛。因肿瘤很少侵入肾盂、肾盏，故血尿常不明显，但有一部分患儿会出现镜下血尿。其他常见症状还有发热、腹痛、高血压和红细胞增多症。晚期患者可出现恶病质。肺是最常见的远处转移部位。

【诊断和鉴别诊断】

婴幼儿发现腹部进行性增大的肿块，首先应想到肾母细胞瘤的可能性。B 超、静脉尿路造影（IVU）和 CT 检查是最主要的诊断方法，肾母细胞瘤的影像学特征与肾癌相似。肾母细胞瘤应与肾上腺神经母细胞瘤、肾胚胎瘤（或畸胎瘤）和巨大肾积水鉴别。神经母细胞瘤可早期转移至颅骨和肝，影像学检查可见到被肿瘤向下推移的正常肾。肾畸胎瘤 B 超、IVU 及 CT 检查可见肿瘤位于肾的一极，有完整的包膜，有时可见骨骼和牙齿成分。B 超及 CT 检查很容易鉴别肾肿瘤与肾积水。

【治疗】

肿瘤的分期以及组织学特点是决定患儿预后的主要因素。手术、放疗和化疗是治疗肾母细胞瘤的三种主要方法，目前多采用综合治疗，可显著提高术后生存率。早期行肾切除术，术后配合放疗和化疗可显著提高生存率。对大的肾母细胞瘤也可于手术前先行化疗，术后再给予放疗、化疗。对双侧肾母细胞瘤可在化疗和放疗的基础上，行双侧单纯肿瘤切除术或切除肿瘤一侧较大的病肾。

第二节　尿路上皮肿瘤

按照解剖部位划分，上尿路尿路上皮肿瘤（upper tract urinary carcinoma，UTUC）包括肾盂和输尿管部位肿瘤，这些部位的肿瘤与下尿路的膀胱肿瘤有类似的病因或病理变化，而且可以同时或先后在上述不同部位发生肿瘤。

【病因】

UTUC 的发病率显著低于膀胱肿瘤，约占整体尿路上皮癌的 5% ～ 10%，其中肾盂肿瘤的相对发病率高于输尿管肿瘤。病因与膀胱癌相似，可同时或先后伴发膀胱癌。鳞状细胞癌和腺癌则多与长期结石梗阻、感染等刺激有关。少数患者存在遗传因素，如 Lynch 综合征。

【病理】

UTUC 的病例类型以尿路上皮（移行）细胞癌最多见，约占 90%。尿路上皮细胞癌的组织学特点与膀胱尿路上皮细胞癌相似，肿瘤有单发，也有多发。UTUC 由于组织壁相对较薄，直接侵犯和淋巴转移是其主要扩散转移方式，其预后相对膀胱尿路上皮肿瘤要差。

2017 年 AJCC 公布第 8 版上尿路尿路上皮肿瘤 TNM 分期法，分期的病理依据主要是肿瘤浸润深度、淋巴结以及远处转移情况。

T 代表原发肿瘤：

Tx 原发肿瘤无法评估

T_0 无原发肿瘤证据

Ta 乳头状非浸润性癌

Tis 原位癌

T_1 肿瘤浸润黏膜下结缔组织

T_2 肿瘤浸润至肌层

T_3 肾盂肿瘤：肿瘤侵及肾盂周围脂肪或肾实质；输尿管肿瘤：肿瘤侵及输尿管周围脂肪

T_4：肿瘤侵犯邻近脏器，或者穿透肾侵及肾周围脂肪

N 表示区域淋巴结的转移情况：

Nx 区域淋巴结无法评估

N_0 无区域淋巴结转移

N_1 单一淋巴结转移且最长径不超过 2 cm

N_2 单一淋巴结转移且最长径超过 2 cm，或者多发淋巴结转移

M 代表肿瘤远处转移的情况：

M_0：无远处转移

M_1：有远处转移

临床分期

	T	N	M
0a 期	Ta	N_0	M_0
0is 期	Tis	N_0	M_0
I 期	T_1	N_0	M_0
II 期	T_2	N_0	M_0
III 期	T_3	N_0	M_0
IV 期	T_4	Nx	M_0
	任何 T	N_1	M_0
	任何 T	N_2	M_0
	任何 T	任何 N	M_1

【临床表现】

发病年龄高峰为 50 ～ 70 岁，男性多于女性。但在我国北方地区，上尿路尿路上皮肿瘤多见于女性，且常合并存在慢行肾病。大部分患者有间歇性无痛性肉眼血尿，如反复做尿液检测，则几乎所有患者都有镜下血尿。出血量较大时，有血条样血块排出，女性较为明显，无肿块。血凝块梗阻输尿管时可引起肾绞痛。

对间歇性无痛性肉眼血尿患者，也应想到上尿路尿路上皮肿瘤的可能。患者常无明显体征，B 超、CT、MRI 检查对 UTUC 的诊断和鉴别诊断有重要价值。泌尿系统多期增强扫描是最常用的诊断方法。大多数 UTUC 的患者都有异常发现，可见上尿路内动脉期有强化肿物，分泌期显示为充盈缺损、变形。少数患者无明显肿瘤，需要与炎症相鉴别。对于肾功能不全的患者，可以考虑使用 MR。尿脱落细胞学检查容易发现癌细胞，膀胱镜检查可见患侧输尿管口喷出血性尿液并可观察有无膀胱肿瘤。逆行造影检查 75% 的患者可证实肾盂或输尿管充盈缺损，同时可做分侧肾盂尿脱落细胞学检查。输尿管肾镜检查不但对其他影像学检查难以发现和确诊的早期病变有重要作用，而且可以刷取局部活组织或直接活检行组织细胞学检查。

知识拓展：输尿管癌
CT 表现

【治疗】

UTUC 以手术治疗为主，手术方式为肾输尿管全长切除，切除范围包括患侧肾、输尿管和输尿管入膀胱处周围的部分膀胱壁，可采用开放式手术和腹腔镜手术。输尿管下段肿瘤可以考虑采用输尿管下段切除，输尿管膀胱再植术，其肿瘤控制与全长手术切除无显著差异。输尿管肾镜腔内手术用于分化较好的单发小肿瘤患者，对孤立肾患者也可以考虑采用。近年来，术前新辅助化疗，术后辅助化疗以及术中淋巴结清扫也越来越多地运用于分化较差、临床分期较高的患者。放疗和化疗可用于晚期浸润性肿瘤患者，远处转移患者的主要治疗手段是铂类化疗，系统免疫治疗也开始运用于转移患者。影响预后的主要因素是肿瘤的恶性程度及局部侵犯程度，在定期随访中，应注意其他尿路上皮器官发生肿瘤的可能。

第三节　膀胱癌

膀胱癌（carcinoma of the bladder）是我国泌尿系统最常见的恶性肿瘤，也是全身比较常见的肿瘤之一。在我国，城市居民发病率明显高于农村居民。近年来，我国部分城市肿瘤发病率报告显示膀胱癌发病率有逐年增高趋势。膀胱癌可见于各年龄段人群，但在 40 岁以下人群中发病率较低，90% 的膀胱癌患者年龄在 55 岁以上。发病高峰为 75 ～ 79 岁。膀胱癌男性发病率明显高于女性，男女发病比例约为 3.3 ∶ 1。

【病因】

膀胱癌的发生是复杂、多因素、多步骤的病理变化过程，既有内在的遗传因素，又有外在的环境因素。较为明确的两大致病危险因素是吸烟和长期接触各种化工产品。其中吸烟是最为重要的致病因素。近年来也有学者提出，曾有马兜铃酸服用史的患者，发生膀胱癌的风险增加。在我国，多种中药含有马兜铃酸成分，如关木通、广防己等。其他致病因素包括埃及血吸虫病、膀胱慢性感染、结石长期刺激等，也与膀胱癌发生相关。各种基础研究显示，遗传、染色体改变及癌基因激活、抑癌基因失活等分子水平改变在膀胱移行细胞癌的发生中起重要作用。有家族史者发生膀胱癌的危险性明显增加。

【病理】

膀胱癌最常见的病理类型为尿路上皮癌，约占膀胱癌全部病例的 90%，其他常见的病理类型包括鳞癌（约 5%）、腺癌（约 2%）、小细胞癌、肉瘤样癌、未分化癌等。膀胱癌可以单发，也可以多中心发生，还可同时或先后伴有肾盂、输尿管、尿道肿瘤。膀胱鳞癌少见，多与感染、异物长期刺激有关，膀胱鳞癌发病具有较强的地域性，在埃及血吸虫病高流行区，膀胱鳞癌是最主要的病理类型；膀胱鳞癌和腺癌恶性度高，预后均较差。

膀胱癌以淋巴和血行转移为主。淋巴转移常见，多发生于双侧髂内淋巴结、髂外淋巴结以及闭孔淋巴结。血行转移多发生在晚期，主要转移至肝、肺、骨等处。

关于膀胱癌的预后，最重要的参考因素，是膀胱癌的病理分级和分期。

【病理分级】

膀胱癌的恶性程度以分级（Grade）表示。目前膀胱癌的分级，普遍采用 WHO 1973 年（表 62-3-1）和 WHO 2004 分级法（表 62-3-2）。

表62-3-1　膀胱癌WHO 1973年分级法

1 级（G1）	分化良好
2 级（G2）	中等分化
3 级（G3）	分化较差

表62-3-2　膀胱癌WHO 2004年分级法

低恶性潜能尿路上皮乳头状肿瘤（papillary urothelial carcinoma of low malignant potential）
低级别乳头状尿路上皮癌（low-grade papillary urothelial carcinoma）
高级别乳头状尿路上皮癌（high-grade papillary urothelial carcinoma）

需要注意的是，WHO 1973 年分级法和 2004 年分级法是两个不同的分类系统，不能简单一一对应。目前，1973 年版分级系统并未停止使用，在很多单位对膀胱癌进行病理诊断时，同时采用两种病理分级系统。

【分期】

膀胱癌的分期目前普遍采用国际抗癌联盟（Union for International Cancer Control，UICC）发布的 2017 年第 8 版 TNM 分期法（表 62-3-3）。

表62-3-3　膀胱癌2017 TNM分期

T（原发肿瘤）	
Tx	原发肿瘤无法评估
T_0	无原发肿瘤证据
Ta	非浸润性乳头状癌
Tis	原位癌（"扁平癌"）
T_1	肿瘤侵犯上皮下结缔组织
T_2	肿瘤侵犯肌层
T_{2a}	肿瘤侵犯浅肌层（内侧半）
T_{2b}	肿瘤侵犯深肌层（外侧半）
T_3	肿瘤侵犯膀胱周围组织
T_{3a}	显微镜下可见肿瘤侵犯膀胱周围组织
T_{3b}	肉眼可见肿瘤侵犯膀胱周围组织（膀胱外肿块）
T_4	肿瘤侵犯下列任何一器官：如前列腺、子宫、阴道、盆壁和腹壁
T_{4a}	肿瘤浸润前列腺、子宫、阴道
T_{4b}	肿瘤侵犯盆壁或腹壁
N（区域淋巴结）	
Nx	区域淋巴结无法评估
N_0	无区域淋巴结转移
N_1	真骨盆区（髂内、闭孔、髂外，或骶前）单个淋巴结转移
N_2	真骨盆区（髂内、闭孔、髂外，或骶前）多个淋巴结转移
N_3	髂总淋巴结转移
M（远处转移）	
Mx	远处转移无法评估
M_0	无远处转移
M_1	有远处转移

【临床表现】

（一）血尿

血尿是膀胱癌最常见的临床症状，85% ～ 90% 的膀胱癌患者有血尿病史，典型表现为间歇性、全程性、无痛性肉眼血尿，也有呈单纯镜下血尿者。血尿出现时间及出血量与肿瘤恶性程度、分期、大小、数目、形态并不一致。血尿严重或晚期患者可出现贫血、恶病质等全身症状。

（二）膀胱刺激症状

膀胱癌也可以引起尿频、尿急、尿痛等膀胱刺激症状，最多见于弥漫性原位癌的患者。浸润性膀胱癌、肿瘤侵犯膀胱三角区、肿瘤较大影响膀胱容量、肿瘤坏死及合并感染或结石时也可以出现。

（三）其他症状

当肿瘤发生广泛周围浸润时，可出现盆腔疼痛。如肿瘤发生在膀胱颈部，或出血严重，形成血凝块，可影响尿流排出，引起排尿困难甚至尿潴留。肿瘤侵犯或压迫输尿管开口可致患侧上尿路积水，引起腰痛不适；如双侧同时发生肾积水，可引起急、慢性肾功能不全。晚期膀胱癌患者也可以出现贫血、水肿、下腹部肿块等症状，盆腔淋巴结转移可引起腰骶部疼痛和下肢水肿。

【体格检查】

早期膀胱癌体格检查多无特殊异常发现。对于肿瘤体积巨大，或浸润性膀胱癌的患者，下腹部可触及肿块，膀胱癌患者触及盆腔包块多是局部进展性肿瘤的证据。对于男性浸润性膀胱癌患者需要常规行直肠指检，以了解是否有前列腺受侵。对于女性浸润性膀胱癌患者，需要行阴道双合诊，可检查肿瘤的浸润范围、深度及与周围组织、器官的关系。体格检查在 Ta、T_1 期膀胱癌中的诊断价值有限。

【诊断】

对于所有出现无痛性肉眼血尿的患者，都应想到膀胱癌的可能。尤其是年龄大于 55 岁的患者。需要仔细询问患者的血尿特点，是否合并有其他尿路症状和腰腹部症状，是否有膀胱癌家族史等。在询问个人史时，需要重点关注吸烟史、化工毒物接触史、马兜铃酸服用史。结合相应的辅助检查，多可以对膀胱癌做出明确诊断。

B 超、增强 CT、静脉尿路造影、膀胱镜检查和尿脱落细胞学检查是诊断膀胱癌的最主要方法。

1. 尿脱落细胞学　尿脱落细胞学检查是诊断膀胱癌的重要方法。该检测简便、无创，便于临床开展，也可用于膀胱癌术后的长期随访。尿脱落细胞学检测膀胱癌的灵敏度为 13%～75%，特异性为 85%～100%。灵敏度与肿瘤细胞分级密切相关，对于分级低的膀胱癌灵敏度较低，对于分级高的膀胱癌，特别是原位癌，灵敏度和特异性均较高。

此外，还有尿液肿瘤标志物的检测：膀胱肿瘤抗原（bladder tumor antigen，BTA）和核基质蛋白（NMP22）可用于膀胱癌的早期诊断，阳性率可达 70%。但泌尿系统感染、结石、血尿等可以导致假阳性结果。近年来，对尿脱落细胞进行原位荧光杂交技术（FISH）检查，在诊断膀胱癌的研究中显示了较高的灵敏度和特异性。荧光原位杂交（FISH）采用荧光标记的核酸探针检测 3、7、17、9p21 号染色体上的着丝点，以确定染色体有无与膀胱癌相关的非整倍体。FISH 检测膀胱癌的敏感性和特异性分别为 70%～86% 和 66%～93%。

2. B 超检查　B 超检查具有简便、快捷、灵敏度高等特点，在临床上广泛采用，可以作为血尿患者最初步的筛查性检查，也可用于膀胱癌患者的术后随访。该检查可发现 0.5 cm 以上的肿瘤，还有助于膀胱癌分期，了解有无局部淋巴结转移及周围脏器侵犯，尤其适用于造影剂过敏者。但 B 超检查很难发现膀胱原位癌（图 62-3-1）。

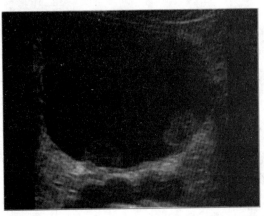
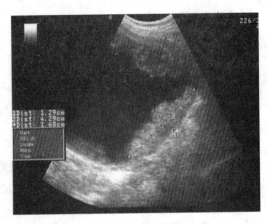

图 62-3-1　膀胱癌的 B 超表现

3. 静脉尿路造影和泌尿系增强 CT　静脉尿路造影（IVP）是尿路上皮肿瘤的常用检查项目，该检查除可显示膀胱病变外，还可了解肾盂、输尿管有无肿瘤，以及肿瘤对上尿路的影响。较大的膀胱肿瘤做膀胱造影可见充盈缺损，浸润膀胱壁时可见膀胱壁僵硬、不整齐。但静脉肾盂造影灵敏度较低，尤其是对于膀胱微小病变经常显示不清，且易于受到肠气等其他因素的干扰，近年来已经逐步被泌尿系增强 CT（CTU）所取代。CTU 检查对评价肿瘤浸润膀胱壁深度、局部转移病灶、盆腔淋巴结转移有较高价值，是膀胱癌诊断的重要手段和临床分期工具，在很多单位，泌尿系增强 CT 已经完全取代静脉尿路造影（图 62-3-2）。

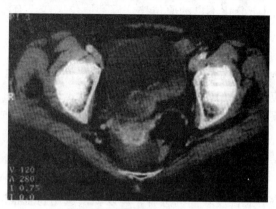

图 62-3-2　膀胱癌的 CT 表现

4. 膀胱镜检查　膀胱镜检查目前仍然是诊断膀胱癌最可靠的方法。通过膀胱镜检查可以发现膀胱是否有肿瘤，明确肿瘤数目、大小、形态和部位，并且可以对肿瘤和可疑病变部位进行活检以明确病理诊断（图 62-3-3）。在尿细胞学检查阳性，而膀胱镜下未见明确肿瘤时，应行膀胱随机活检，以排除膀胱原位癌。

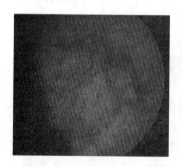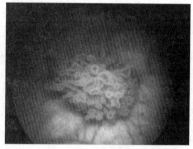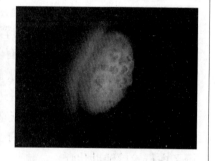

图 62-3-3　膀胱癌的镜下所见

【治疗】

膀胱癌的生物学特性差异很大，治疗以手术为主，根据病情辅以化疗和免疫治疗。原则上低危的非肌层浸润性膀胱癌（Ta，T_1）可采用保留膀胱的经尿道膀胱肿瘤切除术（transurethral resection of bladder tumor，TUR-BT），而对于高危的非肌层浸润性膀胱癌（如体积巨大，反复复发，高级别肿瘤，原位癌，卡介苗灌注失败），以及证实为肌层浸润性膀胱癌者（病理分期 ≥ T_2），应行根治性全膀胱切除（radical cystectomy）。

（一）非肌层浸润性膀胱癌（Tis、Ta、T_1）的治疗

（1）Ta、T_1 期膀胱癌的治疗：约 70% 的膀胱癌，在初次诊断时属 Ta、T_1 期肿瘤。对于这部分患者，行经尿道肿瘤电切术（TUR-BT）是目前首选的方法。手术应将肿瘤完全切除达膀胱肌层。基底部再单独进行活检。对于早期膀胱癌，行经尿道膀胱肿瘤电切术，能够彻底将肿瘤完全切除。同时，TUR-BT 还有极其重要的诊断价值，行 TUR-BT 能够取得病变的病理诊断，确定肿瘤的分期、分级，检查标本中的膀胱肌层是否有肿瘤浸润，是膀胱癌病理分期的重要手段。对于肿瘤切除不完全、标本内无肌层、高级别肿瘤和 T_1 期肿瘤，可于术后 2～6

周再次行 TUR-BT（Re-TUR-BT）。对于二次电切病理阳性的患者，可考虑行根治性膀胱全切除术。

（2）膀胱原位癌（Tis）的治疗：膀胱原位癌位于膀胱黏膜层内，可单独存在，也可与其他期肿瘤同时存在。需要注意的是，膀胱原位癌恶性度较高，发生疾病进展的风险较大，部分原位癌可直接发展为浸润癌。治疗方法是先行彻底的经尿道膀胱肿瘤电切除术，术后行卡介苗（BCG）膀胱灌注治疗。对于分化不良的原位癌、癌旁原位癌或已有浸润者，应积极选择膀胱根治性切除术。

（3）术后随访和辅助治疗：膀胱癌电切之后有较高的复发率，文献报道，2 年以内超过半数患者肿瘤复发。且 10%～15% 复发肿瘤较原发肿瘤恶性程度增加（疾病进展）。因此，对任何保留膀胱的患者都应严密随访，原则上术后前 2 年每 3 个月复查膀胱镜。术后辅以规律膀胱灌注化疗（临床上常采用丝裂霉素、表柔比星、吉西他滨等药物）或膀胱灌注免疫治疗（用药为卡介苗，BCG），在一定程度上可降低肿瘤复发的风险。

（4）非肌层浸润性膀胱癌膀胱全切除术的适应证：对于一部分高危的非肌层浸润性膀胱癌患者（如病变体积巨大，反复复发，高级别肿瘤，原位癌，卡介苗灌注失败），以及病理类型为鳞癌、腺癌、肉瘤样癌等恶性度较高的患者，建议积极选用膀胱根治性切除术。

（二）肌层浸润性膀胱癌（T_2 以上）的治疗

对于肌层浸润性膀胱癌，治疗首选根治性膀胱切除术。术前辅以新辅助化疗有助于提高治疗效果，目前常用的新辅助化疗方案包括 GC 方案（吉西他滨＋顺铂）和 M-VAC 方案（甲氨蝶呤、长春碱、阿霉素和顺铂）。

膀胱根治性切除术包含三个主要步骤：①根治切除病变的膀胱。切除范围男性应包括膀胱、前列腺、精囊；女性应包括膀胱、子宫及双附件、部分阴道前壁；对肿瘤侵犯尿道者应同时行全尿道切除术。②区域淋巴结清扫。膀胱癌发生淋巴转移风险较高，对于所有行根治性膀胱全切除术的患者必须常规进行淋巴结清扫，标准清扫范围包括双侧髂内淋巴结、髂外淋巴结，以及闭孔淋巴结，近年来有学者主张对清扫范围进行扩大，建议同时清扫双侧髂总淋巴结，能够给患者带来生存上的获益。但扩大淋巴结清扫的价值目前仍存在争议。③尿流改道。膀胱全切除术之后，需要对患者进行永久性尿流改道。目前常用的改道方式包括不可控尿流改道（如回肠通道术、输尿管皮肤造口术）和可控尿流改道（如原位新膀胱术）。

膀胱根治性切除之后，对于病理类型不良者，如病理分期 ≥ T_3 期，或存在淋巴结转移，可考虑行术后辅助化疗。

（三）转移性膀胱癌的治疗

全身化疗是转移性膀胱癌的一线治疗方法。常用的化疗方案有：① GC 方案，是目前国内临床上最常采用的化疗方案，应用吉西他滨＋顺铂；② M-VAC 方案，应用甲氨蝶呤、长春碱、阿霉素和顺铂。

对于化疗失败的患者，或者不适合接受全身化疗的患者，近年来的研究显示，选用免疫检测点抑制剂（如各种 PD-1 抗体、PD-L1 抗体）治疗，能够使一部分患者病情缓解，延长生存时间，具有一定的应用前景。

【预后】

膀胱癌患者的预后与肿瘤分级、分期及大小密切相关。Ta、T_1 期 5 年生存率可达 90%；T_2 期 5 年生存率约为 55%；T_3 期 < 20%；T_4 期不足 5%。

第四节　阴 茎 癌

阴茎癌（carcinoma of penis）阴茎癌（carcinoma of penis）曾经是我国男性最常见的恶性肿瘤。随着人们生活水平提高和卫生条件改善，发病率明显降低，现已成为少见肿瘤。

【病因】

阴茎癌绝大多数发生于包茎和包皮过长的患者，自幼行包皮环切可以有效防止阴茎癌。包皮垢、细菌产物长期刺激包皮和龟头是诱发阴茎癌的主要因素。人乳头瘤病毒（HPV）16型及18型与阴茎癌发病密切相关。除此之外，吸烟和外生殖器疣等与阴茎癌的发病可能也有一定关系。

【病理】

阴茎癌好发于阴茎龟头、冠状沟及包皮内板等处，约95%是鳞状细胞癌，基底细胞癌和腺癌罕见。从肿瘤形态上可分为原位癌、乳头状癌和浸润性癌三种。原位癌常位于阴茎头和冠状沟，罕见发生于阴茎体，呈红斑样突起，可有溃疡、糜烂及脱屑，生长缓慢。乳头状癌好发于包皮内板、冠状沟和阴茎头，呈乳头或菜花样突起，常伴有分泌物和恶臭，质脆易出血，通常较局限，淋巴结转移较少。浸润性癌以冠状沟多见，呈湿疹样，有硬块状基底，中央有溃疡，向深部浸润。除晚期病例外，阴茎癌常不易侵犯尿道海绵体，不影响排尿。肿瘤转移以淋巴转移为主，常可到双侧腹股沟淋巴结转移，进一步可发展至盆腔淋巴结。肿瘤侵犯海绵体者易发生血行转移，可转移至肺、肝、骨骼、脑等。阴茎癌易合并感染而致难以控制的进行性溃烂，甚至脓毒症。

【临床表现】

阴茎癌多见于40～60岁，有包茎或包皮过长的患者。病变初起时为丘疹或湿疹样改变，以后形成小硬结、红斑、脓疱、疣状突起，也可为难治性溃疡。有包茎者易掩盖症状而被忽视。肿瘤进一步发展可突出包皮口或穿破包皮呈菜花样，表面坏死，伴血性恶臭分泌物。肿瘤继续发展可侵犯全部阴茎和尿道海绵体。就诊时常伴有腹股沟淋巴结肿大。晚期患者可出现消瘦、贫血甚至恶病质等全身症状。

【诊断】

根据病史和临床表现，阴茎癌诊断并不困难。当阴茎头或包皮存在肿块或溃疡时，应怀疑阴茎癌。包皮龟头炎、慢性溃疡、湿疹等与肿瘤不易鉴别时，应行活组织检查。肿瘤合并感染及肿瘤淋巴转移均可致腹股沟淋巴结肿大，应注意鉴别。扪及坚硬、无压痛、融合固定的肿大淋巴结者应首先考虑淋巴结转移；而原发病灶切除并经抗感染治疗后淋巴结明显缩小者则多数与感染有关。位于大隐静脉进入股静脉处上内侧的股淋巴结是"前哨淋巴结"，多数情况下是阴茎癌最早转移的部位，应引起重视。阴茎菜花状肿块并具有特殊恶臭分泌物，或大部分阴茎体破坏，或腹股沟淋巴结肿大变硬甚至有破溃时，可以确立诊断。

知识拓展：2009年 UICC阴茎癌TNM分期

【治疗】

阴茎癌以外科手术治疗为主，也可行放疗和化疗。

1. 手术治疗　具体手术方法根据病变大小、范围选择。对小的局限在包皮的肿瘤患者可仅行包皮环切术。原位癌可行激光治疗。大多数患者病灶局限于阴茎，无淋巴结转移，可选择阴茎部分切除术，切除部位应距肿瘤1～2 cm。对不能保留部分阴茎的患者应选择阴茎全切除、尿道会阴部造口术。对伴腹股沟淋巴结转移者应行腹股沟淋巴结清扫术或髂腹股沟淋巴结清扫术。对伴发明显感染者应在手术切除原发肿瘤后抗感染2～6周，然后再行腹股沟淋巴结清扫术或髂腹股沟淋巴结清扫术。

2. 放射治疗　早期阴茎癌行放疗可以控制肿瘤生长并保持性功能，但放射治疗效果不如手术治疗，放疗剂量过大时可引起尿道瘘、尿道狭窄等并发症。

3. 化学治疗　博来霉素、氟尿嘧啶、甲氨蝶呤等对阴茎癌有一定疗效，但单独化疗效果欠佳，多用于配合手术和放疗。

【预后】

无淋巴及远处转移的患者手术后5年生存率可达90%。伴淋巴结转移的患者术后5年生存率约30%。淋巴结清扫术加术后辅助化疗可提高5年生存率。

【预防】

有包皮过长或包茎的人群，应经常清洗，保持局部清洁，或行包皮环切术。

病例 62-1

病例 62-1 解析

第五节　睾丸肿瘤

睾丸肿瘤（tumor of the testis）比较少见，发病率仅占男性肿瘤的1%，泌尿男性生殖系统肿瘤的5%。但在青春期至40岁白种人中却是最常见的肿瘤。西方国家睾丸肿瘤的发病率为3～10/100 000，亚洲发病率为0.5/100 000。睾丸肿瘤几乎都属于恶性。睾丸肿瘤分为原发性和继发性两大类，以前者为主。原发性睾丸肿瘤又分为生殖细胞肿瘤（90%～95%）和非生殖细胞肿瘤（5%～10%）。

【病因】

睾丸肿瘤病因不清，可能和隐睾、种族、遗传、化学致癌物质、损伤及内分泌等因素有关。隐睾是最主要的危险因素，隐睾患者睾丸肿瘤发病率是健康人群的20～40倍，可能与局部温度过高、血运障碍、内分泌功能失调等有关。7%～10%的睾丸肿瘤患者有隐睾病史。

【病理】

既往的睾丸肿瘤病理分型是基于形态学分为单一或多种组织学类型。原发性睾丸肿瘤分为生殖细胞肿瘤和非生殖细胞肿瘤。睾丸肿瘤中大多数为生殖细胞肿瘤，包括精原细胞瘤（seminoma）、非精原细胞瘤（nonseminoma）（如胚胎癌、绒毛膜上皮细胞癌、卵黄囊肿瘤及畸胎瘤等），以及混合性肿瘤。非生殖细胞肿瘤（如间质细胞瘤、支持细胞瘤）少见。继发性睾丸肿瘤多为转移瘤，较少见。

近来研究发现形态相同或相近的睾丸肿瘤有可能具有完全不同的发病机制。目前应用的病理分型为2016年世界卫生组织病理分型。该分型提出了原位生殖细胞瘤（germ cell neoplasia in situ，GCNIS）的概念。GCNIS是精原细胞瘤和非精原细胞瘤的前体，是由具有转化特征的生殖细胞和癌样的胚胎发育而来的。生殖细胞肿瘤分为两种截然不同的类型：源于GCNIS的肿瘤以及与GCNIS无关的肿瘤。睾丸肿瘤新的分类法包括以下几类：源于GCNIS的生殖细胞肿瘤，与GCNIS无关的生殖细胞肿瘤，性索–间质肿瘤，包含生殖细胞和性索–间质的肿瘤，未分类睾丸肿瘤，淋巴造血系统肿瘤等。

淋巴转移是睾丸肿瘤转移的主要途径。多数睾丸肿瘤可早期发生淋巴转移，最早到达邻近肾蒂的淋巴结，进而向上可转移至纵隔淋巴结、左锁骨上淋巴结，少数转移至右锁骨上淋巴结。晚期可出现血行转移，其中最常见的是肺转移。绒毛膜上皮细胞癌早期可发生血行转移。

【临床表现】

20～30岁是非精原细胞瘤发病高峰期，30～40岁是纯精原细胞瘤发病高峰期。单侧睾丸无痛性肿块或睾丸进行性增大是睾丸肿瘤最常见的症状，患者多在无意中发现，少数患者有阴囊钝痛或下腹坠胀不适，约10%的患者以远处转移症状起病。

体格检查：睾丸不规则增大，可触及坚硬肿物，有沉重感，失去正常弹性。附睾、输精管常无异常。若在下腹部或腹股沟区出现肿物，则高度可疑隐睾发生癌变。晚期睾丸肿瘤还可出现转移症状，包括转移区域淋巴结肿大，如颈淋巴结肿大；肺转移可出现咳嗽、胸闷、咯血等；腹膜后广泛转移可出现腹部包块、胃肠道症状及上尿路梗阻症状等。

【诊断】

睾丸无痛性增大或扪及包块，质地较对侧硬，有沉重感，应怀疑睾丸肿瘤的可能。

超声检查是发现睾丸肿物后的首选检查，对睾丸肿物的定位、性质判断具有重要参考意义。睾丸肿瘤多为低回声的肿物，多伴有较丰富的血流信号。超声检查还用来判断腹膜后有无肿物。不过一般认为，腹部和盆腔增强 CT 检查是判断是否有腹膜后淋巴结转移的最佳检查手段。MRI 检查对于判断睾丸肿物性质具有较高的敏感性和特异性，但对于腹膜后淋巴结的判断没有优势。确诊睾丸肿瘤的患者必须排除远处转移。胸部 X 线是检查肺转移的主要诊断方法。

血清肿瘤标志物对诊断、分期和预后有重要作用，主要包括甲胎蛋白（α fetoprotein，AFP）、绒毛膜促性腺激素（human chorionic gonadotropin，HCG）和乳酸脱氢酶（lactic dehydrogenase，LDH），其中 LDH 主要用于诊断转移性睾丸肿瘤。非精原细胞瘤出现一种或两种升高者可高达 90%，AFP 升高者占 50% ～ 70%，HCG 升高者占 40% ～ 60%。但是精原细胞瘤出现血清肿瘤标志物高者仅为 30% 左右。因此，血清肿瘤标志物在睾丸肿瘤诊断中具有重要价值，但是对于肿瘤标志物不升高的患者也不能除外睾丸肿瘤的存在。

睾丸肿瘤须与鞘膜积液、附睾炎或睾丸炎等鉴别。典型睾丸肿瘤鉴别诊断不难。但在起病初期，易与附睾炎或睾丸炎混淆，尤其是对隐睾患者，出现上述症状时必须引起高度重视。

【治疗】

睾丸肿瘤采用手术、化疗及放疗的综合疗法，早期可达到 90% 以上的治愈率。治疗以早期手术为主。根治性睾丸切除术是治疗睾丸肿瘤最基本的外科手术，需经腹股沟切口，术中应先阻断精索以防止肿瘤扩散。手术切除范围包括肿瘤累及的睾丸、腹股沟管内环以远处的精索。经阴囊的睾丸肿瘤穿刺活检是禁忌，因为肿瘤可能在穿刺部位皮肤种植。经阴囊的睾丸切除术亦是禁忌，因为会有剩余精索未切除，并可能改变睾丸淋巴回流的方向，增加肿瘤局部复发以及腹股沟、盆腔淋巴结转移的风险。

根据术后病理分期和肿瘤性质决定睾丸肿瘤患者是否接受进一步治疗。对无转移证据的精原细胞瘤患者术后可行 1 个周期的以顺铂为基础的辅助化疗。对无转移的非精原细胞瘤患者可考虑 PEB（顺铂、依托泊苷、博来霉素）化疗和（或）保留神经的腹膜后淋巴结清扫术。精原细胞瘤对放疗十分敏感。对有转移证据的精原细胞瘤患者术后应行放疗。对转移性非精原细胞瘤患者术后应首选化疗，必要时行腹膜后淋巴结清扫术。

腹膜后淋巴结清扫术的并发症除了淋巴漏以外，还包括射精功能障碍。对部分患者可行保留射精神经的腹膜后淋巴结清扫术。

【预后】

睾丸肿瘤已成为最有可能治愈的恶性肿瘤。手术联合放疗、化疗可明显提高睾丸肿瘤患者的生存率。各期睾丸精原细胞瘤经综合治疗，5 年生存率可达 50% ～ 100%；各期非精原细胞瘤经综合治疗，5 年生存率也可达 30% ～ 90%。

病例 62-2

病例 62-2 解析

第六节　前列腺肿瘤

前列腺肿瘤以前列腺癌（carcinoma of the prostate）最多见。前列腺癌发病率有明显的人种差异：在西方国家，前列腺癌居男性恶性肿瘤发病的第 2 位；在我国，前列腺癌的发病率比西方国家低几十倍。但近年来我国前列腺癌发病率也呈明显上升趋势，特别是在北京和上海等一线城市，其发病率已达到 20 ～ 30/10 万。

【病因】

前列腺癌 50 岁以上多见，随年龄增长，发病率增高。病因仍不清楚，可能与种族、遗传、环境、饮食及性激素等有关，其中最重要的因素之一是遗传。如果一个直系亲属（兄弟或父亲）患有前列腺癌，其本人患前列腺癌的危险性会增加 1 倍。外源性因素会影响从所谓的潜伏型前列腺癌到临床型前列腺癌的进程。这些因素的确认仍然在讨论中，但高动物脂肪饮食是一个重要的危险因素。其他危险因素包括维生素 E、硒、木脂素类、异黄酮的低摄入。

【病理】

约 98% 的前列腺癌为起源于腺细胞的腺癌，发生部位以前列腺外周带最常见，亦可发生于前列腺腺体的其他部位，特别是容易向后方侵犯射精管和精囊。淋巴转移以闭孔和髂内淋巴结最常见。血行转移最常见的部位是骨骼，以脊柱和骨盆最多见。前列腺癌多数具雄激素依赖性，其发生发展与雄激素关系密切。非雄激素依赖性前列腺癌少见，但大多数雄激素依赖性前列腺癌后期将转变为非雄激素依赖性前列腺癌。

1. 前列腺癌的病理分级　Gleason 评分是目前应用最广的病理分级系统。它是根据细胞的分化程度、肿瘤在间质中的生长类型以评价肿瘤恶性程度的常用方法。该评分系统将肿瘤分成主要类型和次要类型，分别按分化程度从好到差评 1～5 分，再将二者分数相加得到总体分级评分（2～10 分），其中 2～4 分属分化良好，5～7 分属中等分化，8～10 分属分化不良。

2. 前列腺癌的分期　目前采用 2017 年更新的第八版 TNM 分期。T_0 期没有原发瘤的证据；T_1 期为临床隐性瘤，体格检查和影像学检查均为阴性；T_2 期肿瘤局限于前列腺内；T_3 期肿瘤突破前列腺包膜或精囊；T_4 期肿瘤固定或侵犯除精囊外的其他邻近组织结构。N、M 代表有无淋巴结转移或远处转移。

【临床表现】

早期前列腺癌常无明显症状，多数是通过直肠指检（digital rectal examination，DRE）或前列腺特异性抗原（PSA）检测发现的，亦可在前列腺增生手术标本中偶然发现。较大的前列腺癌主要临床表现包括：①膀胱出口梗阻症状，该类症状无特异性，类似前列腺增生症的临床表现。②肿瘤局部浸润症状，尿道浸润表现为尿频、尿痛和血尿。直肠浸润表现为血便等。膀胱三角区浸润表现为尿路刺激症状及因输尿管开口梗阻所致的上尿路积水症状。③远处转移症状，如骨转移所致的骨痛、病理性骨折，脊髓受压引起的神经系统症等。

【诊断】

早期前列腺癌多为隐匿发病，诊断主要依靠各项检查。最常用的检查方法为直肠指检、血清前列腺特异性抗原（prostatic specific antigen，PSA）检测和前列腺核磁共振（MRI）检查。三者联合应用可明显提高前列腺癌的检出率。直肠指检发现前列腺坚硬结节应考虑到前列腺癌的可能。前列腺癌患者大都伴有血清 PSA 升高，明显升高者多数伴有转移病灶。近年来，随着核磁共振（MRI）软、硬件技术和诊断水平的飞速发展，特别是多参数核磁（mpMRI）的推广，MRI 在前列腺癌诊断、分期及指导手术策略中的作用越来越重要。但目前前列腺癌确诊仍依靠经直肠 B 超引导下前列腺穿刺活检，该方法是诊断前列腺癌的金标准。全身放射性核素骨扫描可较早发现骨转移病灶。根据血清 PSA、Gleason 评分和临床分期，将前列腺癌分为低、中、高危三个等级，用以指导治疗和判断预后。

【治疗】

前列腺癌的治疗方法选择应根据肿瘤的分期及危险度分级、患者的年龄、身体状况决定。

1. 主动监测（active surveillance）　主动监测是指对于局限在前列腺内的早期肿瘤暂时不采取手术、放疗及药物等干预性治疗，而是积极密切监测肿瘤进程，在出现病变进展明显时给予相应的治疗。主动监测适用于预期寿命较长、身体状况较好的低危前列腺癌患者，其目的是避免对于惰性的低危前列腺癌过度治疗，同时又能及时发现病情进展并干预。选择主动监测的患者必须充分知情，了解并接受肿瘤局部进展和转移的风险，并接受密切的随访。对于主动监测治疗的患者密切随访，每 3 个月复诊一次，检查 PSA、DRE，必要时缩短复诊时间间隔和进行影像学检查。对于 DRE、PSA 检查和影像学检查进展的患者可考虑转为其他治疗。

2. 前列腺癌根治性手术治疗　根治性前列腺切除术或前列腺癌根治术是治疗局限性前列腺癌（简称根治术）最有效的方法之一，包括开放和腹腔镜（包括机器人辅助）两种术式。根治术用于可能治愈的前列腺癌。手术适应证要考虑肿瘤的临床分期、危险度分级、预期寿命和健康状况。对预期寿命 ≥ 10 年的局限性前列腺癌均可考虑根治术，但分期和危险度分级越高，手术难度越大，术中、术后并发症可能也随之增多，因此需要充分告知患者利弊再决定治疗方式，其中高危患者术后多数需要进行辅助放疗或辅助内分泌治疗。

3. 前列腺癌近距离放射治疗　近距离放射治疗（brachytherapy）包括腔内照射、组织间照射等，是将放射源密封后直接放入被治疗的组织内或放入人体的天然腔内进行照射。前列腺癌近距离治疗包括短暂插植治疗和永久粒子种植治疗。后者也就是放射性粒子的组织间种植治疗，较常用，其目的在于通过三维治疗计划系统的准确定位，将放射性粒子植入到前列腺内，提高前列腺的局部剂量，减少直肠和膀胱的放射剂量。其适应证为局限性中低危前列腺癌，疗效与手术相近。

4. 前列腺癌外放射治疗　前列腺癌患者的放射治疗具有疗效好、适应证广、并发症少等优点，适用于各期患者。对局限性中低危前列腺癌患者行根治性放射治疗，其局部控制率和 10 年无病生存率与前列腺癌根治术相似。对于局部进展期（或高危）前列腺癌患者，放疗加内分泌治疗是首选治疗方式，特别适用于合并症多、不耐受或不接受手术、手术无法切除的患者。对转移性癌可行姑息性放疗，以减轻症状、改善生活质量。近年来，三维适形放疗（3DCRT）和调强放疗等技术逐渐应用于前列腺癌治疗并成为放疗的主流技术。根据 TNM 分期、Gleason 评分、PSA 水平、年龄、放疗方式、照射野大小及剂量不同，其不良反应、疗效等也各不相同。

5. 内分泌治疗　内分泌治疗的目的是通过抑制雄激素合成或阻断雄激素与其受体结合，以抑制体内雄激素水平或效能，从而抑制前列腺癌细胞的生长。

内分泌治疗的方法包括：①去势；②最大限度地阻断雄激素；③间歇内分泌治疗；④根治性治疗前新辅助内分泌治疗；⑤辅助内分泌治疗。

内分泌治疗的适应证：①转移前列腺癌，包括 N_1 和 M_1 期。②局限早期前列腺癌或局部进展前列腺癌，无法行根治性前列腺切除或放射治疗。③根治性前列腺切除术或根治性放疗前的新辅助内分泌治疗。④配合放射治疗的辅助内分泌治疗。⑤治愈性治疗后局部复发，但无法再行局部治疗。⑥治愈性治疗后远处转移。⑦雄激素非依赖期的雄激素持续抑制。

最大限度雄激素阻断（maximal androgen blockade，MAB）的治疗目的是同时去除或阻断睾丸来源和肾上腺来源的雄激素。常用的方法为去势加抗雄激素药物。抗雄激素药物主要有两大类：一类是类固醇药物，其代表为醋酸甲地孕酮；另一类是非类固醇药物，主要有比卡鲁胺和氟他胺。合用非类固醇类抗雄激素药物的雄激素 MAB 方法与单纯去势相比，可延长总生存期 3 ～ 6 个月，使平均 5 年生存率提高 29%，对于局限性前列腺癌，应用 MAB 疗法时间越长，PSA 复发率越低。而合用比卡鲁胺的 MAB 疗法，相比单独去势可使死亡风险降低约20%，并可相应延长无进展生存期。

根治术前新辅助内分泌治疗（neoadjuvant hormone therapy，NHT）的目的是在根治性前列腺切除术前，对前列腺癌患者进行一定时间的内分泌治疗，以缩小肿瘤体积、降低临床分期、降低前列腺切缘的肿瘤阳性率，进而延长生存期。其方法为采用促黄体素释放素类似物和抗雄激素的 MAB 方法，也可单用促黄体素释放素类似物、抗雄激素药物或雌莫司汀，但 MAB 方法疗效更为可靠。时间为 3 ～ 9 个月。NHT 可能降低临床分期，可以降低前列腺切缘肿瘤的阳性率，降低局部复发率，长于 3 个月的治疗可以延长无 PSA 复发患者的存活期，而对总体存活期的作用需更长时间的随访。但新辅助治疗不能减少淋巴结和精囊的浸润。

（张　争　周利群）

第一节 乳 糜 尿

淋巴管扩张破裂，与尿路任何部位形成瘘管，导致淋巴液漏出与尿液汇合，称为乳糜尿（chyluria）。

【病因】

淋巴系统功能不全，乳糜池内的乳糜颗粒反流进入淋巴系统。当摄入高脂饮食后，淋巴管内压力升高导致淋巴管破裂，含有乳糜微粒的淋巴液进入排尿系统，使尿液呈牛乳状外观。乳糜尿多为淋巴丝虫病导致。其他病因包括肿瘤、慢性炎症（如结核）以及外伤（尤其是腹部外伤）导致的淋巴管梗阻。具有某些危险因素的患者可因妊娠导致乳糜尿。

【临床表现】

乳糜尿通常表现为间歇性。部分患者表现为因尿蛋白丢失导致的乏力和消瘦。少数情况下，尿液中免疫球蛋白以及淋巴细胞的丢失会导致患者免疫功能受损。当液体摄入不足时，纤维蛋白原可在膀胱内形成沉积物，导致排尿困难，甚至出现急性尿潴留。乳糜尿可伴有镜下或肉眼血尿，这种出血来自与淋巴管伴行的淋巴管壁滋养血管在瘘口处与淋巴管同时发生破裂，称为血性乳糜尿。此外，腰部不适甚至发作性肾绞痛也是乳糜尿发作期间的常见症状。

【诊断和鉴别诊断】

乳糜尿易与脓尿和磷酸盐尿等情况相混淆。在发作期尿常规检查可见大量单核细胞和持续的尿蛋白。尿苏丹Ⅲ染色阳性可确诊。24小时尿蛋白定量不仅可以测定蛋白质流失量，还可作为对脂肪饮食进行监测的指标。腹部超声也应该作为常规筛查的一部分。在丝虫病流行地区，阴囊超声检查如看到活动微丝蚴成虫，有助于确诊。KUB检查可见到肾区或盆腔多发细小钙化灶，钙化灶呈淋巴管或血管样分布，是丝虫成虫死亡后钙化形成。针对其他病因或血性乳糜尿患者，可进一步行CT或内镜检查。此外，应常规行膀胱镜检查判断乳糜尿来源于哪侧肾。

【治疗】

临床治疗乳糜尿的基本原则包括低脂饮食、高蛋白膳食和大量液体摄入。膳食结构应尽量仅含有或主要含有中链脂肪酸成分，因为中链脂肪酸在门静脉系统被吸收，而不通过小肠淋巴被吸收。乳糜尿发作期间应进行水化，以减少淋巴漏出液对尿路上皮，特别是膀胱尿路上皮的刺激作用，从而减少膀胱刺激症状，同时也能降低蛋白质栓形成、急性尿潴留的风险。当患者出现营养不良、免疫功能下降等严重临床症状，且保守治疗难以缓解时，应考虑采用外科治疗。外科治疗包括腔内治疗及手术治疗。腔内治疗常采用肾盂、肾盏硬化剂注射（如硝酸银等），成功率较高，但存在乳糜尿复发、肾乳头坏死、肝肾衰竭等并发症。手术治疗多采用肾蒂淋巴管离断，该手术可开放或在腹腔镜下进行，腹腔镜能够取得与传统开放手术相同的疗效，且具有微创、术后恢复快等优点。腹腔镜对局部术野的放大作用使得淋巴管离断更为彻底可靠，因此，腹腔镜手术更适用于乳糜尿的外科治疗。

第二节　肾下垂

正常肾位置是肾门对着第 1、2 腰椎横突。平卧时，左侧略高于右侧。站立位时，肾可下降不到一个椎体，超过此范围，称为肾下垂（nephroptosis）。少数患者，肾被腹膜包裹而肾蒂松弛时，肾可在腹部广泛移动，有的可降到下腹部或骨盆内，称为游走肾。

【病因】

肾位于脊柱两旁的肾窝中，依靠脂肪囊、肾周围的筋膜、肾蒂血管维持正常位置。如肾窝浅，肾周脂肪疏松，会造成对肾的支持力量不足，使肾的移动幅度加大，造成肾下垂。

【病理】

肾下垂造成尿流不畅或肾血管扭转、牵拉时才会出现病理改变。尿流受阻可引起肾盂积水、肾盂感染、肾结石等。肾过度移动可引起肾血管扭转，导致肾淤血、肾萎缩。

【临床表现】

肾下垂好发于虚弱、消瘦、经产的女性，以右肾易受累。大部分肾下垂患者无自觉症状。约 10% 的患者有不适症状。腰部隐痛或牵涉痛是典型症状，久坐、久站或活动后加重，平卧后缓解。肾蒂血管或输尿管扭转时可发生 Dietl 危象，表现为肾绞痛、恶心、呕吐、苍白、虚脱、脉速及血尿等。

【诊断和鉴别诊断】

体检时可在平卧、侧卧及直立位时触诊肾，确定肾的位置及移动度。超声在平卧位、直立位时测量肾的位置，并做移动幅度对比。排泄性尿路造影先后在平卧位和直立位摄片，了解肾盂的位置，肾盂、输尿管有无积水，如肾盂较正常下降超过一个椎体可诊断为肾下垂。

鉴别诊断：①先天性异位肾，多位于下腹或盆腔内，位置固定，平卧后肾不能复位。②肾上极或肾外肿瘤压迫推移使肾位置下降。以上情况均可用超声、尿路造影或 CT 检查进行鉴别。

【治疗】

症状不明显者，一般无须进行治疗。有腰痛、血尿者，应锻炼腹肌，使用紧束宽弹性腰带或肾托带。如症状较重，平卧或托肾后症状无明显好转，并有肾积水的患者，可施行肾固定术。

病例 63-2

第三节　鞘膜积液

鞘膜囊内积聚的液体增多而形成囊肿，称为鞘膜积液（hydrocele），包括睾丸鞘膜积液（hydrocele testis）、精索鞘膜积液等。

【病因】

在胚胎发育过程中睾丸带着部分腹膜经腹股沟管下降至阴囊，随着下降的腹膜形成鞘状突。出生前后精索位置的鞘状突大部分闭合，覆盖在睾丸附睾上的鞘突叫鞘膜囊。正常时鞘膜囊内有少量浆液，当鞘膜的分泌与吸收功能失去平衡时，就形成了鞘膜积液。

【分类】

1. 睾丸鞘膜积液　鞘状突闭合正常，但睾丸鞘膜囊内有较多积液，是最常见的一种。本病分为原发性和继发性，前者原因不明；后者由炎症、外伤、肿瘤或丝虫病等引起。

2. 精索鞘膜积液　鞘状突的两端闭合，而中间的精索鞘膜囊未闭合且有积液，积液与腹腔、睾丸鞘膜囊都不相通，又称精索囊肿，沿精索而生长。

3. 睾丸、精索鞘膜积液（婴儿型）　鞘状突在内环处闭合，精索处未闭合，并与睾丸鞘膜囊连通。

4. 交通性鞘膜积液（先天性）　鞘状突未闭合，鞘膜囊的积液可经一小管与腹腔相通，又称先天性鞘膜积液。有时可有肠管或大网膜进入鞘膜囊，称为先天性腹股沟疝。

5. 混合性鞘膜积液　睾丸鞘膜积液与精索鞘膜积液同时存在，但二者互不相通。

【临床表现】

单侧鞘膜积液多见，表现为阴囊内有囊性肿块，呈慢性无痛性逐渐增大。积液量少时无不适，积液量多时有阴囊下坠、胀痛和牵扯感。

图片：鞘膜积液

【诊断】

根据病史、体征、辅助检查进行诊断。①睾丸鞘膜积液呈球形或卵圆形，表面光滑，有弹性和囊样感。透光试验阳性。若积液为脓性、血性或乳糜性，则透光试验为阴性。超声检查呈液性暗区，有助于与睾丸肿瘤和腹股沟斜疝等鉴别。②精索鞘膜积液常位于腹股沟或睾丸上方。③睾丸、精索鞘膜积液时阴囊有梨形肿物，睾丸亦触诊不清。④交通性鞘膜积液，站立位时阴囊肿大，卧位时积液流入腹腔，鞘膜囊缩小或消失。

鞘膜积液应与睾丸肿瘤和腹股沟斜疝相鉴别，睾丸肿瘤为实质性肿块，质地坚硬，患侧睾丸有沉重感，透光试验呈阴性。腹股沟斜疝的肿大阴囊，在卧位时阴囊内容物可还纳，咳嗽时内环口处有冲击感，透光试验亦呈阴性。

【治疗】

婴儿鞘膜积液常可自行吸收消退，暂无需手术。成人鞘膜积液，如积液量少，无症状者，可随诊观察，无需手术。对积液量多，体积大伴明显症状者，可行鞘膜翻转术。手术切除多余的壁层鞘膜，翻转切开的鞘膜缘行外翻缝合。精索鞘膜积液需剥离鞘膜囊将鞘膜囊全部切除。交通性鞘膜积液应在内环处高位结扎鞘状突。

第四节　肾血管性高血压

肾血管性高血压（renovascular hypertension）是由各种原因造成肾动脉狭窄，引起肾血流量减少和肾缺血而最终导致的继发性高血压，占所有高血压病例的 5%～10%，多表现为中至重度高血压。肾血管性高血压更易导致心、脑、肾等多种靶器官损害，可以通过介入或手术使病变血管重新通畅，从而得到有效治疗。

【病因和病理】

引起肾动脉狭窄的原因主要有三种情况：动脉粥样硬化（atherosclerosis）、纤维肌性发育不良（fibromuscular dysplasia，FMD）和多发性大动脉炎（Takayasu's arteritis）。在我国大动脉炎是年轻患者肾动脉狭窄的重要原因之一。

动脉粥样硬化最常见，占 60%～70%，多为 50 岁以上男性，是全身性血管病变的一部分。粥样斑块多位于肾动脉近端，包括主动脉。纤维肌性发育不良少见，仅占 2%～3%，好发于儿童和青年，病变为平滑肌和纤维组织真性增生。多发性大动脉炎好发于女性青年，病变主要在主动脉及其分支，累及一侧或双侧肾动脉，位于肾动脉开口处。主要病理变化是动脉中层呈弥散性肉芽肿样增生、弹性纤维破坏或断裂。

多种原因引起的肾动脉狭窄使肾供血不足，导致肾小球硬化、肾小管萎缩及肾间质纤维化，会导致患者肾体积变小萎缩。由于肾缺血可以刺激肾小球旁体结构的近球细胞和致密斑，又可促进肾素的合成和释放，肾素 - 血管紧张素 - 醛固酮系统（RAAS）激活，外周血管收缩，水、钠潴留导致血压增高。

【临床表现】

与原发性高血压相似，常见症状有头痛、头晕、心悸、胸闷、视力减退、恶心、呕吐等。但病史有以下特点：①青年发病常小于 30 岁，以女性为多；老年发病常大于 50 岁，以男性为多。②病程短或发展快。③原有长期高血压突然加重。④常用降血压药无效或疗效不佳。⑤腰背部及肋腹部可有疼痛，约半数以上病例可听到血管杂音，部分患者可有蛋白尿。⑥多无高血压家族史。

【诊断】

根据病史、症状和体格检查资料，首先应排除肾外性疾病、肾实质性高血压和原发性高血压。对疑为肾血管性高血压的患者应做进一步的检查以明确。

多普勒超声检查是临床上最常用的筛查手段，能提供解剖和功能两方面信息，如患侧肾体积小于健侧肾。若肾动脉狭窄，则显示血管起始段血流流道变细，收缩期峰值血流速度增加，阻力指数较高。但该项检查的准确性依赖操作者的技术水平。

CTA　在诊断肾动脉狭窄临床应用中最为广泛，对狭窄超过 50% 以上的肾动脉病变诊断准确性更高，但由于需要应用碘造影剂，在肾功能不全的患者中应用受限。

MRA　以钆为造影剂的 MRA 对肾动脉狭窄诊断非常特异并且敏感。由于钆可以引起肾纤维化，尽量避免对肾功能显著下降（GFR $<$ 30 mL/min）患者应用。

肾动脉造影（renal angiography）和数字减影血管造影（digital subtraction angiography, DSA）是诊断肾血管性高血压的金标准。肾动脉造影以经皮穿刺股动脉插管法的应用为最广泛。肾动脉有狭窄时，可观察狭窄的部位、范围、程度以及狭窄后扩张征象。数字减影血管造影术（DSA）可消除与血管影像无关的其他影像（如骨骼、软组织阴影），使血管像显影清晰，可使用更少的造影剂。但血管造影是一项侵袭性操作，不宜作为肾血管性高血压的初筛手段。

过去血浆肾素活性测定、放射性核素肾图也是肾血管性高血压常用的辅助检查方法，目前在临床上已较少使用。

【治疗】

肾血管性高血压的治疗目的在于控制或降低血压，恢复足够的肾血流量，改善肾功能。主要包括药物治疗、经皮血管成形术（percutaneous transluminal renal artery angioplasty, PTRA）和外科手术治疗三种方法。药物治疗多能有效控制肾血管性高血压，有研究显示患者在远期存活率上药物治疗与 PTRA 无显著性差异，是肾血管性高血压的初始治疗。对于已导致缺血性肾病变的肾动脉狭窄，为防止狭窄和肾功能损伤进展，用血管介入的方法行 PTRA 及置入血管支架仍为首选。如 PTRA 禁忌或 PTRA 及支架置入失败，可采用外科手术治疗。

（一）药物治疗

血管紧张素转化酶抑制药（ACEI）和钙拮抗药是控制肾血管性高血压效果较好的药物。大多数患者通常需联合服用多种降压药，也包括 β 受体阻断药、利尿药和 α 受体阻断药。值得注意的是即便血压得到控制，肾动脉狭窄仍会进展。ACEI 类药物对于合并有糖尿病性肾病、左心室肥大和心力衰竭的肾血管性高血压患者尤为有效，但会减低肾小球滤过率，有可能损害肾功能，使用时应密切监测肾功能，双侧肾动脉狭窄者禁用。

（二）经皮腔内血管成形术（PTRA）和血管支架置入术

经皮腔内血管成形术（PTRA）是一种用球囊导管扩张狭窄肾动脉的血管造影技术。经股动脉插入球囊导管，再行肾动脉选择性插管，充胀球囊可以扩张狭窄部位。这项技术可同时置入血管支架，在治疗肾血管性高血压中发挥了最重要的作用。对于血管纤维肌性发育不良、肾动脉粥样硬化的肾动脉狭窄以及动脉炎，该技术也可多次应用。PTRA 尤其适于血管纤维肌性发育不良，可不放血管支架。而对于肾动脉粥样硬化及大动脉炎患者同时置入血管支架比单纯 PTRA 效果更好。

病例 63-3

（三）外科手术

由于现在临床上药物、PTRA 技术的出现使需要外科手术重建的病例明显减少。外科手术治疗包括自体肾移植、动脉病变内膜切除术、肾动脉狭窄段切除吻合术、旁路移植手术、患肾切除术等。

第五节　多囊肾

【定义及分类】

多囊肾（polycystic kidney disease）是一种遗传病，分两种类型：常染色体隐性遗传多囊肾（autosomal recessive polycystic kidney disease，ARPKD）和常染色体显性遗传多囊肾（autosomal dominant polycystic kidney disease，ADPKD）。

一、常染色体隐性遗传多囊肾

【病因及病理】

其以肾集合管囊性扩张为特点，很少有 1 cm 以上囊肿出现，常在婴儿期发病。

【临床表现及检查】

患儿的典型表现是产检 B 超可发现增大的、回声增强的肾。由于胎儿的尿液产生不足，会出现羊水过少、新生儿 Potter's 面容、四肢畸形以及肺部发育不全等问题。新生儿腹部常有巨大光滑的肾形肿物，坚硬、不透光，血清肌酐和尿素氮在出生时和母亲一致，但随后开始上升，30% ～ 50% 的患儿在出生后很短时间内因为尿毒症或者呼吸衰竭而死亡。

能顺利度过新生儿期的患儿，疾病的程度较轻，可生存至成人期，其主要临床表现是高血压和肾功能不全。所有 ARPKD 患儿的肝均受累形成先天性肝纤维化，肝脏疾病要比肾疾病更严重，表现为不同程度的胆管扩张、门静脉高压、食管静脉曲张和肝脾大。

【治疗与转归】

目前还没有方法治愈 ARPKD。存活下来的患儿需要治疗高血压、充血性心力衰竭、门静脉高压和肝肾衰竭。血透和肾移植可能是最好的治疗选择。

二、常染色体显性遗传多囊肾

【病因及病理】

ARPKD 是目前最常见的遗传性肾疾病类型，据统计接受血液透析的患者中有 5% ～ 10% 是 ADPKD。本病有两种基因型：PKD1 和 PKD2。PKD1 位于 16 号染色体短臂，85% 的 ADPKD 患者是由于 PKD1 突变引起的。这些患者疾病进展较快，囊肿在 20 岁前开始发展，终末期肾病发生在 50 岁前。PKD2 位于 4 号染色体长臂，PKD2 突变发生在 15% 的 ADPKD 患者中，这些患者疾病进展相对缓慢，终末期肾病一般在 70 岁后才出现。

【临床表现及检查】

本病多发生在 40 ～ 50 岁，可以出现镜下和肉眼血尿、腰腹痛、胃肠症状（继发于肾增大或者结肠憩室）、肾绞痛（继发于血块或结石）和高血压，一旦当肾功能失代偿，将进入慢性肾功能不全以及尿毒症期。腰腹部胀痛是成人患者最常见的症状，与多种因素有关：占位效应（囊肿与腹壁或临近器官的挤压）、囊内出血、泌尿系感染和肾结石。ADPKD 存在一些常见的肾外表现，包括：肝、胰腺、脾和肺囊肿，Willis' 环动脉瘤，结肠憩室，主动脉瘤和二尖瓣脱垂。

排泄性尿路造影表现为肾盂、肾盏受压变形，拉长变细，呈蜘蛛状；B 超、肾 CT 及 MRI

可显示大小不等的囊性病变及肾实质厚度。

【治疗及转归】

目前 ADPKD 尚无治愈的方法，治疗目标是控制高血压，延缓终末期肾病的发展。20%～30% ADPKD 患者会出现结石，多采用碱化尿液、自发排石治疗。对于囊肿伴严重感染的患者，可选择囊肿穿刺引流术，对体积较大的囊肿行去顶减压术可减轻疼痛。发展至尿毒症期可选择腹透、血透或肾移植手术。

第六节　精索静脉曲张

【定义与流行病学】

精索静脉曲张（varicocele）是指精索内蔓状静脉丛的异常扩张、伸长和迂曲，可导致阴囊疼痛不适及进行性睾丸功能减退，是男性不育的常见原因之一。多见于青壮年，通常好发于左侧，占 77%～92%，双侧为 10% 左右，单纯发生于右侧的少见，仅 1% 左右。

精索静脉曲张在普通男性人群中的患病率为 10%～15%，在原发性不育中约为 40%，继发性不育中约为 80%。

【病因】

左精索内静脉行程长且呈直角注入左肾静脉，左肾静脉通过主动脉和肠系膜上动脉之间，这些解剖结构使左精索内静脉容易受压，并增加血液回流阻力。精索内静脉瓣发育不全或缺如也会导致精索静脉曲张。腹膜后肿瘤、肾肿瘤压迫精索内静脉，癌栓栓塞肾静脉，使血流回流受阻，可以引起继发性精索静脉曲张。

【临床表现】

原发性精索静脉曲张，如病变轻，一般多无症状，仅在体检时或因不育症就诊时被查出。症状严重时，可以表现为站立时患侧阴囊有坠胀感，行走、劳动时加重，平卧休息后症状可缓解或消失。如卧位时静脉曲张不消失，则可能为继发性。

精索静脉曲张可影响精子产生和精液质量，可能由于静脉淤血、睾丸内温度升高、缺氧等因素影响睾丸的生精功能。男性不育的诸多因素中，精索静脉曲张是不可忽视的因素。

【诊断】

立位检查，可以看到或触及阴囊内蚯蚓状团块，平卧位后缩小或消失。轻者局部体征不明显，可做 Valsalva 试验：患者站立，用力屏气增加腹内压，血液回流受阻，显现曲张静脉。对睾丸的检查非常重要，睾丸变小、变软是睾丸功能不全的表现。应注意鉴别瘦长体型特别是青春期男性可能存在胡桃夹综合征。

彩色多普勒超声检查可以辅助判断精索内静脉中血液反流现象。对于不育患者或有生育要求的患者，应做精液分析检查。

若平卧位后，曲张静脉仍不消失，应怀疑静脉曲张属继发性病变，可进一步检查，明确本病是否为腹膜后肿瘤、肾肿瘤压迫所致。

【治疗】

原发性精索静脉曲张的治疗应根据患者是否伴有不育或精液质量异常、有无临床症状、静脉曲张程度等区别对待。继发性精索静脉曲张应积极寻找和治疗原发病。

药物治疗主要包括改善静脉曲张的药物和改善疼痛症状的药物。

手术是治疗精索静脉曲张的主要手段。因不育就诊的患者，手术适应证主要是同时具备以下三点：①存在不育；②精液质量异常；③女方生育力检查基本正常。对于因疼痛症状就诊的患者，如果症状严重，影响生活质量，经保守治疗改善不明显，可以考虑手术。对于严重精索静脉曲张同时伴有患侧睾丸体积明显较对侧减小的患者，建议手术。

手术方式大致可以分为传统开放精索内静脉高位结扎术、腹腔镜下精索内静脉高位结扎术和显微镜下精索静脉曲张手术。目前，显微镜下精索静脉曲张手术被认为是治疗精索静脉曲张的首选方法。

第七节　肾囊肿

肾囊性疾病（cystic diseases of kidney）包括单纯性肾囊肿、多囊肾、获得性肾囊肿、肾盂旁囊肿等。一般分为遗传性疾病（如多囊肾等）和非遗传疾病（如单纯性肾囊肿、多发性肾囊肿等）。临床上以单纯性肾囊肿最为常见，可发生于各个年龄段，成年人发病率随年龄增长而增加，可为一侧或两侧发病，可单发或多发，常见于中老年，男性多于女性。

【病因及病理生理】

肾囊肿的发病机制尚未阐明，一般认为肾囊肿起源于肾小管，出现小管上皮细胞增生，形成有液体积聚的独立囊，不再与肾小管相通。当囊肿达到一定大小时，会压迫肾实质，激活肾素血管紧张素系统引起高血压。巨大或多个囊肿的压迫，可使肾实质受压变薄，肾供血减少，同时还可压迫集合系统，使尿液排出受阻，从而引起肾功能的改变，若合并感染则会进一步加重肾功能的损害。

【临床表现】

肾囊肿一般无临床症状，大多数在检查其他疾病或体检时偶然被发现。B 超、CT 或 MRI 是重要的诊断方法，超声造影和增强 CT 或 MRI 有助于鉴别囊性肾癌、肾积水、肾盏憩室、肾癌等疾病。Bosniak 在 1986 年根据 CT 的影像学特点将肾囊肿分为 Ⅰ、Ⅱ、Ⅱ F、Ⅲ、Ⅳ型，其中 Ⅰ 型为单纯性肾囊肿，其中约 1.7% 为恶性；Ⅱ 型为有轻微复杂征象的肾囊肿，其中约 18.5% 为恶性；Ⅱ F 型与 Ⅱ 型恶性概率相似，需定期随访；Ⅲ 型为有高度复杂征象的肾囊肿，其中约 33% 为恶性；Ⅳ 型则为囊壁有实性变的肾囊肿，其中约 92.5% 为恶性。

【治疗】

大多数学者认为单纯性肾囊肿患者无肾盂与肾盏明显受压、感染、血尿、腰痛等症状时，可以等待观察，无需治疗。对囊肿体积较大，且有腰痛，肾实质或肾盂、肾盏、输尿管明显受压，导致肾积水者可考虑手术。Bosniak Ⅲ 型和 Ⅳ 型者，需积极手术。治疗方法包括：

1. 腹腔镜肾囊肿去顶减压术　分为经腹腔、经后腹腔等途径，在腰部或腹部打 3 ～ 4 个小孔，建立腹腔镜通道，用腹腔镜器械游离并切除大部分囊肿壁。具有安全、痛苦少、创伤小、恢复快等优点，近年已成为肾囊肿的首选手术方式。

2. 肾部分切除术　对于临床上高度可疑恶变者，不能仅行囊肿去顶术，若为恶性，则有种植转移的风险，应选择腹腔镜或开放肾部分切除术，术中将囊壁及周边 0.2 ～ 0.5 cm 的肾实质一并切除，并缝合肾创面。

3. B 超引导下肾囊肿穿刺抽液、注射无水乙醇或其他硬化剂，复发率较高，且硬化剂有外溢和吸收等可能，而对肾产生损害，此法适用于年老体弱、不能耐受手术或有手术禁忌者。

4. 开放手术　因创伤大，恢复慢，现临床上已很少应用。但对于体积较大的复杂囊肿，怀疑恶性需行肾部分切除术时，开放手术可以减少囊肿破裂种植的风险，是一种安全、可靠的手术方式。

（马潞林）

病例 63-5

肾上腺疾病的外科治疗

根据胚胎时期来源不同，肾上腺分为皮质（来源于中胚层组织）和髓质（来源于外胚层组织）。在成人，肾上腺皮质约占 90%，髓质约占 10%。皮质由外向内依次划分为：球状带、束状带、网状带，依次分泌盐皮质激素、糖皮质激素和性激素。肾上腺髓质分泌儿茶酚胺。上述 4 种激素分泌异常增多时，对应出现如下病症：醛固酮增多症、皮质醇增多症、肾上腺性征异常症和儿茶酚胺增多症。

有相当比例的肾上腺疾病依靠外科手术治疗，甚至外科手术是唯一的治疗方法。随着影像学技术（B 超、CT 和 MRI）的发展，体检时肾上腺偶发瘤检出明显增多。外科肾上腺疾病术前除常规的影像学检查明确肿瘤的定位外，还需进行内分泌评估，明确肿瘤性质，以便做好围术期处置，降低手术风险和增加手术的安全性。需行外科治疗的肾上腺疾病包括常见的皮质醇增多症、原发性醛固酮增多症、儿茶酚胺增多症及其他相对少见的无功能性肾上腺皮质腺瘤、节细胞神经瘤、副神经瘤等。近年来肾上腺转移癌的手术治疗屡有报道。

知识拓展：肾上腺的形态、解剖定位及激素分泌

第一节　皮质醇增多症

皮质醇增多症（hypercortisolism）亦称皮质醇症，因美国神经外科医生 Harver Cushing 于 1932 年描述了该疾病，故以库欣综合征（Cushing syndrome）名命，是机体糖皮质激素长期异常增高引起的一系列临床症状和体征。库欣病（Cushing disease）与库欣综合征概念不同，它是指由于垂体病变导致促肾上腺皮质激素（ACTH）过量分泌，而继发的皮质醇增多症。根据病因不同，皮质醇增多症分为 ACTH 依赖性和非 ACTH 依赖性两类。

【流行病学】

库欣综合征的年发病率为 0.7 ～ 2.4/100 万。在高血压人群中库欣综合征占 0.5% ～ 1%；在 2 型糖尿病的肥胖患者、血糖控制不佳且合并高血压者，库欣综合征发病率可达 2% ～ 5%。该病高发年龄为 20 ～ 40 岁，约占 70%，男女发病比例为 1∶8。

【临床分类】

1. ACTH 依赖性库欣综合征（corticotropin dependent Cushing syndrome） 因垂体瘤 - 下丘脑功能紊乱（常见病变为垂体瘤或微腺瘤）导致腺垂体 ACTH 分泌过多，刺激双侧肾上腺皮质增生，分泌过量皮质醇从而产生相应的临床症状。根据 ACTH 来源不同，可分为内源性库欣综合征（约占 70%）和外源性库欣综合征（约占 10%）两种。内源性 ACTH 来源于垂体腺瘤或微腺瘤和垂体细胞增生，过多的 ACTH 分泌使双侧肾上腺皮质弥漫性增生（束状带为主），所致疾病即库欣病。外源性 ACTH 是由于垂体以外的肿瘤组织分泌大量 ACTH 或 ACTH 类似物，刺激肾上腺皮质增生，分泌过量皮质醇导致相应临床症状，如最常见的小细胞肺癌（50%）、胸腺瘤、胰岛细胞肿瘤、支气管类癌、甲状腺髓样癌以及嗜铬细胞瘤等导致 ACTH 分泌过多引起，即异位 ACTH 综合征（ectopic ACTH syndrome）。

2. 非 ACTH 依赖性库欣综合征（corticotropin independent Cushing s syndrome） 占

20%，主要为肾上腺肿瘤，包括肾上腺皮质腺瘤及腺癌，其皮质醇分泌是自主性的，因患者血中皮质醇水平高，垂体轴 ACTH 分泌处于抑制状态，体内 ACTH 水平低下。由此可导致肿瘤之外的同侧及对侧正常肾上腺皮质处于萎缩状态。肾上腺皮质腺瘤多为单个，只分泌糖皮质激素，腺癌则体积较大，除了分泌糖皮质激素外，还可分泌过量的雄性激素。

【临床表现】

由于体内长期高皮质醇血症可引起糖、蛋白质、脂类代谢异常和生长发育障碍、电解质和性腺功能紊乱，皮质醇增多症有较典型的临床表现。常见典型临床表现有：

1. 向心性肥胖　一般为轻或中度肥胖，典型的向心性肥胖表现为"满月脸""水牛背"、悬垂腹、四肢相对消瘦。

2. 高血压和低血钾　血压一般为中度升高，特点是收缩压与舒张压均增高。少数患者血压严重升高，可能导致心、脑血管并发症。

3. 皮肤变化　表现为头面部皮肤菲薄，呈多血质面容。腋下、腹部、股部出现紫纹、瘀斑。

4. 骨质疏松和肌萎缩　体内糖皮质激素增高促进机体蛋白质分解，合成下降而出现负氮平衡，可以导致骨质疏松及肌萎缩。患者通常感觉腰背痛，身高缩短。可以发生肋骨、胸椎和腰椎病理性骨折，在手术摆体位时要格外当心。

5. 糖代谢异常　皮质醇增多症患者约 20% 有显性糖尿病。皮质醇增多可加速糖异生，脂肪细胞和肌肉细胞对胰岛素的敏感性下降，使这些细胞对葡萄糖的摄取和利用失活。

6. 性腺功能减退　女性月经紊乱、稀少甚至闭经或不育。女性男性性征化常见，表现为痤疮、多毛、长小胡须、阴蒂增大等；男性则表现为阴茎勃起功能障碍（erectile dysfunction，ED）。儿童可表现为腋毛与阴毛提早出现。

7. 精神症状　表现为失眠、记忆力减退、精神不集中，严重者可出现躁狂型精神分裂症。

【诊断】

1. 实验室检查　虽然皮质醇增多症的临床表现基本相似，但病因却不同，因此实验室检查十分有必要，应于手术前区分是垂体性、肾上腺性还是异源性 ACTH 分泌异常。

（1）皮质醇及其代谢产物的测定：血浆皮质醇增高，失去昼夜节律，能确定诊断。同时尿液游离皮质醇水平亦增高。

（2）血浆 ACTH 测定：皮质醇增多症确诊后，需进一步区分病因，血浆 ACTH 的测定（参考值 10 ～ 100 pg/ml）可帮助诊断。肾上腺肿瘤所致皮质醇增多症患者体内 ACTH 水平下降，库欣病和 CRH 分泌性肿瘤所致肾上腺增生患者可出现 ACTH 升高（15 ～ 500 pg/ml），而异位 ACTH 综合征患者体内显著升高（＞ 1000 pg/ml）。双侧岩静脉取样检测 ACTH 对判定患者是库欣病还是异位库欣综合征方面也有帮助。

（3）地塞米松抑制试验：地塞米松是高效的糖皮质激素，可以抑制下丘脑－垂体－肾上腺素轴的功能，使正常人的皮质醇分泌下降。皮质醇增多症患者行小剂量地塞米松抑制试验应不被抑制，而大剂量抑制试验则用于皮质醇增多症的病因鉴别。肾上腺皮质增生者被抑制，而肾上腺皮质肿瘤及异位 ACTH 综合征者则不被抑制。对怀疑异位 ACTH 综合征的患者应该同时检查有无甲状腺髓质癌和嗜铬细胞瘤。

2. 影像学检查　B 超检查对肾上腺肿瘤所致的皮质醇增多症有定位诊断价值，此方法简单、无创，是首选的检查方法，但敏感性相对较差。肾上腺薄层 CT 扫描和 MRI 检查在发现肾上腺肿瘤方面具有 95% 的敏感性，且对于鉴别肾上腺腺瘤和癌症也有帮助，是临床常用的检查手段（图 64-1-1）。除了对肾上腺区域重点检查外，蝶鞍侧位摄片和正位体层摄片还可以发现较大的垂体腺瘤。对可疑异位 ACTH 综合征的患者，首先应检查胸部及前纵隔 CT 和 MRI，若为阴性，再进行颈部、腹部和盆腔的检查。

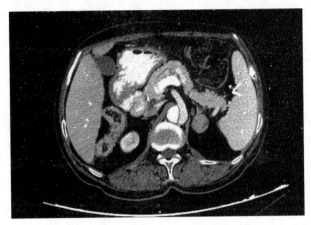

图 64-1-1　库欣综合征，左侧肾上腺皮质腺瘤

3. 放射性核素扫描　胆固醇是皮质类固醇合成的必需原料，利用 ^{131}I 标记胆固醇肾上腺皮质扫描方法可以判断肾上腺皮质腺瘤或者腺癌的准确部位和功能状态。利用 NP-59 进行肾上腺的放射闪烁成像，可以区分肾上腺腺瘤和增生，但疗效尚不肯定。该检查在鉴别肾上腺源性的皮质醇增多症和原发性色素性微结节增生方面意义最大。但目前放射性核素检查临床应用不如 CT 及 MRI 普遍。

4. 对骨骼系统的检查　皮质醇增多症患者均有不同程度的骨质疏松，严重者可发生病理性骨折，因此术前应常规行骨骼系统 X 线和骨密度检查，以了解体内骨质疏松情况及有无病理性骨折。

【治疗】

由于引起皮质醇增多症的病因不同，其治疗方法及效果也不尽相同。

1. 药物治疗　药物治疗虽有一定效果，但基本上都作为辅助治疗，根本的治疗手段仍依靠外科手术。对于轻度的库欣病患者可以缓解其症状，但停药后又会复发。如氨鲁米特，其主要作用是阻断从胆固醇向孕烯醇酮的转变，应用后可使皮质醇水平下降，而血 ACTH 水平则明显上升。其他如赛庚啶，除有抗组胺作用外，还可能作用于下丘脑垂体，抑制 ACTH 释放，因此对皮质醇增多症有效。

2. 手术治疗

（1）垂体瘤切除术：库欣病的首选治疗是经蝶骨垂体腺瘤切除术，手术效果比较满意（成功率为 80%）。目前垂体微腺瘤多数可经蝶窦用内镜切除。

（2）肾上腺腺瘤或肾上腺皮质癌的手术治疗：腹腔镜肾上腺切除术是肾上腺腺瘤的首选治疗方式，其创伤小、恢复快、治疗效果良好。对肿瘤较大（≥ 6 cm）或者可疑肾上腺皮质癌的患者，可采用腹腔镜或机器人手术，也可以选择开放性手术。一般不超过半年即可恢复到病前状态。后者若病变较局限且无转移，应行腹腔镜或开放患侧肾上腺根治性切除术，治疗效果也较好，但在手术中应将肾上腺附近的淋巴结清除。由于肾上腺皮质癌病史短而肿瘤增长快，往往发现时体积已较大或有周围浸润，故其治疗效果及预后极较差。

（3）结节性肾上腺皮质增生：双侧肾上腺切除术，或一侧全切、对侧次全切是结节性肾上腺增生的主要治疗手段，但前者需终身用皮质激素替代，目前推荐较少。目前多推荐腹腔镜单侧肾上腺切除（增生明显侧）术。术后定期检测皮质醇。

（4）异位 ACTH 综合征：首选治疗方法是手术切除原发肿瘤，切断 ACTH 的分泌来源。这需要术前对于肿瘤准确定位。若肿瘤体积小，发展慢，手术效果较好。若肿瘤体积大，进展快，且发生转移，也应尽量手术切除。若无法手术，可以考虑放、化疗及药物治疗。有时异位 ACTH 诊断明确但未找到原发肿瘤或异位 ACTH 肿瘤广泛转移无法切除，可以选择双侧肾上腺全切除或一侧全切另一侧大部切除以缓解症状。

（5）肾上腺手术围术期的处理：对肾上腺皮质增生行双侧切除，一侧全切对侧大部分切除者，术前 3 天每天应予醋酸可的松肌内注射，每次 10 mg，每天 3 次。此外，手术当日应于术中、术后各静脉滴注氢化可的松 100 mg，术后第 1 天、第 2 天继续用氢化可的松 200 mg，第 3 ～ 5 天后可依次减量，直至 100 mg。除用醋酸可的松外，还应加用泼尼松每次口服 10 mg，每天 3 次，以后逐日递减肌内注射醋酸可的松的用量，1 周左右停用。接着给予口服泼尼松，并逐月减量，在用药期间观察患者体温、脉搏、呼吸，有无心悸、憋气、无力的感觉，防止肾上腺危象发生，同时定期检测血皮质醇水平，以了解激素补充是否到位和激素撤退是否过快。对一侧全切对侧大部分切除者口服补充激素常需要 3 ～ 6 个月，病史长者，术后 1 ～ 2 年内都需要补充激素。对部分肾上腺腺瘤患者还应同时加用 ACTH，每次 25 U，每天 3 次，刺激已萎缩的肾上腺皮质，使其尽快恢复功能。若出现肾上腺危象，患者可能表现为畏食、腹胀、恶心、呕吐、食欲缺乏、疲乏、嗜睡、血压下降、体温上升。此时需要补充激素，同时纠正血压及电解质紊乱。

3. 放射疗法　对于垂体瘤切除后疗效不理想，不接受再次手术的患者，可用该方法。多采用直线加速器照射治疗。

【预后】

库欣综合征经有效治疗皮质醇恢复正常后，患者标化死亡率可接近正常人群，但 5 年内仍有较高的心、脑血管疾病发生率，而治疗后皮质醇增多症未纠正者，标化死亡率是正常人群的 3.8 ～ 5.0 倍。5 年生存率肾上腺皮质腺瘤患者约为 90%，异位 ACTH 综合征患者约为 51%，皮质癌患者为 10% ～ 23%。异位 ACTH 分泌者，非肺部神经内分泌肿瘤或者小细胞癌多预后不良，肺类癌预后较好。

第二节　原发性醛固酮增多症

原发性醛固酮增多症（primary hyperaldosteronism，PHA）简称原醛症，是由于肾上腺球状带或异位组织自主或部分自主分泌过多的醛固酮，抑制了肾素分泌，导致出现的一系列临床症状。临床表现为高血压、低血钾、低肾素、高醛固酮和肌无力及周期性瘫痪的综合征。该病于 1955 年首先被 Conn 报道，因此称 Conn 综合征。本病患者约占高血压患者的 1%，常见发病年龄为 30 ～ 50 岁。患者多有低钾表现，但有不少患者血钾水平并无异常。大部分患者因孤立性产生醛固酮的肾上腺腺瘤（简称醛固酮瘤；图 64-2-1）和特发性肾上腺双侧增生所致。此外，还应注意将原发性醛固酮增多症与继发性醛固酮增多症相鉴别，后者可因肾动脉狭窄或者低速血流状态（如充血性心力衰竭、肝硬化等疾病）对肾素 – 血管紧张素系统的刺激而继发产生，原发病因矫正后，病情可随之好转。

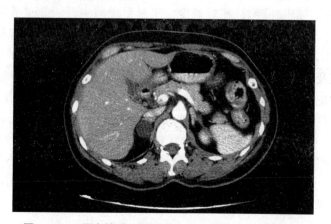

图 64-2-1　原发性醛固酮增多症，右侧肾上腺皮质腺瘤

【病因及病理】

1. 肾上腺皮质腺瘤　该肿瘤起源于肾上腺球状带，故称醛固酮腺瘤（aldosterone-producing adenoma，APA）。据统计约占原发性醛固酮增多症的 70%。几乎均为单侧孤立性肿瘤，文献也有报道同侧 2 个肿瘤者。肿瘤直径一般 1～2 cm，也有超过 3 cm 者。腺瘤呈圆形或卵圆形，似蛋黄样，切面为金黄色，有完整包膜，与正常肾上腺组织有明显界限。

2. 特发性醛固酮增多症（idiopathic hyperaldosteronism，IHA）　该类型为常见的临床亚型，约占原发性醛固酮增多症的 30%，症状多不典型，病理为双侧肾上腺球状带增生。此型与垂体产生的醛固酮刺激因子有关，对血管紧张素敏感，肾素虽受抑制，但肾素对体位改变及其他刺激仍有反应，醛固酮分泌及临床表现一般较腺瘤轻。

3. 肾上腺皮质癌　临床少见，占原发性醛固酮增多症的 1% 以内，肿瘤一般大于 3 cm，除分泌大量醛固酮外，还分泌糖皮质激素及性激素，产生相应的临床症状。肿瘤易早期发生转移，预后极差。

4. 肾上腺皮质增生　较少见，占原发性醛固酮增多症的 1%～2%。内分泌和生化测定结果酷似皮质腺瘤，做一侧肾上腺切除或肾上腺次全切除效果良好。临床还可见到肾上腺病变呈结节样增生或腺瘤样增生的病理报告，将其切除后效果同样满意。

5. 糖皮质激素可抑制的醛固酮增多症　此类病例属罕见，除原发性醛固酮增多症的表现外，严重者还合并性腺功能低下、男性生殖器发育不良或假两性畸形；女性表现为原发性闭经和缺乏副性征。血中醛固酮浓度与 ACTH 节律相平行，用糖皮质激素治疗可纠正其肾素和醛固酮的分泌，临床症状可以控制或缓解。

6. 异位分泌醛固酮的肿瘤　罕见于肾癌和卵巢癌，异位肿瘤具有自主分泌醛固酮的功能，对 ACTH 及血管紧张素无反应。

【临床表现】

临床多表现为中到重度的长期顽固性高血压，多种联合用药治疗均难以控制。其他症状包括无力、多饮、多尿、夜尿、头痛以及疲乏，其中无力和疲乏与低钾血症的出现有关。

1. 高血压　原发性醛固酮增多症引起的高血压是最常见的继发性高血压（约占继发性高血压的 5%～15%），高血压是原发性醛固酮增多症主要的临床表现，因头晕、疲乏、视物模糊就诊者最多。高血压是由于血浆容量增加和血管阻力增强，后者与血管壁内钠离子浓度增加，对加压物质反应增强有关。血压一般呈良性高血压进程，恶性高血压少见。

2. 低血钾　早期无明显临床表现，中度低钾患者，表现为四肢乏力，严重者出现肌麻痹。患者上肢不能抬举持物，如吃饭时掉筷子、下肢跛行，有时不自主下跪，称之为软瘫，低血钾多是原发性醛固酮增多症的后期表现。

3. 酸碱平衡失调、电解质紊乱　细胞外液钾大量丢失，细胞内钾也丧失，Na^+ 及 H^+ 增加，细胞内 pH 下降，细胞外液 H^+ 相对减少，于是呈现碱中毒。此时游离钙减少，出现四肢麻木、手足抽搐。手足抽搐与低血钾有关，当血钾明显降低时，由于神经肌肉应激性降低，手足抽搐较轻或不发生，补钾治疗后若手足抽搐不好转，应补钙甚至补充镁离子。

4. 心电图变化及对心脏的影响　心电图变化与低血钾程度有关，目前研究也表明醛固酮可以直接作用于心血管系统，造成血管壁和心脏重构。表现为轻度心室肥大，ST 段时间延长、T 波增宽或倒置，亦可出现心律失常、期前收缩或阵发性心动过速，严重者可发生心室纤颤。

5. 多尿、夜尿、烦渴　长期缺钾，可导致肾小管上皮空泡样变性，肾浓缩功能障碍，患者表现为多尿，尤其夜间多尿，尿比重低，夜尿增多。除肾功能减退外，还与原发性醛固酮增多症患者尿钠排泄的昼夜节律颠倒有关。醛固酮分泌增多导致钠潴留，高血钠时患者有烦渴症状。

6. 空腹血糖升高　长期低血钾可影响胰岛素的分泌和作用，原发性醛固酮增多症患者约 25% 空腹血糖升高。

【诊断】

1. 典型的临床表现　高血压，血清醛固酮水平上升，而血清肾素活性下降，低血钾，尿钾增高，碱性尿，低比重尿有助于明确诊断。

2. 血浆醛固酮 / 肾素浓度比值（aldosterone/rennin ratio，ARR）　是高血压患者中筛选原发性醛固酮增多症的重要指标，血清中醛固酮浓度与肾素活性比值为 1 : 25 ～ 30 强烈支持原醛症的诊断。当血浆醛固酮＞ 15 ng/dl，肾素活性＞ 0.2 ng/（ml·h），计算 ARR 有意义。但测定时需要统一试验条件（直立体位、纠正低钾血症、排除药物影响），以使检测结果更加可靠。降压药应当维持，但应当避免使用螺内酯、β 受体阻断药、血管紧张素转换酶抑制药（ACEI）、血管紧张素 II 受体阻断药。

3. 体位试验（卧立位试验）　晨起（8 点）测定患者卧位醛固酮、肾素活性，活动 4 小时后，于午时（12 点）测定立位醛固酮、肾素活性。正常人及非原发性醛固酮增多症患者站立 4 小时后肾素活性及血管紧张素轻微增加，但醛固酮可增加 2 ～ 4 倍；特发性醛固酮增多症患者增加至少 33%；腺瘤型患者则未见明显增加。

4. 确诊试验　确诊试验有盐水负荷试验、卡托普利试验等。最为常用的是盐水负荷试验：该检查可通过高盐饮食 5 天，或者低盐饮食 2 ～ 3 天后于仰卧位给予 2 L 生理盐水，然后收集24 小时尿测定皮质醇、尿钠以及醛固酮浓度而实现。血浆醛固酮浓度＜ 5 ng/dL 或者钠负荷后24 小时尿醛固酮浓度＜ 14 μg 可排除原醛症。

5. 与继发性醛固酮增多症的鉴别　继发性醛固酮增多症的特点是：通过血容量降低等肾上腺外因素促使血浆肾素活性水平增高，通过肾素 - 血管紧张素系统兴奋，继发醛固酮分泌增加。

6. 地塞米松抑制试验　用于鉴别糖皮质激素可抑制的原发性醛固酮增多症。每日服用地塞米松 2 mg，数日后血钾、血压及血醛固酮水平恢复至正常，以后终身需服用小剂量地塞米松。特发性醛固酮增多症及醛固酮瘤患者，醛固酮水平可被地塞米松一过性抑制，但抑制时间短，且不能降至正常水平。

7. 腺瘤型与增生型的鉴别　测定上午 8 ～ 12 时的 ACTH 与醛固酮，腺瘤型患者的醛固酮水平随 ACTH 水平的下降而下降，而增生型两者不同步。

8. 肾上腺静脉采血（adrenal vein sampling，AVS）　对于双侧病变，为明确功能性肿瘤的位置，需要进行肾上腺静脉采血，通过静脉穿刺取样，了解肾上腺静脉及其上下部位下腔静脉处皮质醇和醛固酮的浓度，肾上腺静脉中醛固酮与皮质醇比值大于 4 可提示单侧腺瘤。该检查为有创检查，临床应用较少，但对于手术前的功能定位非常重要。

9. 影像学检查

（1）B 超检查：对绝大多数腺瘤能作出明确判断，但对于直径小于 1 cm 的腺瘤有时不易发现。

（2）CT 检查：对腺瘤的诊断有绝对的意义，采用肾上腺区域的薄层扫描可以检出直径＞5 mm 的肾上腺肿物。直径 1 cm 以上者检出率可达 90%。腺瘤直径一般 1 ～ 2 cm，低密度或等密度，轻度强化。

（3）MRI 的敏感性不如 CT，但特异性更高，尤其是可对比观察同反相位图像。MRI 也可应用于妊娠患者和无法耐受静脉注射对比剂的患者。

（4）肾上腺静脉造影：能同时测定双侧肾上腺静脉血的醛固酮和皮质醇，以鉴别是增生型还是腺瘤型原发性醛固酮增多症，但因该检查为有创性检查，且肾上腺静脉插管有一定难度，故不列为常规检查。

（5）[131]I 标记的碘甲基去甲胆固醇（NP-59）进行闪烁成像也可用于原发性醛固酮增多症诊断。像胆固醇一样，NP-59 被肾上腺皮质摄取，滞留于肾上腺而不被代谢。肾上腺腺瘤与摄取较低的对侧正常肾上腺相比呈现出"热结节"的表现，增生腺体可呈现双侧摄取。目前临床应用较少。

【治疗】

1. 非手术治疗　非手术治疗主要是药物治疗，适应证包括：①特发性醛固酮增多症；②糖皮质激素可抑制的原发性醛固酮增多症；③不能耐受手术或不愿接受手术的醛固酮腺瘤患者。常用的药物如螺内酯，有排钠保钾作用，对醛固酮的合成和分泌不产生影响；常用剂量为每日 60～80 mg，分 3～4 次服用，服用期间观察血压变化，酌情增减用量。不能耐受螺内酯的患者可以选择高选择性醛固酮抑制剂（如依普利酮）。血钾明显降低者应同时补充 10% 氯化钾溶液，可口服或静脉滴注。长期高血压患者可加用 ACEI（如卡托普利等）。另外，钙拮抗药可降低血浆醛固酮水平，因此应用钙离子通道阻滞剂可抑制血管平滑肌收缩，使血管阻力下降。糖皮质激素可抑制的醛固酮增多症可通过注射外源性的地塞米松来治疗（0.5～1 mg/d），用螺内酯可减少激素的需要量并且避免出现库欣综合征的症状。

2. 手术治疗　目前腹腔镜肾上腺手术时治疗单侧醛固酮瘤和单侧肾上腺增生所致原发性醛固酮增多症的首选治疗方式，手术创伤小，恢复快，已被普遍接受。术后多数血钾能快速恢复正常，且不需补充糖皮质激素。特发性醛固酮增多症患者只有 20%～30% 能从手术治疗中获益，对不能耐受药物治疗的患者术前建议先行肾上腺静脉采血，明确功能强的肿瘤所在位置，并先行该侧手术。对肿瘤较大或者怀疑皮质癌，确认无明显局部浸润和远处转移的患者，也可以选择手术治疗。有经验术者可以选择腹腔镜或机器人手术。皮质癌患者术后疗效不肯定。

【预后】

醛固酮腺瘤和单侧肾上腺增生患者术后血钾可以恢复正常，血压得到改善，其中 35%～60% 高血压可以治愈（血压 < 140/90 mmHg，停用降血压药物）。约 80% 的患者术后血压可改善。高血压病史 < 5 年，术前螺内酯治疗有效，术前服用不超过 2 种降压药即可控制血压，术前高 ARR 比值以及无高血压家族史是术后血压显著改善的重要预后因素。

知识拓展：醛固酮瘤的术前准备

第三节　儿茶酚胺增多症

儿茶酚胺增多症包括肾上腺嗜铬细胞瘤、副神经节瘤及肾上腺髓质增生。嗜铬细胞瘤发病率较低，但任何年龄段均可发病，发病的高峰年龄为 40～60 岁，性别无差异。肿瘤大多为单发，大小不一，小者 1～2 cm，大者可在 10 cm 以上。发生在肾上腺外的异位嗜铬细胞瘤肿瘤，亦称为功能性副神经节瘤，可发生在交感神经节附近，如主动脉旁体，颈部，纵隔，腹部以及盆腔。嗜铬细胞瘤被称为 10% 肿瘤：10% 双侧发病，10% 是恶性的，10% 发生在儿童，10% 发生在肾上腺外，10% 是家族性的。

嗜铬细胞瘤/副神经节瘤的主要临床表现为阵发性高血压，是由于肿瘤分泌过多儿茶酚胺（肾上腺素和去甲肾上腺素）引起的。临床也不乏亚临床嗜铬细胞瘤，即无临床症状、但有内分泌功能的嗜铬细胞瘤；多在体检时发现，术中患者有明显血压波动。肾上腺髓质增生发病率明显低于嗜铬细胞瘤，表现为双侧肾上腺体积增大，其程度可不一致，影像学检查见髓质与皮质体积比增大，有的呈结节样增生表现（图 64-3-1）。

【病因及病理】

嗜铬细胞瘤/副神经节瘤病因尚不明确，可能与遗传有关。近年来研究表明约 30% 有家族遗传背景，并已明确致病基因：Von Hippel Lindau 病（*VHL* 基因突变）、多发内分泌肿瘤 -1 型（*MEN1* 基因突变）、多发内分泌肿瘤 -2 型（*RET* 基因突变）、家族性嗜铬细胞瘤/副神经节瘤综合征（*SDHD*、*SDHB* 或 *SDHC* 基因突变）、神经纤维瘤病 -1 型（*NF-1* 基因突变）等。

嗜铬细胞瘤大部分为良性肿瘤，呈分叶状或球形，表面有包膜，血管丰富，间质很少，常有出血及坏死。恶性嗜铬细胞瘤组织学检查不能预测恶性或转移，当出现淋巴结、肝、骨、肺等转移及局部复发时才能确诊。

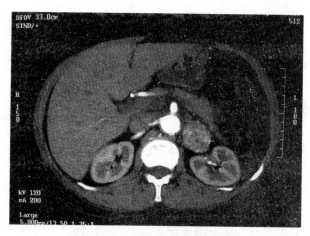

图 64-3-1　左肾上腺嗜铬细胞瘤

肾上腺髓质增生病因尚不清楚，可作为单独病症出现，一般双侧病变，但增生的程度有时并不一致。临床病理可见肾上腺尾部和两翼都有髓质存在，细胞增大，髓质与皮质比例增大，肾上腺髓质重量也增加。其临床表现与嗜铬细胞瘤基本相同。

【临床表现】

1. 头痛、心悸、出汗　是嗜铬细胞瘤的典型三联征，另外，以下症状也可能会间歇出现：焦虑、震颤、感觉异常、潮红、胸痛、气促、腹痛、恶心、呕吐以及一些无特异性表现。与该肿瘤相关的高血压可能表现为：患者的血压可能在平稳状态下阵发性增高，持续血压升高伴随阵发性血压突然增高。未诊断明确的患者接受外科手术或穿刺治疗时，猝死有可能发生。

2. 高血压　嗜铬细胞瘤占高血压的 0.1% ～ 0.2%，是少数可以治愈的高血压之一。功能性嗜铬细胞瘤其典型的临床表现为突发性血压增高、阵发性高血压。当情绪不稳定、体位突然变化等刺激肿瘤时，血压可突然升高，个别人有时用血压计测不出最高数值。有的患者可自行缓解，少数患者会因运动、排尿、排便等诱发出现高血压危象和心、脑血管病变（如心肌梗死和脑血管意外），而危及生命。病史越长、发作越频繁者，儿茶酚胺心肌病发病率越高，严重者可出现心力衰竭、肺水肿，更有甚者可导致昏迷以至死亡。持续性高血压伴阵发性加重者，部分可合并肾血管性高血压。除儿茶酚胺分泌增多外，由于肿瘤较大压迫肾动脉使之明显狭窄，造成肾缺血，肾素、血管紧张素、醛固酮分泌增多而致。极少见的嗜铬细胞瘤合并原发性醛固酮增多症的肿瘤患者亦可表现为持续性高血压。

3. 代谢异常　儿茶酚胺分泌增多使代谢发生异常。表现为血糖升高，尿糖和糖耐量异常，肝糖原分解加速，胰岛素分泌受抑制，胆固醇升高。肿瘤切除后可恢复。

4. 特殊类型的表现　膀胱嗜铬细胞瘤较少见，当膀胱充盈或排尿时，由于肿瘤受刺激产生高血压，同样表现头痛、大汗、四肢发冷、心率加快甚至晕厥，排尿间歇期缓解。

5. 肿瘤　复发部分肿瘤切除后有复发或再发，临床表现无异，应警惕恶性嗜铬细胞瘤的可能性。

【诊断】

诊断依靠典型的临床症状、实验室检查及影像学检查。

1. 临床症状　阵发性高血压频繁发作伴相应症状出现时，应考虑嗜铬细胞瘤的诊断。对无高血压病史而突发心力衰竭，又找不到其他病因者亦应考虑为儿茶酚胺心肌病所致。对上腹部隐痛、腰背部不适、体格检查发现肾上腺区有占位性病变者应行相应实验室检查，以除外嗜铬细胞瘤。

2. 实验室检查　主要是儿茶酚胺（CA）及其代谢物测定。

（1）CA 定性试验：连续 3 次检测尿儿茶酚胺阳性应考虑儿茶酚胺增多症。

（2）CA 的代谢产物香草扁桃酸（VMA）定量测定：连续 3 次检测 24 小时尿，若测定值超过正常 1 倍以上，诊断应成立。

（3）去甲肾上腺素（NE）、肾上腺素（E）及多巴胺（DA）是CA的组成部分，该项检测比较敏感，若NE、E增高至正常值数倍应诊断为儿茶酚胺增多症。肾上腺嗜铬细胞瘤主要分泌肾上腺素，肾上腺外嗜铬细胞瘤（副神经节瘤）缺乏苯乙醇胺N-甲基转移酶，因此这些肿瘤分泌去甲肾上腺素。

（4）酚妥拉明（regitine）抑制试验：当高血压发作时，应用酚妥拉明做抑制试验，血压若迅速下降则为阳性，临床有诊断意义。

（5）胰高血糖素激发试验：怀疑本病但血压又不高时，应用胰高血糖素做激发试验可使血压明显升高，较之用组胺更为安全，但仍有一定风险，目前临床上少用。

（6）无症状但有内分泌功能的肿瘤患者血中NE和E测定值升高，血压不高是由于结合多巴胺（DA）明显升高，对抗了NE及E的收缩血管作用，使内脏血管、肾血管扩张而致。

（7）DA异常升高应警惕恶性嗜铬细胞瘤。

（8）肾上腺髓质增生的实验室检查与嗜铬细胞瘤基本相同。

3. 影像学检查　儿茶酚胺症90%为嗜铬细胞瘤所致，影像学检查的目的是进行肿瘤的定位和判断有无转移，从而确定有无手术指征。

（1）B超检查：对1 cm以上肿瘤阳性发现率非常高，又因其无创伤、价格便宜、检查方便，故应为首选。

（2）CT检查：是嗜铬细胞瘤最重要的影像学检查，可判定肿瘤的大小、数目、形态及与周围脏器的关系，并能预测手术的难易程度、手术切口的选择。CT对异位嗜铬细胞瘤的诊断阳性率可达70%以上。肿瘤体积常大于3 cm，动脉期成不均匀强化，以周边强化明显，合并出血、坏死。

（3）MRI检查：MRI扫描诊断嗜铬细胞瘤，其敏感性为95%，特异性为100%。对于儿童、妇女或其他需减少放射性暴露者或对CT造影剂过敏者应考虑使用。

（4）血管造影：血管造影属有创伤性检查，在一般情况下可不采用，但对体积较小的肿瘤及异位肿瘤的发现有一定帮助。

（5）[131]I-间位碘苄胍（[131]I-MIBG肾上腺髓质显像）：该药与NE相似，可被嗜铬细胞摄入，由标记的放射性核素示踪，能显示嗜铬细胞瘤的部位。[131]I-MIBG可以定位嗜铬细胞瘤，尤其是多发或异位嗜铬细胞瘤，并能判断有无转移。该诊断的灵敏度为77%～89%，特异性为88%～100%。该检查目前国内仅少数医院开展。

（6）奥曲肽（[111]铟标记的生长抑素八肽，一种合成的生长抑素类似物）进行生长抑素受体闪烁扫描方法对于嗜铬细胞瘤特别是恶性嗜铬细胞瘤定位有一定作用，其特异性可达到94%。该检查目前国内仅国内少数医院开展。

（7）PET：常用于症状提示嗜铬细胞瘤，生化试验阳性，但常规影像学检查不能定位者。

（8）对有典型嗜铬细胞瘤症状，影像学检查无肿块者，应该考虑肾上腺髓质增生的可能，CT检查显示肾上腺体积增大，[131]I-MIBG肾上腺髓质扫描有助于诊断。

【治疗】

手术切除是治疗的首选。手术的目标在于完整切除肿瘤并防止肿瘤包膜破裂。其治疗效果与病史长短、发作频繁程度有关。病史短、症状较轻者效果良好；病史越长，高血压越难矫正。因此，定性、定位诊断后，在充分做好术前准备的情况下应尽早手术。

1. 术前准备　充分的术前准备是保证手术成功的关键，特别对已发生儿茶酚胺心肌病患者，必须有效地控制血压使之恢复正常或接近正常，心律失常得到有效改善，心肌损害得以恢复，全身血管容量恢复正常分布。

（1）α-受体阻断药的应用：应用该药后周围血管阻力降低，静脉回心血量增加，血压下降。常用药物为酚苄明，每日30～60 mg，分3次服用，应用1周左右应视血压情况增减剂量。国产酚苄明也具有良好的降压效果且价格便宜。在一般情况下，术前至少应用 2 周。部分肿瘤过大压迫肾血管合并肾血管性高血压患者，除应用 α- 受体阻断药外，还应同时应用血管紧张素转换酶抑制剂，以消除肾素 – 血管紧张素升高引起的肾血管性高血压。钙拮抗药能够阻断去甲肾上腺素介导的钙离子内流入血管平滑肌细胞内，达到控制血压和心律失常的目的，还可改善心功能，临床可以与 α- 受体阻断药联用。

（2）β- 受体阻断药的应用：对于心律失常，心率 120 次 / 分以上者应使用该药。这些药物抗心律失常效果明显，不引起心力衰竭及哮喘。常用的药物为普萘洛尔，每次 10 mg，每日 3 次，应使心率控制在 80 次 / 分以下。上述药物治疗 2 周以上绝大多数患者均已具备手术条件，少数仍需调整剂量或用药时间。

（3）术前扩充血容量：在调整血压后，一般可在术前 3 日充分扩容，以扩张毛细血管床，补充血容量。对保证肿瘤切除后维持循环稳定极为重要，特别对于那些术前无症状的嗜铬细胞瘤患者，亦应进行充分的术前准备，才能保证顺利度过围术期。

术前药物准备的时间至少 10 ～ 14 日，症状发作频繁者应考虑 4 ～ 6 周，以下几项指标可以帮助判断是否准备充分：①血压稳定在 120/80 mmHg 左右，心率＜ 80 ～ 90 次 / 分；②无阵发性血压升高、心悸、多汗等现象；③体重呈增加趋势，血细胞比容＜ 45%；④轻度鼻塞，四肢末端发凉感消失或有温暖感，甲床红润等。

2. 术中麻醉配合　术中麻醉为手术的成功提供了重要保障，术中术者应该和麻醉师做好的沟通。手术开始动脉和中央静脉置管，建立 2 ～ 3 个给药通道，以便于控制血压。对于充血性心力衰竭或冠状动脉疾病的患者，Swan - Ganz 导管是有必要的。麻醉多选静脉全身麻醉，术中密切监测血压变化并给予相应的处理。术中控制血压常用药物包括硝普钠、硝酸甘油和酚妥拉明。术中控制心律失常是最好药物是短效 β- 受体阻断药（如艾司洛尔）。

3. 手术及切口选择　过去手术多采用开放方式，现在很多中心腹腔镜技术和机器人技术已成为嗜铬细胞瘤手术治疗的首选方法。开放手术中，对于单侧肿瘤手术切口，选择经第 11 肋或第 11 肋间腰部切口，此切口容易暴露肾上腺。对较大肿瘤可采用胸腹联合切口，避免损伤肝、脾、胰腺及主要血管，手术安全性高。双侧多发性肿瘤可选经腹横切口，同时显露双侧肾上腺。异位嗜铬细胞瘤应根据具体情况选择切口。术中应尽量减少刺激肿瘤，减少血压波动。如果肿瘤与周围组织明显粘连又不能完整取出，可行包膜内肿瘤剜除术。腹腔镜技术目前已广泛应用于临床治疗，相对于开放手术而言，由于腹腔镜具有视野放大作用，可以做到局部精细解剖，术中儿茶酚胺释放少、血压波动幅度小、创伤小、术后恢复快、住院时间短等优点，是肾上腺嗜铬细胞瘤首选的治疗方法。常用腹腔镜入路有经腹途径、经腹膜后途径、胸腹联合入路途径等。腹腔镜入路的选择，应依据肿瘤的大小和术者的经验。机器人技术在切除大体积嗜铬细胞瘤方面有很大优势，但目前费用较高，可结合术者的经验和患者的经济条件选择。

对于恶性嗜铬细胞瘤手术切除原发病灶仍是主要治疗手段，虽对延长生存时间可能帮助有限，但可以有效控制血压等相关症状。对于无法手术或多发转移的患者，可以采用 ^{131}I-MIBG 放射性核素治疗，大剂量放射性核素治疗可以延长生存时间，缓解症状，但长期疗效欠佳。

肾上腺髓质增生同样应手术治疗，将增生更为明显的一侧肾上腺全切除，对侧切除 1/2 或 2/3，术后观察血压变化及恢复情况。

【预后】

目前认为嗜铬细胞瘤 / 副神经节瘤都具有恶性潜能，预后与患者年龄、肿瘤侵袭性、有无转移、有无家族史及治疗早晚等有关。良性病例 5 年生存率超过 95%，但约 50% 仍有高血压。恶性嗜铬细胞瘤 / 副神经节瘤 5 年生存率约为 50%，肝、肺转移较骨转移者预后差。

病例 64-1

病例 64-1 解析

（张　旭）

男性性功能障碍、不育和节育

第一节 概　述

男性生殖医学（male reproductive medicine）是研究男性生殖生理以及生殖功能障碍的科学，主要包括：男性生殖系统的解剖生理、男性生育功能障碍、男性节育与避孕、男性性腺功能障碍、男性性功能障碍、性传播性疾病以及中老年男性的生殖健康等。按照 WHO 的定义，男性生殖医学是研究男性生殖健康的科学。

男性性功能是在神经内分泌调节下使阴茎海绵体发生血流动力学变化，包括性欲望、性兴奋而阴茎勃起、性交时性高潮及射精后阴茎疲软功能一系列人类最基本的生物学特征之一。另外，人类的性功能不仅体现在男性生育力，而且有夫妻情感交流，促进和谐生活的功能。

阴茎由一对圆柱形阴茎海绵体（corpus cavernosum）和一个尿道海绵体（corpus spongiosum）及其相应的动脉、静脉和神经组成。尿道海绵体内有尿道通过，作为尿液和精液排出的通道；阴茎海绵体是主要勃起器官，由结构类似香蕉的一对圆柱体组成，外包有内环外纵的致密结缔组织构成的白膜（tunica albuginea），内部充满平滑肌和结缔组织构成的海绵状结构 - 阴茎海绵体窦（sinusoid）、阴茎小动脉分支（阴茎海绵体动脉、阴茎背动脉和球海绵体动脉）、小静脉分支（阴茎中、深层静脉回流系统）和神经末梢（阴茎海绵体神经、阴茎背神经）分布于其中。

图片：阴茎海绵体的血管、神经分布示意图

图片：阴茎勃起的分子生物学机制示意图

性刺激时，在神经调节下通过激活一氧化氮合酶（NOS），促使阴茎内部合成和释放一氧化氮（nitric oxide，NO），NO 扩散入细胞激活胞浆可溶性鸟苷酸环化酶（soluble guanylate cyclase，sGC），后者把 5- 鸟嘌呤三磷酸（GTP）转化为 3'5'- 环鸟苷一磷酸（cGMP）。cGMP 作为细胞内第二信使分子，通过调节一系列激酶降低平滑肌细胞胞浆内钙离子浓度，从而使阴茎海绵体动脉和阴茎海绵体窦平滑肌松弛，增加阴茎海绵体内血液灌注使阴茎海绵体膨胀，阴茎海绵体体积增大而白膜延伸、张力增加，压迫白膜下或穿出白膜的小静脉使阴茎海绵体静脉流出受阻，使阴茎海绵体内压力增加而诱发阴茎勃起（图 65-1-1）。cGMP 又被阴茎海绵体内特异性 5 型磷酸二酯酶（phosphodiesterase type 5，PDE5）降解成 5'-GMP 而失去活性。因此，性刺激下 NO-cGMP-PDE5 信号通路对勃起功能的调节具有特异性，选择性 5 型磷酸二酯酶抑制剂（phosphodiesterase type 5 inhibitor，PDE5i）可以通过阻断 cGMP 降解而提高性刺激下阴茎勃起功能，西地那非等一系列选择性 PDE5i 可用于治疗勃起功能障碍（图 65-1-2）。

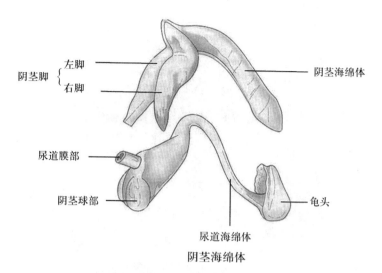

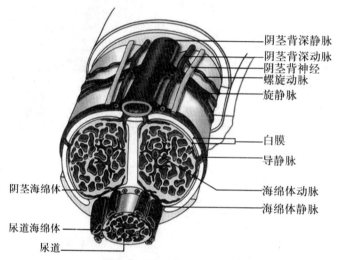

图 65-1-1　阴茎海绵体结构示意图

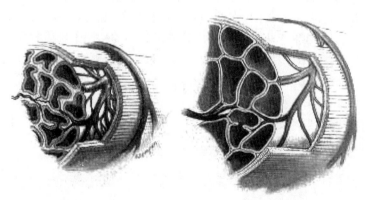

疲软状态（左）　　　　勃起状态（右）

图 65-1-2　阴茎勃起的血流动力学变化示意图

睾丸是男性主要生殖腺，其主要功能是生成精子（spermatozoa），还能合成及分泌雄激素睾酮（testosterone）（图 65-1-3）。

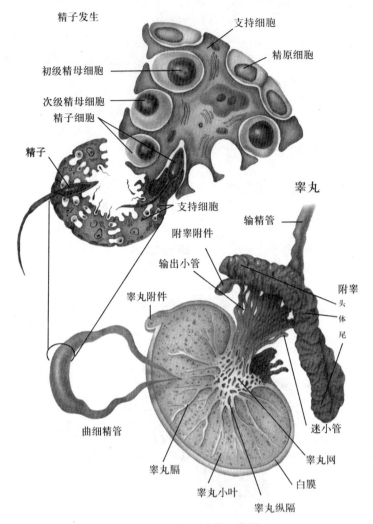

图 65-1-3　睾丸结构示意图

　　精子发生过程起始于精曲小管（seminiferous tubes），精原干细胞分化形成成熟的精子。不同分化期的生精细胞（germinal cell）在曲细精管中按照特殊的联系排列，在支持细胞滋养以及间质细胞分泌的睾酮影响下逐步分化形成成熟精子。人类精原干细胞分化形成成熟的精子需要 64 天，人类睾丸具有旺盛的精子生成功能，每克睾丸每天生成 300 ～ 700 万个精子。因此，睾丸是能量代谢、蛋白质和核酸代谢最旺盛的器官之一，容易受到多种内源性和外源性因素影响导致精子生成功能障碍引起男性不育症。而且，精曲小管生成的精子汇聚到睾丸网，通过多条输出小管到附睾储存。当性交时通过输精管、射精管及尿道射入阴道内。因此，各种原因引起输精管道梗阻或性功能障碍可引起男性不育症。

第二节　男性性功能障碍

　　正常男性性功能包括性欲、性兴奋、阴茎勃起、性交时性高潮和射精，射精后转入疲软状态等一系列生理功能。其中任何环节不正常而影响正常性功能活动时，称为男性性功能障碍。男性性功能障碍分为以下几种：①性欲障碍，性欲低下、无性欲、性厌恶、性欲亢进、性欲倒错。②勃起功能障碍，勃起功能障碍。③射精功能障碍，射精过快（早泄）、不射精、逆行射精、射精痛。④性高潮障碍，性高潮减退或缺如；另有感觉障碍性交疼痛、感觉异常、痛性勃起等。⑤疲软功能障碍，缺血性阴茎异常勃起、非缺血性阴茎异常勃起。本章节重点介绍勃起功能障碍和早泄。

一、勃起功能障碍

勃起功能障碍（erectile dysfunction，ED）的定义是性交时阴茎勃起硬度不足以插入阴道，或勃起硬度维持时间不足以完成满意的性生活，病程 3 个月以上可诊断为 ED。

【流行病学】

调查表明，40～70 岁男性 ED 发生率为 52%，并随着年龄的增长而呈增高趋势。男性性功能障碍主要表现在 ED 和早泄，是年轻人群中最常见的性功能障碍。ED 患者的孤僻及自我封闭可能会恶化夫妻关系，严重影响婚姻及家庭和谐。

【病因】

阴茎勃起涉及神经、血管、内分泌系统等生物学以及精神心理学等非生物学因素的相互影响、相互作用，其中任一因素的异常均可导致勃起功能障碍，但大部分病例几种病因同时存在。

既往认为 ED 的原因是心理性原因，但是近期研究表明，阴茎勃起器官发生血管、神经、内分泌病理变化是 ED 的主要原因，这些器质性病理改变与 ED 的危险因素密切相关。①全身性疾病，如高血压、糖尿病、心血管病、高脂血症、抑郁症、肾衰竭、肝衰竭。②神经系统疾病，如老年性痴呆、多发性硬化、脑卒中、脑炎、外周神经病变。③内分泌异常，如甲状腺功能亢进症、甲状腺功能减退症、性腺功能低下、高催乳素血症。④阴茎疾病、心理性疾病（紧张、焦虑或抑郁）。⑤手术创伤与神经系统损伤（脊髓损伤）、盆腔损伤（创伤、手术、放疗）、泌尿系统损伤（前列腺切除术、经尿道前列腺电切术），常引起 ED。⑥某些常用的药物治疗，如抗高血压药、中枢神经系统药物、三环类抑郁药物、非甾体消炎药，亦可导致 ED。⑦不良的生活方式，如吸烟、酗酒、应用消遣药物（recreational drug，指能够提高性功能的药物）等有关。

【诊断】

ED 诊断包括详细的病史、体格检查、实验室检查和必要的特殊检查。

1. 勃起功能国际指数问卷（IIEF5）（表 65-2-1） 它由 Rosen 于 1988 年按勃起功能障碍的定义设计，包括关于勃起功能的三个问题，性生活的总体满意度和患者对阴茎勃起及维持勃起的信心各一个问题。其评判标准为：评分 ≤ 21 诊断为勃起功能障碍，评分 ＞ 21 诊断为无勃起功能障碍，灵敏度为 98%，特异度为 88%。

表65-2-1　勃起功能国际指数问卷简表（IIEF-5）

	0	1	2	3	4	5	评分
1. 对阴茎勃起功能及维持勃起有多少信心？		很低	低	中等	高	很高	
2. 受到性刺激后，有多少次阴茎能够坚挺以进入阴道？	无性活动	几乎没有或完全没有	只有几次	有时或大约一半时候	大多数时候	几乎每次	
3. 性交时，有多少次能在进入阴道后保持阴茎勃起？	没有尝试性交	几乎没有或完全没有	只有几次	有时或大约一半时候	大多数时候	几乎每次或每次	
4. 性交时，维持阴茎勃起直至性交完成，有多大困难？	没有尝试性交	非常困难	很困难	很困难	有点困难	不困难	

续表

	0	1	2	3	4	5	评分
5. 尝试性交时是否感到满足	没有尝试性交	几乎没有或完全没有	只有几次	有时或大约一半时候	大多数时候	几乎每次或每次	

填写说明：请根据您过去 6 个月内性生活的情况，选出下面 5 个问题中适合您的选项，逐次将每项得分相加，就是您的总分。若您的总分小于 21 分，建议您找医生做进一步检查，以确认是否患为勃起功能障碍（ED）

2. 体格检查　ED 患者体检的重点是泌尿生殖系统、血管系统、神经系统及内分泌系统。

3. 实验室检查　推荐的经典的男性性功能障碍的实验室检查包括，快速血糖、血脂以及雄性激素的检测。这些试验是鉴别或确诊特殊原因（例如性腺功能发育不良）的首要指标，并且可以评价药物并存病、伴随疾病（如糖尿病、高脂血症）。

4. 其他特殊检查

（1）夜间阴茎勃起试验：有助于鉴别器质性 ED 和心理性 ED。

（2）血管方面的检查：如阴茎海绵体血管活性药物注射试验、阴茎超声检查。

（3）神经方面的检查：如心率控制试验、心血管的反射检测试验、阴茎生物震颤域测量等。

【治疗】

（一）一般疗法

积极治疗 ED 相关原发慢性疾病，如糖尿病、高血压、高血脂、肥胖以及精神心理性疾病等。

（二）第一线治疗

口服药物磷酸二酯酶 5（PDE5）抑制剂治疗。据统计，目前 79% 的 ED 患者首选的治疗是口服药物。促勃起药物常用的有：西地那非作为第一代药物在 1998 年被 FDA 认证，之后又增加了伐地那非和他达那非，对非器质性和器质性 ED 均有效。在性刺激存在的情况下能有效地增强阴茎勃起，其起效时间为 30 ~ 60 分钟，禁与硝酸酯类药物合用。三种 PDE5 抑制剂对于治疗 ED 并没有明显差异，都表现出良好的耐受性，并有相同的禁忌证。伐地那非是唯一需预防心脏传导阻滞的 PDE5 抑制剂。

（三）第二线治疗

1. 真空负压装置疗法　该装置通过利用圆筒形真空负压装置投入阴茎体，利用机械性负压提高阴茎海绵体动脉血流而诱发阴茎勃起后在阴茎根部放置硅橡胶紧缩环防止静脉回流以维持阴茎勃起（图 65-2-1）。临床有效率达 60% ~ 70%，可发生皮下淤血、紫斑，阴茎温度降低、射精困难以及操作麻烦等不良反应，目前作为第二线治疗方法。上述疗法作为一次性诱发勃起治疗 ED 的方法，对于轻中度勃起功能障碍患者有效，但对 20% 左右重度 ED 患者效果不佳。

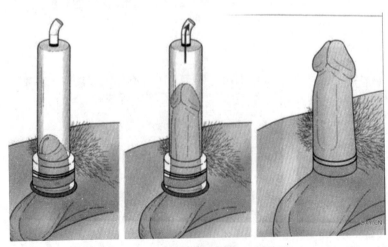

图 65-2-1　真空负压装置疗法示意图

2. 阴茎海绵体内药物注射治疗　作用于 VIP/PGE1-cAMP 信号通路的血管活性药物（单次治疗剂量：罂粟碱 30 mg/ 次、酚妥拉明 0.5 mg/ 次、前列腺素 E₁ 20 μg/ 次），经阴茎海绵体内注射后可提高阴茎海绵体内 cAMP 浓度而扩张阴茎海绵体动脉，增强勃起功能，临床有效率达 60% ～ 70%。该疗法必须在医生指导下，药物剂量个体化，开始使用单次治疗剂量的 1/2，利用胰岛素注射器注射在阴茎外上侧注射阴茎海绵体内，注意勿注入尿道海绵体，通常注射药物后 5 ～ 10 min 可以诱导勃起，根据勃起情况适量加减药物剂量，如药物使用过量可引起严重的缺血性阴茎异常勃起 4 小时以上，需要男科急症处置。由于该疗法属于侵袭性治疗方法，可引起疼痛、异常勃起或阴茎海绵体纤维化等不良反应，目前作为第二线治疗方法（图 65-2-2）。

知识拓展：三件套可膨胀性阴茎假体置入术

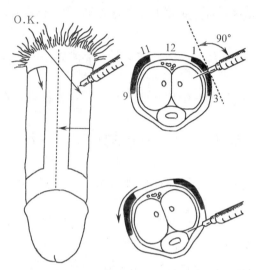

图 65-2-2　阴茎海绵体内药物注射疗法示意图

（四）第三线治疗

阴茎假体置入手术治疗。阴茎假体置入手术是根据阴茎海绵体结构，利用与人体组织相容性良好的硅橡胶材料制作人工阴茎假体。三件套可膨胀性阴茎假体由两个圆柱体置入阴茎海绵体内，将 100 ml 水囊安放在膀胱前间隙，调节泵安放在阴囊内，连接相应导管。性交前通过按压调节泵开关诱导勃起而治疗 ED（图 65-2-3）。适用于第一线治疗及第二线治疗无效的重度 ED 患者。

临床有效率 90% 以上，术后 10 年内设备故障、感染、糜烂等合并症发生率为 10% 左右。要严格掌握手术适应证和禁忌证，熟练掌握手术技巧，严格执行手术操作规范，定期随访。

知识拓展：阴茎假体置入手术治疗重度勃起功能障碍

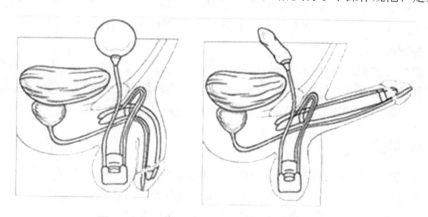

图 65-2-3　阴茎假体置入手术治疗 ED 示意图

（五）ED 康复治疗

目前上述 ED 治疗属于对症治疗，不能修复 ED 病理变化而使勃起功能康复。近年来微能量医学包括低能量冲击波及低强度脉冲式超声疗法用于 ED 康复治疗，有待于进一步深入临床研究。

二、早泄

早泄（premature ejaculation，PE）是性交时控制射精功能障碍，阴茎插入阴道前或插入阴道即射精（< 1 分钟），是射精障碍中最常见的疾病，发病率占成年男性的 35% ～ 50%。

【病因及发病机制】

传统观点认为早泄大都是心理性原因，新近研究发现：

1. PE 患者和正常人精神心理方面并无显著性差异，只在忧郁、不安、精神症、敌对心理方面有一定异常趋势。

2. PE 患者阴茎头感觉较正常人灵敏，性交时对刺激感受的性冲动过高，射精反射控制的阈值过低而发生早泄。

3. PE 患者阴茎头诱发电位潜伏期比正常人短，感觉神经兴奋性比正常人高，以致性交时射精反射异化，而诱发早泄。

由于目前还缺乏 PE 的动物模型，PE 发病机制研究有待于深入研究。

【治疗】

既往研究报道性感集中训练和行为治疗、脱敏治疗或性交技巧、频率、体位指导实际临床效果不佳。

口服药物利用 5- 羟色胺再摄取抑制剂治疗精神心理障碍患者过程中发现部分患者射精障碍，非适应证临床观察 5- 羟色胺再摄取抑制剂治疗 PE 比安慰剂有效。

2013 年新型 5- 羟色胺再摄取抑制剂盐酸达泊西汀在我国上市，其药物代谢动力学起效快，初始半衰期为九十分钟和终末半衰期为十八小时。给药二十四小时后，血浆达泊西汀浓度下降至低于峰值浓度的百分之五。临床研究中对早泄治疗效果比安慰剂好，目前为 PE 治疗首选药物。

局部治疗药物是以局部麻醉药为主制成的喷雾剂和软膏，如利多卡因，可于性交前涂在阴茎头上治疗 PE 具有一定的疗效。

近 35%PE 患者合并不同程度 ED，可选择 5- 羟色胺再摄取抑制剂联合 PDE5i 治疗。

三、不射精

性交时难以达到性高潮而射精，甚至无性高潮，常导致不育症。不射精患者可能有正常性欲及勃起功能。不射精症多由外伤等引起的器质性原因引起，如脊柱损伤、交感神经损伤等，糖尿病及其他神经性疾病、慢性酒精中毒、服用过量镇静药等均可抑制射精。心理性原因亦是年轻人不射精的常见原因，如性无知，不做阴茎插入阴道后的抽动，女方不配合、刺激不够或由于精神及感情因素等。

治疗：进行性知识教育和技术指导等心理方面的治疗，以去除心理性病因，对外伤、糖尿病、饮酒或服镇静药等进行原发病的治疗。利用阴茎震动器震动刺激诱发射精，对器质性抑或心理性病因造成的不射精均有良好效果。此外，还有中药及针灸治疗。

四、逆行射精

逆行射精的患者在性生活时有性高潮及射精感，但精液未射出尿道口外，逆向进入膀胱内。本病是男性不育症的原因之一。糖尿病、膀胱尿道炎症、膀胱颈部肌肉功能异常、局部神经支配失调、膀胱及前列腺手术损伤神经等均可造成逆行射精。特别是经尿道前列腺切除术造成的逆行射精可高达 89%。本病诊断主要依靠人工诱导或性交后尿液检查精子来诊断。

治疗：口服交感神经兴奋药物治疗，如苯丙醇胺等，疗效在 40% 左右，严重者需要手术重建膀胱颈部。

五、射精痛

在性交达到高潮而射精时发生性器官的疼痛，射精痛也是常见的一种性功能障碍。

最常见的原因有精囊炎、前列腺炎、附睾炎、前列腺及精囊结石症、生殖系肿瘤、尿道狭窄、严重包茎、阴茎结石等症。

治疗应追查原因，以治疗原发病为主。

六、性高潮障碍

性高潮障碍是指在任何形式的性活动中出现性高潮缺失、性高潮快感显著降低或性高潮延迟出现。这部分患者一般性唤起正常，部分患者同时伴有射精功能障碍。性高潮障碍一般认为与高血压、糖尿病、压力性尿失禁、抑郁、焦虑、性虐待经历、婚姻失败、药物不良反应等多种因素有关。其中，性高潮障碍被认为是女性服用 5 羟色胺再摄取抑制剂后最常见的药物不良反应。

性高潮障碍主要以心理治疗为主，并辅以其他疗法。性感集中训练、手淫及认知 - 行为干预等多种心理学措施，对原发性性高潮障碍具有良好的治疗效果。同时，缓和配偶间不良的人际关系问题，对于心理治疗的远期疗效至关重要。此外，还可以配合药物、物理治疗或多种方法联合的方式治疗性高潮障碍。

第三节　男性不育症

【定义】

夫妻未采取避孕措施，有规律性生活 1 年以上未孕可诊断不育症（Infertility）。调查表明已婚夫妻不育症发生率占 15% 以上，其中男性和女性因素各占 50%。

男性不育症应排除女性因素，精液质量异常、精液输送管道异常或性功能障碍导致不育可诊断男性不育症。

【病因】

一般将引起男性不育的原因分为睾丸前原因（先天性或后天性下丘脑、垂体疾病，或者能引起下丘脑 垂体轴改变的外周器官疾病）、原发性睾丸病变和睾丸后原因。

【诊断】

1. 病史　应特别注意采集与不育相关的病史：①生殖病史，性交频率和时间；不育的时间和既往生育史；青少年时期的疾病史和发育史；性生活史；性腺毒性物质接触史等。②系统疾病史。③外科手术史。④用药史和药物过敏史。⑤家族生育史等。

病史记录应从青春期开始，包括记录嗓音何时变化，胡须何时长出等。如有睾丸下降不良（隐睾）病史，药物治疗（HCG 或 GNRH）或手术治疗年龄的记录尤为重要，而疝修补术以及可能造成的继发睾丸损伤也应记录。准确的用药史也很重要，因为很多药物，如柳氮磺吡啶（sulfasalazine）、抗高血压药、抗生素、细胞抑制剂和代谢类激素的不良反应可以导致雄激素不足和不育。

因为不能生育是夫妻双方共同关心的问题，询问病史时双方均应在场。对于不育的患者要记录以下内容：不育的时间、无避孕性交和性交的频率、分居情况（如工作变更和经常性的旅游）、有无性交困难的征象、有无造成夫妻间不和的职业性或个人因素、其他性伙伴有无妊娠史以及双方接受的检查。

2. 全面的体格检查　可以了解全身器官系统，有无与雄激素不足和（或）不育有关的疾病。有关雄激素不足和（或）不育的特殊检查。应当注意的是性腺功能减退的临床表现与出现的时间有关。如果青春期后雄激素不足很明显，那么临床症状会很分散。体格检查除了全身一般检查外，还应特别注意生殖器官和副性征检查，包括：①阴茎的检查（注意尿道口的位置）；②睾丸的触诊和大小的测量；③输精管和附睾是否存在；④是否存在精索静脉曲张；⑤副性征发育情况，如体型、毛发分布、乳房发育；⑥直肠指检取前列腺液。

【辅助检查】

1. 阴囊超声检查　超声检查可显示阴囊内容物而无不良反应。正常的睾丸和附睾同为软组织回声。阴囊内睾丸鞘膜积液、阴囊皮肤增厚、附睾纤维化特别是隐睾时触诊很难确定睾丸的体积。

2. 彩色超声多普勒检查　彩色超声多普勒超声检查可以测量到蔓状静脉丛的血流。彩色超声多普勒对不育症患者确定睾丸大小，静坐静脉曲张程度，站立增加腹压时精索静脉曲张程度及反流程度，以便确定手术适应证以及手术效果评估的重要客观指标（图 65-3-1）。

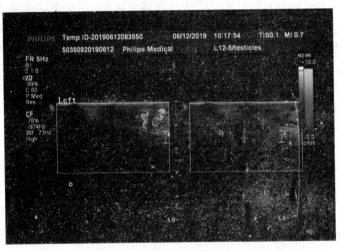

图 65-3-1　精索静脉曲张的彩色多普勒超声波检查

3. 温度记录法　精索静脉曲张使得静脉血液淤滞造成患侧睾丸和阴囊的温度增高，所以两侧的温度差异为精索静脉曲张产生的病理生理结果提供了重要信息。

4. 经直肠前列腺、精囊超声检查　经直肠前列腺、精囊超声检查对于性腺功能减退和男性不育的诊断很重要。经直肠超声检查可发现前列腺的异常，还可以发现前列腺内射精管囊肿和扩张是造成梗阻的原因还是梗阻的结果（图 65-3-2）。

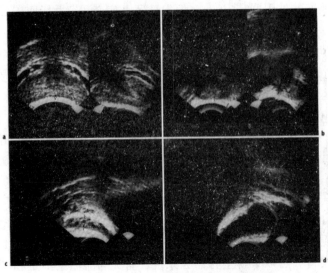

图 65-3-2　经直肠超声前列腺和精囊检查

5. 进一步的影像学检查 当怀疑病变位于脑垂体或下丘脑时可考虑使用磁共振显像技术，它优于常规 X 线或计算机断层摄影技术鞍区显像。当怀疑单侧或双侧隐睾或无睾症，超声检查在阴囊和腹股沟未能发现睾丸组织时，可考虑应用磁共振或计算机断层摄影技术。

【实验室检查】

常规检查包括标准的精液常规分析和反映睾丸功能的内分泌测定。

1. 精液分析 是评估男性生育能力的重要依据。要特别注意采集精液的正确方法和检验项目齐全。采集精液时应禁欲至少 48 小时，但不超过 7 天，两次采集间隔应大于 7 天，但不能超过 3 周。最好在实验室附近的房间单独进行，否则应在采集后 1 小时内紧贴身体的口袋内保持一定温度尽快送实验室。根据 WHO 推荐的标准精液常规分析变量应包括精液的量、pH 值、精子密度、精子总数、精子活力、精子形态、精子存活率、精液中白细胞数等精液分析正常值范围。

指标正常值范围颜色乳白色或灰白色，长期未排精呈浅黄色，量 $2 \sim 6$ ml，pH $7.2 \sim 8$。液化少于 60 分（一般 $5 \sim 20$ 分）。气味为栗子花味，也描述为罂粟碱味。精子密度 $\geq 20 \times 10^6$/ml 精子总数，每份 $\geq 40 \times 10^6$/ml 活动精子数（采集 60 分钟内）前向运动（a 级和 b 级）精子比例 $\geq 50\%$

或快速前向运动（a 级）精子比例 $\geq 25\%$；精子存活率 $\geq 75\%$；正常形态精子 $\geq 30\%$；正常形态白细胞数 $< 1 \times 10^6$/ml；培养菌落数 $< 10^3$/ml。

2. 内分泌功能测定 包括睾酮（T）、间质细胞刺激素（黄体生成素，LH）和精子生成素（尿促卵泡素，FSH）及雌激素、催乳素。

3. 特殊实验室检查 有 $10\% \sim 20\%$ 的不育是不明原因的，因此不仅要知道精子数和活力，还要了解精子的功能和真正的质量。需要一些特殊的检查来确定其他精液参数是否异常，包括精液中的白细胞计数、抗精子抗体试验（免疫株试验和 MRA 试验）、严格的形态学检查、精子低渗肿胀试验、宫颈黏液/精子相互作用测定、精子获能试验、精子穿透试验、遗传学筛查（染色体检查和 Y 染色体微缺失分析）等。

4. 其他检查 包括射精后尿液分析、经直肠超声检查、阴囊超声检查、睾丸活检和输精管造影。

【治疗】

男性不育病因复杂，治疗相对困难。治疗原则是在明确病因的基础上，采取不同的治疗方案。值得注意的是，对内分泌功能异常引起男性不育症可以尝试内分泌治疗，但是目前还缺少促进精子生成和精子活性的药物。

1. 非手术治疗 非手术治疗主要分为两类：特异性治疗和经验性治疗。

（1）特异性治疗：是针对一些明确的引起不育的原因进行治疗，如促性腺激素治疗促性腺激素低下的性腺功能低下、高催乳素血症、先天性肾上腺增生、免疫性不育、生殖道感染等的特异性药物治疗。

（2）经验性治疗：是指一些现代认为可以提高和增强精子活力的药物，其作用机制不同，也不十分清楚。目前被列为经验性治疗类的药物包括抗雌激素的氯米芬、雄激素、促性腺激素、溴隐亭、精氨酸、激肽释放酶、维生素类等，均可依据病情选用。

（3）中医中药治疗：多为经验性治疗。对少精症、精子活力低下、精液不液化等有一定疗效。

2. 手术治疗

（1）显微外科精索静脉结扎术：精索静脉曲张时精索内静脉曲折盘绕曲张而在阴囊内形成蚯蚓状静脉丛。站立位时仔细触诊蔓状静脉丛是重要的诊断方法。Valsalva 运动可以增加蔓状静脉丛的充血。长期精索静脉曲张还可以使患侧睾丸发生萎缩。精索静脉曲张常发生于左侧，可引起睾丸血液循环障碍，是男性不育症常见原因之一。临床上精索静脉曲张分为三级。

知识拓展：精索静脉曲张手术 - 显微镜下双侧精索静脉结扎术

Ⅰ级：曲张的蔓状静脉丛只有在 Valsalva 运动时才能触到。Ⅱ级：可以明显触到曲张的蔓状静脉丛。Ⅲ级：可以看到增粗的蔓状静脉丛。手术适应证：男性不育症病史 1 年以上、精液质量异常及 FSH 未升高超过正常上限、彩色超声多普勒检查，患侧睾丸比较对侧缩小，精索静脉曲张Ⅱ级以上且 Valsalva 运动试验明显静脉反流、女性生殖生理正常。目前随着显微外科技术的普及，推荐显微镜下显微外科手术治疗精索静脉曲张，不仅有效阻断静脉反流，显著降低手术合并症发生率，包括复发、睾丸动脉损伤以及鞘膜积液等。

（2）显微外科手术输精管 - 输精管吻合术：适用于既往输精管结扎术患者再次有生育需求者，显微外科实施输精管 - 输精管端端吻合术治疗（图 65-3-3）。

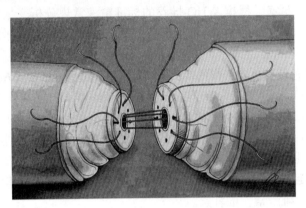

图 65-3-3

（3）显微外科手术输精管 - 附睾管吻合术：适用于梗阻性无精症患者手术治疗（图 65-3-4）。

知识拓展：显微镜下输精管附睾吻合术

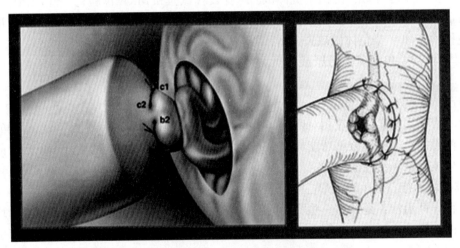

图 65-3-4　显微外科手术输精管 - 附睾管吻合术

（4）显微外科手术睾丸取精术：适用于睾丸原性无精症患者手术取精子冷冻保存，备用于辅助生殖技术。

第四节　男性节育

男性计划生育也称男性生育调节，是男科学的一个重要课题，是限制人口数量，提高人口素质的基本国策得以落实的重要方面。本节扼要介绍男性生育专业技术特点。男性生育是根据男性生殖生理特点，采取措施阻断男性生殖过程的某一个环节，以达到男性节育的目的。男性节育包括男性避孕和男性绝育。然而，目前能被采用与推广的男用节育技术十分有限，男性避孕药物的研究虽有进展，但仍未能广泛应用于临床。

1. 男性避孕

（1）性交中断：性交中断是目前一致的最古老的避孕方法，至今仍有人使用性交中断来达到节育目的，但其并不复合性生理。

（2）体外排精：体外排精即将射精且尚未排精时，将阴茎拔出阴道。有一定作用，但仍有受孕可能。

（3）会阴尿道压迫：会阴尿道压迫即将射精尚未射精时，用手压迫会阴尿道，同时将阴茎拔出阴道。因体位关系，行动时非常不便。

（4）避孕套：避孕套也称阴茎套，是应用广泛的避孕方法，最初是为了预防性传播疾病。用于避孕已有 250 年历史。应用避孕套节育简便易行，安全可靠。使用时要注意使用方法和注意事项。

（5）自然避孕法：根据女性月经周期，判断排卵前后的易受孕期，进行周期性避孕。目前判断易受孕期的方法有日历表法、基础体温法、症状 – 体温法和宫颈黏液法。

（6）杀精药物避孕法：在性生活前将杀精药物放入阴道内，杀伤排入阴道内的精子，达到避孕的目的。目前常用的有孟苯聚醇和壬苯醇醚配制而成的泡沫剂、霜剂、片剂和药膜等。

男性避孕必须具备无害、效果可靠、简便和不影响性生活及性交快感等原则。

2. 男性绝育　通过手术切断、结扎、阻塞的方法，使输精管管道被永久性阻断的一种节育方法。

（1）输精管结扎术：这是目前最安全、有效、简便、经济的男性节育方法之一，其手术失败率低，并发症少。

适应证：已婚男性为实行计划生育，经夫妻双方同意，又对输精管结扎术有正确认识，且身体条件许可者都可施行此项手术。伴有腹股沟疝、鞘膜积液、精索静脉曲张时，可在手术时同时完成。

禁忌证：对于患者有出血性疾病或有出血素质、精神病、严重的神经官能症、急性病、严重的慢性病、性功能障碍、各种生殖系统炎症、外生殖器皮肤病等疾病的男性均应禁忌或暂缓手术。

术后并发症：男性输精管结扎术最大的优点就是较女性结扎术更安全、有效、简便、经济，但由于种种原因还有个别人在术后发生某些并发症。常见的男性结扎术后并发症有出血与血肿、感染、痛性结节、再生育、附睾精子淤积症与性功能障碍等。

（2）输精管粘堵术

用注射器针头经阴囊直接穿刺输精管，推注凝固剂，使输精管堵塞，达到绝育目的。

用输精管粘堵术绝育后，遇特殊情况，要求再生者，可在显微外科下进行输精管再吻合。

（辛钟成）

颅内压增高

　　颅内压增高（increased intracranial pressure）是多种神经系统疾病发展到一定阶段所共有的一组综合征，也是导致多种神经外科疾病患者死亡的主要原因。该综合征是由于颅腔内容物（脑组织、脑脊液、脑血容量）体积增加，或颅内占位性病变导致颅内压持续在 200 mmH$_2$O（2.0 kPa）以上所引起。颅内压增高会引发脑疝，危及患者生命。本章对颅内压的生理、颅内压增高的病理生理、临床表现和诊疗进行讨论。

第一节　颅内压的生理

一、颅内压的形成

　　颅内压（intracranial pressure，ICP）是指颅腔内容物对颅腔壁所产生的压力。颅腔是由颅骨及各颅骨间连接所组成的封闭体腔，通过枕骨大孔与脊柱相连。正常成人颅缝闭合后，颅腔的容积为 1400～1500 ml。颅腔主要容纳脑组织、脑脊液和血液三种物质。

　　成人脑组织的重量为 1300～1500 g，其体积为 1150～1350 ml，约占颅内总容积的 80%（总容积 1400～1500 ml）。脑由坚韧的硬脑膜所包绕，后者延续并形成大脑镰和小脑幕将颅腔分成三个硬性腔室，分别容纳左、右两侧大脑半球及小脑和脑干等结构，并经枕骨大孔与脊髓首端相连接。

　　脑脊液（cerebrospinal fluid，CSF）约占成人颅内容积的 10%。成人脑脊液总量为 120～150 ml，45% 位于颅腔内，55% 位于脊髓蛛网膜下腔。经典的脑脊液循环理论认为，脑脊液由脑室脉络丛生成，经脑脊液循环后由静脉窦吸收。脑脊液分泌和吸收的平衡决定脑脊液的总量，在颅内空间的代偿中可发挥较大的作用。颅内压增高时脑脊液的吸收可加快，对颅内压增高有一定的调节和缓冲作用。

　　脑血容量（cerebral blood volume，CBV）变化较大，占颅内容积的 2%～11%。脑的血管主要由直径小于 300 μm，管壁具有平滑肌的微静脉和动脉组成。正常情况下脑血管存在着自动调节机制，主要依靠对血管直径的改变从而调节脑血容量，使之保持稳定，不出现较大幅度的变动。

　　生理状态下，三种颅腔内容物的体积与颅腔容积相适应，并产生一定的颅内压。临床上通常以侧卧位时腰段脊髓蛛网膜下腔穿刺所测得的脑脊液压力代表颅内压。正常成人的颅内压为 70～200 mmH$_2$O（5.25～15.0 mmHg，0.7～2.0 kPa）。儿童偏低，为 50～100 mmH$_2$O（3.75～7.5 mmHg，0.5～1.0 kPa）。

二、颅内压的调节与代偿

　　在生理状态下颅内压可以小范围地波动，它与血压、呼吸关系密切。血压收缩期及吸气时颅内压稍增高，舒张期及呼气时稍下降，咳嗽、用力时则颅内压增高。颅内压增高可通过脑脊液和血液调节，以维持颅内压稳定，其中以脑脊液的调节为主。当颅内压低于70 mmH$_2$O（5.25 mmHg）时，脑脊液的分泌增加吸收减少，使颅内脑脊液量增多，以维持正常颅内压不变。相反，当颅内压高于正常范围时，脑脊液的分泌减少吸收增多，颅内脑脊液量保持在正常范围，以代偿增高的颅内压。在颅脑创伤后发生颅内压增高时，首先通过挤压一部分脑脊液进入脊髓蛛网膜下腔，缓解颅内压，可代偿排出颅外的脑脊液量约占颅腔容积的 5%。如果颅内压继续增高则通过减少血液即脑血容量代偿，为保障最低的代谢所需的脑血流量，可代偿排出颅外的脑血容量约占颅腔容积的 3%。因此一般情况下允许颅内增加的临界容积约为 8%，即约 100 ml 的代偿容积。在此范围内，颅内压可以发生短暂性增高，而中枢神经系统耐受性良好，一般不会对其造成损害。而超过此范围，则会产生严重的颅内压增高。

在病理条件下，如颅脑创伤、颅内血肿、颅内肿瘤或脑脊液循环及吸收障碍等，颅内压持续性超过正常范围的上限时，即为颅内压增高症。颅内压增高症如不能及早发现处理，可造成脑灌注压下降，脑血流量减少，导致脑组织缺血、缺氧从而加重中枢神经系统损害，甚至可因颅内压持续严重增高而发生脑疝，危及患者生命，因此需要及早发现、及早处理。临床上一般将颅内压持续在 15 mmHg（200 mmH$_2$O）以上并引起相应的症状与体征称为颅内压增高。颅内压在＞15 mmHg 且≤20 mmHg 为轻度颅内压增高，＞20 mmHg 且≤40 mmHg 为中度颅内压增高，＞40 mmHg 为重度颅内压增高。

三、颅内压的波形

颅内压是一种脉冲波，通过监测仪连续记录时，可以描记下来形成颅内压波形（图 66-1-1）。正常 ICP 曲线由两种波构成：心搏动波（又称脑脊液搏动波）和呼吸波。前者主要是由于左心室收缩通过血传递到脑和通过静脉血管传递到脑脊液，其形态似动脉搏动波；后者源于动脉压的波动和随呼吸脑静脉节律回流。咳嗽、Valsalva（深吸气后屏气片刻）动作可暂时引起 ICP 升高，是因中心静脉压升高逆行传到脑脊液所致。一般快速记录时可看到图 66-1-2 所示的波形，似锯齿，正常时可见第 1 个上升波（P1），为动脉搏动波，来自脉络膜丛和颅内大血管。第 2 个回落波（P2）和第 3 个复波（P3）。一般 P1 波幅较恒定，P2 则形态多变。P2 可能源于全脑的弹回性能，P3 则与静脉回流有关。

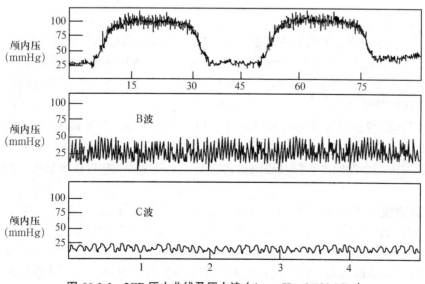

图 66-1-1　ICP 压力曲线及压力波（1 mmHg=0.133 kPa）

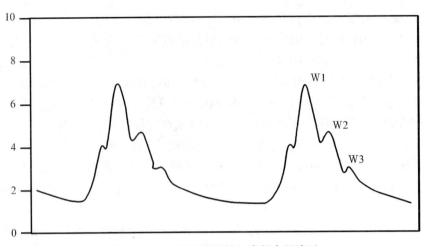

图 66-1-2　迅速记录时的正常颅内压波形

w1 为上升波，w2 为回落波，w3 为复波

颅内压波形上又可区别出下列几种特殊波形：

①平波，在长达 12 ～ 24 h 的监护过程中，颅内压曲线呈一平线，压力保持低水平，提示脑部有萎缩性病变。

②A 波，又称平顶波或高原波，由突发性的 ICP 急速升高引起。波幅可高达 60 ～ 100 mmHg，持续时间长达 5 ～ 20 min。颅内压越高，出现此波的频率越多。在睡眠的快速眼动期出现此波的机会最多。发生此波时，患者有头痛加剧、呕吐、面色潮红、呼吸短促、脉速、意识障碍，甚至可有抽搐及强直性发作等。对颅内压增高患者施加任何增高 ICP 的因素如（做气脑造影、鞘内注射药物等），均可诱发此波。如能及时释放 CSF 减压、采用降颅内压药物、过度换气等可阻止或中断此波。A 波的出现是颅内压代偿功能即将衰竭的信号。

③B 波，又称 ICP 的节律性波动，见于颅内压正常的病例。此波历时 0.5 ～ 2 min，波幅 5 ～ 10 mmHg。认为是血压波动的反应，没有特殊临床意义。

第二节　颅内压增高

【病因】

任何原因引起颅内容物的增加或颅腔本身容积的减小均可能导致颅内压增高。

1. 颅内占位性病变　是颅内压增高的最常见原因，如颅内肿瘤、血肿、脓肿、各种寄生虫病、肉芽肿等。同时，上述疾病引起的病变周围脑水肿、脑脊液循环通路梗阻所致的脑积水可进一步加重颅内压增高。

2. 脑组织体积增加　最常见的原因是脑水肿。脑水肿是由各种因素（物理性、化学性、生物性等）所致的脑组织内水分异常增多造成的脑体积增大和重量增加。颅脑外伤、颅内肿瘤、感染、出血或缺血性脑血管病及脑缺血、缺氧、中毒等疾病均可伴发脑水肿而使脑组织体积增加。

3. 颅内血容量增加　各种原因引起的高碳酸血症以及蝶鞍区、下丘脑、脑干等部位手术引起的脑血管自动调节麻痹，均可引起脑血管扩张，脑血容量急剧增加，导致颅内压增高。另外，颅内静脉窦梗阻引起颅内静脉血流障碍造成脑淤血、水肿等也可使颅内压增高。

4. 颅内脑脊液循环异常　常见的原因有：①脑脊液分泌过多，见于脉络丛乳头状瘤或某些颅内炎症。②脑脊液重吸收障碍，见于脑脊液蛋白质含量增高、颅内静脉窦血栓形成或蛛网膜下腔出血后，红细胞阻塞蛛网膜颗粒。③脑脊液循环通路受阻，如先天性导水管狭窄或闭塞、颅内占位性病变阻塞室间孔、导水管、第四脑室或炎症引起的脑池粘连等。

5. 颅腔本身容积减小　如狭颅症、颅底陷入症等疾病患者因颅腔容积变小也可引起颅内压增高。

6. 其他全身性或系统性疾病　如尿毒症、肝性脑病、严重的脑缺血、缺氧、各种毒血症、肺部感染、酸碱平衡失调、高热等都可引起继发性脑水肿，促使颅内压增高。

【病理生理】

成人颅缝闭合，颅腔容积固定而无伸缩性。颅腔内一种内容物体积的增加，或者出现伴有占位效应的新病灶时，可伴发其他颅腔内容物体积的减小，以代偿颅内压的升高。婴幼儿颅缝未闭，颅内压增高时可使颅缝分离而增加颅腔容积；而老年人因脑萎缩使颅内代偿空间增多，这两种情况下，代偿能力有所增加，但极其有限。

颅腔容积代偿有其特殊规律。20世纪60年代Langfitt在猴的硬脑膜外放置一个橡皮囊，以每小时注射入1ml水开始使之逐渐扩张。在初期，由于颅内压调节作用存在，其颅内压并无明显变化，随着球囊的继续扩大，调节功能逐渐耗尽，颅内压也明显升高，达到其临界值，如再注入少量水即引起颅内压的迅速升高，释放少量液体颅内压即显著下降。这种颅腔内容物的体积与颅内压之间的关系可以用图66-2-1的曲线来表示，称为颅内压力－容积曲线（pressure-volume curve）。从图中可看出颅内压的水平部分代表高度顺应阶段（high compliance state），此时颅内压的代偿机制可缓冲颅内压增高；当这些代偿机制耗尽时，任何一些小的容积增加都会引起颅内压的急剧增高，压力－容积曲线急剧增高的部分为低顺应区（low compliance zone）。压力－容积曲线已成为神经外科的一个基本概念，临床上有助于对各种疾病演变过程的理解。当颅脑疾病病程加速进展时，常在短时内出现颅内压增高危象和脑疝。高度顺应阶段颅内容积改变较大时，颅内压力变化较小，此期说明颅内压尚处于可代偿的范围，释放出少量脑脊液只引起微小的颅内压下降，而当颅内压增高已超过临界点时，释放少量脑脊液即可引起颅内压的明显下降，这一现象称为体积－压力反应（volume-pressure response，VPR），是提示颅内压增高程度的重要参数。

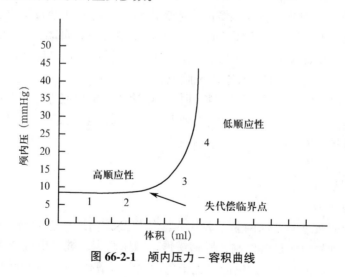

图66-2-1　颅内压力－容积曲线

【后果】

（一）对消化系统的影响

颅内压增高的患者中有部分表现为胃肠道功能紊乱，出现腹胀、呕吐、胃及十二指肠应激性溃疡、出血等。动物实验中可见颅内压增高时，胃内压增高，胃肠蠕动减慢，胃液中游离酸增加等。这与颅内压增高引起下丘脑自主神经中枢缺血而致功能紊乱有关，儿茶酚胺类递质增高造成胃黏膜血管缺血，胃黏膜防御胃酸腐蚀能力下降，出现胃黏膜糜烂、水肿、溃疡、出血、穿孔等病变。

（二）对呼吸系统的影响

主要导致神经源性肺水肿，见于5%～10%急性颅内压增高的病例中，多见于青年，既往无肺部疾病，颅内压常较高（>30 mmHg）。常在一次癫痫发作后迅速发生。具体发病机制不详。通常认为是由于下丘脑和延髓受压产生应激反应使血中儿茶酚胺类神经递质升高，引起全身血管收缩，大量血转移至肺循环内，肺血容量急剧增加，肺血管收缩，肺静脉压升高。另外，因全身血管收缩，左心房内压升高阻止肺静脉回流，这些血流动力学变化可导致急性肺水肿。

（三）对循环系统的影响

颅内压增高常可出现心律失常。轻度颅内压增高可出现窦性心律失常、窦房内游走节律、窦性静止和窦性停搏等。中度颅内压增高时，除了窦性异常，还可以出现交接性逸搏。重度颅内压增高时，如颅内压>60 mmHg，多表现为各种室性心律失常，如频发多源性室性期前收缩或致命性心室颤动，并可出现心肌缺血及梗死。这与颅内自主神经中枢功能失调有关。

（四）对神经系统的影响

1. 对脑血流量的影响　正常情况下脑血流量是较为稳定的，以平均动脉压和颅内压差来维持，而脑血管的自动调节功能对稳定脑血流量起着非常重要的作用。脑血流量的计算公式是：

脑血流量（CBF）=［平均动脉压（mSAP）－颅内压（ICP）］/脑血管阻力（CVR）

平均动脉压减去颅内压又称脑灌注压（cerebral perfusion pressure，CPP），因此上面公式又可写为：

脑血流量（CBF）=脑灌注压（CPP）/脑血管阻力（CVR）

从此公式可以看出脑血流量与脑灌注压呈正比，与脑血管阻力呈反比，任何程度的血压与颅内压的升降都会影响脑灌注压的升降。正常脑灌注压为70～90 mmHg。正常情况下，血压与颅内压的升降可伴有小动脉（阻力血管）的扩张或收缩，从而保持脑血流量的稳定，此种机制称为脑血流量的自动调节。颅内压增高引起脑灌注压下降时能通过脑血管扩张使其阻力降低，从而使脑血流量不变。颅内压较长时间高于40 mmHg时，自动调节功能失效，脑血管不能做出相应的扩张，脑血流量急剧下降。当颅内压升至接近平均动脉压时，可出现脑血流停滞，患者处于严重的脑缺血状态，甚至出现脑死亡。

2. 脑水肿　脑水肿是由各种因素（物理性、化学性、生物性等）所致的脑组织内水分异常增多造成的脑体积增大和重量增加。脑水肿可分为血管源性、细胞性、渗透压性及脑积水性四种。任何原因引起的颅内压增高均可影响脑的代谢和脑血流量而产生脑水肿，使脑的体积增大，进而加重颅内压增高。

3. 脑疝　（参见本章第三节）。

（五）Cushing反应

1900年Cushing通过向犬蛛网膜下腔注入液体提高颅内压，降低脑灌注压。当颅内压接近动脉舒张压时，动物血压显著增高，脉搏缓慢，脉压增大，继之出现潮式呼吸，血压下降，呼吸停止，最后心搏停止死亡，此反应多见于急性颅内压增高。因此把颅内压增高所出现的生命体征改变（血压升高、脉搏减缓、呼吸变慢且不规律）称之为Cushing反应或颅内压增高危象三联征。

【临床表现】

颅内压增高在代偿期可无任何临床症状，随病程进展主要表现为头痛、呕吐和视神经盘水肿三主征，同时也可引起意识障碍和生命体征的变化。

1. 头痛　是颅内压增高的最常见症状，一般多位于额、颞部，在清晨和夜间较重，头痛程度可随病程进展进行性加重。头痛性质以胀痛和撕裂痛多见。凡可诱发颅内压增高的因素（如用力、咳嗽等），均可使头痛加重。

2. 呕吐 由于迷走神经受刺激而引起，多见于小脑幕下占位性病变，往往发生于清晨，典型者呈喷射性，与进食关系不大，不一定有恶心，小儿常以呕吐为首发症状。

3. 视神经盘水肿 视神经盘水肿是颅内压增高最重要的客观依据，其表现为视神经盘充血、水肿，边缘模糊不清，生理凹陷消失，静脉充血、变粗，随呼吸而发生的正常静脉"搏动"消失。患者早期无明显视力减退，但若颅内压增高长期不缓解，则出现继发性视神经萎缩，表现为视神经盘苍白，视力减退，视野向心缩小，甚至失明。60%～90%颅内压增高患者可出现视神经盘水肿，但无视神经盘水肿不能排除颅内压增高。

4. 意识障碍和生命体征变化 患者早期可表现为不同程度的意识障碍，病情急剧发展时出现血压升高、脉搏缓慢、呼吸深慢等，晚期患者深昏迷，双侧瞳孔散大，对外界刺激无反应，血压下降，心率加快，呼吸不规则甚至停止，终因呼吸、循环衰竭死亡。

5. 其他症状和体征 在小儿患者可有头颅增大、颅缝增宽或分裂、前囟饱满或隆起。头颅叩诊时呈"破罐音"，额眶部浅静脉扩张。部分颅内压升高患者还可出现癫痫发作。

【诊断】

颅内压增高的诊断需要明确：①是否存在颅内压增高；②颅内压增高的程度；③鉴别颅内压增高的原因。病史和体格检查是诊断和鉴别诊断的重要依据。

（一）定性诊断

根据病史和体格检查发现的阳性体征可作出初步诊断。当出现典型的头痛、呕吐、视神经盘水肿三主征时，颅内压增高的诊断大致即可以确定。临床上需鉴别紧张性或血管性头痛。也可试用高渗脱水药物，观察症状变化。如用药后头痛缓解，则支持颅内压增高的诊断。眼底检查发现视神经盘水肿是颅内压增高的重要依据，但无视神经盘水肿也不能排除颅内压增高。条件允许的情况下，可行腰椎穿刺测定压力。但必须谨慎进行，如颅内压过高，有诱发脑疝的危险。其他辅助检查手段包括：

1. 电子计算机 X 线断层扫描（CT） 是诊断颅内出血的首选辅助检查措施，能发现脑挫裂伤、脑梗死、脑水肿、占位病灶等异常。大多数可进行定位诊断。

2. 磁共振成像（MRI） 有助于进一步定位和定性诊断，特别是对于颅内占位性病变患者。

3. 脑血管造影（CTA 或 DSA） 对蛛网膜下腔出血所致的颅内压增高的病因诊断是金标准。

4. 颅骨 X 线检查 缓慢出现的颅内压增高可能出现颅骨相关征象的改变，如颅缝分离或增宽（成人多为人字缝），脑回压迹增多，蝶鞍扩大，后床突脱钙等，部分可通过 X 线显示出来，但其准确度较差，现在已很少单独作为神经外科的辅助检查手段。

（二）颅内压增高的程度

在颅内压监护的情况下，一般认为颅内压增高在 >15 mmHg 和 $\leqslant 20$ mmHg 范围内为轻度增高，在 >20 mmHg 和 $\leqslant 40$ mmHg 为中度增高，40 mmHg 以上为重度增高，并认为增高 $30\sim 40$ mmHg 为危险颅内压增高的临界点。波形监测上如果出现频繁的 A 波，则提示严重颅内压增高。除了绝对压力数值以外，压力升高的速度，病变部位以及性质等均对颅内压增高的危害性均有影响。

临床上判断严重颅内压增高的征象包括：

1. 频繁而剧烈的头痛伴有反复呕吐，视神经盘水肿进行性加重。

2. 血压升高，脉搏减慢，呼吸不规则，提示脑干受损。

3. 意识进行性迟钝、呆滞、嗜睡、昏迷，提示脑血供和脑干功能均受损。

4. 出现脑疝相关症状，如瞳孔不等、偏瘫、颈项强直、枕下压痛等。

5. 脑血管造影发现动脉远端充盈困难。

6. CT 见显著中线移位或环池受压。

（三）原因鉴别

鉴别颅高压增高的原因是诊断的核心问题。首先需鉴别颅高压增高是由于颅内因素导致的，抑或颅内压增高只是全身疾病表现的一部分。病史分析和体格检查是鉴别的重要手段。临床上一般可将颅内压增高分为以下几种类型：

1. 急性型 发病突然，症状、体征迅速出现，可在 1 ～ 3 天内达到高峰，伴有显著的生命体征改变。视神经盘水肿常尚未形成。此类原因包括：颅脑创伤、脑血管意外、急性颅内感染、中毒以及脑缺血、缺氧等。

2. 慢性型 发病缓慢，症状体征相对稳定，可伴或不伴视神经盘水肿，没有生命体征改变。常见的原因包括：除急性颅内血肿以外的多种颅内占位病变、脑积水、慢性蛛网膜炎、先天性颅脑畸形以及假脑瘤综合征等。

3. 亚急性型 介于上述两型之间，发病后迅速加重，常于数天或十余天内达到高峰。可伴有明显的视神经盘水肿和视网膜出血。常见原因包括：颅内转移癌、化脓性脑膜炎、病毒性或真菌性感染以及一部分颅脑创伤等。

4. 慢性加重型 初始进展缓慢，突然于短期内急性进展，很快可出现脑疝征象。常见原因包括：各种颅内占位病变的晚期，颅内空间代偿趋于衰竭、颅内肿瘤卒中、慢性颅内病变合并全身疾病导致颅内缺血、缺氧等。

通过上述途径结合有针对性的辅助检查（如头颅 CT、MRI 或 DSA 等），常能对颅内压增高进行较完整的诊断和鉴别诊断。

【治疗原则】

（一）一般治疗

患者的床头应抬高 15° ～ 30° 以减轻脑充血，有利于颅内静脉回流；应加强呼吸道护理，及时清除痰液，保持呼吸道通畅；频繁呕吐者应禁食，可留置胃管，防止吸入性肺炎；限制液体入量，注意水、电解质及酸碱平衡，补液量应以维持出入量的平衡为度；对便秘者可用缓泄剂通便，避免高位灌肠使颅内压骤然增高而诱发脑疝；对躁动不安者可应用镇静药，但不用能抑制呼吸的吗啡、哌替啶；对重症者应给氧气吸入及监测生命体征，观察神志、瞳孔及神经功能变化。

（二）对因治疗

去除病因是治疗颅内压增高的关键，应针对病因采取相应的措施，包括手术和非手术治疗。手术治疗主要针对颅内占位性病变以及脑积水，如手术切除颅内肿瘤、脓肿，清除颅内血肿等占位性病变，分流手术环节脑积水。对创伤后弥漫性脑肿胀患者，可行去骨瓣，打开封闭的颅腔，达到释放颅内高压的作用。病因解除后，颅内压可逐渐恢复正常。非手术治疗包括控制感染，纠正缺血、缺氧，解除血管痉挛，高渗治疗减轻脑水肿等。

（三）颅内压监测

颅内压监测是一种评估患者神经功能状态的可靠方法。具备指征的持续 ICP 监测可以带给患者最佳的脑保护。有创颅内压监测原则上可以适用于脑血管病、重症感染、重型颅脑创伤、围术期重症患者等，但是尚缺乏统一的监测适应证。《神经外科重症管理专家共识》建议颅内压监测的适应证如下：

（1）颅脑创伤：① GCS 评分 3 ～ 8 分且头颅 CT 扫描异常（有血肿、挫裂伤、脑肿胀、脑疝或基底池受压）；②评分 3 ～ 8 分但 CT 无明显异常者，如果患者年龄＞ 40 岁，收缩压＜ 90 mm Hg（1 mm Hg ＝ 0.133 kPa）且高度怀疑有颅内病情进展性变化时，根据具体情况也可以考虑进行颅内压监测；③GCS 9～12 分，应根据临床表现、影像资料、是否需要镇静以及合并伤情况综合评估，如患者有颅内压增高可能，必要时也行颅内压监测。

（2）有明显意识障碍的蛛网膜下腔出血、自发性脑出血以及出血破入脑室系统需要脑室外引流者，根据患者具体情况决定实施颅内压监测。

（3）脑肿瘤患者的围术期可根据术前、术中及术后的病情需要及监测需要进行颅内压监测。

（4）隐球菌脑膜炎、结核性脑膜炎、病毒性脑炎如合并顽固高颅内压者，可以进行颅内压监测及脑室外引流辅助控制颅内压。

有创颅内压监测的方法有脑室内、脑实质内、蛛网膜下腔、硬膜下和硬膜外探头（图 66-2-2）。脑室内置管是目前的金标准，其在监测颅内压的同时可通过释放脑脊液来降低颅内压，该方法相对准确、漂移少。微小探头监测应该置入皮质下或者骨板下至少 2 cm。颅内压探头的置入手术要严格遵守无菌操作规程，监测的时程一般不超过 14 d。

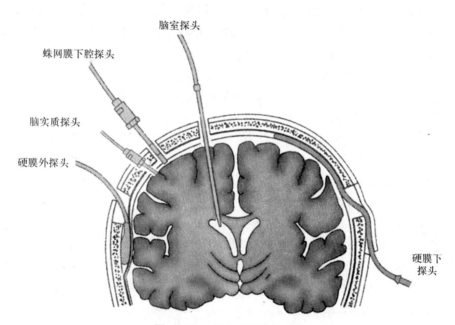

图 66-2-2　颅内压监测的方法

（四）对症治疗

如一时无法查明原因或者情况紧急时，可用下列方法来缓解增高的颅内压：①减小颅内容物的体积（包括缩减脑体积、脑脊液体积和脑血容量）；②扩大颅腔。

1. 缩减脑体积

（1）高渗脱水治疗：利用不容易透过血脑屏障的高渗性液体，建立脑血管与脑实质之间的渗透压梯度，使水分向血管内渗透，减轻水肿，降低颅内压。常用的高渗制剂包括 20% 甘露醇、高渗盐溶液、甘油果糖等。急性颅内压增高时，快速静脉滴注甘露醇（0.25～1 g/kg），每 4～6 h 可重复 1 次，脑疝时每次 1 g/kg，用药间隔时间可缩短到 2 h。高渗盐溶液可以选用浓度 2%～23.4% 的氯化钠溶液。浓度＞3% 的高渗盐溶液最好通过中心静脉给予。高渗治疗期间应注意监测患者尿量、肾功能、电解质情况。此外，20% 的白蛋白也能通过提高胶体渗透压发挥部分脱水的作用。其他如利尿药呋塞米等也可以配合使用。

（2）糖皮质激素：有助于减轻脑肿瘤周边脑水肿，降低颅内压。现有循证医学证据不支持糖皮质激素在急性颅脑创伤、脑血管意外等患者中的应用。

（3）亚低温治疗：可降低脑代谢，保护脑组织不受缺氧及缺血的损害，同时由于能降低脑血供，减轻脑水肿，故能降低颅内压。亚低温要求将患者的体温降至 32～34℃，维持 4～5 天。目前循证医学证据虽然并未显示亚低温能有效提高颅脑创伤患者的预后，但能有效降低颅内压。

（4）巴比妥疗法：用于其他药物或手术治疗失败的顽固性颅内压增高。使用大剂量苯巴比妥或戊巴比妥维持 3～4 天或更长时间，可有效降低脑代谢，减轻缺血、缺氧性损伤，降低颅内压。由于治疗期间患者处于麻醉状态，故又称巴比妥昏迷。

2. 减小脑脊液体积

（1）对合并脑积水患者，可行脑脊液分流手术。紧急情况下或病情尚未稳定时，可行脑室外引流，暂时缓解颅内压增高。脑室外引流可与颅内压监护相结合，为病情判断和临床决策提供更多信息。对梗阻性脑积水患者也可行三脑室造瘘快速缓解颅内压增高。

（2）乙酰唑胺等药物具有减少脑脊液生成的作用，部分慢性颅内压增高的患者可以使用，也具有一定的缓解颅内压增高的作用，但效果较为有限。

3. 缩减脑血容量　主要是间断性过度通气，通过降低血 $PaCO_2$，收缩脑血管，减少脑血流，达到降低颅内压的作用。外周血 $PaCO_2$ 每降低 1 mmHg，可使脑血流减少 2%。过度通气可使颅内压迅速降低。但长时间使用能减少脑血流，造成脑缺血、缺氧，反而加重脑水肿，使颅内压增高进一步恶化，导致患者预后不良。故使用时，应密切监测血气分析和颅内压，仅在需要快速降低颅内压时短暂（＜2 h）、间断性使用，一旦达到治疗目标，应停止过度通气，并尽快启动其他降颅内压措施。

4. 扩大颅腔　在药物治疗无效的情况下，可以通过大面积切除一侧或者双侧颅骨骨瓣，同时行硬膜减张缝合，以降低颅内压。目前循证医学证据显示，在创伤性颅内压增高患者中实施去骨瓣减压能有效降低颅内压，但对患者预后的影响仍然存在争议。

（五）创伤性颅内压增高的阶梯治疗

脑组织遭受外伤后各种病理生理变化均可导致颅内压增高。创伤性颅内压增高常存在多种损伤机制，多表现为弥漫性脑肿胀，有时难以通过单一手段控制颅内压。因此，临床上常采取阶梯化治疗的策略（图 66-2-3），即首先选择基础治疗控制颅内压增高，如果压力不能控制则进入下一阶梯选择一线治疗控制颅内压，一线治疗不能有效控制颅内压再考虑二线治疗。

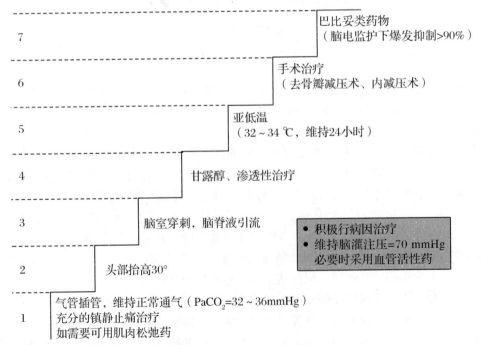

图 66-2-3　创伤性颅内压增高的阶梯化治疗

基础治疗即上述的一般治疗措施，旨在维持生命体征和内环境稳定，同时完善各项神经功能监测。以及时识别病情变化，并采取应对措施。

如果基础治疗不能有效控制颅内高压，可选择一线治疗，包括渗透性治疗、脑室外引流和短暂轻度过度通气等。采用甘露醇、高渗盐溶液等制剂行渗透性治疗。若患者病情有所稳定，对未行影像学检查的患者可以考虑给予 CT 检查。如果 CT 复查提示颅内存在占位性病变应及时急诊行颅内病变清除。对有脑室外引流的患者可开放脑室外引流，间断引流脑脊液以控制颅内压，并避免发生过度引流。另外，对有气管插管机械通气的患者可以给予轻度短暂过度通气，维持 $PaCO_2$ 30 ～ 35 mmHg。

如颅内压增高仍不能有效控制或患者仍有脑疝形成征象，可考虑给予二线治疗，包括去大骨瓣减压术、亚低温治疗和巴比妥治疗。颅脑创伤去骨瓣减压的指征包括：①重型颅脑创伤瞳孔散大的脑疝患者，CT 显示脑挫裂伤、出血、脑水肿、脑肿胀和脑梗死等占位效应明显（中线移位、基底池受压）；②对颅内压进行性升高＞ 30 mmHg 持续 30 min 的重型颅脑创伤患者应给予去大骨瓣减压术；③对进行性意识障碍的急性颅脑创伤患者，CT 显示同上，经渗透脱水利尿药物等一线治疗方案颅内高压无法控制的患者也可给予去大骨瓣减压术。对双侧瞳孔散大固定、对光反射消失、GCS 3 分、呼吸停止和血压不稳定等晚期脑疝濒死的特重型颅脑创伤患者则不建议去骨瓣减压术。亚低温治疗可以有效控制颅内压增高患者的颅内压，但不能有效改善预后的现状可能与亚低温所带来的不良反应有关，因此在给予亚低温治疗时应积极防止相关并发症的发生。目前有研究建议对亚低温治疗采取长时程缓慢复温的方式进行，以免过早复温导致颅内压反跳。巴比妥昏迷仅用于难治性颅内压增高，用药中对脑电图、血压、心电图进行监测。对于术中严重的脑挫裂伤脑肿胀发生脑膨出的患者，应尽量清除失活脑组织并结合必要的内减压术。

第三节　脑　疝

当颅内病变所致的颅内压增高达到一定程度时，可使一部分脑组织通过一些孔隙移位至压力较低的部位，使邻近脑组织、血管及神经受压产生一系列症状和体征，即为脑疝（herniation of brain）。

大脑镰及小脑幕将颅腔分为 3 个部分，幕上的大脑镰将大脑分割成左、右两个半球。小脑幕将幕上、下分隔开，幕上为大脑半球，幕下容纳小脑及脑干。中脑在小脑幕切迹中通过，颞叶的海马、钩回与中脑的外侧面相邻近，动眼神经从中脑的大脑脚内侧发出，也通过小脑幕切迹在海绵窦的外侧壁上前行至眶上裂（图 66-3-1）。大脑镰虽然将左、右两侧大脑半球隔开，但两侧大脑半球在大脑镰下有较大的活动度。枕骨大孔是颅内脑干与脊髓首端的相连处，延髓下端与脊髓首端相衔接，小脑扁桃体位于延髓背侧的两边，其下端位于枕骨大孔后缘的上方。总之，左、右大脑半球之间和幕上、幕下之间有裂隙及孔道相交通。当颅腔内某一内容物增大，压力增高时，部分脑组织即从高压部位向压力低的区域移位，从而引起脑疝。一般认为脑疝是逐渐形成的，但在形成过程中颅内压力与椎管内压力一时失去平衡，则能促使脑疝突然加剧，重者甚至危及生命。

根据发病部位不同，脑疝可分为小脑幕切迹疝、枕骨大孔疝、大脑镰疝和小脑幕切迹上疝等。它们可以单独发生，也可同时或相继出现（图 66-3-2）。其中小脑幕切迹疝和枕骨大孔疝在临床中多见。

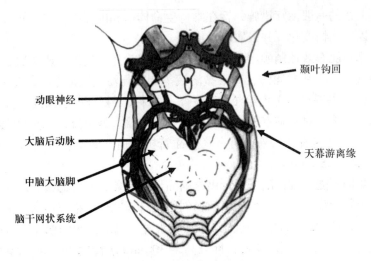

图 66-3-1　小脑幕切迹疝局部解剖

图中标注：颞叶钩回、动眼神经、大脑后动脉、中脑大脑脚、脑干网状系统、天幕游离缘

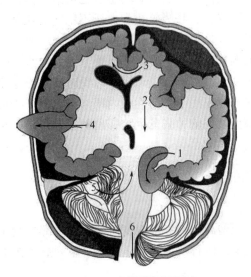

图 66-3-2　小脑幕切迹下疝

1. 中央疝；2. 大脑镰下疝；3. 脑外疝；4. 小脑幕切迹上疝；5. 小脑扁桃体疝

一、小脑幕切迹疝

小脑幕切迹疝（tentorial herniation）多发于幕上一侧占位性病变，见于外伤性颅内血肿、颅内肿瘤、脓肿、寄生虫病等体积较大的占位性病变，引起颅内压力分布不均而产生小脑幕切迹疝。小脑幕切迹前部为中脑，后部为小脑。小脑幕切迹与中脑之间有脑池环绕，大脑后动脉在环池内绕过中脑，跨过动眼神经进入幕上海马回腹侧；动眼神经从中脑发出，在大脑后动脉及小脑上动脉间跨过脚间池，位于钩回附近的小脑幕切迹边缘。因此，小脑幕切迹为中脑（脑干最前部）、血管和脑脊液循环（从中脑导水管至第四脑室，以及从延髓池和脑桥周围池流入基底池）的共同通路。在正常情况下，小脑幕切迹处有足够的空间，不会影响这些结构的功能。发生小脑幕切迹脑疝时，移位至幕下的颞叶钩回压迫脑干，又称颞叶钩回疝（uncal herniation），在小脑幕切迹处的重要结构受到牵拉与压迫而产生症状，脑疝后阻塞了脑脊液的循环通路，加速了颅内压增高，从而使病情迅速恶化。动眼神经及其营养血管受到牵拉或压迫，造成动眼神经功能受损。脑干受压较久，并使供应中脑、脑桥的血管被牵拉、受压、移位等，特别是基底动脉的各穿通支受累，甚至破裂而致脑干缺血、缺氧，出现脑干软化与出血。

大脑后动脉被压于小脑幕切迹的游离缘上还可引起枕叶皮质梗死。

【临床表现】

1. 颅内压增高加重 在脑疝前期患者可出现头痛加重，烦躁不安，呕吐频繁，提示病情加重。

2. 意识障碍 由于脑干上行网状结构的损害，患者意识障碍程度逐渐加深，由嗜睡、朦胧到浅昏迷、昏迷，最后对外界刺激的反应消失。

3. 瞳孔散大 在刚发生脑疝时由于动眼神经受刺激，患侧瞳孔缩小，多不易被发现。患者很快产生动眼神经麻痹而出现瞳孔散大，光反应由迟钝到消失。如脑疝持续发展，可使脑干内动眼神经核受压而出现双侧瞳孔散大，光反应消失，双侧瞳孔固定不动。患侧瞳孔散大是诊断小脑幕切迹疝的最重要体征，有助于对病变定位。

4. 锥体束征 由于中脑大脑脚受压产生对侧锥体束征，表现为对侧半身肢体肌力弱或瘫痪，肌张力增高，腱反射亢进，出现病理反射。有时脑干被推向对侧，使对侧大脑脚与小脑幕游离缘相挤压，造成脑疝的同侧也出现锥体束征，需注意分析，以免导致病变定位错误。

5. 生命体征的变化 出现 Cushing 反应，即血压升高，心率变缓，呼吸变慢、不规则，到晚期生命中枢逐渐衰竭，最后因呼吸、循环停止而死亡。

二、枕骨大孔疝

小脑扁桃体经枕骨大孔疝出到颈椎管内，称为枕骨大孔疝或小脑扁桃体疝 (tonsillar herniation)。当颅内压增高时特别是颅后窝占位性病变时，或于小脑幕切迹疝的晚期，幕上压力增高传导至小脑幕下，最后将小脑扁桃体挤压至颈椎管内。小脑扁桃体疝也可发生于明显颅内压增高或颅后窝占位性病变行腰椎穿刺时，放出脑脊液使椎管内压力急速下降，诱发小脑扁桃体疝或小脑幕切迹疝。因此颅内压明显增高，特别是颅后窝占位性病变时，应禁行腰椎穿刺及放脑脊液。慢性枕骨大孔疝可出现于长期颅内压增高或颅后窝占位性病变患者，缓慢出现小脑扁桃体下疝，此类患者除有枕下部疼痛、颈强直外，意识一般良好。急性枕骨大孔疝大多突然发生或在慢性小脑扁桃体下疝的基础上因腰椎穿刺、用力排便、灌肠等因素诱发。由于颅后窝容积小，缓冲余地不大，因此颅后窝肿瘤、血肿等占位性病变压迫促使颅后窝的一部分脑组织（靠近枕骨大孔的小脑扁桃体）经枕骨大孔向下疝入至颈椎管内，引起紧急情况，疝出的小脑扁桃体直接压迫延髓和上颈髓，引起生命中枢衰竭，危及患者生命。另外，由于第四脑室正中孔阻塞引起梗阻性脑积水，进一步加重颅内压增高及脑疝。

【临床表现】

1. 早期表现为颈枕疼痛、颈强直。这是疝出的脑组织牵拉颈神经根及局部硬脑膜所致。颈强直是比较重要的早期症状，在颅内压增高患者有明显的颈强直，而对 Kernig 征阴性者要警惕小脑扁桃体下疝。

2. 急性小脑扁桃体疝时，往往由于延髓网状结构受压，患者呼吸骤然停止，随之出现循环衰竭，昏迷，两侧瞳孔散大，血压升高，随之下降。如不及时紧急处理，患者很快死亡。

在颅内压增高发生脑疝时，需鉴别是小脑幕切迹疝还是枕骨大孔疝。枕骨大孔疝患者生命体征变化特别是呼吸骤停出现得较早，瞳孔散大常为双侧性，而小脑幕切迹疝患者瞳孔改变和意识障碍出现得较早，常为一侧瞳孔散大，延髓功能障碍在晚期才出现。

【治疗】

脑疝形成后应采取紧急措施，抢救患者。

1. 立即经静脉快速滴注 20% 甘露醇 250 ～ 500 ml，使症状暂时缓解，争取时间进行必要的治疗。

2. 保持呼吸道畅通，对呼吸停止者应立即行气管内插管、呼吸机辅助呼吸等支持治疗。

3. 对有脑积水者应紧急行脑室穿刺外引流，暂时缓解病情，为进一步处理争取时间。

4. 去除病因，在采取上述措施后应及时去除造成脑疝的病因，如切除颅内肿瘤、清除颅内血肿等以缓解颅内压，疝出的脑组织有望还纳。

5. 对不能完全去除病因的危重脑疝病例可行大骨瓣减压手术，幕上病变可行去骨瓣减压术，并应剪开硬脑膜。颅后窝病变可行颅后窝减压术，应去除部分枕骨大孔后部及寰椎后弓。在行外减压手术时，在去骨瓣减压的同时可去除部分脑组织行内减压，以使减压更充分。

（胡　锦）

第一节 概　述

颅脑损伤又称脑外伤或创伤性颅脑损伤（traumatic brain injury，TBI），是一种常见的外伤形式，严重威胁人类健康。2020 年 TBI 有可能超过癌症和心、脑血管疾病成为全世界第一大死因。我国 TBI 的年发生率为 100 ～ 200/10 万人，其中重型 TBI 占 18% ～ 20%，死亡率高达 30% ～ 50%，严重威胁人群健康。

【分类和分级】

（一）损伤分类

TBI 有多种分类方法，根据创伤的不同解剖部位分为头皮、颅骨和脑损伤；根据创伤形态及性质分为闭合性脑损伤（closed brain injury）、开放性脑损伤（open brain injury）及火器伤（firearm brain injury）；根据创伤后症状出现的时间分为急性脑损伤（3 天以内）、亚急性（3 天至 3 周）和慢性（3 周以上）；根据创伤发生的时间分为原发性脑损伤（primary brain injury）和继发性脑损伤（secondary brain injury）。

原发性脑损伤发生于外部暴力作用的瞬间，其特点和严重程度由致伤因素和机制决定，仅能采取相应措施预防和后续进行治疗，主要有脑震荡（concussion）、脑挫裂伤（contusion and laceration）、原发性脑干损伤（primary brain stem injury）及下丘脑损伤（hypothalamus injury）等。继发性脑损伤是在原发性损伤基础上，继发出现的神经病理改变，是医疗救治的重点。导致继发性脑损伤的主要原因可归结为局灶性因素（如血液刺激、脑挫裂组织水肿、颅内压增高等）和系统性因素（如休克、低氧血症等）。主要有脑水肿（brain edema）、颅内血肿（intracranial hematoma）等（图 67-1-1）。原发性脑损伤常无需开颅手术，其预后主要取决于伤势轻重，而继发性脑损伤尤其是颅内血肿往往需及时行开颅手术，其处理是否及时、正确和预后关系密切。

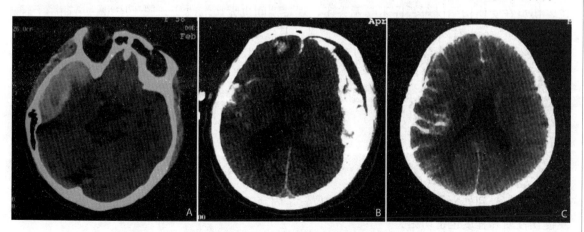

图 67-1-1　TBI 患者头部 CT 影像学检查

图 A 示右颞急性硬膜外血肿；图 B 示左额颞顶急性硬膜下血肿、右额脑挫裂伤、右额顶蛛网膜下腔出血、中线结构移位；图 C 示右额颞顶创伤性蛛网膜下腔出血

（二）临床分级

临床分级的目的是为了便于制订诊疗常规、评价疗效和预后，并对伤情进行鉴定。虽然 TBI 有多种临床分级方式，但格拉斯哥昏迷评分（Glasgow coma scale，GCS）是目前应用最广泛的 TBI 标准临床分级方法（表 67-1-1）。

GCS 评分是对伤者的睁眼、言语和运动三方面进行计分总和，最高分为 15 分，最低分为 3 分。分数越低，表明意识障碍程度越重。按照 GCS 评分的不同，将 TBI 分为轻型（13～15 分）、中型（9～12 分）、重型（6～8 分）、特重型（3～5 分）。

表67-1-1　格拉斯哥昏迷评分（GCS）

睁眼反应	计分	言语反应	计分	运动反应	计分
正常睁眼	4	回答正确	5	遵嘱动作	6
呼唤睁眼	3	回答错误	4	定位动作	5
刺痛睁眼	2	含糊不清	3	肢体屈曲	4
无反应	1	只可发音	2	肢体过屈	3
		无反应	1	肢体过伸	2
				无反应	1

GCS 评分法简单易行，分级明确，便于观察，其不仅对颅脑损伤患者的昏迷程度和伤情评估有了统一的标准，而且对治疗效果和预后的评价，特别是对并发多处创伤的病例更有重要价值。但在临床中需注意，首先评价患者的意识状态，在行 GCS 评分之前需确保患者无低血压或使用可能影响神志判断的药物。患者经抗休克治疗生命体征平稳后进行的 GCS 评分，才对患者的伤情及预后判断有意义。通常情况下，若患者已行气管插管，无法行语言评分，则在 GCS 评分数字后面加上"T"。例如，患者带气管内插管到达急诊室，呼唤睁眼，刺痛定位，则 GCS 评分为：8T。此外，GCS 评分以每项最佳评分为准，如患者一侧出现去皮质状态、对侧出现去大脑强直，则运动项目评分为 3 分，而非 2 分。复苏后患者的 GCS 评分下降，高度提示继发性脑损伤。GCS 评分中运动评分较为准确，与患者病情及预后密切相关，应予特殊重视。

此外需注意，无论哪一种分级方法，均必须与脑损伤的病理变化、临床观察和 CT 检查等相联系，以便动态、全面地反映伤情。例如受伤初期表现为单纯脑震荡属于轻型的伤员，在观察过程中可因颅内血肿而再次昏迷，成为重型；由 CT 检查发现的颅内小血肿，无中线结构移位，伤员在受伤初期仅短暂昏迷或无昏迷，观察期间也无病情改变，属于中型；早期属于轻、中型的伤员，6 小时以内 CT 检查无颅内血肿，其后复查时发现血肿，并有中线结构明显移位，此时尽管伤员意识尚清楚，已属重型。

【致伤机制】

了解患者损伤机制，对推测颅脑损伤的部位、估计受损组织的病理改变以及制订适当的治疗方案有重要意义。

（一）致伤原因

交通事故、工程事故、暴力打击、摔伤跌伤、火器伤、自然灾害及新生儿产伤等。

（二）致伤方式

当头部受到外力作用时，头颅所处的位置是固定的还是可自由活动的与颅脑所受的作用力及创伤性质和程度也密切相关。

1. 直接损伤　外力直接作用于头部而引起的损伤。

（1）加速性损伤（injury of acceleration）：运动的物体打击静止的头部，通常冲击伤严重而对冲伤较轻，如铁棒打击头部。

（2）减速性损伤（injury of deceleration）：运动的头撞击静止的物体，通常对冲伤较重而冲击伤轻，如高处坠落头部撞击地面。

（3）挤压伤（crush injury）：头部双侧受力，常见于产伤。

2. 间接损伤　外力作用于身体其他部位然后传递至颅脑引起的损伤。

（1）传递伤：臀部着地致脑受损伤。

（2）挥鞭伤（whiplash injury）：躯干被暴力驱动，头旋转运动产生剪切应力致脑损伤。

（3）胸部挤压伤：又称创伤性窒息，压力经腔静脉传至脑所致弥漫性脑出血。

（三）损伤机制

脑损伤的主要致伤机制有：①由于颅骨骨折造成的脑损伤；②由于脑组织受到直线或旋转运动造成的脑损伤。绝大多数颅脑损伤是由多因素共同作用的结果，其中以冲击伤和对冲伤最多见。

（1）接触力：指着力部位受到直接作用力所致的损伤，外力直接撞击头部，由于冲击、凹陷骨折或颅骨的急速内陷、回弹等造成脑内局部损伤。

（2）惯性力：受伤瞬间头部做减速或加速运动，造成脑组织与颅骨内壁相撞，或脑组织与颅底摩擦以及受大脑镰、小脑幕的牵扯，此种脑损伤常为多处或弥散性脑损伤。

（3）冲击伤（blast injury）：通常将受力侧的脑损伤称为冲击伤，一般为加速性损伤，接触力造成着力点附近的脑损伤，此种脑损伤较轻或局限。

（4）对冲伤（contrecoup injury）：通常指受力的对侧脑组织损伤，一般为减速性损伤，惯性力造成对侧的脑损伤，常见枕部着地造成额、颞部脑损伤，此种脑损伤较重。

受伤时头部若为固定不动状态，则仅受接触力影响；运动中的头部突然受阻于固定物体，除有接触力作用外，还有因减速引起的惯性力作用。大而钝的物体向静止的头部撞击时，除产生接触力外，还同时引起头部的加速运动而产生惯性力；小而锐的物体击中头部时，其接触力可能足以造成颅骨骨折和脑损伤，但其能量因消耗殆尽，已不足以引起头部的加速运动。任何方向外力作用引起的脑损伤，总易伤及额极、额底、颞极和颞叶底面，这是因为脑组织移位时与凹凸不平的颅前窝和颅后窝壁、底面相撞击和摩擦所致。由于枕部颅壁光滑以及小脑幕既光滑又有弹性，故对冲伤很少发生在枕极和枕叶底面。冲击伤与对冲伤的严重程度不一，两侧可一轻一重或同样严重，或只有冲击伤而无对冲伤，或者相反，这与外力作用的强弱、方向、方式与受力部位等密切相关。加速性损伤常发生在外力直接打击的部位，而对冲伤极少，但减速性损伤不同，其既可发生冲击伤，又可发生对冲伤，并且比加速性损伤更为严重和广泛（图67-1-2）。

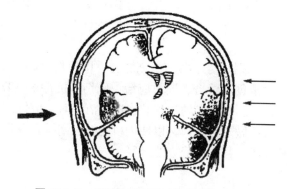

病例 67-1

图 67-1-2　头部做减速运动的颅脑损伤机制

粗箭头示头部运动方向，细箭头示头部受外力的阻止

第二节 头皮损伤

头皮（scalp）是颅脑最表浅的软组织，由皮肤、皮下组织、帽状腱膜层、帽状腱膜下疏松结缔组织层和颅骨骨膜组成（图67-2-1）。颞部还有颞筋膜、颞肌覆盖。若外力近于垂直地作用在头皮上，常致头皮挫伤或头皮血肿，严重时可引起挫裂伤；若外力作用近斜向或切线，因为头皮的滑动常导致头皮的裂伤、撕裂伤，但能在一定程度上缓冲外力作用在颅骨上的强度。根据头皮损伤不同类型，其处理原则和方法也各不相同。

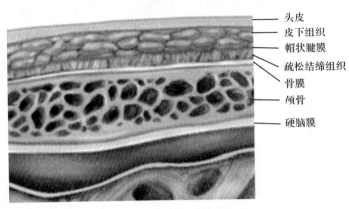

图 67-2-1 头皮各层示意图

右侧标注（自上而下）：头皮、皮下组织、帽状腱膜、疏松结缔组织、骨膜、颅骨、硬脑膜

一、头皮挫伤

头皮挫伤（scalp contusion）仅限于头皮表层，创面不规则，伴有少量出血或渗出，一般无须特殊处理。

【治疗】

可予剪除局部头发，清洁、消毒创面，外涂刺激性小的皮肤消毒液后暴露，保持创面干燥即可。

二、头皮裂伤

头皮裂伤（scalp laceration）因致伤因素不同而裂口大小、深度不一，创缘整齐或不整齐，可有或没有皮肤缺损。由于头皮血管丰富，当头皮裂伤较浅，未伤及帽状腱膜时，裂口不易张开，血管断端难以退缩止血，出血反而较多。若帽状腱膜断裂，则伤口明显裂开，损伤的血管断端随伤口退缩、自凝，故反而出血较少。出血较多时甚至会发生休克，急救时可先加压包扎止血。

【治疗】

对头皮裂伤患者处理的原则是尽早实施清创缝合，即使伤后超过24小时，只要没有明显的感染迹象，也可进行彻底清创期缝合，同时应给予破伤风抗毒素（TAT）注射治疗，术中应注意有无颅骨骨折及脑膜损伤。对复杂的头皮裂伤进行清创时，应做好输血的准备。对于头皮裂口应按清创需要适当延长或做附加切口，以便创口能够一期缝合或经修补后缝合。对有头皮组织缺损者可行皮下松解术或转移皮瓣等方法修复。

三、头皮撕脱伤

头皮撕脱伤（scalp avulsion）多因头皮受到强力的牵扯所致，使头皮部分或整块自帽状腱膜下层或骨膜下撕脱，损伤重，出血多，易发生休克，但较少合并颅骨骨折或脑损伤。

【治疗】

急救时，用无菌敷料覆盖创面，加压包扎止血。同时将撕脱的头皮用无菌纱布包好备用，争取在 12 小时内清创缝合。根据患者就诊时间的早晚、撕脱头皮的存活条件、颅骨是否裸露以及有无感染迹象而采用头皮瓣复位再植、清创后自体植皮、晚期创面植皮等不同的方法处理。

四、头皮血肿

头皮血肿（scalp hematoma）是由于头皮损伤或颅骨骨折导致血液渗出于局部积聚而成，多为钝性外力直接损伤造成，按血肿不同部位可分为三种类型（表 67-2-1）。上述 3 类血肿可单独发生，也可同时存在。

表67-2-1　头皮血肿的分类及特点

血肿类型	血肿临床特点
皮下血肿	血肿范围局限，位于头皮损伤的中央，体积小，张力高，疼痛感明显，无波动感
帽状腱膜下血肿	血肿易扩散，范围广，可蔓延至全头部，张力低，波动感明显
骨膜下血肿	血肿范围不超过颅缝，张力高，有波动感，常伴颅骨骨折

知识拓展：头皮血肿与颅内损伤的关系

（一）皮下血肿

皮下血肿（subcutaneous hematoma）位于头皮与帽状腱膜之间的皮下组织层，不易扩散而范围较局限。血肿体积小、张力高，位于头皮损伤中央，患者疼痛感明显。血肿周围软组织肿胀，无波动感，触之有凹陷感，易误诊为颅骨凹陷骨折，X 线和 CT 扫描检查有助于鉴别。

【治疗】

皮下血肿无需特殊治疗，早期给予冷敷以减少出血和疼痛，24 ～ 48 小时之后改为热敷以促进其吸收。

（二）帽状腱膜下血肿

帽状腱膜下血肿（subgaleal hematoma）通常由该层内小动脉或导血管破裂引起。血肿位于帽状腱膜与骨膜之间，范围广泛，易于扩散至全头部。血肿张力较小，触诊软，波动感明显，患者可因失血而表现出不同程度的有效循环血量不足。

【治疗】

对较小的血肿可采用早期冷敷、加压包扎，24 ～ 48 小时后改为热敷，待其自行吸收。若血肿巨大，则应行严格的皮肤准备和消毒，分次穿刺抽吸后加压包扎，尤其对婴幼儿患者，须间隔 1 ～ 2 天穿刺一次，并根据情况给予抗生素，必要时还需补充血容量。

（三）骨膜下血肿

骨膜下血肿（subperiosteal hematoma）多见于钝器损伤时因颅骨骨折处板障血管损伤以及骨膜剥离后骨面渗血。血肿位于骨膜下与颅骨外板之间，局限于一块颅骨范围内，由于骨膜在颅缝处附着牢固，故血肿范围常不超过颅缝。骨折线较长跨越两块以上颅骨者，血肿范围亦随之扩大。触诊软、血肿张力高，大者可有波动感。

【治疗】

早期仍以冷敷为宜，但忌用强力加压包扎，以防血液经骨折缝流向颅内引起硬脑膜外血肿，应在严格备皮和消毒情况下施行穿刺，抽吸积血 1 ～ 2 次即可恢复。若反复积血则应及时行 CT 扫描或其他辅助检查。对较小的骨膜下血肿，亦可采用先冷敷，然后热敷待其自行吸收的方法。但对婴幼儿骨膜下血肿，往往历时较久即有钙盐沉着，形成骨性包壳，难以消散。对这种血肿宜及时穿刺抽吸，在密切观察下小心加压包扎。

病例 67-2

第三节 颅骨损伤

颅骨损伤即颅骨骨折（skull fracture），是指颅骨受到撞击或穿透性损伤等暴力作用后所发生的颅骨结构改变。颅骨骨折本身引起的临床症状一般较轻，大多也无须处理，当颅骨骨折并发脑、脑膜、血管和神经损伤时，临床医生应及时发现和处理。特别是颅骨骨折线跨越硬脑膜中动脉或大静脉窦所引起的颅内血肿，或引起脑脊液漏或并发感染等。颅骨骨折按骨折部位不同，可分为颅盖骨折（fracture of skull vault）和颅底骨折（fracture of skull base）；按骨折形态的不同，分为线形（linear fracture）、凹陷（depressed fracture）、粉碎和洞形骨折等；按骨折局部是否与外界相通，分为开放性骨折（open fracture）和闭合性骨折（closed fracture）。

一、颅盖骨折

（一）线形骨折

颅盖部的骨折以线形骨折（linear fracture）的发生率最高，占颅盖骨折的 2/3 以上，主要发生在致伤物运行速度慢，与头颅接触面积较大，致伤力的方向呈斜行和切线方向，而不与颅骨平面垂直的情况。

【诊断】

线形骨折绝大多数可由颅骨 X 线检查确诊。随着 CT 的普及，X 线耗时久且不能提供直接的颅内影像，已逐渐被 CT 取代。在 CT 扫描中，头皮肿胀出血提示暴力作用的部位，也便于观察其下方是否有骨折的征象（图 67-3-1）。MRI 对于急性颅脑损伤患者而言，不是首选的检查手段。

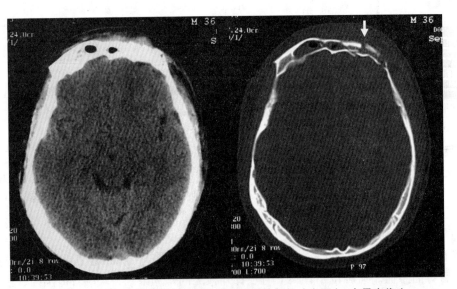

图 67-3-1 额部头皮肿胀出血提示暴力作用的部位（左图）；在骨窗像上，可发现头皮肿胀下方有骨折的征象（右图）

【治疗】

闭合性线形骨折如无合并的脑挫伤、颅内血肿，只需在严密观察下对症处理。当骨折线通过脑膜血管沟、静脉窦时，需警惕该处有无血管损伤。若继发颅内血肿、外伤性气颅及生长性骨折等并发症，则需按各类并发症的治疗原则进行针对性的治疗。开放性线形骨折多数情况下需要做头皮的清创缝合。骨折本身在头皮清创时一般也不需特殊处理，但发现骨折处有明显的污染，难以清洗干净时，则应去除污染的骨折边缘。清创术中发现骨折断端间距较宽且渗血较多时，应怀疑有硬膜外血肿的可能，必要时复查头部 CT 以明确。

（二）凹陷骨折

凹陷骨折（depressed fracture）好发于额顶部（75%）、颞枕部（15%）和其他部位（10%）。可表现为颅骨内外板断裂内凹或仅有内板的凹陷。成人凹陷骨折多为粉碎骨折（comminuted fracture），婴幼儿可呈"乒乓球"凹陷样骨折（depressed "pong" fracture）。骨折部位的切线位 X 线检查可显示骨折陷入颅内的深度。对于有多块骨折片的凹陷骨折或异物存留于伤口的开放性骨折，X 线检查能明确病变的位置及数目，以便清创后核对。CT 不仅能显示凹陷骨折的部位、形态，而且更重要的是能同时了解合并脑损伤情况。CT 三维重建可将复杂的凹陷骨折立体呈现，有普通 X 线和 CT 无法比拟的优势。

【治疗】

下列情况应该考虑手术：①闭合性骨折凹陷深度＞1 cm；②开放性凹陷骨折；③闭合性凹陷骨折位于功能区，压迫导致脑功能障碍，如引起偏瘫、失语和局限性癫痫；④闭合性凹陷骨折范围广或压迫静脉窦致血液回流障碍，引起颅内压增高；⑤位于额面部影响外观。下列情况可暂不考虑手术：①非功能区的轻度凹陷骨折，如成年人单纯凹陷骨折，直径＜5 cm，深度＜1 cm，不伴有神经缺损症状和体征者；②静脉窦区凹陷骨折，无脑受压症状及静脉回流障碍；③婴幼儿凹陷骨折，无明显局灶性症状者。

手术方法包括骨折片撬起复位、碎骨片连接后原位固定、颅骨代用品做一期颅骨成形术等。对静脉窦上的此类型骨折，手术应持慎重态度，有时骨折片已刺入窦壁，但尚未出血，在摘除或撬起骨折片时可造成大出血，故应先做好充分的准备，然后才施行手术。而严重污染骨折片应去除，待二期修补，合并颅内出血和脑挫裂伤者按相应外科规范处理。

（三）粉碎骨折

粉碎骨折（comminuted fracture）为有游离骨片的骨折，见于较大暴力引起的外伤，多数属开放性损伤。清创时应将游离的碎骨片清除，硬脑膜有裂口者应予以修补，伤口分层缝合，术后予抗生素治疗。

（四）开放性骨折

开放性骨折（open fracture）见于锐器直接损伤或火器伤。受伤局部头皮裂开，其下的颅骨可有不同形式的骨折，伤口内常有异物或碎骨片，清创应彻底。线形骨折在没有严重污染时，将头皮分层缝合即可。有污染时，应将骨折边缘部分的骨质咬除，以防术后感染。凹陷骨折先将头皮彻底清创，再将骨折处撬起复位，骨折无法复位时应将其移除。硬膜如有裂伤，清创后应予缝合，以免感染蔓延入脑内。

（五）生长性骨折

生长性骨折（growing fracture）好发于额顶部，婴幼儿多见，是小儿颅盖线形骨折中的特殊类型。小儿硬脑膜较薄且与颅骨内板贴附较紧，当颅骨骨折的裂缝较宽时，硬脑膜也可以同时撕裂、分离，以致局部脑组织、软脑膜及蛛网膜凸向骨折的裂隙。由于脑血管搏动的长期不断冲击，使骨折裂隙逐渐加宽，以致脑组织继续凸出，最终形成局部搏动性囊性脑膨出，患儿常伴癫痫或局限性神经缺损。治疗应以早期手术修补硬脑膜缺损为宜。

二、颅底骨折

颅底骨折（fracture of skull base）在所有的颅骨骨折中占 19%～21%，在所有颅脑损伤中占 4%，颅底骨折大多由颅盖骨折延伸而来，但也有少数是暴力直接作用的结果，如头颅挤压伤，垂直方向打击头顶或坠落时臀部着地也可引起颅底骨折。在颅底有几处薄弱的区域，如蝶窦、蝶骨翼的内侧部，颞骨岩尖部，这些区域易发生骨折，骨折的类型取决于外力的方向，局部骨结构和颅底的孔隙。

骨折类型以线形为主，可仅限于某一颅窝，亦可能穿过两侧颅底或纵行贯穿颅前、中、后窝。颅底与硬脑膜粘连紧密，骨折时易使硬脑膜撕裂，颅底与鼻窦相邻，骨折后极易使蛛网膜下腔与外界相通，形成开放性骨折。

骨折线累及的部位决定了其临床表现。诊断主要依靠临床表现和CT扫描。CT扫描可清楚显示骨折的部位，采用颅底重建技术，对颅底骨折的诊断有重要价值。颅底骨折根据发生部位可分为颅前窝骨折（fracture of anterior fossa）、颅中窝骨折（fracture of middle fossa）和颅后窝骨折（fracture of posterior fossa），其临床特点如下：

（一）颅前窝骨折

颅前窝骨折（fracture of anterior fossa）发生后，血液向下侵入眼眶，引起球结合膜下及眼睑皮下淤血，呈紫蓝色，多在伤后数小时出现，称为"黑眼征"或"熊猫眼征"。

颅前窝骨折还常合并有单侧或双侧嗅觉障碍；眶内出血可致眼球突出；若视神经管骨折或视神经受损，还可出现不同程度的视力障碍。颅前窝骨折累及筛窦或筛板时，可撕破该处硬脑膜及鼻腔顶部黏膜，而致脑脊液鼻漏或气颅。个别情况下，脑脊液也可经眼眶内流出形成脑脊液眼漏。

（二）颅中窝骨折

颅中窝骨折（fracture of middle fossa）累及蝶骨和蝶窦时，出血和脑脊液可经蝶窦由鼻孔流出；累及颞骨岩部时，损伤内耳结构或中耳腔，故患者常可出现听力障碍和周围性面瘫。由于中耳腔受损，脑脊液可由此经咽鼓管流向咽部或经破裂的鼓膜进入外耳道形成耳漏。若骨折伤及海绵窦，则可致动眼神经、滑车神经、三叉神经或展神经麻痹，并可引起颈内动脉假性动脉瘤或海绵窦动静脉瘘，甚至导致大量鼻出血。鞍区骨折，波及下丘脑或垂体柄，可并发尿崩症。

（三）颅后窝骨折

颅后窝骨折（fracture of posterior fossa）时虽有可能伤及乙状窦、面神经、前庭蜗神经、舌咽神经、迷走神经、副神经及舌下神经等，但临床上不多见。其主要表现为颈部肌肉肿胀、乳突区皮下迟发性瘀斑（Battle征）及咽后壁黏膜淤血、水肿等征象。

颅底骨折的诊断主要依靠临床表现来确定，表现为：相应部位的皮肤黏膜瘀斑、脑神经损伤、脑脊液漏和脑损伤等方面，具体见表67-3-1。头颅X线和CT检查，X线检查可显示颅内积气，但仅30%～50%能显示骨折线；CT骨窗检查可显示颅前窝或视神经管骨折，表现为视神经狭窄；MRI可见视神经挫伤伴水肿，视交叉和视神经受压。

表67-3-1　颅底骨折的临床表现

骨折部位	迟发黏膜瘀斑	脑神经损伤	脑脊液漏	合并脑损伤
颅前窝骨折	眼睑、球结膜下	Ⅰ、Ⅱ	鼻漏、眼漏	额极、额底
颅中窝骨折	颞肌下	Ⅱ、Ⅲ、Ⅳ、Ⅴ、Ⅵ、Ⅶ、Ⅷ	鼻漏、耳漏	额极、额底、垂体、下丘脑
颅后窝骨折	耳后、乳突、枕下、咽后壁	Ⅸ、Ⅹ、Ⅺ、Ⅻ	乳突、胸锁乳突肌皮下	小脑、脑干、延髓

【治疗】

颅底骨折本身无需特殊处理，治疗主要是针对由骨折引起的并发症。耳、鼻出血和脑脊液漏者，应视为颅脑开放性损伤来处理。一般处理原则：不可堵塞或冲洗鼻道、耳道等脑脊液漏的通道，取头高患侧卧，卧床休息，避免用力咳嗽、打喷嚏，防感染，忌腰椎穿刺。早期应以预防颅内感染为主，可在使用能透过血脑屏障的抗生素的同时，做好五官清洁与护理，避免用力擤鼻及放置鼻饲胃管。通过上述处理，脑脊液漏多可在2周内自行封闭愈合。如超过1个月仍未愈合，或反复引发脑膜炎以及有大量溢液，则应在内镜下或开颅施行硬脑膜封闭瘘口；若

CT 薄层冠状扫描或 MRI 薄层扫描见脑组织疝入骨折线或鼻旁窦内，也可早期行手术修补。由于骨片压迫或水肿、出血使视神经管通道狭窄，压迫视神经，出现继发性视神经损伤者，部分视力丧失且逐渐加重时，应争取在 12 小时内行神经管减压。此外，对颅内积气者，多数不必处理，气体可在 2～3 周内完全吸收。

第四节　脑损伤

颅脑损伤（head injury）根据硬脑膜是否完整分为开放性颅脑损伤和闭合性颅脑损伤，根据脑损伤的病理改变分为原发性脑损伤（primary brain injury）和继发性脑损伤（secondary brain injury），根据致伤机制分为直接损伤（加速性损伤、减速性损伤、挤压性损伤）和间接损伤（传递性损伤、挥鞭样损伤、胸部挤压伤），根据伤情轻重或 Glasgow 昏迷指数分为轻型、中型、重型、特重型。原发性脑损伤主要包括脑震荡、弥漫性轴索损伤、脑挫裂伤、脑干损伤、下丘脑损伤等；继发性脑损伤包括颅内血肿、脑水肿、脑肿胀等。本节主要介绍原发性脑损伤。

一、脑震荡

脑震荡（cerebral concussion）是轻度脑损伤所引起的一种临床综合征，主要表现为头部外伤后出现短暂意识丧失，意识随即自行恢复，除有近事遗忘外，无任何神经系统缺损表现。

【病理和机制】

脑震荡被认为是头部外伤引起的短暂脑功能障碍。脑组织无肉眼可见的神经病理改变，显微镜下可见神经组织结构紊乱，包括毛细血管充血、神经元胞体肿大、线粒体和轴索肿胀，也可无异常表现。

【临床表现】

1. 意识障碍　伤后立即出现，表现为短暂神志不清或完全昏迷，一般不超过 30 分钟。

2. 近事遗忘　或称逆行性遗忘（retrograde amnesia），逆行性遗忘是指清醒后不能回忆受伤当时乃至伤前一段时间内的情况。脑震荡程度越重、原发昏迷时间越长，近事遗忘越显著。

3. 可无明显生命体征变化，但几乎所有伤者都出现不同程度的头痛、头晕、疲劳等，有时可合并呕吐。

4. 可表现为一定程度的精神状态改变，包括情绪不稳定，易激动、欣快等，或者表现为忧郁、淡漠。

5. 神经系统体格检查多无阳性体征。

6. 腰椎穿刺压力在正常范围，脑脊液成分检查多无显著异常表现。

7. CT 检查颅内无阳性发现。

【诊断要点】

1. 有明确的头部外伤史。

2. 意识障碍一般不超过 30 分钟。

3. 可出现逆行性遗忘。

4. 伴有不同程度的头部症状，可伴有呕吐。

5. 神经系统体格检查多无阳性体征。

6. 腰椎穿刺脑脊液检查多无异常。

7. CT 检查颅内无阳性发现。

【治疗】

一般无须特殊治疗，伤后 24 小时内应密切观察，可卧床休息 1～2 周。对自觉症状重者给予镇静、止痛等对症治疗，也可酌情予以早期高压氧治疗，并应关注患者的心理应激状况。多数患者 2 周内恢复正常，预后良好。

二、脑挫裂伤

脑挫裂伤（cerebral contusion and laceration）是脑挫伤和脑裂伤的总称，指头颅受到暴力打击造成脑组织挫伤或结构断裂而致脑组织的器质性损伤。脑挫伤指脑组织受破坏较轻，软脑膜尚完整者；脑裂伤指软脑膜、血管和脑组织同时有破裂，伴有外伤性蛛网膜下腔出血。两者常同时并存，临床上又不易区别，故常合称为脑挫裂伤。

【病理和机制】

脑挫裂伤指主要发生于大脑皮质的损伤，多发生在暴力打击的部位和对冲的部位，好发于额极、颞极及其底面。肉眼可见点状出血或紫红色片状改变。镜下可见脑实质点片状出血、水肿和坏死；脑皮质分层结构不清或消失；神经细胞大片消失；血管充血、水肿，血管周围间隙扩大等。脑挫裂伤的继发性改变，早期主要为脑水肿和出血或血肿形成，脑水肿包括细胞毒性水肿和血管源性水肿，前者神经元胞体增大，主要发生在灰质，伤后立即出现，后者为血脑屏障被破坏，血管通透性增加，细胞外液增多，主要发生在白质，伤后 2～3 天明显，3～7 天内发展到高峰。水肿涉及的范围，最初只限于伤灶附近，然后可向四周扩展，严重者则迅速波及全脑。晚期，被损坏的脑组织最终由小胶质细胞清除并由星形细胞增生所修复，伤灶小者留下单纯的瘢痕，巨大者则成为含有脑脊液的囊肿，后者可与脑膜或直接与头皮粘连，成为癫痫灶。如蛛网膜与软脑膜粘连，可因脑脊液吸收障碍，形成外伤后脑积水。较重的脑挫裂伤后数周，多有外伤性脑萎缩，脑室相应扩大，如某处尚有较大的瘢痕存在，脑室局部有被瘢痕牵拉变形的现象（图 67-4-1）。

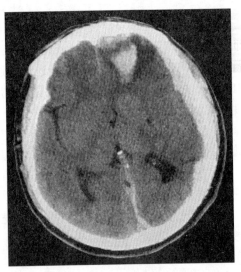

图 67-4-1 左侧额叶脑挫裂伤伴实质内血肿形成，左侧额颞硬膜下血肿

【临床表现】

1. 意识障碍　是脑挫裂伤最突出的临床表现之一，伤后多立即昏迷，根据伤情不同，昏迷时间不同，一般超过 30 分钟，严重的伤者昏迷持续数周、数月，或者持续昏迷至死亡或植物生存。

2. 根据损伤部位和程度的不同，出现相应的局灶症状。如伤及脑皮质，可出现相应的瘫痪、失语、视野缺损、感觉障碍、癫痫等，但如伤及额、颞叶前端等所谓"哑区"，可无神经系统受损的表现。如早期无神经系统阳性体征，在观察过程中出现新的定位体征，应考虑颅内继发损害可能。

3. 颅内压增高　是脑挫裂伤最常见的症状，头痛、呕吐等症状可能与外伤性蛛网膜下腔出血、脑水肿有关。如血压升高，脉搏缓慢有力，呼吸深慢，应该警惕有无颅内血肿导致脑疝的可能。对昏迷的伤者，应注意呕吐所导致的误吸。

4. 脑挫裂伤后生命体征多呈明显改变。头外伤早期脑功能受到抑制，可以出现血压下降、脉搏细弱、呼吸浅快，常于伤后不久恢复。如持续低血压，应注意有无复合伤，特别是胸、腹部闭合性损伤；如生命体征短期内自行恢复且血压持续上升、脉压加大、脉速变缓、呼吸深慢，应警惕颅内血肿及严重脑水肿的发生。

5. 脑挫裂伤后常出现脑膜激惹征，表现为闭目畏光、卷曲而卧，也可引起伤后早期的低热、恶心、呕吐。颈项抗力多于伤后 1 周左右逐渐消失，如持久无好转，应注意颅颈交界区损伤或颅内继发感染。

【诊断要点】

1. 有明确的头部外伤史。

2. 有明确的意识障碍，严重的可致昏迷，多伴有颅内高压表现，包括不同程度的头痛、呕吐等。

3. 神经系统体格检查　有明确定位体征，但多处损伤时定位诊断困难。

4. CT 检查　对脑挫裂伤的位置、程度和有无继发性损害的判断有重要的意义，多表现为点片状高密度区或高低密度混合区。目前，CT 已经作为急性头部外伤的常规检查，伤后多次复查 CT 有助于动态观察颅内情况的演变和发现迟发性血肿。

5. MRI 检查　一般较少用于颅脑外伤的急诊检查，但对于脑干、胼胝体等颅后窝或者深在部位的损伤以及微小损伤灶、早期脑梗死等有其优势。

6. 腰椎穿刺脑脊液检查　有助于了解 CSF 中含血情况，以及颅内压测定并可用于引流血性脑脊液。但对于颅内高压的伤者，腰椎穿刺容易诱导脑疝，应特别注意。

7. GCS 评分　可帮助判定伤情。

【治疗】

1. 非手术治疗　脑挫裂伤发生之际，也就是继发性损伤开始之时，所以尽早进行合理的治疗是降低伤残率和死亡率的关键。

（1）严密观察病情变化，动态复查头颅 CT。在伤后 72 小时内密切观察生命体征、意识、瞳孔和神经系统体征改变。重症患者应送 NICU，监测包括颅内压在内的各项指标，情况改变者及时行 CT 检查。

（2）保持呼吸道通畅：对伤者要摆好适当的体位并及时清理呼吸道内分泌物。对昏迷时间长、病情重的，应尽早行气管切开，必要时辅助呼吸。

（3）积极对症和支持治疗：对症处理患者的高热、躁动、癫痫发作、尿潴留等。防治肺部、泌尿系感染和上消化道应激性溃疡等并发症。注意早期及全程营养支持治疗，并维持内环境稳定。

（4）防治脑水肿、降低颅内压：可使用脱水药、激素治疗，酌情使用亚低温治疗，不推荐大剂量激素治疗。

（5）脑保护、促苏醒和功能恢复治疗：可使用有清除自由基、降低脑代谢率作用的药物，可改善脑缺血、缺氧，有益于重型颅脑损伤的治疗。神经节苷脂（GM1）、胞磷胆碱等药物治疗，对部分患者的苏醒和功能恢复可能有帮助。

2. 手术治疗指征

（1）意识障碍逐渐加重，保守治疗无效，短时间内 GCS 降低 2 分以上。

（2）CT 提示脑水肿严重，中线结构移位明显。

（3）脑挫裂伤合并颅内幕上血肿超过 30 ml。

（4）颅内压监测提示压力持续升高，药物难以控制。

手术方式包括开颅探查、去骨瓣减压、坏死脑组织清除等。

三、弥漫性轴索损伤

弥漫性轴索损伤（diffuse axonal injure，DAI）是一种特殊类型的颅脑损伤，死亡率和致残率较高。一般认为，当头部遭受加速性旋转暴力时，因剪切应力而造成以脑白质神经轴索损伤为特征的一系列病理生理变化。

【病理和机制】

病理改变主要位于脑的中轴部分，即半球白质、胼胝体、内囊、脑室周围、大脑脚、脑干及小脑上脚等处有点、片状出血。肉眼可见组织间裂隙及血管撕裂性出血，镜下可见神经轴索断裂，轴浆溢出，稍久则可见圆形回缩球及血球溶解后的含铁血黄素，最后发生囊性变及胶质增生。

【临床表现】

1. 最主要的临床表现为伤后即刻昏迷，并呈持续状态，昏迷时间较长，且恢复较慢或不完全，一般无中间清醒期。

2. 临床上根据昏迷时间分为三型。

（1）轻型：伤后昏迷 6 ～ 24 小时，清醒后有记忆力减退和逆行性遗忘，无肢体运动障碍，少数患者出现短期的去皮质状态。

（2）中型：最为常见，伤后昏迷数天至数周，常伴有颅底骨折，伤后偶尔出现脑干体征和去皮质状态，清醒后有明显的记忆力减退、逆行性遗忘和轻度肢体运动障碍。

（3）重型：伤后昏迷数周或更长，出现明显的脑干体征、去皮质状态和去大脑强直。

【诊断要点】

1. 头部有加速性损伤病史。

2. 伤后持续长时间昏迷（＞6 小时）。

3. ICP 正常但临床状况差。

4. CT/MRI 可见散在颅内出血点，并多集中于中线位置脑组织（包括胼胝体、脑干、小脑等），可伴有脑室内或脑室旁出血，也可见脑池及蛛网膜下腔出血。

5. 严重的伤者可见脑干诱发电位潜伏期有明显延长。

6. 病理检查可见 DAI 的典型表现。

【治疗】

1. 严密观察患者的生命体征、瞳孔、颅内压、氧饱和度，病情变化者，及时进行影像学复查。

2. 保持呼吸道通畅，必要时气管切开或者呼吸机辅助呼吸。

3. 使用止血药、抗生素，维持水、电解质平衡；使用甘露醇、利尿药和白蛋白等控制脑水肿；也可使用神经保护剂。

4. 冬眠低温治疗降低脑组织耗氧量，减轻脑水肿。

5. 高血压治疗增加氧含量，改善缺血、缺氧。

6. 防治并发症。

7. 手术治疗：对一侧大脑半球肿胀和水肿引起脑中线结构移位，出现一侧瞳孔散大者应及时去骨瓣减压。

四、脑干损伤

脑干损伤（brain stem injury）是指中脑、脑桥和延髓损伤，分为原发性和继发性两类。孤立的原发性脑干损伤很少存在，实际上是弥漫性轴索损伤的一部分。

【病理和机制】

直接外力造成的损伤是在外力作用下脑干和周围结构发生撞击而损伤，以中脑被盖区多见，颅骨骨折可造成直接损伤，颅内压迅速增高也能造成损伤。间接外力损伤主要为坠落和挥鞭伤所致。脑干损伤的病理变化轻重不一，轻者可见脑干部位点状出血和局限性水肿，重者可见脑干内神经结构断裂、片状出血和软化灶形成。

【临床表现】

原发性脑干损伤的典型表现多为伤后立即陷入持续昏迷状态，轻者对痛刺激可有反应，严重时呈深度昏迷，所有反射消失，四肢软瘫。伤后早期即出现生命体征紊乱，并伴有全身症状。

1. 意识障碍　原发性脑干损伤的患者，伤后立即出现昏迷，为持续性，时间较长，如出现中间清醒期或中间好转期，则要考虑为继发性脑干损伤。

2. 瞳孔和眼球运动的变化　中脑受损时眼球固定，瞳孔大小、形态变化无常，对光反应消失。脑桥损伤时，可出现两瞳孔极度缩小，眼球同向凝视。

3. 去大脑强直　这是中脑损伤的表现，头部后仰，两上肢过伸和内旋，两下肢也过伸，呈现角弓反张状态。去大脑强直开始为间断性，轻微刺激可诱发，之后逐渐转为持续性。

4. 锥体束征　包括肢体偏瘫、肌张力增高、腱反射亢进、病理反射阳性。在脑干损伤早期，由于多种因素存在，锥体束征出现不恒定，但在基底部损伤时，体征较为稳定。

5. 生命体征的变化　当中脑和脑桥上端呼吸调节中枢损伤时，出现呼吸节律的改变；当延髓的吸气和呼气中枢受损时，则发生呼吸停止。当延髓受损严重时，表现为呼吸、心搏的迅速停止，患者死亡。在一般情况下，呼吸停止在先，在人工呼吸和药物维持的情况下，心搏仍可维持数日到数月，最后因心力衰竭而死亡。脑干损伤还可引起体温调节紊乱，高热多由于交感神经受损、出汗障碍影响散热所致，当脑干功能衰竭时可以出现体温下降至正常以下。

6. 内脏表现　包括上消化道出血、神经性肺水肿、顽固性呃逆等。

【诊断】

单纯的原发性脑干损伤临床少见，常与脑挫裂伤或脑内血肿同时存在，因此给临床诊断带来了困难，特别是就诊较晚者，很难区分是原发性损伤还是继发性损伤。

对于原发性脑干损伤的诊断，除病史和临床表现外，一般还需要借助于 CT、MRI 和脑干听觉诱发电位等。CT 检查可以发现脑干内灶状出血，表现为点片状的高密度影，周围池狭窄或消失。MRI 检查在显示脑干内小出血灶和组织撕裂方面要优于 CT 检查。由于听觉通路在脑干中广泛分布，所以听觉诱发电位不仅能够了解听觉功能，还可以了解脑干功能。脑干损伤后，受损平面以上的各波显示异常或消失。

【治疗】

对于轻症伤者，一般的治疗原则同脑挫裂伤。对于重症伤者，往往疗效较差。宜尽早行气管切开、亚低温疗法，防止并发症。原发性脑干损伤一般不行手术治疗，而继发性脑干损伤时手术的目的在于解除颅内血肿和脑水肿引起的脑干受压。

五、下丘脑损伤

下丘脑损伤（hypothalamus injury）是指颅脑损伤过程中，由于颅底骨折或者头颅受暴力打击，直接伤及下丘脑而出现的特殊的临床综合征。下丘脑是自主神经系统重要的皮质下中枢，与机体内脏活动、内分泌、物质代谢、体温调节以及维持意识和睡眠有重要关系，其损伤后往往临床症状较重。单纯丘脑下部损伤较少，大多与严重脑挫裂伤和（或）脑干损伤伴发。

【病理和机制】

下丘脑位于颅底蝶鞍的上方，单纯原发性下丘脑损伤临床上极为少见，多是合并有广泛而严重的脑挫裂伤、脑干伤。临床上常见的情形有：①颅底骨折线穿过蝶鞍或其附近，移位的骨折片可致下丘脑直接损伤；②重度冲击伤或者对冲伤致脑底部沿纵轴猛烈前后滑动时，由于视神经和垂体柄对下丘脑相对固定，而产生了牵拉或是剪切作用力，可能导致下丘脑的直接损伤；③广泛而严重的脑挫裂伤、脑水肿和颅内压增高，水肿、缺血等继发性损伤累及下丘脑。

【临床表现】

1. 意识与睡眠障碍　丘脑下部后外侧区与中脑被盖部均属上行性网状激动系统，是管理觉醒和睡眠的重要所在，一旦受损，患者即可出现嗜睡症状，虽可唤醒，但随即又入睡，严重时可表现为昏睡不醒。

2. 呼吸、循环功能紊乱　丘脑下部损伤后心血管功能可有各种不同变化，血压有高有低、脉搏可快可慢，但总的来说以低血压、脉速较多见，且波动性大，如果低血压合并有低温则预后不良。呼吸节律的紊乱与丘脑下部后份呼吸管理中枢受损有关，常表现为呼吸减慢甚至停止。视前区损伤时可发生急性中枢性肺水肿。

3. 体温调节紊乱　因丘脑下部损伤所致中枢性高热常骤然升起，高达41℃甚至42℃，但皮肤干燥少汗，皮肤温度分布不均，四肢低于躯干，且无炎症及中毒表现，解热剂亦无效。有时出现体温不升，或高热后转为体温不升，若经物理升温亦无效则预后极差。

4. 水、电解质代谢紊乱　生理状态下，水、电解质代谢受到促肾上腺皮质激素（ACTH）和抗利尿激素（ADH）的双重调节。ACTH释放受下丘脑释放因子的调节，ADH直接由下丘脑的视上核和室旁核分泌，所以下丘脑损伤可致水、电解质代谢紊乱。

（1）尿崩症：患者烦渴、多饮、多尿，每日尿量达4000～10000 ml或以上，尿比重低于1.005，肾功能和血渗透压常无明显变化。

（2）低钠血症：表现为低血钠、低血渗、高尿钠、高尿渗，被称为抗利尿激素分泌失衡综合征（SIADH）。

（3）高钠血症：血钠可高达145～180 mmol/L及以上，表现为烦躁、易激惹、四肢腱反射亢进、肌张力增高、抽搐，甚至昏迷。

5. 糖代谢紊乱　常与水代谢紊乱同时存在，表现为持续血糖升高，血液渗透压增高，而尿中无酮体出现，患者严重失水、血液浓缩、休克，死亡率极高，即所谓非酮症高渗高糖性昏迷。

6. 消化系统障碍　由丘脑下部前区至延髓迷走神经背核有一神经束，管理上消化道自主神经，其任何一处受损均可引起上消化道病变。故严重脑外伤累及丘脑下部时，易致胃、十二指肠黏膜糜烂、坏死、溃疡及出血。其成因可能是上消化道血管收缩、缺血；或因迷走神经过度兴奋；或与促胃液素分泌亢进、胃酸过高有关。除此之外，这类患者还常发生顽固性呃逆、呕吐及腹胀等症状。

【诊断】

丘脑下部损伤往往与脑挫裂伤、脑干损伤或颅内高压同时伴发，临床表现复杂，一般只要有某些代表丘脑下部损伤的征象，即可考虑伴有此部损伤。近年来通过CT和MRI检查，明显提高了丘脑下部损伤的诊断水平。不过有时对第三脑室附近的灶性出血，常因容积效应影响不易在CT图像上显示，故对于丘脑下部仍以MRI为佳，即使只有细小的散在斑点状出血也

知识拓展：二次损伤综合征

病例 67-4

能够显示，于急性期在 T1 加权像上为低信号，在 T2 加权像则呈等信号。亚急性和慢性期 T1 加权像出血灶为清晰的高信号。

【治疗】

丘脑下部损伤的治疗与原发性脑干损伤和严重脑挫裂伤基本相同，只因丘脑下部损伤所引起的神经 – 内分泌紊乱和机体代谢障碍较多，故在治疗上更为困难和复杂，必须在严密的观察、颅内压监护、血液生化检测和水、电解质平衡的前提下，稳妥细心地治疗和护理，才有度过危险的希望。

第五节　颅内血肿

颅内血肿（intracranial hematoma）属于颅脑损伤的继发性损害，是指颅内出血在某一部位积聚，达到一定的体积，形成局限性的占位病变，引起相应的症状。发生率约占闭合性颅脑损伤的 10%，占重型颅脑损伤的 40%～50%。病程往往进行性发展，若处理不及时，可引起颅内继发性改变，如脑移位、脑水肿、脑缺血、持续的颅内压增高而致严重后果。

颅内血肿的分类：

1. 按血肿所在解剖部位不同　①硬脑膜外血肿：指血肿形成于颅骨与硬脑膜之间者；②硬脑膜下血肿：指血肿形成于硬脑膜与蛛网膜之间者；③脑内（包括脑室内）血肿，血肿形成于脑实质内。颅内三种形式的出血，可单发，亦可多发。

2. 按血肿的症状出现时间　①急性血肿：伤后 3 天内出现者；②亚急性血肿：伤后 3 天至 3 周出现者；③慢性血肿：伤后 3 周以上出现者。

3. 特殊部位和类型的血肿　如颅后窝血肿、脑室内血肿、多发性血肿等，因其各有临床特点而与一般血肿有所区别。

一、硬脑膜外血肿

【病因】

硬膜外血肿（extradural hematoma）占颅内血肿的 25%～30%，其中，急性约 85%，亚急性约 12%，慢性约 3%。硬膜外血肿可发生于任何年龄，但以 15～30 岁的青年多见，小儿及老年人则少见。这与老年人硬膜和颅骨粘连紧密、婴幼儿脑膜血管细、颅骨脑膜血管沟尚未形成有关。血肿多发生在头部直接着力部位，因颅骨骨折（约 90%）或颅骨局部暂时变形致血管破裂，血液积聚于硬脑膜与颅骨之间而形成。出血来源于硬脑膜中动脉（约 70%）和静脉、板障导血管、静脉窦、脑膜前动脉和筛动脉等损伤，除原发出血点外，由于血肿的体积效应可使硬脑膜与颅骨分离，撕破另外一些小血管致血肿不断增大。血肿多位于颞部、额顶部和颞顶部。

【临床表现】

硬膜外血肿的临床表现与血肿的部位、增长速度和并发的硬膜下损伤有关。

1. 意识障碍　急性硬膜外血肿患者多数伤后昏迷时间短，少数甚至无原发昏迷，因颅内出血使颅内压迅速上升，出现急性颅内压增高症状，头痛进行性加重，烦躁不安，频繁呕吐，出现再次昏迷。两次昏迷之间的清醒时间称为"中间清醒期（lucid interval）"或"意识好转期"，在各种颅内血肿中，硬膜外血肿的中间清醒期最为常见，但是临床上此类典型患者的比例不足 1/3。中间清醒期短，表明血肿形成迅速，反之则缓慢。但是，原发性脑损伤很轻者，伤后可无明显意识障碍，到血肿形成并体积增大到一定程度后，才出现意识障碍。

2. 颅内压增高　在昏迷或再昏迷前，患者出现头痛、恶心、呕吐、烦躁等表现，并伴随着血压升高、脉搏和呼吸减慢，即"两慢一高"的库欣综合征。静脉窦附近小的硬膜外血肿亦有压迫窦、阻碍静脉回流，致颅内压增高、致发持续头痛的可能，需仔细阅读影像资料，必要时行腰椎穿刺检查。

3. 神经系统体征　幕上的硬膜外血肿可以压迫相应的大脑功能区而出现典型的症状，如偏瘫、失语、肢体麻木等。随血肿增大及颅内压增高，逐渐出现脑疝症状。一般表现为意识障碍进行性加重，血肿侧瞳孔散大，光反应也随之减弱而消失，继之对侧瞳孔也散大，生命功能随之衰竭，终因呼吸、心搏停止而死亡。

【诊断】

根据头部外伤史，着力的部位和性质，伤后出现剧烈头痛、呕吐、躁动、血压升高等颅内压增高表现者，应尽快行 CT 检查。CT 可以直接显示血肿的部位、大小、占位效应，同时还可以了解脑室受压和中线结构移位程度及并存的脑挫裂伤、脑水肿等情况。典型表现为颅骨内板与脑表面之间的"双凸镜"征或梭形高密度影，多数患者可在受伤部位的骨窗像观察到明显的骨折线，据此可确定诊断（图 67-5-1）。

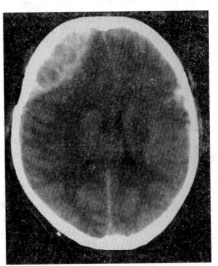

图 67-5-1　CT 示硬膜外血肿
可见右额部典型"双凸镜征"高密度影，
伴随着中线向左移位，形成脑疝

【治疗及预后】

1. 手术治疗　急性硬脑膜外血肿额顶部＞ 30 ml，颞部＞ 20 ml，颅后窝＞ 10 ml，即具备手术指征，应结合患者临床状况、年龄，决定是否行开颅清除血肿术。手术行骨瓣开颅清除血肿和彻底止血，骨窗范围应不小于血肿范围，骨窗缘悬吊硬脑膜，骨瓣原位复位固定。在术中如发现硬膜张力较高或怀疑有硬膜下血肿时，应该切开硬膜探查。对巨大硬膜外血肿、中线移位明显、术前已经有明显的脑水肿、颅内压增高及脑疝表现者，可以在清除血肿后行去骨瓣减压。部分急性硬膜外血肿位于颞后及顶枕部，出血相对较慢，血肿形成后出现脑疝也较慢，可以根据 CT 扫描简易定位后行穿刺抽吸、液化引流治疗。需特别注意的是，硬膜外血肿出现在硬脑膜窦附近时，术前应充分评估、备血，做好预防术中静脉窦汹涌出血的准备。

2. 非手术治疗　适用于神志清醒、病情稳定、血肿较小的急性硬膜外血肿。经 CT 扫描确诊后，给予脱水、激素、止血、活血化瘀等治疗。在保守治疗期间要注意病情变化，及时 CT 复查，发现血肿进行性增大应及时手术治疗。

实际上，硬膜外血肿患者死亡的主要原因并非血肿本身，原发脑损伤的程度和脑疝形成后引起的脑干继发性损伤才是导致患者预后不佳的主要因素。因此掌握好硬膜外血肿手术指征与手术时机，往往能获得患者较好的临床预后。

二、硬脑膜下血肿

硬脑膜下血肿（subdural hematoma）为颅内出血积聚于硬脑膜下腔所致，占颅脑损伤的 5%～6%，占颅内血肿的 50%～60%，是最常见的颅内血肿。按血肿症状出现的时间分为急性硬膜下血肿、亚急性硬膜下血肿与慢性硬膜下血肿，这里讲解最典型的急性与慢性血肿两种。

（一）急性硬膜下血肿

【病因】

出血来源：①脑表面小动脉、静脉出血，由脑挫裂伤引起，称为复合性硬脑膜下血肿；②脑桥静脉出血，脑伤轻，称为单纯性硬脑膜下血肿；③脑内出血穿破皮质。加速性损伤所致脑挫裂伤，血肿多发生在受伤同侧；而减速性损伤所引起的对冲性脑挫裂伤出血常发生在受伤对侧。急性硬膜下血肿往往都伴有广泛的脑挫裂伤，而脑损伤引起的脑水肿和脑移位则是急性硬膜下血肿的预后指标。

【临床表现】

1. 意识障碍 患者伤后意识障碍严重，常无典型的中间清醒期或只表现为意识短暂好转，继而迅速恶化，一般表现为持续性昏迷或意识障碍程度进行性加重。

2. 颅内压增高 血肿及脑挫裂伤继发的脑水肿均可造成颅内压增高，导致患者躁动不安、头痛、恶心、呕吐及生命体征改变。

3. 神经系统体征 伤后立即出现的偏瘫、失语、癫痫等征象，是因脑挫裂伤所致。逐渐出现的局灶症状、体征，多是血肿压迫功能区或脑疝的表现。由于病情进展迅速，很快出现血肿侧瞳孔散大，不久对侧瞳孔亦散大，肌张力增高，呈去大脑强直状态。

【诊断】

急性硬膜下血肿多与脑挫裂伤伴发，症状、体征无特异性，明确诊断主要依靠 CT 扫描，急性硬膜下血肿的典型表现为脑表面新月形高密度影（图 67-5-2）。

【治疗及预后】

急性硬脑膜下血肿病情重，发展迅速，一经确诊往往需要行开颅血肿清除术，术前即有脑疝明显或术中脑肿胀明显的患者，应同时行大骨瓣减压术。而少量的硬膜下血肿，不合并严重颅内高压患者，可以行药物保守治疗，如应用甘露醇脱水降颅内压等。

血肿大小、颅内压高低、合并损伤的程度及患者的临床表现均是手术与否的指征。一般来说幕上血肿量大于 30 ml、颅后窝血肿量大于 10 ml、血肿厚度＞10 mm 和（或）大脑中线移位超过 5 mm；意识障碍进行性加重或出现再昏迷；神经系统症状进行性加重或出现新的阳性体征；颅内压大于 20 mmHg 且进行性升高等，以上情况均应行手术清除血肿，并根据患者术前状况决定是否

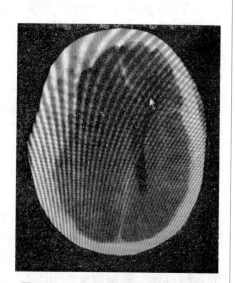

图 67-5-2　CT 示双侧新月形的急性硬膜下血肿，右侧额颞顶部明显，中线移位，脑疝

行去骨瓣减压。一旦选择去骨瓣减压术，骨窗应足够大，特别是在颅内主要静脉经过之处，以免因颅内压增高而导致静脉嵌顿，导致严重脑水肿或静脉破裂出血。

硬膜下血肿量较少，无严重合并原发性脑损伤的患者，预后良好。而经过手术治疗的急性硬膜下血肿患者，手术后约有 50% 的患者存在有颅内压增高，术后颅内压持续高于 45 mmHg 的患者预后不良。

（二）慢性硬脑膜下血肿

慢性硬脑膜下血肿（chronic subdural hematoma）的定义为，头部 CT 影像上一个沿大脑凸面形成的新月形低密度或等密度占位，明显区别于硬膜下积脓、积液。从受伤到发病的时间，一般在 1～3 个月。慢性硬膜下血肿是一种老年人常见的疾病，平均发病年龄为 76.8 岁，在所有年龄组中男女发病比例为 3：1。发生率约每年 10/100000，并且由于人口老龄化和抗凝、抗血小板药物使用增加等综合因素，该疾病的发病率亦在逐年增长。

【病因】

发展成为慢性硬膜下血肿需要以下两个诱发因素：脑皮质的萎缩（例如，老年人的脑萎缩酒精性脑病或过度的脑脊液分流术）和突发的脑外伤。往往这种脑外伤很轻微，甚至让人难以回忆起曾受过头外伤。而关于血肿逐步扩大的机制，主要有渗透压、局部纤溶亢

进和血肿包膜再出血学说，这些学说认为桥静脉、静脉窦、蛛网膜粒或硬膜下水瘤由于外因受损出血，形成 CSDH，血肿造成硬膜下比蛛网膜下腔相对高渗，且局部血肿导致纤溶亢进，可致血肿外包膜再出血，因此导致血肿不断扩大的恶性循环。因此，CSDH 的形成、发展与两个环节密切相关：①局部凝血机制障碍。②形成的血肿包膜反复漏出。但上述机制仍存在许多疑问，例如：血肿包膜血管本应积极参与血肿液吸收，是何原因打破了这种正向平衡关系，其病理血管形成之初的启动机制及演变过程如何。这些仍有待进一步研究澄清。

【临床表现】

1. 慢性颅内压增高症状　如头痛、恶心、呕吐和视神经盘水肿等。

2. 血肿压迫所致的局灶症状和体征　如轻偏瘫、失语和局限性癫痫等。

3. 脑萎缩、脑供血不全症状　如记忆力和理解力减退、智力低下、精神失常。

值得注意的是，20% ～ 30% 的患者是偶然被发现的，可能完全无症状。患者就诊时，意识水平通常是正常的或只有轻微的改变，少数（20%）患者格拉斯哥昏迷（GCS）评分可能低于 13 分。

【诊断】

CT 扫描是有力的诊断手段，不仅可显示血肿大小、位置，还可初步推断血肿形成的时间，急性血肿以高密度为主，亚急性血肿以中等密度为主，慢性血肿以低密度为主。MRI 可以很好地显示中等密度血肿及血肿腔内是否有分隔（图 67-5-3）。

【治疗及预后】

慢性硬膜下血肿的治疗以手术治疗为主，手术适应证包括：①临床出现颅内压增高症状和体征，伴有或不伴有意识改变和大脑半球受压体征；② CT 或 MRI 显示单侧或双侧硬脑膜下血肿厚度＞ 10 mm，或中线移位＞ 10 mm者。除少数血肿成块难以引流的患者需开颅手术外，"钻孔引流术"是主要的手术方式。大多数患者经过手术治疗后，预后良好，但是血肿容易复发，其血肿复发率为2% ～ 12%。当患者手术治疗风险超过手术获益时，往往

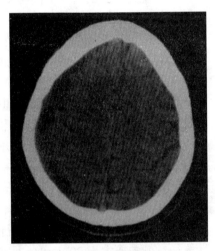

图 67-5-3　右额颞慢性硬脑膜下血肿
低密度为主

采取非手术治疗。这包括血肿很小的无症状的患者以及基础功能很差的、生命垂危的患者。对于血肿小并且无症状的患者，并没有统一的治疗指南，可予以动态观察。除努力扭转凝血功能障碍和（或）血小板生成障碍疾病外，有研究显示，阿托伐他汀、地塞米松等药物治疗也可能会促进血肿吸收、降低手术风险。

三、脑内血肿

脑内血肿（intracerebral hematoma）是指颅脑损伤后脑实质内出血形成的血肿，额叶、颞叶多见，其次为顶叶和枕叶，其余的分别为脑基底节、脑干及小脑，占颅内血肿的 5%。

【病因】

脑内血肿有两种类型：浅部血肿多由于挫裂的脑皮质血管破裂所致，常与硬膜下血肿同时存在，以额极、颞极及其底面多见；深部血肿由脑深部血管破裂引起，脑表面无明显挫裂伤，很少见。急性脑内血肿在形成初期为血凝块，形状多不规则或与脑挫伤、坏死组织混杂。位于深部、脑干、小脑的血肿多相对规则，周围有受压水肿、坏死组织包绕。

【临床表现与诊断】

脑内血肿的临床表现，以血肿的部位、大小、发展速度及周边脑组织水肿情况的不同而不同。脑内血肿与伴有脑挫裂伤的复合性硬脑膜下血肿的症状很相似，而且事实上两者常同时存在。伤后多有（50%以上）严重的意识障碍，意识障碍的程度决定于血肿的范围、增长速度和合并脑外血肿的情况。位于额、额叶的血肿，患者除有颅内压增高的表现外，一般无局灶症状。如血肿位于功能区，则可出现偏瘫、失语及局灶性癫痫等症状。

CT 扫描可以证实脑内血肿的存在，表现为脑挫裂伤区附近或脑深部白质内类圆形或不规则高密度影（图 67-5-4）。

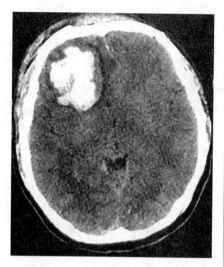

图 67-5-4　CT 示右额叶脑内血肿

【治疗及预后】

脑内血肿的治疗与硬脑膜下血肿相同，多采用骨瓣或骨窗开颅，在清除硬脑膜下血肿和明显挫裂糜烂的脑组织后，应随即探查额、颞叶脑内血肿，清除血肿后脑室开放应行脑室引流。对少数脑深部血肿，如颅内压增高显著，病情进行性加重，也应考虑手术，根据具体情况选用开颅血肿清除或钻孔引流术。脑内血肿患者的预后较差，病情发展较急者死亡率高达 50% 左右。

四、迟发性颅内血肿

外伤性迟发性颅内血肿（delayed traumatic intracranial hematoma）是指头部外伤后首次头颅 CT 检查未发现血肿，经过一段时间后重复 CT 扫描时发现的血肿；或为首次头颅 CT 检查证实有血肿，但在其他部位又出现的血肿。本型血肿可发生在脑内、硬脑膜外、硬脑膜下等不同部位，占颅内血肿患者的 7.0% ～ 10.5%，其中以迟发性脑内血肿最为常见。

其发生机制目前尚无一致意见，主要有血管舒缩机制障碍、压力填塞效应、低氧血症与低血压、弥散性血管内凝血等学说。

【临床表现和诊断】

急性脑损伤患者入院后或手术后颅内压再次增高，意识状态变差，出现新的神经功能缺损，特别是曾有低血压、脑脊液外引流、强力脱水的患者，提示可能为迟发性颅内血肿。因此当外伤后患者出现逐渐发生的颅内压增高和脑受压的表现或颅内血肿清除减压后再次出现意识恶化时，要考虑迟发性颅内血肿可能。重复 CT 扫描是早期诊断迟发性颅内血肿的关键，对患者得到合理治疗和良好预后具有重要意义。

【治疗】

手术治疗原则同一般颅内血肿，手术时机的选择取决于患者的状态，如患者意识迅速恶化、神经功能缺损加重、血肿迅速增大幕上超过 30 ml 或幕下超过 10 ml 时，即应当考虑手术治疗。本病提高救治疗效的关键在于加强临床观察，及时复查 CT，及时诊断，迅速清除血肿，并给予合理的术后处理。

五、脑室内出血

外伤性脑室内出血（traumatic intraventricular hemorrhage）占重型颅脑损伤的 1.5% ～ 5.7%，在头颅 CT 检查的重型颅脑损伤中，占 7.1%。外伤性脑室内出血大多数伴有脑挫裂伤，出血来源多为室管膜下静脉撕裂出血，或脑室附近的脑内血肿穿破脑室壁进入脑室，前者称为原发性脑室出血，后者称为继发性脑室出血。

【临床表现和诊断】

1. 临床表现　①大多数患者在伤后有意识障碍，昏迷程度重、持续时间长；②瞳孔呈多样变化，如出现两侧缩小，一侧散大或两侧散大，对光反射迟钝或消失；③神经局灶体征比较少见，部分患者可有轻偏瘫，有的患者呈去大脑强直状态；④脑膜刺激征明显，呕吐频繁，颈强直和克尼格征阳性比较常见；⑤常有中枢性高热。

2. 诊断　头颅CT可见明显高密度影充填脑室系统，一侧或双侧，有时可见脑室铸型。血肿在3周后可吸收。

【治疗及预后】

由于继发性脑室内出血常并发严重的脑挫裂伤或颅内血肿，其危害往往大于原发性脑室内出血，因此治疗时要在处理脑挫裂伤或颅内血肿的同时，行脑室外引流术，或者直接切开脑室，取出血块。少量的脑室内出血可以自行吸收，多次腰椎穿刺放液有助于脑脊液快速转清。当脑室内出血量较大时，需行脑室切开或钻孔引流，引流一般在双侧额角穿刺，用生理盐水冲洗排出积血，必要时使用尿激酶溶解血块，可以减少脑室扩张、脑积水等并发症。本病死亡率为31.6%～76%，幸存者常残留功能缺损及智力障碍。

病例67-5

（张建宁）

第六节　开放性颅脑损伤

非火器性或火器性致伤物所造成的头皮（黏膜）、颅骨、硬脑膜同时破裂，脑脊液流出，脑组织与外界相通的创伤统称为开放性颅脑损伤（open craniocerebral injury）。其与闭合性颅脑损伤（closed craniocerebral injury）相比，除损伤原因和机制不同外，诊断和治疗也各有特点。

一、非火器性颅脑损伤

【病因和机制】

1. 钝器伤　如棍棒、砖石等钝物打击伤。这类损伤创口形态不规则，创缘不整，有较多挫伤组织；颅骨多为粉碎骨折；硬脑膜撕裂，其下脑组织有较大范围挫裂伤，可合并有颅内不同程度的出血、血肿。致伤机制为加速伤。

2. 锐器伤　如刀、斧、剪、匕首等锐器物造成的砍切伤、刺。这类损伤创口多较整齐，损伤范围小，颅骨多呈槽形或洞形骨折或陷入，硬脑膜及脑组织可有裂伤、出血。当致伤物穿入颅内时，可将颅外组织碎片或异物带入伤道深部，导致感染，还可伤及静脉窦或颅内大血管，并发大出血危及生命。

3. 坠跌伤　坠跌时头部撞于有棱角或不平的坚硬物体上所导致的颅脑损伤。其损伤特点与钝器伤类似，但污染多较重。因其为减速伤，可合并对冲性脑损伤或旋转所致的弥漫性轴索损伤。

【临床表现】

1. 创伤的局部表现　开放性颅脑损伤的伤因、暴力大小、性质不一，产生的损伤程度与范围差别悬殊。创伤多位于前额、眼眶部，但也有多发，伤口整齐或不齐，有头发、泥沙或其他污物等混杂，有时可见骨折片。由于头皮血运丰富，一般出血多。有些开放性颅脑损伤患者的伤口处可见脑脊液和（或）脑组织外溢。

2. 意识障碍　锐器所致的颅脑损伤局限，伤后多无意识障碍。钝器所致的开放性颅脑损伤多数患者伤后立即出现意识障碍。如合并颅内血肿，也可以出现中间清醒期的意识变化过程。

3. 局灶症状　开放伤的脑局灶症状较多见且明显，如肢体瘫痪、感觉障碍、失语、偏盲等。

4. 生命体征的改变　锐器所致的局限性开放伤，生命体征多无明显变化。但如直接伤及脑干、丘脑下部等重要结构，或钝器引起广泛脑损伤时，生命体征可明显改变。另外，头部开放性伤口大量失血者，可出现休克征象。

【诊断】

开放性颅脑损伤患者头部有伤口，甚至可见到脑脊液和（或）脑组织外溢，诊断不难。但要了解内部损伤情况及有无继发血肿、异物存留等，还需依靠辅助检查。头部 CT 扫描可以确定损伤的部位和范围及是否继发颅内血肿、脑水肿或脑肿胀，对存留的骨折片或异物进行精确的定位。颅骨正位和侧位 X 线检查，有助于了解颅内是否有骨碎片，如有致伤物嵌于颅腔内，可根据其进入的深度和位置，推测可能损伤的结构，作为手术的参考。

【治疗】

开放性颅脑损伤的治疗与闭合性颅脑损伤有许多相似之处，如严密观察病情，保持呼吸道通畅，防治脑水肿或脑肿胀等，但也有其特点：

1. 首先做创口的止血、包扎，纠正休克　患者入院后有明显的外出血时，应该采用临时性止血措施，必要时可做暂时性缝合，同时检查患者全身情况。当患者出现休克表现时，最重要的是先采取恢复血压的有力措施，有条件者可快速输血、补液，补足血容量，防治休克。

2. 插入颅腔的致伤物的处理　创口内留有致伤物者，不可轻易拔出，以免造成致命性大出血。应将患者送至有条件的医疗单位，在对致伤物可能伤及颅内重要结构有所预测并做好充分准备的情况下，才可在术中将致伤物小心取出。

3. 膨出脑组织的保护　对创口大，有脑组织外膨者，要将膨出脑组织妥善保护，避免损伤与污染。急救处理时应注意保护突出的脑组织。

4. 清创手术　开放性颅脑损伤应争取在 6～8 小时内施行清创术，在无明显污染并应用抗生素的前提下，早期清创的时限可延长到 72 小时。术前应认真分析颅骨 X 线和 CT 检查结果，仔细检查伤口，充分了解骨折、碎骨片及异物分布，脑挫裂伤和颅内血肿等情况。清创由浅入深，逐层进行，彻底清除头发、碎骨片等异物，吸出血肿和破碎的脑组织，彻底止血。硬脑膜应严密缝合，如有困难，可取自体帽状腱膜、颞肌筋膜或人工硬脑膜修补，最后缝合头皮。术后加强抗感染。

5. 如开放伤累及侧脑室，术中应尽可能清除脑室中的血块、脑碎屑和异物等。

二、火器性颅脑损伤

多见于战时，平时也有发生。由火药、炸药发射物或爆炸投射物，如枪弹、各种弹片、钢珠等所致的颅脑损伤称火器性颅脑损伤（missile craniocerebral injury）。

【分类】

1. 头颅软组织伤　指仅伤及骨膜及以外的软组织，颅骨及硬脑膜完整。创伤局部与对冲部位可能发生脑挫裂伤或血肿。此类伤情多较轻，少数较重。

2. 颅脑非穿透伤　指仅伤及颅骨及以外的软组织，颅骨呈凹陷粉碎骨折，但硬脑膜完整。常伴有伤处硬膜外血肿，伤处或对冲部位的脑挫裂伤及血肿，伤情多较重，个别危重。

3. 颅脑穿透伤　指头皮、颅骨及脑组织均受到损伤，为开放性脑损伤，颅内多有异物残留，脑组织存在不同程度的破坏，多并发颅内血肿，伤情多危重。根据伤道的不同又分为以下几种类型（图 67-6-1）。

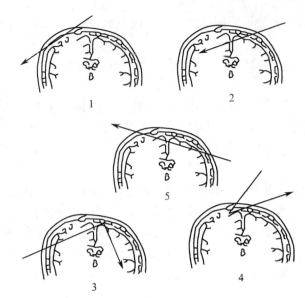

图 67-6-1　颅脑火器性投射物造成不同伤道示意图

1. 切线伤；2. 非贯通伤；3. 颅内反跳伤；4. 颅外反跳伤；5. 贯通伤

1）非贯通伤：仅有射入口，无穿出口，致伤物停留在颅内伤道的远端。

2）贯通伤：有射入口与穿出口且相距较远，可贯通两半球、同侧多个脑叶或小脑幕上下，致伤物多已遗失，颅腔形成贯通的伤道。

3）切线伤：投射物与头颅呈切线方向擦过，射入口和穿出口相距较近，造成头皮软组织、颅骨和脑组织沟槽状损伤。将仅伤及颅骨、头皮者称为浅切线伤，累及硬脑膜、脑组织者称为深切线伤。

4）反跳伤：又分为颅外反跳伤和颅内反跳伤。投射物击中颅外板反弹跳出，称颅外反跳伤。此型致伤物未进入颅内，仅累及头皮和颅骨，硬脑膜多完整。投射物穿入颅内后受到入口对侧颅骨的抵抗，变换方向反跳停留在折射性伤道内，称颅内反跳伤。此型可造成多方向的复杂伤道和多处脑损伤。

【临床表现】

1. 意识障碍　其发生率和严重程度与投射物的种类和能量大小有关系，枪弹伤，尤其是高速击中头部时，枪弹能量以压力波形式广泛作用于脑组织，常累及下丘脑及脑干，故伤后立即出现意识障碍，程度较重。

2. 生命体征　重型伤员多数伤后立即出现呼吸、脉搏、血压变化。伤及脑干者，可早期发生呼吸紧迫、缓慢或间歇性呼吸、脉搏转缓或细速、脉率不整与血压下降等中枢衰竭征象。伤后呼吸慢而深、脉搏慢而有力、血压升高等改变是颅内压增高、脑受压和脑疝的危象，常提示有颅内血肿。开放伤引起外出血，大量脑脊液流失，可引起休克、衰竭。同时应注意查明有无胸腹伤、骨折等严重合并伤。伤后出现高热，除丘脑下部损伤外，还要警惕颅内感染、肺炎和尿路感染等并发症。

3. 颅内压增高　火器性颅脑损伤并发颅内血肿机会较多，加上脑水肿，这是早期颅内压增高的主要原因，晚期多为继发颅内感染、脑脓肿或脑脊液循环受阻所致，表现为头痛、呕吐、视物模糊、复视、视神经盘水肿等。

4. 局限性脑损伤症状　根据受伤的部位而异，因投射物直接破坏脑组织引起机体功能障碍，表现为瘫痪、失语、感觉障碍、癫痫发作、脑神经麻痹。伤后观察和治疗过程中逐渐出现肢体瘫痪或瘫痪程度加重，应考虑合并颅内血肿，创伤恢复期考虑并发脑脓肿，需进一步行头部 CT 扫描。

【诊断】

要迅速明确颅脑损伤性质和有无其他部位的合并伤。要强调头颅 CT 检查对了解伤道情况、确定颅内异物的性质、数目、位置等很有必要，对指导清创手术进行也有重要作用。对怀疑有颅内感染者，可进行腰椎穿刺和脑脊液检查。对颅脑损伤后存在的并发症可按具体情况选择诊断方法，包括脑血管造影和 MRI 检查等检查。

【治疗】

1. 急救和转运

（1）有休克表现者，积极抗休克处理，快速输血、补液，补足血容量，必要时应用血管活性药物以维持血压，同时还应迅速对伤口进行初步处理，包括进行包扎、止血，必要时做暂时性缝合，以减少进一步的出血和创面感染。

（2）对创口大、有脑组织外膨者，要将膨出脑组织妥善保护，避免损伤与污染。

（3）对创口内留有致伤物者，不可轻易拔出，以免造成致命性大出血。

（4）昏迷伤员取侧俯卧位，保持呼吸道通畅，及时清除口腔及呼吸道分泌物、血液、呕吐物等。对昏迷者应防止舌后坠，必要时应用气道通气管、气管内插管或行气管切开，以保证呼吸通畅并供氧。

（5）根据伤情，力争尽快将伤员转运到有条件的医疗单位行后期处理，填写好伤情记录。

（6）常规注射破伤风抗毒素。

2. 颅脑清创　颅脑火器伤不论是穿透伤还是非穿透伤，原则上均应早期彻底清创。清创的目的是将创道内污染物、坏死碎裂的脑组织、血块等清除，使创道干净、清洁，并修补硬脑膜，变开放伤为闭合伤，从而减少脑脊液漏、脑膨出与颅内感染的机会，并减少脑瘢痕形成与发生癫痫的机会。手术必须将需要与可能有机地结合起来，并根据伤员病情和手术条件进行综合考虑。

（1）分期处理：按清创处理的时限分早期、延期和晚期。早期处理（伤后 3 日内），早期彻底清创一般应当在 24 小时内完成，在应用有效抗生素的前提下，脑部清创可推迟到 72 小时。一般认为伤后 3～8 小时最易形成创道血肿，故最好在此期内给予早期清创。延期处理（伤后 4～6 日），创伤尚无明显感染者，仍适于彻底清创，术后缝合伤口。对已有明显感染者，应清理伤道并予引流。此时不宜行脑内清创以免感染扩散，待感染局限后再行二期手术。晚期处理（7 日以上），创伤多已有明显感染或化脓，应扩大骨窗，清除碎骨片，引流伤道，以后再行二期处理。

（2）清创术的原则与方法：对头皮软组织损伤处应切除不整齐与挫烂或者明显污染的部分，适当扩大原伤口，将头皮下层组织中的头皮、污物予以清除；止血，间断缝合帽状腱膜及头皮，皮下引流 1～2 日。头皮缺损可采用整形方法修复。颅骨处理时需显露骨折中心部分及其周围区，逐块摘除游离的和凹陷的碎骨片，清除污物、异物和血块，使之成为整齐骨窗。如存在硬膜外血肿，需扩大骨窗血肿清除，同时应检查硬脑膜有无破损，内在有无血肿，以决定是否切开硬脑膜探查。穿透伤时，将硬脑膜破损边缘修理，或切开扩大显露，以脑压板或牵开器扩大伤道，吸除伤道内和伤道壁失活的脑组织、血块及异物，严格止血。对过深难以达到的金属物，不强求在一期清创中摘除，对可达到的金属异物可直接或用磁性导针吸出。经清创后脑组织应较术前塌陷并出现脑搏动，如清创后脑组织仍然膨出，无脑搏动，可能清创尚不彻底，需进一步查明原因处理。彻底清创后，原则上严密缝合硬脑膜。

（3）术后处理：定时观察生命体征、意识、瞳孔变化，有无颅内继发出血、脑脊液漏等。加强脱水、抗感染、抗休克治疗。保持呼吸道通畅，吸氧，躁动、高热时可给予镇静药、冬眠治疗和物理降温。康复期可行高压氧治疗。

第七节　颅脑损伤的并发症与后遗症

一、颅脑损伤后感染

（一）颅骨骨髓炎

颅骨骨髓炎（cranial osteomyelitis）常由颅骨开放性骨折、清创不及时或不彻底所致。急性期患者有全身感染中毒症状，如寒战、发热、头痛、乏力、外周血白细胞增高。局部可有红、肿、热、痛等炎症表现，并可有脓性分泌物。慢性者，颅盖部脓肿可穿透头皮形成慢性窦道，反复流脓，长期不愈合，有时可见死骨碎屑或异物排出。颅骨骨髓炎后期可表现为受累外板粗糙、局部脱钙、骨缺损边缘虫蚀样骨破坏或死骨形成。骨质增生明显时，可致颅骨增厚、板层结构不清，严重时可压迫颅底结构，损伤脑神经，表现出相应的脑神经症状，如颞骨岩尖综合征等。局限的颅骨骨髓炎的手术原则是彻底清除病变的颅骨，并清除硬膜外肉芽组织和脓液。可根据 CT 和 MRI 检查，确定病变范围，切除附有脓性分泌物而不出血的颅骨直至颅骨边缘板障有新鲜出血。术中清除失活的周围软组织，用过氧化氢溶液和生理盐水反复冲洗术区。如发现硬脑膜有破损，必须严密修补。

（二）脑膜炎

由颅脑损伤所引起的脑膜炎多见于颅底骨折伴脑脊液漏的患者。病原菌常为葡萄球菌、链球菌、大肠埃希菌、铜绿假单胞菌及肺炎双球菌等。患者发病后，急性期常有头痛、恶心、呕吐、全身畏寒、脉速、体温升高、颈部抵抗等。但也有少数脑膜炎患者发病隐匿。颅脑穿透伤晚期的脑膜炎，常为脑深部感染侵入脑室系统或因脓肿破裂而致。感染一旦发生，由于细菌毒素和蛛网膜下腔的炎症反应，将导致脑水肿、颅内压增高及脑血流障碍。若无及时合理的治疗，则往往造成脑脓肿、脑积水、脑肿胀、硬膜下积脓及脑血管性损害等严重的并发症和后遗症，死亡率高达 18.6%。细菌性脑膜炎的诊断主要依靠实验室检查，脑脊液混浊，甚至是脓细胞，蛋白质明显增高，糖含量降低，细菌培养有为阳性。外周血象亦有白细胞总数及中性粒细胞增多的表现。对疑有脑膜炎的患者，早期宜先行腰椎穿刺检查脑脊液，及时明确诊断，以便及早用药，而对后期的并发症则应行 CT 扫描，根据病情做进一步治疗。细菌性脑膜炎的治疗应尽早使用能透过血脑屏障的强效抗生素，并根据药物敏感试验结果及时调整用药。去除病因也是不容忽视的重要环节。

（三）脑脓肿

颅脑外伤后脑脓肿多与碎骨片或异物存留有关。外伤性脑脓肿早期急性炎症反应常被脑外伤所掩饰，其所表现的发热、头痛、颅内压增高以及局限性神经功能障碍，均易与脑外伤相混淆。尤其是位于脑的非功能区，如额极、颞极等所谓的"哑区"，故时有贻误。至脓肿形成之后，临床表现又与颅内占位性病变相似，这时全无颅内感染的征象，仅有颅内高压，除头痛、嗜睡、脉缓或偶有癫痫发作外，并无特点。CT 扫描是最快速的检查方法，既可显示脓肿的大小、部位，又能看到脓肿的多少、有无分隔、积气及其与周围重要结构的关系。进一步强化扫描可了解脓壁的厚度，从而估计脓肿的期龄，以便选择适当的治疗方法。MRI 检查更有其独特的优点，T2 加权像上能显示坏死区周围特征性的低信号带，DWI 和 ADC 成像有助于脑脓肿的鉴别诊断。治疗上，在脓肿还未形成前，可以给予大剂量强效抗生素治疗。特别是对多发性小病灶或部位较深不宜手术切除的病例，保守治疗亦可取得较满意的效果。对已有包壁形成的脓肿，应及时施行手术治疗。通常对病程短、脓壁薄，位于脑重要功能区的脓肿，多采用穿刺引流术；对病程长、脓壁厚，位于非功能区的脓肿，或包裹有异物的脓肿，则宜行手术予以摘除。

二、外伤性颈内动脉海绵窦瘘

外伤性颈内动脉海绵窦瘘（traumatic carotid-cavernous fistula）是由颅底骨折或异物直接损伤颈内动脉海绵窦段及其分支，动脉血由破口直接注入海绵窦内所致。典型症状包括：搏动性突眼；颅内杂音，压迫颈动脉，杂音减弱或消失；眼球运动障碍；球结膜水肿、充血。外伤性颈内动脉海绵窦瘘的治疗目前首选血管内介入治疗。

三、脑膨出

脑膨出（brain fungus）指脑组织从颅骨缺损口向外膨出呈蕈状，故又有脑蕈之称，一般可分早期脑膨出和晚期脑膨出。

1. 早期脑膨出（伤后 1 周内） 多由广泛脑挫裂伤、急性脑水肿、颅内血肿或早期并发颅内感染等因素引起。经对症治疗，解除颅内压增高后，膨出的脑组织可回复至颅腔内，脑功能不致明显损害，可称为良性脑膨出。

2. 晚期脑膨出（伤后 1 周以上） 多因初期清创不彻底，颅内骨片异物存留，引起脑部感染，脑脓肿，亚急性、慢性血肿等，使颅内压增高所致。膨出的脑组织如发生嵌顿、感染、坏死，亦可影响邻近的未膨出的脑组织发生血液循环障碍，形成恶性脑膨出或顽固性脑膨出。处理时应将脑膨出部以棉片围好，妥善保护并用脱水及抗感染治疗，因血肿或脓肿所致者应予以清除。

四、外伤性脑脊液漏

外伤性脑脊液漏（traumatic leakage of cerebrospinal fluid）指因开放性颅脑损伤所致的脑脊液经由鼻腔、耳道或开放创口流出，可导致颅内感染。脑脊液漏多发生于颅底骨折，颅前窝骨折常致鼻漏，颅中窝骨折多为耳漏。脑脊液漏的诊断首先是确定溢液的性质，脑脊液含糖量较高，故可用"尿糖试纸"测定。确诊仍需采用特殊造影等辅助检查。因颅底骨折而引起的急性脑脊液鼻漏或耳漏，绝大多数可以通过非手术治疗治愈，仅对少数持续 4 周以上不愈者，才考虑手术治疗。

五、外伤后低颅内压综合征

外伤后低颅内压综合征（post-traumatic intracraniohypotension syndrome）是指颅脑外伤后，水平侧卧位腰椎穿刺压力低于 0.7 kPa（70 mmH$_2$O）所产生的综合征。其主要临床表现为头部外伤后的直立性头痛、恶心、眩晕等症状，神经系统检查则无异常。头痛在平卧时减轻或消失，直立时加重。治疗处理措施包括：①卧床休息，必要时可用头低脚高位。②经口服或经静脉给予超过正常需要量 1～2 L 的液体。③吸入 CO$_2$ 或用罂粟碱等扩张脑血管，增加脑血流量，促进 CSF 的分泌。④鞘内注入空气或液体。此外，鞘内注入生理盐水也有一定的治疗效果。

六、外伤性癫痫

外伤性癫痫（traumatic epilepsy）指继发于颅脑损伤后的癫痫性发作的一种临床综合征，任何时期均可发生。任何部位脑损伤均可导致癫痫，但以大脑皮质运动区、额叶、顶叶皮质区受损发生率最高。外伤性癫痫主要以药物治疗为主，一般服药至少 3 年，完全控制后仍需继续服药 1～2 年，然后逐渐减药、停药。对于癫痫持续状态要采取积极、有效的措施及时控制；对于药物治疗无效的难治性癫痫可行癫痫外科治疗。对重型颅脑损伤患者不主张长期预防性服用抗癫痫药。当然，若颅脑损伤患者一旦发生癫痫，则应该使用抗癫痫药进行规范、系统的治疗。

七、外伤后脑积水

外伤后脑积水（post-traumatic hydrocephalus）常见于脑挫伤、蛛网膜下腔出血患者。外伤后脑积水因发病急缓不同，临床表现也有所不同。急性者以进行性颅内压增高为主，脑挫裂伤程度较严重，伤后持久昏迷或曾有一度好转又复恶化，虽经脱水、排除血肿、减压手术等多方治疗，但意识恢复欠佳。患者颅内压持续升高。减压窗脑膨隆，脑脊液蛋白质含量增加，颅内又无其他残留或迟发血肿存在，故易误诊为迁延性昏迷或植物人。慢性者多表现为正常压力性脑积水，一般都不到1年。患者逐渐出现痴呆、步态不稳、反应迟钝及行为异常，偶尔还有排便失禁、尿失禁、癫痫、情感自制力减退等症状。CT扫描可见：脑室系统扩大尤以侧脑室前角为著，侧脑室周围特别是额角部有明显的间质水肿带。外伤性脑积水的治疗，可以考虑采用侧脑室腹腔分流术或腰大池腹腔分流术。

八、颅骨缺损

颅骨缺损（skull defects）手术适应证为：①缺损直径大于3 cm者。②缺损部位影响美观。③引起长期头晕、头痛等症状难以缓解者。④脑膜－脑瘢痕形成伴发癫痫者（需同时行癫痫灶切除术）。⑤严重精神负担影响工作与生活者。一般在首次手术伤口愈合3～6个月后即可修补，曾有感染的伤口需延至伤后半年以上。对近期有感染、清创不彻底或颅内压仍高而有脑膨出者均暂不宜修补。

九、脑外伤后综合征

脑外伤后综合征（post-traumatic brain syndrome）是指颅脑创伤治疗后仍留有头痛、头晕、记忆力减退、注意力不集中、烦躁、易怒和抑郁等一系列躯体、情感和认知方面的症状，但神经系统检查又无明显阳性体征，症状持续3个月以上者可诊断为脑外伤后综合征。其发病机制可能是在脑的轻度器质性损伤和病理改变（脑点片状出血、脑水肿、脑小软化灶和轻度脑萎缩）的基础上，附加患者心理和精神因素所致。患者症状时轻时重，与精神、情绪状态有一定关系，患者主诉常多于神经系统阳性体征。有时虽查出一些轻微征象，却难以定位。其中部分患者可有脑电图轻度或中度异常，CT脑扫描可有轻度脑萎缩等。对此类患者的处理，预防和治疗同等重要。伤后急性期患者宜静卧休息，避免劳累。急性期之后，可让伤员早期活动。对存在的临床症状给予适当的对症治疗，症状有改善就应鼓励伤员逐渐转入正常的生活、学习和工作。

十、迁延性昏迷

迁延性昏迷即长期意识障碍，对外界失去反应的状态。这类患者均属严重的原发性或继发性脑干损伤或过久的脑缺血、缺氧之后，由于脑干网状结构中维持醒觉状态的上行激动系统受到损害，使外界的兴奋不能顺利地传入活化大脑皮质，或因皮质神经细胞发生广泛的不可逆的变性和坏死，以致丧失大脑皮质的功能，意识处于长期昏迷状态，至少持续3个月以上。临床所见多在伤后最初的1～2个月呈深昏迷，对强痛刺激仅有肢体伸直反应；其后1～2个月于痛刺激时，逐渐出现睁眼动作；继而可有本能的自发睁眼，或有漫无目的的眼球游动，但不能遵嘱活动，对语言毫无反应。与此同时，原有的去大脑强直随之消失，逐渐对痛刺激有缓慢的肢体回缩反应，且肌张力仍较强，并常有强握、吸吮、磨牙和咀嚼等动作出现。患者终日处于似睡非睡的状态，有明显的醒觉和睡眠节律，对外界环境漠不关心，似乎有陌生或不理解感，有时眼球可以追随人或物而移动，但缺乏有目的的动作，不能自动调整不适的卧姿，也不主动索取食物。检查时瞪目不语，四肢肌张力较高，双上肢多呈屈曲状态，紧抱在胸前，被动强伸时可有痛苦表情，偶尔呻吟，双下肢内旋、内收，置于伸位或屈位。浅反射检查腹壁反射消失，提睾反射、角膜反射、瞳孔对光反应、吞咽及咳嗽反射均存在。目前无有效治疗方法。可给予改善脑血流循环的药物。给予患者高压氧治疗，加强护理，维持营养，防治各种并发症。

第八节　脑死亡

脑死亡（brain death）是指任何原因引起大脑及脑干不可逆损害，脑干功能完全丧失的综合征。脑死亡判定标准（成人）如下：

一、判定的先决条件

1. 昏迷原因明确

2. 排除了各种原因的可逆性昏迷

二、临床判定

1. 深昏迷

2. 脑干反射消失

3. 无自主呼吸　靠呼吸机维持通气，自主呼吸激发试验证实无自主呼吸。

以上 3 项临床判定必须全部具备。

三、确认试验

（一）短潜伏期体感诱发电位（short-latency somatosensory evoked potential，SLSEP）

正中神经 SLSEP 显示双侧 N9 和（或）N13 存在，P14、N18 和 N20 消失。

（二）脑电图

脑电图显示电静息。

（三）经颅多普勒超声

经颅多普勒超声（transcranial Doppler，TCD）：TCD 显示颅内前循环和后循环血流呈振荡波、尖小收缩波或血流信号消失。

以上 3 项确认试验至少具备 2 项。

四、判定时间

临床判定和确认试验结果均符合脑死亡判定标准者可首次判定为脑死亡。首次判定 12 h 后再次复查，结果仍符合脑死亡判定标准者，方可最终确认为脑死亡。

五、判定人员

实施脑死亡判定的医师至少 2 名，并要求为从事临床工作 5 年以上的执业医师并经过有培训资质的机构培训并取得合格证书者。

（陈礼刚）

第68章

颅内和椎管内肿瘤

第一节 颅内肿瘤

一、概述

颅内肿瘤（intracranial tumors）是指发生于颅腔内的神经系统肿瘤，可分为原发性颅内肿瘤（起源于颅内组织）和继发性颅内肿瘤（由身体远隔部位转移或由邻近部位延伸至颅内），包括起源于神经上皮组织、外周神经、脑膜、生殖细胞的肿瘤以及淋巴和造血组织肿瘤、蝶鞍区的颅咽管瘤、颗粒细胞瘤以及转移性肿瘤等。颅内还存在一些需要与神经系统肿瘤进行鉴别的囊肿和类肿瘤病变、归属内分泌系统肿瘤的垂体腺瘤、在颅内延伸生长的脊索瘤等占位病变，传统上也在颅内肿瘤章节讲述。颅内肿瘤可发生于任何年龄，以 20 ～ 50 岁最多。按其生物学行为可分为良性颅内肿瘤和恶性颅内肿瘤。儿童、青少年患者以颅后窝及中线部位的肿瘤较多见，如髓母细胞瘤，颅咽管瘤及室管膜瘤等，成年患者多为胶质细胞瘤（如星形细胞瘤，胶质母细胞瘤等），其次为脑膜瘤，垂体腺瘤及前庭蜗神经瘤等。颅内肿瘤在 40 岁左右为发病高峰期，老年患者胶质母细胞瘤及脑转移瘤多见。

颅内肿瘤与其他部位肿瘤比较具有以下特点：①颅内肿瘤发生于有限的颅腔容积内，无论良性还是恶性肿瘤，占位效应本身就造成脑功能损害，甚至威胁生命。颅内恶性肿瘤的致死原因是由于肿瘤细胞恶性增殖，颅内良性肿瘤往往因为生长于重要的脑功能区或肿瘤深在难于手术治愈而致命。②某些原发性颅内肿瘤的生物学行为随复发而变化，如神经母细胞瘤具有随复发次数增加逐渐成熟分化的倾向，而弥漫性星形细胞瘤复发时可能发生间变而转化为间变性星形细胞瘤，并可以进一步恶性进展为胶质母细胞瘤。③原发性颅内肿瘤很少向颅外转移，但某些恶性肿瘤可以在中枢神经系统内播散。

二、分类

颅内肿瘤的病理分型比较复杂，2016 年版世界卫生组织（World Health Organization，WHO）中枢神经系统（central nervous system，CNS）肿瘤分类首次在组织学的基础上使用分子学的特征来进行肿瘤分类，从而为分子时代 CNS 肿瘤诊断提供了一个新的概念。目前国内采用的分类法包括以下类型：

1. 来源于神经上皮组织的肿瘤 统称为神经胶质瘤，占颅内肿瘤的 40% ～ 50%，为最常见的类型。

2. 来源于脑膜的肿瘤 包括各种脑膜瘤、脑膜肉瘤。

3. 来源于腺垂体的肿瘤 各种类型垂体腺瘤。

4. 来源于神经鞘膜的肿瘤 以前庭蜗神经鞘瘤最常见。

5. 来源于颅内胚胎残余组织的先天性肿瘤 包括颅咽管瘤、上皮样囊肿等。

6. 来源于血管组织的肿瘤 如血管网状细胞瘤。

7. 颅内转移性肿瘤　以肺癌颅内转移最常见。

8. 邻近组织侵入颅内的肿瘤：如颅骨的肿瘤，鼻咽癌直接侵入颅内等。

9. 未分类肿瘤。

三、临床表现

（一）颅内压增高

主要是由于肿瘤占位，肿瘤周围脑水肿、静脉窦回流障碍和所引起的梗阻性脑积水导致，表现为头痛、呕吐和视神经盘水肿，亦称为颅内压增高的三主征。

1. 头痛　多为发作性、进行性加重，晨起、睡眠时通常更为显著，打喷嚏、咳嗽、用力等通常导致症状加重，坐位、站立姿势、呕吐后可暂时缓解或消失。颅后窝肿瘤可致枕颈部疼痛并向眼眶放射。头痛程度随病情进展逐渐加剧。幼儿因颅缝未闭或颅缝分离可无明显头痛。老年人因脑萎缩、反应迟钝等原因头痛症状出现较晚。

2. 视神经盘水肿　是颅内压增高的重要客观体征，中线部位及幕下的肿瘤视神经盘水肿出现较早，幕上良性肿瘤者出现较晚，部分患者可无视神经盘水肿。症状重者可伴有双侧视神经萎缩、视野缺损、视力障碍等。

3. 呕吐　呈喷射性，多伴有恶心。幕下肿瘤由于呕吐中枢、前庭、迷走神经受到刺激，故呕吐出现较早而且严重。幕上良性肿瘤，由于其生长缓慢，甚至体积巨大者也较少有喷射性呕吐症状。中线部位肿瘤，尤其是第三脑室、室间孔、导水管、第四脑室等处肿瘤，肿瘤体积稍有增大或突然卒中，往往极易堵塞脑脊液循环通路，可能导致脑积水突然加重，临床出现突然加剧的喷射性呕吐，甚至出现嗜睡、昏迷等意识障碍。

（二）局灶性症状

由于肿瘤压迫或侵犯邻近脑组织或脑神经所引起的定位症状或体征，常见的有下列几类。

1. 全面性或部分性癫痫发作　是大脑半球肿瘤的局部刺激症状，最多见于额叶肿瘤，其次为颞叶和顶叶的肿瘤。发作形式可为全身大发作（表现为意识丧失，牙关紧闭，口吐白沫，眼角上翻，四肢持续抖动等），亦可为失神、手部抖动、嘴角抽动等小发作。肿瘤体积的突然增大、卒中等，可导致癫痫频繁、症状加重等。幕下肿瘤伴有脑积水者，亦可有癫痫发作表现。

2. 大脑半球功能区的破坏性症状　如感觉障碍（为顶叶的常见症状，表现为两点辨别觉、实体觉及对侧肢体的位置觉障碍）；肢体运动障碍（表现为肿瘤对侧肢体肌力减弱或呈上运动神经元完全性瘫痪）；失语症（见于优势大脑半球肿瘤，可分为运动性失语、感觉性失语、混合性失语和命名性失语等）；视野缺损（枕叶及颞叶深部肿瘤因累及视辐射，引起对侧同象限性视野缺损或对侧同向性偏盲）；智能障碍和精神症状（常见于额叶肿瘤，表现为痴呆和性格改变）等。角回和缘上回肿瘤患者，可出现失读、失算、失用、左右不分、手指失认等。

3. 颅后窝损害的临床表现　①小脑半球肿瘤：主要表现为患侧肢体协调动作障碍，爆破性语言，眼球震颤，同侧肌张力减低，腱反射迟钝，易向患侧倾倒等。②小脑蚓部肿瘤：主要表现为步态不稳，行走不能，站立时向后倾倒。肿瘤易阻塞第四脑室，早期即出现脑积水及颅内压增高表现。③脑桥小脑角肿瘤：主要表现为眩晕、患侧耳鸣及进行性听力减退，患侧第Ⅴ、Ⅶ对脑神经麻痹症状及眼球震颤等小脑体征。晚期有Ⅸ、Ⅹ、Ⅺ等后组脑神经麻痹及颅内压增高症状。

4. 内分泌功能紊乱　位于鞍区的肿瘤由于影响了下丘脑和垂体的神经内分泌功能而出现多种类型的内分泌症状。临床表现特点：①视觉障碍，鞍区肿瘤因压迫视神经及视交叉出现视力减退和视野缺损，眼底检查可显示原发性视神经萎缩，视野缺损的典型表现是双颞侧偏盲。②内分泌功能紊乱，如性腺功能低下，在男性表现为阳痿、性欲减退，在女性表现为月经间期延长或闭经；生长激素分泌过盛，在发育成熟前可导致巨人症，发育成熟后表现为肢端肥大症。

四、常见的颅内肿瘤

2016年版WHO中枢神经系统肿瘤分类首次构筑了分子时代中枢神经系统肿瘤诊断的结构框架；神经上皮性肿瘤分类结构的调整主要体现在弥漫性胶质瘤、髓母细胞瘤、胚胎性肿瘤。在新分类中，弥漫性胶质瘤包括WHO Ⅱ级或Ⅲ级的星形细胞肿瘤、WHO Ⅱ级或Ⅲ级的少突神经胶质瘤、WHO Ⅳ级的胶质母细胞瘤以及儿童弥漫性胶质瘤。

（一）神经胶质瘤（glioma）

1. 星形细胞瘤（astrocytoma） 胶质瘤中最常见的一种，恶性程度较低，生长缓慢。癫痫常为首发症状，约半数患者以癫痫起病。肿瘤呈两种生长形式：其一为实质性或瘤中心有坏死囊性变，多见于大脑半球（图68-1-1），呈浸润性生长，与周围脑组织分界不清，手术难以彻底切除，术后复发概率较大。另一种为囊性，囊壁一般无肿瘤细胞，囊壁内有一边界清楚的肿瘤结节，多见于儿童的小脑半球内，手术全切除肿瘤结节可望获得根治。星形细胞瘤的术后放疗仍有争议，但目前对于手术未能全切肿瘤患者建议术后放疗。对于星形细胞瘤，当前不建议化疗。

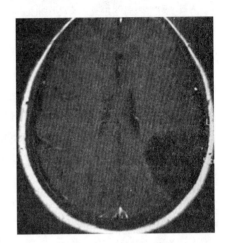

图68-1-1　星形细胞瘤

2. 胶质母细胞瘤（glioblastoma） 依据2016年版WHO中枢神经系统肿瘤分类方法，可分为：①"胶质母细胞瘤，IDH野生型"（约占90%），与临床上的原发性或新发胶质母细胞瘤基本一致，常见于≥55岁的患者；②"胶质母细胞瘤，IDH突变型"（约占10%），与所谓继发性胶质母细胞瘤基本一致，常见于较年轻的患者；③"胶质母细胞瘤，NOS"，专为IDH未完全检测的肿瘤而保留。"胶质母细胞瘤，IDH野生型"包括三个亚型：巨细胞胶质母细胞瘤、胶质肉瘤，上皮样胶质母细胞瘤。上皮样胶质母细胞瘤好发于儿童及青年，典型表现为大脑浅表或间脑的占位，可能具有低级别肿瘤史（常为多形性黄色瘤型星形细胞瘤）；分子特征为缺乏EGFR扩增、10号染色体缺失，常有ODZ3半合子缺失，也常有*BRAF V600E*突变。胶质母细胞瘤多生长于成人的大脑半球，呈浸润性多中心生长，增长迅速，使肿瘤中心血供不足，出现坏死、出血。光镜下肿瘤细胞表现为高度增殖，肿瘤细胞多形性明显，核分裂象多。病史短，病程发展快，患者迅速表现为颅内压增高症状与局灶性神经症状。治疗以手术、放疗、化疗及其他综合治疗为主，手术应做到在不加重神经功能障碍的前提下尽可能地多切肿瘤。胶质母细胞瘤患者预后差，术后放疗可使部分患者生存期达18个月，但不能治愈肿瘤，在综合治疗后，2年生存率仅为10%（图68-1-2）。

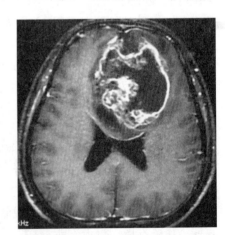

图68-1-2　胶质母细胞瘤的MRI表现

3. 少突神经胶质瘤（oligodendroglioma） 约占颅内胶质瘤的7%，成人多见，男性稍多，80%以上肿瘤生长于大脑半球白质内，以额叶多见。依据2016版WHO中枢神经系统肿瘤分类，少突神经胶质瘤具有*IDH*基因突变及1p和19q全臂的联合缺失（1p/19q共缺失）。当免疫组化未检测到*R132H IDH1*突变时，推荐进行*IDH1*基因132密码子和*IDH2*基因172密码子的测序。少突神经胶质瘤增殖较慢，40%瘤内常有钙化斑块，分界较清。少突神经胶质瘤患者病程稍长，平均4年，常见以癫痫为首发症状。影像学最显著的特点是钙化，CT检查约

90% 的肿瘤内有高密度钙化区。手术全切肿瘤是治疗的首选方案，术后辅以放疗的患者，平均生存期可达 8 年，但肿瘤仍会有复发可能，癫痫症状难以随病灶切除而得到控制（图 68-1-3）。

4. 髓母细胞瘤（medulloblastoma）　按照组织学分为经典型、促纤维增生 / 结节型、广泛结节型、大细胞型 / 间变性髓母细胞瘤，已为临床应用；分子分型，即 WNT 激活型、SHH 激活型、组 3 型和组 4 型也已被广泛接受。髓母细胞瘤高度恶性，好发于儿童颅后窝中线，占儿童颅内肿瘤的 30% 左右，肿瘤生长迅速，易阻塞第四脑室及导水管下端面导致脑积水。主要表现为颅内压增高，下肢躯干共济失调。治疗应手术切除肿瘤并使脑室畅通以解除梗阻性脑积水。该肿瘤对放射极为敏感，术后应辅以放射治疗，因瘤细胞易从瘤体脱落而进入脑脊液中，造成蛛网膜下腔的种植性转移，故应给予全脑和全脊髓放疗（图 68-1-4）。目前，髓母细胞瘤术后常规放疗 5 年生存率可达 50%，但仍多复发于术后第 2 ～ 4 年。

5. 室管膜瘤（ependymoma）　约占胶质瘤的 12%，相对良性，来源于脑室壁上的室管膜细胞，常突出于脑室系统内，见于侧脑室、第四脑室底部，第三脑室和脊髓的中央管，形成脑积水，亦可侵入脑实质（图 68-1-5）。肿瘤与周围脑组织分界清楚，手术切除后常见复发，亦有种植性转移倾向，术后需给予放疗，但敏感性不高。2016版 WHO 中枢神经系统肿瘤分类对室管膜肿瘤以整合性方式进行分类与分级，在临床价值、预后意义和可重复性方

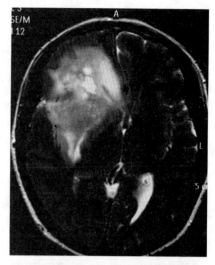

图 68-1-3　少突神经胶质瘤

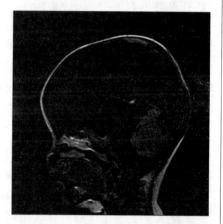

图 68-1-4　髓母细胞瘤的 MRI 表现

面均不成熟。新版中唯一根据基因特征进行狭义定义的室管膜瘤亚型为"室管膜瘤，RELA 融合阳性型"，占儿童幕上肿瘤中的大多数。免疫组化检测到特异性的 L1CAM 表达，可作为测序的替代方法，表示 RELA 融合阳性 。

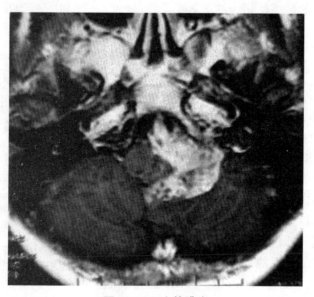

图 68-1-5　室管膜瘤

（二）脑膜瘤（meningioma）

脑膜瘤的发生与蛛网膜有关，其分布大致与蛛网膜颗粒的分布相似，以大脑半球矢状窦旁为最多，其次为大脑凸面、蝶骨嵴、鞍结节、嗅沟、斜坡、颅后窝、脑室内等。肿瘤的基底与硬脑膜紧密粘连，通过该处可接受来自颈外动脉的血供。脑膜瘤呈球形生长，与脑组织边界清楚。幕上脑膜瘤多以头痛、癫痫为首发症状；幕下脑膜瘤多以颅神经功能障碍为首发表现，如颜面部麻木、面瘫、听力下降、复视、声音嘶哑等。脑膜瘤病理形态可分为多种类型，以内皮细胞型与纤维型两大类最多见，亦有砂粒型、血管型、混合型（移行型）等病理类型。肿瘤有完整包膜，不侵犯脑组织，增强 CT、MRI 是最有效的诊断手段。绝大多数为良性，生长缓慢，病程较长。少数脑膜瘤为恶性，如非典型脑膜瘤、脑膜肉瘤等。女性多于男性，二者比例约为 2∶1。高峰发病年龄为 30～50 岁，儿童少见。手术全切除的标准是将肿瘤连同受侵犯的硬脑膜及与之相邻的颅骨一并切除，可降低肿瘤复发，放疗可抑制肿瘤生长，降低复发率，脑膜瘤直径小于 3 cm 可行 X 刀或伽玛刀治疗（图 68-1-6）。幕上凸面脑膜瘤通常可以做到 Simpson Ⅰ 级切除，而颅底脑膜瘤通常包绕重要神经、血管，并压迫、粘连脑干等重要结构，较难达到 Simpson Ⅰ 级切除，且颅底脑膜瘤位置深在、手术空间狭小，比如岩斜区脑膜瘤，蝶骨嵴内三分之一脑膜瘤等，手术风险往往较幕上凸面脑膜瘤增加很多。脑膜瘤多为良性肿瘤，一经发现，应尽早手术治疗，通常能达到治愈目的；对于肿瘤体积很小、高龄、不能耐受全身麻醉手术者可以采取动态观察、伽玛刀等辅助治疗。

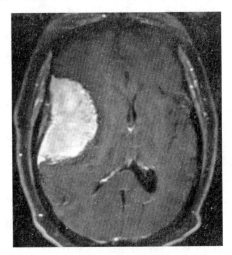

图 68-1-6　脑膜瘤 MRI 表现

（三）垂体腺瘤（pituitary adenoma）

绝大多数发生于腺垂体，由蝶鞍内垂体窝向鞍上发展，多为良性。根据肿瘤细胞是否分泌激素分为功能性垂体腺瘤及非功能性垂体腺瘤。前者按照瘤细胞分泌垂体激素的功能细分为催乳素腺瘤（PRL 瘤）、生长激素腺瘤（GH 瘤）、促肾上腺皮质激素腺瘤（ACTH 瘤）及促甲状腺素腺瘤（TSH 瘤）等。垂体腺瘤的临床表现包括两个方面：①压迫症状，肿瘤增大向鞍上发展压迫视神经和视交叉，引起视力减退和视野缺损，其典型者为双颞侧偏盲。②内分泌症状，具有内分泌功能的肿瘤使相应的激素水平增高所致，如 PRL 腺瘤在女性表现为闭经、泌乳、不育等，在男性为性欲减退、阳痿、体重增加，毛发稀少等；GH 腺瘤在生长发育期的儿童表现为巨人症，成年人则表现为肢端肥大症；ACTH 腺瘤的主要表现为皮质醇增多症，患者向心性肥胖、高血压及性功能减退等。肿瘤直径 ≤ 1 cm，生长限于鞍内者称为微腺瘤，如肿瘤直径 > 1 cm 并已超越鞍隔者称为大腺瘤。肿瘤直径 ≥ 4 cm 者，称为巨大腺瘤。诊断主要依靠 CT 和 MRI 以及内分泌激素检查。治疗以手术切除肿瘤为首选，但 PRL 腺瘤也可首选口服溴隐亭治疗。显微镜下或内镜下经鼻 - 蝶窦入路手术，可取得满意的效果。若肿瘤巨大，并已超越鞍隔以上，可选经额底入路。PRL 腺瘤口服溴隐亭治疗，可使肿瘤生长受到抑制甚至缩小，恢复患者的月经周期并增加受孕的机会，但停药后易复发（图 68-1-7）。对手术或药物控制不理想的患者，可辅以放射治疗。

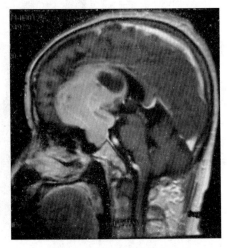

图 68-1-7　MRI 显示垂体腺瘤

（四）听神经瘤

听神经瘤（acoustic neuroma）是起于第Ⅷ对脑神经（前庭蜗神经）前庭支的良性肿瘤，约占颅内肿瘤的 10%。位于桥小脑角区，并向内听道发展，产生邻近脑组织和脑神经的压迫症状，主要表现：①最早出现的是前庭支损害的症状，表现眩晕和患侧耳鸣，随后损害耳蜗支引起听力减退；②肿瘤增大累及三叉神经及面神经，表现为同侧面部感觉减退及轻度周围性面瘫；③压迫小脑表现为眼球震颤，闭目难立，步态不稳等；④肿瘤进一步增大还可有第Ⅸ、Ⅹ、Ⅺ对脑神经等后组脑神经症状，表现为饮食呛咳、吞咽困难、声音嘶哑等；⑤压迫第四脑室引起梗阻性脑积水，出现颅内压增高。诊断根据上述典型定位体征；电测听示神经性耳聋；CT 和 MRI 显示内听道像可见患侧内耳孔扩大，附近骨质吸收，桥小脑角处占位性病变。

目前应用最多的是按照肿瘤直径与位置特点进行的 Koos 分级（表 68-1-1）。根据 Koos 分级，肿瘤位于内听道并未进入桥小脑脑角池的听神经瘤称小听神经瘤，也称为内听道型听神经瘤。肿瘤巨大且直径大于 3 cm，并伴有脑干移位的听神经瘤称大听神经瘤。现在随着健康管理理念增强和 MRI 广泛使用，越来越多的小听神经瘤被早期发现。内听道腔狭窄，当发生肿瘤时因压迫局部结构会产生一系列特定的临床症状。治疗目标已经从过去单纯切除肿瘤、降低病死率和致残率逐渐向保留神经功能、提高生命质量等方向发展。

表68-1-1　听神经瘤Koos分级

级别	肿瘤直径与位置特点
1 级	肿瘤局限于内听道
2 级	肿瘤侵犯桥小脑角，≤ 2 cm
3 级	肿瘤占据桥小脑角池，不伴有脑干移位，≤ 3 cm
4 级	巨大肿瘤，＞ 3 cm，伴有脑干移位

治疗以手术切除为主，术中行电生理监测，可在切除肿瘤的同时降低误伤面神经的概率（图 68-1-8）。传统的手术入路包括经迷路入路、经颅中窝入路及枕下乙状窦后入路。枕下乙状窦后入路手术可充分地暴露手术视野，易于辨认肿瘤及瘤周神经和血管，所以现在大多数的听神经瘤均采用该入路手术。对内听道型小型听神经瘤可采取耳后迷路入路、House 入路等。对于高龄患者、全身条件差无法耐受手术的患者，可选择放射治疗，但是射线治疗有导致面神经变性水肿、面瘫、听力下降、肿瘤卒中、加重肿瘤与周围组织粘连等风险。

听神经瘤患者术前多以听力下降为首发表现，术前患者存在有效听力时，手术中可使用听觉监护技术以保障残存听力的术后保留，具体包括脑干听觉诱发电位（brain stem auditory evoked potential，BAEP）、耳蜗电图和听神经复合动作电位（compound action potential，

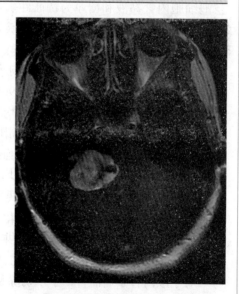

图 68-1-8　听神经瘤 MRI 表现

CAP）监护技术，可根据具体情况选择。BAEP 反映延迟性反馈信息，CAP 则反映神经实时监测信息。听神经听觉监护技术可显著降低因术中听神经损伤导致听力丧失的可能性。

（五）颅咽管瘤（craniopharyngioma）

颅咽管瘤（craniopharyngioma）是最常见的颅内先天性肿瘤，约占颅内肿瘤的 5%，多见于儿童及少年。绝大多数位于蝶鞍上区，占鞍区肿瘤的 30%。临床表现包括两个方面：①压

迫症状，肿瘤增大压迫视神经和视交叉，引起视力减退和视野缺损；可以突入第三脑室引起梗阻性脑积水。②内分泌症状，损害下丘脑的神经内分泌垂体轴的功能，如使视上核分泌的抗利尿激素（ADH）减少等，儿童表现为肥胖、尿崩、发育迟缓等，成年人表现为男性的性功能障碍和女性的月经不调等。X 线检查示蝶鞍增大变浅，鞍上区可有钙化；CT 和 MRI 可见鞍上区占位性病变。治疗以开颅手术切除为主，常用的手术入路有：翼点入路、额底纵裂入路等。随着神经内镜技术的飞速发展，目前神经内镜可以经鼻切除一些特殊类型的颅咽管瘤，尤其适合切除鞍内型颅咽管瘤，具有不开颅、损伤小、视野开阔、术后恢复快等优点。尽可能全切病灶，才能最大限度地降低肿瘤术后复发的可能。颅咽管瘤通常与垂体柄、垂体、下丘脑、Willis 血管环关系密切、粘连紧密，故此类肿瘤手术风险大，术后并发症多。术中下丘脑功能的保护、围术期激素替代治疗及水、电解质平衡的维持对颅咽管瘤患者预后至关重要（图 68-1-9）。内放疗、射线治疗、药物治疗等对于复发难治型颅咽管瘤是可选择的治疗方法。

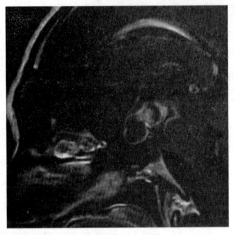

图 68-1-9　颅咽管瘤（MRI 增强矢状位）

（六）脊索瘤

脊索瘤（chordoma）起源于原始脊索胚胎残留组织，是颅内较少见的一种破坏性的肿瘤，好发于颅底蝶骨 - 枕骨软骨结合处和骶尾部，其中约 35% 位于蝶枕部、50% 位于骶尾部、15% 位于脊柱。斜坡脊索瘤位于原始脊索残留颅侧端，肿瘤呈半透明灰色肿块，内含黏液样基质，以空泡细胞内含黏液和糖原为特征性病理表现。影像学主要表现为源于斜坡的肿物伴骨质破坏，骨碎片特征性悬浮于肿瘤实质内；可侵犯蝶窦、筛窦、鼻咽部、海绵窦和蝶鞍，以及侧后方的颈静脉孔和岩尖部。CT检查可特征性表现为破坏的骨质（90%）和高密度的骨碎片（50%），增强扫描病灶呈不均匀强化。MRI 为首选检查方法，可明确肿瘤起源和周围组织受累程度；T1WI 呈等信号或低信号，病灶内出血或形成黏液时可见局限性高信号，T2WI 呈特征性不均匀高信号，骨碎片呈低信号；增强后动态观察，可见病变早期呈不均匀轻至中度强化，然后缓慢持续强化，典型者呈"蜂房"样，缓慢强化提示肿瘤缺乏血供，持续强化可能是由于黏液样物质长时间与对比剂结合（图 68-1-10）。

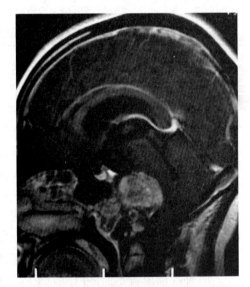

图 68-1-10　脊索瘤 MRI 矢状位增强

对于颅内脊索瘤而言，手术切除是比较有效的方法。颅底脊索瘤一般起源于颅底中线区域骨质。部分脊索瘤生长局限，侵袭范围较小，手术相对简单和安全，但另有部分脊索瘤广泛侵袭颅底骨质，并侵入硬脑膜内，与视神经、下丘脑、脑干、椎 - 基底动脉系统以及脑神经粘连紧密。对于颅底脊索瘤的手术入路目前有多种选择，总体可以分为神经内镜经鼻手术和开颅显微镜手术。对于手术残余的肿瘤组织术后应加以放射治疗，但不少作者认为 X 线放射治疗对不完全切除的肿瘤效果欠佳。质子束治疗可使到达肿瘤的放射剂量比常规放射治疗增加15% ～ 35%，但肿瘤复发率仍高。即使采用目前主张的手术联合放射治疗，脊索瘤的治疗效果仍不能令人满意。

（七）生殖细胞瘤

颅内生殖细胞肿瘤（intracranial germ cell tumors，GCTs）是一类少见的发生于中线位置的颅内胚胎性肿瘤，主要发生于儿童和青少年。依据病理学特征将颅内生殖细胞肿瘤分为：生殖细胞瘤（germinoma）、成熟性畸胎瘤、未成熟性畸胎瘤、畸胎瘤恶变、卵黄囊瘤（内胚窦瘤）、胚胎性癌、绒毛膜癌、混合性生殖细胞肿瘤。临床上常将颅内 GCTs 分为两个主要类别：生殖细胞瘤和非生殖细胞瘤性的生殖细胞肿瘤（nongerminomatous germ cell tumors，NGGCTs）。

单纯生殖细胞瘤是最常见的颅内 GCTs，多见于脑的中线部位，好发于松果体区，占 50% 以上；其次为鞍上区、丘脑和基底节区、小脑、脑叶等部位。松果体区生殖细胞肿瘤生长于大脑大静脉池，上方为胼胝体压部，下方为中脑四叠体和四叠体池，后下方为小脑幕和小脑上蚓部（图68-1-11）。该区域肿瘤的症状与体征主要包括颅内压增高、局部神经定位症状和内分泌症状等。肿瘤压迫中脑四叠体，引起 Parinaud 综合征，表现为上视不能、瞳孔散大或不等大、光反射消失而调节反射存在。性早熟是本病突出的内分泌症状，具有较大的诊断价值。起源于松果体实质细胞的肿瘤可表现为性发育停顿或迟缓。生殖细胞肿瘤组织松散，易于脱落，有种植性转移倾向，肿瘤沿蛛网膜下隙向基底池、脑室系统、脑膜和脊髓转移，可引起相应的临床症状。肿瘤细胞脱落于

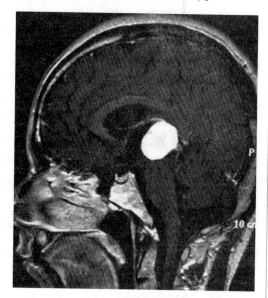

图 68-1-11　生殖细胞肿瘤 MRI 矢状位增强

脑脊液中，可通过腰椎穿刺取脑脊液行细胞学检查诊断，但做此项检查的前提是患者颅内压不高。肿瘤标志物在血清和脑脊液中增高对生殖细胞肿瘤的诊断有特殊的价值，临床常用的包括 AFP、β-HCG、PLAP 和 CEA。生殖细胞肿瘤中有 10% ～ 30% 患者 HCG 升高，生殖细胞肿瘤患者 PLAP 阳性率为 75% ～ 100%。这些肿瘤标记物在脑脊液中测定更为敏感。肿瘤标志物对制订治疗方案有重要参考价值。随着影像学的发展及显微外科技术的提高，生殖细胞瘤的彻底切除成为可能；目前手术原则是尽可能地切除肿瘤，术后行放射治疗。生殖细胞瘤多发生在中线部位，以第三脑室、四叠体区最为常见。常用的手术入路有：经纵裂胼胝体穹窿间入路、经侧脑室脉络膜裂入路、Poppen 入路等。需要注意的是，生殖细胞肿瘤对放射线极其敏感，部分病例放射治疗后肿瘤可完全消失。第三脑室生殖细胞肿瘤，合并脑积水者，可采取神经内镜活检明确病理并术中行第三脑室底造瘘，该手术较传统的肿瘤全切除创伤小、代价轻，且解决了脑积水问题。生殖细胞瘤对放射线有高度敏感性，凡经临床确诊的生殖细胞肿瘤均应行放疗，对伴有颅内或脊髓播散种植者应行全脑全脊髓放疗。肿瘤切除术后辅助放射治疗可获得稳定疗效。生殖细胞瘤对某些化疗药物十分敏感，可将联合化疗作为术后的一种辅助治疗手段。经规范综合治疗，生殖细胞肿瘤患者的 5 年生存率达 50% 以上。

五、诊断

采集病史是神经系统疾病诊断的第一步。病史的可靠性直接影响医生对疾病的判断，因此，应尽可能做到全面、准确。通常采集方式分为两种，首先是患者或亲属的陈述，其次是医生针对相关问题的询问。详细询问病史后，应全面和有重点地进行全身和神经系统体格检查。神经系统体格检查是神经科医生获取病变信息的基本手段，是定位诊断必不可少的环节。通常包括一般情况、12 对脑神经、运动系统和感觉系统四部分。然后，进一步利用影像学检查确

定有无颅内肿瘤以及肿瘤的部位和性质。

1. 颅脑计算机断层扫描（CT） CT诊断颅内肿瘤主要通过直接征象（即肿瘤组织形成的异常密度区）及间接征象（即脑室、脑池的变形移位）来判断，低密度代表脑水肿或某些低密度病变（如上皮样囊肿等），肿瘤有出血或钙化时为高密度。静脉滴注造影剂后可增强其分辨力，使图像更清晰。由于三维CT的问世，使颅内病变定位诊断更加精确。CT血管成像技术（CTA）可用于显示颅内肿瘤的血供情况。

2. 磁共振成像（MRI） MRI的出现为脑肿瘤的诊断提供了一种重要的可靠手段，其对不同神经组织和结构的分辨力远胜于CT。具有对比度高、可多层面扫描重建等优点，已成为颅内肿瘤术前检查的首选。磁共振血管成像技术（MRA）可显示颅内肿瘤血供情况。

3. 脑血管造影 对血管性病变及肿瘤供血情况诊断价值较大。数字减影脑血管造影（DSA）可显示血供丰富的颅内肿瘤的供血血管，术前栓塞其供血动脉，可显著减少切除肿瘤时的出血量，确保患者生命安全。

4. 脑电诱发电位（evoked potential） ①视觉诱发电位（visual evoked potential，VEP）：用于诊断视觉传导通路上的病变或肿瘤。②脑干听觉诱发电位（brainstem auditory evoked potential，BAEP）：用来记录脑桥小脑角及脑干病变的脑干和听觉功能异常电位。③体感诱发电位（somatosensory evoked potential，SEP）：用于颅内肿瘤患者感觉功能评定。

5. 正电子发射断层扫描（positron emission tomography，PET） PET通过测定组织的糖酵解程度可区分正常组织和肿瘤组织，从而了解肿瘤的恶性程度，选择活检或毁损靶点，评估手术、放疗、化疗的效果，动态监测肿瘤的恶变与复发。

六、治疗

颅内肿瘤生长到一定程度时势必引起颅内压增高，这种状态在术后和术后一段时间内都将存在，必须按颅内压增高治疗的原则与措施予以相应的内科手段处理。对颅内肿瘤本身的治疗包括以下几方面。

（一）手术治疗

1. 肿瘤切除手术 对良性肿瘤应争取全切除，以达到根治的目的。对恶性肿瘤虽不可能根治，但也应尽可能多地切除肿瘤组织，便于术后进行辅助治疗。按手术切除的范围又可分为肿瘤全切除或根治手术和肿瘤部分切除或姑息手术。严格地说，根治手术切除的范围除肿瘤外，还应包括周围一切可能受侵犯的组织，但后者有时很难达到，因为切除肿瘤的同时，必须注意保护周围脑组织，以防术后出现严重的神经系统功能缺失。只有当肿瘤局限在脑非功能区或主要侵犯颅盖部脑膜和颅骨时，才有可能行根治手术。肿瘤不能全切除的原因很多，如肿瘤浸润性弥漫性生长而无明确境界、肿瘤部位深在或影响重要功能区等。根据切除的程度又可分为近全切除（90%以上）、大部切除（60%以上）、部分切除和活检，前二者通常能起到不同程度的局部减压作用。目前显微神经外科的发展已经使颅内肿瘤的全切除率显著提高，神经组织的损伤和功能障碍明显降低。

2. 姑息性手术 在一些颅内肿瘤本身或者切除术后可能会出现脑积水，进而引发颅内压增高等症状，脑脊液分流手术则可有效地解除梗阻，缓解脑积水。①侧脑室-枕大池分流术：多用于第三脑室后部肿瘤，一般由一侧枕角或三角部引流至枕大池，但在室间孔梗阻时，应同时做两侧侧脑室分流。②终板造瘘及第三脑室底部造瘘（Stookey及Scarff手术），仅做终板造瘘虽然也可能达到脑脊液分流的目的，但有形成硬膜下积液致使分流失效的可能，如能同时行第三脑室底部造瘘，分流效果则可显著改善。③侧脑室-心耳或腹腔分流，亦可用于颅内肿瘤，但有增加肿瘤颅外转移的危险，选用时应慎重。④侧脑室外引流，暂时改善脑积水症状，为下一步治疗争取时间。

（二）放疗与化疗

1. 放射治疗　是最常采用的术后辅助治疗措施，可推迟肿瘤复发，延长患者生命。不同病理类型的颅内肿瘤对放射线的敏感性差异很大，而且放射线会对肿瘤周围的正常脑组织造成放射性损伤，因此必须严格掌握放射治疗的适应证和放射剂量。另外，一些肿瘤或因其部位深而不宜手术，或因肿瘤浸润重要功能区，手术会带来严重的神经系统功能缺损，或因患者全身状况不允许手术，且肿瘤对放射线敏感者，放射治疗可作为首选治疗方法。

立体定向放射外科治疗（如 X 刀、γ 刀治疗）适合于颅内部位深在，全切除有困难，直径小于 3 cm 的肿瘤或手术后残留的肿瘤。

2. 间质内放射治疗　通过开颅手术或立体定向手术将放射性核素植入肿瘤实质内，达到杀伤肿瘤细胞的目的。

3. 化学治疗　在颅内恶性肿瘤的综合治疗中，化学药物治疗已成为重要的治疗手段，逐渐受到重视并取得了一定的疗效。不同病理类型的肿瘤对化疗药物的敏感性不同，化疗药物必须能够透过血 – 脑脊液屏障。临床上较常用的药物有替莫唑胺、卡莫司汀和洛莫司汀等。随着神经介入治疗技术的进展，近年来可以通过微导管选择性地经动脉给予化疗药物，以增加疗效，减少不良反应。

（三）分子生物学及其他治疗

1. 基因治疗　胶质瘤的发生与原癌基因活化及抑癌基因失活两方面因素有关。在恶性胶质瘤的基因治疗领域，确定可用于治疗的靶基因和研制出理想的载体和基因转移方式是研究的重点，如阻断癌基因的表达、导入野生型抑癌基因等。

2. 免疫治疗　正常情况下免疫系统可以识别并清除肿瘤微环境中的肿瘤细胞，但为了生存和生长，肿瘤细胞能够采用不同策略，使人体的免疫系统受到抑制，不能被正常地杀伤，从而在抗肿瘤免疫应答的各阶段得以幸存。肿瘤细胞的上述特征被称为免疫逃逸，为了更好地理解肿瘤免疫的多环节、多步骤的复杂性，一些学者提出了肿瘤 – 免疫循环的概念。肿瘤 – 免疫循环分为以下七个环节：①肿瘤抗原释放；②肿瘤抗原呈递；③启动和激活效应性 T 细胞；④ T 细胞向肿瘤组织迁移；⑤肿瘤组织 T 细胞浸润；⑥ T 细胞识别肿瘤细胞；⑦清除肿瘤细胞。这些环节任何地方出现异常均可以导致抗肿瘤 – 免疫循环失效，出现免疫逃逸。不同肿瘤可以通过不同环节的异常抑制免疫系统对肿瘤细胞的有效识别和杀伤从而产生免疫耐受，甚至促进肿瘤的发生、发展。

肿瘤免疫治疗就是通过重新启动并维持肿瘤 – 免疫循环，恢复机体正常的抗肿瘤免疫反应，从而控制与清除肿瘤的一种治疗方法，包括单克隆抗体类免疫检测点抑制剂、治疗性抗体、癌症疫苗、细胞治疗和小分子抑制剂等。一些免疫因子（如 TGF-α、IFN-β）在抑制胶质瘤生长中展现出了良好的效果。

（闫长祥）

第二节　椎管内肿瘤

椎管内肿瘤是发生于脊髓或椎管内脊髓邻近组织（脊神经根、硬脊膜、脂肪组织、血管、先天性残留组织等）的原发性或转移性肿瘤的总称。椎管内肿瘤的发生率为每年 0.9/10 万～ 1.2/10 万，发生于胸段者最多，约占半数，颈段约占 1/4，其余分布于腰段及马尾。

【分类】

椎管内肿瘤按照肿瘤与脊膜和脊髓的关系可分为以下 3 种类型：

1. 硬脊膜外肿瘤　约占25%，以转移性肿瘤多见，最常见的转移源为乳腺癌和肺癌；也可起源于脊膜外脂肪、血管、脊神经根、脊膜等组织，如神经鞘瘤、脊膜瘤、脂肪瘤等；有时肿瘤可骑跨椎管内外，称为哑铃型肿瘤，多见于神经鞘瘤。

2. 硬脊膜下脊髓外肿瘤　约占51%，起源于脊神经根及脊膜，主要为良性的神经鞘瘤、脊膜瘤，其他少见的有皮样囊肿、表皮样囊肿、畸胎瘤和由髓外向髓内浸润的脂肪瘤等。

3. 脊髓内肿瘤　约占24%，主要是来源于脊髓神经胶质细胞的胶质瘤，最常见的是室管膜瘤和星形细胞瘤；也可见来自血管等组织的肿瘤，如血管网状细胞瘤、海绵状血管瘤、皮样囊肿等。

【临床表现】

椎管内肿瘤大多病程较长、进展缓慢。临床常表现为：①神经根刺激症状，表现为神经根痛，沿脊神经的分布区扩展，初起时只有轻微的感觉异常或疼痛，随着牵张或压迫的加重，疼痛逐渐加剧，腹腔内压力增加时也可加重。②脊髓压迫症状，出现脊髓上、下行传导束功能受损，肿瘤所在节段以下同侧上运动神经元瘫痪，触觉、深感觉减退，压迫平面对侧$2 \sim 3$个节段以下感觉障碍，痛、温觉丧失（脊髓半切损伤综合征，Brown-Sequard综合征）。严重受压时，病变以下脊髓感觉及运动功能完全丧失，并出现括约肌功能受损后的排尿、排便功能障碍。

硬脊膜外肿瘤最常见的症状为局部疼痛或神经根性疼痛，有时体检可触及肿块，夜间疼痛可加重，系统性疾病的症状（如消瘦、发热等）较为常见。硬脊膜下脊髓外肿瘤最常见的症状是局部或根性疼痛，其他症状包括步态不稳，肢体乏力，感觉减退，阳痿或排尿、排便障碍等。位于脊髓一侧的病变，可出现Brown-Sequard综合征；脊髓背侧占位，可压迫脊髓后柱，出现共济失调、本体感觉障碍等。脊髓内肿瘤早期无特异性症状，起病隐匿，随着肿瘤的增大，患者可表现为局灶性疼痛，可为单侧痛，通常无放射痛，也可有感觉麻木、感觉减退等，排尿、排便障碍常见。由于痛、温觉纤维在白质前联合交叉，脊髓内病变可造成多节段的、两侧对称分布的痛、温觉丧失，而触觉保存，出现节段性分布的分离性感觉障碍。

严重患者会出现脊髓横贯性损害，急性期为脊髓休克期，病变平面以下肌肉软瘫，无反射；后期为痉挛性截瘫，伴随深反射亢进。急性期尿潴留，后期膀胱自动排空。

不同脊髓节段肿瘤的特征性表现如下：

1. 上颈段的肿瘤（$C_{1 \sim 4}$）　枕颈区放射痛，颈项强直，四肢痉挛性瘫痪、感觉障碍，可出现呼吸障碍。

2. 颈膨大段肿瘤（$C_5 \sim T_1$）　肩及上肢放射痛，上肢弛缓性瘫痪，下肢痉挛性瘫痪，病灶以下感觉障碍。肿瘤位于$C_8 \sim T_1$节段，可出现Horner综合征：病侧瞳孔缩小，上睑下垂，眼球内陷，额部排汗障碍。

3. 胸髓段肿瘤（$T_2 \sim T_{12}$）　胸腹部放射痛和束带感，上肢正常，下肢痉挛性瘫痪并有感觉障碍。

4. 腰膨大段肿瘤（$L_1 \sim S_2$）　下肢放射痛，弛缓性瘫痪及感觉障碍，会阴部感觉障碍，括约肌功能障碍，排尿困难。

5. 圆锥部肿瘤（$S_3 \sim S_5$）　会阴部及肛门区皮肤马鞍状感觉障碍，排尿、排便失禁，性功能减退。

【诊断】

首先应详细询问病史，进行全身和神经系统体格检查，根据症状和定位体征判断脊髓肿瘤位置的大致节段水平，再选择合适的影像学检查，做出定位和定性诊断。MRI检查是最具诊断价值的方法，可确定椎管内肿瘤部位和可能的病理类型。对指导手术切除肿瘤有积极意义。脊柱X线检查可见肿瘤引起的相应节段椎骨骨质改变，以椎间孔和椎弓根改变最常见。CT对

知识拓展：脊髓内外病变的鉴别诊断

某些肿瘤钙化可得到较清晰地显示，并能较清晰地显示骨性结构。脊柱 X 线及 CT 检查对需要内固定的椎管内肿瘤手术有指导意义。

【鉴别诊断】

本病需要与椎间盘突出症、脊髓空洞、脊髓蛛网膜炎等疾病相鉴别。

1. 椎间盘突出症　椎间盘突出症的发病常与劳损密切相关，脊柱 X 线检查可见病变椎间隙狭窄，正常脊柱曲度消失，CT、MRI 可明确椎间盘突出症。

2. 脊髓空洞症　病程缓慢，有感觉分离现象，并有下运动神经元瘫痪。MRI 可明确脊髓空洞症的诊断。

3. 脊髓蛛网膜炎　发病前多有发热或外伤史，病程长、范围广，运动障碍较明显，可有缓解期。腰椎穿刺时蛛网膜下腔大多阻塞。脑脊液检查蛋白质升高、白细胞轻度增多。脊髓椎管造影显示脊髓腔不定型狭窄。

【治疗】

硬膜内髓外肿瘤大多为良性，可手术切除根治。髓内室管膜瘤或血管网状细胞瘤，因肿瘤边界清楚，应尽量予以全切除，预后良好。星形细胞瘤及胶质母细胞瘤与正常脊髓之间无明显边界，难以做到全切除，预后不良，术后应辅以放射治疗及化疗、靶向治疗等。手术如有引起脊柱不稳定的可能，需要行脊柱内固定。半椎板开窗锁孔手术或椎板、棘突复位术，可减少对脊柱正常结构的干扰，不影响脊柱的稳定性，从而尽可能避免内固定手术。

知识拓展：神经外科锁孔手术

【常见椎管内肿瘤】

（一）神经鞘瘤

神经鞘瘤是椎管内最常见的肿瘤，绝大多数位于硬脊膜下脊髓外，多见于脊髓侧面，起源于脊神经后根。手术切除效果较好。

患者病程大多较长，胸段者病史最短，颈段和腰段者较长，肿瘤发生囊性变或出血时呈急性过程。首发症状最常见为根性疼痛，其次为感觉异常和从远端开始的运动障碍。肿瘤在 MRI 的 T1 加权像上呈髓外低信号类圆形病灶，增强扫描后呈均匀强化，囊性肿瘤呈环状强化；T2 加权像肿瘤呈高信号。脊柱 X 线检查可无明显异常，或可见椎弓破坏，椎弓根间距加宽，椎间孔扩大。

（二）脊膜瘤

脊膜瘤的发病率是椎管内肿瘤的第二位，占所有椎管内肿瘤的 25%。肿瘤多起源于蛛网膜细胞，多位于髓外硬脊膜下，胸段最多见，颈段次之，腰段最少。肿瘤质地较硬，与硬脊膜粘连较紧，通常单发，多见于 30 ～ 60 岁，女性多于男性。

脊膜瘤的临床表现类似神经鞘瘤。肿瘤在 MRI 的 T1 加权像上呈髓外等信号，少数呈低信号病灶，增强扫描后呈均匀强化，大多可见脊膜尾征，肿瘤基底较宽，与脊髓组织边界清楚；T2 加权像肿瘤呈高信号，少数为等或低信号。脊柱 X 线表现类似神经鞘瘤；CT 影像肿瘤呈等或稍高密度，增强扫描肿瘤均匀强化。

脊膜瘤手术切除疗效较好，手术时需注意切除受侵犯的硬脊膜，以达到根治。

（三）室管膜瘤

室管膜瘤好发于颈、胸段脊髓和圆锥终丝部，是成年人最常见的髓内肿瘤。肿瘤多起源于中央管室管膜细胞，完全位于脊髓内。绝大多数为低度恶性肿瘤，通常与脊髓分界清楚，肿瘤邻近的脊髓多有继发空洞形成。

患者常以疼痛首诊，通常无放射痛，约 1/3 的患者以感觉及运动功能缺失为初始症状，尿潴留、尿失禁常见；部分患者有便秘；有明显肌萎缩者占 1/3。肿瘤在 MRI 的 T1 加权像上呈等信号或略高信号，增强扫描肿瘤呈轻、中度均匀强化，在 T2 加权像上为高信号，在瘤体的头尾端髓内常见有继发空洞形成。

室管膜瘤肿瘤边界清楚的，多可做到全切。对难以全切的，可行辅助放射治疗及化疗等。

（四）星形细胞瘤

星形细胞瘤多见于 30 岁以下，是青年和儿童最常见的脊髓肿瘤，绝大多数为 WHO Ⅰ～Ⅱ级的低度恶性肿瘤，少数为Ⅲ～Ⅳ高度恶性肿瘤，肿瘤无包膜，边界不清，可发生囊性变和出血，质地偏韧。

临床表现类似室管膜瘤。MRI 影像见局部脊髓增粗，T1 加权像呈等信号或略低信号，增强后可呈均匀强化、斑片状不均匀或部分强化，有坏死囊性变时可出现不均匀、环状强化。T2 加权像为高信号，肿瘤边缘不清。

手术目的是大部切除，明确诊断，实现脊髓减压，术后辅助以放射治疗、化疗等。

（五）转移瘤

转移瘤可发生于椎管任何节段，胸段最多，其次是腰段，颈段和骶段较少，绝大多数发生于硬膜外。

转移瘤早期可侵犯神经根，疼痛是最常见的首发症状，可因咳嗽、打喷嚏、深呼吸等加剧。脊柱 X 线检查可见不同程度骨质破坏。CT 检查可见硬脊膜外软组织影，压迫脊髓，累及邻近椎体，骨质可呈溶骨性破坏，少数呈成骨性破坏。MRI 的 T1 加权像肿瘤与椎旁组织信号相仿，邻近椎体大多受累，信号减低。增强后，肿瘤强化明显；T2 加权像肿瘤呈高信号，相应硬膜囊、脊髓受压，脊髓可有水肿表现。周围骨质受累时，溶骨性者呈高信号，成骨性者呈低信号。

（兰　青）

病例 68-1

病例 68-1 解析

颅内和椎管内血管性疾病

脑血管疾病是神经系统一类常见的疾病，因其高致残率和死亡率，严重威胁着人类健康，它与恶性肿瘤和冠心病同为导致人类死亡的三大疾病。脑血管疾病包括出血性疾病和缺血性疾病，其中许多疾病（如颅内动脉瘤、脑血管畸形、脑卒中和烟雾病等）需要依靠外科手术进行治疗。

第一节　自发性蛛网膜下腔出血

蛛网膜下腔出血（subarachnoid hemorrhage，SAH）是指各种原因引起的颅内和椎管内血管破裂，血液流至蛛网膜下腔。SAH 分为自发性和外伤性两类，本节仅介绍自发性 SAH。自发性 SAH 发生率约为 6/10 万，其中 70% ～ 80% 的病因应通过外科干预。

【病因】

颅内动脉瘤破裂出血是自发性 SAH 的首要病因，占 75% ～ 80%，脑动静脉畸形破裂出血占 4% ～ 5%，其他原因有动脉粥样硬化、脊髓动静脉畸形（通常是颈段或上胸段）、脑底异常血管网病（烟雾病）、脑干前非动脉瘤性 SAH、颅内肿瘤卒中、血液病、硬脑膜静脉窦血栓、动脉炎及口服抗凝药物等。14% ～ 22% 的自发性 SAH 原因不明。

【临床表现】

1. 出血症状　SAH 起病急骤，可有先兆症状。主要表现是突发的、剧烈的"爆炸性"头痛，同时伴有恶心、呕吐、面色苍白、全身冷汗和畏光，脑膜刺激征阳性，还可出现项背痛。半数患者出现精神症状，如烦躁不安、意识模糊和定向力障碍等。严重时可合并意识水平下降、昏迷，甚至出现脑疝而死亡。20% ～ 30% 的病例合并脑积水。

2. 神经功能损害　以动眼神经麻痹最为常见，占 6% ～ 20%，提示可能为颈内动脉后交通动脉瘤、大脑后动脉动脉瘤或小脑上动脉动脉瘤。颈内动脉海绵窦段或眼动脉段巨大动脉瘤可以压迫走行于周围的神经，引发神经受损症状，如三叉神经分布区疼痛和麻木，视力和视野障碍。出血后约 20% 出现肢体偏瘫，为病变或出血累及运动区皮质及其传导束所致。

3. 癫痫　约 3% 的患者在出血急性期发生癫痫，以大发作为主。约 5% 的患者手术后近期出现癫痫，5 年内癫痫发生率约 10.5%，尤其是合并脑内血肿的大脑中动脉动脉瘤夹闭手术后。

4. 迟发性脑缺血　多发生在 SAH 3 ～ 4 天以后，可表现为暂时性或进展性的定位体征和意识水平下降，这通常是由于 SAH 后脑血管发生痉挛所致。临床症状和体征的严重程度与脑血管痉挛的程度和相应区域的循环代偿程度有关，但应注意与脑积水、脑出血等所致意识水平下降相鉴别。脑血管痉挛是 SAH 后死亡的原因之一。脑血管痉挛的发生可能同细胞内大量钙离子积聚有关。

5. 心律失常　部分患者在 SAH 后出现心电图改变，表现为 T 波增宽、倒置，ST 段抬高或降低，室性期前收缩、心室颤动，其具体机制尚不明确，可能与下丘脑缺血、交感神经兴奋性提高有关。

6. 眼部出血 20%～40%患者可发生眼部出血，可以为视网膜前出血、视网膜出血和玻璃体内出血三种类型，也可表现为混合型。玻璃体内出血的患者死亡率明显增高。眼部出血可能因中央静脉以及脑脊液压力升高，引起静脉高压导致视网膜静脉破裂所致。

【诊断】

对所有临床怀疑自发性SAH的患者，均应首先行头部CT平扫。如果CT扫描结果为阴性，可进行腰椎穿刺检查脑脊液，除外SAH或进行鉴别诊断。

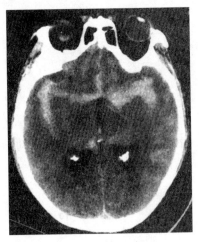

1. CT 急性SAH的首选检查方法是头部CT平扫，快速、安全、可靠，48小时内检出率可达95%以上，CT扫描显示脑沟与脑池密度增高（图69-1-1）。此外，CT也可发现脑（室）内出血或血肿、脑积水、脑梗死和脑水肿等。约70%的患者可以根据头部CT显示的出血部位判断动脉瘤可能存在的位置，这对于多发动脉瘤患者，有助于判定责任动脉瘤的位置。SAH的Fisher分级根据出血的厚度和位置分成4级（表69-1-1）。CTA可对脑动脉瘤、动静脉畸形和脑血管痉挛作出初步诊断。

图 69-1 -1　CT 显示蛛网膜下腔出血

表69-1-1　蛛网膜下腔出血的Fisher分级

Fisher 分级	CT 检查显示的出血表现
1 级	无出血
2 级	弥散性蛛网膜下腔出血或出血厚度＜1 mm
3 级	局部凝血块和（或）出血厚度≥1 mm
4 级	脑内或脑室内血肿有或无弥散性蛛网膜下腔出血

2. MRI 急性SAH在发病后24～48小时内，MRI很难查出，可能由于血液被脑脊液稀释，去氧血红蛋白表现为等信号所致。SAH后10～20天MRI显示最好，这可能有助于确定陈旧性出血和多发性动脉瘤中责任动脉瘤的位置。MRI对于诊断颅内或脊髓内AVM、海绵状血管畸形和颅内肿瘤十分有帮助。MRA是一种无创性脑血管成像方法，可以显示颅内不同部位的动脉瘤，可以通过旋转图像显示动脉瘤颈和载瘤动脉的关系。

3. 脑血管造影 目前是SAH病因诊断的"金标准"，对于85%的患者可以确定出血的原因，同时可以了解是否存在脑血管痉挛和痉挛程度，以及评价侧支循环，应在急性SAH患者病情允许的情况下尽早实施。脑血管造影检查应常规包括双侧颈内动脉和双侧椎动脉造影，防止遗漏多发性动脉瘤的情况，必要时加做双侧颈外动脉造影。对怀疑脊髓动静脉畸形者还应行脊髓动脉造影。

4. 腰椎穿刺 脑脊液检查是诊断SAH最敏感的方法，但可能因穿刺损伤而出现假阳性。对怀疑SAH但CT扫描阴性的患者，可行腰椎穿刺脑脊液检查。发病1周后，由于出血逐渐被吸收，CT扫描阴性，可行腰椎穿刺。颅内压高者应慎用。

【鉴别诊断】

自发性SAH的鉴别诊断见表69-1-2。

表69-1-2　自发性SAH的鉴别诊断

	动脉瘤	动静脉畸形	动脉硬化	烟雾病	脑肿瘤卒中
发病年龄	中老年	青壮年	老年	中年	中老年
出血前症状	无症状，少数有动眼神经麻痹	可有癫痫	高血压史	可有偏瘫或其他缺血症状	颅内压增高和其他局灶症状
血压	正常或增高	正常	增高	正常	正常
复发出血	常见且有规律	年出血率约2%	可见	可见	少见
意识障碍	多较严重	较重	较重	有轻有重	较重
脑神经麻痹	第Ⅱ～Ⅵ脑神经	无	少见	少见	颅底肿瘤常见
偏瘫	少见	较常见	多见	常见	常见
眼部症状	可见玻璃体积血	可有同向偏盲	眼底动脉硬化	少见	视神经盘水肿
CT 检查	蛛网膜下腔高密度影	增强可见 AVM 影	脑萎缩或梗死灶	脑室出血铸型或梗死灶	增强后可见肿瘤影
脑血管造影	动脉瘤和血管痉挛	动静脉畸形	动脉粗细不均	脑底动脉异常血管网	有时可见肿瘤染色

【治疗】

1. 观察生命体征　出血急性期应严密观察生命体征。卧床休息，镇静、镇痛、避光，保持排便通畅。

2. 脱水治疗　伴颅内压增高时，应用甘露醇脱水治疗，给予激素减轻脑水肿。意识障碍患者如合并脑室内出血或脑积水，可行脑室穿刺外引流。

3. 防治癫痫发作　对自发性 SAH，可预防性应用抗癫痫药物。

4. 维持电解质平衡　SAH 后可能发生低钠血症，应注意监测中心静脉压，并及时纠正低钠血症。

5. 防治脑血管痉挛　早期预防性应用尼莫地平或其他钙拮抗药。一旦脑血管痉挛诊断成立，可以在尼莫地平治疗和吸氧的基础上进行高动力治疗——"3H疗法"，即高血容量、高血压和血液稀释。在动脉瘤夹闭之前进行高动力治疗可能有造成动脉瘤再破裂出血的风险，需予以注意。

上述治疗主要是为进一步的病因治疗提供时机。对所有自发性 SAH 患者，在病情允许下，应尽早行脑血管造影或 CTA 检查，明确出血原因，从而为进一步的病因治疗提供时机，如开颅动脉瘤夹闭、动静脉畸形或脑肿瘤切除。

【病程与预后】

自发性 SAH 后的病程及预后主要取决于其病因，其次是出血程度。动脉瘤性 SAH 致残率和死亡率高，预后差。动静脉畸形所致的 SAH 常较易于恢复。脑干前非动脉瘤性 SAH 的预后较好。

知识拓展：脑干前非动脉瘤性 SAH

第二节　颅内动脉瘤

颅内动脉瘤（intracranial aneurysm）是颅内动脉管壁的局限性异常突起。尸检发现率为0.2%～7.9%，人群年发病率为2.0～22.5/10 万，儿童动脉瘤约占2%。

动脉瘤性蛛网膜下腔出血发病多见于55～60 岁，约20%的 SAH 病例发生在15～45岁。在脑血管意外中，颅内动脉瘤破裂出血仅次于脑血栓和高血压脑出血，居第三位。

【病因】

颅内动脉瘤的病因目前尚不十分清楚。动脉壁本身的先天性缺陷或（和）后天性损伤与血流动力学因素应是动脉瘤形成、发展和破裂的主要因素。颅内动脉与身体其他部位动脉相比，外膜和中膜缺乏弹性纤维，中膜肌肉组织少，外膜薄，内弹性层发达；同时大的脑动脉位于蛛网膜下腔，缺少组织支撑。而后天性因素（如颅内动脉粥样硬化、动脉炎等）破坏动脉内弹力板，在血流动力学作用下损伤的动脉壁渐渐膨出形成囊性动脉瘤。另外，身体的感染性病灶，如细菌性心内膜炎，栓子脱落流至脑动脉侵蚀动脉壁，形成细菌性动脉瘤（infectious aneurysm）；同样，一些肿瘤（如心房黏液瘤）也可形成肿瘤栓子性动脉瘤；头部外伤也可能导致外伤性动脉瘤形成；还有一种因动脉硬化、高血压等因素造成动脉内膜损伤，血液进入动脉壁中层而形成夹层动脉瘤（dissecting aneurysm），临床均少见。

【病理】

颅内动脉瘤最常见的是囊性动脉瘤，常呈球形或浆果状，外观呈紫红色，瘤壁比较薄，术中可见瘤内的血流旋涡。瘤顶部更为薄弱，98%动脉瘤出血位于瘤顶，破口处与周围组织粘连。其次为梭形动脉瘤，好发于椎基底动脉或颈内动脉。巨大动脉瘤内常有血栓形成，甚至钙化，血栓分层呈"洋葱"状。组织学检查发现部分动脉瘤壁仅存一层内膜，缺乏中层平滑肌组织，弹性纤维断裂或消失。瘤壁内有炎症细胞浸润。电镜下可见内弹力板破坏消失。

【分类】

1. 按动脉瘤位置分类　可分为颈内动脉系统动脉瘤和椎－基底动脉系统动脉瘤。前者也称前循环动脉瘤，占颅内动脉瘤的85%～95%，主要分为颈内动脉动脉瘤、大脑中动脉动脉瘤和前动脉动脉瘤。后者也称后循环动脉瘤，占颅内动脉瘤的5%～15%，主要分为椎动脉动脉瘤、基底动脉动脉瘤、大脑后动脉动脉瘤、小脑上动脉动脉瘤、小脑前下动脉动脉瘤和小脑后下动脉动脉瘤。多发性动脉瘤占20%～30%。前循环动脉瘤常见的部位：前交通动脉瘤，约占30%；后交通动脉瘤，约占25%；大脑中动脉动脉瘤，约占20%。后循环动脉瘤最常见的部位是基底动脉顶端分叉处。

2. 按动脉瘤的大小分类　动脉瘤直径小于0.5 cm者属小型，0.6～1.5 cm为一般型，1.6～2.5 cm为大型，直径大于2.5 cm者为巨大型。

3. 按病因分类　可分为先天性动脉瘤、感染性动脉瘤、动脉硬化性动脉瘤和外伤性动脉瘤。

4. 按动脉瘤的形态分类　可分为囊性动脉瘤、梭形动脉瘤和夹层动脉瘤。

【临床表现】

未破裂动脉瘤一般无症状，少数病例可因体积大压迫周围神经结构而出现相应的神经症状。

1. 出血症状　动脉瘤破裂出血时，患者往往出现突发性剧烈头痛、呕吐、大汗淋漓和项背部疼痛，可出现意识水平下降，甚至昏迷。约50%的患者在出血前6～20天有"警兆症状"，如偏头痛或眼眶痛或（和）动眼神经麻痹，头痛侧多与动脉瘤侧相符，此时应警惕随之而来的SAH。出现"警兆症状"可能是动脉瘤扩张或瘤壁内出血或膨大压迫动眼神经引起。动脉瘤破裂的危险因素有高血压、口服避孕药、妊娠和分娩、吸烟等。此外，情绪激动，排尿、排便等可诱发动脉瘤破裂，冬春季动脉瘤出血比例高。动脉瘤破裂出血以蛛网膜下腔出血最常见，可伴有脑（室）内或硬脑膜下出血，有很高的死亡率和致残率。文献报道动脉瘤性SAH患者的院前死亡率为10%～15%，在初次出血未经手术治疗而存活下来的患者中，再出血是致残和致死的主要原因，2周内危险性为15%～20%，总死亡率约为45%，存活患者大约30%有中、重残疾。成功夹闭动脉瘤的患者，约66%不能恢复到SAH前的生活质量。所以SAH后及时的诊断和治疗是降低动脉瘤致残和死亡的关键。

2. 局灶症状　取决于动脉瘤的部位、毗邻解剖结构及动脉瘤大小。颈内动脉、后交通动脉瘤和大脑后动脉动脉瘤，常出现同侧动眼神经麻痹，表现为单侧上睑下垂、瞳孔散大、眼球内收位，上、下视不能，直接、间接对光反射消失。大脑前交通动脉瘤多表现为一侧或双侧下肢一过性轻偏瘫以及缄默症状。大脑中动脉瘤破裂出血形成颞叶血肿或者因脑血管痉挛导致脑缺血或脑梗死，可出现肢体偏瘫或和失语。巨大动脉瘤压迫脑干产生偏瘫，海绵窦段和床突上动脉瘤可以出现视力、视野障碍和三叉神经痛。

3. 脑血管痉挛症状　SAH 后脑血管痉挛是影响患者预后的关键，SAH 后红细胞破坏产生 5-羟色胺、儿茶酚胺等多种血管活性物质，可以造成脑血管痉挛，一般发生在出血 3 天以后，可以持续 2 周左右。症状性脑血管痉挛发生率为 20%～30%，主要表现为脑缺血症状，可为暂时性或进展性的定位体征和意识水平下降。但应注意与脑积水、脑出血等所致意识水平下降相鉴别。

4. 癫痫　急性 SAH 患者可以出现癫痫，多以癫痫大发作为主。

【诊断】

1. CT　对所有临床怀疑自发性 SAH 的患者，首选头部 CT 平扫。头部 CT 可确定 SAH、血肿部位及血肿量、脑积水和脑梗死等。此外根据头部 CT，约 70% 患者可以判断破裂动脉瘤的位置，如纵裂、鞍上池和额内侧面的出血提示前交通动脉瘤可能性大，侧裂出血则提示中动脉动脉瘤可能性大，第四脑室及小脑蚓部出血则小脑后下动脉动脉瘤可能性大。对于多发性颅内动脉瘤，根据 CT 的主要出血位置可能判定责任动脉瘤的位置。

CTA 可以多角度观察动脉瘤和载瘤动脉位置及二者间的关系，同时可以显示脑血管与颅骨的解剖关系，因操作简便，创伤性小，而且准确性比较高，已经成为颅内动脉瘤的重要检查手段（图 69-2-1）。

2. MRI　颅内动脉瘤多位于颅底部 Willis 环，对大动脉瘤，MRI 优于 CT，MRI 可见流空影。MRA 可显示不同部位的动脉瘤，常用于颅内动脉瘤的筛查（图 69-2-2）。

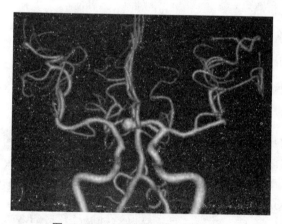

图 69-2-1　CTA 显示前交通动脉瘤

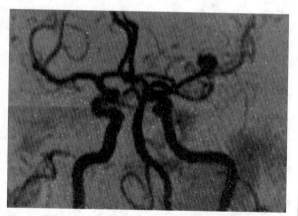

图 69-2-2　MRA 显示大脑中动脉动脉瘤

3. 数字减影血管造影（DSA）　是诊断颅内动脉瘤的"金标准"，特别是 3D-DSA（图 69-2-3），能从不同角度了解动脉瘤与载瘤动脉之间的关系，对于判断动脉瘤的位置、形态、大小、数目、瘤颈宽度、有无血管痉挛以及制订手术方案十分重要。如果 SAH 患者首次造影阴性，应在 2～4 周后重复进行脑血管造影，特别是在合并脑血管痉挛情况下。如造影仍为阴性，可能是小动脉瘤破裂后消失，或内有血栓形成，患者一般预后较好。

4. 腰椎穿刺　是诊断急性 SAH 最敏感的方法。

5. 经颅多普勒超声（TCD）　脑血管痉挛是影响患者预后的重要因素之一。在血容量一定的情况下，血流速度与血管的横截面积呈反比，故用 TCD 技术测量血管的血流速度可以间接地测定血管痉挛的程度。

【治疗】

动脉瘤破裂出血具有很高的致残率和死亡率，因其具有易反复出血的特性，所以对动脉瘤性 SAH 患者，在病情允许的条件下，应尽快进行外科治疗，防止动脉瘤再破裂出血，以降低患者致残率和死亡率。外科治疗包括手术治疗和血管内栓塞治疗。

1. 治疗时机　颅内破裂动脉瘤的治疗时机与患者的病情分级，动脉瘤的位置、形态和直径等密切相关。手术前分级便于判断动脉瘤病情，选择造影和手术时机，评价疗效。目前国际上对 SAH 常采用 Hunt & Hess 分级方法（表 69-2-1）。对Ⅰ级、Ⅱ级和Ⅲ级患者应及早进行脑血管造影和手术治疗；对Ⅳ级和Ⅴ级患者行 CT 检查除外血肿和脑积水，待病情稳定后尽早治疗。

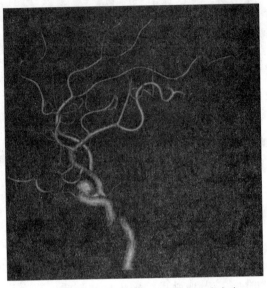

图 69-2-3　3D-DSA 显示颈内动脉动脉瘤

表69-2-1　蛛网膜下腔出血 Hunt & Hess 分级

分级	描述
0 级	未破裂动脉瘤
Ⅰa 级	无急性脑膜 / 脑反应，但有固定神经功能缺失
Ⅰ级	无症状，或有轻微头痛和颈强直
Ⅱ级	头痛较重，颈强直，除脑神经麻痹外无其他神经症状
Ⅲ级	嗜睡或有局灶性神经功能障碍
Ⅳ级	昏迷、偏瘫，早期去大脑强直和自主神经功能障碍
Ⅴ级	深昏迷、去大脑强直，濒危状态

注：若有严重的全身性疾病（如高血压、糖尿病、严重的动脉硬化、慢性阻塞性肺疾病）及动脉造影上显示严重的血管痉挛，则增加 1 级

2. 围术期治疗　动脉瘤再破裂出血和脑血管痉挛是动脉瘤患者死亡的主要原因。为预防动脉瘤再破裂出血，最好于 ICU 监护患者，绝对卧床，尽量减少不良的声、光刺激。对便秘者给缓泻剂，维持正常血压，适当镇静治疗。为防治脑血管痉挛，可以早期预防性应用钙拮抗药。对于有抽搐史、脑实质内血肿或大脑中动脉动脉瘤的患者建议预防性应用抗癫痫治疗。

3. 手术方法　动脉瘤颈夹闭是动脉瘤最理想的治疗方法。这种方法既将动脉瘤排除在循环之外，防止动脉瘤破裂出血，又可保证正常的血液循环。手术的同时清除血性脑脊液，可以降低发生脑血管痉挛的风险。孤立术是在动脉瘤两端结扎或夹闭载瘤动脉，适用于无法行单纯瘤颈夹闭的复杂情况，在未证明侧支循环良好时应慎用。如载瘤动脉远端侧支循环代偿不良，则必须联合行闭塞血管远端的血流重建术。动脉瘤壁加固术仅用于无法行夹闭术，又不能做孤立术的动脉瘤，疗效不肯定，应尽量少用。无论何种治疗，手术后都应复查脑血管造影，证实动脉瘤是否消失。

4. 血管内栓塞治疗　血管内治疗具有微创、安全等优点，随着血管内治疗材料的发展和技术的提高，血管内栓塞治疗动脉瘤的比例逐渐增加。电解可脱性微弹簧圈（GDC）栓塞术是目前应用最多的动脉瘤血管内治疗方法。目前对于患者年龄较大、Hunt & Hess 分级较高、位于后循环的动脉瘤，首先选择血管内栓塞治疗。对除大脑中动脉以外的前循环动脉瘤，可根据动脉瘤的形态特征、患者经济状况及意愿、医院的条件和医师的经验，决定是否经血管内栓塞治疗。

5. 脑积水处理　SAH 后急性脑积水的发生率约为 15%。手术前有症状应行脑室引流术。慢性脑积水需行侧脑室 - 腹腔分流术。

【预后】

影响颅内动脉瘤预后的因素是多方面的，包括发病前患者的全身状况、动脉瘤破裂的程度和动脉瘤的本身特征、手术前患者的临床分级、治疗时机以及是否合并脑血管痉挛和脑内血肿等。

知识拓展：未破裂颅内动脉瘤的治疗选择

第三节　颅内血管畸形

颅内血管畸形（intracranial vascular malformation）是一种先天性中枢神经系统血管发育异常，目前临床上最常采用的是 1966 年 McCormick 提出的分类，分为四种类型：①动静脉畸形（arteriovenous malformation，AVM）；②海绵状血管畸形（cavernous malformation，CM），也称海绵状血管瘤（cavernous hemangioma）；③静脉畸形（venous malformation，VM）；④毛细血管扩张症（capillary telangiectasia）。其中以脑动静脉畸形最为常见，分别占颅内幕上、下血管畸形的 62.7% 和 42.7%。各类型之间存在混合型，如海绵状血管畸形合并静脉畸形。

一、动静脉畸形

脑 AVM 主要的病理特征是在病变部位动脉与静脉之间没有毛细血管床存在，动脉与静脉直接相通，形成动静脉之间的短路，从而导致一系列血流动力学上的变化。临床上主要表现为反复的颅内出血、癫痫发作、头痛及进行性神经功能障碍等。本病是引起青壮年出血性卒中的首要原因。

【病因和病理】

动静脉畸形的病因不明，主要考虑为先天性因素所致，但后天可能仍存在病理生理学变化。AVM 是一团发育异常的病理血管，为脑血管畸形中的一个主要类型。胚胎期脑原始动脉及静脉并行，紧密相连，中间隔以两层血管内皮细胞。如两者之间因某种原因发生瘘管，则产生 AVM，血液直接从压力高的动脉流向压力低的静脉，形成血流短路，继之引起脑血流动力学变化。因此，AVM 在病理解剖上是由一支或几支动脉供血，不经毛细血管床，而经一血管畸形团，向一根或数根静脉引流。畸形血管团小的直径不及 1 cm，大的可达 10 cm，内有脑组织，体积可随人体发育而增长，其周围脑组织可因缺血而萎缩，呈胶质增生带，有时伴陈旧性出血。畸形血管表面的蛛网膜色白且厚。大脑半球 AVM 多呈楔形，其尖端指向侧脑室。本病男性稍多于女性，64% 在 40 岁以前发病。

【临床表现】

1. 颅内出血　30% ～ 65% 的 AVM 首发症状是出血，高发年龄为 15 ～ 20 岁。患者突发性剧烈头痛、呕吐、严重时出现意识障碍，小量出血时症状可不明显，往往在患者体力活动或有情绪波动时发病。出血可表现为脑（室）内出血、SAH 或硬脑膜下出血，最常见的部位是脑实质内。出血可以反复发生。脑 AVM 的自然史研究和 Meta 分析表明，脑 AVM 年平均破裂出血率为 2% ～ 4%，其中未破裂 AVM 年平均破裂出血率为 2.2%，破裂 AVM 年平均再破裂出血率为 4.5%。对于破裂 AVM，出血第 1 年内平均再破裂出血风险增高，为 6% ～ 7%，而随后年破裂出血率恢复至往年平均水平。5% ～ 10% 患者 AVM 破裂出血后死亡，30% ～ 50% 患者留有神经功能损伤后遗症。AVM 的再出血率和出血后死亡率都低于颅内动脉瘤，这是由于出血源多为病理循环的静脉，血管内压力低于动脉。另外，出血较少发生在基底池，出血后脑血管痉挛也少见。影响 AVM 出血的因素尚不十分明确，目前较多接受的观点是既往破裂出血史，位于深部，完全深静脉引流，合并动脉瘤是 AVM 破裂出血的危险因素。

2. 头痛　60% 以上的患者有长期头痛史，可能与脑血管扩张有关，常局限于一侧，类似偏头痛。因 AVM 小量出血、脑积水和颅内压增高引起。

3. 癫痫　年龄越小，出现的概率越高，1/3 发生在 30 岁前，多见于额、颞部 AVM。体积大的脑皮质 AVM 比小而深在的 AVM 容易引起癫痫。额部 AVM 多为癫痫大发作，顶部以局限性发作为主。AVM 发生癫痫主要有两种学说，一种为动静脉短路使脑组织局部缺血，邻近脑组织胶质样变；另一种为 AVM 对邻近脑组织的刺激，即点火作用。14%～22% 发生过出血的 AVM 患者会发生癫痫，但癫痫发作并不意味出血的危险性增加。早期癫痫可服药控制发作，但药物治疗效果逐渐减退。由于长期癫痫发作，脑组织缺氧不断加重，致使患者认知功能减退。

4. 神经功能缺损　脑内血肿可导致急性偏瘫、失语等。4%～12% 未出血的 AVM 患者呈进行性神经功能缺损，出现运动、感觉、视野以及语言功能障碍，多因 AVM 盗血作用或合并脑积水所致。

5. 颅内杂音　患者自己感觉到颅内及头皮上有颤动及杂音，但旁人多不易听到，只有当 AVM 较大且部位浅表才能听到杂音。AVM 涉及颅外软组织或硬脑膜时，则杂音较明显，试验性压迫颈总动脉可使杂音消失。

知识拓展：AVM 患者终身出血风险的估算

【诊断】

1. CT　AVM 平扫 CT 表现为等密度或稍高密度区（图 69-3-1），增强扫描 AVM 可以明显强化，表现为不规则的混杂高密度区，大脑半球中线结构无移位，无明显的占位效应。出血急性期，CT 可以确定出血部位及程度。CTA 在 AVM 的诊断方面，特别是在急性颅内出血时，有一定的应用价值（图 69-3-2）。

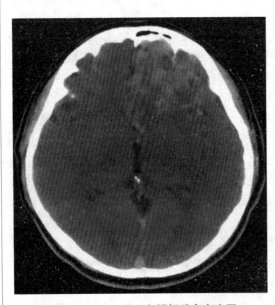

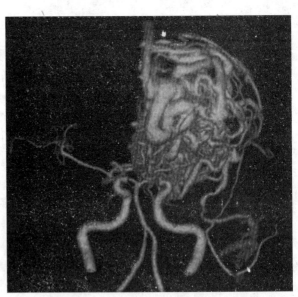

图 69-3-1　CT 显示左额部稍高密度区　　　　　图 69-3-2　CTA 显示左额部 AVM

2. MRI　由于磁共振成像具有特殊的"流空效应"，AVM 中的快速血流在 MRI 中均显示为无信号阴影。病变的血管团，供血动脉及引流静脉在 T1WI 和 T2WI 上均呈黑色而被清楚显示（图 69-3-3）。另外，MRI 能显示 AVM 的脑解剖部位，为切除 AVM 选择手术入路提供依据。MRA 可用于 AVM 高危人群的筛选。

3. 脑血管造影　是确诊 AVM 的必需手段。造影可以确定畸形血管团的位置、大小、范围、供血动脉、引流静脉、血流速度、是否合并动脉瘤或静脉瘤和盗血现象。AVM 的血管造影是最具特征性的。在动脉期摄片中可见到一堆不规则、扭曲的血管团，有一根或数根粗大而显影较深的供血动脉，引流静脉早期出现于动脉期摄片上，扭曲扩张，导入颅内静脉窦（图 69-3-4）。病变远侧的脑动脉充盈不良或不充盈。

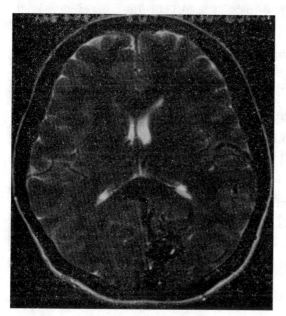

图 69-3-3　MRIT2WI 轴位显示左枕部 AVM

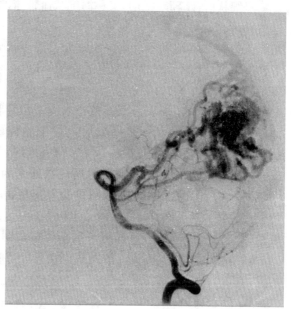

图 69-3-4　椎动脉 DSA（侧位）显示左枕部 AVM

4. 脑电图检查　有癫痫发作的患者在病变区及其周围可出现慢波或棘波。癫痫患者术中脑电图监测，切除癫痫病灶，可减少术后抽搐发作。

【治疗】

脑 AVM 的主要治疗方式包括保守或对症治疗、显微外科手术治疗、立体定向放疗、介入栓塞治疗及多种治疗方式联合。AVM 的治疗方式选择应根据患者的年龄、出血史、病灶分级、病灶弥散程度、治疗的获益－风险比和患者的意愿等多方面进行综合评估。

目前常用的 AVM 分级系统是 1986 年提出的 Spezler-Martin 分类法：① AVM 直径＜ 3 cm 为 1 分，3 ～ 6 cm 为 2 分，＞ 6 cm 为 3 分；② AVM 位于非功能区 0 分，位于功能区 1 分；③ AVM 表浅静脉引流 0 分，深部静脉引流 1 分。根据 AVM 大小、是否位于功能区、有无深部静脉引流 3 项得分相加的结果数值定级，级别越高，手术难度越大。将完全位于功能区的巨大 AVM 或累及下丘脑和脑干的 AVM 视为 6 级，任何方法治疗危险性都极大。

1. 手术切除　是治疗颅内 AVM 的最彻底方法，不仅能杜绝病变出血，阻止畸形血管盗血，改善脑血供，还可能减少癫痫发作。应用显微手术技术，颅内 AVM 手术切除效果令人满意。手术治疗中应首先阻断主要的供血动脉，尽可能沿 AVM 的周边分离，最后阻断主要的引流静脉，完整切除畸形血管团。

2. 立体定向放射外科（SRS）　主要适用于直径小于 3 cm 的深部或邻近重要功能区的 AVM。可根据脑血管造影，应用立体定向放射外科（γ 刀和 X 刀）照射病变的供血动脉，使其内皮增生阻塞供血动脉，逐步达到治疗作用。通常需 1 ～ 3 年后才能见效，治疗期间有出血可能。

3. 血管内介入治疗　常作为手术或立体定向放疗的辅助治疗手段。单独栓塞治疗的主要问题是治疗不彻底和再通。术前 1 ～ 2 周应用氰基丙烯酸正丁酯（NBCA）、ONXY 生物胶或微弹簧圈等材料分期栓塞巨大动静脉畸形使其体积缩小，便于手术切除。

知识拓展：正常灌注压突破综合征

各种治疗后都应择期复查脑血管造影，了解畸形血管是否消失。对残存的畸形血管团需辅以其他治疗，避免再出血。

二、海绵状血管畸形

海绵状血管畸形（cm）又称海绵状血管瘤，是指由众多薄壁血管组成的海绵状异常血管团，这些畸形血管紧密相贴，血管间没有或极少有脑实质组织。它并非真性肿瘤，按组织学分类属于脑血管畸形，占中枢性神经系统血管畸形的5%～13%。多位于幕上脑内，10%～23%在颅后窝，常见于脑桥。

病理学上CM外观为紫红色，表面呈桑葚状，剖面呈海绵状或蜂窝状，是由单层内皮细胞构成的囊状血窦组成的血管畸形。临床上CM呈两种发病形式——散发性和家族性。前者的病灶数通常为1～2个。而后者则以多发性病灶和明显的家族发病倾向为特征，病灶数目往往在3个以上（图69-3-5），符合常染色体显性遗传方式。目前越来越多证据表明：50%的CM有明显家族遗传史，散发病例也可能存在同样的遗传机制。

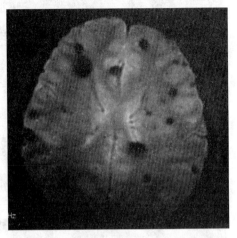

图 69-3-5　MRI 轴位显示脑内多发性 CM

【临床表现】

脑内CM可以分为静止期和活跃期，处于静止期的病灶可以长期处于稳定状态，不发生出血等，而处于活跃期的病灶则可以在短时间内反复出血，病灶不断增大而产生临床症状。

61%的脑内CM患者在20～40岁发病。以癫痫为首发症状的占60%；其次为反复脑内出血，年出血率为0.7%；另外，还有进行性神经功能障碍，主要是由位于脑干、基底节区和功能区的CM反复出血所致。

【诊断】

CT扫描在注射对比剂后可显示脑内高密度病变。MRI是最敏感的检查方法，典型表现为T2WI上周边低信号，内为混合信号（图69-3-6）。血管造影往往不能显示病灶，因此典型病例不需要行脑血管造影。

【治疗】

对于偶然发现的无症状CM患者首选保守治疗，定期随访MRI。对一些有症状但部位深在或位于重要功能区，手术危险性大的CM患者，可先保守治疗，定期随访。对于引发顽固性癫痫、进行性神经功能缺损和反复出血增大的CM应手术切除，尤其是儿童癫痫患者和脑干CM患者。本病对放射治疗不敏感。

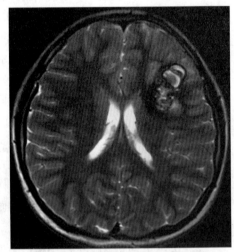

图 69-3-6　MRI 轴位显示左额部 CM

三、静脉畸形

静脉畸形也称静脉血管瘤，由一簇髓静脉汇入一个粗大的中央干并引流入深部或浅表静脉系统。静脉缺乏大量的平滑肌和弹性纤维，没有正常的动脉，在扩张的血管之间有正常脑组织，这与海绵状血管畸形不同。本病占血管畸形的2%～9%，常合并海绵状血管畸形，无遗传性。随着MRI的广泛应用，本病检出率有所增高。70%以上发生在额叶和顶叶或小脑深部白质。大多数患者无临床症状，少数患者有癫痫发作和出血。脑血管造影的静脉期上水母头样血管影为其典型表现（图 69-3-7）。

对无症状的静脉畸形应选择保守治疗，因静脉畸形是邻近脑组织的引流静脉，所以手术切除静脉畸形可能造成周围正常脑组织的严重水肿。仅对于明确引起顽固性癫痫或反复出血者，可考虑手术治疗。

四、毛细血管扩张症

毛细血管扩张症罕见，尸检发现率为 0.04% ～ 0.15%，是毛细血管发育异常，可发生在中枢神经任何部位，脑桥和基底节多见。本病通常无症状，在脑血管畸形中出血发生率最低。CT 无特殊表现，MRI 影像 T1WI 表现为等信号或低信号，T2WI 表现为等信号或轻度高信号，注射对比剂后 T1WI 上轻度增强。本病无需治疗。

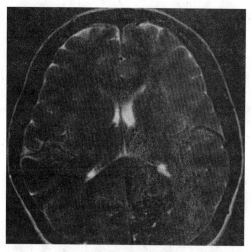

图 69-3-7　DSA 显示额部静脉畸形，静脉期可见"水母头"征

第四节　脊髓血管畸形

脊髓血管畸形（spinal vascular malformation）是一种少见疾病，但致残率较高，严重威胁中青年人群的健康。脊髓血管畸形可包括髓内的动静脉畸形、海绵状血管畸形、髓周及硬膜的动静脉瘘等多种类型。

脊髓 AVM 是先天性脊髓血管发育异常，由一团扩张迂曲的畸形血管构成，内含一根或几根增粗的供血动脉和扩张迂曲的引流静脉，甚至形成动脉化的静脉瘤。脊髓血管畸形的主要病理变化是：①由于盗血现象造成脊髓缺血；②血管畸形破裂出血造成脊髓损伤；③由于静脉高压造成静脉回流障碍性脊髓水肿；④大的血管畸形或血管瘤直接压迫脊髓造成神经功能障碍。

【临床表现】

1. 出血　主要表现为脊髓蛛网膜下腔出血和髓内出血，出血后可出现不同程度的脊髓神经功能障碍。

2. 进行性神经功能障碍　主要是由于 AVM 长期盗血造成的周围正常脊髓缺血，也可为较大的畸形血管团或扩张的动脉或静脉瘤产生占位效应，压迫脊髓而出现症状。

脊髓各节段供血来源不同，按血管畸形所在部位可分为三组：颈段、上胸段和胸腰段，不同部位病变引起的症状、体征存在差异。

【诊断】

目前脊髓血管畸形的诊断主要依靠磁共振成像和脊髓的选择性血管造影。MRI 可以显示畸形灶的位置和大小。脊髓血管造影是诊断脊髓 AVM 最可靠的方法，可以明确血管畸形的类型、主要的供血动脉和引流静脉、瘘口部位和是否合并动脉瘤等多方面信息，有助于治疗的选择。

【治疗】

主要有手术治疗和血管内治疗，或两种方法联合治疗。显微外科手术切除表浅局限的脊髓 AVM 和髓内海绵状血管畸形效果满意。血管内治疗可选择性逐渐闭塞主要的供血动脉，减少畸形血管团内异常血流，最终闭塞畸形血管团。对无临床症状的髓内病变，需慎重考虑手术。

第五节　烟　雾　病

烟雾病（moyamoya disease，MMD）又称脑底异常血管网病，是一种病因不明的、以双侧颈内动脉末端及大脑前动脉、大脑中动脉起始部慢性进行性狭窄或闭塞为特征，并继发颅底异常血管网形成的一种脑血管疾病。

【病因和病理】

烟雾病病因尚不清楚，有人认为遗传因素起主要作用，也可能与系统性血管病有关，免疫因素是重要原因。有报道本病有家族性。此外，在钩端螺旋体脑动脉炎、脑动脉硬化、脑动脉炎以及放射治疗后可出现这种现象。

颅底颈内动脉末端管腔狭窄或闭塞，常累及双侧。增厚的内膜常有脂质物沉积，其管壁内弹力层断裂、曲折，中层平滑肌明显变薄。外膜无明显改变。椎 – 基底动脉很少受影响。脑底动脉及深穿支代偿性增生，形成丰富的侧支循环血管，交织成网。同时颅内、外动脉广泛地异常沟通。异常血管网管壁菲薄，管腔扩张，甚至形成粟粒样囊性动脉瘤，可破裂出血。类似的血管改变同样可见于心脏、肾和其他器官，所以是一种全身性疾病。

【临床表现】

主要临床表现为颅内出血和缺血症状，且反复发作。该病有两个发病高峰，儿童在10岁以下，平均3岁；成人在30～39岁。无明显性别差异。

1. 缺血　儿童和青少年多见，约占81%。常有TIA，反复发作，逐渐偏瘫，也可左、右两侧肢体交替出现偏瘫，或伴失语、智力减退等，可因哭闹等过度换气而诱发神经症状。有些患者有癫痫发作。10岁前病灶进展活跃，以后逐渐稳定。

2. 出血　发作年龄晚于缺血，常见于成人烟雾病，出血位于脑室内、脑实质或蛛网膜下腔。由于异常血管网合并粟粒样囊状动脉瘤破裂，造成脑出血，发病急，患者头痛、呕吐、意识障碍或伴有偏瘫。

【诊断】

1. DSA　是烟雾病的确诊方法。其特异性表现为双侧颈内动脉末端和大脑前动脉及大脑中动脉起始部位血管床突上段狭窄或闭塞；基底节部位有纤细的异常血管网，呈烟雾状（图69-5-1）；有广泛的颅内外血管吻合（图69-5-2，69-5-3）。

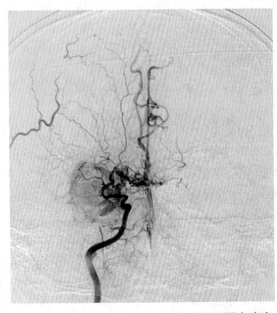

图69-5-1　右颈内动脉DSA（正位）显示颈内动脉末端异常血管网

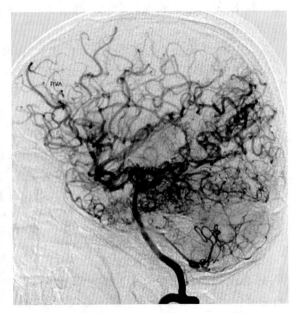

图69-5-2　右椎动脉DSA（侧位）显示颅内血管代偿

2. CT 和 MRI　可显示脑梗死、脑萎缩或脑（室）内出血铸型（图 69-5-4）。CTA、MRA 可见烟雾状的脑底异常血管网征象。

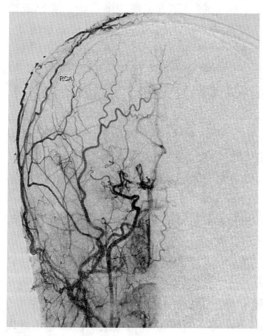

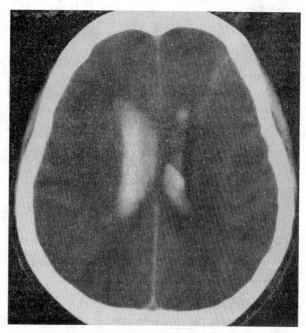

图 69-5-3　右颈动脉 DSA（正位）显示颅外血管代偿　　　　图 69-5-4　CT 显示脑室内出血铸型

知识拓展：烟雾病脑血管造影表现分期（Suzuki & Takaku）

3. 脑血流评估　常用的检查方法有脑灌注 CT、SPECT 和 PET 等。主要目的是评估脑血流，观察病情变化和为治疗提供依据。

【治疗】

由于病因不清，尚无特殊治疗方法。对脑缺血患者可给予血管扩张药治疗。对急性脑内出血造成压迫者，应紧急手术清除血肿。单纯脑室内出血铸型，可行侧脑室额角穿刺引流。血肿吸收后继发脑积水，需行侧脑室 - 腹腔分流术。

外科治疗包括直接血运重建和间接血运重建，前者主要有颅外 - 内动脉吻合术（extra intracranial arterial bypass，EIAB），最常用的为颞浅动脉 - 大脑中动脉吻合术；后者有颞肌（或颞浅动脉）贴敷、颅骨多点钻孔等重建术，对改善血运和神经功能障碍有一定帮助。

第六节　颈内动脉海绵窦瘘

颈内动脉海绵窦瘘（carotid cavernous fistula，CCF）指颅内海绵窦段颈内动脉或其分支破裂，导致颈内动脉与海绵窦之间形成异常的动静脉交通。高流量的动脉血直接进入海绵窦，导致窦内压力升高，引起一系列临床症状。

【病因和分类】

1. 外伤性颈内动脉海绵窦瘘（traumatic carotid cavernous fistula，TCCF）　占 CCF 的 75% 以上，多发生在头外伤时颅底骨折，骨折损伤海绵窦段的颈内动脉或其分支，造成破裂形成 CCF。TCCF 可在伤后立即发生，也可在几周后发生，男性多见。

2. 自发性颈内动脉海绵窦瘘（spontaneous carotid cavernous fistula，SCCF）　可见于海绵窦段颈内动脉破裂，或颈内、颈外动脉硬膜支与海绵窦硬膜分流。后者也称海绵窦区硬脑膜动静脉瘘，常为低流量，临床表现较外伤性轻，近 50% 可自愈。

【临床表现】

1. 搏动性突眼和球结膜充血、水肿　动脉血经瘘口进入海绵窦内，因眼静脉无瓣膜，高压动脉血经眼静脉逆向流向眼部，造成眼静脉回流受阻而充血，导致患侧眼球突出，突出眼球与脉搏同步搏动，球结膜及眼睑高度水肿、出血或外翻。10%～15%患者无突眼和眼球搏动。

2. 颅内杂音和眼球震颤　在患者的颞部和眶部听诊可闻及血管杂音，与动脉搏动一致，以手指压迫患侧颈内动脉，杂音减低或消失。眼球触诊可以感到震颤。

3. 眼球运动障碍　由于支配眼外肌的第Ⅲ、Ⅳ、Ⅵ对脑神经受累，造成眼球运动障碍，甚至眼球固定、复视。

4. 进行性视力减退　CCF患者可以出现视力减退，甚至失明。由于眼静脉回流障碍，眼底视神经盘和视网膜水肿、出血，从而导致视神经进行性萎缩，视力减退直至失明。

5. 鼻出血　当CCF伴有假性动脉瘤时，可破入蝶窦或筛窦，引发致命性鼻出血。

【诊断】

1. CT　可见眼球的突出和海绵窦显影增强。另外，CT扫描对TCCF的诊断有一定的帮助。

2. DSA　是CCF的确诊方法，可以判定瘘口的位置、大小和脑循环的代偿情况等。

【治疗】

目的在于保护视力，消除颅内杂音，防止脑梗死和鼻出血。治疗方法有手术治疗和血管内治疗两种方法，首选治疗方式是血管内治疗。血管内治疗可以封闭瘘口，恢复颈内动脉正常血流，消除头颅杂音，恢复眼球运动，创伤小，治愈率高。对复发者可再次治疗。

第七节　脑面血管瘤病

脑面血管瘤病（encephalofacial angiomatosis）是伴有同侧颜面部血管瘤的脑和脑膜血管畸形，即Sturge-Weber综合征，是一种先天性遗传性疾病。患侧大脑半球萎缩变硬，软脑膜增厚，血管异常增生、充血。畸形血管周围可见神经元和神经纤维变性、胶质增生和钙化。

临床表现为面部三叉神经分布区血管痣、癫痫和神经功能缺损。躯干、四肢和内脏也可发生类似血管病变。头颅X线和CT检查可见颅内钙化、脑萎缩。脑血管造影约半数患者皮质静脉减少，静脉期可见弥漫性密度增高影。本病无特殊治疗，对出现癫痫者可以考虑药物或手术治疗。

第八节　脑内出血

脑内出血（intracerebral hemorrhage，ICH）是指脑实质内或脑室内自发性出血，又称出血性脑卒中，占脑卒中的15%～30%。常见的原因包括高血压、脑血管淀粉样变性、脑血管畸形和动脉瘤破裂出血、烟雾病、脑肿瘤卒中等颅内疾病和血液病、抗凝治疗并发症等疾病。本节主要介绍高血压脑出血。

虽然高血压脑出血的发生率低于缺血性脑卒中，但死亡率和致残率要远远高于后者。文献报道高血压脑出血的急性期死亡率近50%。高血压脑出血多见于50岁以上患者，男性多于女性，北方多于南方，冬季多于夏季。

高血压脑出血的发病机制主要考虑为脑内的小动脉在长期高血压的作用下，发生慢性病变基础上的破裂出血，主要包括小动脉硬化、脑血管透明脂肪样变性以及粟粒样微小动脉瘤形成。出血最常见的部位是基底节区，约占所有脑出血的半数以上，其中又以壳核为最多见。其他常见的部位是丘脑、桥脑、小脑等。出血量少则几毫升，多则数十毫升。

【临床表现】

患者一般有长期的高血压病史，剧烈运动、情绪波动、咳嗽、排便等可成为诱因。发病急，进展迅速。多数为突发剧烈的头痛，恶心和呕吐，同时出现神经功能障碍，如肢体偏瘫、偏身感觉障碍和语言障碍等，出血量少的患者可以保持意识清醒，出血严重者很快出现昏迷，甚至脑疝而死亡。

【诊断】

脑出血的诊断主要依靠影像学检查，头部 CT 平扫是快速诊断脑出血的最有效的方法（图 69-8-1）。CT 可显示出血的部位、范围，周围组织受压和脑水肿程度等信息，可以反复扫描并了解脑出血的动态变化情况。血肿量的计算临床上多采用多田公式，即：血肿量 = π /6 × 长（cm）× 宽（cm）× 层数。

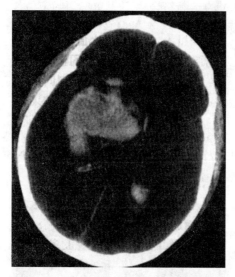

图 69-8-1　CT 显示左侧基底节区出血破入脑室

【治疗】

高血压脑出血的治疗应根据患者的全身情况和出血程度，分别进行内科治疗或外科治疗。内科治疗主要包括：监测生命体征，合理控制血压，降低颅内压，支持性治疗，防治并发症等。

外科手术治疗必须根据患者年龄、全身情况、血肿的大小和部位、患者或家属对患者术后状态的理解和意愿而定。一般对于出血位置比较浅的外侧型（壳核和基底节）和脑叶出血，血肿量 ≥ 30 ml，小脑血肿 ≥ 15 ml 的患者应积极手术治疗，对丘脑和脑干出血应慎重，脑室出血可行脑室穿刺引流。对于深昏迷，脑疝晚期，生命体征不平稳的患者，有系统性疾病，心、肺、肝、肾功能严重不全患者，手术效果不佳，不宜手术治疗。手术目的在于清除血肿，降低颅内压。手术方法有开颅血肿清除、神经内镜辅助下血肿清除和影像引导下穿刺引流等方法。

第九节　颈动脉内膜切除术

脑血管病可分为缺血性和出血性两大类，其中缺血性占 2/3 以上。缺血性脑血管病是指脑血管或与脑血管有关的颈部血管管腔狭窄，血流减少或完全中断，引起脑血液循环障碍，脑组织受损的一组疾病。动脉粥样硬化是造成颈总动脉分叉部和颈内动脉起始部狭窄和阻塞最常见原因。

【临床表现】

主要表现为颈内动脉分布区域内的脑缺血性发作。

1. 眼动脉缺血症状　突发性同侧的单眼黑矇、偏盲。

2. 大脑中动脉缺血症状　突发性对侧肢体偏瘫，偏身感觉障碍，优势半球可合并语言障碍。

上述症状可以分成短暂性缺血发作（transient ischemic attack，TIA）、可逆性缺血性神经功能缺损（reversible ischemic neurological deficit，RIND）和完全性脑卒中（也称脑血管意外 cerebrovascular accident，CVA）三种类型。

【诊断】

1. 颈动脉超声　通常包括 B 型超声（灰阶超声）、脉冲多普勒超声和彩色多普勒超声。文献报道颈动脉超声检查与 DSA 的诊断符合率高达 90%，判定斑块组织特性的准确率达 88.2%。而且因其简单易行、安全、重复性好，是颈动脉狭窄诊断和随访的首选无创检查方法。

2. CTA、MRA　可用于对高危人群进行初步筛选，但常规的 MRA 有可能过高估计狭窄程度，难以鉴别高度狭窄与闭塞，也常不能显示溃疡。

3. DSA　目前动脉血管造影仍然是诊断颈动脉狭窄的"金标准"，在判定狭窄部位、范围、程度方面优于其他检查（图 69-9-1）。但 DSA 是一种有创性检查方法，而且不能像彩色多普勒超声和磁共振血管成像一样显示斑块的厚度。通常采用 NASCET 和 ECST 判定颈动脉狭窄程度，NASCET 定义狭窄百分比＝（1–N/D）×100%，其中 N 是狭窄最严重处的线性直径，D 是颈动脉球远端的血管正常直径。

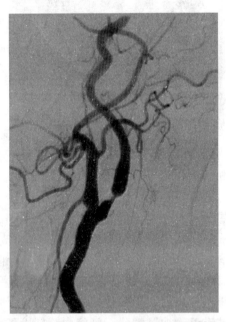

图 69-9-1　颈动脉 DSA 显示颈内动脉起始部狭窄

【治疗】

颈动脉内膜切除术（carotid endarterectomy，CEA）是颅外颈动脉粥样硬化性狭窄的有效治疗手段，安全性高，再狭窄发生率低，被公认是大多数需要治疗的颈动脉狭窄患者的首选治疗方案。

1. 适应证

（1）轻、中度脑卒中，或多次 TIA，相关颈动脉狭窄。

（2）单次 TIA，相关颈动脉狭窄 ≥ 50%。

（3）颈动脉有不稳定斑块，如软性粥样硬化斑块或有溃疡形成。

（4）无症状颈动脉狭窄 ≥ 70%。

（5）狭窄在下颌角水平以下，手术可及。

2. 手术方法　CEA 的手术方法有标准颈动脉内膜切除术（standard CEA，sCEA）和翻转式颈动脉内膜切除术（eversion CEA，eCEA）。sCEA 纵行切开颈内动脉壁，而 eCEA 于颈内动脉起始部将其横断。分离切除粥样硬化斑块，解除狭窄，缝合颈内动脉，重建颈动脉血运，同时防止粥样斑块脱落，预防脑卒中。

3. 围术期治疗

（1）控制危险因素：高血压、高脂血症、糖尿病，以及心、肺等重要脏器疾病必须得到严格控制。

（2）术前，阿司匹林 100 mg，口服，每天 2 ～ 3 次，至少 2 天。

（3）术后，严密观察生命体征，注意防止颈部伤口血肿形成，术后 24 ～ 72 小时后开始抗血小板治疗。

4. 术后并发症　CEA 术后主要并发症有脑缺血、高灌注综合征、神经损伤、术区血肿和感染等。

（王　硕　康德智）

知识拓展：颈动脉支架成形术

病例 69-1

病例 69-1 解析

第 70 章

颅脑和脊髓先天性畸形

先天畸形是指因出生前发育缺陷所致的机体形态结构上的异常。本章主要叙述可以通过外科治疗的中枢神经系统先天畸形。

【分类】

1. 器官发生异常 神经管闭合不全、颅腔闭合不全（颅骨裂和脑膜膨出）、椎管闭合不全（脊柱裂和脊膜膨出）。

2. 组织发生异常 脑皮质发育不全、先天性脑穿通畸形、无脑畸形、巨脑畸形、胼胝体发育不全、神经皮肤综合征、脑血管畸形和先天性肿瘤等。

3. 头颅体积异常 颅缝早闭（狭颅症）等。

4. 颅颈接合部异常 扁平颅底、颅底凹陷症和 Chiari 畸形等。

5. 脑脊液系统发育障碍 中脑导水管闭锁，第四脑室正中孔、外侧孔闭锁。引起脑脊液循环障碍，导致先天性脑积水等。

【病因】

可能的病因 10% 由于染色体异常，20% 由于遗传因素，10% 由于子宫内异常环境，其余 60% 原因不明。

第一节 神经管闭合异常

一、颅裂和脑膜膨出

颅裂（cranium bifidum）是由于颅骨先天发育闭合不全所致的颅骨缺损，分隐性和显性两类。隐性颅裂有颅骨缺损而无颅腔内容物的膨出，通常面积很小。合并脑膜和脑膨出者为显性颅裂，是指一种或多种颅内结构和内容物（脑膜、脑组织、脑室和脑脊液）经颅骨缺损处突出到颅外。

【病因】

目前，病因尚不十分清楚，但已初步认识某些高危因素：

1. 感染 在胚胎早期，特别是 3 个月内受到细菌、病毒或寄生虫的感染。

2. 药物 某些致畸的药物（如肾上腺皮质激素、抗甲状腺药物）或碘剂等易导致胎儿畸形。

3. 辐射 妊娠 3 个月内，受到大量 X 线等的辐射可以导致患儿畸形。可见于孕妇罹患甲状腺功能亢进而采用放射性碘剂治疗者。

4. 其他 孕妇的营养和代谢功能障碍能直接影响胚胎的发育，如严重营养不良和糖尿病。近年来，北美地区流行病学数据显示，孕妇补充叶酸，可明显降低胎儿脊柱裂的发生率。

【病理】

根据膨出内容物的不同，分为如下类型（图 70-1-1）：

（1）脑膜膨出（meningocele）：膨出的内容物为脑膜和脑脊液。

（2）脑膨出（encephalocele）：膨出的内容物为脑膜、脑组织，不含脑脊液。

（3）脑膜脑囊状膨出（cystic meningoencephalocele）：内容物为脑膜、脑组织和部分脑室，脑膜和脑实质间有脑脊液存在。

（4）脑囊状膨出（cystic encephalocele）：脑膜和脑实质间无脑脊液存在，其余同脑膜脑囊状膨出。

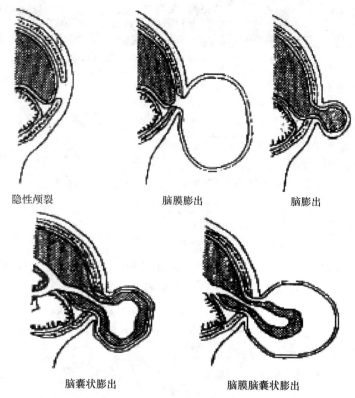

隐性颅裂　　　　　　　脑膜膨出　　　　　　　脑膨出

脑囊状膨出　　　　　　　　脑膜脑囊状膨出

图 70-1-1　脑膜膨出的类型

【诊断】

1. 临床表现　颅裂发生部位多在鼻根至枕外隆凸的矢状线上，尤以枕部最多见，占 70%，其余额部、顶部和颅底各占 10%。隐性颅裂，较少见，多无明显的症状及体征。显性颅裂，较常见，主要表现为位于颅骨中线附近的囊性膨出。膨出的颅内容物为囊状，其外被覆头皮。膨出的囊有波动感，有时可以触及脑脊液波动，哭闹时张力增加。囊肿可以压缩，压缩时囟门隆起。膨出囊的大小差异很大，小的病变仅可以在皮下扪及一个囊性肿物，大的病变可如头颅大小。触诊膨出物根部，有时可触及颅骨缺损边缘。单纯脑膜膨出内含脑脊液时，透光试验阳性，脑膜脑膨出者透光试验弱阳性或阴性。颅底部颅裂形成的脑膨出可以突入眶部、鼻部、口咽部，易被误认为肿瘤。此外，患儿可伴有不同程度的智力障碍和脑积水、脊柱裂、唇裂和腭裂、颜面部血管畸形等其他发育畸形。

2. 辅助检查　X 线检查多见枕骨中线部位或鼻根部的骨质缺损；头颅 CT、MRI 和 MRV 有助于诊断和鉴别诊断，可以进一步确定膨出物和有无脑积水（图 70-1-2）。近年来，有文献报道可在妊娠期进行 B 超及母血和羊水甲胎蛋白检查，力争在胚胎期发现本病，达到早期处理。

【治疗】

隐性颅裂患者如无明显的症状及体征，一般无需特殊治疗。顶盖部的隐性颅裂由于其解剖特点，一般需要手术闭合，以防将来破溃造成神经系统感染。显性颅裂一般均需手术治疗，其

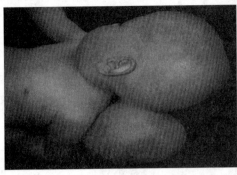
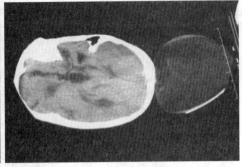

图 70-1-2　严重颅裂合并脑膜囊状膨出的患儿照片及 CT 影像

原则是，首先手术切除囊状膨出的部分，然后保留和还纳疝出的脑组织，最后严密修补硬脑膜。手术时机：出生后 12 月个内手术较为安全，因故不能早期手术者应保护膨出部的皮肤以防破溃或感染。表面皮肤破溃形成脑脊液漏，可引起颅内感染，后果严重，应立即处理。有文献报道，对颅裂伴脑积水者应先行脑脊液分流术。对颅底裂者应及时修补防止脑脊液漏、气颅与颅内感染。对伴严重脑畸形且膨出物有脑干组织者原则上禁忌手术。

二、脊柱裂、脊膜膨出与脊膜脊髓膨出

脊柱裂（spina bifida）：脊柱裂为常见的小儿先天畸形，多发生在脊柱背侧，极个别发生在腹侧。脊柱裂可以是完全性脊柱裂（或脊柱全裂），也可以是部分性脊柱裂。完全性脊柱裂常伴有严重的先天性颅骨裂，多为死胎，临床意义不大。部分性脊柱裂根据病理和临床表现分为隐性和显性脊柱裂。

隐性脊柱裂（cryptomerorachischisis 或 occult spina bifida）：为常见的中枢神经系统畸形，发生率约占人口的 1‰。其为一个或数个椎板闭合不全，但无椎管内容物膨出，多发生于腰骶部。临床可以无任何表现及症状，少数患儿可见局部皮肤色素沉着、多毛，或皮下脂肪瘤或呈脐样凹陷。可在 X 线、CT 或 MRI 检查时发现。

显性脊柱裂（aperta spina bifida）：显性脊柱裂分为脊膜膨出、脊膜脊髓膨出、脊髓外翻和脊柱前裂。畸形程度不等，通常合并脊膜和脊神经膨出，严重者可脊髓外翻，通常应用 MRI 进一步确诊。

【病理】

1. 脊柱裂合并脊膜膨出（meningocele） 仅脊膜膨出于椎管外，形成囊性的皮下肿物（图 70-1-3，70-1-4）。

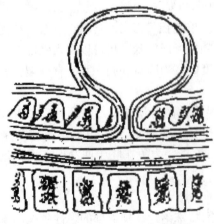

图 70-1-3　脊柱裂合并脊膜膨出

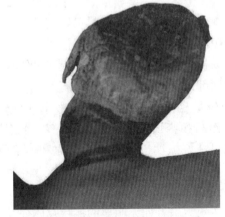

图 70-1-4　脊柱裂合并脊膜膨出

2. 脊柱裂合并脊膜脊髓膨出（myelomeningocele） 脊膜连同脊髓和脊神经一并膨出（图70-1-5，70-1-6）。

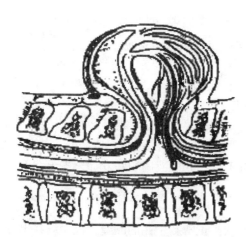

图70-1-5　脊柱裂合并脊膜脊髓膨出

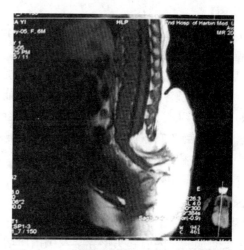

图70-1-6　脊髓脊膜膨出伴脊髓栓系综合征

此外，患者还常合并藏毛窦、皮赘、皮样囊肿、脂肪瘤、脑积水、脊髓积水、脊栓拴系综合征和颅裂、唇裂、并指（趾）等。

【诊断】

1. 临床表现 位于背侧的囊性肿物，多发于腰骶部。囊肿随患儿的哭闹而增大，脑脊液波动阳性，透光试验可阳性。常见的临床症状为腰痛和遗尿（因脊神经膨出或合并脊髓栓系综合征所致）。体格检查所见除腰骶部可见囊性肿物外，局部皮肤有时有色素沉着、毛发生长过度、皮下脂肪瘤或藏毛窦及皮赘。

2. 辅助检查 X光检查可见受累的脊椎椎弓和棘突缺损。CT及三维CT对于了解椎骨的改变有帮助。MRI可全面了解和鉴别囊内容物及其与周围组织的关系，对于确定有无脊髓栓系综合征、脂肪瘤、畸胎瘤等也具有诊断意义。

【治疗】

隐性脊柱裂患儿如无明显临床症状及体征，一般无需特殊治疗。显性脊柱裂主要采用手术治疗。脊柱裂手术适应证为：①有症状的和伴有脊髓栓系的隐形脊柱裂；②脊膜膨出；③脊髓脊膜膨出。手术目的：切除膨出的囊肿，修复硬脊膜缺损，松解和还纳神经组织，避免脊髓和神经根牵拉和纤维化。手术时机一般选择生后1～3个月，应在神经症状不太严重时尽早实施，如因故推迟手术，对囊壁应慎加保护，避免破溃和感染。对囊壁很薄者应尽早手术以防破溃造成脑脊液漏。对已经破溃感染者应积极抗感染治疗。待创面清洁或符合愈合条件后再手术。对合并脑积水或术后脑积水进行性加重者，应施行脑脊液分流术。术后病儿宜采取俯卧位或侧卧位，臀部垫高，术区用沙袋或盐袋加压。防止创口愈合不良形成脑脊液漏和因尿液、粪便污染而造成感染。目前，欧美发达国家部分神经外科中心采取宫内手术治疗脊膜膨出，也取得较好的预后治疗效果。

第二节　颅缝闭合异常——狭颅症

狭颅症（craniostenosis）亦称颅缝早闭（craniosynostosis）或颅缝骨化症，是由一条或多条颅缝过早闭合引起的头颅畸形。新生儿中发病率为0.6‰。由于出生后脑容积发育受到颅腔容积发育停滞的限制而导致患儿出现颅内压增高、脑发育受限、智力低下、癫痫发作和眼部症状等一系列临床症状，分为原发性狭颅症（primary craniosynostosis）和继发性狭颅症（secondary craniosynostosis）两类。

【病因】

1. 原发性狭颅症　多为常染色体隐性遗传性疾病（约10%的原发性狭颅症患者存在染色体异常），多见于男孩，文献报道可能与胚胎发育时中胚叶发育缺陷有关，也可能与骨缝膜性组织中有异常的骨化中心有关。狭颅症可以是其他已知综合征（如Crouzon综合征、Apert综合征、Pfeiffer综合征、Saethre Chotze综合征等）的部分表现，如发病与 *FGFR1*、*FGFR2*、*FGFR3*、*TWIST1* 等多种基因的改变有关。狭颅症也可以是孤立症状，其病因不明，可能的危险因素包括高龄产妇、孕期吸烟、硝硫氰酯类药物应用、父母职业因素等。

2. 继发性狭颅症　可继发于以下疾病：①代谢性疾病的并发症，如经过治疗的佝偻病；②骨发育不良，如软骨发育不良、干骺端成骨发育不良；③血液病的并发症，先天性溶血性黄疸等。

【病理】

主要是颅缝早闭引起头形异常及颅内压增高症状。正常新生儿的颅缝，仅额缝在出生时或稍晚闭合，其他颅缝在1周岁后逐渐融合，形成锯齿状，儿童颅缝6岁时始见骨化，近12岁或以后颅缝才紧闭，X线检查显示颅缝在中年以后才能完全骨化消失。颅缝过早骨化，造成颅骨在该方向上的生长受限，而在其他方向上代偿性延展，造成头颅形状异常。新生儿脑重量增加135%，头围增加50%，当颅腔容积扩展不能适应婴儿脑的迅速发育时，即造成颅内压增高、颅骨变薄和脑组织与脑神经受压直至导致脑发育受限。前者可引起失明；后者引起运动能力和智力低下。本症可伴有其他部位的先天畸形，如并指（趾）、腭裂、唇裂、脊柱裂、外生殖器异常等。

【诊断】

1. 临床表现　①头颅畸形（详见临床分型）；②眼部畸形：由于眼眶发育受影响，眼裂变浅、变窄，导致突眼和眼球向外侧移位，表现为分离性斜眼；③颅内压增高：颅内压增高在婴幼儿表现为躁动不安、呕吐、拒食，仅年龄较大者能诉头痛，部分患儿视力减退甚至失明，眼底检查可见视神经盘水肿；④脑发育不全：智力改变和运动障碍、精神反应异常、癫痫；⑤合并其他畸形：Crouzon综合征（尖头畸形合并面颅畸形）、Apert综合征（尖头畸形合并对称性双侧并指畸形，常伴智力障碍）。

2. 临床类型　①短头畸形（brachycephaly）：两侧冠状缝早闭；②斜头畸形（plagiocephaly）：单侧冠状缝早闭；③舟状头畸形（scaphocephaly）：矢状缝早闭；④尖头畸形（oxycephaly）：全部颅缝早闭。其中以舟状头畸形常见，多发生于男性（男：女＝4：1）；其次为短头畸形（男：女＝2：3）。狭颅症类型见图70-2-1，70-2-2。

3. 辅助检查　①头颅X线检查：对于确定狭颅症的类型和术式选择有重要价值；②头颅CT和MRI：有助于排除脑实质的病变和鉴别诊断；③分子遗传学检查：有助于确认狭颅症的分子病理类型。

【鉴别诊断】

原发颅骨发育异常应与脑发育异常、颅内病变以及全身性疾病引起的继发障碍相鉴别。

原发性狭颅症与小头畸形的鉴别：原发狭颅症具有颅内压增高、颅骨指压痕和颅缝增宽、视神经盘水肿、继发视神经萎缩等症状。小头畸形是因脑发育停止而导致颅腔容积不再增大，临床表现为头围减小、囟门早闭、智力低下。小头畸形无颅内压增高表现，患儿有明显的脑发育不良症状。X线、CT或MRI检查提示无颅骨变薄和指压痕变深等颅内压增高的表现。

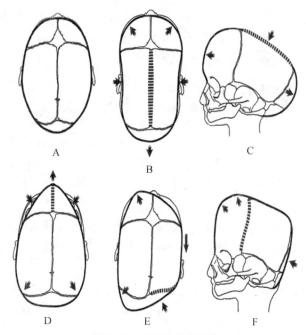

图 70-2-1　狭颅症的类型

A：正常颅型；B、C：舟状头畸形：矢状缝早闭；D：尖头畸形：额缝早闭；

E：后斜头畸形：单侧人字缝早闭；F：斜头畸形：单侧冠状缝早闭

【治疗】

狭颅症有两种手术治疗方式，一是切除过早闭合的骨缝，二是切除大块骨质。患儿出生后有严重颅面畸形和颅内压增高者，应及早手术。只要患儿全身情况允许，应早期（出生后 1～3 个月）手术治疗。对症状轻微者，可观察 3～6 个月。2 岁以后手术者，因已有严重的头颅畸形，除达到减压目的外，应行畸形区颅盖成形术来达到美观的目的。如患儿病情稳定，可暂不手术。目前，计算机辅助重建塑形、新材料开发应用以及可随脑发育进行性延展的颅骨再塑形技术已应用于临床。

本病手术治疗预后较好，原则上应尽早解除对脑发育的束缚。如延误时机造成患儿失明和大脑功能障碍，则很难恢复。一般认为，1 岁以前手术者，智力恢复良好；2 岁以上者，效果较差。尖头畸形伴颅内压增高者在出生后 1 周内手术比以后手术预后好。各型狭颅症中，以矢状缝早闭（舟状头畸形）手术效果最好。

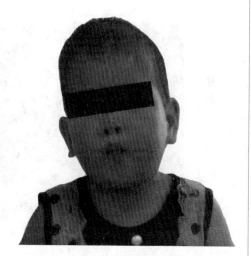

图 70-2-2　狭颅症患儿

（赵世光）

第三节　颅颈交界区异常

颅颈连接是指环绕枕骨大孔的枕骨、寰椎、枢椎及其韧带等连接结构。颅颈交界区畸形（craniovertebral junction abnormalities）是指枕骨、寰椎和枢椎骨质、软组织和（或）神经系统的异常病理改变，包括寰椎枕化（occipitalization of the atlas）、颅底凹陷（basilar invagination）、颅底压迹（basilar impression）、颅骨沉降（cranial settling）、寰枢椎脱位、扁平颅底（platybasia）、寰枢椎发育畸形、颈椎分节不全（Klippel-Feil 综合征）、Chiari 畸形和脊髓空洞症等。

一、小脑扁桃体下疝畸形

小脑扁桃体下疝畸形（Chiari malformation），又称为 Chiari 畸形，主要表现为小脑扁桃体经枕骨大孔疝入椎管内，同时伴有颅内和颅颈交界部位的脑脊髓和其他组织结构等异常。小脑扁桃体下疝畸形起病缓慢，女性多于男性。本病分为四型，Ⅰ型多见于儿童及成人，Ⅱ型多见于婴儿，Ⅲ型多见于新生儿，Ⅳ型常见于婴儿期发病。

【病理】

主要的病理改变是脑干在枕骨大孔处受压，合并脊髓空洞和（或）脑积水（图 70-3-1）。此外，颅颈连接部的其他软组织、骨组织和颅内的神经组织也可出现发育异常。Chiari 畸形形共分为四型：

Ⅰ型：小脑扁桃体疝入椎管内，并使延髓呈屈曲状。诊断标准为：一侧或双侧小脑扁桃体疝出枕骨大孔 5 mm。近年来，有学者提出，诊断标准不同：0～10 岁＞6 mm，10～30 岁＞5 mm，30～70 岁＞4 mm 才可诊断。

Ⅱ型：小脑蚓部和扁桃体、延髓及第四脑室均下移到椎管内，延髓屈曲，多合并脊膜膨出等其他畸形。

Ⅲ型：Chiari 畸形Ⅱ型中伴有颈椎裂及脊膜膨出者。

Ⅳ型：伴有小脑发育不全的 Chiari 畸形。

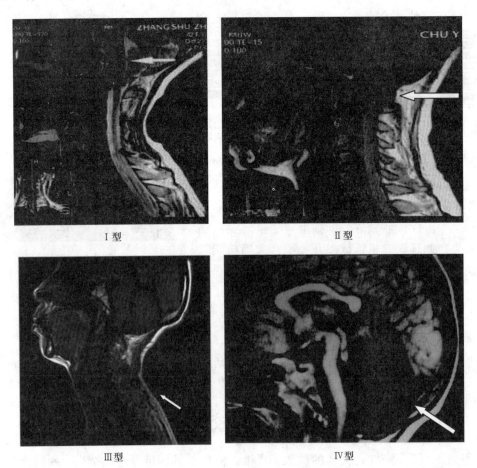

Ⅰ型　　　　　Ⅱ型

Ⅲ型　　　　　Ⅳ型

图 70-3-1　小脑扁桃体下疝畸形分型

【诊断】

1. 临床表现　患者主要症状为疼痛，一般为枕部、颈部和臂部疼痛。其他症状有眩晕、耳鸣、复视、走路不稳及肌无力。Ⅰ型可无临床症状，或有轻度后组脑神经及脊神经症状。Ⅱ型临床上常有下肢运动、感觉障碍和小脑症状。Ⅲ型多见于婴儿和新生儿，临床上常有下肢运动、感觉障碍及脑积水，脑干和脊髓亦有受压症状和小脑症状。常见的体征有下肢反射亢进，上肢肌肉萎缩。多数患者有感觉障碍，上肢常有痛、温觉减退，而下肢则为本体感觉减退。眼球震颤常见。软腭无力伴呛咳常见。

2. 辅助检查　颅颈交界 X 线检查：主要是颅底凹陷征象。椎管造影：可见枕骨大孔梗阻。CT：明确骨质结构异常，有无合并寰椎枕化。MRI：首选的辅助检查，具有诊断意义（图 70-3-1）。

3. 诊断标准　①一侧或双侧小脑扁桃体末端下疝到枕大孔水平以下超过 5 mm；近年来，有学者提出：0 ～ 10 岁＞ 6 mm，10 ～ 30 岁＞ 5 mm，30 ～ 70 岁＞ 4 mm 才可诊断 Chiari 畸形 Ⅰ 型。②双侧小脑扁桃体末端下疝到枕大孔水平以下 3 ～ 5 mm，伴有其他小脑扁桃体末端下疝特征，如脊髓空洞。

【治疗及并发症】

外科手术是主要的治疗方案，早期手术预后良好。手术的目的主要是解除颅后窝狭小及严重的小脑扁桃体下疝；改善枕骨大孔区的脑脊液循环，以使脊髓空洞得以控制或缩小，遏止或减缓病情的进展，挽救部分脊髓功能。

1. 手术方式　单纯颅后窝减压术、枕骨大孔减压术＋硬膜扩大成形术、枕大池扩大重建术、小脑扁桃体切除术、脊髓空洞分流术等。

（1）单纯颅后窝减压术：主要目的是解除颅后窝的狭小容积，恢复脑脊液循环，以控制或缩小脊髓空洞，解除脊髓压迫、挽救部分脊髓功能。术中咬开枕骨大孔后缘的范围应为 2.5 ～ 3.0 cm，咬除寰椎后弓的宽度为 1.5 ～ 2.0 cm，不打开硬脑膜，扩大颅后窝容积，改善颅颈交界区脑脊液循环。

（2）枕骨大孔减压术＋硬脑膜扩大修补（成形）术：主要是于小骨窗下 "Y" 形剪开硬脑膜，分离小脑扁桃体与脑干、脊髓间粘连的蛛网膜，探查正中孔，恢复脑脊液循环，然后行硬脑膜减张缝合、密闭。悬吊 3 ～ 4 针形成帐篷状，保持脑脊液通畅，以求能达到颅后窝减压的目的。

（3）枕骨大孔减压术＋枕大池扩大成形术：有学者报道枕大池扩大成形术治疗合并脊髓空洞的 Chiari 畸形效果良好。后来此方法又不断优化、改进，小范围骨性减压骨窗为 0.5 ～ 1.0 cm，还能够保留寰椎后弓。

（4）小脑扁桃体切除术：手术过程主要为在小骨窗骨减压基础上，剪开硬脑膜及蛛网膜，于软脑膜下切除下疝的小脑扁桃体，下缘达枕骨大孔水平以上，暴露第四脑室后正中孔，松解脊髓中央管开口隔膜或活瓣，然后疏通第四脑室脑脊液各输出道，使脑脊液循环通畅，最后修补、缝合硬脑膜。

（5）脊髓空洞分流术：目前认为空洞分流术不作为 Chiari 畸形合并脊髓空洞患者的首选治疗方式，一般认为只有在主流术式难以实施或疗效不理想的情况下才实施空洞分流术。空洞分流术仅是平衡了空洞与蛛网膜下腔之间的压力差，不能从根本上解决空洞的问题，但空洞分流术能够及时解除空洞对脊髓的压迫，改善脊髓血供及功能。常见的空洞分流术有脊髓空洞 - 腹腔分流术、脊髓空洞 - 蛛网膜下腔分流术和脊髓空洞 - 胸腔分流术。

2. 并发症　颅后窝减压后症状加重，脑干、脊髓损伤，椎动脉损伤后出血或缺血，脑脊液漏，颅内感染，呼吸困难，肺部感染，吞咽困难等。

二、颅底凹陷和扁平颅底

颅底凹陷（basilar invagination）指枕骨大孔为中心的颅底骨性结构内翻，寰椎和枢椎向颅内方向凹陷，颅后窝容积缩窄，枕大孔区延髓通过路径的前后径缩短。

扁平颅底（platybasia）是指颅骨基底角变大形成的颅颈交界区畸形。

以上疾病可独立发生，也可与 Chiari 畸形合并发生。

【诊断】

1. 临床表现 颈项短，后发际低，面颊不对称。颈神经刺激引起头颈部疼痛。小脑受挤压，多引起眼震、步态不稳。颅神经受累，可见面部麻木、声音嘶哑、吞咽困难。延髓和上颈髓受累，多引起锥体束症状和括约肌功能障碍等。如延髓同时受到枕骨大孔前缘的压迫，则症状出现早而且严重。

2. 辅助检查

（1）X 线检查及 CT 检查：颅颈交界正侧位像上，常用的放射学影像测量如下（图 70-3-3，4）。

1）钱氏线（Chamberlain line）：又称腭枕线，指硬腭后缘与枕骨大孔后缘（枕后点）的连线，正常时齿突尖低于此线 2.3±2.6 mm，高于此线 3～5 mm 考虑颅底凹陷。

2）麦氏线（McGregor line）：又称基底线，指硬腭后缘与枕骨鳞部最低点的连线，正常时齿突尖低于此线 0.8±3.0 mm，高于此线 5～6 mm 考虑颅底凹陷。

3）二腹肌线：是在标准头颅前后位 X 线检查显示，两侧乳突根部内侧二腹肌沟的连线。正常齿突不超过此线。

4）颅底角（Welcker 法）：从鼻根向鞍结节之间连线与鞍结节向枕骨大孔前缘连线相交所成的钝角。正常新生儿平均为 133°，成人为 123°～143°，平均 134°。若超过 145°，影像学上则诊断为扁颅底。

5）Klaus 高度指数：枢椎齿突尖至鞍结节与枕内隆起连线的垂直距离，代表颅后窝的高度。正常人为 41±4 mm。30～36 mm 为扁平颅底，小于 30 mm 为颅底凹陷。

6）寰齿前间距：为寰椎前弓后缘与齿突前缘之间的距离。成人 > 3 mm（< 13 岁的儿童 > 4 mm）或前屈 - 后伸位动态测量变化 > 2 mm 均可考虑寰枢椎脱位。

7）寰齿后间距：为寰椎后弓前缘与齿突后缘之间的距离，又称椎管有效距离（space available for the spina lcord，SAC）。寰齿后间距对于判断慢性寰枢椎脱位更为敏感，SAC < 19 mm 时患者常会出现症状，一般将 13 mm 作为寰枢椎脱位的诊断阈值。

8）McRae 线：指枕骨大孔前缘（颅底点）到枕后点的连线，正常时齿突尖低于此线 5.8±1.6 mm。

9）Wackenheim 线：指沿斜坡背侧面向下延伸的直线，正常时齿突与其相切或略低于此线 0.9±2.2 mm；当存在枕骨相对寰枢前移位（寰枕关节前脱位）或颅底陷入时，此线与齿突相交；当出现寰枕关节分离脱位或后脱位时，此线与齿突不接触。

10）BDI 值（basion-dental interval）：指颅底点和齿突尖最上方的点之间的距离。前屈 - 后伸功能位时 BDI 值变化应 ≤ 1 mm，> 1 mm 提示寰枕关节不稳定；头部中立位时 BDI > 12 mm，提示发生寰枕关节前脱位或分离脱位。

11）BAI 值（basion-posterior axial line interval）：指颅底点到 C_2 椎体后缘直线的垂直距离。正常值 BAI ≤ 12 mm，且颅底点在 C_2 椎体后缘直线前方，BAI > 12 mm 时提示寰枕关节前脱位或分离脱位；若颅底点位于 C_2 椎体后缘直线后方，且 BAI > 4 mm，提示寰枕关节后脱位或分离脱位。

12）斜坡 - 椎管角：指 Wackenheim 线与 C_2 椎体后缘线间的夹角。正常时该角度为 150°（屈曲位）～180°（伸展位），≤ 150° 时常存在脑干脊髓受压。

13）脑干 - 颈髓角：指脑干长轴与颈髓长轴的夹角。正常值为 150°～180°，≤ 150° 时常存在脑干颈髓受压。

14）基底角：指前颅底与斜坡之间的夹角。正常值为 120°～140°，> 140°～142° 时考虑扁平颅底。

（2）MRI：对于有上述临床症状、X 线或 CT 检查怀疑或诊断本病者，应进一步做 MRI 检查，对明确延髓和颈髓受压部位和程度，确定有无小脑扁桃体下疝、脊髓空洞和脑积水，确定手术适应证和选择术式很有帮助。

【治疗】

对出现症状者应采取手术治疗，处理原则是解除对脑干脊髓及神经根的压迫，维持或重建颅颈区的稳定性及恢复正常的脑脊液循环。后路直接复位术开展以后，经口或鼻入路齿状突 / 斜坡下段切除术的应用逐渐减少，因此类患者解剖发育千差万别，具体手术方案需要结合患者的情况制订。例如直接后路颈枕融合术、C_{1-2} 复位融合术、前路松解后再行后路手术、关节间撑开技术等。术后症状的缓解或消失取决于疾病的严重性和进展程度。

并发症：颅后窝减压后症状加重，脑干、脊髓损伤，椎动脉损伤后出血或缺血，脑脊液漏，颅内感染，呼吸困难，肺部感染，吞咽困难等。螺钉置入后松动、脱落或断钉，骨不融合或出现继发性不稳，颅底陷入。

病例 70-1

第四节　先天性脑积水

由于先天性病因造成脑脊液吸收 – 分泌失衡或循环通路受阻所引起的蛛网膜下腔和（或）脑室内脑脊液的异常蓄积，称为先天性脑积水（congenital hydrocephalus）。临床多见于婴幼儿，故又称婴幼儿脑积水。新生儿的发病率为 0.3/1000 ～ 1.5/1000。

【分类】

1. 交通性脑积水（communicating hydrocephalus）　脑室和蛛网膜下腔之间并无梗阻，主要由于蛛网膜颗粒的吸收障碍，导致脑脊液在脑室内和蛛网膜下腔内蓄积。

2. 梗阻性脑积水（obstructive hydrocephalus）　脑脊液循环通路受阻，梗阻部位常发生于脑室系统较狭窄处，如室间孔、中脑水管和第四脑室出口（外侧孔和正中孔），造成梗阻部位以上的脑室扩张和脑脊液蓄积。

【病因】

29% 的脑脊膜膨出患儿合并先天性脑积水。其他 CNS 畸形，如先天性导水管狭窄等合并脑积水者占 38%。其他原因包括围产期颅内出血（22%）、创伤（4%）、肿瘤（11%）和感染（7%）等。

【病理】

主要病理改变包括以下三方面：①脑脊液循环障碍；②脑室扩张；③脑组织水肿和萎缩（图 70-4-1）。

【诊断】

1. 临床表现　新生儿头围为 33 ～ 35 cm，出生后头围每月增加 1.2 ～ 1.3 cm。先天性脑积水患儿主要临床表现为出生后头围迅速增大，精神萎靡。颈部无力支撑过大的头部，颅面比例失调。头皮薄而光亮，额颞部静脉怒张，囟门增大膨隆，颅缝增宽。患儿还可因外展麻痹出现复视。严重者眼球下旋，瞳孔上部的巩膜露出睑裂，称落日征（图 70-4-1）。由于颅缝未闭，颅腔可以随积水而增大，故无明显颅内压增高征象。头痛、呕吐仅见于脑积水迅速进展者。患儿仅在疾病的晚期才能出现明显的智力障碍。叩诊出现破罐音，透光试验阳性。

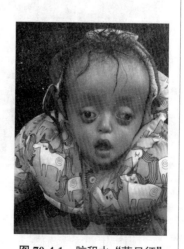

图 70-4-1　脑积水"落日征"

2. 辅助检查

（1）头颅 X 线检查：在婴幼儿可见颅腔增大，颅骨变薄，前囟增大，颅缝分离，颅面比例失调。在儿童则可见蝶鞍扩大、脑回压迹加深等颅内高压表现。

（2）囟门超声检查：可探查大脑皮质的厚度。

（3）头颅 CT 检查：脑皮质变薄，脑室扩大，以侧脑室的颞角和额角变钝、变圆最为典型，梗阻性脑积水仅见梗阻部位以上的脑室扩张，交通性脑积水患者还伴有蛛网膜下腔增宽（图 70-4-2）。

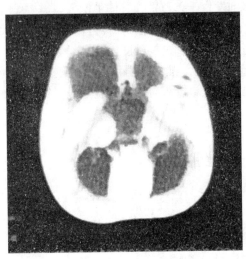
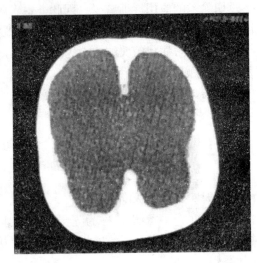

图 70-4-2　脑积水 CT 表现

（4）头颅 MRI 检查：除上述 CT 征象外，还对于明确病因、确定梗阻部位有诊断价值（图 70-4-3）。

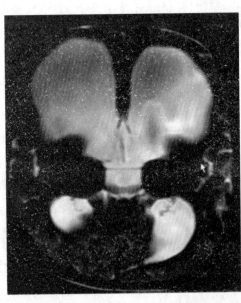
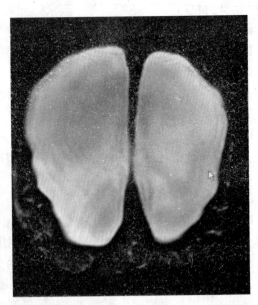

图 70-4-3　脑积水 MRI 表现

（5）放射核素检查（ECT）：脑脊液 ECT 检查是经椎管穿刺向蛛网膜下腔注入放射性核素，相机定时系列拍照。本项检查反映 CSF 的流动、分布和吸收的动力学变化，对于脑积水的鉴别诊断有重要价值。脑池造影显示放射核素反流到扩张的脑室内，脑脊液内放射性核素的廓清延迟。

3. 鉴别诊断　依据临床表现为头颅异常增大、X 线和 CT 辅助检查，不难诊断。

（1）佝偻病：表现为方颅，同时存在其他佝偻病的症状和体征。

（2）脑发育不全：虽然脑室也扩大，但头不大，无颅内压增高表现，却有神经功能及智力发育障碍。

【治疗】

预后取决于治疗时机。通常脑功能有很强的代偿能力，即使有一定程度的萎缩，也不表现出严重的智力障碍。但如果延误时机，则可造成脑功能的不可逆性损害。

1. 非手术治疗　药物治疗主要是减少脑脊液分泌和增加机体水分排出。一般常用的利尿药物有呋塞米和乙酰唑胺，后者抑制 CSF 的分泌作用最强，可作为轻型患者以及作为术前的临时用药。

2. 手术治疗　手术分为解除梗阻、分流过剩的 CSF 和减少 CSF 分泌三大类。

（1）病因治疗：解除 CSF 的梗阻，目前仅适用于梗阻性脑积水。

（2）脑脊液分流术：分颅内分流和颅外分流两类。前者以第三脑室底内镜造瘘术为主，适用于脑池通畅、导水管狭窄的梗阻性脑积水；后者以脑室腹腔分流术为代表，主要用于交通性脑积水。

病例 70-2

（3）减少脑脊液的形成：比如侧脑室脉络丛切除或电灼术，现已很少用。

3. 手术并发症　感染、分流装置障碍（堵塞、分流不足或过度）、颅内血肿等。

（杨　华）

第71章 功能神经外科

第一节 帕金森病

帕金森病（Parkinson's disease，PD）是中枢神经系统慢性退行性病变的常见病之一，主要发生于中老年时期，多于 50～60 岁发病，50 岁以前发病称为早发型 PD。2015 年全球共有 620 万人罹患 PD，60 岁以上人群发病率超过 1%。该病于 1817 年由英国医生詹姆斯·帕金森（James Parkinson）《震颤麻痹论》一书中首次描述，并于 60 年后，由神经病学家将其命名为"帕金森病"，其典型的临床特征有静止性震颤（resting tremor）、行动迟缓（bradykinesia）、肌强直（rigidity）、姿势不稳（postural instability）。

【病因】

该病的病因尚未明确，多数神经病学家认为，其可能是由个体遗传易感性和环境因素（毒素暴露、颅脑创伤等）相互作用的结果。病理学上可以发现 PD 患者脑黑质结构中大量神经元凋亡，并且神经元中存在异常堆积的 α- 突触核蛋白与泛素相偶联，形成细胞内包涵体，称为 Lewy 小体。黑质致密部中多巴胺分泌神经元的凋亡，导致基底节 – 皮质多个环路的功能失调，产生临床症状。目前发现的与 PD 相关的基因突变多达十余种，*SNCA*、*GBA* 和 *LRRK2* 是比较重要的三个基因，其中 *SNCA* 是 α- 突触核蛋白的编码基因，*GBA* 突变则是罹患 PD 的最大基因风险因子，而高达 5% 有家族史的 PD 患者具有 *LRRK2* 突变。

【临床表现】

PD 的临床表现可归结为运动症状与非运动症状两大类。在疾病的不同阶段，临床表现具有一定的个体性差异。

运动症状是 PD 最被熟知的症状，包括行动迟缓、震颤、肌强直、姿势不稳。一般来说，PD 患者多以行动迟缓为首发症状，且几乎每个 PD 患者均存在行动迟缓的症状，包括主动动作的启动困难、执行缓慢与自发运动减少，主要表现为完成日常活动（如系鞋带或纽扣、穿脱衣物、摄食、洗漱等）动作笨拙和完成困难。在躯体中轴症状上，因面部表情运动减少表现为"面具脸"样呆板表情，吞咽困难而流涎，起坐缓慢、翻身困难，步态上表现为起步等待、步幅减小且拖步，甚至出现冻结步态。

震颤是最早被认识，也是最常被发现的 PD 运动症状，为肢体远端的静止性震颤，肢体动作时消失、休息态时复现。震颤在情绪紧张时加重，但在睡眠时消失。震颤起初表现为 4～6 Hz 频率的手指"搓丸"样不自主动作，并逐渐累及腕关节及前臂。震颤多出现于一侧肢体，并向对侧肢体发展。中晚期阶段，可伴有轻度的动作性与姿势性震颤。

肌强直是由于伸肌群与屈肌群肌张力同时增高，导致关节的僵硬与动作抵抗。在关节做被动运动过程中，肌张力一致，感受到的阻力是均匀的，类似弯曲铅管时的感觉，因此称为"铅管样"肌强直。在肢体震颤并存情况下，则在均匀的阻力中还会出现断续的停顿，如齿轮转动一样，称为"齿轮样"肌强直。

姿势不稳是中晚期 PD 患者的典型症状，表现为躯干前倾与平衡失稳，伴有频繁的跌倒，常继发肢体与躯干骨折，也是 PD 患者常见死亡原因。

PD 的非运动症状往往伴随甚至早于运动症状出现，主要包括神经精神性障碍、自主神经功能紊乱、睡眠障碍与感觉障碍，表现为抑郁、淡漠、焦虑、痴呆，便秘、尿频、夜尿、失眠、日间瞌睡、嗅觉减退、骨骼肌与关节疼痛等。

【诊断与鉴别诊断】

临床表现仍然是诊断帕金森病的主要依据，需要详细的临床病史与神经系统体格检查。英国脑库的 PD 诊断标准是最广为采用的，患者在运动迟缓的基础上，需合并有静止性震颤、肌强直、姿势不稳中的至少一项，并需排除可产生上述症状的其他病因。另外，在疾病出现与发展过程中，需满足至少 3 项下列支持性特征表现：①单侧起病；②静止性震颤；③病程逐渐进展；④不对称受累；⑤早期对左旋多巴治疗反应好；⑥左旋多巴的治疗效果持续 5 年或以上；⑦左旋多巴诱导的异动症；⑧临床病程 10 年或 10 年以上。

病例 71-1

病例 71-1 解析

2015 年国际帕金森与运动障碍疾病协会（International Parkinson and Movement Disorder Society，MDS）修订了 PD 的诊断标准，与英国脑库标准相比，增加了非运动症状在诊断中的作用，并对诊断的确定性进行了分类。

PD 的鉴别诊断主要有继发性帕金森综合征、特发性震颤、进行性核上性麻痹（progressive supranuclear palsy，PSP）、哈勒沃登 – 施帕茨病（Hallervorden-Spatz disease，HSD）、Shy Dräger 综合征等。

【辅助检查】

1. 血液、脑脊液常规检查　未见异常。

2. 头颅 CT 和 MRI　约 1/3 的病例有不同程度的脑萎缩，但非特异性改变。

3. 特殊检查　包括脑脊液的 HVA 含量减低、基因突变检测、SPECT 和 PET 等，对本病的诊断与鉴别诊断有一定的帮助。

【外科治疗】

目前 PD 的治疗原则是"早诊断、早治疗"，药物治疗包括修饰性治疗与症状性治疗，主要有以下几类：复方左旋多巴、多巴胺受体激动剂、MAO-B 抑制剂、COMT 抑制剂、抗胆碱能类药物和金刚烷胺等，当系统的内科治疗无效后或药物不良反应使患者无法继续治疗时，可选用外科治疗。

1. 手术适应证　①原发性 PD 或对复方左旋多巴反应良好的遗传性 PD；②病程 5 年以上，以震颤为主且药物控制不理想的，可放宽至 3 年以上；③对复方左旋多巴曾有良好效果；④药物疗效下降或出现药物引起的异动症、症状波动；⑤年龄在 75 岁以下，经过受益与风险个体化评估或以震颤为主的患者，年龄限制可适当放宽。

2. 手术禁忌证　①严重认知障碍或严重的抑郁、焦虑等精神障碍；②帕金森叠加综合征；③严重的伴发性疾病、出血倾向，全身状况差，不能耐受手术者。

3. 手术方式　主要是立体定向神经核团切开术与脑深部电刺激术。神经核团切开术采用射频热凝原理对神经核团进行选择性毁损，亦称为细胞刀手术。脑深部电刺激术（deep brain stimulation，DBS）是通过立定定向技术精确植入刺激电极于脑深部核团内，利用高频电刺激来抑制神经元异常放电活动，达到类似毁损的效果，进行长期慢性电刺激治疗，具有参数可调控性、刺激可逆性与可同期双侧治疗等特点。

知识拓展：皮质 – 基底节 – 丘脑 – 皮质通路

4. 手术靶点的选择　因临床症状的个体化与手术方式的不同而有所不同。主要的手术靶点有皮质 – 基底节 – 丘脑皮质通路中的丘脑腹外侧核、苍白球腹后内侧部及底丘脑核。丘脑腹外侧核适用于顽固性震颤的治疗，其对消除震颤症状是完全而且彻底的。苍白球腹后内侧核与底丘脑核靶点 DBS 对可运动迟缓、震颤和肌僵直均有显著效果。对于需进行双侧 DBS 治疗的患者，底丘脑核靶点 DBS 相比苍白球腹后内侧部，左旋多巴等效剂量减少更明显。对于合并有轻度痴呆及抑郁障碍者，选用苍白球腹后内侧核，被认为对认知的影响相对较小。对于晚期合并有明显平衡不稳与步态障碍的患者，中脑脚桥核 DBS 治疗，初步研究认为对于改善平衡与步态具有积极意义，但临床病例较少。

5. 手术并发症　主要有脑出血、气颅、颅内感染、癫痫发作等，神经核团切开术毁损位置的偏差可造成偏瘫，甚至昏迷、死亡。刺激电极植入位置欠佳可造成感觉障碍、肌痉挛与异动症状等电刺激不良反应。

第二节　慢性疼痛

疼痛是临床上重要的症状，但有时也可以是一种疾病，是临床的一大难题。国际疼痛研究联合会（The International Association for the Study of Pain，IASP）将疼痛定义为一种与实际或潜在的组织损伤相关的不愉快的感觉和情感体验。疼痛是保护机体的生理反应，但病理条件下，持久的疼痛可导致机体功能紊乱，影响生存质量，需要临床治疗。

【分类】

临床上一般将疼痛出现超过 3 个月定为慢性或持续性，将能够短时快速缓解的疼痛定为急性。根据疼痛产生的病因，其可分为伤害性疼痛和神经病理性疼痛。

1. 伤害性疼痛　是生理状态下，物理性或化学性刺激兴奋伤害感受器，激活中枢神经系统的伤害性信息传递通路的结果。根据疼痛的部位，又可分为浅表痛或深部痛。浅表痛是浅表组织的疼痛，性质多为锐痛、刺痛、灼烧痛。深部痛是肌肉、骨骼、关节以及内脏器官的疼痛，性质多为钝痛、痉挛性痛或牵涉痛。伤害性疼痛患者多对 NSAIDs 类及阿片类镇痛药治疗有效。伤害性疼痛在伤害性刺激去除，机体组织修复后疼痛消失，持续时间不长，因此也往往归为"急性疼痛"。

2. 神经病理性疼痛　是指神经系统因外源性或内源性损伤导致功能紊乱所产生的疼痛，神经的损伤部位可为外周神经、脊髓和脑，多继发于临床多种疾病，如脑卒中、脊髓损伤、脊神经根或神经节损伤、多发性硬化症、带状疱疹恢复期、糖尿病、神经梅毒、艾滋病等。疼痛可表现为痛觉过敏、接触或寒冷诱发性和自发痛，性质呈持续性或阵发性的撕裂样痛、刀割样痛、针刺痛、电击痛、烧灼痛或虫噬样痛。神经病理性疼痛患者对 NSAIDs 类及阿片类镇痛药物不敏感，常需要抗癫痫类离子通道阻滞剂（如卡马西平、加巴喷丁、普瑞巴林等）辅助治疗。神经病理性疼痛在组织损伤修复后，疼痛仍存在，并持续数月、数年甚至终身，因此也往往归为"慢性疼痛"。

【治疗】

慢性疼痛的治疗一般遵循升阶梯的方案，大部分疼痛采用药物、神经阻滞等常规治疗可以得到有效控制，但仍有相当一部分慢性顽固性疼痛经常规治疗无效或短期有效后复发，往往需要神经外科手术来缓解疼痛。手术方式总体上可分为三类，即解剖性手术、破坏性手术和神经调控性手术。

1. 解剖性手术　从病因上解除神经损伤因素，包括颅神经微血管减压手术、外周神经减压、突出椎间盘摘除以及肿瘤切除手术等。

2. 破坏性手术　通过选择性破坏疼痛传导通路的特定结构，达到止痛的效果。手术方式包括丘脑核团、脊髓丘脑束或三叉丘系立体定向损毁术，适用于偏侧性范围较广的躯干或头面部疼痛；双侧扣带回前部毁损术对于合并有焦虑、忧郁、恐惧与强迫等精神症状患者较为适用，可作为脑深部毁损手术的补充；脊髓后根入髓区切开术毁损脊髓后角 Rexed Ⅰ～Ⅳ层，阻断脊髓丘脑束和脊髓网状束的疼痛性冲动上行传入，适用于臂丛或腰丛神经撕脱伤后疼痛、脊髓损伤后疼痛、残肢痛或幻肢痛、带状疱疹后遗神经痛等；脊髓前外侧束切断术主要毁损脊髓丘脑侧束，在上肢、上腹部和胸部的疼痛节段为脊椎 C_2 水平，下腹部、会阴部、下肢的疼痛为脊椎 T_2 水平，可脊髓双侧手术，但 C_2 因有呼吸肌麻痹风险不宜行双侧；脊髓后正中点状切开术选择性地切断脊髓背柱，阻断内脏痛觉纤维的神经传导，适用于癌性内脏痛的患者，有助于提高肿瘤放、化疗的耐受性。

3. 神经调控性手术　是在中枢神经痛觉传导特定结构内安置刺激电极或鞘内药物输注系统，达到改善疼痛的目的。主要包括：脑深部电刺激、运动皮质电刺激、脊髓电刺激、外周神经电刺激、疼痛区域电刺激和脊髓蛛网膜下腔鞘内药物输注等。

第三节　癫　痫

癫痫（epilepsy）是一组由脑部各种病因引起、因脑部神经元异常过度或同步性活动而导致的一过性体征和（或）症状，是一种脑部疾病状态，以具有能够产生癫痫发作的持久性倾向和出现相应的神经生物、认知、心理及社会等方面的后果为特征。据我国流行病学资料显示，国内癫痫的总体患病率为 7.0‰，年发病率为 28.8/10 万，男性与女性发病率之比为 1.3∶1。

一、外科治疗的适应证与术前检查

（一）致痫灶切除手术适应证

①明确癫痫后系统应用抗癫痫药物，并在血液药物浓度监测下治疗 2 年仍不能控制发作者。②癫痫发作严重影响患者的生活质量。③患者的身体和精神状态能配合完成术前评价和术后康复。④致痫灶定位明确，且不在脑的重要功能区，手术不会给患者带来明显残疾。

（二）手术禁忌证

①智商（IQ）低于 50（韦氏量表）。②致痫灶位于重要的功能区。③患有严重的器质性疾病，如先天性心脏病、肝和肾功能不全、血液病、恶性肿瘤及精神病。

（三）术前检查

术前检查的目的是致痫灶定位以及确定是否适合手术。其中致痫灶定位以及致痫灶和功能区的关系将直接关系到手术效果，是术前评估的关键。

1. 病史　除一般病史外，还应注意是否有发作先兆。有些先兆可直接提示致痫灶的部位，如胃气上升感与颞叶内侧面结构有关。

2. 实验室检查　检查抗癫痫药物的浓度以及药物的不良反应。

3. 脑电图（EEG）检查　EEG 是诊断癫痫不可缺少的一种方法，EEG 可以帮助确定发作性事件是否为癫痫发作，有助于癫痫发作的分类，明确癫痫在大脑的起源部位。其中视频EEG 监测（VEEG）可同时记录患者发作期 EEG 及临床表现，是进行致痫灶定位最有价值的手段。

4. 神经影像学检查

（1）结构影像学检查

1）头颅 CT：CT 检查在发现钙化灶方面优于颅脑 MRI，是癫痫外科术前基本检查项目之一。

2）头颅 MRI：是一种安全、可靠、灵敏的颅脑成像检查手段，可以清楚地分辨大脑白质和灰质，发现多种大脑结构轻微异常的疾病，目前已成为癫痫外科手术前的一项常规检查。

（2）功能影像学检查

1）单光子发射计算机断层扫描（SPECT）：SPECT 应用于脑部疾病检查的主要目的是进行局部脑血流量断层显像，在癫痫的发作间期，致痫灶有局部的低灌注区，而发作期为高灌注。

2）正电子发射断层扫描（PET）：在癫痫的发作间期，PET 显像一般会发现致痫灶有局部的低代谢区，而发作期的致痫灶一般表现为高代谢区。

3）功能 MRI（fMRI）：目前，BOLD-fMRI 在癫痫外科领域的应用越来越广泛，对患者语言、记忆、听觉等认知功能及患者功能区定位发挥了重要作用。

4）磁共振波谱（MRS）：MRS 是能进行活体组织代谢定量分析的无创检测手段。

5）脑磁图（MEG）：MEG 是临床癫痫诊断中一项具有重要价值的无创性检查手段。MEG 在发现皮质癫痫方面较 EEG 更为敏感。

二、癫痫的外科治疗

（一）致痫灶切除术

1. 脑皮质致痫灶切除术　是较常用、也是效果较好的方法，如脑部有明显的占位性病变（如肿瘤、脑脓肿、炎性病灶、血管畸形、脑囊肿等），确定这些病变是癫痫的责任病灶时可以切除病灶和与其周围的致痫灶。无影像学异常改变时，应在致痫灶定位后进行手术。

2. 前颞叶切除术　是目前应用最多的手术方法。难治性癫痫的 60% 是颞叶癫痫，当确定致痫灶位于一侧颞叶时，可以采取此种手术。前颞叶切除术很少引起脑功能损伤，术前定位准确时，80% 以上的患者术后癫痫发作可完全停止。

3. 选择性杏仁核、海马切除术　颞叶癫痫的 90% 与颞叶内侧结构有关，当确定致痫灶位于颞叶内侧结构时，可选择性切除一侧的杏仁核和海马。

4. 大脑半球切除术　适用于致痫灶累及大部或全部一侧大脑半球、且对侧大脑半球已有功能代偿的顽固性癫痫患者。

（二）阻断癫痫异常放电传导的手术

1. 胼胝体切开术　胼胝体是癫痫放电向对侧传导的主要连接纤维，将其切断的目的就是将癫痫放电限制在异常的一侧，并对其放电有一定的抑制作用，使癫痫发作局限。

2. 多处软脑膜下横向纤维切断术　在多处软脑膜下切断神经元的横向纤维，以阻断癫痫病灶神经元同步放电的扩散，主要适用于致痫灶位于重要功能区的难治性癫痫。

（三）改变大脑皮质兴奋性的手术

1. 迷走神经刺激术（vagus nerve stimulation，VNS）　VNS 是将微型刺激器埋置在左锁骨下皮下组织，将微电极缠绕在迷走神经上，通过刺激迷走神经改变脑内神经组织的兴奋性，从而抑制癫痫发作。

2. 脑深部电刺激术（deep brain stimulation，DBS）　DBS 是将特制的深部脑刺激电极，放置于双侧丘脑前核、小脑或海马等部位，通过刺激脑深部结构，改变脑内环路的传导状况，进而降低皮质的兴奋性，从而达到减少癫痫发作的目的。

知识拓展：癫痫的外科治疗

病例 71-2

病例 71-2 解析

第四节　原发性三叉神经痛

三叉神经痛（trigeminal neuralgia，TN）是指三叉神经分布区内反复发作性剧痛，故又称面部痛性抽搐，累及一侧三叉神经的一支或多支分布区，多见于中、老年人，女性略多于男性，右侧略多于左侧。TN 分为原发性三叉神经痛和继发性三叉神经痛，继发性三叉神经痛一般有明确病因，如肿瘤、囊肿、炎症或延髓空洞症、带状疱疹病毒感染等。

【病因】

三叉神经痛的病理生理机制比较复杂，可能由于三叉神经内从直径较大的脱髓鞘 A 纤维到薄髓鞘的 A-δ 和 C（感受伤害性）纤维的神经元接触性传导引起。常见的病因假说有：① 三叉神经进入脑干处（root entry zone，REZ）的异常机械性作用，如蛛网膜增生所致的压迫；岩骨嵴抬高压迫三叉神经后根；圆孔或卵圆孔的狭窄使三叉神经受到挤压；最常见的是血管压迫，90% 是动脉压迫。REZ 由于异常走行的血管长期压迫导致神经纤维的脱髓鞘改变，使相邻的纤维间形成短路或旁路，当微小的刺激传入时可经短路效应传入中枢，而中枢的传出冲动也可通过旁路效应折返传回，当冲动无限叠加后即形成痛觉。②颅后窝肿瘤。③多发性硬化，可由多发性硬化斑造成（多发性硬化患者的手术疗效通常欠佳）。

【临床表现】

1. 疼痛的性质 呈阵发性，发作前无先兆，为骤然发生的闪电样、短暂而剧烈的疼痛，历时数秒至数十秒，少数患者超过 1 分钟。患者发作间歇期如正常人。发病初期发作次数少、间隔时间长，以后发作逐渐频繁达数周或数月不等。发作周期似与气候有关，春季与冬季较易发病，总体病程多为慢性过程，渐进性加重。

2. 疼痛部位 疼痛多由一侧上颌支或下颌支开始，逐渐扩散到两支，甚至三支均受累。受累支别第三支约占 60%，第二支约占 30%，第一支最少见。80% ～ 95% 为单侧发病。

3. 疼痛的扳机点 在病侧三叉神经分布区某处，如上下唇、鼻翼、口角、门齿、犬齿、齿根、颊、舌等部位，特别敏感，稍加触动即可引起疼痛发作，这些敏感区称为"扳机点"。

4. 体征 原发性三叉神经痛一般无神经系统阳性所见。有些病例可见痛侧颜面皮肤粗糙、面部触觉减退等；继发性三叉神经痛多有三叉神经分布区的感觉障碍，包括浅感觉减退、咀嚼肌力弱、角膜反射消失等，如果存在桥小脑角占位，可导致邻近邻神经及脑干组织受压症状，包括面瘫、听力减退、吞咽困难及颅内高压。

【辅助检查】

1. 牙 X 线检查 排除牙源性因素。

2. 头颅 X 线检查 价值很小，仅在早期用于指导卵圆孔穿刺。

3. 头颅 CT 排除继发性三叉神经痛的致痛病因。

4. 头颅 MRI MRI 克服了许多 CT 的缺点，对三叉神经的整个行程和小的肿瘤均能显示，能够排除多发性硬化。3D-TOF-MRA 成像和 3D-FIESTA 序列检查能明确三叉神经与周围血管的关系，了解血管变异程度和手术难度。

【诊断与鉴别诊断】

具有典型的发作性疼痛病史，CT、MRI 除外有器质性改变者即可诊断。三叉神经痛的典型疼痛特征为：①电击样短暂的刺痛；②两次发作之间有无痛间歇，患者完全没有症状；③在任何一次发作时均为单侧痛；④疼痛突然发作，也同样突然停止；⑤疼痛局限在三叉神经分布区；⑥很少或没有感觉丧失。在鉴别时应考虑到有类似症状的一些疾病，如舌咽神经痛、神经血管性偏头痛、非典型面痛及带状疱疹后遗神经痛等。

【治疗】

1. 药物治疗 三叉神经痛在病因未明确之前首选药物治疗。如果难以耐受外科手术治疗和外科治疗失效，亦可考虑药物治疗。首选卡马西平或奥卡西平口服，无效或长期使用疗效降低者可尝试使用巴氯芬、加巴喷丁、普瑞巴林、拉莫三嗪、苯妥英钠等药物。

2. 外科治疗 如果药物难以控制疼痛症状，则考虑外科干预，优先选择解除病因的方法。手术主要是三叉神经减压术，其中包括三叉神经的微血管减压术（microvascular decompression，MVD）、三叉神经的蛛网膜粘连松解术等。三叉神经痛压迫的责任血管主要是小脑上动脉，其他有小脑前下动脉、基底动脉、小脑后下动脉、无名动脉，有时也有静脉压迫。其次是三叉神经感觉根部分切断术，适用于无血管压迫者或减压术后复发者。此外，还有三叉神经周围支射频或半月神经节射频术，目前三叉神经射频手术多在影像学引导下（如 CT 或 DSA 引导下）穿刺，手术安全、准确、有效。对射频治疗失效或复发者仍可考虑 MVD 手术治疗，近年来经皮穿刺微球囊压迫术也常用于三叉神经痛的治疗。

病例 71-3

病例 71-3 解析

知识拓展：三叉神经痛的治疗

第五节　面肌痉挛

原发性面肌痉挛（hemifacial spasm，HFS）表现为阵发性的面肌不自主抽搐，是一种不规则和阵挛样的面部肌肉收缩，通常只局限在一侧面部，有时可导致眼裂变小、嘴角歪斜，严重影响患者的生活质量。HFS 是一种较常见的颅神经疾病，多数患者在中年以后起病，女性较多，年发病率为 18.6/10 万。HFS 的症状是进行性的，病情进展缓慢，一般不会自愈。

【病因】

病因尚未完全清楚，目前主流的观点是 Jannetta 提出的神经血管压迫（neurovascular compression，NVC）学说，即面神经根在出脑桥段受责任血管的压迫导致神经脱髓鞘改变，引起异常动作电位"交叉传导"。基于这个学说而进行的显微血管减压术（MVD），手术效果确切，但部分患者出现延迟治愈现象，故原发性 HFS 可能存在其他病理生理机制。责任血管多见小脑前下动脉、椎基底动脉、小脑后下动脉。其他原因包括动脉瘤压迫、面神经炎后脱髓鞘变性以及桥小脑角炎症和肿瘤引起。

【临床表现】

典型原发性 HFS 临床表现包括：①阵发性偏侧面部肌肉不自主抽搐，间歇期正常。②多起于上、下眼睑，缓慢进展，逐渐向面颊扩展累及一侧面部的所有肌肉，甚至颈阔肌。③神经系统体格检查无阳性体征。④很少自愈。痉挛的程度不等，可于疲劳、紧张和自主运动时加重，入睡后消失。双侧 HFS 的患者少见，一般是一侧起病，然后逐渐波及对侧。部分患者痉挛发作时伴有面部轻微疼痛、头痛和（或）耳鸣。

【辅助检查】

1. 神经电生理监测　可以监测到 HFS 患者异常肌反应（abnormal muscle response，AMR）。

2. 头颅 CT 和 MRI　头颅 CT 和 MRI 检查在 HFS 手术治疗中的作用主要有：①排除占位性病变；②显示面神经和周围血管的关系，指导手术，避免术中遗漏重要的责任血管。3D-TOF-MRA 成像和 3D-FIESTA 序列检查能明确面神经与周围血管的关系，了解血管变异程度和手术难度。

【诊断与鉴别诊断】

依据本病的临床特点，阵发性一侧面部肌肉抽搐且无其他神经系统阳性体征，诊断比较容易。电生理检查肌电图显示肌纤维震颤和肌束震颤波，脑电图检查结果正常。在鉴别时应考虑到有类似症状的一些疾病，如 Merge 综合征、癔症性眼睑痉挛、面神经麻痹后痉挛、桥小脑角肿瘤、蛛网膜囊肿引起继发性面肌痉挛等。

【治疗】

原发性 HFS 的药物治疗（肌肉松弛药或 γ-氨基丁酸能药物）几乎无效，肉毒杆菌毒素局部注射仅作为对症治疗。MVD 自 1966 年问世以来，经过半个世纪的发展，已成为目前治愈原发性 HFS 的唯一方法。术后 80% 的患者症状立即消失，约 15% 的患者症状可在数天内消失，约 5% 的患者无明显效果。复发率约为 10%，对复发病例可再次手术。

（康德智）

知识拓展：面肌痉挛微血管减压式

视频：编者寄语

主要参考文献

[1] 吴孟超，吴在德.黄家驷外科学，7版.北京：人民卫生出版社，2008.

[2] 万远廉，严仲瑜，刘玉村.腹部外科手术学.北京：北京大学医学出版社，2010.

[3] 陈孝平，汪建平.外科学.8版.北京：人民卫生出版社，2013.

[4] 王宇，姜洪池.外科学.3版.北京：北京大学医学出版社，2013.

[5] 陈孝平.外科学.2版.北京：人民卫生出版社，2014.

[6] 巴特沃斯.王天龙，刘进，熊利泽，译.摩根临床麻醉学.5版.北京：北京大学医学出版社，2015.

[7] 科尼特.彭吉润，王杉，译.克氏外科学.19版.北京大学医学出版社.2015.

[8] 周良辅，陈衔城，毛颖.现代神经外科学.2版.上海：复旦大学出版社，2015.

[9] 郭应禄，辛钟成.男性生殖医学.2版.北京：北京大学医学出版社，2016.

[10] 胥少汀，葛宝丰，徐印坎.实用骨科学.4版.北京：人民军医出版社，2016.

[11] 龙村，李欣，于坤.现代体外循环学.北京：人民卫生出版社，2017.

[12] 刘大为.实用重症医学.2版.北京：人民卫生出版社，2017.

[13] 陈孝平，汪建平，赵继宗.外科学.9版.北京：人民卫生出版社，2018.

中英文专业词汇索引